MEDICINA INTERNA de HARRISON

PREPARAÇÃO PARA PROVAS E CONCURSOS

Conselho editorial

DENNIS L. KASPER, MD
William Ellery Channing Professor of Medicine
Professor of Microbiology and Immunobiology
Department of Microbiology and Immunobiology
Harvard Medical School
Division of Infectious Diseases, Brigham and Women's Hospital
Boston, Massachusetts

ANTHONY S. FAUCI, MD
Chief, Laboratory of Immunoregulation
Director, National Institute of Allergy and Infectious Diseases
National Institutes of Health
Bethesda, Maryland

STEPHEN L. HAUSER, MD
Director, UCSF Weill Institute for Neurosciences
Robert A. Fishman Distinguished Professor and Chairman
Department of Neurology
University of California, San Francisco
San Francisco, California

DAN L. LONGO, MD
Professor of Medicine, Harvard Medical School
Senior Physician, Brigham and Women's Hospital
Deputy Editor, *New England Journal of Medicine*
Boston, Massachusetts

J. LARRY JAMESON, MD, PhD
Robert G. Dunlop Professor of Medicine
Dean, Perelman School of Medicine at the
University of Pennsylvania
Executive Vice President, University of Pennsylvania
for the Health System
Philadelphia, Pennsylvania

JOSEPH LOSCALZO, MD, PhD
Hersey Professor of the Theory and Practice of Medicine
Harvard Medical School
Chairman, Department of Medicine and Physician-in-Chief
Brigham and Women's Hospital
Boston, Massachusetts

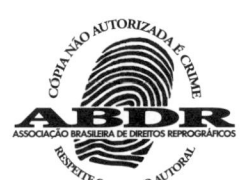

G383 Medicina interna de Harrison : preparação para provas e
concursos / Organizadores, Charles M. Wiener, Cynthia D.
Brown, Brian Houston ; tradução: Patrícia Lydie Voeux ;
revisão técnica: Sergio Henrique Prezzi (coord.) ... [et al.] –
19. ed. – Porto Alegre : AMGH, 2018.
666 p. : il. color. ; 28 cm.

Para utilização com o Medicina interna de Harrison, 19. ed.
ISBN 978-85-8055-608-7

1. Medicina. 2. Clínica médica. 3. Provas e concursos.
I. Wiener, Charles M. II. Brown, Cynthia D. III. Houston, Brian.

CDU 616-07

Catalogação na publicação: Karin Lorien Menoncin – CRB 10/2147

CHARLES M. WIENER, MD
Vice President of Academic Affairs
Johns Hopkins Medicine International
Professor of Medicine and Physiology
Johns Hopkins School of Medicine
Baltimore, Maryland

CYNTHIA D. BROWN, MD
Associate Professor of Clinical Medicine
Division of Pulmonary, Critical Care, Sleep
and Occupational Medicine
Indiana University
Indianapolis, Indiana

BRIAN HOUSTON, MD
Assistant Professor of Medicine
Division of Cardiology
Medical University of South Carolina
Charleston, South Carolina

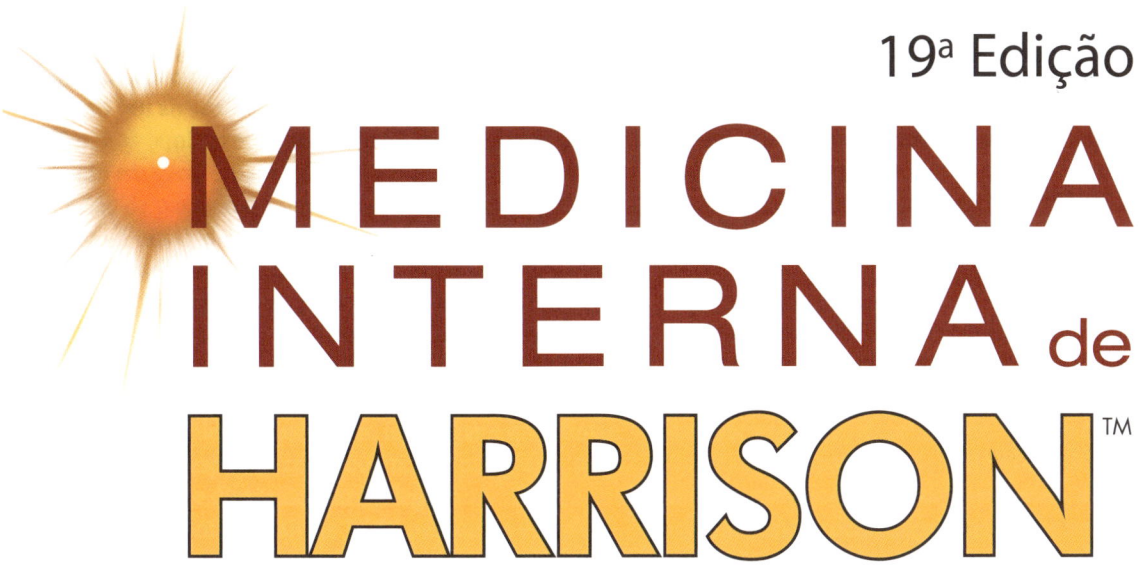

19ª Edição
MEDICINA INTERNA de HARRISON™
PREPARAÇÃO PARA PROVAS E CONCURSOS
Para uso com o *Medicina interna de Harrison*, 19ª edição

Tradução:
Patrícia Lydie Voeux

Revisão Técnica:
Sergio Henrique Prezzi (coordenação)
Preceptor dos Programas de Residência em Clínica Médica do Hospital Nossa Senhora da Conceição (HNSC) e de Clínica Médica do Hospital de Clínicas de Porto Alegre (HCPA). Especialista em Medicina Interna, Nefrologia, Terapia Intensiva e Cardiologia.

Ilóite Maria Scheibel
Pediatra e reumatologista pediátrica do Hospital Criança Conceição/GHC. Preceptora de Reumatologia Pediátrica do Hospital Criança Conceição. Mestre e Doutora em Pediatria pela Universidade Federal do Rio Grande do Sul (UFRGS).

Paulo Ricardo Mottin Rosa
Médico internista. Preceptor do Serviço de Medicina Interna do HNSC. Residência em Clínica Médica R3. Mestrando em Epidemiologia pela UFRGS.

Caroline Miotto Menegat
Médica. Especialista em Medicina Interna.

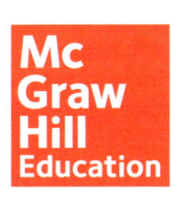 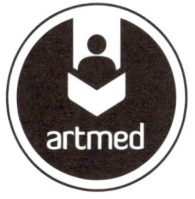

AMGH Editora Ltda.
2018

SUMÁRIO

PARTE I	**Considerações gerais em medicina clínica**	1
	Questões	1
	Respostas	18
PARTE II	**Principais manifestações e apresentações das doenças**	57
	Questões	57
	Respostas	84
PARTE III	**Oncologia e hematologia**	137
	Questões	137
	Respostas	151
PARTE IV	**Doenças infecciosas**	189
	Questões	189
	Respostas	238
PARTE V	**Distúrbios do sistema cardiovascular**	339
	Questões	339
	Respostas	373
PARTE VI	**Distúrbios do sistema respiratório e medicina intensiva**	417
	Questões	417
	Respostas	434
PARTE VII	**Distúrbios dos rins e do trato urinário**	471
	Questões	471
	Respostas	477
PARTE VIII	**Distúrbios do sistema gastrintestinal**	491
	Questões	491
	Respostas	507
PARTE IX	**Reumatologia e imunologia**	541
	Questões	541
	Respostas	553
PARTE X	**Endocrinologia e metabolismo**	579
	Questões	579
	Respostas	595
PARTE XI	**Distúrbios neurológicos**	629
	Questões	629
	Respostas	641

PARTE I: Considerações gerais em medicina clínica

QUESTÕES

INSTRUÇÕES: Escolha a resposta mais adequada para cada questão.

I-1. Todas as seguintes afirmativas são verdadeiras com relação às diretrizes práticas estabelecidas por órgãos governamentais e organizações profissionais, EXCETO:

A. As diretrizes de prática clínica protegem os profissionais de saúde de acusações indevidas de má prática; contudo elas não oferecem proteção aos pacientes, evitando que recebam uma assistência abaixo dos padrões estabelecidos.
B. As diretrizes de práticas clínicas alcançaram, em grande parte, um estágio detalhista, permitindo que elas levem em consideração todas as doenças em particular e os pacientes que procuram o médico de hoje.
C. As diretrizes de prática clínica proporcionam uma restrição legal aos médicos, e qualquer desvio dos cuidados baseados nas diretrizes invariavelmente torna o médico vulnerável a uma ação legal.
D. Quando diferentes organizações discordam com relação às diretrizes de prática clínica, um terceiro órgão é designado para atenuar essas divergências, de modo que as diretrizes de todas as grandes organizações sejam consistentes.
E. Todas as afirmativas anteriores são falsas.

I-2. No que concerne à medicina molecular, qual das seguintes afirmativas representa um exemplo INCORRETO das áreas de estudo listadas?

A. Exposômica: Um endocrinologista estuda a exposição à luz solar e o risco de fratura de quadril da população.
B. Metabolômica: Um bioquímico estuda a velocidade de fluxo pela via da creatina-quinase durante o ciclo cardíaco.
C. Metagenômica: Um biólogo estuda as alterações genômicas do mofo geralmente encontrado em residências humanas.
D. Microbiômica: Um microbiologista estuda a variação genômica das bactérias termófilas, que podem sobreviver no calor extremo, próximo a fossas profundas em oceanos.
E. Proteômica: Um cardiologista estuda as proteínas dos desmossomos e suas modificações pós-traducionais no estudo da displasia ventricular direita arritmogênica.

I-3. Qual das seguintes opções é a definição mais adequada de medicina baseada em evidências?

A. Um resumo dos dados existentes obtidos de ensaios clínicos realizados, com revisão metodológica crítica e análise estatística dos dados sumarizados.
B. Um tipo de pesquisa que compara os resultados de uma abordagem para o tratamento de uma doença com outra abordagem para tratar a mesma doença.
C. Ferramentas de apoio na tomada de decisões clínicas desenvolvidas por organizações profissionais, que incluem opiniões de especialistas e dados de ensaios clínicos.
D. Tomada de decisões clínicas sustentadas por dados preferencialmente obtidos em ensaios clínicos controlados e randomizados.
E. Experiência clínica de um médico na assistência de vários pacientes com um distúrbio específico ao longo de muitos anos.

I-4. Qual dos seguintes itens é a medida-padrão para determinar o impacto de uma condição de saúde em uma população?

A. Anos de vida ajustados por incapacidade
B. Mortalidade infantil
C. Expectativa de vida
D. Taxa de mortalidade padronizada
E. Anos de vida perdidos

I-5. Qual das seguintes afirmativas é verdadeira com relação aos padrões mundiais de doença?

A. A desnutrição infantil constitui o principal fator de risco para a carga global de doença.
B. Em uma publicação de 2006, a Organização Mundial da Saúde (OMS) estimou que 10% da carga global total de doença eram causados por fatores de risco ambientais modificáveis.
C. Em 2010, a cardiopatia isquêmica constituiu a principal causa de morte entre adultos.
D. Nessas últimas duas décadas, a mortalidade atribuída a doenças transmissíveis, condições maternas e perinatais e deficiências nutricionais permaneceu bastante estável, e a maior parte (76%) das mortes por essas causas ocorreu na África Subsaariana e no sul da Ásia.
E. Embora se tenha demonstrado que a pobreza está ligada ao estado de saúde em nível individual, a mesma relação não se aplica quando se estuda a ligação entre indicadores de saúde nacionais e produto interno bruto *per capita* entre nações.

I-6. Você é indicado para participar de um subcomitê consultivo de assistência médica do governo para tratar de problemas relacionados com a comunidade de saúde global. Sua tarefa é tirar conclusões gerais da luta global contra a tuberculose (TB) e o vírus da imunodeficiência humana (HIV)/síndrome de imunodeficiência adquirida (Aids) que possam ser aplicadas no combate a outras doenças, incluindo doenças não transmissíveis. Qual das seguintes conclusões é razoável quando se consideram o HIV/Aids e a TB como doenças crônicas?

A. As barreiras para os cuidados de saúde adequados e para a adesão do paciente impostas pela pobreza extrema precisam ser concomitantemente superadas para o tratamento e a prevenção adequados das doenças crônicas nos países em desenvolvimento.
B. Cobrar pequenas taxas pelos serviços de saúde (p. ex., prevenção e tratamento da Aids) fornece ao paciente um senso de valor do tratamento e aumenta a adesão do paciente e a saúde pública global.
C. Apesar da disponibilidade de ferramentas adequadas para exercer sua profissão localmente nos países em desenvolvimento, muitos médicos e enfermeiros emigram para países desenvolvidos para exercer suas respectivas profissões, um fenômeno denominado "fuga de cérebros".
D. Nos países desenvolvidos, onde os médicos são abundantes, a supervisão por profissionais de saúde da comunidade nos cuidados de pacientes cronicamente doentes não é efetiva.
E. No caso de doenças infecciosas crônicas, a mudança de um fármaco para outro durante um curso prolongado de tratamento proporciona a maior taxa de cura ao impedir a capacidade do agente infeccioso de desenvolver resistência a qualquer fármaco isoladamente.

I-7. A Sra. Jones, uma mulher afro-americana de 22 anos de idade, procura o Dr. Smith, um especialista em medicina interna, com queixa de exantema facial. Ela declara que o exantema apareceu depois de passar um dia na praia com a família. Ela também observa a ocorrência de dor e edema das articulações metacarpofalângicas e interfalângicas proximais nas duas semanas precedentes. Ao exame, as articulações estão edemaciadas e hipersensíveis. Os exames laboratoriais revelam uma redução da depuração da creatinina, proteinúria e anemia hemolítica. Os fatores antinucleares (um teste com alto valor preditivo negativo para lúpus eritematoso sistêmico [LES]) são detectados em títulos significativos, e, por fim, o médico estabelece o diagnóstico de LES.

Duas semanas depois, a Sra. Johnson, uma mulher afro-americana de 24 anos de idade, procura o Dr. Smith com exantema facial e dor no cotovelo. Depois de uma rápida entrevista e breve exame físico, Dr. Smith solicita um exame de sangue apenas para fatores antinucleares. Quando o teste retorna com resultado negativo (ausência de anticorpos), Dr. Smith presume que se trata de um resultado falso-negativo e prescreve hidroxicloroquina e prednisona para tratamento do LES. Que tipo ou tipos de heurística o Dr. Smith provavelmente empregou no diagnóstico de LES na Sra. Johnson?

A. Heurística de disponibilidade
B. Heurística da ancoragem
C. Regra de Bayes
D. Viés de confirmação
E. A e B

I-8. Você inventou um exame de sangue, que denominou "veritangina" para diagnosticar infarto agudo do miocárdio. Você planeja um experimento para determinar o desempenho do exame de veritangina, comparando-o com o exame da troponina, o exame padrão-ouro atualmente aceito para determinar a ocorrência de infarto do miocárdio, em 100 pacientes aleatórios com dor torácica em serviços de emergência. Você determina um resultado de veritangina > 1 ng/dL como positivo para infarto do miocárdio. Os resultados obtidos estão listados na tabela a seguir:

Resultado da veritangina	Resultado da troponina	
	Troponina positiva	Troponina negativa
Veritangina positiva	15	5
Veritangina negativa	10	70

Qual das seguintes afirmativas é verdadeira com relação às características do exame para veritangina?

A. A probabilidade pós-teste do exame de veritangina não depende da população estudada.
B. A sensibilidade do teste para veritangina depende da população estudada e da prevalência da doença nessa população.
C. A sensibilidade do teste para veritangina diminuirá em 50% se você reduzir o limiar para um resultado positivo de > 0,5 ng/dL.
D. A sensibilidade do teste para veritangina não pode ser calculada com base nos dados anteriores.
E. A especificidade do teste para veritangina é de 0,93 (70/75).

I-9. Você está projetando um ensaio clínico para testar o uso de um novo coagulante, o clotbegone, no tratamento da trombose venosa profunda. Qual das seguintes afirmativas é verdadeira com relação ao desenho desse ensaio clínico?

A. Um projeto de estudo ideal iria incluir muitos pacientes no tratamento com clotbegone e comparar os resultados com os de pacientes anteriores (históricos) que não tomaram clotbegone. Isso possibilitaria a conclusão mais rápida do ensaio clínico.
B. Se o ensaio clínico fornecer um resultado positivo (i.e., clotbegone superior ao placebo), isso significa que todo paciente com formação de coágulo deverá se beneficiar da terapia com clotbegone.
C. Observar os desfechos de pacientes que já tomam clotbegone *versus* os que não tomam esse fármaco é preferível a distribuir pacientes para tratamento com clotbegone ou placebo de maneira cega. A estratégia observacional é mais do "mundo real", aplicável à população geral e sem viés.
D. A seleção da população para recrutamento no ensaio clínico não é importante, contanto que seja dispensada uma cuidadosa atenção para a randomização e o cegamento.
E. A vantagem de conduzir um ensaio clínico randomizado sobre o clotbegone em comparação com um estudo observacional prospectivo desse fármaco é evitar o viés de seleção de tratamento.

I-10. Uma curva de características operatórias do receptor (ROC) é construída para um novo exame desenvolvido para o diagnóstico da doença X. Todas as seguintes alternativas são verdadeiras com relação à curva ROC, EXCETO:

A. Uma crítica à curva ROC é que ela é desenvolvida para testar apenas um exame ou parâmetro clínico com exclusão de outros dados potencialmente relevantes.
B. A curva ROC possibilita a seleção de um valor limiar para um exame que forneça a melhor sensibilidade com o menor número de resultados falso-positivos.
C. Os eixos da curva ROC são a sensibilidade *versus* 1 − especificidade.
D. A curva ROC ideal terá um valor de 0,5.
E. O valor da curva ROC é calculado como a área sob a curva gerada a partir da taxa de verdadeiro-positivos *versus* a taxa de falso-positivos.

I-11. Ao considerar um potencial exame de rastreamento, que parâmetros devem ser respeitados para avaliar o potencial ganho de uma intervenção proposta?

A. Impacto absoluto e relativo do rastreamento no desfecho da doença.
B. Custo por ano de vida salva.
C. Aumento na expectativa de vida média para toda a população.
D. Número de indivíduos submetidos a rastreamento para modificar o desfecho em um indivíduo.
E. Todas as alternativas anteriores.

I-12. Você é designado para um comitê consultivo na OMS com a incumbência de fornecer recomendações sobre o rastreamento e a prevenção do câncer de mama. No que diz respeito a rastreamento e prevenção do câncer de mama em mulheres, qual das seguintes recomendações possíveis de seu comitê seria válida?

A. Qualquer câncer de mama detectado por meio de rastreamento com mamografia e adequadamente tratado representa uma redução na mortalidade desse tipo de câncer.
B. O rastreamento é mais efetivo quando aplicado a doenças relativamente comuns. O câncer de mama, com risco de 10% em mulheres durante a vida, preenche esse critério.
C. A presença de um período de latência (assintomático) no câncer de mama faz com que seja uma doença menos propícia para rastreamento em nível de população.
D. Quando se estuda a efetividade do rastreamento do câncer de mama com mamografia em uma população, a duração da sobrevida com doença constitui o resultado mais importante a ser considerado.
E. As mulheres na população geral devem ser submetidas a rastreamento e a medidas de prevenção para câncer de mama tão rigorosos quanto as mulheres que apresentam mutações em *BRCA1* ou *BRCA2*.

I-13. Você está examinando o Sr. Brown na clínica de assistência primária. O paciente tem uma longa história de abuso de tabaco, e hoje ele deseja discutir o rastreamento de câncer de pulmão. Qual das seguintes afirmativas você pode verdadeiramente fazer com relação ao rastreamento de câncer de pulmão para esse paciente?

A. "Recentemente, um estudo de grande porte do National Heart, Lung, and Blood Institute demonstrou uma redução significativa da mortalidade utilizando a tomografia computadorizada do tórax em baixa dose como ferramenta de rastreamento em pacientes com história significativa de tabagismo."
B. "O rastreamento do câncer de pulmão tem uma longa história de implementação bem-sucedida, tendo em vista a facilidade de se obter uma radiografia de tórax e o fato de que os cânceres de pulmão são, em sua maioria, passíveis de cura por ocasião de sua detecção com o rastreamento."
C. "O rastreamento para câncer de pulmão é fácil; não há realmente nenhum risco de se obter um resultado falso-positivo. A única preocupação real é sempre o fato de que você pode ter um câncer que você desconhecia."
D. "Como a sensibilidade e a especificidade de qualquer exame de rastreamento não dependem da população estudada, sua probabilidade de ter um câncer de pulmão após uma radiografia de tórax positiva não depende de sua história de tabagismo."
E. "Não há realmente nenhuma evidência de benefício no rastreamento do câncer de pulmão por qualquer modalidade."

I-14. Qual é a intervenção preventiva que leva ao maior aumento médio na expectativa de vida de uma população-alvo?

A. Programa de exercício regular para um homem de 40 anos de idade.
B. Convencer um fumante de 35 anos de idade a abandonar o tabagismo.
C. Mamografia em mulheres de 50 a 70 anos.
D. Esfregaço de Papanicolau em mulheres de 18 a 65 anos.
E. Antígeno prostático específico (PSA) e toque retal para um homem de > 50 anos de idade.

I-15. A U.S. Preventive Services Task Force (USPSTF) recomenda qual dos seguintes exames de rastreamento para os pacientes listados?

A. Indivíduo de 16 anos de idade do sexo masculino: imunoensaio para HIV caso já não tenha sido realizado.
B. Mulher de 32 anos de idade sexualmente ativa: amplificação do ácido nucleico para clamídias de *swab* cervical.
C. Mulher de 50 anos de idade com história de tabagismo: absortometria de raios X de dupla energia (DEXA) para osteoporose.
D. Ex-fumante de 58 anos de idade: ultrassonografia para aneurisma de aorta abdominal.
E. Homem de 80 anos de idade: anticorpo antivírus da hepatite C (HCV) para a hepatite C.

I-16. Os pacientes que tomam qual dos seguintes fármacos devem ser aconselhados a evitar o suco de toranja (*grapefruit*)?

A. Amoxicilina
B. Ácido acetilsalicílico
C. Atorvastatina
D. Lanzoprazol
E. Sildenafila

I-17. Uma mulher de 26 anos de idade foi submetida a transplante de medula óssea alogênico há nove meses para leucemia mieloide aguda. A evolução do transplante é complicada pela doença de enxerto *versus* hospedeiro, com diarreia, perda de peso e exantema cutâneo. A paciente é imunossuprimida com tacrolimo, 1 mg, 2 vezes ao dia, e prednisona, 7,5 mg ao dia. Recentemente, foi internada com dispneia e febre de 38,5°C. A tomografia computadorizada (TC) do tórax revela pneumonia nodular, e verifica-se a presença de microrganismos fúngicos na biópsia pulmonar transbrônquica. A cultura revela *Aspergillus fumigatus*, e o nível sérico de galactomanana está elevado. Inicia-se o tratamento com voriconazol, 6 mg/kg IV a cada 12 horas, durante 1 dia, com redução da dose para 4 mg/kg IV a cada 12 horas, a partir do segundo dia. Dois dias após ter iniciado o voriconazol, a paciente não apresenta mais febre, porém queixa-se de cefaleia e tremores. A pressão arterial é de 150/92 mmHg, em comparação com 108/60 mmHg por ocasião da internação. Ao exame, a paciente apresenta edema depressível 1+ nos membros inferiores. Houve elevação dos níveis de creatinina de 0,8 mg/dL por ocasião da internação para 1,7 mg/dL. Qual é a causa mais provável do quadro clínico atual dessa paciente?

A. Meningite por *Aspergillus*
B. Insuficiência cardíaca congestiva
C. Doença de enxerto *versus* hospedeiro recorrente
D. Toxicidade do tacrolimo
E. Púrpura trombocitopênica trombótica causada pelo voriconazol

I-18. Uma mulher de 43 anos de idade é diagnosticada com blastomicose pulmonar e começa o tratamento com itraconazol oral. Todos os seguintes itens podem afetar a biodisponibilidade desse fármaco, EXCETO:

A. Coadministração com refrigerante à base de cola
B. Coadministração com contraceptivos orais
C. Formulação do fármaco (líquido vs. cápsula)
D. pH do estômago
E. Presença de alimento no estômago

I-19. O Sr. Jonas é um motorista de caminhão de 47 anos de idade com história de HIV, hipertensão, doença arterial coronariana, fibrilação atrial e miocardiopatia isquêmica. O paciente é tratado com fármacos antirretrovirais. Hoje, procura assistência médica com queixa de exantema recente no tórax e na axila, e você estabelece o diagnóstico de tinha do corpo. Você pretende prescrever um ciclo de cetoconazol oral. Você deve considerar um ajuste da dose para todos os seguintes medicamentos que esse paciente está tomando, EXCETO:

A. Carvedilol
B. Lovastatina
C. Mexiletina
D. Ritonavir
E. Saquinavir

I-20. Qual dos seguintes conceitos farmacocinéticos é acurado?

A. Depois de quatro meias-vidas de um fármaco de ordem zero, obtém-se uma eliminação do fármaco de 93,75%.
B. A meia-vida de eliminação é o único determinante do tempo necessário para a obtenção de concentrações plasmáticas em estabilidade dinâmica após qualquer mudança na dose do fármaco.
C. A eliminação de primeira ordem refere-se à prioridade de um fármaco pela sua enzima de eliminação *versus* fármacos de ordens alternativas. Por exemplo, um fármaco de primeira ordem terá maior afinidade pela enzima do que um fármaco de segunda ordem.
D. O estado de equilíbrio estável descreve a situação durante a administração crônica de um fármaco, quando a concentração plasmática do fármaco é idêntica de minuto para minuto. Pode-se apenas alcançar verdadeiramente o estado de equilíbrio estável com a infusão intravenosa contínua.
E. A eliminação constitui o único método pelo qual um fármaco pode ser removido do compartimento central.

I-21. O Sr. Brooks é seu paciente há mais de 20 anos. Recentemente, foi diagnosticado com esclerose lateral amiotrófica (ELA), uma doença neurológica degenerativa quase universalmente fatal. Em consulta com seu neurologista, você iniciou a administração de uma alta dose de um novo fármaco, o Fármaco X, para aliviar os espasmos musculares. Entretanto, embora tenha ocorrido uma acentuada melhora nos espasmos musculares, o paciente queixa-se de boca e olhos secos, porém esses efeitos colaterais não foram descritos em ensaios clínicos de grande porte dessa medicação. Um recente estudo do Fármaco X, após sua comercialização, mostrou que os pacientes com ELA que tomam esse medicamento vivem, em média, 14 dias a menos do que os pacientes que não fazem uso dele. Ao discutir com o Sr. Brooks o plano relativo ao Fármaco X, qual das seguintes afirmativas seria válida?

A. "Um estudo recente mostrou que os pacientes que tomam o Fármaco X morrem mais cedo, em média, do que aqueles que não o tomam. Gostaria de discutir a sua opinião sobre continuar a tomar o Fármaco X, talvez em uma dose mais baixa, ou interrompê-lo."
B. "Um estudo recente mostrou que os pacientes que tomam o Fármaco X morrem mais cedo, em média, do que aqueles que não o tomam. Recomendo a interrupção desse fármaco, e a minha previsão é que em breve esse fármaco será suspenso."
C. "Se estiver apresentando efeitos colaterais com altas doses, é certo que terá os mesmos efeitos colaterais em uma dose mais baixa."
D. Nenhuma discussão é necessária, tendo em vista os dados pós-comercialização. Você deve interromper o Fármaco X e relatar o novo efeito colateral à U.S. Food and Drug Administration (FDA).
E. "Esses efeitos colaterais que você apresentou não foram descritos em ensaios clínicos com centenas de pacientes com ELA. Eles não podem ser causados pelo Fármaco X. Vamos descobrir que outro medicamento pode estar causando esses efeitos adversos."

I-22. O gráfico abaixo representa uma curva de tempo-concentração plasmática após uma dose única do Fármaco A. Qual das seguintes afirmativas é verdadeira com relação à Figura I-22A?

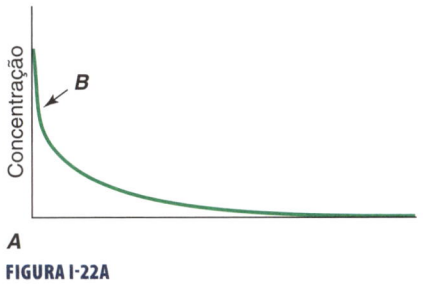
FIGURA I-22A

A. Esse fármaco foi provavelmente administrado por via oral.
B. Esse fármaco demonstra uma cinética de ordem zero.
C. O desvio na rápida redução da concentração plasmática para uma redução mais gradual (ponto B) provavelmente representa uma saturação da enzima de eliminação.
D. O ponto B representa o tempo quando o fármaco se distribui tanto para o compartimento periférico quanto para a partir dele e é eliminado do compartimento central.
E. Esse fármaco não apresenta meia-vida, tendo em vista a forma curvilinear de sua curva de eliminação.

I-23. Todos os seguintes pacientes estão corretamente associados ao fármaco e ao ajuste da dose que deve ser considerado tendo em vista a comorbidade concomitante, EXCETO:

A. Homem de 57 anos de idade com cirrose: dose reduzida de sotalol.
B. Homem de 35 anos de idade com doença renal: dose reduzida de meperidina.
C. Homem de 97 anos de idade com níveis normais de creatinina e bilirrubina: dose reduzida de diazepam.
D. Homem de 42 anos de idade com cirrose: dose reduzida de meperidina.
E. Mulher de 35 anos de idade com alelo por perda de função conhecido na CYP2C9: dose inicial reduzida de varfarina.

I-24. Qual das seguintes interações medicamentosas e seus mecanismos estão descritos de modo acurado?

A. Ibuprofeno e varfarina: risco aumentado de sangramento GI; inibição da CYP2C9 pelo ibuprofeno.
B. Sotalol e furosemida: risco aumentado de prolongamento de QT e *torsades de pointes*; inibição da CYP3A4 induzida pela furosemida.
C. Sildenafila e nitroglicerina sublingual: risco aumentado de hipotensão; inibição pela sildenafila da isoforma da fosfodiesterase tipo 5 que inativa o monofosfato de guanosina cíclico.
D. Ritonavir e lovastatina: risco aumentado de miotoxicidade; inibição da CYP2C9 pelo ritonavir.
E. Alopurinol e azatioprina: risco aumentado de discrasias sanguíneas; inibição da glicoproteína P pelo alopurinol.

I-25. Qual das seguintes afirmativas é verdadeira com relação à doença arterial coronariana (DAC) em mulheres em comparação com os homens?

A. A angina constitui um sintoma raro em mulheres com DAC.
B. Por ocasião do diagnóstico de DAC, as mulheres normalmente apresentam menos comorbidades em comparação com os homens.
C. Os médicos têm menos probabilidade de considerar a possibilidade de DAC em mulheres e também têm menos tendência a recomendar procedimentos tanto diagnósticos quanto terapêuticos para mulheres.
D. As mulheres e os homens apresentam DAC em idades semelhantes.
E. As mulheres têm mais tendência a apresentar taquicardia ventricular, enquanto os homens sofrem mais parada cardíaca ou choque cardiogênico.

I-26. Todas as seguintes doenças são mais comuns nas mulheres do que nos homens, EXCETO:

A. Depressão
B. Hipertensão
C. Obesidade
D. Artrite reumatoide
E. Diabetes melito tipo 1

I-27. Qual das seguintes afirmativas é verdadeira com relação às diferenças entre ambos os sexos nos Estados Unidos?

A. Como resultado das extensas campanhas de conscientização do público, a maioria dos médicos está aconselhando suas pacientes sobre o risco de doença cardiovascular.
B. As principais causas de morte são iguais em homens e mulheres.
C. A densidade óssea e o risco de doença cardiovascular das mulheres declinam depois da menopausa.
D. As mulheres apresentam uma maior expectativa de vida média do que os homens, e essa diferença permaneceu inalterada durante décadas.
E. As mulheres com menos de 65 anos de idade acreditam corretamente que o câncer de mama constitui seu principal risco à saúde.

I-28. Você está examinando a Sra. Robin, uma mulher de 58 anos de idade com história de uso de tabaco, hipertensão tratada e obesidade moderada. Esta há pouco tempo na menopausa. Você observa, em seu formulário de entrada, que ela tem dúvidas sobre a terapia de reposição hormonal para reduzir o risco de doença arterial coronariana e acidente vascular encefálico. Qual das seguintes afirmativas é verdadeira com relação a essa paciente?

A. "A maioria dos estudos sugere que o estrogênio equino conjugado contínuo associado ao acetato de medroxiprogesterona é superior ao estrogênio equino conjugado contínuo isoladamente no que concerne ao risco de acidente vascular encefálico ou ataque cardíaco."
B. "Os estudos sugerem que a terapia hormonal pode reduzir a incidência de fogachos, sudorese noturna, alterações no humor, na função sexual e na densidade óssea, porém não se observa nenhuma alteração no risco de acidente vascular encefálico, infarto do miocárdio ou tromboembolismo venoso."
C. "O ensaio clínico de maior porte realizado sobre terapia hormonal demonstrou um benefício desse tratamento na redução do risco de ataque cardíaco e acidente vascular encefálico."
D. "O que é verdadeiramente importante na terapia hormonal é o momento em que ela é iniciada. Como você está recentemente na menopausa, sabemos que iniciar agora esse tratamento reduzirá o risco de ataque cardíaco futuro."
E. "Você deve definitivamente tomar ácido acetilsalicílico em baixa dose, diariamente. Foi constatado que esse fármaco reduz o risco de doença arterial coronariana mais em mulheres do que nos homens."

I-29. Qual das seguintes afirmativas é verdadeira com relação às diferenças sexuais na doença?

A. A maioria das doenças autoimunes é mais prevalente em mulheres do que em homens. Isso é atribuído às ações estimulantes dos estrogênios e às ações inibitórias dos androgênios sobre os mediadores celulares da imunidade, e a terapia hormonal com contraceptivos orais aumenta o risco de doença autoimune.
B. A obesidade diminui o risco de câncer endometrial em mulheres.
C. A testosterona administrada a homens com hipogonadismo aumentará a incidência ou a gravidade da apneia obstrutiva do sono. Isso não ocorre com a testosterona administrada a mulheres com hipogonadismo.
D. As mulheres são mais sensíveis à insulina do que os homens, de modo que o risco de diabetes melito tipo 2 é menor nas mulheres.
E. As mulheres apresentam, em média, um intervalo QT mais longo do que os homens e correm maior risco de *torsades de pointes* induzidas por fármacos.

I-30. Um homem de 67 anos de idade com hipertensão e apneia do sono procura sua clínica para acompanhamento de rotina. Ao iniciar a consulta, ele declara que tem visto alguns comerciais aconselhando a falar com o médico sobre "T baixa" (testosterona baixa). Tem interesse em realizar um exame. Qual das seguintes afirmativas é válida para esse paciente?

A. "Se for constatada uma deficiência de testosterona, a terapia com testosterona exógena poderá agravar a sua apneia do sono."
B. "Recomenda-se que todo homem acima dos 60 anos seja testado para testosterona total e biodisponível baixas."
C. "A maioria dos estudos mostra que a concentração de testosterona, em média, não declina com a idade. Na verdade, a testosterona endógena produzida é menos potente."
D. "Os níveis de testosterona estão associados a um risco de demência nos homens."
E. "Embora a terapia com testosterona exógena possa aumentar a massa muscular magra, ela também aumenta a massa de gordura visceral."

I-31. Um ex-levantador de peso competitivo de 29 anos de idade, que deixou de competir há seis meses devido a uma laceração do músculo deltoide, declara que ele e sua esposa têm sido incapazes de conceber, apesar de mais de um ano de relações sexuais sem contracepção. Ele quer saber se "isso é azar ou se existe algo que você possa me ajudar". Você suspeita que esse paciente possa estar usando esteroides anabólicos androgênicos (EAAs). Qual das seguintes afirmativas é verdadeira com relação ao uso de EAAs?

A. Os usuários de EAAs apresentam a mesma taxa de mortalidade da população geral.
B. A obtenção de um hematócrito elevado deve aumentar a suspeita de abuso de EAA.
C. Os níveis elevados de hormônio luteinizante e os níveis suprimidos de hormônio folículo-estimulante constituem indícios que sugerem abuso de EAA.
D. Um aumento do volume testicular constitui um indício de abuso de EAA.
E. Vários ensaios clínicos prolongados de abuso de EAA forneceram à comunidade médica uma compreensão sofisticada dos seus efeitos adversos.

I-32. O Sr. Brooks volta à clínica em agosto para o seu acompanhamento anual. É um motorista de caminhão de longo trajeto aposentado, de 78 anos de idade, que gosta de pescar e viajar. Durante os meses da primavera e verão, toma difenidramina diariamente devido à alergia sazonal. De modo geral, sente-se bem; entretanto, recentemente, percebeu alguma urgência urinária, esforço para urinar e até mesmo incontinência urinária. Você realiza um exame físico completo, incluindo toque retal, e confirma a presença de hipertrofia prostática benigna. O International Prostate Symptom Score indica que os sintomas desse paciente são moderados. Qual das seguintes afirmativas seria apropriada para esse paciente?

A. "Recomendo a terapia primária com tolterodina, um agente anticolinérgico indicado para tratamento dos sintomas de bexiga hiperativa."
B. "A terapia com finasterida pode reduzir a progressão para a retenção urinária aguda e necessidade de cirurgia de próstata."
C. "Os estudos urodinâmicos estão indicados, e irei encaminhá-lo agora."
D. "Você deve se submeter a uma cirurgia. Tendo em vista a gravidade de seus sintomas, é pouco provável que o tratamento clínico terá algum efeito."
E. "O uso de difenidramina provavelmente melhorará os sintomas do trato urinário inferior, tendo em vista suas propriedades anticolinérgicas."

I-33. Uma mulher de 24 anos de idade chega à clínica para uma visita de rotina. Está com 28 semanas de gestação do primeiro filho. Até o momento, a gravidez evoluiu bem, e a paciente não apresenta nenhuma história familiar de gestações complicadas. A história clínica pregressa é inespecífica, exceto por uma história de prolapso de valva mitral. Uma pressão arterial deve ser considerada anormalmente elevada quando superior a qual dos seguintes valores?

  A. 110/80 mmHg na posição ortostática
  B. 120/80 mmHg na posição ortostática 2 minutos após levantar da posição de decúbito
  C. 130/85 mmHg na posição de decúbito lateral esquerdo
  D. 130/85 mmHg na posição sentada
  E. 140/90 mmHg na posição sentada

I-34. Uma mulher nulípara de 36 anos de idade apresenta uma pressão arterial de 150/95 mmHg em um exame de triagem pré-natal de rotina com 25 semanas de gestação. Antes dessa visita, a pressão arterial dessa paciente era normalmente de 125/80 mmHg. Tem uma história de diabetes melito bem controlado e hiperlipidemia. O exame é marcante por um índice de massa corporal (IMC) de 28, edema pré-tibial de 2+ e sopro de fluxo sistólico 3+/6. Os exames laboratoriais dignos de nota são níveis normais de eletrólitos, creatinina sérica de 1,0 mg/dL e índice proteína/creatinina na urina de 0,4. Qual dos seguintes achados nessa paciente confirma o diagnóstico de pré-eclâmpsia?

  A. Diabetes melito
  B. Hiperlipidemia
  C. Obesidade
  D. Edema do pé
  E. Índice proteína/creatinina urinária

I-35. Uma mulher de 29 anos de idade com 35 semanas de gestação tem sido tratada com ácido acetilsalicílico e labetalol para pré-eclâmpsia após constatar a presença de pressão arterial elevada e proteinúria. Todos os seguintes achados caracterizam a pré-eclâmpsia com características de gravidade, EXCETO:

  A. Asma
  B. Hemólise
  C. Lesão hepatocelular
  D. Convulsão
  E. Trombocitopenia

I-36. Uma mulher de 33 anos de idade com diabetes melito, insuficiência renal e hipertensão chega ao hospital com convulsões com 38 semanas de gestação. A pressão arterial é de 165/95 mmHg. Apresenta proteinúria de 4+. O tratamento dessa paciente deve incluir todas as seguintes medidas, EXCETO:

  A. Parto de emergência
  B. Labetalol intravenoso
  C. Sulfato de magnésio intravenoso
  D. Fenitoína intravenosa

I-37. Todas as seguintes afirmativas são verdadeiras com relação a uma paciente com diabetes tipo 1 que engravida, EXCETO:

  A. O parto precoce deve ser evitado e apenas realizado para indicações obstétricas ou fetais.
  B. O nível de glicemia em jejum deve ser mantido em 140-180 mg/dL para evitar a hipoglicemia fetal.
  C. A suplementação de folato pré-natal diminuirá o risco de defeito do tubo neural fetal.
  D. A mãe e o filho correm maior risco de mortalidade perinatal do que uma paciente sem diabetes.
  E. A criança corre maior risco de macrossomia do que uma criança de mãe sem diabetes.

I-38. Qual das seguintes provas de função da tireoide estará provavelmente alterada em consequência da gravidez?

  A. T_3 livre
  B. T_4 livre
  C. T_3 total
  D. Hormônio estimulante da tireoide (TSH)

I-39. Qual das seguintes condições cardiovasculares representa uma contraindicação para a gravidez?

  A. Comunicação interatrial sem síndrome de Eisenmenger
  B. Hipertensão arterial pulmonar idiopática
  C. Síndrome de Marfan
  D. Insuficiência mitral
  E. Miocardiopatia periparto prévia com fração de ejeção atual de 65%

I-40. Todos os seguintes itens são alterações do sistema cardiovascular observadas durante a gravidez, EXCETO:

  A. Diminuição da pressão arterial
  B. Aumento do débito cardíaco
  C. Aumento da frequência cardíaca
  D. Aumento do volume plasmático
  E. Aumento da resistência vascular sistêmica

I-41. Uma mulher de 27 anos de idade desenvolve edema da perna esquerda com 20 semanas de gestação. A ultrassonografia do membro inferior esquerdo revela trombose venosa profunda (TVP) da veia ilíaca esquerda. O tratamento adequado inclui:

  A. Repouso no leito
  B. Trombólise dirigida por cateter
  C. Enoxaparina
  D. Colocação de filtro na veia cava inferior
  E. Varfarina

I-42. Além de uma anamnese e do exame físico, qual dos seguintes exames deve ser realizado no pré-operatório para identificar pacientes de risco intermediário ou alto que possam se beneficiar de uma avaliação clínica mais detalhada?

  A. Radiografia de tórax
  B. Eletrocardiograma
  C. Provas de função hepática
  D. Creatinina sérica
  E. Eletrólitos séricos (sódio, potássio, cloreto, bicarbonato)

I-43. Qual dos seguintes pacientes deve ser submetido a cateterismo cardíaco antes da cirurgia proposta?

A. Homem de 38 anos de idade para cirurgia bariátrica eletiva. O paciente apresenta história de hiperlipidemia familiar clinicamente controlada, porém nenhuma história de dor torácica e eletrocardiograma (ECG) normal. O exame cardíaco e pulmonar é normal, e o paciente consegue facilmente subir mais de dois lances de escada sem parar.
B. Homem de 45 anos de idade com história de cirurgia de revascularização do miocárdio realizada há oito anos, que sofreu acidente com veículo motorizado e está no serviço de emergência com sangramento visceral abdominal.
C. Mulher de 54 anos de idade para colecistectomia eletiva. Foi examinada no serviço de emergência devido à presença de dor torácica, e não foi constatada nenhuma calcificação das artérias coronárias na TC cardíaca.
D. Homem de 58 anos de idade para lobectomia pulmonar eletiva para ressecção de nódulo maligno. Em um exame, foi identificada a presença do nódulo em uma TC do tórax; o paciente também apresentou uma prova de esforço anormal.
E. Homem de 68 anos de idade para prostatectomia radical eletiva. Foi submetido à cirurgia de revascularização do miocárdio há dois anos e não apresenta nenhum sintoma de insuficiência cardíaca ou angina.

I-44. Todos os seguintes fatores de risco constituem componentes do índice de risco cardíaco revisto (IRCR) que é utilizado para avaliar o risco dos eventos cardíacos maiores perioperatórios, EXCETO:

A. Insuficiência cardíaca congestiva
B. Cirurgia de alto risco
C. Cardiopatia isquêmica
D. Disfunção renal
E. Trombocitopenia

I-45. Um homem de 74 anos de idade tem uma colectomia total programada, devido à ocorrência de sangramento diverticular recorrente e potencialmente fatal. Tem uma história de miocardiopatia idiopática, insuficiência renal, hipercolesterolemia e doença pulmonar obstrutiva crônica (DPOC). As medicações atuais incluem metoprolol, atorvastatina, enalapril, metformina e salbutamol/ipratrópio inalatório. Os sintomas estão bem controlados, e não procurou o serviço de emergência no ano passado para exacerbações da miocardiopatia ou da DPOC. A pressão arterial é de 128/86 mmHg. Os achados ao exame físico são normais. A determinação mais recente da hemoglobina A1c foi de 6,3%, e o nível de creatinina é de 1,5 mg/dL. Qual das medicações desse paciente deve ser interrompida antes da cirurgia?

A. Salbutamol/ipratrópio inalatório
B. Atorvastatina
C. Enalapril
D. Metoprolol

I-46. Um homem de 73 anos de idade com história de DPOC e volume expiratório forçado em 1 segundo (VEF$_1$) de 1,3 L (40% do previsto) é submetido à colecistectomia eletiva. No período pós-operatório, qual das seguintes intervenções demonstrou diminuir a probabilidade de complicações pulmonares?

A. Eliminação da administração de narcóticos
B. Espirometria de incentivo
C. Cateterização de artéria pulmonar
D. Nutrição enteral total
E. Nutrição parenteral total

I-47. Qual das seguintes cirurgias deve ser considerada de maior risco para complicações pós-operatórias?

A. Endarterectomia carotídea
B. Reparo eletivo de aneurisma da aorta torácica
C. Ressecção de câncer de pulmão de 5 cm
D. Colectomia total para câncer de cólon
E. Substituição total de quadril

I-48. Todos os seguintes itens são fatores de risco para complicações pulmonares pós-operatórias, EXCETO:

A. Idade > 60 anos
B. Asma com pico de fluxo expiratório de 220 L/min
C. Doença pulmonar obstrutiva crônica
D. Insuficiência cardíaca congestiva
E. VEF$_1$ de 1,5 L

I-49. Você está cuidando de uma mulher de 56 anos de idade que foi internada com alteração do estado mental. Foi submetida à mastectomia e dissecção dos linfonodos axilares do lado direito há três anos para carcinoma ductal em estágio IIIB. O nível sérico de cálcio está elevado em 15,3 mg/dL. Uma radiografia de tórax revela inúmeros nódulos pulmonares, e a TC do crânio mostra a presença de massa cerebral no lobo frontal direito, com edema circundante. Apesar da correção do cálcio e do tratamento do edema cerebral, a paciente permanece confusa. Você chama a família para discutir o diagnóstico de doença metastática disseminada e o prognóstico sombrio da paciente. Todos os seguintes itens são componentes dos sete elementos para a comunicação de más notícias (abordagem P-SPIKES), EXCETO:

A. Avaliar a percepção da família sobre a doença atual e o estado do diagnóstico do câncer subjacente.
B. Ser empático com os sentimentos da família e fornecer apoio emocional.
C. Preparar-se mentalmente para a discussão.
D. Fornecer um ambiente adequado para a discussão.
E. Marcar uma reunião de acompanhamento em 1 dia para reavaliar se há outras necessidades emocionais e de informação.

I-50. Todas as seguintes afirmativas são verdadeiras com relação à epidemiologia da mortalidade nos Estados Unidos, EXCETO:

A. Mais de 70% das mortes ocorrem em pessoas com mais de 65 anos de idade.
B. Cerca de 30% dos pacientes morrem internados em hospitais.
C. Cerca de 70% das mortes são precedidas de uma doença conhecida.
D. A doença cardiovascular e o câncer constituem as causas mais comuns de morte.
E. O HIV/Aids está entre as 10 principais causas de morte.

I-51. Todos os seguintes itens são componentes de um testamento em vida, EXCETO:

A. Delinear intervenções específicas que seriam aceitáveis para o paciente em determinadas condições.
B. Descrever os valores que devem orientar as discussões sobre a assistência terminal.
C. Designar um procurador para assistência médica.
D. Declarações gerais sobre o desejo do paciente de receber ou não intervenções de sustentação da vida, como ventilação mecânica.

I-52. Uma mulher de 72 anos de idade apresenta câncer ovariano de estágio IV, com disseminação peritoneal difusa. Exibe dor abdominal de intensidade crescente e é internada para controle da dor. Foi anteriormente tratada com oxicodona, 10 mg via oral, a cada 6 horas, quando necessário. Por ocasião da internação, inicia-se a administração de morfina por via intravenosa através de analgesia controlada pelo paciente. Durante as primeiras 48 horas, recebeu uma dose diária média de morfina de 90 mg e relata um controle adequado da dor, a não ser que esteja andando. Qual é o esquema de opioide mais adequado para passar para a medicação analgésica oral nessa paciente?

	Morfina de liberação prolongada	Morfina de liberação imediata
A.	Nenhuma	15 mg a cada 4 h, conforme necessário
B.	45 mg 2×/dia	5 mg a cada 4 h, conforme necessário
C.	45 mg 2×/dia	15 mg a cada 4 h, conforme necessário
D.	90 mg 2×/dia	15 mg a cada 4 h, conforme necessário
E.	90 mg 3×/dia	15 mg a cada 4 h, conforme necessário

I-53. Pedem-lhe para examinar um homem de 62 anos de idade, no qual foi estabelecido recentemente o diagnóstico de doença metastática. Originalmente, foi diagnosticado com câncer de próstata há cinco anos e chegou ao hospital com dor lombar e fraqueza. A ressonância magnética (RM) demonstrou a presença de metástases ósseas nas vértebras L2 e L5, com compressão da medula espinal apenas no nível da L2. Na cintilografia óssea, há evidências de metástases disseminadas. Foi submetido à radioterapia e também iniciou a hormonoterapia, e foi observada alguma resposta da doença. Entretanto, o paciente tornou-se muito deprimido desde o diagnóstico de doença metastática. A família relata que ele dorme 18 horas ou mais por dia e que parou de se alimentar. Teve uma perda de peso de 5,5 kg no decorrer de quatro semanas. Demonstra uma fadiga profunda, desamparo e tristeza. Alega que não tem nenhum interesse pelas suas atividades habituais e que deixou de falar com os netos. Qual é a melhor abordagem para o tratamento da depressão desse paciente?

A. Não iniciar o tratamento farmacológico, visto que o paciente está tendo uma reação apropriada ao diagnóstico recente de doença metastática.
B. Iniciar o tratamento com doxepina, 75 mg à noite.
C. Iniciar o tratamento com fluoxetina, 10 mg ao dia.
D. Iniciar o tratamento com fluoxetina, 10 mg ao dia, e metilfenidato, 2,5 mg duas vezes ao dia, pela manhã e ao meio-dia.
E. Iniciar o tratamento com metilfenidato, 2,5 mg duas vezes ao dia, pela manhã e ao meio-dia.

I-54. Você está tratando de uma mulher de 76 anos de idade com doença de Alzheimer, internada na unidade de terapia intensiva devido à pneumonia por aspiração. Após sete dias de ventilação mecânica, a família solicita a suspensão do tratamento. A paciente recebe tratamento paliativo com fentanila por via intravenosa, 25 µg/h, e midazolam por via intravenosa, 2 mg/h. Você recebe uma chamada de urgência à beira do leito, 15 minutos após a extubação, devido ao desespero da filha da paciente. Ela declara que você está "asfixiando" a mãe dela e está perturbada porque a mãe parece estar lutando para respirar. Ao entrar no quarto, você ouve um ruído de gorgolejo proveniente das secreções acumuladas na orofaringe. Você procede à aspiração de quantidades abundantes de secreção salivar rala da paciente e tranquiliza a filha de que você tentará fazer sua mãe se sentir o mais confortável possível. Qual das seguintes intervenções pode ajudar no tratamento das secreções orais dessa paciente?

A. Aumento da velocidade de infusão de fentanila
B. Nebulização de *N*-acetilcisteína
C. Gotas de pilocarpina
D. Colocação de cânula nasal e orofaríngea para possibilitar o acesso mais fácil para aspiração agressiva
E. Adesivo transdérmico de escopalamina

I-55. Você está tratando de um homem de 68 anos de idade com fibrose pulmonar idiopática de estágio terminal. A capacidade funcional do paciente é atualmente 0; está acamado e recebendo assistência de apoio domiciliar. Recebe cronicamente oxigênio por via nasal, 4 L/min, com saturação de O_2 no sangue arterial (Sao_2) de 94%. O paciente queixa-se de dispneia contínua e intensa, que se agravou nesses últimos dois meses. Atualmente, constitui a principal queixa. O exame físico apresenta sinais vitais normais, a não ser uma frequência respiratória de 25/min. Não há evidências de infecção ou outro processo pulmonar agudo. Qual das seguintes intervenções seria o primeiro passo razoável para melhorar o conforto desse paciente?

A. Salbutamol
B. Codeína
C. Aumentar o oxigênio por via nasal para 8 L/min
D. Lorazepam
E. Morfina nebulizada

I-56. Todas as seguintes alternativas são verdadeiras com relação a eutanásia ou suicídio assistido por médico, EXCETO:

A. Mais de 70% dos pacientes com doença terminal consideram, para si mesmos, a eutanásia ou o suicídio assistido por médico.
B. Mais de 75% dos pacientes que procuram o suicídio assistido por médico identificam como razão principal a perda de autonomia ou de dignidade e a incapacidade de participar de atividades prazerosas.
C. Os pacientes com câncer são os que mais consideram para si mesmos a eutanásia ou o suicídio assistido por médico.
D. O suicídio assistido por médico é legal em alguns estados dos Estados Unidos.
E. A eutanásia ativa voluntária é ilegal nos Estados Unidos.

I-57. Qual é o continente que apresenta a população de maior idade mediana?

A. África
B. Ásia
C. Austrália
D. Europa
E. América do Norte

I-58. Os efeitos sistêmicos do envelhecimento são agrupados em quatro domínios: composição corporal, discrepância entre demanda e utilização de energia, desregulação homeostática e neurodegeneração. Todas as seguintes afirmativas são verdadeiras com relação a esses efeitos, EXCETO:

A. A massa muscular magra diminui depois da terceira década de vida, enquanto a massa de gordura aumenta progressivamente depois da meia-idade.
B. Os indivíduos idosos, até mesmo aqueles que estão saudáveis, desenvolvem, em sua maioria, aumentos discretos dos marcadores da inflamação, como proteína C-reativa e interleucina 6, em comparação com indivíduos mais jovens.
C. O consumo máximo de oxigênio declina progressivamente com a idade.
D. As regiões do cérebro que têm mais tendência a sofrer atrofia com comprometimento cognitivo leve são o córtex pré-frontal lateral e o hipocampo.

I-59. Qual das seguintes faixas etárias é a que está apresentando crescimento mais rápido no mundo inteiro?

A. 1 a 20 anos de idade
B. 21 a 40 anos de idade
C. 41 a 60 anos de idade
D. 61 a 79 anos de idade
E. > 80 anos de idade

I-60. Qual dos seguintes itens é o tipo mais comum de evento adverso evitável em pacientes hospitalizados?

A. Eventos adversos causados por fármacos
B. Erros diagnósticos
C. Quedas
D. Complicações técnicas de procedimentos
E. Infecções de feridas

I-61. Todos os seguintes são etapas de um ciclo para melhorar rapidamente um processo específico, EXCETO:

A. Agir
B. Verificar
C. Fazer
D. Planejar
E. Reavaliar

I-62. Qual das seguintes condições estima-se que causará o maior número de mortes em países de rendas média e baixa em 2030?

A. Câncer
B. Doença cardiovascular
C. HIV/Aids, tuberculose, malária e outras doenças infecciosas
D. Lesões intencionais
E. Acidentes automobilísticos

I-63. O World Health Report da OMS, em 2008, descreveu como uma abordagem de cuidados de saúde primários é "mais do que nunca" necessária para lidar com as prioridades de saúde globais. Todas as seguintes áreas de reforma foram ressaltadas no relatório, EXCETO:

A. Desenvolvimento de fármacos
B. Liderança
C. Políticas públicas
D. Oferta de serviços
E. Cobertura de saúde universal

I-64. Qual das seguintes afirmativas é verdadeira com relação à Dietary Supplements Health and Education Act (DSHEA) aprovada em 1994?

A. Os fornecedores de suplementos alimentares podem alegar que seus produtos mantêm a estrutura e a função normais dos sistemas orgânicos.
B. Os fornecedores de suplementos alimentares podem alegar que os suplementos podem prevenir ou tratar doenças.
C. A FDA tem autoridade de regulamentar a propaganda e o *marketing* relacionados com suplementos alimentares.
D. A FDA tem autoridade de regulamentar produtos homeopáticos.

I-65. Qual das seguintes afirmativas descreve melhor o termo *risco moral* como é atualmente usado no contexto dos planos de saúde?

A. Uma condição em que alguns indivíduos podem levar vantagem sem que ninguém tenha prejuízo.
B. Situação em que os médicos são reembolsados com uma quantia fixa por paciente e têm um incentivo financeiro para evitar o cuidado de pacientes doentes.
C. O ramo da economia que busca explicar fenômenos reais sem fazer um julgamento sobre a aceitação desses fenômenos.
D. Os incentivos para que as pessoas bem asseguradas utilizem mais serviços médicos.
E. O sistema em que o preço de uma mercadoria ou serviço é determinado por um órgão governamental ou outro órgão, e não pelas forças do mercado.

I-66. Independentemente do plano de saúde, da renda, da idade e das condições comórbidas, em qual dos seguintes cenários existem disparidades entre o cuidado recebido por pacientes negros e brancos?

A. Prescrição de analgésicos para controle da dor
B. Encaminhamento para transplante renal
C. Tratamento cirúrgico para câncer de pulmão
D. Encaminhamento para cateterismo cardíaco e cirurgia de revascularização
E. Todas as alternativas

I-67. Todas as seguintes capacidades constituem critérios legalmente relevantes para que um médico estabeleça a capacidade de tomada de decisão de um paciente, EXCETO:

A. Capacidade de responder a questões básicas de orientação, como nome, ano e endereço da casa
B. Capacidade de entender a situação e suas consequências
C. Capacidade de comunicar uma escolha
D. Capacidade de raciocinar sobre as opções de tratamento
E. Capacidade de entender as informações relevantes

I-68. Em qual das seguintes condições a terapia com células-tronco demonstrou ter benefício *in vivo*?

A. Cirrose
B. Cardiopatia isquêmica
C. Doença de Parkinson
D. Lesão da medula espinal
E. Diabetes melito tipo 1

I-69. A maior fonte de nutrientes e calorias na dieta de um indivíduo deve provir de qual das seguintes fontes?

A. Álcool
B. Carboidrato
C. Gorduras
D. Proteínas

I-70. Você está avaliando a ingestão de vitamina D em uma mulher de 32 anos de idade que não está grávida nem amamentando. Obtém-se um valor abaixo da ingestão dietética recomendada (RDA), embora a determinação prévia do nível sérico de vitamina D esteja dentro dos limites normais. Qual das seguintes afirmativas é verdadeira com relação à situação dessa paciente?

A. As ingestões dietéticas de referência (DRIs) teriam sido uma melhor ferramenta para determinar a adequação da ingestão de nutrientes dessa paciente.
B. Tendo em vista o nível sérico normal de vitamina D, não há motivo para aumentar a ingestão de vitamina D dessa paciente.
C. A RDA não é a melhor medida para avaliar as necessidades de nutrientes dessa paciente.
D. Todas as afirmativas são verdadeiras com relação a esse caso.

I-71. Um homem de 56 anos de idade é internado no serviço de cirurgia para cuidados, devido à lesão por exposição ao frio e por congelamento na parte distal dos membros. O paciente tem uma longa história de alcoolismo, com consumo diário de cerca de 1 L de vodca. Pedem-lhe para fazer uma avaliação devido aos comportamentos bizarros exibidos pelo paciente. Está expressando a crença de que seus ferimentos são o resultado de queimaduras infligidas por "torturadores" do governo, porque ele "sabe demais" sobre os planos de vigilância do governo. A equipe cirúrgica tem dificuldade em manter o paciente no leito, e, algumas vezes, ele parece estar instável quando em pé. Foi medicado durante sua permanência para prevenção de abstinência ao álcool por meio de uma abordagem provocada por sintomas e recebeu pela última vez, há cerca de 2 horas, 2 mg de lorazepam por via oral. Nessa ocasião, o paciente estava trêmulo, com taquicardia e hipertensão. Os pensamentos delirantes não respondem ao tratamento dos sintomas de abstinência de álcool. Quando você examina o paciente, ele está dormindo tranquilamente. Os sinais vitais são os seguintes: pressão arterial de 110/82 mmHg, frequência cardíaca de 94, frequência respiratória de 16, temperatura de 37,1°C e Sao_2 de 97% no ar ambiente. Ele acorda facilmente e apresenta tremor mínimo em repouso. Ao exame neurológico, o paciente apresenta alteração no teste do indicador, dificuldade nos movimentos alternados rápidos, nistagmo horizontal e sensibilidade diminuída ao toque leve e picada nos membros inferiores, abaixo da tíbia. A marcha é ampla e atáxica. Ele não expressa mais as crenças delirantes anteriores, porém está desorientado e acredita que está na prisão. Declara que foi levado para "esse gulag" para que o governo pudesse fazer experiências nele. O paciente está recebendo uma infusão de soro glicosado a 5%, 100 mL/h, bem como nafcilina IV, na dose de 2 g a cada 4 horas, para a celulite. Qual é a causa suspeita do estado mental alterado desse paciente?

A. Hipoglicemia
B. Hiponatremia
C. Deficiência de niacina
D. Deficiência de tiamina
E. Abstinência de álcool insuficientemente tratada

I-72. Uma mulher de 30 anos de idade demonstra o desejo de manter um estilo de vida saudável e tem como foco a saúde preventiva. Ela acredita que pode evitar o desenvolvimento de doença e câncer por meio da ingestão de suplementos e antioxidantes. Ao verificar sua ingestão atual, você constata que ela tem tomado 20.000 UI de vitamina A por dia nos últimos 12 meses. Que orientação você pode dar a essa paciente sobre essa dose?

A. A ingestão crônica dessa dose pode estar associada a um risco aumentado de câncer de pulmão, até mesmo em não fumantes.
B. A ingestão crônica dessa dose está associada a uma cor amarelada da pele, mas não das escleras.
C. Ela deve interromper essa dose antes de tentar uma gravidez, visto que tal dose pode aumentar o risco de aborto espontâneo e malformações congênitas, incluindo anormalidades craniofaciais e doença cardíaca valvar.
D. Essa é a dose diária mais alta recomendada que comprovou ser segura, sem toxicidade.

I-73. Um homem de 48 anos de idade é diagnosticado com síndrome carcinoide após apresentar diarreia, ruborização e hipotensão. Com o tratamento adequado, o paciente apresenta uma resposta bioquímica apropriada, e observa-se uma acentuada melhora da ruborização e pressão arterial. Entretanto, continua apresentando diarreia leve, bem como aftas na boca. Continua com fadiga, perda de apetite e irritabilidade. Ao exame, você percebe que a língua está vermelho-viva, ligeiramente aumentada e hipersensível ao toque. Além disso, o paciente apresenta exantema pigmentado e descamativo, que é mais proeminente ao redor do pescoço. Qual é a deficiência de vitamina ou mineral mais provável nesse paciente?

A. Cobre
B. Niacina
C. Riboflavina
D. Vitamina C
E. Zinco

I-74. A deficiência de vitamina A está associada a um risco aumentado de:

A. Cegueira
B. Infecção e morte maternas
C. Mortalidade por disenteria
D. Mortalidade por malária
E. Todas as alternativas anteriores

I-75. Um homem alcoolista de 51 anos de idade procura o serviço de emergência com queixa de vômito de sangue. Após uma avaliação minuciosa, incluindo lavagem gástrica, você estabelece que ele não apresenta sangramento gastrintestinal (GI) superior, mas, sim, sangramento gengival significativo. O paciente está intoxicado e queixa-se de fadiga. Ao analisar o prontuário, você constata que ele teve uma hemartrose evacuada há seis meses e, desde então, não teve acompanhamento. Não toma nenhuma medicação. Os exames laboratoriais revelam uma contagem de plaquetas de 250.000 e um valor de razão normalizada internacional (INR) de 0,9. O paciente também apresenta uma erupção hemorrágica difusa nas pernas, localizada ao redor dos folículos pilosos. Qual é o tratamento recomendado para o distúrbio subjacente desse paciente?

A. Folato
B. Niacina
C. Tiamina
D. Vitamina C
E. Vitamina K

I-76. Uma mulher de 21 anos de idade é internada na unidade de cuidados intensivos cardíacos após sofrer colapso no dormitório universitário. Quando a equipe de emergência chegou, a paciente foi encontrada com arritmia de *torsades de pointes* e sem pulso. Recebeu reanimação cardiopulmonar, desfibrilação e magnésio a caminho do hospital. Por ocasião de sua chegada, o nível de potássio inicial foi de 1,2 mEq/L. O exame físico é notável por sua aparência excessivamente magra, com lanugem nos braços e no tórax. O IMC é de 14,6 kg/m². Qual das seguintes afirmativas é verdadeira com relação ao estado nutricional dessa paciente?

A. A mortalidade nessa doença resulta geralmente de complicações da desnutrição.
B. A cicatrização precária de feridas e as infecções cutâneas frequentes constituem complicações comuns.
C. A inflamação sistêmica é um achado predominante no achado laboratorial.
D. O nível sérico de albumina é normalmente inferior a 2,8 g/dL.
E. A dobra cutânea do tríceps < 3 mm e a circunferência muscular do braço < 15 cm constituem critérios diagnósticos úteis.

I-77. Uma mulher de 74 anos de idade está internada na unidade de terapia intensiva cirúrgica após ser submetida à colectomia de emergência para colite isquêmica relacionada com doença vascular. Durante a cirurgia, sofreu perfuração intestinal. Atualmente, está no décimo dia pós-operatório e permanece intubada e sedada, com sinais de insuficiência de múltiplos órgãos. Necessita de infusão contínua de norepinefrina, em uma velocidade de 10 µg/min. A paciente apresenta insuficiência renal aguda e está sob hemodiálise venovenosa contínua. As hemoculturas foram positivas para *Escherichia coli*, e ela está sendo tratada com cefepima, 2 g IV, a cada 8 horas, e metronidazol, 500 mg a cada 8 horas. Tem uma colostomia no quadrante inferior direito, porém os cirurgiões não puderam fechar primariamente o abdome, devido à perfuração intestinal. Voltou ao centro cirúrgico para nova exploração e lavagem do peritônio. Desde o momento de sua internação, o balanço hídrico é positivo, em mais de 30 L. Apresenta anasarca acentuada e não recebeu nenhuma alimentação desde a sua internação, embora a equipe planeje iniciar hoje a nutrição parenteral total. Qual das seguintes afirmativas é mais provavelmente verdadeira com relação ao estado nutricional dessa paciente?

A. Deve-se evitar um suporte nutricional agressivo.
B. A função imune não está afetada.
C. O nível de albumina é inferior a 2,8 g/dL.
D. O IMC será inferior a 18,5 kg/m².
E. O estado nutricional não está associado a nenhum risco aumentado de mortalidade para essa paciente.

I-78. Qual dos seguintes pacientes teria MENOS probabilidade de correr alto risco de depleção nutricional?

A. Mulher de 21 anos de idade com história de anorexia nervosa em remissão durante dois meses, com IMC de 19,1 kg/m², internada com exacerbação de asma.
B. Homem de 28 anos de idade previamente saudável, internado na unidade de terapia intensiva com queimaduras de terceiro grau acometendo 85% da área de superfície corporal.
C. Homem de 32 anos de idade com alcoolismo, internado com pancreatite aguda, que está em NPO (nada por via oral) há seis dias.
D. Mulher de 41 anos de idade com síndrome do intestino curto após ressecção do intestino delgado para tumor de estroma gastrintestinal, internada com desidratação.
E. Mulher de 55 anos de idade, internada para mastectomia direita devido a câncer de mama, que recentemente teve uma perda de peso de 11 kg (de 90 para 79 kg) de modo não intencional.

I-79. Você está tratando de uma mulher de 54 anos de idade na unidade de terapia intensiva, que foi internada para tratamento de sepse grave e pneumonia. Você pretende iniciar uma nutrição enteral e planeja calcular o gasto energético basal da paciente. Todos os seguintes fatores são utilizados para determinar as necessidades calóricas dessa paciente, EXCETO:

A. Idade
B. Albumina
C. Sexo
D. Altura
E. Peso

I-80. Um homem de 65 anos de idade é internado para colectomia para câncer de cólon em estágio III. No segundo dia pós-operatório, necessita de laparotomia exploradora, devido a complicações hemorrágicas. Nesse exato momento, o paciente está no sétimo dia pós-operatório da ressecção original e não recebeu nenhuma nutrição desde antes da cirurgia. O IMC antes da cirurgia era de 28,7 kg/m², e o paciente apresentava estado nutricional normal. Agora está clinicamente estável, porém com *delirium* e alto risco de aspiração. Verifica-se a presença de sons intestinais, e o débito da ileostomia é satisfatório. Qual a conduta atual que você recomendaria para esse paciente?

A. Manter NPO, visto que um período de 5 a 7 dias sem suporte nutricional é aceitável para esse paciente.
B. Iniciar uma dieta com líquido claro suplementada com líquidos intravenosos com glicose, a fim de manter um aporte adequado.
C. Inserir um cateter venoso central e iniciar a nutrição parenteral total.
D. Colocar uma sonda nasogástrica e iniciar a nutrição enteral.
E. Inserir uma sonda nasojejunal e iniciar a nutrição enteral.

I-81. Todas as seguintes afirmativas sustentam o uso da nutrição enteral em pacientes em estado crítico, EXCETO:

A. A nutrição enteral aumenta o fluxo sanguíneo esplâncnico.
B. A nutrição enteral estimula a secreção dos hormônios gastrintestinais para promover a atividade trófica do intestino.
C. A liberação do anticorpo imunoglobulina (Ig) é estimulada pela nutrição enteral.
D. A nutrição enteral diminui a atividade neuronal do intestino.
E. Cerca de 70% dos nutrientes utilizados pelo intestino provêm diretamente do alimento no lúmen intestinal.

I-82. Qual é o IMC que tende a ser letal em homens?

A. < 10 kg/m²
B. 11 kg/m²
C. 13 kg/m²
D. 16 kg/m²
E. 18,5 kg/m²

I-83. Uma mulher de 43 anos de idade desenvolve pancreatite hemorrágica com síndrome de resposta inflamatória sistêmica grave. É intubada e sedada na unidade de terapia intensiva com síndrome da angústia respiratória aguda, hipotensão e disfunção renal. A paciente apresenta febre diária contínua de até 40,3°C. Inicia-se a nutrição parenteral (NP), e ocorre hiperglicemia de até 500 g/dL. A paciente também apresenta um balanço hídrico cada vez mais positivo, de mais de 2 L por dia. Qual é a abordagem mais apropriada para o manejo da NP no contexto da hiperglicemia e retenção hídrica dessa paciente?

A. Acrescentar insulina regular à fórmula de NP total.
B. Limitar o sódio para menos de 40 mEq/dia.
C. Limitar a glicose para menos de 200 g/dia.
D. Fornecer tanto glicose quanto gordura na mistura de NP total.
E. Todas as alternativas anteriores.

I-84. Os agentes microbianos têm sido usados como armas biológicas desde tempos antigos. Todos os seguintes itens constituem características fundamentais de agentes microbianos usados como armas biológicas, EXCETO:

A. Estabilidade ambiental
B. Taxas elevadas de morbidade e de mortalidade
C. Falta de exame diagnóstico rápido
D. Falta de tratamento antibiótico facilmente disponível
E. Falta de vacinas efetivas e universalmente disponíveis

I-85. Dez indivíduos no Arizona são internados em um período de quatro semanas com febre e rápido aumento dos linfonodos, que estão dolorosos. Sete desses indivíduos apresentam sepse grave, três morrem. Ao rever as características epidemiológicas desses indivíduos, você observa que todos são imigrantes ilegais e que, recentemente, estiveram no mesmo acampamento de imigrantes. As hemoculturas revelam bacilos Gram-negativos, que são identificados como *Yersinia pestis*. Você notifica as autoridades sanitárias locais e os Centers for Disease Control and Prevention. Qual dos seguintes fatores indica que isso provavelmente NÃO representa um ato de bioterrorismo?

A. A área afetada limitou-se a um pequeno acampamento de imigrantes.
B. Os indivíduos apresentaram sintomas de peste bubônica, e não de peste pneumônica.
C. Os indivíduos estiveram em contato íntimo uns com os outros, sugerindo uma possível transmissão interpessoal.
D. A taxa de mortalidade foi inferior a 50%.
E. *Y. pestis* não exibe estabilidade ambiental por mais de 1 hora.

I-86. Qual das seguintes vias de dispersão da toxina botulínica tende a ser usada como arma biológica?

A. Aerossol
B. Contaminação do suprimento de alimento
C. Contaminação do abastecimento de água
D. Alternativas A e B
E. Todas as alternativas anteriores

I-87. Por quanto tempo os esporos do antraz podem permanecer dormentes no trato respiratório?

A. Uma semana
B. Seis semanas
C. Seis meses
D. Um ano
E. Três anos

I-88. Vinte participantes de uma partida do National Football League chegam ao serviço de emergência com queixa de dispneia, febre e mal-estar. As radiografias de tórax revelam alargamento mediastínico em vários desses pacientes, levando à suspeita de antraz respiratório como resultado de um ataque bioterrorista. Inicia-se a administração de antibióticos, e os Centers for Disease Control and Prevention são notificados. Que tipo de isolamento deve ser instituído para esses pacientes no hospital?

A. Aéreo
B. De contato
C. De gotículas
D. Nenhum

I-89. Os Centers for Disease Control and Prevention (CDC) designaram vários agentes biológicos na categoria A pela sua capacidade de serem usados como armas biológicas. Os agentes da categoria A incluem agentes que podem ser facilmente disseminados ou transmitidos, que resultam em alta taxa de mortalidade, que podem gerar pânico público e que exigem atenção especial de prontidão da saúde pública. Todos os seguintes agentes são considerados da categoria A, EXCETO:

A. *Bacillus anthracis*
B. *Francisella tularensis*
C. Toxina de ricina de *Ricinus communis*
D. Vírus da varíola
E. *Y. pestis*

I-90. Em setembro de 2001, o povo norte-americano foi exposto a um agente de arma biológica disseminado através do serviço postal dos Estados Unidos. As lesões características desse agente infeccioso são mostradas na Figura I-90, A e B, a seguir.

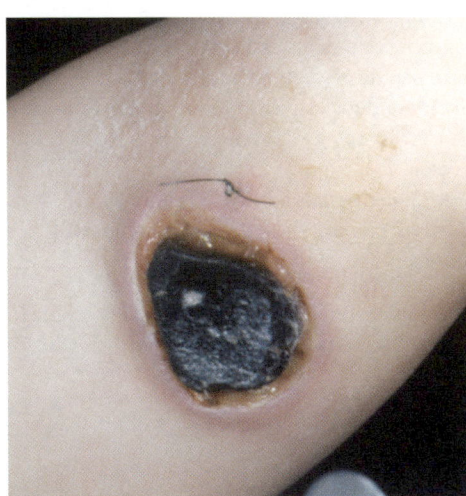

A

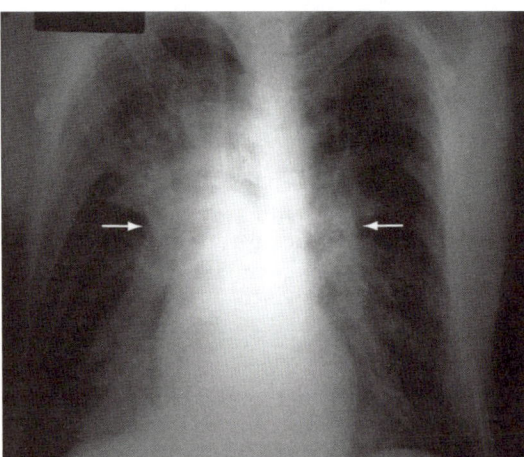

B

FIGURA I-90

Qual dos seguintes agentes foi responsável por esse evento?

A. *B. anthracis*
B. Toxina botulínica
C. Vírus Ebola
D. Vírus da varíola
E. *Y. pestis*

I-91. Todos os seguintes agentes químicos de bioterrorismo estão corretamente identificados pelo seu mecanismo de lesão, EXCETO:

A. Arsina – asfixiante
B. Gás cloro – lesão pulmonar
C. Cloreto de cianogênio – agente de ação neural
D. Gás mostarda – vesicante
E. Sarin – agente de ação neural

I-92. No decorrer de 12 horas, 24 indivíduos procuraram o mesmo serviço de emergência, com queixa de reação semelhante a uma queimadura solar, com formação de grandes bolhas. Esses indivíduos também apresentaram, em sua maioria, irritação dos olhos, do nariz e da faringe. Dois deles desenvolveram dispneia progressiva, tosse intensa e estridor, exigindo intubação endotraqueal. Ao exame físico, todos os pacientes apresentaram conjuntivite e congestão nasal. O eritema cutâneo foi mais pronunciado nas axilas, no pescoço e na fossa antecubital. Muitos dos indivíduos acometidos apresentaram grandes bolhas de paredes finas nos membros, repletos de líquido transparente ou amarelo-palha. Ao serem questionados, todos os indivíduos acometidos disseram que foram fazer compras em um shopping local nas últimas 24 horas e comeram na praça de alimentação. Muitos comentaram que, na ocasião, havia um forte odor de alho queimado na praça de alimentação. Você suspeita de um ato de bioterrorismo. Qual das seguintes afirmativas é verdadeira com relação ao provável agente responsável pelos sintomas desses pacientes?

A. Deve-se administrar 2-pralidoxima a todos os indivíduos acometidos.
B. A taxa de mortalidade desse agente é de mais de 50%.
C. A causa do desconforto respiratório nos indivíduos acometidos está relacionada à lesão alveolar direta e à síndrome de desconforto respiratório do adulto.
D. O eritema que ocorre pode surgir dentro de até dois dias após a exposição e depende de diversos fatores, incluindo temperatura e umidade do ambiente.
E. O líquido dentro das bolhas deve ser tratado como substância perigosa, capaz de resultar em reações locais e formação de bolhas com a exposição.

I-93. Um homem de 24 anos é examinado imediatamente após exposição ao gás cloro como ato de terrorismo químico. Ele nega a ocorrência de dispneia. A frequência respiratória é de 16/min e saturação de oxigênio é de 97% no ar ambiente. Todas as seguintes medidas devem ser incluídas no tratamento imediato desse indivíduo, EXCETO:

A. Lavagem agressiva de todas as áreas expostas da pele.
B. Irrigação dos olhos com água ou soro fisiológico.
C. Repouso forçado e ar fresco.
D. Remoção imediata das roupas, se não houver lesão por congelamento.
E. Manutenção de uma posição semiereta.

I-94. Você está trabalhando como médico em um serviço de emergência urbano quando vários pacientes são trazidos após a liberação de um gás desconhecido durante uma sinfonia. Você examina uma mulher de 52 anos de idade que não consegue falar claramente, devido ao excesso de salivação e rinorreia, embora seja capaz de declarar que está se sentindo como se tivesse perdido imediatamente a visão após a exposição ao gás. Nesse exato momento, ela também apresenta náusea, vômitos, diarreia e espasmos musculares. Ao exame físico, a paciente apresenta pressão arterial de 156/92 mmHg, frequência cardíaca de 92, frequência respiratório de 30 e temperatura de 37,4°C. Tem pupilas contraídas, com rinorreia e salivação profusas. Também está tossindo profundamente, com produção de grandes quantidades de secreção transparentes. O exame dos pulmões revela sibilos na expiração em ambos os campos pulmonares. A paciente apresenta frequência e ritmo regulares, com bulhas cardíacas normais. Os sons intestinais são hiperativos, porém não há hipersensibilidade abdominal. São observadas fasciculações difusas. Ao término do exame, a paciente sofre subitamente convulsões tônico-clônicas. Qual dos seguintes agentes causou, mais provavelmente, os sintomas dessa paciente?

A. Arsina
B. Cloreto de cianogênio
C. Gás mostarda
D. Sarin
E. VX

I-95. Todas as seguintes medidas devem ser usadas no tratamento da paciente da questão anterior, EXCETO:

A. Atropina
B. Descontaminação
C. Diazepam
D. Fenitoína
E. Cloreto de 2-pralidoxima

I-96. Todas as seguintes afirmativas são verdadeiras com relação aos resultados da detonação de um dispositivo nuclear de baixa potência por um grupo terrorista, EXCETO:

A. Após a recuperação dos sintomas iniciais em consequência da exposição, o paciente continua correndo risco de doença sistêmica por um período de até seis semanas.
B. O tratamento clínico adequado pode modificar a dose letal mediana de aproximadamente 4 a 8 Gy.
C. A mortalidade inicial é causada principalmente pelo choque da explosão e lesão térmica.
D. A maior parte da taxa de mortalidade total está relacionada com a liberação de partículas alfa e beta.
E. Os sistemas hematopoiético, gastrintestinal e neurológico estão mais provavelmente acometidos na síndrome aguda da radiação.

I-97. Uma bomba "suja" é detonada na cidade de Boston. A bomba era composta de césio-137 com trinitrotolueno. Como resultado imediato, calcula-se que 30 pessoas morreram em consequência da força da explosão. A área de precipitação radiativa foi de cerca de 800 metros, com exposição à radiação de cerca de 1,8 Gy. Calcula-se que 5 mil pessoas foram potencialmente expostas à radiação beta e gama. A maioria desses indivíduos não apresenta nenhum sinal de lesão, porém cerca de 60 têm evidências de lesão térmica. Qual é a abordagem mais adequada para o tratamento das vítimas lesionadas?

A. Todos os indivíduos que foram expostos devem ser tratados com iodeto de potássio.
B. Todos os indivíduos que foram expostos devem ser tratados com azul da Prússia.
C. Todos os indivíduos devem ser descontaminados antes de seu transporte ao centro médico mais próximo para atendimento de emergência, de modo a evitar a exposição dos profissionais de saúde.
D. Os indivíduos com lesões graves devem ser transportados ao hospital para atendimento de emergência após remover as roupas, visto que o risco de exposição aos profissionais de saúde é baixo.
E. Com esse grau de exposição à radiação, não há necessidade de exames adicionais e tratamento.

I-98. Um homem de 38 anos de idade estava fazendo uma caminhada em uma floresta nacional, perto de Tallahassee, na Flórida, quando foi picado, na parte inferior da perna direita, por uma serpente, identificada como cascavel pelo seu colega de caminhada. O homem vestia bermuda e botas de caminhada. Há duas feridas puntiformes bem definidas, a partir das quais há vazamento de sangue, exatamente acima da linha da meia da bota direita, e o homem começou a se queixar de dor de intensidade crescente na perna direita. O homem e o seu companheiro estão a uma distância de cerca de 15 minutos da trilha e não têm celular. Qual a medida que precisa ser tomada imediatamente no atendimento desse paciente?

A. Aplicar uma tala, se disponível, para sustentar o membro e diminuir a dor e procurar imediatamente assistência médica.
B. Aplicar um torniquete acima da picada para limitar a circulação do veneno.
C. Fazer uma incisão ou aplicar sucção imediatamente no local da picada para tentar remover o veneno introduzido.
D. Quando possível, elevar o membro até o nível do coração.
E. Apenas as alternativas A e D.
F. Todas as alternativas anteriores.

I-99. O colega do paciente na Questão I-98 o ajuda a caminhar até a trilha e ativa o serviço de emergência médica. Ao chegar no serviço de emergência, verifica-se que o paciente apresenta edema crescente e dor na perna direita. Os sinais vitais são os seguintes: pressão arterial de 98/52 mmHg, frequência cardíaca de 132 bpm, frequência respiratória de 24/min, SaO_2 de 96% no ar ambiente e temperatura de 37°C. O membro é colocado na altura do coração. O nível máximo e a progressão do edema são marcados. São instalados dois acessos venosos de grande calibre, e inicia-se a reposição rápida de líquido. Qual das seguintes condições é uma indicação para a administração de antiveneno?

A. Coagulopatia.
B. Hipotensão que não responde à administração de líquidos.
C. Edema na parte inferior da perna direita além do tornozelo.
D. Edema da parte inferior da perna direita envolvendo mais da metade da perna.
E. Todas as alternativas anteriores seriam indicações para a administração de antiveneno.

I-100. Quatro pessoas da mesma família procuram o serviço de emergência com sintomas de dor abdominal, náusea, vômitos e diarreia. Dois membros dessa família também relatam uma sensação estranha de dormência nos lábios, e uma das pessoas declara que parece estar engolindo bolhas. A família está de férias na Flórida e foi pescar em águas profundas durante todo o dia. Para o jantar, prepararam parte do peixe que tinham pescado, incluindo uma barracuda pequena. O exame no serviço de emergência é inespecífico, e todos recebem alta com apenas tratamento sintomático para a náusea. No decorrer das próximas 24 horas, os sintomas GIs agravam-se e, em seguida, regridem dentro de três dias. A parestesia leve em dois desses indivíduos também desaparece no decorrer de três dias. Entretanto, um deles desenvolve uma inversão da percepção de calor e frio após três dias. Esse sintoma persiste depois de seis semanas. Qual foi a causa provável da doença desses pacientes?

A. Intoxicação por ciguatera
B. Intoxicação diarreica por molusco
C. Intoxicação por ácido domoico
D. Intoxicação por escombrídeos
E. Intoxicação por tetrodotoxina

I-101. Uma mulher de 42 anos de idade e sua filha de 6 anos foram tratadas para piolhos-da-cabeça com duas aplicações de permetrina a 1% de venda livre, com intervalo de 10 dias. A remoção mecânica dos piolhos e seus ovos foi efetuada depois de cada aplicação. Medidas ambientais incluíram lavar toda a roupa de cama em água quente, com secagem a mais de 55°C. A cabeça do pai já é raspada. Apesar disso, verifica-se novamente a presença de piolhos vivos no couro cabeludo da filha. Que medidas você recomenda agora?

A. Aplicar tratamentos tópicos, como vaselina, para evitar uma exposição adicional a pesticida.
B. Completar um tratamento adicional com permetrina a 1%.
C. Efetuar uma investigação ambiental mais minuciosa à procura de possível transmissão por fômites.
D. Não levar a criança à escola até estabelecer que ela está totalmente livre de lêndeas (ovos de piolho).
E. Tratar com espinosade tópico, devido à resistência à permetrina.

I-102. Um homem de 56 anos de idade procura assistência médica devido a uma picada de aranha. Estava se vestindo essa manhã e colocou um suéter pela cabeça. Sentiu uma picada aguda no braço e encontrou uma aranha-marrom na roupa. Ele percebeu uma vermelhidão no local da picada. Ao exame, você verifica a presença de uma lesão de 3 × 2 cm na parte interna do braço. O centro da lesão é ligeiramente pálido e endurecido, porém a área circundante é eritematosa e dolorosa ao toque. Qual é o melhor tratamento para esse paciente?

A. Administrar antiveneno.
B. Orientar o paciente que, na maioria dos casos, há desenvolvimento de necrose isquêmica, cuja cicatrização é prolongada.
C. Aplicar RGCE (repouso, gelo, compressão e elevação) e observar rigorosamente à procura de sinais de isquemia.
D. Prescrever clindamicina, 600 mg quatro vezes ao dia, para a celulite.
E. Encaminhar para o serviço de emergência para exame adicional e possível desbridamento.

I-103. Uma de suas pacientes está planejando uma viagem de *trekking* ao Nepal, em altitudes de 2.500 a 3.000 metros. Há cinco anos, enquanto esquiava em Telluride (altitude de 2.650 metros), lembra ter tido cefaleia, náusea e fadiga 1 dia após sua chegada, e esses sintomas duraram por cerca de 2 a 3 dias. Todas as seguintes afirmativas são verdadeiras com relação ao desenvolvimento da doença aguda das montanhas nessa paciente, EXCETO:

A. A acetazolamida, administrada 1 dia antes da subida, mostra-se efetiva para diminuir o risco.
B. O *ginkgo biloba* não é efetivo para diminuir o risco.
C. A subida gradual é protetora.
D. O episódio anterior aumenta o risco para essa viagem.
E. A melhora do condicionamento físico antes da viagem diminui o risco.

I-104. Um homem de 36 anos de idade apresenta falta de ar, dispneia e tosse seca três dias após sua chegada na cadeia de montanhas Bugaboo, na Colúmbia Britânica (altitude de 3.000 metros) para praticar *snowboarding* de helicóptero. Nas 12 horas seguintes, a falta de ar torna-se mais intensa, e o paciente produz escarro espumoso rosado. Um guia treinado em técnicas de emergência médica ouve estertores ao exame do tórax. Todas as seguintes afirmativas são verdadeiras com relação à doença desse paciente, EXCETO:

A. A descida e o oxigênio são muito terapêuticos.
B. O exercício aumentou o risco desse paciente.
C. Podem ocorrer febre e leucocitose.
D. Ele nunca deve se arriscar a voltar a subir em grandes altitudes após sua recuperação.
E. O pré-tratamento com nifedipino ou tadalafila teria reduzido o risco nesse paciente.

I-105. Qual das seguintes situações é considerada uma contraindicação absoluta para a oxigenoterapia hiperbárica?

A. Intoxicação por monóxido de carbono
B. História de DPOC
C. História de edema pulmonar de altitude elevada
D. Proctite por irradiação
E. Pneumotórax não tratado

I-106. Uma mulher de 35 anos de idade está mergulhando com aparelho autônomo de respiração (SCUBA) durante suas férias na Malásia. Em seu último mergulho do dia, o regulador deixa de funcionar, exigindo uma subida rápida de 20 metros de profundidade para a superfície. Ao retornar ao barco, sente-se bem. Entretanto, cerca de 6 horas após chegar à costa, desenvolve prurido difuso e mialgias, dor na perna, visão embaçada, fala arrastada e náusea. Qual das seguintes afirmativas é verdadeira com relação à condição dessa paciente?

A. A doença descompressiva tem pouca probabilidade de ocorrer a uma profundidade de 20 metros.
B. A inalação de oxigênio a 100% está contraindicada.
C. A paciente nunca poderá mergulhar novamente com aparelho de respiração autônoma em uma profundidade de mais de 6 metros.
D. A paciente deve ser tratada com recompressão e oxigenoterapia hiperbárica.
E. A paciente deve permanecer em posição ortostática o maior tempo possível.

I-107. Um homem de 48 anos de idade é levado ao serviço de emergência no mês de janeiro após ter sido encontrado em um parque da cidade, com deterioração da consciência. Sofre de alcoolismo, e foi visto pela filha pela última vez há cerca de 12 horas antes de ser levado ao serviço de emergência. Nessa ocasião, saiu de casa intoxicado e agitado. Foi à procura de mais álcool, já que a filha esvaziou a última garrafa de vodca na esperança que ele procurasse tratamento. Na apresentação, o paciente está com temperatura corporal central de 31,4°C, frequência cardíaca de 48 bpm, frequência respiratória de 28/min e pressão arterial de 88/44 mmHg; não é possível obter a saturação de oxigênio. A gasometria arterial demonstra um pH de 7,05, pressão parcial arterial de dióxido de carbono ($PaCO_2$) de 32 mmHg e pressão parcial de oxigênio no sangue (PaO_2) de 56 mmHg. A bioquímica inicial do sangue demonstra um nível de sódio de 132 mEq/L, potássio de 5,2 mEq/L, cloreto de 94 mEq/L, bicarbonato de 10 mEq/L, ureia de 120 mg/dL e creatinina de 1,8 mg/dL. O nível sérico de glicose é de 63 mg/dL. O nível sérico de etanol é de 65 mg/dL. A osmolalidade medida é de 328 mOsm/kg. O ECG demonstra bradicardia sinusal com bloqueio atrioventricular de primeiro grau com PR prolongado e ondas J. Além de iniciar um protocolo de reaquecimento, que outras atitudes devem ser tomadas em relação a esse paciente?

A. Intubação endotraqueal com hiperventilação com uma meta de $PaCO_2$ inferior a 20 mmHg.
B. Hidratação venosa com 1 a 2 L de solução aquecida de Ringer lactato.
C. Não há necessidade de outras medidas, uma vez que a interpretação do estado acidobásico não é confiável com esse grau de hipotermia.
D. Medição dos níveis de etilenoglicol e metanol.
E. Colocação de marca-passo cardíaco transvenoso.

I-108. Um homem desabrigado é examinado no serviço de emergência. Após dormir na rua durante uma noite particularmente fria, ele observou que o pé esquerdo ficou entorpecido e parece como "morto". Ao exame, o pé apresenta vesículas hemorrágicas distribuídas em toda a região distal do pé até o tornozelo. O pé está frio e perdeu a sensibilidade à dor ou à temperatura. O pé direito está hiperemiado, porém não apresenta vesículas e tem sensibilidade normal. O restante do exame físico é normal. Qual das seguintes afirmativas é verdadeira com relação ao tratamento desse distúrbio?

A. Não se deve tentar o reaquecimento ativo do pé.
B. Pode-se antecipar uma dor intensa durante o período de reaquecimento.
C. Foi constatado que a heparina melhora os desfechos nesse distúrbio.
D. Indica-se a amputação imediata.
E. A sensação normal tende a retornar com o reaquecimento.

I-109. Qual é a principal fonte de perda de calor nos adultos normais?

A. Rim/urina
B. Pele
C. Estômago/intestino
D. Vias aéreas superiores/inferiores

I-110. Um homem de 74 anos de idade é levado de ambulância ao serviço de emergência após ter sido encontrado em seu jardim em estado confuso e sonolento. Estava aparando a cerca viva com aparador elétrico em um dia quente de verão por cerca de 2 a 3 horas, quando foi encontrado pela esposa. O paciente tem um histórico de insuficiência cardíaca sistólica leve a moderada, e os medicamentos incluem atorvastatina, metoprolol e losartana. Vive com a esposa e trabalha como funcionário da TSA no aeroporto. Ao exame, está confuso e difícil de despertar, com frequência cardíaca de 120 bpm, pressão arterial de 100/50 mmHg, frequência respiratória de 26 respirações/min, saturação de oxigênio de 97% no ar ambiente e temperatura de 41°C. A pele está seca e quente, porém o resto do exame físico é inespecífico. Os exames laboratoriais são notáveis pelo nível de sódio de 146 mEq/L, potássio de 3,8 mEq/L, creatina-quinase de 250 U/L (valor de referência: 25-200 U/L), glicose de 120 mg/dL, ureia de 75 mg/dL e creatinina de 1,2 mg/dL. Qual é o diagnóstico mais provável desse paciente?

A. Hemorragia cerebral
B. Insolação clássica
C. Insolação de exercício
D. Síndrome neuroléptica maligna
E. Rabdomiólise induzida por estatina

I-111. No paciente descrito na Questão I-110, qual é o tratamento mais adequado?

A. Irrigação da bexiga com água fria
B. Manta de resfriamento
C. Resfriamento evaporativo
D. Resfriamento por imersão
E. Fenilefrina

RESPOSTAS

I-1. **A resposta é E.** *(Cap. 1)* Muitas organizações profissionais e órgãos governamentais desenvolveram diretrizes práticas para ajudar os profissionais de saúde na tomada de decisões. A maioria das organizações procura incorporar as evidências mais recentes disponíveis e as questões relativas à relação custo-efetividade nas formulações de diretrizes. Apesar do crescente nível de detalhes nas atuais diretrizes, não se pode esperar que elas considerem a singularidade de cada indivíduo e de sua doença. Além disso, existem muitas discrepâncias nas diretrizes formuladas por grandes organizações. Ao estabelecer um padrão de assistência razoável na maioria dos casos, as diretrizes clínicas fornecem proteção aos médicos (de acusações indevidas de má prática) bem como aos pacientes, particularmente aos que têm serviços de saúde inadequados. Embora as diretrizes forneçam essa proteção, elas não proporcionam uma restrição legal rígida para o médico consciencioso. O desafio para o médico é incorporar as recomendações úteis oferecidas pelos especialistas das diretrizes e implementá-las na assistência de cada paciente.

I-2. **A resposta é D.** *(Cap. 1)* O campo da medicina molecular está assistindo a um rápido progresso em outros campos além da genética, inaugurando a nova era da "ômica". A *metagenômica* refere-se ao estudo genômico de espécies ambientais que têm o potencial de influenciar a biologia humana, direta ou indiretamente. A *metabolômica* é o estudo da variedade de metabólitos nas células ou nos órgãos e das maneiras pelas quais são alterados em estados de doenças. A *microbiômica* é o estudo dos micróbios residentes em seres humanos e em outros mamíferos. As bactérias termófilas, por definição, não residem nos seres humanos ou em outros mamíferos e, portanto, o seu estudo não seria incluído no campo da microbiômica. Esse campo tem demonstrado ser particularmente rico; os micróbios que residem sobre o corpo humano e no seu interior compreendem mais de 3 a 4 milhões de genes (vs. 20 mil genes no genoma haploide humano). A *proteômica* refere-se ao estudo da biblioteca de proteínas produzidas em uma célula ou órgão (incluindo modificações pós-traducionais) e sua relação complexa com a doença. A *exposômica* é o estudo relacionado com a catalogação das exposições ambientais e seu impacto na saúde e na doença.

I-3. **A resposta é D.** *(Cap. 1)* A medicina baseada em evidências (MBE) é um importante pilar para a prática efetiva e eficiente da medicina. A MBE refere-se ao conceito de que as decisões clínicas devem ser sustentadas por dados, cujas evidências mais fortes são obtidas de ensaios clínicos controlados e randomizados. Em muitas situações, os dados reunidos de estudos observacionais, como estudos de coorte ou de caso-controle, fornecem informações importantes e contribuem para as evidências usadas nas decisões clínicas na MBE. A MBE é utilizada por organizações profissionais e outros órgãos governamentais para formular diretrizes para a prática clínica, as quais constituem ferramentas de sustentação para ajudar na tomada de decisão clínica (alternativa C). As revisões sistemáticas fornecem um resumo dos dados acumulados de todos os ensaios clínicos conduzidos (alternativa A). A pesquisa em efetividade comparativa (alternativa B) compara diferentes opções de tratamento de uma doença para determinar a efetividade tanto do ponto de vista clínico quanto da relação custo-efetividade. A evidência empírica (alternativa E) é o tipo de evidência mais fraca; representa a experiência clínica de um indivíduo e está sujeita à tendenciosidade inerente na experiência pessoal do médico.

I-4. **A resposta é A.** *(Cap. 2)* Os anos de vida ajustados por incapacidade (AVAI) são a medida-padrão para determinar a carga global de uma doença, de acordo com a Organização Mundial da Saúde. Essa medida leva em consideração tanto os anos absolutos de vida perdidos em consequência de uma doença (morte prematura) quanto os anos produtivos perdidos devido à incapacidade. Acredita-se que os AVAI possam refletir de modo mais acurado os verdadeiros efeitos da doença dentro de uma população, visto que os indivíduos que se tornam incapacitados não podem contribuir plenamente para a sociedade. A expectativa de vida, os anos de vida perdidos em consequência de doença, a taxa de mortalidade padronizada e a mortalidade infantil fornecem informações importantes sobre a saúde geral de uma população, porém não identificam a verdadeira carga da doença.

I-5. **A resposta é C.** *(Cap. 2)* Embora 24,6% das mortes no mundo inteiro, em 2010, tenham ocorrido em consequência de doenças transmissíveis, condições maternas e perinatais e deficiências nutricionais, isso representou uma acentuada redução em comparação com os dados de 1990, quando essas condições foram responsáveis por 34% da mortalidade global (alternativa A). A maior parte das mortes por essas causas ocorre na África Subsaariana e no sul da Ásia (76%). O estado de pobreza e a saúde estão fortemente associados tanto aos níveis individuais quanto nacionais (alternativa C). Em 1990, a desnutrição infantil constituiu o principal fator de risco para a carga global de doença. Entretanto, em 2010, os três principais fatores de risco para a carga de doença global consistiram em hipertensão arterial, tabagismo (incluindo tabagismo passivo) e uso de álcool (alternativa D). A desnutrição infantil ocupou a oitava posição em 2010, o que causa constrangimento tendo em vista o aumento da obesidade como fator de risco global de doença. Em 2006, a OMS estimou que 25% da carga global total de doença eram causados por fatores de risco modificáveis. Isso inclui estimativas marcantes de que 80% dos casos de doença cardiovascular e diabetes tipo 2 e 40% de todos os cânceres podem ser evitados por meio de uma alimentação mais saudável, aumento da atividade física e abstinência de tabaco.

I-6. **A resposta é A.** *(Cap. 2)* Ao examinar a Aids e a TB como doenças crônicas – em lugar de doenças simplesmente transmissíveis –, é possível tirar algumas conclusões, muitas delas pertinentes à saúde global em geral. Uma das lições mais importantes é que essas infecções crônicas são mais bem tratadas com esquemas de múltiplos fármacos para os quais as cepas infectantes são sensíveis. Isso envolve a administração concomitante de vários fármacos, em lugar de passar de um fármaco para outro durante o curso do tratamento (alternativa E), uma estratégia que mais provavelmente leva ao desenvolvimento de resistência a múltiplos fármacos nas infecções crônicas. Para os que vivem na pobreza, cobrar até mesmo pequenas taxas (alternativa B) para serviços de saúde frequentemente representa um obstáculo intransponível e impede que essas pessoas obtenham uma assistência médica essencial. Esses serviços poderiam ser mais bem considerados como um bem comum para promover saúde pública. Muitos médicos e enfermeiros emigram de seus países com poucos recursos para exercer sua profissão em outros lugares (alternativa C). Entretanto, a falta de equipamentos necessários para o seu trabalho em seus países de origem é o principal motivo citado pela sua emigração. Mesmo em áreas onde os médicos são numerosos, a supervisão baseada na comunidade representa o maior padrão de assistência para doença crônica (alternativa D). A alternativa A é correta: as barreiras para a assistência médica e para a adesão do paciente impostas pela pobreza extrema (p. ex., suplementos alimentares para os famintos, cuidado de crianças, abrigo) precisam ser superadas no tratamento e prevenção de doenças crônicas nos países em desenvolvimento.

I-7. **A resposta é E.** *(Cap. 3)* O Dr. Smith provavelmente empregou tanto a heurística de disponibilidade quanto a heurística da ancoragem no diagnóstico de LES da Sra. Johnson. A heurística consiste em "atalhos" ou "princípios básicos" de tomada de decisão que os médicos empregam para simplificar as estratégias de decisão. A heurística de disponibilidade envolve avaliações baseadas na facilidade com que o caso atual traz à mente casos anteriores. A Sra. Johnson provavelmente fez o Dr. Smith lembrar da Sra. Jones, uma jovem mulher afro-americana recentemente examinada com exantema facial e dor articular que foi diagnosticada com LES. Após o resultado negativo para fatores antinucleares, o Dr. Smith não ajustou apropriadamente a probabilidade pós-teste da paciente, estabelecendo o diagnóstico de LES, independentemente do resultado negativo do teste. Isso representa a heurística da ancoragem, em que um médico efetua ajustamentos insuficientes da probabilidade para cima ou para baixo com o resultado de um teste; com efeito, o médico fica preso ou "ancorado" a seu diagnóstico pré-teste. A heurística da ancoragem frequentemente representa uma incapacidade do médico de empregar adequadamente a regra de Bayes. De acordo com essa regra, uma probabilidade pós-teste do diagnóstico depende de três parâmetros: a probabilidade pré-teste da doença, a sensibilidade do teste e a especificidade do teste. Matematicamente, essa regra é expressa da seguinte maneira para um teste positivo:

Probabilidade pós-teste = (Probabilidade pré-teste × Sensibilidade do teste)/(Probabilidade pré-teste × Sensibilidade do teste + [1 – Probabilidade pré-teste] × Taxa de falso-positivo)

O viés de confirmação é definido como a tendência de procurar evidências confirmatórias para corroborar um diagnóstico, em lugar de investigar evidências contrárias para refutá-lo (embora essas últimas frequentemente sejam mais persuasivas e definitivas). No caso dessa paciente, o teste para fator antinuclear apresenta alta especificidade e valor preditivo negativo alto para LES. Por conseguinte, apesar da alta probabilidade pré-teste do Dr. Smith, a obtenção de um resultado negativo para fatores antinucleares fornece uma probabilidade pós-teste muito baixa de LES como diagnóstico para essa paciente. O Dr. Smith deixou de considerar esse fato, "ancorando-se" no diagnóstico de LES a ponto de iniciar o seu tratamento.

I-8. **A resposta é E.** *(Cap. 3)* A especificidade é o número de verdadeiro-negativos do exame estudado dividido pelo número de indivíduos na população sem a doença (verdadeiro-negativos + falso-positivos). No caso desse ensaio, 70 indivíduos com teste negativo para troponina apresentaram resultado negativo para veritangina, e 5 pacientes com teste negativo para troponina tiveram resultado positivo para veritangina (falso-positivo). Por conseguinte, a especificidade da veritangina é de 0,93 (70/75). A sensibilidade e a especificidade de um exame não dependem da prevalência da doença em uma população (alternativa B). Entretanto, a probabilidade pós-teste depende fortemente da probabilidade pré-teste pela regra de Bayes (alternativa A). Por exemplo, se você escolher uma população em que cada paciente teve um resultado positivo para a troponina (o exame de sangue padrão-ouro para infarto do miocárdio), a sua probabilidade pré-teste e probabilidade pós-teste para infarto do miocárdio seria de 1,0, independentemente de qualquer outro exame realizado. Ao diminuir o ponto de corte do ensaio estudado, a sensibilidade aumentará ao reduzir o número de exames falso-negativos (alternativa C). Na ausência de outros dados, não se sabe qual seria a magnitude do aumento da sensibilidade. A sensibilidade de um exame é calculada pelo número de verdadeiro-positivos dividido pelo número total de pacientes com a doença pelo exame padrão-ouro (verdadeiro-positivos + falso-negativos). Neste caso, 25 pacientes tiveram infarto do miocárdio pelo teste da troponina, 10 dos quais apresentaram teste positivo para veritangina (verdadeiro-positivo). Por conseguinte, a sensibilidade é de 10/25, ou 0,4 (alternativa D).

I-9. **A resposta é E.** *(Cap. 3)* Em estudos observacionais prospectivos, o investigador não controla o cuidado do paciente. Por conseguinte, qualquer intervenção estudada está sujeita ao viés de seleção de tratamento (i.e., a prática clínica na seleção de pacientes na população para o tratamento pode não ser aleatória). Embora certos modelos estatísticos possam ser empregados para tentar ajustar o viés de seleção de tratamento em estudos observacionais, os ensaios clínicos controlados randomizados evitam o viés de seleção de tratamento pela inclusão randômica prospectiva de pacientes para os braços de tratamento ou placebo do ensaio clínico. Embora os ensaios clínicos observacionais possam ser muito úteis e possam fornecer grandes conhecimentos, os ensaios clínicos controlados randomizados geralmente são considerados superiores, quando viáveis (alternativa A). De modo semelhante, o uso de controles concomitantes é superior ao de controles históricos (alternativa C). O uso de controles históricos pode ser enganoso, visto que podem não levar em consideração os avanços na medicina clínica que ocorreram entre o tratamento do controle e os braços de intervenção do ensaio clínico. A seleção da população de qualquer ensaio clínico randomizado é crucial para determinar a validade externa (possibilidade de generalização) dos resultados para os médicos (alternativa D). O médico experiente analisará os ensaios clínicos controlados randomizados publicados em revistas de alto impacto para determinar se os seus pacientes se enquadram na população estudada. Um ensaio clínico "positivo" não significa que qualquer paciente tratado com clotbegone se beneficiará da terapia. Por exemplo, se o ensaio clínico não incluiu mulheres, os resultados não podem ser generalizados para essa população (alternativa B).

I-10. **A resposta é D.** *(Cap. 3)* Uma curva ROC representa graficamente a sensibilidade (ou taxa de verdadeiro-positivos) no eixo y e 1 – especificidade (ou taxa de falso-positivos) no eixo x. Cada ponto da curva representa um ponto de corte de sensibilidade e 1 – especificidade, e esses pontos de corte são utilizados para selecionar o valor limiar para um exame diagnóstico que produza a melhor medida entre exames verdadeiro-positivos e falso-positivos. A área sob a curva pode ser usada como medida quantitativa do conteúdo informativo de um exame. Os valores variam de 0,5 (uma linha de 45 graus), representando ausência de informação diagnóstica, a 1,0 para um exame ideal. Na literatura médica, as curvas ROC são frequentemente utilizadas para comparar exames diagnósticos alternativos, porém a interpretação de um exame específico e da curva ROC não é tão simples na prática clínica. Uma crítica feita à curva ROC é o fato de que ela avalia apenas um parâmetro do exame, com exclusão de outros dados clínicos potencialmente relevantes. Além disso, é preciso considerar a população subjacente em que a curva ROC foi validada e a magnitude da generalização para a população inteira com a doença.

I-11. **A resposta é E.** *(Cap. 4)* Em uma dada população, certamente não seria prático realizar todos os procedimentos de rastreamento possíveis para uma variedade de doenças que ocorrem nessa população. Essa abordagem seria descomunal para a comunidade médica e não seria custo-efetivo. Na verdade, o nível de estresse financeiro e psicológico decorrente de resultados falso-positivos só contribuiria com um risco adicional sobre a população. Quando se determinam quais são os procedimentos a serem considerados como exames de rastreamento, pode-se utilizar uma variedade de parâmetros. Um desses parâmetros consiste em determinar o número de indivíduos que precisam ser submetidos a rastreamento na população para evitar ou modificar o desfecho em um indivíduo com doença. Embora isso possa ser determinado estatisticamente, não existe nenhuma recomendação sobre qual deve ser o valor limiar, podendo haver uma modificação com base no caráter invasivo ou no custo do exame e no potencial desfecho evitado. Além disso, é preciso considerar o impacto tanto absoluto quanto relativo do rastreamento no desfecho da doença. Outra medida utilizada para considerar a utilidade dos exames de rastreamento é o custo por ano de vida salva. A maioria das medidas é considerada satisfatória em termos de custo-benefício quando custam menos de 30.000 a 50.000 dólares por ano de vida salva. Essa medida algumas vezes também é ajustada para a qualidade de vida, bem como apresentada como anos de vida salva ajustada para a qualidade. Uma medida final que é utilizada para determinar a efetividade de um exame de rastreamento é o seu efeito sobre a expectativa de vida da população inteira. Quando se aplica o exame a toda a população, esse número é surpreendentemente pequeno, e uma meta de cerca de um mês é desejável para uma estratégia de rastreamento populacional.

I-12.   **A resposta é B.** *(Cap. 4)* O rastreamento é, de fato, mais efetivo quando aplicado a doenças relativamente comuns na população. Como nenhum exame é perfeito, e a probabilidade pós-teste depende fortemente da prevalência da doença na população estudada (probabilidade pré-teste) de acordo com a regra de Bayes, qualquer exame de rastreamento terá um desempenho precário se for utilizado na população errada. Para usar um exemplo extremo, o rastreamento para câncer de próstata em mulheres com o teste do antígeno prostático específico só pode levar a um nível inaceitável de resultados falso-positivos. Por outro lado, populações com risco muito elevado da doença devem ser submetidas a um rastreamento mais rigoroso e a medidas de prevenção. As pacientes com mutações em *BRCA1* ou *BRCA2* apresentam um risco muito elevado de câncer de mama durante a vida. Por conseguinte, sua probabilidade de apresentar um resultado falso-negativo com os métodos tradicionais de rastreamento é inaceitável. Recomenda-se que essas mulheres sejam submetidas à ressonância magnética das mamas para rastreamento (alternativa E). Esse rastreamento não é necessário na população geral, visto que o risco basal de câncer de mama é mais baixo. Em geral, a presença de um período de latência (presença assintomática da doença) é uma exigência para um rastreamento bem-sucedido. Se uma doença não tiver um período de latência, o rastreamento torna-se menos efetivo, visto que isso impede o tratamento precoce e a prevenção (alternativa C). Quando se considera a efetividade de qualquer método de rastreamento, a incidência da doença e a mortalidade global constituem os desfechos mais importantes (alternativa D). Comparar o tempo de sobrevida do indivíduo com a doença é suscetível ao viés do tempo de antecipação e do tempo de duração. O viés do tempo de antecipação ocorre porque o rastreamento identifica um caso antes que ele se apresente clinicamente, criando, assim, a percepção de que um paciente viveu por mais tempo após o diagnóstico simplesmente por mover a data do diagnóstico para antes, em lugar de mover a data de morte para depois. O viés do tempo de duração ocorre porque o rastreamento tem mais probabilidade de identificar uma doença lentamente progressiva do que uma doença rapidamente progressiva. Por conseguinte, dentro de um período de tempo fixo, uma população rastreada terá uma maior proporção desses casos lentamente progressivos e parecerá que tem uma melhor sobrevida com a doença, em comparação com uma população não rastreada. É também importante lembrar que toda doença detectada e tratada por qualquer mecanismo de rastreamento não representa necessariamente uma redução na mortalidade (alternativa A). Certas doenças apresentam um período de latência longo suficiente para que muitos pacientes morram *com* a doença e não *da* doença. De fato, estimativas recentes sugerem que até 15 a 25% dos cânceres de mama identificados por meio de rastreamento com mamografia nunca teriam se manifestado clinicamente.

I-13.   **A resposta é A.** *(Cap. 4)* Recentemente, o National Heart, Lung, and Blood Institute constatou que a tomografia computadorizada (TC) do tórax com baixa dose pode detectar tumores em estágios mais iniciais, e, recentemente, demonstrou-se que a TC reduz a mortalidade do câncer de pulmão em 20% em indivíduos com história de tabagismo de pelo menos 30 maços-ano (alternativa E). Isso representou, de algum modo, uma mudança de paradigma de como o rastreamento para câncer de pulmão era considerado. Historicamente, o rastreamento do câncer de pulmão até mesmo em populações de alto risco em grande parte demonstrou não ter sucesso, visto que muitos cânceres detectados eram incuráveis por ocasião de sua detecção por rastreamento (alternativa B). Um exame de rastreamento dificilmente não exige esforço. No caso do rastreamento do câncer de pulmão, vários riscos precisam ser discutidos com o paciente antes de encaminhá-lo para TC de baixa dose. Em primeiro lugar, existe o risco de detecção de um câncer incurável, conforme discutido anteriormente. Em segundo lugar, até mesmo a TC de baixa dose expõe o paciente à radiação e pode aumentar o risco de neoplasia subsequente. Por fim, todo exame de rastreamento está associado a um risco de resultado falso-positivo. No caso do rastreamento do câncer de pulmão, os resultados falso-positivos podem levar à realização de biópsias invasivas e até mesmo cirurgias drásticas, como pneumonectomia (alternativa C). Por fim, embora a sensibilidade e a especificidade de um exame não dependam do risco da população (uma probabilidade pré-teste do paciente), a probabilidade pós-teste de doença proporcionada por um exame positivo ou negativo depende fortemente da probabilidade pré-teste (alternativa D). Essa é a razão pela qual é importante selecionar cuidadosamente o paciente de risco apropriado para cada exame de rastreamento.

I-14.   **A resposta é B.** *(Cap. 4)* Os aumentos previstos na expectativa de vida são valores médios que se aplicam a populações, e não a indivíduos. Como frequentemente não entendemos a verdadeira natureza do risco de uma doença, o rastreamento e as intervenções no estilo de vida geralmente beneficiam uma pequena proporção da população total. Para exames de rastreamento, os resultados falso-positivos também podem aumentar o risco de exames complementares. Embora o esfregaço de Papanicolau aumente a expectativa de vida global em apenas 2 a 3 meses, para uma mulher com risco de câncer de colo do útero, o rastreamento com esfregaço de Papanicolau pode contribuir em muitos anos de vida. Os aumentos médios da expectativa de vida em consequência da realização de mamografia (um mês), PSA (duas semanas) ou exercício (1 a 2 anos) são menores do que o abandono do tabagismo (3 a 5 anos).

I-15. **A resposta é A.** *(Cap. 4)* A USPSTF é um grupo independente de especialistas selecionados pelo governo federal para fornecer diretrizes baseadas em evidências para prevenção e rastreamento de doenças. Normalmente, o grupo é constituído de médicos de medicina interna, médicos de família, pediatras, obstetras e ginecologistas. A USPSTF recomenda o rastreamento de todos os pacientes de 15 a 65 anos de idade para HIV. A ultrassonografia para aneurisma de aorta abdominal deve ser realizada em homens de 65 a 75 anos de idade que fumaram (alternativa D). O rastreamento para clamídias e gonorreia deve ser realizado em mulheres sexualmente ativas de < 25 anos de idade (alternativa B). O rastreamento para hepatite C é recomendado para adultos nascidos entre 1945 e 1965 (alternativa E). A DEXA para rastreamento da osteoporose é recomendada para mulheres com > 65 ou > 60 anos de idade, com fatores de risco (alternativa C).

I-16. **A resposta é C.** *(Cap. 5)* O suco de toranja inibe a CYP3A4 no fígado, particularmente em doses altas. Isso pode causar redução da eliminação do fármaco por metabolismo hepático e pode aumentar a toxicidade potencial do fármaco. A atorvastatina é metabolizada por essa via. Os fármacos que podem aumentar a toxicidade da atorvastatina por esse mecanismo incluem fenitoína, ritonavir, claritromicina e antifúngicos azóis. O ácido acetilsalicílico é eliminado por mecanismos renais. O lanzoprazol pode causar comprometimento na absorção de outros fármacos por meio de seu efeito sobre o pH gástrico. A sildenafila é um inibidor da fosfodiesterase, que pode intensificar o efeito de medicamentos contendo nitrato e causar hipotensão.

I-17. **A resposta é D.** *(Cap. 5)* Os inibidores da calcineurina, como o tacrolimo e a ciclosporina, são agentes imunossupressores usados após transplante de órgãos sólidos, bem como para tratamento da doença de enxerto *versus* hospedeiro em pacientes submetidos a transplante de medula óssea. Esses fármacos são metabolizados principalmente pela via do citocromo P450 e são excretados na bile. Muitos fármacos e alimentos podem atuar como inibidores ou indutores dessa via, e é preciso considerar a possibilidade de interações medicamentosas quando se administra um novo medicamento a qualquer paciente que esteja sendo tratado com tacrolimo ou ciclosporina. No caso dessa paciente, o voriconazol inibe o metabolismo do tacrolimo, resultando em elevação das concentrações séricas do fármaco. Os sinais e sintomas clínicos de toxicidade do tacrolimo consistem em hipertensão, edema, cefaleia, insônia e tremor. Além disso, os níveis elevados de tacrolimo podem resultar em agravamento da função renal e anormalidades dos eletrólitos, incluindo hiperpotassemia, hipomagnesemia, hipofosfatemia e hiperglicemia. Recomenda-se que a dose de tacrolimo seja reduzida a um terço da dose original, quando é necessária a coadministração de tacrolimo e voriconazol. A meningite por *Aspergillus* é uma infecção rara, que tipicamente resulta da invasão direta a partir de uma rinossinusite. Existe pouca probabilidade de insuficiência cardíaca congestiva nesse cenário clínico, visto que se trata de uma mulher jovem sem doença cardíaca conhecida, e os sintomas neurológicos observados não são compatíveis com esse diagnóstico. A doença de enxerto *versus* hospedeiro (DEVH) ocorre quando células imunes transplantadas reconhecem as células do hospedeiro como estranhas e iniciam uma resposta imune. A DEVH ocorre após transplante alogênico de células-tronco hematopoiéticas, e existe um risco aumentado de DEVH em pacientes com maior disparidade dos antígenos leucocitários humanos (HLAs) entre enxertos e hospedeiro. A DEVH manifesta-se de forma aguda, com exantema maculopapular difuso, febre, elevações dos níveis de bilirrubina e fosfatase alcalina e diarreia com cólica abdominal. Existem relatos de casos de síndrome nefrítica relacionada com a DEVH, porém o comprometimento renal não é comum. Os sintomas neurológicos, como cefaleia, hipertensão e tremor, também têm pouca probabilidade de ocorrer. Pode-se considerar a possibilidade de púrpura trombocitopênica trombótica (PTT) em um indivíduo com doença renal, alteração do estado mental e hipertensão, se houver evidências concomitantes de um processo hemolítico intravascular. Todavia, a PTT não tem sido associada à administração de voriconazol.

I-18. **A resposta é B.** *(Cap. 5)* A biodisponibilidade refere-se à quantidade do fármaco que está disponível na circulação sistêmica quando administrado por outras vias diferentes da via intravenosa. Nessa situação, a biodisponibilidade pode ser bem inferior a 100%. Os principais fatores que afetam a biodisponibilidade incluem a quantidade do fármaco que é absorvida e o metabolismo do fármaco antes de entrar na circulação sistêmica (efeito de primeira passagem). O itraconazol por via oral constitui o tratamento recomendado para a blastomicose leve; entretanto um problema observado com o uso desse fármaco é a sua biodisponibilidade, que é estimada em cerca de 55%. Embora o itraconazol oral não sofra efeito de primeira passagem significativo, sua absorção pelo estômago pode ser muito variável em diferentes condições. O primeiro aspecto importante a se considerar é a preparação do fármaco. A formulação líquida deve ser tomada com estômago vazio, enquanto a cápsula deve ser tomada depois de uma refeição. Além disso, um pH ácido melhora a biodisponibilidade, e deve-se evitar o uso de supressores do ácido gástrico, como bloqueadores H_2 ou inibidores da bomba de prótons, com o uso do itraconazol. Quando não é possível suspender os supressores de ácido, recomenda-se a administração do itraconazol simultaneamente com refrigerante à base de cola, que demonstrou aumentar a absorção em alguns ensaios clínicos. Os contraceptivos orais não afetam a biodisponibilidade do itraconazol; entretanto os antifúngicos azóis (incluindo o itraconazol) inibem a CYP450 3A4 e podem aumentar os níveis séricos de estrogênios e progestinas.

I-19. **A resposta é A.** *(Cap. 5)* A mexiletina, a lovastatina, o ritonavir e o saquinavir são substratos da enzima CYP3A4 do citocromo P450. Por ser uma das enzimas mais ubíquas de depuração de fármacos, o metabolismo da CYP3A4 é frequentemente responsável em interações medicamentosas adversas, de modo que o médico experiente será cauteloso relativamente à prescrição concomitante de fármacos metabolizados por essa enzima. O cetoconazol é um poderoso inibidor da CYP3A4, e sua coadministração com lovastatina, mexiletina, ritonavir e saquinavir pode levar a aumentos pronunciados nos níveis plasmáticos desses medicamentos, resultando em toxicidade potencial. De fato, a propriedade do cetoconazol de inibir com a CYP3A4 é algumas vezes usada para aumentar os níveis de fármacos como o tacrolimo no paciente pós-transplante, quando são necessários níveis estáveis e elevados de tacrolimo para prevenir a rejeição de órgãos. O carvedilol é metabolizado pela CYP2C19 e não seria afetado pela administração concomitante de cetoconazol.

I-20. **A resposta é B.** *(Cap. 5)* A meia-vida de eliminação refere-se ao tempo necessário para metabolizar metade do fármaco disponível em um sistema de eliminação de primeira ordem. Depois de quatro meias-vidas de um fármaco de primeira ordem, obtém-se uma eliminação de 93,75% do fármaco. Entretanto, em um sistema de eliminação de ordem zero, o fármaco é totalmente eliminado depois de duas meias-vidas, visto que sua eliminação não depende da quantidade de fármaco disponível. O fármaco pode ser removido do compartimento central por eliminação ou por distribuição para outro compartimento. O estado de equilíbrio estável descreve a situação durante a administração crônica de um fármaco, quando a quantidade de fármaco administrada por unidade de tempo é igual à do fármaco eliminado por unidade de tempo. Com uma infusão intravenosa contínua, as concentrações plasmáticas em estado de equilíbrio são estáveis, ao passo que, na administração oral crônica de um fármaco, as concentrações plasmáticas variam durante o intervalo entre as doses, porém o perfil de tempo-concentração entre os intervalos permanece estável. A maioria dos processos farmacocinéticos, como a eliminação, é de primeira ordem, isto é, a velocidade do processo depende da quantidade de fármaco presente. Isso não se refere à prioridade relativa de um fármaco pela sua enzima de eliminação.

I-21. **A resposta é A.** *(Cap. 5)* Lamentavelmente, o Sr. Brooks apresenta uma doença grave e altamente sintomática. Nesses casos, é apropriado considerar o uso de medicamentos que aliviam os sintomas, mas que podem abreviar a vida. Como em qualquer intervenção ou exame, é preciso ter com o paciente uma discussão franca sobre os riscos e benefícios conhecidos da medicação. Muitos pacientes irão considerar terapias que abreviam a vida, mas que alteram os sintomas à custa de uma maior mortalidade, particularmente aqueles que têm doenças graves, como câncer, ELA e insuficiência cardíaca (alternativas B e E). Com frequência, ocorrem efeitos colaterais quando a dose do fármaco ultrapassa sua janela terapêutica. Isso é descrito como a margem entre as doses necessárias para produzir um efeito terapêutico e as que produzem toxicidade. A redução da dose do Fármaco X nesse paciente pode reduzir os efeitos colaterais, enquanto continuará produzindo os efeitos terapêuticos desejados (alternativa C). Os médicos experientes sabem que alguns pacientes podem, individualmente, exibir respostas que não são esperadas a partir dos dados de estudos populacionais de grande porte e, com frequência, apresentam comorbidades que normalmente os excluem de ensaios clínicos de grande porte. Simplesmente porque um efeito colateral não foi relatado em um ensaio clínico inicial não significa que ele não possa ser atribuído à medicação em determinado paciente (alternativa E).

I-22. **A resposta é D.** *(Cap. 5)* Depois do ponto B, esse fármaco demonstra uma cinética de primeira ordem típica, em que a velocidade de eliminação do fármaco depende da concentração plasmática atual. Os fármacos com cinética de ordem zero demonstram uma curva reta de tempo-concentração, visto que a sua velocidade de eliminação é constante e não depende da concentração do fármaco (alternativa B). Entretanto, antes do ponto B, a concentração do fármaco declina rapidamente a partir do compartimento central (plasma). Esse rápido declínio inicial da concentração reflete não a eliminação do fármaco, mas a sua distribuição para um compartimento periférico (alternativa D). Quando um fármaco satura sua enzima de eliminação, ele sofre desvio de uma cinética de primeira ordem para uma cinética de ordem zero, em que a velocidade de eliminação é constante, independentemente da concentração do fármaco (alternativa C). Todos os fármacos com cinética de primeira ordem apresentam meia-vida (alternativa E). É mais provável que esse fármaco tenha sido administrado por via intravenosa, tendo em vista a concentração plasmática inicial e o rápido declínio na concentração do compartimento central. Em virtude da absorção incompleta e biodisponibilidade, as curvas de tempo-concentração de um fármaco administrado por via oral não começam com concentração máxima (alternativa A). Isso é demonstrado na Figura I-22B, que mostra as diferenças nas curvas típicas de tempo-concentração para fármacos administrados por via intravenosa (IV) *versus* oral.

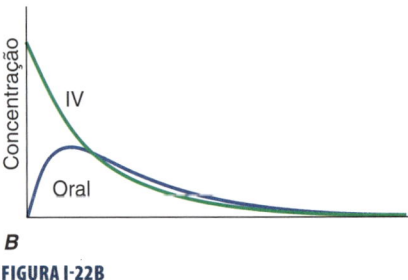

FIGURA I-22B

I-23. **A resposta é A.** *(Cap. 5)* O sotalol é quase exclusivamente depurado pelo rim, e deve-se considerar uma redução da dose em pacientes com doença renal. A meperidina sofre extenso metabolismo hepático, de modo que a presença de insuficiência renal tem pouco efeito sobre sua concentração plasmática. Entretanto, seu metabólito, a normeperidina, sofre excreção renal, acumula-se na insuficiência renal e, provavelmente, responde pelos sinais de excitação do sistema nervoso central (SNC), como irritabilidade, espasmos e convulsões, que aparecem quando várias doses de meperidina são administradas a pacientes com doença renal (alternativas B e D). As reações adversas a fármacos são particularmente comuns nos indivíduos idosos, devido à alteração da farmacocinética e da farmacodinâmica, uso frequente de esquemas com múltiplos fármacos e doença concomitante. Por exemplo, o uso de benzodiazepínicos de meia-vida longa está associado à ocorrência de fraturas de quadril em pacientes idosos (alternativa C). Os indivíduos com alelos de perda de função em CYP2C9, responsável pelo metabolismo do enantiômero *S* ativo da varfarina, parecem ter risco aumentado de sangramento (alternativa E).

I-24. **A resposta é C.** *(Cap. 5)* A sildenafila e a nitroglicerina não devem ser prescritas concomitantemente. Os efeitos farmacológicos da sildenafila resultam da inibição da fosfodiesterase isoforma tipo 5, que inativa o monofosfato de guanosina (GMP) cíclico na vasculatura. A nitroglicerina e nitratos relacionados, que são usados no tratamento da angina, produzem vasodilatação por meio de elevação do GMP cíclico. Por conseguinte, a administração concomitante desses nitratos com sildenafila pode causar hipotensão profunda, que pode ser catastrófica em pacientes com coronariopatia. Os anti-inflamatórios não esteroides (AINEs) causam úlceras gástricas; nos pacientes tratados com varfarina, o risco de sangramento gastrintestinal é quase triplicado pelo uso concomitante de um AINE, como o ibuprofeno. Isso não é mediado pela inibição de uma enzima do citocromo P450 (alternativa A). A taquicardia ventricular de *torsades de pointes* durante a administração de antiarrítmicos que prolongam o QT (quinidina, sotalol, dofetilida) ocorre com uma frequência muito maior em pacientes que recebem diuréticos, o que provavelmente reflete a hipopotassemia, em lugar da inibição de qualquer enzima do citocromo P450 (alternativa B). O ritonavir é um poderoso inibidor da CYP3A4 (não 2C19) (alternativa D) e não deve ser prescrito concomitantemente à lovastatina. O alopurinol aumenta o risco de discrasias sanguíneas quando administrado concomitantemente à azatioprina, embora isso seja mediado pela inibição da xantina oxidase (alternativa E).

I-25.   **A resposta é C.** *(Cap. 6e)* A doença arterial coronariana (DAC) constitui a causa mais comum de morte em homens e mulheres, porém existem importantes diferenças na apresentação e no tratamento da DAC entre ambos os sexos. Por ocasião da apresentação da DAC, as mulheres normalmente são 10 a 15 anos mais velhas do que os homens acometidos. Além disso, as mulheres apresentam maior número de comorbidades clínicas por ocasião do diagnóstico, incluindo hipertensão, insuficiência cardíaca e diabetes melito. A angina é o sintoma inicial mais comum de DAC em mulheres e podem exibir características atípicas, como náuseas, indigestão e dor nas costas. As mulheres com infarto agudo do miocárdio (IAM) apresentam mais frequentemente choque cardiogênico ou parada cardíaca, enquanto os homens correm maior risco de taquicardia ventricular por ocasião da apresentação com IAM. No passado, as mulheres apresentavam maior risco de morrer por IAM quando apresentavam o problema em uma idade mais jovem, porém essa diferença diminuiu nos últimos anos. Entretanto, as mulheres continuam sendo encaminhadas com menos frequência por médicos para procedimentos cardiovasculares diagnósticos e terapêuticos; são observados mais resultados falso-positivos e falso-negativos nos exames complementares em mulheres. As mulheres também têm menor probabilidade do que os homens de receber vários tipos de terapia, como angioplastia, trombólise, cirurgia de revascularização do miocárdio, ácido acetilsalicílico e β-bloqueadores. Apesar disso, as taxas de sobrevida de 5 e 10 anos após cirurgia de revascularização do miocárdio são as mesmas em ambos os sexos.

I-26.   **A resposta é E.** *(Cap. 6e)* Existem diferenças entre os sexos na prevalência de muitas doenças comuns. A hipertensão é mais comum em mulheres, particularmente depois dos 60 anos. Além disso, a maioria das doenças autoimunes é mais comum nas mulheres do que nos homens, incluindo artrite reumatoide, lúpus eritematoso sistêmico e doença autoimune da tireoide. A depressão maior é duas vezes mais comum nas mulheres do que nos homens, e essa diferença é observada até mesmo nos países em desenvolvimento. Outros transtornos psicológicos que são mais comuns em mulheres incluem os transtornos alimentares e a ansiedade. Os distúrbios endócrinos, incluindo obesidade e osteoporose, também são mais comuns nas mulheres; 80% dos pacientes encaminhados para cirurgia bariátrica são mulheres. Entretanto, a prevalência do diabetes melito tipo 1 e tipo 2 é a mesma entre homens e mulheres.

I-27.   **A resposta é B.** *(Cap. 6e)* Embora muitos pacientes e médicos tenham uma percepção diferente, as principais causas de morte são, de fato, iguais em ambos os sexos: (1) doença cardíaca e (2) câncer. De fato, a principal causa de morte por câncer, o câncer de pulmão, é a mesma em ambos os sexos. Depois da menopausa, ocorrem muitas alterações biológicas nas mulheres, e a incidência de doença modifica-se. Embora a densidade óssea diminua depois da menopausa, o risco de doença cardiovascular aumenta (alternativa C). Nos Estados Unidos, as mulheres atualmente vivem, em média, cinco anos mais do que os homens. Entretanto, essa diferença tem diminuído lentamente. Se continuar declinando na taxa atual, as mulheres e os homens terão uma longevidade média idêntica por volta do ano de 2054 (alternativa D). Embora seja verdade que as mulheres com menos de 65 anos acreditem que o câncer de mama constitua seu principal risco à saúde, isso não é correto (alternativa E). Embora o risco de câncer de mama durante a vida de uma mulher seja de cerca de 1 em 9 se ela viver além de 85 anos, é muito mais provável que ela morra de doença cardiovascular do que de câncer de mama. Em outras palavras, muitas mulheres idosas apresentam câncer de mama, porém morrem de outras causas. Apesar das extensas campanhas de conscientização do público, em 2012, apenas 21% das mulheres avaliadas nos Estados Unidos relataram que seus médicos as tinham aconselhado sobre o risco de doença cardíaca (alternativa A).

I-28.   **A resposta é B.** *(Cap. 6e)* O ensaio clínico mais recente de terapia hormonal (TH) para mulheres, o Kronos Early Estrogen Prevention Study (KEEPS), constatou não haver nenhuma diferença no risco para acidente vascular encefálico, infarto do miocárdio ou tromboembolismo venoso. Entretanto, houve uma redução na incidência de fogachos, sudorese noturna, alterações no humor, na função sexual e na densidade óssea. O KEEPS utilizou estrogênio equino conjugado (EEC) contínuo, isoladamente sem acetato de medroxiprogesterona (AMP). Por outro lado, o Women's Health Initiative Study (WHI) pesquisou mulheres tratadas com EEC mais AMP e EEC isoladamente. O WHI verificou que o EEC mais AMP estava associado a um risco aumentado de DAC, particularmente no primeiro ano de terapia, enquanto o EEC isoladamente não aumentou nem reduziu o risco de DAC. Tanto o EEC mais AMP quanto o EEC isoladamente foram associados a um risco aumentado de acidente vascular encefálico isquêmico. O WHI é o ensaio clínico de maior porte realizado até hoje sobre TH e não demonstrou nenhum benefício na redução do risco de ataque cardíaco e acidente vascular encefálico. Embora estudos complementares do WHI tenham mostrado uma sugestão de redução do risco de DAC em mulheres que iniciaram a TH próximo da menopausa, o estudo KEEPS (conduzido nessa população específica) não demonstrou nenhuma diferença no risco de acidente vascular encefálico, infarto do miocárdio ou tromboembolismo venoso. Curiosamente, o ácido acetilsalicílico não demonstrou ter nenhum benefício em mulheres para prevenção primária de infarto do miocárdio, embora reduza o risco de acidente vascular encefálico em mulheres com risco elevado.

I-29. **A resposta é E.** *(Cap. 6e)* As mulheres apresentam, em média, um intervalo QT mais longo e mais vulnerável. Dois terços dos casos de *torsades de pointes* induzidas por fármacos, uma arritmia ventricular rara e potencialmente fatal, ocorrem em mulheres. A testosterona administrada a mulheres ou homens aumenta a incidência ou a gravidade da apneia obstrutiva do sono. As mulheres são mais sensíveis à insulina do que os homens. Apesar disso, a prevalência do diabetes tipo 2 é semelhante nos homens e nas mulheres. Há uma diferença entre os sexos na relação entre os níveis de andrógenios endógenos e o risco de diabetes. Os níveis mais altos de testosterona biodisponível estão associados a um risco aumentado nas mulheres, enquanto níveis mais baixos de testosterona biodisponível estão associados a um aumento do risco nos homens. Foi constatado que a obesidade aumenta o risco de câncer endometrial nas mulheres. Isso resulta provavelmente da fonte extragonadal aumentada de estrogênio produzido pelo tecido adiposo. Embora a maioria das doenças autoimunes seja mais comum em mulheres (com exceção do diabetes tipo 1 e da espondilite anquilosante), o uso de contraceptivos orais e da terapia hormonal em mulheres não aumenta o risco de doenças autoimunes.

I-30. **A resposta é A.** *(Cap. 7e)* A terapia com testosterona pode agravar a apneia obstrutiva do sono (AOS) existente ou levar ao seu desenvolvimento. Em pacientes com AOS grave, a terapia com testosterona deve ser administrada com cautela e monitoramento rigoroso. A maioria dos estudos mostra que, em média, os níveis de testosterona nos homens declinam com a idade. O Framingham Heart Study (FHS), o European Male Aging Study (EMAS) e o Osteoporotic Fractures in Men Study (MrOS) confirmaram esse achado. Apenas os homens com sinais ou sintomas atribuíveis à deficiência de androgênio devem ser testados quanto à deficiência de testosterona. A terapia com testosterona aumenta a massa muscular magra e *diminui* a massa de gordura visceral. A Figura I-30 fornece um resumo dos efeitos da terapia com testosterona sobre a composição corporal, a força muscular, a densidade mineral óssea e a função sexual em ensaios clínicos de intervenção. Os níveis de testosterona não estão associados a um risco de demência.

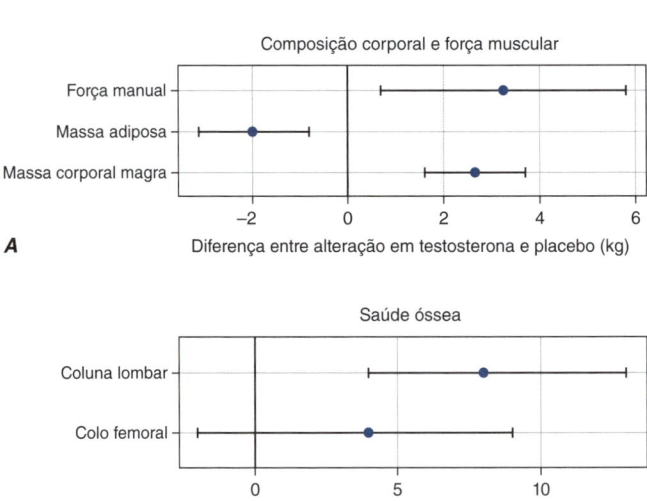

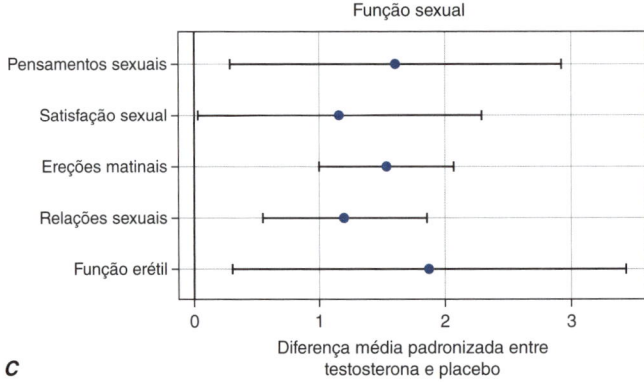

FIGURA I-30

I-31. **A resposta é B.** *(Cap. 7e)* O uso de EAA pode causar aumento da eritropoiese, e a presença de níveis elevados de hemoglobina e hematócrito pode constituir um indício de EAA. O abuso de EAA provoca supressão do hormônio luteinizante (LH) e do hormônio foliculoestimulante (FSH) e atrofia testicular subsequente, com redução do volume testicular. Estudos observacionais informam que os usuários de EAA apresentam uma taxa elevada de mortalidade e morbidade quando comparados com a população geral. Entretanto, os efeitos adversos do abuso de EAA em longo prazo permanecem pouco compreendidos. A maior parte da informação sobre os efeitos adversos dos EAAs provém de relatos de casos, estudos não controlados ou ensaios clínicos que usaram doses de reposição de testosterona. É interessante assinalar que os usuários de EAA podem administrar 10 a 100 vezes as doses de reposição de testosterona durante muitos anos, o que torna injustificável a extrapolação de ensaios clínicos utilizando doses de reposição. Não se sabe ao certo qual o risco associado ao abuso isolado de EAA. Uma fração substancial de usuários de EAA também usa outras substâncias que são percebidas como construtoras musculares ou que aumentam o desempenho, como o hormônio do crescimento; agentes que estimulam a eritropoiese; insulina; estimulantes, como a anfetamina, clembuterol, cocaína, efedrina e tiroxina; e substâncias que reduzem os efeitos adversos, como gonadotrofina coriônica humana, inibidores da aromatase ou antagonistas do estrogênio. Os homens que abusam de EAA têm mais probabilidade de se engajar em outros comportamentos de alto risco do que os não usuários. Os eventos adversos associados ao uso de EAA podem ser devidos aos próprios EAAs, ao uso concomitante de outras substâncias, a comportamentos de alto risco e características do hospedeiro, que podem tornar esses indivíduos mais suscetíveis ao uso de EAA ou a outros comportamentos de alto risco.

I-32. **A resposta é B.** *(Cap. 7e)* A finasterida é um inibidor da 5α-redutase. Esses fármacos (que incluem finasterida e dutasterida) demonstraram reduzir a progressão dos sintomas do trato urinário inferior (STUIs) e também reduzir a necessidade de cirurgia devido à retenção urinária aguda. A terapia com antagonistas α-adrenérgicos seletivos (prazosina, doxazosina) constitui tipicamente a terapia de primeira linha em homens com sintomas leves. A administração combinada de um esteroide inibidor da 5α-redutase e bloqueador α₁-adrenérgico pode melhorar rapidamente os sintomas urinários e reduzir o risco relativo de retenção urinária aguda e cirurgia. Os medicamentos com propriedades anti-histamínicas (como a difenidramina) podem agravar a retenção urinária e os STUIs. A cirurgia não está indicada para pacientes com STUIs moderados que não tentaram o tratamento clínico. Não há necessidade de estudos urodinâmicos na maioria dos pacientes; todavia a sua realização é recomendada quando se considera um tratamento cirúrgico invasivo, o que não é o caso desse paciente. Embora a tolterodina e outros agentes anticolinérgicos semelhantes sejam úteis para o tratamento dos STUI devido a uma bexiga hiperativa, esse paciente apresenta os sintomas em consequência de hiperplasia prostática benigna.

I-33. **A resposta é E.** *(Cap. 8)* Na gravidez, o débito cardíaco aumenta 40%, sendo a maior parte dessa elevação devido a um aumento do volume sistólico. A frequência cardíaca aumenta cerca de 10 bpm durante o terceiro trimestre. No segundo trimestre, a resistência vascular sistêmica diminui, e esse declínio está associado a uma queda da pressão arterial. Durante a gestação, uma pressão arterial de 140/90 mmHg é considerada anormalmente elevada e está associada a um aumento de morbidade e mortalidade perinatais. Em todas as mulheres grávidas, deve-se medir a pressão arterial na posição sentada, visto que a posição em decúbito lateral pode resultar em pressão arterial mais baixa do que a registrada na posição sentada. O diagnóstico de hipertensão associada à gravidez exige a medição de dois valores elevados da pressão arterial com intervalo mínimo de 6 horas. A hipertensão durante a gravidez é geralmente causada por pré-eclâmpsia, hipertensão crônica, hipertensão gestacional ou doença renal.

I-34. **A resposta é E.** *(Cap. 8 e Obstet Gynecol 2013;122(5):1122–1131)* Aproximadamente 5 a 7% de todas as mulheres grávidas desenvolvem pré-eclâmpsia, o início recente de hipertensão (pressão arterial > 140/90 mmHg) e tipicamente proteinúria (proteína urinária de 24 horas > 300 mg/24 h ou índice proteína/creatinina urinária > 0,3) depois de 20 semanas de gestação. A Task Force on Hypertension in Pregnancy do American Congress of Obstetricians and Gynecologists (ACOG) recentemente recomendou a retirada da necessidade absoluta de proteinúria para o diagnóstico de pré-eclâmpsia. Na ausência de proteinúria, a pré-eclâmpsia pode ser diagnosticada em uma paciente com hipertensão e trombocitopenia, disfunção hepática, desenvolvimento ou agravamento de insuficiência renal, edema pulmonar ou sintomas do sistema nervoso central. Estudos recentes sugerem que a fisiopatologia da pré-eclâmpsia pode envolver a produção placentária de antagonistas do fator de crescimento do endotélio vascular (VEGF) e do fator de crescimento transformador β (TGF-β), alterando a função endotelial e glomerular. O edema nos pés constitui um achado característico na pré-eclâmpsia, porém não confirma o diagnóstico. O diabetes melito, a obesidade e a insuficiência renal constituem fatores de risco para a pré-eclâmpsia, bem como a nuliparidade, a hipertensão crônica, história pregressa de pré-eclâmpsia, extremos de idade materna (> 35 anos ou < 15 anos), síndrome antifosfolipídeo e gestação múltipla. O ácido acetilsalicílico em doses baixas (81 mg ao dia, com início no final do primeiro trimestre) pode reduzir o risco de pré-eclâmpsia em gestantes com alto risco de desenvolver a doença.

I-35. **A resposta é A.** *(Cap. 8 e Obstet Gynecol 2013;122(5):1122–1131)* O relatório recente da força-tarefa do ACOG sobre hipertensão durante a gravidez substituiu os termos pré-eclâmpsia leve e grave pela nova definição da pré-eclâmpsia com ou sem critérios de gravidade. A pré-eclâmpsia com critérios de gravidade consiste na presença de hipertensão de início recente e proteinúria acompanhadas de lesão de órgão-alvo. As manifestações podem incluir elevação grave da pressão arterial (> 160/110 mmHg), evidências de disfunção do sistema nervoso central (cefaleia, visão turva, convulsões, coma), disfunção renal (oligúria ou creatinina > 1,5 mg/dL), edema pulmonar, lesão hepatocelular (nível sérico de alanina aminotransferase de mais de duas vezes o limite superior do normal), disfunção hematológica (contagem de plaquetas < 100.000/L ou coagulação intravascular disseminada [CIVD]). A síndrome HELLP (*h*emólise, *e*nzimas hepáticas [*l*iver] elevadas e *p*laquetas baixas [*l*ow]) é um subtipo especial de pré-eclâmpsia grave e uma causa importante de morbidade e de mortalidade nessa doença. A disfunção plaquetária e os distúrbios da coagulação aumentam ainda mais o risco de acidente vascular encefálico.

I-36. **A resposta é D.** *(Cap. 8)* Essa paciente apresenta pré-eclâmpsia com critérios de gravidade, de modo que o parto deve ser realizado o mais rápido possível. Em mães com < 34 semanas de gestação, devem-se administrar corticosteroides para benefício fetal e adiar o parto de 24 a 48 horas, se possível. O tratamento agressivo da pressão arterial, geralmente com labetolol ou hidralazina por via intravenosa, diminui o risco materno de acidente vascular encefálico. Entretanto, como qualquer crise hipertensiva, a redução da pressão arterial deve ser efetuada lentamente, de modo a evitar a ocorrência de hipotensão e o risco de diminuição do fluxo sanguíneo para o feto. As convulsões da eclâmpsia devem ser controladas com sulfato de magnésio, que demonstrou ser superior à fenitoína e ao diazepam em ensaios clínicos randomizados de grande porte. As mulheres que tiveram pré-eclâmpsia parecem correr risco aumentado de doença cardiovascular e doença renal posteriormente na vida.

I-37. **A resposta é B.** *(Cap. 8)* As pacientes diabéticas que engravidam apresentam taxas de morbidade e mortalidade mais altas, o mesmo ocorrendo com o feto/lactente. Esse conhecimento e o aconselhamento pré-natal são de vital importância para reduzir as complicações maternas e fetais. A suplementação de folato reduz a incidência de defeitos do tubo neural no feto, que ocorrem com mais frequência em fetos de mães diabéticas. Uma vez estabelecida a gravidez, o controle glicêmico deve ser mais agressivo do que no estado não grávido. O nível de glicemia em jejum deve ser mantido < 105 mg/dL, e os níveis sem jejum devem ser mantidos < 140 mg/dL. Com frequência, recomenda-se o uso de uma bomba de insulina. As pacientes diabéticas grávidas sem doença vascular correm maior risco de dar à luz um feto macrossômico, de modo que é importante dispensar uma atenção para o crescimento fetal por meio de exame clínico e ultrassonografia. A macrossomia fetal está associada a um risco aumentado de trauma materno e fetal no parto, incluindo paralisia de Erb permanente do recém-nascido. As mulheres grávidas com diabetes melito correm risco aumentado de desenvolver pré-eclâmpsia, e aquelas com doença vascular apresentam maior risco de desenvolver restrição do crescimento intrauterino fetal, o que está associado a um risco aumentado de morte fetal e neonatal.

I-38. **A resposta é C.** *(Cap. 8)* Na gravidez, o aumento do estrogênio provoca uma elevação da globulina de ligação dos hormônios tireoidianos. Por conseguinte, os níveis de T_3 total e T_4 total estarão elevados, visto que estão ligados à proteína. A T_3 livre, a T_4 livre e o TSH não são afetados pelo aumento da globulina de ligação dos hormônios tireoidianos. O TSH pode ser usado para rastreamento de hipotireoidismo. As crianças nascidas de mulheres com níveis séricos elevados de TSH (e nível normal de T_4 total) durante a gravidez podem apresentar comprometimento do desempenho nos testes neuropsicológicos. O hipertireoidismo durante a gravidez é normalmente causado por doença de Graves.

I-39. **A resposta é B.** *(Caps. 8 e 304)* As condições cardiovasculares podem, em sua maioria, ser manejadas com segurança durante a gravidez, embora essas gestações sejam frequentemente consideradas de alto risco. As condições consideradas contraindicações para gravidez incluem hipertensão arterial pulmonar idiopática e síndrome de Eisenmenger (cardiopatia congênita resultando em hipertensão pulmonar com *shunt* direita-esquerda). Nesses casos, recomenda-se normalmente interromper a gravidez, devido ao alto risco de morte materna e fetal. A miocardiopatia periparto pode sofrer recidiva em gestações subsequentes, e recomenda-se que as mulheres com fração de ejeção anormal evitem uma gravidez posterior. Cerca de 15% das mulheres com síndrome de Marfan apresentarão uma complicação cardiovascular importante durante a gravidez, embora a condição não seja considerada uma contraindicação para a gravidez. Um diâmetro da raiz aórtica de menos de 40 mm geralmente está associado a um desfecho mais favorável da gravidez. A estenose mitral constitui a doença cardíaca valvar com maior risco durante a gravidez. Ocorre risco aumentado de edema pulmonar, e a hipertensão pulmonar é uma consequência comum em longo prazo da estenose mitral. Entretanto, a estenose aórtica, a insuficiência aórtica e a insuficiência mitral normalmente são bem toleradas. A cardiopatia congênita na mãe está associada a um risco aumentado de cardiopatia congênita nos filhos, porém a comunicação interatrial e a comunicação interventricular são geralmente bem toleradas durante a gravidez, contanto que não haja evidências de síndrome de Eisenmenger.

I-40. **A resposta é E.** *(Cap. 8)* O sistema cardiovascular sofre muitas alterações na mulher grávida para acomodar as necessidades do feto em desenvolvimento. O volume plasmático começa a se expandir no início da gestação e, por fim, aumenta em cerca de 40 a 50% ao termo. Juntamente com o aumento do volume plasmático, o débito cardíaco também aumenta em cerca de 40%. Embora isso seja atribuído principalmente a um aumento do volume sistólico, a frequência cardíaca também aumenta em cerca de 10 bpm durante a gravidez. No segundo trimestre, a resistência vascular sistêmica cai e, subsequentemente, a pressão arterial também diminui. Por conseguinte, uma pressão arterial acima de 140/90 mmHg é considerada anormal e está associada a um aumento da morbidade e mortalidade maternas e fetais.

I-41. **A resposta é C.** *(Cap. 8)* A gravidez provoca um estado de hipercoagulabilidade, e ocorre TVP em cerca de 1 em cada 2 mil gestações. A TVP é observada mais na perna esquerda do que na perna direita durante a gestação, devido à compressão da veia ilíaca esquerda pelo útero grávido. Além disso, a gravidez representa um estado pró-coagulante, com aumento dos fatores V e VII e diminuição das proteínas C e S. Cerca de 25% das mulheres grávidas com TVP apresentam mutação do fator V de Leiden, que também predispõe à pré-eclâmpsia. A varfarina está estritamente contraindicada, devido ao risco de anormalidade fetal. A heparina de baixo peso molecular é uma terapia adequada nessa fase da gestação, porém é normalmente substituída pela heparina não fracionada quatro semanas antes do parto previsto, visto que a heparina de baixo peso molecular pode estar associada a um risco aumentado de hematoma epidural. Deve-se estimular a deambulação, e não o repouso no leito, como em todos os casos de TVP. Os trombolíticos locais ou a colocação de filtro na veia cava inferior não desempenham nenhum papel comprovado durante a gravidez. A colocação de filtro apenas deve ser considerada em situações nas quais a anticoagulação não é possível. Quando a TVP ocorre no período pós-parto, a terapia com heparina de baixo peso molecular durante 7 a 10 dias pode ser seguida de terapia com varfarina durante 3 a 6 meses. A varfarina não está contraindicada em mulheres que amamentam.

I-42. **A resposta é B.** *(Cap. 9)* A avaliação desses pacientes para cirurgia deve sempre começar com uma anamnese e exame físico completos, bem como com um eletrocardiograma (ECG) de repouso de 12 derivações, de acordo com as diretrizes do American College of Cardiology/American Heart Association (ACC/AHA). A anamnese deve enfocar os sintomas de doença cardíaca ou pulmonar oculta. Deve-se determinar a urgência da cirurgia, visto que os procedimentos de verdadeira emergência estão associados a um risco de morbidade e mortalidade inevitavelmente mais alto. Os exames laboratoriais pré-operatórios devem ser realizados apenas para condições clínicas específicas, conforme observado durante o exame clínico. Assim, os pacientes sadios de qualquer idade submetidos a procedimentos cirúrgicos eletivos sem condições clínicas coexistentes não necessitam de qualquer exame, a não ser que o grau de estresse cirúrgico possa resultar em alterações incomuns a partir do estado basal.

I-43. **A resposta é D.** *(Cap. 9)* Um paciente com história recente de teste de esforço anormal deve ser considerado para revascularização cardíaca antes de cirurgia eletiva. Não há necessidade de cateterismo cardíaco antes de cirurgia de emergência (paciente B); em um paciente assintomático com ECG normal, exame físico normal e tolerância ao exercício com > 4 equivalentes metabólicos (METs) (paciente A); em um paciente com avaliação coronariana recente negativa (paciente C); ou em um paciente submetido à revascularização coronariana há cinco anos e sem nenhum sintoma recorrente. Ver Figura I-43.

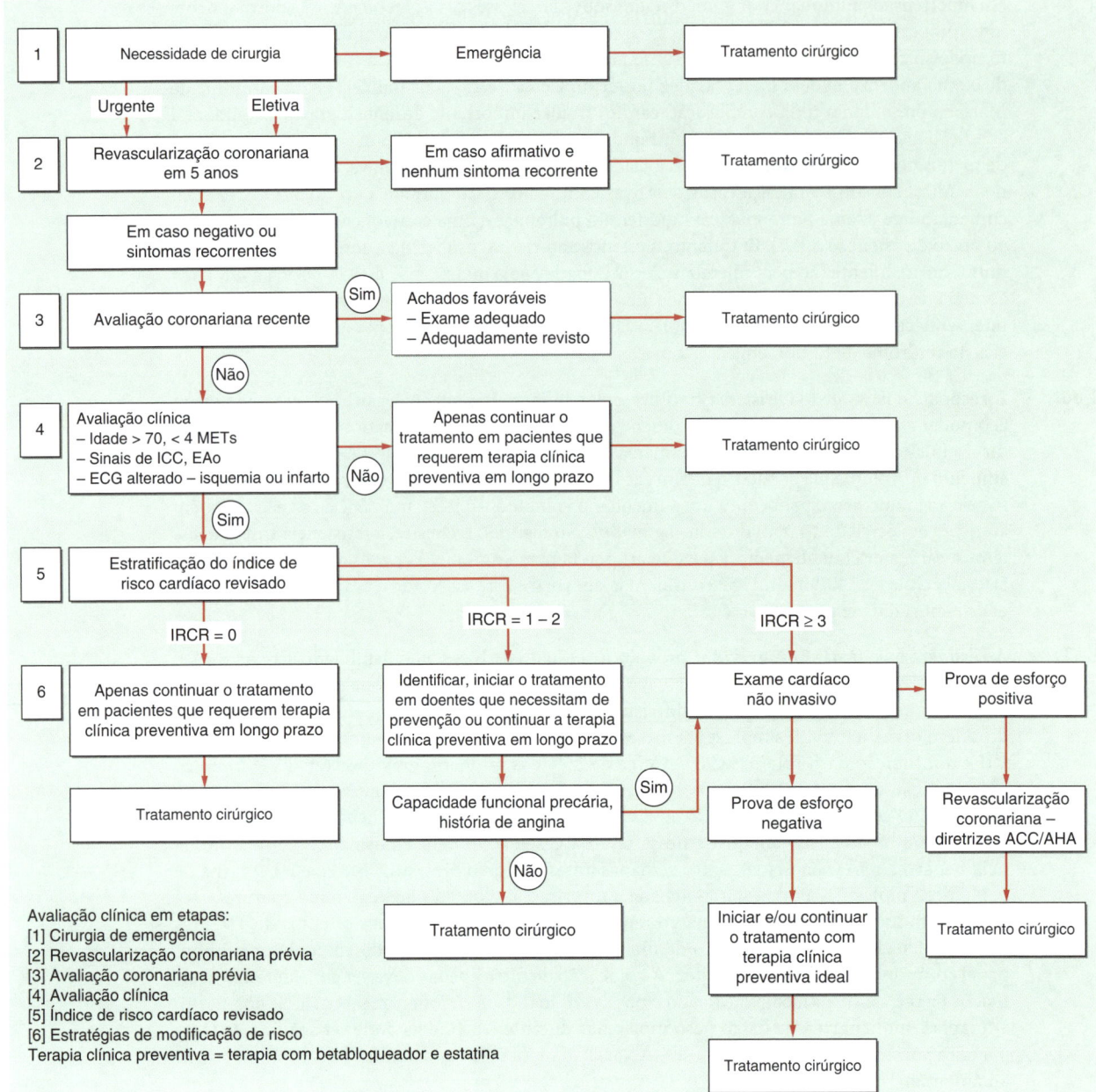

FIGURA I-43 Algoritmo para avaliação de risco cardíaco e estratificação de pacientes submetidos à cirurgia não cardíaca. ICC, insuficiência cardíaca congestiva; EAo, estenose aórtica.

I-44. **A resposta é E.** *(Cap. 9)* O IRCR é preferido ao sistema da American Society of Anesthesiologists para definição do risco de eventos cardíacos maiores perioperatórios (infarto do miocárdio, edema pulmonar, fibrilação ventricular ou parada cardíaca primária e bloqueio cardíaco completo), em virtude de sua simplicidade e acurácia. O IRCR depende da presença ou da ausência de seis fatores preditivos identificáveis: cirurgia de alto risco, cardiopatia isquêmica, insuficiência cardíaca congestiva, doença cerebrovascular, diabetes melito e disfunção renal. Atribui-se 1 ponto a cada um desses preditores. Um escore de IRCR de 0 significa um risco de 0,4 a 0,5% de eventos cardíacos; um IRCR de 1, 0,9 a 1,3%; um IRCR de 2, 4 a 7%; e um IRCR ≥ 3, 9 a 11%. A utilidade clínica do IRCR consiste em identificar os pacientes com três ou mais preditores que apresentam risco muito alto (≥ 11%) de complicações cardíacas e que podem se beneficiar da estratificação de risco adicional com exame cardíaco não invasivo ou instituição de tratamento clínico preventivo pré-operatório (Quadro I-44).

QUADRO I-44	MARCADORES CLÍNICOS INCLUÍDOS NO ÍNDICE DE RISCO CARDÍACO REVISADO
Procedimentos cirúrgicos de alto risco	
Cirurgia vascular	
Procedimentos intraperitoneais ou intratorácicos de grande porte	
Cardiopatia isquêmica	
História de infarto do miocárdio	
Angina atual considerada isquêmica	
Necessidade de nitroglicerina sublingual	
Prova de esforço positiva	
Ondas Q patológicas no ECG	
História de ICP e/ou CRM com angina atual considerada isquêmica	
Insuficiência cardíaca congestiva	
Insuficiência ventricular esquerda por exame físico	
História de dispneia paroxística noturna	
História de edema pulmonar	
Galope de B_3 na ausculta cardíaca	
Estertores bilaterais na ausculta pulmonar	
Edema pulmonar no exame de raios X do tórax	
Doença cerebrovascular	
História de ataque isquêmico transitório	
História de acidente vascular encefálico	
Diabetes melito	
Tratamento com insulina	
Insuficiência renal crônica	
Creatinina sérica > 2 mg/dL	

Abreviações: CRM, cirurgia de revascularização do miocárdio; ECG, eletrocardiograma; ICP, intervenção coronariana percutânea.
Fonte: Adaptado de TH Lee et al: *Circulation* 100:1043, 1999.

I-45. **A resposta é C.** *(Cap. 9)* Esse paciente apresenta um índice de risco cardíaco revisto (IRCR) de 3 (cirurgia de alto risco, miocardiopatia e insuficiência renal) e, portanto, corre alto risco de evento cardíaco perioperatório. Os resultados do ensaio clínico Perioperative Ischemic Evaluation (POISE) mostraram que, embora a morte cardíaca, o infarto do miocárdio não fatal ou a parada cardíaca tenham sido reduzidos entre pacientes que receberam metoprolol em vez de placebo, houve um aumento da incidência de morte e acidente vascular encefálico em pacientes que receberam metoprolol devido a uma dose de ataque elevada e rápida. As diretrizes do ACC/AHA recomendam o seguinte: (1) os β-bloqueadores *devem ser continuados* em pacientes com problemas cardíacos ativos que serão submetidos à cirurgia e que estão recebendo β-bloqueadores. (2) Os β-bloqueadores titulados pela frequência cardíaca e pressão arterial são *provavelmente recomendados* para pacientes submetidos à cirurgia vascular que têm alto risco cardíaco definido por doença arterial coronariana (DAC) ou isquemia cardíaca no exame pré-operatório. (3) Os β-bloqueadores são *razoáveis* para pacientes de alto risco (IRCR ≥ 2) submetidos à cirurgia vascular. (4) Os β-bloqueadores são *razoáveis* para pacientes com DAC conhecida ou de alto risco (IRCR ≥ 2) submetidos à cirurgia de risco intermediário. (5) A administração indiscriminada de altas doses de β-bloqueadores sem titulação da dose para efetividade está *contraindicada* para pacientes que nunca receberam tratamento com β-bloqueadores. Diversos estudos prospectivos e retrospectivos sustentam o uso profilático perioperatório de estatinas para a redução de complicações cardíacas em pacientes com aterosclerose estabelecida. As diretrizes do ACC/AHA sustentam a eficácia protetora das estatinas perioperatórias para complicações cardíacas em pacientes de risco intermediário que são submetidos à cirurgia não cardíaca de grande porte. Para os pacientes submetidos a uma cirurgia não cardíaca e que estão atualmente em uso de estatinas, a terapia com esses fármacos *deve ser continuada* para reduzir o risco cardíaco perioperatório. As estatinas são *razoáveis* para pacientes submetidos à cirurgia vascular, com ou sem fatores de risco clínicos (IRCR ≥ 1). Várias metanálises prospectivas e retrospectivas de agonistas $α_2$ (clonidina e mivazerol) no perioperatório demonstraram uma redução das taxas de morte cardíaca entre pacientes com DAC conhecida que foram submetidos à cirurgia não cardíaca. Por conseguinte, os agonistas $α_2$ *podem ser considerados* para controle perioperatório da hipertensão em pacientes com doença arterial coronariana conhecida ou com escore IRCR ≥ 2. A administração de broncodilatadores deve ser mantida para reduzir o risco de complicações respiratórias. Os agentes hipoglicemiantes orais não devem ser administrados no dia da cirurgia. As evidências sustentam a interrupção dos inibidores da enzima conversora de angiotensina e dos bloqueadores do receptor de angiotensina por 24 horas antes de cirurgia não cardíaca devido aos efeitos circulatórios adversos após a indução de anestesia.

I-46. **A resposta é B.** *(Cap. 9)* As complicações pulmonares perioperatórias são comuns, particularmente após cirurgia da parte superior do abdome; cirurgia de emergência ou prolongada (3 a 4 horas); reparo de aneurisma aórtico; cirurgia vascular; ou cirurgia abdominal, torácica, neurológica, de cabeça ou pescoço de grande porte; e anestesia geral. Os pacientes com risco maior de complicações pulmonares devem receber espirometria de incentivo, exercícios de respiração profunda, estímulo da tosse, drenagem postural, percussão e vibração, aspiração e deambulação, ventilação com pressão positiva intermitente, pressão positiva contínua nas vias aéreas e uso seletivo de uma sonda nasogástrica para a ocorrência pós-operatória de náusea, vômitos ou distensão abdominal sintomática, de modo a reduzir o risco pós-operatório. O controle da dor também é importante para promover o *clearance* respiratório, e os narcóticos podem ser usados adequadamente. A cateterização da artéria pulmonar, a administração de nutrição parenteral total e a nutrição enteral total não demonstraram reduzir as complicações respiratórias perioperatórias.

I-47. **A resposta é B.** *(Cap. 9)* Os médicos são frequentemente solicitados a fornecer uma orientação sobre o risco pós-operatório de complicações depois de uma variedade de procedimentos cirúrgicos não cardíacos. Quando se avalia o risco de complicações, é útil categorizar os procedimentos cirúrgicos em categorias de baixo risco, risco intermediário ou alto risco. Os indivíduos que correm maior risco de complicações incluem os que se submetem a uma cirurgia de emergência de grande porte, particularmente pacientes idosos. Outros procedimentos de maior risco incluem a cirurgia vascular aórtica e outras cirurgias não carotídeas de grande porte e cirurgias prolongadas associadas a grande perda de sangue ou desvios de líquidos (i.e., pancreaticoduodenectomia ou procedimento de Whipple). As cirurgias consideradas de risco intermediário incluem cirurgia torácica de grande porte, cirurgia abdominal de grande porte, endarterectomia carotídea, cirurgia de cabeça e pescoço, cirurgia ortopédica e cirurgia de próstata. Os procedimentos de menor risco incluem cirurgias de olho, pele e superficial, bem como endoscopia.

I-48. **A resposta é B.** *(Cap. 9)* As complicações pulmonares e cardiovasculares representam uma importante fonte de morbidade e de mortalidade após as cirurgias. Com frequência, os médicos são solicitados a determinar o risco pós-operatório de complicações pulmonares de um paciente. Os fatores identificados pelo American College of Physicians como fatores que conferem um risco aumentado de complicações pulmonares são apresentados no Quadro I-48. Embora muitos desses fatores estejam diretamente relacionados com a função pulmonar, alguns não o são. Notavelmente, a presença de insuficiência cardíaca congestiva e um nível sérico de albumina inferior a 3,5 g/dL são preditores de complicações pulmonares pós-operatórias. A asma não é um preditor de complicações pulmonares, contanto que a doença esteja sob controle adequado. Os fatores listados no quadro que constituem determinantes úteis de controle da asma incluem pico de fluxo expiratório > 100 L ou 50% do previsto e VEF_1 de < 2 L.

QUADRO I-48 MODIFICAÇÃO DE RISCO PARA REDUZIR COMPLICAÇÕES PULMONARES PERIOPERATÓRIAS

Pré-operatoriamente
- Cessação do tabagismo por pelo menos 8 semanas antes e até pelo menos 10 dias após a cirurgia
- Treinamento em técnicas próprias para a expansão pulmonar
- Inalação de broncodilatador e/ou esteroide, quando indicado
- Controle de infecção e secreção, quando indicado
- Redução do peso, quando apropriado

Intraoperatoriamente
- Duração limitada da anestesia
- Evitar fármacos de bloqueio neuromuscular de longa ação, quando indicado
- Prevenção de aspiração e manutenção de broncodilatação ideal

Pós-operatoriamente
- Otimização de manobras de capacidade inspiratória com atenção a:
  Mobilização de secreções
  Deambulação precoce
  Estímulo da tosse
  Uso seletivo de sonda nasogástrica
  Controle adequado da dor sem uso excessivo de narcóticos

Fonte: De VA Lawrence et al: *Ann Intern Med* 144:596, 2006, and WF Dunn, PD Scanlon: *Mayo Clin Proc* 68:371, 1993.

I-49.   A resposta é E. *(Cap. 10)* A comunicação de más notícias é um componente inerente da relação médico-paciente, e essas conversas frequentemente ocorrem no ambiente hospitalar, quando o médico que trata do paciente não é o mesmo da atenção primária. Muitos médicos têm dificuldade em comunicar-se de maneira clara e efetiva com os pacientes em estado crítico e suas famílias. No cenário apresentado neste caso, é necessário ter uma discussão sobre o prognóstico sombrio da paciente e determinar as metas de assistência, sem a participação da paciente, devido à persistência do estado mental alterado. A incapacidade de se comunicar de forma clara no ambiente adequado pode levar a uma tensão na relação entre médico e paciente, podendo desencadear um tratamento excessivamente agressivo. A abordagem P-SPIKES (Quadro I-49) tem sido recomendada como estrutura simples para ajudar os médicos na comunicação efetiva de más notícias aos pacientes. Os componentes desse instrumento de comunicação são os seguintes:

- Preparação (*preparation*) – Revisar quais as informações que precisam ser comunicadas e planejar como fornecer apoio emocional.
- Ambiente para a interação (*setting*) – Esta etapa é, com frequência, a mais negligenciada. Assegurar um ambiente calmo e com privacidade e procurar reduzir ao máximo qualquer interrupção.
- Percepção e preparação do paciente (ou da família) (*patient*) – Verificar o que o paciente e a sua família já sabem sobre a condição atual. Fazer perguntas abertas.
- Convite e necessidade de informação (*information*) – Perguntar ao paciente ou à sua família o que gostariam de saber, bem como os limites que desejam estabelecer a respeito de más notícias.
- Conhecimento sobre o problema (*knowledge*) – Dar as más notícias ao paciente e à sua família e avaliar sua compreensão.
- Empatia e estudo da situação (*empathy*) – Ser empático com os sentimentos do paciente e de sua família e oferecer apoio emocional. Dar tempo suficiente para questões e exploração dos sentimentos.
- Resumo e planejamento (*summary*) – Delinear os próximos passos para o paciente e sua família. Recomendar uma linha de tempo para alcançar os objetivos de assistência.

Efetuar uma reunião de acompanhamento não é um importante componente da abordagem P-SPIKES, mas pode ser necessária quando a família ou o paciente não estão emocionalmente prontos para discutir os próximos passos do plano de tratamento.

QUADRO I-49	ELEMENTOS PARA A COMUNICAÇÃO DE MÁS NOTÍCIAS – A ABORDAGEM P-SPIKES		
Acrônimo	Passos	Objetivo da interação	Preparo, perguntas e frases
P	Preparação (*Preparation*)	Prepare-se mentalmente para a interação com o paciente ou com a família.	Reveja as informações que requerem comunicação. Planeje como dará o apoio emocional. Ensaie os passos essenciais e as frases da interação.
S	Ambiente para a interação (*Setting*)	Assegure-se de que haja um ambiente adequado para uma conversa séria e possivelmente tensa em termos emocionais.	Certifique-se da presença do paciente, da família e dos apoios sociais adequados. Reserve tempo suficiente. Assegure-se da privacidade e evite interrupções por pessoas ou pelo celular. Leve uma caixa de lenços de papel.
P	Percepções e preparação do paciente (*Patient*)	Inicie a conversa estabelecendo o que o paciente e a família já sabem, e se podem compreender as informações. Alivie as tensões deixando que a família participe.	Comece com perguntas abertas, para estimular a participação. Frases que podem ser empregadas: *O que você sabe sobre sua doença? Quando você teve pela primeira vez o sintoma X e o que pensou que poderia ser? O que foi que o Dr. X lhe disse quando o enviou aqui? O que você acha que vai acontecer?*

(continua)

QUADRO I-49	ELEMENTOS PARA A COMUNICAÇÃO DE MÁS NOTÍCIAS – A ABORDAGEM P-SPIKES (*CONTINUAÇÃO*)		
Acrônimo	Passos	Objetivo da interação	Preparo, perguntas e frases
I	Convite e necessidade de informação (*Information*)	Descubra que necessidades de informação a família e o paciente têm, e que limites eles desejam estabelecer com respeito às más notícias.	Frases que podem ser empregadas: *Se isso que você tem for uma coisa séria, você vai querer saber?* *Você quer que eu lhe conte todos os detalhes do seu problema? Se não quer, para quem você gostaria que eu contasse?*
K	Conhecimento sobre o problema (*Knowledge*)	Dê as más notícias com sensibilidade ao paciente e à sua família.	Não despeje simplesmente as informações sobre o paciente e a família. Verifique se o paciente e a família estão entendendo. Frases que podem ser empregadas: *Sinto muito em ter que dizer isso, mas...* *Infelizmente, seus exames mostraram que...* *Tenho medo de que as notícias não sejam boas...*
E	Empatia e estudo da situação (*Emotional*)	Identifique a causa das emoções – por exemplo, o mau prognóstico. Seja empático com os sentimentos do paciente e da família. Estude a situação por meio de questões abertas.	Emoções fortes em reação a más notícias são normais. Certifique-se sobre o que o paciente e a família estão sentindo. Lembre-os de que tais emoções são normais mesmo se assustadoras. Dê-lhes tempo para que possam responder. Lembre ao paciente e à família que você não os abandonará. Frases que podem ser empregadas: *Suponho que seja muito duro para você ouvir isso.* *Você parece muito transtornado. Diga o que você está sentindo.* *Eu queria que as notícias fossem outras.* *Faremos tudo o que pudermos para ajudar você.*
S	Resumo e planejamento (*Summary*)	Coloque o paciente e a família a par dos próximos passos, incluindo novos exames e intervenções.	O que aumenta a ansiedade é o desconhecido e a incerteza. Recomende um esquema com objetivos e marcos. Exponha o seu raciocínio para que o paciente e/ou a família o aceitem (ou o rejeitem). Se o paciente e/ou a família não estão dispostos a discutir os próximos passos, agende uma visita de acompanhamento.

Fonte: Adaptado de R Buckman: *How to Break Bad News: A Guide for Health Care Professionals*. Baltimore, Johns Hopkins University Press, 1992.

I-50. **A resposta é E.** *(Cap. 10)* Aproximadamente 73% de todas as mortes ocorrem em indivíduos com > 65 anos de idade. A epidemiologia da mortalidade é semelhante na maioria dos países desenvolvidos; as doenças cardiovasculares e o câncer compõem as causas predominantes de morte, constituindo uma notável mudança desde 1900, quando a doença cardíaca causava cerca de 8% do total de mortes, e o câncer era responsável por < 4% de todas as mortes. Em 2010, o ano com os dados mais recentes disponíveis, a Aids não apareceu entre as 15 principais causas de morte, ocasionando apenas 8.369 mortes. Mesmo em pessoas com idade entre 35 e 44 anos, a doença cardíaca, o câncer, a doença hepática crônica e os acidentes causam mais mortes do que a Aids. Estima-se que, nos países desenvolvidos, cerca de 70% de todas as mortes sejam precedidas de uma doença ou condição, o que torna razoável pensar em planejar a morte em um futuro previsível. No decorrer das últimas décadas, nos Estados Unidos, ocorreu uma mudança significativa quanto ao local da morte, coincidindo com as preferências dos pacientes e suas famílias. Em 1980, quase 60% dos norte-americanos morreram internados em hospitais. Em 2000, essa tendência se inverteu, e cerca de 31% dos norte-americanos morreram em hospitais. Essa mudança foi mais drástica entre os que morreram de câncer e de DPOC, bem como para os indivíduos mais jovens ou muito idosos. Nessa última década, essa tendência foi associada ao uso frequente de cuidados paliativos em casas de apoio; em 2008, aproximadamente 39% de todas as pessoas falecidas nos Estados Unidos receberam esse tipo de assistência.

I-51. **A resposta é C.** *(Cap. 10)* A documentação para planejamento antecipado de assistência é um componente cada vez mais frequente da prática médica. Nos Estados Unidos, a partir de 2006,

48 estados e o Distrito de Colúmbia sancionaram uma legislação sobre o planejamento antecipado da assistência. Existem dois tipos gerais de documentação de planejamento antecipado de assistência: os testamentos em vida e a designação de um procurador para assistência médica (alternativa C). Embora esses dois documentos sejam frequentemente reunidos em um único documento, a designação de um procurador para assistência médica não é um dos principais componentes de um testamento em vida. O testamento em vida (ou diretrizes de instruções) descreve as preferências do paciente (alternativa A) sobre o tratamento em diferentes cenários (p. ex., se a condição é percebida como terminal). Esses documentos podem ser muito específicos para uma doença, como o câncer, mas também podem ser muito amplos no caso de indivíduos idosos que atualmente não apresentam doença terminal, mas que desejam especificar seus desejos quanto à assistência em caso de um problema de saúde inesperado. Exemplos desse conteúdo incluem declarações gerais sobre o desejo de receber tratamentos para manter a vida (alternativa D) e os valores que devem orientar as decisões sobre a assistência terminal (alternativa B).

I-52. **A resposta é C.** *(Cap. 10)* Um dos principais objetivos da medicina de cuidados paliativos é controlar a dor em pacientes com doenças terminais. Os levantamentos realizados verificaram que 36 a 90% dos indivíduos com câncer avançado apresentam dor substancial, e é necessário desenvolver um plano de tratamento individualizado para cada paciente. Para indivíduos com dor contínua, os analgésicos opioides devem ser administrados de modo regular e ininterrupto, com intervalo baseado na meia-vida do fármaco escolhido. As preparações de liberação prolongada são frequentemente usadas, em virtude de suas meias-vidas mais longas. Entretanto, não é apropriado iniciar imediatamente com uma preparação de liberação prolongada. Nesse cenário, a paciente foi tratada com analgesia controlada pelo paciente em infusão contínua durante 48 horas, de modo a determinar suas necessidades basais de opioides. A dose média diária necessária de morfina foi de 90 mg. Essa dose total deve ser administrada em doses fracionadas, duas ou três vezes ao dia (45 mg duas vezes ao dia ou 30 mg três vezes ao dia). Além disso, deve-se dispor de uma preparação de liberação imediata para administração em caso de dor súbita, intensa e inesperada. A dose recomendada da preparação de liberação imediata é de 20% da dose basal. No caso dessa paciente, a dose deve ser de 18 mg e pode ser administrada na forma de 15 ou 20 mg, quatro vezes ao dia, quando necessário.

I-53. **A resposta é D.** *(Cap. 10)* A depressão é difícil de ser identificada em indivíduos com doença terminal e, com frequência, é um sintoma que passa despercebido pelo médico, visto que muitos indivíduos acreditam que seja um componente normal da doença terminal. Além disso, os sintomas geralmente associados à depressão, como insônia e anorexia, também são observados com frequência na doença grave ou podem ocorrer como efeito colateral do tratamento. Embora cerca de 75% dos pacientes com doença terminal manifestem alguns sintomas depressivos, apenas 25% ou menos apresentam depressão maior. Quando se avalia a possibilidade de depressão em indivíduos com doença terminal, deve-se focar nos sintomas relacionados ao humor disfórico, incluindo desamparo, desesperança e anedonia. Não é apropriado não tomar nenhuma medida nessa situação quando se suspeita de depressão maior (alternativa A). A abordagem para o tratamento deve incluir terapias farmacológicas e não farmacológicas. A abordagem farmacológica para a depressão deve ser a mesma para pacientes com doença terminal do que para indivíduos sem doença terminal. Se um paciente tiver um prognóstico de vários meses ou mais, o tratamento preferido consiste em inibidores seletivos da recaptação de serotonina (fluoxetina, paroxetina) ou inibidores da recaptação de serotonina-norepinefrina (venlafaxina), em virtude de sua eficácia e perfil de efeitos colaterais. Todavia, esses medicamentos levam várias semanas para serem efetivos. Por conseguinte, iniciar com fluoxetina apenas (alternativa C) não constitui a conduta preferida. Em pacientes com depressão maior e fadiga ou sonolência induzida por opioides, é apropriado combinar um antidepressivo tradicional com um psicoestimulante (alternativa D). Os psicoestimulantes também estão indicados para pacientes com prognóstico sombrio e nos quais não se espera um tempo de sobrevida suficiente para obter os benefícios de um tratamento com antidepressivo tradicional. Dispõe-se de uma variedade de psicoestimulantes, incluindo metilfenidato, modafinila, dextroanfetamina ou pemolina. Como esse paciente apresenta um prognóstico de vários meses ou mais, não se recomenda o uso isolado de metilfenidato (alternativa E). Em virtude de seu perfil de efeitos colaterais, os antidepressivos tricíclicos (alternativa A) não são utilizados no tratamento da depressão de pacientes com doença terminal, a não ser que sejam usados como tratamento auxiliar para alívio da dor crônica.

I-54. **A resposta é E.** *(Cap. 10)* A suspensão da assistência é uma prática comum nas unidades de terapia intensiva. Mais de 90% dos pacientes norte-americanos morrem sem reanimação cardiopulmonar. Quando a família suspender a assistência, a equipe de médicos, enfermeiros e fisioterapeutas respiratórios precisam trabalhar em conjunto para assegurar que o processo de morte será confortável tanto para o paciente quanto para a família. Em geral, os pacientes recebem uma combinação de ansiolíticos e analgésicos opioides. Essas medicações também proporcionam alívio da dispneia no paciente terminal. Entretanto, esses fármacos têm pouco efeito sobre as secreções orofaríngeas (alternativa A). O acúmulo de secreções na orofaringe pode produzir agitação, respiração laboriosa e ruidosa, que foi denominada "estertores da morte". Isso pode causar muito sofrimento à família. O tratamento para as secreções orofaríngeas excessivas consiste principalmente em agentes anticolinérgicos, incluindo escopalamina por via transdérmica (alternativa E) ou por via intravenosa, atropina e glicopirrolato. Embora a colocação de uma cânula nasal ou orofaríngea (alternativa D) possa permitir um melhor acesso para a aspiração das secreções, podem ser intervenções desconfortáveis ou até mesmo dolorosas, que normalmente são desencorajadas em uma situação de cuidados paliativos. A N-acetilcisteína (alternativa B) pode ser utilizada como agente mucolítico para diluir as secreções respiratórias inferiores. A pilocarpina (alternativa C) é um estimulante colinérgico que aumenta a produção de saliva.

I-55. **A resposta é B.** *(Cap. 10)* É comum a ocorrência de dispneia debilitante em pacientes com doença pulmonar ou cardiopatia em fase terminal. Trata-se de um sintoma extremamente aflitivo, possivelmente pior do que a dor para muitos pacientes. Esse sintoma pode não se correlacionar com parâmetros objetivos, como Sao_2 ou $PaCo_2$. As causas potencialmente reversíveis ou tratáveis de dispneia incluem infecção, derrames pleurais, embolia pulmonar, edema pulmonar, asma e obliteração das vias aéreas por um tumor. Dependendo do diagnóstico e do prognóstico global, pode-se indicar uma terapia específica em alguns casos. Os opioides reduzem a sensibilidade do centro respiratório central e, com frequência, diminuem a sensação de dispneia. Em pacientes que não estejam recebendo opioides, a codeína constitui frequentemente uma primeira intervenção útil. Em pacientes que já estejam recebendo alguns opioides, pode-se utilizar a morfina ou outro opioide forte. Não existem dados que sustentem o uso da morfina nebulizada para a dispneia no final da vida. Na ausência de broncospasmo, o salbutamol pode agravar a dispneia por ser um estimulante respiratório. Os benzodiazepínicos podem ser úteis se houver ansiedade concomitante, porém não devem ser usados como único medicamento para o tratamento da dispneia. O uso de oxigênio é controverso em pacientes sem hipoxemia. Nessa paciente, cuja Sao_2 já está superior a 90% com tratamento atual, não existe nenhum benefício em aumentar a Fio_2.

I-56. **A resposta é A.** *(Cap. 10)* A eutanásia ativa voluntária é definida como a administração intencional de medicamentos ou a prática de outras intervenções destinadas a levar o paciente à morte com o seu consentimento esclarecido. A eutanásia é legal na Bélgica e na Holanda, mas não nos Estados Unidos. O suicídio assistido por médico é definido pelo fornecimento de medicamentos ou outro tipo de intervenção ao paciente por um médico, com a compreensão de que o paciente poderá usá-los para cometer suicídio. Essa prática está legalizada nos Estados de Montana, Oregon, Vermont e Washington. Menos de 10 a 20% dos pacientes com doença terminal consideram efetivamente, para si mesmos, a possibilidade de eutanásia e/ou suicídio assistido por médico. Na Holanda e no Oregon, > 70% dos pacientes que utilizam essas intervenções estão morrendo de câncer; no Oregon, em 2013, apenas 1,2% dos casos de suicídio assistido por médico envolveu pacientes com HIV/Aids e 7,2% envolveram pacientes com esclerose lateral amiotrófica. A dor não constitui uma motivação importante para a solicitação ou o interesse dos pacientes pela eutanásia e/ou suicídio assistido por médico. Menos de 25% de todos os pacientes no Oregon citam um controle inadequado da dor como razão para desejar o suicídio assistido por médico. A depressão, a desesperança e, mais intensamente, a preocupação sobre a perda da dignidade ou da autonomia ou o fato de se tornar um fardo para os familiares parecem constituir os principais fatores que motivam o desejo de eutanásia ou de suicídio assistido por médico. Mais de 75% dos pacientes citam a perda de autonomia ou da dignidade e a incapacidade de participar de atividades agradáveis como motivos para desejar o suicídio assistido por médico. Cerca de 40% citam o fato de serem um peso para a família.

I-57. **A resposta é D.** *(Cap. 11)* A Figura I-57 demonstra a idade mediana da população com o passar do tempo entre os continentes populosos. Atualmente, a população da Europa apresenta a maior idade mediana, seguida, de perto, pela Austrália e pela América do Norte. Entretanto, as populações da Ásia e da América do Sul estão envelhecendo rapidamente, e a previsão é que se aproximarão da idade mediana da América do Norte em meados do século atual. O segmento da população de crescimento mais rápido é constituído pelos "mais velhos", isto é, indivíduos com > 80 anos de idade; o Japão e a Itália são os dois países com as maiores porcentagens de indivíduos nessa categoria.

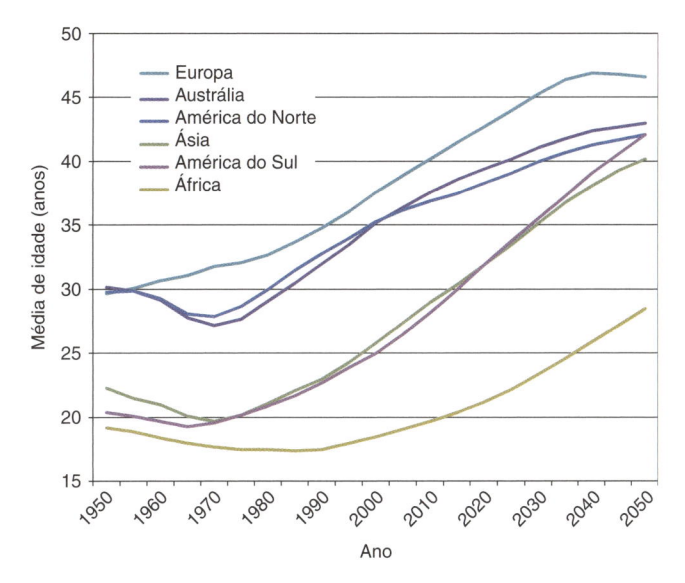

FIGURA I-57 De United Nations World Population Prospects: The 2008 Revision, http://www.un.org/esa/population/publications/wpp2008/wpp2008_highlights.pdf.

I-58.   **A resposta é A.** *(Cap. 11)* Os efeitos sistêmicos do envelhecimento são multidimensionais e contribuem de modo global para o conceito de fragilidade. A fragilidade é definida como uma síndrome fisiológica, caracterizada por uma redução da reserva e resistência diminuída a estressores. A fragilidade aumenta a vulnerabilidade do indivíduo a resultados adversos e à morte. Os quatro domínios reconhecidos são: composição corporal, discrepância entre demanda e utilização de energia, desregulação homeostática e neurodegeneração. As alterações na composição corporal caracterizam-se por uma perda progressiva da massa muscular magra após a terceira década de vida. A perda da massa muscular é maior nas fibras rápidas do que nas fibras lentas e está associada à perda da força muscular. A razão dessa perda não é conhecida, mas algumas pesquisas sugerem que a origem está na perda de neurônios motores. Concomitantemente com a perda da massa muscular, observa-se um aumento da massa de gordura, que começa na meia-idade. Entretanto, na fase tardia da vida, a massa de gordura começa novamente a diminuir (alternativa A). Isso reflete mudanças no peso corporal, que tende a aumentar até cerca de 65 a 70 anos nos homens e um pouco mais tarde nas mulheres, antes de declinar posteriormente na vida. A circunferência da cintura aumenta durante toda a vida, indicando o depósito contínuo de gordura nas vísceras. Os efeitos do envelhecimento sobre o equilíbrio entre a demanda e a utilização de energia refletem-se por diminuições no consumo máximo de oxigênio (alternativa C), bem como reduções progressivas na taxa metabólica de repouso (TMR). Embora a TMR decline com o envelhecimento, é preciso ter cautela na presença de doença aguda, quando pode ocorrer uma elevação substancial da TMR. Uma TMR elevada no contexto de doença aguda está associada a uma maior taxa de mortalidade. A homeostase geralmente é medida pela avaliação das vias de sinalização, que envolvem hormônios, mediadores inflamatórios e antioxidantes. A testosterona e os estrogênios diminuem com a idade, enquanto as citocinas inflamatórias, incluindo a proteína C-reativa e a interleucina 6 (alternativa B) aumentam. Além disso, há também evidências de estresse oxidativo e produção de espécies reativas de oxigênio com o envelhecimento. A neurodegeneração começa a se tornar mais evidente depois dos 60 anos de idade e é mais aparente em algumas áreas do cérebro do que em outras. O córtex pré-frontal lateral e o hipocampo (alternativa D) têm mais tendência a demonstrar evidências de atrofia em indivíduos com comprometimento cognitivo leve, enquanto o córtex visual primário é relativamente preservado. Além disso, exames de imagens funcionais podem revelar um comprometimento da coordenação entre áreas cerebrais responsáveis pelo funcionamento de ordem superior, com ativação mais difusa em lugar da atividade altamente localizada observada em indivíduos mais jovens.

I-59.   **A resposta é E.** *(Cap. 11)* O envelhecimento da população ocorre em diferentes taxas nas várias regiões geográficas do mundo. Durante o último século, a Europa, a Austrália e a América do Norte apresentam as populações com maiores proporções de indivíduos idosos, porém as populações da Ásia e da América do Sul estão envelhecendo rapidamente, e a estrutura populacional nesses continentes irá se assemelhar àquela de países "mais velhos" por volta de 2050. Entre os indivíduos mais idosos, os de idade mais avançada (aqueles com > 80 anos de idade) representam o segmento de crescimento mais rápido, e estima-se que o ritmo de envelhecimento da população se torne acelerado na maioria dos países nos próximos 50 anos. Não há evidências de que a taxa de envelhecimento da população esteja diminuindo. Como mostra a Figura I-59, a projeção é que, por volta de 2050, mais de 15% da população japonesa tenha mais de 80 anos de idade.

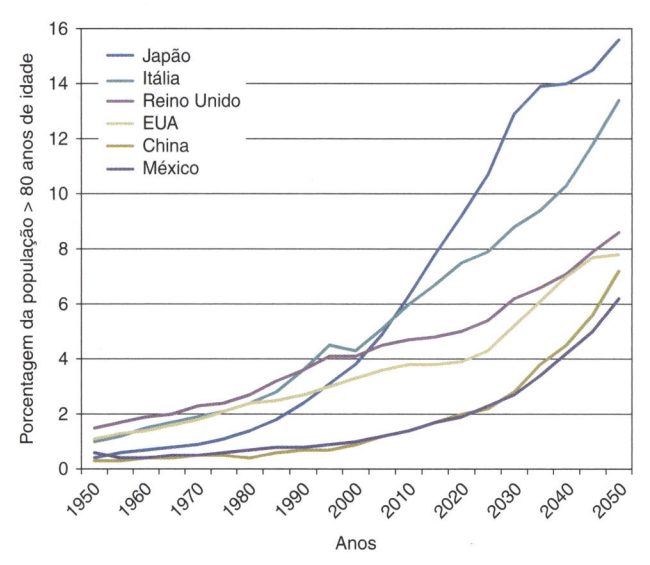

FIGURA I-59 De United Nations World Population Prospects: The 2008 Revision, http://www.un.org/esa/population/publications/wpp2008/wpp2008_highlights.pdf.

I-60. **A resposta é A.** *(Cap. 12e)* Nesses últimos anos, houve um interesse crescente tanto pela segurança quanto pela qualidade da assistência médica oferecida em todo o mundo. O Institute of Medicine sugeriu que a segurança constitui a primeira parte da qualidade, e que o sistema de cuidados de saúde precisa garantir que oferecerá uma assistência segura. A melhora da segurança e da qualidade na assistência médica depende da compreensão da frequência e dos tipos de eventos adversos que ocorrem no sistema de assistência médica. Um evento adverso é definido como uma lesão causada pelo cuidado médico, e não pela doença subjacente do paciente. Um dos maiores estudos que procurou quantificar os eventos adversos em pacientes internados foi o Harvard Medical Practice Study. Nesse estudo, os eventos adversos mais comuns consistiram em eventos adversos causados por fármacos, que ocorreram em 19% das hospitalizações. Outros eventos adversos comuns incluíram infecções de feridas (14%) e complicações técnicas relacionadas com procedimentos (13%). Entre os eventos não cirúrgicos, 37% foram eventos adversos causados por fármacos, 15% consistiram em erros diagnósticos, 14% foram problemas relacionados com tratamento, e 5% consistiram em quedas.

I-61. **A resposta é E.** *(Cap. 12e)* Avedis Donabedian, fundador do estudo da qualidade no cuidado de saúde nos Estados Unidos, sugeriu que a qualidade do cuidado de saúde pode ser estudada pelo exame das estruturas, processos e desfechos. A teoria da melhora contínua da qualidade sugere que as organizações devem avaliar de modo contínuo o cuidado que fornecem e fazer pequenas mudanças continuamente para melhorar seus processos isolados. Uma das ferramentas mais importantes e amplamente adotadas para ajudar a melhorar o desempenho do processo é o ciclo Planejar-Fazer-Verificar-Agir. Primeiro, efetua-se o planejamento, e identificam-se várias estratégias potenciais para melhora. Em seguida, essas estratégias são avaliadas em pequenos "testes de mudança". "Verificar" significa medir e certificar-se de que as estratégias fazem uma diferença, e, por fim, os resultados são, então, postos em prática.

I-62. **A resposta é B.** *(Cap. 13e)* Atualmente, a expectativa de vida média ao nascimento nos países mais ricos é de 74 anos, porém é de apenas 68 anos nos países de renda média e de 58 anos nos países de renda baixa. Inicialmente, essa diferença foi atribuída, em grande parte, à alta fertilidade e a taxas elevadas de mortalidade materna, infantil e de lactentes, bem como a doenças infecciosas e tropicais em populações principalmente rurais. Entretanto, os países de rendas baixa e média apresentam atualmente um aumento nas populações de adultos e idosos e mudanças no estilo de vida relacionadas com forças globais de urbanização. Em consequência, esses países estão se deparando com um novo conjunto de desafios para a saúde, caracterizados por doenças crônicas e aglomeração ambiental. A maioria das mortes relacionadas ao uso de tabaco no mundo inteiro ocorre atualmente em países de rendas média e baixa; o risco de uma criança morrer por acidente de trânsito na África é mais que o dobro em comparação com a Europa. Por conseguinte, as projeções são as de que os acidentes automobilísticos, os cânceres, as doenças cardiovasculares e as lesões intencionais causem um aumento na carga de doença em países de rendas média e baixa entre 2004 e 2030, havendo um declínio apenas na taxa de mortalidade por doença infecciosa. Dessas categorias, estima-se que a doença cardiovascular seja responsável pela maioria das mortes no ano de 2030.

I-63.   **A resposta é A.** *(Cap. 13e)* A OMS observou que esses quatro grupos refletem: a evidência do que é necessário para uma resposta efetiva aos desafios atuais da assistência médica; os valores de igualdade, solidariedade e justiça social; e as expectativas crescentes da população nas sociedades modernas. As reformas na cobertura universal asseguram que os sistemas de saúde contribuirão para a igualdade na saúde e o término da exclusão, com mudança para o acesso universal e proteção da saúde social. As reformas na oferta de serviços visam tornar os sistemas de saúde mais centrados nas pessoas. As reformas na liderança visam tornar mais confiáveis as autoridades da saúde. As reformas nas políticas públicas têm por objetivo promover a saúde das comunidades. O desenvolvimento de fármacos não foi ressaltado nesse relatório como uma área para reforma.

I-64.   **A resposta é A.** *(Cap. 14e)* Vários estudos mostraram que quase 40% dos norte-americanos utilizam pelo menos uma forma de medicina complementar e alternativa (MCA). De acordo com o National Health Interview Survey, os suplementos dietéticos não vitamínicos e não minerais constituem a forma mais prevalente de MCA usada por 18% dos norte-americanos. Em 1994, a DSHEA conferiu à FDA a autoridade para regulamentar o uso de suplementos alimentares; os produtos homeopáticos antecedem essas regulamentações e são vendidos sem exigência de ter sua eficácia comprovada. Os fornecedores de suplementos alimentares não podem alegar que seus produtos podem prevenir ou curar doenças sem evidências, mas podem alegar que seus produtos podem manter a estrutura e a função normais dos sistemas orgânicos. A Federal Trade Commission, e não a FDA, tem sido a autoridade que regulamenta a propaganda e o *marketing* dos suplementos alimentares. Por exemplo, os regulamentos da DSHEA levaram à proibição de produtos contendo *efedra*, como *ma huang*.

I-65.   **A resposta é D.** *(Cap. 15e)* O termo *risco moral* provém da literatura atuarial e refere-se originalmente aos incentivos mais fracos de um indivíduo assegurado para evitar a perda contra qual está sendo segurado. No contexto dos planos de saúde, o *risco moral* refere-se, classicamente, a incentivos potencialmente reduzidos para a prevenção de doenças; porém isso, em geral, não é considerado um grande problema (as pessoas possuem outros incentivos para permanecer saudáveis e sem doenças). O *risco moral* tipicamente refere-se aos incentivos para que pessoas bem asseguradas utilizem mais serviços médicos. No RAND Health Insurance Experiment, as famílias foram randomizadas para valores variáveis de copagamentos/cosseguro, e as famílias com seguro completo usaram 40% mais serviços em um ano em comparação com as famílias com seguro catastrófico. Entretanto, não houve nenhuma diferença nos desfechos entre os grupos. A alternativa A é a definição de *falha de mercado*; a alternativa B é a definição de *capitação*; a alternativa C é a definição de *economia positiva*; e a alternativa E é a definição de *preços administrados*.

I-66.   **A resposta é E.** *(Cap. 16e)* Os pacientes de grupos minoritários apresentam desfechos de saúde mais precários no caso de distúrbios evitáveis e tratáveis, como doença cardiovascular, asma, diabetes, câncer e HIV/Aids. As causas dessas diferenças são multifatoriais e incluem determinantes sociais (como nível socioeconômico mais baixo, moradia inadequada e racismo) e acesso à assistência médica (o que frequentemente leva à ocorrência de doença mais grave antes de procurar assistência). Entretanto, existem também diferenças raciais claramente descritas na qualidade da assistência quando os pacientes entram no sistema de assistência médica. A eliminação dessas diferenças exigirá mudanças sistemáticas nos fatores do sistema de saúde, fatores em nível de prestador e de paciente.

I-67.   **A resposta é A.** *(Cap. 17e)* Os princípios éticos podem servir como diretrizes gerais para ajudar os médicos a determinar a coisa certa a ser feita. O respeito ao paciente e a atuação de forma justa são dois princípios éticos fundamentais. Os princípios de respeito ao paciente incluem a obtenção do consentimento informado, a prevenção da mentira, a manutenção da confidencialidade, os cuidados de pacientes que não têm capacidade de tomar decisão e a atuação no melhor interesse do paciente. Determinar se um paciente tem a capacidade de tomar decisão pode representar um desafio para o médico. Os padrões legais variam entre jurisdições; todavia, em geral, incluem os quatro critérios listados nas alternativas B, C, D e E, conforme originalmente elucidado por Grisso e Appelbaum no *New England Journal of Medicine*. A simples orientação de um paciente para pessoa, lugar e tempo não é adequada para estabelecer a capacidade de tomada de decisão.

I-68. **A resposta é B.** *(Cap. 90e)* Existe um grande entusiasmo pelo futuro das células-tronco na reversão da doença orgânica, no reparo de lesões ou na substituição de células disfuncionais. Entretanto, até o momento presente, poucos estudos clínicos demonstraram algum benefício, e, entre as alternativas apresentadas, apenas foi demonstrado um benefício na cardiopatia isquêmica. Estudos recentes demonstraram que o coração tem a capacidade de um baixo nível de regeneração dos cardiomiócitos. Essa regeneração parece ser feita por células-tronco cardíacas residentes no coração e, possivelmente, também por células originadas na medula óssea. Estudos preliminares sugeriram que as células-tronco podem ter o potencial de enxerto e de gerar cardiomiócitos. Entretanto, a maioria dos pesquisadores observou que a geração de novos cardiomiócitos por essas células é, quando muito, um evento raro e que a sobrevivência do enxerto é precária em longo prazo. As evidências preponderantes sugerem que os efeitos benéficos observados na maioria dos tratamentos experimentais não ocorreram em consequência da geração direta de cardiomiócitos por células-tronco, mas, sim, pelos efeitos indiretos dessas células-tronco sobre as células residentes. Ainda não está bem esclarecido se esses efeitos refletem a liberação de fatores tróficos solúveis, a indução de angiogênese, a liberação de citocinas anti-inflamatórias ou outro mecanismo. Diversos estudos utilizando células-tronco demonstraram uma pequena melhora, porém mensurável, da função cardíaca e, em alguns casos, uma redução no tamanho do infarto. Foi relatado que tanto as células-tronco mesenquimais (MSCs) quanto as células-tronco neurais possuem a capacidade de gerar células produtoras de insulina, porém não há evidências convincentes de que essas células possam ter utilidade clínica no diabetes tipo 1 ou tipo 2; existem, contudo, ensaios clínicos em andamento. Para a doença de Parkinson, dois ensaios clínicos de transplante de substância negra fetal não alcançaram desfecho primário esperado e foram complicados pelo desenvolvimento de discinesia. As células-tronco embrionárias (ES) e as MSCs podem facilitar a remielinização após lesão experimental da medula espinal (LME). Em vários países, foram iniciados ensaios clínicos com MSCs para tratamento desse distúrbio; a LME foi a primeira doença-alvo para uso clínico de células ES. Entretanto, o ensaio clínico com células ES para LME foi interrompido precocemente por razões não médicas. Atualmente, nenhuma população transplantada de células-tronco mostrou ter a capacidade de gerar neurônios capazes de estender axônios a longas distâncias para formar conexões sinápticas (necessárias para a substituição dos neurônios motores superiores na esclerose lateral amiotrófica [ELA], no acidente vascular encefálico ou em outros distúrbios). Embora uma série de estudos conduzidos em humanos e em animais tenha sugerido que as células-tronco transplantadas podem gerar hepatócitos, a fusão das células transplantadas com células hepáticas endógenas, dando a impressão errônea de novos hepatócitos, parece constituir o evento subjacente na maioria das circunstâncias. Existem ensaios clínicos em andamento sobre células-tronco na cirrose.

I-69. **A resposta é B.** *(Cap. 95e)* Os carboidratos, as proteínas e as gorduras contribuem como as principais fontes de nutrientes na dieta. Os carboidratos constituem a maior fonte de calorias e nutrientes na dieta. Pelo menos 45 a 55% das calorias totais de um indivíduo derivam de carboidratos. A segunda maior fonte de calorias na dieta é constituída pelas gorduras. Embora se tenha recomendado que a gordura não deva exceder mais de 30% das calorias, a dieta norte-americana típica consiste em cerca de 34% de gordura. As proteínas contribuem com 10 a 15% da ingestão calórica diária. Por fim, embora o álcool possa contribuir com as calorias da dieta de uma pessoa, ele não fornece nenhum nutriente.

I-70. **A resposta é D.** *(Cap. 95e)* Esse indivíduo apresenta um nível normal de vitamina D e, portanto, é improvável que tenha uma ingestão oral inadequada. Desde o início da década de 1990, os melhores valores de referência para estimar a ingestão apropriada de nutrientes são as DRIs. As DRIs incluem a necessidade média estimada, a ingestão adequada, a RDA e o nível superior tolerável, em lugar de uma única medida de ingestão, como a RDA. A RDA é insatisfatória como critério para determinar a adequação nutricional de qualquer indivíduo. Por definição, a RDA serve para identificar indivíduos que necessitam da ingestão de um nutriente que, estatisticamente, deve ser superior a dois desvios-padrão acima da ingestão média estimada. Evidentemente, portanto, que a maioria dos indivíduos cuja ingestão cai abaixo da RDA está obtendo uma ingestão nutricional adequada.

I-71. **A resposta é D.** *(Cap. 96e)* Esse paciente está manifestando sintomas de deficiência de tiamina. Nos países desenvolvidos, as causas mais comuns de deficiência de tiamina são o alcoolismo e as doenças crônicas, como o câncer. O álcool interfere diretamente na absorção de tiamina, bem como na síntese de pirofosfato de tiamina. Além disso, o álcool aumenta a excreção de tiamina na urina. Ademais, os alcoolistas crônicos apresentam, em sua maioria, uma baixa ingestão dietética de tiamina. A deficiência crônica de tiamina manifesta-se na forma de beribéri, que é classicamente descrito como "úmido" ou "seco", dependendo da presença de sintomas significativos de insuficiência cardíaca. Entretanto, observa-se frequentemente uma sobreposição entre as síndromes de beribéri "úmido" e "seco". Ambas as formas da doença frequentemente apresentam parestesias e dor neuropática. Os sintomas do beribéri úmido consistem em sintomas de insuficiência cardíaca de alto débito com taquicardia, cardiomegalia e edema periférico. Os sintomas de beribéri seco são geralmente os de neuropatia motora e sensorial, acometendo predominantemente as pernas. Os pacientes alcoolistas também demonstram efeitos sobre o sistema nervoso central. Em sua forma aguda, pode consistir em nistagmo horizontal, oftalmoplegia, ataxia cerebelar e comprometimento mental. Essa constelação de achados é conhecida como encefalopatia de Wernicke. Quando há perda de memória adicional e psicose confabulatória, como no caso desse paciente, a síndrome é denominada síndrome de Wernicke Korsakoff. A reidratação com soluções contendo glicose sem repleção de tiamina pode precipitar um agravamento agudo da deficiência de tiamina com acidose láctica e coma, e isso deve ser cuidadosamente evitado. Nesse paciente, os líquidos IV com glicose devem ser suspensos até iniciar a repleção de tiamina. A tiamina deve ser administrada por via intravenosa, em uma dose de 200 mg, três vezes ao dia, até que não haja melhora adicional dos sintomas agudos; em seguida, deve-se continuar com tiamina oral em longo prazo, em uma dose diária de 10 mg, até que a recuperação seja completa. Nos casos de síndrome de Wernicke-Korsakoff, é comum haver perda de memória de longo prazo.

I-72.   **A resposta é C.** *(Cap. 96e)* A toxicidade aguda da vitamina A pode ocorrer com uma grande ingestão de suplementos de vitamina A e foi observada, historicamente, em exploradores do Ártico que consumiam fígado de urso polar. A toxicidade aguda manifesta-se na forma de pressão intracraniana aumentada, diplopia, vertigem, convulsões e dermatite esfoliativa. Pode ocorrer morte. A ingestão crônica de doses mais altas do que as doses diárias recomendadas (15 mg/dia em adultos ou 6 mg/dia em crianças) pode levar a sintomas de intoxicação crônica. A vitamina A é geralmente expressa em unidades internacionais ou UI. A dose diária recomendada mais alta em UI para adultos é de 10.000 UI por dia. Os sintomas de toxicidade crônica da vitamina A podem ser variados e incluem pele seca, queilose, glossite, vômitos, alopecia, desmineralização e dor óssea, hipercalcemia, aumento dos linfonodos, hiperlipidemia, amenorreia e aumento da pressão intracraniana com pseudotumor cerebral. Pode ocorrer também fibrose hepática com hipertensão portal. O excesso de vitamina A durante a gravidez pode resultar em aborto espontâneo e malformações congênitas, incluindo anormalidades craniofaciais e doença cardíaca valvar. Foram administradas doses elevadas de carotenoides em um ensaio clínico de quimioprevenção para fumantes, e, naqueles que foram tratados com carotenoides, foi constatada uma maior incidência de câncer de pulmão. Entretanto, a vitamina A não demonstrou causar câncer de pulmão em não fumantes. A carotenemia é uma condição associada a uma cor amarelada da pele, mas não das escleras. Essa condição está associada à ingestão de > 30 mg de β-caroteno diariamente por um período de tempo prolongado. O β-caroteno é um composto orgânico encontrado em plantas e frutos e é um precursor da vitamina A. Não deve ser encontrado no suplemento dessa paciente, e, portanto, ela não corre risco de carotenemia em consequência do uso excessivo de suplementos de vitamina A.

I-73.   **A resposta é B.** *(Cap. 96e)* A niacina (vitamina B_3) apresenta alta biodisponibilidade nos feijões, no leite, na carne e nos ovos. Embora a biodisponibilidade nos cereais seja mais baixa, a maior parte da farinha de trigo é enriquecida com niacina "livre"; por esse motivo, sua deficiência é rara nas dietas ocidentais. A deficiência de niacina pode ser observada em indivíduos cuja dieta é à base de milho em algumas partes da China, África e Índia; em indivíduos com alcoolismo; e em pacientes com defeitos genéticos que limitam a absorção do triptofano. Além disso, os pacientes com síndrome carcinoide correm risco aumentado de deficiência de niacina, devido à conversão aumentada do triptofano em serotonina. Clinicamente, a síndrome de deficiência de niacina é conhecida como pelagra. Os sintomas iniciais da deficiência de niacina consistem em perda de apetite, fraqueza generalizada, dor abdominal e vômitos. A glossite é característica da pelagra, com língua vermelho-viva. A pelagra também apresenta muitas manifestações dermatológicas, incluindo um exantema cutâneo característico, que ocorre nas áreas expostas ao sol. O exantema é descamativo e eritematoso. Com frequência, forma um colar ao redor do pescoço, conhecido como colar de Casal. Os quatro *Ds* da deficiência de niacina – diarreia, dermatite, demência e morte (*death*) – são apenas observados nos casos mais graves.

I-74.   **A resposta é E.** *(Cap. 96e)* A vitamina A, também conhecida como retinol, é uma vitamina lipossolúvel, cujos metabólitos biologicamente ativos, o retinaldeído e o ácido retinoico, são importantes para uma boa saúde. Em seu conjunto, essas moléculas são denominadas retinoides e são importantes para a visão normal, o crescimento e a diferenciação das células e a imunidade. A vitamina A é encontrada no estado pré-formado no fígado, nos peixes e nos ovos e, com frequência, é consumida na forma de carotenoides nas frutas e vegetais verde-escuros e intensamente coloridos. Nos países em desenvolvimento, a deficiência crônica de vitamina A é endêmica em muitas regiões e constitui a causa mais comum de cegueira prevenível. Nos estágios mais leves, a deficiência de vitamina A provoca cegueira noturna e xerose conjuntival. Isso pode evoluir para a ceratomalacia e cegueira. Entretanto, tendo em vista as amplas funções biológicas da vitamina A, sua deficiência em qualquer estágio aumenta o risco de mortalidade por diarreia, disenteria, sarampo, malária e doença respiratória. Foi demonstrado que a suplementação de vitamina A diminui a mortalidade infantil em 23 a 34%. Cerca de 10% das mulheres grávidas em estado de desnutrição desenvolvem cegueira noturna nos últimos trimestres de gestação; a deficiência de vitamina A durante a gravidez está associada a um risco aumentado de infecção e morte maternas.

I-75. **A resposta é D.** *(Cap. 96e)* Esse paciente apresenta sangramento gengival e o exantema hemorrágico perifolicular clássico do escorbuto (deficiência de vitamina C). Nos Estados Unidos, o escorbuto é uma doença primariamente de alcoolistas e de indivíduos idosos que consomem < 10 mg/dia de vitamina C. Outros indivíduos com risco da doença são os indivíduos pobres e aqueles que consomem dietas macrobióticas, que são ricas em grãos e frutos do mar, mas que evitam frutas cítricas. Além dos sintomas inespecíficos de fadiga, esses pacientes também apresentam uma capacidade reduzida de formação de tecido conectivo maduro e podem sofrer sangramento em vários locais, incluindo articulações, pele e gengiva. Um valor normal de INR descarta a possibilidade de deficiência de vitamina K sintomática. As deficiências de tiamina, niacina e folato também são observadas em pacientes com alcoolismo. A deficiência de tiamina pode causar neuropatia periférica (beribéri), insuficiência cardíaca de alto débito, ataxia e comprometimento da memória. A deficiência de folato provoca anemia macrocítica e trombocitopenia. A deficiência de niacina causa pelagra, que se caracteriza por glossite e exantema pigmentando descamativo, que pode ser particularmente evidente nas áreas expostas ao sol.

I-76. **A resposta é E.** *(Cap. 97)* Essa paciente apresenta evidências de desnutrição crônica relacionada com ao jejum prolongado, mais provavelmente associada a anorexia nervosa. A desnutrição relacionada com o jejum prolongado, que ocorre sem qualquer evidência de inflamação sistêmica, é também conhecida como marasmo e desenvolve-se ao longo de vários meses ou anos, em consequência de uma redução prolongada no aporte de energia e proteína. A paciente apresenta uma aparência desnutrida, com IMC baixo (< 18,5 kg/m²). O diagnóstico baseia-se na diminuição da espessura das dobras cutâneas, que reflete a perda das reservas de gordura, e na menor circunferência do braço, demonstrando desgaste dos músculos. Além disso, é também comum observar um desgaste dos músculos temporais e interósseos. Os achados laboratoriais de rotina não estão notavelmente anormais. O nível de albumina pode estar baixo, porém tipicamente não é inferior a 2,8 g/dL. Entretanto, apesar do aspecto mórbido, a imunocompetência e a cicatrização de feridas estão preservadas. Como se trata de um processo crônico e razoavelmente bem adaptado, o tratamento deve ser planejado com um nutricionista, de modo a permitir um retorno gradual ao peso corporal normal. O suporte nutricional muito agressivo pode levar a desequilíbrios metabólicos potencialmente fatais. Quando ocorre, a mortalidade na anorexia nervosa está geralmente mais relacionada a complicações da doença e raramente é causada pela própria desnutrição. Com efeito, o suicídio constitui uma causa mais comum de morte do que a desnutrição. Em certos processos, como câncer ou doença pulmonar obstrutiva crônica, pode ocorrer uma perda semelhante de gordura e de proteína na presença de inflamação sistêmica, resultando em aspecto desnutrido. Esse processo é conhecido como caquexia. Os critérios diagnósticos são semelhantes com relação à espessura das dobras cutâneas e circunferência do braço. Entretanto, devido à inflamação sistêmica concomitante, os indivíduos com caquexia têm mais tendência a apresentar níveis mais baixos de albumina e podem estar imunocomprometidos.

I-77. **A resposta é C.** *(Cap. 97)* O *kwashiorkor* é o termo usado para descrever uma desnutrição relacionada com doenças ou lesões agudas. Nos países desenvolvidos, as causas mais comuns de *kwashiorkor* consistem em traumatismo e sepse. Do ponto de vista fisiopatológico, o corpo apresenta necessidades aumentadas de proteína e energia nessas situações. Entretanto, o aporte frequentemente está reduzido ou ausente por períodos prolongados de tempo. Os sinais de *kwashiorkor* podem surgir dentro de um período curto, de apenas duas semanas. O índice de massa corporal é um preditor inadequado e, com frequência, está normal. A perda aguda de peso é frequentemente mascarada pelo desenvolvimento de edema. Os sinais comuns consistem em facilidade para arrancar os cabelos, rompimento da pele e cicatrização precária de feridas. Ao exame laboratorial, observa-se uma redução acentuada dos níveis séricos de proteína, incluindo albumina < 2,8 g/dL, transferrina < 150 mg/dL e capacidade total de ligação do ferro < 200 µg/dL. A imunidade celular está deprimida, com baixas contagens de linfócitos e anergia. A presença de *kwashiorkor* está associada a um prognóstico sombrio e a uma alta taxa de mortalidade em consequência da condição clínica subjacente. As feridas cirúrgicas apresentam cicatrização precária e, com frequência, deiscência. Há um risco aumentado de formação de úlceras de decúbito. Indica-se o suporte nutricional agressivo. Em geral, o uso de nutrição enteral pode ser difícil e estar contraindicado nesta paciente, devido aos problemas cirúrgicos. Os pacientes com *kwashiorkor* frequentemente apresentam gastroparesia com alimentação enteral e também correm risco aumentado de sangramento gastrintestinal em consequência de úlceras por estresse.

I-78. **A resposta é A.** *(Cap. 97)* Vários fatores podem ajudar a identificar um indivíduo que corre alto risco de depleção nutricional com a sua internação hospitalar. O primeiro fator a considerar é o IMC e a perda de peso recente. Um paciente abaixo do peso (IMC < 18,5 kg/m²) ou que recentemente teve uma perda de mais de 10% de peso corporal apresenta um risco nutricional aumentado. Outras categorias gerais que aumentam o risco nutricional incluem aporte deficiente, perdas excessivas de nutrientes, estados hipermetabólicos, alcoolismo ou medicamentos que aumentam as necessidades metabólicas. A baixa ingestão oral pode estar relacionada com anorexia atual, evitação de alimentos ou NPO de mais de cinco dias, entre outros fatores. Exemplos de perda excessiva de nutrientes incluem síndromes de má absorção, fístulas entéricas, drenagem de feridas ou diálise. Os estados hipermetabólicos comuns consistem em traumatismo, queimaduras, sepse e doença febril prolongada. A paciente com anorexia em remissão e IMC normal estaria menos provavelmente entre esses casos que apresentam risco nutricional excessivo.

I-79. **A resposta é B.** *(Cap. 97)* O gasto energético basal (GEB) de um paciente pode ser calculado pela equação de Harris-Benedict. Os fatores que são utilizados para determinar o GEB são a idade, o sexo, a altura e o peso. O GEB para pacientes internados é, em seguida, ajustado por um fator de 1,1 a 1,4, dependendo da gravidade da doença, sendo os valores mais altos usados para pacientes internados com estresse pronunciado, como traumatismo ou sepse grave. O GEB serve apenas como estimativa. Se for importante obter um cálculo exato do gasto energético, pode-se efetuar a calorimetria indireta. As necessidades proteicas também podem ser calculadas de modo mais definitivo pelo uso da ureia urinária como estimativa do catabolismo proteico.

I-80. **A resposta é E.** *(Cap. 98e)* Esse paciente deve ter pelo menos uma resposta sistêmica moderada à inflamação, conforme esperado no período pós-operatório. Nessa situação, o indivíduo beneficia-se de uma alimentação adequada 5 a 7 dias do pós-operatório. A escolha do suporte nutricional apropriado deve considerar a evolução clínica global do paciente. Em geral, prefere-se a via enteral para promover a saúde contínua e a função de barreira imunológica do intestino, contanto que não haja nenhuma contraindicação. A nutrição parenteral isolada geralmente está indicada apenas para íleo prolongado, obstrução ou pancreatite hemorrágica. Como esse paciente apresenta sons intestinais e evidências de débito na ileostomia, não está apresentando íleo atualmente. Por conseguinte, deve-se utilizar a nutrição enteral. Tendo em vista o *delirium* e o risco de aspiração, não se deve iniciar uma dieta oral, e o uso de sonda nasogástrica também está associado a um maior risco de aspiração. O método preferido de alimentação seria o uso de uma sonda para alimentação nasojejunal inserida após o ligamento de Treitz.

I-81. **A resposta é D.** *(Cap. 98e)* Quando possível, pelo menos parte do suporte nutricional administrado a um paciente em estado crítico deve estar na forma de nutrição enteral. O uso da via enteral é particularmente importante para manter a saúde global do trato gastrintestinal. Cerca de 70% dos nutrientes utilizados pelo intestino e seus órgãos digestivos associados provêm diretamente do alimento presente no lúmen intestinal. Além disso, a nutrição enteral é importante para manter a função imunológica do intestino, visto que ela estimula a secreção de IgA e dos hormônios para promover a atividade trófica do intestino. Além disso, a nutrição enteral melhora o fluxo sanguíneo esplâncnico e estimula a atividade neuronal, impedindo a ocorrência de isquemia e íleo.

I-82. **A resposta é C.** *(Cap. 98e)* É importante entender os limiares do IMC que indicam desnutrição. O IMC normal situa-se entre 20 e 25 kg/m², e um paciente é considerado abaixo do peso com desnutrição provavelmente moderada com um IMC de 18,5 kg/m². Espera-se uma desnutrição grave com um IMC de < 16 kg/m². Nos homens, um IMC de < 13 kg/m² é letal, ao passo que, nas mulheres, o IMC letal é < 11 kg/m².

I-83. **A resposta é E.** *(Cap. 98e)* Os dois problemas mais comuns relacionados ao uso da NP consistem na retenção hídrica e na hiperglicemia. A retenção hídrica é maior do que o esperado pelo volume de NP e está ligada à hiperglicemia. A glicose fornecida pela NP é hipertônica e estimula uma maior secreção de insulina do que a gerada por uma refeição. A própria insulina possui propriedades antinatriuréticas e antidiuréticas que exacerbam a retenção de líquido e de sódio. As estratégias para minimizar a retenção hídrica e de sódio incluem fornecer tanto glicose quanto gordura como fontes de energia e limitar o aporte de sódio para menos de 40 mEq ao dia. Além disso, a glicose deve ser inicialmente fornecida em uma dose de 200 g ao dia ou menos, e deve-se acrescentar insulina regular à fórmula de NP. Além de fornecer insulina na fórmula de NP, deve-se administrar insulina subcutânea adicional com base em um esquema variável a cada 6 horas, acrescentando à formula de NP do dia seguinte dois terços da dose total durante um período de 24 horas. Nos casos mais graves, deve-se utilizar um suporte de insulina intensivo com infusão separada de insulina. Se o paciente tiver diabetes melito insulinodependente diagnosticado, a dose de insulina necessária é normalmente 2 vezes a dose ambulatorial.

I-84. **A resposta é D.** *(Cap. 261e)* O uso de agentes microbianos como armas biológicas data do século VI a.C., quando os suprimentos de água eram envenenados com *Claviceps purpurea* pelos assírios. Nos dias atuais, a ciência, que frequentemente tem sido patrocinada por órgãos governamentais, descobriu novos métodos para ampliar e disseminar as armas biológicas microbianas. O bioterrorismo deve ser diferenciado da guerra biológica. Embora o bioterrorismo tenha o potencial de levar a milhares de mortes quando usado em larga escala, o principal impacto é o medo e o terror gerados pelo ataque. Entretanto, a guerra biológica visa especificamente à destruição em massa e procura enfraquecer o inimigo. O Working Group for Civilian Biodefense delineou as características fundamentais dos agentes que constituem as armas biológicas mais efetivas. Essas 10 características são as seguintes:

1. Taxas elevadas de morbidade e de mortalidade
2. Potencial de disseminação interpessoal
3. Baixa dose infectante e agente altamente infeccioso por aerossol
4. Falta de exame diagnóstico rápido
5. Falta de vacinas efetivas universalmente disponíveis
6. Potencial de provocar ansiedade
7. Disponibilidade do patógeno e facilidade de produção
8. Estabilidade ambiental
9. Banco de dados sobre pesquisa e desenvolvimento anteriores
10. Potencial de ser usado como arma

A falta de tratamento efetivo e disponível não constitui uma das características de uma arma biológica efetiva. *Bacillus anthracis* é o agente etiológico do antraz, um dos protótipos das armas biológicas microbianas; todavia muitos antibióticos possuem eficácia contra o antraz e podem salvar vidas quando administrados precocemente.

I-85. **A resposta é B.** *(Cap. 261e) Yersinia pestis* é um bacilo Gram-negativo, que provoca a peste e que tem sido uma das armas biológicas mais amplamente utilizadas ao longo dos séculos. Embora careça de estabilidade ambiental, *Y. pestis* é altamente contagiosa e apresenta uma taxa elevada de mortalidade, tornando-a um agente efetivo de bioterrorismo. Existem duas síndromes principais causadas por *Y. pestis* que refletem o modo de infecção. Esses pacientes apresentaram sintomas típicos de peste bubônica, que ainda ocorre amplamente na natureza. Nos Estados Unidos, a área com maior número de casos de peste bubônica de ocorrência natural é o sudoeste, onde a transmissão ocorre pelo contato com animais ou pulgas infectados. No caso desses pacientes, animais ou pulgas infectados estavam presentes na população concentrada em um acampamento de imigrantes com condições sanitárias precárias. Após a picada de um indivíduo por um vetor infectado, as bactérias percorrem os canais linfáticos até os linfonodos regionais, onde são fagocitadas, porém não destruídas. Em seguida, os microrganismos podem multiplicar-se dentro das células, resultando em inflamação, linfonodos dolorosos e acentuadamente aumentados e febre. Os linfonodos acometidos podem sofrer necrose e caracteristicamente são denominados bubões. A infecção pode evoluir para sepse grave e morte. A taxa de mortalidade da peste bubônica tratada é de 1 a 15% e, nos casos não tratados, alcança 40 a 60%. Se *Y. pestis* fosse usada como agente de bioterrorismo, seria aerossolizada em uma grande área, e os indivíduos acometidos apresentariam principalmente peste pneumônica. A peste pneumônica manifesta-se com febre, tosse, hemoptise e sintomas gastrintestinais, que ocorrem dentro de 1 a 6 dias após a exposição. Sem tratamento, a peste pneumônica apresenta uma taxa de mortalidade de 85%, e a morte ocorre rapidamente em 2 a 6 dias. O tratamento da infecção por *Y. pestis* pode incluir aminoglicosídeos ou doxiciclina.

I-86. **A resposta é D.** *(Cap. 261e)* Em caso de ataque de bioterrorismo, a toxina botulínica tem mais probabilidade de ser dispersa por aerossol ou por contaminação do suprimento de alimentos. A contaminação do abastecimento de água é possível, porém não representa uma via ideal para bioterrorismo. A toxina botulínica é inativada pelo cloro, que é usado em muitos reservatórios de água para purificação. Além disso, o aquecimento de qualquer alimento ou da água em temperatura > 85°C por mais de 5 minutos inativa a toxina. Por fim, existe uma taxa de decomposição ambiental de 1% por minuto. Desse modo, o intervalo de tempo entre a liberação e a ingestão da toxina precisa ser muito curto, o que seria difícil com o abastecimento de água de toda uma cidade.

I-87. **A resposta é B.** *(Cap. 261e)* O antraz é causado pelo *Bacillus anthracis*, um bacilo Gram-positivo formador de esporos. Os esporos do antraz podem ser o protótipo de doença de bioterrorismo. Embora não seja disseminado de modo interpessoal, o antraz respiratório apresenta uma taxa elevada de mortalidade e baixa dose infectante (cinco esporos), podendo ser amplamente disseminado por aerossóis após bioengenharia. A produção e o armazenamento de esporos do antraz estão bem documentados como arma biológica potencial. Em 2001, os Estados Unidos foram expostos aos esporos do antraz disseminados na forma de pó em cartas. De 11 pacientes com antraz respiratório, 5 morreram. Todos os 11 pacientes com antraz cutâneo sobreviveram. Como os esporos do antraz podem permanecer dormentes no trato respiratório por um período de seis semanas, o período de incubação pode ser muito longo, e recomenda-se a administração de antibióticos pós-exposição durante 60 dias. Existem ensaios clínicos em andamento para uma vacina recombinante.

I-88. **A resposta é D.** *(Cap. 261e)* As três principais formas clínicas de antraz são o antraz gastrintestinal (GI), cutâneo e respiratório. O antraz GI resulta da ingestão de carne contaminada e tem pouca probabilidade de ser usado como arma biológica. O antraz cutâneo resulta do contato com esporos, com formação de escara negra. O antraz cutâneo tinha uma taxa de mortalidade de 20% antes da disponibilidade de antibióticos. O antraz respiratório normalmente constitui a forma mais temida e é a arma biológica mais provável. Os esporos são fagocitados por macrófagos alveolares e transportados até o mediastino. A germinação subsequente, a elaboração de toxina e a disseminação hematogênica causam choque séptico. Um achado característico nas radiografias consiste em alargamento do mediastino e derrame pleural. A administração imediata de antibióticos é fundamental, visto que a taxa de mortalidade tende a alcançar 100% sem tratamento específico. O antraz respiratório não é contagioso. Contanto que não haja suspeita de liberação de outro agente altamente infeccioso, como a varíola, são necessárias apenas precauções de rotina.

I-89. **A resposta é C.** *(Cap. 261e)* Utilizando as características citadas na questão, os CDC desenvolveram classificações dos agentes biológicos, que se baseiam no seu potencial para uso como armas biológicas. Seis tipos de agentes foram incluídos na categoria A: *Bacillus anthracis*, toxina botulínica, *Y. pestis*, varíola, tularemia e muitos vírus que provocam febre hemorrágica viral. Esses vírus incluem: vírus Lassa, vírus da febre do Vale Rift, vírus Ebola e vírus da febre amarela.

I-90. **A resposta é A.** *(Cap. 261e)* Em setembro de 2001, o povo norte-americano foi exposto aos esporos do antraz como arma biológica disseminados pelo serviço postal dos Estados Unidos por um funcionário do U.S. Army Medical Research Institute for Infectious Diseases (USAMRIID), que teve acesso a esses materiais e cometeu suicídio antes de ser indiciado por seu crime. Os CDC identificaram 22 casos confirmados ou suspeitos de antraz em consequência desse ataque. Isso incluiu 11 pacientes com antraz respiratório, dos quais 5 morreram, bem como 11 pacientes com antraz cutâneo (7 confirmados), todos os quais sobreviveram. Os casos ocorreram nos indivíduos que abriram cartas contaminadas, bem como nos funcionários dos Correios envolvidos no processamento da correspondência. A lesão no braço é típica do *antraz cutâneo* e normalmente começa na forma de uma pápula no local de entrada das bactérias, progredindo para uma escara negra. A radiografia de tórax mostra o alargamento do mediastino típico do *antraz respiratório*. Os outros agentes listados são agentes de arma biológica da categoria A, e suas síndromes clínicas típicas, período de incubação, método de diagnóstico, tratamento e profilaxia estão listados no Quadro I-90.

QUADRO I-90 SÍNDROMES CLÍNICAS, PROFILAXIA E MEDIDAS TERAPÊUTICAS PARA DOENÇAS CAUSADAS POR AGENTES DA CATEGORIA A

Agente	Síndrome clínica	Período de incubação	Diagnóstico	Tratamento	Profilaxia
Bacillus anthracis (antraz)	Lesão cutânea: Pápula até escara Doença inalatória: Febre, mal-estar e desconforto torácico e abdominal, derrame pleural, alargamento do mediastino nos raios X de tórax	1-12 dias 1-60 dias	Cultura, coloração por Gram, PCR, coloração de esfregaço de sangue periférico pelo Wright	Pós-exposição: Ciprofloxacino, 500 mg VO 2 x/dia durante 60 dias *ou* Doxiciclina, 100 mg VO 2 x/dia durante 60 dias *ou* Amoxicilina, 500 mg VO a cada 8 h durante 60 dias provavelmente é eficaz se a cepa for sensível à penicilina Doença ativa: Ciprofloxacino, 400 mg IV a cada 12 h *ou* doxiciclina, 100 mg IV a cada 12 h *mais* Clindamicina, 900 mg IV a cada 8 h e/ou rifampicina, 300 mg IV a cada 12 h; passar para VO quando o paciente estiver estabilizado, durante 60 dias no total *mais* Antitoxina Raxibacumabe, 40 mg/kg IV em 2,25 h; difenidramina para reduzir a reação	Vacina adsorvida para antraz Vacinas de antígeno protetor recombinante estão em fase de estudo Raxibacumabe quando terapias alternativas não estiverem disponíveis ou não forem apropriadas
Yersinia pestis (peste pneumônica)	Febre, tosse, dispneia, hemoptise Infiltrados e consolidação nos raios X de tórax	1-6 dias	Cultura, coloração por Gram, anticorpo fluorescente direto, PCR	Gentamicina, dose inicial de 2,0 mg/kg IV, depois 1,7 mg/kg a cada 8 h IV *ou* Estreptomicina, 1,0 g a cada 12 h IM ou IV As alternativas incluem doxiciclina, 100 mg 2 x/dia VO ou IV; cloranfenicol, 500 mg 4 x/dia VO ou IV	Doxiciclina, 100 mg VO 2 x/dia *ou* Levofloxacino, 500 mg VO/dia Vacina fixada em formalina (aprovada pela FDA; não está disponível)
Variola major (varíola)	Febre, mal-estar, cefaleia, dor lombar, vômitos Erupção cutânea maculopapulosa, depois vesiculosa e pustulosa	7-17 dias	Cultura, PCR, microscopia eletrônica	Medidas de suporte; considerar cidofovir, tecovirimat, imunoglobulina antivacínia	Imunização com vacínia
Francisella tularensis (tularemia)	Febre, calafrios, mal-estar, mialgia, desconforto torácico, dispneia, cefaleia, erupção cutânea, faringite, conjuntivite Linfadenopatia hilar nos raios X de tórax	1-14 dias	Coloração por Gram, cultura, imuno-histoquímica, PCR	Estreptomicina, 1 g IM, 2 x/dia, *ou* Gentamicina, 5 mg/kg/dia fracionados em doses a cada 8 h IV durante 14 dias *ou* Doxiciclina, 100 mg IV 2 x/dia, *ou* Cloranfenicol, 15 mg/kg (até 1 g) IV 4 x/dia *ou* Ciprofloxacino, 400 mg IV 2 x/dia	Doxiciclina, 100 mg VO 2 x/dia durante 14 dias *ou* Ciprofloxacino, 500 mg VO 2 x/dia durante 14 dias
Febres hemorrágicas virais	Febre, mialgia, erupção, encefalite, prostração	2-21 dias	RT-PCR, testes sorológicos para antígeno ou anticorpo Isolamento viral pelo CDC ou U.S. Army Medical Institute of Infectious Diseases (USAMRIID)	Medidas de suporte Ribavirina, 30 mg/kg, até 2 g por 1 dose, seguida de 16 mg/kg IV até 1 g a cada 6 h durante 4 dias; depois, 8 mg/kg IV até 0,5 g a cada 8 h durante 6 dias	Não há quimioprofilaxia conhecida Considerar ribavirina ou anticorpos monoclonais nas situações de alto risco
Toxina botulínica (*Clostridium botulinum*)	Boca seca, turvação visual, ptose, fraqueza, disartria, disfagia, tontura, insuficiência respiratória, paralisia progressiva, pupilas dilatadas	12-72 h	Bioensaio com camundongos, imunoensaio para toxina	Medidas de suporte, inclusive ventilação, Antitoxina equina HBAT fornecida pelo CDC Emergency Operations Center	Administrar antitoxina

Abreviações: CDC, Centers for Disease Control and Prevention; FDA, Food and Drug Administration; HBAT, antitoxina botulínica heptavalente; IM, intramuscular; IV, intravenoso; PCR, reação em cadeia da polimerase; RT-PCR, reação em cadeia da polimerase com transcriptase reversa; VO, via oral.

I-91. **A resposta é C.** *(Cap. 262e)* Os agentes químicos foram usados pela primeira vez na guerra moderna durante a Primeira Guerra Mundial, quando os agentes químicos foram responsáveis por 1,3 milhão de vítimas. Desde então, os agentes químicos têm sido usados durante a guerra e para bioterrorismo; no entanto a maioria desses agentes apresenta uma taxa de mortalidade associada bastante baixa. Em geral, os agentes químicos são classificados em uma das cinco categorias seguintes: agentes de ação neural, asfixiantes, causadores de lesão pulmonar, vesicantes e causadores de alteração comportamental/incapacitantes. Os agentes neurais incluem sarin ciclo-exílico, sarin, soman, tabun e VX e, em grande parte, exercem seus efeitos por meio da inibição da acetilcolinesterase. O asfixiante mais comum é o cianeto, que é liberado por meio do cloreto de cianogênio ou cianeto de hidrogênio. O gás cloro, o cloreto de hidrogênio, o óxido de nitrogênio e o fosgênio são agentes comuns que provocam principalmente dano pulmonar e síndrome de angústia respiratória aguda. Os vesicantes incluem gás mostarda e oxima de fosgênio, enquanto o agente 15/BZ constitui a principal substância química que causa alterações comportamentais ou incapacitação.

I-92. **A resposta é D.** *(Cap. 262e)* O gás mostarda foi usado pela primeira vez como agente de guerra química na Primeira Guerra Mundial. Esse agente é considerado como vesicante e possui um odor característico de alho queimado ou de raiz-forte. Representa uma ameaça a todas as superfícies epiteliais expostas, e os órgãos mais afetados são os olhos, a pele e as vias aéreas. A exposição a grandes quantidades pode levar à supressão da medula óssea. O eritema, que se assemelha a uma queimadura solar, constitui uma das primeiras manifestações da exposição ao gás mostarda e surge dentro de 2 horas a 2 dias após a exposição. O tempo decorrido desde a exposição pode ser de até dois dias, dependendo da gravidade da exposição, da temperatura ambiental e da umidade. As regiões mais sensíveis do corpo são áreas quentes e úmidas, incluindo axilas, períneo, genitália externa, pescoço e fossa antecubital. As bolhas na pele são frequentes e podem incluir desde pequenas vesículas a grandes bolhas. As bolhas têm a forma de cúpula e são flácidas. Essas bolhas, que estão repletas de líquido transparente ou amarelo-palha, não são perigosas, visto que o líquido não contém nenhuma substância vesicante. As vias aéreas também são acometidas. Em caso de exposição leve, a única manifestação pode consistir em queixa de irritação ou congestão. Pode ocorrer laringospasmo. Nos casos graves, há necrose das vias aéreas, com formação de pseudomembrana. A lesão que ocorre após exposição ao gás mostarda é predominantemente das vias aéreas, enquanto a lesão alveolar é muito rara. Os olhos são particularmente sensíveis ao gás mostarda, e a lesão ocular apresenta um período de latência mais curto do que a lesão cutânea. Quase todos os indivíduos expostos desenvolvem eritema ocular. Com exposição a maiores quantidades, a conjuntivite e a lesão da córnea são mais graves. A causa de morte após exposição ao gás mostarda consiste em sepse ou insuficiência respiratória, porém a taxa de mortalidade é normalmente baixa. Mesmo durante a Primeira Guerra Mundial, quando ainda não se dispunha de antibióticos e de intubação endotraqueal, a taxa de mortalidade era de apenas 1,9%. Não existe nenhum antídoto para o gás mostarda. A descontaminação completa em 2 minutos interrompe a lesão clínica, enquanto a descontaminação efetuada dentro de 5 minutos pode diminuir em 50% a lesão cutânea. O tratamento é, em grande parte, de suporte.

I-93. **A resposta é A.** *(Cap. 262e)* A exposição ao gás cloro provoca principalmente lesão e edema pulmonares, com síndrome de angústia respiratória. A descontaminação inicial de uma vítima exposta ao gás cloro deve incluir a remoção de todas as roupas, se não houver congelamento pelo frio. A vítima deve lavar delicadamente a pele com água e sabão, com cuidado para evitar um banho agressivo, que pode resultar em abrasão grave da pele. Os olhos são irrigados com água ou soro fisiológico. Os cuidados de suporte devem incluir repouso forçado, ar fresco e manutenção de uma posição semiereta. Não há necessidade de oxigênio, visto que o paciente não apresenta hipoxemia nem qualquer desconforto respiratório. Pode ocorrer edema pulmonar tardio, mesmo se o paciente estiver inicialmente assintomático. Por conseguinte, é necessária uma observação durante um período de tempo após a exposição.

I-94 e I-95. **Ambas as respostas são D.** *(Cap. 262e)* Essa paciente apresenta sintomas de crise colinérgica aguda, que é observada em casos de envenenamento por organofosforados. Os organofosforados são os agentes "clássicos" de ação neural, e vários compostos diferentes podem atuar dessa maneira, incluindo sarin, tabun, soman e ciclossarin. Com exceção do agente VX, todos os organofosforados são líquidos nas condições padronizadas de temperatura e pressão e são altamente voláteis, com aparecimento dos sintomas dentro de poucos minutos a várias horas após a exposição. O agente VX é um líquido oleoso com baixa pressão de vapor; por conseguinte, não provoca sintomas agudos. Entretanto, constitui um risco ambiental, visto que pode persistir no ambiente por um maior período de tempo. Os organofosforados atuam por meio de inibição da acetilcolinesterase sináptica tecidual. Os sintomas diferem entre exposição aos vapores e exposição aos líquidos, visto que os organofosforados atuam nos tecidos pelo contato. O primeiro órgão acometido com a exposição ao vapor é o olho, causando constrição pupilar rápida e persistente. Após os ataques do metrô de Tóquio com gás sarin, em 1994 e 1995, os sobreviventes frequentemente se queixaram de que "o mundo ficou preto" aos primeiros sintomas de exposição. Essa queixa é rapidamente seguida de rinorreia, salivação excessiva e lacrimejamento. Nas vias aéreas, os organofosforados provocam broncorreia e broncospasmo. É nos alvéolos que os organofosforados ganham maior acesso ao sangue. À medida que os organofosforados circulam, outros sintomas aparecem, incluindo náusea, vômitos, diarreia e fasciculações musculares. Ocorre morte com a penetração do agente no sistema nervoso central, causando apneia central e estado epiléptico. Os efeitos sobre a frequência cardíaca e a pressão arterial são imprevisíveis. O tratamento exige uma abordagem multifocal. Inicialmente, a descontaminação das roupas e dos ferimentos tanto para o paciente quanto para o cuidador. As roupas devem ser removidas antes do contato com o profissional de saúde. Em Tóquio, 10% da equipe de emergência desenvolveu miose em consequência do contato com as roupas dos pacientes. Três classes de fármacos são importantes no tratamento do envenenamento por organofosforados: anticolinérgicos, oximas e agentes anticonvulsivantes. No início, deve-se administrar atropina, em doses de 2 a 6 mg, por via intravenosa ou intramuscular, de modo a reverter os efeitos dos organofosforados nos receptores muscarínicos; o fármaco não tem nenhum efeito sobre os receptores nicotínicos. Por conseguinte, a atropina trata rapidamente a depressão respiratória potencialmente fatal, porém não exerce nenhuma ação sobre os efeitos neuromusculares ou simpáticos. A atropina deve se seguida da administração de uma oxima, que é um composto nucleófilo que reativa a colinesterase, cujo local de ação foi ocupado por um agente de ação neural. Dependendo do agente neural empregado, a oxima pode não ser útil, uma vez que ela é incapaz de se ligar aos complexos "envelhecidos" que sofreram degradação de uma cadeia lateral do agente neural, tornando-o um composto de carga negativa. O soman sofre envelhecimento em 2 minutos, tornando inútil o tratamento com oximas. A oxima atualmente aprovada nos Estados Unidos é a 2-pralidoxima. Por fim, a única classe de anticonvulsivantes efetiva no tratamento das convulsões causadas pelo envenenamento por organofosforados é a classe dos benzodiazepínicos. Com frequência, a dose necessária é mais alta do que aquela usada para crises epilépticas, exigindo o equivalente a 40 mg de diazepam administrado em doses frequentes. Todas as outras classes de anticonvulsivantes, incluindo fenitoína, barbitúricos, carbamazepina e ácido valproico, não melhorarão as crises convulsivas relacionadas com o envenenamento por organofosforados.

I-96. **A resposta é D.** *(Cap. 263e)* A detonação de um dispositivo nuclear constitui o cenário mais provável de bioterrorismo radioativo. A explosão inicial provoca mortalidade aguda pela onda de choque e lesão térmica. A mortalidade subsequente resulta da exposição aguda à radiação e precipitação radiativa em locais mais distantes, o que depende, em grande parte, dos padrões climáticos. A detonação inicial libera, em grande parte, partículas gama e nêutrons, que são altamente lesivos. As partículas alfa e beta não são altamente tóxicas nessa situação. As partículas alfa são grandes, têm poder de penetração limitado e são detidas pela roupa e pela pele humana. As partículas beta, apesar de pequenas, percorrem apenas uma curta distância (de alguns milímetros) nos tecidos e provocam lesões semelhantes a queimaduras. O iodo radioativo é um emissor de partículas beta. A síndrome aguda por radiação provoca morte por supressão da medula óssea hematopoiética e aplasia, lesão do trato GI com má absorção e translocação de bactérias e, nos casos graves, lesão neurológica. O tratamento de suporte clínico adequado pode reduzir a mortalidade e possibilitar a sobrevida de pacientes com exposição mais grave. A radiação provoca supressão da medula óssea dependente da dose, que é irreversível com altas doses. O transplante de medula óssea é controverso nos casos em que não há recuperação da medula óssea. Os sintomas de exposição aguda, predominantemente lesão térmica, desconforto respiratório e sintomas GIs, podem desaparecer dentro de alguns dias. Entretanto, observa-se tipicamente o desenvolvimento subsequente de disfunção da medula óssea dentro de duas semanas, que pode levar até seis semanas para se manifestar.

I-97. **A resposta é D.** *(Cap. 263e)* Grande parte da lesão inicial causada por uma bomba "suja" está relacionada mais com a força da explosão do que com a radiação. Depois de um ataque terrorista, é importante identificar todos os indivíduos que podem ter sido expostos à radiação. O tratamento inicial dessas pessoas deve consistir em estabilização e tratamento daqueles que sofreram lesão mais grave. Os indivíduos com lesões graves devem ter as roupas contaminadas retiradas antes de seu transporte ao serviço de emergência, porém a assistência não deve ser interrompida para descontaminação adicional, visto que o risco de exposição dos profissionais de saúde é baixo. Os indivíduos com lesões menores, que podem ser descontaminados com segurança sem aumentar o risco de complicações clínicas, devem ser transportados a uma área centralizada para descontaminação. Outro aspecto a ser considerado no que diz respeito ao tratamento após exposição à radiação é a dose total de radiação à qual o indivíduo foi exposto. Com uma dose < 2 Gy, não há geralmente nenhum desfecho adverso significativo e não se recomenda nenhum tratamento específico, a não ser que se observe o aparecimento de sintomas. Muitos indivíduos desenvolverão sintomas do tipo gripal. Entretanto, deve-se obter um hemograma completo a cada 6 horas nas primeiras 24 horas, devido ao possível desenvolvimento de supressão da medula óssea com uma exposição à radiação de apenas 0,7 Gy. O primeiro sinal de supressão da medula óssea consiste em uma queda da contagem de linfócitos de > 50%. O tratamento potencial da exposição à radiação consiste no uso de fatores de estimulação de colônias e transfusões de suporte. A transfusão de células-tronco e o transplante de medula óssea podem ser considerados na presença de pancitopenia grave que não se recupera. Todavia, essa abordagem é controversa, tendo em vista a falta de experiência com o procedimento para essa indicação. Depois do acidente do reator nuclear de Chernobyl, nenhum dos transplantes de medula óssea teve sucesso.

I-98 e I-99. **Ambas as respostas são E.** *(Cap. 474)* As picadas por serpentes são causadas, em sua maioria, por serpentes não venenosas. Entretanto, nos Estados Unidos, cerca de 7.000 a 8.000 pessoas são picadas por serpentes venenosas a cada ano, e, dessas, 5 morrerão (www.cdc.gov). Nos países em desenvolvimento com climas temperados e tropicais, as picadas por serpentes constituem um problema mais grave, uma vez que o acesso à assistência médica pode ser muito escasso, e as estimativas indicam que, anualmente, 20.000 a 94.000 pessoas morrem no mundo inteiro por picadas de serpentes. As serpentes venenosas pertencem às famílias Viperidae (víboras, incluindo cascavel, serpente trigonocéfalo e mocassins-d'água), Elapidae (incluindo naja e coral), Lamprophiidae (áspides) e Colubridae, que são, em sua maioria, espécies não venenosas, porém com algumas espécies tóxicas. A maioria das serpentes possui glândulas de peçonha, situadas abaixo e atrás dos olhos, que estão conectadas por ductos às presas maxilares ocas. As presas se retraem na maioria das víboras e são trazidas na posição vertical para o bote. Quando se avalia uma picada por serpente, é importante saber que cerca de 20% das picadas por viperídeas e uma porcentagem maior de picadas de outras serpentes não contêm veneno. Ocorre envenenamento significativo em apenas cerca de 50% de todas as picadas de serpentes. As peçonhas das serpentes consistem em misturas complexas de enzimas, glicoproteínas e polipeptídeos de baixo peso molecular, entre outros constituintes, que resultam em hemorragia tecidual, extravasamento vascular e proteólise com necrólise tecidual. Algumas peçonhas de serpentes possuem fatores depressores do miocárdio, bem como neurotoxinas. O tempo entre a picada e o início dos sintomas é variável e depende da espécie envolvida, da quantidade de veneno e da localização da picada. É comum a ocorrência de dor, edema e equimose locais progressivas, com formação de bolhas hemorrágicas ou repletas de soro. Os achados sistêmicos são muito variáveis e podem incluir taquicardia ou bradicardia, hipotensão, fraqueza, coagulopatia, disfunção renal e disfunção neurológica. Se um paciente foi vítima de picada por serpente, o aspecto mais importante da assistência pré-hospitalar consiste em seu rápido transporte até um centro médico onde se disponha de tratamento com antiveneno. É interessante assinalar que as medidas de primeiros-socorros recomendados no passado são, em sua maioria, pouco benéficas e podem, na realidade, agravar a lesão tecidual local. Nos cuidados de suporte, pode-se aplicar uma tala para diminuir a dor e reduzir o sangramento. Se possível, deve-se manter o membro lesionado elevado ao nível do coração. Não se aconselha a tentativa de capturar a serpente, viva ou morta, visto que isso só pode levar a uma possível lesão de outras pessoas. Fotografias digitais obtidas a uma distância segura são suficientes para possibilitar a identificação da serpente. A incisão ou a aplicação de sucção no local da ferida não desempenham nenhum papel. Isso não possibilita a retirada do veneno e pode introduzir uma contaminação bacteriana adicional. A aplicação de torniquete apertado também não limita a disseminação do veneno e pode representar um perigo para o membro afetado ao limitar o fluxo sanguíneo. A pressão-imobilização só tem utilidade para venenos de elapídeas (naja), que são neurotóxicos. Essa técnica exige treinamento específico para ser aplicada efetivamente a todo um membro e exercer uma pressão precisa. Após aplicação, a vítima precisa ser carregada desse local e permanecer imóvel, de modo a evitar a disseminação da neurotoxina. No momento de sua chegada ao hospital, a vítima de picada de serpente deve ser cuidadosamente monitorada à procura de sinais de envenenamento significativo, que exige tratamento com antiveneno. O paciente deve ser monitorado na telemetria, com determinação frequente dos sinais vitais. A área de picada de serpente deve ser limpa e claramente marcada. A circunferência do membro deve ser medida a cada 15 minutos. O membro deve permanecer ao nível do coração. Deve-se iniciar reposição de volume, e deve-se manter um acesso IV de grande calibre. As indicações para a administração de antiveneno incluem progressão local significativa, como edema dos tecidos moles cruzando uma articulação ou envolvendo mais da metade do membro picado. Além disso, qualquer evidência de comprometimento sistêmico deve levar ao uso de antiveneno. Os sinais de comprometimento sistêmico podem incluir hipotensão, alteração do estado mental, coagulopatia, disfunção renal, rabdomiólise, disfunção hepática ou disfunção neurológica. É importante conhecer o tipo de serpente quando se administra antiveneno, uma vez que ele é específico para o tipo de serpente. Podem ocorrer reações alérgicas imediatas e graves, incluindo anafilaxia. O uso de anti-histamínicos é típico como pré-tratamento. Podem ocorrer reações da doença do soro após o tratamento.

I-100. **A resposta é A.** *(Cap. 474)* A ciguatera é a intoxicação alimentar não bacteriana mais comum associada ao consumo de peixes nos Estados Unidos, ocorrendo principalmente no Havaí e na Flórida. Entretanto, a ciguatera geralmente é observada mais em outras áreas devido à importação e distribuição de peixes em todo o país. A ciguatera é causada por uma toxina produzida por microalgas em recifes de águas quentes oceânicas, que são consumidas por peixes que se alimentam nos recifes. A toxina pode acumular-se, portanto, nesses peixes e entrar na cadeia alimentar. Os peixes específicos suscetíveis à toxina ciguatera incluem a barracuda, o pargo, o xaréu e a garoupa. A maioria das ciguatoxinas não é afetada por desidratação por congelamento, calor, frio e ácido gástrico, e as toxinas não alteram o sabor, o odor ou a coloração do peixe. Os sintomas após a ingestão de peixe afetado podem surgir dentro de 15 a 30 minutos e tipicamente dentro de 2 a 6 horas. O pico de ocorrência dos sintomas é observado nas primeiras 4 a 6 horas após seu início. Numerosos sintomas foram atribuídos à intoxicação por ciguatera, porém os sintomas iniciais típicos consistem em diarreia, vômitos e dor abdominal. Esses sintomas podem persistir por até 48 horas. Os sintomas neurológicos também são comuns e incluem parestesias, prurido, dormência na língua e na garganta, sensação de "efervescência" na deglutição, tremor, fasciculações, convulsões e coma. Um sintoma patognomônico da intoxicação por ciguatera é a inversão da percepção tátil de calor e frio. Esse sintoma surge em alguns indivíduos afetados depois de 3 a 5 dias e pode perdurar por vários meses. Os sintomas mais graves tendem a ocorrer em indivíduos previamente expostos pela ingestão de ciguatera. O tratamento é de suporte e direcionado para o manejo dos sintomas. Nos casos graves, em que há sintomas sistêmicos, incluindo hipotensão ou bradicardia, pode ser necessária a reposição de volume com a administração de atropina. A amitriptilina também pode aliviar parte do prurido e a disestesia por meio de sua ação anticolinérgica. Durante a recuperação, é preciso ter cuidado para evitar uma nova exposição à ciguatoxina. O indivíduo acometido deve evitar todo consumo de peixe (fresco ou em conserva), molhos de peixe e moluscos, bem como bebidas alcoólicas, nozes e óleos de nozes, por um período de seis meses. A intoxicação diarreica por moluscos ocorre após o consumo de moluscos contaminados com as toxinas ácido ocadaico e toxina de *Dinophysis* adquiridos em consequência de sua alimentação com dinoflagelados. Os sintomas consistem em diarreia, náusea, vômitos, dor abdominal e calafrios, que surgem dentro de 30 minutos a 12 horas após o consumo de moluscos. A intoxicação por ácido domoico é também conhecida como intoxicação amnéstica por moluscos. Essa doença rara tem sido descrita em surtos nos Estados Unidos, no Reino Unido, no Canadá e na Espanha e é causada por mexilhões contaminados com ácido domoico. Os sintomas surgem dentro de 24 horas e consistem em confusão, desorientação, perda da memória, cefaleia intensa, náusea, vômitos e diarreia. Os sintomas podem progredir para convulsões e coma. A intoxicação por escombrídeos ocorre normalmente no mundo inteiro e pode constituir a intoxicação mais comum por frutos do mar. Os peixes envolvidos incluem atum, cavala, dourado (mahi-mahi), sardinha, marlin, anchova, arenque e cavala-da-índia, entre muitos outros. Se o peixe não for acondicionado adequadamente, sofrerá decomposição por *Proteus morganii* e *Klebsiella pneumoniae*, com consequente descarboxilação do aminoácido L-histidina em histamina, fosfato de histamina e cloridrato de histamina. O acúmulo desses compostos histamínicos no peixe leva a sintomas de dormência nos lábios e na boca após a ingestão e náuseas. Os sintomas mais graves podem incluir rubor, prurido, urticária e broncospasmo. A intoxicação por tetrodotoxina pode ocorrer após a ingestão de baiacu. Essa perigosa neurotoxina resulta em morte com uma ingestão de apenas 1 a 2 mg, com rápida paralisia ascendente e depressão cardíaca com bradicardia.

I-101. **A resposta é E.** *(Cap. 475)* Os piolhos-da-cabeça (*Pediculus capitis*) representam um problema comum entre crianças em idade escolar, acometendo cerca de 1% das crianças no ensino fundamental. As ninfas e os piolhos adultos alimentam-se exclusivamente de sangue humano e precisam alimentar-se pelo menos uma vez ao dia. A saliva dos piolhos é irritante e provoca um exantema morbiliforme. Em alguns indivíduos, pode ser urticariforme. As fêmeas dos piolhos fixam firmemente seus ovos, denominados lêndeas, na haste dos pelos. Os ovos eclodem depois de cerca de 10 dias. Entretanto, a não ser que sejam manualmente retiradas, as lêndeas podem permanecer fixadas aos pelos durante meses. Contrariamente à crença popular, a transmissão dos piolhos-da--cabeça por fômites é rara. Os piolhos-da-cabeça são transmitidos, em sua maioria, por contato direto da cabeça de uma pessoa com a cabeça de outra. O principal sintoma da infestação consiste em prurido leve. A confirmação de uma infestação exige a descoberta de um piolho vivo, visto que o achado de lêndeas só demonstra uma infestação anterior, porém não pode confirmar se ela está atualmente ativa. Uma vez confirmada a infestação, o tratamento de primeira linha consiste na aplicação de permetrina a 1%, que mata tanto os piolhos adultos quanto os ovos não eclodidos. Deve-se efetuar uma segunda aplicação 7-10 dias depois. Entretanto, se os piolhos persistirem depois desse tratamento, pode haver resistência à permetrina, e deve-se considerar então um tratamento alternativo. As opções incluem lindano, malation, álcool benzílico, espinosade e ivermectina. Também foi relatada a ocorrência de resistência ao lindano e malation. O lindano não pode ser usado em crianças com menos de 50 kg. Vários tratamentos alternativos têm sido usados em comunidades ao longo dos anos, incluindo cobrir o couro cabeludo com maionese ou vaselina para sufocar os piolhos. Essas medidas não demonstraram ter qualquer eficácia. Por fim, as escolas estabelecem suas próprias políticas quanto à participação das crianças na presença de piolhos vivos. Todavia, não há necessidade de ausentar-se da escola até que todas as lêndeas tenham sido eliminadas, visto que elas não constituem uma evidência de infestação ativa.

I-102.   **A resposta é C.** *(Cap. 475)* As aranhas-marrons vivem principalmente no centro-sul dos Estados Unidos, e são encontradas espécies aparentadas semelhantes nas Américas Central e do Sul, na África e no Oriente Médio. Essas aranhas não são agressivas para os seres humanos e tendem a se esconder sob rochas ou em cavernas. Elas invadem as casas à procura de lugares escuros e recônditos, como armários, debaixo de móveis e em despensas, sótãos ou garagens. Apesar de essas aranhas serem comuns, suas picadas são raras e geralmente causam apenas edema e eritema locais. Entretanto, o envenenamento pode provocar lesão tecidual mais grave, com necrose da pele e do tecido subcutâneo e, ainda mais raramente, hemólise sistêmica. Não existe nenhum antiveneno efetivo e específico para as picadas dessas aranhas. As picadas tendem a ocorrer enquanto o indivíduo está se vestindo e tipicamente são encontradas nas mãos, nos braços, no pescoço e na parte inferior do abdome. No início, a picada pode ser indolor ou ser acompanhada de leve sensação de ferroada. Nas horas seguintes, o local torna-se doloroso, e ocorre prurido com uma área de endurecimento central. Observa-se uma zona isquêmica pálida circundada por eritema. O tratamento inicial nesse estágio consiste em RGCE (repouso, gelo, compressão e elevação). Pode-se considerar o uso de analgésicos, anti-histamínicos, antibióticos e profilaxia para tétano se houver indicação clínica. A lesão precisa ser monitorada quanto ao desenvolvimento de isquemia mais grave. Entretanto, na maioria dos casos, a lesão regride dentro de alguns dias sem tratamento. Nos casos mais graves de envenenamento, o centro da lesão desenvolve isquemia significativa, levando à necrose central. Pode haver formação de uma escara negra ou bolha antes do desenvolvimento de uma úlcera com cratera. O desbridamento precoce ou a excisão cirúrgica sem fechamento podem retardar a cicatrização. Tipicamente, a cicatrização leva menos de seis meses; entretanto, se a ferida se estender profundamente dentro do tecido adiposo, a cicatrização pode ser muito prolongada.

I-103.   **A resposta é E.** *(Cap. 476e)* A doença aguda das montanhas (DAM) é a forma benigna da doença das altitudes, enquanto o edema cerebral de altitude elevada (HACE) e o edema pulmonar de altitude elevada (HAPE) são potencialmente fatais. A doença das altitudes tende a ocorrer acima de 2.500 metros, porém tem sido documentada até mesmo em altitudes de 1.500 a 2.500 metros. Inicialmente, a aclimatação à altitude inclui hiperventilação em resposta à redução da Po_2 inspirada, seguida de aumento dos níveis de eritropoetina e 2,3-bifosfoglicerato. A DAM caracteriza-se por sintomas inespecíficos (cefaleia, náusea, fadiga e tontura), com escassez de achados físicos, que se desenvolvem 6 a 12 horas após a subida a uma altitude elevada. A DAM deve ser diferenciada da exaustão, da desidratação, da hipotermia, da ressaca por álcool e da hiponatremia. Os fatores de risco mais importantes para o desenvolvimento de doença das altitudes consistem na velocidade de subida e em uma história prévia de doença de altitude elevada. O esforço é um fator de risco, mas não a falta de condicionamento físico. Um fator de proteção na DAM é a exposição a altitudes elevadas nos últimos dois meses. As crianças e os adultos parecem ser igualmente acometidos, porém os indivíduos com > 50 anos de idade podem ter menos probabilidade de desenvolver DAM do que os indivíduos mais jovens. A maioria dos estudos revela não haver diferença na incidência de DAM entre ambos os sexos. A dessaturação do sono – um fenômeno comum em grandes altitudes – está associada à DAM. A subida gradual constitui o melhor método para a prevenção da doença. A acetazolamida ou a dexametasona administradas 1 dia antes da subida e mantidas por 2 a 3 dias mostram-se efetivas se houver necessidade de uma subida rápida. Um ensaio clínico duplo-cego e controlado com placebo não demonstrou nenhum benefício do *ginkgo biloba* na DAM. Os casos leves de DAM podem ser tratados com repouso, enquanto os casos mais graves são tratados com acetazolamida e oxigênio. A descida é terapêutica em todos os casos graves, incluindo HACE ou HAPE. Os pacientes que se recuperaram de casos leves de DAM podem voltar a subir cuidadosamente após a recuperação, mas não os pacientes com HACE.

I-104. **A resposta é D.** *(Cap. 476e)* O edema pulmonar de altitude elevada (HAPE) está relacionado com uma resposta vascular pulmonar aumentada ou atípica à hipoxia. Não é necessariamente precedido de doença aguda das montanhas. O HAPE desenvolve-se dentro de 2 a 4 dias após a chegada da pessoa a uma grande altitude; raramente, ocorre depois de mais de 4 ou 5 dias na mesma altitude. Os fatores de risco consistem em velocidade rápida de subida, exercício, história pregressa de HAPE, infecções do trato respiratório e temperatura ambiente fria. Os homens são mais suscetíveis do que as mulheres. Os indivíduos com anormalidades da circulação cardiopulmonar que levam à hipertensão pulmonar (p. ex., persistência do forame oval, estenose mitral, hipertensão pulmonar primária ou ausência unilateral da artéria pulmonar) correm risco aumentado de HAPE, até mesmo em altitudes moderadas. Recomenda-se a ecocardiografia quando houver desenvolvimento de HAPE em altitudes relativamente baixas (< 3.000 metros) e sempre que houver suspeita de anormalidades cardiopulmonares que predisponham ao HAPE. A manifestação inicial do HAPE pode consistir em uma redução da tolerância ao exercício maior do que a esperada em determinada altitude. Uma tosse seca e persistente pode anunciar o desenvolvimento de HAPE e pode ser seguida de produção de escarro hemático. A taquipneia e a taquicardia, mesmo em repouso, constituem marcadores importantes da evolução da doença. Podem ser ouvidos estertores à ausculta, embora não sejam diagnósticos. Podem ocorrer febre e leucocitose. A descida e o uso de oxigênio (para elevar a SaO_2 > 90%) constituem a base do tratamento do HAPE. O nifedipino pode ser usado como terapia adjuvante. Os β-agonistas inalatórios, que são seguros e convenientes de carregar, mostram-se úteis na prevenção do HAPE e podem ser efetivos no seu tratamento, embora nenhum ensaio clínico tenha sido realizado. A inalação de óxido nítrico e a pressão expiratória positiva da via aéreatambém podem constituir medidas terapêuticas úteis, porém podem não estar disponíveis em locais de grandes altitudes. Nenhum estudo investigou os inibidores da fosfodiesterase-5 no tratamento do HAPE, porém vários relatos descreveram seu uso na prática clínica. Os pacientes com HAPE que se recuperaram podem voltar a subir. No edema cerebral de altitude elevada, não se aconselha voltar a subir depois de alguns dias.

I-105. **A resposta é E.** *(Cap. 477e)* O pneumotórax não tratado tem o risco de sofrer rápida expansão e, potencialmente, de se transformar em hipertensivo com a descompressão. Os pacientes com bolhas extensas devem ser cuidadosamente considerados, visto que podem apresentar um risco semelhante. O efeito do oxigênio hiperbárico em pacientes com retenção crônica de dióxido de carbono não foi estudado. A outra contraindicação geralmente citada para a terapia com oxigênio hiperbárico consiste em uma história de quimioterapia com bleomicina. A bleomicina está associada a um risco de pneumonite dependente de dose, e esse risco pode ser intensificado com exposição a oxigênio hiperbárico. Há relatos de pacientes que desenvolveram pneumonite com FiO_2 elevada ou terapia hiperbárica, mesmo vários anos após o uso de bleomicina. A proctite por irradiação e o envenenamento por monóxido de carbono são condições clínicas para as quais a oxigenoterapia hiperbárica pode estar indicada. As indicações para a oxigenoterapia hiperbárica estão em processo de evolução, e alguns recomendam a terapia para lesão tardia por irradiação, tratamento de feridas, mionecrose, lesões térmicas e outras condições nas quais pode ocorrer hipoxia local ou nas quais pode haver comprometimento do transporte de oxigênio.

I-106. **A resposta é D.** *(Cap. 477e)* Como a cada 10,1 metros de profundidade no mar a pressão ambiental (P_{amb}) aumenta 1 atmosfera-padrão (atm), com 20 metros de profundidade, uma pessoa estará exposta a uma P_{amb} de aproximadamente 3 atm absolutas. A doença descompressiva (DCS) é causada pela formação de bolhas de gás inerte dissolvido (normalmente nitrogênio) durante ou após a subida (descompressão) de um mergulho com gás comprimido. Os mergulhos em maiores profundidade e de maior duração aumentam a quantidade de gás inerte dissolvido, e uma subida mais rápida aumenta o potencial de formação de bolhas e acometimento dos órgãos-alvo. Embora variável, a DCS geralmente não ocorre, a não ser que a profundidade do mergulho ultrapasse 7 metros (1,7 atm absoluta). Em geral, a DCS desenvolve-se dentro de 8 a 12 horas após a subida. A maioria dos pacientes apresenta sintomas leves, incluindo dor musculoesquelética, fadiga e manifestações neurológicas menores, como parestesias focais. Uma complicação temida é a embolia gasosa arterial cerebral (CAGE). Para diminuir a probabilidade de entrada de bolhas de gás na circulação cerebral, os pacientes com DCS devem permanecer em posição horizontal. Os primeiros socorros devem incluir oxigênio a 100% para acelerar a eliminação dos gases inertes e o desaparecimento das bolhas. Para os pacientes com sintomas além da DCS leve, a recompressão e a oxigenoterapia bárica geralmente são recomendadas. Se a transferência for pelo ar, o paciente deve ser transportado de helicóptero em baixa altitude. Após recuperação completa, o mergulho pode ser reiniciado depois de pelo menos um mês.

I-107. **A resposta é D.** *(Cap. 478e)* Quando se avalia um paciente com hipotermia, é importante considerar todos os fatores possíveis que podem ter contribuído para a condição, visto que o tratamento isolado da hipotermia sem tratar a causa subjacente pode levar a um diagnóstico tardio e a resultados precários. Em alguns casos, é evidente que a causa da hipotermia seja simplesmente a exposição prolongada ao frio sem roupas apropriadas. Todavia, em pacientes como este, o médico precisará investigar possíveis achados que seriam inesperados em um paciente com hipotermia. Esse paciente apresenta um grau moderado de hipotermia (entre 28°C e 32,2°C). Nessa faixa, a apresentação clínica esperada consiste em redução global do metabolismo. Clinicamente, isso deve incluir diminuição do nível de consciência, com dilatação das pupilas. Com frequência, esses indivíduos apresentam um instinto paradoxal de tirar a roupa. Além disso, deve-se esperar uma redução da frequência cardíaca, da pressão arterial e da frequência respiratória. A produção de dióxido de carbono pelos tecidos normalmente diminui em 50% para cada queda de 8°C na temperatura corporal. Um erro comum no tratamento de indivíduos com hipotermia consiste em hiperventilação francamente agressiva na presença dessa redução conhecida na produção de dióxido de carbono. Neste paciente, apesar da hipotermia, observa-se uma frequência respiratória aumentada no contexto de uma acidose metabólica. Esse achado sugere uma lesão do sistema nervoso central ou a ingestão de um álcool capaz de levar ao desenvolvimento de acidose metabólica. A ingestão é confirmada pela presença de um *anion gap* muito alto (28), bem como um *osmolar gap*. O *osmolar gap* pode ser calculado da seguinte maneira: (sódio × 2) + (ureia sanguínea/5,6) + (glicose/18) + (etanol/4,6). Neste paciente, a osmolaridade calculada seria de 301,6. Por conseguinte, o *osmolar gap* é de 26, indicando a presença de algum outro composto osmoticamente ativo. Nesse caso, é prudente medir os níveis de álcool tóxicos, como metanol e etilenoglicol. No tratamento da hipotermia desse paciente, pode-se indicar o uso de líquidos intravenosos aquecidos. Entretanto, deve-se evitar a solução de Ringer lactato, visto que o fígado pode ser incapaz de metabolizar o lactato, com consequente agravamento da acidose metabólica. As complicações cardíacas da hipotermia podem levar a bradiarritmias, porém a colocação de marca-passo cardíaco raramente está indicada. Se houver necessidade, prefere-se a via transtorácica, visto que a colocação de qualquer fio no coração pode levar a arritmias ventriculares refratárias.

I-108. **A resposta é B.** *(Cap. 478e)* Esse paciente apresenta congelamento do pé esquerdo. Os sintomas de apresentação mais comuns desse distúrbio consistem em alterações sensoriais, que afetam a dor e a temperatura. O exame físico pode revelar inúmeros achados, dependendo do grau de lesão tecidual. O congelamento superficial apresenta eritema e anestesia. Com uma lesão mais extensa, observa-se a formação de bolhas e vesículas. As vesículas hemorrágicas são causadas por lesão da microvascularização. O prognóstico é mais favorável quando a área é quente e tem coloração normal. O tratamento consiste em rápido reaquecimento, que é normalmente efetuado com banho de água na temperatura de 37 a 40°C. O período de reaquecimento pode ser intensamente doloroso para o paciente e, com frequência, requer analgesia com narcóticos. Se a dor for intolerável, pode-se diminuir ligeiramente a temperatura da água do banho. Pode haver desenvolvimento de síndrome compartimental com o reaquecimento, e sua presença deve ser investigada se a cianose persistir após o reaquecimento. Nenhuma medicação demonstrou melhorar os resultados, incluindo heparina, esteroides, bloqueadores dos canais de cálcio e oxigênio hiperbárico. Na ausência de gangrena úmida ou outra indicação cirúrgica de emergência, a decisão sobre a necessidade de amputação ou de desbridamento deve ser adiada até que os limites da lesão tecidual estejam bem demarcados. Após recuperação da agressão inicial, esses pacientes frequentemente apresentam lesão neuronal, com tônus simpático anormal no membro. Outras complicações remotas incluem carcinoma cutâneo, deformidades ungueais e, nas crianças, lesão epifisária.

I-109. **A resposta é B.** *(Cap. 479e)* Normalmente, o corpo dissipa calor no ambiente por meio de quatro mecanismos. A evaporação da umidade da pele constitui o mecanismo individual mais eficiente de perda de calor, porém torna-se progressivamente ineficaz à medida que a unidade relativa aumenta acima de 70%. A radiação de energia eletromagnética infravermelha diretamente no ambiente circundante ocorre de modo contínuo. (Por outro lado, a radiação constitui uma importante fonte de ganho de calor em climas quentes.) A condução – isto é, a transferência direta de calor para um objeto mais frio – e a convecção – isto é, a perda de calor para correntes de ar – tornam-se ineficazes quando a temperatura ambiental excede a temperatura da pele. Os fatores que interferem na evaporação da diaforese aumentam de modo significativo o risco de doença pelo calor. Os exemplos incluem gotejamento de suor pela pele, roupas constritivas ou oclusivas, desidratação e umidade excessiva. A regulação da carga de calor é complexa e envolve o sistema nervoso central (SNC), termossensores e efetores termorreguladores. O termostato central ativa os efetores, que produzem vasodilatação periférica e sudorese. A superfície da pele constitui, de fato, o radiador e o principal local de perda de calor, visto que o fluxo sanguíneo cutâneo pode aumentar 25 a 30 vezes acima da taxa basal. Esse aumento acentuado no fluxo sanguíneo cutâneo, juntamente com a manutenção da vasodilatação periférica, irradia o calor de modo eficiente. Ao mesmo tempo há uma vasoconstrição compensatória dos leitos esplâncnicos e renais. A aclimatação ao calor reflete uma constelação de adaptações fisiológicas, que permitem ao corpo perder calor de modo eficiente. Com frequência, esse processo requer uma a várias semanas de exposição e trabalho em um ambiente quente. Durante a aclimatação, o ponto de ajuste termorregulador é alterado, e essa alteração afeta o início, o volume e o conteúdo da diaforese. O limiar para o início da sudorese é reduzido, e a quantidade de suor aumenta, com concentração reduzida de sal. As taxas de sudorese podem alcançar 1 a 2 L/h em indivíduos aclimatados durante o estresse térmico. A expansão do volume plasmático também ocorre e melhora o fluxo vascular cutâneo.

I-110. **A resposta é B.** *(Cap. 479e)* As manifestações clínicas da insolação refletem uma perda total da função termorreguladora. As anormalidades típicas dos sinais vitais incluem taquipneia, várias taquicardias, hipotensão e pressão de pulso ampla. Embora não haja nenhum exame complementar específico, a tríade da história e exame físico de exposição a um estresse térmico, disfunção do SNC e temperatura central > 40,5°C ajuda a estabelecer o diagnóstico preliminar. A exaustão pelo calor distingue-se da insolação pela perda do controle termorregulador, manifestando-se normalmente por uma temperatura central > 40,5°C. Os precipitantes fisiológicos da exaustão pelo calor, que pode progredir para a insolação, são a depleção de água e de sódio. Existem duas formas de insolação com manifestações diferentes (Quadro I-110). A insolação clássica (IC) ocorre geralmente em indivíduos de idade mais avançada durante longos períodos de exposição à temperatura e umidade ambientes elevadas. Os pacientes com IC costumam apresentar doenças crônicas que predispõem à doença relacionada com o calor e eles podem ter acesso limitado aos líquidos orais. Os mecanismos de dissipação de calor são superados pela produção endógena de calor e pelo estresse térmico exógeno. Os pacientes com IC frequentemente tomam medicações prescritas que podem comprometer a tolerância ao estresse térmico. Em muitos desses pacientes com IC desidratados, a sudorese cessa, e a pele está quente e seca. A insolação de esforço ocorre normalmente em indivíduos mais jovens com uma causa identificável. Nesse paciente, a história clínica é típica de IC. A ausência de achados neurológicos focais, o nível elevado de creatina-quinase e as medicações precipitantes tornam os outros diagnósticos menos prováveis.

QUADRO I-110 MANIFESTAÇÕES TÍPICAS DE INSOLAÇÃO

Clássica	De esforço
Paciente mais velho	Paciente mais jovem
Fatores de saúde predisponentes/medicações	Condição saudável
Epidemiologia (ondas de calor)	Casos esporádicos
Sedentário	Exercícios ativos
Anidrose (possível)	Diaforese (comum)
Disfunção do sistema nervoso central	Lesão miocárdica/hepática
Oligúria	Insuficiência renal aguda
Coagulopatia (leve)	Coagulação intravascular disseminada
Acidose láctica leve	Acidose láctica acentuada
Elevação leve da creatina-quinase	Rabdomiólise
Normoglicemia/calcemia	Hipoglicemia/calcemia
Normopotassemia	Hiperpotassemia

I-111. **A resposta é C.** *(Cap. 479e)* Antes de iniciar o resfriamento, os pacientes devem ser avaliados quanto à capacidade de proteção das vias aéreas, equilíbrio acidobásico e estado volêmico. Devem-se considerar a determinação da pressão venosa central e monitoração contínua da temperatura central. A hipoglicemia é um achado frequente e deve ser controlada por meio de infusão de glicose. Como a vasoconstrição periférica retarda a dissipação de calor, a administração repetida de bolos de cristaloide isotônica para a hipotensão é preferida à administração de agonistas α-adrenérgicos. A fenilefrina está relativamente contraindicada, uma vez que ela inibe a vasodilatação periférica necessária para a dissipação de calor. O resfriamento evaporativo geralmente constitui a técnica mais prática e efetiva. O resfriamento rápido é essencial tanto na insolação clássica (IC) quanto na insolação de esforço (IE). A água fria (15°C) é vaporizada na pele exposta, enquanto ventiladores direcionam um fluxo de ar contínuo sobre a pele úmida. Compressas frias aplicadas nas axilas e na virilha constituem um adjuvante útil para resfriamento. Para evitar a "hipotermia por tratamento excessivo", o resfriamento ativo deve ser interrompido quando se alcança 38 a 39°C. O resfriamento por imersão em água fria é uma alternativa na IE, porém induz vasoconstrição periférica e tremor intenso. Essa técnica apresenta desafios consideráveis quanto à monitoração e ressuscitação na maioria das condições clínicas. A segurança do resfriamento por imersão é mais bem estabelecida em pacientes jovens e previamente saudáveis com IE (mas não naqueles com IC). O resfriamento com mantas de resfriamento disponíveis comercialmente não deve constituir a única técnica utilizada, visto que a velocidade de resfriamento é muito lenta. Outros métodos são menos eficazes e raramente estão indicados, como infusão IV de líquidos frios e irrigação a frio da bexiga ou do trato gastrintestinal. A lavagem torácica e a lavagem peritoneal com líquido frio constituem manobras eficientes, porém são invasivas e raramente necessárias.

PARTE II: Principais manifestações e apresentações das doenças

QUESTÕES

INSTRUÇÕES: Escolha a resposta mais adequada para cada questão.

II-1. Quando são aplicados estímulos intensos e repetidos a tecidos lesionados ou inflamados, qual das seguintes respostas ocorre?

A. O limiar de ativação dos nociceptores aferentes primários é reduzido, e a frequência de descarga torna-se maior para estímulos de todas as intensidades.
B. O limiar de ativação dos nociceptores aferentes primários é reduzido, e a frequência de descarga torna-se menor para estímulos de todas as intensidades.
C. O limiar de ativação dos nociceptores aferentes primários é elevado, e a frequência de descarga torna-se maior para estímulos de todas as intensidades.
D. O limiar de ativação dos nociceptores aferentes primários é elevado, e a frequência de descarga torna-se menor para estímulos de todas as intensidades.

II-2. A substância P, que é liberada de nociceptores aferentes primários, possui todas as seguintes atividades biológicas, EXCETO:

A. Quimiotático de leucócitos
B. Desgranulação dos mastócitos
C. Aumento da concentração intracelular de monofosfato de guanosina (GMP) cíclico
D. Aumento da produção e liberação dos mediadores inflamatórios
E. Vasodilatação

II-3. Um homem de 45 anos de idade com diabetes melito tipo 1 de longa duração queixa-se de dor nos pés e tornozelos que já persiste por mais de um ano. Todas as seguintes características são compatíveis com a dor neuropática devido ao diabetes, EXCETO:

A. Dor em queimação
B. Sensação semelhante ao choque elétrico
C. Exacerbada por toque leve
D. Dor referida ao escroto
E. Formigamento

II-4. Uma mulher de 28 anos de idade (mostrada na Figura II-4) vem apresentando dor e eritema da mão esquerda nos últimos três meses, desde que sofreu uma queda, que foi interrompida com aquela mão. Radiografias obtidas imediatamente não demonstraram nenhuma fratura. Nos últimos dias, apareceram uma sensação de queimação e edema no antebraço. A amplitude de movimento está limitada no ombro e no punho esquerdos. Na fotografia, ela tenta fechar a mão esquerda. Ela também relata a ocorrência de alodinia ao toque no dorso da mão esquerda. As avaliações reumatológica e radiográfica são normais. Não tem nenhuma história clínica pregressa, não é sexualmente ativa, não faz uso de medicamentos e não usa tabaco, álcool ou substâncias ilícitas. Qual é o diagnóstico mais provável?

A. Artrite gonocócica aguda
B. Síndrome do túnel do carpo
C. Síndrome dolorosa complexa regional
D. Gota
E. Lúpus eritematoso sistêmico

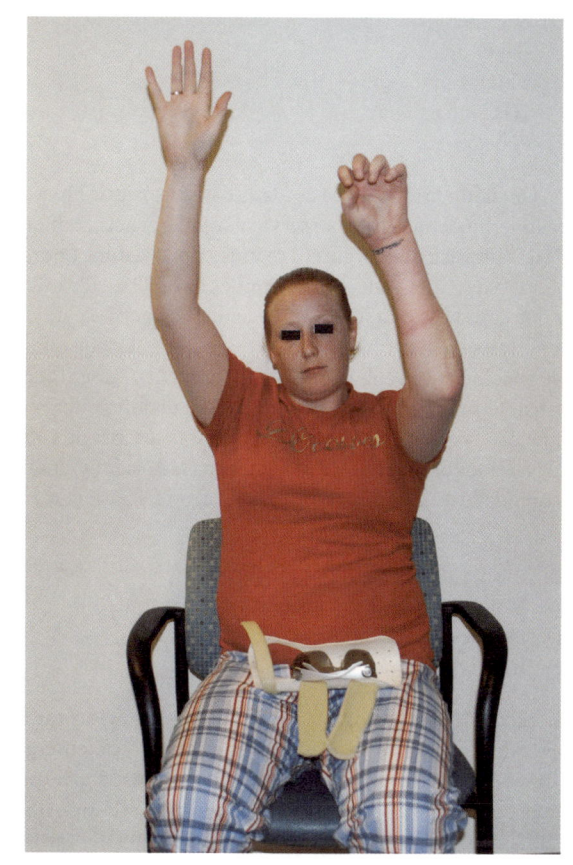

FIGURA II-4 De Imboden JB, Hellman DB, Stone JH: *Current Diagnosis & Treatment: Rheumatology*, 3rd ed. New York, NY: McGraw-Hill, 2013.

II-5. Qual das seguintes afirmativas é verdadeira com relação aos inibidores da cicloxigenase (COX)?

A. O ácido acetilsalicílico é um inibidor reversível da COX-2.
B. Os anti-inflamatórios não esteroides (AINEs) seletivos da COX-2 estão contraindicados após uma cirurgia, visto que eles inibem a agregação plaquetária.
C. Os AINEs inibidores seletivos da COX-2 apresentam menor risco de nefrotoxicidade do que os AINEs não seletivos.
D. A irritação gastrintestinal (GI) constitui o efeito colateral mais comum do ácido acetilsalicílico e dos AINEs.
E. Os AINEs podem causar uma redução da pressão arterial.

II-6. Uma mulher de 38 anos de idade é levada ao serviço de emergência pelo marido, devido a uma diminuição do estado mental. Foi submetida à cirurgia de joelho há dois dias, e foi prescrito o uso de oxicodona oral para alívio da dor. O marido relata que ela usou todo o suprimento de sete dias em um único dia. Ele nega qualquer atividade convulsiva. Não havia outras substâncias ou medicamentos na casa. Está afebril, e a pressão arterial é de 130/75 mmHg, a frequência cardíaca de 70 bpm, a frequência respiratória de 4 incursões/min, e a saturação de O_2 no sangue arterial (Sao_2), de 85% em ar do ambiente. Ela quase não responde a estímulos dolorosos, porém movimenta igualmente todos os quatro membros. Qual dos seguintes medicamentos tem maior probabilidade de melhorar o estado mental dessa paciente?

A. Salbutamol
B. Alvimopan
C. Flumazenil
D. *N*-acetilcisteína
E. Naloxona

II-7. Um homem de 63 anos de idade com história de hipertensão e hiperlipidemia chega ao serviço de emergência com queixa de dor torácica que surgiu em repouso e que já dura 1 hora. A dor é subesternal e irradia-se para ambos os ombros. Ele descreve a dor como "pressão difusa, não aguda" e queixa-se de náusea e sudorese. Ele também percebe que a dor é aliviada quando ele se encolhe em decúbito lateral esquerdo. O exame físico só é marcante pela presença de certo grau de diaforese discreta e frequência cardíaca de 105 bpm, com pressão arterial de 140/88 mmHg. Todos os seguintes aspectos de sua história aumentam a probabilidade de síndrome coronariana aguda, EXCETO:

A. Associada a uma sensação de sudorese
B. Associada à náusea
C. Melhora quando em decúbito lateral esquerdo
D. Dor descrita como pressão, não aguda
E. Irradiação para ambos os ombros

II-8. Sua mãe lhe telefona tarde da noite para avisar que tio Albert, de 63 anos de idade, foi para o serviço de emergência devido a uma dor torácica. Ela não sabe nada a respeito da queixa atual ou da história clínica pregressa do tio Albert, mas está convencida de que ele vai morrer de ataque cardíaco e quer saber o que pode acontecer. Além de acalmá-la, você deve dizer à sua mãe que:

A. Albert tem mais probabilidade de ter dor de parede torácica do que doença cardíaca isquêmica.
B. Menos de um terço de pacientes que procuram o serviço de emergência com dor torácica não traumática apresenta cardiopatia isquêmica.
C. Existe uma probabilidade de menos de 25% de que ele seja internado.
D. Existe uma probabilidade de mais de 60% de que a dor tenha origem gastrintestinal.
E. Essa é a razão mais comum pela qual os pacientes vão ao serviço de emergência.

II-9. Uma mulher de 28 anos de idade chega ao serviço de emergência com agravamento da dor abdominal, que já dura 8 horas. Descreve a dor como constante, incômoda e localizada na parte média inferior e direita do abdome. Qualquer movimento agrava a dor. Nega hematêmese, melena ou sangue vermelho-vivo nas fezes. É sexualmente ativa, com 4 a 6 parceiros nos últimos seis meses. A única medicação que toma é um contraceptivo oral. Ao exame físico, a temperatura é de 39°C, a pressão arterial de 110/75 mmHg, a frequência cardíaca de 105 bpm e a frequência respiratória de 18 incursões/min. O exame do abdome é marcante pela hipersensibilidade à palpação abaixo e à direita do umbigo, com rebote positivo. Qualquer movimento provoca agravamento imediato da dor. Os ruídos intestinais estão diminuídos. O teste de gravidez no soro é negativo. Qual é o mecanismo mais provável da dor abdominal dessa paciente?

A. Distúrbio da parede abdominal
B. Distensão de víscera oca
C. Distensão da superfície visceral
D. Inflamação do peritônio parietal
E. Distúrbio vascular

II-10. Na paciente descrita na Questão II-9, qual é o diagnóstico mais provável?

A. Colecistite aguda
B. Doença inflamatória pélvica
C. Hematoma da bainha do músculo reto
D. Obstrução do intestino delgado
E. Embolia da artéria mesentérica superior

II-11. Em um paciente com queixa de cefaleia, qual dos seguintes aspectos da história é preocupante e sugere a necessidade de uma avaliação mais detalhada?

A. Primeiro episódio de cefaleia intensa
B. Início depois dos 55 anos
C. Dor associada à hipersensibilidade local
D. Agravamento subagudo no decorrer de vários dias ou semanas
E. Todas as alternativas anteriores

II-12. Um homem de 42 anos de idade procura assistência médica devido à ocorrência de dor lombar de início agudo enquanto levantava caixas pesadas. Ele relata que a dor está localizada na região lombar direita, irradia-se para as nádegas e para a parte posterior da coxa, agravando-se com a posição em pé e melhorando quando deita. A história clínica é apenas marcante pela presença de hiperlipidemia para a qual toma atorvastatina. Os sinais vitais são normais, e o único achado positivo ao exame é que a elevação da perna direita em extensão enquanto está em decúbito reproduz exatamente a dor em cerca de 30 graus. Não há defeitos motores nem sensitivos, e os reflexos estão normais. Qual das seguintes raízes nervosas lombossacrais provavelmente está envolvida nesse processo?

A. L1
B. L2
C. L3
D. L4
E. L5

II-13. Para o paciente descrito na Questão II-12, todos os seguintes tratamentos podem estar indicados, EXCETO:

A. Paracetamol
B. Repouso ao leito
C. Injeção epidural de glicocorticoides
D. Naproxeno
E. Retorno às atividades normais

II-14. Uma mulher de 68 anos de idade queixa-se de agravamento da dor nas costas, nas nádegas e nas regiões superiores das duas pernas no decorrer dos últimos 6 a 9 meses. Relata que a dor piora quando permanece em pé por mais de 10 a 15 minutos. A dor também está presente durante uma caminhada prolongada. Em todos os casos, sente-se melhor quando senta. Nega qualquer dor ou edema nas panturrilhas. A história clínica é marcante pela presença de hipertensão controlada com enalapril. A única outra medicação consiste em vitamina D diariamente. O exame físico é inespecífico, com sinais vitais normais, ausência de edema nos membros inferiores e ausência de sopros vasculares. Qual é o diagnóstico mais provável dessa paciente?

A. Dissecção da aorta
B. Doença discal lombar
C. Estenose do canal vertebral lombar
D. Arterite de Takayasu
E. Claudicação vascular

II-15. Na paciente descrita na Questão II-14, o tratamento pode incluir todas as seguintes opções, EXCETO:

A. Paracetamol
B. Injeção epidural de corticosteroides
C. Exercício
D. AINEs
E. Cirurgia

II-16. Um homem de 38 anos de idade procura assistência médica devido à dor nas costas de início recente. A dor começou após ter jogado basquetebol com os sobrinhos adolescentes e não melhorou nos últimos cinco dias. A mobilidade do paciente está limitada, e a dor melhora com o decúbito dorsal. A dor está localizada na região lombar esquerda e não se irradia. O paciente não toma nenhuma medicação. O exame físico é normal, exceto pela dor na área acometida. Não há déficits sensorial, motor ou reflexo, e os testes de elevação das pernas estendidas e cruzadas não reproduzem a dor. Qual alternativa a seguir é indicada neste momento?

A. Paracetamol
B. Tomografia computadorizada (TC) com mielografia
C. Ressonância magnética (RM) da coluna
D. Radiografia simples da coluna lombar
E. Eletroforese de proteínas

II-17. No paciente descrito na Questão II-16, qual das seguintes é considerado como terapia baseada em evidências no momento atual?

A. Ciclobenzaprina
B. Gabapentina
C. Ibuprofeno
D. Prednisona
E. Tramadol

II-18. A hipertermia é definida como:

A. Uma temperatura central > 40°C
B. Uma temperatura central > 41,5°C
C. Uma temperatura elevada que se normaliza mediante tratamento com antipiréticos
D. Um aumento descontrolado da temperatura corporal, apesar de um ajuste hipotalâmico normal
E. Temperatura > 40°C, rigidez e desregulação autonômica

II-19. A Sra. Smith é uma mulher de 25 anos de idade previamente saudável. Há duas semanas, teve faringite bacteriana com três dias de febre. Agora, está sintomaticamente totalmente recuperada. Estuda engenharia e gosta de coletar e analisar dados. Assim, mediu a temperatura oral a cada hora nessas últimas duas semanas e lhe traz seu registro de temperatura. Qual das seguintes afirmativas é verdadeira sobre o padrão esperado de temperatura corporal dessa paciente?

A. Durante a doença febril, a variação diurna normal da temperatura corporal está ausente.
B. As temperaturas corporais mais baixas ocorrem aproximadamente ao meio-dia.
C. As variações diárias da temperatura normal nessa paciente são ligeiramente mais altas que as dos indivíduos na população normal.
D. A temperatura oral reflete de modo acurado a temperatura central.
E. A ovulação não afetará sua temperatura corporal.

II-20. Um homem de 32 anos de idade com doença de Crohn tem sido tratado com infliximabe nos últimos seis meses. Chega ao seu consultório em julho e ainda não recebeu a vacina contra *influenza* este ano. Infelizmente, na semana anterior, queixou-se de tosse persistente e febre de 38,4°C. Qual das seguintes afirmativas é verdadeira com relação à avaliação e tratamento da febre desse paciente?

A. Mesmo se o paciente teve um teste cutâneo com tuberculina (TCT) negativo antes de iniciar o infliximabe, deve-se considerar a possibilidade de tuberculose ativa como causa da febre e da tosse.
B. Tendo em vista a estação do ano, seria razoável observar rigorosamente a febre do paciente e instituir um tratamento sintomático; trata-se mais provavelmente de uma infecção viral das vias aéreas superiores.
C. É muito raro que pacientes que recebem terapia com antifator de necrose tumoral (TNF) tenham febre com infecção.
D. A determinação da interleucina 1 (IL-1) seria útil para determinar se a febre é de etiologia infecciosa.
E. Deve-se evitar o uso de antipiréticos nesse paciente; há dados convincentes de que a febre atua como adjuvante do sistema imune, e os antipiréticos retardam a resolução das infecções virais e bacterianas.

II-21. Todos os seguintes fármacos exercem um efeito antipirético por meio da inibição da cicloxigenase, EXCETO:

A. Paracetamol
B. Ácido acetilsalicílico
C. Celecoxibe
D. Ibuprofeno
E. Prednisona

II-22. Qual dos seguintes pacientes apresenta uma recomendação INCORRETA quanto ao tratamento da febre?

A. Criança de 6 anos de idade com faringite e febre de 39,2°C: tratamento com ácido acetilsalicílico.
B. Criança de 9 anos de idade com história pregressa de convulsões febris, atualmente com rinovírus e temperatura de 39,2°C: tratamento com ibuprofeno ou paracetamol.
C. Homem de 46 anos de idade com temperatura de 41°C e sepse: tratamento com ibuprofeno oral e mantas de resfriamento.
D. Homem de 50 anos de idade com hemorragia do sistema nervoso central (SNC) interventricular e febre de 41,2°C: tratamento agressivo para reduzir a temperatura central, incluindo antipiréticos orais, mantas de resfriamento e infusão de soro fisiológico frio.
E. Indivíduo de 66 anos de idade com doença pulmonar obstrutiva crônica (DPOC) grave e febre de 39,2°C devido à celulite dos membros inferiores: tratamento com ibuprofeno ou paracetamol.

II-23. Um imigrante recente do Quênia, de 18 anos de idade, procura a clínica universitária com febre, congestão nasal, fadiga intensa e exantema. O exantema começou com lesões discretas na linha de implantação dos cabelos, que coalesceram à medida que o exantema se propagou caudalmente. As palmas das mãos e as plantas dos pés estão preservadas. São observadas pequenas manchas brancas com halo eritematoso circundante ao exame do palato. Qual das seguintes condições esse paciente corre risco de desenvolver no futuro?

A. Encefalite
B. Epiglotite
C. Infecções oportunistas
D. Neuralgia pós-herpética
E. Ruptura do baço

II-24. Uma mulher de 23 anos de idade com úlcera crônica no membro inferior em decorrência de traumatismo prévio procura assistência devido à ocorrência de exantema, hipotensão e febre. Não tem nenhuma história recente de viagem ou exposição ao ar livre e está em dia com todas as vacinações. Não faz uso de drogas intravenosas (IV). Ao exame, a úlcera tem aparência limpa, com base bem granulada e sem eritema, calor ou secreção purulenta. Entretanto, a paciente apresenta eritema difuso, que é mais proeminente nas palmas das mãos, na conjuntiva e na mucosa oral. Além da hipotensão profunda e taquicardia, o exame restante não é focal. Os resultados dos exames laboratoriais são marcantes pela creatinina de 2,8 mg/dL, aspartato aminotransferase de 250 U/L, alanina aminotransferase de 328 U/L, bilirrubina total de 3,2 mg/dL, bilirrubina direta de 0,5 mg/dL, razão normalizada internacional (INR) de 1,5, tempo de tromboplastina parcial ativada de 1,6 vez o controle e contagem de plaquetas de 94.000/μL. O nível de ferritina é de 1.300/μg/mL. O tratamento com antibióticos de amplo espectro após a obtenção de hemoculturas adequadas e recebe reanimação com líquidos IV e vasopressores. As hemoculturas são negativas dentro de 72 horas; nesse momento, as pontas dos dedos das mãos começam a descamar. Qual é o diagnóstico mais provável?

A. Artrite reumatoide juvenil (ARJ)
B. Leptospirose
C. Síndrome do choque tóxico estafilocócico
D. Síndrome do choque tóxico estreptocócico
E. Febre tifoide

II-25. Um rapaz de 18 anos de idade recentemente iniciou seu primeiro ano em uma universidade local. Ele procura assistência devido a uma semana de mal-estar pronunciado, febre e dor de garganta. Declara ter muita dificuldade para levantar da cama pela manhã. Ele foi examinado pelo seu colega há dois dias, que observou a presença de faringite, e o paciente recebeu uma dose de ampicilina intramuscular para tratamento empírico de faringite estreptocócica. O paciente retorna hoje com erupção exantemática reticular e febre contínua e mal-estar. Você verifica a presença de linfadenopatia cervical importante. Nega qualquer viagem recente fora dos Estados Unidos. Qual é a etiologia provável desse exantema?

A. Febre Chikungunya
B. Erupção exantemática induzida por medicamentos
C. Eritema infeccioso (quinta moléstia)
D. Rubéola
E. Sarampo

II-26. Um homem de 47 anos de idade da Carolina do Norte sem história clínica pregressa conhecida procura assistência em agosto com história de dor abdominal, mialgias difusas e cefaleia debilitante de dois dias de duração. Recentemente, não fez nenhuma viagem fora do Estado, porém relata que, há duas semanas, passou o dia limpando um terreno nas proximidades para preparar a plantação de um jardim, e que comeu ostras cruas há uma semana. Ao exame, você verifica que o paciente apresenta máculas que desaparecem à pressão nos punhos e tornozelos. Você imediatamente o interna para tratamento, ressaltando que sua doença está associada a uma taxa de mortalidade de cerca de 40% se não for tratada adequadamente. Qual é o patógeno provavelmente responsável pela doença deste paciente?

A. *Borrelia burgdorferi*
B. *Rickettsia rickettsii*
C. *Spirillum minis*
D. *Salmonella typhi*
E. *Vibrio vulnificus*

II-27. Um fiscal de 42 anos de idade de Connecticut chega com uma história de exantema presente há dois dias, mostrado na Figura II-27. Qual dos seguintes sinais ou sintomas também tende a se desenvolver neste paciente?

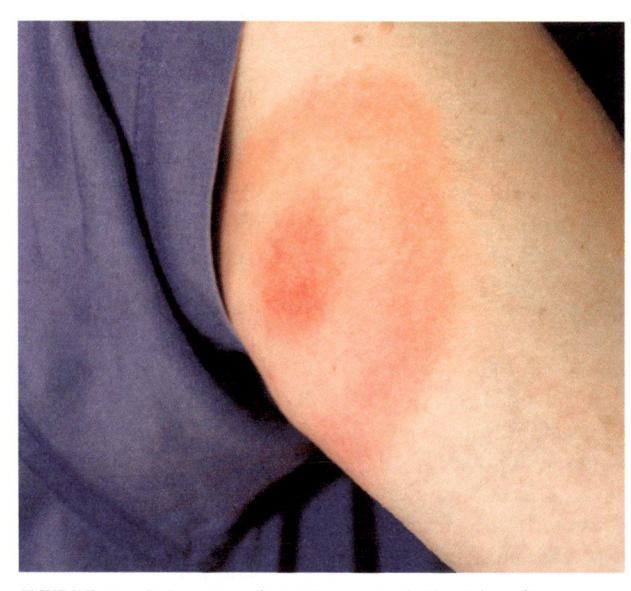

FIGURA II-27 Reimpressa de KJ Knoop et al: *The Atlas of Emergency Medicine*, 4th ed. New York, McGraw-Hill, 2016. Photo contributor: James Gathany, Public Health Image Library, US Centers for Disease Control and Prevention.

A. Sopro holossistólico mais intenso no ápice cardíaco e que se irradia para a axila.
B. Fissura labial, língua em framboesa e aneurismas da artéria coronária.
C. Bradicardia com achado de dissociação atrioventricular completa no eletrocardiograma.
D. Erupção exantemática difusa, com descamação das mãos e dos pés.
E. Manchas maculares brancas com halo eritematoso na mucosa oral.

II-28. Um homem de 42 anos de idade com história de epilepsia chega ao serviço de emergência após sofrer uma convulsão. Está tomando levetiracetam como tratamento de manutenção para profilaxia das convulsões e vem tomando a sua medicação conforme prescrito. No serviço de emergência, ele sofre outra convulsão tônico-clônica generalizada e encontra-se em estado pós-ictal depois do evento. Recebe uma dose de fenobarbital e é internado. No decorrer das 24 horas subsequentes, o paciente apresenta uma erupção cutânea mostrada na Figura II-28, que demonstra descamação precoce. Ele também desenvolve hipotensão, exigindo suporte com vasopressores, edema facial, linfadenopatia generalizada, provas de função hepática anormais e hepatomegalia. A contagem diferencial no hemograma completo é a seguinte:

Neutrófilos	72%
Linfócitos	10%
Eosinófilos	17%
Monócitos	1%
Basófilos	Nenhum detectado

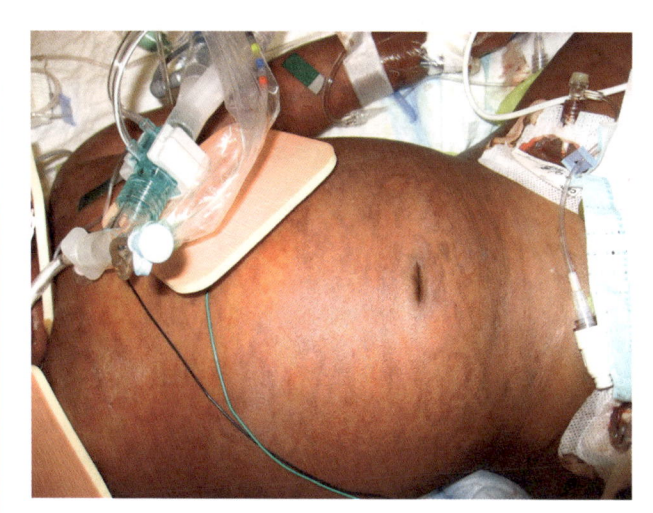

FIGURA II-28 Cortesia de Peter Lio, MD; com autorização.

Qual o diagnóstico mais provável?

A. Reação medicamentosa com eosinofilia e sintomas sistêmicos (DRESS)
B. Linfoma não Hodgkin eosinofílico com síndrome de Sweet
C. Eritema multiforme
D. Síndrome do choque tóxico estafilocócico
E. Síndrome de Stevens-Johnson

II-29. Um homem de 27 anos de idade chega para avaliação de lesões cutâneas mostradas na Figura II-29. Ao exame, o paciente apresenta nódulos e placas dolorosos e profundos nas áreas mostradas nesta figura. Todas as seguintes doenças estão classicamente associadas a esses achados cutâneos, EXCETO:

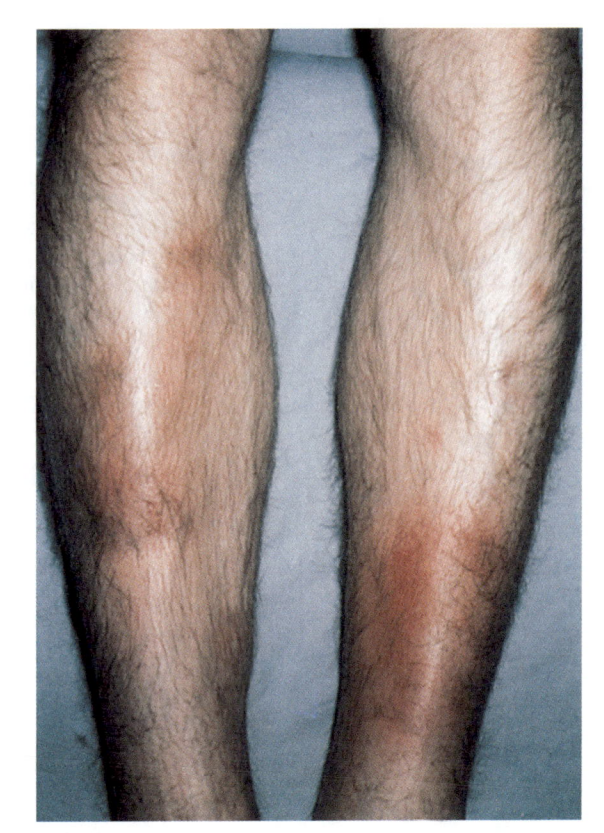

FIGURA II-29 Cortesia de Robert Swerlick, MD; com autorização.

A. Exposição a fármacos
B. Doença inflamatória intestinal
C. Adenocarcinoma de pulmão
D. Infecção micobacteriana
E. Sarcoidose

II-30. Ao examinar a lista dos pacientes que atenderá, você verifica que, esta manhã, está com bastantes pacientes. Qual dos seguintes pacientes que marcaram consulta com você para hoje justifica o diagnóstico de febre de origem obscura (FOO)?

A. Mulher de 29 anos de idade com febre quase diariamente de 38,3°C por três semanas. Você a examinou pela última vez na semana anterior, quando ela se queixou de exantema facial, artralgias metacarpofalangeanas bilaterais e fadiga. A investigação laboratorial revelou proteinúria, anemia e teste positivo para fatores antinucleares (FANs) com título > 1:640.
B. Homem de 64 anos de idade que você examinou há três semanas. Nessa ocasião, tinha febre de 39,2°C duas vezes ao dia, com uma semana de duração, tremores e dor de garganta. Recuperou-se e está agora assintomático, porém não foi encontrada nenhuma causa, apesar de numerosos exames.
C. Homem de 33 anos de idade com sensação subjetiva de febre várias vezes por semana, durante um mês. Ele também apresenta tremores e exantema evanescente que surgiu nas pernas, no tronco e nas costas.
D. Homem de 45 anos de idade com quatro semanas de febre quase diária de 38,5°C e dor incapacitante na canela. Você o examinou pela última vez na semana anterior, e uma investigação abrangente, incluindo velocidade de hemossedimentação (VHS) e níveis de proteína C-reativa, hemograma completo, eletrólitos, lactato desidrogenase, ferritina, FAN, fator reumatoide, exame de urina, hemoculturas, urocultura, radiografia de tórax, ultrassonografia do abdome e teste cutâneo tuberculínico, nada revelou.
E. Mulher de 26 anos de idade em uso de micofenolato de mofetila, tacrolimo e prednisona após se submeter a transplante de rim de doador vivo não aparentado há um ano. Apresentou febre > 38,3°C nessas últimas três semanas. Uma avaliação realizada há duas semanas incluiu VHS e níveis de proteína C-reativa, hemograma completo, eletrólitos, lactato desidrogenase, ferritina, FAN, fator reumatoide, exame de urina, hemoculturas, urocultura, radiografia de tórax, ultrassonografia do abdome e teste cutâneo tuberculínico, porém com resultados normais.

II-31. Qual das seguintes afirmativas é verdadeira com relação à epidemiologia e prognóstico da FOO?

A. Para pacientes com FOO, um diagnóstico etiológico é mais provável em pacientes idosos do que em pacientes jovens.
B. A FOO é geralmente causada por uma doença muito rara, que escapou ao diagnóstico durante a investigação obrigatória inicial.
C. Tanto em países ocidentais quanto em não ocidentais, a infecção responde por mais da metade dos casos de FOO.
D. Em pacientes com FOO, a incapacidade definitiva de encontrar um diagnóstico etiológico indica um prognóstico muito sombrio.
E. No ocidente, a porcentagem de pacientes com FOO sem diagnóstico permaneceu constante por décadas, apesar dos avanços nas técnicas de diagnóstico sorológico e radiográfico.

II-32. Um homem de 50 anos de idade é examinado para avaliação de febre e perda de peso de etiologia incerta. Os sintomas surgiram pela primeira vez há três meses. O paciente relata a ocorrência de febre diária tão alta quanto 39,4°C, com sudorese noturna e fadiga. Nesse mesmo período, houve diminuição do apetite, e ele perdeu 22,6 kg em comparação com o seu peso no último exame anual. A febre, medida no consultório de seu médico é de 38,7°C. Não teve nenhuma exposição ou contato com pessoas doentes. A história clínica é significativa pela presença de diabetes melito, obesidade e apneia obstrutiva do sono. Toma insulina glargina, 50 U ao dia. Trabalha em um depósito, dirigindo uma empilhadeira. Não viajou para fora de seu local de residência, em uma parte rural da Virgínia. Nunca recebeu transfusão de sangue e está casado com uma parceira sexual há 25 anos. Ao exame, não se identifica nenhum achado focal. Foram realizados múltiplos exames laboratoriais, que só revelaram achados inespecíficos, com exceção de um nível elevado de cálcio de 11,2 g/dL. O hemograma completo revelou uma contagem de leucócitos de 15.700/µL, com 80% de células polimorfonucleares, 15% de linfócitos, 3% de eosinófilos e 2% de monócitos. O esfregaço de sangue periférico é normal. O hematócrito é de 34,7%. A VHS está elevada, em 57 mm/h. O painel reumatológico é normal, e o nível de ferritina é de 521 ng/mL. As provas de função hepática e renal estão normais. A eletroforese das proteínas séricas demonstra gamopatia policlonal. Os testes para o vírus da imunodeficiência humana (HIV), vírus Epstein-Barr (EBV) e citomegalovírus (CMV) são negativos.

O antígeno urinário de *Histoplasma* é negativo. As hemoculturas de rotina para bactérias, a radiografia de tórax e o teste do derivado proteico purificado (PPD) são negativos. A TC do tórax, abdome e pelve revela aumento limítrofe dos linfonodos no abdome e no retroperitônio de 1,2 cm. Qual deve ser o melhor passo seguinte para estabelecer a etiologia da febre desse paciente?

A. Tratamento empírico com corticosteroides
B. Tratamento empírico para *Mycobacterium tuberculosis*
C. Biópsia por agulha dos linfonodos aumentados
D. Tomografia por emissão de pósitrons (PET)-TC
E. Níveis séricos da enzima conversora de angiotensina

II-33. Uma mulher de 64 anos de idade queixa-se de tontura. Os sintomas começaram subitamente há cerca de 12 horas e persistiram, apesar de uma boa noite de sono. A tontura é descrita como vertiginosa, constante e leve. Não há perda auditiva associada, zumbido, plenitude auricular nem exantema. A paciente apresenta história de hipertensão, diabetes melito e dislipidemia, e fuma cigarros. Não se observa nenhuma sacada corretiva bilateralmente no teste de impulso da cabeça. A manobra de Dix-Hallpike exacerba a tontura. Não se observa nenhum nistagmo. Qual é o próximo passo mais apropriado para diagnóstico ou tratamento dessa paciente?

A. RM do cérebro
B. Teste calórico
C. Manobra de Epley
D. Iniciar meclizina
E. Iniciar prednisona

II-34. Um homem de 42 anos de idade chega ao serviço de emergência com queixa de tontura vertiginosa intensa associada à náusea. Qual das seguintes alternativas é mais compatível com uma causa periférica de vertigem?

A. Nistagmo de batimento descendente
B. Nistagmo evocado pelo olhar
C. Nistagmo torcional puro
D. Nistagmo de rebote
E. Nistagmo horizontal unidirecional

II-35. Um homem de 62 anos de idade procura a clínica com queixa de quedas frequentes. A queixa é de sensação de perda de equilíbrio. Nega ter vertigem ou sintomas ortostáticos, porém queixa-se de sensação de instabilidade, que é exacerbada no escuro ou quando fecha os olhos. Queixa-se também de maior dificuldade em focar enquanto está em movimento, visto que o mundo "pula ao redor" e ele não é mais capaz de ler um livro durante o seu trajeto para o trabalho de metrô. Não tem nenhuma história de neuropatia periférica ou deficiência nutricional. Recentemente, completou um ciclo de seis semanas de antibioticoterapia para bacteremia por *Enterococcus faecalis* com endocardite. Ao exame, são observadas sacadas corretivas bilateralmente no teste de impulso da cabeça. Qual a medicação mais provável que causou a instabilidade de marcha desse paciente?

A. Ampicilina
B. Ceftriaxona
C. Gentamicina
D. Penicilina
E. Vancomicina

II-36. Uma mulher de 29 anos de idade procura assistência médica para uma segunda opinião na avaliação de síndrome de fadiga crônica. Estava se sentindo bem até dois anos atrás, quando apareceu um cansaço insidioso e recalcitrante. Dorme 10 horas por noite, porém desperta sentindo que o sono não é reparador. Não consegue tolerar o exercício, que somente piora o seu mal-estar, e ela não é mais capaz de trabalhar. Não tem nenhuma história clínica ou psiquiátrica pregressa significativa. Além de uma história detalhada e exame físico, qual dos seguintes exames é recomendado como abordagem razoável ao rastreamento de pacientes com queixa de fadiga crônica?

A. Teste do fator antinuclear
B. Eletromiografia com estudos de condução nervosa
C. Teste para vírus Epstein-Barr
D. Sorologia de Lyme
E. Provas de função tireoidiana

II-37. Um homem de 42 anos de idade procura assistência com queixa de fraqueza progressiva de vários meses de duração. Relata tropeçar com os dedos dos pés enquanto caminha e, em certa ocasião, deixou cair uma xícara de café quente porque se sentiu muito fraco para segurá-la. Há suspeita de um distúrbio acometendo os neurônios motores inferiores. Todos os seguintes achados devem ser encontrados em um indivíduo com doença que acomete primariamente os neurônios motores inferiores, EXCETO:

A. Diminuição do tônus muscular
B. Fraqueza distal maior do que proximal
C. Fasciculações
D. Reflexos tendíneos hiperativos
E. Atrofia muscular grave

II-38 a II-40. Associe a apresentação clínica à origem mais provável da fraqueza:

II-38. Homem de 64 anos de idade com acentuada atrofia hipotenar e fasciculações visíveis.

II-39. Mulher de 55 anos de idade com fibrilação atrial, fraqueza na perna direita, reflexo plantar hiperativo e sinal de Babinski positivo.

II-40. Mulher de 40 anos de idade que tem dificuldade em levantar de uma cadeira e escovar os dentes. Os reflexos patelar e bicipital são normais. Observa-se uma ligeira atrofia bilateral dos músculos deltoides.

A. Neurônio motor inferior
B. Miopatia
C. Fraqueza psicogênica
D. Neurônio motor superior

II-41. Todas as seguintes sensações são mediadas por fibras nervosas periféricas aferentes não mielinizadas e mielinizadas finas, EXCETO:

A. Temperatura fria
B. Toque leve
C. Dor
D. Vibração
E. Temperatura quente

II-42. Um jogador de tênis de 46 anos de idade procura o médico com dor no pescoço do lado esquerdo. Apresenta parestesias focais e diminuição da sensibilidade na parte superior anterior e posterolateral do braço, abaixo do músculo deltoide e acima do cotovelo. Qual das seguintes raízes nervosas tem mais probabilidade de estar acometida nessa lesão?

A. C3
B. C4
C. C5
D. T1
E. T2

II-43. Um homem sedentário de 58 anos de idade chega com dor lombar aguda e sensibilidade diminuída na face anterior e posterolateral da perna direita, abaixo do joelho, mas que se estende até o dorso do pé. Qual das seguintes raízes nervosas tem mais probabilidade de ser acometida nessa lesão?

A. L2
B. L3
C. L4
D. L5
E. S1

II-44. Um homem de 78 anos de idade é examinado na clínica, devido a quedas recentes. Queixa-se de dificuldade da marcha, com sensação de perda do equilíbrio em certas ocasiões. Uma queda recente causou lesão no ombro, sendo necessária cirurgia para reparo de laceração do manguito rotador. Em séries de casos epidemiológicos, qual é a causa mais comum dos distúrbios da marcha?

A. Degeneração cerebelar
B. Doença cerebrovascular com múltiplos infartos
C. Mielopatia cervical
D. Doença de Parkinson
E. Déficits sensoriais

II-45. Um homem de 65 anos de idade procura assistência com queixa de quedas frequentes e anormalidades da marcha. Ele percebeu essa dificuldade pela primeira vez há cerca de seis meses. Apresenta uma história de hipertensão, hipotireoidismo e hiperlipidemia. Os medicamentos atuais incluem anlodipino, 10 mg ao dia, sinvastatina, 20 mg ao dia e levotiroxina, 75 µg ao dia. Ao exame neurológico, você percebe que a marcha tem base ampla, com passos curtos e arrastados. Tem dificuldade em levantar da cadeira e em iniciar a marcha. Necessita de múltiplos passos para se virar e parece instável. Entretanto, os testes cerebelares são normais, incluindo o teste do calcanhar-canela e o teste de Romberg. O paciente não apresenta qualquer evidência de déficits sensoriais nos membros inferiores, e a resistência é de 5/5 em todos os grupos musculares testados. Não há evidências de espasticidade muscular com o movimento passivo. O exame neurológico é compatível com qual das seguintes causas?

A. Degeneração cerebelar alcoólica
B. Hidrocefalia comunicante
C. Neurossífilis
D. Atrofias de múltiplos sistemas
E. Mielopatia lombar

II-46. Uma mulher de 67 anos de idade é internada para tratamento de sepse de origem urinária. Você é chamado para avaliar uma alteração no estado mental. O marido relata que ela agora parece estar retraída e apática, em contraste com o seu comportamento normalmente ativo. A enfermeira relata que o seu estado de alerta tem flutuado durante o dia. Ao exame, aparece sonolenta, embora responda facilmente a estímulos verbais. De acordo com Método de Avaliação de Confusão (MAC), qual a outra característica necessária para o diagnóstico de *delirium*?

A. Alteração do ciclo sono-vigília
B. Desorientação
C. Falta de atenção
D. Transtornos perceptivos
E. Agitação psicomotora

II-47. Um homem de 76 anos de idade previamente saudável chega ao serviço de emergência para avaliação de alteração aguda do estado mental. Está agitado e andando pelo consultório. Tem dificuldade em concentrar a sua atenção e fornece uma história incoerente. A temperatura é de 36,8°C, a pressão arterial de 134/72 mmHg, o pulso de 94 bpm e a saturação de oxigênio é de 99% no ar ambiente. Os exames laboratoriais são normais. A esposa relata que vem tomando difenidramina de venda livre nesses últimos dois dias para uma dermatite de contato pruriginosa. Essa alteração do estado mental foi mais provavelmente precipitada pela interferência em qual dos seguintes neurotransmissores?

A. Acetilcolina
B. Dopamina
C. Histamina
D. Norepinefrina
E. Serotonina

II-48. Uma mulher de 82 anos de idade é internada na unidade de terapia intensiva (UTI) com sepse grave, devido à ocorrência de pneumonia complicada por insuficiência renal e respiratória. Recebe tratamento de suporte com ressuscitação volêmica, vasopressores, antibióticos de amplo espectro, ventilação mecânica invasiva e sedação química. Embora inicialmente alerta, calma e cooperativa, no turno da manhã, a enfermeira relata que a paciente está agora orientada apenas para pessoas, parece estar retraída e tem dificuldade em acompanhar uma conversa, mostrando-se letárgica. Qual dos seguintes medicamentos tem mais probabilidade de ter contribuído para a disfunção cognitiva aguda dessa paciente?

A. Cefepima
B. Dexmedetomidina
C. Solução de Ringer lactato
D. Midazolam
E. Norepinefrina

II-49. Qual dos seguintes testes é mais adequado na avaliação inicial do *delirium*?

A. RM do cérebro, com e sem gadolínio
B. Painel de eletrólitos, incluindo cálcio, magnésio e fósforo
C. Reagina plasmática rápida (RPR)
D. Amônia sérica
E. Vitamina B_{12} sérica

II-50. Qual das seguintes afirmativas é verdadeira com relação à doença de Alzheimer?

A. Os delírios são incomuns.
B. Responde por mais da metade dos casos de perda significativa da memória em pacientes com mais de 70 anos de idade.
C. Apresenta-se normalmente com rápida e significativa perda da memória (< 6 meses).
D. Menos de 5% dos pacientes apresentam queixas não relacionadas com a memória.
E. Patologicamente, as anormalidades mais marcantes são observadas nas regiões cerebelares.

II-51. Todos os seguintes medicamentos demonstraram ter eficácia potencial no tratamento da doença de Alzheimer, EXCETO:

A. Donepezila
B. Galantamina
C. Memantina
D. Oxibutinina
E. Rivastigmina

II-52. Um homem destro de 72 anos de idade, com história de fibrilação atrial e alcoolismo crônico, é examinado devido à demência. O filho fornece uma história de declínio gradual da função do paciente nos últimos cinco anos, com acúmulo de déficits neurológicos focais leves. Ao exame, o paciente apresenta afeto pseudobulbar, ligeiro aumento do tônus muscular, reflexos tendíneos profundos vivos no membro superior direito e resposta plantar extensora no lado esquerdo. A história e o exame são mais compatíveis com qual das seguintes condições?

A. Doença de Alzheimer
B. Doença de Binswanger
C. Doença de Creutzfeldt-Jakob
D. Demência multi-infarto
E. Deficiência de vitamina B_{12}

II-53. Você está avaliando um homem de 73 anos de idade previamente saudável com 3 a 4 meses de declínio cognitivo, segundo relato da esposa e da filha. Ambas relatam que o paciente estava fortemente envolvido em jardinagem e jogos de tabuleiro competitivos; entretanto, nos últimos seis meses, deixou de cuidar do jardim e não demonstra absolutamente nenhum interesse por jogos de tabuleiro. Ele também apresenta crises inapropriadas de raiva em ambientes sociais, como no shopping. Nos últimos dois meses, teve um aumento de peso de 6,8 kg e sempre parece estar comendo ou lanchando. O único medicamento que vem tomando há 20 anos é a atorvastatina. Com base nessa história, você está mais preocupado com qual dos seguintes diagnósticos?

A. Doença de Alzheimer
B. Doença de Creutzfeldt-Jakob
C. Demência com corpos de Lewy
D. Demência frontotemporal
E. Demência vascular

II-54. Qual das seguintes alternativas é o achado mais comum em pacientes com afasia?

A. Alexia
B. Anomia
C. Compreensão
D. Fluência
E. Repetição

II-55. Um homem de 65 anos de idade sofre um acidente vascular encefálico isquêmico, que acomete o território da artéria cerebral anterior direita. Após o acidente vascular encefálico, uma avaliação revela os achados mostrados na Figura II-55.

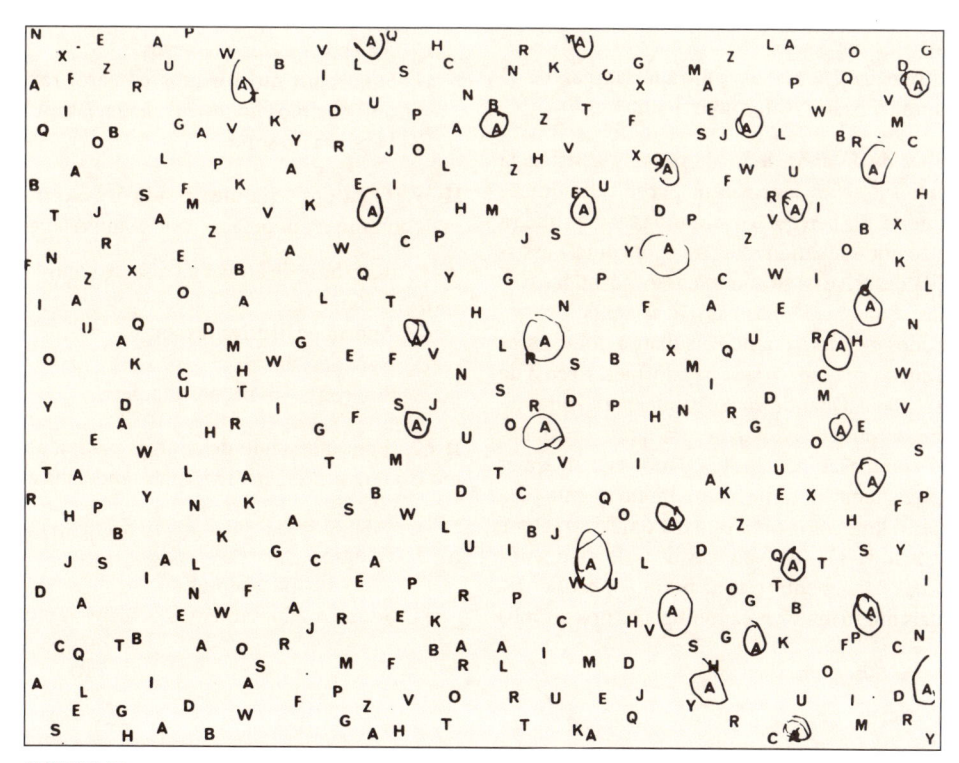

FIGURA II-55

Qual o diagnóstico sugerido por essa figura?

A. Apraxia de construção
B. Hemianopsia
C. Negligência hemiespacial
D. Agnosia de objetos
E. Simultagnosia

II-56. Um homem de 42 anos de idade é examinado devido à sonolência excessiva que está interferindo na sua capacidade de trabalho. Ele trabalha em uma fábrica de vidro que exige revezamento em turnos. Ele passa por três turnos durante o ciclo de quatro semanas: durante o dia (7h-15h), tarde (15h-23h) e noite (23h-7h). Ele percebeu que o problema é mais grave quando trabalha no turno da noite. Adormeceu duas vezes no trabalho. Embora não tenha ocorrido nenhum acidente, foi ameaçado de perder o emprego caso voltasse a dormir. Seu horário preferido de sono é das 22 horas até as 6 horas; entretanto, mesmo quando trabalha nos turnos diurnos, ele normalmente só dorme por volta de 22h30 até 5h30. No entanto, sente que está totalmente funcional no trabalho durante os turnos da manhã e da tarde. Depois dos turnos noturnos, ele declara que tem dificuldade em dormir quando volta para casa e, com frequência, só consegue adormecer às 10h ou mais tarde. Acorda em torno das 15 horas, quando as crianças chegam da escola. Toma cerca de duas xícaras de café por dia, mas tenta evitar ultrapassar essa quantidade. Ele não ronca, e o seu índice de massa corporal é de 21,3 kg/m². Todas as seguintes abordagens são razoáveis para o tratamento desse homem, EXCETO:

A. Evitar uma luz forte pela manhã após o turno de trabalho.
B. Fazer exercício no início da noite, antes de ir ao trabalho.
C. Melatonina, 3 mg ao deitar pela manhã, após o turno noturno.
D. Modafinila, 200 mg 30 a 60 minutos antes de iniciar o turno.
E. Cochilo estratégico que não deve ultrapassar mais de 20 minutos durante os intervalos no trabalho.

II-57. Uma mulher de 45 anos de idade procura assistência médica para avaliar sensações anormais na perna, que a impedem de dormir à noite. Ela percebeu os sintomas pela primeira vez por volta das 20 horas, quando estava sentada quieta assistindo televisão. Ela descreve os sintomas como "formigas rastejando pelas veias". Embora os sintomas não sejam dolorosos, são muito incômodos e pioram quando ela deita à noite. Esses sintomas interferem na sua capacidade de adormecer cerca de quatro vezes por semana. Quando ela se levanta para andar ou esfregar as pernas, os sintomas desaparecem quase imediatamente, retornando pouco tempo depois, quando ela está quieta. Algumas vezes, ela também toma banho muito quente para aliviar os sintomas. Durante o sono, o marido queixa-se que ela o chuta durante toda a noite. Não tem história de doença neurológica ou renal. Atualmente, está na perimenopausa e teve ciclos menstruais muito intensos e prolongados nos últimos meses. O exame físico, incluindo um exame neurológico completo, é normal. O nível de hemoglobina é de 9,8 g/dL, e o hematócrito é de 30,1%. O volume corpuscular médio é de 68 fL. O nível sérico de ferritina é de 12 ng/mL. Qual o tratamento inicial mais adequado para essa paciente?

A. Carbidopa/levodopa
B. Terapia de reposição hormonal
C. Suplementação de ferro
D. Oxicodona
E. Pramipexol

II-58. Um homem de 20 anos de idade procura assistência para avaliação de sonolência diurna excessiva. Ele sente cada vez mais dificuldade em permanecer acordado durante as aulas. Recentemente, suas notas caíram, visto que toda vez que tenta ler, adormece. Declara que o seu estado de alerta é melhor após a prática de exercício ou após cochilos breves de 10 a 30 minutos. Devido a isso, ele faz 5 a 10 "sonecas" diariamente. A sonolência persiste, apesar de 9 horas de sono, em média. Além da sonolência excessiva, ele descreve a ocorrência ocasional de alucinações quando começa a adormecer. Ele as descreve como uma voz que o chama pelo nome quando cai no sono. Talvez uma vez por semana, ele desperta do sono, porém é incapaz de se mover por um período de cerca de 30 segundos. Nunca teve uma perda aparente da consciência, porém constata que sempre que está rindo, sente um peso no pescoço e nos braços. Uma vez, teve que se apoiar contra uma parede para não cair. É submetido a um estudo do sono noturno e teste de latências múltiplas do sono. Não se constata a presença de apneia do sono. A latência média é de cinco cochilos de 2,3 minutos. Em 3 a 5 cochilos, verifica-se a presença de sono com movimentos oculares rápidos. Qual dos seguintes achados neste paciente é mais específico para o diagnóstico de narcolepsia?

A. Cataplexia
B. Sonolência diurna excessiva
C. Alucinações hipnagógicas
D. Sono com movimentos oculares rápidos em mais de dois cochilos no teste de latências múltiplas do sono
E. Paralisia do sono

II-59. Qual das seguintes condições é o transtorno do sono mais comum na população norte-americana?

A. Síndrome de atraso da fase do sono
B. Insônia
C. Apneia obstrutiva do sono
D. Narcolepsia
E. Síndrome das pernas inquietas

II-60. Em que estágio do sono as parassonias, o sonambulismo e o terror noturno, têm mais tendência a ocorrer?

A. Estágio 1
B. Estágio 2
C. Sono de ondas lentas
D. Sono com movimentos oculares rápidos (REM)

II-61. Todas as seguintes afirmativas são verdadeiras com relação à organização de um sono noturno normal em um adulto jovem saudável, EXCETO:

A. O sono REM compreende 20 a 25% do sono total.
B. A privação de sono aumenta a quantidade de sono de ondas lentas.
C. A organização do sono varia substancialmente de uma noite para outra.
D. O sono não REM (sem movimentos oculares rápidos – NREM) de ondas lentas (N3) declina progressivamente com a idade.
E. O sono NREM de ondas lentas (N3) predomina em adultos jovens.

II-62. Um homem de 44 anos de idade é examinado no serviço de emergência após um acidente com veículo motorizado. O paciente declara: "eu nunca vi esse carro vindo do lado direito". Ao exame físico, as pupilas são iguais e reativas à luz. A acuidade visual é normal; entretanto, são observados defeitos dos campos visuais em ambos os olhos lateralmente (hemianopsia bitemporal). Qual das seguintes condições tem mais probabilidade de ser encontrada na avaliação subsequente desse paciente?

A. Glioma do lobo occipital
B. Lesão do nervo óptico
C. Infarto do lobo parietal
D. Adenoma hipofisário
E. Descolamento da retina

II-63. Uma menina de 13 anos de idade sem história clínica pregressa percebeu recentemente que tinha dificuldade em ler no quadro, particularmente na aula de biologia, em que ela senta perto do fundo da sala. Na aula de literatura inglesa, em que ela senta na frente, ela quase não tem muita dificuldade. Após a realização dos testes-padrão para acuidade visual, você estabelece que essa paciente apresenta um erro refrativo, em que o globo ocular é demasiado longo, e os raios luminosos encontram-se em um ponto focal à frente da retina. Que termo descreve acuradamente a condição oftalmológica dessa paciente e está associado a que tipo adequado de lente corretiva?

A. Emetropia – Lente divergente
B. Hiperopia – Lente divergente
C. Hiperopia – lente convergente
D. Miopia – Lente divergente
E. Presbiopia – Óculos para leitura

II-64. Um homem de 74 anos de idade com história de hipertensão bem tratada chega com queixa de visão embaçada indolor em um dos lados. Você realiza o teste da "lanterna oscilante", mostrado na Figura II-64. O painel A mostra o paciente sentado em uma sala com baixa iluminação; o painel B mostra o mesmo paciente com um feixe de luz no olho direito; e o painel C mostra o feixe de luz sobre o olho esquerdo. Qual o defeito existente e qual sua provável causa associada?

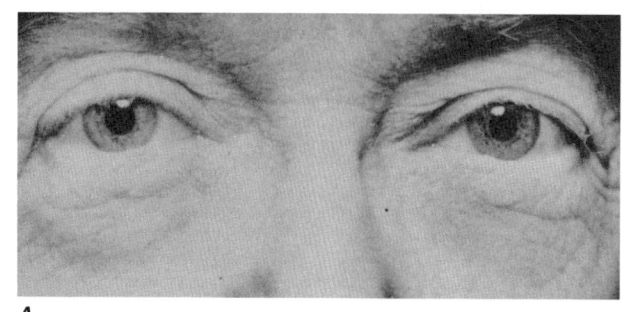

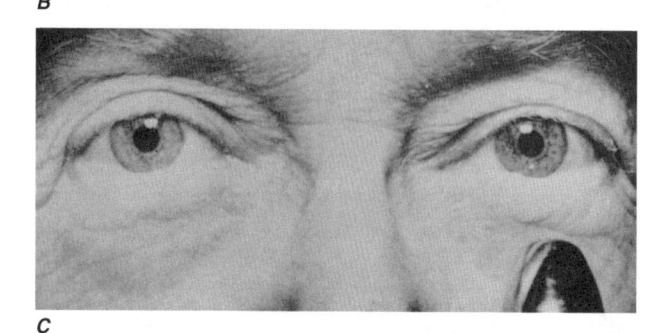

FIGURA II-64 De P Levatin: *Arch Ophthalmol* 62:768, 1959. Copyright © 1959 American Medical Association. Todos os direitos reservados.

A. Hemianopsia homônima – Lesão do quiasma óptico
B. Pupila tônica de Adie esquerda – Paralisia do nervo oculomotor
C. Paresia simpática do olho esquerdo (síndrome de Horner) – Tumor apical do pulmão esquerdo
D. Defeito pupilar aferente relativo esquerdo – Neurite óptica esquerda
E. Defeito pupilar aferente direito – Acidente vascular encefálico occipital

II-65. Você está examinando a Sra. Ruth na clínica. Nas seis semanas precedentes, a paciente não percebeu nenhum sintoma a não ser csbarrar ocasionalmente contra portas e paredes. Você realiza um exame físico completo e verifica a presença de anormalidades nos campos visuais. A Figura II-65A é um mapa dos achados dos campos visuais, em que as áreas pretas representam perda da visão em cada olho, enquanto as áreas brancas/cinzas representam áreas de visão. Você encaminha imediatamente a Sra. Ruth para uma RM de crânio. Em que local você acredita haver uma lesão?

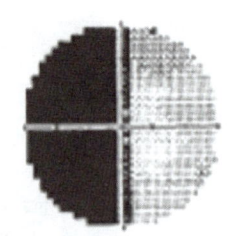

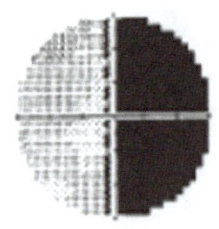

FIGURA II-65A

A. Nervo óptico esquerdo
B. Lobo parietal esquerdo
C. Quiasma óptico
D. Lobo occipital direito
E. Retina direita

II-66. A Sra. Tipover é uma mulher de 72 anos de idade que gosta de praticar canoagem no lago próximo à sua residência. Há dois meses, começou a perceber que estava perdendo progressivamente suas habilidades na canoagem, devido ao aparecimento de dor em ambos os ombros e no dorso superior. Sente-se cansada o tempo todo, e, nesses últimos dias, queixa-se de cefaleia quase persistente. Por fim, ela chega hoje a seu consultório devido a uma perda súbita da visão no olho esquerdo. A oftalmoscopia do olho esquerdo é mostrada na Figura II-66. Qual é o próximo passo mais razoável no diagnóstico e no tratamento da condição desta paciente?

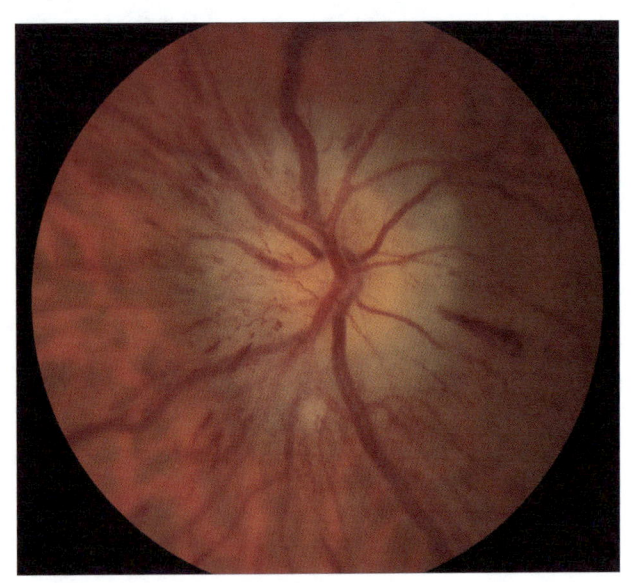

FIGURA II-66

A. RM de crânio para avaliação de doença desmielinizante ou tumor.
B. Iniciar a terapia com glicocorticoides em altas doses e encaminhar para biópsia de artéria temporal.
C. Massagem ocular durante 2 minutos, seguida de novo teste para acuidade visual.
D. Administração tópica de β-bloqueador.
E. Biópsia de artéria temporal urgente e internação para aguardar os resultados.

II-67. Em qual via estrutural anatômica o sistema olfatório é singular entre os sistemas dos sentidos?

A. As projeções aferentes iniciais não passam pelo tálamo e fazem sinapse diretamente com o córtex olfatório primário.
B. Os neurônios sensoriais primários do sistema olfatório são exclusivamente quimiorreceptores.
C. O córtex olfatório primário está anatomicamente distante do hipocampo e da amígdala.
D. O neurônio sensorial primário faz sinapse diretamente com o córtex olfatório.
E. A lesão talâmica não provoca nenhum déficit olfatório.

II-68. Todos os seguintes nervos cranianos estão corretamente associados a seu território de inervação com relação ao sentido do paladar, EXCETO:

A. VII – Parte anterior da língua
B. VII – Palato mole
C. IX – Parte posterior da língua
D. IX – Epiglote mole
E. X – Laringe

II-69. Qual das seguintes afirmativas é verdadeira com relação à presbiosmia e anosmia?

A. A maioria da população com mais de 80 anos de idade sofre de presbiosmia.
B. A anosmia constitui frequentemente uma manifestação tardia do estágio avançado da doença de Parkinson.
C. Os pacientes com anosmia relacionada com traumatismo não recuperam nenhuma função olfatória.
D. Apesar de ser irritante, a presbiosmia não está associada a nenhum risco verdadeiro para a saúde.
E. As mulheres apresentam uma taxa maior de presbiosmia do que os homens.

II-70. O Sr. McEvoy, de 42 anos de idade, é um motorista de caminhão de carga para transporte a longa distância que procura a sua clínica para uma consulta de urgência. Há dois dias, percebeu uma sensação incomum no rosto. Enquanto olhava pelo espelho retrovisor, percebeu que o lado esquerdo do rosto diferia do normal. Ele também observou que parte do refrigerante que estava bebendo escorria pela boca, e o seu sabor era bastante estranho. Esses sintomas não melhoraram nos dois dias de sua viagem. O paciente nega qualquer exposição a carrapatos ou qualquer outro sintoma neurológico. Você explica ao Sr. McEvoy que a causa mais comum de sua paralisia facial e distúrbio gustatório é o comprometimento viral de qual dos seguintes nervos cranianos (NC)?

A. NC V
B. NC VI
C. NC VII
D. NC IX
E. NC X

II-71. Um homem de 64 anos de idade é avaliado devido à perda de audição que ele acredita estar se agravando na orelha esquerda. A mulher e os filhos reclamaram durante anos que ele não os ouvia. Recentemente, deixou de ouvir o alarme de seu relógio digital e confessa que observa atentamente os lábios das pessoas que falam com ele, visto que algumas vezes ele tem dificuldade em reconhecer as palavras. Além disso, relata um zumbido contínuo, que é mais alto na orelha esquerda. Nega qualquer sensação de vertigem, ocorrência de cefaleia ou dificuldades de equilíbrio. Trabalhou durante muitos anos em uma fábrica que constrói partes de aeronaves, e as máquinas com as quais trabalhava estavam localizadas principalmente à sua esquerda. O paciente não tem nenhuma história familiar de surdez, embora o pai tenha tido perda da audição com a idade. Apresenta uma história clínica de hipertensão, hiperlipidemia e doença arterial coronariana. Você suspeita de perda da audição neurossensorial relacionada com a exposição ao ruído intenso na fábrica durante muitas décadas. Qual dos seguintes achados você espera ao exame físico?

A. Bolsa de retração profunda da membrana timpânica observada acima de sua parte flácida.
B. Impactação do cerume no canal auditivo externo.
C. Perda da audição maior em frequências mais baixas na audiometria de tons puros.
D. Aumento da intensidade do som quando um diapasão é colocado sobre o processo mastoide, em comparação com a sua colocação perto do canal auditivo.
E. Aumento da intensidade do som na orelha direita quando um diapasão é colocado na linha média da cabeça.

II-72. No paciente descrito na Questão II-71, qual dos seguintes testes deve ser o próximo exame complementar sugerido?

A. TC da cabeça
B. RM de crânio com gadolínio
C. Audiometria de tons puros e audiometria da fala
D. Teste de Schirmer
E. Timpanometria

II-73. Um estudante universitário de 19 anos de idade procura assistência com três dias de dor crescente do lado esquerdo, abaixo da orelha, com sensação febril. Observou a presença de alguma congestão nasal nas últimas duas semanas, devido a uma alta concentração de pólen. A dor piorou, apesar do uso de descongestionantes e paracetamol. O paciente tem uma história de rinite alérgica e vários episódios de otite média. Ao exame, há hipersensibilidade, algum edema no processo mastoide esquerdo e líquido atrás da membrana timpânica esquerda. Devido à história desse paciente, obtém-se uma TC, que é mostrada na Figura II-73.

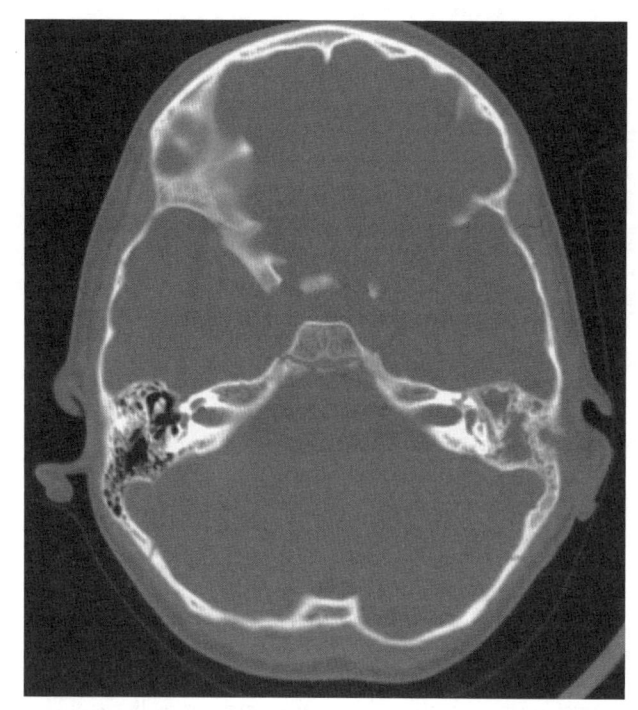

FIGURA II-73

Qual é o diagnóstico mais provável?

A. Mastoidite aguda
B. Otite externa
C. Mucormicose
D. Meningioma
E. Trombose séptica

II-74. Uma mulher de 32 anos de idade procura seu médico de atenção primária com queixa de congestão e corrimento nasal e cefaleia. Os sintomas começaram há cerca de sete dias, com rinorreia e dor de garganta. Nos últimos cinco dias, teve uma sensação crescente de plenitude e pressão na área maxilar, que é a causa das suas cefaleias. A pressão piora quando ela se curva, bem como ao deitar na cama à noite. Nos demais aspectos, a paciente é saudável e não teve febre. Ao exame físico, há drenagem nasal purulenta e dor à palpação sobre os seios maxilares bilaterais. Qual é a melhor abordagem para o tratamento desta paciente?

A. Iniciar o tratamento com amoxicilina, 500 mg três vezes ao dia, durante 10 dias.
B. Iniciar o tratamento com levofloxacino, 500 mg ao dia, durante 10 dias.
C. Efetuar uma aspiração dos seios paranasais para cultura e antibiograma.
D. Realizar uma TC dos seios paranasais.
E. Tratar com descongestionantes orais e lavagem nasal com soro fisiológico.

II-75. Um homem de 28 anos de idade procura assistência devido à ocorrência de dor de garganta há dois dias. Não teve tosse, nem rinorreia. O paciente não apresenta outras condições clínicas e trabalha em uma creche. Ao exame, verifica-se a presença de hipertrofia tonsilar com exsudato membranoso. Qual é o próximo passo no manejo desse paciente?

A. Tratamento empírico com amoxicilina, 500 mg duas vezes ao dia, durante 10 dias.
B. Teste rápido de detecção de antígeno para *Streptococcus pyogenes*.
C. Teste rápido de detecção de antígeno para *S. pyogenes* mais cultura de material de garganta se o resultado do teste rápido for negativo.
D. Teste rápido de detecção de antígeno para *S. pyogenes* mais cultura de material de garganta, independentemente do resultado.
E. Cultura de material de garganta apenas.

II-76. Um homem de 58 anos de idade chega à clínica para exame físico de rotina. Tem uma história de hiperlipidemia e hipertensão controladas com atorvastatina e enalapril. Apesar dos conselhos, ele fuma um maço de cigarros por dia. Ao exame físico, você identifica algumas ulcerações na boca, abaixo da língua (Figura II-76). A lesão é indolor, e o paciente não relata nenhum sintoma recente da cavidade oral. Qual é o diagnóstico mais provável?

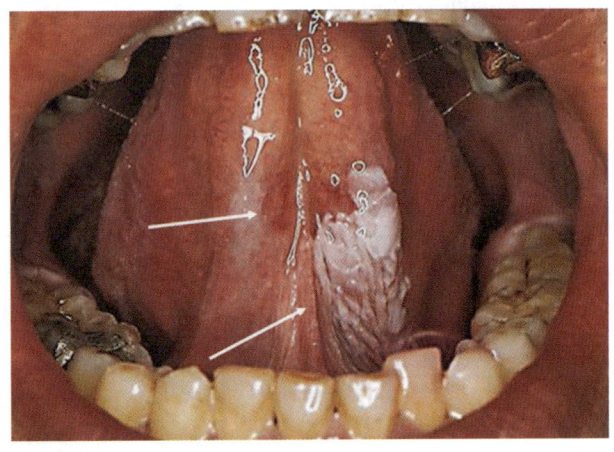

FIGURA II-76

A. Úlcera aftosa
B. Doença de Behçet
C. Infecção por herpes-vírus tipo 1
D. Infecção pelo HIV
E. Leucoplasia oral

II-77. O paciente da Questão II-76 corre maior risco de ser acometido por qual dos seguintes distúrbios?

A. Doença celíaca
B. Doença de Crohn
C. Candidíase oral
D. Artrite reativa
E. Carcinoma espinocelular

II-78. Você está voltando para casa de ônibus depois de um dia de muito trabalho na clínica. Um homem senta ao seu lado e, ignorando a proibição no local, começa a fumar um cigarro. Você sente "uma cócega na garganta" e, em seguida, tosse. Todas as seguintes afirmativas são verdadeiras com relação à tosse, EXCETO:

A. Durante a tosse, são gerados fluxos expiratórios rápidos que não podem ultrapassar a "curva-envelope" normal do fluxo expiratório voluntário máximo observado na curva de fluxo-volume.
B. Ao iniciar a tosse, é necessária a ocorrência inicial de adução das pregas vocais.
C. Em alguns indivíduos, a estimulação do ramo auricular do nervo vago no canal auditivo externo pode estimular a tosse.
D. Podem ser geradas pressões que se aproximam de 300 mmHg no tórax durante o reflexo da tosse.
E. A velocidade do fluxo de ar expiratório é crucial para desalojar o muco e outros irritantes das paredes das vias aéreas.

II-79. A Sra. Jones é uma mulher de 48 anos de idade com hipertensão e obesidade. Hoje, chega ao seu consultório pela segunda vez, devido à ocorrência de tosse. Quando você a examinou pela primeira vez há duas semanas, queixou-se de tosse produtiva com escarro escasso, de mais de dois meses de duração. O exame físico, a radiografia de tórax e os exames laboratoriais não revelaram nenhuma anormalidade. Ela vem tomando de modo intermitente, à noite, alguns descongestionantes de venda livre, porém ela agora volta sem qualquer melhora da tosse. No que concerne à tosse crônica, qual das seguintes afirmativas é verdadeira?

A. Acredita-se que a tosse induzida por inibidores da enzima conversora de angiotensina (ECA) seja devida a uma diminuição relativa dos níveis de bradicinina.
B. Neste caso, indica-se o exame citológico do escarro expectorado.
C. Se a tosse piora quando a pessoa deita, isso fornece um importante indício para a etiologia.
D. Em combinação, a drenagem pós-nasal, o refluxo gastroesofágico, a asma e o uso de inibidores da ECA são responsáveis por mais de 90% dos casos de tosse crônica.
E. As etiologias da tosse crônica estão associadas, em sua maioria, a uma melhora com o exercício.

II-80. O Sr. Boyle é um estudante universitário de 19 anos de idade com fibrose cística. Enquanto estuda para exames do meio do ano, ele subitamente começa a expectorar grandes volumes de sangue vermelho-vivo. A equipe médica de emergência é rapidamente chamada e o transfere para o serviço de emergência do hospital universitário, onde você trabalha. Tendo em vista a história clínica desse paciente, o sangramento origina-se de quais dos seguintes vasos sanguíneos?

A. Capilares alveolares
B. Artérias brônquicas
C. Varizes gástricas
D. Artéria pulmonar
E. Veias pulmonares

II-81. O paciente descrito na Questão II-80 está expectorando grandes volumes de sangue enquanto está sendo transportado para a enfermaria no serviço de emergência. A pressão arterial sistólica é de 70 mm/Hg, a frequência cardíaca é de 145 bpm, a saturação de oxigênio é de 85% no ar ambiente e a respiração é de mais de 40 vezes por minuto. Fala apenas com frases de 2 a 3 palavras, e apresenta palidez e aparência de sofrimento. A ausculta revela diminuição dos sons respiratórios no lado direito. Uma radiografia de tórax de emergência revela uma opacidade densa no pulmão direito. Todos os seguintes passos terapêuticos são adequados para o Sr. Boyle, EXCETO:

A. Exame broncoscópico das vias aéreas e consideração de cauterização ou terapia com *laser* direcionadas por via broncoscópica.
B. Consulta com a equipe de radiologia intervencionista para considerar a realização de angiografia das artérias brônquicas e potencial embolização.
C. Intubação endotraqueal com tubo endotraqueal de lúmen duplo e ventilação mecânica.
D. Colocação do paciente em decúbito lateral esquerdo.
E. Colocação de dois cateteres intravenosos periféricos de grande calibre e administração agressiva de cristaloides intravenosos.

II-82. Um paciente é examinado no serviço de emergência para avaliação de cianose periférica. Todas as seguintes condições constituem etiologias potenciais, EXCETO:

A. Exposição ao frio
B. Trombose venosa profunda
C. Metemoglobinemia
D. Doença vascular periférica
E. Fenômeno de Raynaud

II-83. Você está lendo uma fascinante descrição histórica dos experimentos humanos realizados no início até meados do século XX para descobrir os efeitos fisiológicos da hipoxia. Nesses experimentos, homens devem permanecer em uma grande câmara de compressão por 1 mês. Em seguida, os cientistas reduzem lentamente o teor de oxigênio do ar da sala em 0,5% por dia até alcançar um nível em que os homens apresentam uma saturação de oxigênio da hemoglobina em repouso de 87%. Esses homens permanecem então nesse estado por duas semanas. Enquanto você questiona as considerações éticas envolvidas, você também pensa nas alterações fisiológicas que ocorreram nos homens que permaneceram na câmara de compressão. Você sabe que esses homens provavelmente apresentaram todas as seguintes condições, EXCETO:

A. Expressão elevada do fator induzível por hipoxia 1
B. Produção elevada de eritrócitos
C. Redução da resistência arterial pulmonar
D. Redução da resistência arterial sistêmica
E. Suprarregulação do fator de crescimento do endotélio vascular

II-84. Cada uma das cinco mulheres seguintes, de 50 anos de idade, apresenta Pao_2 (pressão parcial de oxigênio arterial) de 60 mmHg. Qual delas terá a maior saturação de oxigênio no sangue arterial?

A. Mulher saudável que se encontra no pico de uma montanha de 3 mil metros nos Andes peruanos.
B. Mulher com DPOC terminal por deficiência de α_1-antitripsina.
C. Mulher obnubilada em consequência de superdosagem de morfina.
D. Mulher encontrada por paramédicos após tentativa de suicídio ao colocar um saco de plástico sobre a cabeça.
E. Mulher com fraqueza neuromuscular grave devido à *miastenia gravis*.

II-85. Cada um dos seguintes pacientes apresenta a mesma tonalidade de pele, débito cardíaco idêntico e saturação de oxigênio da hemoglobina arterial idêntica de 80%. Qual deles provavelmente terá aparência mais cianótica?

A. Homem com sangramento gastrintestinal causado por variz esofágica e nível de hemoglobina de 8 g/dL.
B. Homem saudável normal, exultante após ter escalado e alcançado pela primeira vez um pico de 4 mil metros no Tibet.
C. Homem com cardiopatia congênita de longa duração devido à tetralogia de Fallot não corrigida e nível de hemoglobina de 20 g/dL.
D. Homem previamente saudável com pneumonia bacteriana.
E. Homem previamente saudável com grande embolia pulmonar.

II-86. Qual das seguintes alterações no microambiente pulmonar resultará em um movimento global efetivo do volume de líquido do espaço intravascular para o extravascular, resultando em edema?

A. Diminuição da pressão hidrostática capilar pulmonar
B. Diminuição da pressão oncótica capilar pulmonar
C. Aumento da pressão hidrostática intersticial pulmonar
D. Redução da pressão atmosférica
E. Nenhuma das alternativas anteriores

II-87. O Sr. Johnson volta à sua clínica para a sua segunda consulta em duas semanas. Na semana passada, ele o procurou para avaliação de edema dos membros inferiores. Sentia-se como se tivesse aumentado de peso e tinha mais dificuldade em calçar os sapatos pela manhã. Ao exame, você verifica um deslocamento lateral do ponto cardíaco de impulso máximo, galope B_3 à ausculta, elevação do pulso venoso jugular e edema depressível até os joelhos bilateralmente. A ecocardiografia transtorácica revela dilatação do ventrículo esquerdo com fração de ejeção reduzida de 20 a 30%, confirmando o diagnóstico de miocardiopatia. Atualmente, não toma nenhuma medicação e não tem nenhuma outra condição médica conhecida. Todos os seguintes parâmetros estão elevados no Sr. Johnson, EXCETO:

A. Aldosterona
B. Peptídeo natriurético cerebral
C. Volume sanguíneo arterial efetivo
D. Resistência vascular renal
E. Pressão hidrostática capilar sistêmica

II-88. O Sr. Carpentier procura o serviço de emergência com duas semanas de febre e dispneia aguda acentuada que começou há 30 minutos. A frequência cardíaca no momento de sua chegada é de 120 bpm, a pressão arterial é de 90/75 mmHg e a saturação de oxigênio é de 84% no ar ambiente. O exame revela estertores pulmonares difusos, e a radiografia de tórax confirma edema pulmonar. Após ausculta do precórdio, você suspeita de insuficiência mitral aguda. Em comparação com o sopro da insuficiência mitral crônica, o sopro auscultado:

A. Tem um padrão em crescendo-decrescendo.
B. É holossistólico e prossegue, obscurecendo B_2.
C. É provavelmente mais alto e associado a frêmito.
D. É mais curto, terminando no início da diástole e em forma decrescente.
E. Provavelmente será facilmente auscultado com a campânula do estetoscópio fora do tórax.

II-89. O Sr. Johannson é um treinador de críquete aposentado de 76 anos de idade, com história de hiperlipidemia. Procura seu consultório com queixa de dispneia ao esforço crescente. À ausculta, você constata um sopro sistólico e suspeita de estenose aórtica grave. Todos os seguintes achados são indícios auscultatórios de que a estenose aórtica do paciente é grave, EXCETO:

A. Sopro sistólico de pico tardio
B. B_4 apical
C. Ausência de A_2
D. Som de ejeção precoce de alta tonalidade, como um clique ao longo da borda esternal esquerda
E. Desdobramento paradoxal de B_2

II-90. O Sr. Abraham é um antigo coletor de ouriços-do-mar de 62 anos de idade, com história de substituição total do joelho direito realizada há 10 anos e uso anterior de tabaco. Chega a seu consultório com queixa de dor torácica ao esforço moderado e dispneia leve quando sobe morros. Ao exame, você verifica um sopro mesossistólico. Após ausculta cuidadosa, você não tem certeza se trata-se do sopro da estenose aórtica ou da forma obstrutiva da miocardiopatia hipertrófica. Qual manobra está adequadamente associada ao achado clínico que sugere que esse sopro é devido à miocardiopatia hipertrófica obstrutiva, em oposição à estenose valvar aórtica?

A. Manobra de preensão da mão – Diminuição da intensidade do sopro
B. Iniciar a administração intravenosa de milrinona – Aumento do sopro sistólico
C. Palpação do pulso carotídeo – Pulso carotídeo diminuído e tardio
D. Agachamento – Aumento da intensidade do sopro
E. Manobra de Valsalva – Aumento da intensidade do sopro

II-91. Um homem de 42 anos de idade com síndrome de Marfan chega ao seu consultório para acompanhamento anual. A frequência cardíaca é de 85 bpm, e a pressão arterial, de 140/55 mmHg. Os pulsos carotídeos estão oscilantes. À ausculta, você identifica um sopro aspirativo diastólico precoce, em decrescendo, audível no segundo interespaço direito, que se irradia para a borda esternal direita. Curiosamente, um sopro diastólico de grau 2 de tom mais grave, de médio a tardio também é audível no ápice. Embora você tenha bastante certeza de que o primeiro sopro seja de insuficiência aórtica e esteja relacionado com doença da raiz aórtica, você não tem certeza se o sopro mais tardio é devido ao fenômeno de Austin Flint (turbulência na área do fluxo mitral devido à mistura do fluxo aórtico regurgitante e mitral anterógrado) ou de estenose estrutural da valva mitral. Infelizmente, o seu ecocardiograma não funciona. Qual das seguintes manobras está adequadamente associada ao achado do sopro apical que irá convencê-lo de que esse sopro é devido ao fenômeno de Austin Flint?

A. Preensão da mão – Aumento da intensidade do sopro.
B. Administração de nitrato de amila – Aumento da intensidade do sopro.
C. Administração de fenilefrina – Diminuição da intensidade do sopro.
D. Administração de nifedipino de liberação imediata – Aumento da intensidade do sopro.
E. O sopro da estenose mitral e o sopro de Austin Flint responderão de maneira idêntica a cada manobra.

II-92. A Sra. Edwards é chefe de sushi, de 37 anos de idade, nascida nas Ilhas Izu do Japão, com história de febre reumática, fibrilação atrial contínua e estenose mitral diagnosticada. Sente-se bem em repouso, porém é limitada pela dispneia aos esforços leves. Deixou de ir ao mercado de bicicleta para comprar peixe fresco diariamente, relegando essa tarefa a seu filho. Na ausculta do precórdio da paciente, você espera encontrar todos os seguintes achados, EXCETO:

A. Sopro em decrescendo mesodiastólico de tom grave
B. Aumento do sopro imediatamente antes da sístole
C. B_1 hiperfonética
D. Som agudo que ocorre pouco depois de B_2
E. Aumento da intensidade do sopro ao virar o paciente na posição de decúbito lateral esquerdo.

II-93. Um antigo campeão de badminton profissional, de 58 anos de idade, o procura em sua clínica para avaliação de palpitações. Infelizmente, desde que sua carreira como jogador de badminton terminou há 25 anos, ele não manteve seu condicionamento físico. Como o médico que o acompanha, você procura controlar a hipertensão, hiperlipidemia, uso excessivo de tabaco e inatividade dele. Há duas semanas, ele decidiu seguir seus conselhos e começou a praticar corrida para aumentar seu exercício aeróbico. Entretanto, em sua consulta de hoje, ele declara que, toda vez que começa a correr, sente palpitações, falta de ar e sensação de desmaio. Uma vez, pensou que tivesse perdido a consciência por um breve período de tempo após sentar-se à beira da pista de corrida. Essas sensações perduram por vários minutos depois de parar de correr para descansar. Qual a resposta mais adequada para esse paciente?

A. "Vou solicitar um eletrocardiograma de esforço para verificar se podemos identificar qualquer arritmia ou alterações isquêmicas preocupantes."
B. "A maioria dos pacientes com palpitações não apresenta arritmias graves ou cardiopatia estrutural. Nada para se preocupar. Continue correndo!"
C. "Talvez fosse melhor tentar natação. A corrida é um desafio ortostático intenso para uma pessoa sem condicionamento físico."
D. "O tabaco é uma causa clássica de palpitações. Você deve parar de fumar, e aposto que suas palpitações desaparecerão por completo."
E. "Você deve usar um monitor Holter de 48 horas. Não volte a correr até que eu tenha tempo de analisar o resultado do Holter."

II-94. Uma mulher de 77 anos de idade procura sua opinião devido a perda de peso no decorrer dos últimos nove meses. Relata ter tido uma perda de peso de 74,8 kg para 63,5 kg sem qualquer tentativa voluntária de emagrecer. Sofreu uma fratura de quadril em consequência de uma queda há três meses, com reparo cirúrgico bem-sucedido. Relata que sua mobilidade é boa. Não há febre nem sudorese noturna. A revisão dos sistemas é negativa nos demais aspectos, e ela declara ter um apetite normal, mas não voraz. Os medicamentos incluem varfarina com INR bem controlado. Ela nunca fumou e toma uma taça de vinho com frequência de menos de duas vezes por semana. Todos os seguintes exames devem ser solicitados para a avaliação da perda de peso involuntária dessa paciente, EXCETO:

A. Proteína C-reativa
B. Hemograma completo
C. Painel metabólico completo, incluindo provas de função renal e função hepática
D. TC de tórax em baixa dose
E. Provas de função da tireoide

II-95. O intestino delgado normal contém cerca de 200 mL de gás. Qual dos seguintes gases está geralmente presente no intestino delgado normal e *não* é produzido por bactérias residentes?

A. Dióxido de carbono
B. Monóxido de carbono
C. Hidrogênio
D. Metano
E. Nitrogênio

II-96. O Sr. Herlong chega com queixa de aumento do volume abdominal. No mês passado, percebeu que o abdome aumentava de volume cada vez mais, forçando-o a comprar novas roupas com um aumento de duas vezes no tamanho da cintura. Nega qualquer alteração nas evacuações, mas agora sente falta de ar quando anda e deita. Ao exame físico, o abdome está distendido, porém macio e não hipersensível. Há macicez à percussão, e você detecta uma onda líquida no abdome ao exame físico. Curiosamente, você detecta pulsações à palpação leve do fígado. Os pulmões estão limpos à ausculta. A palpação cardíaca revela um impulso sistólico junto à borda esquerda do esterno, e verifica-se a presença de sopro holossistólico e P_2 hiperfonética à ausculta. O paciente apresenta um sinal de Kussmaul positivo. Você insere (em condições estéreis) um cateter preenchido com líquido na veia jugular interna, conectado a um manômetro de pressão localizado em nível do coração do paciente em decúbito dorsal. Você avança o cateter em vários espaços venosos, inflando algumas vezes um balão proximal à ponta do cateter para seu "encunhamento" na veia ou artéria. Qual dos seguintes locais produzirá uma pressão normal?

A. Veia jugular interna
B. Ventrículo direito
C. Veia hepática não encunhada
D. Veia hepática encunhada
E. Nenhuma das alternativas anteriores

II-97. Um homem de 56 anos de idade com história clínica pregressa desconhecida chega ao hospital com aumento de volume abdominal. O exame físico sugere ascite, e a ultrassonografia do abdome confirma um grande volume de líquido intraperitoneal, ausência de trombo na veia hepática e ausência de massa hepática identificável. Você realiza uma paracentese, com retirada de 4 L de líquido seroso do abdome. Em seguida, são apresentados os resultados laboratoriais dos exames do soro e líquido ascítico do paciente.

Soro	
Sódio	132 mEq/dL
Creatinina	1,2 mg/dL
Albumina	3,6 g/dL
Bilirrubina	4,2 mg/dL

Líquido ascítico	
Albumina	1,1 g/dL
Proteína	0,9 g/dL

Qual das seguintes condições é a causa mais provável da ascite deste paciente?

A. Síndrome Budd-Chiari aguda
B. Cirrose
C. Insuficiência cardíaca (p. ex., "ascite cardíaca")
D. Tumor intraperitoneal
E. Tuberculose

II-98. Após a realização de paracentese, você orienta o paciente descrito na Questão II-97 a seguir uma dieta com restrição de sódio e a iniciar a terapia diurética com espironolactona e furosemida, de modo a prevenir a ocorrência futura de ascite. Qual das seguintes terapias diárias está indicada para este paciente?

A. Clonidina
B. Lactulose
C. Midodrina
D. Norfloxacino
E. Propranolol

II-99. O Sr. Spearoti, de 47 anos de idade, é um motorista de caminhão de longas distâncias, com história de doença renal crônica leve (nível basal de creatinina de 1,4 mg/dL) e hipertensão. Recentemente, queixou-se de dor no ombro exacerbada pelo trabalho. Além disso, no dia de sua consulta, a pressão arterial estava elevada, de 150/95 mmHg. Começou a tomar lisinopril, 20 mg ao dia, e foi aconselhado a tomar naproxeno, 500 mg, duas vezes ao dia. Duas semanas depois, chega ao serviço de emergência com cãibras musculares, e o nível de creatinina é de 4,9 mg/dL. A pressão arterial é de 135/80 mmHg. A ultrassonografia renal revela rins de aspecto normal, sem hidronefrose. O exame de urina é inexpressivo, e o exame microscópico revela cilindros hialinos. O sódio urinário é indetectável. Qual é a provável causa da insuficiência renal aguda deste paciente?

A. Nefrite intersticial aguda
B. Necrose tubular aguda
C. Glomerulonefrite
D. Disfunção vasomotora glomerular
E. Uropatia obstrutiva

II-100. O Sr. Fein é um ator de cinema sul-africano de 55 anos de idade que procura assistência médica com fadiga de vários meses de duração. O exame físico é atípico, embora uma revisão extensa dos sistemas revele que, em certas ocasiões, o paciente constatou a eliminação de urina muito espumosa. A fita reagente para urina revela um pH de 6,7, com ausência de hemoglobina ou proteína e células ou cilindros. Tendo em vista essa história, você envia uma amostra de urina para determinação direta da proteína por meio do ácido sulfossalicílico, cujo resultado é muito positivo, de 2,5 g por 24 horas. O que explica provavelmente a discrepância entre o resultado negativo da proteína na fita reagente e a determinação direta positiva da proteína?

A. O paciente pode apresentar quantidades variáveis de excreção de proteína em diferentes momentos.
B. A proteína na urina do paciente provavelmente é a albumina.
C. A proteína na urina do paciente provavelmente não é a albumina.
D. O pH urinário produziu um resultado falso-negativo na pesquisa com fita reagente.
E. O pH urinário causou um resultado falso-positivo no teste direto.

II-101. Como parte de um experimento, você infunde um soluto osmoticamente ativo não metabolizado em uma veia periférica de um indivíduo e determina a osmolalidade sérica em uma veia distante a cada 2 minutos. Quando a osmolalidade alcança cerca de 285 mOsm/kg, você sabe que ocorrerão várias alterações fisiológicas, as quais incluem todas as seguintes, EXCETO:

A. Os canais de água de aquaporina-2 serão ativamente inseridos na membrana luminal do ducto coletor glomerular.
B. Os neurônios do hipotálamo irão liberar arginina vasopressina na circulação por meio da neuro-hipófise.
C. O paciente sentirá sede.
D. O gradiente osmótico da medula renal diminuirá.
E. Ocorrerá elevação da osmolalidade urinária.

II-102. Enquanto estuda para seu próximo exame pelo conselho, você começa a realizar alguns cálculos aritméticos relacionados com a reabsorção renal de sódio. Você sabe que a taxa de filtração glomerular normal é de cerca de 180 L/dia. Com uma concentração sérica de sódio de 140 mM, você calcula que os rins devem filtrar cerca de 1,5 kg de sal por dia! Evidentemente, a maior parte desse sal precisa ser reabsorvida pelo néfron distal ao glomérulo. Que parte do glomérulo é responsável pela maior parte da reabsorção do sódio?

A. Células sensíveis à aldosterona no túbulo conector e ducto coletor
B. Túbulo coletor distal
C. Células principais no túbulo conector e ducto coletor
D. Túbulo proximal
E. Ramo ascendente espesso de Henle

II-103. Um paciente o procura com vômitos frequentes há dois dias. Ao exame, as mucosas estão secas e o turgor da pele está diminuído. Em decúbito dorsal, a pressão arterial e a frequência cardíaca são de 110/75 mmHg e 90 bpm, respectivamente. Na posição ortostática, a pressão arterial e a frequência cardíaca são de 85/55 mmHg e 110 bpm, respectivamente. O pH sérico é de 7,45, com nível de bicarbonato de 32 mEq/dL. Você obtém uma amostra de urina para exame. Qual dos seguintes resultados você espera encontrar?

A. Densidade urinária < 1,020
B. Cloreto urinário > 25 mM
C. Osmolalidade urinária < 300 mOsm/kg
D. Sódio urinário < 20 mM
E. Sódio urinário > 20 mM

II-104. Uma mulher de 63 anos de idade chega ao serviço de emergência com diarreia de quatro dias de duração. Ao exame, a paciente apresenta taquicardia leve, com membranas mucosas secas. O nível sérico de sódio é de 132 mEq/L, e a concentração urinária de sódio está indetectavelmente baixa. Qual deve ser sua conduta para corrigir a hiponatremia desta paciente?

A. Prescrever furosemida para possibilitar a perda de água livre.
B. Prescrever hidroclorotiazida para possibilitar a perda de água livre.
C. Prescrever hidratação intravenosa para reduzir os níveis de hormônio antidiurético (ADH) e possibilitar uma diurese aquosa livre.
D. Prescrever terapia com tolvaptana com antagonista do ADH.
E. Fornecer uma quantidade extra de sódio para corrigir a deficiência corporal total de sódio.

II-105. Qual das seguintes condições está associada à hiponatremia *e* à supressão dos níveis circulantes de ADH?

A. Diabetes insípido central
B. Cirrose
C. Desidratação
D. Insuficiência cardíaca
E. Polidipsia psicogênica

II-106. Você é chamado para consultar o curioso caso do Sr. Atah. Este paciente é um homem de 21 anos de idade que foi internado com pancreatite leve. A TC não revela nenhum cálculo biliar, e ele fervorosamente nega qualquer história de consumo de álcool. De maneira estranha, o nível sérico de sódio medido pelo laboratório central situa-se entre 117 e 121 mEq/dL com exames repetidos, e os laudos anteriores enviados pelo seu médico indicam que o nível sérico de sódio era de 121 mEq/dL há 1 ano (com estado de saúde normal). Ao exame, o paciente apresenta arco senil e xantomas tendíneos. Qual é a causa provável da hiponatremia deste paciente?

A. Mutação que leva a uma proteína aquaporina V2 constitutivamente ativa no néfron
B. Cirrose
C. Atividade inapropriada excessiva de ADH
D. Polidipsia
E. Pseudo-hiponatremia

II-107. O Sr. Jones, um homem de 45 anos de idade anteriormente saudável, chega ao serviço de emergência devido à ocorrência de obnubilação aguda e crise convulsiva após completar uma corrida de maratona. Depois de estabelecer uma via aérea endotraqueal e iniciar a ventilação mecânica, você solicita os exames laboratoriais básicos e obtém uma TC de crânio. Você recebe duas chamadas consecutivas do hospital sobre "resultados de exames de alto risco". Na primeira, o laboratório informa que o nível de sódio do paciente é de 115 mEq/dL. Na segunda chamada, o radiologista declara que o paciente apresenta edema cerebral difuso com apagamento dos sulcos sem herniação cerebral. Qual é a terapia mais adequada?

A. *Bolus* de 1 L de solução salina normal, seguido de 100 mL/h.
B. 180 mg de furosemida por via intravenosa.
C. Solução salina hipertônica (3%), tendo como meta um aumento do sódio de 1-2 mM/h.
D. Iniciar a terapia com desmopressina e, em seguida, administrar solução salina hipertônica.
E. Infusão imediata de conivaptana por via intravenosa.

II-108. O Sr. Matherli é um homem de 54 anos de idade com diabetes insípido nefrogênico (DIN) em consequência da terapia com lítio. Em geral, é excelente em manter sua ingestão de água livre para controlar o nível de sódio. Entretanto, sofreu um acidente de automóvel, exigindo uma cirurgia em um hospital distante. No hospital, ninguém sabia a respeito do DIN desse paciente, e, depois de permanecer NPO por 48 horas, foi constatado um nível sérico de sódio de 160 mEq/dL. O paciente pesa 100 kg. Para corrigir o nível sérico de sódio nas próximas 24 horas, em que velocidade aproximada o médico deve administrar soro glicosado a 5% por via intravenosa (D5W; para a água livre)?

A. 50 mL/h
B. 100 mL/h
C. 150 mL/h
D. 250 mL/h
E. 350 mL/h

II-109. Um homem de 66 anos de idade chega ao atendimento de urgência com queixas vagas de náusea e diminuição do apetite nessas últimas 4 a 6 semanas. O exame físico revela sinais vitais normais e nenhuma anormalidade, a não ser um homem magro com hipersensibilidade abdominal difusa leve, sem defesa ou rebote. O paciente apresenta um nível sérico de cálcio reduzido de 7,8 mg/dL. Ele nega qualquer sintoma musculoesquelético. Outros exames laboratoriais são apresentados a seguir:

Sódio	139 mEq/dL
Bicarbonato	26 mEq/dL
Creatinina	1,2 mg/dL
Glicose	109 mg/dL
Proteína total	6,2 g/dL
Albumina	2,0 g/dL
Bilirrubina	1,2 mg/dL
Potássio	3,8 mg/dL

No que se refere à hipocalcemia deste paciente, qual das seguintes opções é a resposta mais adequada?

A. Administrar 1 g de gliconato de cálcio por via intravenosa.
B. Verificar os níveis de magnésio e efetuar sua reposição se houver deficiência.
C. Verificar os níveis de vitamina D e efetuar sua reposição se houver deficiência.
D. Não há necessidade de resposta adicional.
E. Prescrever bicarbonato de cálcio por via oral diariamente.

II-110. O Sr. Wassim é um homem de 45 anos de idade com câncer de pulmão não de pequenas células submetidos à quimioterapia. Chega ao hospital depois que sua família percebeu que estava confuso. O nível sérico de cálcio é de 11,5 mg/dL com nível sérico de albumina de 2,5 g/dL. Os sinais vitais são os seguintes: frequência cardíaca de 132 bpm, pressão arterial de 90/55 mmHg, frequência respiratória de 18 incursões/min, temperatura de 37,2°C. Qual é a primeira resposta terapêutica apropriada para a hipercalcemia deste paciente?

A. 80 mg de furosemida por via intravenosa
B. Hidratação agressiva com solução salina intravenosa
C. Hidrocortisona, 100 mg ao dia
D. Não há necessidade de terapia; o nível sérico de cálcio corrigido está normal
E. Ácido zoledrônico, 4 mg por via intravenosa

II-111. Um homem de 55 anos de idade com história de diabetes melito, hipertensão e abuso anterior de narcóticos chega ao serviço de emergência com alteração do estado mental. Na apresentação, o paciente está obnubilado. Os valores dos exames laboratoriais de emergência são os seguintes:

pH arterial	7,21
PaCO$_2$	26
HCO$_3^-$	12
Sódio	145
Cloreto	100
Glicose	280

Qual é o distúrbio acidobásico metabólico deste paciente?

A. Acidose metabólica e acidose respiratória combinadas
B. Acidose metabólica
C. Alcalose metabólica
D. Acidose respiratória
E. Alcalose respiratória

II-112. Todas as seguintes condições clínicas podem causar acidose por ácido L-láctico, EXCETO:

A. Isquemia intestinal
B. Toxicidade por monóxido de carbono
C. Sepse
D. Anemia grave
E. Síndrome do intestino curto

II-113. Johns Rickerd é um rapaz de 18 anos de idade com história de depressão que chega ao serviço de emergência após ter sido encontrado em estado de confusão mental em sua garagem. Observa-se que ele apresenta acidose metabólica com *anion gap* elevado, nível elevado de creatinina e cristais retangulares com aparência de tampa de caixão na análise microscópica da urina. Aguarda-se o resultado do nível de etilenoglicol. O pH arterial é de 7,33. A osmolalidade sérica medida é de 320 mmol, o nível sérico de sódio é de 140, a ureia sanguínea é de 60, e a glicose, de 180. Qual é o próximo passo apropriado?

A. Administrar fomepizol.
B. Administrar bicarbonato por via intravenosa.
C. Aguardar o nível de etilenoglicol antes de iniciar o tratamento.
D. Iniciar uma avaliação para transplante renal de emergência.
E. Iniciar os antibióticos intravenosos e obter um exame de imagem dos rins para pesquisa de cálculos coraliformes.

II-114. Todas as seguintes afirmativas são verdadeiras com relação à função sexual masculina, EXCETO:

A. A detumescência é mediada pelo sistema nervoso parassimpático.
B. A ejaculação é estimulada pelo sistema nervoso simpático.
C. O óxido nítrico aumenta a ereção.
D. A sildenafila mantém a ereção por meio da inibição da degradação do GMP cíclico.
E. A testosterona aumenta a libido.

II-115. Um homem de 62 anos de idade, acompanhado da esposa, chega à clínica com queixa de disfunção erétil. O paciente tem uma história de 10 anos de diabetes melito moderadamente controlado e faz uso de insulina. No ano anterior, apesar de uma libido intacta, foi incapaz de alcançar ou de manter a ereção quando tentava ter relação sexual com a esposa. Ele relata que, no decorrer desse tempo, ele não acorda mais com ereção, como acontecia anteriormente. A bioquímica do soro está normal, o nível de hemoglobina A1c é de 5,8%, e o nível sérico de testosterona está normal para sua idade. Que classe de fármaco terá maior probabilidade de melhorar sua capacidade de alcançar e manter a ereção?

A. Inibidor da 5α-redutase
B. Androgênio
C. Corticosteroide
D. Inibidor da fosfodiesterase 5
E. Inibidor seletivo da recaptação de serotonina

II-116. Uma mulher de 54 anos de idade queixa-se de dificuldade em ter relação sexual, devido à ocorrência de dor durante o ato. Esses sintomas começaram há cerca de oito anos, porém pioraram no decorrer do ano anterior. Tem um parceiro sexual e não faz uso de nenhuma medicação. Qual dos seguintes fármacos tem mais probabilidade de melhorar os sintomas desta paciente?

A. Anastrozol
B. Creme de estrogênio
C. Paroxetina
D. Sildenafila
E. Tamoxifeno

II-117. A Sra. Chacco, uma mulher branca de 19 anos de idade, queixa-se de pilosidade excessiva que está se agravando e está preocupada com a possibilidade de ser ridicularizada quando começar a faculdade. Ela constata um aumento cada vez maior de pelos no lábio superior, queixo e braços. Não toma nenhuma medicação e relata uma história de menstruações irregulares. Ao exame, a paciente apresenta sinais vitais normais, e você constata a presença de tufos pequenos a médios de pelos escuros nas áreas que ela mencionou, além da linha média acima e abaixo do umbigo, parte interna das coxas, dorso superior e região lombar. Todas as seguintes afirmativas são verdadeiras com relação à condição desta paciente, EXCETO:

A. Provavelmente é necessária uma avaliação hormonal mais detalhada.
B. A paciente provavelmente apresenta níveis elevados de androgênio.
C. A paciente preenche os critérios diagnósticos de hirsutismo.
D. A causa mais comum da condição desta paciente é a hiperplasia suprarrenal congênita.
E. Essa condição afeta cerca de 10% das mulheres.

II-118. Para a paciente descrita na Questão II-117, a avaliação inicial adicional deve incluir qual dos seguintes exames:

A. TC de abdome/pelve
B. Teste de estimulação com hormônio adrenocorticotrófico (ACTH)
C. Teste de supressão com dexametasona
D. Determinação do nível sérico de prolactina
E. Determinação do nível sérico de testosterona

II-119. Todas as seguintes afirmativas são verdadeiras com relação a função e disfunção menstruais, EXCETO:

A. A gravidez constitui a causa mais comum de amenorreia secundária.
B. A amenorreia primária é definida como a ausência de um primeiro fluxo menstrual.
C. A amenorreia secundária é definida como a ausência de fluxo menstrual por mais de 3 a 6 meses em uma mulher que anteriormente menstruava.

D. A ausência de menarca aos 17 anos de idade em uma mulher com desenvolvimento normal exige uma pesquisa para amenorreia primária.
E. Não há evidências de que a raça ou a etnia possam afetar a prevalência da amenorreia.

II-120. Uma mulher de 28 anos de idade procura avaliação para amenorreia secundária. Teve uma menarca normal aos 14 anos, com períodos mensais regulares de 5 a 6 dias de duração nesses últimos 13 anos. No ano anterior, ela percebeu uma maior irregularidade e deixou de ter menstruações nos últimos seis meses. Não toma nenhuma medicação e é sexualmente ativa com um parceiro; utiliza preservativos como profilaxia. O exame físico é marcante pelos sinais vitais normais, índice de massa corporal (IMC) de 29 kg/m², desenvolvimento normal das mamas e exame pélvico normal. Os exames laboratoriais revelam gonadotrofina coriônica humana β (β-hCG) negativa, níveis normais de testosterona e sulfato de desidroepiandrosterona (DHEAS), prolactina elevada e nível reduzido de hormônio folículo-estimulante (FSH). Com base nessas informações, qual é o diagnóstico mais provável?

A. Síndrome de insensibilidade aos androgênios
B. Tumor neuroendócrino
C. Síndrome dos ovários policísticos
D. Gravidez
E. Menopausa prematura

II-121. Você está examinando uma mulher de 23 anos de idade com sangramento uterino intenso. A menarca ocorreu aos 13 anos, com menstruações mensais regulares de 5 a 6 dias até 19 anos de idade. A partir dos 20 anos, começou a ter 3 a 4 períodos menstruais por ano, com duração de apenas três dias. Nesse último ano, a paciente teve quatro episódios de sangramento uterino intenso, de 6 a 8 dias de duração. Não teve nenhuma menstruação por nove meses e não é sexualmente ativa. Foi diagnosticada com diabetes melito tipo 2 e toma metformina. Ao exame, a paciente apresenta hirsutismo leve, pressão arterial de 130/85 mmHg, com frequência cardíaca de 85 bpm e frequência respiratória de 14 incursões/min. O IMC é de 25 kg/m², e a SaO_2 no ar ambiente é de 98%. A β-hCG é negativa, os níveis de testosterona estão elevados e a ultrassonografia vaginal revela ovários policísticos. Qual é o tratamento mais efetivo para o sangramento uterino dessa paciente?

A. Clomifeno
B. Letrozol
C. Prednisona
D. Progesterona
E. Testosterona

II-122. Uma mulher de 34 anos de idade procura assistência médica devido a uma lesão cutânea. Ao exame, a lesão está localizada na superfície extensora do cotovelo direito. Mede 2,4 cm de diâmetro e é elevada, com ápice plano e borda distinta. A lesão é recoberta por um acúmulo excessivo de extrato córneo. O exame mais detalhado revela várias lesões menores, que também estão localizadas nas superfícies extensoras. Qual é o termo que melhor caracteriza a lesão primária que levou essa paciente a procurar assistência médica?

A. Mácula com liquenificação
B. Placa maculosa com escama
C. Placa com crosta
D. Placa com escama
E. Tumor

II-123. Qual é o termo usado em dermatologia para descrever uma lesão em forma de moeda?

A. Herpetiforme
B. Liquenoide
C. Morbiliforme
D. Numular
E. Policística

II-124. Um menino de 5 anos e sua mãe chegam com a queixa de que ele apresenta prurido e descamação da pele nas dobras dos cotovelos há aproximadamente seis meses de duração (Figura II-124). A área torna-se avermelhada em certas ocasiões e melhora com cremes de esteroides tópicos de venda livre. O paciente não apresenta febre, nem calafrios, sudorese noturna ou estrias vermelhas ascendendo pelo braço. A família tem um gato e vive em um apartamento limpo. Todas as seguintes afirmativas são verdadeiras com relação a essa criança, EXCETO:

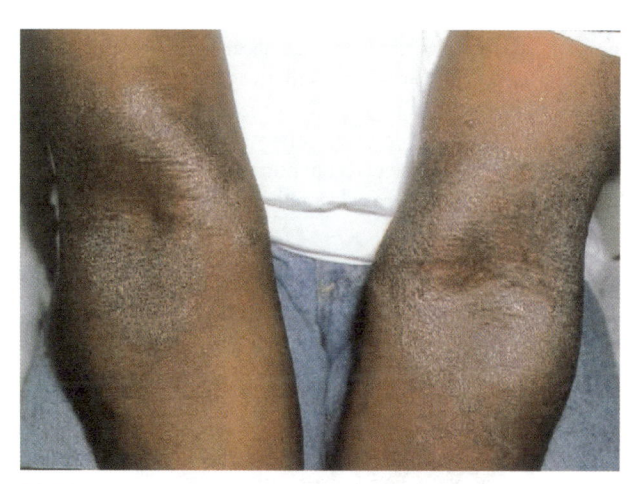

FIGURA II-124 Cortesia de Robert Swerlick, MD; com autorização.

A. Os pais apresentam uma história de dermatite atópica.
B. O paciente provavelmente tem uma história de asma ou rinite atópica.
C. Os níveis séricos de imunoglobulina (Ig) E estão elevados.
D. O paciente tem uma probabilidade de mais de 70% de resolução espontânea.
E. As lesões provavelmente responderão ao tacrolimo tópico.

II-125. Uma mulher de 63 anos de idade apresenta história de cinco anos de psoríase acometendo os cotovelos, a qual tem sido controlada com glicocorticoides tópicos e um análogo da vitamina D. Entretanto, nos últimos 9 a 12 meses, houve um agravamento da psoríase e surgiram novas lesões acometendo os joelhos, a região glútea e o couro cabeludo. A paciente sente-se cada vez mais desconfortável e observou uma tumefação dos dedos, com dor e rigidez. Está em dia com os exames preventivos para câncer e não apresenta nenhum sinal de infecção sistêmica. O exame físico é apenas notável pelas placas psoriásicas, que são vermelhas e descamativas, além do edema e hipersensibilidade das articulações interfalangeanas distais em ambas as mãos. Todos os seguintes tratamentos estão indicados para o agravamento da doença psoriásica sistêmica disseminada, EXCETO:

A. Alefacepte
B. Ciclosporina
C. Infliximabe
D. Metotrexato
E. Prednisona

II-126. A Srta. Magret traz sua mãe de 73 anos de idade, a Sra. Lizz, para consultá-lo, visto que está preocupada com a pele do pé e tornozelo direitos dela (Figura II-126). A Sra. Lizz relata que sua pele tornou-se progressivamente mais anormal neste último ano. A história clínica pregressa é marcante por um histórico de trombose venosa profunda (TVP) do lado direito, aos 50 anos, após ter ferido a perna praticando *snowboarding*. Não tem nenhuma história de doença cardíaca, hepática ou renal. A única medicação que toma é um suplemento de vitamina D. A paciente não tem febre. São observadas diversas placas descamativas, eritematosas e exsudativas com várias úlceras de 1 a 2 cm em torno da região do tornozelo direito. As placas e as úlceras não são hipersensíveis nem estão inflamadas. Existem veias varicosas visíveis na panturrilha e na coxa. Qual é o tratamento indicado para esta paciente?

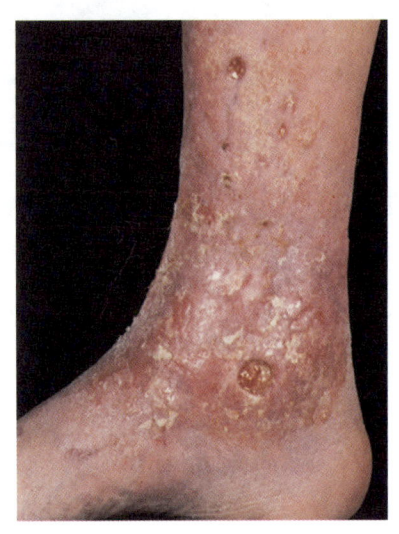

FIGURA II-126

A. Aciclovir
B. Amoxicilina + clavulanato
C. Meias de compressão
D. Hemodiálise
E. Prednisona

II-127. Uma mulher de 45 anos de idade queixa-se de queda dos cabelos. Declara que toda vez que escova os cabelos, percebe a perda de um número excessivo de fios e também observa o mesmo fenômeno ao lavá-los. O processo progrediu até o ponto de ela notar que o cabelo está difusamente mais fino, sendo que seu cabeleireiro também fez essa observação. Há cerca de cinco meses, foi internada devido à pancreatite aguda com cálculos biliares e febre alta e foi submetida à colangiopancreatografia retrógrada endoscópica (CPRE). Isso foi seguido de colecistectomia laparoscópica 14 dias depois. Ao todo, permaneceu internada por 21 dias. Voltou agora a seu estado funcional basal. A história clínica pregressa é significativa pela presença de obesidade, hiperlipidemia e intolerância à glicose. Toma metformina, 1.000 mg ao dia, e rosuvastatina, 10 mg ao dia. Ao exame físico, a paciente apresenta apenas um adelgaçamento leve dos cabelos. Quando uma pequena área dos cabelos é tracionada, mais de 10 fios são extraídos pela raiz. Não há descamação nem cicatrizes no couro cabeludo, e não se observa nenhum cabelo quebrado. Que tipo de tratamento você recomenda para esta paciente?

A. Apenas observação
B. Terbinafina oral
C. Psicoterapia
D. Minoxidil tópico
E. Antralina tópica

II-128. Um homem de 66 anos de idade procura assistência médica em função de lesões cutâneas eritematosas nos membros inferiores, que apareceram nos últimos quatro dias. Há uma semana, foi examinado pelo seu médico devido à ocorrência de bronquite aguda, para a qual foi prescrita cefuroxima, 500 mg duas vezes ao dia. Os sintomas respiratórios superiores melhoraram, porém houve desenvolvimento de exantema. O paciente não apresenta febre, calafrios, dores articulares, mialgias nem hematúria. Ao exame físico, são identificadas numerosas lesões eritematosas palpáveis que não empalidecem à compressão, medindo 1 a 5 mm de diâmetro. Qual é o diagnóstico mais provável?

A. Capilarite
B. Trombocitopenia induzida por fármacos
C. Ectima gangrenoso
D. Púrpura de Henoch-Schönlein
E. Vasculite leucocitoclástica

II-129. Um homem de 54 anos de idade procura assistência médica com lesões orais e bolhas na pele. Ele percebeu pela primeira vez úlceras dolorosas da boca há cerca de dois meses. Agora, ele apresenta bolhas dolorosas no tronco, no pescoço, nas axilas e virilhas. Essas bolhas são bastante flácidas e rompem rapidamente, deixando erosões que regridem sem cicatrizes. Inicialmente, procurou seu dentista, que lhe prescreveu esteroides tópicos e colutório de clorexidina para a suposta presença de úlceras aftosas. Esses medicamentos não produziram qualquer melhora significativa das lesões orais. O paciente tem uma história de hipertensão e hipercolesterolemia e está sendo tratado com candesartana, 32 mg ao dia, e atorvastatina, 20 mg ao dia. Ao exame físico, observam-se três erosões orais eritematosas mal definidas bilateralmente na mucosa oral, que são dolorosas, a maior delas medindo 4 mm de diâmetro. Existem numerosas erosões no pescoço, no tronco, nas axilas e virilhas em vários estágios de cicatrização.

Em algumas áreas, são observadas lesões bolhosas flácidas em uma base eritematosa, que medem até 1 cm de diâmetro. Entretanto, a maioria das áreas exibe desnudação da pele com placas crostosas em vários estágios de cicatrização. Quando se aplica uma pressão manual à pele, parte da epiderme descama. Nas áreas cicatrizadas, observa-se a presença de hiperpigmentação. Qual dos seguintes achados você espera encontrar na análise imunopatológica de uma biópsia de pele?

A. Depósitos de IgG na superfície celular dos ceratinócitos.
B. Depósitos de IgG e C3 na superfície celular dos ceratinócitos e, possivelmente, imunorreagentes semelhantes na zona de membrana basal epidérmica.
C. Depósitos granulosos de IgA na derme papilar.
D. Faixa linear de IgG, IgA e/ou C3 na zona da membrana basal epidérmica.
E. Faixa linear de IgG e/ou C3 na zona da membrana basal epidérmica.

II-130. Um homem de 73 anos de idade desenvolve lesões bolhosas pruriginosas na região inferior do abdome, na virilha e nas pernas. As lesões começam com placas pruriginosas vermelhas e elevadas e evoluem para bolhas tensas. Após sofrer ruptura, essas lesões regridem, em grande parte, sem deixar cicatrizes, exceto quando excessivamente inflamadas em consequência de escoriação. O paciente não teve nenhuma mudança na sua medicação crônica para tratamento de diabetes melito, gota e hipertrofia prostática benigna. Há 15 anos, foi tratado para carcinoma de células renais. A Figura II-130 mostra uma fotografia do exantema desse paciente. Qual é o diagnóstico mais provável?

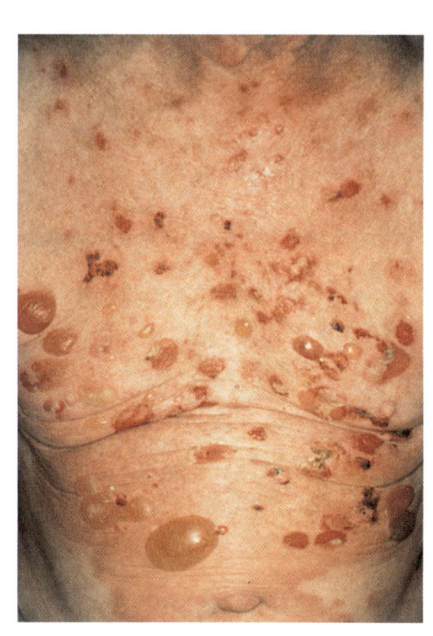

FIGURA II-130 Cortesia da Yale Resident's Slide Collection; com autorização.

A. Penfigoide bolhoso
B. Epidermólise bolhosa adquirida
C. Pênfigo paraneoplásico
D. Pênfigo vulgar
E. Vasculite urticariforme

II-131. Uma mulher de 24 anos de idade procura assistência médica devido a um exantema de distribuição difusa no dorso, nas nádegas, nos cotovelos e nos joelhos. O exantema começou de maneira súbita, e a paciente queixa-se de prurido intenso e sensação de queimação associados ao exantema. A biópsia do exantema revela dermatite neutrofílica nas papilas dérmicas, enquanto a imunofluorescência mostra depósitos granulosos de IgA na derme papilar e ao longo da zona da membrana basal epidérmica. Que tratamento você recomenda para essa paciente?

A. Dapsona, 100 mg ao dia
B. Dieta isenta de glúten
C. Prednisona, 40 mg ao dia
D. A e B
E. Todas as alternativas anteriores

II-132. Qual das seguintes afirmativas é verdadeira com relação à queimadura solar?

A. Ao meio-dia, a radiação ultravioleta (UV) B predomina e contribui para a maior parte do efeito do desenvolvimento de queimadura solar nessa hora do dia.
B. Os indivíduos com cabelos ruivos e pele clara tipicamente apresentam alta atividade do receptor de melanocortina 1 e, portanto, possuem alta suscetibilidade à queimadura solar.
C. As câmaras de bronzeamento tipicamente administram > 90% de radiação UVB.
D. O intervalo típico entre a exposição solar e o desenvolvimento de vermelhidão visível é de 1 a 2 horas.
E. A radiação UVB é mais eficiente do que a radiação UVA para provocar o eritema da queimadura solar.

II-133. Uma mulher de 54 anos de idade começou a tomar gliburida, 10 mg de liberação prolongada, uma vez ao dia, para tratamento do diabetes melito tipo 2. Após passar a tarde em seu jardim, ela desenvolve exantema eritematoso. Qual das seguintes características levaria a suspeitar de fotoalergia e não de uma simples fototoxicidade?

A. Prurido intenso
B. Comprometimento das membranas mucosas
C. Hipersensibilidade persistente à luz após a interrupção do fármaco
D. Descamação da pele semelhante a uma queimadura solar
E. A e C
F. Todas as alternativas anteriores

II-134. Qual das seguintes afirmativas é verdadeira com relação à eritropoiese?

A. O fator induzível por hipoxia 1α é infrarregulado em resposta à hipoxia e resulta em produção aumentada de eritropoetina.
B. Em resposta à eritropoetina, a produção de eritrócitos pode aumentar por um fator máximo de 2 dentro de um período de 3 a 6 dias.
C. A produção normal de eritrócitos resulta em reposição de aproximadamente 1% de todos os eritrócitos circulantes a cada semana.
D. O precursor eritroide, o pronormoblasto, pode produzir 16 a 32 eritrócitos maduros.
E. Com o aumento da eritropoetina, cada célula progenitora é estimulada a produzir números adicionais de eritrócitos.

II-135. Uma mulher de 36 anos de idade o procura em seu consultório com queixa de fatigabilidade fácil. A paciente apresenta anemia. Após questionamento mais detalhado, ela relata que tem períodos menstruais com grande perda de sangue e segue uma dieta vegetariana. O exame físico é normal, com exceção da conjuntiva discretamente pálida. O nível de hemoglobina é de 9,1 g/dL, e o hematócrito, de 27,6%. O volume corpuscular médio (VCM) é de 65 fL, a hemoglobina corpuscular média (HCM) de 24 pg e a concentração de hemoglobina corpuscular média (CHCM) de 26%. O índice de anisocitose eritrocitária é de 16,7%. O esfregaço de sangue periférico é mostrado na Figura II-135. Qual dos seguintes achados está presente no esfregaço de sangue periférico?

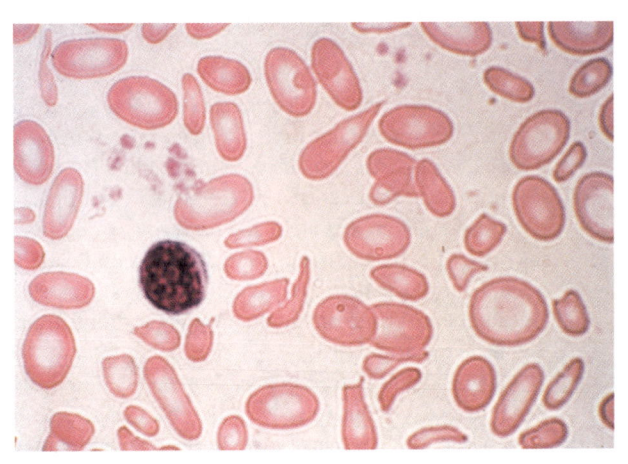

FIGURA II-135 De RS Hillman et al: *Hematology in Clinical Practice*, 5th ed. New York, McGraw-Hill, 2010.

A. Anisocitose
B. Hipocromia
C. Poiquilocitose
D. A e B
E. Todas as alternativas anteriores

II-136. Uma mulher de 24 anos de idade está com 12 semanas de gestação do primeiro filho. É encaminhada para avaliação de um achado anormal no hemograma completo. É assintomática e até o momento não teve nenhuma complicação. É de ascendência turca. Não tem nenhum familiar com anemia significativa. A hemoglobina é de 12,2 g/dL, e o hematócrito, de 37%. O VCM é de 60 fL e a HCM, de 25 pg. O nível de ferritina é de 50 μg/L, e o nível de ferro, de 15 μmol/L. Qual é o achado característico esperado no esfregaço de sangue periférico?

A. Células espiculadas
B. Corpúsculos de Howell-Jolly
C. Esquizócitos
D. Esferócitos
E. Células-alvo

II-137. Pedem-lhe para examinar o esfregaço de sangue periférico (Figura II-137) de um paciente com anemia. O nível sérico de lactato desidrogenase e a bilirrubina total estão elevados, e verifica-se a presença de hemoglobinúria. Qual o provável achado no exame físico desse paciente?

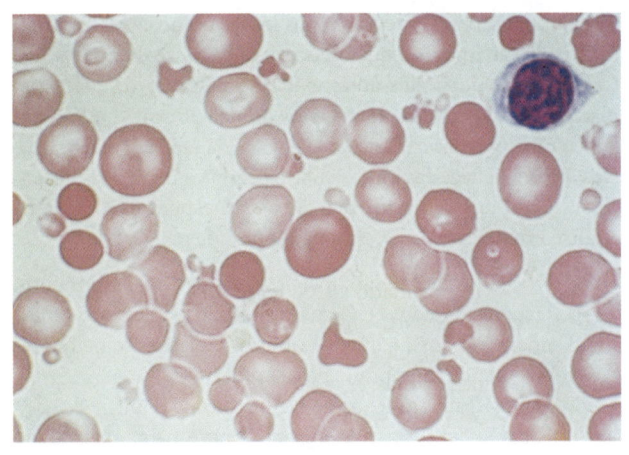

FIGURA II-137 De Hillman et al: *Hematology in Clinical Practice*, 5th ed. New York, McGraw-Hill, 2010.

A. Bócio
B. Fezes heme-positivas
C. Segunda bulha cardíaca mecânica
D. Esplenomegalia
E. Espessamento da calvária

II-138. Você está acompanhando um paciente no qual foi feita uma avaliação devido à elevação do hematócrito. Você suspeita de policitemia vera com base em uma história de prurido aquagênico e esplenomegalia. Que conjunto de exames laboratoriais é compatível com o diagnóstico de policitemia vera?

A. Massa eritrocitária elevada, níveis séricos elevados de eritropoetina, saturação de oxigênio normal.
B. Massa eritrocitária elevada, baixos níveis séricos de eritropoetina, saturação de oxigênio normal.
C. Massa eritrocitária normal, níveis séricos elevados de eritropoetina, baixa saturação de oxigênio arterial.
D. Massa eritrocitária normal, baixos níveis séricos de eritropoetina, baixa saturação de oxigênio arterial.

II-139. Qual é a proteína que atua como principal fator mediador na adesão das plaquetas?

A. Colágeno
B. Endotelina
C. Fator tecidual
D. Trombina
E. Fator de von Willebrand

II-140 a II-143. Associe as seguintes proteínas envolvidas na hemostasia com a sua definição:

II-140. Glicoproteína IIb/IIIa

II-141. Fator tecidual

II-142. Plasmina

II-143. Proteína S

A. Cofator dependente de vitamina K que acelera a ação anticoagulante da proteína C sobre os fatores V e VIII.
B. O receptor mais abundante na superfície das plaquetas, que se liga ao fator de von Willebrand (FvW) e fibrinogênio.
C. A principal enzima protease do sistema fibrinolítico.
D. Gatilho primário para a ativação do sistema da coagulação.

II-144. Você é consultado após a ocorrência de um episódio de hemorragia pós-parto em uma mulher de 24 anos de idade. Foi sua primeira gravidez, e ela deu à luz uma criança saudável com 39 semanas e 4 dias. A criança pesou 3,510 kg ao nascer, e a mulher teve parto vaginal espontâneo sem complicação. Ocorreu contração apropriada do fundo do útero; entretanto, no decorrer das próximas 12 horas, a paciente teve uma perda sanguinolenta de mais de 1 L. Sentiu-se cada vez mais fraca e com tontura na posição ortostática. A frequência cardíaca é de 126 bpm, e a pressão arterial, de 92/50 mmHg. A paciente está pálida, e os pulsos são filiformes. O exame cardiovascular revela taquicardia regular. O nível de hemoglobina antes do parto era de 9,2 g/dL. O nível atual é de 6,0 g/dL. O tempo de protrombina (TP) é de 12,0, o INR de 1,1, e o tempo de tromboplastina parcial ativada (TTPa) é de 42,5 segundos. Em uma investigação mais minuciosa, a paciente descreve outro episódio de sangramento oral prolongado que ocorreu na infância, em torno dos 7 anos de idade. Naquela época, teve um dente capeado e, subsequentemente, sofreu sangramento significativo. Apresenta equimoses facilmente, mas não teve hemartroses. Declara também que parou de jogar futebol na escola primária, devido ao aparecimento de grandes equimoses após traumatismos mínimos, que eram dolorosas e a deixavam embaraçada. Não teve nenhuma outra cirurgia. Está tomando suplementos de ferro e vitaminas pré-natais. Não tem nenhuma alergia. Possui uma história familiar de sangramento excessivo após um procedimento cirúrgico em seu pai, com o qual não mantém contato. Você suspeita de qual das seguintes causas para a doença dessa paciente?

A. Inibidor adquirido da coagulação
B. Deficiência de fator VIII
C. Deficiência de fator IX
D. Ingestão sub-reptícia de anticoagulante
E. Doença de von Willebrand

II-145. Um homem de 68 anos de idade é submetido à substituição total de joelho para artrite degenerativa. A história clínica pregressa é significativa pela presença de hipertensão, diabetes melito, hiperlipidemia, gota e obesidade. A lista dos medicamentos inclui metoprolol, sitagliptina, metformina, alopurinol, rosuvastatina e ácido acetilsalicílico diariamente. Pede-se ao paciente que interrompa o uso de ácido acetilsalicílico durante o preparo para cirurgia. Qual dos seguintes testes está indicado antes da cirurgia para assegurar que o paciente não apresente risco aumentado de complicações hemorrágicas pós-operatórias?

A. TTPa
B. Tempo de sangramento
C. TP
D. A e C
E. A, B e C

II-146. Uma mulher de 62 anos de idade é avaliada em uma clínica de hematologia após um segundo episódio de TVP. O primeiro episódio ocorreu aos 34 anos depois de uma gravidez, e o episódio atual ocorreu depois de um acidente de automóvel, que resultou em fratura de fêmur. A paciente não tem história familiar de TVP nem de embolia pulmonar. Ela solicita uma investigação para hipercoagulabilidade. O acidente automobilístico ocorreu há dois meses. Ela continua no gesso e foi submetida à intervenção cirúrgica para fratura há quatro semanas. Continua recebendo heparina de baixo peso molecular. O que você recomenda no momento atual?

A. Nenhum procedimento. Não há indicação para nenhum teste adicional.
B. Determinação do fator V de Leiden e protrombina 20210.
C. Níveis das proteínas C e S.
D. Solicitar os níveis de antitrombina III.
E. Solicitar o retorno da paciente dentro de 3 a 6 meses para outros exames.

II-147. Uma mulher de 24 anos de idade procura avaliação de seu médico para uma "glândula tumefeita" no lado direito do pescoço. Percebeu pela primeira vez esse aumento há cerca de duas semanas e sentiu-se fatigada, com dor de garganta e febre baixa durante todo esse período de tempo. Ao exame, a paciente apresenta um linfonodo cervical posterior direito de 2 cm dominante, de consistência elástica e móvel. É hipersensível à palpação. Além disso, existem também vários linfonodos de 0,5 a 1 cm nas cadeias cervicais anterior e posterior bilaterais, bem como na área occipital. Todos os seguintes achados favorecem um diagnóstico benigno, EXCETO:

A. Idade < 50 anos
B. Comprometimento de múltiplos linfonodos
C. Presença de mobilidade ao exame
D. Presença de hipersensibilidade à palpação
E. Tamanho do linfonodo dominante de ≥ 2 cm

II-148. Um homem de 58 anos de idade procura assistência médica com queixas de fadiga, dispneia ao esforço e dor abdominal que é mais intensa no lado esquerdo do abdome. O paciente apresenta uma história clínica de hipertensão difícil de tratar. O esquema médico inclui lisinopril, 40 mg ao dia, anlodipino, 10 mg ao dia, hidroclorotiazida, 25 mg ao dia, e metildopa, 250 mg duas vezes ao dia. Demonstrou intolerância aos β-bloqueadores, devido à bradicardia. A mudança mais recente na sua medicação foi a adição da metildopa, há cerca de seis meses. Os sinais vitais são os seguintes: batimento cardíaco, 110 bpm, frequência respiratória de 18 incursões/min, temperatura de 37°C, pressão arterial de 148/184 mmHg e SaO_2 de

95% no ar ambiente. O paciente está pálido, com icterícia leve. Também há icterícia escleral. O exame de tórax está normal, e o exame cardiovascular revela apenas taquicardia regular. O fígado é de 10 cm à percussão e é palpável 1 cm abaixo do arco costal direito. O baço é palpável 10 cm abaixo do arco costal esquerdo. Não há edema. Ao exame laboratorial, o nível de hemoglobina é de 7,5 g/L, e o hematócrito, de 23,2%. A contagem de leucócitos é de 8.300/μL com contagem diferencial normal e contagem de plaquetas de 123.000/μL. O esfregaço de sangue periférico revela esferócitos e anisocitose. A aspartato aminotransferase (AST), a alanina aminotransferase (ALT) e a fosfatase alcalina estão normais. O nível de bilirrubina total é de 3,3 mg/dL, e a bilirrubina direta é de 0,4 mg/dL. Qual é a causa mais provável da esplenomegalia desse paciente?

A. Anemia hemolítica autoimune
B. Leucemia mielocítica crônica
C. Linfoma de Hodgkin
D. Mielofibrose com metaplasia mieloide
E. Congestão passiva devido à hipertensão portal

II-149. A presença de corpúsculos de Howell-Jolly, corpos de Heinz, pontilhado basofílico e eritrócitos nucleados em um paciente com leucemia de células pilosas antes de qualquer tratamento indica qual das seguintes condições?

A. Infiltração esplênica difusa por tumor
B. Coagulação intravascular disseminada (CIVD)
C. Anemia hemolítica
D. Pancitopenia
E. Transformação em leucemia aguda

II-150. Qual das seguintes afirmativas é verdadeira com relação ao risco de infecção após esplenectomia eletiva?

A. Os pacientes não correm risco aumentado de infecção viral após esplenectomia.
B. Os pacientes devem ser vacinados duas semanas após a esplenectomia.
C. Os pacientes com mais de 50 anos de idade submetidos à esplenectomia correm maior risco de sepse pós-esplenectomia.
D. *Staphylococcus aureus* é o microrganismo mais comumente implicado na sepse pós-esplenectomia.
E. O risco de infecção após esplenectomia aumenta com o passar do tempo.

II-151. Você é internista em um hospital comunitário, e pedem-lhe seu parecer sobre uma anormalidade observada em um esfregaço de sangue periférico. Um homem de 64 anos de idade foi internado no serviço de ortopedia para cirurgia de substituição total do quadril direito. A evolução pós-operatória foi complicada por um evento de aspiração e pneumonia subsequente. A contagem de leucócitos aumentou de 6,3/μL para 12,1/μL, com 83% de neutrófilos e 10% de formas em bastão. Houve um comentário sobre um núcleo bilobado anormal de uma célula polimorfonuclear observado no esfregaço de sangue periférico na maioria dos granulócitos. A contagem diferencial e o esfregaço de sangue periférico não foram realizados no hemograma completo inicial. Quando você examina o esfregaço, você verifica os seguintes achados (Figura II-151). Qual é sua recomendação?

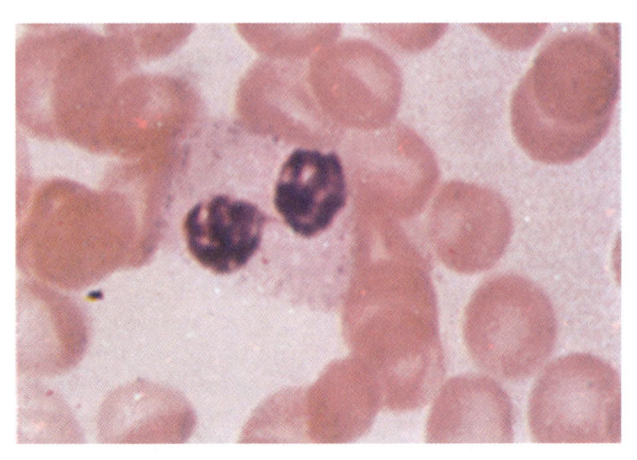

FIGURA II-151

A. Deve-se efetuar uma biópsia de medula óssea.
B. Um hemograma completo de acompanhamento, com contagem diferencial e esfregaço do sangue periférico, deve ser obtido em 4 a 6 semanas para assegurar sua normalização.
C. Não há necessidade de acompanhamento adicional. Trata-se de um distúrbio hereditário benigno.
D. Não há necessidade de acompanhamento adicional. Trata-se de uma reação esperada à infecção do paciente.
E. Sem um esfregaço de sangue periférico anterior para comparação, não é possível determinar a acuidade da mudança. As alternativas C ou D podem ser corretas.

II-152. Um rapaz de 18 anos de idade procura assistência médica com obstrução de saída gástrica. O paciente teve episódios frequentes de dor abdominal, diarreia e proctite. Uma biópsia colônica anterior demonstrou granulomas bem definidos no cólon. Além disso, teve episódios recorrentes de pneumonia. Foram obtidas culturas de *S. aureus* e *Burkholderia cepacia* de amostras do pulmão. Um teste de oxidação de di-hidrorrodamina não revela nenhum desvio da fluorescência em resposta à estimulação dos neutrófilos, confirmando a suspeita diagnóstica de doença granulomatosa crônica. Todos os seguintes fármacos podem ser potencialmente considerados para o tratamento inicial desse paciente, EXCETO:

A. Glicocorticoides
B. Infliximabe
C. Interferon γ
D. Itraconazol profilático
E. Sulfametoxazol-trimetoprima profilático

II-153. Um paciente com infecção pelo HIV de longa duração, alcoolismo e asma é examinado no serviço de emergência, devido à ocorrência de sibilos intensos de 1 a 2 dias de duração. Não toma nenhum medicamento há meses. É internado e tratado com nebulização e glicocorticoides sistêmicos. A contagem de células CD4 é de 8, e a carga viral é > 750.000. A contagem total de leucócitos é de 5.200 células/µL, com 90% de neutrófilos. É aceito em um programa de reabilitação de uso de substâncias para pacientes internados e, antes de receber alta, inicia uma profilaxia contra infecções oportunistas, broncodilatadores, prednisona com redução gradual no decorrer de duas semanas, ranitidina e terapia antirretroviral altamente ativa. O centro de reabilitação entra em contato com você duas semanas depois; um exame laboratorial de rotina revela uma contagem total de leucócitos de 900 células/µL, com 5% de neutrófilos. Qual dos seguintes novos fármacos provavelmente pode explicar a neutropenia desse paciente?

    A. Darunavir
    B. Efavirenz
    C. Ranitidina
    D. Prednisona
    E. Sulfametoxazol-trimetoprima

II-154 a II-158. Para cada paciente a seguir, escolha o esfregaço de sangue periférico mais provável:

II-154. Homem de 22 anos de idade com hematócrito de 17%. Tem doença falciforme e é internado com crise vaso-oclusiva depois de uma doença das vias aéreas superiores.

II-155. Mulher de 36 anos de idade com hematócrito de 32%. Foi submetida à esplenectomia há cinco anos, depois de sofrer um acidente com veículo motorizado.

II-156. Homem de 55 anos de idade com hematócrito de 28%. Apresenta doença hepática alcoólica avançada com cirrose e está aguardando transplante de fígado.

II-157. Mulher de 64 anos de idade com hematócrito de 28%. Apresenta fezes heme-positivas e um pólipo colônico adenomatoso de 2 cm na colonoscopia.

II-158. Homem de 72 anos de idade com hematócrito de 33%. Há quatro anos, foi submetido à substituição de valva da aorta com prótese mecânica, devido à estenose aórtica causada por valva bicúspide congênita.

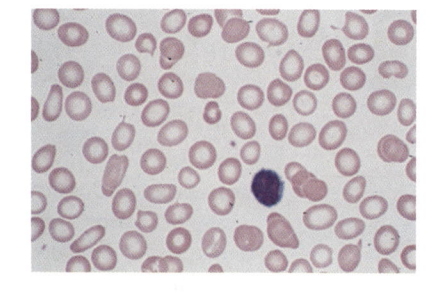

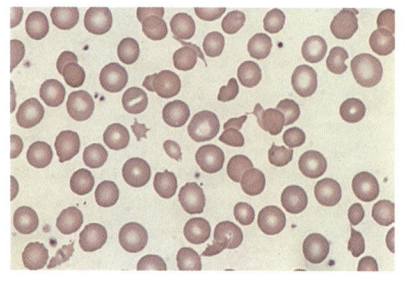

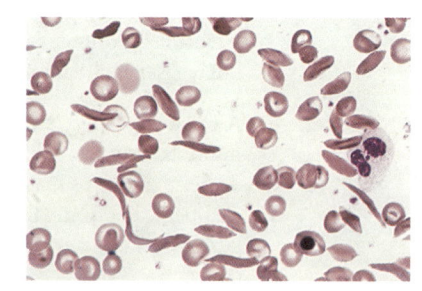

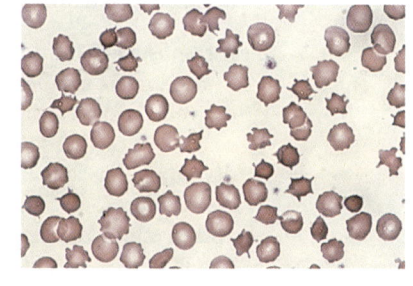

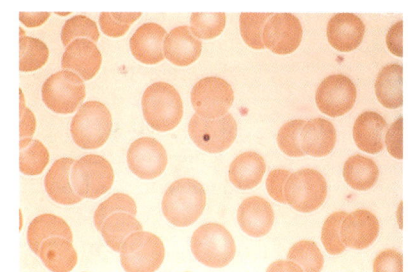

RESPOSTAS

II-1. A resposta é A. *(Cap. 18)* Quando são aplicados estímulos intensos, repetidos ou prolongados a tecidos lesionados ou inflamados, o limiar de ativação dos nociceptores (receptores para dor) aferentes primários é reduzido, e a frequência de descarga torna-se maior para estímulos de todas as intensidades. Esse processo é denominado *sensibilização*. Os mediadores da inflamação, como a bradicinina, o fator de crescimento neural, algumas prostaglandinas e os leucotrienos contribuem para esse processo. Após a ocorrência de lesão e consequente sensibilização, a aplicação de estímulos normalmente inócuos pode produzir dor (denominada alodinia). A sensibilização é um processo clinicamente importante, que contribui para a hipersensibilidade, sensibilidade dolorosa e hiperalgesia (aumento da intensidade da dor em resposta ao mesmo estímulo nocivo; p. ex., uma pressão moderada provoca dor intensa). Um exemplo marcante de sensibilização é a dor intensa provocada por um estímulo mínimo (toque leve ou água de chuveiro) sobre a pele queimada de sol. A sensibilização é particularmente importante para a dor e a hipersensibilidade nos tecidos profundos. Em condições normais, as vísceras são relativamente insensíveis a estímulos mecânicos e térmicos nocivos, embora as vísceras ocas, quando distendidas, produzam desconforto significativo. Por outro lado, quando afetadas por um processo mórbido com componente inflamatório, as estruturas profundas, como as articulações ou as vísceras ocas, caracterizam-se por adquirir uma notável sensibilidade à estimulação mecânica.

II-2. A resposta é C. *(Cap. 18)* A substância P é liberada de nociceptores aferentes primários e possui múltiplas atividades biológicas. A substância P é um vasodilatador potente, que tem a capacidade de desgranular os mastócitos, atuar como quimiotático para os leucócitos e aumentar a produção e a liberação dos mediadores da inflamação. Curiosamente, a depleção da substância P das articulações diminui a gravidade da artrite experimental. Os inibidores da fosfodiesterase aumentam a concentração intracelular de monofosfato de guanosina cíclico (GMPc) ou de monofosfato de adenosina cíclico (AMPc).

II-3. A resposta é D. *(Cap. 18)* A dor neuropática periférica, que é típica no diabetes de longa duração e na neuralgia pós-herpética, tipicamente apresenta um caráter em queimação, formigamento ou uma qualidade semelhante ao choque elétrico, podendo ser desencadeada por um toque muito leve. Essas características são raras em outros tipos de dor. A dor neuropática periférica não se irradia para outras áreas. Ao exame físico, verifica-se a presença característica de déficit sensitivo na área de dor do paciente. A hiperpatia, uma sensação acentuadamente exagerada de dor em resposta a estímulos nociceptivos leves ou inócuos, também é característica da dor neuropática; com frequência, os pacientes queixam-se de que o estímulo produzido por movimentos muito suaves provoca dor incomum (alodinia). Nesse aspecto, é clinicamente interessante o fato de que uma preparação tópica de lidocaína 5%, na forma de adesivo, é efetiva para pacientes com neuralgia pós-herpética que apresentam alodinia acentuada.

II-4. A resposta é C. *(Cap. 18)* Essa paciente apresenta síndrome dolorosa complexa regional. Os pacientes com lesão nervosa periférica ocasionalmente manifestam dor espontânea na região suprida pelo nervo. Com frequência, a dor é descrita como uma sensação de queimação. Normalmente, a dor começa depois de um intervalo de horas a dias ou até mesmo semanas e é acompanhada de edema do membro, perda óssea periarticular e alterações artríticas nas articulações distais. A dor pode ser aliviada por meio de bloqueio anestésico local da inervação simpática do membro afetado. Os nociceptores aferentes primários lesionados adquirem sensibilidade adrenérgica e podem ser ativados por estimulação do eferente simpático. Essa constelação de dor espontânea e sinais de disfunção simpática após uma lesão foi denominada síndrome dolorosa complexa regional (SDCR). Quando isso ocorre após uma lesão nervosa identificável, a síndrome é denominada SDCR do tipo II (também conhecida como neuralgia pós-traumática ou, quando intensa, causalgia). Quando um quadro clínico semelhante aparece sem qualquer lesão nervosa óbvia, a síndrome é denominada SDCR do tipo I (também conhecida como distrofia simpática reflexa). A SDCR pode ser produzida por uma variedade de lesões, incluindo fraturas ósseas, traumatismo de tecidos moles, infarto do miocárdio e acidente vascular encefálico. A SDCR do tipo I caracteriza-se pela sua resolução com tratamento sintomático; entretanto, quando persiste, um exame detalhado frequentemente revela evidências de lesão do nervo periférico. Embora a fisiopatologia da SDCR esteja pouco elucidada, a dor e os sinais de inflamação, quando agudos, podem ser aliviados rapidamente por meio de bloqueio do sistema nervoso simpático. Isso significa que a atividade simpática é capaz de ativar os nociceptores não lesionados quando inflamação está presente. Devem-se pesquisar sinais de hiperatividade simpática em pacientes com dor e inflamação pós-traumáticas sem outra explicação evidente. A artrite gonocócica aguda e a gota apresentam coleção de líquido articular focal e inflamação. O lúpus sistêmico pode se manifestar por achados articulares crípticos; todavia, neste caso, sua presença é menos provável devido à natureza focal e à ausência de achados sistêmicos e anormalidades imunológicas. A síndrome do túnel do carpo, causada por lesão do nervo mediano, não é compatível com essa apresentação de acometimento de todo o braço.

II-5. **A resposta é D.** *(Cap. 18)* Os AINEs e o ácido acetilsalicílico inibem a COX e possuem ações anti-inflamatórias. São particularmente efetivos para a cefaleia leve a moderada e para a dor de origem musculoesquelética. Como se mostram efetivos para esses tipos comuns de dor e estão disponíveis sem prescrição médica, os inibidores da COX constituem, sem dúvida alguma, os analgésicos mais comumente utilizados. Com o uso crônico, a irritação gástrica é um efeito colateral comum do ácido acetilsalicílico e dos AINEs e constitui o problema que mais frequentemente limita a dose que pode ser administrada. A irritação gástrica é mais grave com o ácido acetilsalicílico, que pode causar erosão e ulceração da mucosa gástrica, levando ao sangramento ou à perfuração. Como o ácido acetilsalicílico acetila irreversivelmente a cicloxigenase plaquetária e, portanto, interfere na coagulação do sangue, a hemorragia gastrintestinal constitui um risco particular. A idade avançada e uma história de doença gastrintestinal aumentam os riscos associados ao ácido acetilsalicílico e aos AINEs. Além da toxicidade gastrintestinal bem conhecida dos AINEs, a nefrotoxicidade constitui um problema significativo para os pacientes que utilizam esses fármacos de forma crônica. Os pacientes com risco de insuficiência renal, particularmente aqueles com contração significativa do volume intravascular, conforme observado com o uso crônico de diuréticos ou na presença de hipovolemia aguda, devem ser monitorados rigorosamente. Os AINEs também podem elevar a pressão arterial em alguns indivíduos. O tratamento em longo prazo com AINE exige um monitoramento regular da pressão arterial e, se necessário, tratamento. Existem duas classes principais de COX: a COX-1, que é expressa de modo constitutivo, e a COX-2, que é induzida nos estados inflamatórios. Os fármacos seletivos para a COX-2 possuem potência analgésica semelhante e provocam menos irritação gástrica do que os inibidores não seletivos da COX. O uso de fármacos seletivos para a COX-2 não parece reduzir o risco de nefrotoxicidade, em comparação com os AINEs não seletivos. Por outro lado, os fármacos seletivos para a COX-2 proporcionam um benefício significativo no tratamento da dor pós-operatória aguda, visto que eles não afetam a coagulação sanguínea. Em geral, os inibidores não seletivos da COX estão contraindicados no período pós-operatório, visto que comprometem a coagulação mediada por plaquetas e, portanto, estão associados a um aumento do sangramento no sítio cirúrgico. Os inibidores da COX-2, como o celecoxibe, estão associados a um aumento do risco cardiovascular. O efeito parece ser um efeito de classe dos AINEs, com exceção do ácido acetilsalicílico. Esses fármacos estão contraindicados para pacientes no período imediato após cirurgia de revascularização do miocárdio e devem ser usados com cautela em pacientes idosos e naqueles com história de fatores de risco significativos para doença cardiovascular.

II-6. **A resposta é E.** *(Cap. 18)* Os opioides, como a oxicodona, atuam centralmente e podem causar depressão respiratória e sedação significativas. Devido à hipoventilação, a hipoxemia é comum, embora seja facilmente tratada com oxigênio suplementar. A naloxona é um antagonista opioide, que pode reverter rapidamente a depressão respiratória e a sedação. O alvimopan é um antagonista opioide oral cuja ação é limitada ao intestino. Pode ser útil para neutralizar os efeitos colaterais periféricos dos opioides, como a constipação intestinal, porém não tem nenhuma ação central. O salbutamol é um β-agonista, que pode aumentar a frequência respiratória, mas que não reverterá a sedação causada pelos opioides. O flumazenil é um antagonista do receptor do ácido γ-aminobutírico (GABA), que pode ser usado para a superdosagem de benzodiazepínicos. A *N*-acetilcisteína é usada para a superdosagem de paracetamol. Muitas formulações de oxicodona também incluem paracetamol, de modo que o médico deve ter cuidado na obtenção de uma história medicamentosa acurada, devido à possibilidade de hepatotoxicidade concomitante induzida pelo paracetamol.

II-7. **A resposta é C.** *(Cap. 19)* A avaliação da dor torácica não traumática baseia-se, em grande parte, na história clínica e no exame físico para orientar a realização subsequente dos exames complementares. O médico deve avaliar a qualidade, a localização (inclusive irradiação) e o padrão (incluindo o início e a duração) da dor, bem como quaisquer fatores que possam provocá-la ou aliviá-la (Figura II-7). A presença de sintomas associados também pode ser útil para estabelecer o diagnóstico. A qualidade da dor torácica por si só nunca é suficiente para estabelecer um diagnóstico. Entretanto, as características da dor são fundamentais para formular uma impressão clínica inicial e avaliar a probabilidade de um processo cardiopulmonar grave, incluindo síndrome coronariana aguda, em particular. De maneira interessante, a irradiação para o braço direito tem mais probabilidade de estar relacionada com a síndrome coronariana aguda do que a irradiação para o braço esquerdo. Entre os fatores listados, apenas a qualidade posicional da dor (que frequentemente é típica de doença inflamatória pericárdica) diminui a probabilidade de síndrome coronariana aguda. Esse paciente apresenta alto risco tendo em vista sua história clínica pregressa e queixas agudas.

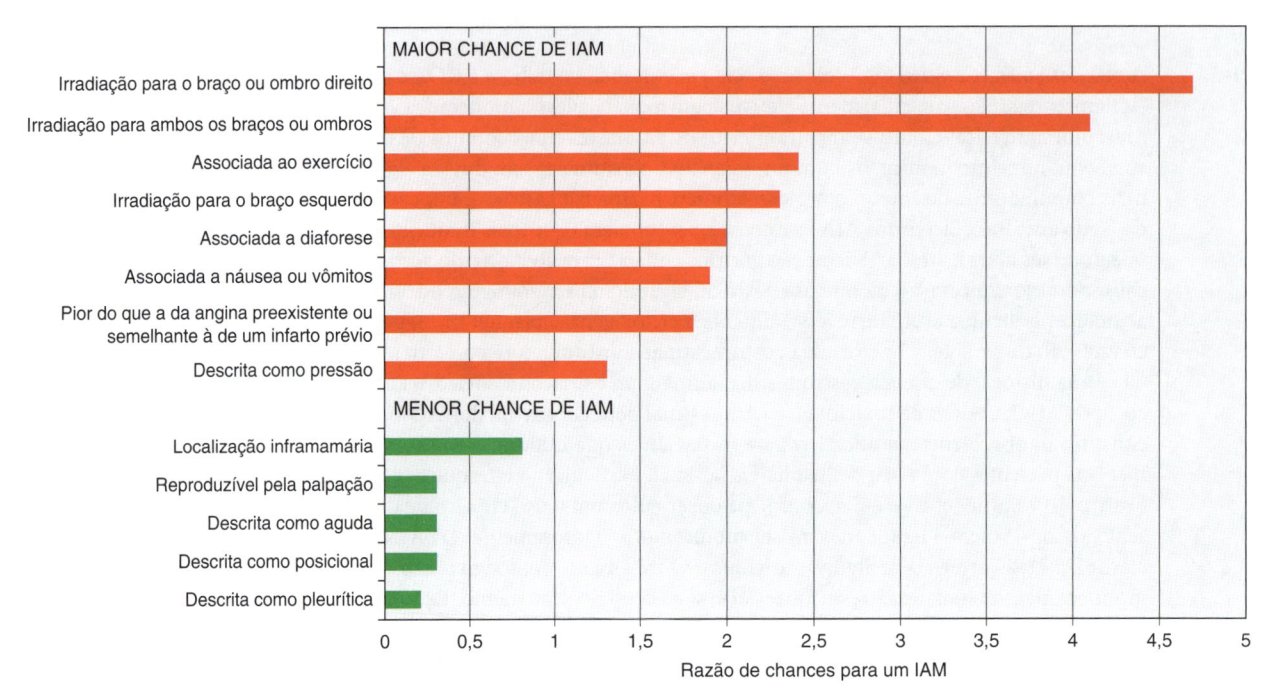

FIGURA II-7 Associação de características da dor torácica com a probabilidade de infarto agudo do miocárdio (IAM). Figura preparada a partir de dados de CJ Swap, JT Nagurney: *JAMA* 294:2623, 2005.

II-8. **A resposta é B.** *(Cap. 19)* A dor torácica é a terceira razão mais comum de consultas no serviço de emergência (SE) nos Estados Unidos, resultando em 6 a 7 milhões de consultas anuais nesses setores. Mais de 60% dos pacientes com essa apresentação são hospitalizados para a realização de exames mais detalhados, enquanto o restante é submetido a uma avaliação adicional no SE. Menos de 25% dos pacientes avaliados receberão o diagnóstico de síndrome coronariana aguda (SCA), com taxas de 5 a 15% na maioria das séries de populações não selecionadas. No restante, os diagnósticos mais comuns consistem em causas gastrintestinais (Figura II-8), e menos de 10% são representados por outras condições cardiopulmonares potencialmente fatais. Em uma grande proporção de pacientes com dor torácica aguda transitória, a SCA ou outra causa cardiopulmonar aguda são excluídas, porém a causa não é determinada. Uma porcentagem desconcertante de 2 a 6% de pacientes com dor torácica de etiologia presumivelmente não isquêmica que recebem alta do SE são posteriormente considerados como tendo sofrido infarto agudo do miocárdio (IAM) despercebido. Os pacientes cujo diagnóstico de IAM é despercebido correm risco de morte em 30 dias, duas vezes maior do que aqueles hospitalizados.

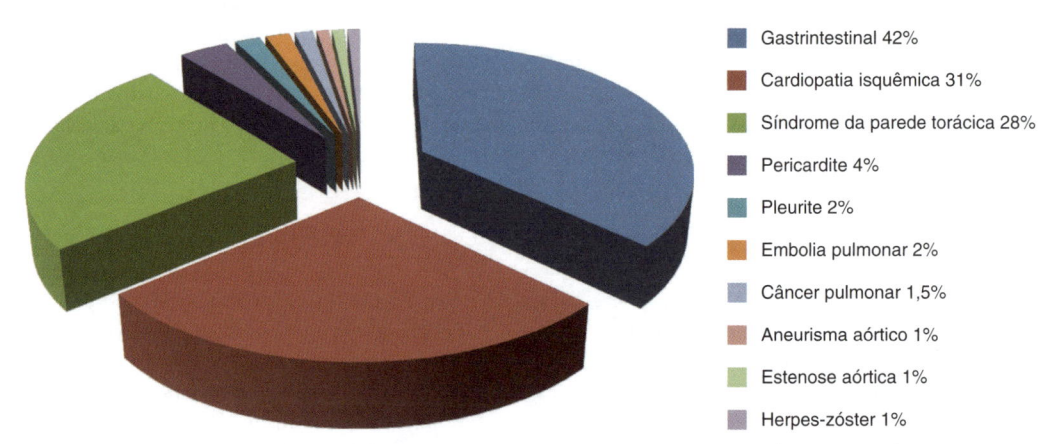

FIGURA II-8 Distribuição de diagnósticos finais na alta de pacientes com dor torácica aguda não traumática. Figura preparada a partir de dados de P Fruergaard et al.: *Eur Heart* J 17:1028, 1996.

II-9. **A resposta é D.** *(Cap. 20)* A dor causada pela inflamação do peritônio parietal tem caráter constante e incômodo e localiza-se diretamente sobre a área inflamada, sendo possível estabelecer sua referência exata, visto que ela é transmitida por nervos somáticos que inervam o peritônio parietal. A dor da inflamação peritoneal é invariavelmente acentuada por compressão ou por alterações na tensão do peritônio, sejam elas produzidas por palpação ou por algum movimento, como tosse ou espirro. O paciente com peritonite caracteristicamente permanece deitado quieto no leito, preferindo evitar movimentos, diferentemente do paciente com cólica, que pode se contorcer em razão da dor. A obstrução de vísceras ocas classicamente provoca dor abdominal intermitente ou em cólica, que não é tão bem localizada quanto a dor produzida por irritação do peritônio parietal. Todavia, a ausência de dor em cólica não deve levar a um erro, visto que a distensão de uma víscera oca também pode produzir dor constante com paroxismos apenas raros. Um equívoco frequente é considerar que a dor causada por distúrbios vasculares intra-abdominais seja de natureza súbita e catastrófica. Determinados processos mórbidos, como embolia ou trombose da artéria mesentérica superior ou ruptura iminente de aneurisma da aorta abdominal, podem certamente estar associados a dor intensa e difusa. Todavia, com igual frequência, o paciente com obstrução da artéria mesentérica superior apresenta apenas dor difusa contínua ou em cólica leve 2 ou 3 dias antes do aparecimento de colapso vascular ou de achados de inflamação peritoneal. O desconforto inicial e aparentemente insignificante é causado mais por hiperperistalse do que por inflamação peritoneal. A ausência de hipersensibilidade e de rigidez na presença de dor difusa e contínua (p. ex., "dor desproporcional aos achados no exame físico") em um paciente com provável doença vascular é bastante característica de obstrução da artéria mesentérica superior. A dor que surge na parede do abdome é geralmente constante e incômoda. O movimento, a posição ortostática prolongada e a compressão acentuam a dor e o espasmo muscular associado. No caso de hematoma da bainha do músculo reto, agora encontrado com mais frequência em associação à terapia anticoagulante, pode-se verificar a presença de uma massa nos quadrantes inferiores do abdome.

II-10. **A resposta é B.** *(Cap. 20)* Entre as causas listadas, a doença inflamatória pélvica provoca dor devido à inflamação do peritônio parietal, além dessa paciente apresentar risco, devido à atividade sexual com múltiplos parceiros. A colecistite aguda causa dor por distensão da vesícula biliar. A distensão súbita da árvore biliar provoca um tipo de dor mais constante do que em cólica. Por conseguinte, o termo cólica biliar é enganoso. A distensão aguda da vesícula biliar geralmente provoca dor no quadrante superior direito, com irradiação para a região posterior direita do tórax ou para a ponta da escápula direita, porém também não é raramente encontrada próxima à linha média. A distensão do ducto colédoco frequentemente causa dor epigástrica, que pode se irradiar para a região lombar superior. Todavia, é comum haver uma considerável variação, de modo que a diferenciação entre esses tipos pode ser impossível. O hematoma da bainha do reto causa dor relacionada com a distensão da parede abdominal. A obstrução do intestino delgado frequentemente se manifesta como dor periumbilical ou supraumbilical intermitente e mal localizada. À medida que o intestino se dilata progressivamente e perde o tônus muscular, a natureza da dor em cólica pode diminuir. Com a obstrução por estrangulamento sobreposta, a dor pode se disseminar para a região lombar inferior se houver tração sobre a raiz do mesentério.

II-11. **A resposta é E.** *(Cap. 21)* O paciente que se apresenta com cefaleia nova e intensa tem um diagnóstico diferencial distinto do paciente com cefaleias recorrentes ao longo de muitos anos. Na cefaleia intensa e de início recente, a probabilidade de encontrar uma causa potencialmente grave é consideravelmente maior do que na cefaleia recorrente (Quadro II-11). Os pacientes com início recente de dor exigem avaliação imediata e tratamento adequado. As causas graves a serem consideradas consistem em meningite, hemorragia subaracnóidea, hematomas epidural ou subdural, glaucoma, tumor e sinusite purulenta. Quando há sinais e sintomas preocupantes, o diagnóstico e o tratamento rápidos são de importância crítica. Um exame neurológico cuidadoso é a primeira etapa essencial na avaliação. Na maioria dos casos, os pacientes com exame anormal ou com história de cefaleia de início recente devem ser submetidos a uma TC ou RM. Como procedimento de rastreamento inicial para a patologia intracraniana nesse contexto, os métodos de TC e de RM parecem ser igualmente sensíveis. O tumor cerebral constitui uma causa rara de cefaleia e ainda menos comumente uma causa de dor intensa. A grande maioria dos pacientes que apresentam cefaleia grave tem uma causa benigna.

QUADRO II-11	SINTOMAS DE CEFALEIA QUE SUGEREM UM DISTÚRBIO SUBJACENTE GRAVE

Cefaleia de início súbito
Primeira cefaleia intensa
A "pior" cefaleia da vida
Vômitos precedem a cefaleia
Piora subaguda ao longo de dias ou semanas
Dor induzida por encurvamento, por elevação do corpo ou por tosse
Dor que perturba o sono ou se apresenta logo após o despertar
Doença sistêmica conhecida
Início após os 55 anos de idade
Febre ou sinais sistêmicos inexplicados
Exame neurológico anormal
Dor associada à hipersensibilidade local, p. ex., a região da artéria temporal

II-12. **A resposta é E.** *(Cap. 22)* A dor radicular é normalmente aguda e irradia-se da região lombar para uma perna dentro do território de uma raiz nervosa (Quadro II-12). A tosse, o espirro ou a contração voluntária dos músculos abdominais (levantamento de objetos pesados ou esforço na defecação) podem provocar dor irradiada. A dor pode aumentar com posturas capazes de causar estiramento de nervos e raízes nervosas. A posição sentada com a perna estendida faz tração sobre o nervo ciático e as raízes L5 e S1, visto que ele passa posteriormente ao quadril. O nervo femoral (raízes L2, L3 e L4) passa anteriormente ao quadril e não sofre estiramento com a posição sentada. A manobra de elevação da perna estendida (EPE) é um teste simples à beira do leito para a doença de raízes nervosas. Com o paciente em decúbito, a flexão passiva da perna em extensão no quadril estira as raízes nervosas L5 e S1 e o nervo ciático. A dorsiflexão passiva do pé durante a manobra aumenta o estiramento. Nos indivíduos saudáveis, a flexão de pelo menos 80 graus é normalmente possível sem causar dor, embora seja comum uma sensação de aperto e estiramento nos músculos isquiotibiais. O teste de EPE é positivo se a manobra reproduzir a dor habitual do paciente nas costas ou no membro. O paciente pode descrever a ocorrência de dor na região lombar, nas nádegas, na parte posterior da coxa ou na perna, porém a manifestação essencial consiste na reprodução da dor habitual do paciente. O sinal da EPE cruzado está presente quando a flexão de uma perna reproduz a dor habitual na perna ou na nádega opostas. Na hérnia de disco, o sinal da EPE cruzada é menos sensível, porém mais específico do que o sinal da EPE. O sinal da EPE reverso é produzido ao manter o paciente em posição ortostática ao lado da mesa de exame e ao estender passivamente cada perna com o joelho totalmente estendido. Essa manobra, que causa estiramento das raízes nervosas L2-L4, do plexo lombossacral e do nervo femoral, é considerada positiva se a dor habitual do paciente nas costas ou no membro for reproduzida. Em todos esses testes, a lesão do nervo ou da raiz nervosa é sempre no lado da dor.

QUADRO II-12	RADICULOPATIA LOMBOSSACRAL: CARACTERÍSTICAS NEUROLÓGICAS			
Raízes nervosas lombossacrais	Achados ao exame			Distribuição da dor
	Reflexos	Sensibilidade	Motor	
L2[a]	—	Face anterossuperior da coxa	Psoas (flexão de quadril)	Face anterior da coxa
L3[a]	—	Face anteroinferior da coxa	Psoas (flexão de quadril)	Face anterior da coxa, joelho
		Face anterior do joelho	Quadríceps (extensão do joelho)	
			Adutores da coxa	
L4[a]	Quadríceps (joelho)	Panturrilha medial	Quadríceps (extensão do joelho)[b]	Joelho, panturrilha medial
			Adutores da coxa	Face anterolateral da coxa
L5[c]	—	Superfície dorsal – pé	Peroneal (eversão do pé)[b]	Panturrilha lateral, dorso do pé, face posterolateral da coxa, nádegas
		Panturrilha lateral	*Tibialis anterior* (dorsiflexão do pé)	
			Gluteus medius (abdução do quadril)	
			Dorsiflexão de artelhos	
S1[c]	Gastrocnêmio/sóleo (tornozelo)	Superfície plantar – pé	Gastrocnêmio/sóleo (flexão plantar do pé) Abdutor do hálux (flexores dos artelhos)[b]	Planta do pé, panturrilha posterior, face posterior da coxa, nádegas
		Face lateral – pé	Glúteo máximo (extensão do quadril)	

[a]Presença de sinal da elevação da perna inversa. [b]Esses músculos recebem a maior parte da inervação a partir dessa raiz. [c]Presença de sinal de elevação da perna estendida.

II-13.   **A resposta é B.** *(Cap. 22)* O prognóstico da dor aguda lombar e na perna com radiculopatia devido à hérnia de disco é geralmente favorável, e a maioria dos pacientes demonstra uma melhora dentro de meses. Exames de imagem seriados sugerem uma regressão espontânea da parte herniada do disco em cerca de dois terços dos pacientes no decorrer de seis meses. Todavia, existem várias opções importantes de tratamento para proporcionar alívio sintomático enquanto o processo de cura natural se desenvolve. Recomenda-se o retorno às atividades normais. Evidências de ensaios clínicos randomizados sugerem que o repouso ao leito não é efetivo para o tratamento da ciática, bem como da dorsalgia isolada. O paracetamol e os AINEs mostram-se úteis para o alívio da dor, embora a dor intensa possa exigir ciclos curtos de analgésicos opioides. As injeções epidurais de glicocorticoides desempenham um papel para proporcionar alívio sintomático temporário da ciática causada por disco herniado. Entretanto, não parece haver benefício em termos de redução das intervenções cirúrgicas subsequentes. A intervenção cirúrgica está indicada para pacientes com fraqueza motora progressiva causada por lesão de raiz nervosa demonstrada ao exame clínico ou na eletromiografia (EMG).

II-14 e II-15.   **As respostas são C e B, respectivamente.** *(Cap. 22)* A estenose do canal vertebral lombar (ECVL) descreve um estreitamento do canal vertebral lombar, que é frequentemente assintomática. A claudicação neurogênica é típica e consiste em dor nas costas e nas nádegas ou nas pernas, induzida pela marcha ou pela posição ereta, que é aliviada com a posição sentada. Os sintomas nas pernas são geralmente bilaterais. Ao contrário da claudicação vascular, os sintomas são, com frequência, provocados pela posição ortostática sem deambulação. Diferentemente da doença discal lombar, os sintomas são, em geral, aliviados pela posição sentada. Com frequência, os pacientes com claudicação neurogênica conseguem caminhar muito mais longe quando inclinados sobre um carrinho de compras e podem pedalar em uma bicicleta ergométrica com facilidade quando sentados. Essas posições de flexão aumentam o diâmetro anteroposterior do canal vertebral e reduzem a hipertensão venosa intraespinal, com consequente alívio da dor. Podem ocorrer fraqueza focal, perda sensitiva ou alterações dos reflexos quando a estenose do canal vertebral está associada a um estreitamento dos forames neurais e à radiculopatia. Apenas raramente ocorrem déficits neurológicos graves, incluindo paralisia e incontinência urinária. A ECVL é, por si só, frequentemente assintomática, e a correlação entre a gravidade dos sintomas e o grau de estenose do canal vertebral é variável. O tratamento conservador da ECVL sintomática consiste em AINEs, paracetamol, programas de exercícios e tratamento sintomático dos episódios de dor aguda. O tratamento cirúrgico é considerado quando a terapia clínica não produz alívio suficiente dos sintomas para possibilitar o retorno às atividades da vida diária, ou quando existem sinais neurológicos focais. A maioria dos pacientes com claudicação neurogênica tratados clinicamente não melhora com o passar do tempo. O tratamento cirúrgico pode produzir alívio significativo da dor nas costas e nas pernas dentro de seis semanas, e o alívio persiste durante pelo menos dois anos. Entretanto, até 25% desses pacientes sofrem estenose recorrente no mesmo nível vertebral ou em um nível adjacente dentro de 7 a 10 anos após a cirurgia inicial; em geral, os sintomas recorrentes respondem a uma segunda descompressão cirúrgica. Não há evidências suficientes para sustentar o uso rotineiro de injeções epidurais de glicocorticoides.

II-16 e II-17.   **As respostas são A e C, respectivamente.** *(Cap. 22)* Pesquisas realizadas nos Estados Unidos indicam que os pacientes com dor lombar têm relatado um agravamento progressivo nas limitações funcionais nos últimos anos, apesar do uso crescente de exames de imagem da coluna, prescrição de opioides, injeções e cirurgia de coluna. Isso sugere que o uso mais seletivo de modalidades de diagnóstico e tratamento pode ser apropriado. Os exames de imagem da coluna frequentemente revelam anormalidades de importância clínica duvidosa, que podem alarmar médicos e pacientes e levar a mais exames e tratamentos desnecessários. Ensaios clínicos randomizados e estudos observacionais sugerem um "efeito cascata" dos exames de imagem, podendo abrir portas para cuidados desnecessários. Em parte baseando-se nessas evidências, o American College of Physicians tornou o uso parcimonioso dos exames de imagem da coluna uma alta prioridade em sua campanha *Choosing Wisely*, que visa reduzir os cuidados desnecessários. Os esforços bem-sucedidos para reduzir os exames de imagem desnecessários têm incluído uma educação dos médicos por líderes clínicos, apoio computadorizado à decisão para a identificação de exames de imagem recentes e eliminação de duplicação e exigência de uma indicação aprovada para solicitar um exame de imagem. A lombalgia aguda (LA) é definida como a ocorrência de dor de < 3 meses de duração sem dor nas pernas. A maioria dos pacientes apresenta sintomas puramente "mecânicos" (i.e., dor que é agravada pelo movimento e aliviada pelo repouso). A avaliação inicial exclui a possibilidade de causas graves de patologia da coluna vertebral que exigem intervenção urgente, incluindo infecção, câncer ou traumatismo (Quadro II-16). Não há necessidade de exames laboratoriais e de imagem se não houver fatores de risco. A TC, a RM e as radiografias simples da coluna vertebral raramente estão indicadas no primeiro mês de sintomas, a não ser que haja suspeita de fratura, tumor ou infecção da coluna vertebral. O prognóstico em geral é excelente. Muitos pacientes não procuram assistência médica e melhoram por si sós. Mesmo entre aqueles examinados em clínicas, dois terços relatam uma melhora substancial depois de sete semanas. Essa melhora espontânea pode confundir os médicos e pesquisadores quanto à eficácia das intervenções terapêuticas, a não ser que sejam submetidas a ensaios clínicos prospectivos rigorosos. Muitos tratamentos que foram comumente usados no passado, mas que agora são reconhecidos por serem ineficazes, incluindo repouso ao leito e tração lombar, foram em grande parte abandonados. Os médicos devem tranquilizar os pacientes no sentido de que é muito provável haver uma melhora, fornecendo-lhes instruções no autocuidado. A educação constitui uma importante parte do tratamento. As diretrizes baseadas em evidências recomendam medicamentos de venda livre, como o paracetamol e AINEs, como opções de primeira linha para o tratamento da LA. Os miorrelaxantes, como a ciclobenzaprina ou o metocarbamol, podem ser úteis, porém a sedação constitui um efeito colateral comum. A limitação do uso dos relaxantes musculares apenas no período da noite pode ser uma opção para pacientes com dor nas costas que interfere no sono. Não há boas evidências para sustentar o uso de analgésicos opioides ou do tramadol como terapia de primeira linha para a LA. Seu uso é mais bem reservado para pacientes que não conseguem tolerar o paracetamol ou os AINEs, ou para aqueles que apresentam dor refratária intensa. Não há evidências para sustentar o uso de glicocorticoides orais ou injetáveis para a LA sem radiculopatia. Semelhantemente, as terapias para a dor neuropática, como a gabapentina ou os antidepressivos tricíclicos, não estão indicadas para a LA. Os tratamentos não farmacológicos para a LA incluem manipulação da coluna, exercícios, fisioterapia, massagem, acupuntura, estimulação nervosa elétrica transcutânea e ultrassom. A manipulação da coluna parece ser aproximadamente equivalente aos tratamentos clínicos convencionais e pode representar uma alternativa útil para pacientes que desejam evitar ou que não toleram o tratamento medicamentoso. Existem poucas evidências que sustentam o uso da fisioterapia, massagem, acupuntura, terapia a *laser*, ultrassom, uso de coletes ou tração lombar. Embora sejam importantes na dor crônica, os exercícios para as costas na LA geralmente não são apoiados por evidências clínicas. Tampouco há evidências convincentes sobre o valor da aplicação de gelo ou de calor na LA; entretanto muitos pacientes relatam alívio sintomático temporário com gelo ou bolsas de gel congelado, e o calor pode produzir uma redução em curto prazo da dor depois da primeira semana.

QUADRO II-16 LOMBALGIA AGUDA: FATORES DE RISCO QUE INDICAM UMA CAUSA ESTRUTURAL IMPORTANTE
Anamnese
Dor piora em repouso ou à noite
História anterior de câncer
História de infecção crônica (especialmente pulmonar, urinária, cutânea)
História de traumatismo
Incontinência
> 70 anos de idade
Uso de fármaco intravenoso
Uso de glicocorticoide
História de déficit neurológico rapidamente progressivo
Exame
Febre inexplicada
Perda de peso inexplicada
Sensibilidade à percussão sobre a coluna
Massa abdominal, retal ou pélvica
Rotação interna/externa da perna ao nível do quadril; sinal da percussão do calcanhar
Sinais de elevação da perna estendida ou da perna inversa estendida
Déficit neurológico focal progressivo

II-18. **A resposta é D.** *(Cap. 23)* Ocorre hipertermia quando a exposição ao calor exógeno ou um processo de geração de calor endógeno, como a síndrome neuroléptica maligna ou a hipertermia maligna, levam a temperaturas internas altas, a despeito de um ponto de ajuste hipotalâmico normal. Ocorre febre quando um pirógeno, como uma toxina microbiana, partícula microbiana ou citocina, provoca um reajuste do hipotálamo a uma temperatura mais alta. A hipertermia não é definida por um ponto de corte de temperatura específico. A rigidez e a desregulação autonômica são características da hipertermia maligna, um subtipo de hipertermia. A febre, mas não a hipertermia, responde aos antipiréticos.

II-19.   **A resposta é C.** *(Cap. 23)* A variação diária normal da temperatura é de aproximadamente 0,5°C. Todavia, em indivíduos que estão se recuperando de uma doença febril, essa variação diária pode alcançar 1°C. A temperatura corporal tem uma variação diurna previsível nos indivíduos normais. Os níveis mais baixos, em média, são observados às 6 horas, enquanto os níveis mais altos ocorrem entre 16 e 18 horas. Durante uma doença febril, a variação diurna é geralmente mantida, porém em níveis mais altos. Nas mulheres que menstruam, a temperatura pela manhã geralmente é mais baixa nas duas semanas que antecedem a ovulação; em seguida, a temperatura aumenta cerca de 0,6°C com a ovulação e permanece nesse nível até o início da menstruação. A temperatura oral pode não ser uma medida acurada da temperatura central, particularmente nos estados de baixo débito e durante a hiperventilação.

II-20.   **A resposta é A.** *(Cap. 23)* Para pacientes que recebem tratamento com anticitocinas (anti-TNF, anti-IL-1, IL-6 e IL-12), até uma febre baixa é preocupante. Em quase todos os casos relatados de infecção associada à terapia anticitocina, a febre constitui um dos sinais de apresentação. Entretanto, não se sabe o grau de atenuação da resposta febril nesses pacientes. A determinação das citocinas específicas não é útil para o diagnóstico. Observa-se uma situação semelhante em pacientes que recebem terapia com glicocorticoides em altas doses ou agentes anti-inflamatórios, como o ibuprofeno. Por conseguinte, a presença de febre baixa é uma preocupação considerável em pacientes submetidos à terapia com anticitocinas. O médico deve proceder a uma avaliação diagnóstica precoce e rigorosa nesses pacientes e não pressupor uma causa provavelmente benigna. As infecções oportunistas relatadas em pacientes tratados com agentes que neutralizam o TNF-α são semelhantes àquelas relatadas na população de pacientes infectados pelo HIV-1 (p. ex., infecção recente ou reativação do *Mycobacterium tuberculosis*, com disseminação). Até mesmo um teste negativo para infecção latente por *M. tuberculosis* não descarta a possibilidade de tuberculose ativa como causa de febre em um paciente submetido à tratamento com anticitocinas. Não há dados que indiquem que os antipiréticos possam retardar a resolução das infecções virais ou bacterianas.

II-21.   **A resposta é E.** *(Cap. 23)* Por serem antipiréticos efetivos, os glicocorticoides atuam em dois níveis. Em primeiro lugar, os glicocorticoides reduzem a síntese de prostaglandina E2 (PGE2) ao inibir a atividade da fosfolipase A2, que é necessária para a liberação do ácido araquidônico da membrana celular. Em segundo lugar, os glicocorticoides bloqueiam a transcrição do mRNA para as citocinas pirogênicas. O ibuprofeno, o ácido acetilsalicílico e o celecoxibe são todos inibidores diretos da cicloxigenase, que, por sua vez, reduzem a produção de PGE2 a partir do endotélio hipotalâmico. O paracetamol é um inibidor fraco da COX no tecido periférico e carece de atividade anti-inflamatória significativa; entretanto, no cérebro, o paracetamol é oxidado pelo sistema do citocromo P450, e essa forma oxidada inibe a atividade da COX. Além disso, no cérebro, a inibição de outra enzima, a COX-3, pelo paracetamol pode explicar o efeito antipirético desse agente.

II-22.   **A resposta é A.** *(Cap. 23)* Em crianças, o ácido acetilsalicílico aumenta o risco de síndrome de Reye e deve ser evitado, exceto em circunstâncias muito especiais. É adequado efetuar uma antipirexia agressiva em pacientes com comprometimento subjacente das funções cardíaca, pulmonar ou do SNC. A febre aumenta a demanda de oxigênio (para cada aumento de 1°C acima de 37°C, há um aumento de 13% no consumo de oxigênio), e, em pacientes com função ventilatória limítrofe, o aumento da demanda de oxigênio pode precipitar descompensação (alternativa E). Para pacientes pediátricos com história de convulsões febris, a terapia agressiva com antipiréticos é razoável, embora não haja nenhuma correlação entre a elevação da temperatura absoluta e o início de uma convulsão febril em crianças suscetíveis (alternativa B). Para crianças com hiperpirexia (temperatura > 40,5°C), o uso de mantas de resfriamento pode facilitar a redução da temperatura; entretanto, elas sempre precisam ser usadas com antipiréticos orais (alternativa C). Para pacientes com doença ou traumatismo do SNC, em particular, a redução agressiva da temperatura central pode reduzir os efeitos prejudiciais da temperatura elevada sobre o cérebro (alternativa D).

II-23.   **A resposta é A.** *(Cap. 24)* Com base no exantema característico e nas manchas de Koplik, esse paciente apresenta sarampo. A panencefalite esclerosante subaguda constitui uma complicação rara, porém temida, do sarampo. O exame não confirma a presença de epiglotite, visto que não há salivação excessiva nem disfagia. O exantema não é característico da infecção aguda pelo HIV, e o paciente não tem faringite e artralgias, que são comumente observadas com esse diagnóstico. O exantema não é compatível com herpes-zóster, e, além disso, o paciente é muito jovem para apresentar essa condição. Em certas ocasiões, ocorre ruptura do baço na mononucleose infecciosa, porém esse paciente não apresenta faringite, linfadenopatia nem esplenomegalia para sugerir esse diagnóstico. Devido à vacinação disseminada (e obrigatória em alguns casos), o sarampo é muito raro nos Estados Unidos (bem como na América Central e na América do Sul); quase todos os casos provêm de outros países. Entretanto, países com taxas mais baixas de vacinação ainda apresentam sarampo endêmico. Nos Estados Unidos, em virtude de casos recentes em crianças não vacinadas, é preciso que os médicos considerem esse importante diagnóstico em situações apropriadas.

II-24. **A resposta é C.** *(Cap. 24)* Essa paciente provavelmente apresenta síndrome do choque tóxico, tendo em vista o quadro clínico de choque séptico, sem hemoculturas positivas. O exantema difuso característico, bem como a ausência de um local infectado primário, faz o *Staphylococcus* ser o agente etiológico mais provável. O choque tóxico estreptocócico geralmente apresenta um local primário de infecção proeminente, porém o exantema difuso é, em geral, muito mais sutil do que na paciente deste caso. O choque tóxico estafilocócico pode estar associado à imunossupressão, feridas cirúrgicas ou absorventes retidos. A simples colonização pelo *Staphylococcus aureus* (por uma cepa toxigênica apropriada) pode levar ao choque tóxico; não há necessidade de infecção franca. As diretrizes dos Centers for Disease Control and Prevention ressaltam que o sarampo, a febre maculosa das Montanhas Rochosas e a leptospirose precisam ser excluídos por meio de sorologia para confirmar o diagnóstico. Entretanto, com base na história de vacinação e viagem, essa paciente apresenta um risco muito baixo desses diagnósticos. A artrite reumatoide juvenil só poderia ser considerada se a febre fosse mais prolongada e se houvesse evidências documentadas de organomegalia e aumento dos linfonodos.

II-25. **A resposta é B.** *(Cap. 24)* Trata-se de um caso clássico de mononucleose infecciosa causada pelo vírus Epstein-Barr (EBV). Frequentemente confundida com a faringite estreptocócica, não é raro que pacientes com EBV recebam antibióticos empíricos. Curiosamente, 90% dos pacientes com mononucleose causada pelo EBV desenvolvem exantema quando recebem ampicilina. Este é um de vários grupos de pacientes que apresentam risco elevado de erupção exantemática induzida por medicamentos. Em outro exemplo, 50% dos pacientes com HIV desenvolverão exantema em resposta a sulfas. A quinta moléstia ou eritema infeccioso é causada pelo parvovírus B19 e tende a acometer crianças de 3 a 12 anos de idade. Conhecida como "doença da face esbofeteada", surge após uma doença febril na forma de eritema vermelho-vivo branqueável nas bochechas ("face esbofeteada") com palidez perioral (alternativa C). O exantema do sarampo começa na linha de implantação dos cabelos dentro de 2 a 3 dias de doença e dissemina-se pelo corpo, poupando normalmente as palmas das mãos e as plantas dos pés (alternativa E). A rubéola (sarampo-alemão) dissemina-se também para baixo a partir da linha do couro cabeludo; entretanto, diferentemente do sarampo, o exantema da rubéola tende a desaparecer das áreas originalmente acometidas à medida que migra e pode ser pruriginoso (alternativa D). A febre Chikungunya está associada a uma erupção maculopapular, porém caracteriza-se proeminentemente por artralgias poliarticulares dolorosas e ocorre principalmente na África e em regiões do oceano Índico (alternativa A).

II-26. **A resposta é B.** *(Cap. 24)* Esse paciente provavelmente apresenta febre maculosa das Montanhas Rochosas (FMMR) que é causada por *Rickettsia rickettsii*. A sua ocorrência é mais comum nas regiões sudeste e sudoeste dos Estados Unidos, sendo transmitida por um carrapato vetor. O paciente provavelmente foi exposto à picada de carrapatos enquanto estava limpando o terreno; muitos pacientes não percebem nem relatam uma história de picada de carrapatos. A ausência de observação de exposição a carrapatos não deve descartar a possibilidade dessa doença grave. O exantema da FMMR começa classicamente nos punhos e nos tornozelos e espalha-se de modo centrípeto, aparecendo tardiamente nas palmas das mãos e plantas dos pés. As lesões podem evoluir de máculas que desaparecem à pressão para petéquias. A FMMR exige tratamento imediato, visto que a taxa de mortalidade da doença não tratada é de aproximadamente 40%. A *Borrelia burgdorferi* causa a doença de Lyme, que classicamente está associada ao eritema migratório, uma pápula que evolui para uma lesão eritematosa anular, com região central clara. O *Spirillum minis* é o agente etiológico da febre da mordedura de rato. O exantema caracteriza-se por uma escara no local da mordida e, em seguida, por exantema violáceo ou vermelho-marrom que acomete o tronco e os membros. *Salmonella typhi* é o agente etiológico da febre tifoide, que geralmente é contraída pela ingestão de alimentos ou água contaminados (embora seja rara nos Estados Unidos). O exantema da febre tifoide consiste normalmente em máculas e pápulas eritematosas que desaparecem à pressão, de 2 a 4 mm, geralmente no tronco. Por fim, embora *Vibrio vulnificus* esteja classicamente associado à exposição a água salgada contaminada (p. ex., ostras cruas) e esteja associado a uma elevada taxa de mortalidade, o exantema caracteriza-se por bolhas hemorrágicas. Com frequência, é mais comum em pacientes com doença hepática subjacente, diabetes ou insuficiência renal.

II-27.   **A resposta é C.** *(Cap. 25e)* Trata-se de um quadro clássico de eritema migratório, devido a *Borrelia burgdorferi*, ou doença de Lyme. O exantema é uma manifestação precoce da doença de Lyme e caracteriza-se por placas eritematosas anulares, frequentemente com um foco eritematoso central no local de picada do carrapato. As sequelas de doença de Lyme são numerosas e incluem complicações do SNC, articulares e cardíacas. Uma das complicações cardíacas clássicas é a doença do sistema de condução, mais relacionada com a possibilidade de progressão para bloqueio cardíaco completo. A alternativa B descreve as manifestações cutâneas clássicas da doença de Kawasaki, que é mais comumente observada em crianças. Quando observado em associação com lesões purpúricas dolorosas ou não dolorosas das mãos ou dos pés, o sopro da insuficiência mitral deve sugerir endocardite infecciosa (alternativa A). A alternativa D descreve uma síndrome de choque tóxico, cuja presença não é provável neste paciente com eritema migratório. A alternativa E descreve manchas de Koplik, o achado patognomônico da mucosa oral no sarampo.

II-28.   **A resposta é A.** *(Caps. 24 e 25e)* Esse paciente apresenta achados clássicos da DRESS. Alguns indivíduos são geneticamente incapazes de destoxificar óxidos de areno presentes em alguns anticonvulsivantes (p. ex., fenobarbital) e são suscetíveis a essa síndrome de extrema gravidade. A confluência desse exantema descamativo, a eosinofilia, o comprometimento hepático, o edema facial e a hipotensão são todos característicos dessa doença. A síndrome de Sweet ou dermatose neutrofílica febril aguda caracteriza-se por placas eritematosas endurecidas com borda pseudovesiculosa. Em 20% dos casos, essa síndrome está associada à neoplasia maligna (geralmente hematológica), mas também pode estar associada a infecções, doença inflamatória intestinal ou gravidez. O eritema multiforme caracteriza-se por lesões em alvo (eritema central circundado por área esbranquiçada seguida por outra área de eritema) de até 2 cm, que são simétricas nos joelhos, cotovelos, palmas das mãos e plantas dos pés, com disseminação centrípeta. Com frequência, é confundido com a síndrome de Stevens-Johnson, porém o eritema multiforme carece da acentuada descamação da pele observada na naquela síndrome. A síndrome do choque tóxico estafilocócico é uma consideração neste caso, visto que a hipotensão e o exantema são característicos. Entretanto, a ausência de lesão cutânea ou de outros fatores de risco e a eosinofilia e hepatite concomitantes tornam a DRESS o diagnóstico mais provável.

II-29.   **A resposta é C.** *(Caps. 24 e 25e)* Trata-se de eritema nodoso, uma paniculite encontrada classicamente nos membros inferiores e caracterizada por nódulos e placas extremamente hipersensíveis. Apresenta várias etiologias de doenças associadas, incluindo infecções (estreptocócicas, fúngicas, micobacterianas, por *Yersinia*), fármacos (sulfas, penicilinas, contraceptivos orais), sarcoidose e outras doenças autoimunes, como doença inflamatória intestinal. O câncer de pulmão não é uma doença classicamente associada ao eritema nodoso.

II-30.   **A resposta é D.** *(Cap. 26)* Muitos médicos empregam incorretamente o termo febre de origem obscura (FOO) para referir-se a qualquer febre sem etiologia inicialmente óbvia. Entretanto, o termo FOO conota um conjunto de critérios muito específicos e deve ser reservado para doenças febris prolongadas sem uma etiologia estabelecida, apesar de avaliação e exames complementares intensivos. Esses critérios são os seguintes:

1. Febre > 38,3°C em pelo menos duas ocasiões;
2. Duração da doença de ≥ 3 semanas;
3. Ausência de imunocomprometimento;
4. Diagnóstico que permanece incerto após uma anamnese completa, exame físico e os seguintes exames obrigatórios: determinação da VHS e nível de proteína C-reativa; contagem de plaquetas; contagem total e diferencial de leucócitos; medida dos níveis de hemoglobina, eletrólitos, creatinina, proteínas totais, fosfatase alcalina, alanina aminotransferase, aspartato aminotransferase, lactato desidrogenase, creatina-quinase, ferritina, fatores antinucleares e fator reumatoide; eletroforese das proteínas; exame de urina; hemoculturas (n = 3); urocultura; radiografia de tórax; ultrassonografia do abdome; e teste cutâneo com tuberculina (TCT).

Apenas o paciente descrito na alternativa D preenche esses critérios. A paciente descrita na alternativa A preenche os critérios para um diagnóstico de lúpus eritematoso sistêmico, de modo que a etiologia da febre não é desconhecida. O paciente descrito na alternativa B não está mais apresentando febre, e a duração da doença febril não foi de > 3 semanas. O paciente da alternativa C não apresenta nenhuma evidência objetiva de febre e não foi submetido a qualquer uma das avaliações obrigatórias para etiologias óbvias. A paciente na alternativa E está imunocomprometida. A investigação desses pacientes exige uma abordagem diagnóstica e terapêutica totalmente diferente e não estão incluídos no diagnóstico de FOO.

II-31. **A resposta é A.** *(Cap. 26)* Estudos de FOO demonstraram que o seu diagnóstico é mais provável em pacientes idosos do que em indivíduos mais jovens. Em muitos casos, a FOO no indivíduo idoso resulta de uma manifestação atípica de uma doença comum, em que as mais frequentemente envolvidas incluem a arterite de células gigantes e a polimialgia reumática. A tuberculose constitui a doença infecciosa mais comum associada à FOO em pacientes idosos, ocorrendo muito mais frequentemente do que em pacientes mais jovens. Como muitas dessas doenças são passíveis de tratamento, é muito apropriado investigar a causa da febre em pacientes idosos. No ocidente, a infecção é a causa isolada mais comum de FOO em 22% dos casos, porém permanece muito menos comum do que nos países não ocidentais (43%) (alternativa C). Com os avanços nas técnicas diagnósticas de sorologia e imagem, muitos pacientes que anteriormente teriam permanecido não diagnosticados por > 3 semanas (e, portanto, qualificados para um diagnóstico de FOO) estão agora sendo diagnosticados mais cedo. Por conseguinte, os pacientes que permanecem com febre por > 3 semanas têm maior probabilidade de permanecer sem diagnóstico do que em décadas prévias (alternativa E). Felizmente, os pacientes com FOO que permanecem sem diagnóstico têm um bom prognóstico (alternativa D). Em um estudo realizado, não foi relatada a ocorrência de nenhum caso fatal em 37 pacientes com FOO sem diagnóstico durante um período de acompanhamento de pelo menos seis meses; quatro de 36 pacientes com diagnóstico morreram durante o acompanhamento em decorrência de infecção (n = 1) ou neoplasia maligna (n = 3). Em geral, a FOO é mais frequentemente causada por uma apresentação atípica de uma doença comum do que por uma apresentação habitual de uma doença muito rara (alternativa B).

II-32. **A resposta é C.** *(Cap. 26)* A FOO é definida como a presença de febre > 38,3° em várias ocasiões, ocorrendo durante > 3 semanas sem causa definida e sem conseguir estabelecer um diagnóstico após investigação apropriada das causas potenciais. A investigação laboratorial inicial da FOO deve incluir hemograma completo com contagem diferencial, esfregaço de sangue periférico, velocidade de hemossedimentação (VHS), nível de proteína C-reativa, eletrólitos, creatinina, cálcio, provas de função hepática, exame de urina e enzimas musculares. Além disso, devem-se efetuar testes específicos para uma variedade de infecções, incluindo teste Venereal Disease Research Laboratory (VDRL) para sífilis; testes para HIV, CMV, EBV e PPD, e hemoculturas e culturas de escarro e de urina, quando apropriado. Por fim, a investigação deve incluir uma avaliação para distúrbios inflamatórios. Esses testes incluem fatores antinucleares, fator reumatoide, ferritina, ferro e transferrina. Esse paciente foi submetido a uma investigação extensa, que demonstrou achados principalmente inespecíficos, incluindo elevação da velocidade de hemossedimentação e ferritina, bem como aumento limítrofe de múltiplos linfonodos. O único achado que pode ajudar a definir uma investigação adicional é a elevação dos níveis de cálcio. Quando associado aos sintomas clínicos e linfonodos proeminentes, o cálcio elevado pode sugerir doenças granulomatosas, incluindo tuberculose disseminada, infecções fúngicas ou sarcoidose. O próximo passo na investigação desse paciente consiste em obter uma amostra de um linfonodo aumentado para cultura e patologia, de modo a confirmar a presença de inflamação granulomatosa e providenciar amostras adicionais para microbiologia. Em estudos recentes, até 30% dos indivíduos não terão uma causa identificada de FOO, e as etiologias infecciosas continuam representando aproximadamente 25% de todos os casos de FOO nos Estados Unidos. A infecção mais comum que causa FOO é a tuberculose extrapulmonar, cujo diagnóstico pode ser difícil, visto que o PPD é, com frequência, negativo nesses indivíduos. Entretanto, não se deve considerar a terapia empírica se houver possibilidade de obter um diagnóstico definitivo por meio de um procedimento, como biópsia com agulha, visto que é prudente não apenas estabelecer o diagnóstico, como também obter o perfil de sensibilidade do microrganismo para assegurar um tratamento adequado. Mesmo na presença de infecção granulomatosa, a sarcoidose deve ser considerada um diagnóstico de exclusão e exige culturas micobacterianas negativas definitivas antes de se considerar o tratamento com corticosteroides. Os níveis séricos da enzima conversora de angiotensina não são apropriadamente sensíveis nem específicos para o diagnóstico de sarcoidose e não devem ser usados para determinar a necessidade ou não de tratamento. A PET-TC tem pouca probabilidade de ser útil para o diagnóstico de neoplasia maligna nessa situação, visto que a presença de inflamação granulomatosa pode levar a resultados falso-positivos ou confirmar a presença de linfonodos anormais já caracterizados.

II-33. **A resposta é A.** *(Cap. 28)* A tontura é um sintoma comum, porém impreciso, que pode incluir vertigem, sensação de cabeça leve, desmaio e desequilíbrio. Os pacientes frequentemente têm dificuldade em distinguir esses vários sintomas, e a qualidade da tontura não reflete de maneira confiável a etiologia subjacente. É de vital importância distinguir entre causas perigosas e benignas, bem como entre causas periféricas e centrais. As causas perigosas de tontura incluem arritmia e acidente vascular encefálico. A duração dos sintomas pode ser útil. As causas de episódios breves de tontura de vários segundos de duração incluem vertigem posicional paroxística benigna (VPPB) e hipotensão ortostática. A tontura de duração mais prolongada pode ser causada por doença periférica ou central, como enxaqueca vestibular, doença de Ménière ou ataque isquêmico transitório (AIT)/ acidente vascular encefálico na circulação posterior. A causa da tontura pode ser esclarecida pelos sintomas que a acompanham. A perda auditiva unilateral ou outros sintomas auriculares (dor, pressão, plenitude na orelha) sugerem uma causa periférica. Os achados neurológicos, como diplopia, parestesias ou ataxia de membros sugere uma causa central. O teste de impulso da cabeça avalia o reflexo vestíbulo-ocular (RVO). O sinal do impulso da cabeça é positivo se o RVO estiver deficiente e sugere hipofunção vestibular. Nesse caso, a ausência de um sinal de impulso da cabeça em um paciente com vertigem prolongada aguda sugere uma causa central, e não periférica, da tontura. Além disso, a paciente deste caso tem múltiplos fatores de risco para acidente vascular encefálico, incluindo uso de tabaco, dislipidemia, hipertensão e diabetes. Por conseguinte, o próximo passo mais apropriado consiste na realização de RM do cérebro. A terapia supressora vestibular (meclizina) ou a terapia com glicocorticoides não seriam apropriadas. Embora a manobra de Dix-Hallpike tenha agravado a tontura dessa paciente, não foi observado nenhum nistagmo. O achado crítico em um teste positivo consiste em nistagmo transitório torcional para cima, e não na experiência subjetiva de tontura. Como a apresentação dessa paciente não é compatível com VPPB, a manobra de Epley não é apropriada.

II-34. **A resposta é E.** *(Cap. 28)* A vertigem descreve uma sensação percebida de giro ou outro movimento. As causas vestibulares de vertigem podem ser causadas por lesões periféricas que afetam o labirinto ou os nervos vestibulares ou por doença nas vias vestibulares centrais. As lesões periféricas manifestam-se geralmente com nistagmo horizontal unidirecional. Embora o nistagmo espasmódico horizontal conjugado possa ser observado nas causas tanto periféricas quanto centrais de vertigem, todas as outras formas de nistagmo implicam uma etiologia central. O nistagmo de batimento descendente é um nistagmo vertical puro associado à doença cerebelar. O nistagmo evocado pelo olhar descreve o nistagmo que muda de direção com o olhar. Esse tipo de nistagmo é característico de doença cerebelar. O nistagmo de rebote é um tipo de nistagmo posicional primário provocado por olhar excêntrico. É encontrado na doença cerebelar ou do tronco encefálico. O nistagmo torcional puro também é um sinal central.

II-35. **A resposta é C.** *(Cap. 28)* Os defeitos bilaterais no sistema vestibular podem causar tanto desequilíbrio quanto oscilopsia. O teste de impulso da cabeça é uma avaliação do RVO realizada à beira do leito, que verifica a hipofunção vestibular. No teste, o paciente fixa um alvo, enquanto o examinador gira rapidamente a cabeça dele. Se o RVO estiver intacto, o paciente é capaz de manter o olhar focado, apesar dos movimentos da cabeça para o lado. Se o RVO estiver deficiente, os olhos desviam com o movimento da cabeça, e uma sacada corretiva na direção oposta ao movimento da cabeça possibilita o retorno dos olhos para o foco. No paciente deste caso, a lesão do sistema vestibular periférico é sugerida pelo teste de impulso da cabeça bilateralmente anormal. Entre os fármacos listados, a gentamicina está mais associada com a toxicidade vestibular.

II-36. **A resposta é E.** *(Cap. 29)* A fadiga descreve a experiência humana quase universal de cansaço ou exaustão. A fadiga pode ser uma manifestação inespecífica de doença psiquiátrica, doença neurológica, transtornos do sono, distúrbios endócrinos, doença renal ou hepática, distúrbios reumatológicos, infecção, neoplasia maligna, anemia, obesidade, desnutrição, gravidez ou doenças de causa indefinida. Uma abordagem sugerida para investigação inclui hemograma completo com contagem diferencial, eletrólitos, glicose, função renal e provas de função hepática e função tireoidiana. O teste para HIV e a função suprarrenal também podem ser considerados. Entretanto, exames laboratoriais extensos raramente identificam a causa da fadiga crônica e, com frequência, podem levar a achados falso-positivos e a investigações prolongadas. Como a presença de fatores antinucleares (FANs) positivos em baixos títulos não são raros em adultos saudáveis nos demais aspectos, o teste FAN provavelmente não é útil por si só. A eletromiografia com estudos de condução nervosa pode desempenhar um papel quando a presença de fraqueza muscular não pode ser determinada pelo exame físico. Os testes para infecções virais ou bacterianas frequentemente não são úteis. Embora a resolução completa da fadiga seja incomum, um acompanhamento longitudinal e multidisciplinar algumas vezes identifica uma causa grave previamente não diagnosticada de fadiga crônica.

II-37. **A resposta é D.** *(Cap. 30)* As queixas de fraqueza em um paciente têm inúmeras causas, e é importante obter uma história detalhada e exame físico completo para ajudar a estabelecer a localização da fraqueza. Ocorrem doenças dos neurônios motores inferiores quando há destruição dos corpos celulares dos neurônios motores inferiores no tronco encefálico ou no corno anterior da medula espinal. As doenças dos neurônios motores inferiores também ocorrem devido a uma disfunção axonal direta e desmielinização. Os principais sintomas de apresentação são os de fraqueza muscular distal, como tropeçar ou diminuição da força de preensão da mão. Quando acometido por doença, um neurônio motor pode produzir descargas espontâneas, resultando em fasciculações musculares que não são observadas na doença dos neurônios motores superiores ou miopatias. Além disso, ao exame físico, a doença dos neurônios motores inferiores leva a uma diminuição do tônus muscular e redução ou ausência dos reflexos tendíneos profundos. Com o passar do tempo, pode ocorrer atrofia muscular grave. O sinal de Babinski não deve estar presente. Se houver evidências de sinal de Babinski na presença de doença dos neurônios motores inferiores, isso deve levantar a suspeita de um distúrbio acometendo os neurônios motores tanto superiores quanto inferiores, como a esclerose lateral amiotrófica.

II-38, II-39 e II-40. **As respostas são A, D e B, respectivamente.** *(Cap. 30)* As lesões dos neurônios motores superiores ou de seus axônios descendentes para medula espinal produzem fraqueza por meio de redução da ativação dos neurônios motores inferiores. Em geral, os grupos musculares distais são acometidos mais gravemente do que os proximais, e os movimentos axiais são poupados, a não ser que a lesão seja grave e bilateral. A espasticidade é típica, mas pode não estar presente na fase aguda. A fraqueza dos neurônios motores inferiores resulta de distúrbios desses neurônios nos núcleos motores do tronco encefálico e corno anterior da medula espinal ou de disfunção dos axônios desses neurônios à medida que passam para os músculos esqueléticos. A fraqueza deve-se a uma redução no número de fibras musculares que podem ser ativadas em decorrência da perda dos neurônios motores superiores ou seus axônios descendentes para a medula espinal. A ausência de reflexo de estiramento sugere comprometimento das fibras aferentes do fuso muscular. Quando uma unidade motora torna-se doente, particularmente em doenças de células do corno anterior, pode sofrer descargas espontâneas, produzindo fasciculações. A fraqueza miopática é causada por uma diminuição no número ou na força contrátil das fibras musculares ativadas dentro de unidades motoras. Nas distrofias musculares, miopatias inflamatórias ou miopatias com necrose das fibras musculares, o número de fibras musculares torna-se reduzido em muitas unidades motoras. Pode haver fraqueza muscular proximal. Um bom exame físico com foco no tônus, nos reflexos, avaliação de atrofia, fasciculações e distribuição da fraqueza podem fornecer um entendimento para o estabelecimento do diagnóstico (Quadro II-40).

QUADRO II-40 SINAIS QUE DISTINGUEM A ORIGEM DA FRAQUEZA

Sinal	Neurônio motor superior	Neurônio motor inferior	Miopática	Psicogênica
Atrofia	Nenhuma	Severa	Leve	Nenhuma
Fasciculações	Nenhuma	Comuns	Nenhuma	Nenhuma
Tônus	Espástico	Diminuído	Normal/diminuído	Variável/paratonia
Distribuição da fraqueza	Piramidal/regional	Distal/segmentar	Proximal	Variável/inconsistente com atividades diárias
Reflexos de estiramento muscular	Hiperativos	Hipoativos/ausentes	Normais/hipoativos	Normais
Sinal de Babinski	Presente	Ausente	Ausente	Ausente

II-41. **A resposta é D.** *(Cap. 31)* Os receptores sensitivos cutâneos são classificados pelo tipo de estímulo que melhor os excita. Consistem em terminações nervosas desnudas (nociceptores, que respondem a estímulos que causam danos teciduais, e termorreceptores, que respondem a estímulos térmicos não nocivos) e terminais encapsulados (vários tipos de mecanorreceptores, ativados pela deformação física da pele). Cada tipo de receptor tem seu próprio conjunto de sensibilidades a estímulos específicos, dimensão e precisão dos campos receptivos e qualidades adaptativas. As fibras aferentes nos troncos nervosos periféricos percorrem as raízes dorsais e entram no corno dorsal da medula espinal. A partir daí, as projeções polissinápticas das fibras menores (não mielinizadas e mielinizadas finas), que transmitem principalmente a nocicepção, o prurido, a sensibilidade térmica e o tato, cruzam e ascendem pelas colunas anterior e lateral opostas da medula espinal, passam pelo tronco encefálico até o núcleo ventral posterolateral (VPL) do tálamo e, por fim, projetam-se para o giro pós-central do córtex parietal. Esta é a via espinotalâmica ou sistema anterolateral. As fibras maiores, que transmitem a sensação tátil e de posição, bem como a cinestesia, projetam-se em direção rostral nas colunas posterior e posterolateral do mesmo lado da medula espinal e fazem sua primeira sinapse no núcleo grácil ou núcleo cuneiforme do bulbo inferior. Os axônios dos neurônios de segunda ordem decussam e ascendem pelo lemnisco medial situado medialmente no bulbo e no tegmento da ponte e do mesencéfalo, fazendo sinapse no núcleo VPL; os neurônios de terceira ordem projetam-se para o córtex parietal, bem como para outras áreas corticais. Esse sistema de grandes fibras é conhecido como via colunar dorsal-lemnisco medial (ou apenas lemniscal). Embora os tipos e as funções das fibras que constituem os sistemas espinotalâmico e lemniscal sejam relativamente bem conhecidos, muitas outras fibras, particularmente aquelas associadas às sensações de toque, pressão e propriocepção, ascendem em um padrão de distribuição difusa, tanto ipsolateral quanto contralateral nos quadrantes anterolaterais da medula espinal. Isso explica porque uma lesão completa das colunas posteriores da medula espinal pode estar associada a pouco déficit sensitivo ao exame. Os estudos de condução nervosa e a biópsia de nervo constituem meios importantes para investigar o sistema nervoso periférico, porém eles não avaliam a função nem a estrutura dos receptores cutâneos e das terminações nervosas livres ou das fibras nervosas não mielinizadas ou finamente mielinizadas nos troncos nervosos. A biópsia de pele pode ser usada para avaliar essas estruturas na derme e na epiderme.

II-42 e II-43.   **As respostas são C e D, respectivamente.** *(Cap. 31)* Nas lesões focais dos troncos nervosos, as anormalidades sensitivas são facilmente mapeadas e, em geral, apresentam limites bem definidos. As lesões radiculares são frequentemente acompanhadas de dor profunda ao longo do trajeto do tronco nervoso relacionado. Com a compressão da quinta raiz lombar (L5) ou primeira sacral (S1), como a que ocorre na ruptura de disco intervertebral, a dor ciática (dor radicular relacionada ao tronco do nervo ciático) constitui uma manifestação comum. Com uma lesão que afeta uma única raiz nervosa, os déficits sensoriais podem ser mínimos ou inexistentes, devido à extensa superposição de territórios de raízes adjacentes; entretanto, um exame minucioso pode revelar a raiz nervosa provavelmente acometida (Figura II-43).

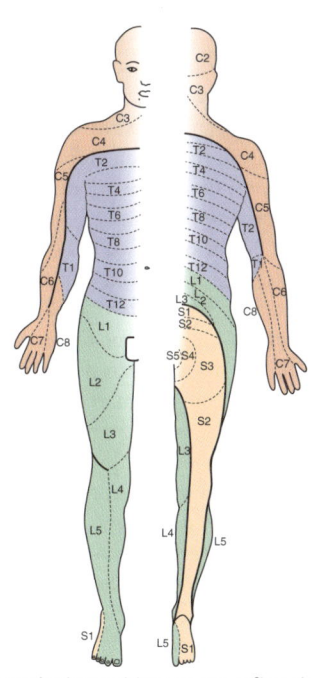

FIGURA II-43 Distribuição das raízes espinais sensitivas na superfície do corpo (dermátomos). (De D Sinclair: *Mechanisms of Cutaneous Sensation*. Oxford, UK, Oxford University Press, 1981; com permissão de Dr. David Sinclair.)

II-44.   **A resposta é E.** *(Cap. 32)* Aproximadamente 15% dos indivíduos com mais de 65 anos de idade apresentam um distúrbio de marcha identificável. Aos 80 anos, 25% dos indivíduos necessitam de auxílio mecânico para deambular. A manutenção adequada da marcha requer uma interação complexa entre centros do sistema nervoso central para integrar o controle postural e a locomoção. O cerebelo, o tronco encefálico e o córtex motor processam simultaneamente a informação do ambiente e planejam o movimento para possibilitar uma marcha adequada e evitar quedas. Qualquer distúrbio capaz de afetar a entrada sensorial proveniente do ambiente ou a resposta do sistema nervoso central tem o potencial de afetar a marcha. Na maioria dos casos, a ocorrência de déficit sensorial constitui a causa mais comum dos distúrbios da marcha. As causas dos déficits sensoriais podem ser muito variadas e incluem neuropatia sensorial periférica de uma variedade de etiologias, como diabetes melito, doença vascular periférica e deficiência de vitamina B_{12}, entre muitas outras (Quadro II-44). Outras causas comuns de distúrbios da marcha consistem em mielopatia e múltiplos infartos cerebrovasculares. Embora a doença de Parkinson seja quase inevitavelmente caracterizada por anormalidades da marcha, ela ocorre menos comumente na população geral do que os distúrbios anteriormente citados. De modo semelhante, a degeneração cerebelar está frequentemente associada a um distúrbio da marcha, porém é uma doença menos comum na população geral.

QUADRO II-44 ETIOLOGIA DOS DISTÚRBIOS DA MARCHA

Etiologia	Nº de casos	Porcentagem
Déficits sensoriais	22	18,3
Mielopatia	20	16,7
Infartos múltiplos	18	15,0
Parkinsonismo	14	11,7
Degeneração cerebelar	8	6,7
Hidrocéfalo	8	6,7
Causas tóxicas/metabólicas	3	2,5
Causas psicogênicas	4	3,3
Outros	6	5,0
Causas desconhecidas	17	14,2
Total	**120**	**100**

Fonte: Reproduzido, com permissão, de J Masdeu, L Sudarsky, L Wolfson: *Gait Disorders of Aging*. Lippincott Raven, 1997.

II-45. **A resposta é B.** *(Cap. 32)* As características identificadas durante o exame neurológico podem ajudar na localização da doença nos distúrbios da marcha. Neste caso, o paciente apresenta sinais de distúrbio frontal da marcha ou parkinsonismo. As características específicas que devem ser observadas em um distúrbio frontal da marcha incluem base de sustentação ampla, com passos lentos, curtos e arrastados. O paciente pode ter dificuldade em levantar de uma cadeira, ou o início da marcha pode ser lento e hesitante. Semelhantemente, existe uma grande dificuldade em virar, com necessidade de vários passos para completar uma volta. O paciente apresenta instabilidade postural significativa. Entretanto, os sinais cerebelares geralmente estão ausentes. O sinal de Romberg pode ou não ser positivo, e os resultados dos testes cerebelares são normais, incluindo o teste do calcanhar-canela e movimentos rápidos alternados. Além disso, a massa e o tônus musculares devem ser normais nos demais aspectos, sem déficits sensoriais ou de força. A causa mais comum dos distúrbios da marcha frontal (algumas vezes conhecido como apraxia da marcha) é a doença cerebrovascular, em particular a doença subcortical dos pequenos vasos. A hidrocefalia comunicante também se apresenta com um distúrbio da marcha desse tipo. Em alguns indivíduos, o distúrbio da marcha precede outros sintomas típicos, como incontinência ou alteração do estado mental. A degeneração cerebelar alcoólica e a atrofia de múltiplos sistemas apresentam sinais de ataxia cerebelar. As características da ataxia cerebelar incluem marcha com base de sustentação ampla, com velocidade variável. O início da marcha é normal, porém o paciente é hesitante durante as voltas. Os passos são cambaleantes e irregulares. As quedas constituem eventos tardios. O teste do calcanhar-canela é anormal, e o sinal de Romberg é variavelmente positivo. A neurossífilis e a mielopatia lombar constituem exemplos de ataxia sensorial. A ataxia sensorial caracteriza-se por quedas frequentes. Entretanto, a marcha na ataxia sensorial tem uma base de sustentação estreita. Com frequência, o paciente olha para baixo enquanto caminha. O paciente tende a caminhar lentamente, porém com desvio do caminho. A marcha tem início normal, porém o paciente pode ter alguma dificuldade em dar voltas. Normalmente, o teste de Romberg é instável e pode resultar em quedas.

II-46. **A resposta é C.** *(Cap. 34)* O *delirium* refere-se a um declínio agudo e flutuante da cognição, caracterizado por falta de atenção, pensamento desorganizado e nível alterado de consciência. O *delirium* pode ser subdividido em fenótipos hiperativo e hipoativo. O *delirium*, em particular do subtipo hipoativo, frequentemente não é reconhecido nas enfermarias e na unidade de terapia intensiva (UTI). A história colateral obtida da família pode ser particularmente importante na identificação do *delirium* hipoativo. O Método de Avaliação de Confusão (MAC) é uma ferramenta desenvolvida para não psiquiatras para o rastreamento do *delirium* (Quadro II-46). De acordo com esse método, o diagnóstico de *delirium* exige a presença de início agudo e evolução flutuante das alterações do estado mental (característica 1) e falta de atenção (característica 2), juntamente com pensamento desorganizado (característica 3) ou alteração do nível de consciência (característica 4).

A paciente desse caso clínico demonstra uma alteração aguda do estado mental (característica 1) e alteração do nível de consciência (característica 4). Entretanto, há necessidade de evidências de falta de atenção (característica 2) para o diagnóstico de *delirium*. A falta de atenção deve ser sugerida pela observação de distratibilidade fácil ou dificuldade em acompanhar o que está sendo dito. O baixo desempenho no teste de repetição de dígitos (i.e., repetição ≤ 4 dígitos) na ausência de dificuldade de audição ou barreira de linguagem, também confirma uma falta de atenção. Embora se possa observar uma agitação psicomotora no subtipo hiperativo de *delirium*, sua presença não é necessária nem suficiente para o diagnóstico. De modo semelhante, a desorientação, as alternâncias no ciclo de sono-vigília e os transtornos perceptivos são comuns no *delirium*, porém não constituem manifestações essenciais usadas no MAC.

QUADRO II-46 ALGORITMO DIAGNÓSTICO DO MÉTODO DE AVALIAÇÃO DE CONFUSÃO (MAC)[a]

O diagnóstico de *delirium* exige a presença das características 1 e 2 e das características 3 *ou* 4.

Característica 1. Início agudo e curso flutuante

Essa característica é satisfeita por respostas positivas às seguintes questões: há evidências de alteração aguda no estado mental em relação ao basal do paciente? O comportamento flutuante (anormal) durante o dia tende a ir e vir ou tem aumentado ou diminuído de intensidade?

Característica 2. Falta de atenção

Essa característica é satisfeita por uma resposta positiva à seguinte questão: o paciente tem dificuldade de concentrar a atenção, por exemplo, sendo facilmente distraído, ou tem dificuldade de acompanhar o que estava sendo dito?

Característica 3. Pensamento desorganizado

Essa característica é satisfeita por uma resposta positiva à seguinte questão: o pensamento do paciente é desorganizado ou incoerente, como se insistisse em conversação irrelevante, com fluxo de ideias incerto ou ilógico, ou com mudança imprevisível de um assunto para outro?

Característica 4. Alteração do nível de consciência

Essa característica é satisfeita por qualquer resposta que não seja "alerta" à seguinte questão: em geral, como você classifica o nível de consciência do paciente: alerta (normal), vigilante (hiperalerta), letárgico (sonolento, facilmente desperto), torporoso (difícil de acordar) ou comatoso (impossível de acordar)?

[a]As informações costumam ser obtidas por um acompanhante confiável, como um familiar, cuidador ou enfermeiro.
Fonte: Modificado de SK Inouye et al: Clarifying confusion: The Confusion Assessment Method. A new method for detection of delirium. *Ann Intern Med* 113:941, 1990.

II-47. **A resposta é A.** *(Cap. 34)* O *delirium* é um declínio agudo e flutuante da cognição, caracterizado por falta de atenção, pensamento desorganizado e alteração do nível de consciência. As etiologias comuns do *delirium* são numerosas, e, em muitos pacientes, a causa é multifatorial. Os medicamentos respondem por quase um terço dos casos de *delirium*. Nos indivíduos idosos, em particular, os fármacos com propriedades anticolinérgicas podem precipitar *delirium*. A deficiência de acetilcolina pode desempenhar um papel fundamental na patogenia do *delirium*. A difenidramina é um anti-histamínico sedativo com atividade anticolinérgica substancial. A difenidramina não antagoniza significativamente a atividade da serotonina, dopamina ou norepinefrina.

II-48. **A resposta é D.** *(Cap. 34)* O *delirium* é um declínio agudo e flutuante da cognição, caracterizado por falta de atenção, pensamento desorganizado e alteração do nível de consciência. Os fatores de risco potenciais para o *delirium* incluem a idade avançada, a disfunção cognitiva ou doença neurológica basal, a privação sensorial, a imobilidade, a desnutrição, a polifarmácia, a privação de sono e o uso de contenção física. As infecções sistêmicas e a doença crítica estão frequentemente associadas ao *delirium*. Além do efeito deliriogênico das citocinas pró-inflamatórias, os cuidados de rotina na UTI com seu ambiente não familiar, intervenções frequentes, sono interrompido e uso de múltiplos medicamentos podem promover o *delirium*. Os benzodiazepínicos têm sido mais consistentemente associados ao *delirium* na UTI. Por outro lado, a dexmedetomidina é um sedativo que pode ter menos tendência a levar ao *delirium* os pacientes em estado crítico.

II-49. **A resposta é B.** *(Cap. 34)* As causas de *delirium* são numerosas. Nenhum algoritmo definitivo aplica-se a todos os casos. A etiologia do *delirium* é mais bem determinada por uma abordagem em etapas, que começa com uma anamnese cuidadosa e exame físico com atenção especial para a história medicamentosa, incluindo medicamentos de venda livre, fitoterápicos e substâncias de abuso (Quadro II-49). A colaboração de fontes colaterais, como familiares, amigos e equipe médica, é fundamental, visto que os pacientes com *delirium* frequentemente são incapazes de fornecer informações seguras. É razoável efetuar um rastreamento com exames laboratoriais básicos, incluindo hemograma completo, painel de eletrólitos, incluindo cálcio, magnésio, fósforo e glicose; bem como provas de função renal e hepática na avaliação inicial do *delirium*. As alterações dos eletrólitos séricos, como sódio, potássio, bicarbonato, cálcio, magnésio e fósforo, podem contribuir para o *delirium* ou causá-lo. No indivíduo idoso, em particular, é importante proceder a um rastreamento para infecção sistêmica com exame de urina, culturas e exame de imagem do tórax. Em pacientes mais jovens, a toxicologia pode ser adequada no início da investigação. Guiada pelos exames iniciais, a avaliação posterior pode incluir outros testes para infecções sistêmicas, outras etiologias tóxicas/metabólicas, isquemia, deficiência de vitaminas, endocrinopatias, distúrbios autoimunes, distúrbios neoplásicos, distúrbios cerebrovasculares ou distúrbios convulsivos. Embora o rastreamento para deficiência de vitamina B_{12}, sífilis ou hiperamonemia possa desempenhar um papel na avaliação subsequente do *delirium*, esses testes não são rotineiramente recomendados na avaliação inicial. O exame de imagem cerebral para o delirium frequentemente não tem nenhuma utilidade, porém pode ser considerado se a avaliação inicial não for sugestiva.

QUADRO II-49 AVALIAÇÃO EM ETAPAS DOS PACIENTES COM *DELIRIUM*

Avaliação inicial
    Anamnese com atenção especial à medicação (incluindo as vendidas sem prescrição e os fitoterápicos)
    Exame físico geral e neurológico
    Hemograma completo
    Painel de eletrólitos, incluindo cálcio, magnésio e fósforo
    Provas de função hepática, incluindo albumina
    Provas de função renal

Avaliação adicional primária orientada pelos dados iniciais
    Pesquisa de infecção sistêmica
        Exame de urina e cultura
        Radiografias do tórax
        Hemoculturas
    Eletrocardiograma
    Gasometria arterial
    Rastreamento toxicológico sérico e/ou urinário (solicitar logo de início em pacientes jovens)
    Exames de imagem cerebrais, incluindo RM com difusão e gadolínio (preferível) ou TC
    Suspeita de infecção do SNC: punção lombar após exame de imagem cerebral
    Suspeita de etiologia relacionada com crises epiléticas: eletrencefalograma (EEG) (se a suspeita for forte, realizá-lo imediatamente)

Avaliação adicional secundária
    Níveis de vitaminas: B_{12}, folato, tiamina
    Exames laboratoriais endocrinológicos: hormônio estimulante da tireoide (TSH) e T_4 livre; cortisol
    Amônia sérica
    Velocidade de hemossedimentação
    Sorologias autoimunes: fatores antinucleares (FAN), níveis de complemento, p-ANCA, c-ANCA, considerar sorologias paraneoplásicas
    Sorologias infecciosas: VDRL; sorologias fúngicas e virais se houver alto índice de suspeita; anticorpos anti-HIV
    Punção lombar (se ainda não tiver sido realizada)
    RM cerebral com e sem gadolínio (se ainda não realizada)

Abreviações: c-ANCA, anticorpo anticitoplasma de neutrófilo citoplasmático; p-ANCA, anticorpo anticitoplasma de neutrófilo perinuclear; RM, ressonância magnética; SNC, sistema nervoso central; TC, tomografia computadorizada; VDRL, Venereal Disease Research Laboratory.

II-50. **A resposta é B.** *(Cap. 35)* Cerca de 10% de todos os indivíduos com mais de 70 anos de idade apresentam perda significativa da memória, e, em mais da metade dos casos, a causa é a doença de Alzheimer (DA). A DA pode ocorrer em qualquer década da vida adulta, porém constitui a causa mais comum de demência no indivíduo idoso. A DA manifesta-se mais frequentemente com início insidioso de perda de memória, seguida de demência lentamente progressiva ao longo de vários anos. Do ponto de vista patológico, a atrofia distribui-se pelos lobos temporais mediais, bem como pelos lobos parietais lateral e medial e córtex frontal lateral. Ao exame microscópico, são observados emaranhados neurofibrilares compostos de filamentos tau hiperfosforilados, com acúmulo de amiloide nas paredes dos vasos sanguíneos no córtex e nas leptomeninges. As alterações cognitivas da DA tendem a seguir um padrão característico, começando com comprometimento da memória e evoluindo para déficits da linguagem e visuoespaciais. Contudo, cerca de 20% dos pacientes com DA apresentam queixas não relacionadas com a memória, como dificuldade em encontrar palavras, de organização ou navegação. Nos estágios iniciais da doença, a perda da memória pode não ser reconhecida, ou pode ser atribuída a um esquecimento benigno. Lentamente, os problemas cognitivos começam a interferir nas atividades diárias, como manter as finanças sob controle, seguir instruções no emprego, conduzir veículos, fazer compras e cuidar da casa. Alguns pacientes não têm consciência dessas dificuldades (*anosognosia*), enquanto outros permanecem agudamente atentos para seus déficits. As habilidades sociais, o comportamento de rotina e a conversação superficial podem estar surpreendentemente intactos. A linguagem torna-se comprometida – inicialmente para nomear, em seguida na compreensão e, por fim, na fluência. Em alguns pacientes, a *afasia* constitui uma manifestação precoce e proeminente. As dificuldades em encontrar palavras e a circunlocução podem constituir um problema, até mesmo quando testes formais demonstram uma nomeação e fluência intactas. Os déficits visuoespaciais começam a interferir para vestir roupas, comer ou até mesmo andar, e os pacientes não conseguem resolver enigmas simples ou copiar figuras geométricas. Cálculos simples e a leitura das horas no relógio tornam-se simultaneamente difíceis. A perda do julgamento e do raciocínio é inevitável. Os delírios são comuns e geralmente simples, com temas comuns de roubo, infidelidade ou erros de identificação. Na DA de estágio final, os pacientes tornam-se rígidos, mudos, incontinentes e confinados ao leito. Podem ocorrer reflexos tendíneos hiperativos e espasmos mioclônicos espontaneamente ou em resposta à estimulação física ou auditiva. Além disso, podem ocorrer convulsões generalizadas. Com frequência, a morte resulta de desnutrição, infecções secundárias, embolia pulmonar, doença cardíaca ou, com mais frequência, aspiração. A duração típica da DA é de 8 a 10 anos, porém a evolução pode variar de 1 a 25 anos. Por razões desconhecidas, alguns pacientes com DA exibem um declínio contínuo da função, enquanto outros apresentam platôs prolongados sem deterioração significativa.

II-51. **A resposta é D.** *(Cap. 35)* Na atualidade, não existe nenhum tratamento clínico vigoroso ou curativo para a DA. Os inibidores da acetilcolinesterase, a donepezila, a rivastigmina e a galantamina, bem como o antagonista do receptor de *N*-metil-D-aspartato (NMDA), a memantina, são aprovados pela U.S. Food and Drug Administration (FDA) para o tratamento das DA. Estudos cruzados, duplos-cegos e controlados por placebo com esses agentes demonstraram uma melhora das pontuações atribuídas pelos cuidadores ao funcionamento dos pacientes, com aparente redução da taxa de declínio dos escores de testes cognitivos durante períodos de até três anos. O paciente médio em uso de um agente anticolinesterásico mantém o seu escore do miniexame do estado mental (MEM) por quase um ano, enquanto um paciente tratado com placebo apresenta um declínio de 2 a 3 pontos durante o mesmo período de tempo. A memantina, usada em associação com inibidores da colinesterase ou de modo isolado, retarda a deterioração cognitiva e diminui a carga do cuidador em pacientes com DA moderada a grave, porém não está aprovada para a DA leve. Cada um desses compostos tem eficácia apenas moderada para a DA. Alguns estudos sugeriram um efeito protetor da reposição de estrogênio em mulheres. Todavia, em um estudo prospectivo, uma associação de estrogênio-progesterona aumentou a prevalência de DA em mulheres previamente assintomáticas. Um ensaio clínico duplo-cego randomizado e controlado com placebo de um extrato de *gingko biloba* constatou uma melhora modesta da função cognitiva em indivíduos com DA e demência vascular. Infelizmente, um estudo de prevenção multicêntrico abrangente de seis anos sobre o uso do *gingko biloba* não encontrou nenhuma redução da progressão para a demência no grupo tratado. Trabalhos recentes concentraram-se no desenvolvimento de anticorpos contra Aβ42 como tratamento para a DA. Embora os ensaios clínicos iniciais, controlados e randomizados não tenham tido sucesso, houve alguma evidência de eficácia nos grupos de pacientes com doença mais leve. Por conseguinte, os pesquisadores começaram a se dedicar a pacientes com doença muito leve e indivíduos assintomáticos com risco de DA, como os que apresentam mutações genéticas de herança autossômica dominante ou indivíduos idosos saudáveis com evidências de biomarcadores no líquido cerebrospinal (LCS) ou na imagem de amiloide sustentando a presença de DA pré-sintomática. Os antipsicóticos de geração mais recente (risperidona, quetiapina, olanzapina) em baixas doses podem ser benéficos para o tratamento dos sintomas neuropsiquiátricos. Os medicamentos com efeitos anticolinérgicos pronunciados devem ser vigilantemente evitados, incluindo soníferos vendidos com prescrição e de venda livre (p. ex., difenidramina) ou tratamentos para a incontinência (p. ex., oxibutinina).

II-52. **A resposta é D.** *(Cap. 35)* Todas as alternativas apresentadas nessa questão constituem causas de demência ou podem estar associadas a ela. A doença de Binswanger, cuja causa permanece desconhecida, ocorre frequentemente em pacientes com hipertensão prolongada e/ou aterosclerose; está associada à lesão difusa da substância branca subcortical e apresenta uma evolução insidiosa subaguda. A doença de Alzheimer, que é a causa mais comum de demência, também é lentamente progressiva e pode ser confirmada na necropsia pela presença de placas amiloides e emaranhados neurofibrilares. A doença de Creutzfeldt-Jakob, uma doença priônica, está associada a uma demência rapidamente progressiva, mioclonia, rigidez, padrão característico do eletrencefalograma (EEG) e morte dentro de 1 a 2 anos após o início. A deficiência de vitamina B_{12}, que frequentemente é observada no contexto do alcoolismo crônico, produz mais comumente uma mielopatia, que resulta em perda da sensação de vibração e posição articular, bem como em reflexos tendíneos profundos ativos (disfunção dos tratos colunar dorsal e corticospinal lateral). Essa combinação de anormalidades patológicas no contexto da deficiência de vitamina B_{12} também é conhecida como degeneração combinada subaguda. A deficiência de vitamina B_{12} também pode levar a um tipo subcortical de demência. Estudos recentes demonstraram que os níveis elevados de ácido metilmalônico (AMM), que constitui uma medida sensível de deficiência de vitamina B_{12}, podem aumentar o risco de declínio cognitivo em pacientes idosos. As implicações terapêuticas desse achado ainda não foram esclarecidas, porém ressaltam a importância de um aporte adequado de vitamina B_{12}. A demência multi-infarto, conforme observado no paciente deste caso, apresenta-se com uma história de declínio súbito "em degraus" da função associado ao acúmulo de déficits neurológicos focais bilaterais. O exame de imagem do cérebro demonstra múltiplas áreas de acidente vascular encefálico.

II-53. **A resposta é D.** *(Cap. 35)* Com base nos sintomas iniciais, no estado mental, na avaliação neuropsiquiátrica, no exame neurológico e nos exames de imagem, é frequentemente possível diferenciar as principais causas de demência (Quadro II-53). No paciente deste caso, a combinação de apatia, julgamento deficiente, desinibição e hiperfagia torna mais provável o diagnóstico de demência frontotemporal.

QUADRO II-53 DIFERENCIAÇÃO CLÍNICA DAS PRINCIPAIS DEMÊNCIAS

Doença	Primeiro sintoma	Estado mental	Neuropsiquiatria	Neurologia	Exames de imagem
DA	Perda de memória	Perda da memória episódica	Irritabilidade, ansiedade, depressão	Inicialmente normal	Atrofia entorrinal e hipocampal
DFT	Apatia; redução do discernimento/percepção, fala/linguagem; hiperoralidade	Déficit frontal/executivo e/ou da linguagem; preserva a capacidade de desenhar	Apatia, desinibição, compulsão alimentar, compulsividade	Pode apresentar paralisia do olhar vertical, rigidez axial, distonia, mão alienígena ou DNM	Atrofia frontal e/ou temporal; geralmente preserva o lobo parietal posterior
DCL	Alucinações visuais, distúrbio do sono REM, *delirium*, síndrome de Capgras, parkinsonismo	Déficits da capacidade de desenhar e frontal/executivo; preserva memória; propenso ao *delirium*	Alucinações visuais, depressão, distúrbio do sono, delírios	Doença de Parkinson	Atrofia parietal posterior; hipocampos maiores que na DA
DCJ	Demência, alteração do humor, ansiedade, distúrbios do movimento	Variável, déficits frontal/executivo, cortical focal, memória	Depressão, ansiedade, psicose em alguns	Mioclonia, rigidez, parkinsonismo	Sinal hiperintenso na fita cortical e em núcleos da base ou tálamo na RM em difusão/FLAIR
Vascular	Com frequência, mas nem sempre súbito; sintomas iniciais variáveis; apatia, quedas, fraqueza focal	Frontal/executiva; retardo cognitivo; pode preservar a memória	Apatia, ilusões, ansiedade	Em geral, lentidão motora, espasticidade; pode ser normal	Infartos corticais e/ou subcorticais, doença confluente da substância branca

Abreviações: DA, doença de Alzheimer; DCB, degeneração corticobasal; DCJ, doença de Creutzfeldt-Jakob; DCL, demência de corpos de Lewy; DFT, demência frontotemporal; DNM, doença do neurônio motor; FLAIR, recuperação de inversão com atenuação do líquido; PSP, paralisia supranuclear progressiva; REM, movimento ocular rápido.

II-54. **A resposta é B.** *(Cap. 36)* Quando se avalia um indivíduo que relata ter dificuldade com a linguagem, é importante avaliar a fala em vários domínios diferentes: fala espontânea, compreensão, repetição, denominação, leitura e escrita. A anomia refere-se à incapacidade de nomear objetos comuns e constitui o achado mais comum em pacientes com afasia. Na verdade, a anomia está presente em todos os tipos de afasia, exceto na surdez verbal pura ou alexia pura. A anomia pode se manifestar de muitas maneiras, incluindo incapacidade de nomear, fornecer uma palavra relacionada ("caneta" para "lápis"), descrição da palavra ("uma coisa para escrever") ou palavra errada. A fluência é avaliada ao ouvir a fala espontânea. A fluência está diminuída na afasia de Broca ou global, porém está relativamente preservada em outras formas de afasia. A compreensão é avaliada ao solicitar ao paciente que acompanhe uma conversa e forneça respostas simples (sim/não, apontar para objetos apropriados). A afasia mais comum que apresenta déficits de compreensão é a afasia de Wernicke, em que a fluência é preservada, porém com fala espontânea sem sentido ("salada" de palavras). Avalia-se a repetição pedindo ao paciente para repetir uma série de palavras, sentenças ou uma única palavra. A repetição está comprometida em muitos tipos de afasia. Além disso, a repetição de termos do tipo "trava-língua" também pode ser útil na avaliação da disartria ou palilalia. A alexia refere-se à incapacidade de ler em voz alta ou de compreender a linguagem escrita.

II-55. **A resposta é C.** *(Cap. 36)* A área parietofrontal do encéfalo é responsável pela orientação espacial. Os principais componentes da rede incluem o córtex do cíngulo, o córtex parietal posterior e os campos oculares frontais. Além disso, as áreas subcorticais do estriado e do tálamo também são importantes. Em conjunto, esses sistemas integram a informação para manter a cognição espacial, e a ocorrência de lesão em qualquer uma dessas áreas pode levar à negligência hemiespacial. Nas síndromes de negligência, são observadas três manifestações comportamentais: os eventos sensoriais no hemisfério negligenciado exercem menos impacto global; há escassez de atos conscientes dirigidos ao hemisfério negligenciado; e o paciente comporta-se como se o hemisfério negligenciado não tivesse valor. Na figura, quase todos os A (o alvo) representados na metade esquerda da figura foram omitidos. Trata-se de um exemplo de tarefa de detecção de alvos. A hemianopsia isoladamente não é suficiente para causar esse achado, visto que o indivíduo pode girar a cabeça para a esquerda e para a direita para identificar os alvos. Os distúrbios bilaterais da área parietofrontal do encéfalo podem levar a uma grave desorientação espacial, conhecida como síndrome de Balint. Nessa síndrome, há uma incapacidade de rastreamento ordenado do ambiente (apraxia oculomotora) e falta de acurácia para alcançar objetos com as mãos (apraxia óptica). Um terceiro achado na síndrome de Balint é a simultanagnosia. A simultanagnosia refere-se à incapacidade de integrar a informação no centro do olhar fixo com informações periféricas. Um exemplo seria um teste de detecção de alvos, em que apenas os A presentes na porção externa da figura seriam indicados. Os indivíduos com esse achado também tendem a omitir os objetos maiores em uma figura e são incapazes de identificar de modo acurado o alvo quando este é muito maior do que as letras circundantes. A apraxia de construção refere-se à incapacidade de copiar um desenho simples de linhas, como uma casa ou uma estrela, e ocorre mais comumente em associação a lesões parietais. A agnosia de objetos refere-se à incapacidade de nomear um objeto genérico ou descrever o seu uso, diferentemente da anomia, em que o indivíduo deve ser capaz de descrever o uso do objeto, mesmo se ele não consegue nomeá-lo. O defeito na agnosia de objetos encontra-se geralmente no território das artérias cerebrais posteriores bilaterais.

II-56. **A resposta é C.** *(Cap. 38)* O distúrbio do sono no trabalho em turnos é um distúrbio do ritmo circadiano, que é comum em indivíduos que trabalham regularmente à noite. Na atualidade, estima-se que, nos Estados Unidos, 7 milhões de indivíduos trabalham permanentemente à noite ou rotação em turnos. As pesquisas crescentes sobre os transtornos do sono em indivíduos que trabalham em turnos noturnos demonstraram que o ritmo circadiano nunca se desloca por completo para possibilitar o desempenho do indivíduo com estado de alerta total à noite. A razão disso é provavelmente multifatorial e inclui o fato de que a maioria dos indivíduos que trabalham à noite tenta modificar abruptamente os horários do sono para um padrão mais normal nos dias em que não trabalham. Em consequência, as pessoas que trabalham em turnos noturnos com frequência apresentam privação crônica de sono, aumento do tempo de vigília antes de iniciar o trabalho e descompasso de sua fase circadiana com a fase circadiana intrínseca, que levam a uma diminuição do estado de alerta e a um aumento dos erros durante os turnos noturnos. Em 5 a 10% dos indivíduos que trabalham em turnos à noite, a sonolência excessiva durante a noite e a insônia durante o dia são consideradas clinicamente significativas. As estratégias para o tratamento do distúrbio do sono no trabalho em turnos utilizam uma combinação de estratégias comportamentais e farmacológicas. A cafeína promove um estado de vigília, porém os efeitos não são prolongados, e observa-se o desenvolvimento de tolerância com o passar do tempo. Com frequência, breves períodos de exercício reforçam o estado de alerta e podem ser realizados antes de iniciar um turno noturno ou durante o próprio turno, em momentos de maior sonolência. Muitos especialistas em sono sustentam a estratégia do cochilo durante os turnos por um período máximo de 20 minutos nos momentos do nadir circadiano. Os cochilos de mais de 20 minutos podem levar à inércia do sono, durante a qual o indivíduo pode se sentir muito desorientado e grogue e ter um declínio das habilidades motoras ao acordar abruptamente. As luzes fortes antes e no decorrer do trabalho em turnos noturnos podem melhorar o estado de alerta, porém é preciso ter cuidado para evitar luzes fortes pela manhã após um trabalho noturno, visto que a luz constitui um poderoso estímulo do relógio circadiano interno. Se o indivíduo for exposto à luz forte pela manhã, ela irá interferir na sua capacidade de dormir durante o dia. As pessoas que trabalham em turnos à noite devem ser estimuladas a usar óculos de sol escuros pela manhã ao retornar para casa. O sono durante o dia é, com frequência, interrompido nas pessoas com trabalho noturno. É importante criar um ambiente tranquilo, escuro e confortável, e dormir deve ser uma prioridade para o indivíduo durante o dia. O único tratamento farmacológico aprovado pela FDA para o tratamento do distúrbio do sono no trabalho em turno é a modafinila, 200 mg, tomados 20 a 30 minutos antes de iniciar um turno noturno. Foi demonstrado que a modafinila aumenta a latência do sono e diminui as faltas de atenção durante o trabalho noturno, porém ela não alivia a sensação de sonolência excessiva. A melatonina não é uma das terapias recomendadas para o distúrbio do sono em trabalho em turnos. Se for utilizada, deve ser tomada 2 a 3 horas antes de deitar, e não imediatamente antes de deitar, de modo a estimular picos e vales normais da secreção de melatonina.

II-57. **A resposta é C.** *(Cap. 38)* Essa paciente queixa-se de sintomas compatíveis com a síndrome das pernas inquietas (SPI). Esse distúrbio acomete 1 a 5% dos indivíduos jovens até a meia-idade e até 20% dos indivíduos idosos. Os sintomas da SPI consistem em uma sensação desconfortável e inespecífica nas pernas, que começa durante períodos de repouso e está associada a uma urgência irresistível de movê-las. Com frequência, os pacientes têm dificuldade de descrever os sintomas, porém geralmente descrevem a sensação como profunda no membro acometido. Raramente, a sensação é descrita como dolorosa, a não ser que exista também uma neuropatia subjacente. A gravidade do distúrbio tende a aumentar e diminuir com o passar do tempo e a se agravar com a privação do sono, o consumo de cafeína, a gravidez e o álcool. A doença renal, a neuropatia e a deficiência de ferro constituem causas secundárias conhecidas dos sintomas da SPI. Nessa paciente, a correção da deficiência de ferro constitui a melhor escolha para o tratamento inicial, visto que essa abordagem pode aliviar por completo os sintomas da SPI. Para indivíduos com SPI primária (que não está relacionada com outra condição clínica), os agentes dopaminérgicos constituem o tratamento de escolha. Recomenda-se o uso de pramipexol e ropinirol como tratamento de primeira linha. Embora a carbidopa/levodopa seja altamente efetiva, os indivíduos correm alto risco de desenvolver um aumento dos sintomas com o passar do tempo, com necessidade de doses cada vez mais altas para controlar os sintomas. Outras opções para o tratamento da SPI incluem narcóticos, benzodiazepínicos e gabapentina. A terapia de reposição hormonal não desempenha nenhum papel no tratamento da SPI.

II-58. **A resposta é A.** *(Cap. 38)* A narcolepsia é um transtorno do sono que se caracteriza por sonolência excessiva com intrusão do sono com movimentos oculares rápidos (REM) no estado de vigília. A narcolepsia acomete cerca de 1 em 4 mil indivíduos com predisposição genética nos Estados Unidos. Pesquisas recentes demonstraram que a narcolepsia com cataplexia está associada a níveis baixos ou indetectáveis do neurotransmissor hipocretina (orexina) no líquido cerebrospinal. Esse neurotransmissor é liberado por um pequeno número de neurônios no hipotálamo. Tendo em vista a associação da narcolepsia com o antígeno HLA DQB1*0602 do complexo de histocompatibilidade principal (MHC), acredita-se que a narcolepsia seja um processo autoimune que leva à destruição dos neurônios secretores de hipocretina no hipotálamo. A tétrade clássica de sintomas da narcolepsia é: (1) cataplexia; (2) alucinações hipnagógicas ou hipnopômpicas; (3) paralisia do sono e (4) sonolência diurna excessiva. Desses sintomas, a cataplexia é o mais específico para o diagnóstico de narcolepsia. A cataplexia refere-se à súbita perda do tônus muscular em resposta a emoções fortes. Ocorre mais comumente com o riso ou a surpresa, mas também pode estar associada à raiva. A cataplexia pode ter uma ampla variedade de sintomas, desde leve queda da mandíbula por alguns segundos de duração até perda completa do tônus muscular, que persiste por vários minutos. Durante esse período, os indivíduos reconhecem o seu ambiente e não estão inconscientes. Esse sintoma é observado em 76% dos indivíduos com diagnóstico de narcolepsia e constitui o achado mais específico para o diagnóstico. As alucinações hipnagógicas e hipnopômpicas e a paralisia do sono podem ser encontradas na privação de sono crônica de qualquer etiologia, incluindo apneia do sono e sono insuficiente crônico. A sonolência diurna excessiva é observada em 100% dos indivíduos com narcolepsia, porém não é específica para o diagnóstico, visto que esse sintoma pode estar presente em qualquer transtorno do sono, bem como no sono insuficiente crônico. A presença de dois ou mais períodos REM que ocorrem durante um teste de latências múltiplas do sono diurno é sugestiva, mas não diagnóstica de narcolepsia. Outros distúrbios que podem levar à presença de REM durante curtos períodos de cochilo diurno incluem apneia do sono, síndrome de atraso da fase do sono e sono insuficiente.

II-59. **A resposta é B.** *(Cap. 38; http://www.sleepfoundation.org/site/c.huIXKjM0IxF/b.2417355/k.143E/ 2002_Sleep_in_America_Poll.htm, acesso em 12 de maio de 2011)* A insônia constitui o transtorno do sono mais comum na população. No Sleep in America Poll de 2002, 58% das pessoas que responderam relataram pelo menos um sintoma de insônia em uma frequência semanal, e um terço apresentou esses sintomas com frequência diária. A insônia é clinicamente definida como a incapacidade de adormecer ou de manter o sono, levando à sonolência diurna ou a um funcionamento diurno precário. Esses sintomas ocorrem apesar do tempo adequado e oportunidade para o sono. A insônia ainda pode ser caracterizada como primária ou secundária. A insônia primária ocorre em indivíduos com uma causa identificável de insônia e, com frequência, é um diagnóstico de longa duração, que se estende por muitos anos. Dentro da categoria de insônia primária, encontra-se a insônia de adaptação, que normalmente é de curta duração e apresenta um estressor bem definido. As causas secundárias de insônia incluem condições clínicas ou transtornos psiquiátricos comórbidos e também podem estar relacionadas com o consumo de cafeína ou o uso de substâncias ilegais e fármacos prescritos. Acredita-se que a apneia obstrutiva do sono acomete até 10 a 15% da população, sendo atualmente subdiagnosticada nos Estados Unidos. Além disso, em virtude da incidência crescente da obesidade, espera-se também um aumento na incidência da apneia obstrutiva do sono nos próximos anos. A apneia obstrutiva do sono ocorre quando há um esforço continuado para inspirar contra uma orofaringe ocluída durante o sono. Está diretamente relacionada com a obesidade e também apresenta uma incidência aumentada nos homens e na população de idosos. A narcolepsia acomete 1 em 4 mil indivíduos e é causada por um déficit de hipocretina (orexina) no cérebro. Os sintomas de narcolepsia incluem perda súbita do tônus em resposta a estímulos emocionais (cataplexia), hipersonia, paralisia do sono e alucinações com o início do sono e o despertar. Fisiologicamente, há uma intrusão ou persistência do sono REM durante o estado de vigília, que é responsável pelos sintomas clássicos de narcolepsia. Estima-se que a SPI acomete 1 a 5% dos adultos jovens até a meia-idade e até 10 a 20% dos indivíduos idosos. A SPI caracteriza-se por sensações desconfortáveis nas pernas, cuja descrição é difícil. Os sintomas surgem durante a inatividade, particularmente à noite, e são aliviados com o movimento. A síndrome de atraso da fase do sono é um distúrbio do ritmo circadiano, que se manifesta comumente com queixa de insônia e que responde por até 10% dos indivíduos encaminhados a uma clínica do sono para avaliação da insônia. Na síndrome de atraso da fase do sono, o ritmo circadiano intrínseco está atrasado, de modo que o início do sono ocorre muito mais tarde do que o normal. Quando dormem de acordo com o ritmo circadiano intrínseco, os indivíduos com síndrome de atraso da fase do sono dormem normalmente e não apresentam sonolência excessiva. Esse distúrbio é mais comum na adolescência e em adultos jovens.

II-60. **A resposta é C.** *(Cap. 38)* As parassonias referem-se a comportamentos ou experiências anormais que surgem do sono de ondas lentas. Também conhecidas como despertares confusionais, o eletrencefalograma durante um episódio de parassonia com frequência revela persistência do sono de ondas lentas (delta) no despertar. As parassonias não REM (NREM) também podem incluir comportamentos mais complexos, incluindo alimentação e atividade sexual. O tratamento das parassonias NREM em geral não está indicado, e deve-se assegurar um ambiente seguro para o paciente. Nos casos em que há probabilidade de ocorrência de trauma, o tratamento com um fármaco que diminui o sono de ondas lentas controlará a parassonia. O tratamento típico consiste em benzodiazepínicos. Não existem parassonias típicas que surgem do sono de estágio I ou II. As parassonias do sono REM incluem o transtorno do pesadelo e o transtorno comportamental do sono REM. O transtorno comportamental do sono REM está sendo cada vez mais reconhecido como um transtorno associado à doença de Parkinson e a outras síndromes parkinsonianas. Esse transtorno caracteriza-se pela ausência de diminuição do tônus muscular no sono REM, levando à atuação dos sonhos, resultando, algumas vezes, em violência e trauma.

II-61. **A resposta é C.** *(Cap. 38)* Os perfis polissonográficos definem dois estados básicos do sono: (1) o sono REM e (2) o sono NREM. O sono NREM é ainda subdividido em três estágios: N1, N2 e N3, que se caracterizam por aumento do limiar do despertar e alentecimento do eletrencefalograma (EEG) cortical. O sono REM caracteriza-se por um EEG de baixa amplitude e frequência mista, semelhante ao do sono NREM de estágio N1, com surtos de movimentos oculares rápidos semelhantes aos observados durante a vigília com olhos abertos. A atividade da eletromiografia (EMG) está ausente em quase todos os músculos esqueléticos, refletindo a atonia muscular mediada pelo tronco encefálico que é característica do sono REM. O sono noturno normal em adultos exibe uma organização consistente de uma noite para outra. Após seu início, o sono geralmente progride pelo sono NREM dos estágios N1 a N3 dentro de 45 a 60 minutos. O estágio N3 do sono NREM (também conhecido como sono de ondas lentas) predomina no primeiro terço da noite e compreende 15 a 25% do sono noturno total em adultos jovens. A privação de sono aumenta a rapidez de início do sono e tanto a intensidade quanto a quantidade do sono de ondas lentas. O primeiro episódio de sono REM geralmente ocorre na segunda hora de sono. Os sonos NREM e REM se alternam ao longo da noite, com um período médio de 90 a 110 minutos (o ciclo de sono "ultradiano"). De modo global, em um adulto jovem saudável, o sono REM constitui 20 a 25% do sono total, e os estágios N1 e N2 do sono NREM representam 50 a 60%. A idade exerce um impacto profundo na organização dos estados do sono. O sono N3 é mais intenso e proeminente durante a infância, diminuindo na puberdade e durante a segunda e terceira décadas de vida. O sono N3 diminui durante a idade adulta até o ponto em que pode estar completamente ausente em idosos. O restante do sono NREM torna-se mais fragmentado, com despertares muito mais frequentes do sono NREM. É a frequência aumentada dos despertares, mais do que uma diminuição da capacidade de voltar a dormir, que é responsável pelo maior período de alerta durante o sono nos indivíduos idosos. Enquanto o sono REM pode ser responsável por 50% do total do sono em lactentes, a porcentagem cai acentuadamente no primeiro ano de vida, à medida que há desenvolvimento de um ciclo maduro de REM-NREM; depois desse período, o sono REM ocupa cerca de 25% da duração total do sono. A privação de sono degrada o desempenho cognitivo, particularmente em testes que exigem vigilância contínua. Paradoxalmente, os indivíduos idosos são menos vulneráveis ao comprometimento do desempenho neurocomportamental induzido pela privação aguda de sono do que os adultos jovens, mantendo o tempo de reação e a vigilância, com menos lapsos de atenção. Entretanto, é mais difícil para os indivíduos idosos recuperar o sono após permanecerem acordados toda noite, visto que a capacidade de dormir durante o dia diminui com a idade. Após a privação de sono, o sono NREM é geralmente o primeiro a se recuperar, seguido pelo sono REM. Entretanto, como o sono REM tende a ser mais proeminente na segunda metade da noite, o sono truncado (p. ex., por um alarme do relógio) resulta em privação seletiva do sono REM. Isso pode aumentar a pressão do sono REM até o ponto em que o primeiro sono REM pode ocorrer muito mais precocemente no episódio de sono noturno.

II-62. **A resposta é D.** *(Cap. 39)* A hemianopsia bitemporal é causada por uma lesão do quiasma óptico, visto que, nesse local, as fibras decussam para o trato óptico contralateral. As fibras cruzadas são mais lesionadas pela compressão do que as fibras não cruzadas. Esse achado é geralmente causado por compressão simétrica na região selar por um adenoma hipofisário, meningioma, craniofaringioma, glioma ou aneurisma. Com frequência, essas lesões são insidiosas e podem não ser percebidas pelo paciente. Elas também escapam à detecção pelo médico, a não ser que cada olho seja examinado separadamente. As lesões anteriores ao quiasma (lesão da retina, lesão do nervo óptico) causam comprometimento unilateral e resposta pupilar anormal. As lesões pós-quiasmáticas (do córtex temporal, parietal, occipital) causam lesões homônimas (anormalidades semelhantes dos campos em ambos os olhos), que variam de acordo com a localização. A oclusão da artéria cerebral posterior que irriga o lobo occipital constitui uma causa comum de hemianopsia homônima total.

II-63. **A resposta é D.** *(Cap. 39)* Essa menina apresenta miopia clássica. Nessa condição, o globo ocular é longo demais, de modo que os raios luminosos são focalizados à frente da retina. Os pacientes conseguem ver com clareza os objetos próximos, enquanto os objetos distantes estão fora de foco. Necessitam utilizar uma lente divergente diante do olho para focalizar os objetos. Como alternativa para os óculos ou as lentes de contato, os erros de refração podem ser corrigidos pela realização de ceratomileuse *in situ* a *laser* (LASIK) ou ceratectomia fotorrefrativa (PRK) para alterar a curvatura da córnea. A emetropia (alternativa A) é a situação em que o globo ocular tem um comprimento apropriado, e os raios paralelos são focalizados exatamente sobre a retina. Esses indivíduos não necessitam de lentes corretivas. A hiperopia é o oposto da miopia; nessa condição, o globo ocular é demasiado curto, e os raios luminosos apresentam um ponto focal "atrás da retina". Esses pacientes sofrem de hipermetropia, em que os objetos de perto estão preferencialmente fora de foco. Essa condição é corrigida com lente convergente à frente do olho. A presbiopia é a condição que frequentemente começa na meia-idade, em que a lente do olho perde a capacidade refrativa, particularmente para objetos próximos, e o tratamento consiste no uso de óculos para leitura.

II-64. **A resposta é D.** *(Cap. 39)* Trata-se de uma representação clássica de um defeito pupilar aferente relativo esquerdo ou pupila de Marcus Gunn. Neste caso, o olho esquerdo não percebe o estímulo luminoso tão fortemente. Por conseguinte, com a incidência de um feixe de luz no olho esquerdo, o estímulo de constrição bilateral é menor do que quando a luz é dirigida no olho direito. Esse achado constitui, algumas vezes, o único indício para a presença de neurite óptica, que subsequentemente pode revelar a presença de doença neurodesmielinizante. O paciente apresenta pupilas de tamanho igual com baixa iluminação, descartando a possibilidade de pupila tônica de Adie, em que há anisocoria devido à desnervação parassimpática do músculo ciliar da íris no olho acometido. Por conseguinte, haveria agravamento da anisocoria com a iluminação (o olho afetado seria incapaz de sofrer constrição). Curiosamente, enquanto a resposta pupilar à luz nessa condição é precária, a resposta a estímulo próximo é, com frequência, relativamente preservada. Isso pode ser devido à paralisia do nervo oculomotor, ou pode ser idiopática. Pode-se observar uma dissociação semelhante entre luz e reação de perto na pupila de Argyll-Robertson da neurossífilis com comprometimento do mesencéfalo. Não ocorre a dissociação oposta (em que a pupila reage à luz, porém não se acomoda a um estímulo de perto). De modo semelhante, a síndrome de Horner apresenta anisocoria com miose (constrição) do olho afetado, devido à desnervação simpática, que não está presente neste paciente. Nessa condição, ocorreria agravamento da anisocoria com baixa iluminação, e o olho não afetado está livre para dilatar, enquanto o olho acometido é miótico. Com frequência, observa-se a presença concomitante de ptose e anidrose na síndrome de Horner. A hemianopsia homônima é um defeito dos campos visuais, que não pode ser avaliada com o teste da lanterna oscilante.

II-65. **A resposta é C.** *(Cap. 39)* Essa paciente apresenta hemianopsia bitemporal clássica. Nessa condição, as células ganglionares nasais decussam para o trato óptico contralateral. As fibras que decussam são sensíveis à compressão e, portanto, são lesionadas com mais facilidade. Como as células ganglionares nasais são responsáveis pela visão nos campos temporais, a lesão provoca hemianopsia bitemporal. As condições associadas incluem lesões hipofisárias ou outras lesões selares, como craniofaringiomas ou aneurismas. É necessário obter imediatamente um exame de imagem do sistema nervoso central (SNC). A lesão da retina direita produziria perda da visão apenas do olho direito. De modo semelhante, a lesão do nervo óptico esquerdo produziria perda da visão apenas do olho esquerdo; ambas as lesões são denominadas "pré-quiasmáticas", visto que ocorrem anteriormente ao quiasma óptico. As lesões do lobo occipital direito, como acidente vascular encefálico, produziriam hemianopsia homônima nos campos visuais do lado esquerdo, frequentemente com preservação da mácula. A lesão do lobo parietal esquerdo produziria quadrantanopsia inferior direita, conforme observado na Figura II-65B.

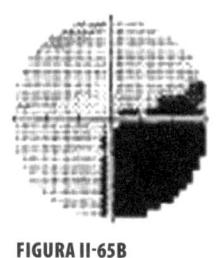

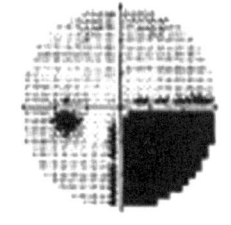

FIGURA II-65B

II-66. **A resposta é B.** *(Cap. 39)* Essa paciente tem uma apresentação clássica de neurite óptica isquêmica anterior (NOIA) devido à arterite de células gigantes (ACG). A ACG, que ocorre quase exclusivamente em pacientes com mais de 60 anos de idade, é uma etiologia importante a avaliar nos casos de NOIA. Os sintomas concomitantes da paciente de polimialgia reumática com fadiga e dor/fraqueza dos músculos proximais frequentemente podem coexistir com a ACG. Deve-se esperar uma elevação de marcadores inflamatórios (velocidade de hemossedimentação [VHS] e proteína C-reativa). A biópsia de artéria temporal constitui o exame complementar de escolha, e é importante obter uma amostra de tamanho adequado (> 3 cm). Entretanto, deve-se iniciar imediatamente a administração de esteroides em altas doses sem aguardar a realização de biópsia ou seu resultado, visto que qualquer demora no tratamento pode levar a uma perda permanente da visão. Na Figura II-66, podem-se observar o edema agudo do disco óptico e as hemorragias lineares clássicos da NOIA.

II-67. **A resposta é A.** *(Cap. 42)* O olfato é singular pelo fato de suas projeções aferentes iniciais não passarem pelo tálamo. Entretanto, indivíduos que apresentam lesão do tálamo podem exibir déficits olfatórios, particularmente os de identificação de odor. Esses déficits provavelmente refletem o comprometimento de conexões talâmicas entre o córtex olfatório primário e o córtex orbitofrontal (OFC) onde ocorre a identificação do odor. As ligações anatômicas estreitas entre o sistema olfatório e as amígdalas, o hipocampo e o hipotálamo ajudam a explicar as associações íntimas entre a percepção do odor e as funções cognitivas, como memória, motivação, alerta, atividade autonômica, digestão e sexo. O sentido do paladar também utiliza quimiorreceptores.

II-68. **A resposta é D.** *(Cap. 42)* A informação do sabor é enviada ao encéfalo por três nervos cranianos (NC): O NC VII (o *nervo facial*, que envolve o nervo intermediário com seus ramos, o nervo petroso maior e a corda do tímpano), o NC IX (o *nervo glossofaríngeo*) e o NC X (o *nervo vago*). O NC VII inerva a parte anterior da língua e todo palato mole; o NC IX inerva a parte posterior da língua; e o NC X inerva a superfície laríngea da epiglote, a laringe e a porção proximal do esôfago. O ramo mandibular do NC V (V3) transmite a informação somatossensorial (p. ex., toque, sensação de queimação, resfriamento, irritação) ao encéfalo. Embora não seja tecnicamente um nervo gustatório, o NC V compartilha vias nervosas primárias com muitas das fibras nervosas gustatórias e contribui com a sensação de temperatura, textura, sabor picante e aromático à experiência do paladar.

II-69. **A resposta é C.** *(Cap. 42)* A presbiosmia (déficit olfatório relacionado à idade) e a anosmia (déficit olfatório em qualquer idade) são relativamente comuns. A habilidade de sentir odores é influenciada, na vida diária, por fatores como idade, gênero, estado geral de saúde, nutrição, tabagismo e estado reprodutivo. Tipicamente, as mulheres superam os homens nos testes de função olfatória e conservam a função normal de sentir odores até uma idade mais avançada do que eles. São observadas reduções significativas na capacidade olfatória em mais de 50% da população entre 65 e 80 anos de idade e em 75% daqueles com 80 anos de idade ou mais. A presbiosmia é muito mais do que um incômodo, visto que pode estar associada a um risco verdadeiro para a saúde. Essa presbiosmia ajuda a explicar porque muitos indivíduos idosos queixam-se de que o alimento tem pouco sabor, um problema que pode resultar em transtornos nutricionais. Ajuda também a explicar porque um número desproporcional de indivíduos idosos morre por envenenamentos acidentais por gás. Apesar de sua raridade, os pacientes com anosmia relacionada com traumatismo podem, de fato, recuperar a função olfatória. Dez por cento dos pacientes com anosmia pós-traumática irão recuperar a função normal relacionada à idade com o passar do tempo. Isso eleva para quase 25% dos que apresentam menos do que uma perda total. O comprometimento olfatório pode constituir um sinal precoce de doença de Parkinson, precedendo frequentemente o diagnóstico clínico em pelo menos quatro anos.

II-70. **A resposta é C.** *(Caps. 42 e 455)* O Sr. McEvoy apresenta paralisia de Bell, que é uma disfunção do NC VII. Como o NC VII está envolvido na sensação gustatória, observa-se ocasionalmente um distúrbio gustatório. A etiologia mais comum da paralisia de Bell tende ser um comprometimento viral (frequentemente vírus varicela-zóster ou herpes-vírus simples) do nervo craniano, e os pacientes recuperam-se de modo espontâneo ou com corticoterapia. Os médicos também devem considerar etiologias mais graves no diagnóstico diferencial, como doença de Lyme e doenças desmielinizantes.

II-71. **A resposta é E.** *(Cap. 43)* A perda auditiva constitui uma queixa comum, particularmente nos indivíduos idosos. Nesse grupo etário, 33% apresentam perda auditiva de grau suficiente para exigir o uso de aparelhos auditivos. Ao avaliar a perda da audição, o médico deve procurar determinar se a causa é de condução, neurossensorial ou mista. A perda da audição neurossensorial resulta de lesão do aparelho coclear ou da ruptura das vias neurais que se estendem da orelha interna até o encéfalo. As células ciliadas da orelha interna constituem o principal local de lesão. As causas comuns de lesão das células ciliadas incluem exposição prolongada a ruídos intensos, infecções virais, fármacos ototóxicos, otosclerose coclear, doença de Ménière e envelhecimento. Por outro lado, a perda da audição condutiva resulta da incapacidade do da orelha externa e do canal auditivo de transmitir e de amplificar o som por meio da orelha média até a cóclea. As causas de perda da audição condutiva incluem impactação do cerume, perfuração da membrana timpânica, otosclerose, colesteatomas, grandes efusões da orelha média e tumores do canal auditivo externo ou da orelha média, entre outras. O exame físico inicial frequentemente pode diferenciar a perda de audição condutiva da perda de audição neurossensorial. O exame do canal auditivo externo pode identificar a presença de impactação de cerume ou por corpo estranho. Na otoscopia, é mais importante avaliar a topografia da membrana timpânica do que investigar a presença de um reflexo luminoso. É importante dar atenção para a área no terço superior da membrana timpânica, conhecida como parte flácida. Essa área pode desenvolver bolsas de retração crônicas, que indicam disfunção da tuba auditiva ou colesteatoma, um tumor benigno composto de epitélio escamoso queratinizado. Os exames à beira do leito do paciente com diapasão também são úteis para diferenciar a perda auditiva condutiva da perda neurossensorial. No teste de Rinne a condução aérea é comparada com a condução óssea do som. Aplica-se um diapasão ao processo mastoide e, em seguida, em frente da orelha externa. Na perda da audição condutiva, a intensidade do som é maior quando o diapasão é colocado sobre o osso, ao passo que, na perda de audição neurossensorial, a intensidade é máxima na orelha externa. No teste de Weber, o diapasão é aplicado na linha média da cabeça. Na perda da audição condutiva unilateral, a intensidade do som é mais alta na orelha acometida, ao passo que, na perda da audição neurossensorial unilateral, a intensidade do som é mais alta na orelha não acometida. Esse paciente relata uma maior perda de audição da orelha esquerda do que da direita, e suspeita-se que ela seja de natureza neurossensorial. Por conseguinte, espera-se que o som seja maior na orelha direita com o teste de Weber.

II-72. **A resposta é C.** *(Cap. 43)* Uma vez estabelecida a presença de perda auditiva, o próximo exame diagnóstico é a audiometria de tons puros, que representa graficamente o limiar auditivo *versus* frequência. A audiometria de tons puros estabelece a gravidade, o tipo e a lateralidade da perda auditiva. Neste paciente, deve-se esperar uma perda de audição de alta frequência, com base na sua queixa de incapacidade de ouvir o alarme de seu relógio digital. A timpanometria mede a impedância da orelha média aos sons e mostra-se útil no diagnóstico de efusões da orelha média. Os exames radiológicos estão indicados para casos de suspeita de anormalidades anatômicas. A TC do osso temporal nos planos axial e coronal é ideal para determinar o diâmetro do canal auditivo externo, a integridade da cadeia ossicular e a existência de doença da orelha média ou do mastoide; além disso, permite detectar malformações da orelha interna. A TC também é ideal para a detecção de erosão óssea com otite média crônica e colesteatoma. A RM é superior à TC na investigação de patologia retrococlear, como schwannoma vestibular, meningioma, outras lesões do ângulo pontocerebelar, lesões desmielinizantes do tronco encefálico e tumores cerebrais. Tanto a TC quanto a RM são igualmente capazes de identificar malformações da orelha interna e estimar a patência coclear para a avaliação pré-operatória de pacientes para implante coclear. O teste de Schirmer é um teste para avaliação dos olhos secos, que quantifica a produção adequada de lágrimas.

II-73. **A resposta é A.** *(Cap. 44)* Embora esse paciente provavelmente tenha uma infecção da orelha média, a TC revela um acúmulo agudo de líquido nas células mastóideas esquerdas, compatível com mastoidite aguda. Na mastoidite aguda típica, ocorre acúmulo de exsudato purulento nas células aéreas mastóideas, exercendo pressão que pode levar à erosão do osso adjacente e à formação de cavidades semelhantes a abscessos, que geralmente são evidentes na TC. Normalmente, os pacientes apresentam dor, eritema e edema do processo mastoide, juntamente com deslocamento do pavilhão auricular, em geral com os sinais e sintomas típicos de infecção aguda da orelha média. Em raros casos, os pacientes podem desenvolver complicações graves se a infecção avançar sob o periósteo do osso temporal, com consequente formação de abscesso subperiosteal, erosão através da extremidade mastoide, produzindo um abscesso profundo no pescoço, ou extensão posterior, causando trombose séptica do seio lateral. Deve-se obter uma cultura do líquido purulento sempre que possível, de modo a ajudar a orientar a terapia antimicrobiana. Em geral, o tratamento empírico inicial é direcionado contra os microrganismos típicos associados à otite média aguda, como *Streptococcus pneumoniae*, *Haemophilus influenzae* e *Moraxella catarrhalis*. Os pacientes com doença de evolução mais grave ou prolongada devem ser tratados para a infecção por *S. aureus* e bacilos Gram-negativos (incluindo *Pseudomonas*). Na maioria dos casos, os pacientes podem ser tratados de forma conservadora com antibióticos IV; a cirurgia (mastoidectomia cortical) é reservada para casos complicados e pacientes cujo tratamento conservador fracassou. A TC não revela uma massa sugestiva de meningioma. Na ausência de diabetes, hiperglicemia inadequadamente controlada e processo inflamatório invasivo destrutivo, é pouco provável a presença de mucormicose.

II-74. **A resposta é E.** *(Cap. 44)* A sinusite aguda constitui uma complicação comum das infecções das vias aéreas superiores e é definida como uma sinusite de menos de quatro semanas de duração. Normalmente, a sinusite aguda manifesta-se com drenagem e congestão nasais, dor facial ou compressão e cefaleia que se agrava quando o paciente deita ou curva-se para frente. A presença de drenagem purulenta não diferencia a sinusite de causa bacteriana da viral. A vasta maioria dos casos de sinusite aguda resulta de infecção viral. Entretanto, quando pacientes com sinusite aguda procuram um médico, são prescritos antibióticos em mais de 85% dos casos. Na verdade, os antibióticos não devem ser o tratamento preferido, visto que a maioria dos casos melhora sem antibioticoterapia. Em vez disso, a abordagem inicial ao paciente com sinusite aguda deve consistir em tratamento sintomático com descongestionantes nasais e lavagem nasal com soro fisiológico. Se o paciente tiver uma história de rinite alérgica ou sinusite crônica, podem-se prescrever também glicocorticoides nasais. A antibioticoterapia é recomendada para adultos cuja duração dos sintomas se estende por mais de 7 a 10 dias, bem como para crianças com duração dos sintomas de mais de 10 a 14 dias. Além disso, todo paciente com manifestações como dor ou edema faciais unilaterais ou focais deve ser tratado com antibióticos. O antibiótico inicial de escolha para a sinusite aguda é a amoxicilina, 500 mg por via oral, três vezes ao dia, ou 875 mg, duas vezes ao dia.

Se o paciente tiver tomado antibióticos nos últimos 30 dias, ou se houve falha do tratamento, pode-se administrar uma fluoroquinolona com ação nas vias aéreas. Cerca de 10% dos indivíduos não respondem à antibioticoterapia inicial. Nesses casos, pode-se considerar o encaminhamento do paciente a um otorrinolaringologista para aspiração e cultura dos seios paranasais. A radiografia dos seios não é recomendada para a avaliação de doença aguda, a não ser que a sinusite seja adquirida no hospital, visto que os procedimentos (TC ou radiografia) não diferenciam as causas bacterianas das virais.

II-75.   **A resposta é B.** *(Cap. 44)* Cerca de 5 a 15% de todos os casos de faringite aguda em adultos são causados por *Streptococcus pyogenes*. A identificação e o tratamento adequados da infecção por *S. pyogenes* com antibioticoterapia são recomendados, de modo a diminuir o pequeno risco de febre reumática aguda. Além disso, o tratamento com antibióticos dentro de 48 horas após o início dos sintomas diminui sua duração e, de modo essencial, diminui a transmissão da faringite estreptocócica. Nos adultos, o exame diagnóstico recomendado pelos Centers for Disease Control and Prevention e pela Infectious Diseases Society of America consiste apenas no teste rápido de detecção de antígeno para estreptococos do grupo A. Todavia, nas crianças, a recomendação é efetuar uma cultura de material de garganta para confirmação se o rastreamento rápido for negativo, de modo a limitar a disseminação da doença e reduzir ao máximo as complicações potenciais. Em geral, a cultura de material de garganta é considerada como o método diagnóstico mais apropriado, porém é incapaz de distinguir entre colonização e infecção. Além disso, são necessárias 24 a 48 horas para obter um resultado. Como a maioria dos casos de faringite em todas as idades é de origem viral, não se recomenda a antibioticoterapia empírica.

II-76 e II-77.   **Ambas as respostas são E.** *(Caps. 45 e 46e)* O indício para o diagnóstico neste paciente consiste na presença de úlcera indolor da boca. A ulceração constitui a lesão mais comum da mucosa oral. As úlceras agudas são, em sua maioria, dolorosas e autolimitadas. As úlceras aftosas recorrentes e a infecção pelo herpes simples constituem a maioria dos casos. As úlceras aftosas persistentes e profundas podem ser idiopáticas ou podem acompanhar o HIV/Aids. Com frequência, as lesões aftosas constituem o sintoma de apresentação na síndrome de Behçet. Lesões de aparência semelhante, porém menos dolorosas, podem ocorrer na artrite reativa, e, em certas ocasiões, são observadas úlceras aftosas durante as fases do lúpus eritematoso sistêmico ou discoide. Úlceras semelhantes a úlceras aftosas são observadas na doença de Crohn; entretanto, diferentemente da variedade aftosa comum, podem exibir inflamação granulomatosa no exame histológico. As aftas recorrentes são mais prevalentes em pacientes com doença celíaca, e foi relatada sua remissão com a eliminação do glúten. Mais problemáticas são as úlceras crônicas relativamente indolores e as placas vermelhas/brancas mistas (eritroplasia e leucoplasia) com mais de duas semanas de duração. O carcinoma espinocelular e a displasia pré-maligna devem ser considerados precocemente, e deve-se obter uma biópsia diagnóstica. Os locais de alto risco incluem o lábio inferior, o assoalho da boca, as partes ventral e lateral da língua e o complexo palato mole-pilar tonsilar. Os fatores de risco significativos para o câncer oral em países ocidentais incluem exposição ao sol (lábio inferior), uso de tabaco e de álcool, e infecção pelo papilomavírus humano. Pode-se verificar também a presença de cancro sifilítico com úlcera oral indolor.

II-78.   **A resposta é A.** *(Cap. 48)* Apesar de ser comum na vida diária, o reflexo da tosse é, de fato, bastante complexo. Em primeiro lugar, a tosse precisa ser desencadeada por algum estímulo sensorial. A tosse espontânea é desencadeada pela estimulação de extremidades nervosas sensoriais que são consideradas primariamente como receptores de adaptação rápida e fibras C. Estímulos tanto químicos (p. ex., capsaicina) quanto mecânicos (p. ex., partículas na poluição do ar) podem iniciar o reflexo da tosse. As extremidades nervosas aferentes inervam ricamente a faringe, a laringe e as vias aéreas até os bronquíolos terminais e estendem-se para o parênquima pulmonar. Em alguns indivíduos, elas também podem estar localizadas no canal auditivo externo (o ramo auricular do nervo vago ou nervo de Arnold). Para iniciar a tosse, ocorre adução das pregas vocais, levando à oclusão transitória das vias aéreas superiores. Os músculos expiratórios se contraem, gerando pressões intratorácicas positivas de até 300 mmHg. Com a súbita liberação da contração laríngea, são gerados fluxos expiratórios rápidos, excedendo o "envelope" normal do fluxo expiratório máximo observado na curva de fluxo-volume (Figura II-78).

A contração do músculo liso brônquico, juntamente com a compressão dinâmica das vias aéreas, estreita o lúmen das vias aéreas e aumenta ao máximo a velocidade de exalação. A energia cinética disponível para desalojar o muco da parte interna das paredes das vias aéreas é diretamente proporcional ao quadrado da velocidade do fluxo expiratório.

FIGURA II-78

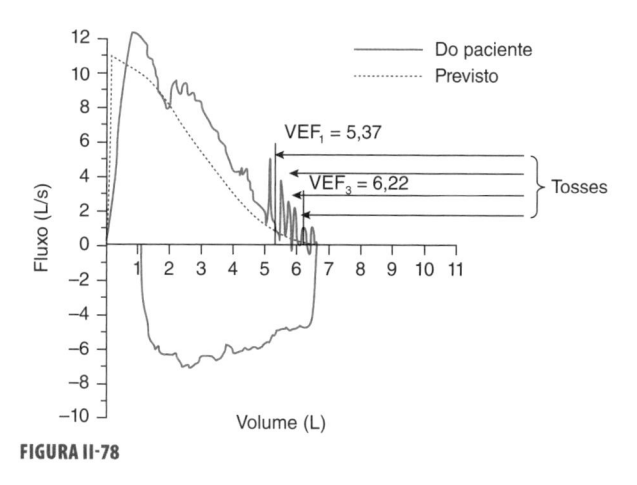

Gráfico fluxo-volume com curvas "Do paciente" e "Previsto"; indicados VEF$_1$ = 5,37 e VEF$_3$ = 6,22, com anotação "Tosses". Eixo x: Volume (L); eixo y: Fluxo (L/s).

II-79. **A resposta é B.** *(Cap. 48)* A tosse crônica é definida como uma tosse de mais de oito semanas de duração. Em um paciente com tosse produtiva crônica, o exame do escarro expectorado está indicado. O escarro de aparência purulenta deve ser enviado para cultura bacteriana de rotina e, em determinadas circunstâncias, também para cultura micobacteriana. O exame citológico do escarro mucoide pode ser útil para avaliar a possibilidade de neoplasia maligna e para distinguir a bronquite neutrofílica da eosinofílica. A bronquite eosinofílica crônica provoca tosse crônica, com radiografia de tórax normal. Essa condição caracteriza-se por eosinofilia no escarro de mais de 3%, sem obstrução do fluxo de ar ou hiper-responsividade brônquica, e seu tratamento bem-sucedido consiste em glicocorticoides por via inalatória. O mecanismo da tosse associada a inibidores da enzima conversora de angiotensina (ECA) pode envolver uma sensibilização das terminações nervosas sensoriais, devido ao acúmulo de bradicinina (alternativa A). Com frequência, sustenta-se que o uso de um inibidor da ECA (isoladamente ou em associação), drenagem pós-nasal, refluxo gastresofágico e asma são responsáveis por mais de 90% dos casos de tosse crônica com radiografia de tórax normal ou não conclusiva. Entretanto, a experiência clínica não sustenta essa afirmação, e a adesão estrita a esse conceito desencoraja a investigação de explicações alternativas tanto por médicos quanto por pesquisadores (alternativa C). Independentemente da causa, a tosse frequentemente piora quando a pessoa se deita à noite (alternativa D), quando fala ou em associação à hiperpneia do exercício (alternativa E); ela frequentemente melhora com o sono.

II-80. **A resposta é B.** *(Cap. 48)* Os pacientes com bronquiectasia (uma dilatação permanente das vias aéreas com perda da integridade da mucosa) são particularmente propensos à hemoptise, devido à inflamação crônica e a anormalidades anatômicas que trazem as artérias brônquicas para mais próximo da superfície da mucosa. Uma apresentação comum de pacientes com fibrose cística avançada – o protótipo da doença pulmonar bronquiectásica – é a hemoptise, que pode ser potencialmente fatal. A hemoptise significativa pode ocorrer em consequência da proximidade da artéria e veia brônquicas com a via aérea, em que esses vasos e o brônquio seguem um percurso juntos, formando o que é frequentemente designado como *feixe broncovascular*. Nas vias aéreas menores, esses vasos sanguíneos estão próximos do espaço aéreo, e, por conseguinte, graus menores de inflamação ou de lesão podem resultar na ruptura desses vasos nas vias aéreas. Enquanto a hemorragia alveolar origina-se dos capilares que fazem parte da circulação pulmonar de baixa pressão, o sangramento brônquico geralmente se origina das artérias brônquicas, que estão sob pressão sistêmica e, portanto, predispostas a sangramento de maior volume.

II-81. **A resposta é C.** *(Cap. 48)* O Sr. Boyle está apresentando hemoptise com grande volume de sangue potencialmente fatal. Conforme assinalado na questão anterior, neste paciente com fibrose cística e bronquiectasia, o vaso envolvido é provavelmente uma artéria brônquica. Após estabilização inicial, que quase sempre exige o estabelecimento de uma via aérea patente por meio de intubação endotraqueal e ventilação mecânica e reanimação de volume, as metas consistem em isolar o sangramento para um pulmão e não permitir que os espaços aéreos preservados no outro pulmão sejam preenchidos com sangue, resultando em maior comprometimento da troca gasosa. Os pacientes devem ser colocados com o pulmão que sangra em uma posição dependente (i.e., com o lado do sangramento para baixo), e, se possível, tubos endotraqueais de lúmen duplo ou um bloqueador das vias aéreas deve ser colocado na via aérea proximal do pulmão que sangra. Esse paciente deve ser colocado em decúbito lateral direito. A terapia definitiva do sangramento de uma artéria brônquica pode exigir intervenções direcionadas de modo broncoscópico, como cauterização ou *laser*. Nos casos muito graves, podem-se utilizar a angiografia e embolização da artéria brônquica. Isso está associado ao risco de embolização da artéria espinal, exigindo experiência radiológica intervencionista especializada.

II-82. **A resposta é C.** *(Cap. 49)* Na avaliação da cianose, o primeiro passo consiste em diferenciar a cianose central da periférica. Na cianose central, como a etiologia consiste em redução da saturação de oxigênio ou hemoglobina anormal, os achados físicos incluem coloração azulada da pele e das mucosas. Em contrapartida, a cianose periférica está associada a uma saturação de oxigênio normal, porém há uma redução da velocidade do fluxo sanguíneo e aumento da fração de extração de oxigênio do sangue; subsequentemente, os achados físicos limitam-se à pele e aos membros. As membranas mucosas são preservadas. A cianose periférica é geralmente causada por exposição ao frio, com vasoconstrição dos dedos. Observa-se uma fisiologia semelhante no fenômeno de Raynaud. A doença vascular periférica e a trombose venosa profunda resultam em diminuição da velocidade do fluxo sanguíneo e aumento da extração de oxigênio, com cianose subsequente. A metemoglobinemia provoca anormalidade da hemoglobina que circula sistemicamente. Em consequência, a cianose associada a esse distúrbio é sistêmica. Outras causas comuns de cianose central incluem doença pulmonar grave com hipoxemia, *shunt* intracardíaco direita-esquerda e malformações arteriovenosas pulmonares.

II-83. **A resposta é C.** *(Cap. 49)* A hipoxia crônica leva a múltiplas alterações adaptativas na fisiologia humana. Acredita-se que a suprarregulação do fator induzível por hipoxia 1 (HIF-1) leve a um aumento na expressão do fator de crescimento do endotélio vascular (VEGF), que aumenta a angiogênese, e da eritropoetina, que aumenta a produção de eritrócitos. Durante a hipoxia, as arteríolas sistêmicas sofrem dilatação, levando a uma redução da resistência vascular sistêmica. Entretanto, nas arteríolas pulmonares, a inibição dos canais de potássio causa despolarização, contração das células musculares lisas e constrição arteriolar. Em situações de hipoxia local nos pulmões (p. ex., áreas com pouca ventilação), isso pode servir para deslocar o fluxo sanguíneo para áreas com melhor ventilação e melhorar, assim, o equilíbrio ventilação-perfusão. Na presença de hipoxia sistêmica, a vasoconstrição pulmonar leva a um aumento da resistência vascular pulmonar.

II-84. **A resposta é A.** *(Cap. 49)* As alternativas B-E são exemplos de hipoxia devido à insuficiência respiratória, que se caracteriza por um valor elevado da $PaCO_2$. Nos casos de elevação da pressão parcial de dióxido de carbono, a curva de dissociação hemoglobina-oxigênio é deslocada para a direita. Por conseguinte, para qualquer pressão parcial arterial de oxigênio, a saturação arterial de oxigênio da hemoglobina estará mais baixa. Em circunstâncias fisiológicas normais, isso é vantajoso, visto que a hemoglobina tem mais tendência a liberar oxigênio (tornando-se menos saturada) em áreas onde o CO_2 é mais prevalente (os tecidos-alvo de perfusão). Diferentemente das outras alternativas, a mulher na alternativa A irá, de fato, hiperventilar e, portanto, terá um menor valor de $PaCO_2$. Isso deslocará a curva de dissociação hemoglobina-oxigênio para a esquerda (conhecido como efeito Bohr). Por conseguinte, para uma PaO_2 de 60 mmHg, ela apresentará uma maior saturação de oxigênio do sangue arterial.

II-85. **A resposta é C.** *(Cap. 49)* O aspecto mais importante na determinação da cianose é a quantidade *absoluta*, e não relativa, de hemoglobina reduzida (hemoglobina desoxigenada) ou derivado de hemoglobina (metemoglobina ou sulfemoglobina) no sangue capilar. Em geral, a cianose torna-se evidente quando a concentração de hemoglobina reduzida ultrapassa 4 g/dL. Por conseguinte, se dois pacientes tiverem concentrações relativas idênticas de hemoglobina reduzida (p. ex., esses pacientes com saturação da hemoglobina de 80% apresentam 20% de hemoglobina desoxigenada ou reduzida no sangue arterial), o paciente com concentração mais alta de hemoglobina absoluta terá aparência mais cianótica. Como exemplo, podemos considerar o sangue arterial dos pacientes nas alternativas A e C (embora seja o sangue capilar que determina o aparecimento de cianose). O paciente na alternativa A apresenta uma concentração de hemoglobina de 8 g/dL. Se 20% estiverem reduzidos, esse paciente terá uma quantidade absoluta de hemoglobina reduzida de 1,6 g/dL, e poderá não ter nenhuma aparência cianótica. Entretanto, o paciente da alternativa C, com a mesma quantidade relativa de 20% de hemoglobina reduzida, terá uma quantidade absoluta de hemoglobina reduzida de 4 g/dL e prontamente apresentará cianose. Por conseguinte, em um paciente com anemia grave, a quantidade *relativa* de hemoglobina reduzida no sangue venoso pode ser muito grande quando considerada em relação à quantidade total de hemoglobina no sangue.

Entretanto, como a concentração dessa última está acentuadamente diminuída, a quantidade *absoluta* de hemoglobina reduzida ainda pode estar baixa, de modo que os pacientes com anemia grave e até mesmo com *acentuada* dessaturação arterial podem não apresentar cianose. Por outro lado, quanto maior o conteúdo de hemoglobina total, maior a tendência à cianose; dessa maneira, os pacientes com policitemia pronunciada tendem a ser cianóticos com níveis mais altos de Sao$_2$ do que os pacientes com valores de hematócrito normais.

II-86. **A resposta é B.** *(Cap. 50)* As forças que regulam a disposição dos líquidos entre esses dois componentes do compartimento extracelular pulmonar são frequentemente designadas como *forças de Starling*. Aumentos da pressão hidrostática no interior dos capilares e da pressão oncótica no líquido intersticial tendem a promover o movimento de líquido do espaço vascular para o extravascular. Por outro lado, aumentos da pressão oncótica produzidos pelas proteínas plasmáticas e a pressão hidrostática no interior do líquido intersticial promovem o movimento de líquido para dentro do compartimento vascular. Consequentemente, ocorre um movimento efetivo de água e solutos difusíveis a partir do espaço vascular na extremidade arteriolar dos capilares. O líquido do espaço intersticial retorna ao sistema vascular na extremidade venosa dos capilares e por meio dos vasos linfáticos. Esses movimentos estão geralmente equilibrados, de modo que existe um estado de equilíbrio dinâmico nos tamanhos dos compartimentos intravascular e intersticial, embora ocorra uma grande troca entre eles. Todavia, se houver aumento da pressão hidrostática capilar (como na insuficiência cardíaca esquerda) e/ou redução da pressão oncótica capilar, ocorrerá um movimento efetivo adicional de líquido do espaço intravascular para o intersticial, resultando em edema pulmonar. Além disso, pode haver desenvolvimento de edema pulmonar devido a uma diminuição da permeabilidade pulmonar ou coeficiente de reflexão das proteínas, conforme observado na síndrome de angústia respiratória aguda (SARA). Isoladamente, as alterações na pressão atmosférica não terão nenhum efeito, visto que a pressão é igualmente distribuída pelos espaços intravascular e extravascular.

II-87. **A resposta é C.** *(Cap. 50)* O Sr. Johnson apresenta edema (alternativa E) e sinais de insuficiência cardíaca, devido à redução da função ventricular esquerda. Na insuficiência cardíaca, o esvaziamento sistólico comprometido do(s) ventrículo(s) e/ou o comprometimento do relaxamento ventricular promovem um acúmulo de sangue na circulação venosa, à custa do volume arterial efetivo (alternativa C). Além disso, o tônus elevado do sistema nervoso simpático provoca vasoconstrição renal (alternativa D) e redução da filtração glomerular. A renina está elevada e, subsequentemente, aumenta a produção de angiotensina I e II. A angiotensina II circulante estimula a produção de aldosterona pela zona glomerulosa do córtex da suprarrenal (alternativa A). A arginina-vasopressina (AVP) circulante apresenta-se elevada em pacientes com insuficiência cardíaca, secundariamente a um estímulo não osmótico associado à diminuição do volume arterial efetivo (alternativa C) e à complacência reduzida do átrio esquerdo. O peptídeo natriurético cerebral (pré-pró-hormônio BNP) é armazenado principalmente nos miócitos ventriculares e é liberado quando a pressão diastólica ventricular aumenta (alternativa B). O BNP (que é derivado de seu precursor) liga-se ao receptor natriurético A, que provoca: (1) excreção de sódio e de água por meio de aumento da taxa de filtração glomerular, inibindo a reabsorção de sódio no túbulo proximal e inibindo a liberação de renina e de aldosterona; e (2) dilatação das arteríolas e das vênulas, antagonizando as ações vasoconstritoras da angiotensina II, AVP e estimulação simpática. Embora os níveis circulantes de peptídeo natriurético atrial (ANP) e BNP estejam elevados na insuficiência cardíaca e na cirrose com ascite os peptídeos natriuréticos não são potentes o suficiente para evitar a formação de edema. Na verdade, nos estados edematosos, a resistência às ações dos peptídeos natriuréticos pode estar aumentada, reduzindo ainda mais sua efetividade.

II-88. **A resposta é D.** *(Cap. 51e)* A insuficiência mitral (IM) aguda grave em um átrio esquerdo relativamente não complacente de tamanho normal resulta em um sopro sistólico precoce em decrescendo, mais bem auscultado no ápice ou ligeiramente medial a ele. Com frequência, esse sopro é muito suave, e, de fato, cerca de 50% dos casos de insuficiência mitral aguda grave não apresentam sopro. Essas características refletem a atenuação progressiva do gradiente de pressão entre o ventrículo esquerdo e o átrio esquerdo durante a sístole, devido à rápida elevação da pressão atrial esquerda causada pela súbita carga de volume em uma câmara não preparada não complacente e contrasta nitidamente com as características auscultatórias da IM crônica. Os contextos clínicos nos quais ocorre IM grave aguda incluem (1) ruptura de músculo papilar, que complica o infarto agudo do miocárdio, (2) ruptura das cordas tendíneas na presença de doença da valva mitral mixomatosa, (3) endocardite infecciosa (que provavelmente é o caso do Sr. Carpentier) e (4) traumatismo fechado da parede torácica. O sopro precisa ser distinguido daquele associado à ruptura do septo interventricular pós-infarto do miocárdio, que é acompanhado de frêmito sistólico na borda esternal esquerda em quase todos os pacientes e é de duração holossistólica. O sopro holossistólico da IM crônica é mais bem auscultado no ápice do ventrículo e irradia-se para a axila (Figura II-88); em geral, é de tonalidade aguda e configuração em platô, devido à ampla diferença entre a pressão ventricular esquerda e a pressão atrial esquerda durante toda a sístole. Diferentemente da IM aguda, a complacência atrial esquerda está normal ou até mesmo aumentada na IM crônica. Em consequência, observa-se apenas um pequeno aumento na pressão atrial esquerda para qualquer aumento do volume regurgitante.

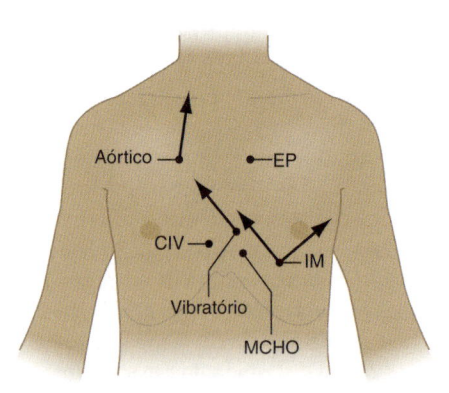

FIGURA II-88 De JB Barlow: *Perspectives on the Mitral Valve*. Philadelphia, FA Davis, 1987, p 140.

II-89. **A resposta é D.** *(Cap. 51e)* Os achados auscultatórios de estenose aórtica (EAo) grave incluem A_2 suave ou ausente, desdobramento paradoxal de B_2 (visto que a valva da aorta se fecha mais tarde, devido ao gradiente ventricular-aórtico prolongado), B_4 apical e sopro sistólico de pico tardio. Em crianças, adolescentes e adultos jovens com EAo valvar congênita, um som (clique) de ejeção precoce é em geral audível, mais frequentemente ao longo da borda esternal esquerda do que na base. Sua presença não significa a gravidade da obstrução, porém significa a presença de valva bicúspide flexível não calcificada (ou uma de suas variantes) e localiza a obstrução do fluxo de via saída ventricular esquerdo no nível valvar (e não subvalvar ou supravalvar). Outros achados não auscultatórios podem fornecer indícios sobre a gravidade da EAo. A avaliação do volume e da impulsão do pulso carotídeo podem fornecer informações adicionais. Um pulso fraco e tardio (*parvus et tardus*) é compatível com EAo grave. Entretanto, o exame do pulso carotídeo é menos discriminatório em pacientes idosos com artérias rígidas. O eletrocardiograma mostra sinais de hipertrofia ventricular esquerda, à medida que aumenta a gravidade da estenose. A ecocardiografia transtorácica está indicada para avaliar as características anatômicas da valva da aorta, a gravidade da estenose, o tamanho, a espessura da parede e a função do ventrículo esquerdo e o tamanho e contorno da raiz aórtica e da aorta ascendente proximal.

II-90. **A resposta é E.** *(Cap. 51e)* A forma obstrutiva da miocardiopatia hipertrófica (MCHO) está associada a um sopro mesossistólico que geralmente é mais alto ao longo da borda esternal esquerda ou entre a borda esternal inferior esquerda e o ápice. O sopro é produzido por obstrução dinâmica da via de saída do ventrículo esquerdo e pela insuficiência mitral (IM), e, portanto, sua configuração é um híbrido entre fenômenos de ejeção e regurgitantes. A intensidade do sopro pode variar de batimento para batimento e ocorrer após manobras provocativas, porém geralmente não excede o grau 3. Classicamente, o sopro aumentará de intensidade com manobras que resultam em graus crescentes de obstrução da via de saída, como redução da pré-carga ou da pós-carga (Valsalva, ficar em pé, vasodilatadores) ou com aumento da contratilidade (estimulação inotrópica, como milrinona). Entretanto, o aumento da contratilidade também aumentará a intensidade do sopro da estenose aórtica e, portanto, não é útil para diferenciação. O aumento da pós-carga (preensão com a mão) está associado a uma diminuição da intensidade do sopro tanto na estenose aórtica quanto na miocardiopatia hipertrófica obstrutiva. As manobras que aumentam a pré-carga (agachamento, elevação passiva da perna, administração de volume) ou pós-carga (agachamento, vasopressores) ou os agentes que reduzem a contratilidade (bloqueadores dos receptores β-adrenérgicos) reduzem a intensidade do sopro da miocardiopatia hipertrófica. Diferentemente da EAo, o pulso carotídeo é rápido e de volume normal. Raramente, é bisférico ou de contorno bífido, devido ao fechamento mesossistólico da valva da aorta.

II-91. **A resposta é A.** *(Cap. 51e)* A insuficiência aórtica (IAo) grave crônica pode produzir um sopro diastólico de grau 1 ou 2 de tom mais grave, de médio a tardio no ápice (sopro de Austin Flint), que se acredita poder refletir a turbulência na área de influxo mitral, devido à mistura do sangue regurgitante (aórtico) e anterógrado (mitral). Esse sopro diastólico apical de tom mais grave pode ser distinguido daquele causado por estenose mitral (EM) pela ausência de um estalido de abertura e pela resposta do sopro a estímulo com vasodilatador. A redução da pós-carga com um agente, como nitrito de amila, diminuirá a duração e a magnitude do gradiente de pressão diastólica ventricular esquerda-aórtica, e, por conseguinte, o sopro de Austin Flint da IAo grave se tornará mais curto e mais suave. O aumento da pós-carga (preensão da mão ou administração de fenilefrina) terá o efeito oposto, visto que o volume regurgitante através da valva da aorta incompetente aumenta. A intensidade do sopro diastólico da EM pode permanecer constante ou pode aumentar com a redução da pós-carga (nitrato de amila ou bloqueador dos canais de cálcio, como nifedipino), devido ao aumento reflexo do débito cardíaco e fluxo da valva mitral.

II-92. **A resposta é B.** *(Cap. 51e)* A febre reumática constitui a causa mais comum de EM. Em pacientes mais jovens com valvas flexíveis, a B_1 é hiperfonética e o sopro começa após um estalido de abertura que é um som agudo que ocorre pouco depois de B_2. O intervalo entre o componente pulmonar da segunda bulha cardíaca (P_2) e o estalido de abertura está inversamente relacionado com a magnitude do gradiente de pressão atrial esquerdo-ventricular esquerdo. O sopro da EM é de tom grave e, por conseguinte, mais bem auscultado com a campânula do estetoscópio. É mais alto no ápice do ventrículo esquerdo e, com frequência, é reconhecido apenas quando o paciente está virado em posição de decúbito lateral esquerdo. Em geral, tem uma intensidade de grau 1 ou 2, mas pode estar ausente quando o débito cardíaco está gravemente reduzido, apesar da obstrução significativa. A intensidade do sopro aumenta durante manobras que aumentam o débito cardíaco e o fluxo da valva mitral, como exercícios. A duração do sopro reflete a extensão do tempo durante a qual a pressão atrial esquerda excede a pressão diastólica ventricular esquerda. Um aumento na intensidade do sopro imediatamente antes de B_1, um fenômeno conhecido como *reforço pré-sistólico*, ocorre em pacientes em ritmo sinusal e é causado por um aumento tardio do fluxo transmitral devido à contração atrial. O reforço pré-sistólico não ocorre em pacientes com fibrilação atrial, como no caso da Sra. Edwards, devido à falta de contração atrial efetiva.

II-93. **A resposta é A.** *(Cap. 52)* Embora a primeira frase da alternativa B seja uma afirmativa correta para a população geral – a maioria dos pacientes com palpitações *não* apresenta arritmias ou cardiopatia estrutural graves –, esse paciente tem algumas características indicando que as palpitações podem ser devidas a uma etiologia potencialmente fatal. A associação de palpitações com síncope ou pré-síncope indica arritmia ventricular (idiopática ou de origem isquêmica) ou outra taquiarritmia em um paciente com cardiopatia estrutural. Neste paciente com múltiplos fatores de risco coronarianos, o início de dispneia e as palpitações que levam à pré-síncope/síncope durante o esforço físico indicam isquemia do miocárdio. Uma avaliação adicional com uma prova de esforço é apropriada. A sugestão da natação (alternativa C) seria potencialmente muito perigosa, visto que o paciente corre risco de desmaiar enquanto estiver na água. Aconselhar o abandono do tabagismo é sempre correto (alternativa D), embora os sintomas de alerta de síncope e dispneia com as palpitações indiquem a necessidade de uma investigação adicional. A monitoração por Holter (alternativa E) pode ser útil para um paciente que apresenta arritmias frequentes, porém esse paciente seguramente apresenta palpitações com o esforço, e não em repouso.

II-94. **A resposta é D.** *(Cap. 56)* A perda de peso involuntária (PPI) é frequentemente insidiosa e pode ter implicações importantes, visto que, com frequência, serve como prenúncio de uma doença subjacente grave. Trata-se de um sinal comum observado na prática ambulatorial, ocorrendo em cerca de 8% de todos os adultos atendidos no ambulatório e em 27% dos indivíduos idosos ou frágeis. A perda de peso clinicamente importante é definida como a perda de 4,5 kg ou > 5% do peso corporal do indivíduo ao longo de um período de 6 a 12 meses. Esta paciente teve uma perda de peso corporal de aproximadamente 20% em nove meses e, por conseguinte, necessita de maior avaliação. A documentação da perda de peso (registro do peso corporal, tamanho das roupas) é importante, visto que até 50% dos indivíduos que se queixam de perda de peso não apresentam nenhuma perda de peso corporal documentada. A maioria dos pacientes com PPI apresenta neoplasias malignas, doença inflamatória ou infecciosa crônica, distúrbios metabólicos (p. ex., hipertireoidismo e diabetes melito) ou transtorno psiquiátrico. Não raramente, é possível haver mais de uma causa. Em até 25% dos pacientes, não há nenhuma causa identificável de PPI, apesar da investigação. Com base nesse diferencial, a avaliação inicial deve incluir uma história detalhada e exame físico, rastreamento para distúrbios neurológicos/transtornos cognitivos e do humor, revisão da medicação, rastreamento para câncer e exames laboratoriais listados na questão. Atualmente, apesar do aumento observado na incidência de câncer de pulmão em mulheres não fumantes, não se recomenda a TC em baixa dose como parte de rastreamento para câncer de acordo com a idade. Se houver suspeita de câncer de pulmão após a avaliação inicial, pode-se indicar uma TC de pulmão em data posterior. Nesta paciente, indica-se a densitometria óssea, tendo em vista a fratura recente de quadril. É provável que a fratura de quadril esteja relacionada com a PPI.

II-95. **A resposta é E.** *(Cap. 59)* O intestino delgado normal contém aproximadamente 200 mL de gases, que compreendem nitrogênio, oxigênio, dióxido de carbono, hidrogênio e metano. O nitrogênio e o oxigênio são consumidos (deglutidos), enquanto o dióxido de carbono, o hidrogênio e o metano são produzidos no lúmen intestinal por fermentação bacteriana. Pode ocorrer aumento dos gases intestinais em diversas condições. A aerofagia, isto é, a deglutição de ar, pode levar a um aumento da quantidade de oxigênio e de nitrogênio no intestino delgado, com consequente distensão abdominal. Normalmente, a aerofagia resulta do hábito de engolir o alimento, mastigar goma de mascar, fumar ou como resposta à ansiedade, podendo levar a eructações repetidas. Em alguns casos, o aumento dos gases intestinais é a consequência do metabolismo bacteriano de substâncias excessivamente fermentáveis, como a lactose e outros oligossacarídeos, podendo levar à produção de hidrogênio, dióxido de carbono ou metano.

II-96. **A resposta é E.** *(Cap. 59)* Este paciente apresenta aumento do volume abdominal devido à ascite (um dos 6 "Fs" – líquido (*fluid*), feto, gordura (*fat*), fezes, flatulência, massa fatal), conforme evidenciado pela onda líquida e macicez à percussão no exame físico. Com frequência, um exame cuidadoso pode estabelecer a causa subjacente da ascite, particularmente quando causada por elevação da pressão portal. Neste caso, o paciente apresenta sinais de pressão elevada nas veias jugulares (sinal de Kussmaul, em que o pulso venoso jugular não diminui com a inspiração) e ventrículo direito (impulso ventricular direito e P_2 hiperfonética acompanhada do sopro da regurgitação tricúspide). Essas pressões cardíacas elevadas do lado direito irão se refletir nas veias hepáticas. Por necessidade, a pressão na veia porta também precisa estar elevada (medida pela pressão da veia hepática em cunha) para manter o fluxo anterógrado do sangue.

II-97. **A resposta é B.** *(Cap. 59)* Este paciente apresenta ascite causada por cirrose. O valor laboratorial mais revelador que deve ser calculado quando se investiga a etiologia da ascite é o gradiente de albumina soro-ascite (GASA). O GASA mostra-se útil para distinguir a ascite causada por hipertensão portal daquela sem hipertensão portal. O GASA reflete a pressão dentro dos sinusoides hepáticos e está correlacionado com o gradiente de pressão venosa hepático. O GASA é calculado subtraindo-se a concentração de albumina no líquido ascítico do nível sérico de albumina e não se altera com a diurese. Um valor de GASA de ≥ 1,1 g/dL reflete a presença de hipertensão portal e indica que a ascite é causada por um aumento da pressão nos sinusoides hepáticos, conforme observado na cirrose. De acordo com a lei de Starling, a elevação do GASA reflete a pressão oncótica que contrabalança a pressão porta. As possíveis causas incluem cirrose, ascite cardíaca, trombose da veia hepática (síndrome de Budd-Chiari crônica), síndrome de obstrução dos sinusoides (doença veno-oclusiva) ou metástases hepáticas maciças. Um GASA < 1,1 g/dL indica que a ascite não está relacionada com hipertensão portal, como ocorre na peritonite tuberculosa, carcinomatose peritoneal ou ascite pancreática. Para ascite com valor elevado do GASA (≥ 1,1), o nível de proteína do líquido ascítico pode fornecer pistas adicionais sobre a etiologia. Níveis de proteína no líquido ascítico de ≥ 2,5 g/dL indicam que os sinusoides hepáticos estão normais e permitem a passagem de proteína para o líquido, como ocorre na ascite cardíaca, na síndrome de Budd-Chiari aguda ou na síndrome de obstrução dos sinusoides. Níveis de proteína no líquido ascítico < 2,5 g/dL indicam que os sinusoides hepáticos foram lesionados e cicatrizaram, de modo que não permitem mais a passagem de proteína, conforme observado na presença de cirrose. Neste paciente, o GASA está elevado (3,6 – 1,1 = 2,5) e o nível de proteína do líquido ascítico está muito baixo (0,9).

II-98. **A resposta é D.** *(Cap. 59)* Os pacientes cirróticos com história de peritonite bacteriana espontânea (PBE), concentração de proteína total no líquido ascítico < 1 g/dL ou sangramento gastrintestinal ativo devem receber antibióticos profiláticos para prevenção da PBE. O norfloxacino por via oral diário é comumente utilizado para essa indicação. Com frequência, a lactulose é usada para prevenção e tratamento da encefalopatia hepática, que não está presente neste paciente. O propranolol e outros β-bloqueadores são efetivos na prevenção de sangramento de varizes; entretanto esse paciente não apresenta varizes e tampouco teve qualquer episódio de sangramento. Nos casos de ascite refratária (necessidade de paracentese repetida, apesar da restrição adequada de sódio e doses máximas toleradas de diuréticos), a clonidina ou a midodrina podem ser usadas na tentativa de reverter a vasoconstrição esplâncnica.

II-99. **A resposta é D.** *(Cap. 61)* A insuficiência renal aguda pode resultar de processos que afetam o fluxo sanguíneo renal (azotemia pré-renal), doenças renais intrínsecas (que acomete vasos de pequeno calibre, glomérulos ou túbulos) ou processos pós-renais (obstrução do fluxo urinário nos ureteres, na bexiga ou na uretra). A diferenciação desses processos estreita de modo significativo o diagnóstico diferencial. Neste paciente, a ausência de hidronefrose descarta a possibilidade de uropatia obstrutiva, e o exame de urina inexpressivo e a ausência de cilindros urinários tornam improvável a presença de glomerulonefrite, nefrite intersticial ou necrose tubular. O controle do tônus vascular das arteríolas glomerulares aferentes ocorre por meio das prostaglandinas. O antagonismo das prostaglandinas com anti-inflamatórios não esteroides (AINEs [como naproxeno]) leva à constrição da arteríola aferente e redução do fluxo/pressão glomerulares. A angiotensina II provoca constrição das arteríolas eferentes. O bloqueio da angiotensina II (com inibidores da enzima conversora de angiotensina [ECA] ou com bloqueadores dos receptores de angiotensina [BRA]) pode causar vasodilatação das arteríolas eferentes e redução do fluxo/pressão glomerulares. Neste paciente, ambos os mecanismos provavelmente são ativos. Os pacientes com estenose bilateral das artérias renais são particularmente propensos a reduções da taxa de filtração glomerular com inibidores da ECA ou terapia com BRA, visto que dependem acentuadamente da vasoconstrição das arteríolas eferentes para manter a pressão glomerular.

II-100. **A resposta é C.** *(Cap. 61)* A pesquisa de proteína com fita reagente detecta apenas a albumina e produz resultados falso-positivos em pH > 7,0 ou quando a urina está muito concentrada ou contaminada por sangue. A proteinúria que não é predominantemente causada pela albumina não será identificada pelo rastreamento com fita reagente. Essa informação é particularmente importante para a detecção das proteínas de Bence-Jones na urina de pacientes com mieloma múltiplo. Os testes efetuados para determinar a concentração urinária total de proteína baseiam-se de modo acurado na precipitação com ácido sulfossalicílico ou tricloroacético. As discrasias de plasmócitos (mieloma múltiplo) podem estar associadas a grandes quantidades de cadeias leves excretadas na urina, que podem passar despercebidas no teste com fita reagente, mas que serão medidas pelo teste direto. As cadeias leves são filtradas pelos glomérulos e superam a capacidade de reabsorção dos túbulos proximais. A insuficiência renal causada por esses distúrbios ocorre por meio de uma variedade de mecanismos, inclusive lesão tubular proximal, obstrução tubular (nefropatia por cilindros) e depósito de cadeias leves.

II-101. **A resposta é D.** *(Cap. 63)* A osmolalidade e a homeostase da água são zelosamente protegidas no corpo. A secreção de vasopressina, a ingestão de água e o transporte renal de água colaboram para manter a osmolalidade dos líquidos corporais entre 280 e 295 mOsm/kg nos seres humanos. A vasopressina (AVP) é sintetizada em neurônios magnocelulares no hipotálamo, cujos axônios distais se projetam para o lobo posterior da hipófise ou neuro-hipófise, a partir da qual a AVP é liberada na circulação. Uma rede de neurônios "osmorreceptores" centrais, que inclui os próprios neurônios magnocelulares que expressam a AVP, detecta a osmolalidade circulante por meio de canais de cátions não seletivos, ativados por estiramento. Esses neurônios osmorreceptores são ativados ou inibidos por elevações e reduções modestas da osmolalidade circulante, respectivamente; a ativação leva à liberação de AVP e à sensação de sede. A secreção de AVP é estimulada à medida que a osmolalidade sistêmica cresce além de um nível limiar de cerca de 285 mOsm/kg, acima do qual existe uma relação linear entre a osmolalidade e a AVP circulante. A sede e, em consequência, a ingestão de água também são ativadas em um nível de cerca de 285 mOsm/kg, acima do qual existe um aumento linear equivalente na intensidade da sede percebida como função da osmolalidade circulante. A excreção ou a retenção de água sem eletrólitos pelos rins são moduladas pelos níveis circulantes de AVP. A AVP atua sobre os receptores tipo V2 renais no ramo ascendente espesso da alça de Henle e nas células principais do ducto coletor (DC), aumentando os níveis intracelulares de AMP cíclico e ativando a fosforilação de múltiplas proteínas de transporte dependente de proteína-quinase A (PKA). A ativação do transporte de Na^+-Cl^- e K^+ dependente de AVP e PKA pelo ramo ascendente espesso da alça de Henle (TALH) constitui um elemento-chave no mecanismo de contracorrente. O mecanismo de contracorrente finalmente aumenta a osmolalidade intersticial na medula interna do rim, impulsionando a absorção de água através do DC renal. Entretanto, o transporte de água, de sal e de solutos pelos segmentos tanto proximais quanto distais do néfron participa no mecanismo de concentração renal. A fosforilação do canal de água de aquaporina 2 induzida pela AVP e dependente de PKA nas células principais estimula a inserção de canais de água ativas no lúmen do DC, resultando em absorção transepitelial de água ao longo do gradiente osmótico medular. Em condições "antidiuréticas, com aumento da AVP circulante, os rins reabsorvem a água filtrada pelo glomérulo, equilibrando a osmolalidade através do epitélio do DC para excretar uma urina "concentrada" hipertônica (com osmolalidade de até 1.200 mOsm/kg). Na ausência de AVP circulante, a inserção de canais de aquaporina-2 e a absorção de água através do DC são essencialmente abolidas, resultando na secreção de uma urina diluída hipotônica (com osmolalidade baixa, de até 30-50 mOsm/kg). As anormalidades nessa "via comum final" estão envolvidas na maioria dos distúrbios da homeostase da água (p. ex., redução ou ausência de inserção de canais de água de aquaporina-2 ativos na membrana das células principais no diabetes insípido).

II-102. **A resposta é D.** *(Cap. 63)* É de fato verdade que os glomérulos renais normais filtram cerca de 1,5 kg de sal por dia, o que ocuparia aproximadamente 10 vezes o espaço extracelular; 99,6% do Na^+-Cl^- filtrado precisam ser reabsorvidos para uma excreção de 100 mM por dia. Por conseguinte, a ocorrência de alterações mínimas na excreção renal de Na^+-Cl^- terá efeitos significativos sobre o volume de líquido extracelular, resultando em síndromes de edema ou hipovolemia. Cerca de dois terços do Na^+-Cl^- filtrado são reabsorvidos pelo túbulo proximal renal por meio de mecanismos tanto paracelulares quanto transcelulares. Subsequentemente, o ramo ascendente espesso da alça de Henle reabsorve outros 25 a 30% de Na^+-Cl^- filtrado por meio do cotransportador de Na^+-K^+-$2Cl^-$ apical sensível à furosemida. O néfron distal adjacente sensível à aldosterona, que compreende o túbulo contorcido distal (TCD), o túbulo coletor (TC) e o ducto coletor, é responsável pelo "controle fino" da excreção renal de Na^+-Cl^-. O cotransportador de Na^+-Cl^- (CNC) apical sensível aos tiazídicos reabsorve 5 a 10% do Na^+-Cl^- filtrado no TCD. As células principais no TC e no DC reabsorvem o Na^+ por meio de canais de Na^+ (CENa); eletrogênicos sensíveis à amilorida; os íons Cl^- são principalmente reabsorvidos pelas células intercaladas adjacentes por meio de troca apical de Cl^- (troca de Cl^--OH^- e Cl^--HCO_3^-), mediada pelo trocador de ânions SLC26A4.

II-103. **A resposta é E.** *(Cap. 63)* Este paciente está desidratado (hipovolêmico) em consequência dos vômitos e, como resposta, apresenta alcalose metabólica hipoclorêmica. Como as secreções gástricas possuem um pH baixo (alta concentração de H^+), enquanto as secreções biliares, pancreáticas e intestinais são alcalinas (alta concentração de HCO_3^-), os vômitos e a diarreia são frequentemente acompanhados de alcalose e acidose metabólicas, respectivamente. A resposta neuro-humoral à hipovolemia estimula um aumento na reabsorção tubular renal de Na^+ e de água, com osmolalidade urinária de > 450 mOsm/kg. A redução tanto da taxa de filtração glomerular quanto do aporte tubular distal de Na^+ pode causar um defeito na excreção renal de potássio, com elevação na concentração plasmática de K^+. Convém assinalar que os pacientes com hipovolemia e alcalose hipoclorêmica devido à ocorrência de vômito ou uso de diuréticos tipicamente apresentarão uma concentração urinária de Na^+ > 20 mM e pH urinário > 7,0, devido ao aumento do HCO_3^- filtrado; nessa situação, a concentração urinária de Cl^- constitui um indicador mais acurado do estado de volume, em que a presença de um nível < 25 mM sugere hipovolemia. Os pacientes com hipovolemia não complicada, como a que ocorre após ingestão oral insuficiente ou diarreia, apresentarão um sódio urinário < 20 mM. A concentração urinária de Na^+ também está frequentemente > 20 mM em pacientes com lesão renal intrínseca. A densidade urinária aumenta à medida que a osmolalidade aumenta; neste caso, ela estaria elevada ou > 1,020.

II-104. **A resposta é C.** *(Cap. 63)* Esta paciente está hipovolêmica. A hipovolemia provoca uma acentuada ativação neuro-humoral, com consequente aumento dos níveis de vasopressina (AVP). A elevação dos níveis circulantes de AVP ajuda a preservar a pressão arterial por meio dos receptores V1A vasculares e barorreceptores e aumenta a reabsorção de água por meio dos receptores V2 renais; a ativação dos receptores V2 pode levar à hiponatremia no contexto de aporte aumentado de água livre. As causas não renais de hiponatremia hipovolêmica incluem perda GI (p. ex., vômitos, diarreia, drenagem por sonda) e perda insensível (sudorese, queimaduras) de Na^+-Cl^- e água, na ausência de reposição oral adequada. Normalmente, a concentração urinária de Na^+ é < 20 mM. De maneira notável, esses pacientes podem ser classificados clinicamente como euvolêmicos, e apenas a redução da concentração urinária de Na^+ indica a causa da hiponatremia. Com efeito, uma concentração urinária de Na^+ < 20 mM, na ausência de uma causa de hiponatremia hipervolêmica, indica uma rápida elevação da concentração plasmática de Na^+ em resposta à administração intravenosa de soro fisiológico; por conseguinte, a terapia com soro fisiológico induz uma diurese aquosa nessa situação, à medida que os níveis circulantes de AVP declinam. A Figura II-104 mostra um algoritmo para as etiologias da hiponatremia.

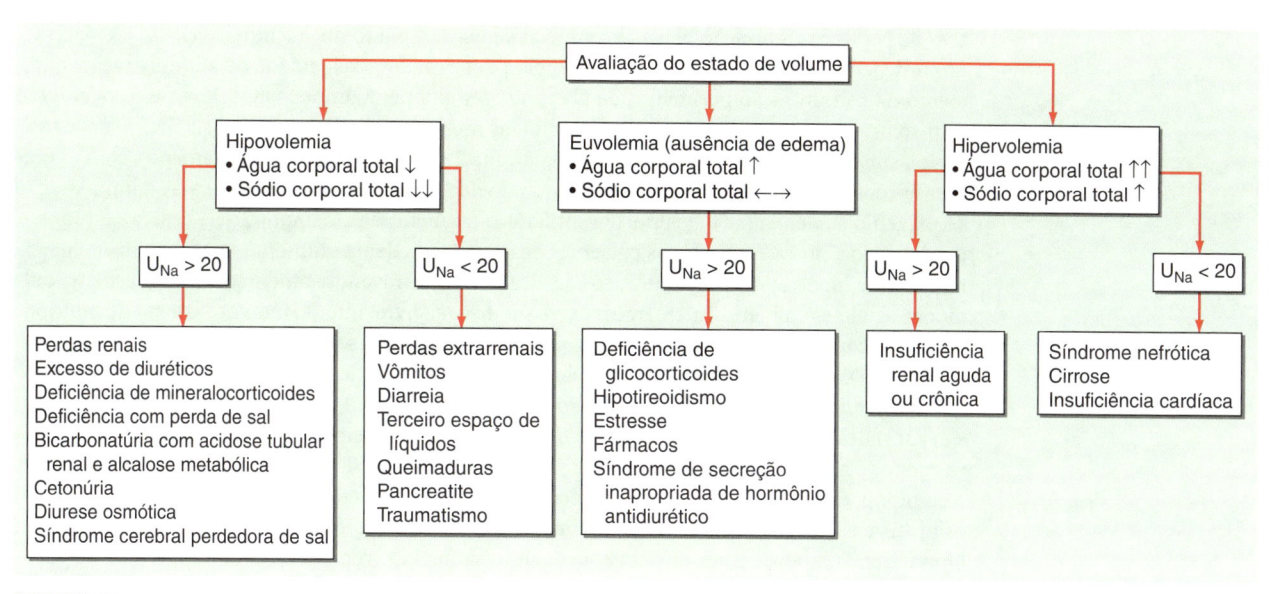

FIGURA II-104

II-105. **A resposta é E.** *(Cap. 63)* Em grande parte, a hiponatremia deve-se a uma discrasia na homeostase da água. Existem algumas condições (p. ex., potomania de cerveja) nas quais uma ingestão muito baixa de solutos na dieta leva à hiponatremia, embora os níveis de hormônio antidiurético (ADH) provavelmente estejam elevados no início nessa condição (embora nunca sejam determinados). Na maioria dos casos de hiponatremia (desidratação, insuficiência cardíaca, cirrose), o volume circulante arterial efetivo encontra-se reduzido, levando a um excesso de sinalização de ADH e reabsorção de água. Entretanto, na polidipsia psicogênica, o paciente ingere quantidades maciças de água sem solutos, sobrepujando a capacidade do organismo de excretar água livre. Nessa situação, o ADH está suprimido. O diabetes insípido central consiste em uma incapacidade de produzir ou liberar ADH e, portanto, está associado a uma redução dos níveis desse hormônio. Entretanto, está associado à hipernatremia.

II-106. **A resposta é E.** *(Cap. 63)* Esse paciente apresenta pseudo-hiponatremia. A avaliação laboratorial deve incluir a determinação da osmolalidade sérica para descartar a possibilidade de pseudo-hiponatremia, que é definida como a coexistência de hiponatremia com tonicidade plasmática normal ou aumentada. A maioria dos laboratórios clínicos mede as concentrações plasmáticas de Na^+ em amostras diluídas com eletrodos automáticos íon-sensíveis, sendo a diluição corrigida pela pressuposição de que o plasma consiste em 93% de água. Esse fator de correção pode não ser acurado em pacientes com pseudo-hiponatremia, devido à hiperlipidemia e/ou hiperproteinemia extremas, nas quais os lipídeos ou as proteínas do soro compreendem uma maior porcentagem do volume plasmático. Esse paciente provavelmente apresenta um tipo de hiperlipidemia familiar associado a níveis elevados de triglicerídeos (explicando, assim, sua pancreatite aparentemente idiopática) e responsável pela pseudo-hiponatremia.

II-107. **A resposta é C.** *(Cap. 63)* A hiponatremia associada ao exercício, que representa um importante problema clínico em maratonas e em outras provas de resistência (*endurance*), também tem sido associada a um aumento "não osmótico" da vasopressina (AVP) circulante e a uma ingestão excessiva de água livre. A primeira consideração importante para orientar a terapia da hiponatremia é a presença e/ou gravidade dos sintomas. Isso determina a urgência e as metas do tratamento. Os pacientes com hiponatremia aguda, como o Sr. Jones, apresentam sintomas que podem incluir desde cefaleia, náusea e/ou vômitos até convulsões, obnubilação e herniação central; os pacientes com hiponatremia crônica > 48 horas de duração têm menos tendência a apresentar sintomas graves. O tratamento da hiponatremia sintomática aguda deve incluir solução salina hipertônica a 3% (513 mM) para elevação aguda da concentração plasmática de Na^+ em 1 a 2 mM/h até um total de 4 a 6 mM; em geral, esse aumento modesto é suficiente para aliviar os sintomas agudos graves, quando as diretrizes corretivas para a hiponatremia crônica são, então, adequadas (ver adiante). Foram desenvolvidas várias equações para estimar a velocidade necessária de solução salina hipertônica, que tem uma concentração de Na^+-Cl^- de 513 mM. A abordagem tradicional consiste em calcular o déficit de Na^+, em que o déficit de Na^+ = 0,6 × peso corporal × (concentração plasmática alvo de Na⁺ − concentração plasmática inicial de Na⁺), seguido do cálculo da velocidade necessária. Independentemente do método usado para determinar a velocidade de administração, o aumento da concentração plasmática de Na⁺ pode ser altamente imprevisível durante o tratamento com solução salina hipertônica, devido a rápidas mudanças da fisiologia subjacente; a concentração plasmática de Na⁺ deve ser monitorada a cada 2 a 4 horas durante o tratamento, com alterações apropriadas no tratamento baseadas na velocidade de mudança observada. A administração de oxigênio suplementar e o suporte ventilatório também são de importância crítica na hiponatremia aguda, no caso em que os pacientes desenvolvem edema pulmonar agudo ou insuficiência respiratória hipercápnica. Os diuréticos de alça por via intravenosa ajudarão a tratar o edema pulmonar agudo e também aumentarão a excreção de água livre, interferindo no sistema de multiplicação por contracorrente renal. Os antagonistas da AVP não desempenham um papel aprovado no tratamento da hiponatremia aguda. A velocidade de correção deve ser comparativamente lenta na hiponatremia crônica (< 8-10 mM nas primeiras 24 horas e < 18 nas primeiras 48 horas), de modo a evitar o desenvolvimento da síndrome de desmielinização osmótica (SDO); uma velocidade-alvo menor é adequada para pacientes com risco particular de SDO, como alcoolistas ou pacientes com hipopotassemia. Pode ocorrer correção excessiva da concentração plasmática de Na⁺ quando os níveis de AVP se normalizam rapidamente; por exemplo, após o tratamento de pacientes com hiponatremia hipovolêmica crônica com solução salina intravenosa, ou após a reposição de glicocorticoides em pacientes com hipopituitarismo e insuficiência suprarrenal secundária. Observa-se uma correção excessiva em aproximadamente 10% dos pacientes tratados com vaptanas, como a conivaptana; o risco aumenta se a ingestão de água não for liberada. Se houver correção excessiva da concentração plasmática de Na⁺ após a terapia, com solução salina hipertônica, solução isotônica ou uma vaptana, a hiponatremia pode ser reinduzida ou estabilizada com segurança por meio da administração do agonista da AVP, o acetato de desmopressina (DDAVP) e/ou administração de água livre, tipicamente soro glicosado a 5% por via intravenosa; a meta é impedir ou reverter o desenvolvimento de SDO. Como alternativa, o tratamento de pacientes com hiponatremia acentuada pode ser iniciado com a administração de DDAVP, duas vezes ao dia, para manter uma bioatividade constante da AVP, em associação com a administração de solução salina hipertônica para corrigir lentamente o nível sérico de sódio de uma maneira mais controlada, reduzindo antecipadamente o risco de correção excessiva.

II-108. **A resposta é E.** *(Cap. 63)* Esse paciente apresenta hipernatremia grave após lhe ter sido negada a ingestão de água livre. No diabetes insípido nefrogênico, os rins não são capazes de responder ao ADH e de excretar uma urina diluída, independentemente da osmolalidade sérica. Para corrigir essa hipernatremia, você precisa primeiramente calcular o déficit de água livre total do paciente. O cálculo é o seguinte: ([Na] − 140/140) × (água corporal total), em que a água corporal total é de aproximadamente 50 a 60% do peso corporal (60% nos homens, ou 60 kg para o Sr. Matherli). Desse modo, o déficit de água livre desse paciente é de cerca de 8,5 L (ou 8.500 mL). Para repor essa quantidade em 24 horas, é necessária a administração de aproximadamente 350 mL/h de água livre.

II-109. **A resposta é D.** *(Cap. 65)* A primeira etapa na avaliação diagnóstica da hiper ou hipocalcemia consiste em assegurar que a alteração dos níveis séricos de cálcio não seja secundária a concentrações anormais de albumina. Cerca de 50% do cálcio total está ionizado, enquanto o restante está ligado principalmente à albumina. Embora as determinações diretas do cálcio ionizado sejam possíveis, elas são facilmente influenciadas pelos métodos de coleta e por outros artefatos; por esse motivo, é geralmente preferível medir o cálcio total e a albumina para "corrigir" o cálcio sérico. Quando as concentrações séricas de albumina estão reduzidas, o nível corrigido de cálcio é calculado somando 0,2 mM (0,8 mg/dL) ao nível de cálcio total para cada redução de 1,0 g/dL da albumina sérica abaixo do valor de referência de 4,1 g/dL da albumina e, em sentido inverso, para elevações da albumina sérica. O nível de albumina desse paciente é de 2,0, ou seja, cerca de 1,5 abaixo do valor de referência. Por conseguinte, deve-se adicionar um valor de 1,6 (ou 0,8 × 2,0 ao nível de cálcio medido para obter um valor corrigido de 9,4 mg/dL – um valor que não exige nenhum tratamento para a hipocalcemia. Pode ser conveniente efetuar uma avaliação adicional para os sintomas e o nível sérico reduzido de albumina.

II-110. **A resposta é B.** *(Cap. 65)* Quando as concentrações séricas de albumina estão reduzidas, a concentração de cálcio corrigida é calculada somando 0,2 mM (0,8 mg/dL) ao valor do cálcio total para cada decréscimo de 1,0 g/dL na albumina sérica abaixo do valor de referência de 4,1 g/dL da albumina e, em sentido inverso, para elevações da albumina sérica. Neste paciente, o cálcio sérico corrigido está elevado, de 12,7 (11,5 + [4 − 2,5] × 0,8). A hipercalcemia sintomática significativa geralmente exige intervenção terapêutica, independentemente da etiologia da hipercalcemia. O tratamento inicial da hipercalcemia significativa começa com a expansão de volume, visto que a hipercalcemia sempre leva à desidratação; nas primeiras 24 horas, podem ser necessários 4 a 6 L de soro fisiológico por via intravenosa, tendo em mente que as comorbidades subjacentes (p. ex., insuficiência cardíaca congestiva) podem exigir o uso de diuréticos de alça para aumentar a excreção de sódio e de cálcio. Entretanto, os diuréticos de alça não devem ser iniciados antes que o volume tenha sido normalizado. Se houver mobilização aumentada de cálcio do osso (como a que ocorre na neoplasia maligna ou no hiperparatireoidismo grave), deve-se considerar o uso de fármacos que inibem a reabsorção óssea. O ácido zoledrônico (p. ex., 4 mg por via intravenosa durante cerca de 30 minutos), o pamidronato (p. ex., 60 a 90 mg por via intravenosa durante 2 a 4 horas) e o ibandronato (2 mg por via intravenosa durante 2 horas) são bisfosfonatos comumente utilizados no tratamento da hipercalcemia de neoplasias malignas em adultos. Nos pacientes com hipercalcemia mediada pela 1,25(OH)2D, os glicocorticoides constituem o tratamento preferido, visto que eles diminuem a produção de 1,25(OH)2D. Com mais frequência, são utilizadas a hidrocortisona intravenosa (100-300 mg ao dia) ou a prednisona oral (40-60 mg ao dia), por 3-7 dias.

II-111. **A resposta é B.** *(Cap. 66)* Este paciente apresenta sinais de acidose com pH sérico < 7,35; por conseguinte, ambas as alternativas envolvendo alcalose são excluídas. O próximo passo é avaliar que determinante fisiológico do pH é responsável pela acidose. A $PaCO_2$ está baixa (valor normal: cerca de 40 mmHg); sendo assim, não é compatível com acidose respiratória. O nível de HCO_3^- está baixo, respondendo pela ocorrência de acidose metabólica. Dessa maneira, trata-se de acidose metabólica pura, provavelmente causada por cetoacidose, tendo em vista a história de diabetes melito do paciente e o *anion gap* elevado (sódio − [cloreto + HCO_3^-]).

II-112. **A resposta é E.** *(Cap. 66)* Embora todas as condições listadas possam causar acidose láctica, a síndrome do intestino curto é a única associada à acidose por ácido D-láctico, e não a acidose por ácido L-láctico. A acidose por ácido D-láctico, que pode estar associada a derivação jejunoileal, síndrome do intestino curto ou obstrução intestinal, deve-se à formação de D-lactato por bactérias intestinais. As outras formas de acidose láctica normalmente observadas em situações de aporte inadequado de oxigênio aos tecidos devem-se a elevações na produção intrínseca de ácido L-láctico.

II-113. **A resposta é A.** *(Cap. 66)* Este paciente apresenta toxicidade por etilenoglicol. A ingestão de etilenoglicol (comumente utilizado como anticongelante) resulta em acidose metabólica e lesão grave do sistema nervoso central, coração, pulmões e rins. O aumento do *anion gap* e do *osmolar gap* é atribuível ao etilenoglicol, a seus metabólitos, ácido oxálico e ácido glicólico, e a outros ácidos orgânicos. A produção de ácido láctico aumenta secundariamente à inibição do ciclo do ácido tricarboxílico e à alteração do estado redox intracelular. O diagnóstico é facilitado pela identificação de cristais de oxalato na urina, pela presença de *osmolar gap* no soro e por uma acidose metabólica com *anion gap* elevado. Embora seja sugerido o uso de uma lâmpada de Wood para visualizar o aditivo fluorescente no anticongelante comercial na urina de pacientes com ingestão de etilenoglicol, isso raramente é reproduzível. A combinação de um *anion gap* elevado e de um *osmolar gap* também elevado em um paciente com suspeita de ingestão de etilenoglicol deve ser considerada como evidência de toxicidade do etilenoglicol. O *osmolar gap* deste paciente é de 20. Nesse caso, a osmolalidade sérica calculada é 2(Na) + ureia/5,6 + glicose/18 = 300. Por conseguinte, o *osmolar gap* é de 20(320 − 300). O tratamento não deve ser adiado enquanto se aguarda a determinação dos níveis de etilenoglicol nesse contexto. O tratamento consiste na instituição imediata de diurese salina ou osmótica, suplementos de tiamina e piridoxina, fomepizol e, em certas ocasiões, hemodiálise. A administração IV do inibidor da álcool desidrogenase, o fomepizol (4-metilpirazol; 15 mg/kg como dose de ataque), constitui o tratamento de escolha e oferece a vantagem de um declínio previsível dos níveis de etilenoglicol, sem obnubilação excessiva, como aquela observada durante a infusão de álcool etílico. Quando utilizado, o etanol por via IV deve ser infundido para obter um nível sanguíneo de 22 mmol/L (100 mg/dL). Tanto o fomepizol quanto o etanol reduzem a toxicidade, uma vez que ambos competem com o etilenoglicol pelo seu metabolismo pela álcool desidrogenase. A hemodiálise está indicada quando o pH arterial é de < 7,3, ou quando o *osmolar gap* ultrapassa 20 mOsm/kg.

II-114. **A resposta é A.** *(Cap. 67)* A função sexual masculina normal exige (1) uma libido intacta, (2) a capacidade de alcançar e de manter a ereção peniana, (3) a ejaculação e (4) a detumescência. A libido refere-se ao desejo sexual e é influenciada por uma variedade de estímulos visuais, olfatórios, táteis, auditivos, imaginativos e hormonais. Os esteroides sexuais, particularmente a testosterona, atuam para aumentar a libido. A libido pode diminuída por distúrbios hormonais ou psiquiátricos e por medicamentos. O óxido nítrico, que induz relaxamento vascular, promove a ereção. O óxido nítrico aumenta a produção de GMP cíclico, que induz o relaxamento da musculatura lisa. O GMP cíclico é degradado gradualmente pela fosfodiesterase tipo 5 (PDE-5). Os inibidores da PDE-5, como os medicamentos orais sildenafila, vardenafila e tadalafila, mantêm a ereção ao reduzir a degradação do GMP cíclico. A ejaculação é estimulada pelo sistema nervoso simpático, o que resulta na contração do epidídimo, do ducto deferente, das glândulas seminais e da próstata, provocando a entrada do líquido seminal na uretra. A emissão do líquido seminal é seguida de contrações rítmicas dos músculos bulbocavernoso e isquiocavernoso, levando à ejaculação. A detumescência é mediada pela norepinefrina dos nervos simpáticos, pela endotelina da superfície vascular e pela contração da musculatura lisa induzida por receptores α-adrenérgicos pós-sinápticos e pela ativação da Rho-quinase. Esses eventos aumentam o fluxo de saída venoso e restabelecem o estado flácido.

II-115. **A resposta é D.** *(Cap. 67)* Os inibidores da fosfodiesterase 5, incluindo a sildenafila, a tadalafila, a vardenafila e a avanafila, são os únicos agentes orais aprovados e efetivos para o tratamento da disfunção erétil (DE). Mostram-se efetivos para o tratamento de uma ampla variedade de causas, incluindo psicogênicas, diabéticas, vasculogênicas, pós-prostatectomia radical (procedimentos com preservação dos nervos) e lesão da medula espinal. A androgenoterapia com testosterona pode ser efetiva para melhorar a libido e a função erétil em pacientes com baixos níveis séricos de testosterona; todavia, este paciente apresenta um nível sérico de testosterona normal para a sua idade. Os inibidores da 5α-redutase, como a finasterida, são utilizados para o tratamento da hipertrofia prostática e atuam como antiandrogênios; consequentemente, esses fármacos podem causar DE. Os corticosteroides e os inibidores seletivos da recaptação de serotonina (ISRSs) estão associados ao desenvolvimento de DE.

II-116. **A resposta é B.** *(Cap. 67)* Nas mulheres pós-menopáusicas, a terapia de reposição com estrogênio pode ser útil para tratar a atrofia vaginal, diminuir a dor durante o coito e melhorar a sensibilidade do clitóris. A reposição de estrogênio na forma de creme local constitui o método preferido, visto que evita os efeitos colaterais sistêmicos. Os inibidores da fosfodiesterase 5, como a sildenafila, não têm nenhuma eficácia comprovada na disfunção sexual feminina, apesar da fisiologia semelhante da resposta sexual nas mulheres, em comparação com os homens. Os inibidores seletivos da recaptação de serotonina usados para a depressão, como a paroxetina, podem causar disfunção sexual em mulheres. O tamoxifeno e o anastrosol são antiestrogênios usados no tratamento do câncer de mama e podem causar atrofia vaginal e disfunção sexual feminina.

II-117. **A resposta é D.** *(Cap. 68)* O hirsutismo, que é definido como o crescimento excessivo de pelos dependente de androgênio, de padrão masculino, acomete aproximadamente 10% das mulheres. Com mais frequência, o hirsutismo é idiopático ou ocorre como consequência de excesso de androgênio associado à síndrome dos ovários policísticos (SOP). Com menos frequência, pode resultar da produção excessiva de androgênios suprarrenais, como a que ocorre na hiperplasia suprarrenal congênita (HSRC) não clássica. Os elementos da anamnese relevantes para a avaliação do hirsutismo incluem a idade de início e a velocidade de progressão do crescimento dos pelos, bem como os sinais ou sintomas associados (p. ex., acne). Dependendo da causa, o crescimento excessivo de pelos normalmente é observado pela primeira vez durante a segunda e a terceira décadas de vida. O crescimento é geralmente lento, porém progressivo. O desenvolvimento súbito e a rápida progressão do hirsutismo sugerem a possibilidade de neoplasia maligna secretora de androgênio, e, neste caso, é possível que ocorra também virilização. O exame físico deve incluir a medição da estatura e do peso, bem como o cálculo do índice de massa corporal (IMC). Com frequência, observa-se um IMC > 30 kg/m^2 em associação ao hirsutismo, provavelmente como resultado do aumento da conversão de precursores androgênicos em testosterona. Deve-se registrar a pressão arterial, visto que as causas suprarrenais podem estar associadas à hipertensão. Os sinais cutâneos algumas vezes associados ao excesso de androgênios e à resistência à insulina incluem acantose *nigricans* e apêndices cutâneos. Uma avaliação clínica objetiva da distribuição e quantidade de pelos é primordial para a investigação de qualquer mulher com hirsutismo. Essa avaliação possibilita a distinção entre hirsutismo e hipertricose e fornece um ponto de referência basal para medir a resposta ao tratamento. Um método simples e comumente utilizado para graduar o crescimento dos pelos é a escala modificada de Ferriman e Gallwey (Figura II-117), em que cada um dos nove locais sensíveis aos androgênios é graduado de 0 a 4. Cerca de 95% das mulheres brancas apresentam um escore abaixo de 8 nessa escala; dessa maneira, é normal que a maioria das mulheres tenha algum crescimento de pelos nos locais sensíveis aos androgênios. Escores acima de 8 sugerem um excesso de crescimento de pelos mediado por androgênios, um achado que deve ser pesquisado de modo mais detalhado por meio de avaliação hormonal. Nos grupos raciais/étnicos que têm menos tendência a manifestar hirsutismo (p. ex., mulheres asiáticas), devem-se pesquisar outras evidências cutâneas de excesso de androgênio, incluindo acne pustulosa e adelgaçamento dos cabelos.

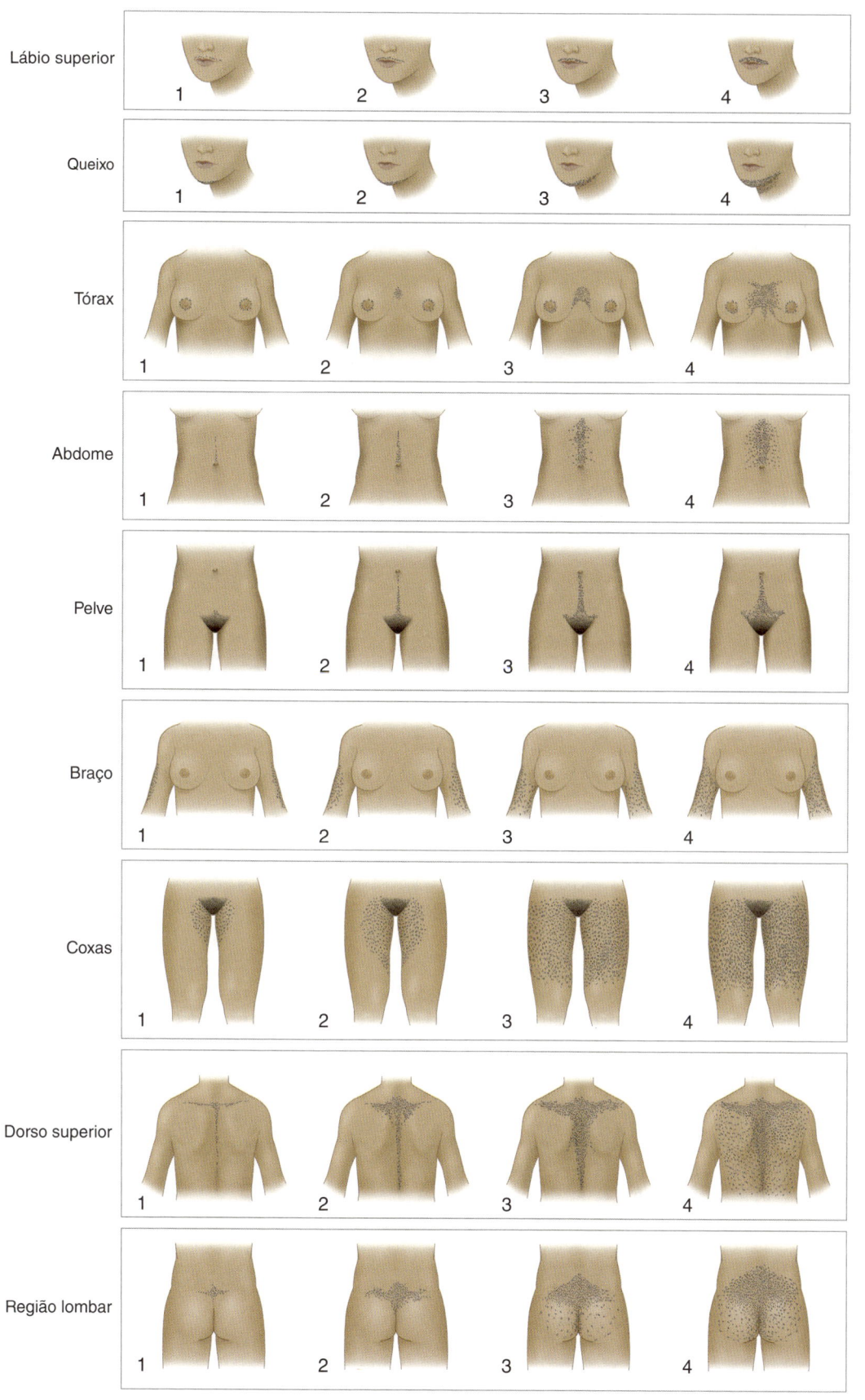

Lábio superior	1	2	3	4
Queixo	1	2	3	4
Tórax	1	2	3	4
Abdome	1	2	3	4
Pelve	1	2	3	4
Braço	1	2	3	4
Coxas	1	2	3	4
Dorso superior	1	2	3	4
Região lombar	1	2	3	4

FIGURA II-117 Modificada de DA Ehrmann et al.: Hyperandrogenism, hirsutism, and polycystic ovary syndrome, in LJ DeGroot and JL Jameson [eds], *Endocrinology*, 5th ed. Philadelphia, Saunders, 2006; com autorização.

II-118. A resposta é E. *(Cap. 68)* Os androgênios são secretados pelos ovários e pelas glândulas suprarrenais em resposta a seus respectivos hormônios trópicos: o hormônio luteinizante (LH) e o hormônio adrenocorticotrófico (ACTH). Os principais esteroides circulantes envolvidos na etiologia do hirsutismo são a testosterona, a androstenediona e a desidroepiandrosterona (DHEA) e sua forma sulfatada (DHEAS). Normalmente, os ovários e as glândulas suprarrenais contribuem de modo aproximadamente igual para a produção de testosterona. A avaliação inicial do hirsutismo inclui a determinação dos níveis séricos de testosterona, testosterona livre e DHEAS. Níveis elevados de testosterona sugerem um tumor virilizante, enquanto níveis elevados de DHEAS sugerem uma fonte suprarrenal ou a presença de síndrome do ovário policístico. A Figura II-118 apresenta um algoritmo diagnóstico sugerido.

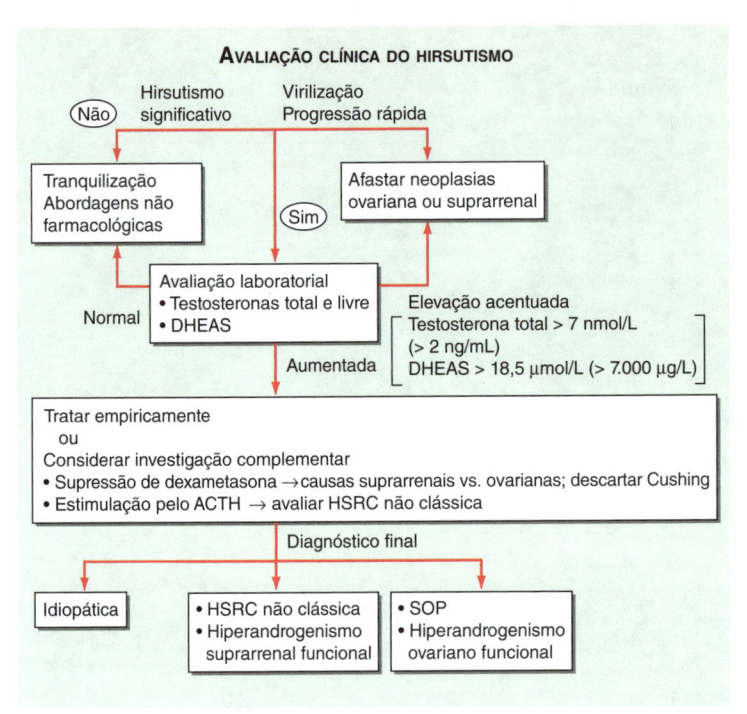

FIGURA II-118 *Abreviações:* ACTH, hormônio adrenocorticotrófico; DHEAS, sulfato da desidroepiandrosterona; HSRC, hiperplasia suprarrenal congênita; SOP, síndrome dos ovários policísticos.

II-119. A resposta é D. *(Cap. 69)* A amenorreia refere-se à ausência de períodos menstruais. A amenorreia é classificada como primária, se o sangramento menstrual nunca tiver ocorrido na ausência de tratamento hormonal, ou secundária se os períodos menstruais cessarem por 3 a 6 meses. A amenorreia primária é um distúrbio raro, que ocorre em < 1% da população feminina. Todavia, entre 3 e 5% das mulheres apresentam pelo menos três meses de amenorreia secundária em determinado ano. Não há evidências de que a raça ou a etnia possam influenciar a prevalência da amenorreia. Entretanto, tendo em vista a importância de uma nutrição adequada para que haja uma função reprodutiva normal, tanto a idade na menarca quanto a prevalência de amenorreia secundária variam de modo significativo em diferentes partes do mundo. A ausência de menstruação aos 16 anos de idade tem sido tradicionalmente usada para definir a amenorreia primária. Entretanto, outros fatores, como crescimento, características sexuais secundárias, presença de dor pélvica cíclica e tendência secular a uma idade mais precoce para a menarca, particularmente em meninas afro-americanas, também influenciam a idade em que a amenorreia primária deve ser investigada. Por conseguinte, deve-se iniciar uma avaliação para amenorreia aos 15 ou 16 anos de idade na presença de crescimento e características sexuais secundárias normais; aos 13 anos, na ausência de características sexuais secundárias ou se a altura for menor do que o percentil 3; aos 12 ou 13 anos na presença de desenvolvimento das mamas e dor pélvica cíclica; ou dentro de dois anos após o desenvolvimento das mamas se não ocorrer a menarca, definida pelo primeiro período menstrual. A anovulação e os ciclos irregulares são relativamente comuns por até dois anos após a menarca e por 1 a 2 anos antes do período menstrual final. Nos anos entre esse intervalo, a duração do ciclo menstrual é de cerca de 28 dias, com um intervalo intermenstrual que normalmente varia de 25 a 35 dias. A variabilidade de um ciclo para outro em uma mulher que esteja ovulando sistematicamente é, em geral, de mais ou menos dois dias. A gravidez constitui a causa mais comum de amenorreia e deve ser excluída no início de qualquer avaliação de irregularidade menstrual. Entretanto, muitas mulheres em certas ocasiões omitem um período menstrual. Três ou mais meses de amenorreia secundária exigem uma avaliação, bem como uma história de intervalos intermenstruais de > 35 ou < 21 dias, ou ocorrência de sangramento que persiste por > 7 dias.

II-120. **A resposta é B.** *(Cap. 69)* O primeiro passo na avaliação da amenorreia consiste na avaliação do útero e da sua via de saída. Se forem normais, a avaliação subsequente deve incluir a exclusão de possível gravidez, seguida de determinação dos androgênios (testosterona e DHEAS), hormônio folículo-estimulante (FSH) e prolactina. Como mostra a Figura II-120, essa paciente apresenta achados compatíveis com tumor neuroendócrino e deve realizar uma RM. A síndrome de resistência aos androgênios exige gonadectomia, devido ao risco de gonadoblastoma nas gônadas disgenéticas. Há controvérsias quanto à sua realização no início da infância ou após completar o desenvolvimento das mamas.

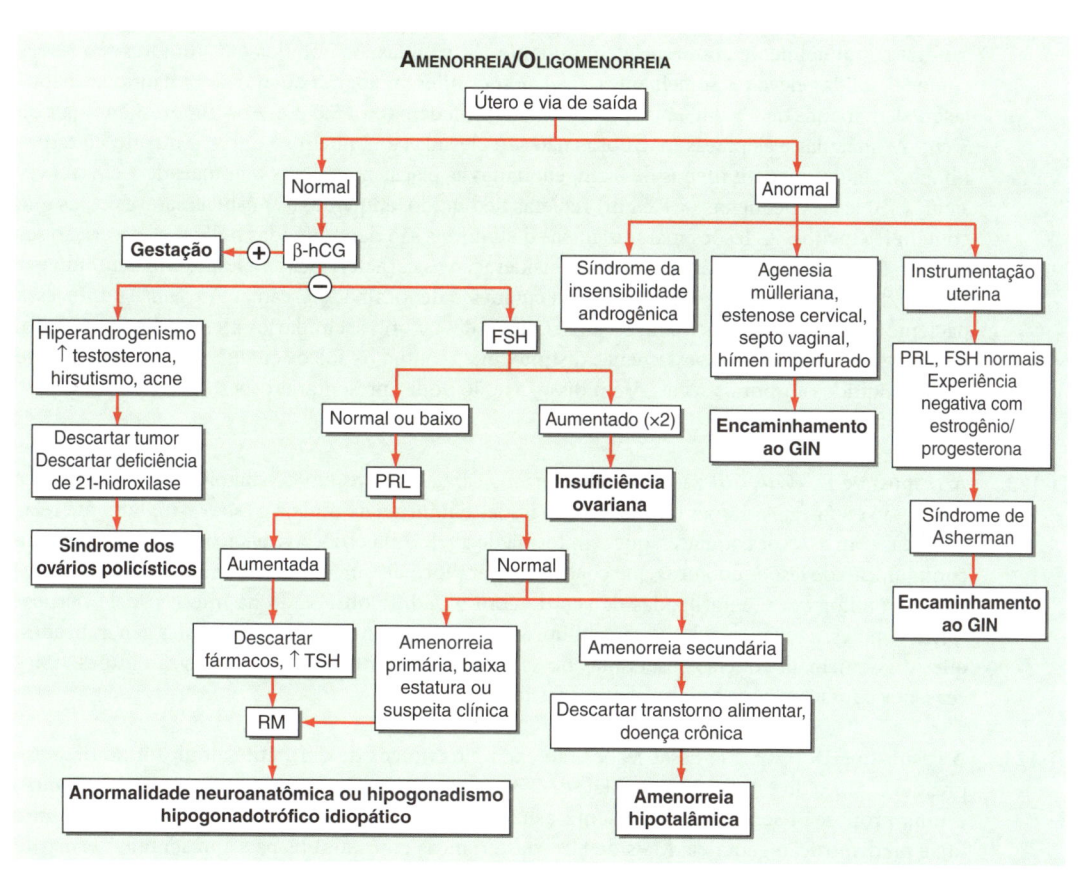

FIGURA II-120 Algoritmo para avaliação da amenorreia. β-hCG, gonadotrofina coriônica humana β; FSH, hormônio folículo-estimulante; GIN, ginecologista; PRL, prolactina; RM, ressonância magnética; TSH, hormônio estimulante da tireoide.

II-121. **A resposta é D.** *(Cap. 69)* A síndrome dos ovários policísticos (SOP) é diagnosticada com base na presença de uma combinação de evidências clínicas e bioquímicas de hiperandrogenismo, amenorreia ou oligomenorreia e aparecimento de ovários policísticos na ultrassonografia. Aproximadamente metade das pacientes com SOP apresenta obesidade, e as anormalidades na dinâmica da insulina são comuns, assim como a síndrome metabólica. Em geral, os sintomas começam pouco depois da menarca e são lentamente progressivos. As pacientes podem desenvolver sangramento uterino disfuncional, definido pela ocorrência de sangramento uterino frequente ou maciço. Uma importante anormalidade em pacientes com SOP é a ausência de ovulação previsível regular. Consequentemente, essas pacientes apresentam risco de desenvolver sangramento disfuncional e hiperplasia endometrial associados à exposição ao estrogênio sem oposição. Pode-se proteger o endométrio com o uso de contraceptivos orais ou progestinas (acetato de medroxiprogesterona, 5-10 mg, ou progesterona, 200 mg ao dia, durante 10 a 14 dias de cada mês). Os contraceptivos orais também são úteis para o manejo dos sintomas de hiperandrogenismo, assim como a espironolactona, que atua como bloqueador fraco dos receptores de androgênios. O clomifeno e o letrozol são usados em pacientes com SOP que têm interesse em fertilidade. Os corticosteroides agravarão a obesidade e a hiperglicemia dessa paciente. A testosterona agravará a SOP, visto que o distúrbio é impulsionado por excesso de androgênios.

II-122. **A resposta é D.** *(Cap. 70)* Os exantemas e as lesões cutâneas constituem um dos motivos mais comuns que levam os indivíduos a consultar um médico. A caracterização acurada de uma lesão cutânea é importante para estabelecer a causa subjacente da doença. Quatro características básicas que são importantes quando se descreve uma lesão cutânea são: a distribuição, os tipos de lesões primária e secundária, o formato e a distribuição das lesões. A descrição primária de uma lesão cutânea leva em consideração o tamanho, se a lesão é elevada ou plana e se ela contém líquido. As lesões elevadas podem consistir em pápulas, nódulos, tumores ou placas. Uma placa é uma lesão elevada e plana, que mede mais de 1 cm de diâmetro. As bordas podem ser nítidas ou podem fundir-se gradualmente com a pele circundante. As pápulas, os nódulos e os tumores são lesões cutâneas sólidas elevadas semelhantes. Essas lesões diferem apenas quanto ao tamanho: as pápulas medem menos de 0,5 cm, enquanto os nódulos medem 0,5 a 5,0 cm, e os tumores têm mais de 5 cm. As máculas e as placas maculosas não são elevadas e também só diferem quanto ao tamanho: as máculas medem menos de 2 cm, enquanto as placas maculosas têm mais de 2 cm. As vesículas são lesões pequenas (< 0,5 cm) repletas de líquido, enquanto as pústulas são vesículas que contêm leucócitos. As lesões maiores cheias de líquidos são denominadas bolhas. A descrição secundária de uma lesão cutânea leva em consideração as características da lesão. Um acúmulo excessivo de extrato córneo sobre uma lesão cutânea é denominado escama. Por conseguinte, essa paciente apresenta uma placa com escama. Outros descritores secundários incluem liquenificação, que se refere à pele com espessamento distinto, que acentua os sulcos cutâneos, e a crosta, que se refere a líquidos corporais secos. Além disso, a lesão pode apresentar erosões, ulcerações, escoriação, atrofia ou cicatrizes.

II-123. **A resposta é D.** *(Cap. 70)* São utilizados termos característicos em dermatologia para descrever uma lesão cutânea. As lesões numulares são lesões em forma de moeda e estão estreitamente relacionadas com as lesões anulares, que têm forma de anel. Uma erupção policíclica consiste em uma configuração de lesões cutâneas que coalescem para formar um anel ou anéis incompletos. As lesões herpetiformes são agrupadas de acordo com o padrão observado na infecção pelo herpes-vírus simples, enquanto as lesões morbiliformes consistem em máculas ou pápulas generalizadas, que se assemelham àquelas observadas no sarampo. Os exantemas liquenoides são lesões violáceas, que se assemelham àquelas observadas no líquen plano.

II-124. **A resposta é D.** *(Cap. 71)* Essas lesões são exemplos típicos de dermatite atópica infantil, a expressão cutânea do estado atópico. Mais de 75% dos pacientes manifestam a doença até os 5 anos, e uma proporção semelhante apresenta asma e/ou rinite alérgica concomitantes. Existe uma forte predisposição genética. Mais de 80% das crianças cujos ambos pais apresentam dermatite atópica terão manifestações cutâneas semelhantes; a prevalência é de cerca de 50% quando apenas um dos pais é acometido. Além da fossa antecubital, a face, o pescoço e outras superfícies extensoras costumam ser acometidas. A evolução típica envolve exacerbações e remissões. Na forma adulta, a doença frequentemente consiste em líquen simples crônico localizado ou eczema das mãos. O tratamento da dermatite atópica envolve hidratação adequada, uso de anti-inflamatórios tópicos e prevenção de infecção bacteriana secundária. O tacrolimo e o pimecrolimo tópicos foram aprovados para tratamento. Esses fármacos não causam algumas das complicações dos corticosteroides tópicos, porém relatos recentes levantaram o problema de um potencial risco aumentado de linfoma. As crianças com dermatite atópica podem sofrer resolução espontânea; entretanto, cerca de 40% das crianças com sintomas apresentarão dermatite quando adultos. É interessante assinalar que, por motivos desconhecidos, a prevalência mundial da dermatite atópica está aumentando.

II-125. **A resposta é E.** *(Cap. 71)* Todos os pacientes com psoríase devem ser orientados a evitar o ressecamento excessivo da pele e a manter sua hidratação. Deve-se suspeitar de infecção bacteriana secundária quando há agravamento local e deve-se instituir o tratamento adequado. Com frequência, os glicocorticoides tópicos provocam atrofia da pele e perdem sua eficácia com o passar do tempo. Os análogos da vitamina D tópicos e os retinoides substituíram efetivamente o alcatrão, o ácido salicílico e a antralina como terapias adjuvantes tópicas. A luz UVA (com psoraleno) e/ou UVB constitui um tratamento efetivo para a psoríase disseminada em muitos casos. Esses tratamentos podem estar associados a um risco aumentado de câncer de pele, particularmente em pacientes imunocomprometidos. Com frequência, o metotrexato mostra-se efetivo em pacientes com artrite psoriásica (até 30% dos pacientes com psoríase). A ciclosporina e outros moduladores da imunidade mediada por células T são efetivos na psoríase. O alefacepte é um agente biológico intramuscular anti-CD2, que está indicado para a psoríase. Pode causar linfopenia, risco aumentado de infecção ou neoplasia maligna secundária. O infliximabe, o etanercepte e o adalimumabe são agentes biológicos anti-TNF, que estão indicados para uso na artrite psoriásica (o etanercepte está indicado para a psoríase). Esses fármacos estão associados a um risco aumentado de infecção sistêmica grave, eventos neurológicos (leucoencefalopatia multifocal progressiva) e reações de hipersensibilidade. Os glicocorticoides orais não devem ser usados para o tratamento da psoríase, devido 'a possibilidade de desenvolver psoríase pustulosa potencialmente fatal quando o tratamento é interrompido.

II-126.   **A resposta é C.** *(Cap. 71)* A figura mostra achados típicos da dermatite de estase com placas exsudativas, eritematosas e descamativas na região inferior da perna e úlceras de estase não infectadas. A dermatite de estase desenvolve-se nos membros inferiores em consequência de incompetência venosa e edema crônico. Os pacientes podem fornecer uma história de trombose venosa profunda e podem apresentar sinais de cirurgia de veias ou veias varicosas. Os primeiros achados na dermatite de estase consistem em eritema leve e descamação com prurido. O local inicial típico de comprometimento é a face medial do tornozelo, frequentemente sobre uma veia distendida. A dermatite de estase pode apresentar inflamação aguda, com formação de crostas e exsudato. Nesse estado, é facilmente confundida com celulite. A dermatite de estase crônica está frequentemente associada à fibrose da derme, que é clinicamente reconhecida como edema duro da pele. À medida que o distúrbio progride, a dermatite torna-se cada vez mais pigmentada, devido ao extravasamento crônico dos eritrócitos, que resulta em deposição cutânea de hemossiderina. A dermatite de estase pode ser complicada por infecção secundária e dermatite de contato. Os pacientes com dermatite e ulceração associadas à estase beneficiam-se enormemente da elevação da perna e do uso rotineiro de meias de compressão com gradiente de pelo menos 30 a 40 mmHg. As meias que fornecem menos compressão, como as meias contra embolia, não são substitutos adequados. Os esteroides tópicos podem ajudar no prurido da dermatite, porém não devem ser aplicados às úlceras de estase, visto que eles podem retardar a cicatrização. Não há nenhuma indicação para o uso de corticosteroides sistêmicos. Na ausência de infecção ativa, não existe nenhuma indicação para antibióticos. As lesões das úlceras de estase não devem ser confundidas com zóster; por conseguinte, não há nenhuma indicação para o uso do aciclovir. A calcifilaxia ou arteriolopatia urêmica calcificada provoca necrose cutânea em pacientes com insuficiência renal crônica avançada.

II-127.   **A resposta é A.** *(Cap. 72)* Esta paciente apresenta as características clínicas compatíveis com eflúvio telógeno, uma causa comum de alopecia não cicatricial difusa. Ocorre eflúvio telógeno quando os ciclos de crescimento normalmente assincrônico dos pelos adquirem um padrão sincrônico, e, em consequência, um grande número de cabelos passa simultaneamente de um ciclo de crescimento (anágeno) para a morte (telógeno). As causas comuns de eflúvio telógeno incluem estressores como febre alta ou infecção, medicamentos e alterações nos níveis hormonais. O período pós-parto é uma época comum em que ocorre eflúvio telógeno. Ao exame físico, o médico pode não perceber qualquer adelgaçamento visível dos cabelos, embora o exame de fotografias do paciente antes de seu início pode possibilitar o reconhecimento clínico das alterações. O aspecto mais importante é que o médico não deve encontrar sinais de cabelos quebrados ou quebradiços ou alterações do couro cabeludo, incluindo descamação ou cicatrizes. O teste de tração do cabelo pode resultar em um número aumentado de cabelos intactos (> 6-10) com pressão suave. O eflúvio telógeno não necessita de nenhum tratamento e é reversível. Qualquer fármaco agressor potencial deve ser interrompido, e o paciente deve ser examinado à procura de distúrbio metabólicos subjacentes.

II-128.   **A resposta é E.** *(Cap. 72)* Observa-se a presença de púrpura quando ocorre extravasamento dos eritrócitos na derme, resultando na ausência característica de empalidecimento à compressão.

A púrpura pode ser palpável ou não palpável, e essa distinção ajuda a identificar a etiologia subjacente. Este paciente apresenta púrpura palpável, que é causada por vasculite ou êmbolos. A vasculite leucocitoclástica (VLC) é uma vasculite cutânea de pequenos vasos e uma das causas mais comuns de púrpura palpável. A VLC apresenta muitas etiologias, incluindo fármacos, infecções e doenças autoimunes. A etiologia mais provável neste paciente seria o uso recente de cefuroxima, causando depósito de imunocomplexos. A púrpura de Henoch-Schönlein também causa VLC, com predomínio nos membros inferiores. Entretanto, a idade de início é observada mais frequentemente em crianças e adolescentes, e existem sintomas associados, incluindo febre, artralgias, dor abdominal, hemorragia gastrintestinal e nefrite. O ectima gangrenoso é um fenômeno embólico associado à infecção por microrganismos Gram-negativos. Essas lesões consistem em pápulas ou placas edematosas e eritematosas, que podem desenvolver púrpura central e necrose. Tanto a capilarite quanto a trombocitopenia induzida por fármaco estão associadas à púrpura não palpável.

II-129. **A resposta é A.** *(Cap. 73)* Diversas doenças cutâneas imunologicamente mediadas são reconhecidas pelas suas características clínicas e patológicas. Este paciente apresenta características compatíveis com pênfigo vulgar, que é uma doença bolhosa autoimune, caracterizada pela perda de adesão entre as células epidérmicas. Clinicamente, a maioria dos pacientes com pênfigo vulgar tem mais de 40 anos de idade, e as lesões iniciais acometem as superfícies mucosas, predominantemente a mucosa oral. Essas lesões erodem rapidamente para úlceras e tipicamente são muito dolorosas. Podem constituir a única manifestação ou preceder em vários meses o desenvolvimento de lesões cutâneas bolhosas. As lesões cutâneas típicas consistem em bolhas flácidas e frágeis no couro cabeludo, na face, no pescoço, nas axilas, virilhas e tronco. Em virtude de sua natureza frágil, as bolhas sofrem rápida ruptura, deixando a pele desnuda com ulcerações, que podem ser extensas e muito dolorosas. Pode ou não haver prurido. Normalmente, as lesões regridem sem formar cicatriz, a não ser que haja infecção secundária ou feridas dérmicas mecanicamente induzidas. A pressão manual da pele desses pacientes pode provocar a separação da epiderme, um fenômeno conhecido como sinal de Nikolsky. Entretanto, esse achado é inespecífico. As lesões características são mostradas na Figura II-129. A biópsia da lesão demonstra a formação de bolhas acantolíticas na camada suprabasal da epiderme, com formação de vesículas intradérmicas. Os ceratinócitos basais permanecem ligados à membrana basal epidérmica. As alterações da derme são mínimas. Na imunopatologia, são encontrados depósitos de IgG na superfície dos ceratinócitos. Depósitos de complemento podem ser encontrados na pele lesionada, mas não na pele não acometida. Os autoanticorpos no pênfigo vulgar são dirigidos contra a desmogleína 3 naqueles que apresentam apenas acometimento da mucosa. Se houver também comprometimento da pele, são também demonstrados anticorpos contra a desmogleína 1. O pênfigo vulgar pode ser potencialmente fatal quando ocorre comprometimento difuso da pele. As taxas de mortalidade antes do uso dos esteroides sistêmicos eram altas, alcançando 60 a 90%; entretanto, atualmente, as taxas de mortalidade são de apenas cerca de 5%. As causas mais comuns de mortalidade no pênfigo vulgar consistem em infecções secundárias e complicação do tratamento com glicocorticoides sistêmicos. O tratamento inicial consiste em prednisona, em uma dose de 1 mg/kg ao dia. Nos casos graves, pode haver necessidade de tratamento imunossupressor adicional, incluindo azatioprina, ciclofosfamida, micofenolato de mofetila, rituximabe ou plasmaférese. Outras doenças também apresentam características imunopatológicas distintas. Os depósitos de IgG e C3 na superfície celular dos ceratinócitos, com deposição variável de imunorreagentes na zona da membrana basal epidérmica (alternativa B), são característicos do pênfigo paraneoplásico. Esses pacientes desenvolvem lesões mucosas erosivas dolorosas, bem como erupções papuloescamosas e/ou liquenoides, que podem evoluir para lesões bolhosas. Esses indivíduos apresentam uma matriz de autoanticorpos dirigidos contra membros da família das plaquinas. Os indivíduos que apresentam depósitos granulosos de IgA na derme papilar (alternativa C) apresentam dermatite herpetiforme, um exantema papulovesiculoso intensamente pruriginoso nas faces extensoras, que está associado à enteropatia sensível ao glúten. O penfigoide da membrana mucosa é uma doença rara, caracterizada por lesões erosivas das membranas mucosas e da pele, incluindo couro cabeludo, face e parte superior do tronco, com demonstração de depósitos de IgG, IgA e/ou C3 na membrana basal epidérmica (alternativa D). Por fim, observa-se uma faixa linear de IgG e/ou C3 (alternativa E) na membrana basal epidérmica na epidermólise bolhosa adquirida, outra doença bolhosa crônica rara. Em geral, as lesões nesse distúrbio ocorrem em locais de traumatismo mínimo e estão associadas a cicatrizes inflamatórias disseminadas.

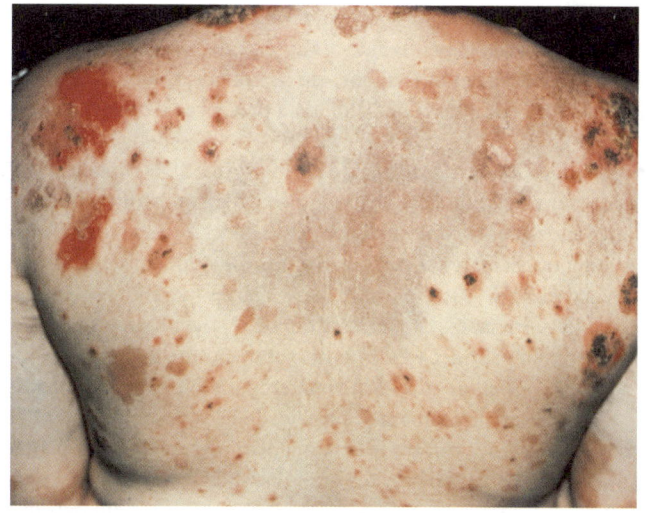

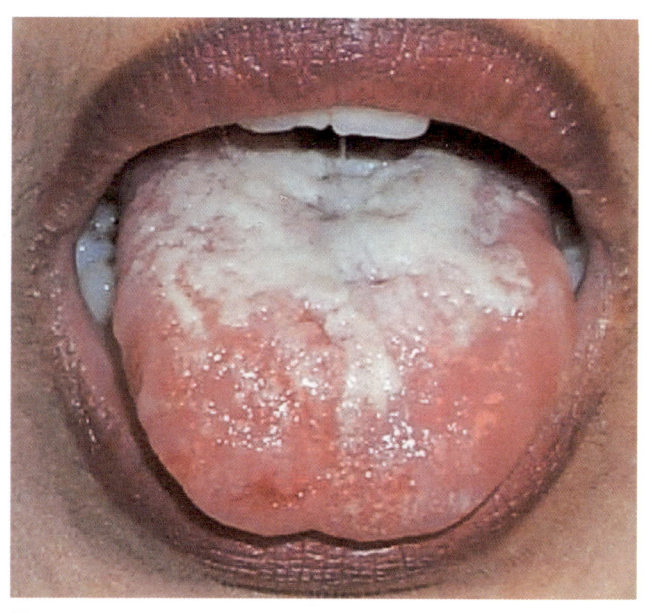

FIGURA II-129 *B.* Cortesia de Robert Swerlick, MD; com autorização.

II-130. **A resposta é A.** *(Cap. 73)* O penfigoide bolhoso é uma doença cutânea autoimune, que se manifesta principalmente em indivíduos idosos. Embora as lesões iniciais possam consistir em placas urticariformes, a maioria dos pacientes acaba desenvolvendo bolhas tensas sobre uma base normal ou eritematosa. As lesões típicas do penfigoide bolhoso são mostradas na figura. Os locais mais comuns do penfigoide bolhoso incluem a região inferior do abdome, a virilha e as faces flexoras dos membros. Lesões na mucosa oral podem ser observadas, porém não constituem a lesão de apresentação comum que normalmente ocorre no pênfigo vulgar. Pode ou não haver prurido. Entretanto, quando presente, pode ser intenso. As bolhas não lesionadas regridem sem deixar cicatrizes. Convém assinalar que não existe nenhuma ligação epidemiológica entre o penfigoide bolhoso e a neoplasia maligna não diagnosticada, embora alguns estudos de casos iniciais tenham sugerido essa possibilidade. As biópsias das lesões do penfigoide bolhoso mostram uma bolha subepidérmica com infiltrado denso rico em eosinófilos. Verifica-se também a presença de células mononucleares e neutrófilos. As biópsias da pele de aspecto normal também demonstram um infiltrado leucocitário perivascular mínimo, com alguns eosinófilos. Entretanto, a microscopia de imunofluorescência direta da pele de aparência normal demonstrará depósitos de IgG e/ou C3 na membrana basal epidérmica, e cerca de 70% dos indivíduos com penfigoide bolhoso apresentam autoanticorpos

IgG que se ligam à membrana basal epidérmica da pele humana normal à microscopia de imunofluorescência indireta. O penfigoide bolhoso pode persistir durante meses a anos, com recidivas e remissões. Os pacientes são tratados, em sua maioria, com glicocorticoides orais. Pode haver necessidade de imunossupressão adicional na presença de doença extensa.

II-131. **A resposta é D.** *(Cap. 73)* A dermatite herpetiforme (DH) é uma doença cutânea imunológica, caracterizada por prurido intenso, com lesões cutâneas de distribuição simétrica ao longo das faces extensoras, nádegas, dorso, couro cabeludo e nuca. As lesões da DH podem consistir em placas papulares, papulovesiculares ou urticariformes. Devido à intensidade do prurido associado, muitos pacientes não exibem as lesões cutâneas primárias, porém apresentam escoriações e pápulas crostosas. Com frequência, esses pacientes também relatam uma sensação de queimação e de picadas juntamente com o prurido, e esses sintomas aparecem antes da manifestação das lesões cutâneas. Quase todos os pacientes apresentam enteropatia sensível ao glúten associada, embora essa condição possa não ser clinicamente identificada na apresentação. Do ponto de vista patológico, as lesões demonstram um infiltrado inflamatório neutrofílico nas papilas dérmicas. Na imunofluorescência, são observados depósitos granulosos de IgA na derme papilar e ao longo da membrana basal epidérmica. O principal tratamento da DH consiste em dapsona, em doses de 50 a 200 mg ao dia, e a maioria dos pacientes relata uma notável melhora dentro de 24 a 48 horas. Com doses acima de 100 mg ao dia, é preciso ter muito cuidado para os efeitos colaterais, devido à ocorrência frequente de metemoglobinemia e hemólise. Além da dapsona, recomenda-se uma dieta isenta de glúten. Todavia, são necessários muitos meses dessa dieta para obter algum benefício clínico, de modo que a dieta não é recomendada como tratamento único. Os corticosteroides não são usados no tratamento da DH.

II-132. **A resposta é E.** *(Cap. 75)* A queimadura solar é uma reação inflamatória aguda da pele pela luz solar, predominantemente aos raios UVB. A resposta do corpo ao sol depende principalmente da quantidade de melanina presente na pele, que é sintetizada nos melanócitos da derme. O receptor de melanocortina-1 (MC1R) é de importância central para determinar as diferenças genéticas na coloração da pele e na resposta à luz solar. Os indivíduos de pele clara e cabelos ruivos tipicamente apresentam baixos níveis de MC1R e, portanto, produzem pouca melanina com exposição à luz solar. Esses indivíduos podem sempre sofrer queimadura em resposta à exposição à luz solar e nunca se bronzeiam. Por outro lado, uma alta atividade do MC1R está associada a um aumento na atividade dos melanócitos e consequente produção de melanina, resultando em bronzeamento da pele. O eritema da queimadura solar é provocado pela vasodilatação dos vasos sanguíneos dérmicos e apresenta um intervalo de tempo de 4 a 12 horas entre a exposição à luz solar e o desenvolvimento de vermelhidão visível. A radiação tanto UVA quanto UVB pode causar queimadura solar, porém a UVB é muito mais eficiente para provocar queimaduras. Entretanto, ao meio-dia, os raios UVA são muito mais prevalentes e, portanto, contribuem mais para a resposta nesse horário do dia. As câmaras de bronzeamento artificial, usadas para bronzeamento cosmético, administram > 90% de radiação UVA, porém ainda estão associadas às toxicidades de uma exposição excessiva, como câncer de pele e envelhecimento prematuro da pele. Atualmente, são necessários filtros solares para proteger contra a radiação tanto UVA quanto UVB, e são rotulados como de amplo espectro para indicar isso.

II-133. **A resposta é E.** *(Cap. 75)* As sulfonilureias podem causar reações tanto de fotoalergia quanto de fototoxicidade, porém várias manifestações clínicas devem permitir a distinção desses dois distúrbios. A fototoxicidade a uma reação não imunológica, que pode ocorrer sem período de latência após a administração de um fármaco. A resposta assemelha-se a uma queimadura solar e ocorre nas áreas expostas ao sol. À semelhança de uma queimadura solar, uma reação fototóxica pode formar bolhas e descamar. A reação fotoalérgica é muito menos comum e ocorre quando os raios UV transformam o fármaco em um hapteno instável, capaz de estimular uma resposta imune. Essa resposta de hipersensibilidade tardia é intensamente pruriginosa. A pele exposta ao sol aparece liquenificada e com consistência de couro. Em alguns indivíduos, a pele não exposta ao sol também pode ser acometida. Não há comprometimento das membranas mucosas. Em raros casos (5 a 10%), a hipersensibilidade à luz persistente permanecerá mesmo após a retirada do fármaco agressor, uma condição conhecida como reação persistente à luz.

II-134. **A resposta é D.** *(Cap. 77)* A eritropoiese normal exige a produção adequada de eritropoetina (EPO), a capacidade proliferativa da medula óssea, a disponibilidade de ferro e de outros cofatores e a maturação efetiva dos precursores dos eritrócitos. O regulador fisiológico da produção de eritrócitos é a EPO, uma glicoproteína produzida nas células de revestimento dos capilares peritubulares do rim. A produção de EPO e a regulação gênica são controladas pelo fator induzível por hipoxia 1α, que é suprarregulado em resposta à hipoxia. Em seguida, a EPO estimula as células progenitoras iniciais na medula óssea a aumentar em número e, por sua vez, a produzir maior quantidade de eritrócitos. O primeiro precursor eritroide morfologicamente identificável é o pronormoblasto. Essa célula divide-se 4 a 5 vezes para produzir um total de 16 a 32 eritrócitos maduros. Com a estimulação da EPO, a produção de eritrócitos aumenta acentuadamente, até 4 a 5 vezes, alcançando sua capacidade máxima dentro de um período de 1 a 2 semanas. Todavia, na ausência de EPO, as células progenitoras eritroides sofrem apoptose ou morte celular programada. De modo global, a produção normal de eritrócitos e sua renovação resultam na reposição diária de 0,8 a 1,0% da população de eritrócitos.

II-135. **A resposta é E.** *(Cap. 77)* Essa paciente apresenta anemia microcítica no contexto de períodos menstruais com perda acentuada de sangue e dieta vegetariana que pode apresentar baixo teor de ferro. Ela mais provavelmente apresenta anemia ferropriva, que resulta em medula óssea hipoproliferativa em relação ao grau de anemia. Pelo menos 75% de todos os casos de anemia são de natureza hipoproliferativa, sendo a deficiência de ferro a causa mais comum. A anemia ferropriva resulta em anemia microcítica hipocrômica característica. No exame laboratorial, manifesta-se como baixo VCM, níveis baixos de HCM e baixa CHCM. O esfregaço de sangue periférico na anemia ferropriva caracteriza-se por microcitose (pequenas células) e hipocromia (células pálidas), com pequenas células exibindo uma palidez central. Entretanto, observa-se também a presença de anisocitose (células de diferentes tamanhos) e poiquilocitose (morfologia anormal das células) acentuadas, com células de muitos tamanhos e formas diferentes. O grau de anisocitose normalmente está correlacionado com o índice de anisocitose eritrocitária (RDW), que é medido no hemograma completo. A poiquilocitose resulta em células de muitas formas diferentes e representa um defeito de maturação eritrocitária na medula óssea ou fragmentação dos eritrócitos circulantes. Por conseguinte, todos os achados podem ser observados na anemia ferropriva grave. O próximo passo na investigação dessa paciente seria a realização de estudos do perfil do ferro, incluindo determinação da ferritina, ferro, transferrina e capacidade total de ligação do ferro.

II-136. **A resposta é E.** *(Cap. 77)* Essa paciente apresenta microcitose e hipocromia assintomáticas, conforme demonstrado pelos baixos valores do VCM e da HCM, porém não é anêmica. Isso é típico dos indivíduos com traço de α-talassemia. As talassemias são distúrbios hereditários da produção de hemoglobina, que resultam em produção de uma α ou β-globina anormal. As α-talassemias são mais comuns em indivíduos de ascendência da África, Ásia, Oriente Médio ou Mediterrâneo. A produção de α-globina é codificada por quatro genes de α-globina, dois em cada cromossomo 16 (αα/αα). O traço α-talassêmico ocorre quando existe um defeito em dois dos genes da α-globina (-α/-α ou --/αα). De modo global, a produção da α-globina é adequada para produzir uma hemoglobina normal e não resulta em hemólise excessiva. Entretanto, observa-se a presença de microcitose e hipocromia. O hematócrito está normal ou exibe apenas uma redução mínima, enquanto a contagem dos eritrócitos pode estar aumentada. Além da microcitose e da hipocromia, as células em alvo constituem um achado característico no esfregaço de sangue periférico. Essas células apresentam um aspecto em olho de boi e também podem ser observadas na doença hepática. As células espiculadas são normalmente observadas na uremia e exibem múltiplas projeções semelhantes a espículas. Os corpúsculos de Howell-Jolly são remanescentes nucleares que podem ser observados em alguns eritrócitos de indivíduos que foram submetidos à esplenectomia, visto que essas proteínas não são facilmente depuradas nesses indivíduos. Os esquistócitos são fragmentos de eritrócitos que podem ser observados em indivíduos que sofrem hemólise intravascular. Os esferócitos são pequenos eritrócitos densos que carecem da palidez central e biconcavidade. São normalmente observados na esferocitose hereditária, mas também podem ocorrer em outras anemias hemolíticas autoimunes.

II-137. **A resposta é C.** *(Cap. 77)* Esse esfregaço sanguíneo mostra eritrócitos fragmentados de tamanho e forma variáveis. Na presença de um corpo estranho na circulação (prótese valvar, enxerto vascular), pode ocorrer destruição dos eritrócitos. Essa hemólise intravascular também provocará elevação dos níveis séricos de lactato desidrogenase e hemoglobinúria. Na hemólise extravascular isolada, não ocorre liberação de hemoglobina ou hemossiderina na urina. O esfregaço de sangue periférico característico na esplenomegalia revela a presença de corpúsculos de Howell-Jolly (remanescentes nucleares dentro dos eritrócitos). Certas doenças estão associadas à hematopoiese extramedular (p. ex., anemias hemolíticas crônicas), que pode ser detectada pela presença de esplenomegalia, espessamento da calvária, mielofibrose ou hepatomegalia. O esfregaço de sangue periférico pode revelar células em lágrima ou eritrócitos nucleados. O hipotireoidismo está associado à macrocitose, que não está presente neste caso. A perda crônica de sangue gastrintestinal provoca microcitose, e não esquistócitos.

II-138. **A resposta é B.** *(Cap. 77)* O primeiro passo no diagnóstico de policitemia vera consiste em documentar a massa eritrocitária elevada. Uma massa eritrocitária normal sugere policitemia espúria. Em seguida, determinam-se os níveis séricos de eritropoetina (EPO). Se os níveis de EPO estiverem baixos, o diagnóstico é de policitemia vera. Os exames confirmatórios incluem análise para mutação de *JAK-2*, leucocitose e trombocitose. São observados níveis elevados de EPO na resposta fisiológica normal à hipoxia, bem como na produção autônoma de EPO. Outras etapas na investigação incluem a avaliação de hipoxia com gasometria arterial, avaliação para policitemia do fumante (níveis elevados de carbóxi-hemoglobina) e distúrbios de aumento da afinidade da hemoglobina pelo oxigênio. Baixos níveis séricos de EPO com saturação baixa de oxigênio sugerem uma produção renal inadequada (insuficiência renal). Pode-se observar a presença de massa eritrocitária elevada e altos níveis de EPO com saturação de oxigênio normal na produção autônoma de EPO, como no carcinoma de células renais.

II-139. **A resposta é E.** *(Cap. 78)* Após a ocorrência de lesão, a hemostasia é obtida por meio de adesão e agregação das plaquetas, juntamente com formação de um coágulo de fibrina. A etapa inicial no processo de hemostasia é a adesão das plaquetas. Esse processo é mediado principalmente pelo fator de von Willebrand (FvW). O FvW é uma proteína multimérica muito grande presente tanto no plasma quanto na matriz extracelular da parede subendotelial do vaso. Atua de modo semelhante a uma "cola molecular", visto que se liga às plaquetas com força suficiente para suportar o estresse do cisalhamento e impedir o seu desprendimento. A adesão das plaquetas também ocorre, em menor grau, com o colágeno subendotelial por meio de receptores específicos de colágeno da membrana plaquetária.

II-140, II-141, II-142 e II-143. **As respostas são B, D, C e A, respectivamente.** *(Cap. 78)* A hemostasia envolve um equilíbrio entre forças pró-coagulantes e anticoagulantes. As forças pró-coagulantes consistem na adesão e agregação plaquetárias, bem como na formação de coágulos de fibrina, enquanto o sistema anticoagulante inclui os inibidores naturais da coagulação e o processo da fibrinólise. São necessárias muitas proteínas para equilibrar esse sistema, que é precisamente ajustado para iniciar a coagulação em caso de lesão e interromper rapidamente o sangramento. Quando ocorre lesão, as plaquetas aderem rapidamente ao local de lesão principalmente por meio de sua ligação ao fator de von Willebrand e, em menor grau, ao colágeno subepitelial exposto. Após a adesão inicial das plaquetas, elas tornam-se ativadas para promover maior agregação, de modo a formar o coágulo. Esse processo é mediado, em parte, pela ação do receptor de glicoproteína IIb/IIIa na superfície das plaquetas. A proteína é o receptor mais abundante na superfície das plaquetas. Com a ativação das plaquetas, o receptor de glicoproteína IIb/IIIa pode ligar-se ao fator de von Willebrand e ao fibrinogênio, promovendo ainda mais a agregação plaquetária. Classicamente, acreditava-se que a formação do coágulo de fibrina ocorria pelas vias intrínseca e extrínseca. Hoje, sabe-se que a coagulação é normalmente iniciada por meio da exposição ao fator tecidual (a via extrínseca clássica), com amplificação importante por meio da via intrínseca. Existem numerosas interações dinâmicas que ocorrem com a ativação do fator tecidual. O fator tecidual liga-se ao cofator VIIa e pode atuar para ativar diretamente o fator X, ou pode ativar o fator IX, o qual, por sua vez, atua com o fator VIIIa para ativar o fator X. Em seguida, o fator X ativado converte a protrombina em trombina, a qual, por sua vez, exerce uma retroalimentação positiva sobre o sistema coagulante por meio de ativação do fator XI (a via intrínseca clássica). (Ver Figura II-143.) A trombina é uma enzima multifuncional, que também converte o fibrinogênio em fibrina para propagar a formação do coágulo. O corpo dispõe de vários mecanismos antitrombóticos para reverter o sistema da coagulação. A antitrombina é o principal inibidor da protease da trombina e dos outros fatores coagulantes do sistema da coagulação. A proteína C é uma glicoproteína plasmática que é ativada pela trombina e que atua para inativar os fatores V e VIII. Esse processo é acelerado por um cofator, a proteína S, que, à semelhança da proteína C, é uma glicoproteína que sofre modificação pós-traducional dependente de vitamina K. O inibidor da via do fator tecidual (TFPI) é uma protease que atua próximo ao sítio de ligação para o fator tecidual (FT) e o fator VIIa para infrarregular a via da coagulação. Além desses anticoagulantes, existe um processo ativo de degradação da fibrina. A plasmina é a principal protease do sistema fibrinolítico, clivando a fibrina em produtos de degradação da fibrina.

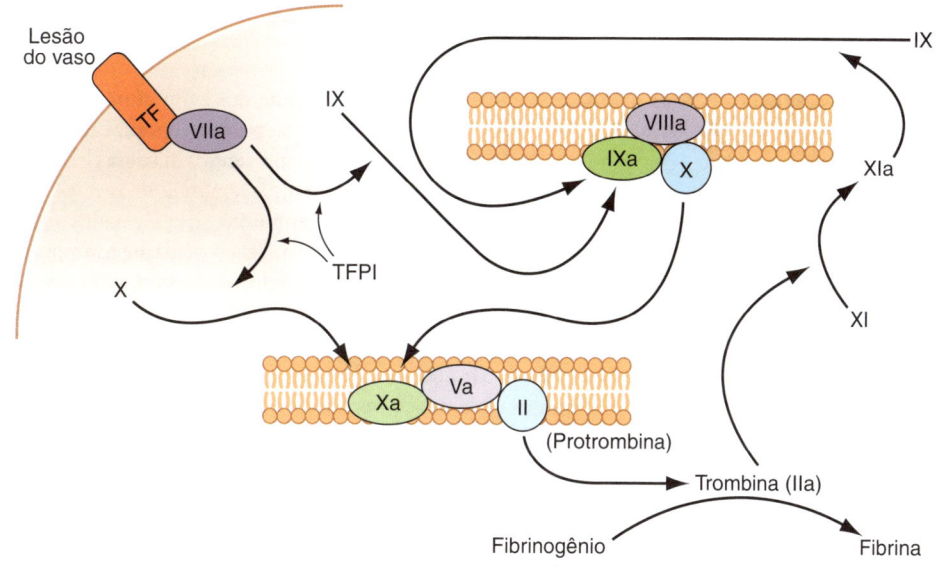

FIGURA II-143

II-144. **A resposta é E.** *(Cap. 78)* Essa mulher sofreu sangramento significativo de origem principalmente mucosa (hemorragia pós-parto, sangramento oral prévio). Isso sugere um distúrbio da hemostasia primária ou da formação do tampão plaquetário. A doença de von Willebrand (DvW) é a única doença listada que é um distúrbio da hemostasia primária. Os sintomas hemorrágicos que são comuns na DvW incluem sangramento prolongado após cirurgia, como procedimentos odontológicos, menorragia, hemorragia pós-parto e grandes equimoses ou hematomas, até mesmo com traumatismo mínimo. A epistaxe também é um sintoma comum, porém também ocorre em muitas outras doenças. Por conseguinte, o médico precisa avaliar outros sintomas antes de atribuir o sintoma a um distúrbio da função plaquetária. A hemorragia pós-parto pode ocorrer depois do período imediato do parto. As hemartroses são raras na DvW, a não ser que a doença seja muito grave. Todos os outros distúrbios listados afetam os níveis de anticoagulantes.

II-145. **A resposta é C.** *(Cap. 78)* A anamnese e o exame clínico cuidadosos constituem a parte mais importante na determinação do risco de sangramento antes de uma cirurgia. Os exames de rotina para avaliação pré-operatória devem incluir o TP, visto que esse teste pode detectar uma deficiência de vitamina K previamente não diagnosticada ou doença hepática não suspeita. Embora seja comum avaliar concomitantemente o TTPa, a utilidade dessa prática não foi validada em pacientes submetidos à cirurgia na ausência de história de sangramento. O tempo de sangramento era anteriormente usado para avaliar o risco de sangramento; entretanto foi demonstrado que ele não tem qualquer valor preditivo na determinação dos indivíduos com risco aumentado de sangramento durante a cirurgia. Por esse motivo, não deve ser solicitado.

II-146. **A resposta é A.** *(Cap. 78)* Decidir quais os indivíduos que necessitam de investigação para hipercoagulabilidade, bem como o momento oportuno dessa investigação, constitui um dilema diagnóstico difícil. Esse caso descreve uma mulher com dois episódios de trombose separados por um longo intervalo e com fatores de risco bem definidos. É pouco provável que ela tenha um estado hipercoagulável, de modo que essa paciente não necessita de nenhuma investigação adicional. Todavia, podem-se realizar testes limitados nesse momento. Os ensaios laboratoriais para trombofilia incluem diagnóstico molecular para fatores de risco hereditários de trombofilia, bem como ensaios imunológicos e funcionais. Os ensaios para diagnóstico molecular não estão indicados na ausência de uma forte história familiar de trombose. Os níveis dos fatores da coagulação são afetados por trombose aguda, doença aguda, distúrbios inflamatórios, gravidez e determinados medicamentos. Os níveis de antitrombina são reduzidos pela heparina e na presença de trombose aguda. Os níveis das proteínas C e S são reduzidos pela varfarina e estão aumentados na presença de trombose aguda. Os níveis de anticorpos antifosfolipídicos podem até mesmo estar transitoriamente positivos na doença aguda. Na maioria dos casos de trombose aguda, a anticoagulação com varfarina deve ser continuada por 3 a 6 meses. Se for tomada a decisão de realizar uma investigação para um estado de hipercoagulabilidade, ele pode ser realizado pelo menos três semanas após a interrupção da varfarina.

II-147. **A resposta é E.** *(Cap. 79)* A avaliação de aumento dos linfonodos é um motivo comum para a procura de assistência médica de cuidados primários. Na maioria das vezes, a causa de aumento dos linfonodos é benigna. Em um estudo, 84% dos pacientes apresentaram causas benignas de linfadenopatia, e apenas 16% tiveram neoplasia maligna. Além disso, em mais da metade dos casos, a linfadenopatia é considerada "reativa", e não se identifica nenhuma causa específica. Quando se avalia um indivíduo para linfadenopatia, uma anamnese e exame físico cuidadosos frequentemente fornecem indícios sobre o risco de uma causa maligna para a doença. As crianças e os adultos jovens geralmente apresentam causas benignas de linfadenopatia, incluindo infecções virais ou bacterianas das vias aéreas superiores, mononucleose infecciosa, toxoplasmose ou tuberculose. Entretanto, depois dos 50 anos de idade, a incidência de distúrbios malignos aumenta. Outros fatores na história clínica que favorecem um diagnóstico benigno incluem dor de garganta, tosse, febre, sudorese noturna e fadiga. A linfadenopatia localizada ou regional implica o comprometimento de uma única área anatômica, enquanto a linfadenopatia generalizada envolve três ou mais áreas de linfonodos não contíguas. Muitas das causas da linfadenopatia podem produzir linfadenopatia localizada/regional ou generalizada. Por conseguinte, essa distinção tem utilidade limitada para diferenciar distúrbios benignos de malignos. O tamanho, a textura e a presença de dor podem ser úteis para avaliar se um linfonodo pode ser maligno, e, com frequência, o tamanho é o mais útil desses parâmetros. Os linfonodos com tamanho < 1 cm devem-se quase sempre a causas benignas, enquanto linfonodos com tamanho de mais de 2 a 2,25 cm estão associados a uma probabilidade muito maior de neoplasia maligna ou doença granulomatosa. Se o tamanho for ≤ 1 cm, é prudente ter uma conduta de espera expectante. Quando se descreve a textura de um linfonodo, as descrições típicas incluem textura *macia, firme, elástica, dura, distinta, fusionada, hipersensível, móvel* ou *fixa*. Pode ser difícil empregar esses termos para diferenciar a doença benigna da maligna apenas por essa descrição, especificamente no caso do linfoma. Os linfonodos linfomatosos são, com mais frequência, firmes, elásticos, distintos e móveis. Dependendo da velocidade do aumento, podem ou não ser hipersensíveis. Em contrapartida, os linfonodos na infecção ou na mononucleose infecciosa têm aparência semelhante, porém são frequentemente hipersensíveis. Entretanto, os linfonodos acometidos por metástases com frequência têm aparência muito distinta. São frequentemente duros, fixos e indolores. Nesta paciente, o diagnóstico foi mais provavelmente um caso benigno de mononucleose infecciosa, sendo o único fator preocupante um único linfonodo de 2 cm de tamanho. Um exame simples de sangue fornecerá uma resposta diagnóstica, porém você poderia fazer um acompanhamento do linfonodo para assegurar que haverá redução do tamanho com o processo de cura da doença.

II-148. **A resposta é A.** *(Cap. 79)* Este paciente apresenta esplenomegalia e uma constelação de achados que sugerem anemia hemolítica autoimune (AHAI), incluindo anemia, hiperbilirrubinemia indireta e esfregaço de sangue periférico que revela a presença de esferocitose e anisocitose. Os sintomas clínicos de apresentação podem ser inespecíficos e estão relacionados ao grau de anemia. Incluem fadiga, dispneia ao esforço, fraqueza, taquicardia e angina. Nos casos de AHAI de longa duração, o paciente pode ser assintomático. Com frequência, o exame físico revela icterícia leve e icterícia escleral. Os exames laboratoriais devem confirmar os achados, conforme assinalado anteriormente. Outros exames devem incluir teste de Coombs direto positivo, baixos níveis séricos de haptoglobina e elevação da lactato desidrogenase. Neste paciente, a causa mais provável de AHAI deve consistir no uso de metildopa como agente anti-hipertensivo. Sabe-se que esse fármaco provoca AHAI, geralmente dentro de poucos meses após o início da medicação, embora alguns casos tenham sido descritos vários anos após iniciar a administração do fármaco. Todas as outras alternativas estão associadas à esplenomegalia que pode ser maciça, mas que estão associadas a outras anormalidades não descritas neste paciente. A leucemia mielocítica crônica resulta em elevação da contagem dos leucócitos, com predomínio de neutrófilos, geralmente na faixa de 20.000 a 60.000/μL. Pode-se observar também um aumento discreto dos basófilos e dos eosinófilos, enquanto o número de linfócitos está normal. Todos os tipos de linfomas podem estar associados à esplenomegalia, porém o esperado é que o paciente tivesse outros sintomas de linfoma, como febre, calafrios, sudorese noturna e perda de peso. O linfoma de Hodgkin também não está associado, com frequência, a sinais de hemólise, que estavam presentes no caso deste paciente. A mielofibrose com metaplasia mieloide é um distúrbio clonal associado à esplenomegalia maciça. Pode ser assintomática ou pode estar associada a sintomas relacionados com esplenomegalia, anemia ou sangramento em consequência de disfunção plaquetária. A anemia relacionada com a mielofibrose é causada por fibrose da medula óssea, e não se espera que esteja associada à hemólise. Normalmente, o esfregaço de sangue periférico na mielofibrose revela eritrócitos em forma de lágrima, eritrócitos nucleados e células mieloides imaturas. A congestão passiva do baço devido à hipertensão portal também constitui uma causa comum de esplenomegalia, porém este paciente apresenta provas de função hepática normais. O nível elevado de bilirrubina deve-se à hiperbilirrubinemia indireta, devido à hemólise, e não a um nível elevado de bilirrubina direta que se espera observar na doença hepática.

II-149. **A resposta é A.** *(Cap. 79)* A presença de corpúsculo de Howell-Jolly (remanescentes nucleares), de corpúsculos de Heinz (hemoglobina desnaturada), de pontilhado basofílico e eritrócitos nucleados no sangue periférico indica que o baço não está eliminando adequadamente os eritrócitos senescentes ou lesionados da circulação. Essa situação ocorre geralmente em consequência de esplenectomia cirúrgica, mas também pode ser observada quando há infiltração difusa do baço por células malignas. A anemia hemolítica pode estar associada a vários achados no esfregaço de sangue periférico, dependendo da etiologia da hemólise. Os esferócitos e as células mordidas fornecem um exemplo de eritrócitos danificados que podem aparecer em consequência de anemia hemolítica autoimune e lesão oxidativa, respectivamente. A coagulação intravascular disseminada caracteriza-se por esquistócitos e trombocitopenia no esfregaço, com elevação da razão normalizada internacional (INR) e tempo de tromboplastina parcial ativada. Todavia, nessas condições, os eritrócitos danificados ainda são depurados efetivamente pelo baço. A transformação em leucemia aguda não resulta em lesão esplênica.

II-150. **A resposta é A.** *(Cap. 79)* A esplenectomia leva a um aumento no risco de sepse pós-esplenectomia fulminante, uma infecção associada a uma taxa de mortalidade extremamente alta. Os microrganismos mais comumente implicados são encapsulados. *Streptococcus pneumoniae*, *Haemophilus influenzae*, e, algumas vezes, microrganismos Gram-negativos entéricos são mais frequentemente isolados. Não há nenhum risco aumentado conhecido de infecção viral. A vacinação para *S. pneumoniae*, *H. influenzae* e *Neisseria meningitidis* está indicada para qualquer paciente que possa ser submetido à esplenectomia. As vacinas devem ser administradas pelo menos duas semanas *antes* da cirurgia. O maior risco de sepse é observado em pacientes com menos de 20 anos de idade, visto que o baço é responsável pela imunidade de primeira passagem, e os pacientes mais jovens têm mais tendência a sofrer exposição primária aos microrganismos implicados. O risco torna-se máximo durante os primeiros três anos após a esplenectomia e permanece em uma taxa mais baixa até a morte.

II-151. **A resposta é E.** *(Cap. 80)* A fotografia mostra o núcleo bilobado característico de um neutrófilo na anomalia de Pelger-Hüet. Esse achado tem sido descrito como uma aparência de óculos ou configuração em *pince-nez*, que eram óculos de leitura populares no século XIX que não apresentavam hastes. A anomalia de Pelger-Hüet pode ser hereditária ou adquirida. A forma hereditária é um traço autossômico dominante benigno, enquanto a forma adquirida é denominada pseudoanomalia de Pelger-Hüet. Ocorre após infecções agudas ou em síndromes mielodisplásicas. Como a contagem diferencial ou um esfregaço de sangue periférico não foram realizados neste paciente antes de sua infecção aguda, não é possível determinar, a partir das informações fornecidas, se ele apresenta a anomalia hereditária ou a sua forma adquirida.

II-152. **A resposta é B.** *(Cap. 80)* A doença granulomatosa crônica (DGC) é um distúrbio raro de oxidação dos granulócitos e monócitos, com uma incidência de 1 em 200 mil indivíduos. Em cerca de dois terços dos indivíduos, a DGC é herdada como caráter recessivo ligado ao X, e 30% herdam o distúrbio como trato autossômico recessivo. Os leucócitos acometidos pela DGC apresentam comprometimento da função da NADPH oxidase e acentuada redução na capacidade de produzir peróxido de hidrogênio. Clinicamente, os indivíduos com DGC tipicamente manifestam a doença no início da infância, com infecções recorrentes por *S. aureus*, *Burkholderia cepacia* e espécies de *Aspergillus*. A pele e os pulmões constituem os locais mais comuns de infecção na DGC. Os granulomas são frequentes, e a inflamação gastrintestinal é comum, incluindo dor abdominal crônica, náusea e diarreia. Podem ocorrer sintomas de doença inflamatória intestinal com obstrução intestinal. O diagnóstico de DGC é estabelecido pelo teste do corante tetrazólio nitroazul (NBT) ou pelo teste de oxidação da di-hidrorrodamina (DHR). A propriedade fundamental desses testes depende da capacidade dos neutrófilos de responder a um surto oxidativo quando estimulados, e essas respostas oxidativas podem ser detectadas ao microscópio (NBT) ou por citometria de fluxo (DHR). O tratamento da DGC inclui o uso de sulfametoxazol-trimetoprima e itraconazol profiláticos para diminuir a frequência de infecções potencialmente fatais. Além disso, o interferon γ, em uma dose de 50 μg/m^2 por via subcutânea, três vezes por semana, demonstrou diminuir a frequência das infecções na DGC em 70% e também diminui a gravidade dessas infecções. O mecanismo de ação do interferon γ consiste em melhorar de modo inespecífico a função das células fagocíticas, e seu efeito é aditivo ao efeito dos antibióticos profiláticos. Os glicocorticoides, inicialmente em doses de 1 mg/kg/dia, são usados no tratamento da doença inflamatória intestinal e obstrução intestinal em consequência da DGC. Os agentes bloqueadores do fator de necrose tumoral α (TNF-α), como o infliximabe, também são bem-sucedidos no alívio desses sintomas. Entretanto, eles aumentam acentuadamente o risco de infecções potencialmente fatais e não devem ser usados como tratamento de primeira linha nessa doença.

II-153. **A resposta é E.** *(Cap. 80)* Muitos fármacos podem levar à neutropenia, mais comumente ao retardar a produção de neutrófilos na medula óssea. Entre os fármacos listados na questão, o sulfametoxazol-trimetoprima é o responsável mais provável. Outras causas comuns de neutropenia induzida por fármacos incluem agentes alquilantes, como ciclofosfamida ou bussulfano, antimetabólitos, incluindo metotrexato e 5-flucitosina, penicilina e sulfonamidas, agentes antitireoidianos, antipsicóticos e anti-inflamatórios. A prednisona, quando usada sistemicamente, muitas vezes provoca aumento na contagem de neutrófilos circulantes, visto que leva à desmarginação dos neutrófilos e estimulação da medula óssea. A ranitidina, um bloqueador H_2, constitui uma causa bem descrita de trombocitopenia, porém não tem sido implicada na neutropenia. O efavirenz é um inibidor não nucleosídeo da transcriptase reversa, cujos principais efeitos colaterais incluem exantema morbiliforme e efeitos sobre o sistema nervoso central, incluindo sonhos estranhos e confusão. A presença desses sintomas não exige a interrupção do fármaco. O darunavir é um inibidor da protease, que é bem tolerado. Os efeitos colaterais comuns incluem exantema maculopapular e lipodistrofia, um efeito de classe observado com todos os inibidores da protease.

II-154, II-155, II-156, II-157 e II-158. **As respostas são C, E, D, A e B, respectivamente.** *(Cap. 81e)* Os pacientes com doença falciforme homozigótica apresentam eritrócitos que são menos flexíveis e mais "viscosos" do que os eritrócitos normais. A crise vaso-oclusiva é frequentemente precipitada por infecção, febre, exercício físico excessivo, ansiedade, mudanças abruptas de temperatura, hipoxia ou corantes hipertônicos. O esfregaço de sangue periférico revelará os eritrócitos alongados e em forma de crescente típicos. Há também um eritrócito nucleado na parte inferior da figura, que pode ser atribuído à produção aumentada pela medula óssea. Os corpúsculos de Howell-Jolly, que consistem em pequenos remanescentes nucleares normalmente removidos pelo baço intacto, são observados nos eritrócitos de pacientes após esplenectomia e com distúrbios de maturação/displásicos, caracterizados por excesso de produção. Os acantócitos consistem em eritrócitos densos contraídos, com projeções irregulares da membrana, que variam na sua largura e no seu comprimento. São observados em pacientes com doença hepática grave ou com abetalipoproteinemia, bem como em raros pacientes com grupo sanguíneo McLeod. A deficiência de ferro, que é frequentemente causada pela perda crônica de sangue nas fezes em pacientes com pólipos ou adenocarcinoma de cólon, provoca anemia microcítica hipocrômica, caracterizada por pequenos eritrócitos pálidos (há um pequeno linfócito no esfregaço para avaliar o tamanho dos eritrócitos). Os eritrócitos nunca são hipercrômicos; se a hemoglobina for produzida em maiores quantidades do que o normal, as células tornam-se maiores, mas não exibem coloração mais escuras. Os eritrócitos fragmentados ou esquizócitos são células em forma de capacete, que refletem a presença de anemia hemolítica microangiopática (p. ex., púrpura trombocitopênica trombótica, coagulação intravascular disseminada, síndrome hemolítico-urêmica, crise de esclerodermia) ou lesão por cisalhamento causada por prótese de valva cardíaca.

PARTE III: Oncologia e hematologia

QUESTÕES

INSTRUÇÕES: Escolha a resposta mais adequada para cada questão.

III-1. Qual das seguintes afirmativas é verdadeira com relação à epidemiologia do câncer?

A. Apresenta taxas de mortalidade iguais em todos os grupos raciais.
B. O câncer é responsável por 1 em cada 4 mortes nos Estados Unidos.
C. O câncer constitui a terceira causa principal de morte nos Estados Unidos
D. Desde 1992, a incidência do câncer vem aumentando em cerca de 2% a cada ano.
E. O maior número de casos de cânceres no mundo é observado na Europa e na América do Norte.

III-2. Uma mulher de 42 anos de idade é tratada com carboplatina e paclitaxel para câncer de ovário em estágio III. A tomografia computadorizada (TC) realizada após completar seis ciclos de terapia revela uma redução de 25% da carga tumoral. Qual é a melhor avaliação de sua resposta à terapia?

A. Resposta completa
B. Resposta parcial
C. Doença progressiva
D. Doença estável

III-3. Uma mulher de 68 anos de idade é diagnosticada com câncer de mama em estágio II. Apresenta história de doença pulmonar obstrutiva crônica grave com volume expiratório forçado em 1 segundo (VEF_1) de 32% do previsto, doença arterial coronariana com colocação prévia de *stent* em artéria descendente anterior, doença vascular periférica e obesidade. A paciente continua fumando 1 a 2 maços de cigarros por dia. Necessita continuamente de 2 L/min de oxigênio e tem importante limitação funcional. Atualmente, executa todas suas atividades diárias, incluindo tomar banho e vestir-se. Aposentou-se há 10 anos do trabalho de garçonete devido à doença pulmonar. Em casa, realiza algumas tarefas domésticas, porém é incapaz de utilizar o aspirador de pó. Sai uma ou duas vezes por semana para tarefas típicas e dirige o carro. Sente falta de ar com a maioria dessas atividades e, com frequência, utiliza um carrinho motorizado para se locomover fora de casa. Como você classificaria a capacidade funcional e o prognóstico para tratamento, tendo em vista esses dados?

A. A paciente apresenta um Eastern Cooperative Oncology Group (ECOG) grau 1 e tem bom prognóstico com o tratamento adequado.
B. A paciente apresenta ECOG grau 2 e tem bom prognóstico com o tratamento adequado.
C. A paciente apresenta ECOG grau 3 e tem bom prognóstico com o tratamento adequado.
D. A paciente apresenta ECOG grau 3 e tem um prognóstico reservado independentemente do tratamento.
E. A paciente apresenta ECOG grau 4 e tem um prognóstico reservado que exclui a possibilidade de tratamento.

III-4. Entre mulheres com menos de 60 anos de idade que morrem de câncer, qual é o órgão de origem mais comum?

A. Mama
B. Colo do útero
C. Cólon
D. Sangue
E. Pulmão

III-5. Uma mulher de 24 anos de idade é avaliada no seguimento 12 meses após receber um transplante alogênico de células-tronco para leucemia mieloide aguda. Ela está tendo uma boa evolução, sem qualquer evidência de doença recorrente, porém apresentou manifestações da doença do enxerto *versus* hospedeiro crônica. Ela deve receber todas as seguintes vacinas, EXCETO:

A. Difteria-tétano
B. *Influenza*
C. Sarampo, caxumba e rubéola
D. Poliomielite via parenteral
E. Pneumocócica 23-valente (polissacarídica)

III-6. Um homem de 63 anos de idade é tratado com quimioterapia para adenocarcinoma de pulmão em estágio IIIB com paclitaxel e carboplatina. Procura assistência médica para avaliação de febre de 38,3°C. Constata-se a presença de eritema no local de saída do cateter tunelizado, embora o túnel em si não esteja doloroso, nem hiperemiado. As hemoculturas são negativas após 48 horas. A contagem de neutrófilos é de 1.550/μL. Qual é a melhor abordagem para o manejo desse paciente?

A. Somente a retirada do cateter
B. Tratamento com ceftazidima e vancomicina
C. Tratamento com antibióticos tópicos no local do cateter
D. Tratamento com vancomicina apenas
E. Tratamento com vancomicina e retirada do cateter

III-7. Uma mulher de 44 anos de idade é portadora de síndrome mielodisplásica e foi submetida a transplante alogênico de células-tronco mieloablativo. Apresentou neutropenia durante 10 dias e desenvolveu febre de 39,5°C. Ela é portadora de um Port-a-Cath para acesso venoso há seis meses. O local do cateter não parece estar inflamado, e ela nunca teve um teste positivo para *Staphylococcus aureus* resistente à meticilina. Qual é a melhor escolha inicial de antibióticos para essa paciente?

A. Cefepima
B. Meropenem
C. Piperacilina-tazobactam
D. Qualquer um dos antibióticos anteriores seria uma escolha aceitável.
E. Qualquer um dos antibióticos anteriores seria uma escolha aceitável, se associado à vancomicina.

III-8. Um homem de 42 anos de idade é diagnosticado com melanoma maligno em estágio I no braço esquerdo. Qual das seguintes opções representa o(s) fator(es) de risco mais forte(s) para o desenvolvimento dessa doença?

A. Parente em primeiro grau com melanoma
B. Pele/cabelos/olhos de cor clara
C. Número total de nevos no corpo
D. Pouca capacidade de bronzeamento
E. A e C

III-9. Uma mulher de 55 anos de idade se apresenta ao seu dermatologista devido a uma lesão na perna de 8 mm no maior diâmetro e com formato irregular. A paciente relata que esse sinal tornou-se maior e mais escuro e deseja que seja avaliado. A biópsia confirma um melanoma que se estende por 0,5 mm da superfície para dentro da derme, com < 1 mitose/mm. Qual dos seguintes fatores tem maior impacto sobre o prognóstico dessa paciente?

A. Local anatômico
B. Espessura de Breslow
C. Nível de Clark
D. Número de mitoses
E. Sexo

III-10. Uma mulher de 46 anos de idade tinha melanoma em estágio IIB que foi retirado da parte superior das costas. Ela chega ao serviço de emergência com dispneia e constata-se a existência de múltiplas lesões pulmonares sugestivas de doença metastática. Antes de iniciar a quimioterapia para sua doença, que mutação genética seria uma indicação para terapia específica?

A. *BRAF*
B. *C-KIT*
C. *ERK*
D. *N-RAS*
E. *MEK*

III-11. A paciente da Questão III-10 tem a mutação específica confirmada. Qual dos seguintes é recomendado?

A. Dacarbazina
B. Interleucina-2
C. Ipilimumabe
D. Vemurafenibe
E. A terapia específica depende da capacidade funcional e preferência da paciente.

III-12. Todas as seguintes afirmativas sobre o câncer de pele não melanoma são verdadeiras, EXCETO:

A. As ceratoses actínicas e as queilites são formas pré-malignas de carcinoma de células escamosas.
B. Todas as formas de exposição à luz violeta, incluindo bronzeamento artificial, aumentam o risco de câncer de pele não melanoma.
C. O carcinoma basocelular tem mais probabilidade de se transformar em neoplasia maligna metastática.
D. Os ceratoacantomas que regridem espontaneamente devem ser tratados de modo tão agressivo quanto outros cânceres de células escamosas, visto que progridem para a doença metastática.
E. O transplante de órgãos sólidos está associado a um acentuado aumento no risco tanto de carcinoma de células escamosas quanto de carcinoma basocelular, que podem ser agressivos e levar à morte.

III-13. Um homem de 65 anos de idade procura seu médico de atenção primária com queixa de rouquidão que iniciou há seis meses. Fuma um maço de cigarros por dia e bebe pelo menos seis latas de cerveja por dia. O exame físico revela um homem magro com voz fraca, sem sinais de desconforto. Não há estridor à ausculta. O exame da cabeça e pescoço é normal. Não se verifica a presença de linfadenopatia cervical. O paciente é encaminhado ao otorrinolaringologista, que descobre a existência de uma lesão na laringe durante a laringoscopia flexível. A biópsia revela carcinoma de células escamosas. No exame de imagem, a massa mede 2,8 cm. Não há nenhuma linfadenopatia suspeita na tomografia computadorizada por emissão de pósitrons (PET). Qual é o tratamento de escolha para esse paciente?

A. Quimioterapia e radioterapia concomitantes
B. Quimioterapia apenas
C. Radioterapia apenas
D. Dissecção cervical radical apenas
E. Dissecção cervical radical, seguida de quimioterapia e radioterapia concomitantes

III-14. Todos os seguintes itens foram identificados como fatores de risco para o desenvolvimento de câncer de cabeça e pescoço, EXCETO:

A. Consumo de álcool
B. Infecção pelo vírus Epstein Barr
C. Infecção por *Helicobacter pylori*
D. Infecção por papilomavírus humano
E. Consumo de tabaco

III-15. Qual das seguintes afirmativas é verdadeira em relação a um nódulo pulmonar solitário?

A. Um contorno lobulado e irregular é mais indicativo de neoplasia maligna do que um contorno uniforme.
B. Cerca de 80% dos nódulos pulmonares descobertos de modo incidental são benignos.
C. A ausência de crescimento por um período de 6 a 12 meses é suficiente para determinar se um nódulo pulmonar solitário é benigno.
D. Nódulos com aspecto em vidro fosco devem ser considerados benignos.
E. Múltiplos nódulos indicam doença maligna.

III-16. Um homem de 64 anos de idade procura assistência médica para avaliação de um nódulo pulmonar solitário que foi detectado de modo incidental. Ele procurou o serviço de emergência com queixa de dispneia e dor torácica. A angiotomografia pulmonar não revelou evidência de embolia pulmonar. Entretanto, foi identificado um nódulo de 9 mm na periferia do lobo inferior esquerdo. Não há aumento de linfonodos mediastinais. Ele é tabagista ativo de dois maços de cigarros por dia desde os 16 anos de idade. Não relata, em geral, nenhuma limitação funcional relacionada a sintomas respiratórios. O VEF_1 é de 88% do previsto, a capacidade vital forçada é de 92% do previsto e a capacidade de difusão é de 80% do previsto. Há três anos, teve uma radiografia de tórax normal. Qual é o próximo passo mais apropriado na avaliação e no tratamento desse paciente?

A. Efetuar uma broncoscopia com biópsia para diagnóstico.
B. Efetuar uma PET e TC combinadas para avaliação de captação pelo nódulo e de metástases para linfonodos.
C. Efetuar uma TC de acompanhamento dentro de três meses para avaliar o crescimento nesse intervalo.
D. Encaminhar o paciente ao serviço de radioterapia para radioterapia estereotáxica do nódulo dominante.
E. Encaminhar o paciente à cirurgia torácica para biópsia através de toracoscopia videoassistida e ressecção do nódulo pulmonar se for diagnosticada malignidade.

III-17. Um homem de 62 anos de idade chega ao serviço de emergência com queixa de pálpebra caída no olho direito e visão embaçada que ocorreram no dia anterior. Os sintomas surgiram de modo abrupto e ele nega qualquer doença prévia. Nesses últimos quatro meses, queixa-se de dor de intensidade crescente no braço e ombro direitos. Seu médico o tratou para bursite do ombro, porém sem alívio da dor. Na história clínica pregressa consta doença pulmonar obstrutiva crônica e hipertensão. O paciente fuma um maço de cigarros por dia. Tem uma produção diária crônica de escarro e dispneia estável ao esforço. Ao exame físico, apresenta ptose do olho direito com pupilas anisocóricas. A pupila da direita tem 2 mm e não é reativa, enquanto a da esquerda tem 4 mm e é reativa. Entretanto, os movimentos oculares parecem preservados. Os campos pulmonares são normais à ausculta. No exame dos membros, observa-se uma atrofia dos músculos intrínsecos da mão. Qual das seguintes explicações seria a mais provável para o conjunto de sintomas desse paciente?

A. Aumento dos linfonodos mediastinais, causando oclusão da veia cava superior.
B. Metástases de câncer de pulmão de pequenas células para o mesencéfalo.
C. Síndrome paraneoplásica causada por anticorpos contra os canais de cálcio controlados por voltagem.
D. Presença de costela cervical na radiografia de tórax.
E. Espessamento pleural apical direito com densidade de massa medindo 1 cm de espessura.

III-18. Como oncologista, você está analisando as opções de tratamento para seus pacientes com câncer de pulmão, incluindo terapia com pequenas moléculas direcionadas para o receptor do fator de crescimento epidérmico (EGFR). Qual dos seguintes pacientes tem mais probabilidade de apresentar uma mutação do EGFR?

A. Homem de 23 anos de idade com hamartoma.
B. Mulher de 33 anos de idade com tumor carcinoide.
C. Mulher de 45 anos de idade que nunca fumou, com adenocarcinoma.
D. Homem de 56 anos de idade com história de 100 maços-ano de cigarro com carcinoma de pulmão de pequenas células.
E. Homem de 76 anos de idade com carcinoma de células escamosas e história de exposição ao asbesto.

III-19. Você está se reunindo hoje com o Sr. Takei para discutir seu diagnóstico recente de câncer de pulmão de pequenas células (CPPC). Mais cedo, ao examinar os resultados da PET-TC, você percebeu que ele apresenta uma massa na região do hilo do pulmão esquerdo, onde há um derrame pleural moderado. Você sabe que, na semana anterior, ele foi submetido à toracocentese para esse derrame, de modo que você entra em contato com o patologista para obter o laudo de citopatologia. Ele relata a presença de pequenas células atípicas basofílicas e hipercrômicas no líquido pleural, compatíveis com o CPPC. Qual das seguintes afirmativas é verdadeira?

A. Trinta por cento dos pacientes com CPPC são diagnosticados com doença no mesmo estágio que a do Sr. Takei.
B. O Sr. Takei apresenta doença em estágio extenso.
C. O tratamento cirúrgico isolado tem uma alta taxa de cura para o estágio do CPPC do Sr. Takei.
D. A maioria dos pacientes com CPPC nesse estágio responde à quimioterapia isolada e entra em remissão com uma elevada taxa de sobrevida em 2 anos.
E. A radioterapia não tem indicação no tratamento dessa doença.

III-20. Qual das seguintes afirmativas sobre o rastreamento para o câncer de pulmão no National Lung Screening Trial utilizando a TC em baixa dose é verdadeira?

A. Mais de 80% dos resultados positivos são malignos após a biópsia.
B. Foram encontrados resultados positivos em aproximadamente 5% dos pacientes durante o ensaio clínico durante os três anos.
C. O ensaio clínico comparou o uso da radiografia de tórax com a TC de baixa dose em pacientes de 30 a 50 anos de idade.
D. Houve uma redução na mortalidade por câncer de pulmão no grupo de TC em baixa dose.
E. Não houve diferença na mortalidade geral entre os grupos TC e radiografia.

III-21. Uma mulher de 34 anos de idade é examinada pelo seu internista para avaliação de uma massa na mama direita, percebida há cerca de uma semana durante o banho. Não há relato de secreção pelo mamilo nem desconforto. Não apresenta nenhum outro problema clínico. Ao exame, a mama direita tem uma massa de consistência macia de 1 cm x 2 cm no quadrante superior direito. Não há linfadenopatia axilar. A mama contralateral está normal. A mama é reexaminada após três semanas e são observados os mesmos achados. Efetua-se uma aspiração do cisto e obtém-se um líquido claro, de forma que a massa não é mais palpável. Qual das seguintes afirmativas é verdadeira?

A. Deve-se efetuar uma ressonância magnética (RM) da mama para identificar um acúmulo residual de líquido.
B. É necessária uma mamografia para avaliar mais detalhadamente a lesão.
C. A paciente deve ser avaliada dentro de um mês para recidiva.
D. A paciente deve ser encaminhada a um mastologista para ressecção.
E. A paciente não deve mais amamentar.

III-22. Qual das seguintes mulheres tem o menor risco de câncer de mama?

A. Mulher com menarca aos 12 anos de idade, primeiro filho aos 24 anos e menopausa aos 47 anos.
B. Mulher com menarca aos 14 anos de idade, primeiro filho aos 17 anos e menopausa aos 52 anos.
C. Mulher com menarca aos 16 anos de idade, primeiro filho aos 17 anos e menopausa aos 42 anos.
D. Mulher com menarca aos 16 anos de idade, primeiro filho aos 32 anos e menopausa aos 52 anos.
E. Todas têm o mesmo risco.

III-23. Qual dos seguintes achados na anamnese ou exame físico deve levar a uma pesquisa imediata para rastreamento de câncer de cólon hereditário sem polipose em um homem de 32 anos de idade?

A. Pai, tio paterno e primo paterno com câncer de cólon diagnosticado aos 54, 68 e 37 anos de idade respectivamente.
B. Inúmeros pólipos visualizados na colonoscopia de rotina.
C. Pigmentação mucocutânea.
D. Diagnóstico recente de retocolite ulcerativa.
E. Nenhuma das alternativas anteriores.

III-24. Uma mulher de 64 anos de idade chega com queixas de mudança no calibre das fezes nesses últimos dois meses. Agora, as fezes têm um diâmetro que corresponde a apenas o tamanho de seu dedo mínimo. Durante esse mesmo período, percebeu que fazia um esforço cada vez maior para evacuar e, algumas vezes, tinha cólica abdominal associada. Com frequência, nota a presença de sangue no papel higiênico ao se limpar. Durante esse período, perdeu cerca de 9 kg, com diminuição do apetite. Ao exame físico, a paciente tem aspecto caquético, com índice de massa corporal de 22,5 kg/m². O abdome é plano e não doloroso à palpação. O tamanho do fígado é de 12 cm à percussão. No toque retal, uma massa é palpada a cerca de 6 cm no reto. Efetua-se uma colonoscopia, que revela uma massa séssil de 2,5 cm, que reduz o diâmetro do lúmen do cólon. A biópsia confirma um adenocarcinoma. A massa não permite progressão do colonoscópio. A TC de abdome não demonstra evidência de doença metastática. Os resultados das provas de função hepática são normais. O nível de antígeno carcinoembrionário é de 4,2 ng/mL. A paciente é encaminhada para cirurgia e é submetida à retossigmoidectomia, com linfadenectomia pélvica. A patologia final revela extensão do tumor primário na lâmina muscular própria, mas não na serosa. Dos 15 linfonodos retirados, dois são positivos para tumor. O que você recomenda para essa paciente depois da cirurgia?

A. Quimioterapia com esquema contendo 5-fluoruracila.
B. Colonoscopia completa dentro de três meses.
C. Determinação dos níveis de antígeno carcinoembrionário a intervalos de três meses.
D. Radioterapia da pelve.
E. Todas as alternativas anteriores.

III-25. Um homem de 56 anos de idade chega ao médico com perda de peso e disfagia. Sente que o alimento fica entalado na porção média do tórax, de modo que ele não consegue mais comer carne. Relata que sua alimentação consiste principalmente de alimentos semissólidos e líquidos. Os sintomas agravaram-se progressivamente no decorrer de seis meses. Nesse período, perdeu cerca de 22,5 kg. Em certas ocasiões, sente dor na porção média do tórax, que se irradia para as costas e também sente algumas vezes que regurgita alimentos não digeridos. O paciente não tem histórico de doença por refluxo gastresofágico. Não realiza acompanhamento médico regular. Sabe-se que é portador de hipertensão, porém não toma nenhum medicamento. Consome 500 mL ou mais de uísque por dia e fuma 1,5 maço de cigarros por dia. Ao exame físico, o paciente tem aparência caquética, com atrofia temporal. O índice de massa corporal é de 19,4 kg/m². A pressão arterial é de 198/110 mmHg, a frequência cardíaca, de 110 bpm, a frequência respiratória, de 18 respirações/min, a temperatura, de 37,4°C e a saturação de oxigênio, de 93% em ar ambiente. O exame pulmonar revela diminuição dos sons respiratórios nos ápices, com sibilos expiratórios dispersos. O exame cardiovascular revela galope B_4 com precórdio hiperdinâmico. Verifica-se presença de taquicardia regular. A pressão arterial é igual em ambos os braços. O tamanho do fígado não está aumentado. Não há massa abdominal palpável. Qual é a causa mais provável do quadro desse paciente?

A. Adenocarcinoma do esôfago
B. Aneurisma da aorta ascendente
C. Estenose do esôfago
D. Câncer gástrico
E. Carcinoma de células escamosas do esôfago

III-26. Qual dos seguintes fatores de risco está associado ao adenocarcinoma e carcinoma de células escamosas do esôfago?

A. Esôfago de Barrett
B. Doença do refluxo gastresofágico
C. Tabagismo
D. Ingestão de soda cáustica
E. Sexo masculino

III-27. Todas as seguintes condições são conhecidas pela sua capacidade de aumentar o risco de desenvolvimento de carcinoma hepatocelular, EXCETO:

A. Cirrose de qualquer causa
B. Infecção por hepatite C
C. Malária
D. Doença hepática gordurosa não alcoólica
E. Esteato-hepatite não alcoólica

III-28. Um homem de 59 anos de idade com diagnóstico de cirrose devido à infecção por vírus da hepatite C é levado à clínica por sua família por queixas de mal-estar progressivo, plenitude abdominal e náusea há um mês, com aparecimento de dor no quadrante superior direito há uma semana. O exame físico é notável pela presença de sinais vitais normais (pressão arterial basal baixa) e hepatomegalia recente. Qual das seguintes afirmativas é verdadeira com relação à possibilidade de carcinoma hepatocelular?

A. A PET com fluorodesoxiglicose (FDG) é mais sensível para revelar o tumor primário do que a TC ou a ultrassonografia.
B. A hepatomegalia constitui um achado incomum no carcinoma hepatocelular.
C. O exame de imagem isoladamente (sem biópsia) apresentam uma especificidade < 75% para o diagnóstico.
D. A α-fetoproteína sérica é o teste mais sensível, porém não é específico.
E. A ultrassonografia constitui um excelente exame de triagem para esse paciente.

III-29. Foi constatado que o paciente descrito na Questão III-28 apresenta uma lesão solitária de carcinoma hepatocelular de 4 cm. Sua capacidade funcional é excelente, apesar de um recente declínio. Ele continua trabalhando como *web designer* e caminha mais de 10 mil passos por dia. Com base nessa informação, ele pode ser elegível para todas as seguintes terapias, EXCETO:

A. Transplante de fígado de doador cadavérico
B. Transplante de fígado de doador vivo
C. Ablação local com injeção de etanol
D. Ablação por radiofrequência local
E. Ressecção primária

III-30. Todas as seguintes afirmativas são verdadeiras com relação ao colangiocarcinoma, EXCETO:

A. Os asiáticos com fasciolose hepática correm risco aumentado de colangiocarcinoma.
B. Em pacientes elegíveis com colangiocarcinoma, o transplante de fígado mais radiação apresenta uma taxa de sobrevida livre de recidiva em cinco anos > 60%.
C. A maioria dos pacientes procura assistência médica devido a uma ultrassonografia de rastreamento anormal, sem sintomas.
D. O colangiocarcinoma está associado à cirrose biliar primária e infecção pelo vírus da hepatite C.
E. A incidência dos colangiocarcinomas tem aumentado nos últimos anos.

III-31. Todas as seguintes afirmativas são verdadeiras com relação ao câncer de pâncreas, EXCETO:

A. O consumo de álcool não constitui um fator de risco para o câncer de pâncreas.
B. O tabagismo constitui um fator de risco para o câncer de pâncreas.
C. Apesar de responder por < 5% das neoplasias malignas diagnosticadas nos EUA, o câncer de pâncreas constitui a quarta causa principal de morte por câncer.
D. Quando detectado precocemente, a sobrevida em cinco anos é de até 20%.
E. As taxas de sobrevida de cinco anos para o câncer de pâncreas melhoraram substancialmente nessa última década.

III-32. Um homem de 65 anos de idade é examinado em uma clínica devido à icterícia indolor progressiva de início há um mês e perda de peso involuntária de 4,5 kg. O exame físico é inespecífico. Uma TC contrastada com dupla fase revela a presença de massa suspeita na cabeça do pâncreas, com dilatação dos ductos biliares. Qual dos seguintes exames complementares é o melhor para avaliar a suspeita de câncer de pâncreas?

A. Biópsia com agulha percutânea guiada por TC
B. Biópsia com agulha guiada por ultrassonografia endoscópica
C. Colangiopancreatografia retrógrada endoscópica com amostra de líquido pancreático para citopatologia
D. Imagem de FDG-PET
E. CA 19-9 sérico

III-33. Um homem de 63 anos de idade procura seu internista devido à icterícia indolor e anorexia de três meses de evolução. Uma avaliação mais detalhada revela a presença de lesão obstrutiva de 1,5 cm na cabeça do pâncreas que é confirmada como adenocarcinoma pancreático por meio de biópsia guiada por ultrassonografia endoscópica. O paciente é submetido a um procedimento de Whipple modificado e verifica-se a presença de um tumor primário de 1,6 cm sem doença residual microscópica e com linfonodos negativos. Qual das seguintes afirmativas é verdadeira com relação a esse paciente?

A. Ele apresenta uma expectativa de sobrevida livre de doença em cinco anos > 75% após cirurgia.
B. Apresenta estadiamento patológico II.
C. Deve receber quimioterapia adjuvante.
D. A presença de inativação do gene *SMAD4* no tumor constitui um sinal prognóstico positivo.
E. Essa apresentação responde por aproximadamente 25% dos pacientes com câncer de pâncreas.

III-34. Um homem de 63 anos de idade queixa-se de urina de coloração rosada no último mês. A princípio, acreditou que essa coloração tivesse sido causada pelo consumo de beterrabas, porém ela persistiu. A história clínica revela hipertensão e tabagismo. O paciente queixa-se de discreto aumento na frequência urinária e hesitação nos últimos dois anos. O exame físico é inespecífico. O exame de urina revela hematúria macroscópica, porém sem leucócitos ou cilindros. A função renal é normal. Qual das seguintes afirmativas é verdadeira em relação a esse paciente?

A. O tabagismo não constitui um risco para o câncer de bexiga.
B. A hematúria macroscópica indica maior probabilidade de câncer de próstata do que de bexiga.
C. Se for constatada a presença de câncer de bexiga invasivo com, comprometimento linfonodal, porém sem metástases a distância, a taxa de sobrevida em cinco anos é de 20%.
D. Se for detectado um câncer de bexiga superficial, pode-se usar o bacilo de Calmette-Guérin intravesical como terapia adjuvante.
E. A cistectomia radical geralmente é recomendada para o câncer de bexiga invasivo.

III-35. Um homem de 68 anos de idade procura seu médico com queixa de dor de intensidade crescente no flanco direito com dois meses de duração, com agravamento da hematúria há um mês. Foi tratado para cistite em um ambulatório há três semanas, porém não teve nenhuma melhora. Queixa-se também de pouco apetite e de perda de peso de 2,2 kg. O exame físico revela presença de massa palpável no flanco direito medindo > 5 cm. A função renal é normal. Todas as seguintes afirmativas são verdadeiras com relação ao provável diagnóstico desse paciente, EXCETO:

A. A anemia é mais comum do que a eritrocitose.
B. O tabagismo aumenta o risco do paciente.
C. Se a doença metastatizou, a sobrevida em cinco anos com tratamento ideal é > 50%.
D. Se a doença for limitada ao rim, a taxa de sobrevida de cinco anos é > 80%.
E. A patologia mais provável é de carcinoma de células claras.

III-36. No paciente descrito na Questão III-35, o exame de imagem revela uma massa sólida de 10 cm no rim direito e múltiplos nódulos nos pulmões compatíveis com doença metastática. A biópsia com agulha de uma das lesões pulmonares confirma o diagnóstico de carcinoma de células renais. Qual é o tratamento recomendado?

A. Gencitabina
B. Interferon γ
C. Interleucina-2
D. Nefrectomia radical
E. Sunitinibe

III-37. Qual dos seguintes agentes demonstrou, em ensaios clínicos randomizados, reduzir o risco futuro de câncer de pâncreas?

A. Finasterida
B. Selênio
C. Testosterona
D. Vitamina C
E. Vitamina E

III-38. Um homem de 54 anos de idade é avaliado em um programa de saúde de executivos. Ao exame físico, ele apresenta aumento da próstata com nódulo no lobo direito. Não recorda seu último exame de toque retal e nunca fez um teste do antígeno prostático específico (PSA). Com base nessa avaliação, qual é o próximo exame recomendado?

A. Cintilografia óssea para avaliação de metástases
B. PSA
C. PSA determinado neste momento e dentro de três meses para medir a velocidade do PSA
D. Repetir o toque retal dentro de três meses
E. Biópsia guiada por ultrassonografia transretal

III-39. Qual das seguintes afirmativas é verdadeira com relação ao uso do PSA?

A. Homens assintomáticos com nível elevado de PSA devem receber um ciclo de antibióticos de duas semanas antes de repetir o PSA e considerar a realização de biópsia.
B. A maioria das mortes por câncer de próstata ocorre em homens com níveis de PSA abaixo do quartil superior.
C. O PSA é produzido por células malignas e não malignas da próstata.
D. A American Urological Association recomenda o rastreamento com uso do PSA para homens entre 40 e 55 anos de idade.
E. A U.S. Preventive Services Task Force recomenda o rastreamento com uso de PSA para homens entre 55 e 69 anos de idade.

III-40. Todos os seguintes medicamentos podem ser úteis no tratamento da hipertrofia prostática benigna, EXCETO:

A. Alfuzosina
B. Bosentana
C. Dutasterida
D. Finasterida
E. Sildenafila

III-41. Um homem de 26 anos de idade apresenta dor e edema no testículo direito que persistiram depois de um tratamento empírico para epididimite. A ultrassonografia confirma uma massa sólida de 1,5 × 2 cm, com suspeita de câncer de testículo. A orquiectomia inguinal radical confirma a existência de seminoma, com doença limitada aos testículos (estágio tumoral pT1). A TC do tórax, abdome e pelve não revela nenhuma evidência de doença metastática ou linfadenopatia. Os resultados dos marcadores tumorais séricos revelam o seguinte (com os valores normais entre parênteses): α-fetoproteína (AFP) 5 ng/mL (< 10 ng/mL), gonadotrofina coriônica humana β (β-hCG) de 182 U/L (0,2-0,8 U/L) e lactato desidrogenase (LDH) de 432 U/L (100-190 U/L). Após a ressecção, todos os marcadores tumorais tornam-se indetectáveis depois de um intervalo de tempo apropriado. Qual é a próxima etapa no tratamento desse paciente?

A. Radioterapia retroperitoneal imediata.
B. Dissecção dos linfonodos retroperitoneais com preservação dos nervos
C. Terapia com cisplatina em dose única.
D. Vigilância apenas, com tratamento somente se for detectada a ocorrência de recidiva.
E. A ou D, visto que ambas estão associadas a uma taxa de cura de quase 100%.

III-42. Qual das seguintes afirmativas descreve a relação entre tumores testiculares e marcadores séricos?

A. Tanto a β-hCG quanto a AFP devem ser medidas no acompanhamento da progressão de um tumor.
B. A β-hCG é de utilidade limitada como marcador visto que é idêntica ao hormônio luteinizante humano.
C. A determinação dos marcadores tumorais no dia seguinte após cirurgia para doença localizada é útil para determinar a totalidade da ressecção.
D. Mais de 40% dos tumores de células germinativas não seminomatosos não produzem marcadores celulares.
E. Os seminomas puros produzem AFP ou β-hCG em mais de 90% dos casos.

III-43. Todas as seguintes afirmativas são verdadeiras com relação ao risco de câncer ovariano, EXCETO:

A. Dez por cento das mulheres com câncer ovariano apresentam uma mutação de linhagem germinativa em *BRCA1* ou *BRCA2*.
B. A ooforectomia profilática precoce em mulheres com mutações de *BRCA1* ou *BRCA2* reduz o risco de desenvolvimento subsequente de câncer de mama.
C. Os indivíduos com uma cópia única de um alelo mutante *BRCA1* ou *BRCA2* têm risco aumentado de câncer de mama e de ovário.
D. As mulheres com mutação em *BRCA1* apresentam um risco maior de câncer de ovário do que as mulheres com mutação em *BRCA2*.
E. As mulheres com *BRCA1*, *BRCA2* ou outras mutações de linhagem germinativa de alto risco devem ser submetidas à rastreamento com determinação seriada do marcador tumoral CA-125.

III-44. Uma mulher de 42 anos de idade procura avaliação médica devido à ocorrência de sangramento pós-coital sem dispareunia de mais de seis meses de evolução. Ela também observa alguma perda de sangue recente entre as menstruações regulares. Não tem nenhuma história clínica pregressa, não é casada, tem múltiplos parceiros sexuais e pratica relações sexuais sem proteção. Trabalha como contadora. Não realiza nenhum exame ginecológico há mais de 10 anos. O exame pélvico revela um colo do útero de aparência alterada, esfregaço de Papanicolaou alterado, teste para papilomavírus humano (HPV) positivo e testes negativos para vírus da imunodeficiência humana (HIV), clamídia, gonorreia e sífilis. Uma biópsia de colo do útero revela a presença de carcinoma de células escamosas confinado ao colo do útero. Todas as seguintes afirmativas são verdadeiras com relação à condição dessa mulher, EXCETO:

A. O câncer de colo do útero é um câncer incomum mundialmente.
B. O câncer dessa paciente está relacionado à infecção por HPV.
C. A vacinação contra HPV antes do início da atividade sexual pode diminuir o risco de desenvolver uma anormalidade no esfregaço de Papanicolaou.
D. A paciente apresenta câncer de colo de útero em estágio I.
E. Com tratamento cirúrgico, a sobrevida em cinco anos é > 80%.

III-45. Qual das seguintes afirmativas é verdadeira com relação à apresentação e avaliação de suspeita de neoplasia maligna cerebral?

A. Um glioma de baixo grau tem mais probabilidade de se apresentar com uma convulsão nova do que um glioma de alto grau.
B. Cerca da metade de todas as lesões cerebrais malignas é metastática, enquanto a outra metade inclui todos os tumores cerebrais primários combinados.
C. A TC com meio de contraste intravenoso constitui o exame radiológico preferido para avaliar a suspeita de tumor intracraniano.
D. Ocorre cefaleia na apresentação em mais de 75% dos pacientes com tumores cerebrais.
E. Os gliomas de alto grau têm mais probabilidade de se apresentar com cefaleia e alteração da função cognitiva do que as lesões metastáticas.

III-46. Uma mulher de 63 anos de idade procura o serviço de emergência após apresentar uma convulsão de início recente. Familiares a acudiram quando ouviram uma agitação no quarto de dormir e a encontraram em convulsão tônico-clônica que terminou espontaneamente após cerca de 1 minuto. Não tem nenhuma história neurológica pregressa, e a história clínica revela apenas presença de hipertensão controlada com diurético, e tabagismo com 40 maços-ano. Não há história de uso de substâncias ilícitas e estava em excelente estado de saúde até este episódio. A paciente trabalha como funcionária do congresso em um escritório legislativo. O exame físico é inespecífico e ela está sonolenta e desorientada após receber lorazepam administrado pela equipe médica de emergência. É submetida, com urgência, à RM de crânio com contraste (Figura III-46). A maior lesão visualizada tem menos de 3 cm de diâmetro. Qual das seguintes afirmativas é verdadeira com relação ao provável diagnóstico?

A. É mais provável a presença de lesões metastáticas devido à carcinoma de ovário do que devido à carcinoma de pulmão.
B. A paciente provavelmente é candidata à quimioterapia à base de platina.
C. Ela provavelmente tem uma neoplasia maligna cerebral primária.
D. Pode ser candidata à radiocirurgia estereotáxica.
E. A radiocirurgia estereotáxica e a radioterapia cerebral total apresentam desfechos de mortalidade semelhantes em doenças metastáticas.

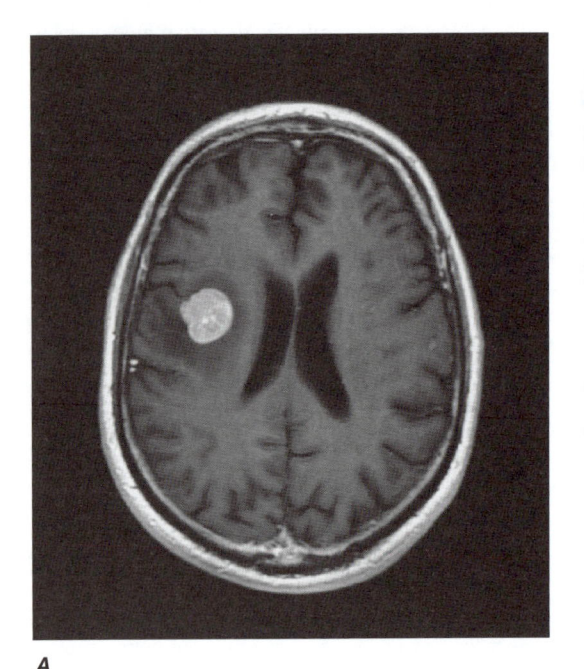

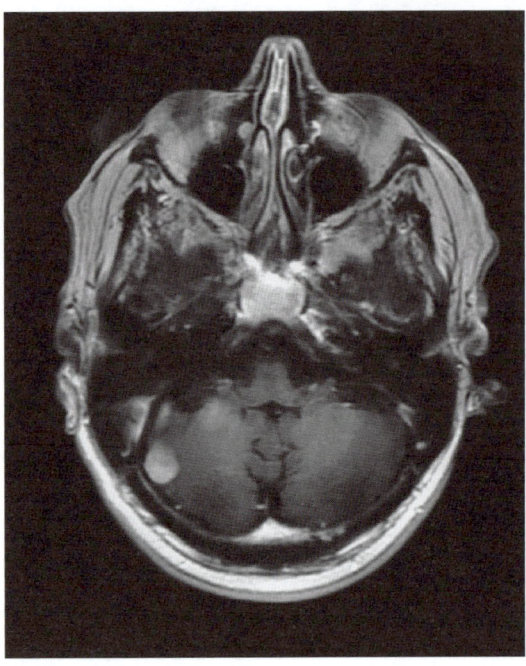

FIGURA III-46

III-47. Uma mulher de 55 anos de idade procura o serviço de emergência após um acidente de motocicleta sem gravidade, com queixa de dor torácica difusa. A radiografia de tórax revela a presença de múltiplos nódulos e massas de 2 a 4 cm sem cavitação em todos os lobos pulmonares. O exame físico é totalmente normal, exceto pela dor torácica difusa. A paciente não tem nenhuma história clínica pregressa e não toma nenhum medicamento, a não ser um multivitamínico. Ela faz exercícios regularmente, e a colonoscopia e mamografia foram negativas nos últimos dois anos. Trabalha como bibliotecária e anda de motocicleta para o lazer. Não há história de tabagismo, nem de uso de substâncias ilícitas. Os exames de imagem do abdome, pélvico e da cabeça não revelam nenhuma lesão primária provável. A biópsia broncoscópica de uma lesão pulmonar é realizada e mostra uma histologia compatível com adenocarcinoma moderadamente diferenciado. Não há nenhuma anormalidade das vias aéreas. A FDG-PET não revela nenhuma lesão, a não ser aquelas do pulmão, e a colonoscopia e mamografia repetidas são normais. Todas as seguintes afirmativas são verdadeiras com relação ao carcinoma dessa paciente, EXCETO:

A. Os perfis de expressão gênica podem ajudar a determinar o carcinoma primário original e a definir a terapia mais adequada.
B. A coloração imuno-histoquímica da citoqueratina 7 (CK-7) e da citoqueratina 20 (CK-20) podem ajudar a determinar a terapia mais adequada.
C. A sobrevida mediana de pacientes com carcinoma primário desconhecido é de aproximadamente 18 meses.
D. O adenocarcinoma moderadamente diferenciado constitui a histologia mais comum de carcinoma primário desconhecido.
E. Os fatores prognósticos, incluindo a capacidade funcional e os níveis de LDH, podem identificar pacientes mais acessíveis à terapia.

III-48. Uma mulher de 63 anos de idade é levada ao serviço de emergência pelo sobrinho devido a um quadro de confusão significativa e obnubilação. Os sinais vitais estão normais e não há nenhum achado físico focal. Constata-se a presença de hipercalcemia, com um nível sérico de 14,8 mg/dL, juntamente com elevação mínima da ureia e da creatinina. A avaliação inicial revela uma radiografia de tórax com múltiplos nódulos sugestivos de doença metastática. Infelizmente, o sobrinho nada sabe sobre a história clínica da tia. Relata que ela estava na cidade participando de uma conferência sobre ioga. Os exames laboratoriais subsequentes revelam um nível normal de paratormônio e nível elevado da proteína relacionada ao paratormônio. Todas as seguintes opções constituem uma provável neoplasia maligna primária nessa mulher, EXCETO:

A. Adenocarcinoma de mama
B. Linfoma de células do manto
C. Células escamosas do pulmão
D. Células escamosas do recesso faríngeo
E. Células transicionais da bexiga

III-49. A paciente descrita na Questão III-49 deve receber tratamento para a hipercalcemia com todos os seguintes fármacos, EXCETO:

A. Calcitonina
B. Furosemida
C. Soro fisiológico
D. Pamidronato
E. Prednisona

III-50. Uma mulher de 61 anos de idade é diagnosticada com carcinoma de mama em estágio II. É submetida à mastectomia, durante a qual se verifica a presença de um linfonodo positivo. O tumor é positivo para receptor de estrogênio, receptor de progestina e hiperexpressão de HER2/Neu. A paciente recebe quimioterapia adjuvante com doxorrubicina, cisplatina e trastuzumabe. Estabeleça a correspondência da toxicidade com o agente apropriado.

1. Cisplatina
2. Doxorrubicina
3. Trastuzumabe
A. Miocardiopatia reversível
B. Miocardiopatia irreversível
C. Neuropatia sensório-motora

III-51. Qual das seguintes proteínas é a principal responsável pelo transporte de ferro no plasma?

A. Albumina
B. Ferritina
C. Haptoglobina
D. Hemoglobina
E. Transferrina

III-52. Uma mulher de 38 anos de idade com história de doença inflamatória intestinal queixa-se de fadiga progressiva no decorrer dos últimos 1 a 2 meses. A doença gastrintestinal tem sido mantida estável com infliximabe nesse último ano. O exame físico é inespecífico, incluindo fezes negativas para heme. O nível de hemoglobina caiu de 11 g/dL para 8 g/dL desde o último exame realizado há seis meses. Além disso, os níveis séricos de ferro e de ferritina, ambos normais há seis meses, agora estão baixos. O esfregaço de sangue é mostrado na Figura III-52. Qual das seguintes condições é a etiologia mais provável da nova anemia dessa paciente?

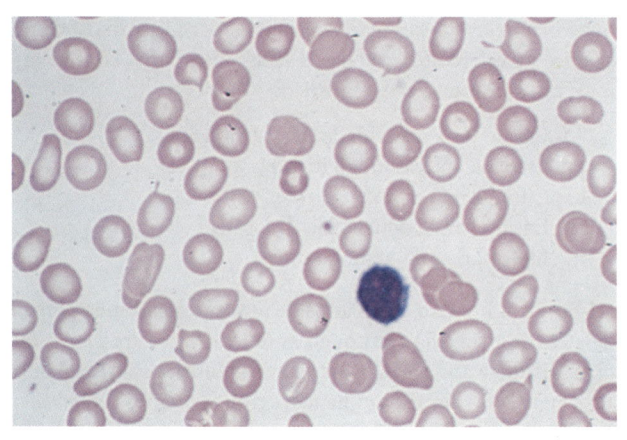

FIGURA III-52 De Lichtman M, Beutler E, Kaushansky K, Kipps T (eds): *Williams Hematology*, 7th ed, New York, NY: McGraw-Hill, 2005.

A. Deficiência de folato
B. Inflamação
C. Deficiência de ferro
D. Anemia sideroblástica
E. Deficiência de vitamina B_{12}

III-53. Todas as seguintes afirmativas são verdadeiras com relação às hemoglobinopatias, EXCETO:

A. Aproximadamente 15% dos afro-americanos são portadores silenciosos da α-talassemia.
B. Aproximadamente 15% dos afro-americanos são heterozigotos para a doença falciforme.
C. As hemoglobinopatias são particularmente comuns em áreas onde a malária é endêmica.
D. A doença falciforme constitui a hemoglobinopatia estrutural mais comum.
E. As talassemias são os distúrbios genéticos mais comuns no mundo.

III-54. Um homem de 22 anos de idade com anemia falciforme é internado na unidade de terapia intensiva com dor corporal difusa, dispneia, febre e tosse. Começou a apresentar uma crise de dor óssea há um dia e tentou tratá-la em casa com hidratação oral. Ao exame, a pressão arterial e a frequência cardíaca estão elevadas, e ele apresenta dor evidente e desconforto respiratório. A saturação de oxigênio no sangue arterial (Sao_2) no ar ambiente é de 83% e aumenta para 91% com máscara de Venturi. A radiografia de tórax revela infiltrados alveolares difusos bilaterais. Este é o terceiro episódio semelhante nos últimos 12 meses. Todas as afirmativas são verdadeiras com relação à sua condição, EXCETO:

A. Deve-se considerar a terapia crônica com hidroxiureia oral.
B. O paciente apresenta uma síndrome torácica aguda falciforme.
C. Deve receber sildenafila diariamente.
D. O hematócrito deve ser mantido em > 30%.
E. Deve-se continuar a hidratação.

III-55. Uma mulher de 28 anos de idade é encaminhada à sua clínica para avaliação de anemia descoberta em um exame de triagem pelo seguro de vida. Relata que está com boa saúde, não toma nenhum medicamento, além de um multivitamínico com ferro e apenas admite o aparecimento recente de alguma fadiga ao esforço nos últimos 6 a 9 meses. Ela menstrua regularmente, com menstruação de 3 a 4 dias de duração, sem nenhuma modificação ao longo dos anos. Ela tem uma dieta onívora, fuma um maço de cigarros por dia e não faz uso de substâncias ilícitas. Os resultados do hemograma completo revelam contagem de leucócitos de 4,0/μL, contagem de plaquetas de 235.000/μL e nível de hemoglobina de 8 g/dL, com volume corpuscular médio (VCM) de 105. O esfregaço sanguíneo é mostrado na Figura III-55. Apresenta funções renal e hepática normais. Qual das seguintes opções é o diagnóstico mais provável?

A. Anemia mieloblástica aguda
B. Esferocitose hereditária
C. Anemia ferropriva
D. Anemia megaloblástica nutricional
E. Anemia perniciosa

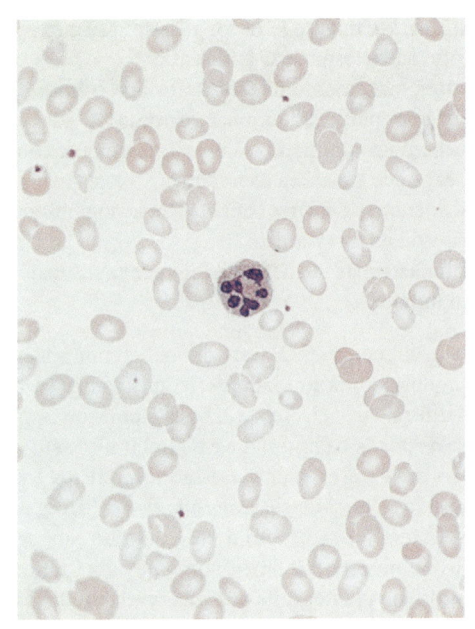

FIGURA III-55 Reimpressa de Hoffbrand AV, Catovsky D, Tuddenham EGD (eds): *Postgraduate Haematology*, 5th ed. Oxford, UK: Blackwell Publishing, 2005; com autorização.

III-56. Na paciente da Questão III-55, qual das seguintes opções é o próximo exame mais adequado para confirmar o diagnóstico?

A. Biópsia de medula óssea
B. Eletroforese da hemoglobina
C. Nível sérico de homocisteína
D. Níveis séricos de ferro e transferrina
E. Nível sérico de vitamina B_{12}

III-57. Todos os seguintes parâmetros estão tipicamente aumentados em um paciente com anemia hemolítica, EXCETO:

A. Aspartato aminotransferase (AST)
B. Haptoglobina
C. LDH
D. VCM
E. Reticulócitos

III-58. Um homem de 24 anos de idade volta à clínica de pronto atendimento com queixa de 1 dia de piora de mal-estar, fraqueza, dor abdominal e urina escura. Na véspera, procurou a clínica, onde foi diagnosticado um possível carbúnculo estafilocócico que foi tratado de modo empírico com sulfametoxazol-trimetoprima. O exame físico revela a presença de icterícia discreta, sinais vitais normais e ausência de achados focais, exceto pelo carbúnculo na axila esquerda. O hemograma completo revela uma queda no nível de hemoglobina de 13 g/dL para 8 g/dL, enquanto o nível de bilirrubina elevou-se do normal para 3,0 mg/dL. A tira reagente para urina é positiva para bilirrubina. O esfregaço de sangue periférico é mostrado na Figura III-58. Qual das seguintes condições é a causa mais provável dessa anemia recente?

A. Deficiência de glicose-6-fosfato-desidrogenase (G6PD)
B. Síndrome hemolítico urêmica
C. Esferocitose hereditária
D. Anemia ferropriva
E. Púrpura trombocitopênica trombótica (PTT)

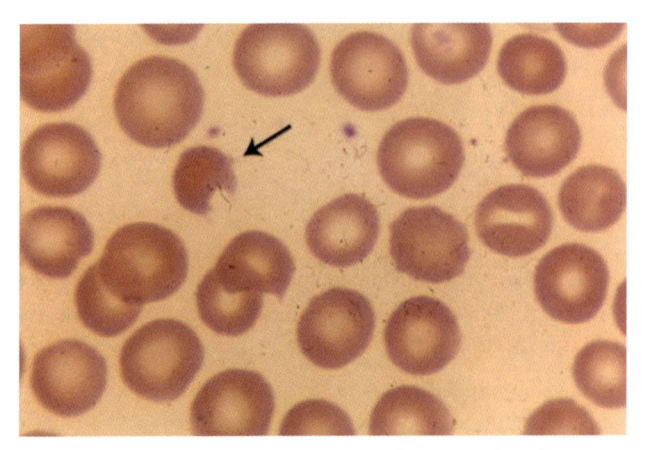

FIGURA III-58 De MA Lichtman et al: *Lichtman's Atlas of Hematology*. http://www.accessmedicine.com. Copyright © The McGraw-Hill Companies, Inc. Todos os direitos reservados.

III-59. Você está examinando a Srta. Stoked, uma remadora universitária de 19 anos de idade com excelente saúde e que não faz uso crônico de medicamento, devido ao início recente de fadiga intensa e dor na parte superior esquerda do abdome. Há dois dias, foi tratada no departamento de saúde com ceftriaxona e azitromicina para uma suposta gonorreia. A história clínica pregressa apresenta apenas um episódio anterior de suposta gonorreia quando tinha 17 anos. Ao exame físico, a frequência cardíaca de 100 bpm e baço palpável. As fezes são negativas para heme. O exame laboratorial revela um nível de hemoglobina de 5 g/dL, com contagens normais de leucócitos e plaquetas. O esfregaço de sangue periférico mostra um excesso de esferócitos. Qual dos seguintes exames confirmará mais provavelmente o diagnóstico?

A. Ensaio para a atividade de ADAMTS-13
B. Teste da antiglobulina direta (Coombs)
C. Citometria de fluxo
D. Ensaio para a deficiência de G6PD
E. Eletroforese da hemoglobina

III-60. Um homem de 73 anos de idade procura uma clínica de atenção primária com queixas de mal-estar crescente, fadiga, dispneia aos esforços e sudorese noturna ocasional de 4 a 6 semanas de duração. A história clínica pregressa demonstra hipertensão e hiperlipidemia. Os medicamentos incluem lisinopril e atorvastatina. Foi submetido à colonoscopia há seis meses, quando os exames laboratoriais tinham resultados normais. Ao exame físico realizado hoje, percebe-se uma frequência cardíaca de 105 bpm e mucosas pálidas. A ausculta pulmonar é normal e não há nenhum achado cardíaco novo. O eletrocardiograma (ECG) revela taquicardia sinusal, porém sem alterações agudas. Os exames laboratoriais revelam eletrólitos normais, porém a contagem de leucócitos é de 1.300/μL, a contagem de plaquetas, de 35.000/μL, e o nível de hemoglobina de 7,5 g/dL. O exame do esfregaço de sangue periférico confirma a pancitopenia e mostra eritrócitos macrocíticos, com presença de 3% de blastos. Todas as seguintes afirmativas são verdadeiras sobre a condição desse paciente, EXCETO:

A. A azacitidina pode melhorar as contagens sanguíneas e prolongar a sobrevida.
B. As crianças com síndrome de Down também correm risco.
C. O paciente corre alto risco de desenvolver leucemia mieloide aguda.
D. O transplante de células-tronco hematopoiéticas está contraindicado.
E. Um aumento na porcentagem de blastos medulares está correlacionado a um prognóstico mais sombrio.

III-61. Todos os seguintes distúrbios são considerados, de acordo com a classificação da Organização Mundial de Saúde, como neoplasias mieloproliferativas crônicas, EXCETO:

A. Leucemia mieloide crônica (Bcr-Abl positiva)
B. Trombocitose essencial
C. Policitemia vera
D. Mielofibrose primária
E. Todas são neoplasias mieloproliferativas crônicas

III-62. Um homem de 53 anos de idade é encaminhado para avaliação de hematócrito elevado, detectado de modo incidental em exames laboratoriais. Derrubava uma parede em uma casa quando cortou o braço. Um hemograma completo realizado antes da sutura do braço revelou um hematócrito de 59%, com nível de hemoglobina de 20 g/dL, contagem de leucócitos de 15,4/µL com contagem diferencial normal e contagem de plaquetas de 445.000/µL. O exame físico demonstra uma saturação de oxigênio de 95% no ar ambiente, pressão arterial de 145/85 mmHg e baço palpável. O paciente não tem história clínica pregressa, não é tabagista, bebe raramente em ocasiões sociais e não faz uso de medicamentos. O paciente relata que a última consulta feita com um médico foi há 2 a 3 anos e ele lembra que os resultados do exame de sangue não revelaram nenhuma anormalidade. Qual dos seguintes exames é a próxima etapa diagnóstica?

A. Gasometria arterial
B. Nível de eritropoetina (EPO)
C. Massa eritrocitária
D. Provas de função pulmonar
E. Ultrassonografia renal

III-63. No paciente descrito na Questão III-62, se forem excluídas as causas secundárias de hemoglobina elevada, qual deve ser a terapia recomendada?

A. Ácido acetilsalicílico
B. Hidroxiureia
C. Imatinibe
D. Flebotomia para manter o nível de hemoglobina em < 14 g/dL
E. Varfarina

III-64. A exposição a todas as seguintes situações tem sido associada ao desenvolvimento de leucemia mielocítica aguda (LMA), EXCETO:

A. Benzeno
B. Ciclofosfamida
C. Doxorrubicina
D. Infecção por herpes-vírus
E. Radiação em alta dose

III-65. Um homem de 64 anos de idade chega com história de 3 meses de fadiga crescente e ocorrência de sangramento enquanto escova os dentes. O exame físico demonstra presença de febre baixa e frequência cardíaca, pressão arterial e frequência respiratória normais. O paciente apresenta esplenomegalia. O hemograma completo revela pancitopenia acentuada, com blastos no esfregaço do sangue periférico. O aspirado e a biópsia de medula óssea levam ao diagnóstico de leucemia promielocítica aguda com o rearranjo citogenético t(15;17)(q22;q12). Qual dos seguintes medicamentos específico para a leucemia promielocítica aguda deverá ser incluído em sua quimioterapia de indução?

A. Aciclovir
B. Daunorrubicina
C. Rituximabe
D. Sildenafila
E. Tretinoína

III-66. Todas as seguintes afirmativas são verdadeiras com relação à leucemia mielocítica crônica (LMC), EXCETO:

A. O transplante de células-tronco alogênico constitui a terapia de primeira linha.
B. A terapia atual inclui o uso de um inibidor da tirosina-quinase.
C. Metade dos indivíduos afetados são crianças.
D. A doença é desencadeada por uma mutação no gene *HFE*.
E. Com tratamento, a sobrevida mediana em cinco anos é de 50%.

III-67. Qual das seguintes condições é a neoplasia maligna linfoide mais comum?

A. Leucemia linfoide aguda
B. Leucemia linfoide crônica
C. Linfoma de Hodgkin
D. Mieloma múltiplo
E. Linfoma não Hodgkin

III-68. Todos os seguintes agentes infecciosos estão associados ao desenvolvimento de neoplasia maligna linfoide, EXCETO:

A. Vírus Epstein-Barr
B. *H. pilory*
C. HIV
D. Herpes-vírus humano 8
E. Vírus JC

III-69. Qual das seguintes condições é o achado menos provável em um paciente com "punção seca" da medula óssea?

A. Leucemia mielocítica crônica
B. Leucemia de células pilosas
C. Infiltração por carcinoma metastático
D. Mielofibrose
E. Medula óssea normal

III-70. Todas as seguintes afirmativas são verdadeiras com relação aos critérios para o diagnóstico da síndrome hipereosinofílica, EXCETO:

A. É preciso demonstrar um aumento dos eosinófilos na medula óssea.
B. Não é necessária a presença de um número aumentado de eosinófilos circulantes.
C. É preciso descartar a possibilidade de leucemia mieloide primária.
D. É preciso descartar a possibilidade de eosinofilia reativa (p. ex., infecção parasitária, alergia, doença vascular do colágeno).
E. É necessária a presença de menos de 20% de mieloblastos no sangue ou na medula óssea.

III-71. Todas as seguintes afirmativas são verdadeiras com relação à mastocitose, EXCETO:

A. A elevação do nível sérico de triptase sugere doença agressiva.
B. A eosinofilia é comum.
C. Está frequentemente associada à neoplasia mieloide.
D. Mais de 90% dos casos são confinados à pele.
E. A urticária pigmentosa constitui a manifestação clínica mais comum.

III-72. Um homem de 58 anos de idade é examinado no serviço de emergência devido a tosse de início súbito com produção de escarro amarelo e dispneia. A não ser pela hipertensão sistêmica, o paciente é saudável. A única medicação que toma é anlodipino. A radiografia de tórax revela um infiltrado alveolar no lobo superior direito e os resultados dos exames laboratoriais demonstram nível de ureia de 113 mg/dL, creatinina de 2,8 mg/dL, cálcio de 12,3 mg/dL, proteína total de 9 g/dL e albumina de 3,1 g/dL. Na cultura de escarro, observa-se o crescimento de *Streptococcus pneumoniae*. Qual dos seguintes exames confirmará a condição subjacente que predispõe esse paciente à pneumonia pneumocócica?

A. Biópsia de medula óssea
B. TC com contraste de tórax, abdome e pelve
C. Anticorpo anti-HIV
D. Teste do cloreto do suor
E. Estudo de deglutição com videoscopia

III-73. Em pacientes com mieloma múltiplo, qual dos seguintes resultados constitui o preditor mais poderoso de sobrevida?

A. Comprometimento da medula óssea na radiografia
B. Função renal
C. Albumina sérica
D. β_2-microglobulina sérica
E. Cálcio sérico

III-74. Você está examinando um homem de 72 anos de idade com diagnóstico de gamopatia monoclonal de significado indeterminado (MGUS, *monoclonal gammopathy of undetermined significance*) após o achado de *gamma gap* elevado no exame de sangue de rotina. A biópsia de medula óssea demonstrou 5% de plasmócitos clonais e não há evidências de comprometimento de órgãos-alvo ou ossos. Refere ter excelente apetite, sem nenhum ganho ou perda de peso nesse último ano. A história clínica pregressa é marcante pela ocorrência de hipertensão leve, tratada apenas com diuréticos, e hiperlipidemia, tratada com atorvastatina. O paciente não tem história de tuberculose latente ou ativa. Continua trabalhando como consultor de viagens internacionais e caminha pelo menos três quilômetros três vezes por semana. O nível de cálcio e a função renal estão normais. O exame físico é inespecífico. Qual dos seguintes tratamentos está indicado neste momento?

A. Prednisona em baixa dose
B. Rituximabe
C. Talidomida
D. Plasmaférese duas vezes ao ano
E. Eletroforese das proteínas séricas, hemograma, creatinina e cálcio anualmente

III-75. Um homem afro-americano de 64 anos de idade é avaliado no hospital para insuficiência cardíaca congestiva, insuficiência renal e polineuropatia. O exame físico realizado por ocasião da internação apresentava esses achados e a presença de pápulas ceratóticas elevadas nas axilas e na região inguinal. Os exames laboratoriais realizados na internação revelaram nível de ureia de 192 mg/dL e creatinina de 6,3 mg/dL. A proteína total foi de 9,0 g/dL, com nível de albumina de 3,2 g/dL. O hematócrito foi de 24%, e as contagens de leucócitos e de plaquetas foram normais. O exame de urina revelou proteinúria 3+, porém sem cilindros celulares. Uma avaliação adicional incluiu um ecocardiograma com espessamento do ventrículo esquerdo e função sistólica preservada. Qual dos seguintes exames tem mais probabilidade de estabelecer o diagnóstico da condição subjacente?

A. Biópsia da medula óssea
B. Eletromiografia (EMG) com estudos de condução nervosa
C. Biópsia de tecido adiposo
D. Cateterismo de câmaras cardíacas direitas
E. Ultrassonografia dos rins

III-76. Você está cuidando de um homem afro-americano de 65 anos de idade, cujo cardiologista recentemente estabeleceu a probabilidade de insuficiência cardíaca devido à amiloidose familiar, com base na ecocardiografia. O paciente apresenta uma forte história familiar de insuficiência cardíaca não sistólica, incluindo o pai e um irmão que morreram na década dos 60 anos. Qual das seguintes afirmativas é verdadeira com relação à condição desse paciente?

A. O transplante de medula óssea é curativo.
B. A insuficiência cardíaca com função sistólica reduzida é mais típica do que a insuficiência cardíaca com função sistólica preservada.
C. A forma mais comum envolve uma mutação no gene da transtiretina.
D. Esse distúrbio é mais comum em norte-americanos hispânicos do que em afro-americanos.
E. Sem intervenção, a sobrevida mediana é inferior a dois anos.

III-77. Um homem de 28 anos de idade chega à sua clínica com laudo laboratorial anormal. Foi examinado em um pronto-socorro após sofrer um acidente de veículo motorizado, com traumatismo leve do tórax. Todos os exames foram inespecíficos e o paciente recebeu alta sem qualquer tratamento específico. Entretanto, disseram-lhe que tinha uma baixa contagem de plaquetas. É assintomático, não apresenta sangramento excessivo, não tem nenhuma história clínica pregressa, não faz uso de nenhum medicamento e não consome álcool nem usa substâncias ilícitas. O exame físico é totalmente normal. O hemograma completo revela um nível de hemoglobina e contagem de leucócitos normais, com contagem de plaquetas de 80.000/μL. O esfregaço de sangue periférico é mostrado na Figura III-77A. Qual das seguintes opções é o diagnóstico mais provável?

A. Trombocitopenia congênita
B. Coagulopatia intravascular disseminada
C. Trombocitopenia induzida por fármacos
D. Trombocitopenia imune idiopática
E. Pseudotrombocitopenia

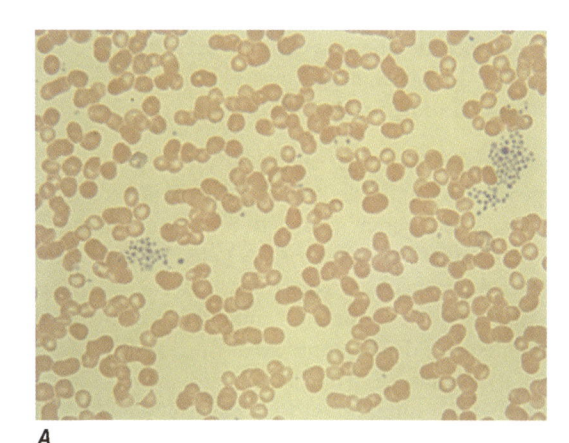

FIGURA III-77A

III-78. Um homem de 75 anos de idade é hospitalizado para tratamento de trombose venosa profunda. Há cerca de dois meses, recebeu alta do hospital. Naquela ocasião, recebeu tratamento para pneumonia adquirida na comunidade complicada por insuficiência respiratória aguda com necessidade de ventilação mecânica. Permaneceu hospitalizado durante 21 dias e, há duas semanas, teve alta de seu programa de reabilitação. Na véspera da internação, desenvolveu edema doloroso no membro inferior esquerdo. A ultrassonografia Doppler dos membros inferiores confirmou a presença de um trombo oclusivo na veia femoral profunda. Depois de uma injeção intravenosa inicial, recebeu uma infusão contínua de heparina não fracionada, 1.600 U/h, uma vez que tem doença renal em estágio terminal em hemodiálise. O tempo de tromboplastina parcial ativado (TTPa) é mantido dentro da faixa terapêutica. No quinto dia, verifica-se que a contagem de plaquetas caiu de 150.000/μL para 88.000/μL. Qual é a medida mais apropriada neste momento?

A. Continuar a infusão de heparina na dose atual e pesquisar os anticorpos anti-heparina/ fator plaquetário 4.
B. Interromper toda a anticoagulação enquanto se aguardam os resultados dos anticorpos anti-heparina/fator plaquetário 4.
C. Interromper a infusão de heparina e iniciar a administração de argatrobana.
D. Interromper a infusão de heparina e iniciar a administração de enoxaparina.
E. Interromper a infusão de heparina e iniciar a administração de lepirudina.

III-79. Uma mulher de 48 anos de idade é examinada pelo seu médico devido a uma queixa de sangramento gengival e equimoses fáceis. Observou esse problema há cerca de dois meses. A princípio, atribuiu o fato ao ácido acetilsalicílico que estava tomando de modo intermitente para alívio das cefaleias, porém ela interrompeu o ácido acetilsalicílico e o uso de anti-inflamatórios não esteroides há seis semanas. A única história clínica é um acidente automobilístico ocorrido há 12 anos, que provocou uma laceração hepática. Houve necessidade de intervenção cirúrgica e ela necessitou de diversas transfusões de hemácias e plaquetas na ocasião. Atualmente, ela não toma nenhum medicamento prescrito e sente-se bem nos demais aspectos. Ao exame físico, ela aparenta estar bem e saudável. Não tem icterícia, nem icterícia esclera. Os exames cardíaco e pulmonar são normais. O exame do abdome revela uma amplitude hepática de 12 cm à percussão, com borda palpável 1,5 cm abaixo do rebordo costal direito. A ponta do baço não é palpável. São detectadas petéquias nos membros e no palato duro, com poucas equimoses pequenas nos membros. O hemograma completo revela hemoglobina de 12,5 g/dL, hematócrito de 37,6%, contagem de leucócitos de 8.400/μL com contagem diferencial normal e contagem de plaquetas de 7.500/μL. Quais são os exames indicados para a investigação da trombocitopenia dessa paciente?

A. Anticorpos antiplaquetários
B. Biópsia de medula óssea
C. Anticorpo anti-hepatite C
D. Anticorpo contra o HIV
E. C e D
F. Todas as alternativas anteriores

III-80. Uma mulher de 54 anos de idade chega com quadro agudo de alteração do estado mental e febre. Estava se sentindo bem até quatro dias atrás, quando começou a se queixar de mialgia e febre. Os sintomas evoluíram rapidamente, e hoje, ao acordar, seu marido percebeu que estava letárgica e sem reação. Recentemente, estava se sentindo bem nos demais aspectos. O único medicamento de uso atual é atenolol, 25 mg ao dia, para a hipertensão. Ao exame físico, ela só responde à estimulação do esterno e não vocaliza. Os sinais vitais são os seguintes: pressão arterial de 165/92 mmHg, frequência cardíaca de 114 bpm, temperatura de 38,7ºC, frequência respiratória de 26 respirações/min e saturação de oxigênio de 92% no ar ambiente. O exame cardíaco revela taquicardia regular. Os pulmões apresentam estertores em ambas as bases. O exame do abdome é inespecífico. Não há hepatoesplenomegalia. São observadas petéquias nos membros inferiores. O hemograma completo revela hemoglobina de 8,8 g/dL, hematócrito de 26,4%, contagem de leucócitos de 10,2/μL (89% de células polimorfonucleares, 10% de linfócitos, 1% de monócitos) e contagem de plaquetas de 54.000/μL. O esfregaço de sangue periférico é mostrado na Figura III-80. O painel metabólico básico apresenta sódio de 137 mEq/L, potássio de 5,4 mEq/L, cloreto de 98 mEq/L, bicarbonato de 18 mEq/L, ureia de 190 mg/dL e creatinina de 2,9 mg/dL. Qual dessas afirmativas descreve mais corretamente a patogenia do distúrbio dessa paciente?

A. Desenvolvimento de autoanticorpos contra uma metaloproteinase que cliva o fator de von Willebrand.
B. Desenvolvimento de autoanticorpos dirigidos contra o complexo heparina/fator plaquetário 4.
C. Toxicidade endotelial direta desencadeada por um agente infeccioso.
D. Distúrbio hereditário da formação dos grânulos plaquetários.
E. Distúrbio hereditário do fator de von Willebrand que impede a ligação ao fator VIII.

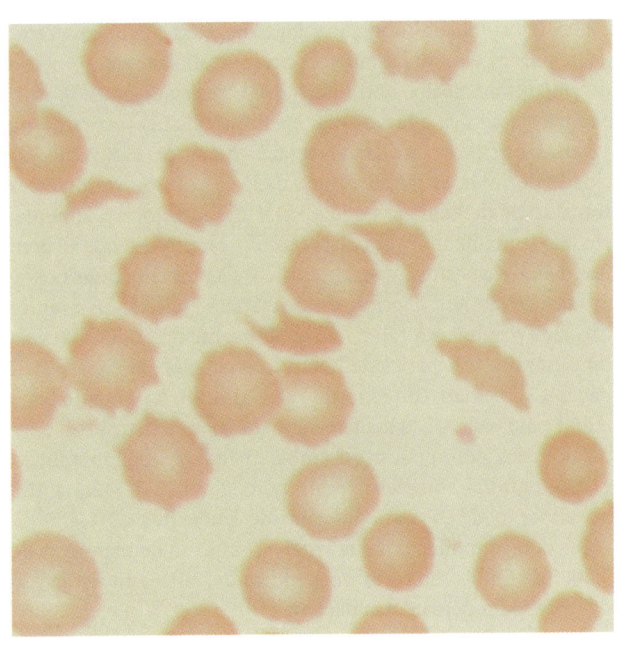

FIGURA III-80

III-81. Qual é o melhor tratamento inicial para a paciente da Questão III-80?

A. Aciclovir, 10 mg/kg por via intravenosa, a cada 8 horas
B. Ceftriaxona, 2 g por via intravenosa diariamente, mais vancomicina, 1 g por via intravenosa duas vezes ao dia
C. Hemodiálise
D. Metilprednisolona, 1 g por via intravenosa
E. Plasmaférese

III-82. Todas as seguintes mutações genéticas estão associadas a um risco aumentado de trombose venosa profunda, EXCETO:

A. Mutação do fator V de Leiden
B. Receptor de glicoproteína 1b plaquetária
C. Deficiência heterozigota de proteína C
D. Protrombina 20210G
E. Ativador do plasminogênio tecidual

III-83. Um homem 76 anos de idade chega a um pronto-socorro com dor na perna esquerda que já dura quatro dias. Ele também se queixa de edema no tornozelo esquerdo, que tem dificultado a deambulação. É fumante ativo e tem uma história clínica notável de doença por refluxo gastresofágico, trombose venosa profunda (TVP) ocorrida há nove meses, resolvida, e hipertensão bem controlada. O exame físico revela edema 2+ no tornozelo esquerdo. Solicita-se a determinação dos dímeros-D, cujo nível está elevado. Qual dos seguintes itens torna os dímeros-D menos preditivos de TVP neste paciente?

A. Idade > 70 anos
B. História de tabagismo ativo
C. Ausência de sintomas clínicos sugestivos
D. Sinal de Homan negativo no exame
E. Episódio anterior de TVP no ano passado

III-84. Uma mulher de 22 anos de idade chega ao serviço de emergência queixando-se de dispneia de 12 horas de duração. Os sintomas começaram no final de uma longa viagem de carro da universidade para sua casa. Não tem nenhuma história clínica e a única medicação que toma é seu contraceptivo oral. Fuma apenas em certas ocasiões, porém a frequência aumentou recentemente devido às provas da universidade. Ao exame físico, a temperatura está normal, com frequência respiratória de 22 respirações/min, pressão arterial de 120/80 mmHg, frequência cardíaca de 110 bpm e saturação de oxigênio de 92% (ar ambiente). Os demais achados do exame físico são normais. A radiografia de tórax e o hemograma completo também são normais. O teste para gravidez é negativo. Qual das seguintes condutas é a estratégia indicada?

A. Verificar os dímeros-D e, se normais, dar alta com tratamento com anti-inflamatórios não esteroides.
B. Verificar os dímeros-D e, se normais, obter uma ultrassonografia dos membros inferiores.
C. Verificar os dímeros-D e, se anormais, tratar para TVP/embolia pulmonar (EP).
D. Verificar os dímeros-D e, se anormais, obter uma TC *multislice* contrastada do tórax.
E. Obter uma tomografia computadorizada *multislice* contrastada do tórax.

RESPOSTAS

III-1. **A resposta é B.** (*Cap. 99*) No mundo inteiro, ocorrem 12,7 milhões de novos casos de câncer e 7,6 milhões de mortes por câncer a cada ano, segundo estimativas fornecidas pela International Agency for Research on Cancer. A maioria dos novos casos de câncer ocorre na Ásia (45%), com 26% na Europa e 14,5% na América do Norte. Em todo o mundo, o câncer de pulmão constitui a causa mais comum de câncer e também a causa mais comum de mortes por câncer. Nos Estados Unidos, o câncer de pulmão é a causa mais comum de morte por câncer, porém não é o câncer mais frequentemente diagnosticado. Nos homens, o câncer de próstata é o mais diagnosticado, e, nas mulheres, é o câncer de mama. Entretanto, de modo global, nos Estados Unidos, a incidência de câncer vem declinando em cerca de 2% a cada ano, desde 1992. Apesar desse declínio na sua incidência, o câncer constitui a segunda causa principal de morte nos Estados Unidos depois da doença cardíaca e é responsável por 1 em cada 4 mortes. Em indivíduos com menos de 85 anos de idade, o câncer representa a principal causa de morte. Entretanto, as taxas de sobrevida em cinco anos para câncer geralmente estão melhorando com o passar do tempo. No período de 1960 a 1963, a sobrevida em cinco anos para todos os cânceres em pacientes brancos foi de 39%. No período de 2003 a 2009, isso aumentou para 69%. Os indivíduos afro-americanos com câncer têm um pior prognóstico em relação à doença. No mesmo intervalo de 2003 a 2009, a taxa de sobrevida em cinco anos foi de apenas 61% para indivíduos negros. Entretanto, as diferenças raciais quanto à sobrevida estão sendo reduzidas com o passar do tempo.

III-2. **A resposta é D.** (*Cap. 99*) A avaliação da resposta ao tratamento constitui um componente essencial do tratamento do câncer e baseia-se na comparação dos exames repetidos com aqueles usados para o estadiamento inicial da doença. Uma resposta completa (alternativa A) é definida pelo desaparecimento de todas as evidências da doença. Na resposta parcial (alternativa B), o indivíduo precisa apresentar pelo menos uma redução de 50% na carga tumoral. Essa redução é medida como a soma dos produtos dos diâmetros perpendicular de todas as lesões mensuráveis. Outra maneira de medir a resposta parcial baseia-se em uma redução de 30% na soma dos maiores diâmetros das lesões. A doença progressiva (alternativa C) é identificada pelo aparecimento de qualquer lesão nova ou pela ocorrência de um aumento de > 25% na soma dos produtos dos diâmetros perpendiculares de todas as lesões mensuráveis. O cenário apresentado na história clínica não preenche nenhum desses critérios e, portanto, deve ser classificado como doença estável (alternativa D), que se refere a uma redução ou crescimento do tumor que não preenchem qualquer uma das definições para resposta ou progressão.

III-3. **A resposta é B.** *(Cap. 99)* Embora a carga tumoral constitua, certamente, um importante fator para determinar o desfecho do câncer, é também importante considerar o estado funcional do paciente quando se considera o plano terapêutico. Os estresses fisiológicos associados às intervenções cirúrgicas, à radioterapia e à quimioterapia podem exaurir as reservas limitadas de um paciente com múltiplas comorbidades. É evidentemente difícil medir de modo adequado as reservas fisiológicas de um paciente, e a maioria dos oncologistas utiliza medidas de classe funcional como parâmetro. Duas das medidas mais utilizadas para a classe funcional de acordo com o ECOG e o Karnofsky. A escala ECOG fornece um grau entre 0 (indivíduo totalmente ativo) e 5 (morte). A maioria dos pacientes é considerada como tendo uma reserva adequada para se submeter a tratamento se o a classe funcional for de 0 a 2. O grau 2 indica um indivíduo com deambulação normal e capaz de realizar todos os autocuidados, porém incapaz de executar atividades de trabalho. Esses indivíduos estão ativos e em ortostase durante mais de 50% das horas de vigília. Uma classe funcional grau 3 indica alguém que tem apenas uma capacidade limitada de autocuidados e que está restrito ao leito ou a uma cadeira durante mais de 50% das horas de vigília. O índice de Karnofsky varia de 0 (morte) a 100 (normal) e é dividido em intervalos de 10 pontos. Um índice de Karnofsky de < 70 também indica um indivíduo com índice de desempenho precário e está associado a um prognóstico mais sombrio.

III-4. **A resposta é A.** *(Cap. 99)* A causa de morte por câncer difere no decorrer da vida e entre os sexos. Tanto em homens quanto em mulheres com menos de 20 anos de idade, a principal causa de morte por câncer é a leucemia. Em mulheres entre 20 e 59 anos, o câncer de mama (alternativa A) torna-se a principal causa de morte por câncer. Nos homens, a leucemia continua sendo a principal causa de morte por câncer até os 40 anos de idade. Depois dos 40 anos, o câncer de pulmão passa a constituir a principal causa de morte por câncer nos homens e, nas mulheres, a principal causa depois dos 60 anos.

III-5. **A resposta é C.** (*Cap. 104*) Os pacientes submetidos a transplante alogênico de células-tronco continuam apresentando risco de complicações infecciosas por um longo período de tempo, apesar da "pega" do enxerto e da normalização aparente da capacidade hematopoiética. Os indivíduos com doença do enxerto *versus* hospedeiro (DEVH) frequentemente necessitam de tratamento imunossupressor, que aumenta ainda mais o risco de infecção. A prevenção da infecção constitui a meta nesses indivíduos e o médico deve assegurar uma vacinação apropriada de todos os pacientes que foram submetidos à quimioterapia intensiva, tratados para a doença de Hodgkin ou que foram submetidos a transplante de células-tronco hematopoiéticas. Nos transplantes de células-tronco hematopoiéticas, o calendário para vacinação varia após o transplante. A vacina pneumocócica conjugada (PCV13) já pode ser administrada dentro de 3 a 6 meses após o transplante, porém a maioria das vacinas só é administrada dentro de 6 a 12 meses após o transplante. Em geral, as únicas vacinas que são administradas são as que contêm microrganismos inativados. Por conseguinte, as vacinas orais contra a poliomielite e a vacina varicela-zóster estão contraindicadas. A vacina contra sarampo, caxumba e rubéola também é uma vacina de vírus vivos, porém sua administração é segura depois de 24 meses se o paciente não tiver DEVH. Outras vacinas recomendadas incluem difteria-tétano, poliomielite inativada (por injeção), *Haemophilus influenzae* tipo B, hepatite B e polissacarídeo pneumocócico 23-valente. Recomenda-se a vacina meningocócica em pacientes esplenectomizados e naqueles que residem em áreas endêmicas, incluindo dormitórios universitários.

III-6. **A resposta é D.** (*Cap. 104*) Os médicos frequentemente deparam-se com decisões quanto ao tratamento de infecções relacionadas ao uso de cateteres em pacientes imunocomprometidos em consequência de câncer e quimioterapia. Como muitos pacientes necessitam de várias semanas de quimioterapia, são frequentemente colocados cateteres tunelizados e uma importante consideração é decidir sobre a necessidade de retirada do cateter. Recomenda-se a retirada do cateter quando os resultados de hemocultura são positivos ou há evidências de infecção ao longo do trajeto do túnel. Quando o eritema limita-se apenas ao local de saída, não há necessidade de retirada do cateter, a não ser que o eritema não responda ao tratamento. O tratamento recomendado para uma infecção no local de saída deve ser direcionado contra estafilococos coagulase-negativos. Nas alternativas apresentadas, a vancomicina, como monoterapia, constitui a melhor opção de tratamento. Não há necessidade de terapia adicional para microrganismos Gram-positivos, visto que o paciente não apresenta neutropenia e os resultados de cultura são negativos.

III-7. **A resposta é D.** (*Cap. 104*) As diretrizes gerais para o tratamento da neutropenia febril dependem da duração esperada da neutropenia, de infecções prévias e de exposição recente a antibióticos. Cada paciente com neutropenia febril deve ser tratado de forma individualizada. Entretanto, várias diretrizes gerais podem ajudar a tratar esses pacientes. O esquema inicial deve incluir antibióticos com atividade contra bactérias tanto Gram-negativas quanto Gram-positivas. Se a duração esperada da neutropenia for estimada em mais de sete dias, como nesse cenário, a escolha inicial dos antibióticos pode consistir em (1) ceftazidima ou cefepima, (2) piperacilina/tazobactam ou (3) imipenem/cilastatina ou meropenem. Todos esses esquemas demonstraram a mesma eficácia em ensaios clínicos de grande porte. Esses antibióticos cobertura de amplo espectro contra microrganismos Gram-positivos e Gram-negativos, incluindo *Pseudomonas aeruginosa*. Não há necessidade de terapia combinada para *P. aeruginosa*, e o uso isolado de aminoglicosídeos está contraindicado, visto que esses fármacos não proporcionam cobertura contra microrganismos Gram-positivos. Outros antibióticos que não fornecem uma cobertura adequada para bactérias Gram-positivas incluem aztreonam e fluoroquinolonas. Além disso, a adição rotineira de vancomicina tampouco está indicada, visto que os estudos conduzidos não demonstraram uma melhora dos resultados, com aumento dos efeitos tóxicos. A vancomicina apenas deve ser acrescentada se houver alta suspeita de infecção por estafilococos coagulase-negativos ou problemas específicos relacionados à infecção causada por *Staphylococcus aureus* resistente à meticilina. Todavia, o médico precisa conhecer a epidemiologia e os padrões de resistência locais e fazer uma prescrição de acordo. Com frequência, adiciona-se uma terapia antifúngica nos casos de febre persistente por 4 a 7 dias sem foco conhecido. A escolha do agente antifúngico específico (equinocandina, azóis, formulação lipídica de anfotericina B) dependerá de o paciente ter ou não recebido profilaxia antifúngica e da existência ou não de motivos para suspeita de uma foco específico de infecção, como um foco pulmonar.

III-8. **A resposta é E.** (*Cap. 105*) O melanoma é uma neoplasia maligna agressiva dos melanócitos, que ocorre predominantemente em indivíduos brancos (cerca de 98% dos casos) e, nesses últimos anos, apresentou um aumento de mais de 17 vezes nos homens e nove vezes nas mulheres. Os fatores de risco mais fortes para o desenvolvimento de melanomas consistem na presença de múltiplos nevos benignos ou atípicos e história pessoal ou familiar da doença. Os nevos atípicos são frequentemente considerados como lesões precursoras do melanoma, embora o risco específico para qualquer nevo individual seja muito baixo. Apenas cerca de 25% dos melanomas surgem a partir de nevos, a maioria origina-se *de novo*. Outros fatores de risco para o melanoma incluem presença de nevos displásicos, exposição à luz ultravioleta (incluindo bronzeamento artificial), pele clara, pouca capacidade de bronzeamento, sardas e mutações genéticas específicas, incluindo *CDKN2A*, *CDK4* e *MITF*.

III-9. **A resposta é B.** (*Cap. 105*) O melhor preditor de risco metastático no melanoma é a espessura de Breslow, que define a extensão absoluta do tumor dentro do tecido. O nível de Clark define a extensão da invasão do melanoma com base na camada da pele envolvida, porém não acrescenta informações prognósticas significativas além da espessura de Breslow. O número de mitoses é utilizado no estadiamento de tumores de < 1 mm de espessura para fornecer uma informação prognóstica adicional acerca da probabilidade de doença metastática, visto que os pacientes com menor número de mitoses apresentam melhores desfechos no longo prazo. Os locais anatômicos favoráveis para o prognóstico são o antebraço e a perna, enquanto os menos favoráveis incluem o couro cabeludo, as mãos, os pés e as membranas mucosas. Em geral, as mulheres têm melhor prognóstico do que os homens e, com frequência, são diagnosticadas em estágios mais precoces do que os homens. O efeito da idade não é determinante. Os pacientes idosos são geralmente diagnosticados com tumores primários mais espessos e têm seu diagnóstico estabelecido mais tarde, porém os pacientes mais jovens correm maior risco de metástases para linfonodos.

III-10 e III-11. **As respostas são A e E, respectivamente.** (*Cap. 105*) O tratamento do melanoma metastático teve, em geral, pouca melhora quanto à mortalidade dessa doença, com sobrevida mediana de 6 a 15 meses após diagnóstico de doença metastática, dependendo dos órgãos acometidos. O prognóstico é melhor para pacientes com metástases cutâneas ou subcutâneas (M1a) do que aqueles com metástases pulmonares (M1b) e pior para pacientes com doença hepática, óssea ou cerebral (M1c). Historicamente, nenhum esquema de quimioterapia tradicional teve qualquer efeito sobre o prognóstico do melanoma metastático e esses fármacos tipicamente são apenas usados para paliação dos sintomas. O agente mais utilizado no melanoma metastático é a interleucina-2 (IL-2). Essa citocina exige que o indivíduo apresente uma boa capacidade funcional e, com frequência, o fármaco é administrado em um ambiente semelhante a uma unidade de terapia intensiva, em virtude da alta, ainda que previsível, incidência de efeitos colaterais graves. A IL-2 não é uma quimioterapia no sentido tradicional e o mecanismo pelo qual esse fármaco mata as células tumorais não está totalmente explicado. Acredita-se que a IL-2 induza a atividade das células T específicas para melanoma, levando a uma sobrevida em longo prazo livre de doença em cerca de 5% dos pacientes tratados. Outros agentes que alteram a resposta imune às células tumorais são os que provocam bloqueio dos *checkpoints* imunes. O único agente aprovado pela Food and Drug Administration (FDA) nessa classe é o ipilimumabe. Trata-se de um anticorpo monoclonal que bloqueia o CTLA-4 e resulta em melhora da função das células T, com erradicação das células tumorais. Esse medicamento foi o primeiro tipo de tratamento a demonstrar um benefício quanto à sobrevida no melanoma metastático. Entretanto, a taxa de resposta é de apenas cerca de 10%, e existe um perfil significativo de efeitos colaterais, incluindo indução de autoimunidade, que limitou o entusiasmo pelo uso clínico desse fármaco. Nesses últimos anos, foram introduzidas duas novas classes de terapias-alvo para o melanoma, que apresentaram menos efeitos colaterais, embora não se conheça a durabilidade da resposta. Atualmente, recomenda-se que todas as lesões metastáticas recém-diagnosticadas sejam submetidas a teste molecular para a mutação *BRAF*. São encontradas mutações de *BRAF* em 40 a 60% dos melanomas, resultando em ativação constitutiva da via da MAP-quinase. Existem dois inibidores de *BRAF* atualmente aprovados, o vemurafenibe e o dabrafenibe. Esses medicamentos orais demonstraram produzir uma regressão do tumor em aproximadamente

50% dos pacientes tratados, embora estejam associados a uma complicação específica de classe relacionada com o desenvolvimento de numerosas lesões cutâneas, que podem incluir câncer de células escamosas. Um inibidor de *MEK* atua em uma etapa mais adiante na via da MAP-quinase e também foi aprovado pela FDA. O trametinibe é menos efetivo do que os inibidores de *BRAF* com monoterapia, porém pode melhorar a sobrevida dos pacientes quando adicionado a inibidores de *BRAF*. Por conseguinte, a abordagem atual recomendada ao paciente com melanoma metastático consiste em realizar um teste em todo paciente para a presença de uma mutação " tratável" (*BRAF*). Se a mutação não estivesse presente, seria oferecida uma imunoterapia se a paciente tivesse uma capacidade funcional aceitável. Na presença da mutação, a paciente e seu médico deveriam, então, considerar os prós e os contras da terapia-alvo *versus* imunoterapia, visto que ambas podem ser aceitáveis. A terapia-alvo tem menos efeitos colaterais, porém a durabilidade da resposta em longo prazo não é conhecida. Por outro lado, a imunoterapia apresenta muito mais efeitos colaterais e uma taxa de resposta inicial menor; todavia, entre os pacientes que respondem, podem-se obter respostas em longo prazo duráveis.

III-12. **A resposta é C.** (*Cap. 105*) O câncer de pele não melanoma (CPNM) é o câncer mais comum nos Estados Unidos, com uma incidência anual estimada de 1,5 a 2 milhões de casos por ano. Entretanto, a maioria desses casos consiste em doença muito limitada com baixo potencial metastático, sendo responsável por apenas 2.400 mortes por ano. A grande maioria dos CPNM consiste em carcinomas basocelulares (CBCs, 70 a 80%) ou carcinoma de células escamosas (CCE, cerca de 20%). O principal fator de risco para todos os CPNMs é a exposição à luz ultravioleta (UV). A exposição à luz UV pode ocorrer por meio de exposição direta à luz solar (exposição UVA e UVB) ou por bronzeamento artificial (exposição a 97% de UVA). Outros fatores de risco para o CPNM incluem distúrbios hereditários de reparo por excisão de nucleotídeos, como xeroderma pigmentado, pele clara, cabelos/olhos claros, tabagismo, infecção pelo vírus da imunodeficiência humana (HIV), exposição à radiação ionizante, cicatrizes de queimadura térmica, albinismo e úlceras crônicas. Além disso, os receptores de transplantes de órgãos sólidos na imunossupressão crônica apresentam um aumento de 65 vezes no CCE e de 10 vezes no CBC. Além disso, o CPNM em pacientes submetidos a transplante de órgãos sólidos tem mais tendência a ser agressivo, com taxas mais elevadas de recorrência local, metástase e mortalidade. Quando se compara o CBC com o CCE, o CBC é o menos agressivo dos CPNM e tipicamente é uma neoplasia de crescimento lento e localmente invasiva. O potencial metastático do CBC é de < 0,1%. O CCE tem uma história natural mais variável, dependendo da lesão e dos fatores do hospedeiro. Os ceratoacantomas consistem em CCE de baixo grau e de crescimento rápido, que podem regredir espontaneamente sem terapia. Entretanto, foi relatada a ocorrência de progressão para doença metastática após regressão, de modo que o tratamento para o ceratoacantoma deve ser semelhante àquele para outros tipos de CCE. As ceratoses actínicas e a queilite são formas pré-malignas de CCE, ocorrendo transformação para neoplasia maligna em 0,25 a 20% dos casos. Em geral, o potencial metastático do CCE varia de 0,3 a 5,2%, com maior risco de metástases nos tumores que surgem a partir de tecidos não expostos à luz solar. A abordagem para o tratamento do CPNM depende do tamanho, da profundidade, da localização e dos fatores do hospedeiro, e a principal meta consiste na erradicação do tumor com amplas margens locais.

III-13. **A resposta é C.** (*Cap. 106*) Os cânceres de laringe frequentemente se manifestam com início subagudo de rouquidão que não regride com o passar do tempo; entretanto os sintomas do câncer de cabeça e pescoço podem ser bastante inespecíficos. Nos casos mais avançados, podem ocorrer dor, estridor, disfagia, odinofagia e neuropatias cranianas. O diagnóstico de câncer de cabeça e pescoço deve incluir tomografia computadorizada (TC) da cabeça e pescoço e exame endoscópico sob anestesia para a obtenção de biópsias. A PET pode ser usada como terapia adjuvante. O estadiamento do câncer de cabeça e pescoço segue a diretriz do estadiamento tumor-linfonodo-metástase (TNM) (ver Figura III-13). Esse paciente deve ser considerado no estágio T2N0M0, com base no tamanho do tumor, sem evidências de comprometimento de linfonodos ou doença metastática a distância. Com essa designação, o estágio global do paciente seria o estágio II e a doença seria classificada como doença localizada. O objetivo do tratamento nesse estágio é a cura do câncer, e a taxa de sobrevida global de cinco anos é de 60 a 90%. A escolha do tratamento para o câncer de laringe é a radioterapia para preservar a voz. O tratamento cirúrgico também pode ser escolhido pelo paciente, porém é menos desejável. Na doença locorregional avançada, os pacientes ainda podem ser tratados com intenção curativa, porém isso exige um tratamento de múltipla modalidade, com cirurgia seguida de quimioterapia e radioterapia concomitantes.

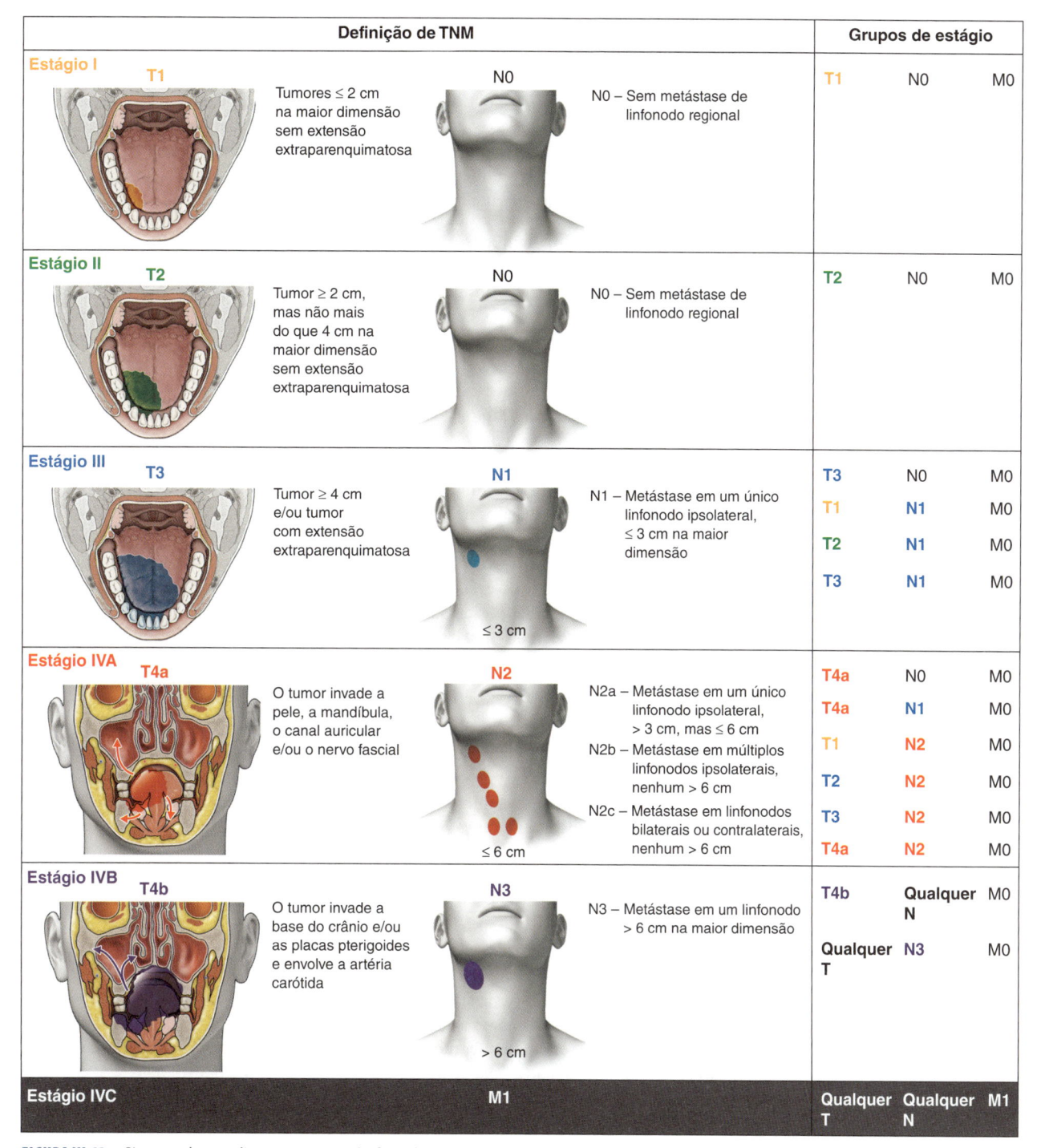

	Definição de TNM			Grupos de estágio		
Estágio I T1	Tumores ≤ 2 cm na maior dimensão sem extensão extraparenquimatosa	N0	N0 – Sem metástase de linfonodo regional	T1	N0	M0
Estágio II T2	Tumor ≥ 2 cm, mas não mais do que 4 cm na maior dimensão sem extensão extraparenquimatosa	N0	N0 – Sem metástase de linfonodo regional	T2	N0	M0
Estágio III T3	Tumor ≥ 4 cm e/ou tumor com extensão extraparenquimatosa	N1 ≤ 3 cm	N1 – Metástase em um único linfonodo ipsilateral, ≤ 3 cm na maior dimensão	T3	N0	M0
				T1	N1	M0
				T2	N1	M0
				T3	N1	M0
Estágio IVA T4a	O tumor invade a pele, a mandíbula, o canal auricular e/ou o nervo fascial	N2 ≤ 6 cm	N2a – Metástase em um único linfonodo ipsilateral, > 3 cm, mas ≤ 6 cm	T4a	N0	M0
				T4a	N1	M0
			N2b – Metástase em múltiplos linfonodos ipsilaterais, nenhum > 6 cm	T1	N2	M0
				T2	N2	M0
			N2c – Metástase em linfonodos bilaterais ou contralaterais, nenhum > 6 cm	T3	N2	M0
				T4a	N2	M0
Estágio IVB T4b	O tumor invade a base do crânio e/ou as placas pterigoides e envolve a artéria carótida	N3 > 6 cm	N3 – Metástase em um linfonodo > 6 cm na maior dimensão	T4b	Qualquer N	M0
				Qualquer T	N3	M0
Estágio IVC		M1		Qualquer T	Qualquer N	M1

FIGURA III-13 Sistema de estadiamento tumor-linfonodo-metástases (TNM).

III-14. **A resposta é C.** (*Cap. 106*) O número de novos casos de câncer de cabeça e pescoço (cavidade oral, faringe e laringe) nos Estados Unidos foi de 53.640 em 2013, respondendo por cerca de 3% das neoplasias malignas em adultos; 11.520 pessoas morreram da doença. A incidência mundial ultrapassa meio milhão de casos por ano. Na América do Norte e na Europa, os tumores originam-se habitualmente da cavidade oral, da orofaringe ou da laringe. A incidência de câncer de orofaringe está aumentando nesses últimos anos. O câncer de nasofaringe é mais comumente observado em países do Mediterrâneo e no Extremo Oriente, onde é endêmico em algumas áreas. O consumo de álcool e o uso de tabaco constituem os fatores de risco mais significativos para o câncer de cabeça e pescoço e, quando usados juntos, atuam de modo sinérgico. O tabaco não fumado é outro agente etiológico para os cânceres orais. Outros carcinógenos potenciais incluem a maconha e exposições ocupacionais, como refinamento de níquel, exposição a fibras têxteis e carpintaria. Alguns cânceres de cabeça e pescoço apresentam uma etiologia viral. A infecção pelo vírus Epstein-Barr (EBV) frequentemente está associada ao câncer de nasofaringe, particularmente em áreas endêmicas do Mediterrâneo e no

Extremo Oriente. Nos países ocidentais, o papilomavírus humano (HPV) está associado a uma incidência crescente de tumores que surgem da orofaringe (i.e., o leito tonsilar e a base da língua). Mais de 50% dos tumores de orofaringe nos Estados Unidos são causados por HPV. O HPV-16 é o subtipo viral dominante, embora o HPV-18 e outros subtipos oncogênicos também sejam observados. Por outro lado, os cânceres relacionados ao consumo de álcool e ao uso de tabaco apresentaram uma redução na sua incidência. O câncer de orofaringe relacionado ao HPV ocorre em uma população mais jovem e está associado a um número aumentado de parceiros sexuais e práticas de sexo oral. Está associado a um melhor prognóstico, particularmente em não fumantes.

III-15. **A resposta é A.** *(Cap. 107)* Um nódulo pulmonar solitário constitui um motivo frequente de encaminhamento a um pneumologista, porém a maioria desses nódulos pulmonares solitários é de natureza benigna. De fato, mais de 90% dos nódulos identificados de modo incidental são de origem benigna. As características mais provavelmente observadas em uma lesão maligna incluem tamanho > 3 cm, calcificação excêntrica, tempo de duplicação de tamanho rápido e contorno lobulado e irregular. O aspecto em vidro fosco na TC pode ser maligno ou benigno. Entre as lesões malignas, o infiltrado em vidro fosco é mais comumente observado no carcinoma de células broncoalveolares. Quando são identificados múltiplos nódulos pulmonares, isso representa mais comumente uma doença granulomatosa precedente, devido a infecções curadas. Se múltiplos nódulos forem de origem maligna, indica habitualmente uma doença metastática para os pulmões, mas podem ocorrer lesões pulmonares primárias simultâneas ou lesões metastáticas de um câncer de pulmão primário. Muitos nódulos identificados de modo incidental são muito pequenos para serem diagnosticados por biópsia e são de natureza inespecífica. Nessa situação, é prudente acompanhar as lesões por um período de dois anos, particularmente em um paciente com alto risco de câncer de pulmão, de modo a possibilitar a ocorrência de um tempo apropriado para duplicação de tamanho. Se a lesão permanecer estável por dois anos, ela é mais provavelmente benigna, embora alguns tumores de crescimento lento, como carcinoma de células broncoalveolares, possam apresentar uma taxa de crescimento mais lenta.

III-16. **A resposta é E.** *(Cap. 107)* É importante entender a avaliação e o tratamento dos nódulos pulmonares solitários. Esse paciente apresenta um longo histórico de tabagismo, com um nódulo recente que não estava aparente em uma radiografia de tórax realizada há três anos. Esse nódulo deve ser presumido como maligno e deve-se procurar estabelecer um diagnóstico definitivo e tratamento. As opções para exames complementares e procedimentos de estadiamento incluem PET/TC, biópsia broncoscópica, biópsia percutânea por agulha e biópsia cirúrgica com ressecção concomitante, quando positiva. A PET e a TC devem ter baixo rendimento nesse paciente, tendo em vista o pequeno tamanho da lesão primária (< 1 cm) e a ausência de linfonodos mediastínicos aumentados. Do mesmo modo, a broncoscopia não deve fornecer dados significativos, visto que a lesão é de origem muito periférica e uma biópsia negativa para neoplasia maligna não seria definitiva. As abordagens apropriadas consistem em realizar uma biópsia por agulha percutânea guiada por TC ou uma biópsia cirúrgica com ressecção definitiva, se for positiva. Devido à preservação da função pulmonar nesse paciente, a biópsia cirúrgica e a ressecção constituem uma boa opção de tratamento. A realização de outra TC para avaliar o crescimento no intervalo só seria apropriada se o paciente tivesse recusado uma investigação adicional naquela ocasião. O encaminhamento para tratamento com radioterapia não é adequado na ausência de diagnóstico histológico de neoplasia maligna e a ressecção cirúrgica constitui o tratamento primário preferido, visto que esse paciente não tem nenhuma contraindicação para intervenção cirúrgica.

III-17. **A resposta é E.** *(Cap. 107)* A síndrome de Pancoast resulta da extensão apical de uma massa pulmonar no plexo braquial, com acometimento frequente do oitavo nervo cervical e primeiro e segundo nervos torácicos. À medida que o tumor cresce, ele também acomete os gânglios simpáticos da cadeia torácica. As manifestações clínicas do tumor de Pancoast consistem em dor no ombro e no braço e na síndrome de Horner (ptose, miose e anidrose ipsolaterais). Com frequência, ocorre dor no ombro e no braço vários meses antes do estabelecimento do diagnóstico. A causa mais comum da síndrome de Pancoast consiste em um tumor apical pulmonar, habitualmente câncer de pulmão não de células pequenas. Outras causas incluem mesotelioma e infecção, entre outras. Embora as lesões do mesencéfalo possam causar síndrome de Horner, devem-se esperar outras anormalidades de nervos cranianos.

O aumento dos linfonodos mediastinais e a presença de massas na porção média do mediastino podem causar obstrução da veia cava superior, resultando em síndrome da veia cava superior. Normalmente, os indivíduos com síndrome da veia cava superior apresentam dispneia e evidências de edema facial e dos membros superiores. A síndrome miastênica de Eaton-Lambert é causada por anticorpos dirigidos contra os canais de cálcio dependente de voltagem e caracteriza-se por fraqueza generalizada dos músculos que aumenta com a estimulação nervosa repetitiva. As costelas cervicais provocam a síndrome do desfiladeiro torácico por compressão de nervos ou vasos sanguíneos na sua emergência do tórax. Tipicamente, manifesta-se com sintomas isquêmicos do membro acometido, porém pode-se observar a ocorrência de consunção intrínseca dos músculos da mão devido ao comprometimento neurológico.

III-18. **A resposta é C.** (*Cap. 107*) Recentemente, as mutações do EGFR foram reconhecidas como mutações importantes que afetam a resposta dos cânceres de pulmão não pequenas células ao tratamento com inibidores da EGFR tirosina-quinase. Estudos iniciais do erlotinibe em todos os pacientes com câncer de pulmão de não pequenas células avançado não conseguiram demonstrar um benefício do tratamento; entretanto, quando apenas os pacientes portadores de mutações do EGFR foram considerados, o tratamento com anti-EGFR produziu uma melhora na sobrevida livre de doença e na sobrevida global. Os pacientes com mais probabilidade de apresentar mutações do EGFR são mulheres, indivíduos não fumantes, asiáticos e indivíduos com histopatologia de adenocarcinoma.

III-19. **A resposta é B.** (*Cap. 107*) O sistema de estadiamento do Veterans Administration para o câncer de pulmão de pequenas células é um sistema distinto de dois estágios, que divide os pacientes naqueles com doença em estágio limitado ou extenso. Os pacientes com doença limitada (DL) apresentam câncer que está restrito ao hemitórax ipsolateral e podem ser enquadrados dentro de um campo tolerável de radiação. Por conseguinte, os linfonodos supraclaviculares contralaterais, o comprometimento do nervo laríngeo recorrente e a obstrução da veia cava superior podem ser parte da DL. Os pacientes com doença extensa (DE) apresentam doença metastática evidente no exame de imagem ou no exame físico. O tamponamento cardíaco, o derrame pleural maligno e o acometimento bilateral do parênquima pulmonar geralmente qualificam a doença como DE, visto que os órgãos acometidos não podem ser incluídos de modo seguro ou efetivo dentro de um único campo de radioterapia. Sessenta a 70% dos pacientes são diagnosticados com DE na apresentação. Em geral, a ressecção cirúrgica não é rotineiramente recomendada para os pacientes, visto que até mesmo aqueles com CPPC-DL ainda têm micrometástases ocultas. A quimioterapia prolonga significativamente a sobrevida em pacientes com CPPC. Apesar de taxas de resposta à terapia de primeira linha de até 80%, a sobrevida mediana varia de 12 a 20 meses para pacientes com DL e de 7 a 11 meses para pacientes com DE. Independentemente da extensão da doença, a maioria dos pacientes sofre recidiva e desenvolve doença resistente à quimioterapia. Apenas 6 a 12% dos pacientes com CPPC-DL e 2% dos pacientes com CPPC-DE vivem além de cinco anos. O papel da radioterapia no CPPC-DE é restrito, em grande parte, à paliação dos sintomas relacionados com o tumor, como dor óssea e obstrução brônquica.

III-20. **A resposta é D.** (*Cap. 107 e N Engl J Med 2011;365:395-409*) Em 2011, foi publicado o National Lung Screening Trial (NLST), um estudo randomizado projetado para determinar se o rastreamento por TC de baixa dose (TCBD) poderia reduzir a mortalidade por câncer de pulmão em populações de alto risco, em comparação com a radiografia de tórax (RXT) anteroposterior padrão. Os pacientes de alto risco foram definidos como indivíduos entre 55 e 74 anos de idade, com história de tabagismo de mais de 30 maços-ano; os ex-fumantes deveriam ter deixado de fumar dentro dos últimos 15 anos. Foram excluídos do ensaio clínico os indivíduos com diagnóstico anterior de câncer de pulmão, história de hemoptise, perda de peso inexplicada de > 7 kg no ano anterior ou TC de tórax nos 18 meses anteriores à inscrição. Um total de 53.454 pessoas foram inscritas e randomizadas para rastreamento anual durante três anos (rastreamento por TCBD, n = 26.722; rastreamento por RXT, n = 26.732). Qualquer nódulo não calcificado medindo ≥ 4 mm em qualquer diâmetro encontrado nas imagens de TCBD; e RXT com qualquer nódulo ou massa não calcificada; foram classificados como "positivos". De modo global, 39,1% dos participantes no grupo da TCBD e 16% no grupo da RXT tiveram pelo menos um resultado de rastreamento positivo. Entre os que foram positivos no rastreamento, a taxa de resultados falso-positivos foi de 96,4% no grupo da TCBD e de 94,5% no grupo da RTX. Foi encontrado um maior número de cânceres no grupo da TCBD. Quase duas vezes mais cânceres em estágio IA iniciais foram detectados no grupo da TCBD, em comparação com o grupo da RXT (40% vs. 21%). As taxas globais de morte por câncer de pulmão foram de 247 e 309 mortes por 100 mil participantes nos grupos da TCBD e da RXT, respectivamente, representando uma redução de 20% na mortalidade por câncer de pulmão na população rastreada com TCBD (intervalo de confiança [IC] de 95%, 6,8-26,7%; $p = 0,004$). Em comparação com o grupo da RXT, a taxa de mortalidade por qualquer causa no grupo da TCBD foi reduzida em 6,7% (IC de 95%, 1,2-13,6%; $p = 0,02$). Apesar das ressalvas anteriormente assinaladas, o rastreamento de indivíduos que preenchem os critérios do NLST para risco de câncer de pulmão parece recomendado, contanto que se disponha de cuidados coordenados multidisciplinares abrangentes e acompanhamento semelhante aos fornecidos para os participantes do NLST.

QUADRO III-20	RESULTADOS DO NATIONAL LUNG SCREENING TRIAL					
	Número do evento		Taxas de eventos por 100.000 pessoas-ano			
	TCBD (n = 26.772)	RXT (n = 26.732)	TCBD	RXT	Risco relativo (95% IC) RR	Valor p
Mortalidade por câncer de pulmão	356	443	247	309	0,80 (0,73-0,93)	0,004
Mortalidade por todas as causas	1.877	2.000	1.303	1.395	0,93 (0,86-0,99)	0,02
Mortalidade não causada por câncer de pulmão	1.521	1.557	1.056	1.086	0,99 (0,95-1,02)	0,51

Abreviações: IC, intervalo de confiança; RR, taxa de incidência, de rate ratio; RXT, raio X de tórax; TCBD, tomografia computadorizada de baixa dose.
Fonte: Modificado de PB Bach et al.: *JAMA* 307:2418, 2012.

III-21. **A resposta é C.** *(Cap. 108)* A paciente tem um cisto mamário. Ele tem uma textura benigna ao exame e a aspiração da massa revela um líquido não sanguinolento, com regressão da massa. Se houvesse uma massa residual ou líquido sanguinolento, o próximo passo seria a realização de mamografia e biópsia. Nesse tipo de paciente com líquido não sanguinolento, em que a aspiração leva à regressão da massa, indica-se um novo exame em um mês. Se a massa recidivar, deve-se repetir então a aspiração. Se for novamente obtido líquido, a mamografia e a biópsia estão indicadas. Nesse estágio, não há nenhuma indicação para encaminhar a paciente para exames de imagem ou avaliação cirúrgica. A amamentação não é afetada pela presença de cisto mamário.

III-22. **A resposta é C.** *(Cap. 108)* O risco de câncer de mama está relacionado com muitos fatores, porém a idade da menarca, a idade da primeira gestação a termo e a idade da menopausa respondem, em conjunto, por 70 a 80% do risco de câncer de mama. As pacientes de menor risco são as que apresentam a menor duração total de menstruações (i.e., menarca mais tardia e menopausa mais precoce), bem como a primeira gestação completa precoce. Especificamente, os menores riscos são observados com uma menarca aos 16 anos de idade ou mais, primeira gestação aos 18 anos e menopausa que começa 10 anos antes da idade mediana da menopausa de 52 anos. Por conseguinte, a paciente C é que preenche esses critérios.

III-23. **A resposta é A.** *(Cap. 109)* Uma forte história familiar de câncer de cólon deve levantar a hipótese de câncer de cólon hereditário sem polipose (HNPCC) ou síndrome de Lynch, particularmente quando *não* se observa a presença de polipose difusa na colonoscopia. O HNPCC caracteriza-se por (1) três ou mais parentes com câncer colorretal confirmado histologicamente, sendo um deles parente de primeiro grau e, quanto aos outros dois, pelo menos um com diagnóstico estabelecido antes dos 50 anos; (2) câncer colorretal em pelo menos duas gerações. A doença é de caráter autossômico dominante e está associada a outros tumores, incluindo no endométrio e no ovário. O cólon proximal está mais frequentemente acometido e o câncer ocorre com idade média de 50 anos, ou seja, 15 anos antes do câncer de cólon esporádico. Recomenda-se que os pacientes com HNPCC sejam submetidos à colonoscopia e ultrassonografia pélvica bianuais, a partir dos 25 anos de idade. A detecção de inúmeros pólipos sugere a presença de uma das síndromes de polipose autossômica dominante, muitas das quais apresentam alto potencial maligno. Essas síndromes incluem a polipose adenomatosa familiar, a síndrome de Gardner (associada a osteomas, fibromas, cistos epidermoides) ou síndrome de Turcot (associada a câncer cerebral). A síndrome de Peutz-Jeghers está associada à pigmentação mucocutânea e hamartomas. Podem surgir tumores nos ovários, mamas, pâncreas e endométrio; entretanto os cânceres de cólon malignos não são comuns. A retocolite ulcerativa está fortemente associada ao desenvolvimento de câncer de cólon, porém é raro que o câncer de cólon seja o achado inicial na retocolite ulcerativa. Em geral, os pacientes com doença inflamatória intestinal são sintomáticos bem antes do desenvolvimento de risco de câncer.

III-24. **A resposta é E.** *(Cap. 109)* O câncer colorretal constitui a segunda causa mais comum de morte por câncer nos Estados Unidos, porém a taxa de mortalidade relacionada com a doença tem diminuído nesses últimos anos. Quando o câncer colorretal é identificado, os pacientes devem ser encaminhados para intervenção cirúrgica, visto que o estadiamento adequado e o prognóstico não podem ser determinados sem a obtenção de amostras patológicas se não houver nenhuma evidência macroscópica de doença metastática. A avaliação pré-operatória para a doença metastática ou sincrônica inclui colonoscopia completa, se possível, radiografia de tórax, provas de função hepática, determinação do antígeno carcinoembrionário (CEA) e TC do abdome. O estadiamento do câncer colorretal segue o sistema de estadiamento TNM. Entretanto, o estadiamento do tumor não se baseia no tamanho absoluto do tumor, mas na sua extensão através da parede colônica. Os tumores T1 podem estender-se na submucosa, porém não a ultrapassam; os tumores T2 estendem-se na muscular própria; e os tumores T3 acometem a serosa e a ultrapassam. As metástases nodais são graduadas em N1 (1 a 3 linfonodos positivos) e N2 (4 ou mais linfonodos positivos). O estágio do câncer dessa paciente seria T2N1M0, e o estadiamento seria de câncer no estágio III. Apesar do estágio relativamente avançado, a taxa de sobrevida global de cinco anos é de 50 a 70%, devido aos progressos na assistência global do paciente com câncer colorretal. Como essa paciente apresenta uma lesão obstrutiva que impede a colonoscopia pré-operatória, ela precisa ser submetida à colonoscopia completa, realizada nas primeiras semanas após a cirurgia e, posteriormente, a cada três anos. As determinações seriadas do CEA a cada três meses também foram recomendadas por alguns especialistas. A TC anual pode ser realizada nos primeiros três anos após a ressecção, embora a utilidade dessa prática seja questionada. Recomenda-se a radioterapia da pelve para todas as pacientes com câncer retal, visto que ela reduz a taxa de recidiva local, particularmente nos tumores em estágio II e III. Quando a radioterapia pós-operatória é combinada com esquemas quimioterápicos contendo 5-fluoruracila, a taxa de recidiva local é ainda mais reduzida, e observa-se também um aumento na taxa de sobrevida global.

III-25. **A resposta é E.** *(Cap. 109)* O câncer de esôfago apresenta uma elevada taxa de mortalidade, visto que a maioria dos pacientes não procura assistência médica até que a doença esteja avançada. Os sintomas de apresentação típicos do câncer de esôfago consistem em disfagia e perda significativa de peso. Em geral, a disfagia é rapidamente progressiva dentro de um período de semanas a meses. A disfagia no início é apenas para alimentos sólidos, porém evolui para incluir semissólidos e líquidos. Para que a disfagia ocorra, estima-se que 60% do lúmen esofágico deva estar ocluído. Ocorre perda ponderal, devido à ingestão oral diminuída, além da caquexia que é comum no câncer. Os sintomas associados podem incluir dor à deglutição, que pode se irradiar para as costas, regurgitação ou vômitos de alimentos não digeridos e pneumonia por aspiração. Nos Estados Unidos, os dois tipos celulares principais de câncer de esôfago são o adenocarcinoma e o carcinoma de células escamosas, que apresentam diferentes fatores de risco. Tipicamente, os indivíduos com carcinoma de células escamosas apresentam histórico de abuso de tabaco e álcool, enquanto aqueles com adenocarcinoma mais frequentemente apresentam uma história de doença por refluxo gastresofágico e esofagite de Barrett de longa duração. Entre os que apresentam história de abuso de álcool e tabaco, observa-se um risco aumentado com o consumo crescente e – o que é interessante – o risco está mais associado ao consumo de uísque, em comparação com vinho ou cerveja. Outros fatores de risco para o carcinoma de células escamosas do esôfago incluem a ingestão de nitritos, opiáceos fumados, toxinas fúngicas em vegetais em conserva de vinagre e lesões por agentes físicos, como ingestão por longo período de tempo de chá muito quente ou substâncias cáusticas.

III-26. **A resposta é C.** *(Cap. 109)* Diversos fatores causais foram implicados no desenvolvimento do câncer de células escamosas do esôfago. Nos Estados Unidos, a etiologia desses cânceres está principalmente relacionada com o consumo excessivo de álcool e/ou o tabagismo. O risco relativo aumenta com a quantidade de cigarros ou de álcool consumidas, com estes fatores atuando de modo sinérgico. O carcinoma de células escamosas do esôfago também tem sido associado à ingestão de nitratos, ao fumo de opiáceos e a toxinas presentes em vegetais em conservas, bem como a danos da mucosa causados por insultos físicos, como exposição crônica a chá extremamente quente, ingestão de soda cáustica, estenoses induzidas por radiação e acalasia crônica. A presença de uma membrana esofágica em associação à glossite e deficiência de ferro (i.e., síndrome de Plummer-Vinson ou Paterson-Kelly) e a hiperceratose congênita e calosidades das palmas das mãos e plantas dos pés (i.e., tilose palmar e plantar) foram, cada uma delas, associadas ao câncer de células escamosas do esôfago, assim como deficiências dietéticas de molibdênio, zinco, selênio e vitamina A. Foram observadas várias associações etiológicas fortes como responsáveis pelo desenvolvimento de adenocarcinoma do esôfago. Esses tumores surgem na parte distal do esôfago em associação ao refluxo gástrico crônico, frequentemente na presença de esôfago de Barrett (substituição do epitélio escamoso normal da parte distal do esôfago por mucosa colunar), que ocorre mais comumente em indivíduos obesos. Os adenocarcinomas surgem dentro do epitélio colunar displásico no esôfago distal. O tabagismo também está associado ao desenvolvimento de adenocarcinoma do esôfago.

III-27. **A resposta é C.** *(Cap. 111)* A infecção pelo vírus da hepatite B (HBV) e pelo vírus da hepatite C (HCV) possuem uma clara relação com o desenvolvimento subsequente de carcinoma hepatocelular (CHC). Tanto estudos de caso-controle quanto de coortes demonstraram a existência de uma forte associação entre as taxas de portadores crônicos de hepatite B e a incidência aumentada de CHC. Em portadores do sexo masculino de Taiwan, com antígeno de superfície da hepatite B (HBsAg) positivo, foi encontrado um risco 98 vezes maior de CHC em comparação com indivíduos negativos para HBsAg. O CHC associado ao HBV pode envolver ciclos de destruição hepática com proliferação subsequente e não necessariamente cirrose franca. O período de latência entre a infecção pelo HCV e o desenvolvimento de CHC é aproximadamente de 30 anos.

Os pacientes com CHC associado ao HCV tendem a apresentar cirrose mais frequente e avançada; enquanto no CHC associado ao HBV apenas metade dos pacientes apresenta cirrose, o restante tem hepatite ativa crônica. Aproximadamente 75 a 80% dos pacientes com CHC apresentam cirrose, e outras condições hepáticas sem cirrose, como doença hepática gordurosa não alcoólica e esteato-hepatite não alcoólica, estão associadas ao desenvolvimento de CHC. Certos carcinógenos químicos naturais, como aflatoxina B_1, estão fortemente associados ao CHC. Essa aflatoxina pode ser encontrada em uma variedade de grãos armazenados em locais quentes e úmidos, onde o amendoim e o arroz são armazenados sem refrigeração. A contaminação de produtos alimentícios com aflatoxina correlaciona-se bem com as taxas de incidência na África e, em certo grau, na China. Nas áreas endêmicas da China, até mesmo animais de fazenda, como patos, apresentam CHC. A malária não está associada ao CHC. Ver o Quadro III-27.

QUADRO III-27 FATORES ASSOCIADOS A UM RISCO AUMENTADO DE DESENVOLVIMENTO DE CARCINOMA HEPATOCELULAR

Comuns	Incomuns
Cirrose de qualquer causa	Cirrose biliar primária
Infecção crônica por hepatite B ou C	Hemocromatose
Consumo crônico de álcool	Deficiência de $α_1$-antitripsina
EHNA/DHGNA	Doenças do depósito do glicogênio
Aflatoxina B_1 ou outras micotoxinas	Citrulinemia
	Porfiria cutânea tarda
	Tirosinemia hereditária
	Doença de Wilson

Abreviações: DHGNA, doença hepática gordurosa não alcoólica; EHNA, esteato-hepatite não alcoólica.

III-28. **A resposta é E.** (*Cap. 111*) A hepatomegalia constitui o sinal físico mais comum em pacientes com carcinoma hepatocelular (CHC), ocorrendo em 50 a 90% dos pacientes. São observados sopros abdominais em 6 a 25% dos pacientes, e ocorre ascite em 30 a 60%. A α-fetoproteína (AFP) é um marcador tumoral sérico para o CHC; entretanto está aumentada em apenas cerca da metade dos pacientes nos Estados Unidos. A elevação da AFP em um paciente com risco de CHC pode constituir um marcador de desenvolvimento da doença, e, em alguns casos, a determinação seriada da AFP pode ser usada como marcador de resposta à terapia. A ultrassonografia do fígado constitui uma excelente ferramenta de rastreio. As duas anormalidades vasculares características consistem em hipervascularização da massa tumoral (neovascularização ou vasos arteriais anormais que nutrem o tumor) e trombose por invasão tumoral das veias porta normais nos demais aspectos. Para determinar acuradamente o tamanho e a extensão do tumor, bem como a presença de invasão da veia porta, deve-se efetuar uma TC helicoidal/trifásica do abdome e da pelve, com técnica de injeção intravenosa rápida de meio de contraste, para detectar as lesões vasculares típicas do CHC. A invasão da veia porta é normalmente detectada como uma obstrução e expansão do vaso. A RM também pode fornecer informações detalhadas, em particular com os novos agentes de contraste. Uma comparação prospectiva de TC trifásica, RM com gadolínio, ultrassonografia e PET com FDG mostrou a obtenção de resultados semelhantes com a TC, a RM e a ultrassonografia; a PET parece ser positiva em apenas um subgrupo de pacientes com CHC. A RM tem maior capacidade de distinguir nódulos displásicos ou regenerativos do CHC. Foram desenvolvidos critérios de imagem para o CHC que não exigem confirmação por biópsia, visto que apresentam uma especificidade > 90%. Esses critérios incluem nódulos de > 1 cm com realce arterial e *washout* da veia porta e, para tumores pequenos, taxas de crescimento específicas em dois exames realizados com intervalo de seis meses (Organ Procurement and Transplant Network). Todavia, a patologia do explante após transplante de fígado para CHC mostrou que aproximadamente 20% dos pacientes diagnosticados sem biópsia não tinham efetivamente tumor.

III-29. **A resposta é E.** (*Cap. 111*) Como esse paciente apresenta um tumor > 3 cm, ele não é candidato à ressecção radical primária. Entretanto, com seu prognóstico satisfatório nos demais aspectos e excelente classe funcional, ele pode ser candidato a transplante de fígado, o que curaria a cirrose e o carcinoma. Existem também modalidades ablativas locais em desenvolvimento que ele poderia ser candidato (Figura III-29).

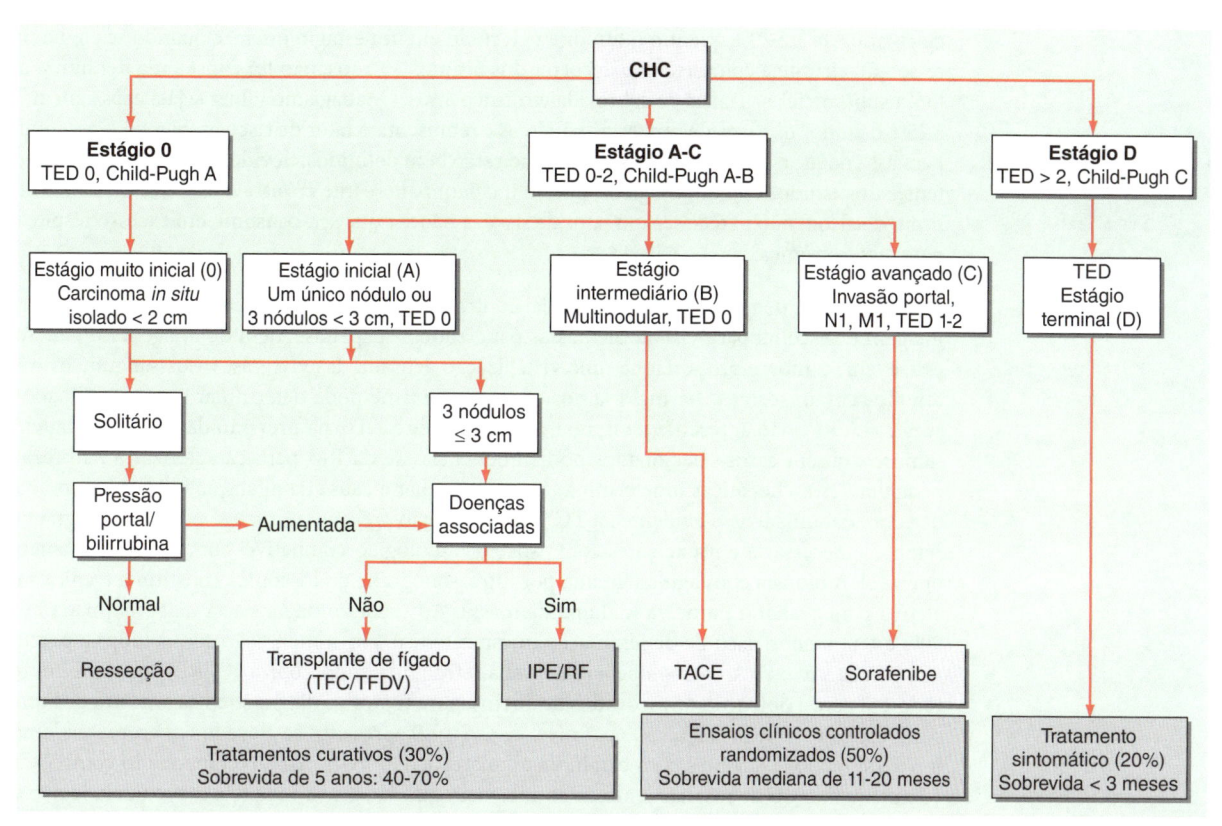

FIGURA III-29 Classificação e esquema de tratamento pelo estadiamento do Barcelona Clinic Liver Cancer (BCLC). Pacientes com carcinoma hepatocelular (CHC) em estágio muito inicial (estágio 0) são ótimos candidatos a ressecção. Pacientes com CHC de estágio inicial (estágio A) são candidatos a terapia radical (ressecção, transplante de fígado [TF] ou ablação local por meio de injeção percutânea de etanol [IPE] ou ablação por radiofrequência [RF]). Pacientes com CHC intermediário (estágio B) beneficiam-se da quimioembolização arterial transcateter (TACE, de *transcatheter arterial chemoembolization*). Os pacientes com CHC avançado, definido como a presença de invasão vascular macroscópica, disseminação extra-hepática ou sintomas relacionados com o câncer (estado de desempenho 1 ou 2 do Eastern Cooperative Oncology Group) (estágio C), beneficiam-se do tratamento com sorafenibe. Os pacientes com doença terminal (estágio D) recebem tratamento sintomático. A estratégia de tratamento deverá passar de um estágio para outro em caso de ausência de resposta ao tratamento ou contraindicações para os procedimentos recomendados. TED, teste de estado de desempenho; TFC, transplante de fígado de doador cadáver; TFDV, transplante de fígado de doador vivo. (*Modificada de JM Llovet et al.: JNCI 100:698, 2008.*)

III-30. **A resposta é C.** (*Cap. 111*) O colangiocarcinoma (CCC) refere-se, tipicamente, a adenocarcinomas produtores de mucina (diferentes do CHC) que se originam a partir do trato biliar e exibem características de diferenciação do colangiócito. São agrupados de acordo com seu local anatômico de origem como intra-hepáticos (CIH), peri-hilares (centrais, cerca de 65% dos CCC) e periféricos (ou distais, cerca de 30% dos CCC). O CIH constitui o segundo tumor hepático primário mais comum. Surgem em consequência de cirrose com menos frequência do que o CHC, porém podem complicar a cirrose biliar primária. Todavia, a cirrose e tanto a cirrose biliar primária quanto o HCV predispõem ao CIH. Os tumores nodulares que surgem na bifurcação do ducto colédoco são denominados tumores de *Klatskin* e, com frequência, estão associados ao colapso da vesícula biliar, um achado que indica a visualização de toda a árvore biliar. A sua incidência está aumentando. Embora os CCC não tenham, em sua maioria, uma etiologia evidente, foram identificados diversos fatores predisponentes, incluindo colangite esclerosante primária (10 a 20% dos pacientes com colangite esclerosante primária), uma doença autoimune, e fasciolose hepática em asiáticos, particularmente por *Opisthorchis viverrini* e *Clonorchis sinensis*. O CCC também parece estar associado a qualquer causa de inflamação e lesão biliares crônicas, incluindo doença hepática alcoólica, coledocolitíase, cistos do colédoco (10%) e doença de Caroli (uma forma hereditária rara de ectasia dos ductos biliares). De modo mais característico, o CCC apresenta-se como icterícia indolor, frequentemente com prurido ou perda de peso. A incidência tem aumentado nessas últimas décadas e alguns poucos pacientes sobrevivem por cinco anos. O tratamento habitual é cirúrgico, porém a quimioterapia combinada sistêmica pode ser efetiva. Após ressecção cirúrgica completa para CIH, a sobrevida em cinco anos é de 25 a 30%. A radioterapia combinada com transplante de fígado produziu uma taxa de sobrevida livre de recidiva de 65% em cinco anos.

III-31. **A resposta é E.** (*Cap. 112*) O câncer de pâncreas é a quarta causa principal de morte por câncer nos Estados Unidos, apesar de representar apenas 3% de todas as neoplasias malignas recém-diagnosticadas. Os adenocarcinomas ductais infiltrantes respondem pela grande maioria dos casos e surgem, com mais frequência, na cabeça do pâncreas. No momento do diagnóstico, 85 a 90% dos pacientes apresentam doença inoperável ou metastática, que se reflete na taxa de sobrevida de cinco anos de apenas 5% para todos os estágios combinados. Pode-se obter uma melhora da sobrevida de cinco anos de até 20% quando o tumor é detectado em um estágio inicial e quando se efetua uma ressecção cirúrgica completa. No decorrer dos últimos 30 anos, não foi constatada nenhuma melhora substancial nas taxas de sobrevida em cinco anos. O tabagismo talvez seja a causa em até 20 a 25% de todos os casos de câncer de pâncreas e representa o fator de risco ambiental mais comum para essa doença. Outros fatores de risco não estão bem definidos, devido aos resultados inconsistentes dos estudos epidemiológicos, porém incluem pancreatite crônica e diabetes melito. O consumo de álcool não parece ser um fator de risco, a não ser que seu consumo em excesso resulte em pancreatite crônica.

III-32. **A resposta é B.** *(Cap. 112)* A TC helicoidal contrastada com dupla fase constitui a modalidade de imagem de escolha para visualizar massas pancreáticas suspeitas. Além da imagem do pâncreas, esse exame também proporciona uma visualização acurada das vísceras, vasos sanguíneos e linfonodos circunjacentes. Na maioria dos casos, esse exame pode determinar a ressecabilidade cirúrgica. A RM não apresenta nenhuma vantagem sobre a TC na previsão da ressecabilidade dos tumores, porém casos selecionados podem beneficiar-se da RM para caracterizar a natureza de pequenas lesões hepáticas indeterminadas e para avaliar a causa da dilatação biliar quando não se detecta nenhuma massa evidente na TC. A confirmação pré-operatória de neoplasia maligna nem sempre é necessária em pacientes com aspecto radiológico compatível com câncer de pâncreas operável. A biópsia com agulha guiada por ultrassonografia endoscópica constitui a técnica mais efetiva para avaliar a natureza maligna da massa. Apresenta uma acurácia de aproximadamente 90% e tem menor risco de disseminação intraperitoneal, em comparação com a biópsia percutânea guiada por TC. A colangiopancreatografia retrógrada endoscópica (CPRE) constitui um método útil para a obtenção de escovados de ductos, porém o valor diagnóstico da amostra de líquido pancreático é de apenas 25 a 30%. O nível de CA 19-9 apresenta-se elevado em aproximadamente 70 a 80% dos pacientes com carcinoma pancreático, porém não é recomendado como exame complementar ou de rastreamento de rotina, visto que sua sensibilidade e especificidade não são adequadas para um diagnóstico acurado. Os níveis pré-operatórios de CA 19-9 correlacionam-se com o estágio do tumor e seu prognóstico. Eles constituem também um indicador de recorrência assintomática em pacientes com tumores totalmente ressecados. A FDG-PET deve ser considerada antes da cirurgia para a detecção de metástases a distância.

III-33. **A resposta é C.** *(Cap. 112)* Este paciente apresenta um tumor < 2 cm sem doença residual microscópica e, portanto, doença em estágio I, com sobrevida em cinco anos de 20% após cirurgia e esquema de quimioterapia adjuvante contendo gencitabina (Figura III-33). Essa apresentação é observada em < 10% dos pacientes com câncer de pâncreas recém-diagnosticado. A maioria dos pacientes apresenta doença avançada (estágio IV), com sobrevida em cinco anos < 5%. Os quatro genes que mais comumente sofrem mutação ou inativação no câncer de pâncreas são o gene *KRAS* e os genes supressores tumorais *p16* (com deleção em 95% dos tumores), *p53* (com inativação ou mutação em 50 a 70% dos tumores) e *SMAD4* (com delação em 55% dos tumores). Tipicamente, as lesões precursoras do câncer de pâncreas adquirem essas anormalidades genéticas de maneira progressiva, associada à displasia crescente. A inativação do gene *SMAD4* está associada a um padrão de doença metastática disseminada em pacientes com câncer em estágio avançado e sobrevida menos satisfatória em pacientes submetidos à ressecção cirúrgica de adenocarcinoma pancreático.

III-34. **A resposta é D.** *(Cap. 114)* O câncer de bexiga é o quarto tipo de câncer mais comum nos homens e o 13º mais comum nas mulheres. O tabagismo tem uma forte associação com o câncer de bexiga, particularmente nos homens. O risco aumentado persiste durante pelo menos 10 anos após o abandono do fumo. O câncer de bexiga constitui uma pequena causa de morte por câncer, visto que os casos detectados são, em sua maioria, superficiais e com excelente prognóstico. A maioria dos casos de câncer de bexiga chega ao médico em virtude da presença de hematúria macroscópica proveniente de lesões exofíticas. A hematúria microscópica tem mais tendência a ser causada por câncer de próstata do que de bexiga. A cistoscopia sob anestesia está indicada para avaliação do câncer de bexiga. Nos casos de doença superficial, o bacilo de Calmette-Guérin (BCG) constitui um adjuvante efetivo para diminuir a recorrência ou tratar doença superficial irressecável. Nos Estados Unidos, a cistectomia geralmente é recomendada para doença invasiva. Mesmo o câncer invasivo com comprometimento nodal tem uma sobrevida de 10 anos > 40% após cirurgia e terapia adjuvante.

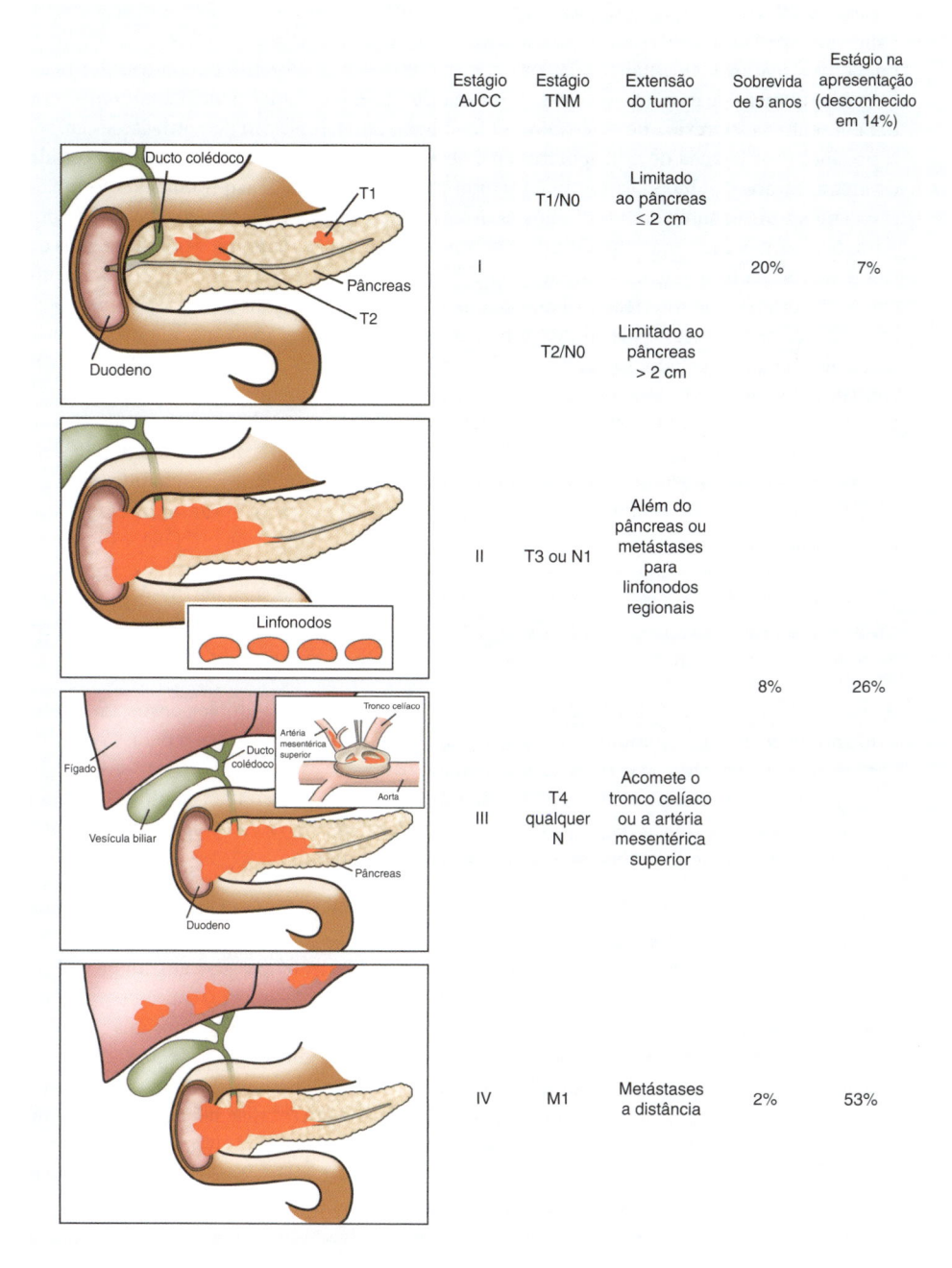

Estágio AJCC	Estágio TNM	Extensão do tumor	Sobrevida de 5 anos	Estágio na apresentação (desconhecido em 14%)
I	T1/N0	Limitado ao pâncreas ≤ 2 cm	20%	7%
	T2/N0	Limitado ao pâncreas > 2 cm		
II	T3 ou N1	Além do pâncreas ou metástases para linfonodos regionais	8%	26%
III	T4 qualquer N	Acomete o tronco celíaco ou a artéria mesentérica superior		
IV	M1	Metástases a distância	2%	53%

FIGURA III-33 AJCC, American Joint Committee on Cancer. (*Ilustração de Stephen Millward.*)

III-35 e III-36. As respostas são C e E, respectivamente. *(Cap. 114)* Nos Estados Unidos, a incidência do carcinoma de células renais continua aumentando e, hoje, é de aproximadamente 58 mil casos por ano, resultando em 13 mil mortes. A razão entre o sexo masculino e o feminino é de 2:1. A incidência apresenta um pico entre os 50 e 70 anos de idade, embora essa neoplasia possa ser diagnosticada em qualquer idade. Foram investigados numerosos fatores ambientais como possíveis causas contribuintes, a associação mais forte é com o tabagismo. O risco também aumenta em pacientes com doença renal cística adquirida associada à doença renal em estágio terminal, bem como em pacientes com esclerose tuberosa. Os carcinomas de células renais consistem, em sua maioria, em tumores de células claras (60%), enquanto os tumores papilares e cromófobos são menos comuns. Os tumores de células claras são encontrados em > 80% dos pacientes que desenvolvem metástases. A tríade clássica de hematúria, dor no flanco e massa palpável é observada inicialmente em apenas 10 a 20% dos pacientes. Atualmente, os tumores são detectados, em sua maioria, como achados incidentais na TC ou na ultrassonografia realizadas para diferentes razões. O crescente número de tumores em estágios iniciais descobertos de modo incidental contribuiu para um aumento da sobrevida de cinco anos. O fenômeno paraneoplásico de eritrocitose causado pela produção aumentada de eritropoetina só é observado em 3% dos casos; a anemia causada pela doença avançada é muito mais comum. Os tumores em estágios I e II são confinados ao rim e estão associados a uma sobrevida > 80% após nefrectomia radical. Os tumores em estágio IV com metástases distantes têm uma sobrevida de cinco anos de 10%. O carcinoma de células renais é notavelmente resistente aos agentes quimioterápicos tradicionais. Até recentemente, o tratamento com citocinas com IL-2 ou interferon γ era usado para produzir regressão em 10 a 20% dos pacientes com doença metastática. Os fármacos antiangiogênicos modificaram o tratamento do carcinoma de células renais avançado. O sunitinibe demonstrou ser superior ao interferon γ e atualmente constitui a terapia de primeira linha para pacientes com doença metastática avançada. O pazopanibe e o axitinibe são agentes mais recentes da mesma classe do sunitinibe. O pazopanibe foi comparado com o sunitinibe em um ensaio clínico randomizado de fase III de primeira linha. A eficácia obtida foi semelhante e houve menos fadiga e menos toxicidade cutânea, resultando em melhores escores de qualidade de vida para o pazopanibe, quando comparado ao sunitinibe. O tensirolimo e o everolimo, que são inibidores do alvo da rapamicina em mamíferos (mTOR), exibem atividade nos pacientes com tumores não tratados de prognóstico reservado e nos tumores refratários ao sunitinibe/sorafenibe. Os pacientes podem beneficiar-se do uso sequencial do axitinibe e do everolimo após progressão, após terapia de primeira linha. O prognóstico do carcinoma metastático de células renais é variável.

III-37. **A resposta é A.** (*Cap. 115*) Os resultados de vários ensaios clínicos – duplos-cegos, randomizados e de grande porte – de quimioprevenção estabeleceram os inibidores da α-redutase como terapia predominante para reduzir o risco futuro de diagnóstico de câncer de próstata. Ensaios clínicos randomizados controlados por placebo mostraram que a finasterida e a dutasterida reduzem a prevalência por período do câncer de próstata. Ensaios clínicos com selênio, vitamina C e vitamina E não demonstraram nenhum benefício em comparação ao placebo.

III-38. **A resposta é E.** (*Cap. 115*) A biópsia guiada por ultrassonografia transretal é recomendada para homens com toque retal anormal. Em geral, os carcinomas são duros, nodulares e irregulares, enquanto o endurecimento também pode ser devido à hipertrofia prostática benigna (HPB) ou a cálculos. De modo global, 20 a 25% dos homens com toque retal anormal apresentam câncer. O diagnóstico de câncer é estabelecido por meio de biópsia por agulha guiada por imagem. A visualização direta por ultrassonografia transretal ou ressonância magnética assegura a obtenção de amostras de todas as áreas da glândula. Os esquemas atuais recomendam uma biópsia de padrão estendido de 12 fragmentos, incluindo uma amostra da zona periférica, bem como de um nódulo palpável dirigido por lesão ou amostra suspeita guiada por imagem. Os homens com níveis anormais de antígeno prostático específico (PSA) e biópsia negativa são aconselhados a se submeter a uma segunda biópsia. Quando se estabelece o diagnóstico de câncer de próstata, atribui-se uma medida de agressividade histológica utilizando o sistema de graduação de Gleason, no qual os padrões histológicos glandulares dominantes e secundários recebem pontuações de 1 (bem diferenciados) a 5 (indiferenciados), sendo a pontuação somada para obter um escore total de 2 a 10 para cada tumor. A área menos diferenciada do tumor (i.e., a área com maior grau histológico) frequentemente determina o comportamento biológico. A presença ou ausência de invasão perineural e a disseminação extracapsular também são registradas.

III-39. **A resposta é C.** (*Cap. 115*) O PSA é uma serina-protease que provoca liquefação do coágulo seminal. O PSA é produzido por células epiteliais tanto não malignas quanto malignas e, portanto, é específico da próstata e não específico do câncer de próstata. Os níveis séricos também podem aumentar, devido à prostatite e à hipertrofia prostática benigna. Os níveis séricos não são afetados significativamente pelo toque retal, porém a realização de biópsia de próstata pode aumentar os níveis de PSA em até 10 vezes durante 8 a 10 semanas. O teste do PSA foi aprovado pela FDA, em 1994, para a detecção precoce do câncer de próstata e o uso disseminado desse teste desempenhou um papel significativo na proporção de homens diagnosticados com câncer em estágio inicial: mais de 70 a 80% dos casos de câncer recém-diagnosticados estão clinicamente confinados ao órgão. O nível de PSA no sangue está fortemente associado ao risco e ao prognóstico do câncer de próstata. A maioria das mortes por câncer de próstata (90%) ocorrem em homens com níveis de PSA no quartil superior (> 2 ng/mL), embora apenas uma minoria dos homens com níveis de PSA > 2 ng/mL desenvolverá câncer de próstata letal. Apesar dessa situação e das reduções da taxa de mortalidade relatada em ensaios clínicos de rastreamento de câncer de próstata randomizados e de grande porte, o uso rotineiro do teste continua controverso. Recentemente, a U.S. Preventive Services Task Force (USPSTF) fez uma recomendação explícita contra o rastreamento. Ao atribuir um grau D na formulação da recomendação com base nessa revisão, a USPSTF concluiu que "existe uma certeza moderada a alta de que esse serviço não tem qualquer benefício efetivo ou de que os prejuízos superam os benefícios". Se os riscos do rastreamento, sobrediagnóstico (*overdiagnosis*) e tratamento excessivo (*overtreatment*) são justificados pelo benefício em termos de diminuição da mortalidade por câncer de próstata é uma discussão em aberto, com dúvidas razoáveis. Em resposta à USPSTF, a American Urological Association (AUA) atualizou a sua declaração de consenso sobre o rastreamento do câncer de próstata. Foi concluído que a qualidade das evidências para os benefícios do rastreamento era moderada, enquanto as evidências de dano eram altas para homens de 55 a 69 anos. Para homens fora dessa faixa etária, faltavam evidências de benefícios, porém continuavam os danos s do rastreamento, incluindo sobrediagnóstico e tratamento excessivo. A AUA recomenda uma tomada de decisão compartilhada, considerando o rastreamento com uso do PSA para homens de 55 a 69 anos de idade, uma faixa etária alvo para a qual os benefícios podem superar os prejuízos. Fora dessa faixa etária, o rastreamento com uso do PSA como teste de rotina não foi recomendado com base nas evidências disponíveis. Os critérios para o PSA utilizados para recomendar uma biópsia de próstata diagnóstica evoluíram com o passar do tempo. Entretanto, com base no ponto de corte comumente usado para a biópsia de próstata (PSA total ≥ 4 ng/mL), a maioria dos homens com elevação dos PSA não apresenta evidências histológicas de câncer de próstata na biópsia. Além disso, muitos homens com níveis de PSA abaixo desse ponto de corte abrigam células cancerosas na próstata. Não existe nenhum valor de PSA abaixo do qual o risco de câncer de próstata é nulo. O uso rotineiro de antibióticos em homens assintomáticos com níveis elevados de PSA é fortemente desencorajado e não deve afetar a decisão quanto à necessidade de prosseguir a avaliação.

III-40. **A resposta é B.** (*Cap. 115*) A hipertrofia prostática benigna (HPB) é um processo patológico que contribui para o desenvolvimento de sintomas do trato urinário inferior nos homens. Esses sintomas, que resultam de disfunção do trato urinário inferior, são subdivididos em sintomas obstrutivos (hesitação urinária, esforço, jato fraco, gotejamento terminal, micção prolongada, esvaziamento incompleto) e sintomas irritativos (polaciúria, urgência, noctúria, incontinência de urgência, pequenos volumes urinários). Os sintomas do trato urinário inferior e outras sequelas da HPB não resultam apenas de um efeito de massa, mas também são provavelmente causados por uma combinação de aumento da próstata e disfunção do detrusor relacionada com a idade. Os pacientes assintomáticos não necessitam de tratamento, independentemente do tamanho da próstata. O alívio sintomático constitui o motivo mais comum pelo qual os homens com HPB procuram tratamento, de modo que a meta da terapia para a HPB consiste habitualmente em alívio desses sintomas. Acredita-se que os antagonistas seletivos dos receptores α-adrenérgicos, como a alfuzosina, tratem o aspecto dinâmico da HPB ao reduzir o tônus simpático da via de saída vesical, diminuindo, assim, a resistência e melhorando o fluxo urinário. Acredita-se que os inibidores da 5α-redutase, como a dutasterida e a finasterida, possam tratar o aspecto estático da HPB ao reduzir o volume da próstata, exercendo um efeito semelhante, embora tardio. Esses agentes também demonstraram ser benéficos na prevenção da progressão da HPB, conforme evidenciado pelo volume da próstata, risco de desenvolver retenção urinária aguda e risco de cirurgia relacionada com a HPB. O uso de um antagonista dos receptores α-adrenérgico e de um inibidor da 5α-redutase como terapia de combinação procura proporcionar alívio sintomático e, ao mesmo tempo, prevenir a progressão da HPB.

Outra classe de medicamentos que demonstrou melhorar os sintomas do trato urinário inferior secundário à HPB é a dos inibidores da fosfodiesterase tipo 5 (PDE-5) que atualmente são usados no tratamento da disfunção erétil. Todos os três inibidores da PDE-5 disponíveis nos Estados Unidos, isto é, sildenafila, vardenafila e tadalafila, parecem ser efetivos no tratamento dos sintomas relacionados com a HPB. Entretanto, há controvérsias quanto ao uso de inibidores da PDE-5, tendo em vista o fato de que os inibidores da PDE-5 de ação curta, como a sildenafila, precisam administrados separadamente dos α-bloqueadores, em virtude dos efeitos hipotensores potenciais. A bosentana é um antagonista não seletivo dos receptores de endotelina, que é utilizada no tratamento da hipertensão arterial pulmonar.

III-41. **A resposta é E.** (*Cap. 116*) Os seminomas puros apresentam a melhor sobrevida entre todas as formas de câncer de testículo e constituem aproximadamente 50% de todos os tumores de células germinativas. A idade mediana de apresentação é na quarta década de vida, e aproximadamente 80% dos indivíduos apresentam doença no estágio I, indicando qualquer doença limitada ao testículo, independentemente de seu tamanho por ocasião da apresentação inicial. Todos os homens que apresentam uma massa testicular devem ser encaminhados para orquiectomia inguinal radical, visto que essa abordagem reflete o desenvolvimento embrionário do testículo e não rompe as barreiras anatômicas que permitem evitar outras vias de disseminação. No estadiamento dos cânceres de testículo, os homens devem ser submetidos à TC do tórax, abdome e pelve, e devem-se efetuar determinações dos marcadores tumorais séricos de AFP e gonadotrofina coriônica humana β (β-hCG), além dos níveis de lactato desidrogenase (LDH). Esses marcadores tumorais auxiliam tanto no diagnóstico quanto no prognóstico do câncer de testículo e ajudam a determinar o tratamento apropriado após orquiectomia. Nos seminomas puros, os níveis de AFP não devem estar elevados. Se os níveis de AFP estiverem elevados, isso indica um componente não seminomatoso oculto, que pode exigir um tratamento inicial mais agressivo com dissecção dos linfonodos retroperitoneais ou quimioterapia adjuvante, dependendo da competência experiência cirúrgica local e das preferências do médico e do paciente. Os níveis de β-hCG podem estar elevados nos seminomas puros, embora isso seja raro em homens sem doença avançada. Os níveis de LDH são menos específicos, porém estão elevados em até 80% dos pacientes com seminoma avançado. Após ressecção, os marcadores tumorais devem retornar a seus valores normais dentro de suas meias-vidas esperadas, de acordo com a cinética de primeira ordem. A meia-vida da β-hCG é de 24 a 36 horas, enquanto a da AFP é de 5 a 7 dias. No seminoma em estágio I, a sobrevida é de quase 100% com radioterapia pós-orquiectomia imediata ou com vigilância ativa (alternativa E). Tendo em vista o problema da neoplasia maligna secundária à exposição à radiação, muitos médicos escolhem a vigilância ativa com acompanhamento em homens que aderem ao acompanhamento. Entretanto, cerca de 15% dos pacientes sofrem recidiva e 5% das recidivas ocorrem depois de cinco anos. Por conseguinte, há necessidade de acompanhamento prolongado. Uma dose única de carboplatina foi investigada como alternativa para a radioterapia, porém os resultados em longo prazo ainda não são conhecidos.

III-42. **A resposta é A.** *(Cap. 116)* Noventa por cento dos indivíduos com tumores de células germinativas não seminomatosos produzem AFP ou β-hCG; por outro lado, os indivíduos com seminomas puros geralmente não produzem nenhum desses marcadores. Esses marcadores tumorais permanecem presentes por algum tempo depois da cirurgia; se os níveis pré-operatórios estiverem elevados, podem ser necessários 30 dias ou mais para a obtenção de níveis pós-operatórios significativos. As meias-vidas da AFP e da β-hCG são de 6 dias e 1 dia, respectivamente. Após o tratamento, pode haver uma redução desigual da β-hCG e da AFP, sugerindo que os dois marcadores são sintetizados por clones heterogêneos de células intratumorais; por conseguinte, é necessário acompanhar ambos os marcadores. A β-hCG é semelhante ao hormônio luteinizante, exceto pela sua subunidade β distinta.

III-43. **A resposta é E.** *(Cap. 117)* Uma variedade de síndromes genéticas aumenta substancialmente o risco de uma mulher de desenvolver câncer ovariano. Cerca de 10% das mulheres com câncer ovariano apresentam uma mutação de linhagem germinativa em um de dois genes de reparo do DNA: o *BRCA1* (cromossomo 17q12-21) ou o *BRCA2* (cromossomo 13q12-13). Os indivíduos que herdam uma única cópia de um alelo mutante apresentam uma incidência muito alta de câncer de mama e de ovário. A maioria dessas mulheres apresenta uma história familiar com múltiplos casos de câncer de mama e/ou de ovário, embora a herança através dos membros da família do sexo masculino possa camuflar esse genótipo por várias gerações. A neoplasia maligna mais comum nessas mulheres é o carcinoma de mama, embora mulheres que possuem mutações de linhagem germinativa de *BRCA1* tenham um acentuado aumento no risco de desenvolver neoplasias malignas ovarianas em torno de 40 a 50 anos, com risco de 30 a 50% de desenvolver câncer de ovário ao longo da vida. As mulheres que abrigam uma mutação em *BRCA2* apresentam uma menor penetrância de câncer ovariano, talvez com uma probabilidade de 20 a 40% de desenvolver essa neoplasia maligna, cujo início típico é observado 50 ou 60 anos de idade. As mulheres com mutação em *BRCA2* também apresentam um ligeiro aumento no risco de câncer pancreático. Da mesma forma, as mulheres com mutações nos genes de reparo impróprio de combinação do DNA associados à síndrome de Lynch tipo 2 (*MSH2, MLH1, MLH6, PMS1, PMS2*) podem correr risco de câncer de ovário de até 1% por ano em torno das quinta e sexta décadas. Por fim, um pequeno grupo de mulheres com câncer de ovário familiar podem apresentar mutações em outros genes associados a *BRCA*, como *RAD51, CHK2* e outros. Estudos de rastreamento nessa população selecionada sugerem que as técnicas de rastreamento atuais, incluindo avaliação seriada do marcador tumoral CA-125 e ultrassonografia, não são suficientes para detectar a doença em estágio inicial e curável, de modo que as mulheres que apresentam essas mutações de linhagem germinativa são aconselhadas a se submeter à retirada profilática dos ovários e das tubas uterinas tipicamente após completar a idade fértil e, de preferência, antes dos 35 a 40 anos de idade. A ooforectomia profilática precoce também protege essas mulheres de câncer de mama subsequente, com uma redução do risco de câncer de mama de cerca de 50%.

III-44. **A resposta é A.** (*Cap. 117*) O câncer de colo do útero constitui a segunda neoplasia maligna mais comum e mais letal em mulheres no mundo inteiro provavelmente devido à infecção disseminada por cepas de alto risco de HPV e à utilização ou ao acesso limitado ao teste de Papanicolaou em muitos países do mundo. A expectativa é de quase 500 mil casos de câncer de colo do útero em todo o mundo, com aproximadamente 240 mil mortes por ano. A incidência de câncer é particularmente alta em mulheres que residem nas Américas Central e do Sul, no Caribe e no sul e leste da África. A taxa de mortalidade é desproporcionalmente elevada na África. Nos Estados Unidos, 12.360 mulheres foram diagnosticadas com câncer do colo do útero e 4.020 mulheres morreram pela doença em 2014. O HPV constitui o principal evento desencadeador da neoplasia na grande maioria das mulheres com câncer de colo do útero invasivo. Esse vírus de DNA de fita dupla infecta o epitélio adjacente à zona de transformação do colo do útero. São conhecidos mais de 60 tipos de HPV e aproximadamente 20 tipos têm a capacidade de produzir displasia de alto grau e neoplasia maligna. O HPV-16 e o HPV-18 constituem os tipos mais frequentemente associados à displasia de alto grau e são os alvos de ambas as vacinas aprovadas pela FDA dos Estados Unidos. A grande maioria dos adultos sexualmente ativos é exposta ao HPV e a maioria das mulheres apresenta resolução da infecção sem qualquer intervenção específica. Os fatores de risco para infecção por HPV e, em particular, para a displasia incluem um elevado número de parceiros sexuais, idade precoce por ocasião da primeira relação sexual e história de doença venérea. O tabagismo é um cofator; as grandes fumantes correm maior risco de displasia com a infecção por HPV. A infecção pelo HIV, particularmente quando associada a baixas contagens de células T CD4+, está associada a uma taxa mais elevada de displasia de alto grau e, provavelmente, a um menor período de latência entre a infecção e a doença invasiva. A administração de terapia antirretroviral altamente ativa reduz o risco de displasia de alto grau associada à infecção por HPV. As vacinas atualmente aprovadas incluem as proteínas recombinantes dirigidas contra as proteínas tardias, L1 e L2, do HPV-16 e HPV-18. A vacinação das mulheres antes do início da atividade sexual reduz radicalmente as taxas de infecção pelo HPV-16 e HPV-18 e displasia subsequente. A doença em estágio I, que responde por quase metade do estadiamento na apresentação, é definida pela ocorrência de carcinoma confinado ao colo do útero e apresenta uma sobrevida em cinco anos > 80% (Figura III-44).

Estadiamento do câncer de colo uterino

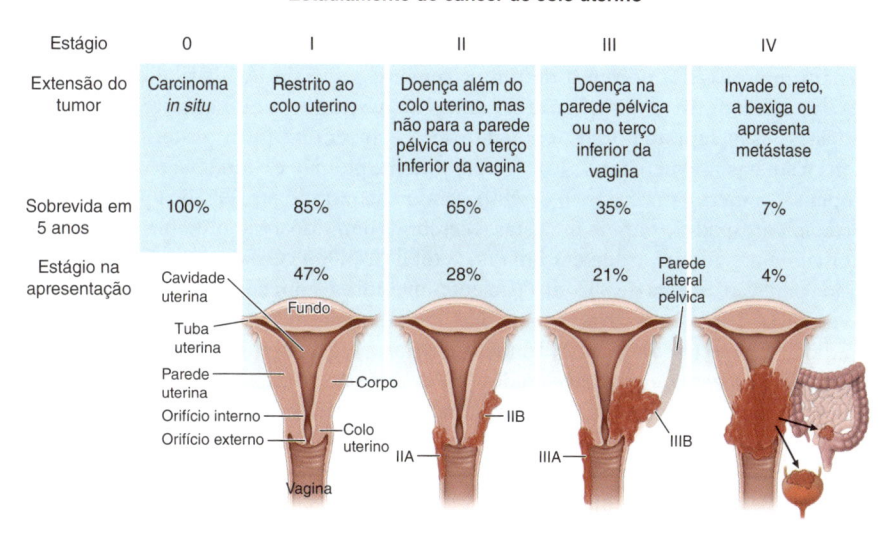

Estágio	0	I	II	III	IV
Extensão do tumor	Carcinoma *in situ*	Restrito ao colo uterino	Doença além do colo uterino, mas não para a parede pélvica ou o terço inferior da vagina	Doença na parede pélvica ou no terço inferior da vagina	Invade o reto, a bexiga ou apresenta metástase
Sobrevida em 5 anos	100%	85%	65%	35%	7%
Estágio na apresentação		47%	28%	21%	4%

FIGURA III-44

III-45. **A resposta é A.** (*Cap. 118*) Os tumores cerebrais primários são diagnosticados em cerca de 52 mil indivíduos por ano nos Estados Unidos. Pelo menos 50% desses tumores são malignos e estão associados a uma elevada taxa de mortalidade. Os tumores gliais respondem por cerca de 30% de todos os tumores cerebrais primários e 80% deles são malignos. Os meningiomas são responsáveis por 35%, os schwanomas vestibulares, por 10%, e os linfomas do SNC, por cerca de 2%. As metástases cerebrais são três vezes mais comuns do que todos os tumores cerebrais primários combinados e são diagnosticadas em cerca de 150 mil pessoas a cada ano. Os tumores cerebrais, independentemente do tipo, podem se manifestar por uma variedade de sinais e sintomas, que são classificados em duas categorias: generalizados e focais; com frequência, os pacientes apresentam uma combinação de ambas as categorias (Quadro III-45).

QUADRO III-45	SINAIS E SINTOMAS DE APRESENTAÇÃO DOS TUMORES CEREBRAIS			
	Glioma de alto grau (%)	Glioma de baixo grau (%)	Meningioma (%)	Metástase (%)
Generalizados				
Comprometimento cognitivo	50	10	30	60
Hemiparesia	40	10	36	60
Cefaleia	50	40	37	50
Lateralizantes				
Crises epilépticas	20	70+	17	18
Afasia	20	< 5	–	18
Déficit de campo visual	–	–	–	7

As convulsões constituem uma apresentação comum dos tumores cerebrais e ocorrem em cerca de 25% dos pacientes com metástases cerebrais ou gliomas malignos; todavia podem constituir o sintoma de apresentação em até 90% dos pacientes com glioma de baixo grau. Todas as convulsões que surgem em consequência de tumor cerebral têm início focal, seja ele clinicamente aparente ou não. A RM craniana constitui o exame complementar preferido para qualquer paciente com suspeita de tumor cerebral e deve ser realizada com a administração de contraste com gadolínio. A TC deve ser reservada para pacientes que não podem ser submetidos à RM (p. ex., portadores de marca-passo). Os tumores cerebrais malignos – sejam eles primários ou metastáticos – tipicamente exibem realce com gadolínio e podem apresentar áreas centrais de necrose; são caracteristicamente circundados por edema da substância branca adjacente. Os gliomas de baixo grau habitualmente não apresentam realce com gadolínio e são mais bem visualizados na RM com recuperação de inversão com atenuação do líquido (FLAIR, *fluid-attenuated inversion recovery*). Os meningiomas exibem uma aparência característica na RM, visto que são de base dural, exibem cauda dural e comprimem o cérebro sem invadi-lo.

III-46. **A resposta é D.** (*Cap. 118*) Ver o Quadro III-46. Essa paciente apresenta pelo menos duas possíveis lesões metastáticas no lobo frontal direito e lobo cerebelar direito. As múltiplas lesões tornam improvável a presença de tumor cerebral primário. A distribuição das metástases no cérebro aproxima-se da proporção do fluxo sanguíneo, de modo que cerca de 85% de todas as metástases são supratentoriais, enquanto 15% ocorrem na fossa posterior. As fontes mais comuns de metástases cerebrais são os carcinomas de pulmão e de mama; o melanoma tem a maior propensão a metastatizar para o cérebro, sendo encontrado em 80% dos pacientes na necropsia. O tratamento-padrão para as metástases cerebrais tem sido a radioterapia cerebral total (RTCT), habitualmente administrada em uma dose total de 3.000 cGy, em 10 frações. Isso oferece uma rápida paliação, e cerca de 80% dos pacientes melhoram com corticosteroides e radioterapia. Todavia, a RTCT não é curativa. A sobrevida mediana é de apenas 4 a 6 meses. Mais recentemente, a radiocirurgia estereotáxica (RCE) realizada por meio de uma variedade de técnicas, incluindo a cirurgia com *gamma knife*, acelerador linear, feixe de prótons e CyberKnife, pode administrar doses altamente focadas de radioterapia, habitualmente em uma única fração. A RCE pode esterilizar efetivamente as lesões visíveis e proporcionar um controle local da doença em 80 a 90% dos pacientes. Além disso, existem alguns pacientes que foram claramente curados das metástases cerebrais com RCE, enquanto esse resultado é notoriamente raro com a RTCT. Entretanto, a

QUADRO III-46	FREQUÊNCIA DE METÁSTASES DO SISTEMA NERVOSO POR TUMORES PRIMÁRIOS COMUNS		
	Cérebro %	MLs %	CMEE %
Pulmões	41	17	15
Mama	19	57	22
Melanoma	10	12	4
Próstata	1	1	10
TGI	7	–	5
Renal	3	2	7
Linfoma	< 1	10	10
Sarcoma	7	1	9
Outros	11	–	18

Abreviações: CMEE, compressão da medula espinal epidural; MLs, metástases leptomeníngeas; TGI, trato gastrintestinal.

RCE só pode ser usada para lesões de 3 cm ou menos de diâmetro e deve ser reservada para pacientes com apenas 1 a 3 metástases. A adição de RTCT à RCE melhora o controle da doença no sistema nervoso, porém não prolonga a sobrevida. Ensaios clínicos randomizados e controlados demonstraram que a extirpação cirúrgica de uma única metástase cerebral, seguida de RTCT, é superior à RTCT apenas. A retirada de duas lesões ou de uma única massa sintomática, particularmente se estiver causando compressão do sistema ventricular, também pode ser útil. A quimioterapia raramente é útil para as metástases cerebrais.

III-47. **A resposta é C.** (*Cap. 120e*) O carcinoma primário desconhecido (CUP, *carcinoma of unknown primary*) é uma neoplasia maligna comprovada por biópsia, cujo local anatômico de origem não consegue ser identificado após uma pesquisa intensa. O CUP é um dos 10 cânceres mais frequentemente diagnosticados em todo o mundo, representando 3 a 5% de todos os cânceres. O CUP limita-se aos cânceres epiteliais e não inclui os linfomas, os melanomas metastáticos e os sarcomas metastáticos, visto que esses cânceres têm tratamentos específicos com base na histologia e no estágio, que orientam o manejo. O aparecimento de exames de imagem sofisticados, imuno-histoquímica (IHQ) consistente e ferramentas de genoma e proteoma desafiaram o termo "desconhecido". Além disso, as terapias-alvo efetivas em vários tipos de câncer mudaram o paradigma do empirismo para a consideração de uma abordagem personalizada para o manejo do CUP. A razão pela qual os cânceres se apresentam como CUP ainda não foi esclarecida. Uma hipótese aventada é a de que o tumor primário regride após disseminação metastática ou continua tão pequeno que não consegue ser detectado. É possível que o CUP faça parte de um contínuo de apresentação do câncer, em que o tumor primário foi contido ou eliminado pelas defesas imunes naturais. Alternativamente, o CUP pode representar um evento maligno específico, que resulta em aumento da disseminação metastática ou sobrevida do tumor primário. Os marcadores tumorais, incluindo CEA, CA-125, CA 19-9 e CA 15-3, quando elevados, são, em sua maioria, inespecíficos e desnecessários para determinar a localização do tumor primário. Os homens que apresentam adenocarcinoma e metástases osteoblásticas devem efetuar um teste do PSA. Em pacientes com carcinoma indiferenciado ou pouco diferenciado (particularmente tumores da linha média), os níveis elevados de β-hCG e de AFP sugerem a possibilidade de um tumor de células germinativas (testicular) extragonadal. Os anticorpos monoclonais dirigidos contra subtipos específicos de citoqueratina (CK) têm sido utilizados para ajudar a classificar os tumores de acordo com seu local de origem; os corantes de CK mais comumente usados no adenocarcinoma CUP são CK-7 e CK-20. A CK-7 é encontrada em tumores de pulmão, ovário, endométrio, mama e trato gastrintestinal superior, incluindo câncer pancreaticobiliar, enquanto a CK-20 é normalmente expressa no epitélio gastrintestinal, no urotélio e nas células de Merkel. O perfil de expressão gênica oferece a promessa de aumentar substancialmente a identificação do CUP.

A sobrevida mediana da maioria dos pacientes com CUP disseminado é de cerca de 6 a 10 meses. A quimioterapia sistêmica constitui a principal modalidade de tratamento na maioria dos pacientes com doença disseminada; entretanto, a integração cuidadosa da cirurgia, da radioterapia e até mesmo dos períodos de observação é importante para o manejo global dessa condição (Figura III-47). Os fatores prognósticos incluem a classe funcional, a localização e o número de metástases, a resposta à quimioterapia e os níveis séricos de LDH.

III-48. **A resposta é B.** (*Cap. 121*) A hipercalcemia humoral do câncer (HHC) ocorre em até 20% dos pacientes com câncer. A HHC é mais comum nos cânceres de pulmão, cabeça e pescoço, pele, esôfago, mama e trato geniturinário, bem como no mieloma múltiplo e nos linfomas. Existem várias causas humorais distintas de HHC, porém a causa mais comum consiste na produção excessiva do peptídeo relacionado com o paratormônio (PTHrP). Além de atuar como fator humoral circulante, as metástases ósseas (p. ex., câncer de mama, mieloma múltiplo) podem produzir PTHrP, resultando em osteólise local e hipercalcemia. A PTHrP é estruturalmente relacionada com o paratormônio (PTH) e liga-se ao receptor de PTH, explicando as características bioquímicas semelhantes da HHC e do hiperparatireoidismo. As lesões ósseas metastáticas têm mais tendência a produzir PTHrP do que as metástases para outros tecidos. Outra causa relativamente comum de HHC consiste na produção excessiva de 1,25-di-hidroxivitamina D. À semelhança dos distúrbios granulomatosos associados à hipercalcemia, os linfomas podem produzir uma enzima que converte a 25-hidroxivitamina D na forma mais ativa, a 1,25-di-hidroxivitamina D, levando a um aumento na absorção gastrintestinal de cálcio. Outras causas de HHC incluem a produção de citocinas osteolíticas e de mediadores inflamatórios mediada pelo tumor. Neste caso, o linfoma é a neoplasia maligna menos provável com base nos múltiplos nódulos metastáticos e nos níveis elevados de PTHrP.

ALGORITMO PARA O CUP DE ADENOCARCINOMA

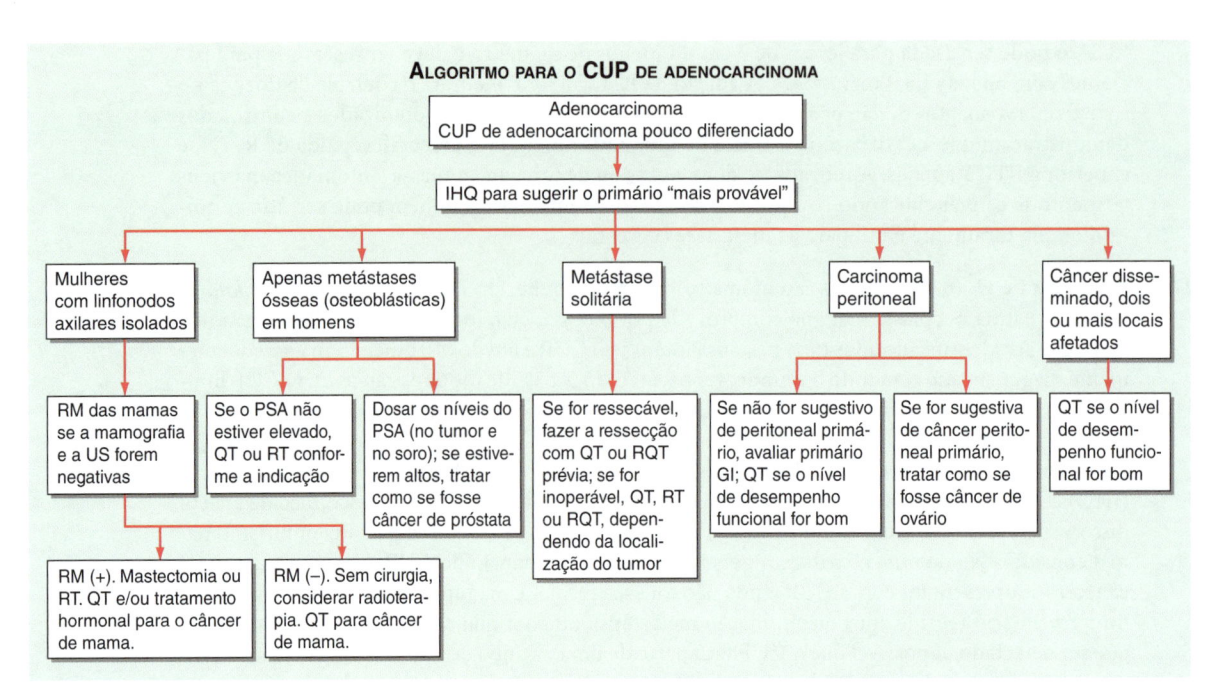

```
Adenocarcinoma
CUP de adenocarcinoma pouco diferenciado
              │
              ▼
IHQ para sugerir o primário "mais provável"
```

- **Mulheres com linfonodos axilares isolados**
  - RM das mamas se a mamografia e a US forem negativas
    - RM (+). Mastectomia ou RT. QT e/ou tratamento hormonal para o câncer de mama.
    - RM (−). Sem cirurgia, considerar radioterapia. QT para câncer de mama.
- **Apenas metástases ósseas (osteoblásticas) em homens**
  - Se o PSA não estiver elevado, QT ou RT conforme a indicação
  - Dosar os níveis do PSA (no tumor e no soro); se estiverem altos, tratar como se fosse câncer de próstata
- **Metástase solitária**
  - Se for ressecável, fazer a ressecção com QT ou RQT prévia; se for inoperável, QT, RT ou RQT, dependendo da localização do tumor
- **Carcinoma peritoneal**
  - Se não for sugestivo de peritoneal primário, avaliar primário GI; QT se o nível de desempenho funcional for bom
  - Se for sugestiva de câncer peritoneal primário, tratar como se fosse câncer de ovário
- **Câncer disseminado, dois ou mais locais afetados**
  - QT se o nível de desempenho funcional for bom

FIGURA III-47 GI, gastrintestinal; IHQ, imuno-histoquímica; PSA, antígeno prostático específico; QT, quimioterapia; RM, ressonância magnética; RQT, radioquimioterapia; RT, radioterapia; US, ultrassonografia.

III-49. **A resposta é E.** (*Cap. 121*) O tratamento da HHC grave começa com reidratação com soro fisiológico (tipicamente 200 a 500 mL/h) para diluir o cálcio sérico e promover a calciurese. A diurese forçada com furosemida ou outros diuréticos de alça pode aumentar a excreção de cálcio, porém tem relativamente pouco valor, exceto na hipercalcemia potencialmente fatal. Os diuréticos de alça, quando utilizados, só devem ser administrados após reidratação completa e com monitoramento cuidadoso do balanço hídrico. Deve-se administrar fósforo por via oral até que o nível sérico de fósforo alcance > 1 mmol/L (> 3 mg/dL). Os bisfosfonatos, como o pamidronato, o zoledronato e etidronato, podem reduzir o cálcio sérico dentro de 1 a 2 dias e suprimir a liberação de cálcio por várias semanas. As infusões de bisfosfonatos podem ser repetidas ou podem-se utilizar bisfosfonatos orais para tratamento crônico. Deve-se considerar o uso de diálise na hipercalcemia grave, quando a hidratação com soro fisiológico e o tratamento com bisfosfonatos não forem possíveis ou de início de ação muito lenta. Os agentes usados antigamente, como a calcitonina e a midramicina, têm pouca utilidade atualmente com a disponibilidade dos bisfosfonatos. Deve-se considerar a administração de calcitonina quando houver necessidade de correção rápida da hipercalcemia grave. A hipercalcemia associada a linfomas, ao mieloma múltiplo ou à leucemia pode responder ao tratamento com glicocorticoides. Essa paciente mais provavelmente não apresenta linfoma, de modo que o tratamento inicial não deve incluir corticosteroides.

III-50. **As respostas são 1-C; 2-B; 3-A.** (*Cap. 125*) A toxicidade miocárdica dose-dependente das antraciclinas com desestruturação miofibrilar característica é patologicamente patognomônica na biópsia endomiocárdica. A cardiotoxicidade das antraciclinas ocorre por meio de um mecanismo básico de lesão química por radicais livres. Os complexos de Fe^{3+}-doxorrubicina provocam dano ao DNA, às membranas nucleares e citoplasmáticas e às mitocôndrias. Cerca de 5% dos pacientes tratados com > 450 a 550 mg/m² de doxorrubicina desenvolverão insuficiência cardíaca congestiva (ICC). A cardiotoxicidade relacionada com a dose de antraciclina certamente não é uma função por etapas, porém uma função contínua, e alguns pacientes desenvolvem ICC com doses substancialmente menores. Idade avançada, comorbidades cardíacas, hipertensão, diabetes melito e radioterapia do tórax constituem cofatores importantes que promovem o desenvolvimento de ICC associada às antraciclinas. O risco de insuficiência cardíaca parece ser substancialmente menor quando a doxorrubicina é administrada por infusão contínua. É difícil reverter a ICC relacionada com o uso de antraciclinas e observa-se uma taxa de mortalidade que alcança 50%, tornando a prevenção de importância crucial. Em geral, o monitoramento dos pacientes para cardiotoxicidade envolve a determinação periódica da fração de ejeção cardíaca nuclear por canais (aquisição por múltiplos canais [MUGA]) ou ultrassonografia cardíaca. Mais recentemente, a ressonância magnética cardíaca tem sido usada, porém ela não é padrão, nem tem uso disseminado. Depois das antraciclinas, o trastuzumabe é o próximo fármaco cardiotóxico mais frequentemente utilizado. O trastuzumabe é administrado, com frequência, como agente adjuvante na terapia do câncer de mama, algumas vezes em associação com as antraciclinas, o que se acredita poder resultar em toxicidade aditiva ou possivelmente sinérgica. Diferentemente das antraciclinas, a cardiotoxicidade não está relacionada com a dose, é geralmente reversível, não está associada às alterações patológicas das miofibrilas cardíacas causadas pelas antraciclinas e apresenta um mecanismo bioquímico diferente, que consiste na inibição dos mecanismos intrínsecos de reparo cardíaco. Tipicamente, a toxicidade é monitorada de modo rotineiro a cada 3 a 4 doses por meio de exames cardíacos funcionais, conforme já descrito para as antraciclinas. A cisplatina está associada à neuropatia sensório-motora e à perda da audição, particularmente em doses > 400 mg/m², exigindo a realização de audiometria em pacientes com comprometimento auditivo preexistente. Nesses casos, a cisplatina é frequentemente substituída pela carboplatina, em virtude de seus efeitos menores sobre a audição.

III-51. **A resposta é E.** (*Cap. 126*) O ferro absorvido da dieta ou liberado das reservas circula no plasma ligado à transferrina, a proteína de transporte do ferro. A transferrina que transporta o ferro é encontrada em duas formas – monoférrica (um átomo de ferro) ou diférrica (dois átomos de ferro). A renovação (meia-vida de depuração) do ferro ligado à transferrina é muito rápida – normalmente de 60 a 90 minutos. Como quase todo o ferro transportado pela transferrina é fornecido à medula óssea eritroide, o tempo de depuração do ferro ligado à transferrina a partir da circulação é afetado, em sua maior parte, pelo nível plasmático de ferro e pela atividade da medula eritroide. A ferritina é uma proteína de armazenamento do ferro e seus níveis representam uma medida indireta das reservas corporais totais de ferro. O ferro livre, que é tóxico para as células, também pode ser armazenado no interior da célula, ligado à hemossiderina. A haptoglobina liga-se à hemoglobina livre no plasma e a presença de baixos níveis é compatível com hemólise intravascular. A albumina, que se liga a muitas proteínas séricas, não apresenta uma ligação de quantidades significativas de ferro livre no plasma.

III-52. **A resposta é C.** (*Cap. 126*) O esfregaço de sangue periférico é compatível com uma anemia microcítica hipocrômica. Além da deificiência de ferro, existem três condições que precisam ser consideradas no diagnóstico diferencial da anemia microcítica hipocrômica: a talassemia, a inflamação e a anemia sideroblástica relacionada com uma síndrome mielodisplásica. A talassemia é um defeito hereditário na síntese das cadeias de globina e apresenta níveis séricos normais ou elevados de ferro. A anemia da inflamação (AI; também designada como anemia da doença crônica) caracteriza-se por um suprimento inadequado de ferro para a medula eritroide. A distinção entre anemia ferropriva verdadeira e AI é um problema diagnóstico comum. Em geral, a AI é normocítica e normocrômica. Os valores do ferro habitualmente tornam o diagnóstico diferencial evidente, visto que o nível de ferritina apresenta-se normal ou elevado e a porcentagem de saturação da transferrina e a capacidade total de ligação ao ferro estão tipicamente abaixo do normal. A anemia sideroblástica é a anemia microcítica hipocrômica menos comum. Em certas ocasiões, os pacientes com mielodisplasia apresentam comprometimento na síntese de hemoglobina com disfunção mitocondrial, resultando em comprometimento da incorporação do ferro ao heme. Os valores do ferro mais uma vez revelam reservas normais ou um suprimento mais do que adequado para a medula óssea, apesar da microcitose e hipocromia. A deficiência de vitamina B_{12} e a deficiência de folato causam anemia macrocítica. Essa paciente apresenta baixos níveis de ferro e de ferritina, compatíveis com a deficiência de ferro. Ver o Quadro III-52.

QUADRO III-52 DIAGNÓSTICO DA ANEMIA MICROCÍTICA

Exames	Deficiência de ferro	Inflamação	Talassemia	Anemia sideroblástica
Esfregaço	Micro/hipo	Normal micro/hipo	Micro/hipo hemácias em alvo	Variável
Ferro sérico (µg/dL)	< 30	< 50	Normal a elevado	Normal a elevado
TIBC (µg/dL)	> 360	< 300	Normal	Normal
Porcentagem de saturação	< 10	10-20	30-80	30-80
Ferritina (µg/L)	< 15	30-200	50-300	50-300
Padrão da hemoglobina na eletroforese	Normal	Normal	Anormal na β-talassemia; pode ser normal na α-talassemia	Normal

Abreviação: TIBC, capacidade total de ligação ao ferro.

III-53. **A resposta é B.** (*Cap. 127*) As hemoglobinopatias são particularmente comuns em áreas onde a malária é endêmica. Acredita-se que esse agrupamento de hemoglobinopatias reflita uma vantagem seletiva de sobrevida para os eritrócitos anormais, que presumivelmente oferecem um ambiente menos hospitaleiro durante os estágios eritrocitários obrigatórios do ciclo evolutivo do parasita. As crianças muito jovens com α-talassemia são *mais* suscetíveis à infecção pelo *Plasmodium vivax* não letal. Dessa maneira, a talassemia pode favorecer uma proteção natural contra a infecção pelo *Plasmodium falciparum,* mais letal.

As talassemias constituem os distúrbios genéticos mais comuns no mundo, acometendo quase 200 milhões de pessoas no mundo inteiro. Cerca de 15% dos afro-americanos são portadores silenciosos da α-talassemia; o traço da α-talassemia (*minor*) ocorre em 3% dos afro-americanos e em 1 a 15% dos indivíduos de ascendência mediterrânea. A β-talassemia apresenta uma incidência de 10 a 15% nos indivíduos do Mediterrâneo e do sudeste da Ásia e de 0,8% nos afro-americanos. Nos Estados Unidos, o número de casos graves de talassemia é de cerca de 1.000. A doença falciforme constitui a hemoglobinopatia estrutural mais comum, ocorrendo na forma heterozigota em cerca de 8% dos afro-americanos e na forma homozigota em 1 a cada 400. Entre 2 a 3% dos afro-americanos são portadores de um alelo da hemoglobina C.

III-54. **A resposta é C.** (*Cap. 127*) A síndrome torácica aguda constitui uma manifestação distinta, caracterizada por dor torácica, taquipneia, febre, tosse e dessaturação do oxigênio arterial. Pode simular a pneumonia, a embolia pulmonar, o infarto e a embolia da medula óssea, a isquemia miocárdica ou o infarto pulmonar *in situ*. Acredita-se que a síndrome torácica aguda possa refletir a ocorrência de falcização *in situ* nos pulmões, produzindo dor e disfunção pulmonar temporária. Com frequência, é difícil ou até mesmo impossível distinguir a síndrome torácica aguda de outros distúrbios possíveis. O infarto pulmonar e a pneumonia constituem as afecções subjacentes ou concomitantes mais frequentes em pacientes com essa síndrome. Episódios repetidos de dor torácica aguda estão correlacionados com redução de sobrevida. As crises pulmonares crônicas, agudas ou subagudas levam à hipertensão pulmonar e *cor pulmonale*, constituindo uma causa cada vez mais comum de morte à medida que os pacientes sobrevivem por mais tempo. Existe significativa controvérsia sobre o possível papel desempenhado pela hemoglobina S plasmática livre na remoção do dióxido de nitrogênio (NO_2), elevando, assim, o tônus vascular pulmonar. Ensaios clínicos sobre a sildenafila para restaurar os níveis de NO_2 foram interrompidos devido aos efeitos adversos. A síndrome torácica aguda é uma emergência clínica que pode exigir tratamento em uma unidade de terapia intensiva. A hidratação deve ser monitorada cuidadosamente para evitar o desenvolvimento de edema pulmonar e deve-se administrar oxigenoterapia para evitar a hipoxemia. As intervenções de importância crítica consistem em transfusão para manter um hematócrito > 30% e exsanguineotransfusão de emergência, se houver queda da saturação arterial para < 90%. O avanço mais significativo no tratamento da anemia falciforme foi a introdução da hidroxiureia como base da terapia para pacientes com sintomas graves. A hidroxiureia (10 a 30 mg/kg/dia) aumenta a hemoglobina fetal e também pode exercer efeitos benéficos sobre a hidratação dos eritrócitos, a aderência à parede vascular e a supressão das contagens de granulócitos e reticulócitos; a dose é titulada para manter uma contagem de leucócitos entre 5.000 e 8.000/μL. Os leucócitos e os reticulócitos podem desempenhar um importante papel na patogenia da crise falciforme e sua supressão pode constituir um importante benefício colateral da terapia com hidroxiureia.

Deve-se considerar o uso da hidroxiureia em pacientes que sofrem episódios repetidos de síndrome torácica aguda ou que apresentam mais de três crises por ano exigindo hospitalização. A hidroxiureia oferece amplos benefícios à maioria dos pacientes cuja doença é grave o suficiente para comprometer seu estado funcional, podendo melhorar a sobrevida. Os níveis de hemoglobina fetal aumentam dentro de alguns meses na maioria dos pacientes.

III-55 e III-56. **Ambas as respostas são E.** (*Cap. 128*) O esfregaço de sangue periférico revela macrocitose, anisocitose e poiquilocitose, com célula polimorfonuclear hipersegmentada (mais de cinco lobos). Esses achados são diagnósticos de anemia megaloblástica. Em casos de anemia grave, pode haver também uma redução nas contagens de leucócitos e de plaquetas. As causas mais comuns de anemia megaloblástica consistem em deficiência de folato e de cobalamina (Quadros III-55 e III-56). Essa paciente mais provavelmente apresenta anemia perniciosa considerando a sua dieta normal e a ausência de outros sintomas. O próximo exame mais adequado será a determinação do nível sérico de vitamina B_{12}. Em pacientes com deficiência de cobalamina suficiente para causar anemia ou neuropatia, os níveis séricos de ácido metilmalônico (AMM) estão elevados. Foram introduzidos métodos sensíveis para a determinação dos níveis séricos de AMM e de homocisteína, que são recomendados para o diagnóstico precoce de deficiência de cobalamina, mesmo na ausência de anormalidades hematológicas ou níveis séricos subnormais de cobalamina. Entretanto, os níveis séricos de AMM flutuam em pacientes com insuficiência renal. Os níveis séricos de homocisteína estão elevados tanto na deficiência precoce de cobalamina quanto na deficiência de folato, mas também podem estar elevados em outras condições (p. ex., doença renal crônica, alcoolismo, tabagismo, deficiência de piridoxina, hipotireoidismo e terapia com esteroides, ciclosporina e outros fármacos).

QUADRO III-55 CAUSAS DE DEFICIÊNCIA DE COBALAMINA GRAVE O SUFICIENTE PARA CAUSAR ANEMIA MEGALOBLÁSTICA

Nutricional	Dieta vegana
Má absorção	Anemia perniciosa
Causas gástricas	Ausência congênita de fator intrínseco ou anormalidade funcional
	Gastrectomia total ou parcial
Causas intestinais	Síndrome da alça intestinal estagnada, diverticulose jejunal, fístula ileocólica, alça cega anatômica, estenose intestinal, etc.
	Ressecção ileal e doença de Crohn
	Má absorção seletiva com proteinúria
	Espru tropical
	Deficiência de transcobalamina II
	Tênia do peixe

QUADRO III-56 CAUSAS DA DEFICIÊNCIA DE FOLATO

Dietéticas[a]
  Particularmente em: idosos, crianças, pessoas muito pobres, alcoolistas, inválidos crônicos e pacientes com transtornos psiquiátricos; pode estar associada a escorbuto ou kwashiorkor

Má absorção
  Principais causas de deficiência
    Espru tropical, enteropatia induzida pelo glúten em crianças e adultos e em associação à dermatite herpetiforme, má absorção específica de folato, megaloblastose intestinal causada por deficiência grave de cobalamina ou folato
  Causas menores de deficiência
    Ressecção jejunal extensa, doença de Crohn, gastrectomia parcial, insuficiência cardíaca congestiva, doença de Whipple, esclerodermia, amiloidose, enteropatia diabética, infecção bacteriana sistêmica, linfoma, sulfassalazina

Utilização ou perda excessivas
  Fisiológicas
    Gravidez e lactação, prematuridade
  Patológicas
    Doenças hematológicas: anemias hemolíticas crônicas, anemia falciforme, talassemia *major*, mielofibrose
    Doenças malignas: carcinoma, linfoma, leucemia, mieloma
    Doenças inflamatórias: tuberculose, doença de Crohn, psoríase, dermatite esfoliativa, malária
    Doença metabólica: homocistinúria
    Perda urinária excessiva: insuficiência cardíaca congestiva, doença hepática ativa
    Hemodiálise, diálise peritoneal

Fármacos antifolato[b]
  Anticonvulsivantes (fenitoína, primidona, barbitúricos), sulfassalazina
  Nitrofurantoína, tetraciclina, agentes antituberculose (menos bem documentados)

Outras causas
  Doenças hepáticas, alcoolismo, unidades de tratamento intensivo

[a]Em pacientes com deficiência grave de folato e outras causas além das mencionadas no item Dietéticas, o consumo alimentar deficiente costuma estar presente.
[b]Os fármacos que inibem a di-hidrofolato redutase são discutidos no texto do Cap. 128 do *Medicina interna de Harrison*, 19ª ed.

III-57. **A resposta é B.** (*Cap. 129*) O que diferencia as anemias hemolíticas (AH) de outras anemias é o fato de o paciente apresentar sinais e sintomas que surgem diretamente em consequência da hemólise. Em nível clínico, o principal sinal é a icterícia; além disso, o paciente pode relatar uma alteração na cor da urina. Em muitos casos de AH, o baço está aumentado, visto que ele constitui o local preferencial de hemólise, e, em alguns casos, o fígado também pode estar aumentado. As características laboratoriais da AH estão relacionadas com a hemólise em si e a resposta eritropoiética da medula óssea. A hemólise geralmente produz um aumento da bilirrubina não conjugada e da AST no soro; o urobilinogênio está aumentado tanto na urina quanto nas fezes. Se a hemólise for principalmente intravascular, o sinal mais clássico consiste em hemoglobinúria (frequentemente associada à hemossiderinúria); no soro, ocorre aumento da hemoglobina e da LDH, enquanto a haptoglobina está reduzida. Em contrapartida, o nível de bilirrubina pode estar normal ou apenas discretamente elevado. O principal sinal da resposta eritropoiética pela medula óssea consiste em aumento no número de reticulócitos (um exame negligenciado com demasiada frequência na avaliação inicial de um paciente com anemia). Em geral, o aumento reflete-se tanto na porcentagem de reticulócitos (o valor mais comumente cotado) quanto na contagem absoluta dessas células (o parâmetro mais definitivo). O aumento no número de reticulócitos está associado a um aumento do VCM no hemograma. No esfregaço sanguíneo, isso se reflete na presença de macrócitos; além disso, ocorre policromasia, e, algumas vezes, são observados eritrócitos nucleados.

III-58. **A resposta é A.** (*Cap. 129*) O esfregaço de sangue periférico revela células "mordidas" (seta na Figura III-58), anisocitose e esferócitos. A combinação do esfregaço de sangue periférico, ocorrência de icterícia e hiperbilirrubinemia dentro de um dia após a administração de sulfametoxazol torna o diagnóstico de deficiência de glicose-6-fosfato desidrogenase (G6PD) mais provável. A deficiência de G6PD está amplamente distribuída nas áreas tropicais e subtropicais do mundo (África, Europa Meridional, Oriente Médio, sudeste da Ásia e Oceania) e para onde as pessoas dessas regiões migraram. Uma estimativa conservadora é a de que pelo menos 400 milhões de pessoas tenham um gene para a deficiência de *G6PD*. Em várias dessas áreas, a frequência do gene da deficiência de *G6PD* pode ser alta, alcançando 20% ou mais. O gene *G6PD* está ligado ao X; por conseguinte, os indivíduos do sexo masculino só possuem um gene *G6PD* (i.e., são hemizigotos para esse gene); em consequência, podem ser normais ou ter deficiência de G6PD. A anemia hemolítica em pacientes com deficiência de G6PD pode surgir em consequência de favas, infecções e fármacos. Os fármacos comuns incluem primaquina, dapsona, sulfametoxazol e nitrofurantoína. Tipicamente, uma crise hemolítica começa com mal-estar, fraqueza e dor abdominal ou lombar. Depois de um intervalo de várias horas a 2 a 3 dias, o paciente desenvolve icterícia, e, com frequência, a urina torna-se escura. O início pode ser extremamente abrupto, sobretudo em crianças com favismo. Pode haver hemoglobinemia, hemoglobinúria, níveis elevados de LDH e haptoglobina plasmática baixa ou ausente. A deficiência de G6PD pode ser diagnosticada por métodos semiquantitativos ou teste quantitativo dos eritrócitos ou pelo teste do DNA. A síndrome hemolítico-urêmica e a púrpura trombocitopênica trombótica causam anemia hemolítica microangiopática com esquizócitos proeminentes. A deficiência de ferro provoca anemia microcítica e hipocrômica.

III-59. **A resposta é B.** (*Cap. 129*) Essa paciente apresenta anemia hemolítica autoimune (AHAI), com desenvolvimento de anticorpos imunoglobulina G (IgG) quentes, devido à exposição à ceftriaxona (Quadro III-59).

A AHAI é um distúrbio grave; sem tratamento adequado, pode ter uma taxa de mortalidade de aproximadamente 10%. O início é, com frequência, abrupto e pode ser dramático. O nível de hemoglobina pode cair dentro de poucos dias para níveis tão baixos quanto 4 g/dL; a remoção maciça de eritrócitos causa icterícia, e, algumas vezes, o baço está aumentado. Na presença dessa tríade, a suspeita de AHAI deve ser alta. O exame complementar para a AHAI é o teste da antiglobulina direta (teste de Coombs) que detecta a presença de anticorpos nos eritrócitos. Quando o teste é positivo, ele estabelece o diagnóstico; quando negativo, o diagnóstico é improvável. O tratamento imediato quase sempre inclui transfusão de hemácias. Isso pode representar um problema particular, visto que, se o anticorpo envolvido for inespecífico, todas as unidades de sangue tipadas serão incompatíveis. Quando a anemia não acarreta risco imediato à vida, a transfusão sanguínea deve ser adiada (visto que os problemas de compatibilidade podem aumentar a cada unidade de sangue transfundido) e o tratamento clínico deve ser iniciado imediatamente com prednisona (1 mg/kg/dia), que produzirá uma remissão imediata em pelo menos metade dos pacientes. O rituximabe (anti-CD20) foi considerado como tratamento de segunda linha; entretanto existe cada vez mais a probabilidade de que uma dose relativamente baixa de rituximabe (100 mg/semana × 4), juntamente com prednisona, passe a constituir um padrão de primeira linha. É particularmente alentador verificar que essa abordagem parece reduzir a taxa de recidiva, um evento comum na AHAI. É pouco provável que haja deficiência de G6PD nessa mulher previamente saudável, que só foi exposta à ceftriaxona. O ensaio para a atividade de ADAMTS-13 é usado para o diagnóstico de púrpura trombocitopênica trombótica. Pode-se utilizar a citometria de fluxo para o diagnóstico de hemoglobinúria paroxística noturna. A eletroforese da hemoglobina é usada para o diagnóstico das hemoglobinopatias congênitas.

QUADRO III-59 CLASSIFICAÇÃO DAS ANEMIAS HEMOLÍTICAS IMUNES ADQUIRIDAS

Situação clínica	Tipo de anticorpo	
	Frio, principalmente IgM, temperatura ideal de 4-30°C	Quente, principalmente IgG, temperatura ideal de 37°C; ou misto
Primária	DAF	AHAI (idiopática)
Secundária a infecção viral	EBV CMV Outros	HIV Vacinas virais
Secundária a outra infecção	Infecção por *Mycoplasma*: hemoglobinúria paroxística a frio	
Secundária/ associada a outra doença	DAF em: Macroglobulinemia de Waldenström Linfoma	AHAI em: LES LLC Outras neoplasias malignas Distúrbios inflamatórios crônicos (p. ex., DII) Após TCTH alogênico
Secundária a fármacos: anemia hemolítica imune induzida por fármaco	Pequena minoria (p. ex., com lenalidomida)	Maioria: os fármacos atualmente mais comuns incluem cefotetana, ceftriaxona, piperacilina
	Dependente de fármacos: o anticorpo só destrói os eritrócitos na presença do fármaco (p. ex., raramente penicilina)	
	Independente do fármaco: o anticorpo pode destruir os eritrócitos mesmo quando não há mais fármaco presente (p. ex., metildopa)	

Abreviações: AHAI, anemia hemolítica autoimune; CMV, citomegalovírus; DAF, doença da aglutinina a frio; DII, doença inflamatória intestinal; EBV, vírus Epstein-Barr, de *Epstein-Barr virus*; HIV, vírus da imunodeficiência humana; LES, lúpus eritematoso sistêmico; LLC, leucemia linfocítica crônica; TCTH, transplante de células-tronco hematopoiéticas.

III-60. **A resposta é D.** (*Cap. 130*) Esse paciente provavelmente apresenta síndrome mielodisplásica idiopática. As síndromes mielodisplásicas (SMDs) constituem um grupo heterogêneo de distúrbios hematológicos amplamente caracterizados por (1) citopenias, devido à insuficiência da medula óssea, e (2) alto risco de desenvolvimento de leucemia mieloide aguda (LMA; Quadro III-60). A anemia, frequentemente com trombocitopenia e neutropenia, ocorre com medula óssea dismórfica (de aparência anormal) e habitualmente celular, o que constitui uma evidência de produção ineficiente de células sanguíneas. Em pacientes com SMD de "baixo risco", a insuficiência medular domina o curso clínico. Em outros pacientes, os mieloblastos estão presentes por ocasião do diagnóstico, os cromossomos são anormais e o "alto risco" deve-se à progressão leucêmica. A SMD pode ser fatal, devido às complicações de pancitopenia ou à incurabilidade da leucemia; entretanto, uma grande proporção de pacientes acaba morrendo por doença concorrente, as comorbidades típicas de uma população mais idosa. A SMD idiopática é uma doença do idoso; a idade média de início é acima dos 70 anos. Observa-se um ligeiro predomínio masculino. A SMD é uma forma relativamente comum de insuficiência medular, com taxas de incidência de 35 a > 100 por milhão de pessoas na população geral e de 120 a > 500 por milhão na população idosa. A SMD é rara em crianças, porém está aumentada em crianças com síndrome de Down. A SMD está associada a exposições ambientais, como radiação e benzeno. A SMD secundária ocorre como toxicidade tardia do tratamento do câncer, habitualmente uma combinação de radioterapia e agentes alquilantes radiomiméticos, como bussulfano, nitrosureia ou procarbazina (com um período latente de 5 a 7 anos) ou inibidores da DNA topoisomerase (latência de 2 anos). A anemia domina o curso inicial da SMD. A maioria dos pacientes sintomáticos queixa-se de início gradual de fadiga e fraqueza, dispneia e palidez; entretanto, pelo menos metade dos pacientes é assintomática e a SMD é descoberta apenas de modo incidental em hemogramas de rotina. O exame físico é típico para sinais de anemia e aproximadamente 20% dos pacientes apresentam esplenomegalia. Algumas lesões cutâneas incomuns, incluindo a síndrome de Sweet (dermatose neutrofílica febril), ocorrem com a SMD. A sobrevida mediana de pacientes com SMD varia amplamente, porém o prognóstico agrava-se com o aumento da porcentagem de blastos na medula óssea, anormalidades citogenéticas e linhagens afetadas pela citopenia. Apenas o transplante de células-tronco hematopoiéticas oferece cura para a SMD. A taxa de sobrevida atual em coortes de pacientes selecionados é de cerca de 50% em três anos e está melhorando. Acredita-se que os novos fármacos moduladores epigenéticos atuem por meio de um mecanismo de desmetilação para alterar a regulação gênica e permitir a diferenciação em células sanguíneas maduras a partir das células-tronco anormais da SMD. A azacitidina e a decitabina são dois modificadores epigenéticos frequentemente usados em clínicas de manejo de pacientes com insuficiência da medula óssea. A azacitidina melhora as contagens sanguíneas e a sobrevida na SMD, em comparação com o melhor tratamento de suporte.

QUADRO III-60 CLASSIFICAÇÃO DAS SÍNDROMES/NEOPLASIAS MIELODISPLÁSICAS DE ACORDO COM A ORGANIZAÇÃO MUNDIAL DE SAÚDE (OMS)

Nome	Proporção estimada pela OMS de pacientes com SMD	Sangue periférico: características principais	Medula óssea: características principais
Citopenias refratárias com displasia de unilinhagem (CRDUs)			
Anemia refratária (AR)	10-20%	Anemia < 1% de blastos	Displasia eritroide de linhagem única (em ≥ 10% de células) < 5% blastos
Neutropenia refratária (NR)	< 1%	Neutropenia < 1% blastos	Displasia granulocítica de linhagem única < 5% blastos
Trombocitopenia refratária (TR)	< 1%	Trombocitopenia < 1% blastos	Displasia megacariocítica de linhagem única < 5% blastos
Anemia refratária com sideroblastos em anel (ARSA)	3-11%	Anemia Ausência de blastos	Displasia eritroide de linhagem única ≥ 15% de precursores eritroides são sideroblastos em anel < 5% blastos
Citopenia refratária com displasia multilinhagem (CRDM)	30%	Citopenia(s) < 1% blastos Ausência de bastonetes de Auer	Displasia multilinhagem ± sideroblastos em anel < 5% blastos Ausência de bastonetes de Auer
Anemia refratária com excesso de blastos, tipo 1 (AREB-1)	40%	Citopenia(s) < 5% blastos Ausência de bastonetes de Auer	Displasia de linhagem única ou multilinhagem
Anemia refratária com excesso de blastos, tipo 2 (AREB-2)		Citopenia(s) 5-19% blastos ± bastonetes de Auer	Displasia de linhagem única ou multilinhagem 10-19% blastos ± bastonetes de Auer
SMD associada à del(5q) [del(5q)] isolada	Incomum	Anemia Contagem de plaquetas normal ou elevada < 1% blastos	Deleção do cromossomo 5q31 isolada Anemia; megacariócitos hipolobados < 5% blastos
SMD na infância, incluindo citopenia refratária da infância (*provisório*) (CRI)	< 1%	Pancitopenia	< 5% blastos medulares para CRI Medula geralmente hipocelular
SMD, não classificável (SMD-NC)	?	Citopenia ≤ 1% blastos	Não se encaixa em outras categorias Displasia < 5% blastos Na ausência de displasia, cariótipo associado à SMD

Nota: Se os blastos do sangue periférico estiverem entre 2 e 4%, o diagnóstico será de AREB-1, mesmo que os blastos da medula sejam < 5%. Na presença de bastonetes de Auer, a OMS considera o diagnóstico de AREB-2, se a proporção de blastos for < 20% (mesmo que < 10%), ou leucemia mielocítica aguda (LMA) com pelo menos 20% de blastos. Para todos os subtipos, os monócitos do sangue periférico são < 1 ×10^9/L. A bicitopenia pode ser observada nos subtipos de *CRDU*, porém a pancitopenia com displasia de medula isolada deverá ser classificada como SMD-NC. SMD associada à terapia (SMD-t), quando causada por agentes alquilantes ou inibidores da topoisomerase II (SMD-t/LMA-t), está atualmente incluída na classificação da OMS de neoplasias mieloides. A listagem deste quadro exclui as categorias sobrepostas SMD/neoplasia mieloproliferativa, tais como leucemia mielomonocítica crônica, leucemia mielomonocítica juvenil e a entidade provisional ARSA com trombocitose.
Abreviação: SMD, síndrome mielodisplásica.

III-61.   **A resposta é E.** (*Cap. 131*) A classificação da Organização Mundial da Saúde (OMS) das neoplasias mieloproliferativas (NMPs) crônicas inclui oito distúrbios, alguns dos quais são raros ou pouco caracterizados, embora todos compartilhem uma origem a partir de uma célula progenitora hematopoiética multipotente, a superprodução de um ou mais dos elementos figurados do sangue sem displasia significativa; e uma predileção por hematopoiese extramedular, mielofibrose e transformação, em taxas variadas, em leucemia aguda (Quadro III-61).

Entretanto, nessa ampla classificação, existe uma heterogeneidade fenotípica significativa. Algumas doenças, como a leucemia mielocítica crônica (LMC), a leucemia neutrofílica crônica (LNC) e a leucemia eosinofílica crônica (LEC), expressam principalmente um fenótipo mieloide, ao passo que, em outras doenças, como a policitemia vera (PV), a mielofibrose primária (MFP) e a trombocitose essencial (TE), predomina a hiperplasia eritroide ou megacariocítica. Os três últimos distúrbios, diferentemente dos três primeiros, também parecem ser capazes de se transformar um no outro. Essa heterogeneidade fenotípica tem uma base genética. A LMC é a consequência da translocação equilibrada entre os cromossomos 9 e 22 [t(9;22)(q34;11)]; a LNC tem sido associada a uma translocação t(15;19); e a LEC ocorre com deleção ou com translocações equilibradas envolvendo o gene *PDGFRα*. Em contrapartida, em maior ou menor grau, a PV, a MFP e a TE caracterizam-se pela expressão de uma mutação, V617F, que provoca a ativação constitutiva de JAK2, uma tirosina-quinase essencial para a função dos receptores de eritropoetina e de trombopoetina, mas não do receptor do fator de estimulação de colônias de granulócitos. Essa importante distinção reflete-se também nas histórias naturais da LMC, da LNC e da LEC que habitualmente são medidas em anos, bem como na sua elevada taxa de transformação leucêmica. Por outro lado, a história natural da PV, da MFP e da TE é habitualmente medida em décadas, e a transformação em leucemia aguda é incomum na PV e na TE na ausência de exposição a agentes mutagênicos.

QUADRO III-61 CLASSIFICAÇÃO DA ORGANIZAÇÃO MUNDIAL DA SAÚDE DAS NEOPLASIAS MIELOPROLIFERATIVAS CRÔNICAS
Leucemia mielocítica crônica, Bcr-Abl-positivo
Leucemia neutrofílica crônica
Leucemia eosinofílica crônica, não especificada
Policitemia vera
Mielofibrose primária
Trombocitose essencial
Mastocitose
Neoplasias mieloproliferativas, não classificáveis

III-62.   **A resposta é C.** (*Caps. 77 e 131*) Esse paciente apresenta policitemia, provavelmente devido à policitemia vera (PV), com elevação da hemoglobina e das contagens de leucócitos e plaquetas. A próxima etapa na sua avaliação consiste na determinação da massa eritrocitária. Após identificar a massa eritrocitária elevada, a determinação dos níveis de eritropoetina irá diferenciar a PV de outras causas de policitemia, como carcinoma de células renais, doença pulmonar, estados hipoxêmicos ou intoxicação crônica por monóxido de carbono (Figura III-62).

A PV é um distúrbio clonal que envolve uma célula progenitora hematopoiética multipotente, com acúmulo de eritrócitos, granulócitos e plaquetas fenotipicamente normais na ausência de um estímulo fisiológico identificável. A etiologia da PV é desconhecida. Uma mutação no domínio de pseudoquinase autoinibitória da tirosina-quinase JAK2, que substitui a valina por fenilalanina (V617F), causando a ativação constitutiva da quinase, parece desempenhar um papel central na patogenia da PV.

III-63.   **A resposta é D.** (*Cap. 131*) O paciente descrito na Questão III-62 apresentou uma massa eritrocitária acentuadamente elevada, com baixo nível de eritropoetina, confirmando o diagnóstico de PV. Em geral, a PV é um distúrbio indolente, cuja evolução clínica é medida em décadas, devendo o tratamento refletir o seu ritmo. A trombose causada por eritrocitose constitui a complicação mais significativa e, com frequência, a manifestação de apresentação, e a manutenção do nível de hemoglobina ≤ 140 g/L (14 g/dL; hematócrito < 45%) nos homens e ≤ 120 g/L (12 g/dL; hematócrito < 42%) em mulheres é obrigatória para evitar complicações trombóticas. A flebotomia serve inicialmente para reduzir a hiperviscosidade, trazendo a massa eritrocitária para a faixa normal, enquanto expande o volume plasmático. As flebotomias periódicas, em seguida, servem para manter a massa eritrocitária dentro da faixa normal e para induzir um estado de deficiência de ferro, que evita uma reexpansão acelerada da massa eritrocitária. Nem a flebotomia nem a deficiência de ferro aumentam a contagem de plaquetas em relação ao efeito da doença em si, e a trombocitose não está correlacionada com a trombose na PV, diferentemente da forte correlação observada entre eritrocitose e trombose nessa doença. O uso de salicilatos contra a trombose em pacientes com PV não apenas é potencialmente prejudicial se a massa eritrocitária não for controlada com flebotomias, mas também é um fármaco não comprovado. Os anticoagulantes só estão indicados quando ocorreu trombose, e o seu monitoramento pode ser difícil se a massa eritrocitária estiver substancialmente elevada, devido ao desequilíbrio dos artefatos entre o anticoagulante do tubo de ensaio e o plasma, que ocorre quando o sangue desses pacientes é testado para a atividade da protrombina ou da tromboplastina parcial. O imatinibe é um inibidor da tirosina-quinase Bcr-Abl que tipicamente é usado em casos de LMC, não sendo eficaz no tratamento da PV.

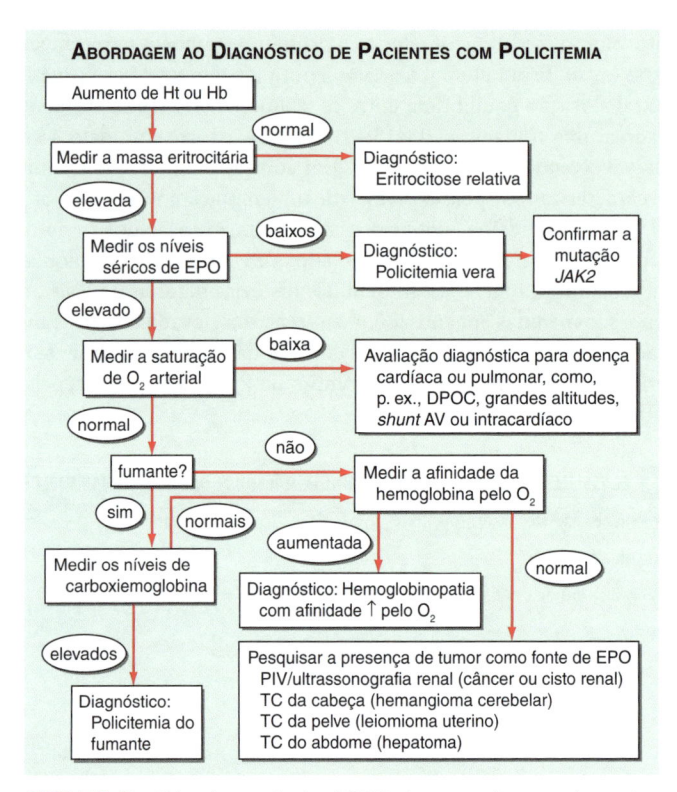

FIGURA III-62 AV, atrioventricular; DPOC, doença pulmonar obstrutiva crônica; EPO, eritropoetina; Ht, hematócrito; Hb, hemoglobina; PIV, pielografia intravenosa; TC, tomografia computadorizada.

III-64. **A resposta é D.** (*Cap. 132*) Os fármacos antineoplásicos constituem a principal causa da LMA associada à terapia. As leucemias associadas a agentes alquilantes, como a ciclofosfamida, ocorrem, em média, 4 a 6 anos após a exposição, e os indivíduos acometidos apresentam aberrações nos cromossomos 5 e 7. As leucemias associadas aos inibidores da topoisomerase II, como a doxorrubicina, ocorrem 1 a 3 anos após a exposição, e os indivíduos afetados com frequência apresentam aberrações envolvendo cromossomo 11q23. A radiação em alta dose, como aquela sofrida pelos sobreviventes das bombas atômicas no Japão ou os acidentes com reatores nucleares, aumenta o risco de leucemias mieloides, que alcança um pico dentro de 5 a 7 anos após a exposição. A radioterapia isoladamente parece aumentar pouco o risco de LMA, mas pode elevar o risco em indivíduos que também são expostos a agentes alquilantes. A exposição ao benzeno, um solvente usado nas indústrias químicas, de plástico, borracha e farmacêutica, está associada a um aumento na incidência de LMA. O tabagismo e a exposição a derivados do petróleo, tintas, líquidos conservantes, óxido de etileno, herbicidas e pesticidas também têm sido associados a um risco aumentado de LMA. Diferentemente dos linfomas de células B, não há nenhuma evidência direta que estabeleça uma ligação entre a infecção viral e a LMA.

III-65. **A resposta é E.** (*Cap. 132*) A leucemia promielocítica aguda (LPA) é um subtipo de leucemia mielocítica aguda altamente curável, e cerca de 85% desses pacientes conseguem uma sobrevida em longo prazo com as abordagens atuais. A LPA demonstrou ser responsiva à citarabina e à daunorrubicina, porém os pacientes previamente tratados com esses fármacos apenas com frequência morriam de coagulação intravascular disseminada (CIVD) induzida pela liberação dos componentes granulares das células leucêmicas tratadas com quimioterapia. Entretanto, o prognóstico dos pacientes com LPA mudou radicalmente para um prognóstico favorável com a introdução da tretinoína, um fármaco oral que induz a diferenciação das células leucêmicas que apresentam a translocação [t(15;17)] característica, em que ocorre ruptura do gene *RARA* que codifica um receptor de ácido retinoico. A tretinoína diminui a frequência de CIVD, porém provoca outra complicação, denominada síndrome de diferenciação da LPA. Essa síndrome, que ocorre nas primeiras três semanas de tratamento, caracteriza-se por febre, retenção hídrica, dispneia, dor torácica, infiltrados pulmonares, derrames pleural e pericárdico e hipoxemia. A síndrome está relacionada com à adesão das células neoplásicas diferenciadas ao endotélio da vasculatura pulmonar. Os glicocorticoides, a quimioterapia e/ou as medidas de suporte podem ser efetivos para o tratamento da síndrome de diferenciação da LPA. É necessária a suspensão temporária da tretinoína nos casos de síndrome de diferenciação da LPA grave (i.e., em pacientes que desenvolvem insuficiência renal ou que exigem internação na unidade de terapia intensiva devido a disfunção ventilatória). A taxa de mortalidade dessa síndrome é de cerca de 10%. O aciclovir é usado no tratamento da infecção por herpes-vírus. A daunorrubicina é um agente quimioterápico das antraciclinas comumente usada na terapia da LMA e da LLA, porém é inespecífica para a LPA. O rituximabe é um anticorpo monoclonal dirigido contra CD20 utilizado em uma ampla variedade de doenças autoimunes e malignas. A sildenafila é um inibidor da PDE-5, que é utilizada no tratamento da disfunção erétil e da hipertensão arterial pulmonar.

III-66. **A resposta é D.** (*Cap. 133*) A leucemia mielocítica crônica (LMC) é um distúrbio clonal das células-tronco hematopoiéticas. A doença é causada pelo produto do gene quimérico *BCR-ABL1*, uma tirosina-quinase constitutivamente ativa, que resulta de uma translocação balanceada recíproca entre os braços longos dos cromossomos 9 e 22, t(9;22)(q34;q11.2), detectada citogeneticamente como cromossomo Filadélfia. Sem tratamento, a evolução da LMC pode ser bifásica ou trifásica, com uma fase indolente inicial ou crônica, seguida, com frequência, de uma fase acelerada e de uma fase blástica terminal. Antes do advento dos inibidores da tirosina-quinase (TKIs) BCR-ABL1 seletivos, a sobrevida mediana na LMC era de 3 a 7 anos, e a taxa de sobrevida em 10 anos era de 30% ou menos. Introduzidos na terapia da LMC em 2000, os TKIs, como o imatinibe, o nilotinibe e o dasatinibe, revolucionaram o tratamento, a história natural e o prognóstico da LMC. Atualmente, a taxa de sobrevida em 10 anos estimada com o mesilato de imatinibe, o primeiro TKI BCR-ABL1 aprovado, é de 85%. O transplante de células-tronco alogênico, uma abordagem de tratamento curativa, porém com riscos, é atualmente oferecido como terapia de segunda ou de terceira linha após o fracasso dos TKI. A idade mediana por ocasião do diagnóstico é de 55 a 65 anos. A LMC é incomum em crianças; apenas 3% dos pacientes com LMC têm menos de 20 anos de idade. As mutações do gene *HFE* estão associadas à hemocromatose primária.

III-67. **A resposta é E.** (*Cap. 134*) O linfoma não Hodgkin constitui a neoplasia maligna linfoide mais comum (Figura III-67).
A leucemia linfocítica crônica (LLC) constitui a forma mais prevalente de leucemia nos países ocidentais. Ocorre com mais frequência em indivíduos idosos e é extremamente rara em crianças. Diferentemente da LLC, as leucemias linfocítica agudas (LLAs) são predominantemente cânceres que acometem crianças e adultos jovens. A leucemia de Burkitt, que ocorre em crianças de países em desenvolvimento, parece estar associada à infecção pelo vírus Epstein-Barr (EBV) na infância. A etiologia da LLA em adultos também é incerta. A LLA é incomum em adultos de meia-idade, porém a sua incidência aumenta no idoso. Entretanto, a leucemia mielocítica aguda (LMA) ainda é muito mais comum em pacientes idosos. A preponderância das evidências sugere que o linfoma de Hodgkin tenha a sua origem nas células B. A incidência desse linfoma parece ser bastante estável, com 9.190 novos casos diagnosticados em 2014 nos Estados Unidos. O linfoma de Hodgkin é mais comum nos indivíduos brancos do que nos negros, sendo também mais comum no sexo masculino do que no feminino. Foi observada uma distribuição etária bimodal da idade do diagnóstico, ocorrendo um pico de incidência nos pacientes com 20 a 29 anos e outro entre 80 a 89 anos. Os pacientes no grupo etário mais jovem diagnosticados nos Estados Unidos, apresentam, em grande parte, o subtipo de esclerose nodular do linfoma de Hodgkin. Os indivíduos idosos, os pacientes infectados pelo HIV e os indivíduos de países do terceiro mundo apresentam mais

linfoma de Hodgkin de celularidade mista ou com depleção linfocítica. Os linfomas não Hodgkin são mais frequentes nos indivíduos idosos e em homens. Os pacientes que apresentam estados de imunodeficiência tanto primária quanto secundária têm predisposição a desenvolver linfomas não Hodgkin. Este grupo inclui pacientes com infecção pelo HIV, pacientes que foram submetidos a transplante de órgãos e pacientes com imunodeficiências hereditárias, síndrome de Sjögren e artrite reumatoide. A incidência de linfomas não Hodgkin e os padrões de expressão dos vários subtipos diferem geograficamente. Os linfomas de células T são mais comuns na Ásia do que nos países ocidentais, enquanto certos subtipos de linfomas de células B, como o linfoma folicular, são mais comuns nos países ocidentais. Um subtipo específico de linfoma não Hodgkin, conhecido como linfoma nasal angiocêntrico de células T/*natural killer* (NK), exibe uma notável distribuição geográfica, sendo mais frequente no sul da Ásia e em partes da América Latina. Diversos fatores ambientais foram implicados no desenvolvimento do linfoma não Hodgkin, incluindo agentes infecciosos, exposições a substâncias químicas e tratamentos clínicos. Diversos estudos demonstraram uma associação entre a exposição a substâncias químicas para uso em agricultura e um aumento na incidência de linfoma não Hodgkin. Os pacientes tratados para linfoma de Hodgkin podem desenvolver linfoma não Hodgkin; não se sabe ao certo se isso representa uma consequência do linfoma de Hodgkin ou de seu tratamento.

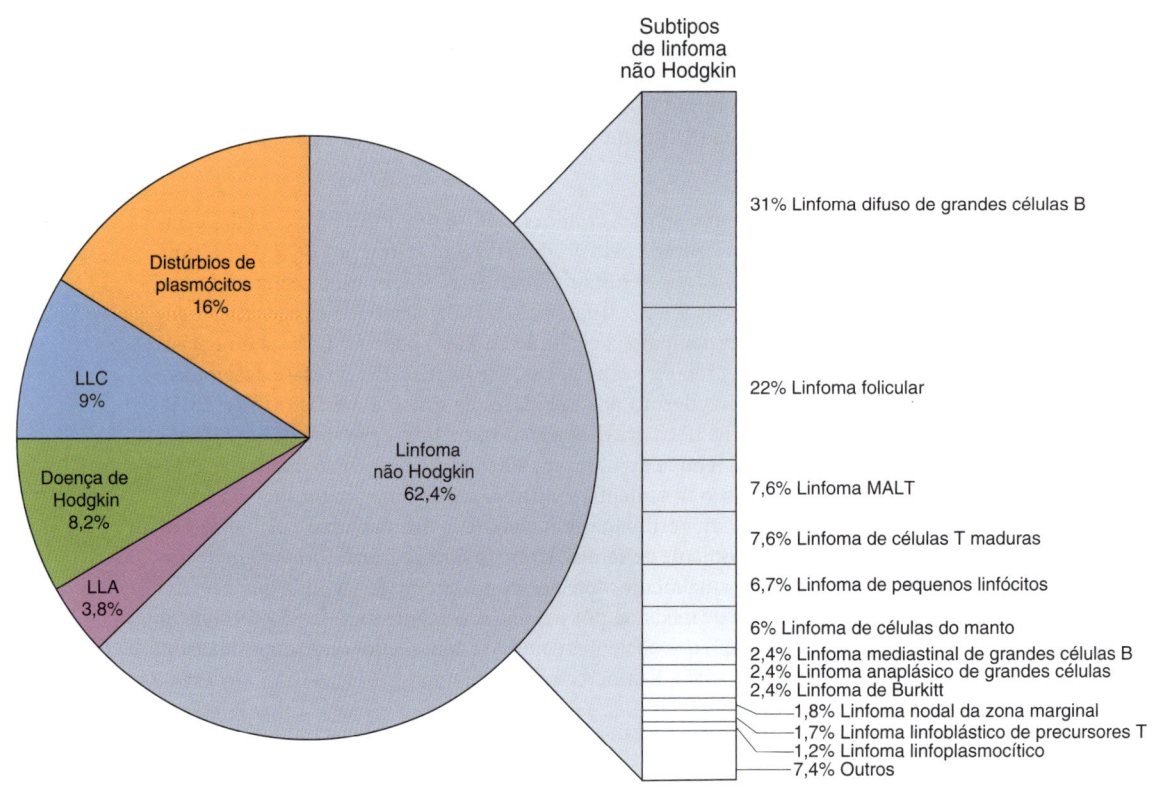

FIGURA III-67 LLA, leucemia linfocítica aguda; LLC, leucemia linfocítica crônica; MALT, tecido linfoide associado à mucosa, de *mucosa-associated lymphoid tissue*.

III-68. **A resposta é E.** (*Cap. 134*) Diversos agentes infecciosos estão associados ao desenvolvimento de neoplasias malignas linfoides. O vírus JC está associado à leucoencefalopatia multifocal progressiva (LMP) em indivíduos com imunodeficiência (Quadro III-68).

III-69. **A resposta é E.** (*Cap. 135e*) Uma "punção seca" é definida como a incapacidade de aspiração da medula óssea e é obtida em cerca de 4% das tentativas (Quadro III-69). É rara no caso de medula óssea normal. O diagnóstico diferencial inclui infiltração por carcinoma metastático (17%), leucemia mielocítica crônica (15%), mielofibrose (14%), leucemia de células pilosas (10%), leucemia aguda (10%) e linfomas, incluindo doença de Hodgkin (9%).

QUADRO III-68	AGENTES INFECCIOSOS ASSOCIADOS AO DESENVOLVIMENTO DE NEOPLASIAS LINFOIDES
Agente infeccioso	Neoplasia linfoide
Vírus Epstein-Barr	Linfoma de Burkitt
	Linfoma pós-transplante de órgãos
	Linfoma difuso de grandes células B primário do SNC
	Linfoma de Hodgkin
	Linfoma de células NK/T extranodal, tipo nasal
HTLV-1	Leucemia/linfoma de células T do adulto
HIV	Linfoma difuso de grandes células B
	Linfoma de Burkitt
Vírus da hepatite C	Linfoma linfoplasmocítico
Helicobacter pylori	Linfoma MALT gástrico
Herpes-vírus humano 8	Linfoma de derrame primário
	Doença de Castleman multicêntrica

Abreviações: HIV, vírus da imunodeficiência humana; HTLV, vírus linfotrópico de células T humanas; MALT, tecido linfoide associado à mucosa; NK, célula *natural killer*; SNC, sistema nervoso central.

QUADRO III-69	DIAGNÓSTICO DIFERENCIAL DE "PUNÇÃO SECA" – INCAPACIDADE DE ASPIRAR A MEDULA ÓSSEA
A punção seca ocorre em cerca de 4% das tentativas, e está associada a:	
Infiltração por carcinoma metastático	17%
Leucemia mielocítica crônica	15%
Mielofibrose	14%
Linfoma de células pilosas	10%
Leucemia aguda	10%
Linfomas, doença de Hodgkin	9%
Medula óssea normal	Rara

III-70. **A resposta é B.** *(Cap. 135e)* Os critérios diagnósticos para a leucemia eosinofílica crônica e a síndrome hipereosinofílica exigem, em primeiro lugar, a presença de eosinofilia persistente ≥ 1.500/μL no sangue, aumento dos eosinófilos na medula óssea e < 20% de mieloblastos no sangue ou na medula. Outros distúrbios que precisam ser excluídos incluem todas as causas de eosinofilia reativa, neoplasias primárias associadas à eosinofilia (p. ex., linfoma de células T, doença de Hodgkin, leucemia linfocítica aguda (LLA), mastocitose, leucemia mielocítica crônica (LMC), leucemia mielocítica aguda (LMA), mielodisplasia e síndromes mieloproliferativas) e reação de células T com produção aumentada de IL-5 ou de citocinas. Se essas entidades forem excluídas, e as células mieloides exibirem uma anormalidade cromossômica clonal, e se for constatada a presença de células blásticas (> 2%) no sangue periférico, com números aumentados na medula óssea (porém < 20%), o diagnóstico será de leucemia eosinofílica crônica. Os pacientes com síndrome hipereosinofílica e leucemia eosinofílica crônica podem ser assintomáticos (descobertos por ocasião de um exame de rotina) ou podem apresentar achados sistêmicos, como febre, dispneia, achados neurológicos recentes ou achados reumatológicos. O coração, os pulmões e o sistema nervoso central são mais frequentemente acometidos pela lesão tecidual mediada pelos eosinófilos.

III-71. **A resposta é D.** *(Cap. 135e)* A mastocitose é uma proliferação e acúmulo de mastócitos em um ou mais sistemas orgânicos. Apenas a pele está acometida em cerca de 80% dos casos, enquanto os outros 20% são definidos como mastocitose sistêmica causada pelo comprometimento de outro sistema orgânico. A manifestação mais comum da mastocitose é a urticária pigmentosa cutânea, um exantema pigmentado maculopapular que acomete a derme papilar. Outras formas cutâneas incluem a mastocitose cutânea difusa (observada quase totalmente em crianças) e o mastocitoma. As manifestações clínicas da mastocitose sistêmica estão relacionadas com a infiltração celular de órgãos ou a liberação de histamina, proteases, eicosanoides ou heparina dos mastócitos. Por conseguinte, os sinais e sintomas podem incluir sintomas constitucionais, manifestações cutâneas (prurido, dermatografismo, exantema cutâneo), sintomas associados a mediadores (dor abdominal, rubor, síncope, hipertensão, diarreia) e sintomas ósseos (fraturas, dor, artralgia). Em uma série recente, 40% dos pacientes com mastocitose sistêmica apresentaram neoplasia mieloide associada, mais comumente síndrome mieloproliferativa, LMC e SMD. Foi constatada a presença de eosinofilia em aproximadamente um terço dos pacientes. A elevação do nível sérico de triptase, o comprometimento da medula óssea, a esplenomegalia, o acometimento ósseo, a citopenia e a má absorção constituem preditores de doença mais agressiva e prognóstico mais reservado. Muitos pacientes com mastocitose sistêmica apresentam uma mutação ativadora de c-Kit, uma quinase inibida pelo imatinibe; todavia a mutação parece ser relativamente resistente a esse agente.

III-72. **A resposta é A.** *(Cap. 136)* O paciente apresenta pneumonia pneumocócica e evidências de hipercalcemia, insuficiência renal e um amplo *protein gap* sugestivo de proteína M. Esses achados são clássicos do mieloma múltiplo (Quadro III-72). Embora os pacientes pareçam estar produzindo grandes quantidades de imunoglobulinas, elas de fato são geralmente monoclonais, e esses pacientes apresentam, na realidade, hipogamaglobulinemia funcional relacionada com produção diminuída e destruição aumentada dos anticorpos normais. Essa hipogamaglobulinemia predispõe os pacientes a infecções, mais comumente pneumonia por pneumococo ou *S. aureus* ou pielonefrite por microrganismos Gram-negativos. A biópsia de medula óssea confirma a presença de plasmócitos clonais e define a sua quantidade, o que irá ajudar a definir as opções de tratamento. A eletroforese das proteínas séricas também estaria indicada para provar a presença da proteína M suspeita pelo amplo *protein gap* monoclonal. Embora o HIV poderia estar associado à lesão renal, tanto aguda quanto crônica, a hipercalcemia seria um achado incomum. Não há nenhuma história clínica de aspiração, e a localização do infiltrado (lobo superior) é incomum em casos de aspiração. O teste do cloreto do suor não está indicado, visto que não há suspeita de fibrose cística. Como não há suspeita de neoplasia de órgãos sólidos, a tomografia computadorizada do corpo provavelmente não será útil.

QUADRO III-72 CRITÉRIOS DIAGNÓSTICOS PARA MIELOMA MÚLTIPLO, VARIANTES DO MIELOMA E GAMOPATIA MONOCLONAL DE SIGNIFICADO INDETERMINADO

Gamopatia monoclonal de significado indeterminado (MGUS)

Proteína M no soro < 30 g/L
Plasmócitos clonais da medula óssea < 10%
Ausência de evidências de outros distúrbios proliferativos da célula B
Ausência de comprometimento de órgãos ou tecidos relacionado com o mieloma (nenhuma lesão de órgão-alvo, incluindo lesões ósseas)[a]

Mieloma múltiplo latente (mieloma assintomático)

Proteína M no soro ≥ 30 g/L *e/ou*
Plasmócitos clonais da medula óssea ≥ 10%
Ausência de comprometimento de órgãos ou tecidos relacionado com o mieloma (nenhuma lesão de órgão terminal, incluindo lesões ósseas)[a] ou sintomas

Mieloma múltiplo sintomático

Proteína M no soro e/ou na urina
Plasmócitos (clonais) na medula óssea[b] ou plasmocitoma
Comprometimento de órgãos ou tecidos devido ao mieloma (lesão de órgão-alvo, incluindo lesões ósseas)

Mieloma não secretor

Ausência de proteína M no soro e/ou na urina por imunofixação
Plasmocitose clonal na medula óssea ≥ 10% ou plasmocitoma
Comprometimento de órgãos ou tecidos devido ao mieloma (lesão de órgão-alvo, incluindo lesões ósseas)[a]

Plasmocitoma solitário do osso

Ausência de proteína M no soro e/ou na urina[c]
Área isolada de destruição óssea devido aos plasmócitos clonais
Medula óssea incompatível com mieloma múltiplo
Avaliação esquelética normal (e ressonância magnética da coluna e da pelve, quando realizada)
Ausência de comprometimento de órgãos ou tecidos (nenhuma lesão de órgão-alvo além da lesão óssea solitária)[a]

Síndrome de POEMS

Todos os quatro critérios seguintes deverão ser observados:
1. Polineuropatia
2. Distúrbio proliferativo do plasmócito monoclonal
3. Qualquer um dos seguintes: (a) lesões ósseas escleróticas; (b) doença de Castleman; (c) níveis elevados do fator de crescimento do endotélio vascular (VEGF)
4. Qualquer um dos seguintes: (a) organomegalia (esplenomegalia, hepatomegalia ou linfadenopatia); (b) sobrecarga do volume extravascular (edema, efusão pleural ou ascite); (c) endocrinopatia (suprarrenal, tireoidiana, hipofisária, gonadal, paratireoidiana e pancreática); (d) alterações cutâneas (hiperpigmentação, hipertricose, hemangiomata glomeruloide, pletora, acrocianose, rubor e unhas brancas); (e) papiledema; (f) trombocitose/policitemia[d]

[a]Comprometimento de órgãos ou tecidos relacionado com o mieloma (lesão de órgão-alvo): níveis de cálcio aumentados: cálcio sérico > 0,25 mmol/L acima do limite superior normal ou > 2,75 mmol/L; insuficiência renal: creatinina > 173 mmol/L; anemia: hemoglobina 2 g/dL abaixo do limite inferior normal ou hemoglobina < 10 g/dL; lesões ósseas: lesões líticas ou osteoporose com fraturas de compressão (ressonância magnética ou tomografia computadorizada podem esclarecer); outros: hiperviscosidade sintomática, amiloidose, infecções bacterianas recorrentes (> 2 episódios em 12 meses).
[b]Se a citometria de fluxo for realizada, a maioria dos plasmócitos (> 90%) apresentará um fenótipo "neoplásico".
[c]Um componente M pequeno poderá estar presente ocasionalmente.
[d]Estas características não deverão estar relacionadas com outras causas e deverão apresentar relação temporal entre si.
Abreviação: POEMS, polineuropatia, organomegalia, endocrinopatia, proteína M e alterações cutâneas (de *skin changes*).

III-73. **A resposta é D.** (*Cap. 136*) A β_2-microglobulina sérica é o preditor isolado mais poderoso de sobrevida, que pode substituir o estadiamento. Os pacientes com níveis de β_2-microglobulina < 0,004 g/L possuem sobrevida mediana de 43 meses, enquanto os com níveis de > 0,004 g/L apresentam uma sobrevida de apenas 12 meses. A combinação dos níveis séricos de β_2-microglobulina e de albumina forma a base para o Sistema de Estadiamento Internacional (ISS, *International Staging System*) em três estágios, que prediz a sobrevida. Outros fatores que podem influenciar o prognóstico são a presença de anormalidades citogenéticas e hipodiploidia pelo cariótipo, deleção do cromossomo 17p identificada por hibridização *in situ* por fluorescência (FISH) e translocações em t(4;14), (14;16) e t(14;20) (Quadro III-73). A deleção no cromossomo 13q, que previamente era considerada como marcador de prognóstico sombrio, não é um preditor após o uso dos agentes mais recentes. O perfil de microarranjos (*microarray*) e a hibridização genômica comparativa formaram a base para os sistemas de estadiamento prognósticos baseados, respectivamente, no RNA e DNA. O sistema ISS, juntamente com as alterações citogenéticas, constitui um método mais amplamente utilizado para avaliação do prognóstico.

QUADRO III-73 ESTRATIFICAÇÃO DE RISCO NO MELANOMA

	Anomalias cromossômicas	
Método	Risco-padrão (80%) (sobrevida esperada de 6-7+ anos)	Risco elevado (20%) (sobrevida esperada de 2-3 anos)
Cariótipo	Ausência de aberração cromossômica	Qualquer anormalidade no cariótipo convencional
FISH	t(11;14)	Del(17p)
	t(6;14)	t(4;14)
	Del(13)	t(14;16)
		t(14;20)

	Sistema de estadiamento internacional	
	Estágio	Sobrevida média (meses)
β_2M < 3,5, alb ≥ 3,5	I (28%)[a]	62
β_2M < 3,5, alb < 3,5 ou β_2M = 3,5-5,5	II (39%)	44
β_2M > 5,5	III (33%)	29

Outras características sugerindo doença de alto risco:
  Leucemia de plasmócito *de novo*
  Doença extramedular
  Lactato desidrogenase (LDH) elevada
  Perfil de expressão gênica de alto risco

[a]Porcentagem de pacientes que se apresentam a cada estágio.
Abreviações: β_2M, β_2-microglobulina sérica em mg/L; alb, albumina sérica em g/dL; FISH, hibridização *in situ* por fluorescência, de *fluorescence in situ hybridization*.

III-74. **A resposta é E.** (*Cap. 136*) A gamopatia monoclonal de significado indeterminado (MGUS, *monoclonal gammopathy of undetermined significance*) é diagnosticada em pacientes com eletroforese anormal das proteínas séricas, nível sérico elevado de proteína M, < 10% de plasmócitos clonais na medula óssea, ausência de sinais de outra doença proliferativa de células B e ausência de lesões ósseas ou de comprometimento de órgãos relacionados com o mieloma. Nenhuma intervenção específica está indicada para pacientes com MGUS. O acompanhamento anual ou menos frequente é adequado, exceto no caso de MGUS de maior risco, em que a eletroforese das proteínas séricas, o hemograma completo e a dosagem da creatinina e do cálcio devem ser repetidos a cada seis meses. Um paciente com MGUS e polineuropatia grave é considerado para intervenção terapêutica se for possível estabelecer uma relação causal, particularmente na ausência de quaisquer outras causas potenciais para a neuropatia. A terapia pode incluir plasmaférese e, em certas ocasiões, rituximabe em pacientes com MGUS IgM ou terapia semelhante ao do mieloma naqueles com doença IgG ou IgA.

III-75. **A resposta é A.** *(Cap. 137)* Esse paciente apresenta doença multissistêmica acometendo o coração, os rins e o sistema nervoso periférico. O exame físico é sugestivo de amiloidose com pápulas céreas clássicas nas dobras do corpo. Os resultados dos exames laboratoriais chamam a atenção pela insuficiência renal de etiologia incerta, com proteinúria significativa, porém sem cilindros celulares. Uma possível etiologia da insuficiência renal é sugerida pela fração elevada da gamaglobulina e baixo hematócrito, indicando uma gamopatia monoclonal levando, talvez, ao desenvolvimento de insuficiência renal através de depósito de amiloide AL. Isso também poderia explicar o aumento do coração observado na ecocardiografia, bem como a neuropatia periférica. Em geral, a biópsia de tecido adiposo é considerada como tendo uma sensibilidade de 60 a 80% para amiloidose; entretanto não permitiria o diagnóstico de provável mieloma nesse paciente. O cateterismo das câmaras cardíacas direitas provavelmente demonstraria a presença de miocardiopatia restritiva secundária ao depósito de amiloide; entretanto esse exame tampouco levaria ao estabelecimento do diagnóstico da discrasia de plasmócitos subjacente. A ultrassonografia renal, apesar de justificada para descartar a possibilidade de uropatia obstrutiva, não seria diagnóstica. Da mesma forma, a EMG e os estudos de condução nervosa não seriam diagnósticos. A biópsia de medula óssea tem uma sensibilidade de cerca de 50 a 60% para a amiloidose; todavia possibilitaria uma avaliação da porcentagem de plasmócitos na medula óssea e o estabelecimento do diagnóstico de mieloma múltiplo. O mieloma múltiplo está associado à amiloidose AL em cerca de 20% dos casos. Com mais frequência, as cadeias leves depositam-se sistemicamente no coração, nos rins, no fígado e no sistema nervoso, causando disfunção orgânica. Nesses órgãos, a biópsia revelará o material eosinofílico clássico que, quando corado pelo vermelho congo, exibe uma birrefringência verde-maçã característica. O comprometimento multissistêmico extenso caracteriza a amiloidose AL, e a sobrevida mediana sem tratamento geralmente é de apenas cerca de 1 a 2 anos a partir do momento em que se estabelece o diagnóstico.

III-76. **A resposta é C.** *(Cap. 137)* A forma mais comum de amiloidose familiar é a ATTRm na nomenclatura atual, causada por uma mutação da proteína plasmática presente em quantidade abundante, a transtiretina (TTR, também conhecida como *pré-albumina*). Mais de 100 mutações da TTR são conhecidas, e a maioria está associada à amiloidose ATTR. Uma variante, V122I, apresenta uma frequência de portadores que pode ser tão alta quanto 4% da população afro-americana e está associada à amiloidose cardíaca de início tardio. Existem pesquisas em andamento sobre a incidência e penetrância reais da doença na população afro-americana, porém a amiloidose ATTR deve ser considerada no diagnóstico diferencial de pacientes afro-americanos que apresentam hipertrofia cardíaca concêntrica e sinais de disfunção diastólica, particularmente na ausência de história de hipertensão. O sequenciamento do DNA constitui o padrão para o diagnóstico de ATTR. Sem intervenção, o período de sobrevida após o início da doença ATTR é de 5 a 15 anos. Indica-se o tratamento padrão para a insuficiência cardíaca não sistólica. O transplante de fígado ortotópico substitui a principal fonte de produção da variante de TTR por uma fonte de TTR normal. Embora o transplante de fígado possa retardar a progressão da doença e melhorar as chances de sobrevida, ele não é capaz de reverter a neuropatia sensório-motora. Os transplantes hepáticos são mais bem-sucedidos em pacientes jovens com neuropatia periférica inicial; os pacientes idosos com miocardiopatia amiloidótica familiar ou polineuropatia avançada frequentemente apresentam progressão para a doença de órgãos-alvo, apesar do transplante de fígado bem-sucedido.

III-77. **A resposta é E.** *(Cap. 140)* O esfregaço de sangue periférico não é compatível com uma trombocitopenia verdadeira, devido à agregação das plaquetas aumentadas. Uma nova contagem de plaquetas após a coleta de sangue do paciente em citrato de sódio revelou uma contagem de plaquetas normal. A pseudotrombocitopenia é um artefato *in vitro*, que resulta da aglutinação das plaquetas por anticorpos (geralmente IgG, mas também IgM e IgA) quando a concentração de cálcio é reduzida pela coleta do sangue em ácido etilenodiaminotetracético (EDTA) (o anticoagulante presente nos tubos [com tampa roxa] usados para coletar amostras de sangue para hemograma completo). Se a contagem de plaquetas de uma amostra de sangue anticoagulado com EDTA estiver baixa, o esfregaço sanguíneo deve ser examinado e a contagem de plaquetas realizada em amostra de sangue coletada em citrato de sódio (tubo com tampa azul) ou heparina (tubo com tampa verde) ou pode-se examinar um esfregaço de uma amostra de sangue recém-coletada sem anticoagulante, como por punção digital (Figura III-77B). As outras opções causam trombocitopenia verdadeira.

ALGORITMO PARA AVALIAÇÃO DA TROMBOCITOPENIA

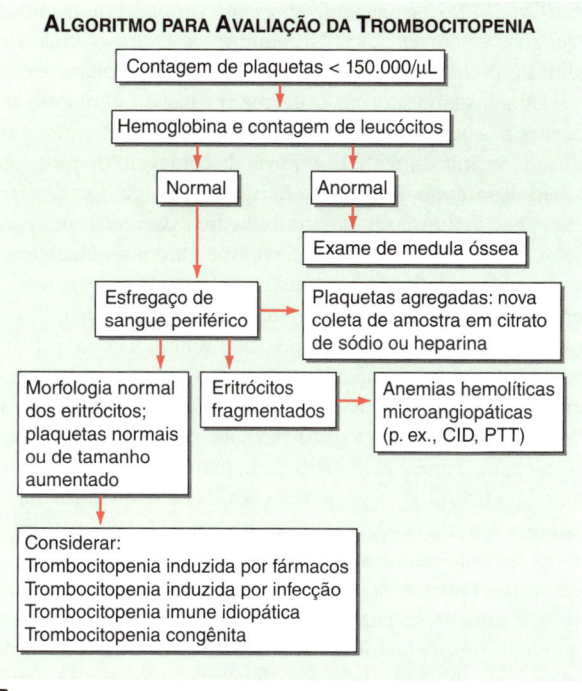

```
Contagem de plaquetas < 150.000/µL
            ↓
Hemoglobina e contagem de leucócitos
        ↓              ↓
     Normal         Anormal
        ↓              ↓
                Exame de medula óssea
        ↓
Esfregaço de    →   Plaquetas agregadas: nova
sangue periférico    coleta de amostra em citrato
                     de sódio ou heparina
    ↓         ↓
Morfologia   Eritrócitos  →  Anemias hemolíticas
normal dos   fragmentados    microangiopáticas
eritrócitos;                 (p. ex., CID, PTT)
plaquetas normais
ou de tamanho
aumentado
    ↓
Considerar:
Trombocitopenia induzida por fármacos
Trombocitopenia induzida por infecção
Trombocitopenia imune idiopática
Trombocitopenia congênita
```

B

FIGURA III-77B CIVD, coagulação intravascular disseminada; PTT, púrpura trombocitopênica trombótica.

III-78. **A resposta é C.** *(Cap. 140)* A trombocitopenia induzida pela heparina (TIH) é um diagnóstico clínico que não deve ser desprezado, visto que pode ocorrer trombose potencialmente fatal se não for tratada adequadamente. A causa da TIH consiste na formação de anticorpos contra um complexo formado pela heparina e pelo fator plaquetário 4 (PF4). Esse complexo tem a capacidade de ativar as plaquetas, os monócitos e as células endoteliais. Muitos pacientes expostos à heparina desenvolvem anticorpos contra o complexo heparina/PF4, porém somente alguns evoluem e desenvolvem trombocitopenia ou trombocitopenia com trombose (TIHT). O paciente típico desenvolve evidências de TIH dentro de 5 a 14 dias após a exposição à heparina, embora possa ocorrer antes dos cinco dias em indivíduos expostos à heparina aproximadamente nos cem dias anteriores, como seria esperado nesse paciente, tendo em vista a sua hospitalização recente. Normalmente, as contagens mais baixas de plaquetas são superiores a 20.000/µL. Quando há suspeita de TIH, não se deve adiar o tratamento para exames laboratoriais, visto que não se dispõe atualmente de nenhum teste que tenha sensibilidade ou especificidade adequada para o diagnóstico. O resultado do ensaio do anticorpo anti-heparina/PF4 é positivo em muitos indivíduos que foram expostos à heparina, independentemente da presença ou não de TIH. O ensaio de ativação plaquetária é mais específico, porém menos sensível para a TIH. Tão logo se suspeite de TIH, a heparina deve ser interrompida e substituída por uma forma alternativa de anticoagulação, a fim de proteger o indivíduo de novas tromboses. As heparinas de baixo peso molecular (HBPM), como a enoxaparina, não constituem uma opção de tratamento apropriada nos indivíduos com TIH. Embora a heparina tenha uma probabilidade 10 vezes maior de causar TIH, as HBPM também causam a doença e não devem ser utilizadas. Nos Estados Unidos, os principais agentes usados para a TIH são os inibidores diretos da trombina, a argatrobana e a lepirudina. A argatrobana é o agente preferido para esse paciente, devido à insuficiência renal. O fármaco não é excretado pelos rins e não há necessidade de nenhum ajuste da dose. Em contrapartida, a lepirudina está acentuadamente aumentada na insuficiência renal, e é necessário efetuar um ajuste significativo da dose. Anteriormente, o danaparoide era usado com frequência para a TIH/TIHT, porém esse medicamento não está mais disponível nos Estados Unidos. Outros anticoagulantes que são utilizados no tratamento da TIHT incluem a bivalirudina e o fondaparinux, porém esses fármacos também não estão atualmente aprovados pela FDA para essa indicação nos Estados Unidos.

III-79. **A resposta é E.** *(Cap. 140)* Essa paciente apresenta sintomas de trombocitopenia, incluindo sangramento das gengivas e ocorrência fácil de equimoses. O único achado ao exame físico pode consistir nas petéquias presentes em pontos de maior pressão venosa, particularmente nos pés e nos tornozelos. Os resultados laboratoriais confirmam a trombocitopenia, porém não revelam quaisquer anormalidades nas outras linhagens celulares. Quando se avalia uma trombocitopenia isolada, é preciso considerar inicialmente se a queda da contagem de plaquetas é causada por infecção subjacente ou pelo uso de medicamentos. Existe uma longa lista de fármacos que estão associados à trombocitopenia, incluindo ácido acetilsalicílico, paracetamol, penicilinas, bloqueadores H_2, heparina e muitos outros. Essa paciente interrompeu todos os medicamentos há seis semanas e o esperado seria uma recuperação da contagem de plaquetas se uma reação medicamentosa fosse a causa. A paciente não apresenta qualquer sinal de infecção aguda. Por conseguinte, o diagnóstico mais provável é de púrpura trombocitopênica imune (PTI). Esse distúrbio, também conhecido por púrpura trombocitopênica idiopática, refere-se a uma destruição imunomediada das plaquetas e possível inibição de sua liberação pelos megacariócitos. A PTI pode ser verdadeiramente idiopática, ou pode ser secundária a um distúrbio subjacente, incluindo lúpus eritematoso sistêmico (LES), HIV ou infecção crônica pelo vírus da hepatite C (HCV). A contagem de plaquetas pode estar muito baixa (< 5.000/µL) em pacientes com PTI e habitualmente manifesta-se com sangramento mucocutâneo. Os exames laboratoriais para a PTI devem incluir um esfregaço de sangue periférico, que tipicamente demonstra a presença de plaquetas grandes com morfologia normal sob os demais aspectos. Os exames iniciais devem investigar causas secundárias de PTI, incluindo anticorpos anti-HIV, anticorpos anti-HCV, testes sorológicos para LES, eletroforese das proteínas séricas e dosagem das imunoglobulinas. Se também houver anemia, indica-se o teste de Coombs direto para avaliar a possibilidade de anemia hemolítica autoimune combinada com PTI (síndrome de Evans). Os testes para anticorpos antiplaquetários não são recomendados, visto que eles têm baixa sensibilidade e especificidade para a PTI. Além disso, a biópsia de medula óssea normalmente não é realizada a não ser que existam outras anormalidades não explicadas pela PTI ou que o paciente não tenha respondido ao tratamento habitual.

III-80 e III-81. **As respostas são A e E, respectivamente.** *(Cap. 140)* Essa paciente apresenta a pêntade clássica de púrpura trombocitopênica trombótica (PTT): febre, sintomas neurológicos, insuficiência renal aguda, trombocitopenia e anemia hemolítica microangiopática (AHMA). O esfregaço de sangue periférico revela esquizócitos e contagem diminuída das plaquetas, compatível com AHMA. Embora esta seja a apresentação clássica da PTT, não é necessária a presença de todas as cinco características para que um indivíduo seja diagnosticado com PTT. Nesses últimos anos, foi descoberto que a patogenia da PTT hereditária e idiopática é atribuível a uma deficiência de anticorpos dirigidos contra a proteína ADAMTS-13. A proteína ADAMTS-13 é uma metaloproteinase que cliva o fator de von Willebrand (FvW). Na ausência de ADAMTS-13, observa-se a circulação de multímeros ultragrandes de FvW no sangue, que podem causar aderência e ativação patogênicas das plaquetas, resultando em isquemia microvascular e anemia hemolítica microangiopática. Entretanto, parece que existe a necessidade de um evento desencadeante, visto que nem todos os indivíduos com deficiência hereditária de ADAMTS-13 desenvolvem PTT. Alguns fármacos foram implicados como agentes etiológicos na PTT. A ticlopidina e, possivelmente, o clopidogrel causam PTT ao induzir a formação de anticorpos. Outros fármacos, como a mitomicina C, a ciclosporina e a quinina, podem provocar PTT ao causar toxicidade endotelial direta.

Em pacientes que apresentam trombocitopenia de início recente, com ou sem sinais de insuficiência renal e outros elementos de PTT clássica, devem-se obter dados laboratoriais para descartar a possibilidade de CID e avaliar a presença de AHMA. Os achados que sustentam um diagnóstico de PTT incluem aumento da lactato desidrogenase e da bilirrubina indireta, nível diminuído de haptoglobina e contagem elevada de reticulócitos, com teste de antiglobulina direta negativo. O esfregaço de sangue periférico deve ser examinado à procura de esquizócitos. Em geral, observa-se também a presença de policromasia, devido ao número aumentado de eritrócitos jovens, e, com frequência, há eritrócitos nucleados, que considera-se que seja devida ao infarto no sistema microcirculatório da medula óssea. Pode-se estabelecer um diagnóstico de PTT com base nos dados clínicos. A PTT deve ser diferenciada da CID, que provoca AHMA, mas que se caracteriza por coagulopatia predominante. A síndrome hemolítico-urêmica também causa AHMA e parece ser muito semelhante à PTT na sua apresentação clínica, embora os sintomas neurológicos sejam menos proeminentes. Com frequência, uma doença diarreica precedente alerta para uma síndrome hemolítico-urêmica como causa de AHMA. É importante estabelecer um diagnóstico rápido e correto, visto que a taxa de mortalidade da PTT sem tratamento é de 80 a 100%, diminuindo para 10 a 30% com tratamento. O principal tratamento para a PTT continua sendo a plasmaférese. A plasmaférese deve ser mantida até que a contagem de plaquetas retorne à sua faixa normal e não haja mais nenhuma evidência de hemólise durante pelo menos dois dias. Os glicocorticoides podem ser usados como tratamento adjuvante na PTT, porém não são efetivos como monoterapia. Além disso, foi relatado o sucesso de outras terapias imunomoduladoras na PTT refratária ou recidivante, incluindo rituximabe, vincristina, ciclofosfamida e esplenectomia. Observa-se uma taxa de recidiva significativa; 25 a 45% dos pacientes sofrem recidiva dentro de 30 dias de "remissão" inicial, e 12 a 40% apresentam recidivas tardias. As recidivas são mais frequentes em pacientes com deficiência grave de ADAMTS-13 na apresentação.

III-82. **A resposta é B.** *(Cap. 142)* A trombose venosa ocorre em consequência da ativação da cascata da coagulação, primariamente devido à exposição ao fator tecidual, e os fatores genéticos que contribuem para uma predisposição à trombose venosa em geral consistem em polimorfismos que afetam as vias procoagulante ou fibrinolítica. Em contrapartida, a trombose arterial ocorre no contexto de uma ativação das plaquetas, e a predisposição genética à trombose arterial inclui mutações que afetam receptores plaquetários ou enzimas redox. Os fatores de risco hereditários mais comuns para a trombose venosa incluem a mutação do fator V de Leiden e a mutação da protrombina 20210. Outras mutações que predispõem um indivíduo à trombose venosa incluem deficiência hereditária da proteína C ou S e mutações do fibrinogênio, ativador do plasminogênio tecidual, trombomodulina ou inibidor do ativador do plasminogênio. A mutação do receptor plaquetário de glicoproteína 1b aumentaria o risco de trombose arterial, mas não venosa.

III-83. **A resposta é A.** *(Cap. 142)* Os dímeros-D são um produto de degradação da fibrina de ligação cruzada, que estão elevado em condições de trombose continuada. Uma baixa concentração de dímeros-D é considerada como indicador de ausência de trombose. Os pacientes com mais de 70 anos de idade frequentemente apresentam níveis elevados de dímeros-D na ausência de trombose, tornando esse teste menos preditivo de doença aguda. Com frequência, não há sintomas clínicos em pacientes com TVP, o que não afeta a interpretação de dímeros-D. O uso de tabaco, apesar de ser frequentemente considerado como fator de risco para TVP, e a TVP antecedente não devem afetar o valor preditivo dos dímeros-D. O sinal de Homan, dor na panturrilha produzida pela dorsiflexão do pé, não é preditivo de TVP e não está relacionado com os dímeros-D.

III-84. **A resposta é E.** *(Caps. 142 e 300)* A probabilidade clínica de EP pode ser delineada em baixa *versus* alta probabilidade utilizando o sistema de decisão clínica apresentado no Quadro III-84. Nos indivíduos com pontuação ≤ 4, há baixa probabilidade de EP, devendo-se efetuar o teste dos dímeros-D. Um resultado normal de dímeros-D associado a uma baixa probabilidade

QUADRO III-84 REGRAS PARA DECISÃO CLÍNICA

Baixa probabilidade clínica de TVP se a pontuação for zero ou menos; probabilidade moderada se for de 1 a 2; alta probabilidade se for de 3 ou mais	
Variável clínica	Pontuação para TVP
Câncer em atividade	1
Paralisia, paresia ou imobilização de membro recente	1
Paciente acamado há > 3 dias; cirurgia de grande porte há < 12 semanas	1
Sensibilidade ao longo da distribuição das veias profundas	1
Edema em toda a perna	1
Edema unilateral da panturrilha > 3 cm	1
Edema com cacifo	1
Veias colaterais superficiais não varicosas	1
Diagnóstico alternativo pelo menos tão provável quanto TVP	−2
Alta probabilidade clínica de EP se pontuação for superior a 4	
Variável clínica	Pontuação para EP
Sinais e sintomas de TVP	3,0
Diagnóstico alternativo menos provável que EP	3,0
Frequência cardíaca > 100/min	1,5
Imobilização há > 3 dias; cirurgia nas últimas 4 semanas	1,5
EP ou TVP prévias	1,5
Hemoptise	1,0
Câncer	1,0

Abreviações: EP, embolia pulmonar; TVP, trombose venosa profunda.

clínica de EP identifica pacientes que não necessitam de exames adicionais ou de terapia anticoagulante. Aqueles com classificação clínica provável (pontuação > 4) ou com valor anormal de dímeros-D (com probabilidade clínica baixa) necessitam de um exame de imagem para descartar a possibilidade de EP. Na atualidade, o método de imagem mais atraente para detectar a EP é a TC *multislice*. É acurada e, se o resultado for normal, exclui com segurança a possibilidade de EP. Essa paciente apresenta uma pontuação de probabilidade clínica de 4,5 devido à taquicardia em repouso e à ausência de um diagnóstico alternativo pelo menos tão provável quanto a EP. Por conseguinte, não há indicação para a determinação de dímeros-D, e ela deve ser submetida diretamente a uma TC *multislice* de tórax. Se não for possível realizar esse exame rapidamente, essa paciente deve receber uma dose de heparina de baixo peso molecular (HBPM) enquanto aguarda o exame.

PARTE IV: Doenças infecciosas

QUESTÕES

INSTRUÇÕES: Escolha a resposta mais adequada para cada questão.

IV-1. Os déficits no complexo de ataque à membrana do complemento (C5-C8) estão associados a qual variedade de infecções?

A. Bactérias catalase-positivas
B. *Neisseria meningitidis*
C. *Pseudomonas aeruginosa*
D. *Salmonella* spp.
E. *Streptococcus pneumoniae*

IV-2. Todas as seguintes afirmativas são verdadeiras com relação às doenças infecciosas no mundo, EXCETO:

A. A tuberculose resistente a fármacos é comum nos países do antigo bloco soviético.
B. As doenças infecciosas constituem a principal causa de morte no mundo inteiro.
C. Mais de 60% das mortes na África Subsaariana foram relacionadas a doenças infecciosas (2010).
D. O número absoluto de mortes relacionadas a doenças infecciosas permaneceu relativamente constante nos últimos 20 anos.
E. A taxa de mortalidade relacionada às doenças infecciosas diminuiu notavelmente nos últimos 20 anos.

IV-3. Qual dos seguintes microrganismos infecciosos têm mais tendência a causar bradicardia relativa durante um episódio febril?

A. *P. aeruginosa*
B. *Salmonella typhi*
C. *Staphylococcus aureus*
D. *S. pneumoniae*
E. *Streptococcus pyogenes*

IV-4. Um homem de 42 anos de idade apresenta uma história de esplenectomia após traumatismo ocorrido aos 20 anos. Recebeu as vacinas apropriadas imediatamente após o traumatismo, porém não teve nenhum acompanhamento médico durante mais de 10 anos. É um morador de rua. Procura o serviço de emergência com febre de 39,1°C, pressão arterial (PA) de 70/40 mmHg, frequência cardíaca (FC) de 130 bpm, frequência respiratória (FR) de 30 incursões/min e saturação de oxigênio (Sao$_2$) de 95% no ar ambiente. Qual é a melhor antibioticoterapia inicial para este paciente?

A. Ceftriaxona e vancomicina
B. Ceftriaxona, ampicilina e vancomicina
C. Ceftriaxona, vancomicina e anfotericina B
D. Clindamicina, gentamicina e vancomicina
E. Clindamicina e quinina

IV-5. O paciente descrito na Questão IV-4 desenvolve subsequentemente falência múltipla de órgãos em consequência de sepse devastadora e morre, apesar do tratamento clínico adequado. Qual dos seguintes microrganismos tem MAIS probabilidade de constituir a causa da condição desse paciente?

A. *Escherichia coli*
B. *Haemophilus influenzae*
C. *N. meningitidis*
D. *P. aeruginosa*
E. *S. pneumoniae*

IV-6. Uma mulher de 44 anos de idade com recidiva de leucemia mielocítica aguda foi submetida a transplante mieloablativo de células-tronco alogênicas. Tem estado profundamente neutropênica durante 21 dias e apresentado febre persistente nos últimos sete dias. Hoje, a paciente apresentou sepse com hipotensão, taquicardia e necessidade de oxigênio. Um enfermeiro o chama para examinar o aparecimento de um exantema. Ao exame, a paciente tem aparência doente. Apresenta taquipneia e calafrios. O exame de pele revela algumas áreas dispersas de vesículas hemorrágicas, das quais a maior mede 3 cm de diâmetro, distribuídas nas mãos e nas pernas (Figura IV-6). Qual é o microrganismo etiológico mais provável?

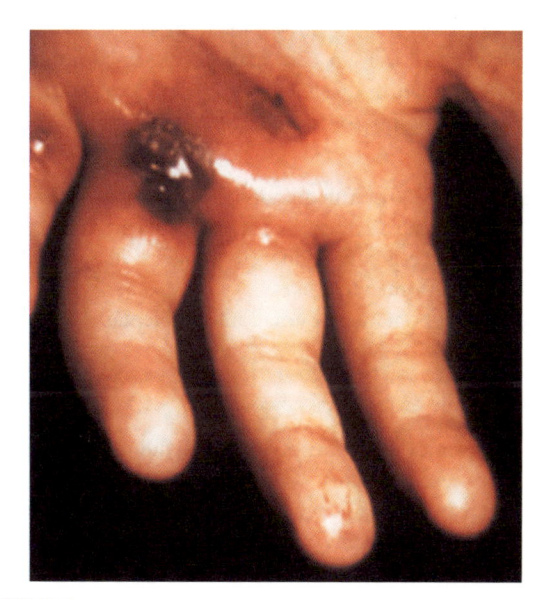

FIGURA IV-6

A. *N. meningitidis*
B. *P. aeruginosa*
C. *Rickettsia rickettsii*
D. *S. aureus*
E. *Vibrio vulnificus*

IV-7. Uma mulher de 32 anos de idade é internada com queixa de dor na coxa direita. Recebe tratamento empírico com oxacilina por via intravenosa para celulite. Na internação, o médico percebe que a intensidade da dor parece ser desproporcional à quantidade de celulite sobrejacente. No decorrer das próximas 24 horas, a paciente desenvolve choque séptico profundo, complicado por hipotensão, insuficiência renal aguda e evidências de coagulação intravascular disseminada. A tomografia computadorizada (TC) revela um acúmulo de líquido com gás na fáscia profunda da perna direita. Planeja-se uma evacuação cirúrgica de emergência. Que mudanças devem ser recomendadas na antibioticoterapia dessa paciente?

A. Continuar com oxacilina e acrescentar clindamicina.
B. Continuar com oxacilina e acrescentar clindamicina e gentamicina.
C. Suspender a oxacilina e acrescentar clindamicina, vancomicina e gentamicina.
D. Suspender a oxacilina e acrescentar piperacilina/tazobactam e vancomicina.
E. Suspender a oxacilina e acrescentar vancomicina e gentamicina.

IV-8. Em 2012, houve 55 casos notificados de sarampo nos Estados Unidos. Em 2014, houve 644 casos notificados ao National Center for Immunization and Respiratory Diseases dos Centers for Disease Control and Prevention (CDC). Este foi o maior número registrado desde que a doença foi considerada eliminada em 2000 (http://www.cdc.gov/measles/cases-outbreaks.html). No final de 2014 e início de 2015, houve outro grande surto de sarampo, com mais de 100 casos notificados apenas nos primeiros dois meses de 2015. No caso dos surtos recentes de sarampo nos Estados Unidos, qual foi a fonte da infecção?

A. Transmissão a partir de indivíduos nativos não vacinados.
B. Importação da doença a partir de uma área endêmica.
C. Mutação espontânea do vírus da vacina do sarampo para uma forma virulenta.
D. Surto espontâneo de uma fonte ambiental.

IV-9. Uma vez estabelecido o sarampo nos Estados Unidos, qual foi a fonte da transmissão contínua?

A. Transmissão da doença entre indivíduos muito jovens para receber vacina.
B. Transmissão da doença entre indivíduos que decidiram não tomar a vacina por motivos pessoais ou religiosos.
C. Transmissão da doença entre indivíduos com contraindicações médicas à vacina.
D. Transmissão da doença entre viajantes de outros países ou imigrantes não vacinados.
E. Escape viral em indivíduos vacinados.

IV-10. Um homem de 63 anos de idade apresenta doença pulmonar obstrutiva crônica e chega a seu consultório para acompanhamento de rotina. Atualmente, não tem nenhuma queixa e sente-se bem. O volume expiratório forçado em 1 segundo (VEF_1) mais recente foi de 55% do previsto, e ele não está recebendo oxigênio. Há sete anos, recebeu uma dose de vacina pneumocócica. Ele pergunta se deveria receber outra dose dessa vacina. De acordo com as diretrizes dos CDC, qual é sua recomendação?

A. Ele não necessita de outra vacinação, a não ser que o VEF_1 diminua para menos de 50% do previsto.
B. Ele não necessita de outra vacinação até os 65 anos de idade.
C. Deve ser revacinado hoje.
D. Deveria ser revacinado 10 anos após a vacinação inicial.
E. Não se recomenda nenhuma vacinação adicional, visto que uma dose única é o suficiente.

IV-11. Em qual dos seguintes pacientes é apropriado administrar a vacina contra herpes-zóster?

A. Mulher de 35 anos de idade que nunca teve infecção por varicela-zóster, que está grávida de 12 semanas de seu primeiro filho.
B. Homem de 54 anos de idade que nunca teve infecção por varicela-zóster e está saudável nos demais aspectos.
C. Homem de 62 anos de idade que sofreu acidente de carro, necessitando de esplenectomia.
D. Mulher de 64 anos de idade com doença pulmonar intersticial associada à dermatomiosite, tratada com prednisona, 20 mg ao dia e azatioprina, 150 mg ao dia.
E. Mulher de 66 anos de idade com diagnóstico recente de linfoma não Hodgkin.

IV-12. Qual das seguintes imunizações é necessária para a entrada em muitos países da África Subsaariana?

A. Cólera
B. Hepatite A
C. Meningococo
D. Febre tifoide
E. Febre amarela

IV-13. Uma mulher de 48 anos de idade está viajando para o Haiti com um grupo de ajuda humanitária. Qual é a profilaxia recomendada contra malária para essa paciente?

A. Atovaquona-proguanil
B. Cloroquina
C. Doxiciclina
D. Mefloquina
E. Todos os fármacos anteriores podem ser usados

IV-14. Um homem de 46 anos de idade deseja viajar para o Quênia para tirar férias de duas semanas. É positivo para o vírus da imunodeficiência humana (HIV) e utiliza terapia antirretroviral. A última contagem de células CD4+ foi de 625/μL, e a carga viral foi indetectável. A sua contagem mínima de células CD4+ foi de 250/μL. Nunca teve qualquer doença definidora de síndrome de imunodeficiência adquirida (Aids). Além do HIV, apresenta uma história de hipertensão e tem proteinúria comprovada devido à nefropatia associada ao HIV. Qual sua recomendação para esse paciente no que diz respeito a seu plano de viagem?

A. Não deveria receber a vacina contra sarampo de vírus vivo antes da viagem.
B. Deve receber a vacina contra a febre amarela antes da viagem.
C. Será exigida uma documentação do teste do HIV ao entrar no país.
D. A probabilidade de resposta à vacina *influenza* deve ser inferior a 50%.
E. Com uma contagem de células CD4+ superior a 500/µL, ele não corre maior risco durante a viagem do que pessoas sem HIV.

IV-15. Todas as seguintes alternativas são motivos pelos quais tropas destacadas em solo estrangeiro correm risco de adquirir doenças infecciosas endêmicas nessas áreas, EXCETO:

A. Condições de aglomeramento produzidas pelo destacamento em massa de tropas.
B. Sistema imunológico "virgem" em relação aos patógenos endêmicos locais ou enzoóticos.
C. Descuidos na higiene e no saneamento que acompanham os conflitos armados.
D. Instituições clínicas em número reduzido e frequentemente inadequadas.
E. Deslocamentos de população.

IV-16. Qual das seguintes doenças teve sua maior incidência na população indicada?

A. Casos de leishmaniose cutânea em tropas norte-americanas em combate no Afeganistão e no Iraque na última década.
B. Casos de malária entre tropas norte-americanas que retornaram do Vietnã.
C. Raiva entre tropas norte-americanas que serviram no Afeganistão e no Iraque entre 2001 e 2010.
D. Casos de hepatite viral entre tropas soviéticas que serviram no Afeganistão na década de 1980.
E. Casos de leishmaniose visceral (kalazar) em tropas norte-americanas que serviram no Afeganistão e no Iraque nessa última década.

IV-17. A diálise crônica está associada a um risco aumentado de pneumonia relacionada a instituições de cuidados de saúde causada por qual dos seguintes microrganismos?

A. Espécies de *Acinetobacter*
B. Espécies de *Candida*
C. *S. aureus* resistente à meticilina (MRSA)
D. Enterobacteriaceae multirresistentes
E. *P. aeruginosa*

IV-18. Qual das seguintes bactérias constitui uma causa comum de pneumonia adquirida na comunidade em pacientes hospitalizados, mas não em pacientes com tratamento ambulatorial?

A. *Chlamydia pneumoniae*
B. *H. influenzae*
C. Espécies de *Legionella*
D. *Mycoplasma pneumoniae*
E. *S. pneumoniae*

IV-19. Qual das seguintes afirmativas é verdadeira com relação ao diagnóstico de pneumonia adquirida na comunidade?

A. A terapia específica direcionada para o microrganismo etiológico é mais efetiva do que a terapia empírica em pacientes hospitalizados que não estejam em unidade de terapia intensiva.
B. Dos pacientes hospitalizados com pneumonia adquirida na comunidade, 5 a 15% terão hemoculturas positivas.
C. Em pacientes que apresentam bacteremia causada por *S. pneumoniae*, as culturas de escarro são positivas em mais de 80% dos casos.
D. Os testes de reação em cadeia da polimerase para a identificação de *Legionella pneumophila* e de *M. pneumoniae* estão amplamente disponíveis e devem ser usados para o diagnóstico em pacientes hospitalizados com pneumonia adquirida na comunidade.
E. A etiologia da pneumonia adquirida na comunidade é geralmente identificada em cerca de 70% dos casos.

IV-20. Um homem de 55 anos de idade procura seu médico com história de tosse e febre há dois dias. A tosse é produtiva, com escarro verde-escuro e espesso. A história clínica pregressa é significativa pela hipercolesterolemia tratada com rosuvastatina. Não fuma cigarros e encontra-se em bom estado de saúde geral, praticando exercício físico várias vezes por semana. Não teve contato com pessoas doentes e não se lembra da última vez em que foi tratado com antibióticos. Na apresentação, os sinais vitais são os seguintes: temperatura de 38,9°C; PA de 132/78 mmHg; FC de 87 bpm; FR de 20 incursões/min; e SaO_2 de 95% no ar ambiente. Há crepitações na base do pulmão direito, bem como egofonia. A radiografia de tórax demonstra consolidação segmentar do lobo inferior direito, com broncogramas aéreos. Qual é a abordagem mais apropriada para o tratamento deste paciente?

A. Obter uma cultura de escarro e aguardar os resultados antes de iniciar o tratamento.
B. Realizar uma TC do tórax para descartar a possibilidade de pneumonia pós-obstrutiva.
C. Encaminhar o paciente ao serviço de emergência para internação e tratamento com antibióticos intravenosos.
D. Tratar com azitromicina.
E. Tratar com moxifloxacino.

IV-21. Uma mulher de 65 anos de idade foi internada na unidade de terapia intensiva para tratamento de choque séptico associado a um cateter de hemodiálise infectado. Inicialmente, foi intubada no primeiro dia de internação, com síndrome de angústia respiratória aguda. A paciente começou a melhorar lentamente, de modo que a sua fração de oxigênio inspirado (FiO_2) foi reduzida para 0,40; não está mais febril e não necessita de vasopressores. Entretanto, no sétimo dia de internação, a paciente volta a apresentar febre de 39,4°C, com escarro verde-amarelado aumentado e espesso no tubo endotraqueal. Você suspeita que essa paciente tenha pneumonia associada à ventilação mecânica (PAV). Qual dos seguintes achados estabelece o diagnóstico mais definitivo de PAV nesta paciente?

A. Aspirado endotraqueal demonstrando um novo microrganismo típico de PAV.
B. Presença de infiltrado recente na radiografia de tórax.
C. Culturas quantitativas de aspirado endotraqueal, com rendimento de mais de 10^6 microrganismos típicos de PAV.
D. Cultura quantitativa de um escovado protegido, com rendimento de mais de 10^3 microrganismos típicos de PAV.
E. Não existe nenhum conjunto de critérios que possa estabelecer um diagnóstico confiável de pneumonia em um paciente com ventilação mecânica.

IV-22. Você interna uma paciente com pneumonia grave adquirida na comunidade, que exige intubação e ventilação mecânica. Apresenta diminuição dos sons respiratórios e macicez à percussão na metade do pulmão direito. A radiografia de tórax e a ultrassonografia confirmam a presença de um grande derrame pleural. Você realiza uma toracocentese diagnóstica, porém continua havendo líquido. Todas as seguintes opções constituem indicações para drenagem completa do líquido pleural, EXCETO:

A. pH do líquido pleural < 7
B. Nível de glicose do líquido pleural < 39,2 mg/dL
C. Proteína do líquido pleural > 5 g/dL
D. Concentração de lactato desidrogenase do líquido pleural > 1.000 unidades/L
E. Presença de bactérias na cultura do líquido pleural

IV-23. Qual dos seguintes ciclos representa a duração recomendada do tratamento para a pneumonia adquirida na comunidade sem complicações e para a melhora da PAV, respectivamente?

A. Sete dias; 7 a 14 dias
B. Cinco dias; oito dias
C. Sete dias; 10 dias
D. Cinco dias; 10 a 14 dias
E. Dez a 14 dias para ambas

IV-24. Todas as seguintes afirmativas são verdadeiras com relação aos abscessos pulmonares, EXCETO:

A. A síndrome de Lemierre é um abscesso pulmonar, devido à tromboflebite séptica que se origina na faringe.
B. Os abscessos pulmonares caracterizam-se geralmente por uma única cavidade dominante > 2 cm.
C. Com frequência, os abscessos pulmonares primários são causados principalmente por bactérias anaeróbicas.
D. Os abscessos pulmonares primários estão geralmente relacionados com a ocorrência de aspiração orofaríngea.
E. Na radiografia, os abscessos pulmonares primários acometem mais o lobo médio e a língula.

IV-25. Um homem de 50 anos de idade é internado com três semanas de mal-estar progressivo, perda de peso e tosse purulenta. Apresenta história de alcoolismo e visitas frequentes ao serviço de emergência devido à intoxicação alcoólica. É um antigo corretor de hipotecas *subprime*, que agora está desempregado e vive com seus pais idosos. Ao exame, aparece desleixado e cronicamente enfermo. A temperatura é de 38,5°C, a FC de 110 bpm, a PA de 110/65 mmHg e a FR de 18 incursões/min, com SaO_2 de 93% no ar ambiente. Tem uma dentição extremamente precária, expectora um catarro de odor fétido e tem roncos na base do pulmão direito. Não há adenopatia difusa e o único outro achado marcante é a presença de hepatomegalia. A radiografia de tórax é mostrada na Figura IV-25. Qual é a terapia mais adequada?

A. Aztreonam
B. Clindamicina
C. Metronidazol
D. Micafungina
E. Penicilina

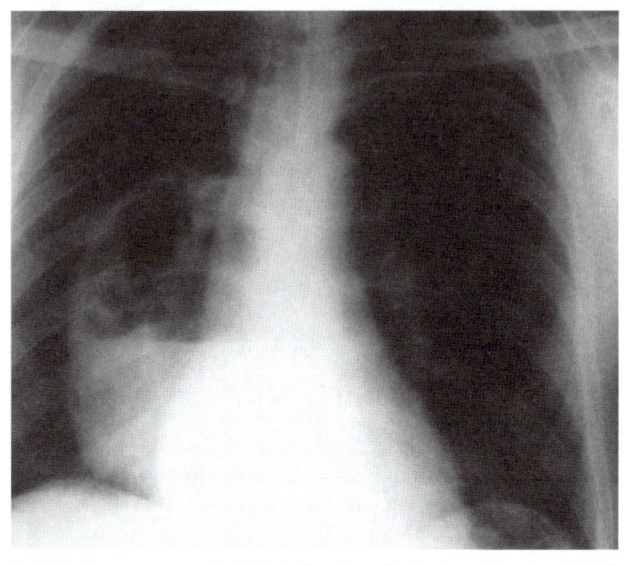

FIGURA IV-25 De Mandell GL (ed): *Atlas of Infectious Diseases*, Vol VI. Philadelphia, PA: Current Medicine Inc, Churchill Livingstone, 1996; com autorização.

IV-26. Qual das seguintes alternativas constitui a causa mais comum de endocardite infecciosa de valva nativa na comunidade?

A. Estafilococos coagulase-negativos
B. Estafilococos coagulase-positivos
C. Enterococos
D. Cocobacilos Gram-negativos fastidiosos
E. Estreptococos não enterocócicos

IV-27. Todos os itens a seguir são critérios menores nos critérios de Duke modificados para o diagnóstico clínico de endocardite infecciosa, EXCETO:

A. Fenômenos imunológicos (glomerulonefrite, nódulos de Osler, manchas de Roth)
B. Regurgitação valvar recente no ecocardiograma transtorácico
C. Condição predisponente (condição cardíaca, uso de drogas injetáveis)
D. Temperatura > 38°C
E. Fenômenos vasculares (êmbolos arteriais, êmbolos pulmonares sépticos, lesões de Janeway)

IV-28. Qual dos seguintes pacientes deve receber profilaxia antibiótica para prevenir a endocardite infecciosa?

A. Mulher de 23 anos de idade com diagnóstico de prolapso de valva mitral submetida à obturação de dentes.
B. Mulher de 24 anos de idade que apresentou comunicação interatrial totalmente corrigida há 22 anos, que está realizando uma cistoscopia eletiva para hematúria indolor.
C. Homem de 30 anos de idade com história de uso de drogas injetáveis e endocardite precedente submetido à cirurgia gengival.
D. Homem de 45 anos de idade que recebeu uma prótese de valva mitral há cinco anos submetido à limpeza dentária de rotina.
E. Mulher de 63 anos de idade que recebeu prótese de valva aórtica há dois anos e que se submete à colonoscopia de rastreamento.

IV-29. Um homem morador de rua de 38 anos de idade chega ao serviço de emergência com ataque isquêmico transitório, caracterizado por queda facial e fraqueza do braço esquerdo de 20 minutos de duração e dor no quadrante superior esquerdo do abdome. Queixa-se de febre subjetiva intermitente, diaforese e calafrios que ocorreram nas duas últimas semanas. Não fez nenhuma viagem recente nem teve contato com animais. Não tem nenhuma história recente de uso de antibióticos. O exame físico revela um leve sofrimento com aparência desleixada. A temperatura é de 38,2°C, a FC de 90 bpm, e a PA de 127/74 mmHg. A dentição é precária. O exame cardíaco revela sopro diastólico precoce no terceiro espaço intercostal esquerdo. O baço está hipersensível e a 2 cm abaixo do arco costal. O paciente apresenta nódulos vermelhos dolorosos e hipersensíveis, de aparecimento recente, nas pontas do dedo médio da mão direita e dedo anular da mão esquerda. Verifica-se a presença de lêndeas nas roupas, compatível com infecção por piolhos do corpo. A contagem de leucócitos é de 14.500, com 5% de bastões e 93% de células polimorfonucleares. São obtidas amostras para hemoculturas, seguidas de tratamento empírico com vancomicina. Essas culturas permanecem negativas depois de cinco dias. O paciente continua febril, porém está hemodinamicamente estável; entretanto, aparece uma nova lesão no dedo do pé, semelhante àquelas observadas nos dedos das mãos, no terceiro dia de internação. A ecocardiografia transtorácica revela uma vegetação móvel de 1 cm na cúspide da valva aórtica e regurgitação aórtica moderada. A TC do abdome mostra aumento do baço com infartos renais e esplênicos em forma de cunha. Que teste deve ser solicitado para confirmar o diagnóstico mais provável?

A. Sorologia para *Bartonella*
B. Anticorpo heterófilo contra o vírus Epstein-Barr (EBV)
C. Reação em cadeia da polimerase (PCR) para HIV
D. Esfregaço de sangue periférico
E. Sorologia para febre Q

IV-30. Em um paciente com endocardite bacteriana, qual das seguintes lesões ecocardiográficas tem mais probabilidade de resultar em embolização?

A. Vegetação de valva mitral de 5 mm
B. Vegetação de valva tricúspide de 5 mm
C. Vegetação de valva da aorta de 11 mm
D. Vegetação de valva mitral de 11 mm
E. Vegetação de valva tricúspide de 11 mm

IV-31. Um homem de 58 anos de idade é internado com febre, mal-estar e dor articular difusa. Foi colocada uma valva mitral mecânica há três anos, devido à insuficiência mitral crônica. As hemoculturas iniciais revelam *S. aureus* sensível à meticilina (MSSA) em todos os frascos de cultura. Os microrganismos isolados também são sensíveis à gentamicina. O paciente não tem artrite ao exame e a função renal está normal. O ecocardiograma revela uma vegetação de 5 mm na prótese valvar. Qual dos seguintes esquemas de antibióticos é recomendado?

A. Ampicilina mais gentamicina
B. Cefazolina
C. Nafcilina mais gentamicina
D. Nafcilina mais gentamicina mais rifampicina
E. Vancomicina mais gentamicina

IV-32. Todas as seguintes síndromes clínicas infecciosas tipicamente causam lesões vesiculares, EXCETO:

A. Herpes labial
B. Doença mão-pé-boca
C. Riquetsiose variceliforme
D. Síndrome da pele escaldada
E. Herpes-zóster

IV-33. Um homem de 49 anos de idade com história de alcoolismo é internado com síndrome séptica. Está sonolento, com febre de 40°C, hipotensão e taquicardia. A saturação de oxigênio é de 95% no ar ambiente com oxigênio nasal. Apresenta-se desleixado e com múltiplas escoriações na pele dos braços, das pernas e do tronco. Há hipersensibilidade e edema no lado esquerdo do tórax, porém sem outros achados focais. São aguardados os resultados dos exames laboratoriais e hemoculturas. Após a administração de líquidos, vasopressores e antibióticos empíricos, realiza-se uma TC do tórax, mostrada na Figura IV-33. Qual é o microrganismo etiológico mais provável?

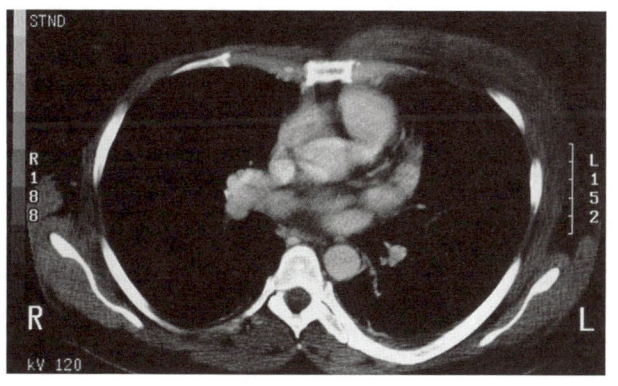

FIGURA IV-33

A. *Actinomyces israelii*
B. *Klebsiella pneumoniae*
C. Bactérias anaeróbicas orais
D. *S. pneumoniae*
E. *S. pyogenes*

IV-34. Um homem de 45 anos de idade com história de alcoolismo e suposta cirrose é levado ao serviço de emergência pelo seu amigo, devido a uma queixa de letargia e confusão crescentes de 2 a 3 dias de duração. Não consumiu álcool nesses últimos dois anos. Atualmente, não toma nenhuma medicação e trabalha em casa com *designer* de videogame. Não tem nenhum fator de risco para HIV. Foi encaminhado pelo seu médico para avaliação de transplante de fígado e tem uma consulta marcada para começar a avaliação no próximo mês. Os sinais vitais incluem os seguintes: PA de 90/60 mmHg, FC de 105 bpm, temperatura de 38,5°C, FR de 10 incursões/min e Sao$_2$ de 97% no ar ambiente. Está sonolento, porém consegue responder com precisão às perguntas. A pele é marcante pela presença de numerosas telangiectasias aracneiformes e eritema palmar. O abdome está difusamente distendido com hipersensibilidade e onda líquida positiva. A paracentese revela um líquido ligeiramente turvo, com contagem de leucócitos de 1.000/μL e 40% de neutrófilos. A PA aumenta para 100/65 mmHg e a FC diminui para 95 bpm depois da administração de 1 L de líquidos intravenosos. Qual das seguintes afirmativas é verdadeira com relação à condição e ao tratamento deste paciente?

A. Ocorre febre em > 50% dos casos.
B. A terapia empírica inicial deve incluir metronidazol ou clindamicina para anaeróbios.
C. O diagnóstico de peritonite bacteriana primária (espontânea) não é confirmado, visto que a porcentagem de neutrófilos no líquido peritoneal é < 50%.
D. O microrganismo etiológico principal para essa condição é o *Enterococcus*.
E. A positividade das culturas de líquido peritoneal para diagnóstico é > 90%.

IV-35. Uma mulher de 48 anos de idade com história de doença renal em estágio terminal causada por doença renal diabética é internada com dor abdominal e febre de um dia de duração. Nos últimos seis meses, tem realizado diálise peritoneal ambulatorial contínua. Relata que, no último dia, teve pouco retorno do dialisato e que está se sentindo inchada. Teve complicações com o diabetes, incluindo retinopatia e neuropatia periférica. Sente-se desconfortável, mas não tóxica. Os sinais vitais incluem temperatura de 38,8°C, PA de 130/65 mmHg, FC de 105 bpm, FR de 15 incursões/min e Sao$_2$ de 98% no ar ambiente. O abdome está ligeiramente distendido e difusamente hipersensível, dor a descompressão. Uma amostra do dialisato revela uma contagem de leucócitos de 400/μL, com 80% de neutrófilos. A antibioticoterapia intraperitoneal empírica deve incluir:

A. Cefoxitina
B. Fluconazol
C. Metronidazol
D. Vancomicina
E. Voriconazol

IV-36. Um homem de 77 anos de idade chega ao hospital com febre, calafrios, náusea e dor no quadrante superior direito, sintomas que já duram uma semana. A temperatura é de 39°C, e o paciente tem aparência tóxica. A PA é de 110/70 mmHg, a FC de 110 bpm e a FR de 22 incursões/min, com Sao$_2$ de 92% no ar ambiente. Os sons respiratórios estão diminuídos na base direita, e observa-se uma hipersensibilidade difusa no quadrante superior direito. O paciente apresenta história de colelitíase, porém recusou-se a efetuar uma colecistectomia eletiva. A TC do abdome é mostrada na Figura IV-36A. Qual das seguintes afirmativas é verdadeira com relação à condição ou tratamento deste paciente?

A. É rara a presença de bacteremia concomitante (< 10%).
B. O paciente deve receber antibióticos empíricos direcionados contra espécies de *Candida*.
C. Deve receber antibióticos empíricos direcionados contra microrganismos anaeróbicos.
D. Deve ser submetido à drenagem percutânea.
E. O nível sérico de fosfatase alcalina mais provavelmente está normal.

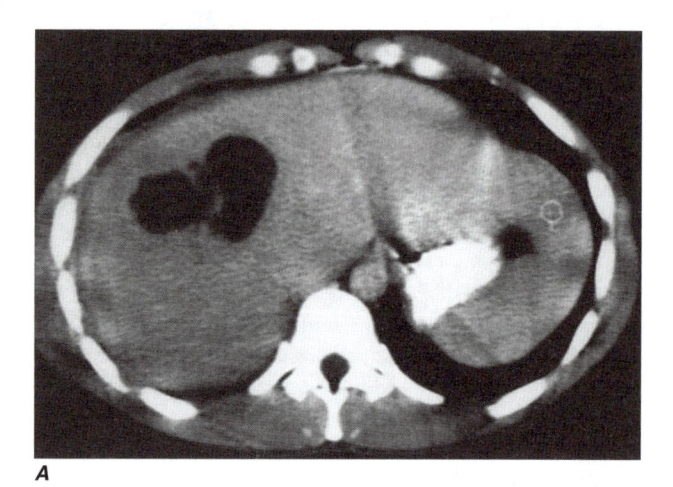

FIGURA IV-36A Reimpressa com autorização de Lorber B (ed): *Atlas of Infectious Diseases, Volume VII: Intra-Abdominal Infections, Hepatitis, and Gastroenteritis*. Philadelphia, PA: Current Medicine, 1996, Fig. 1.22.

IV-37. Uma mulher de 78 anos de idade residente em uma clínica geriátrica chega ao hospital com queixa de diarreia. Vive na casa de repouso há cinco anos, após ter sofrido acidente vascular encefálico com hemiplegia residual do lado direito. Recentemente, recebeu ceftriaxona para o tratamento de pielonefrite causada por *E. coli*. Ontem, a temperatura aumentou para 38°C, com queixa de dor abdominal difusa. Nas últimas 24 horas, teve agravamento da dor e distensão abdominais. Além disso, teve oito evacuações. As fezes são moles e tornaram-se sanguinolentas. Há seis meses, foi tratada com metronidazol oral para uma infecção documentada por *Clostridium difficile*. Além disso, a história clínica pregressa é significativa pela ocorrência de doença cerebrovascular, fibrilação atrial, doença arterial coronariana exigindo angioplastia, hipertensão e hiperlipidemia. Por ocasião de sua chegada ao hospital, a paciente parece estar desconfortável e apresenta uma temperatura de 38,5°C. A PA é de 98/60 mmHg e a FC de 115 bpm. O abdome aparece distendido e timpânico, com hipersensibilidade difusa à palpação. Uma radiografia de abdome revela distensão do cólon com íleo. O exame laboratorial inicial revela uma contagem de leucócitos de 27.200/μL com 92% de neutrófilos e 3% de bastões. O nível de hemoglobina é de

9,2 g/dL e o hematócrito de 28,1%. No mês passado, o nível de hemoglobina era de 10,1 g/dL. Tendo em vista o uso recente de antibiótico, você considera a possibilidade de infecção por *C. difficile*. Qual dos seguintes achados não tem probabilidade de ser encontrado na infecção por *C. difficile*?

A. Diarreia sanguinolenta
B. Febre
C. Íleo
D. Leucocitose
E. Recidiva após tratamento

IV-38. Todos os seguintes pacientes devem ser tratados para a infecção por *C. difficile*, EXCETO:

A. Residente de clínica geriátrica de 57 anos de idade com diarreia de duas semanas de duração e detecção de pseudomembranas na colonoscopia, sem evidências de toxina A ou B nas fezes.
B. Mulher de 63 anos de idade com febre, leucocitose, íleo adinâmico e PCR positiva para *C. difficile* nas fezes.
C. Mulher de 68 anos de idade com ciclo recente de antibióticos, internada na unidade de terapia intensiva após procurar o serviço de emergência com dor abdominal e diarreia; foi constatada a presença de hipersensibilidade abdominal intensa, com ausência de sons intestinais, hipotensão sistêmica e espessamento da parede colônica na TC do abdome.
D. Mulher de 75 anos de idade que ontem completou a terapia com amoxicilina para infecção das vias aéreas superiores e que, nesse momento, tem duas evacuações de fezes moles por dia nos últimos três dias; não tem febre, e a contagem de leucócitos é de 8.600/μL.

IV-39. Uma mulher de 82 anos de idade com demência reside em uma clínica geriátrica há cinco anos. Teve uma consulta com o seu médico para avaliação de diarreia há quatro semanas. Nessa época, uma amostra de fezes foi positiva para *C. difficile* pela PCR, e ela foi tratada com metronidazol oral, que produziu alguma melhora dos sintomas. Entretanto, há quatro dias, passou a ter cinco evacuações diárias de fezes moles e, agora, apresenta hipersensibilidade abdominal. A PCR nas fezes continua positiva. Qual é a terapia mais adequada?

A. Transplante de microbiota fecal
B. Imunoglobulina intravenosa (IV)
C. Metronidazol oral
D. Nitazoxanida oral
E. Vancomicina oral

IV-40. Qual dos seguintes antibióticos tem a associação mais fraca com o desenvolvimento de doença associada a *C. difficile*?

A. Ceftriaxona
B. Ciprofloxacino
C. Clindamicina
D. Moxifloxacino
E. Piperacilina-tazobactam

IV-41. Qual das seguintes afirmativas é verdadeira com relação à epidemiologia e aos fatores de risco das infecções do trato urinário (ITUs)?

A. Cerca de um terço de todas as mulheres apresentará pelo menos um episódio de ITU durante a vida.
B. Em todas as idades, a ITU é 2 a 3 vezes mais comum entre mulheres.
C. A bacteriúria assintomática é um achado comum e incidental durante a gravidez, que não necessita de tratamento.
D. Diferentemente da sabedoria popular, a relação sexual não constitui um fator de risco para a ITU.
E. Na infância, a ITU é mais comum entre indivíduos do sexo masculino do que do sexo feminino.

IV-42. Uma mulher de 28 anos de idade é internada na unidade de terapia intensiva com temperatura de 39,5°C, dor lombar e hipotensão. Começou a sentir-se mal há aproximadamente 36 horas, quando apareceu uma dor na parte superior direita das costas. Percebeu um aumento da frequência urinária, bem como urgência. Não sente nenhum desconforto suprapúbico. Nas últimas 24 horas, começou a ficar mais doente, com febre, náusea e vômitos contínuos. A história clínica pregressa é de diabetes melito tipo 1 desde os 10 anos de idade. Toma insulina glargina, 24 unidades ao dia, e insulina aspartato, com base na contagem de carboidratos. Quando fez a última verificação da glicemia com punção digital, a leitura foi "alta". Finalmente, procurou o serviço de emergência há duas horas. Por ocasião de sua chegada, a PA inicial foi de 75/44 mmHg, e a FC de 138 bpm. Depois de 3 L de soro fisiológico, a PA é de 88/44, e a FC de 126 bpm. Continua com febre e parece desconfortável. As membranas mucosas estão secas. Os exames de tórax e cardiovascular são normais. O abdome é macio, sem hipersensibilidade ou defesa. Há dor intensa focal no ângulo costovertebral direito. O painel metabólico básico revela evidências de acidose metabólica com *anion gap*. O exame de urina revela bactérias excessivamente numerosas para efetuar uma contagem, 30 a 50 leucócitos por campo de grande aumento e cetonas, estearase leucocitária e nitritos positivos. Qual é o melhor tratamento inicial para essa paciente?

A. Ceftriaxona, 1 g IV ao dia
B. Ciprofloxacino, 400 mg IV, duas vezes ao dia
C. Ciprofloxacino, 500 mg por via oral, duas vezes ao dia
D. Piperacilina-tazobactam, 3,375 g IV, a cada 6 horas
E. Sulfametoxazol-trimetoprima, de dose dobrada, 1 comprimido por via oral, duas vezes ao dia

IV-43. Uma mulher de 23 anos de idade é examinada para acompanhamento de rotina de gestação sem complicação. Teve uma visita anterior, com 10 semanas, quando a gravidez foi confirmada. Atualmente, está com 16 semanas de gestação. Qual é a recomendação para rastreamento e tratamento de bacteriúria assintomática nessa paciente?

A. Deve ser submetida a rastreamento e tratamento da bacteriúria assintomática apenas no terceiro trimestre.
B. Deve ser submetida a rastreamento nesse momento, com cultura de urina, porém não deve ser tratada, a não ser que seja sintomática.
C. Deve ser submetida a rastreamento nesse momento e tratada se a cultura for positiva.
D. Deve ser submetida a rastreamento agora e novamente no terceiro trimestre. O tratamento só é recomendado se ambas as culturas forem positivas.
E. Não deve ser submetida a rastreamento, a não ser que ela tenha condições clínicas comórbidas que aumentem o risco de ITU.

IV-44. Um homem de 64 anos de idade procura assistência com polaciúria, disúria e dor perineal. Além disso, teve febre alta em casa, de até 38,6°C. Antes dos sintomas atuais, percebeu alguns sintomas intermitentes de hesitação e diminuição do jato urinário, que surgiram no decorrer dos últimos 1 a 2 anos. Teve um episódio prévio de ITU febril há cerca de seis semanas. Nessa ocasião, foi tratado com ciprofloxacino, 500 mg duas vezes ao dia, durante sete dias. Recomendaram que procurasse um urologista, e o paciente começou a tomar tansulosina, 0,4 mg ao dia; depois disso, porém, não seguiu essas recomendações. Um toque retal revela uma próstata quente, edematosa e hipersensível à palpação. O exame e a cultura de urina revelam piúria e presença de *E. coli* > 10^5. O paciente inicia o tratamento com ciprofloxacino, 500 mg, duas vezes ao dia. Qual é a duração adequada do tratamento para esse paciente?

A. 1 semana
B. 2 semanas
C. 4 semanas
D. 12 semanas

IV-45. Todos os seguintes microrganismos constituem causas comuns de uretrite em homens, EXCETO:

A. *Gardnerella vaginalis*
B. *Mycoplasma genitalium*
C. *Neisseria gonorrhoeae*
D. *Trichomonas vaginalis*
E. *Ureaplasma urealyticum*

IV-46. Uma mulher de 25 anos de idade procura assistência com polaciúria, urgência urinária e desconforto pélvico de dois dias de duração. Não tem dor na vulva com a micção. Não apresenta nenhum outro problema clínico e não tem febre. É sexualmente ativa. O exame microscópico da urina revela piúria, porém sem patógenos. Depois de 24 horas, a cultura de urina não revela nenhum crescimento de patógenos. Qual dos seguintes exames provavelmente confirmará o diagnóstico dessa paciente?

A. Cultura cervical
B. Células indicadoras (*clue cells*) na microscopia da secreção vaginal
C. Teste de amplificação de ácido nucleico da urina para *Chlamydia trachomatis*
D. Exame físico da vulva e da vagina
E. pH vaginal ≥ 5,0

IV-47. Quais dos seguintes achados diagnósticos caracterizam a vaginose bacteriana?

A. Secreções vaginais escassas, eritema do epitélio vaginal e células indicadoras
B. pH do líquido vaginal > 4,5, presença de células indicadoras e microbiota mista profusa ao exame microscópico
C. pH do líquido vaginal ≥ 5,0, *Trichomonas* móveis ao exame microscópico e odor de peixe com KOH a 10%
D. pH do líquido vaginal < 4,5, predomínio de lactobacilos ao exame microscópico e secreções claras escassas
E. pH do líquido vaginal < 4,5, presença de células indicadoras e microbiota mista profusa ao exame microscópico

IV-48. Qual dos seguintes microrganismos tem mais probabilidade de ser identificado em uma mulher, com leucocitose e cervicite, examinada em uma clínica para infecções sexualmente transmissíveis?

A. *C. trachomatis*
B. Herpes-vírus simples
C. *N. gonorrhoeae*
D. *T. vaginalis*
E. Nenhum microrganismo identificado

IV-49. Uma mulher de 19 anos de idade é examinada no serviço de emergência devido à dor pélvica. Ela relata que a dor tem uma semana de duração, porém tornou-se mais intensa no lado direito da parte inferior do abdome nesse último dia, acompanhada de febre. Além disso, a paciente também relata a ocorrência de dor na parte superior direita do abdome há um dia, que piora com a respiração profunda. É sexualmente ativa com múltiplos parceiros e só relata uma história clínica pregressa de asma. O exame é marcante pela presença de febre, sons respiratórios normais, taquicardia leve e hipersensibilidade no quadrante superior direito, sem rebote, defesa ou massas. O exame pélvico revela uma aparência cervical normal, porém com hipersensibilidade ao movimento e hipersensibilidade dos anexos. Não há nenhuma massa palpável. O teste de gravidez na urina é negativo, e verifica-se a presença de leucocitose; todavia, os resultados dos exames laboratoriais de função renal ou hepática são normais. Qual das seguintes afirmativas é verdadeira com relação à hipersensibilidade no quadrante superior direito dessa paciente?

A. Existe a probabilidade de colecistite aguda, deve-se solicitar uma cintilografia com HIDA para confirmar o diagnóstico.
B. Se fosse realizada uma biópsia hepática, seria possível obter uma cultura do herpes-vírus simples a partir de uma amostra do tecido hepático.
C. O exame laparoscópico revelaria uma inflamação da cápsula hepática.
D. A PCR do plasma está indicada para o diagnóstico de infecção aguda pelo vírus da hepatite C (HCV) como agente etiológico da hepatite dessa paciente.
E. A TC do tórax deve confirmar a presença de embolia pulmonar séptica.

IV-50. Um estudante universitário de 23 anos de idade é examinado na clínica estudantil para avaliação de múltiplas úlceras genitais que apareceram nessa última semana. Surgiram como pústulas e, após supuração, transformaram-se em úlceras. Essas úlceras são extremamente hipersensíveis e, em certas ocasiões, sangram. O exame revela múltiplas úlceras profundas e bilaterais com bases purulentas que sangram facilmente. São muito hipersensíveis, porém moles à palpação. Qual dos seguintes microrganismos tem probabilidade de ser encontrado na cultura dessas lesões?

A. *Haemophilus ducreyi*
B. Herpes-vírus simples
C. HIV
D. *N. gonorrhoeae*
E. *Treponema pallidum*

IV-51. Um estudante universitário de 21 anos de idade sem história clínica pregressa significativa procura a clínica estudantil com queixa de mal-estar de 1 a 2 dias de duração e agravamento da cefaleia, febre e leve rigidez de nuca de 12 horas de duração. É um nadador da equipe universitária e não toma nenhuma medicação. É heterossexualmente ativo e teve relações sexuais não protegidas com quatro parceiras diferentes nos últimos seis meses. O exame é marcante pela PA de 110/60 mmHg, FC de 105 bpm, FR de 20 incursões/min e temperatura de 39,8°C. O exame do estado mental está totalmente normal. Há dor com o movimento do pescoço, porém o exame neurológico e a fundoscopia são normais, sem nenhum achado focal. Com base nesses achados, qual dos seguintes diagnósticos é o mais provável?

A. Encefalomielite disseminada aguda
B. Encefalopatia
C. Lesão expansiva
D. Meningoencefalite
E. Meningite viral

IV-52. Todas as seguintes alternativas são condições predisponentes que aumentam o risco de desenvolvimento de meningite bacteriana aguda por *S. pneumoniae*, EXCETO:

A. Alcoolismo
B. Pneumonia pneumocócica
C. Sinusite pneumocócica
D. Gravidez
E. Esplenectomia

IV-53. Uma mulher de 28 anos de idade, recruta do Exército, é levada até o hospital local com agravamento da cefaleia e confusão leve de 12 horas de duração. Não tem nenhuma história clínica pregressa significativa, não toma nenhuma medicação, não fuma cigarros, não consome bebidas alcoólicas nem faz uso de drogas ilícitas. Recentemente, não está sexualmente ativa. No decorrer dos últimos 1 a 2 dias, teve febre baixa, mal-estar, dispneia ao esforço e tosse produtiva. Os sinais vitais são os seguintes: PA de 90/50 mmHg, FC de 110 bpm, FR de 24 incursões/min, saturação de oxigênio de 88% no ar ambiente e temperatura de 40°C. Está orientada quanto à pessoa e lugar, porém acredita que esteja no ano de 1999. Os sinais de Kernig e Brudzinski são positivos, porém o restante do exame neurológico não demonstra qualquer achado focal. Não há papiledema. O exame do tórax revela sons respiratórios brônquicos na base direita. O exame do abdome e o exame da pele são normais. Uma radiografia portátil de tórax revela um pequeno infiltrado no lobo inferior direito. Todas as seguintes medicações devem ser administradas imediatamente, EXCETO:

A. Aciclovir
B. Ampicilina
C. Ceftriaxona
D. Dexametasona
E. Vancomicina

IV-54. Uma mulher de 45 anos de idade procura assistência com história de cefaleia de início recente, de oito semanas de duração, que é persistente e diária. Descreve a dor como difusa, com pontuação de 6 a 7 em uma escala de 0 a 10. Houve agravamento com o passar do tempo. Procurou seu médico, que a tranquilizou dizendo-lhe que o exame físico estava normal e prescreveu ibuprofeno, 600 mg quando necessário, para alívio da dor. Esse tratamento não produziu alívio dos sintomas. Ontem, acordou com visão dupla e queda facial. A paciente reside em Pensilvânia e frequentemente faz caminhadas na Trilha das Apalaches. Não se lembra de nenhuma picada de carrapato. Tem tido dor articular intermitentemente nesse último mês. Nega qualquer exantema. Procura o serviço de emergência para avaliação adicional. Ao exame físico, a paciente tem uma temperatura de 37,4°C. Os sinais vitais são normais. O exame neurológico demonstra uma queda facial completa do lado direito. O olho esquerdo não faz abdução com o olhar lateral, enquanto o olho direito tem uma amplitude total de movimento. Qual desses achados está mais provavelmente presente no líquido cerebrospinal?

A. Nível elevado da enzima conversora de angiotensina
B. Contagem elevada de neutrófilos
C. Nível elevado de proteína
D. Baixo nível de glicose
E. Teste VDRL (Venereal Disease Research Laboratory) positivo

IV-55. O uso de lencinhos de álcool para esfregar as mãos seria inadequado após sair do quarto de qual dos seguintes pacientes?

A. Receptor de transplante renal de 20 anos de idade com pneumonia por varicela.
B. Homem de 40 anos de idade comfurunculite por MRSA.
C. Mulher de 35 anos de idade com HIV avançado e tuberculose pulmonar cavitária.
D. Homem de 54 anos de idade, quadriplégico, internado com ITU causada por bactérias produtoras de β-lactamase de espectro ampliado.
E. Residente de clínica geriátrica de 78 anos de idade com uso recente de antibiótico e infecção por *C. difficile*.

IV-56. Durante as primeiras duas semanas após transplante de órgão sólido, que tipo de infecção é mais comum?

A. Reativação do citomegalovírus (CMV) e do EBV.
B. Infecções associadas à imunodeficiência humoral (p. ex., meningococcemia, infecção invasiva por *S. pneumoniae*).
C. Infecção associada à neutropenia (p. ex., aspergilose, candidemia).
D. Infecções associadas à deficiência de células T (p. ex., *Pneumocystis jiroveci*, nocardiose, criptococose).
E. Infecções hospitalares típicas (p. ex., infecção do acesso venoso central, pneumonia adquirida no hospital, ITU).

IV-57. Uma mulher de 22 anos de idade foi submetida a transplante de rim cadavérico há três meses para uropatia obstrutiva congênita. Após passar por um período intenso de exames na universidade, durante o qual esqueceu de tomar alguns de seus medicamentos por pelo menos uma semana, é internada com temperatura de 38,8°C, artralgias, linfopenia e elevação do nível de creatinina de seu valor basal de 1,2 mg/dL para 2,4 mg/dL. Qual dos seguintes medicamentos ela mais provavelmente esqueceu?

A. Aciclovir
B. Isoniazida
C. Itraconazol
D. Sulfametoxazol-trimetoprima
E. Valganciclovir

IV-58. Qual dos seguintes patógenos os pacientes com transplante cardíaco correm risco singular de adquirir do doador logo após o transplante, em comparação com pacientes submetidos a transplante de outros órgãos sólidos?

A. *Cryptococcus neoformans*
B. Citomegalovírus
C. *P. jiroveci*
D. *S. aureus*
E. *Toxoplasma gondii*

IV-59. Uma mulher de 43 anos de idade é submetida a transplante de células-tronco alogênico para leucemia mielocítica aguda. Duas semanas após o transplante, a paciente é internada com temperatura de 38,3°C, pulso de 115 bpm, PA de 110/83 mmHg e saturação de oxigênio de 89% no ar ambiente. A contagem de leucócitos é de 500/μL, com 20% de células polimorfonucleares. Em virtude da hipoxia e da presença de infiltrados na radiografia simples de tórax, solicita-se uma TC. Verifica-se a presença de nódulos e massas difusos, alguns dos quais com um sinal do halo. Qual dos seguintes exames tem mais probabilidade de estabelecer o diagnóstico da doença dessa paciente?

A. Exame microscópico do creme leucocitário
B. Carga viral do CMV no plasma
C. Teste do antígeno de galactomanana no soro
D. Cultura de escarro
E. Ensaio para *Legionella* na urina

IV-60-64. Associe cada classe de antibiótico a seu mecanismo de ação:

IV-60. Ampicilina

IV-61. Azitromicina

IV-62. Ciprofloxacino

IV-63. Tobramicina

IV-64. Sulfametoxazol-trimetoprima

A. Liga-se à subunidade 30S do ribossomo das bactérias para inibir a síntese de proteína.
B. Liga-se à subunidade 50S do ribossomo das bactérias para inibir a síntese de proteína.
C. Inibe a síntese da parede celular por meio de sua ligação a enzimas transpeptidases envolvidas na ligação cruzada de peptídeos.
D. Inibe a DNA girase e a topoisomerase para inibir a síntese de DNA.
E. Inibe a síntese de folato para romper a bactéria.

IV-65. Uma mulher de 48 anos de idade foi internada por 30 dias após ter sido esfaqueada, com traumatismo penetrante do tórax e abdome. Teve hemopneumotórax do lado direito, bem como uma grande lesão intestinal exigindo hemicolectomia e contusão hepática. Ela chegou em choque hemodinâmico e subsequentemente desenvolveu falência múltipla de órgãos devido ao choque séptico. Permanece em estado crítico sob ventilação mecânica por meio de tubo de traqueostomia e em hemodiálise. Os vasopressores foram interrompidos por uma semana, porém ela desenvolveu agudamente febre durante a noite, com queda da PA para 72/38 mmHg e FC de 148 bpm. A paciente apresenta novos infiltrados na radiografia de tórax e secreções amarelas espessas e aumentadas pelo tubo da traqueostomia. Recentemente, a unidade de terapia intensiva cirúrgica teve múltiplos casos de *K. pneumoniae* produtora de β-lactamase de espectro estendido (ESBL). Qual das seguintes afirmativas é verdadeira com relação às bactérias ESBL?

A. Um microrganismo produtor de ESBL tem pouca probabilidade de constituir a causa da sepse recorrente dessa paciente, visto que as bactérias que produzem ESBL raramente causam pneumonia associada à ventilação mecânica.
B. Um microrganismo produtor de ESBL tem pouca probabilidade de causar a sepse recorrente dessa paciente, visto que o mecanismo de resistência não promove a fácil transmissão dos microrganismos entre pacientes na unidade de terapia intensiva.
C. O mecanismo de resistência nas bactérias produtoras de ESBL está relacionado com uma mutação genética que é transmitida através das gerações.
D. O mecanismo de resistência nos microrganismos produtores de ESBL é mediado por plasmídeos e é facilmente transmitido entre bactérias.

IV-66. Na paciente descrita na Questão IV-65, qual dos seguintes antibióticos empíricos seria de eficácia mais provável contra uma suposta infecção por microrganismos produtores de ESBL?

A. Aztreonam
B. Cefazolina
C. Cefepima
D. Meropenem
E. Nafcilina

IV-67. Um homem de 22 anos de idade com fibrose cística foi internado devido a uma exacerbação de sua doença subjacente. O paciente está colonizado por *P. aeruginosa*. O esquema antibiótico empírico consiste em ceftazidima, 2 g IV a cada oito horas, e tobramicina, 10 mg/kg uma vez ao dia. Qual das afirmativas descreve melhor a farmacocinética e a farmacodinâmica dessa associação de agentes no tratamento de um paciente com fibrose cística?

A. Os aminoglicosídeos, como a tobramicina, matam as bactérias por um processo dependente do tempo e, portanto, exigem concentrações mais altas de antibióticos.
B. A determinação dos níveis mínimos (vale) de aminoglicosídeos ajudará a determinar se foi alcançado o nível apropriado do fármaco para obter uma ação bactericida ideal.
C. Para os antibióticos β-lactâmicos, a duração durante a qual a concentração do fármaco permanece acima da concentração inibitória mínima determina o efeito bactericida.
D. Tipicamente, são necessárias doses menores de antibióticos, visto que os pacientes com fibrose cística apresentam um maior volume de distribuição dos antibióticos.
E. A concentração dos fármacos no estado de equilíbrio dinâmico será alcançada em 3 a 4 meias-vidas do fármaco.

IV-68. Uma mulher está grávida do primeiro filho, com 24 semanas de gestação. Desenvolve celulite na perna direita e necessita de tratamento antibiótico. Qual dos seguintes antibióticos não deve ser usado durante o segundo e o terceiro trimestres de gravidez?

A. Amoxicilina
B. Cefalexina
C. Clindamicina
D. Doxiciclina
E. Penicilina

IV-69. Uma mulher de 73 anos de idade apresenta ITU recorrente. Seu médico prescreve antibioticoterapia supressora. Um ano depois, queixa-se de dispneia progressiva, e uma radiografia de tórax revela desenvolvimento de fibrose pulmonar. Qual o antibiótico poderia explicar o desenvolvimento dessa complicação?

A. Cefaclor
B. Cefalexina
C. Ciprofloxacino
D. Nitrofurantoína
E. Sulfametoxazol-trimetoprima

IV-70. Todas as seguintes afirmativas são verdadeiras com relação ao pneumococo (*S. pneumoniae*), EXCETO:

A. Não ocorre colonização assintomática.
B. Os lactentes (< 2 anos de idade) e os indivíduos idosos correm maior risco de doença invasiva.
C. A vacina pneumocócica teve impacto na epidemiologia da doença.
D. A probabilidade de morte dentro de 24 horas de internação para pacientes com pneumonia pneumocócica invasiva não se modificou desde a introdução dos antibióticos.
E. Existe uma associação bem definida entre infecção respiratória superior viral precedente e pneumonia pneumocócica secundária.

IV-71. Você está examinando uma hemocultura de um homem de 75 anos de idade recém-internado com febre. Você constata o crescimento de bactérias na placa de ágar-sangue, que produziram uma cor esverdeada e parecem ser inibidas por um disco de optoquina (fotografia da Figura IV-71). Parecem brilhantes. Ao exame microscópico, você identifica cadeias de microrganismos Gram-positivos esféricos. No teste direto, a reação de Quellung é positiva. Que bactérias estão causando a febre do paciente?

A. *P. aeruginosa*
B. *S. aureus*
C. *Staphylococcus epidermidis*
D. *S. pneumoniae*
E. *S. pyogenes*

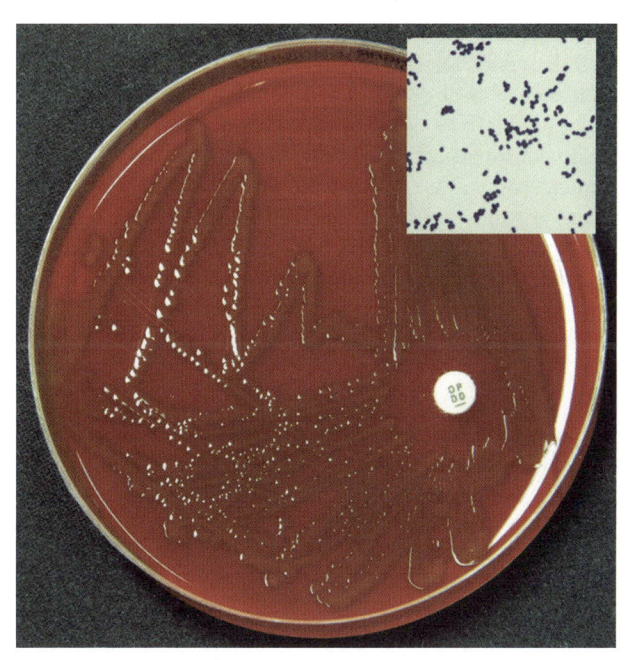

FIGURA IV-71 Fotografias cortesia de Paul Turner, University of Oxford, Reino Unido.

IV-72. Qual das seguintes afirmativas é verdadeira com relação à pneumonia pneumocócica (*S. pneumoniae*)?

A. Um infiltrado na radiografia de tórax está sempre presente e é necessário para o estabelecimento do diagnóstico.
B. As hemoculturas são positivas em um minoria de casos.
C. A pneumonia pneumocócica é unilobar em mais de 90% dos casos.
D. O padrão-ouro para o diagnóstico etiológico da pneumonia pneumocócica consiste em cultura e coloração de Gram do escarro.
E. As altas taxas de colonização do pneumococo em adultos impede o uso de ensaios de antígeno pneumocócico urinário para o estabelecimento do diagnóstico.

IV-73. Qual das seguintes afirmativas é verdadeira com relação às infecções causadas por pneumococo (*S. pneumoniae*)?

A. Um tratamento adequado para um adulto com suspeita de meningite pneumocócica consiste em vancomicina associada com ceftriaxona.
B. A azitromicina proporciona eficácia semelhante a amoxicilina para o tratamento das infecções pneumocócicas.
C. Ainda não foi observada uma resistência do pneumococo às fluoroquinolonas.
D. Para o tratamento ambulatorial das infecções pneumocócicas não invasivas, as fluoroquinolonas oferecem uma vantagem sobre a amoxicilina em termos de eficácia.
E. Ainda não foi observada a ocorrência de resistência à penicilina no pneumococo.

IV-74. Você está tratando de um homem de 92 anos de idade com história de hipertensão e ocorrência prévia de ataques isquêmicos transitórios. Chegou ao serviço de emergência com calafrios e febre de dois dias de duração, juntamente com dispneia e produção de escarro purulento. Você obtém uma amostra de escarro expectorado e realiza uma coloração de Gram, e o microscópio revela as bactérias mostradas na Figura IV-74. Os microrganismos são catalase-positivos e produzem coagulase e proteína A. Qual dos seguintes microrganismos é provavelmente o responsável pela infecção desse paciente?

A. *H. influenzae*
B. *P. aeruginosa*
C. *S. aureus*
D. *S. epidermidis*
E. *S. pneumoniae*

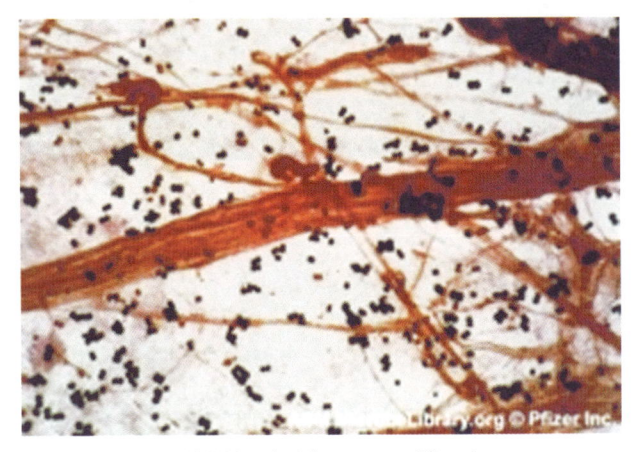

FIGURA IV-74 De ASM MicrobeLibrary.org.@ Pfizer, Inc.

IV-75. Qual das seguintes afirmativas é verdadeira com relação à *S. aureus*?

A. As infecções por *S. aureus* entre indivíduos colonizados são quase sempre causadas por uma cepa diferente da cepa colonizadora.
B. *S. aureus* é sempre um patógeno quando detectado em qualquer cultura humana.
C. A parte anterior das narinas e a orofaringe constituem os locais mais comuns de colonização do *S. aureus*.
D. A taxa de colonização na população não depende dos fatores do paciente.
E. Nos Estados Unidos, a maioria das pessoas é colonizada por *S. aureus*.

IV-76. Jung é uma mulher de 18 anos de idade previamente saudável, que procura assistência com febre e hipotensão. Na manhã de sua internação, sentia-se muito doente com febre, calafrios, náusea, vômitos e diarreia. Com o passar do dia, apresentou vermelhidão da pele em todo o corpo e tornou-se letárgica, tendo, por fim, muita dificuldade para despertar. Não tem nenhuma história clínica pregressa marcante e não utiliza medicamentos. Não consome álcool, não usa drogas ilícitas e não é sexualmente ativa. Seus pais a trouxeram ao serviço de emergência no final da tarde, quando foi observada uma PA de 70/50 mmHg, com FC de 140 bpm, temperatura de 39,5°C e FR de 24 incursões/min. A saturação de oxigênio é de 94% no ar ambiente. A paciente apresenta responsividade mínima. O exame da pele revela eritroderma generalizado, porém sem sinais de lacerações ou infecção da pele. O exame geniturinário revela um tampão retido, que é imediatamente removido. A coloração de Gram e a hemocultura são negativas dentro de 12 horas. Você suspeita de síndrome do choque tóxico (SCT) estafilocócica. Qual das seguintes afirmativas é verdadeira com relação à SCT estafilocócica?

A. Na maioria dos casos, ocorre infecção cutânea clinicamente evidente.
B. As hemoculturas provavelmente voltarão a ser positivas dentro de 24 a 36 horas, tendo em vista sua apresentação clínica grave.
C. Ocorrerá descamação da pele dentro de 1 a 2 dias.
D. A penicilina IV em alta dose deve ser iniciada imediatamente.
E. É causada por uma toxina que se liga a uma cadeia invariável do complexo principal de histocompatibilidade e estimula diretamente a replicação das células T.

IV-77. Uma mulher saudável de 30 anos de idade chega ao hospital com dispneia intensa, confusão, tosse produtiva e febre. Está doente há uma semana, com quadro semelhante à gripe, caracterizado por febre, mialgias, cefaleia e mal-estar. Teve uma melhora quase completa, sem intervenção médica até 36 horas atrás, quando apresentou calafrios seguidos de progressão dos sintomas respiratórios. Ao exame inicial, a temperatura é de 39,6°C, o pulso é de 130 bpm, a PA de 95/60 mmHg, a FR de 40 incursões/min e a saturação de oxigênio é de 88% com máscara facial a 100%. Ao exame, a pele está fria e úmida, e a paciente está confusa e com dispneia acentuada. O exame dos pulmões revela sons anfóricos nos campos pulmonares inferiores esquerdos. É intubada e reanimada com líquidos e antibióticos. A TC do tórax revela necrose no lobo inferior esquerdo. As hemoculturas e culturas de escarro são positivas para

S. aureus. Esse microrganismo isolado é provavelmente resistente a qual dos seguintes antibióticos?

A. Doxiciclina
B. Linezolida
C. Meticilina
D. Sulfametoxazol-trimetoprima
E. Vancomicina

IV-78. Qual dos seguintes microrganismos tem mais probabilidade de causar infecção de *shunt* implantado para o tratamento de hidrocefalia?

A. *Bacteroides fragilis*
B. *Corynebacterium diphtheriae*
C. *E. coli*
D. *S. aureus*
E. *S. epidermidis*

IV-79. Um homem de 42 anos de idade com diabetes melito inadequadamente controlado (hemoglobina A1c = 13,3%) procura assistência com dor na coxa e febre de várias semanas de duração. O exame físico revela eritema e calor na coxa, com notável edema não depressível de consistência lenhosa. Não há úlceras cutâneas. A TC da coxa revela vários abscessos localizados entre as fibras musculares da coxa. O ortopedista é consultado para drenagem e cultura de amostras dos abscessos. Qual dos seguintes microrganismos é o patógeno mais provável?

A. *Clostridium perfringens*
B. Estreptococos do grupo A
C. Flora polimicrobiana
D. *S. aureus*
E. *Streptococcus milleri*

IV-80. Uma mulher de 19 anos de idade da Guatemala chega a seu consultório para exame físico de rotina. Aos quatro anos de idade, foi diagnosticada com febre reumática aguda. Não lembra os detalhes de sua doença e só lembra que houve necessidade de repouso ao leito durante seis meses. Desde então, continuou tomando penicilina V oral, em uma dose de 250 mg, duas vezes ao dia. Ela pergunta se pode interromper com segurança essa medicação. Teve apenas outra exacerbação da doença, aos 8 anos, quando parou de tomar penicilina por ocasião da emigração aos Estados Unidos. Atualmente, trabalha em uma creche. O exame físico é marcante pelo ponto de impulso máximo (PIM) normal, com sopro holossistólico de grau III/VI, audível no ápice do coração e que se irradia para a axila. O que você recomenda a essa paciente?

A. Deve realizar um ecocardiograma para determinar a extensão da lesão valvar antes de decidir se pode interromper a penicilina.
B. A profilaxia com penicilina pode ser interrompida, visto que não teve nenhuma exacerbação em 5 anos.
C. Deve mudar seu esquema posológico para penicilina benzatina intramuscular, a cada 8 semanas.
D. Deve continuar indefinidamente a penicilina, visto que anteriormente sofreu recidiva, tem uma suposta cardiopatia reumática e trabalha em uma área com alta exposição ocupacional ao *Streptococcus* do grupo A.
E. Deve substituir a profilaxia com penicilina com vacina pneumocócica polivalente a cada 5 anos.

IV-81. Um homem de 36 anos de idade é levado ao hospital pela esposa, devido ao rápido agravamento de infecção cutânea. O paciente tem uma história de diabetes melito tipo 1, e sua última hemoglobina A1c documentada foi de 5,5%. A esposa relata que ele sofreu uma picada de um pequeno inseto na panturrilha há alguns dias e apareceu algum eritema. Hoje, durante o dia, apresentou dor intensa na coxa, a princípio sem eritema; entretanto, nesta última hora, houve agravamento da intensidade da dor e edema, com algum moteamento da pele. O paciente também relata que ele tem uma sensação de dormência na coxa e na panturrilha. Está febril e com taquicardia. O exame físico revela hipersensibilidade acentuada e tensão na perna direita, da coxa em direção aos pés. Há algum eritema e moteamento. Os pulsos femoral e tibial posterior estão presentes. A TC da perna revela inflamação extensa dos planos fasciais, porém sem evidência de inflamação muscular. Qual dos seguintes microrganismos é o mais provavelmente responsável pela infecção desse paciente?

A. *C. difficile*
B. *S. aureus*
C. *S. epidermidis*
D. *S. pneumoniae*
E. *S. pyogenes*

IV-82. Você está examinando um adolescente de 17 anos de idade sem história clínica pregressa marcante ou alergia medicamentosa. Declara que, nos últimos três dias, sentiu uma dor de garganta cada vez mais intensa, tosse, coriza e "nódulos" dolorosos no pescoço. Ao exame, não há febre, e o paciente apresenta eritema faríngeo sem exsudato e adenopatia cervical hipersensível bilateral (linfonodos < 1,5 cm). Um teste rápido de aglutinação em látex para estreptococos do grupo A é negativo. Qual das seguintes afirmativas é verdadeira?

A. Deve-se iniciar a administração oral de azitromicina, tendo em vista a suspeita clínica de faringite estreptocócica.
B. Se a antibioticoterapia for iniciada, cinco dias de duração geralmente são suficientes.
C. Deve-se obter um *swab* de faringe para cultura.
D. O quadro clínico é clássico da faringite estreptocócica.
E. Um teste rápido negativo descarta efetivamente a possibilidade de faringite estreptocócica.

IV-83. Uma mulher de 32 anos de idade sem alergia medicamentosa chega em trabalho de parto com 36 semanas de gestação. Enquanto o trabalho de parto progride normalmente, você examina seu prontuário e verifica que não foi realizada nenhuma cultura geniturinária para estreptococos do grupo B durante a gravidez, apesar do fato de a paciente ter tido anteriormente um filho com complicações infecciosas em decorrência de *Streptococcus* do grupo B. Qual é a conduta mais adequada para o parto dessa paciente?

A. Obter imediatamente um *swab* e realizar um teste de amplificação de ácido nucleico rápido para *Streptococcus* do grupo B de modo a determinar a necessidade de tratamento.
B. Iniciar terapia com penicilina G.
C. Obter um *swab* perineal e coloração de Gram. A presença de qualquer coco Gram-positivo exige profilaxia antibiótica imediata.
D. Contanto que a paciente não tenha ruptura de membranas prolongada ou febre, não há necessidade de exames nem tratamento.

IV-84. Qual das seguintes alternativas é verdadeira com relação à epidemiologia das infecções enterocócicas?

A. As infecções enterocócicas são raras como causa de infecções hospitalares.
B. A colonização dos seres humanos com enterococos é rara.
C. A resistência à vancomicina entre isolados de *Enterococcus faecium* continua rara.
D. Os isolados de *Enterococcus faecalis* são, em sua maioria, sensíveis aos β-lactâmicos, particularmente à ampicilina.
E. O risco de mortalidade é equivalente entre pacientes infectados por cepas de *Enterococcus* resistentes à vancomicina e sensíveis à vancomicina.

IV-85. Qual das seguintes afirmativas é verdadeira com relação às infecções enterocócicas?

A. *E. faecalis* é a espécie enterocócica isolada com mais frequência em infecções de sítios s cirúrgicos.
B. Os enterococos constituem os microrganismos etiológicos mais comuns na endocardite adquirida na comunidade.
C. As ITUs enterocócicas ocorrem, em sua maioria, *de novo*, sem nenhum fator de risco subjacente prévio conhecido.
D. A dentição precária e a doença gengival constituem as fontes proximais habituais de bacteremia enterocócica.
E. A presença de enterococos em uma cultura de urina obtida por técnica estéril sempre indica infecção e exige tratamento.

IV-86. Um homem de 74 anos de idade com história recente de diverticulite é internado com uma semana de febre, mal-estar e fraqueza generalizada. O exame físico é marcante por uma temperatura de 38,5°C, novo sopro cardíaco mitral e hemorragias subungueais. Três hemoculturas são positivas para *E. faecalis*, e o ecocardiograma revela uma pequena vegetação na valva mitral. O microrganismo mostra-se sensível à ampicilina, sem resistência de alto nível aos aminoglicosídeos. Com base nessas informações, qual é a terapia recomendada?

A. Ampicilina
B. Ampicilina mais gentamicina
C. Daptomicina
D. Linezolida
E. Tigeciclina

IV-87. Qual das seguintes afirmativas é verdadeira com relação às infecções por *C. diphtheriae*?

A. O alcoolismo constitui um fator de risco para a difteria em adultos.
B. As aves e os equinos são reservatórios animais para *C. diphtheriae*.
C. A vacinação na infância confere imunidade protetora permanente aos pacientes que recebem um esquema de vacinação adequado.
D. A difteria cutânea é quase sempre causada por uma cepa toxigênica.
E. O desenvolvimento de uma vacina efetiva eliminou a difteria em adultos nos Estados Unidos.

IV-88. Você está examinando um menino de 7 anos de idade no serviço de emergência que foi trazido da escola com febre e dor de garganta. Ao exame, você verifica a presença de extensa tumefação submandibular e cervical, halitose e uma substância exsudativa pegajosa, bem demarcada e esbranquiçada/cinzenta que adere à orofaringe (ver Figura IV-88). A tentativa de remover essa substância pseudomembranosa resulta em sangramento. Um teste estreptocócico rápido é negativo. Ao indagar o registro de vacinação do paciente, a escola observa que o menino não recebeu as vacinações de rotina por decisão dos pais. O paciente corre risco de qual das seguintes complicações dessa doença?

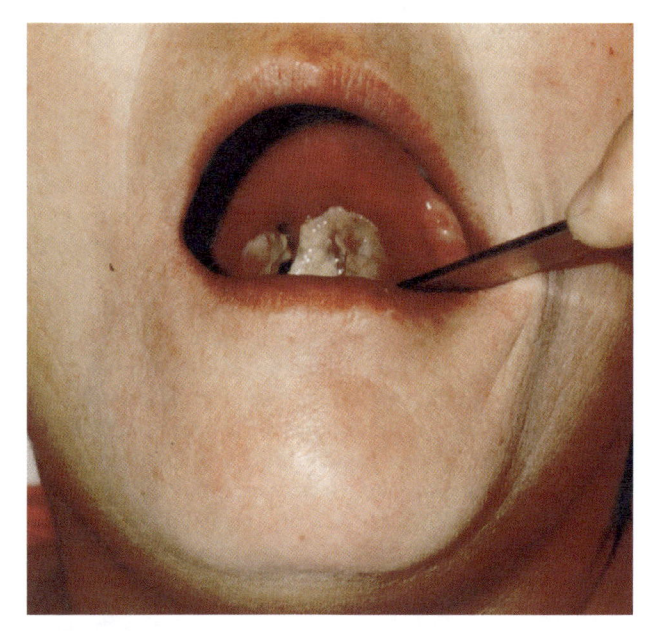

FIGURA IV-88 Fotografia de P. Strebel, MD, usada com permissão. De R. Kadirova et al: *J Infect Dis* 181:S110, 2000. Com autorização de Oxford University Press.

A. Abscesso epidural
B. Hepatite
C. Meningite
D. Miocardite
E. Febre reumática

IV-89. Você está cuidando de uma gestante de 34 anos de idade com febre, dor lombar, mialgias, cefaleia e bacteremia. As hemoculturas revelam *Listeria monocytogenes*, e ela inicia imediatamente uma antibioticoterapia adequada. Qual é o modo de transmissão mais provável da listeriose dessa paciente?

A. Transmissão interpessoal por aerossóis
B. Via fecal-oral
C. Ingestão de alimento contaminado
D. Sexualmente transmitida
E. Transmissão pela água

IV-90. Uma mulher de 84 anos de idade com diabetes melito e doença renal crônica é internada devido à alteração do estado mental e cefaleia de 2 a 4 dias de duração. Nega a ocorrência de fotofobia, porém apresenta leve rigidez de nuca. A TC de crânio revela um abscesso focal de 1 cm no lobo temporal direito, e a análise do líquido cerebrospinal (LCS) revela uma contagem de leucócitos de 800/μL (75% de leucócitos polimorfonucleares), com nível de glicose normal baixo. A coloração de Gram do LCS demonstra a presença de bacilos Gram-positivos. Qual dos seguintes antibióticos constitui a escolha mais adequada para essa paciente?

A. Ampicilina
B. Azitromicina
C. Cefazolina
D. Ciprofloxacino
E. Moxifloxacino

IV-91. Uma mulher de 26 anos de idade no final do terceiro trimestre de gravidez chega com febre alta, mialgias, dor lombar e mal-estar. É internada e recebe antibióticos de amplo espectro empíricos. As hemoculturas são positivas para *L. monocytogenes*. Ela dá à luz um lactente com peso de 2,25 kg 24 horas após ser internada. Qual das seguintes afirmativas é verdadeira com relação ao tratamento antibiótico dessa infecção?

A. Deve-se utilizar clindamicina em pacientes com alergia à penicilina.
B. Os recém-nascidos devem receber ampicilina e gentamicina com base no peso corporal.
C. A penicilina mais gentamicina constitui o tratamento de primeira linha para a mãe.
D. Devem-se utilizar quinolonas para a bacteremia por *Listeria* no final da gravidez.
E. O sulfametoxazol-trimetoprima não tem nenhuma eficácia contra *Listeria*.

IV-92. Um lactente do sexo feminino de 4 dias de idade é levado com urgência ao hospital quando os pais perceberam uma alteração de comportamento e respiração superficial. O lactente nasceu por via vaginal normal após um parto a termo sem complicações e recebeu cuidados pós-natais normais durante 48 horas no hospital; o prontuário indica que a criança teve sucção e choro normais durante o período que permaneceu no hospital. Ao exame, há hipertonia generalizada e rigidez de todo o corpo, com espasmos ocasionais. Você percebe a presença de material de cor marrom e odor fétido no coto umbilical e ao redor dele. Qual das seguintes afirmativas é verdadeira com relação ao agente etiológico responsável pela doença grave desse lactente?

A. Por ocasião da apresentação clínica inicial, a morte é mais comumente causada por complicações cardiovasculares dessa doença.
B. As hemoculturas produzem bacilos Gram-positivos.
C. O diagnóstico dessa doença exige confirmação laboratorial do microrganismo etiológico.
D. A toxina responsável por essa doença é ativa nas junções neuromusculares periféricas.
E. A toxina responsável por essa doença atua ao inibir os neurônios pré-sinápticos inibitórios, levando a uma atividade suprarregulada do sistema nervoso motor.

IV-93. Um homem de 64 anos de idade com longa história de abuso de heroína é levado ao hospital devido à ocorrência de febre e agravamento dos espasmos musculares e dor nesse último dia. Devido à esclerose venosa de longa duração, ele não injeta mais a droga por via intravenosa, mas por via cutânea (*skin-pops*), frequentemente com agulhas sujas. Ao exame, o paciente está com acentuada sudorese e febre de 38,5°C. São observados espasmos musculares disseminados, incluindo na face. O paciente é incapaz de abrir a boca, devido ao espasmo muscular, e apresenta dor lombar intensa, em consequência do espasmo difuso. Na perna, há um ferimento que é hipersensível e eritematoso. Todas as seguintes afirmativas são verdadeiras com relação a esse paciente, EXCETO:

A. A cultura da ferida pode revelar *Clostridium tetani*.
B. O tratamento recomendado consiste na administração de antitoxina intratecal.
C. O metronidazol é o tratamento recomendado.
D. É provável ocorrer disfunção muscular permanente após a recuperação.
E. É preciso descartar a possibilidade de envenenamento por estricnina e toxicidade por fármacos antidopaminérgicos.

IV-94. Um lactente do sexo masculino de 6 meses de idade é levado com urgência ao hospital para avaliação de comportamento alterado e cianose. Ao exame, observam-se apenas respirações superficiais, e você percebe um tônus muscular flácido por todo corpo. Os pais não relatam nenhuma febre, tosse, coriza, exantema precedentes, nem uso recente de medicamentos. Teve uma evolução pré e antenatal sem complicações e estava crescendo e apresentando desenvolvimento normal dos marcos cognitivos e motores antes desse episódio. Recentemente, começou a ingerir alimentos de consistência mole e amassados, incluindo iogurte, brócolis amassados, espinafre, cenouras e bananas com pequenas quantidades de mel. Não teve nenhuma vacina realizada nesse último mês. Os reflexos tendíneos profundos estão ausentes. Qual das seguintes condições é a causa mais provável da apresentação desse paciente?

A. Toxicidade botulínica
B. Síndrome de Guillain-Barré
C. Paralisia periódica hipopotassêmica
D. Toxina tetânica
E. Paralisia por carrapatos

IV-95. Um usuário de drogas injetáveis de 34 anos de idade chega com uma história de dois dias de fala arrastada, visão embaçada que se agrava com o desvio do olhar bilateral, boca seca e dificuldade na deglutição de líquidos e alimentos sólidos. Queixa-se de fraqueza nos braços, porém nega qualquer déficit sensorial. Não teve nenhuma doença recente, porém menciona a ocorrência de uma úlcera crônica na parte inferior da perna esquerda, que é ligeiramente quente e hipersensível. Com frequência, injeta heroína nas bordas da úlcera. Na revisão dos sistemas, o paciente relata dispneia leve, porém nega qualquer sintoma gastrintestinal, retenção urinária ou perda da continência intestinal ou vesical. O exame físico revela um homem frustrado de aparência não tóxica, que está alerta e orientado, porém visivelmente com disartria. Não tem febre, e os sinais vitais estão estáveis. O exame dos nervos cranianos revela déficits bilaterais do VI nervo craniano e incapacidade de manter o olhar medial com ambos os olhos. Apresenta discreta ptose bilateral, e ambas as pupilas são reativas, porém lentas. A força é de 5/5 em todos os membros, exceto para encolhimento dos ombros, que é de 4/5. O exame de sensibilidade e os reflexos tendíneos profundos estão dentro dos limites normais em todos os quatro membros. A orofaringe está seca. Os exames cardiopulmonar e abdominal são normais. Tem uma úlcera bem granulada de 4 cm × 5 cm no membro inferior, com vermelhidão, calor e eritema na borda superior da úlcera. Qual é o tratamento de escolha?

A. Glicocorticoides
B. Antitoxina equina contra a neurotoxina de *Clostridium botulinum*
C. Heparina IV
D. Naltrexona
E. Plasmaférese

IV-96. Você é médico residente, terminando um plantão clínico em Papua Nova Guiné. Hoje, chegaram dois adultos ao serviço de emergência com apenas algumas horas de intervalo apresentando casos notavelmente semelhantes. Ambos participaram na véspera de um banquete de porcos e acordaram hoje com dor abdominal excruciante. Ambas as TCs revelam extensa necrose da parede intestinal, acometendo mais gravemente o jejuno. O microrganismo causador dessas infecções também é comumente uma causa de qual das seguintes condições?

A. Celulite
B. Mionecrose – gangrena gasosa
C. Meningite
D. Faringite
E. Pneumonia

IV-97. Um homem de 19 anos de idade chega ao serviço de emergência com quatro dias de diarreia aquosa, náusea, vômitos e febre baixa. Não lembra de nenhuma refeição incomum, contato com qualquer pessoa doente ou viagem. É hidratado com líquidos IV, e são administrados antieméticos. O paciente recebe alta após se sentir muito melhor. Três dias depois, duas das três hemoculturas são positivas para *C. perfringens*. Telefonam para o paciente, que declara estar se sentindo bem e que já voltou ao trabalho. Qual seria a próxima orientação para esse paciente?

A. Tranquilizar o paciente
B. Retornar para tratamento com penicilina IV
C. Retornar para tratamento com penicilina IV mais ecocardiografia
D. Retornar para tratamento com penicilina IV mais colonoscopia
E. Retornar para hemocultura de vigilância

IV-98. Durante seu primeiro ano de faculdade, você realiza um experimento em sua aula de microbiologia. Você obtém culturas de *swabs* de nasofaringe de seus colegas para analisar as bactérias colonizadoras. Você verifica que um de seus colegas apresenta evidências de *N. meningitidis* na cultura. Quando ele retorna da aula, declara que está se sentindo bem. Não acredita que tenha sido vacinado contra meningococo. Que tratamento, se houver algum, esse estudante deve receber?

A. Ceftriaxona 1 g por via intramuscular
B. Pomada de mupirocina aplicada às narinas, duas vezes ao dia
C. Vacina meningocócica quadrivalente
D. Internar o paciente para ceftriaxona IV, 2 g ao dia, durante 14 dias
E. Nenhuma medida

IV-99. Um estudante universitário de 21 anos de idade é internado com meningite. As culturas do líquido cerebrospinal (LCS) revelam *N. meningitidis* tipo B. O paciente vive em um dormitório com cinco outros estudantes. Qual das seguintes opções é recomendada para os contatos domiciliares íntimos?

A. Cultura de amostras de todos os contatos íntimos e oferecer profilaxia para os que tiverem resultados positivos.
B. Administração imediata de ceftriaxona a todos os contatos íntimos.
C. Administração imediata de rifampicina a todos os contatos íntimos.
D. Vacinação imediata com vacina conjugada.
E. Não há necessidade de tratamento.

IV-100. Qual das seguintes alternativas é a manifestação clínica mais comum de infecção por *N. meningitidis*?

A. Colonização assintomática da nasofaringe
B. Meningite crônica
C. Meningite
D. Exantema petequial ou purpúrico
E. Septicemia

IV-101. A Sra. Jones, de 27 anos de idade, é técnica de conserto de aparelhos telefônicos e está grávida de quatro meses. É sexualmente ativa com o namorado. Nos últimos dois dias, apresentou disúria e secreção vaginal. A coloração da secreção vaginal pelo método de Gram é mostrada na Figura IV-101. Não tem nenhuma alergia conhecida a medicamentos. Qual dos seguintes esquemas é o mais razoável para o tratamento da infecção dessa paciente?

A. Ceftriaxona, dose única de 250 mg por via intramuscular (IM)
B. Ceftriaxona, 250 mg IM, e azitromicina, 1 g por via oral, em dose única
C. Ceftriaxona, 250 mg IM, e doxiciclina, 100 mg por via oral, em dose única
D. Ciprofloxacino, 500 mg, duas vezes ao dia, durante 10 dias
E. Vancomicina, 1 g ao dia, durante 7 dias

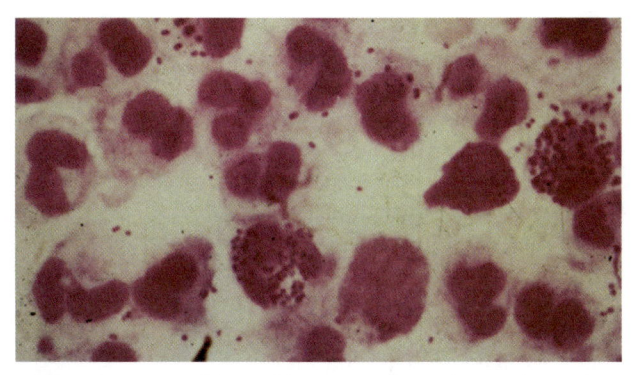

FIGURA IV-101 Da Public Health Agency of Canada. © Todos os direitos reservados. Reproduzida com autorização do Minister of Health, 2016.

IV-102. Um homem de 27 anos de idade chega ao hospital com febre, calafrios e poliartralgias migratórias. Você verifica a presença de lesões cutâneas, incluindo pápulas e pústulas com componente hemorrágico, nos membros (fotografia da Figura IV-102). A aspiração de um joelho doloroso revela diplococos Gram-negativos, e você estabelece o diagnóstico de infecção gonocócica disseminada (IGD)/artrite. Curiosamente, este é o segundo episódio de IGD nos últimos dois anos. Que tipo de imunodeficiência, em particular, deve ser pesquisada nesse paciente?

A. Síndrome de Chédiak-Higashi
B. Imunodeficiência comum variável
C. Leucemia
D. Neutropenia
E. Atividade hemolítica total do complemento

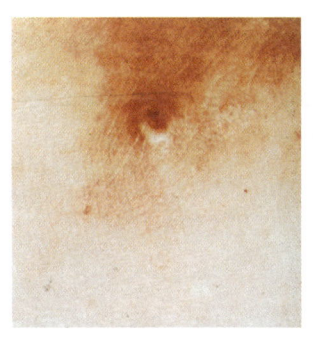

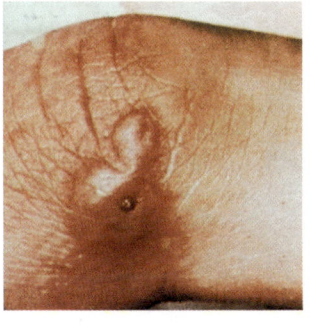

FIGURA IV-102 Reimpressa, com autorização, de KK Holmes et al: Disseminated gonococcal infection. *Ann Intern Med* 74:979, 1971.

IV-103. Qual das seguintes alternativas é a causa bacteriana mais comum das exacerbações da doença pulmonar obstrutiva crônica?

A. *S. pneumoniae*
B. *Moraxella catarrhalis*
C. *P. aeruginosa*
D. *H. influenzae* não tipável
E. Espécies de *Acinetobacter*

IV-104. Um homem de 44 anos de idade chega ao serviço de emergência para avaliação de forte dor de garganta. Os sintomas começaram pela manhã, como irritação leve na deglutição, e aumentaram progressivamente no decorrer de 12 horas. Em casa, teve febre de até 39°C e queixa-se também de dispneia progressiva. Nega qualquer rinorreia antecedente, dor de dente ou mandibular. Não teve nenhum contato com pessoas doentes. Ao exame físico, o paciente está ruborizado e com desconforto respiratório no uso dos músculos acessórios da respiração. Observa-se a presença de estridor inspiratório. Está sentado e curvado para frente, salivando, com o pescoço em extensão. Os sinais vitais são os seguintes: temperatura de 39,5°C, PA de 116/60 mmHg, FC de 118 bpm, FR de 24 respirações/min e SaO_2 de 95% no ar ambiente. O exame da orofaringe revela eritema da parte posterior da orofaringe, sem exsudatos nem aumento das tonsilas. A úvula está na linha média. Não há hipersensibilidade sinusal nem linfadenopatia cervical. Os campos pulmonares estão claros à ausculta, e o exame cardiovascular revela taquicardia regular, com sopro de ejeção sistólica II/VI audível na borda esternal direita superior. O exame do abdome e dos membros e o exame neurológico são normais. Os exames laboratoriais revelam uma contagem de leucócitos de 17.000/μL, com contagem diferencial de 87% de neutrófilos, 8% de bastões, 4% de linfócitos e 1% de monócitos. O nível de hemoglobina é de 13,4 g/dL, com hematócrito de 44,2%. A gasometria arterial no ar ambiente apresenta pH de 7,32, pressão parcial de dióxido de carbono (PCO_2) de 48 mmHg e pressão parcial de oxigênio (PO_2) de 92 mmHg. A radiografia de pescoço lateral revela uma epiglote edematosa. Qual é o próximo passo mais apropriado na avaliação e no tratamento desse paciente?

A. Ampicilina, 500 mg IV, a cada 6 horas
B. Ceftriaxona, 1 g IV, a cada 24 horas
C. Intubação endotraqueal e ampicilina, 500 mg IV, a cada 6 horas
D. Intubação endotraqueal, ceftriaxona, 1 g IV a cada 24 horas, e clindamicina, 600 mg IV, a cada 6 horas
E. Laringoscopia e observação rigorosa

IV-105. Todas as seguintes afirmativas são verdadeiras com relação aos microrganismos HACEK, EXCETO:

A. A endocardite associada a HACEK tende a ocorrer em pacientes mais jovens do que a endocardite não HACEK.
B. Os microrganismos HACEK necessitam de um ambiente enriquecido com oxigênio para o seu crescimento.
C. A maioria das culturas nas quais cresce um microrganismo HACEK torna-se positiva dentro da primeira semana.
D. A manifestação clínica mais comum dos microrganismos HACEK consiste em endocardite.
E. São microrganismos fastidiosos de crescimento lento.

IV-106. Uma mulher de 38 anos de idade com internações frequentes devido ao alcoolismo chega ao serviço de emergência após mordedura por cão. Há ferimentos abertos nos braços e na mão direita, que são purulentos e apresentam bordas necróticas. A paciente está hipotensa e é internada na unidade de terapia intensiva. Constata-se a ocorrência de coagulação intravascular disseminada, e a paciente logo desenvolve falência múltipla de órgãos. Qual dos seguintes microrganismos causou mais provavelmente o rápido declínio dessa paciente?

A. *Aeromonas* spp.
B. *Capnocytophaga* spp.
C. *Eikenella* spp.
D. *Haemophilus* spp.
E. *Staphylococcus* spp.

IV-107. Os surtos de *Legionella* estão geralmente associados a qual das seguintes situações?

A. População significativa de indivíduos não vacinados
B. Ataques de bioterrorismo
C. Reservatório aquático contaminado
D. Reservatório animal equino e transmissão zoonótica
E. Infecções de feridas cirúrgicas

IV-108. Qual das seguintes afirmativas é verdadeira com relação à pneumonia por *Legionella* (doença dos legionários)?

A. As queixas gastrintestinais são mais comuns na doença dos legionários do que em outros tipos de pneumonia bacteriana.
B. A hipernatremia é comum em pacientes com doença dos legionários.
C. A maioria dos pacientes com doença dos legionários não apresenta febre.
D. A miocardite constitui a sequela extrapulmonar mais grave da doença dos legionários.
E. O prognóstico da doença dos legionários assemelha-se ao de outras pneumonias "atípicas".

IV-109. Um homem de 56 anos de idade com história de hipertensão e tabagismo é internado na unidade de terapia intensiva depois de uma semana de febre e tosse não produtiva. O exame de imagem revela um novo infiltrado pulmonar, e o teste de antígeno na urina para *Legionella* é positivo. Cada um dos seguintes antibióticos é provavelmente efetivo, EXCETO:

A. Azitromicina
B. Aztreonam
C. Levofloxacino
D. Tigeciclina
E. Sulfametoxazol-trimetoprima

IV-110. Uma mulher de 72 anos de idade é internada na unidade de terapia intensiva com insuficiência respiratória. A paciente apresenta febre, obnubilação e consolidação parenquimatosa bilateral na radiografia de tórax. A família observa que ela apresentou 3 a 4 dias de dor abdominal, náusea e vômitos, levando a uma forte suspeita de pneumonia por *Legionella*. Qual das seguintes afirmativas é verdadeira com relação ao diagnóstico de pneumonia por *Legionella*?

A. Os anticorpos da fase aguda e da fase convalescente não são úteis, devido à presença de múltiplos sorotipos.
B. *Legionella* nunca pode ser observada em uma coloração de Gram.
C. As culturas de *Legionella* crescem rapidamente em meios apropriados.
D. O antígeno urinário de *Legionella* continua sendo útil após o uso de antibióticos.
E. A PCR para o DNA de *Legionella* constitui o exame complementar "padrão-ouro".

IV-111. Qual das seguintes afirmativas é verdadeira com relação à epidemiologia da pertússis (coqueluche)?

A. Completar a série de vacinas para pertússis confere imunidade permanente para pacientes imunocompetentes.
B. Na América do Norte, as taxas de infecção por pertússis são maiores no verão e no outono.
C. As taxas de infecção por pertússis permaneceram relativamente estáveis ano após ano após a adoção disseminada da vacinação.
D. A pertússis é exclusivamente uma doença da infância; os adultos e adolescentes não apresentam sintomas de pertússis.
E. A vacinação mundial tornou a mortalidade infantil por pertússis extremamente rara.

IV-112. Um homem de 18 anos de idade procura assistência médica devido à tosse intensa. Não tem nenhuma história clínica pregressa e apresenta saúde excelente. Há aproximadamente sete dias, desenvolveu uma síndrome respiratória superior, com febre baixa, coriza, alguma tosse e mal-estar. A febre e a coriza melhoraram; todavia, nos últimos dois dias, teve tosse episódica frequente e grave o suficiente para resultar em vômitos. Declara que teve todas as vacinações infantis, porém apenas para o tétano nos últimos 12 anos. Não tem febre, e, enquanto não está tossindo, o exame de tórax é normal. Durante um episódio de tosse, ocorre um guincho inspiratório ocasional. Os achados na radiografia de tórax são inespecíficos. Qual das seguintes afirmativas é verdadeira com relação à provável doença desse paciente?

A. Recomenda-se o tratamento com uma fluoroquinolona.
B. As crioaglutininas podem ser positivas.
C. O aspirado de nasofaringe para teste do DNA tende a ser diagnóstico.
D. A pneumonia é uma complicação comum.
E. Os resultados do teste do antígeno urinário permanecem positivos por até três meses.

IV-113. Em indivíduos sadios, qual das seguintes bactérias constitui o bacilo Gram-negativo predominante na flora colônica?

A. *Klebsiella*
B. *Proteus*
C. *E. coli*
D. *Staphylococcus*
E. *Clostridium*

IV-114. Um homem de 54 anos de idade com história de abuso de álcool e cirrose hepática chega ao serviço de emergência após ter sido encontrado inconsciente em seu apartamento pelos vizinhos. Na chegada, a temperatura é de 34,7°C, a FC é de 120 bpm e a PA de 77/45 mmHg. O paciente apresenta icterícia, e o exame de abdome revela um tamanho hepático reduzido e ascite moderada. Os resultados laboratoriais iniciais incluem contagem elevada de leucócitos do soro e do líquido ascítico, ambos com predomínio de neutrófilos. A coloração de Gram do líquido ascítico torna-se rapidamente positiva para bacilos Gram-negativos. A suspeita é a de que o paciente tenha sepse por microrganismos Gram-negativos, com peritonite bacteriana como fonte inicial. Entre as seguintes alternativas, qual é o antibiótico mais adequado para terapia inicial?

A. Imipenem
B. Penicilina G
C. Tigeciclina
D. Sulfametoxazol-trimetoprima
E. Vancomicina

IV-115. A Srta. Posada é uma mulher de 32 anos de idade e sexualmente ativa, sem história clínica pregressa. Procura sua clínica de pronto atendimento com queixa de queimação durante a micção nos últimos quatro dias. No dia anterior, sentiu também dor no flanco direito e nas costas, e começou a ter febre de até 38,8°C. Tem três parceiros sexuais e frequentemente mantém relação vaginal sem proteção, embora não considere que nenhum deles tenha alto risco de infecções sexualmente transmissíveis. O exame é marcante pela temperatura de 39°C, FC de 105 bpm e PA de 105/65 mmHg, hipersensibilidade no ângulo costofrênico esquerdo e exame abdominal/pélvico benigno nos demais aspectos. Um exame de urina com coleta estéril revela estearase leucocitária positiva, contagem elevada de leucócitos e ausência de células epiteliais. Você suspeita de pielonefrite. Qual dos seguintes microrganismos é a causa mais comum dessa infecção?

A. *E. coli*
B. *Klebsiella oxytoca*
C. *Proteus mirabilis*
D. *S. aureus*
E. *Staphylococcus saprophyticus*

IV-116. Todas as seguintes afirmativas são verdadeiras com relação à doença intestinal causada por cepas de *E. coli* produtoras de toxina Shiga e êntero-hemorrágicas, EXCETO:

A. A antibioticoterapia diminui o risco de desenvolver síndrome hemolítico-urêmica.
B. A carne moída constitui a fonte mais comum de contaminação.
C. A diarreia sanguinolenta visível sem febre constitui a manifestação clínica mais comum.
D. A infecção é mais comum nos países industrializados do que nos países em desenvolvimento.
E. O157:H7 é o sorotipo mais comum.

IV-117. Você é médico residente, trabalhando em uma residência clínica no Vietnã. Hoje, um homem de 54 anos de idade chegou ao hospital local com dor abdominal agonizante, febre, calafrios, icterícia e hipotensão. O paciente é reanimado na unidade de terapia intensiva e a TC do abdome revela as anormalidades marcantes indicadas pelas setas vermelha e preta na Figura IV-117. O intensivista assistente muito experiente declara que a epidemiologia dessa infecção mudou recentemente nessa parte do mundo. Qual dos seguintes microrganismos constitui agora o agente etiológico mais provável dessa infecção?

A. *C. difficile*
B. *Salmonella* produtora de ESBL
C. *E. coli*
D. *K. pneumoniae* hipervirulenta
E. *S. aureus*

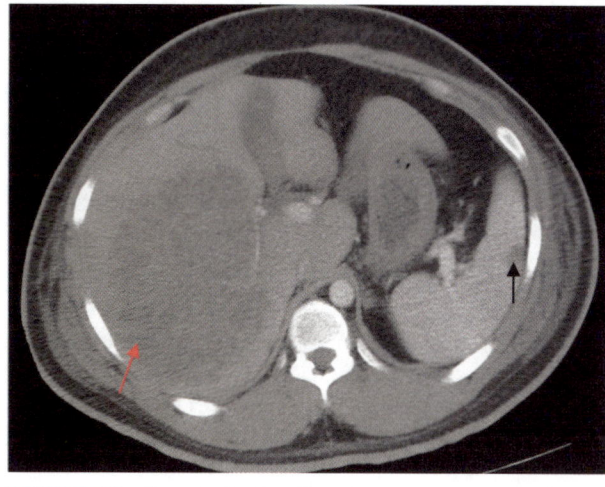

FIGURA IV-117 Cortesia dos Drs. Chiu-Bin Hsaio e Diana Pomakova.

IV-118. Um homem de 63 anos de idade esteve internado na unidade de terapia intensiva por três semanas com síndrome da angústia respiratória aguda de resolução lenta depois de um episódio de pancreatite aguda. Continua sob ventilação mecânica por meio de uma traqueostomia. Na semana passada, houve uma redução gradual da necessidade de ventilação mecânica e observou-se uma discreta melhora na radiografia. Não tinha febre e apresentava contagens normais de leucócitos nos últimos 10 dias. Nas últimas 24 horas, a FiO_2 foi aumentada de 0,60 para 0,80 para manter uma oxigenação adequada. Além disso, o escarro tornou-se recentemente purulento, com infiltrado do lobo inferior direito, febre de 38,6°C e elevação da contagem de leucócitos. A coloração de Gram de uma amostra de escarro revela cocobacilos Gram-negativos arredondados, que são identificados como *Acinetobacter baumannii*. Todas as seguintes afirmativas são verdadeiras com relação às infecções causadas por esse microrganismo, EXCETO:

A. Trata-se de uma causa crescente de pneumonia hospitalar e de infecções da corrente sanguínea nos Estados Unidos.
B. Ainda não representa um problema significativo na Ásia/Austrália.
C. A taxa de mortalidade da infecção da corrente sanguínea aproxima-se de 40%.
D. A resistência a múltiplos fármacos é característica.
E. A tigeciclina constitui o tratamento de escolha para a infecção da corrente sanguínea.

IV-119. Você está cuidando da Sra. Brosius, uma mulher de 74 anos de idade que foi internada na unidade de terapia intensiva há 12 dias com exacerbação de doença pulmonar obstrutiva crônica. Infelizmente, permaneceu dependente da ventilação mecânica e continua sedada e intubada. Hoje, o enfermeiro observou que as secreções da aspiração traqueal aumentaram de volume e consistência, e uma radiografia de tórax confirma um novo infiltrado. Os exames laboratoriais revelam uma contagem crescente de leucócitos, com aumento discreto na necessidade de oxigênio. A cultura de escarro confirma *A. baumannii*. Você sabe que se trata de um microrganismo de tratamento particularmente difícil devido a qual das seguintes propriedades?

A. Estado de portador crônico no sistema biliar de muitos pacientes em estado crítico.
B. Capacidade de adquirir ou suprarregular uma ampla variedade de determinantes de resistência aos antibióticos.
C. Capacidade de formar esporos resistentes aos antibióticos.
D. Capacidade de formar biofilmes que são quase impenetráveis pela maioria dos antibióticos.
E. Crescimento muito lento, exigindo ciclos longos (> 4 semanas) de antibióticos.

IV-120. Você está realizando um estudo de pesquisa para estabelecer se existe alguma relação entre o estado socioeconômico e a colonização por *Helicobacter pylori*. Hoje, o seu paciente da pesquisa é um professor de ensino médio de 35 anos de idade. Ele ingere uma solução de ureia marcada com isótopo não radioativo C^{13}. Em seguida, sopra dentro de um tubo. Os instrumentos detectam a presença de dióxido de carbono contendo C^{13}. Qual das seguintes afirmativas é verdadeira com relação a esse paciente?

A. É improvável que o exame histológico de uma amostra de tecido gástrico revele a existência de gastrite nesse paciente.
B. Os resultados desse teste indicam que esse paciente apresenta um risco maior de adenocarcinoma gástrico.
C. O mesmo teste realizado dentro de um ano na ausência de tratamento provavelmente não detectará dióxido de carbono contendo C^{13} no ar exalado do paciente.
D. Esse paciente corre maior risco de câncer de cólon.
E. Esse paciente não está colonizado por *H. pylori*.

IV-121. Um mês após receber um ciclo de 14 dias de omeprazol, claritromicina e amoxicilina para doença ulcerosa gástrica associada a *H. pylori*, uma mulher de 44 anos de idade continua apresentando leve grau de dispepsia e dor após as refeições. Qual é o próximo passo adequado no manejo dessa paciente?

A. Tratamento empírico em longo prazo com inibidor da bomba de prótons.
B. Endoscopia com biópsia para descartar a possibilidade de adenocarcinoma gástrico.
C. Sorologia para *H. pylori*.
D. Tratamento de segunda linha para *H. pylori* com omeprazol, subsalicilato de bismuto, tetraciclina e metronidazol.
E. Teste respiratório com ureia.

IV-122. Um homem de 42 anos de idade com fezes heme-positivas e história de dor epigástrica apresenta uma úlcera duodenal positiva para *H. pylori* na biópsia. Todas as seguintes opções constituem esquemas efetivos de erradicação, EXCETO:

A. Amoxicilina e levofloxacino durante 10 dias
B. Omeprazol, claritromicina e metronidazol durante 14 dias
C. Omeprazol, claritromicina e amoxicilina durante 14 dias
D. Omeprazol, bismuto, tetraciclina e metronidazol durante 14 dias
E. Omeprazol, amoxicilina durante cinco dias, seguidos de omeprazol, claritromicina e tinidazol durante cinco dias

IV-123. A Sra. Murdock é uma fumante de 67 anos de idade que está sendo tratada na unidade de terapia intensiva para uma pneumonia grave adquirida na comunidade. Ainda necessita de intubação e ventilação mecânica, apesar de oito dias de tratamento com meropenem e azitromicina. Hoje, a temperatura é de 38,5°, o que é importante, visto que ela não apresentou febre nos últimos seis dias. Além disso, foi constatado um aumento na produção de escarro. As culturas de escarro obtidas por meio do tubo endotraqueal revelam *Stenotrophomonas maltophilia*. Qual das seguintes afirmativas é verdadeira com relação a essa paciente e a *S. maltophilia*?

A. É quase certo que esse microrganismo seja um colonizador e não um patógeno; não há necessidade de tratamento específico para *S. maltophilia*.
B. *S. maltophilia* é quase universalmente sensível à maioria das classes de antibióticos; a manutenção do tratamento com meropenem deve erradicar efetivamente esse microrganismo.
C. *S. maltophilia* constitui uma importante causa de pneumonia adquirida na comunidade.
D. *S. maltophilia* é encontrado em reservatórios aquáticos na natureza.
E. O tratamento é necessário e deve ser iniciado com uma combinação de sulfametoxazol-trimetoprima e ticarcilina-clavulanato.

IV-124. Você está cuidando de Sr. Tanaka, um jogador de beisebol de 18 anos de idade submetido a transplante de medula óssea mieloablativo para leucemia mielocítica aguda. Dois dias após o transplante, o paciente continua apresentando neutropenia profunda. Durante seu plantão, você é comunicado de que o paciente desenvolveu febre de 38,7°C. Você imediatamente solicita hemoculturas e culturas de urina e escarro e inicia uma cobertura antibiótica apropriada. Nos casos de neutropenia febril no mundo inteiro, qual é o microrganismo responsável por uma maior proporção de infecções em pacientes com neutropenia febril, em comparação com qualquer outro microrganismo isoladamente, exigindo uma consideração na escolha da cobertura antibiótica empírica?

A. *Candida albicans*
B. *E. coli*
C. *P. aeruginosa*
D. *S. aureus*
E. *S. pneumoniae*

IV-125. Em uma cultura de escarro de um paciente com fibrose cística, qual dos seguintes microrganismos tem sido associado a um rápido declínio da função pulmonar e a um prognóstico clínico sombrio?

A. *Burkholderia cepacia*
B. *P. aeruginosa*
C. *S. aureus*
D. *S. epidermidis*
E. *S. maltophilia*

IV-126. Você está cuidando de uma funcionária de um zoológico de 65 anos de idade que apresenta febre e diarreia. Por fim, você estabelece o diagnóstico de salmonelose não tifoide. Você sabe que ela deve ter contraído a infecção por qual das seguintes vias?

A. Contato com fômites contaminados
B. Ingestão oral de microrganismos
C. Secreções respiratórias
D. Infecção sexualmente transmissível
E. Qualquer uma das vias anteriores

IV-127. Você está cuidando do Sr. Munoz, um homem de 65 anos de idade previamente sadio que ontem foi internado após apresentar febre durante uma semana em casa. Ele declara que tirou férias e viajou pelo sul da Ásia, visitando a Índia, a Malásia e a Tailândia. Nega qualquer comportamento sexual ou gastronômico perigoso durante a viagem. Por ocasião da internação, a temperatura era de 39,7°C, a FC de 68 bpm e a PA de 110/60 mmHg. O exame da pele revela um exantema maculopapular discreto, cor de salmão, que empalidece à pressão, localizado principalmente no tronco e no tórax, conforme ilustrado na Figura IV-127. Queixa-se de dor abdominal moderada e náusea. Enquanto a hemocultura não revela nenhum microrganismo, a cultura de medula óssea torna-se positiva para bacilos Gram-negativos. As bactérias produzem ácido na fermentação da glicose, reduzem o nitrato e não produzem citocromo oxidase nem fermentam a lactose. Um exame mais atento revela que esses microrganismos são móveis e apresentam flagelos. Qual dos seguintes microrganismos mais provavelmente infectou esse paciente?

A. *C. difficile*
B. *Entamoeba histolytica*
C. *E. coli*
D. *K. pneumoniae*
E. *S. typhi*

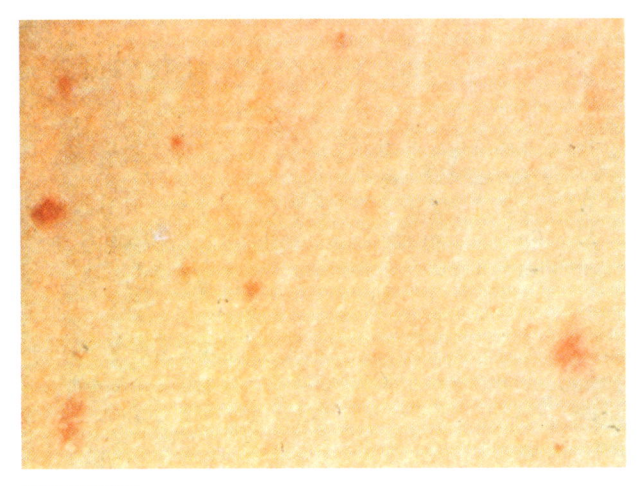

FIGURA IV-127

IV-128. Cinco colegas de quarto universitários e saudáveis apresentam rápido início (< 8 horas) de dor abdominal, cólica, febre de 38,5°C, vômitos e diarreia não sanguinolenta copiosa enquanto estão acampando. Retornam imediatamente para reidratação e diagnóstico. A cultura de fezes é positiva para *Salmonella enteritidis*. Todas as afirmativas são verdadeiras com relação à síndrome clínica desses pacientes, EXCETO:

A. A antibioticoterapia não está indicada.
B. Ocorre bacteremia em menos de 10% dos casos.
C. A fonte mais provável foi a ingestão de ovos inadequadamente cozidos.
D. Não se dispõe de nenhuma vacina para essa doença.
E. Esses pacientes apresentam febre entérica (tifoide).

IV-129. Dois dias após retornar de uma viagem à Tailândia, uma mulher de 36 anos de idade apresenta dor abdominal em cólica intensa, febre de até 40°C, náusea e mal-estar. No dia seguinte, começa a ter diarreia mucopurulenta sanguinolenta, com agravamento da dor abdominal e febre contínua. Ela relata que esteve em Bangkok durante a inundação das monções e consumiu alimento fresco de banca de feira. O exame de fezes revela numerosos neutrófilos e a cultura é positiva para *Shigella flexneri*. Qual das seguintes afirmativas é verdadeira com relação à síndrome clínica dessa paciente?

A. Dispõe-se de uma vacina efetiva para os viajantes.
B. A antibioticoterapia prolonga o estado de portador e não deve ser administrada, a não ser que a paciente desenvolva bacteremia.
C. Os agentes antimotilidade são efetivos para reduzir o risco de desidratação.
D. O tratamento recomendado consiste em ciprofloxacino.
E. A doença dessa paciente pode ser distinguida da doença causada por *Campylobacter jejuni* em bases clínicas pela presença de febre.

IV-130. Um empresário saudável de 45 anos de idade acaba de retornar de uma viagem ao Vietnã, onde passou as férias. Cinco dias após seu retorno, ele desenvolve febre e cefaleia, seguidas de diarreia e dor abdominal 12 horas depois. No dia seguinte, ele apresenta > 10 evacuações em 12 horas, sendo as duas últimas com sangue visível nas fezes, levando-o a procurar imediatamente o serviço de emergência. Os sinais vitais são os seguintes: temperatura de 37,8°C, FC de 90 bpm, FR de 14 respirações/min e saturação de oxigênio de 98% no ar ambiente. A coloração de Gram de uma amostra de fezes revela a presença de um pequeno bacilo Gram-negativo curvo de forma helicoidal. A suspeita é de *Campylobacter* spp. Qual das seguintes afirmativas é verdadeira com relação à infecção mais provável desse paciente?

A. O tratamento efetivo consiste em uma dose única de azitromicina.
B. Os antibióticos não são úteis. O paciente deve receber uma reposição hidreletrolítica.
C. O ciprofloxacino durante sete dias constitui o tratamento de escolha.
D. Se o subtipo de *Campylobacter* for *jejuni*, o paciente deve ser rigorosamente monitorado quanto à ocorrência de infecção sistêmica e comprometimento de órgãos distais (disseminação).
E. *Campylobacter* subtipo *fetus* apresenta um prognóstico mais favorável do que outros subtipos.

IV-131. Você lidera uma equipe de assistência médica em um país da África central quando uma epidemia de cólera atinge uma aldeia próxima. Durante o trajeto até a aldeia para ajudar nos cuidados dos doentes, um dos estudantes de sua equipe pergunta o que causa a diarreia intensa. Qual das seguintes afirmativas é verdadeira com relação à diarreia do cólera?

A. A toxina do cólera provoca uma ruptura na via da adenilato ciclase nas células epiteliais do intestino.
B. A diarreia no cólera deve-se a uma inflamação colônica neutrofílica maciça.
C. A diarreia do cólera ocorre devido a uma incapacidade do intestino de absorver a glicose.
D. A febre frequentemente precede o início da diarreia no cólera.
E. As fezes na diarreia do cólera são frequentemente castanhas escuras ou negras.

IV-132. Enquanto está cuidando dos habitantes da aldeia assolada pelo cólera na África central, você encontra Zi, um motorista de caminhão de 22 anos de idade com cólera. Ele apresenta as fezes típicas em água de arroz do cólera e hoje teve sete evacuações antes do meio-dia. Está com sede, porém é capaz de manter uma conversa coerente e ficar em pé sem sentir tonturas. A FC é de 87 bpm e a PA de 105/70 mmHg. Qual é o tratamento mais adequado para esse paciente?

A. Eritromicina, 250 mg por via oral, quatro vezes ao dia, durante 3 dias.
B. Reidratação IV com soro fisiológico, 100 mL/kg durante 3 horas.
C. Reidratação IV com solução de Ringer lactato, 100 mL/kg durante 3 horas.
D. Misturar meia colher de chá de sal de cozinha e 6 colheres de chá de açúcar de mesa com 1 L de água estéril e fazer o paciente tomar diariamente até 2 L dessa solução.
E. Não há necessidade de tratamento.

IV-133. O Sr. Hou, de 56 anos de idade, é um antigo criador de suínos da China, que foi aos Estados Unidos no ano passado visitar sua irmã. Pouco depois de sua chegada, começou a ter febre. Curiosamente, ele percebeu que, enquanto a febre persistiu por um ano, ela seguiu um padrão ondulante incomum. A febre durava geralmente duas semanas e, em seguida, cedia por cerca de duas semanas antes de retornar. Ele também apresentou dor articular e mialgias durante os episódios de febre. Mais recentemente, apresentou dor lombar com o movimento e em repouso. Nega qualquer fraqueza ou dormência. Uma investigação sorológica fornece um resultado positivo para anticorpos imunoglobulina G (IgG) contra *Brucella*. Qual das seguintes afirmativas é verdadeira com relação à condição desse paciente?

A. Dispõe-se de uma vacina humana segura e efetiva para a brucelose.
B. Nesse paciente, a presença de *Brucella melitensis* é mais provável que a de *Brucella suis*.
C. Antes de iniciar o tratamento, deve-se descartar a possibilidade de coinfecção com tuberculose.
D. A presença de anticorpos IgG é inespecífica. Tendo em vista a apresentação atípica, isso provavelmente não é uma infecção verdadeira por *Brucella*.
E. Com tratamento adequado, a taxa de recidiva da doença desse paciente é de 1 a 2%.

IV-134. Um homem de 45 anos de idade do oeste do Kentucky chega ao serviço de emergência em setembro com queixa de febre, cefaleia e dores musculares. Recentemente, fez uma viagem de acampamento com vários amigos, durante a qual caçaram seu próprio alimento, incluindo peixes, esquilos e coelhos. Não recorda de nenhuma picada de carrapato durante a viagem, porém lembra que teve várias picadas de mosquito. Nesta última semana, teve uma ulceração na mão direita, com vermelhidão e dor ao seu redor. Percebeu também alguma dor e tumefação perto do cotovelo direito. Nenhum dos amigos com os quais acampou teve uma doença semelhante. Os sinais vitais são os seguintes: PA de 106/65 mmHg, FC de 116 bpm, FR de 24 respirações/min e temperatura de 38,7°C. A saturação de oxigênio é de 93% no ar ambiente. Apresenta taquipneia leve e ruborização. Não há congestão conjuntival e as mucosas estão secas. O exame de tórax revela estertores no campo pulmonar médio direito e base esquerda. A frequência cardíaca revela taquicardia, porém regular. Há um sopro de ejeção sistólica II/VI mais bem audível na borda esternal esquerda inferior. O exame do abdome é inespecífico. Na mão direita, existe uma úlcera eritematosa, com centro em saca-bocado, coberta por uma escara preta. O paciente não apresenta nenhuma linfadenopatia cervical, porém são observados linfonodos acentuadamente aumentados e hipersensíveis na axila direita e regiões epitrocleares. O linfonodo epitroclear exibe alguma flutuação à palpação. A radiografia de tórax revela infiltrados alveolares bilaterais algodonosos. No decorrer das primeiras 12 horas de internação, o paciente torna-se progressivamente hipotenso e hipóxico, exigindo intubação e ventilação mecânica. Qual é o tratamento mais adequado para esse paciente?

A. Ampicilina, 2 g IV a cada 6 horas
B. Ceftriaxona, 1 g IV ao dia
C. Ciprofloxacino, 400 mg IV duas vezes ao dia
D. Doxiciclina, 100 mg IV duas vezes ao dia
E. Gentamicina, 5 mg/kg duas vezes ao dia

IV-135. Você trabalha como médico no norte do Novo México, quando um caso de infecção humana por *Yersinia pestis* é notificado em um hospital vizinho. Você sabe que esse paciente mais provavelmente contraiu a doença por meio de qual desses métodos?

A. Consumo de carne de vaca, porco ou carneiro inadequadamente cozida.
B. Manipulação direta de um pequeno mamífero infectado.
C. Mordedura direta por um carnívoro silvestre infectado.
D. Picada de pulga.
E. Contato interpessoal.

IV-136. Você está examinando um estudante universitário de 19 anos de idade em seu consultório no norte do Novo México devido à ocorrência de dor axilar esquerda. Durante o atual período de descanso no verão, ele está ajudando um de seus professores universitários em uma pesquisa que requer apanhar cães-da-pradaria em armadilhas, marcá-los e, em seguida, liberá-los. Hoje, ele está com febre (38,7°C), mal-estar, mialgias e dor axilar esquerda aguda. Ao exame, sente desconforto, e a axila esquerda apresenta um edema hipersensível de consistência amolecida e centro duro. Há uma escara no quadrante abdominal superior esquerdo do paciente (Figura IV-136A). A coloração de Gram de um aspirado desse edema é mostrada na Figura IV-136B. Qual é o microrganismo responsável pela infecção desse paciente?

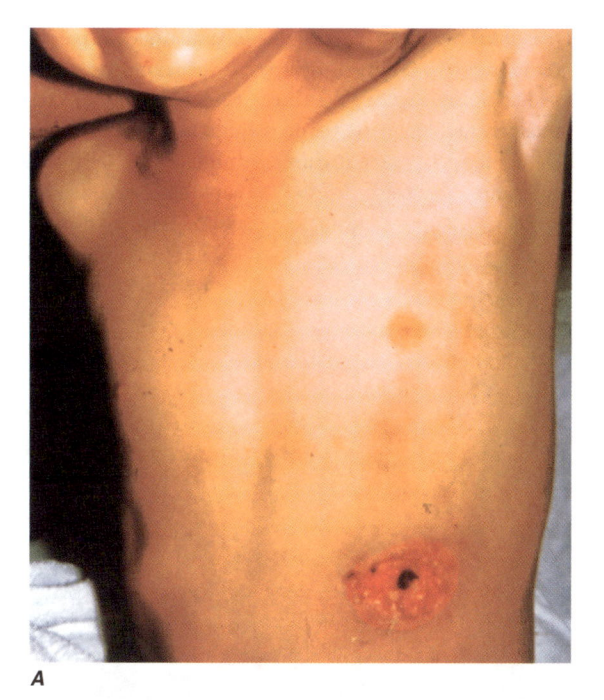

FIGURA IV-136A Reimpressa, com autorização, de *Harrison's Principles of Internal Medicine*, 17th ed, AS Fauci et al (eds). New York, NY:McGraw-Hill, Capítulo 152, 2008.

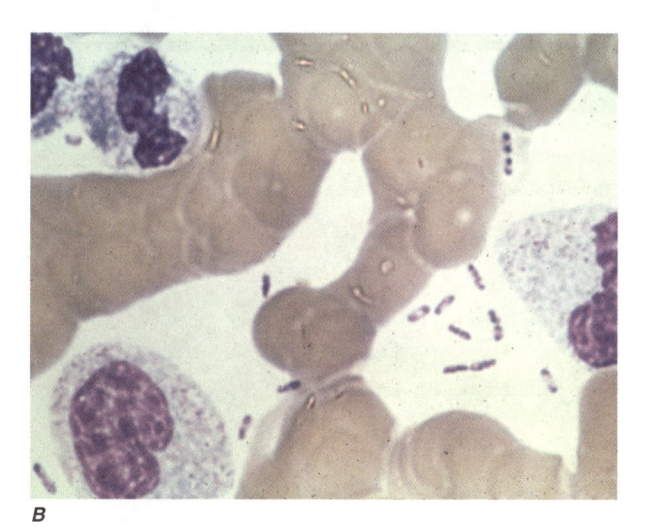

FIGURA IV-136B Reimpressa, com autorização, de *Harrison's Principles of Internal Medicine*, 17th ed, AS Fauci et al (eds). New York, NY:McGraw-Hill, Capítulo 152, 2008.

A. *Clostridium gangrenosum*
B. *P. aeruginosa*
C. *Rhizopus arrhizus*
D. *S. aureus*
E. *Y. pestis*

IV-137. Você está cuidando de um estudante de 15 anos de idade que chegou ao serviço de emergência ontem com dor no quadrante inferior esquerdo. Tendo em vista seu quadro, o paciente foi levado de emergência ao centro cirúrgico para apendicectomia. Entretanto, na laparotomia exploradora, o apêndice demonstrou ter aspecto normal e o cirurgião identificou a presença de adenite mesentérica impressionante e ileíte terminal. A operação foi interrompida sem qualquer intervenção adicional, e o paciente foi internado na unidade de terapia intensiva. Ao ser indagado, o paciente admitiu o consumo de tripas de porco inadequadamente cozidas em uma festa na semana anterior. Você suspeita que a infecção desse paciente seja causada por qual dos seguintes microrganismos?

A. *C. difficile*
B. *E. coli*
C. *S. aureus*
D. *Trichinella spiralis*
E. *Yersinia enterocolitica*

IV-138. A espécie *Bartonella* adaptou-se para sobreviver em animais pela sua existência em qual dos seguintes locais imunologicamente protegidos do corpo?

A. Medula óssea
B. Sistema nervoso central
C. Eritrócitos
D. Olhos
E. Gônadas

IV-139. O Sr. Sisson é um mecânico de automóvel de 40 anos de idade. Há duas semanas, procurou um serviço de pronto atendimento local após uma mordedura de gato no dedo anular direito. A ferida foi irrigada, e ele voltou para casa com instruções para cuidados locais da ferida. Hoje, ele chega à sua clínica com dois dias de tumefação axilar direita (mostrada na Figura IV-139). A temperatura é de 38,4°C, e o paciente queixa-se de mal-estar generalizado nos últimos dias. Ao exame, não há outra linfadenopatia palpável, e o dedo cicatrizou adequadamente, sem quaisquer sinais de infecção. O paciente não tem queixas visuais nem neurológicas e tampouco apresenta anormalidades ao exame. Qual é a medida mais apropriada para este paciente?

A. Internar para hemoculturas e administração empírica de vancomicina IV.
B. Sorologia para *Bartonella*, determinação dos eletrólitos e provas de função hepática e renal; não iniciar os antibióticos.
C. Iniciar a azitromicina, com ciclo de cinco dias.
D. Obter esfregaços espesso e fino de sangue periférico.
E. Encaminhar o paciente para aspiração de medula óssea e citometria de fluxo.

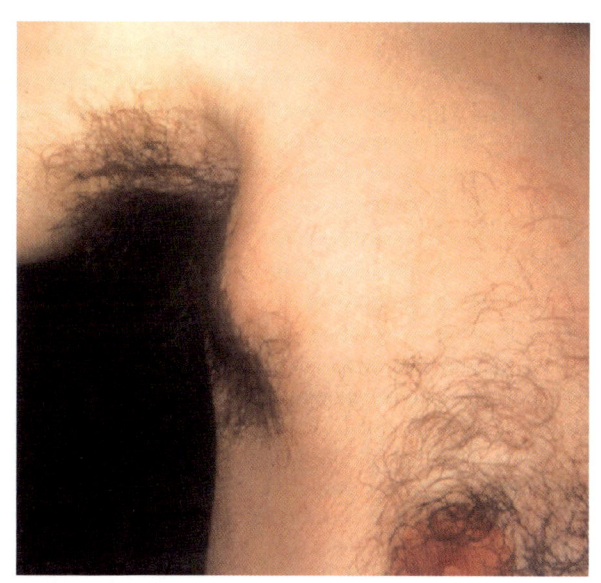

FIGURA IV-139

IV-140. O Sr. Pelosa é um homem de 42 anos de idade com HIV que não recebe a terapia antirretroviral e que apresentou uma contagem recente de células CD4 de 43/μL. O paciente apresenta várias placas ulceradas vermelhas e não dolorosas (uma delas é mostrada na Figura IV-140). Ele admite que está com febre e mal-estar há duas semanas. O exame patológico de uma biópsia de uma das lesões revela proliferações lobulares de pequenos vasos sanguíneos revestidos por células endoteliais aumentadas intercaladas com infiltrados mistos de neutrófilos e linfócitos. As hemoculturas são positivas para *Bartonella henselae*. Qual é a condição responsável pelas lesões cutâneas desse paciente?

A. Angiomatose bacilar
B. Peste bubônica
C. Sarcoma de Kaposi
D. Pioderma gangrenoso
E. Verruga peruana

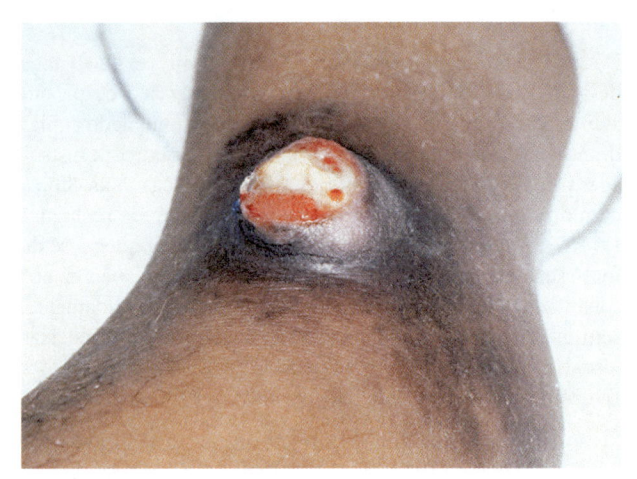

FIGURA IV-140 Reimpressa, com autorização, de *Harrison's Principles of Internal Medicine*, 17th ed, AS Fauci et al (eds.) New York, NY:McGraw-Hill, 2008, p. 989.

IV-141. O Sr. Awayab é um motorista de caminhão de 54 anos de idade da República Dominicana. Ele chega ao serviço de saúde local com uma lesão do pênis (mostrada na Figura IV-141A). Nega ter febre ou calafrios, porém teve vários encontros sexuais não protegidos nos últimos seis meses. Você obtém um *swab* da lesão e cora o material coletado com coloração de Giemsa rápida, visualizando a célula na Figura IV-141B. Você sabe que a infecção desse paciente é causada por qual dos seguintes microrganismos?

A. *C. trachomatis*
B. *Haemophilus ducreyi*
C. *Klebsiella granulomatis*
D. *Mycobacterium leprae*
E. *N. gonorrhea*

IV-142. Um homem de 35 anos de idade é examinado seis meses após um aloenxerto de rim cadavérico. O paciente tem sido tratado com tacrolimo e prednisona desde o procedimento. Sentiu-se mal nas últimas duas semanas, com febre de 38,6°C, anorexia e tosse produtiva de escarro espesso. A radiografia de tórax revela uma massa no lobo inferior esquerdo (5 cm) com cavitação central. O exame do escarro revela longos filamentos Gram-positivos curvos, ramificados e em forma de rosário (Figura IV-142A). O escarro também é fracamente álcool-ácido-resistente no esfregaço. O tratamento inicial mais adequado deve incluir a administração de qual dos seguintes antibióticos?

A. Ceftazidima
B. Eritromicina
C. Penicilina
D. Tobramicina
E. Sulfametoxazol-trimetoprima

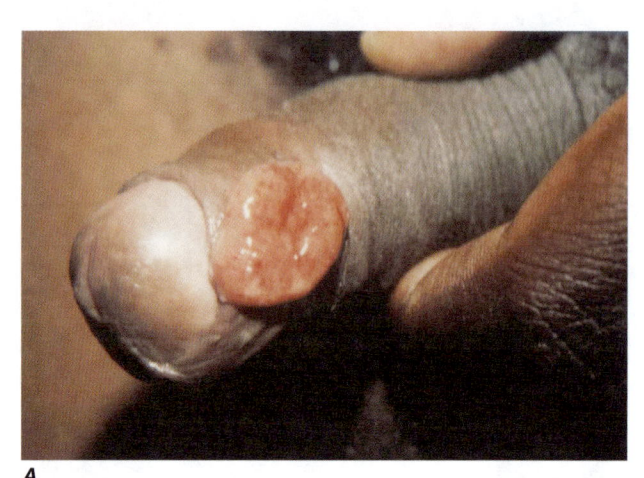

FIGURA IV-141A

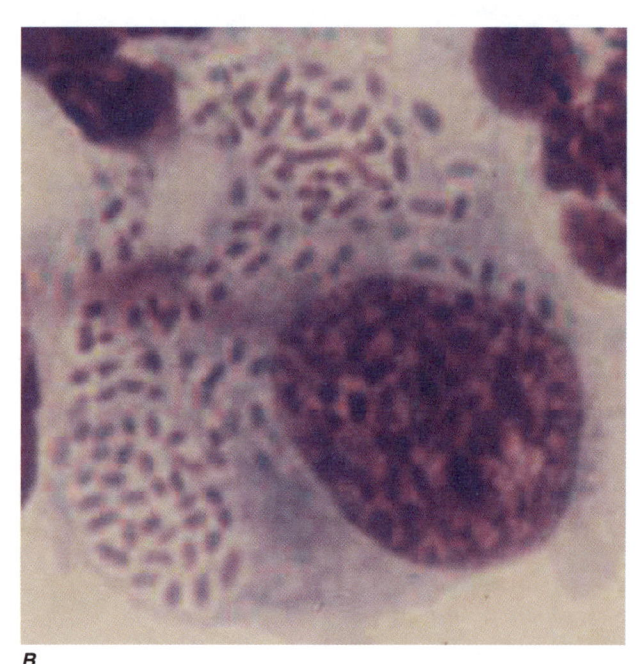

FIGURA IV-141B

IV-143. Uma mulher de 67 anos de idade chega ao serviço de emergência com duas semanas de dor na mandíbula do lado direito, que agora apresenta uma área de drenagem purulenta na boca. Relata que também está com febre. A dentição é precária, e a paciente não vai ao dentista há mais de 10 anos. As únicas medicações que toma incluem alendronato e lisinopril. O exame físico é marcante l por uma temperatura de 38,4°C, edema facial do lado direito, hipersensibilidade difusa da mandíbula e área de drenagem purulenta amarela através da mucosa bucal no lado direito. O exame microscópico das secreções purulentas provavelmente revelará qual dos seguintes achados?

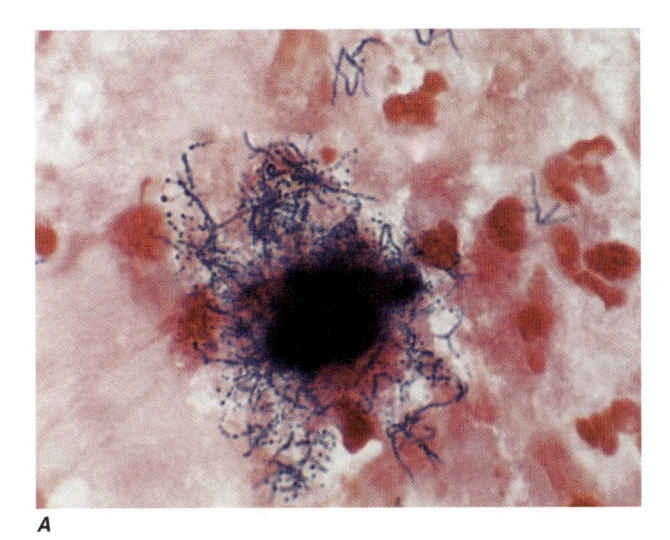

FIGURA IV-142A   Imagem fornecida por Charles Cartwright e Susan Nelson, Hennepin County Medical Center, Minneapolis, MN.

A. Bastonetes de Auer
B. Sialólito
C. Carcinoma de células escamosas
D. Grânulos de enxofre
E. Filamentos ramificados fracamente ácido-resistentes e em forma de rosário

IV-144. Na paciente descrita na Questão IV-143, qual é o tratamento mais adequado?

A. Anfotericina B
B. Itraconazol
C. Penicilina
D. Desbridamento cirúrgico
E. Tobramicina

IV-145. Um homem morador de rua de 68 anos de idade com longa história de abuso de álcool procura seu médico com várias semanas de febre, sudorese noturna e produção de escarro. Nega ocorrência de náusea, vômitos ou outros sintomas gastrintestinais. O exame é marcante pela febre baixa, perda de peso de 6,8 kg desde a última visita e hálito fétido, embora esteja normal sob os demais aspectos. Os exames de sangue, incluindo hemograma completo e bioquímica do soro, são inespecíficos. O ensaio de liberação de interferon γ é negativo. A radiografia de tórax é mostrada na Figura IV-145. Qual das seguintes condutas é apropriada como tratamento inicial?

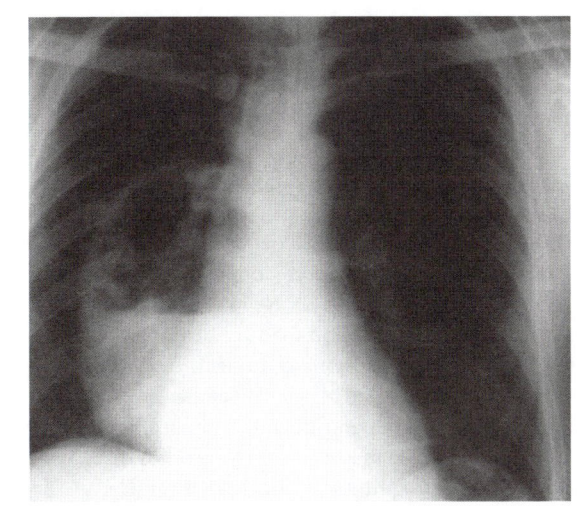

FIGURA IV-145   De GL Mandell (ed). *Atlas of Infectious Diseases*, Vol VI. Philadelphia, PA: Current Medicine Inc, Churchill Livingstone, 1996; com autorização.

A. Broncoscopia com biópsia da cavidade para diagnóstico de câncer de pulmão de células escamosas.
B. Esofagogastroduodenoscopia para diagnóstico de hérnia de hiato com aspiração.
C. Hospitalização imediata e isolamento para impedir a disseminação do *Mycobacterium tuberculosis*.
D. Meropenem IV para abscesso pulmonar.
E. Penicilina IV para abscesso pulmonar.

IV-146. Qual das seguintes alternativas representa um importante reservatório para microrganismos anaeróbicos no corpo humano?

A. Duodeno
B. Trato genital feminino
C. Vesícula biliar
D. Pulmões
E. Próstata

IV-147. Todos os seguintes fatores influenciam a probabilidade de transmissão da tuberculose ativa, EXCETO:

A. Duração do contato com uma pessoa infectada
B. Ambiente onde ocorre o contato
C. Presença de tuberculose extrapulmonar
D. Presença de tuberculose laríngea
E. Probabilidade de contato com uma pessoa infectada

IV-148. Qual dos seguintes indivíduos com história pregressa conhecida de tuberculose latente (sem tratamento) tem a menor probabilidade de desenvolver tuberculose de reativação?

A. Mulher de 28 anos de idade com anorexia nervosa, índice de massa corporal de 16 kg/m^2 e nível sérico de albumina de 2,3 g/dL.
B. Usuário de drogas IV de 36 anos de idade que não tem HIV, mas que é morador de rua.
C. Homem de 42 anos de idade HIV-positivo com contagem de células CD4 de 350/μL, recebendo terapia antirretroviral altamente ativa.
D. Homem de 52 anos de idade que trabalha como minerador.
E. Homem de 83 anos de idade que foi infectado enquanto estava na base militar na Coréia, em 1958.

IV-149. Um nigeriano de 42 anos de idade chega ao serviço de emergência devido à ocorrência de febre, fadiga, perda de peso e tosse de três semanas de duração. Queixa-se de febre e perda de 4,5 kg de peso. O escarro é de cor amarela, segundo a descrição do paciente. Raramente tem raias de sangue. O paciente emigrou para os Estados Unidos há um ano e não tem documentos. Nunca foi tratado para a tuberculose, nunca realizou um teste cutâneo com derivado proteico purificado (PPD) e não lembra de ter recebido nenhuma vacinação com bacilo Calmette-Guérin (BCG). Nega qualquer fator de risco para o HIV. É casado e relata não ter nenhum contato com pessoas doentes. Fuma um maço de cigarros por dia e consome aproximadamente 500 mL de vodka diariamente. Ao exame físico, está cronicamente doente, com atrofia do músculo temporal. O índice de massa corporal é de 21 kg/m². Os sinais vitais incluem os seguintes: PA de 122/68 mmHg, FC de 89 bpm, FR de 22 respirações/min, SaO_2 de 95% no ar ambiente e temperatura de 37,9°C. Há sons respiratórios anfóricos posteriormente no campo pulmonar superior direito, com poucos estertores dispersos nessa área. Não há baqueteamento. O exame é normal nos demais aspectos. A radiografia de tórax é mostrada na Figura IV-149. A coloração para bacilos álcool-ácido-resistentes é negativa. Qual é a abordagem mais adequada para o tratamento continuado desse paciente?

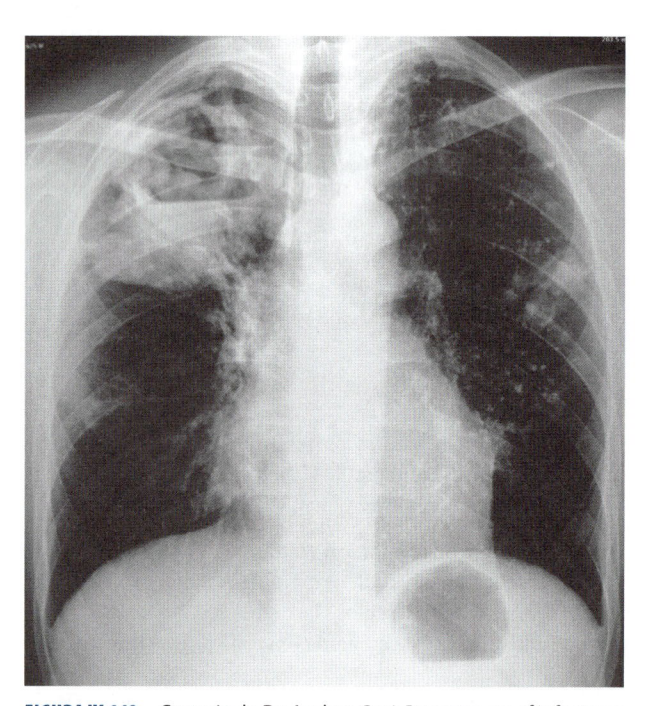

FIGURA IV-149 Cortesia do Dr. Andrea Gori, Department of Infectious Diseases, S. Paolo University Hospital, Milan, Itália; com autorização.

A. Internar o paciente em isolamento respiratório até que três amostras de escarro expectorado não revelem nenhuma evidência de bacilos álcool-ácido-resistentes.
B. Internar o paciente sem isolamento, visto que é improvável que seja contagioso com um esfregaço negativo para bacilos álcool-ácido-resistentes.
C. Efetuar uma biópsia da lesão e consultar um oncologista.
D. Realizar um teste de PPD no antebraço e solicitar que retorne dentro de três dias para avaliação.
E. Iniciar um ciclo de seis semanas de tratamento com antibióticos para abscesso bacteriano anaeróbico.

IV-150. Um homem de 18 anos de idade é levado a uma clínica na África do Sul com queixa de duas semanas de mal-estar progressivo com febre baixa. Não conseguiu levantar da cama essa manhã para ir ao trabalho. O paciente apresenta infecção pelo HIV, porém não recebe nenhum tratamento. Nega a ocorrência de tosse ou escarro. A radiografia de tórax é mostrada na Figura IV-150. Tendo em vista a infecção pelo HIV e a alta prevalência de tuberculose nas proximidades da residência desse homem, sua preocupação é que ele esteja com tuberculose. Qual das seguintes formas de tuberculose é a mais provável nesse caso?

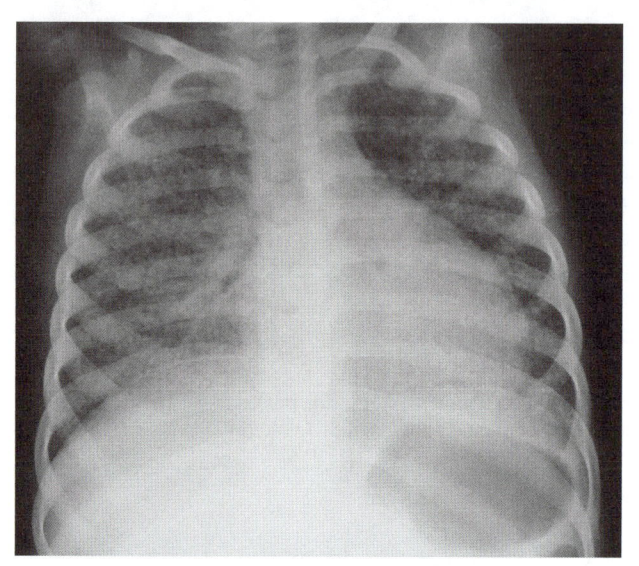

FIGURA IV-150 Cortesia do Prof. Robert Gie, Department of Paediatrics and Child Health, Stellenbosch University, África do Sul; com autorização.

A. Disseminada
B. Extrapulmonar
C. Linfadenite
D. Pleural
E. Cavitária pós-primária

IV-151. Um homem de 50 anos de idade é internado para tuberculose pulmonar ativa com esfregaço de amostra de escarro positivo para bacilos álcool-ácido-resistentes. É positivo para HIV, com contagem de células CD4 de 85/μL e não está em terapia antirretroviral altamente ativa. Além da doença pulmonar, foi constatado que ele apresenta doença no corpo vertebral L4. Qual é a terapia inicial mais adequada?

A. Isoniazida, rifampicina, etambutol e pirazinamida
B. Isoniazida, rifampicina, etambutol e pirazinamida; iniciar terapia antirretroviral
C. Isoniazida, rifampicina, etambutol, pirazinamida e estreptomicina
D. Isoniazida, rifampicina e etambutol
E. Suspender o tratamento até a disponibilidade dos resultados de sensibilidade

IV-152. Todos os seguintes indivíduos que apresentaram reações ao PPD do teste cutâneo tuberculínico devem ser tratados para tuberculose latente, EXCETO:

A. Usuário de drogas injetáveis de 23 anos de idade, negativo para HIV e com reação ao PPD de 12 mm.
B. Professora da quarta série de 38 anos de idade com reação ao PPD de 7 mm, sem exposição conhecida à tuberculose ativa. Nunca foi anteriormente testada com PPD.
C. Indivíduo de 43 anos de idade no Peace Corps trabalhando na África Subsaariana com reação ao PPD de 10 mm; há 18 meses, a reação ao PPD foi de 3 mm.
D. Homem de 55 anos de idade, HIV-positivo e com resultado negativo do PPD; seu parceiro foi recentemente diagnosticado com tuberculose cavitária.
E. Homem de 72 anos de idade que recebe quimioterapia para linfoma não Hodgkin, com reação ao PPD de 16 mm.

IV-153. Todas as seguintes afirmativas são verdadeiras com relação aos ensaios de liberação de interferon γ para o diagnóstico de tuberculose latente, EXCETO:

A. Não há nenhum fenômeno de reforço (teste repetido) (efeito *booster*).
B. São mais específicos do que o teste cutâneo tuberculínico.
C. Apresentam maior sensibilidade do que o teste cutâneo tuberculínico em áreas com alta carga de HIV.
D. Apresentam menor reatividade cruzada com BCG e micobactérias não tuberculosas, em comparação com o teste cutâneo tuberculínico.
E. Podem ser usados para o rastreamento da tuberculose latente em adultos que trabalham em ambientes norte-americanos de baixa prevalência.

IV-154. Todas as seguintes afirmativas são verdadeiras com relação à vacinação com BCG, EXCETO:

A. Pode ocorrer disseminação do BCG em pacientes gravemente imunossuprimidos.
B. A vacinação com BCG é recomendada ao nascimento nos países com alta prevalência de TB.
C. A vacinação com BCG pode causar um resultado falso-positivo do teste cutâneo tuberculínico.
D. A vacina BCG fornece proteção para os lactentes e para as crianças contra a meningite TB e a doença miliar.
E. A vacina BCG fornece proteção contra a TB em pacientes infectados pelo HIV.

IV-155. Uma mulher de 76 anos de idade é levada à clínica pelo filho. Queixa-se de tosse não produtiva crônica e fadiga. O filho acrescenta que ela teve febre baixa, perda de peso progressiva nos últimos meses e que "ela simplesmente não parece ser ela própria". Uma imagem representativa da TC do tórax é mostrada na Figura IV-155. Foi tratada para tuberculose entre os 20 e 30 anos de idade. Obtém-se uma amostra de escarro, bem como hemoculturas. Duas semanas depois, ambas as culturas revelam bacilos álcool-ácido-resistentes compatíveis com o complexo *Mycobacterium avium*. Qual das seguintes opções é o melhor tratamento?

A. Broncodilatadores e higiene pulmonar
B. Claritromicina, etambutol e rifampicina
C. Claritromicina e rifampicina
D. Moxifloxacino e rifampicina
E. Pirazinamida, isoniazida, rifampicina e etambutol

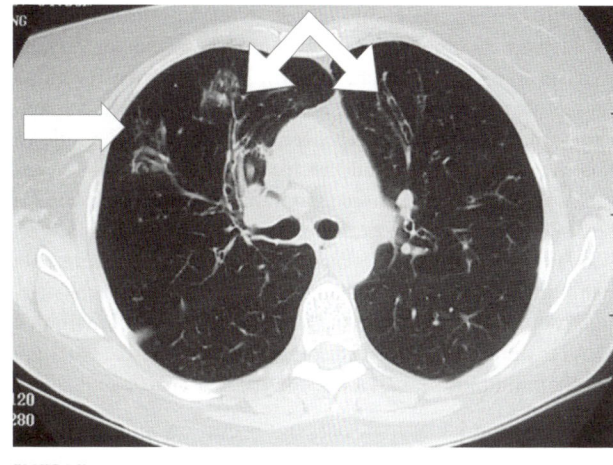

FIGURA IV-155

IV-156. Um homem de 45 anos de idade com HIV/Aids chega ao serviço de emergência. Queixa-se de um exantema que se disseminou lentamente pelo braço direito e agora está evidente no tórax e nas costas. O exantema consiste em pequenos nódulos de aparência azul-avermelhada. Alguns deles estão ulcerados, porém com flutuação ou drenagem mínima. Não tem certeza do momento em que eles apareceram. Não fez nenhuma viagem para o estrangeiro e não teve nenhuma exposição incomum. É morador de rua e sem emprego; todavia, em certas ocasiões, trabalha como diarista fazendo jardinagem e escavação. Uma cultura de uma lesão cutânea revela o crescimento de *Mycobacterium* em cinco dias. Qual dos seguintes microrganismos é o mais provável?

A. *M. abscessus*
B. *M. avium*
C. *M. kansasii*
D. *M. marinum*
E. *M. ulcerans*

IV-157. Todas as seguintes afirmativas são verdadeiras com relação aos agentes terapêuticos antituberculose, EXCETO:

A. Nos Estados Unidos, a resistência do *M. tuberculosis* à isoniazida permanece < 10%.
B. A neurite óptica constitui o efeito adverso mais grave do etambutol.
C. A pirazinamida tem utilidade no tratamento das infecções causadas pelo complexo *M. avium* e por *M. kansasii*.
D. A rifabutina deve ser utilizada em lugar da rifampicina em pacientes que recebem tratamento concomitante com inibidores da protease ou nevirapina.
E. A rifampicina pode diminuir a meia-vida da varfarina, da ciclosporina, da prednisona, dos contraceptivos orais, da claritromicina e de outros fármacos importantes.

IV-158. Um estudante universitário de 22 anos de idade chega para exame de um exantema não pruriginoso indolor de uma semana de duração (Figura IV-158). Há três meses, teve uma relação sexual não protegida. Há dois meses, observou o aparecimento de uma pápula no pênis que evoluiu para uma úlcera indolor, de base limpa e endurecida. Não procurou assistência médica devido à cicatrização espontânea da úlcera. Subsequentemente, desenvolveu o exantema mostrado na Figura IV-158. Não há queixas de outros sintomas, e o paciente não apresenta nenhum estigma de comprometimento ocular ou neurológico. Relata que não toma nenhuma medicação e não tem nenhuma alergia conhecida a medicamentos. É HIV-negativo. Qual é o esquema antibiótico mais adequado para esse paciente?

A. Azitromicina, 1.000 mg por via oral, em 1 dose
B. Penicilina G benzatina, 2,4 mU por via IM, em 1 dose
C. Doxiciclina, 100 mg via oral, duas vezes ao dia, durante 14 dias
D. Doxiciclina, 200 mg por via oral, em 1 dose
E. Penicilina G, 18 a 24 mU/dia IV, durante 14 dias

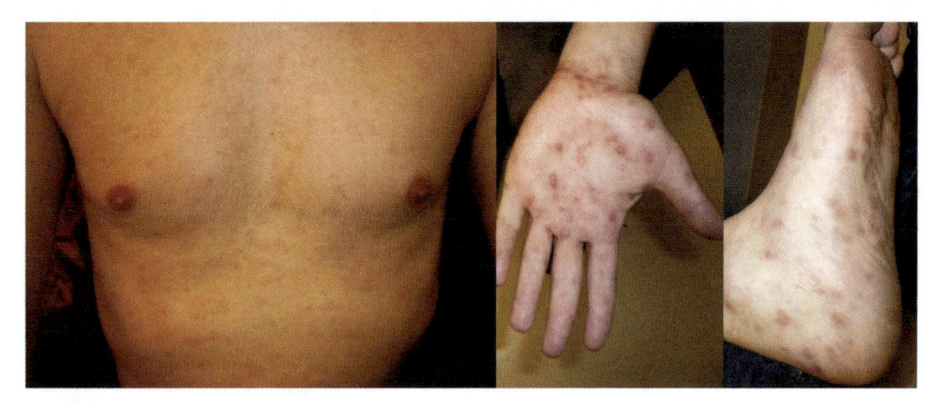

FIGURA IV-158 Cortesia de Jill McKenzie e Christina Marra.

IV-159. Um homem de 68 anos de idade é encaminhado para exame de instabilidade da marcha. Queixa-se de dores lancinantes semelhantes a relâmpagos nas coxas, que duram vários minutos. O exame é marcante pela redução da sensação proprioceptiva e de vibração nos pés. A marcha é atáxica e de base alargada, e observa-se um sinal de Romberg positivo. A família relata que sua esposa foi tratada para sífilis há 35 anos, porém ele nunca realizou nenhum teste e tampouco recebeu tratamento para sífilis. Qual achado ocular seria mais consistente com a neurossífilis?

A. Pupilas que reagem à acomodação, mas não à luz
B. Pupilas que reagem à luz, mas não à acomodação
C. Pupilas que reagem tanto à luz quanto à acomodação
D. Pupilas que não reagem à luz nem à acomodação

IV-160. Uma mulher de 74 anos de idade com comprometimento cognitivo leve é submetida a rastreamento para sífilis. Não tem história de atividade sexual recente nem exposição prévia à sífilis. A prevalência da sífilis na população local é baixa. A reagina plasmática rápida (RPR) é reativa, com título ≤ 1:2. O teste de absorção de anticorpo treponêmico fluorescente absorvido (FTA-ABS) é não reativo. A RPR reativa é mais provavelmente:

A. Falso-negativa, visto que o teste não treponêmico é negativo
B. Falso-negativa, visto que o teste treponêmico é positivo
C. Falso-positiva, viso que o teste não treponêmico é negativo
D. Falso-positiva, visto que o teste treponêmico é negativo
E. Verdadeiro-positiva, visto que o teste não treponêmico é positivo

IV-161. Um homem de 47 anos de idade é submetido à punção lombar para avaliação de neurossífilis assintomática. O teste é positivo para sífilis, com título de RPR no soro de 1:256. Não tem história de HIV e não apresenta nenhuma doença ocular. Os resultados do exame do LCS incluem leucócitos de 10/μL, eritrócitos de 1/μL, nível de glicose do LCS de 55 mg/dL e proteína do LCS de 50 mg/dL. O VDRL do LCS é negativo. O paciente não tem história de alergia à penicilina. Qual dos seguintes esquemas terapêuticos é o mais adequado?

A. Penicilina G cristalina aquosa, 18 a 24 mU/dia IV, durante 14 dias
B. Penicilina G procaína aquosa, 2,4 mU/dia IM, durante 14 dias
C. Penicilina G benzatina, 2,4 mU IM, em uma dose
D. Penicilina G benzatina, 2,4 mU IM, a cada sete dias, durante três semanas
E. Nenhum tratamento está indicado

IV-162. Todas as seguintes alternativas são indicações para exame do LCS em adultos infectados com sífilis, EXCETO:

A. Infecção por HIV com contagem de células CD4+ ≤ 350/μL
B. Erupção maculopapulosa que acomete as palmas das mãos e plantas dos pés
C. Título de RPR ≥ 1:32
D. Perda auditiva neurossensorial
E. Suspeita de fracasso do tratamento

IV-163. Que proporção de contatos sexuais de pessoas com sífilis infecciosas torna-se infectada?

A. 5 a 10%
B. 10 a 33%
C. 33 a 50%
D. 50 a 67%
E. 67 a 90%

IV-164. Um homem de 52 anos de idade chega para exame devido à ocorrência de febre e icterícia. Os sintomas do tipo gripal, incluindo febre, calafrios, cefaleia e mialgias, começaram subitamente há dois dias. Ontem, o paciente percebeu a presença de icterícia da esclera e urina escura. Hoje, apresentou tosse, desconforto torácico, dispneia e hemoptise. Reside em Baltimore City e trabalha como dedetizador. Há duas semanas, sofreu uma pequena lesão na perna enquanto combatia uma infestação de ratos em uma casa demolida, também empestada por água estagnada. Não fez nenhuma outra viagem nem tem história de exposição. Que padrão de eletrólitos é típico de lesão renal aguda na forma grave dessa zoonose por espiroquetas?

A. Hiperpotassemia e hiponatremia
B. Hiperpotassemia e hipernatremia
C. Hipopotassemia e hiponatremia
D. Hipopotassemia e hipernatremia

IV-165. Um homem de 26 anos de idade chega ao seu consultório com queixa de episódios recorrentes de febre e mal-estar. Voltou de uma viagem de acampamento no noroeste de Montana há cerca de três semanas. Durante as caminhadas, nega ter consumido ou ingerido quaisquer produtos derivados do leite não pasteurizados. Ele esterilizou toda a água antes de beber. Teve múltiplas picadas de insetos, porém não identificou nenhum carrapato. Dormia principalmente em cabanas ou barracas e não percebeu nenhum excremento de roedores nas áreas onde acampou. Dois amigos que o acompanharam durante a viagem não ficaram doentes. Inicialmente, apresentou febre alta de até 40,4°C, com mialgias, cefaleia, náusea, vômitos e diarreia, que começaram cinco dias depois de sua chegada em casa. Esses sintomas duraram cerca de três dias e desaparecem de modo espontâneo. Atribuiu os sintomas a uma "gripe" e voltou a ter um funcionamento normal. Sete dias depois, a febre voltou, com temperatura de 40,6°C. Com esses episódios, a família percebeu que ele apresentava confusão intermitente. Hoje é o quarto dia dos sintomas atuais e o paciente sente que a febre novamente cedeu. Qual é a causa mais provável da febre recorrente desse paciente?

A. Brucelose
B. Febre do carrapato do Colorado
C. Leptospirose
D. Coriomeningite linfocítica
E. Febre recorrente veiculada por carrapatos

IV-166. Qual dos seguintes microrganismos provoca o exantema mostrado na Figura IV-166?

A. *Anaplasma phagocytophilum*
B. *B. henselae*
C. *Borrelia burgdorferi*
D. *Ehrlichia chaffeensis*
E. *R. rickettsii*

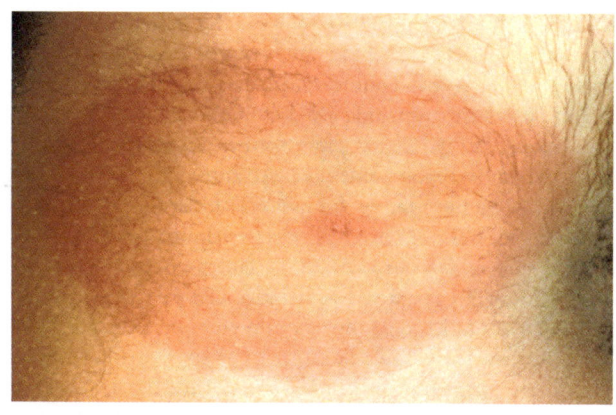

FIGURA IV-166 Cortesia de Vijay K. Sikand, MD; com autorização.

IV-167. Um homem de 36 anos de idade chega ao serviço de emergência na Pensilvânia com queixa de sensação de cabeça vazia e de tontura. Ao exame físico, o paciente apresenta uma FC de 38 bpm, e o eletrocardiograma (ECG) revela bloqueio cardíaco agudo. Ao ser questionado, o paciente relata que reside em uma área de floresta. Tem dois cães que frequentemente andam pela floresta e foram encontrados com carrapatos em muitas ocasiões. Não toma nenhuma medicação e é saudável nos demais aspectos. Gosta muito de fazer caminhadas e também está treinando para um triatlo. Nega qualquer doença infantil significativa. A história familiar é positiva para infarto agudo do miocárdio em seu pai, aos 42 anos de idade. O exame físico é normal, exceto por batimentos cardíacos lentos, porém regulares. O painel bioquímico não revela nenhuma anormalidade. A radiografia de tórax também é normal. Qual é a causa mais provável do bloqueio cardíaco completo desse paciente?

A. Infarto agudo do miocárdio
B. Doença de Chagas
C. Doença de Lyme
D. Sarcoidose
E. Endocardite bacteriana subaguda

IV-168. O teste sorológico para *B. burgdorferi* está indicado para qual dos seguintes pacientes, todos eles residentes em regiões endêmicas para doença de Lyme?

A. Mulher de 19 anos de idade, conselheira de acampamento, que apresenta seu segundo episódio de inflamação, vermelhidão e hipersensibilidade do joelho esquerdo e tornozelo direito.
B. Homem de 23 anos de idade, pintor de casa, que apresenta uma lesão primária de eritema migratório no local de uma picada de carrapato comprovada.
C. Mulher de 36 anos de idade, guarda-parque estadual, que apresenta exantema malar, artralgias/artrites difusas dos ombros, joelhos e articulações metacarpofalângicas e interfalângicas proximais, pericardite e glomerulonefrite aguda.
D. Mulher de 42 anos de idade com fadiga crônica, mialgias e artralgias.
E. Homem de 46 anos de idade, jardineiro, que apresenta febre, mal-estar, artralgias/mialgias migratórias e três lesões de eritema migratório.

IV-169. Uma jovem de 17 anos de idade previamente saudável o procura no início de outubro com fadiga profunda e mal-estar, bem como com febre, cefaleia, rigidez de nuca, artralgias difusas e exantema. Mora em uma pequena cidade de Massachusetts e passou o verão como conselheira de acampamento em um acampamento local. Participou de caminhadas diárias na floresta, porém não viajou para fora da região durante todo verão. O exame físico revela uma jovem mulher bem desenvolvida, com aparência de fadiga extrema. A temperatura é de 37,4°C, o pulso é de 86 bpm, a PA é de 95/54 mmHg e a FR de 12 respirações/min. O exame físico documenta sons respiratórios claros, ausência de atrito ou sopro cardíaco, sons intestinais normais, abdome não hipersensível à palpação, ausência de organomegalia e ausência de sinais de sinovite. São observadas várias lesões de eritema migratório nos membros inferiores, bilateralmente nas axilas, na coxa direita e na virilha esquerda. Todas as seguintes condições representam complicações possíveis de sua doença atual, EXCETO:

A. Paralisia de Bell
B. Artrite oligoarticular de grandes articulações
C. Meningite
D. Demência progressiva
E. Bloqueio cardíaco de terceiro grau

IV-170. Na paciente descrita na Questão IV-169, qual dos seguintes fármacos é utilizado para o tratamento adequado?

A. Azitromicina, 500 mg VO, diariamente
B. Ceftriaxona, 2 g IV ao dia
C. Cefalexina, 500 mg VO, duas vezes ao dia
D. Doxiciclina, 100 mg VO, duas vezes ao dia
E. Vancomicina, 1 g IV, duas vezes ao dia

IV-171. Um homem de 48 anos de idade é internado na unidade de terapia intensiva em julho com hipotensão e febre. Mora em uma área suburbana do Arkansas. Ficou doente ontem, com febre alta de 40°C. Hoje, sua esposa percebeu confusão crescente e letargia. Ao mesmo tempo, queixou-se de cefaleia e mialgias. Teve náusea, com dois episódios de vômito. Antes do início agudo da doença, não tinha nenhuma queixa clínica. Não apresenta nenhuma outra história clínica e não faz uso de nenhuma medicação. Trabalha como arquiteto paisagista. A história é obtida da esposa, e ela não sabe dizer se ele teve qualquer picada recente de inseto ou de carrapato. Não há mais ninguém da família que esteja doente, nem os colegas de trabalho do paciente. Ao chegar, os sinais vitais são os seguintes: PA de 88/52 mmHg, FC de 135 bpm, FR de 22 respirações/min, temperatura de 38,8°C e saturação de oxigênio de 94% no ar ambiente. O exame físico revela um homem de aspecto doente, gemendo quieto. Está orientado apenas quanto à pessoa. Não há meningismo. O exame cardíaco revela taquicardia regular. Os exames de tórax e abdome são normais. Não há exantema. Os valores laboratoriais estão listados no Quadro IV-171.

QUADRO IV-171	VALORES LABORATORIAIS
Contagem de leucócitos	4.200/μL
PMN	88%
Linfócitos	10%
Monócitos	2%
Eosinófilos	0%
Hemoglobina	12,3 g/dL
Hematócrito	37%
Plaquetas	82.000/μL
AST	215 U/L
ALT	199 U/L
Bilirrubina	1,2 mg/dL
Fosfatase alcalina	98 U/L
Sódio	132 mEq/L
Potássio	4,6 mEq/L
Cloreto	98 mEq/L
Bicarbonato	22 mEq/L
Ureia	81 g/dL
Creatinina	1,6 mg/dL
Glicose	102 mg/dL

Abreviações: PMNs, células polimorfonucleares; ALT, alanina aminotransferase; AST, aspartato aminotransferase.

Efetua-se uma reanimação hídrica, e o paciente é tratado com ceftriaxona e vancomicina IV. Uma punção lombar não revela nenhuma pleocitose, com níveis normais de proteína e glicose. Apesar desse tratamento, o paciente sofre agravamento da trombocitopenia, neutropenia e linfopenia nos dois dias seguintes. A biópsia de medula óssea revela uma medula hipercelular com granulomas não caseosos. Que exame tem mais probabilidade de sugerir a causa da doença desse paciente?

A. Anticorpos contra DNA de fita dupla e antígenos de Smith
B. Radiografia do tórax
C. Níveis de IgM e IgG no LCS
D. Esfregaço de sangue periférico
E. PCR no sangue periférico

IV-172. Um homem de 27 anos de idade, que vive na Carolina do Norte, procura seu médico com queixas de febre, cefaleia, mialgias, náusea e anorexia sete dias após retornar de uma caminhada na Trilha dos Apalaches. O exame físico é marcante por uma temperatura de 38,6°C. Parece estar com fadiga generalizada, porém sem toxemia. Não apresenta exantema. Seu médico o tranquiliza, dizendo que isso provavelmente representa uma doença viral; entretanto, o paciente retorna à clínica três dias depois com exantema progressivo e febre contínua. Informa que apareceram pequenas manchas vermelhas nos punhos e nos tornozelos 24 horas após a última consulta, e que agora elas progrediram e alcançaram os membros e o tronco. (Ver Figura IV-172.) Ele também observa a ocorrência de cefaleia mais intensa, e sua esposa acredita que ele tenha apresentado alguma confusão. Ao exame físico, o paciente está letárgico e responde lentamente às perguntas. Qual seria uma conduta razoável?

A. Internar o paciente para tratamento com ceftriaxona IV, duas vezes ao dia, e vancomicina, 1 g duas vezes ao dia.
B. Internar o paciente para tratamento com doxiciclina, 100 mg, duas vezes ao dia.
C. Iniciar o tratamento com 100 mg de doxiciclina, por via oral, duas vezes ao dia, de modo ambulatorial.
D. Iniciar o tratamento com sulfametoxazol-trimetoprima de dose dupla, duas vezes ao dia.
E. Efetuar a sorologia para riquétsias e suspender o tratamento até o estabelecimento de um diagnóstico definitivo.

IV-173. Um estudante universitário de 20 anos de idade, previamente saudável, procura assistência médica em setembro, com vários dias de cefaleia, tosse frequentecom escarro escasso e febre de 38,6°C. Vários indivíduos em seu dormitório também estiveram enfermos com uma doença semelhante. Ao exame, observa-se eritema da faringe, e o exame dos pulmões revela sibilos expiratórios bilaterais e estertores espalhados nas zonas pulmonares inferiores. O paciente tosse com frequência durante o exame. A radiografia de tórax revela pneumonia peribrônquica bilateral, com aumento da trama vascular. Não se observa nenhuma consolidação lobar. Qual é o organismo mais provável como causa da doença desse paciente?

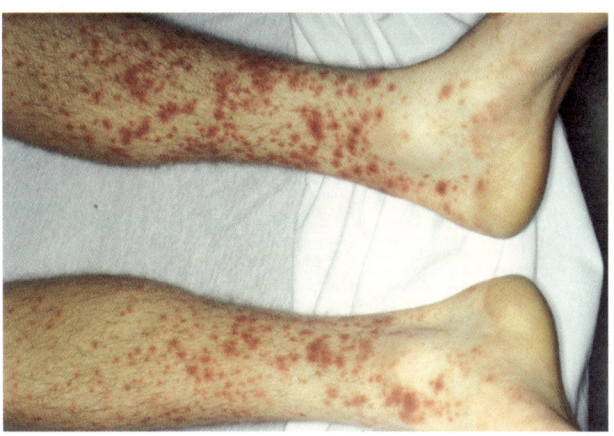

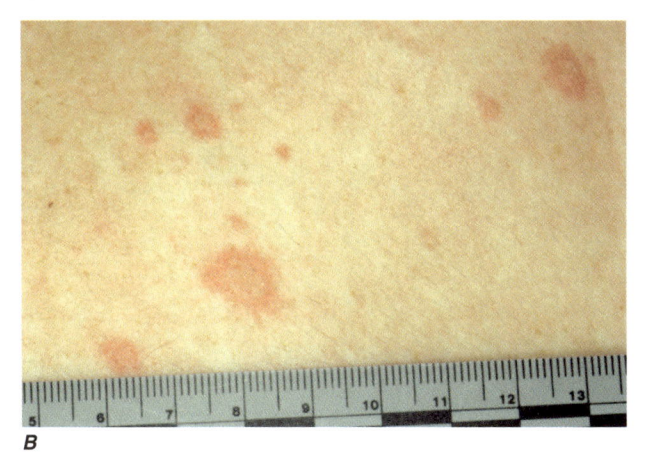

FIGURA IV-172 Fotos cortesia de Dr. Lindsey Baden; com autorização.

A. Adenovírus
B. *C. pneumoniae*
C. *L. pneumophila*
D. *M. pneumoniae*
E. *S. pneumoniae*

IV-174. Um jovem de 19 anos de idade previamente saudável procura assistência com vários dias de cefaleia, tosse com escarro escasso, dispneia e febre de 38,6°C. Ao exame, verifica-se a presença de eritema da faringe, e os campos pulmonares mostram sibilos espalhados e alguns estertores. A radiografia de tórax revela infiltrados intersticiais peribrônquicos bilaterais. O hematócrito é de 24,7%, abaixo de uma medição basal de 46%. A única outra anormalidade laboratorial é o nível de bilirrubina indireta de 3,4. O esfregaço de sangue periférico não revela nenhuma anormalidade. O título de crioaglutininas é de 1:64. Qual é o agente infeccioso mais provável?

A. *Coxiella burnetii*
B. *L. pneumophila*
C. *S. aureus* resistente à meticilina
D. *M. pneumoniae*
E. *S. pneumoniae*

IV-175. Uma mulher de 42 anos de idade é internada, em agosto, na unidade de terapia intensiva com insuficiência respiratória hipoxêmica e pneumonia. Estava se sentindo bem até dois dias antes da internação, quando apresentou febre, mialgias e cefaleia. Trabalha em uma fábrica de processamento de aves domésticas e nasceu em El Salvador. Está nos Estados Unidos há 15 anos. Ela não tem nenhum problema importante de saúde. O resultado do PPD foi negativo por ocasião de sua chegada aos Estados Unidos. Vários outros funcionários ficaram doentes com uma doença semelhante, embora nenhuma outra pessoa tenha desenvolvido insuficiência respiratória. Está atualmente intubada e sedada. A saturação de oxigênio é de 93% com Fio$_2$ de 0,80 e pressão expiratória final positiva de 12 cm H$_2$O. Ao exame físico, são observados estertores em ambos os campos pulmonares. Não há sopro cardíaco. Verifica-se a presença de hepatoesplenomegalia. Os exames laboratoriais revelam transaminite leve. O *swab* nasal para *influenza* é negativo para *influenza* A. Qual dos seguintes testes tem mais probabilidade de ser positivo nessa paciente?

A. Coloração para bacilos álcool-ácido-resistentes e cultura micobacteriana para *Mycobacterium tuberculosis*
B. Hemoculturas com crescimento de *S. aureus*
C. Teste de microimunofluorescência para *Chlamydia psittaci*
D. Antígeno de *Legionella* urinário
E. Culturas virais de amostras broncoscópicas para *influenza* A

IV-176. Uma mulher de 20 anos de idade está com 36 semanas de gestação e procura assistência para a primeira avaliação. É diagnosticada com infecção do colo do útero por *C. trachomatis*. No parto, qual é a complicação de maior risco para o lactente?

A. Icterícia
B. Hidrocefalia
C. Tríade de Hutchinson
D. Conjuntivite
E. Surdez neurossensorial

IV-177. Um jovem de 19 anos de idade chega a uma clínica de atendimento de urgência com secreção uretral. Relata que teve três novas parceiras sexuais nos últimos dois meses. Qual deve ser a conduta para esse paciente?

A. Teste de amplificação de ácido nucleico para *N. gonorrhoeae* e *C. trachomatis* e retorno à clínica em dois dias.
B. Ceftriaxona, 250 mg IM × 1 e azitromicina, 1 g VO × 1, para o paciente e suas parceiras recentes.
C. Teste de amplificação de ácido nucleico para *N. gonorrhoeae* e *C. trachomatis*, mais ceftriaxona, 250 mg IM × 1 e azitromicina, 1 g VO × 1, para o paciente.
D. Teste de amplificação de ácido nucleico para *N. gonorrhoeae* e *C. trachomatis*, mais ceftriaxona, 250 mg IM × 1, e azitromicina, 1 g VO × 1, para o paciente e suas parceiras recentes.
E. Teste de amplificação de ácido nucleio para *N. gonorrhoeae* e *C. trachomatis*, mais ceftriaxona, 250 mg IM × 1, azitromicina, 1 g VO × 1, e metronidazol, 2 g VO × 1, para o paciente e suas parceiras.

IV-178. Todas as seguintes afirmativas são verdadeiras com relação à infecção pelo herpes-vírus simples (HSV)-2, EXCETO:

A. Cerca de 1 em 5 norte-americanos apresentam anticorpos anti-HSV-2.
B. A difusão viral assintomática do HSV-2 no trato genital ocorre quase tão frequentemente nos indivíduos assintomáticos quanto naqueles com doença ulcerativa.
C. A difusão viral assintomática do HSV-2 está associada à transmissão do vírus.
D. A soropositividade para HSV-2 constitui um fator de risco independente para transmissão do HIV.
E. As taxas de soroprevalência do HSV-2 são mais baixas na África do que nos Estados Unidos.

IV-179. Uma mulher de 23 anos de idade é recentemente diagnosticada com infecção genital pelo HSV-2. Qual é a probabilidade de reativação da doença durante o primeiro ano após a infecção?

A. 5%
B. 25%
C. 50%
D. 75%
E. 90%

IV-180. Um homem de 65 anos de idade é levado ao hospital pela esposa, devido ao início recente de febre e confusão. Estava passando bem até três dias atrás, quando desenvolveu febre alta, sonolência e confusão progressiva. A história clínica atual é inespecífica, exceto pelos níveis elevados de colesterol, e a única medicação que toma é atorvastatina. O paciente é engenheiro civil em uma empresa de construção internacional. A esposa relata que ele efetua regularmente um acompanhamento de saúde, e que o PPD sempre foi negativo. Por ocasião da internação, a temperatura é de 40°C, porém os sinais vitais são normais. O paciente apresenta confusão e alucinações. Pouco depois da internação, ele sofre uma convulsão tônico-clônica, que exige a administração de lorazepam para sua interrupção. A TC de crânio não revela nenhum sangramento agudo, nem elevação da pressão intracraniana. O eletrencefalograma mostra um foco epileptiforme no lobo temporal esquerdo, e a RM ponderada em difusão revela inflamação bilateral do lobo temporal. Qual dos seguintes exames tem mais probabilidade de ser diagnóstico?

A. Coloração álcool-ácido-resistente do LCS
B. Coloração do LCS com tinta nanquim
C. PCR para herpes-vírus no LCS
D. Teste de banda oligoclonal no LCS
E. Teste do antígeno criptocócico sérico

IV-181. Qual das seguintes alternativas é verdadeira com relação à administração da vacina varicela-zóster a pacientes com > 60 anos de idade?

A. Trata-se de uma vacina de vírus morto, de modo que ela é segura em pacientes imunocomprometidos.
B. Não é recomenda para pacientes nessa faixa etária.
C. Ela diminui o risco de desenvolver neuralgia pós-herpética.
D. Ela não diminuirá o risco de desenvolver zóster.
E. Ela não diminuirá a agressividade da doença.

IV-182. Sr. Brian é um homem de 29 anos de idade que chega ao serviço de emergência com queixa de erupção vermelha e dolorosa no lado esquerdo do dorso e nádegas, que se agravou nesses últimos três dias. Relata que a erupção começou como pequenos inchaços vermelhos, que aumentaram e se tornaram muito dolorosos. A história é marcante pela presença de infecção por HIV e não adesão ao tratamento. Ele não toma nenhuma medicação. Não tem febre, e o exame físico é inespecífico, a não ser pela erupção mostrada na Figura IV-182. É interessante assinalar que o restante do exame de pele é normal, e o exantema doloroso não cruza a linha média. Qual dos seguintes fármacos é o tratamento mais efetivo para esse paciente?

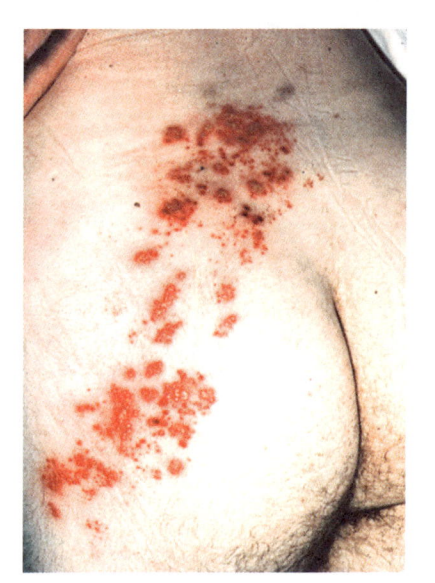

FIGURA IV-182

A. Doxiciclina
B. Ganciclovir
C. Penicilina
D. Piperacilina-tazobactam
E. Valaciclovir

IV-183. Uma estudante universitária de 19 anos de idade procura a clínica relatando que está doente há duas semanas. Há cerca de duas semanas, ela começou a apresentar fadiga intensa e mal-estar, impedindo que realizasse seu programa habitual de exercícios físicos e que fosse a algumas aulas. Na última semana, teve febre baixa, dor de gargantae aumento dos linfonodos no pescoço. Tem uma história de faringite estreptocócica, de modo que, há três dias, começou a tomar ampicilina que já tinha. Nos últimos dois dias, desenvolveu um exantema ligeiramente pruriginoso que se agravou, como mostra a Figura IV-183. O exame físico é marcante por uma temperatura de 38,1°C, presença de eritema da faringe, aumento bilateral das tonsilas sem exsudato, adenopatia cervical bilateral hipersensível à palpação e baço palpável. Todas as seguintes afirmativas são verdadeiras com relação à doença dessa paciente, EXCETO:

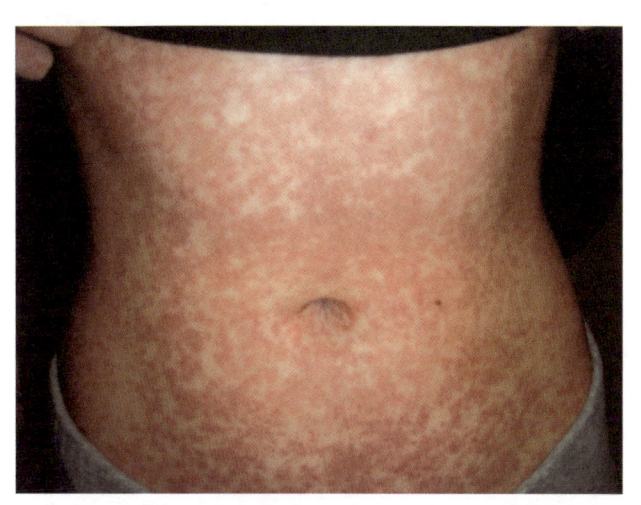

FIGURA IV-183 Reimpressa de RP Usatine et al: *Color Atlas of Family Medicine*, 2nd ed. New York, McGraw-Hill, 2013. Cortesia de Richard P. Usatine, MD.

A. É provável a ocorrência de linfocitose com mais de 10% de linfócitos atípicos.
B. O teste do anticorpo heterófilo provavelmente será diagnóstico.
C. Se o teste do anticorpo heterófilo for negativo, o teste para anticorpos IgG contra o antígeno do capsídeo viral provavelmente será diagnóstico.
D. O vírus é transmitido pela saliva contaminada.
E. Essa paciente poderá receber ampicilina no futuro, quando indicado.

IV-184. Para a paciente descrita na Questão IV-183, qual das seguintes abordagens é o tratamento indicado?

A. Aciclovir
B. Aciclovir mais prednisona
C. Ganciclovir
D. Prednisona
E. Repouso, medidas de suporte e tranquilização

IV-185. Qual das seguintes manifestações da infecção por CMV tem menos probabilidade de ocorrer após transplante de pulmão?

A. Bronquiolite obliterante
B. Esofagite por CMV
C. Pneumonia por CMV
D. Retinite por CMV
E. Síndrome do CMV (febre, mal-estar, citopenias, transaminite e viremia por CMV)

IV-186. Qual dos seguintes padrões sorológicos faz um receptor de transplante apresenta o menor risco de desenvolver infecção por CMV após transplante renal?

A. Doador CMV IgG-negativo, receptor CMV IgG-negativo
B. Doador CMV IgG-negativo, receptor CMV IgG-positivo
C. Doador CMV IgG-positivo, receptor CMV IgG-negativo
D. Doador CMV IgG-positivo, receptor CMV IgG-positivo
E. O risco é igual, independentemente dos resultados da sorologia

IV-187. Todas as seguintes afirmativas são verdadeiras com relação ao herpes-vírus humano (HHV)-8, EXCETO:

A. Foi implicado como causa no carcinoma cervical invasivo.
B. Foi implicado como causa no sarcoma de Kaposi.
C. Foi implicado como causa na doença de Castleman multicêntrica.
D. Foi implicado como causa no linfoma pleural primário.
E. A infecção primária pode se manifestar com febre e exantema maculopapular.

IV-188. Um homem de 42 anos de idade com Aids e com contagem de linfócitos CD4+ de 23 células procura assistência com dispneia e fadiga na ausência de febre. Ao exame, o paciente aparece cronicamente doente, com conjuntivas pálidas. O hematócrito é de 16%. O volume corpuscular médio é de 84. O índice de anisocitose eritrocitária (RDW) é normal. Os níveis de bilirrubina, lactose desidrogenase e haptoglobina estão dentro dos limites normais. A contagem de reticulócitos é zero. A contagem de leucócitos é de 4.300, com contagem absoluta de neutrófilos de 2.500. A contagem de plaquetas é de 105.000. Qual dos seguintes testes tem mais probabilidade de estabelecer um diagnóstico?

A. Aspirado e biópsia de medula óssea
B. IgG anti-parvovírus B19
C. PCR para parvovírus B19
D. IgM anti-parvovírus B19 IgM
E. Esfregaço de sangue periférico

IV-189. Uma mulher de 22 anos de idade procura assistência com artralgias difusas e rigidez matinal das mãos, dos joelhos e dos punhos. Há duas semanas, teve uma doença febril autolimitada, caracterizada por exantema facial vermelho e exantema reticular rendilhado nos membros. Ao exame, os punhos, as articulações metacarpofalângicas e as articulações interfalângicas proximais estão bilateralmente quentes e ligeiramente edematosos. Qual dos seguintes testes tem maior probabilidade de revelar o diagnóstico dessa paciente?

A. Fator antinuclear
B. Reação em cadeia da ligase de *C. trachomatis* na urina
C. Aspiração de articulação para cristais e cultura
D. IgM contra parvovírus B19
E. Fator reumatoide

IV-190. Qual das seguintes afirmativas é verdadeira com relação às vacinas contra papilomavírus humano (HPV) atualmente aprovadas?

A. Ambas protegem contra verrugas genitais.
B. Após se tornarem sexualmente ativas, as mulheres obtêm pouco benefício protetor da vacinação.
C. Trata-se de vacinas de vírus vivos inativados.
D. São dirigidas contra todas as cepas oncogênicas de HPV, porém são apenas 70% efetivas para reduzir a infecção em um indivíduo.
E. As mulheres vacinadas devem continuar a realizar o teste-padrão de esfregaço de Papanicolaou.

IV-191. Uma mulher de 32 anos de idade apresenta uma doença respiratória superior que começou com rinorreia e congestão nasal. Queixa-se também de dor de garganta, mas não tem febre. A doença dura cerca de cinco dias e regride. Logo antes desse episódio, seu filho de quatro anos de idade, que frequenta creche, também teve uma doença semelhante. Todas as seguintes afirmativas são verdadeiras com relação ao agente etiológico mais comum que causa essa doença, EXCETO:

A. Após a ocorrência de doença primária em um membro da casa, um caso secundário de doença ocorrerá em 25 a 70% dos casos.
B. O pico sazonal da infecção ocorre no início do outono e na primavera nos climas temperados.
C. O vírus pode ser isolado de superfícies de plástico dentro de até 3 horas após a exposição.
D. O vírus cresce melhor em uma temperatura de 37°C, a temperatura existente nas cavidades nasais.
E. O vírus é um vírus de RNA de fita simples da família Picornaviridae.

IV-192. Todos os seguintes vírus respiratórios podem causar uma síndrome de resfriado comum em crianças e adultos, EXCETO:

A. Adenovírus
B. Coronavírus
C. Enterovírus
D. Vírus sincicial respiratório humano
E. Rinovírus

IV-193. Todos os seguintes vírus estão corretamente associados à sua manifestação clínica principal, EXCETO:

A. Adenovírus – Gengivoestomatite
B. Coronavírus – Síndrome respiratória aguda grave
C. Vírus sincicial respiratório humano – Bronquiolite em lactentes e em crianças pequenas
D. Parainfluenza – Crupe
E. Rinovírus – Resfriado comum

IV-194. Um lactente de 9 meses de idade é internado com doença respiratória febril, com sibilos e tosse. Por ocasião da internação, o lactente apresenta taquipneia e taquicardia, com saturação de oxigênio de 75% no ar ambiente. Um teste viral rápido para diagnóstico confirma a presença de vírus sincicial respiratório humano. Todos os seguintes tratamentos devem ser usados como parte do plano de tratamento para essa criança, EXCETO:

A. Ribavarina aerossolizada
B. Hidratação
C. Imunoglobulina com altos títulos de anticorpo dirigido contra o vírus sincicial respiratório humano
D. Nebulização com salbutamol
E. Oxigenoterapia para manter a saturação de oxigênio acima de 90%

IV-195. Em março de 2009, a cepa H1N1 do influenzavírus A emergiu no México e propagou-se rapidamente por todo o mundo no decorrer dos meses seguintes. Por fim, mais de 18 mil pessoas morreram em consequência da pandemia. Esse vírus possui componentes genéticos dos influenzavírus suínos, de um vírus aviário e de um influenzavírus humano. O processo genético pelo qual essa cepa pandêmica de *influenza* A emergiu é um exemplo de:

A. Pequena variação antigênica (*antigenic drift*)
B. Grande variação antigênica (*antigenic shift*)
C. Redistribuição genética
D. Mutação pontual
E. B e C

IV-196. Uma mulher de 65 anos de idade é internada em janeiro com história de febre, mialgias, cefaleia e tosse de dois dias de duração. Tem uma história de doença renal em estágio terminal, diabetes melito e hipertensão. As medicações incluem darbepoetina, sevelâmer, calcitriol, lisinopril, ácido acetilsalicílico, anlodipino e insulina. Recebe hemodiálise três vezes por semana. Na internação, a PA é de 138/65 mmHg, a FC de 122 bpm, a temperatura de 39,4°C, a FR de 24 respirações/min e a saturação de oxigênio de 85% no ar ambiente. Ao exame físico, estertores difusos são audíveis, e a radiografia de tórax confirma a presença de infiltrados pulmonares bilaterais relacionados com pneumonia. Sabe-se que a causa mais comum de *influenza* sazonal nessa área é uma cepa de *influenza* A H3N2. Todas as seguintes condutas devem ser incluídas no manejo inicial dessa paciente, EXCETO:

A. Amantadina
B. Avaliação da necessidade de quimioprofilaxia para os contatos domiciliares íntimos se o *swab* para *influenza* for positivo
C. Precauções com gotículas
D. *Swab* nasal para *influenza*
E. Oxigenoterapia

IV-197. Uma paciente de 17 anos de idade com história clínica de asma intermitente leve procura sua clínica em fevereiro, com vários dias de tosse, febre, mal-estar e mialgias. Declara que os sintomas apareceram há três dias, com cefaleia e fadiga, e que vários alunos e professores na escola foram recentemente diagnosticados com "gripe". Não foi vacinada contra a *influenza* este ano. Qual dos seguintes planos de tratamento farmacológico constitui a melhor opção para essa paciente?

A. Ácido acetilsalicílico e antitussígeno com codeína.
B. Oseltamivir, 75 mg VO, duas vezes ao dia, durante cinco dias.
C. Rimantadina, 100 mg VO, duas vezes ao dia, durante uma semana.
D. Tratamento sintomático com medicamentos de venda livre.
E. Zanamivir, 10 mg, inalados duas vezes ao dia, durante cinco dias.

IV-198. Todas as seguintes afirmativas são verdadeiras com relação à vacinação para *influenza*, EXCETO:

A. Dispõe-se de uma vacina *influenza* sem o uso de ovo para indivíduos com hipersensibilidade real a ovos.
B. Em 2016, os CDC recomendaram que não seja usada a vacina *influenza* atenuada de vírus vivo administrada por *spray* nasal para a estação de 2016-2017.
C. A vacina *influenza* inativada é menos imunogênica nos indivíduos idosos.
D. Recomenda-se a vacina *influenza* para todos os residentes nos Estados Unidos com mais de seis meses de idade.
E. Recentemente, em 2009, surgiram raros relatos de uma possível associação entre a vacina *influenza* inativada e o desenvolvimento da síndrome de Guillain-Barré.

IV-199. Todas as seguintes afirmativas são verdadeiras com relação à transmissão do HIV, EXCETO:

A. As ulcerações genitais aumentam o risco de transmissão do HIV.
B. O HIV pode ser transmitido a lactentes pelo leite materno.
C. O HIV pode ser transmitido por picada de mosquito ou de carrapato.
D. A probabilidade de adquirir HIV é maior durante a relação anal receptiva do que durante a relação anal ativa.
E. A quantidade de HIV no plasma constitui um importante determinante do risco de transmissão do HIV.

IV-200. Um homem de 36 anos de idade com HIV/Aids (contagem de linfócitos CD4+ = 112/μL) desenvolve um exantema descamativo, céreo, amarelado, em placas e pruriginoso no nariz e em torno dele. O exame restante da pele é normal. Qual das seguintes condições é o diagnóstico mais provável desse homem?

A. Molusco contagioso
B. Sarcoma de Kaposi
C. Psoríase
D. Reativação do herpes-zóster
E. Dermatite seborreica

IV-201. Qual das seguintes situações tem mais probabilidade de estar associada ao menor risco de transmissão do HIV a um profissional de saúde após uma picada de agulha acidental de um paciente com HIV?

A. A agulha está visivelmente contaminada com o sangue do paciente.
B. A lesão provocada pela picada de agulha é uma lesão tecidual profunda no profissional de saúde.
C. O paciente cujo sangue está na agulha contaminada tem sido tratado com terapia antirretroviral durante muitos anos, com história de resistência a muitos agentes disponíveis, mas que recentemente apresentou uma supressão viral bem-sucedida com o tratamento atual.
D. O paciente cujo sangue está na agulha contaminada foi diagnosticado com infecção aguda pelo HIV há duas semanas.

IV-202. O abacavir é um inibidor nucleosídeo da transcrição, que apresenta qual dos seguintes efeitos colaterais singulares de agentes antirretrovirais para o HIV?

A. Anemia de Fanconi
B. Granulocitopenia
C. Acidose láctica
D. Lipoatrofia
E. Reação de hipersensibilidade grave

IV-203. Um homem de 38 anos de idade com HIV/Aids procura assistência com quatro semanas de diarreia, febre e perda de peso. Qual dos seguintes testes estabelece o diagnóstico de colite por CMV?

A. CMV IgG
B. Colonoscopia com biópsia
C. PCR para CMV no soro
D. Antígeno do CMV fecal
E. Coprocultura para CMV

IV-204. Um homem de 40 anos de idade é internado com 2 a 3 semanas de febre, linfonodos hipersensíveis à palpação e dor abdominal no quadrante superior direito. Relata a ocorrência de perda de peso progressiva e mal-estar há um ano. Ao exame, o paciente apresenta febre e fragilidade, com atrofia do músculo temporal e candidíase oral. Observa-se a presença de linfadenopatia cervical anterior dolorosa < 1 cm e hepatomegalia dolorosa à palpação. O paciente é diagnosticado com Aids (contagem de linfócitos CD4+ = 12/μL e HIV RNA de 650.000/mL). As hemoculturas são positivas para *M. avium*. Inicia-se o tratamento com rifabutina e claritromicina, bem como dapsona para profilaxia contra *Pneumocystis* e o paciente recebe alta duas semanas depois, após a resolução da febre. Ele realiza um acompanhamento com especialista em HIV quatro semanas depois e começa a tomar tenofovir, entricitabina e efavirenz. Duas semanas depois, volta à clínica com febre, dor cervical e dor abdominal. A temperatura é de 39,2°C, a FC é de 110 bpm, a PA é de 110/64 mmHg e a saturação de oxigênio é normal. Neste momento, os linfonodos cervicais medem 2 cm e são extremamente dolorosos à palpação, e um deles fistulizou para a pele e está drenando pus amarelo, cuja coloração para bacilos álcool-ácido-resistente é positiva. A hepatomegalia é pronunciada e dolorosa. Qual é a explicação mais provável para o quadro desse paciente?

A. Meningite criptocócica
B. Fracasso do tratamento do HIV
C. Síndrome inflamatória de reconstituição imune ao *M. avium*
D. Sarcoma de Kaposi
E. Falha do tratamento do *M. avium* em consequência de resistência aos fármacos

IV-205. As recomendações atuais dos CDC consistem na realização de rastreamento para HIV em qual dos seguintes grupos?

A. Todos os grupos de alto risco (usuários de drogas injetáveis, homossexuais masculinos e mulheres heterossexuais de alto risco)
B. Todos os adultos norte-americanos
C. Usuários de drogas injetáveis
D. Homossexuais masculinos
E. Mulheres que têm relações sexuais com mais de dois homens por ano

IV-206. Uma mulher de 38 anos de idade é examinada na clínica devido a uma redução da função cognitiva e executiva. O esposo está preocupado, porque ela não é mais capaz de pagar contas, cumprir os compromissos ou lembrar-se de datas importantes. Ela também parece ter muito menos prazer com o cuidado dos filhos e em participar do seu lazer. É incapaz de se concentrar por tempo suficiente para apreciar filmes. Isso contrasta claramente com o seu estado funcional de seis meses atrás. Uma investigação revela a presença de anticorpo anti-HIV positivo por imunoensaio enzimático e *Western blot*. A contagem de linfócitos CD4+ é de 378/µL, com carga viral de 78.000/mL. Não tem febre e os sinais vitais são normais. O afeto está embotado, e ela parece desinteressada durante a entrevista médica. O exame neurológico para força, sensação, função cerebelar e função dos nervos cranianos é não focal. A fundoscopia é normal. A pontuação do Miniexame do Estado Mental é de 22/30. O resultado do teste da RPR no soro é negativo. A RM de crânio revela apenas atrofia cerebral desproporcional para a sua idade, porém sem lesões focais. Qual é o próximo passo no manejo dessa paciente?

A. Terapia antirretroviral
B. PCR para vírus JC no LCS
C. PCR para micobactérias no LCS
D. VDRL do LCS
E. Antígeno criptocócico sérico
F. *Toxoplasma* IgG

IV-207. Que efeito colateral exclusivo é observado com o uso do indinavir, um inibidor da protease, entre os agentes antirretrovirais para o HIV?

A. Sonhos anormais
B. Hiperbilirrubinemia benigna
C. Necrose hepática em gestantes
D. Nefrolitíase
E. Pancreatite

IV-208. Em um paciente infectado pelo HIV, a infecção por *Isospora belli* difere da infecção por *Cryptosporidium* em qual dos seguintes aspectos?

A. *Isospora* provoca uma síndrome diarreica mais fulminante, levando a uma rápida desidratação e até mesmo à morte na ausência de reidratação rápida.
B. A infecção por *Isospora* pode causar doença do trato biliar, enquanto a criptosporidiose é estritamente limitada ao lúmen do intestino delgado e do intestino grosso.
C. *Isospora* tem mais tendência a infectar hospedeiros imunocompetentes do que *Cryptosporidium*.
D. *Isospora* representa um menor desafio para o tratamento e, em geral, responde adequadamente ao tratamento com sulfametoxazol-trimetoprima.
E. Em certas ocasiões, *Isospora* provoca grandes surtos na população geral.

IV-209. Um homem de 27 anos de idade chega à sua clínica com duas semanas de dor de garganta, mal-estar, mialgias, sudorese noturna, febre e calafrios. Procurou um centro de atendimento de urgência e disseram que ele provavelmente tinha gripe. Disseram também que teve um "teste negativo para mono". O paciente é homossexual e declara que tem uma relação monogâmica e pratica relação sexual anal passiva e ativa sem proteção e sexo oral com um parceiro. Teve vários parceiros antes de seu parceiro atual há quatro anos, porém nenhum recentemente. Relata ter tido um resultado negativo para HIV-1 há dois anos e lembra de que foi diagnosticado com infecção por *Chlamydia* há quatro anos. É saudável nos demais aspectos, sem nenhum problema clínico. Você pretende descartar a possibilidade de diagnóstico de infecção aguda pelo HIV. Qual o exame de sangue que você deve solicitar.

A. Contagem de linfócitos CD4+
B. Teste de combinação com imunoensaio enzimático (EIA)/*Western blot* para HIV
C. Painel de resistência do HIV
D. HIV RNA por PCR
E. HIV RNA por PCR ultrassensível

IV-210. Uma mulher de 47 anos de idade com HIV/Aids diagnosticado (contagem de linfócitos CD4+ = 106/µL e carga viral = 35.000/mL) procura assistência com lesões dolorosas na borda lateral da língua, como mostra a Figura IV-210. Qual é o diagnóstico mais provável?

A. Úlceras aftosas
B. Leucoplasia pilosa
C. Estomatite herpética
D. Candidíase oral
E. Sarcoma de Kaposi oral

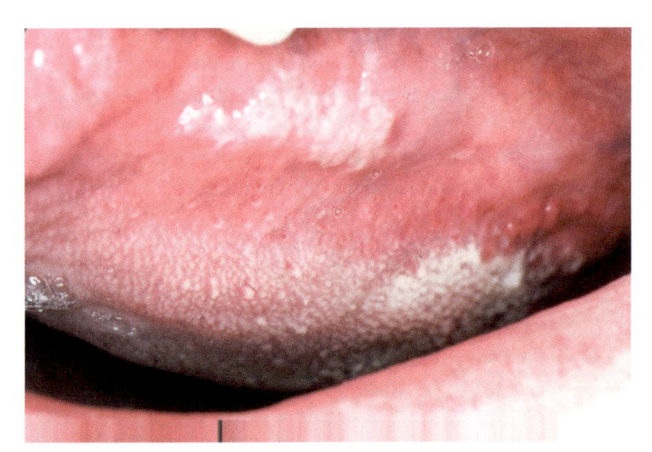

FIGURA IV-210

IV-211. Qual dos seguintes pacientes deve receber terapia antirretroviral para HIV?

A. Homem de 24 anos de idade com diagnóstico recente de infecção aguda pelo HIV por PCR viral.
B. Homem de 44 anos de idade que relata ter tido relação anal sem proteção com outro homem que apresenta infecção ativa pelo HIV.
C. Mulher grávida de 26 anos de idade cujo rastreamento revelou a presença de infecção pelo HIV de duração desconhecida e contagem de linfócitos CD4 de 700/µL.
D. Homem de 51 anos de idade cujo rastreamento revelou infecção pelo HIV de duração desconhecida e contagem de linfócitos CD4 de 150/µL.
E. Todos os pacientes devem receber terapia antirretroviral.

IV-212. Todas as seguintes afirmativas são verdadeiras sobre a terapia antirretroviral para o HIV, EXCETO:

A. A contagem de linfócitos CD4+ deve aumentar em mais de 100 dentro de dois meses após o início do tratamento.
B. Os esquemas de administração intermitente apresentam uma eficácia equivalente aos esquemas de administração constante.
C. O nível plasmático de HIV RNA deve cair em 1 log dentro de dois meses após o início do tratamento.
D. Os esquemas iniciais recomendados incluem três fármacos.
E. O genótipo viral deve ser verificado antes de iniciar o tratamento.

IV-213. Você trabalha como médico em um cruzeiro marítimo que viajou pela costa leste do México. O cruzeiro parou ontem na península de Yucatan. Desde que o navio atracou, você examinou 54 pessoas com náuseas, vômitos e diarreia aquosa. Muitos pacientes também se queixaram de cólica abdominal e febre baixa. Todos os indivíduos acometidos desembarcaram ontem, porém não viajavam juntos. Todos também participaram de um bufê oferecido no navio ao anoitecer. O exame físico dos indivíduos acometidos em geral não revela hipersensibilidade abdominal. Houve necessidade de reidratação IV em alguns pacientes. Qual dos microrganismos você suspeita ser o causador do surto?

A. *Bacillus cereus*
B. *E. coli* enterotoxigênica
C. Rotavírus do grupo A
D. Norovírus
E. *S. aureus*

IV-214. Uma mulher de 28 anos de idade é examinada devido à ocorrência de febre, anorexia e mal-estar. Tem um filho de 4 anos de idade que recentemente teve uma doença semelhante e agora apresenta os achados mostrados na Figura IV-214. Qual é o agente etiológico mais provável para a condição dessa paciente?

A. Dermatite de contato
B. Vírus Coxsackie
C. Enterovírus D68
D. Herpes-vírus simples tipo 1
E. Varicela

IV-215. Você trabalha como médico de saúde pública em um município de 100 mil habitantes. Você é solicitado a investigar um surto de doença febril acompanhada de exantema em um pequeno jardim de infância particular. O primeiro caso de doença ocorreu em uma professora de 28 anos de idade que recentemente retornou de uma viagem à Índia, onde foi visitar a família. Nasceu na Índia e imigrou para os Estados Unidos aos quatro anos. Naquela época, recebeu as vacinas infantis habituais. A doença começou com febre e fadiga há cerca de 14 dias. Permaneceu em casa, sem trabalhar, até o desaparecimento da febre há seis dias. Surgiu um exantema eritematoso e macular. Começou na face, no pescoço e próximo à linha de implantação dos cabelos, porém tornou-se generalizado e confluente no tronco. Ao examinar a mucosa oral da paciente, você observa a lesão mostrada na Figura IV-215. Existem agora quatro crianças do jardim de infância com febre alta e duas desenvolveram um exantema semelhante. A revisão dos registros médicos da escola revela uma taxa de não vacinação de 25%. Qual das seguintes doenças preveníveis com vacina é a mais provável?

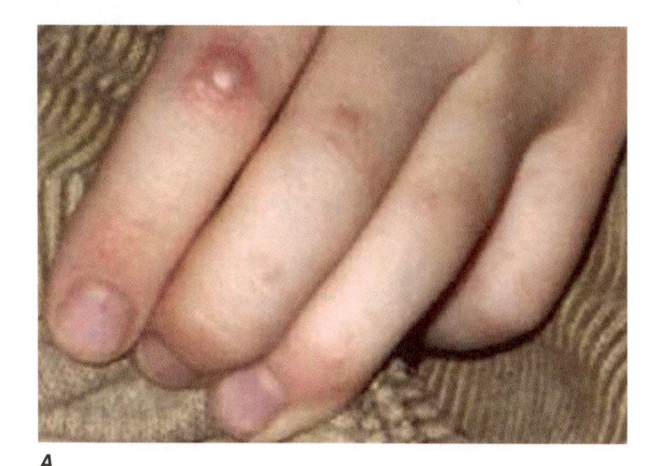

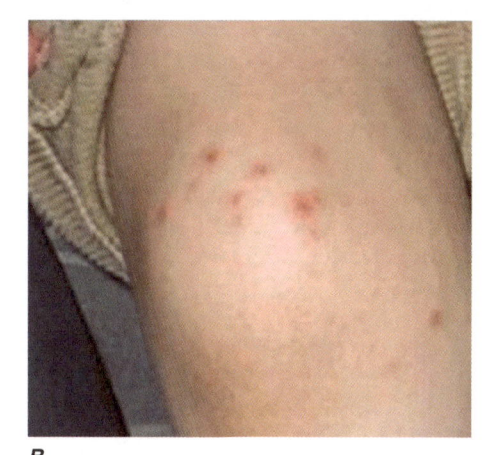

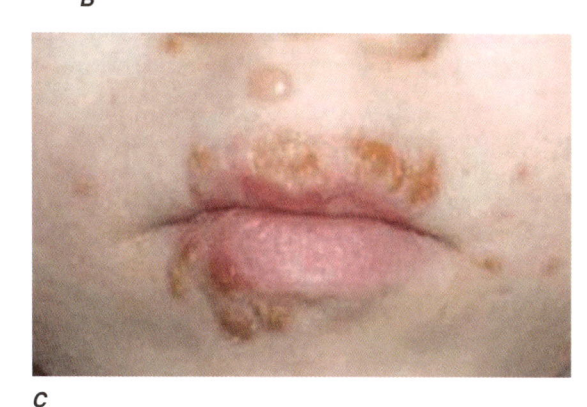

FIGURA IV-214 Fotos reimpressas com cortesia dos Centers for Disease Control and Prevention/Emerging Infectious Diseases.

A. Sarampo
B. Caxumba
C. Poliovírus
D. Rubéola
E. Varicela

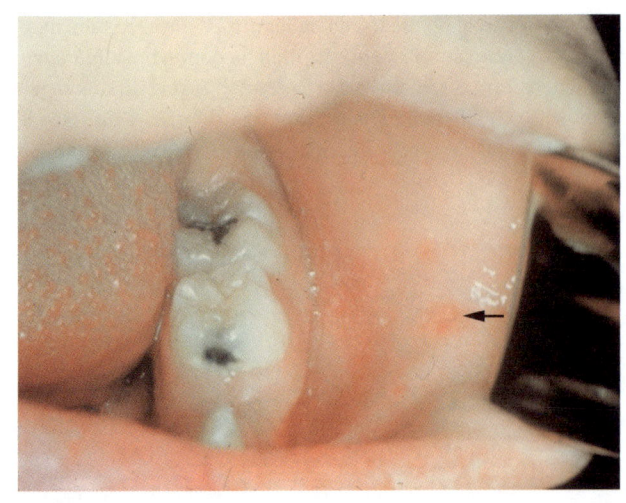

FIGURA IV-215 Cortesia dos Centers for Disease Control and Prevention.

IV-216. Você está tratando uma criança de 5 anos de idade que não foi vacinada para sarampo. A criança foi exposta em um parque onde havia uma pessoa que tinha a doença. A criança está com febre de 38,9°C e apresenta exantema eritematoso macular difuso e manchas de Koplik. Que tratamento você recomenda nesse momento?

A. Imunoglobulina IV
B. Ribavirina
C. Terapia antibacteriana profilática com penicilina ou cefalosporina para prevenir a pneumonia
D. Apenas tratamento de suporte
E. Vitamina A

IV-217. Uma mulher de 23 anos de idade previamente saudável trabalha como carteira em um subúrbio onde foi documentada a presença de raposas e gambás com raiva. É mordida por um morcego, que foge. O exame inicial revela uma ferida limpa na pele no antebraço direito. Não tem nenhuma história de tratamento antirrábico e não tem certeza quanto à vacina contra o tétano. Qual o próximo passo a ser dado pelo médico?

A. Limpar a ferida com solução com sabão a 20%.
B. Limpar a ferida com solução com sabão a 20% e administrar toxoide tetânico.
C. Limpar a ferida com solução com sabão a 20%, administrar toxoide tetânico e administrar imunoglobulina antirrábica humana por via intramuscular.
D. Limpar a ferida com solução com sabão a 20%, administrar toxoide tetânico, administrar imunoglobulina antirrábica humana IM e administrar vacina de células diploides humanas.
E. Limpar a ferida com solução com sabão a 20% e administrar a vacina de células diploides humanas.

IV-218. Enquanto trabalhava em uma nova escola de medicina em Kuala Lumpur, na Malásia, um homem de 40 anos de idade, de Baltimore, previamente saudável, tem início súbito de mal-estar, febre, cefaleia, dor retro-orbitária, dor nas costas e mialgias. Ao exame, a temperatura é de 39,6°C, com PA normal e taquicardia leve. O paciente apresenta algumas lesões vesiculares no palato e hiperemia da esclera. Os exames laboratoriais são marcantes por uma contagem de plaquetas de 80.000/μL. Todas as seguintes afirmativas são verdadeiras com relação à doença desse paciente, EXCETO:

A. Uma segunda infecção pode resultar em febre hemorrágica.
B. Após a resolução, a imunidade é vitalícia.
C. O ensaio imunoadsorvente ligado à enzima (ELISA) para IgM pode ser diagnóstico.
D. Nas áreas equatoriais, ocorre transmissão ao longo de todo o ano.
E. A doença é transmitida por mosquitos.

IV-219. Todas as seguintes afirmativas são verdadeiras com relação à doença do vírus Chikungunya, EXCETO:

A. Os mosquitos *Aedes aegypti* constituem os vetores habituais para a doença em áreas urbanas.
B. A febre e a artralgia são sintomas comuns.
C. Os indivíduos positivos para HLA-B27 correm maior risco de sintomas articulares prolongados.
D. O oseltamivir diminui a duração da doença.
E. É comum a ocorrência de artralgia migratória das pequenas articulações.

IV-220. Todas as seguintes afirmativas são verdadeiras com relação à doença do vírus Ebola (EVD), EXCETO:

A. A dor abdominal e a diarreia constituem manifestações comuns da EVD.
B. A EVD é frequentemente transmitida entre seres humanos por aerossóis respiratórios.
C. Os pacientes que sobrevivem à EVD frequentemente apresentam sequelas graves, como artralgias e astenia.
D. O tratamento da EVD é totalmente de suporte.
E. Os vírus da família Filoviridae causam EVD.

IV-221. Uma estudante de 24 anos de idade na Universidade de Ohio State é examinada no serviço de emergência devido à dispneia e dor torácica. Não tem nenhuma história clínica pregressa significativa e cresceu em Cincinnati. Um contraceptivo oral é a única medicação usada. Como componente de sua avaliação, ela realiza uma TC contrastada do tórax. Felizmente, não há embolia pulmonar (o diagnóstico estabelecido foi de pleurite viral), porém são observadas numerosas calcificações pulmonares, mediastinais e esplênicas. Com base nesses achados, qual das seguintes infecções remotas é mais provável?

A. Blastomicose
B. Coccidioidomicose
C. Criptococose
D. Histoplasmose
E. Tuberculose

IV-222. Uma mulher de 43 anos de idade com história de artrite reumatoide é internada com insuficiência respiratória. Faz uso de infliximabe há dois meses, devido à doença refratária. Antes de iniciar o medicamento, seu médico não constatou evidências de tuberculose latente. A paciente relata que há dois dias está com febre e agravamento da dispneia. Por ocasião da internação, a paciente apresenta hipotensão e hipoxemia, e uma radiografia de tórax revela infiltrados intersticiais e reticulonodulares bilaterais. Após a administração de líquidos e antibióticos de amplo espectro, intubação e iniciação da ventilação mecânica, efetua-se um lavado broncoalveolar (LBA). A coloração do líquido do LBA com prata revela os microrganismos mostrados na Figura IV-222. Qual dos seguintes microrganismos é o agente etiológico mais provável?

A. *Aspergillus fumigatus*
B. CMV
C. *Histoplasma capsulatum*
D. Complexo *M. avium*
E. Tuberculose micobacteriana

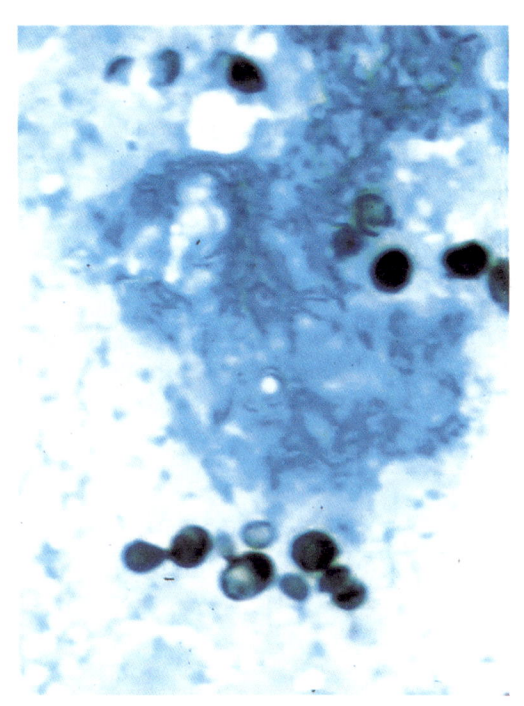

FIGURA IV-222

IV-223. Na paciente descrita na Questão IV-222, qual dos seguintes tratamentos deve ser continuado?

A. Caspofungina
B. Claritromicina/rifampicina/etambutol
C. Ganciclovir
D. Isoniazida (INH)/rifampicina/pirazinamida (PZA)/etambutol
E. Anfotericina B lipossomal

IV-224. Um homem de 24 anos de idade é levado ao serviço de emergência pelos amigos, devido ao agravamento do estado mental, confusão e letargia. O paciente queixa-se de cefaleia intensa há mais de uma semana. Ele é um trabalhador agrícola migrante, mais recentemente na área de Fresno, Califórnia. Nasceu nas Filipinas e está nos Estados Unidos há quatro anos sem tratamento médico. Os sinais vitais incluem os seguintes: PA de 95/45 mmHg, FC de 110 bpm, FR de 22 respirações/min, saturação de oxigênio de 98% e temperatura de 38,4°C. O paciente apresenta-se caquético e está confuso. Há rigidez de nuca mínima, porém fotofobia notável. O hemograma completo é marcante pela contagem de leucócitos de 2.000 (95% de neutrófilos) e nível de hemoglobina de 9 g/dL. Uma punção lombar revela uma contagem de leucócitos de 300 (90% de linfócitos), glicose de 10 mg/dL e proteína de 130 mg/dL. A coloração do LCS com prata revela grandes estruturas redondas (30 a 100 μm) de paredes espessas, contendo pequenos esporos redondos e septações internas. Qual das seguintes alternativas é o tratamento mais adequado.

A. Caspofungina
B. Ceftriaxona mais vancomicina
C. Fluconazol
D. INH/rifampicina/etambutol/PZA
E. Penicilina G

IV-225. Você é médico em uma clínica de saúde universitária no Arizona. Você examinou três estudantes com queixas semelhantes de febre, mal-estar, artralgias difusas, tosse sem hemoptise e desconforto torácico, e um deles é uma mulher com erupção cutânea no pescoço, compatível com eritema multiforme. A radiografia de tórax é semelhante em todos os três, com adenopatia hilar e pequenos derrames pleurais. O hemograma completo é marcante pela presença de eosinofilia. Durante a entrevista, você toma conhecimento de que todos os três estudantes estão na mesma classe de arqueologia e participaram de uma escavação há uma semana. Qual seu principal diagnóstico?

A. Mononucleose
B. Aspergilose pulmonar primária
C. Coccidioidomicose pulmonar primária
D. Histoplasmose pulmonar primária
E. Pneumonia estreptocócica

IV-226. Um homem de 62 anos de idade volta de férias passadas no Arizona com febre, pleurite e tosse não produtiva. Todos os seguintes fatores na anamnese e no exame laboratorial favorecem um diagnóstico de coccidioidomicose pulmonar e não de pneumonia adquirida na comunidade, EXCETO:

A. Eosinofilia
B. Eritema nodoso
C. Linfadenopatia mediastinal na radiografia de tórax
D. Resultado positivo do título de fixação do complemento para *Coccidioides*
E. Viagem limitada ao norte do Arizona (região do Grand Canyon)

IV-227. Em um paciente com lesões pulmonares e cutâneas, uma história de viagem para qual das seguintes regiões deve ser mais compatível com o possível diagnóstico de blastomicose?

A. Brasil (bacia do Rio Amazonas)
B. Malásia
C. Norte de Wisconsin
D. Sul do Arizona
E. Estado de Washington ocidental

IV-228. Um homem de 43 anos de idade chega ao médico com queixa de um mês de febre baixa, mal-estar, dispneia e lesão cutânea em expansão. Ele reside na península superior do Michigan e trabalha como paisagista. Evita procurar assistência médica o máximo possível. Não toma nenhum medicamento e fuma dois maços de cigarros por dia. No último mês, percebeu um agravamento da tosse produtiva diária, com expectoração de muco amarelo-escuro. Ele também relata que apareceram várias lesões cutâneas, que começam na forma de nódulos dolorosos e, em seguida, no decorrer de uma semana, sofrem ulceração e liberam pus (Figura IV-228). O exame físico é marcante pela egofonia e sons respiratórios brônquicos no lobo inferior direito e por aproximadamente 5 a 10 lesões cutâneas ulcerativas de 4 a 8 cm nos membros inferiores, compatíveis com aquela mostrada na Figura IV-228. A radiografia de tórax revela consolidação do lobo inferior direito sem derrame pleural e sem qualquer evidência de adenopatia hilar ou mediastinal. Após obter uma amostra de escarro para citologia e cultura e efetuar uma biópsia da lesão cutânea, qual é a próxima intervenção diagnóstica ou terapêutica mais provável?

A. Colonoscopia para avaliação de doença inflamatória intestinal
B. INH/rifampicina/PZA/etambutol
C. Itraconazol
D. PET para avaliação de doença maligna metastática
E. Vancomicina

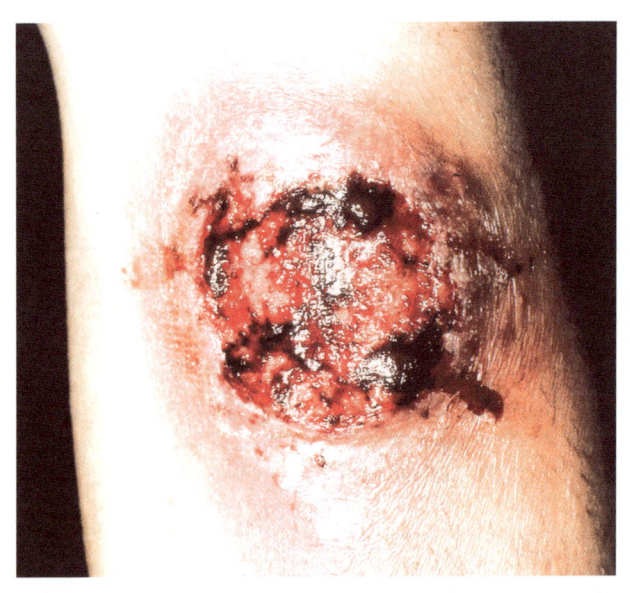

FIGURA IV-228 De Wolff K, Johnson RA, Saavedra AP: *Fitzpatrick's Color Atlas & Synopsis of Clinical Dermatology*, 7th ed. New York, NY: McGraw-Hill, 2013, Fig. C-8. Cortesia de Elizabeth M. Spiers, MD.

IV-229. Uma mulher de 34 anos de idade, trabalhando em uma avicultura, sem história clínica pregressa significativa, sem uso de medicamentos, sem qualquer alergia e HIV-negativa procura o serviço de emergência com febre, cefaleia e fadiga. Relata que a cefaleia ocorre há pelo menos duas semanas, é bilateral e piora com luz brilhante e ruídos altos. É normalmente uma pessoa ativa, que recentemente tem apresentado fadiga e perdeu 3,6 kg devido à anorexia. Seu trabalho consiste em tratar das aves e manter o seu hábitat. Os sinais vitais são marcantes por uma temperatura de 38,7°C. O exame neurológico é normal, exceto pela presença de fotofobia significativa. A TC de crânio também é normal. A punção lombar é significativa, com uma pressão de abertura de 20 cmH$_2$O, com contagem de leucócitos de 15 células/μL (90% de monócitos), nível de proteína de 0,5 g/L (50 mg/mL), glicose de 2,8 mmol/L (50 mg/dL) e coloração com tinta nanquim positiva. Qual é o tratamento adequado para essa paciente?

A. Anfotericina B durante duas semanas, seguida de fluconazol durante toda vida
B. Anfotericina B mais flucitosina durante duas semanas, seguidas de fluconazol oral por 10 semanas
C. Caspofungina durante três meses
D. Ceftriaxona e vancomicina durante duas semanas
E. Voriconazol durante três meses

IV-230. Um paciente HIV-positivo com contagem de células CD4 de 110/μL, que não utiliza nenhum medicamento, procura um centro de atendimento de urgência com queixa de cefaleia durante a última semana. Ele também apresenta náusea e visão intermitentemente turva. O exame é marcante pelos sinais vitais normais sem febre, porém com papiledema leve. A TC de crânio não revela a presença de ventrículos dilatados. Qual é o exame complementar definitivo para esse paciente?

A. Cultura do LCS
B. RM com gadolínio
C. Exame oftalmológico, incluindo campos visuais
D. Teste do antígeno criptocócico no soro
E. Cultura de urina

IV-231. Todos os seguintes achados foram identificados como fatores predisponentes ou condições associadas ao desenvolvimento da candidíase disseminada por via hematogênica, EXCETO:

A. Cirurgia de abdome
B. Cateteres vasculares de demora
C. Hiperalimentação
D. Proteinose alveolar pulmonar
E. Queimaduras graves

IV-232. Um rapaz de 19 anos de idade é submetido à quimioterapia intensiva para leucemia mielocítica aguda. Apresentou neutropenia durante mais de cinco dias e recebeu profilaxia com meropenem e vancomicina por três dias, além de nutrição parenteral. Ontem, a contagem absoluta de neutrófilos foi de 50 e hoje, de 200. Teve um pico febril de 38,3°C ontem. A TC do tórax e do abdome realizada nessa ocasião foi inespecífica. Pedem que você o examine, visto que, nessas últimas 3 horas, apresentou febre > 38,9°C, mialgias e dores articulares intensas, com aparecimento de novas lesões cutâneas (Figura IV-232). Novas lesões cutâneas estão surgindo em todas as áreas do corpo. Inicialmente, são áreas vermelhas, que se tornam macronodulares e levemente dolorosas. Além da pressão arterial de 100/60 mmHg e frequência cardíaca de 105 bpm, os sinais vitais são normais. Uma biópsia de urgência da lesão cutânea tem mais probabilidade de revelar:

A. Hifas septadas ramificadas (45°) na coloração com metenamina de prata
B. Levedura em brotamento na coloração com metenamina de prata
C. Levedura encapsulada na coloração com tinta nanquim
D. Pseudo-hifas e hifas na coloração de Gram para tecidos
E. Esférulas arredondadas com septação interna na coloração com metenamina de prata

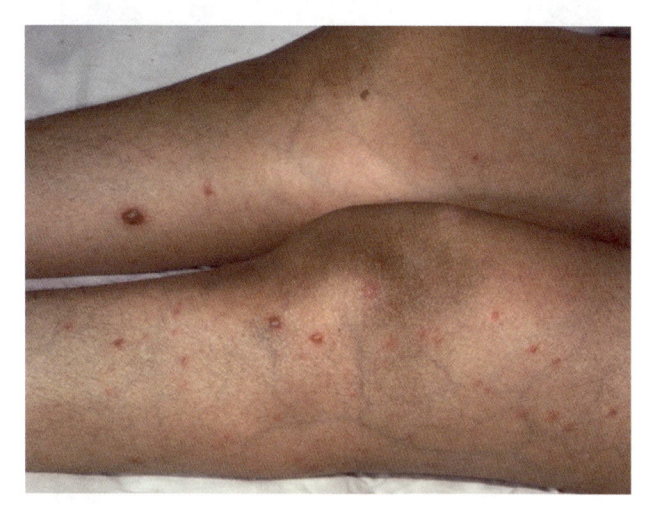

FIGURA IV-232 Cortesia do Dr. Noah Craft e da Victor Newcomer Collection na UCLA; com autorização.

IV-233. No paciente descrito na Questão IV-232, todos os seguintes medicamentos são adequados para acrescentar ao esquema antibiótico atual, EXCETO:

A. Anfotericina
B. Caspofungina
C. Fluconazol
D. Flucitosina
E. Voriconazol

IV-234. Qual das seguintes afirmativas é verdadeira com relação ao uso dos agentes antifúngicos na prevenção das infecções por *Candida*?

A. Pacientes infectados pelo HIV devem receber profilaxia contra a candidíase orofaríngea quando a contagem de células CD4 é < 200.
B. A maioria dos centros administra fluconazol a receptores de transplante de células-tronco alogênicas.
C. A maioria dos centros administra fluconazol a receptores de transplantes renais de doadores vivos aparentados.
D. Foi demonstrado ser o voriconazol superior a outros agentes como profilaxia em receptores de transplante de fígado.
E. A profilaxia contra *Candida* disseminada em pacientes no pós-operatório na unidade de terapia intensiva pós-cirúrgica demonstrou ser custo-efetiva.

IV-235. Um homem de 72 anos de idade é internado com bacteremia e pielonefrite. O paciente é HIV-negativo e não tem nenhuma outra história clínica pregressa significativa. Após duas semanas de tratamento com antibióticos, uma avaliação para febre revela uma hemocultura positiva para *C. albicans*. O exame é inespecífico. A contagem de leucócitos é normal. O cateter venoso central é removido, e são administrados agentes antifúngicos sistêmicos. Qual a avaliação adicional recomendada?

A. TC do abdome para avaliar a presença de abscesso
B. Radiografia de tórax
C. Fundoscopia
D. Repetir as hemoculturas
E. Ecocardiografia transtorácica

IV-236. Um centro de oncologia local está preocupado com a ocorrência de um surto de casos de *Aspergillus* invasivo em pacientes submetidos a transplante de medula óssea. Qual das seguintes alternativas é a fonte mais provável de infecção por *Aspergillus*?

A. Fonte de ar contaminada
B. Fonte de água contaminada
C. Disseminação de um paciente para outro em salas de espera de clínicas ambulatoriais
D. Disseminação do profissional de saúde para o paciente, devido a uma técnica incorreta de lavagem das mãos
E. Disseminação do profissional de saúde para o paciente, devido a uma utilização inadequada de desinfetante contendo álcool.

IV-237. Um homem de 23 anos de idade submetido à quimioterapia para recidiva de leucemia mielocítica aguda vem apresentando neutropenia persistente nessas últimas quatro semanas. No decorrer dos últimos cinco dias, a contagem absoluta de neutrófilos aumentou de zero para 200, e o paciente apresentou febre persistente, apesar da terapia empírica com cefepima/vancomicina. Além da febre, taquicardia e mal-estar, não há outros achados focais, e os sinais vitais são inespecíficos, incluindo saturação de oxigênio normal no ar ambiente. Uma TC do tórax e abdome realizada devido à febre revela alguns nódulos espalhados de 1 a 2 cm, com infiltrados circundantes de aspecto em vidro fosco nos lobos inferiores. Qual dos seguintes testes tem mais probabilidade de ser positivo nesse paciente?

A. Antígeno criptocócico sérico
B. Ensaio para galactomanano sérico
C. Cultura de escarro para fungos
D. Antígeno de *Histoplasma* na urina
E. Antígeno de *Legionella* na urina

IV-238. No paciente descrito na Questão IV-237, qual dos seguintes medicamentos deve ser iniciado imediatamente?

A. Anfotericina B
B. Caspofungina
C. Fluconazol
D. Sulfametoxazol-trimetoprima
E. Voriconazol

IV-239. Um fumante de 40 anos de idade com história de asma é internado no serviço clínico com febre, tosse, escarro verde acastanhado e mal-estar. O exame físico revela uma FR de 15 respirações/min, semuso dos músculos acessórios da respiração e sibilos polifônicos bilaterais em todos os campos pulmonares. Não há baqueteamento nem lesões cutâneas. Você considera o diagnóstico de aspergilose broncopulmonar alérgica. Todas as seguintes características clínicas são compatíveis com aspergilose broncopulmonar alérgica, EXCETO:

A. Infiltrados pulmonares cavitários periféricos e bilaterais
B. Elevação da IgE sérica
C. Eosinofilia do sangue periférico
D. Anticorpos séricos positivos contra espécies de *Aspergillus*
E. Teste cutâneo positivo para espécies de *Aspergillus*

IV-240. Um paciente de 26 anos de idade com asma continua apresentando acessos de tosse e dispneia, apesar das numerosas prescrições de esteroides e uso frequente de salbutamol nos últimos meses. São observados infiltrados persistentes na radiografia de tórax. Uma consulta com o pneumologista sugere uma avaliação para aspergilose broncopulmonar alérgica. Qual dos seguintes exames é o melhor exame complementar para esse diagnóstico?

A. Lavado broncoalveolar (LBA) com cultura para fungos
B. Imunoensaio enzimático (EIA) para galactomanano
C. TC de alta resolução
D. Provas de função pulmonar
E. Nível sérico de IgE

IV-241. Os pacientes com todas as seguintes condições correm risco aumentado de desenvolver mucormicose, EXCETO:

A. Tratamento com desferroxamina
B. Hipoglicemia factícia
C. Terapia com glicocorticoides
D. Acidose metabólica
E. Neutropenia

IV-242. Uma mulher de 38 anos de idade com história de diabetes melito, hipertensão e insuficiência renal crônica procura o serviço de emergência com queixa de diplopia de um dia de duração. Faz hemodiálise crônica há oito anos e, com frequência, falta às sessões, incluindo quatro das últimas oito seções. Ela também observou o aparecimento de edema facial e dificuldade na fala há 12 horas. Parece estar em sofrimento moderado. Os sinais vitais são marcantes, com temperatura de 39°C, PA de 155/95 mmHg, FC de 110 bpm e FR de 25 respirações/min. O exame da cabeça revela proptose do lado direito, edema facial e paralisia facial. (Ver Figura IV-242.) O exame laboratorial revela uma contagem de leucócitos de 15.000/μL, nível sérico de glicose de 225 mg/dL, creatinina sérica de 6,3 mg/dL e hemoglobina A1c de 9,7%. A gasometria arterial no ar ambiente é a seguinte: pH de 7,24, PCO_2 de 20 mmHg e Po_2 de 100 mmHg. É imediatamente internada na unidade de terapia intensiva, e efetua-se um aspirado com agulha de uma massa retrorbitária. A citopatologia revela microrganismos com hifas largas, de paredes espessas, em forma de fita e não septadas, que se ramificam em ângulos de 90 graus. Todas as seguintes alternativas são componentes do tratamento inicial da infecção dessa paciente, EXCETO:

A. Hemodiálise
B. Insulina
C. Anfotericina B lipossomal
D. Desbridamento cirúrgico
E. Voriconazol

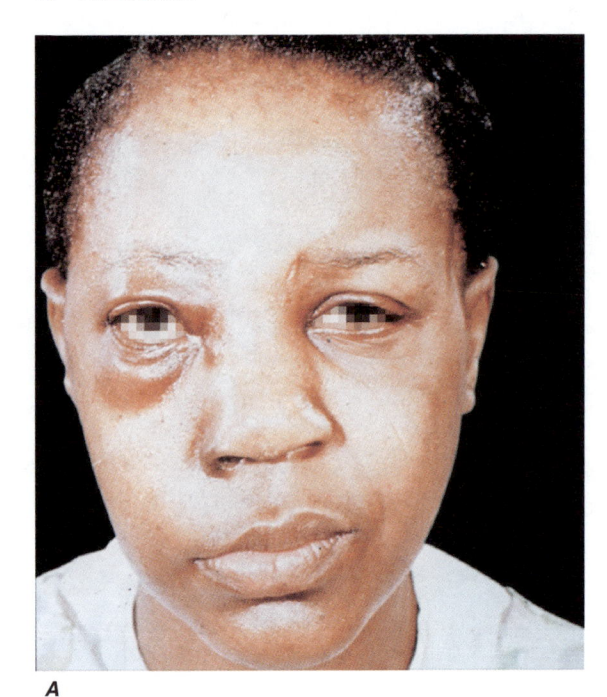

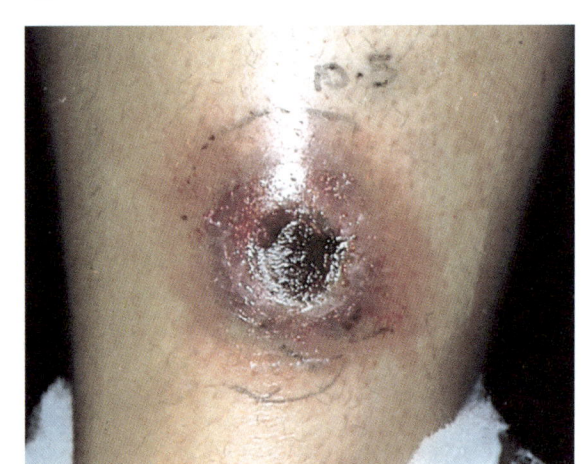

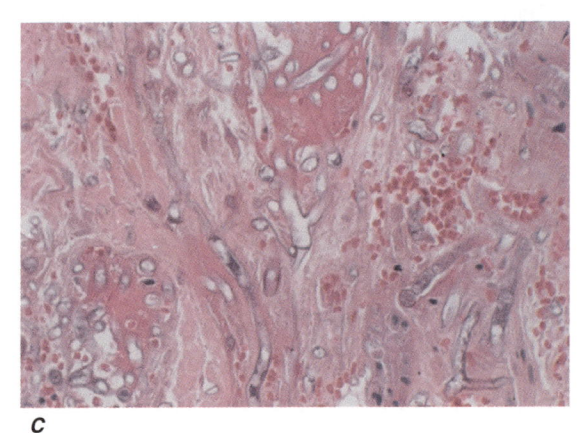

FIGURA IV-242 De Goldsmith LA, Katz SI, Gilchrest BA, et al (eds): *Fitzpatrick's Dermatology in General Medicine*, 8th ed. New York, NY: McGraw-Hill, 2012, Fig. 190-19A.

IV-243. Qual das seguintes alternativas é a forma mais comum de infecção em pacientes com mucormicose?

A. Cutânea
B. Gastrintestinal
C. Disseminação hematogênica
D. Pulmonar
E. Rinocerebral

IV-244. Um estudante universitário de 21 anos de idade procura sua opinião devido a uma lesão que apareceu na cabeça. Não tem nenhuma história clínica significativa e relata o aparecimento de uma lesão solitária no alto da cabeça há mais de um mês, que foi crescendo lentamente. Não tem febre e declara que, embora a área seja pruriginosa, ele se sente bem. Ao exame, você constata uma área redonda de alopecia de 3 cm, sem vermelhidão, dor ou inflamação. A lesão é bem demarcada, com uma área central clara, descamação e cabelos quebrados nas bordas. Não há vermelhidão nem dor. Qual dos seguintes fármacos você recomenda?

A. Caspofungina
B. Clindamicina
C. Doxiciclina
D. Minoxidil
E. Terbinafina

IV-245. Um homem de 34 anos de idade procura aconselhamento com seu médico, devido a um exantema assintomático no tórax. São observadas máculas coalescentes no tórax de cor marrom-claro a salmão. O raspado das lesões é examinado após preparação a fresco com solução de hidróxido de potássio a 10%. Constata-se a presença de hifas e esporos, conferindo à lâmina uma aparência de "espaguete e almôndegas". Além disso, as lesões fluorescem, com aparência amarelo-esverdeada sob a lâmpada de Wood. O diagnóstico é de tinha versicolor. Qual dos seguintes microrganismos é responsável por essa infecção cutânea?

A. *Fusarium solani*
B. *Malassezia furfur*
C. *Penicillium marneffei*
D. *Sporothrix schenckii*
E. *Trichophyton rubrum*

IV-246. Um rapaz de 16 anos de idade procura assistência médica devido ao aparecimento de uma lesão ulcerativa na mão direita. Relata que brincava na mata e furou o dedo indicador com um espinho. Três dias depois, apareceu um nódulo que ulcerou, e agora ele apresenta novas lesões nodulares na mão. (Ver Figura IV-246.) Ao exame, os únicos achados marcantes além da mão são a temperatura de 38,5°C e um linfonodo epitroclear hipersensível no braço direito. A biópsia da borda da lesão no dedo revela a presença de leveduras ovais e em forma de charuto. O diagnóstico é de esporotricose. Qual é o tratamento mais adequado para esse paciente?

A. Anfotericina B IV
B. Caspofungina IV
C. Clotrimazol tópico
D. Itraconazol VO
E. Sulfeto de selênio tópico

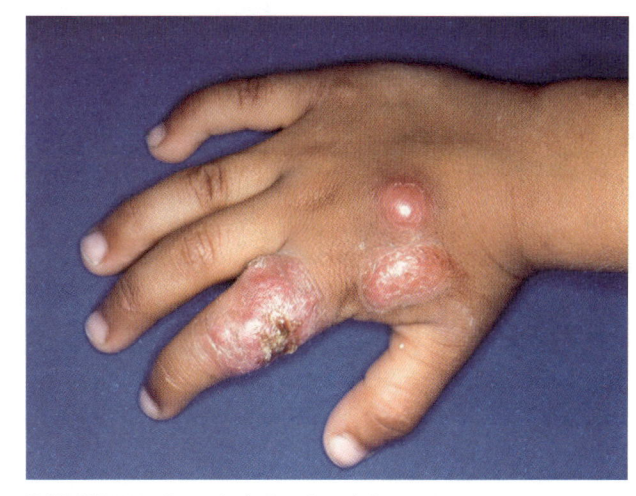

FIGURA IV-246 Cortesia da Dra. Angela Restrepo.

IV-247. Uma mulher de 35 anos de idade com artrite reumatoide de longa duração tem sido tratada com infliximabe nos últimos seis meses, com melhora da doença articular. Tem uma história de PPD positivo e toma profilaxia com INH. Nessa última semana, queixa-se de dispneia crescente aos esforços, com febre baixa e tosse improdutiva. Ao exame, os sinais vitais são marcantes pela PA normal, temperatura de 38°C, FC de 105 bpm, FR de 22 respirações/min e Sao_2 de 91% no ar ambiente. Os pulmões estão limpos. Ao subir um lance de escada, apresenta dispneia e a Sao_2 cai para 80%. Uma imagem representativa da TC do tórax é mostrada na Figura IV-247. Qual é o diagnóstico mais provável?

A. Pneumonia por *Aspergillus fumigatus*
B. Pneumonia por *Nocardia asteroides*
C. Pneumonia por *Pneumocystis jiroveci*
D. Nódulos reumatoides
E. Bacteremia estafilocócica e embolia pulmonar séptica

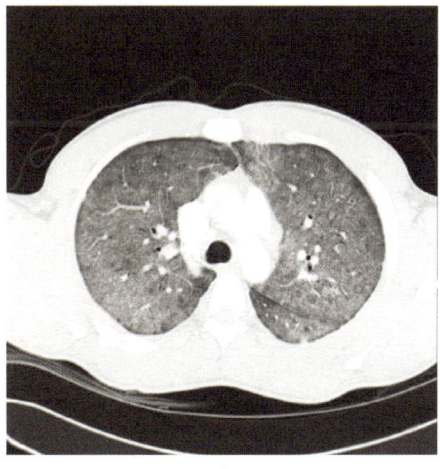

FIGURA IV-247

IV-248. Qual dos seguintes pacientes deve receber profilaxia contra a pneumonia por *Pneumocystis jiroveci*?

A. Homem de 24 anos de idade com HIV que começou a TARV há nove meses, quando a contagem de células CD4 era de 200/μL, e agora apresenta uma contagem de células CD4 de 700/μL nos últimos quatro meses.
B. Homem de 26 anos de idade com asma em uso de 40 mg de prednisona para exacerbação aguda.
C. Homem de 36 anos de idade com diagnóstico recente de HIV e contagem de células CD4 de 400/μL.
D. Mulher de 42 anos de idade com insuficiência respiratória aguda na qual constatou-se a presença de polimiosite com doença pulmonar intersticial; começou a terapia com corticosteroides em altas doses há pelo menos dois meses.
E. Mulher de 69 anos de idade com polimialgia reumática mantida com 7,5 mg/dia de prednisona.

IV-249. Uma mulher de 45 anos de idade com infecção pelo HIV diagnosticada e com não adesão ao tratamento é internada com 2 a 3 semanas de dispneia crescente ao esforço e mal-estar. A radiografia de tórax revela infiltrados alveolares bilaterais, e uma amostra de escarro induzido é positiva para *P. jiroveci*. Qual das seguintes condições clínicas é uma indicação para a administração de glicocorticoides adjuvante?

A. Síndrome da angústia respiratória aguda
B. Contagem de linfócitos CD4+ < 100/μL
C. Ausência de melhora clínica depois de cinco dias de tratamento
D. Pneumotórax
E. Pao_2 < 70 mmHg no ar ambiente

IV-250. Um homem de 28 anos de idade é diagnosticado com infecção pelo HIV durante uma consulta. Não apresenta nenhum sintoma de infecção oportunista. A contagem de linfócitos CD4+ é de 150/μL. Todos os seguintes esquemas estão aprovados para profilaxia primária contra infecção por *P. jiroveci*, EXCETO:

A. Pentamidina aerossolizada, 300 mg por mês
B. Atovaquona, 1.500 mg VO ao dia
C. Clindamicina, 900 mg VO, a cada 8 horas, mais primaquina, 30 mg VO ao dia
D. Dapsona, 100 mg VO ao dia
E. Sulfametoxazol-trimetoprima, 1 comprimido de concentração simples VO ao dia

IV-251. Um colhedor de frutas de 35 anos de idade, imigrante, nascido em El Salvador, é examinado devido à presença de dor no quadrante superior direito, febre e hipersensibilidade hepática. Relata que não tem diarreia nem fezes sanguinolentas. Uma imagem representativa da TC do abdome é mostrada na Figura IV-251. É interessante assinalar o fato de que ele está nos Estados Unidos há aproximadamente 10 anos e estava bem até cerca de 10 dias atrás. Qual dos seguintes exames pode ser realizado para confirmar o diagnóstico?

A. Exame das fezes para pesquisa de trofozoítos
B. Biópsia hepática
C. PCR das fezes para *Campylobacter*
D. Resposta a uma prova empírica com iodoquinol
E. Teste sorológico para anticorpo contra *E. hystolitica*

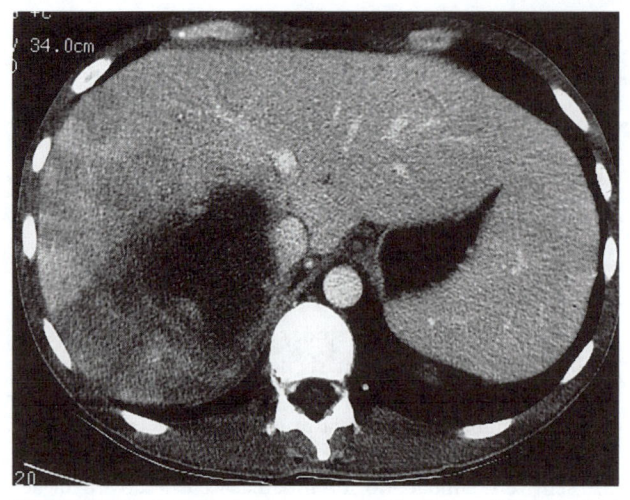

FIGURA IV-251 Cortesia do Department of Radiology, UCSD Medical Center, San Diego; com autorização.

IV-252. Uma mulher de 19 anos de idade é examinada no serviço de emergência, devido à presença de febre e alteração do estado mental. Ela é da Algéria e chegou aos Estados Unidos naquele dia. Relata a ocorrência de febre episódica de três dias de duração antes de deixar o país. Durante o dia, a família relata a ocorrência de uma deterioração de seu estado mental. Neste momento, está confusa e letárgica. O exame físico é marcante por uma temperatura de 40°C, FC de 145 bpm e PA de 105/62 mmHg. Claramente está com útero grávido, cerca de 24 semanas de gestação, e o exame neurológico revela confusão, porém sem achados focais. São realizados esfregaços espesso e fino para malária. (Ver Figura IV-252.) O tratamento com quinidina IV é iniciado imediatamente enquanto você entra em contato com o CDC para obtenção de artesunato. Qual das seguintes condições é uma complicação potencial do tratamento com quinidina?

A. Arritmias
B. Hipertireoidismo
C. Pesadelos
D. Retinopatia
E. Convulsões

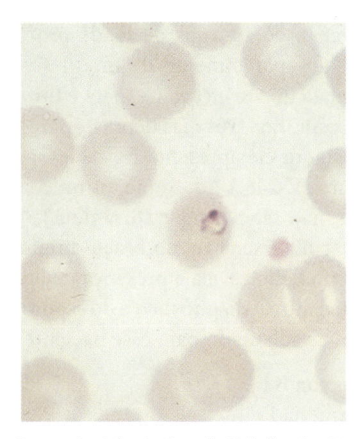

FIGURA IV-252 Reproduzida de *Bench Aids for the Diagnosis of Malaria Infections*, 2nd ed, com autorização da Organização Mundial da Saúde.

IV-253. Uma mulher de 28 anos de idade apresenta febre, cefaleia, diaforese e dor abdominal dois dias após seu retorno de uma missão de ajuda no litoral de Papua Nova Guiné. Vários de seus colegas de trabalho contraíram malária enquanto estavam no exterior, e ela interrompeu a sua profilaxia com doxiciclina, devido a uma reação de fotossensibilidade cinco dias antes. Você solicita hemoculturas, exames laboratoriais de rotina e esfregaços fino e espesso para avaliar a origem da febre. Qual das seguintes alternativas é acurada no que concerne ao diagnóstico de malária?

A. O esfregaço espesso é realizado para aumentar a sensibilidade em comparação com o esfregaço fino, porém só pode ser efetuado em centros com laboratorista experiente e requer maior tempo de processamento.
B. A análise cuidadosa do esfregaço fino de sangue possibilita um prognóstico, com base na estimativa da parasitemia e da morfologia dos eritrócitos.
C. Na ausência de informações diagnósticas rápidas, deve-se considerar fortemente o tratamento empírico para a malária.
D. A morfologia no esfregaço de sangue constitui o critério atual usado para diferenciar as quatro espécies de *Plasmodium* que infectam os seres humanos.
E. Todas as alternativas anteriores são verdadeiras.

IV-254. Zachs planeja passar um semestre da faculdade fora do país, na Mongólia, e sua mãe está preocupada quanto à necessidade de profilaxia contra malária. Qual das seguintes afirmativas é verdadeira?

A. A malária resistente à cloroquina é endêmica na Mongólia.
B. A malária sensível à cloroquina é endêmica na Mongólia.
C. A malária não é endêmica na Mongólia.
D. A malária resistente à mefloquina é endêmica na Mongólia.
E. Zachs deve iniciar o tratamento profilático com atovaquona-proguanil uma semana antes de começar o semestre fora do país.

IV-255. Uma estudante universitária de 19 anos de idade é empregada durante o verão na Ilha de Nantucket, Massachusetts. É examinada no serviço de emergência local, devido à ocorrência de febre, mal-estar e fraqueza generalizada de cinco dias de duração. Embora lembre de ter sido picada por carrapato há cerca de seis semanas, ela nega o aparecimento de qualquer erupção naquela ocasião ou atualmente. O exame físico é inespecífico, exceto por uma temperatura de 39,3°C. Qual das seguintes afirmativas é verdadeira com relação à doença mais provável dessa paciente?

A. *Babesia duncari* é o microrganismo mais provavelmente encontrado no esfregaço de sangue periférico.
B. O tratamento de primeira linha para a doença grave nessa paciente consiste em exsanguineotransfusão completa e imediata, além da administração de clindamicina e quinina.
C. Se a babesiose não for demonstrada em esfregaços espessos ou finos de sangue periférico, recomenda-se a amplificação por PCR do rRNA 18S de *Babesia*.
D. A forma em anel de *Babesia microti* observada nos eritrócitos ao exame microscópico é indistinguível de *Plasmodium falciparum*.
E. Na ausência de erupção atual ou antecedente, é pouco provável que essa paciente tenha babesiose.

IV-256. Um homem de 35 anos de idade vindo da Índia é examinado devido a várias semanas de febre, cuja intensidade diminuiu, mas que agora desenvolveu distensão abdominal. Não há nenhuma história clínica pregressa significativa. O exame físico revela esplenomegalia e hepatomegalia palpáveis, bem como linfadenopatia difusa. Observa-se a presença de hiperpigmentação difusa na pele. Suspeita-se de leishmaniose visceral. Qual das seguintes técnicas diagnósticas é a mais utilizada?

A. Cultura de amostra de sangue periférico para *Leishmania*
B. PCR para ácido nucleico de *Leishmania infantum* no sangue periférico
C. Teste imunocromatográfico rápido para antígeno recombinante rK39 de *L. infantum*
D. Esfregaço de fezes para amastigotas
E. Aspiração do baço para demonstração de amastigotas

IV-257. Todas as seguintes afirmativas são verdadeiras com relação à infecção por *Trypanosoma cruzi*, EXCETO:

A. É encontrada apenas nas Américas.
B. Trata-se do agente etiológico da doença de Chagas.
C. É transmitido aos seres humanos pela picada de moscas do cervo.
D. Pode ser transmitido a seres humanos por transfusão de sangue.
E. Pode causar doença aguda e crônica.

IV-258. Um homem de 36 anos de idade é internado com agravamento da dispneia aos esforços e ortopneia de três meses de duração. Nas últimas duas semanas, dormiu em pé. Nega qualquer dor torácica ao esforço ou ocorrência de síncope. Não há história de hipertensão, hiperlipidemia ou diabetes melito. Nunca foi fumante e, desde sua chegada aos Estados Unidos, proveniente de uma área rural do México, há 16 anos, ele trabalha como eletricista. O exame físico é marcante notável pela ausência de febre, com FC de 105 bpm, PA de 100/80 mmHg, FR de 22 respirações/min e saturação de oxigênio de 88% no ar ambiente. Apresenta distensão venosa jugular notável na posição ortostática, sem sinal de Kussmaul, edema depressível 3+ nos joelhos e estertores bilaterais nos dois terços superiores nos campos pulmonares. O exame cardíaco revela *ictus cordis* lateralmente deslocado, sopro sistólico 2/6 no ápice e na axila, B_3 e ausência de atrito estalido pericárdico. Qual dos seguintes exames provavelmente revelará o diagnóstico mais provável?

A. Angiografia coronariana
B. Cateterismo cardíaco direito
C. PCR para DNA do *T. cruzi* no soro
D. Anticorpos IgG séricos contra *T. cruzi*
E. Troponina sérica

IV-259. Uma médica missionária de 36 anos de idade voltou recentemente de uma viagem de duas semanas da região rural de Honduras. Durante a viagem, permaneceu na selva, onde foi atacada por múltiplas picadas de insetos e desenvolveu úlceras abertas. Uma semana depois de seu retorno, ela procura a clínica com queixa de dois dias de mal-estar, febre de 38,5°C e anorexia. Existe uma área intumescida e endurecida de eritema na panturrilha e adenopatia femoral. Tendo em vista a história de exposição, você solicita um esfregaço de sangue fino e espesso, que revela microrganismos compatíveis com *T. cruzi*. Qual é a melhor intervenção?

A. Tratamento imediato com benznidazol
B. Tratamento imediato com primaquina
C. Tratamento imediato com voriconazol
D. Apenas observação
E. Confirmação sorológica com teste de IgG específico contra *T. cruzi*

IV-260. Um homem de 44 anos de idade, que recentemente voltou de um safari em Uganda, procura assistência médica devido a uma lesão dolorosa na perna e ocorrência recente de febre. Participou de um safari, onde permaneceu no parque dos animais extensamente povoado por antílopes, leões, girafas e hipopótamos. Fez excursões frequentes na savana e na selva. Voltou de viagem na última semana e percebeu uma lesão dolorosa no pescoço, no local de algumas picadas de inseto. Relata uma febre de mais de 38°C, e você constata a presença de linfadenopatia cervical palpável. O exame dos sintomas é marcante notável pela presença de mal-estar e febre de dois dias de duração. Um esfregaço de sangue espesso e fino revela a presença de protozoários compatíveis com tripanossomas. Todas as seguintes afirmativas são verdadeiras com relação à doença desse paciente, EXCETO:

A. Os seres humanos são o principal reservatório.
B. Sem tratamento, é provável a ocorrência de morte.
C. A doença foi transmitida pela picada da mosca tsé-tsé.
D. Deve-se efetuar uma punção lombar.
E. A suramina é um tratamento efetivo.

IV-261. Um homem de 36 anos de idade com HIV/Aids é levado ao hospital após sofrer uma convulsão de grande mal em casa. Tem uma história de uso contínuo de drogas IV e não faz uso da terapia antirretroviral altamente ativa (HAART). A última contagem de células T CD4 foi < 50/µL há mais de um mês. Não se dispõe de outros dados da história clínica. Os sinais vitais são normais. Ao exame, o paciente quase não responde e está desorientado. Apresenta caquexia. Não há rigidez de nuca nem déficits motores focais. A creatinina sérica está normal. Efetua-se uma RM de crânio de urgência com gadolínio, e os resultados das imagens ponderadas em T1 são mostradas na Figura IV-261. Qual dos seguintes esquemas é o tratamento mais efetivo?

A. Caspofungina
B. INH/rifampicina/PZA/etambutol
C. Pirimetamina mais sulfadiazina
D. Estreptoquinase
E. Voriconazol

IV-262. Qual dos seguintes protozoários intestinais pode ser diagnosticado no exame parasitológico de fezes?

A. *Cryptosporidium*
B. *Cyclospora*
C. *Giardia*
D. *Isospora*
E. Microsporídios

IV-263. Uma jovem de 17 anos de idade procura a clínica com queixa de prurido vaginal e secreção fétida. É sexualmente ativa com múltiplos parceiros e está interessada em realizar testes para doenças sexualmente transmissíveis. Efetua-se um exame microscópico de preparação a fresco e são identificados parasitas tricômonas. Qual das seguintes afirmativas é verdadeira sobre a tricomoníase?

A. As mulheres são, em sua maioria, assintomáticas.
B. Não há necessidade de tratamento, visto que a doença é autolimitada.
C. O parceiro sexual da paciente não precisa ser tratado.
D. A tricomoníase é apenas disseminada sexualmente.
E. A tricomoníase é 100% sensível ao metronidazol.

IV-264. Um estudante universitário de 19 anos de idade chega ao serviço de emergência com dor abdominal em cólica e diarreia aquosa, que vem se agravando nesses últimos três dias. Recentemente, voltou de uma viagem como voluntário ao México. Não tem nenhuma história clínica pregressa e sentiu-se bem durante toda viagem. O exame de fezes revela pequenos cistos contendo quatro núcleos, e o imunoensaio para antígeno fecal é positivo para *Giardia*. Qual é o esquema de tratamento recomendado para esse paciente?

A. Albendazol
B. Clindamicina
C. A giardíase é autolimitada e não necessita de antibioticoterapia
D. Paromomicina
E. Tinidazol

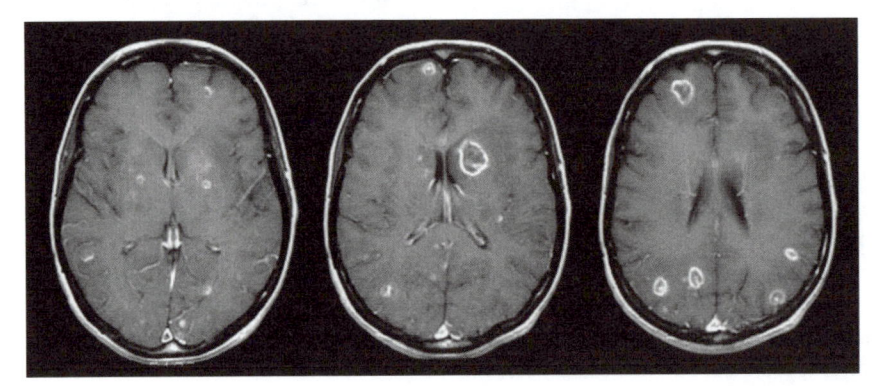

FIGURA IV-261 Cortesia de Clifford Eskey, Dartmouth Hitchcock Medical Center, Hanover, NH; com autorização.

IV-265. Uma mulher de 28 anos de idade é levada ao hospital devido à presença de dor abdominal, perda de peso e desidratação. Foi diagnosticada com HIV/Aids há dois anos e apresenta uma história de candidíase oral e pneumonia por *Pneumocystis*. Relata estar com diarreia aquosa volumosa nas últimas duas semanas. Devido à falta de adesão ao tratamento, ela não usado nenhuma terapia antirretroviral. O exame parasitológico de fezes de rotina é normal, porém o teste para antígeno fecal revela *Cryptosporidium*. Qual é o tratamento recomendado?

A. Metronidazol
B. Nitazoxanida
C. Não se recomenda nenhum tratamento, visto que a diarreia é autolimitada
D. Não se dispõe de nenhuma terapia específica efetiva
E. Tinidazol

IV-266. Qual das seguintes condutas resultou em uma diminuição significativa da incidência de triquinelose nos Estados Unidos?

A. Tratamento adequado que possibilita a erradicação da infecção nos casos-índice antes que possa ocorrer transmissão interpessoal.
B. Diagnóstico mais precoce, devido a um novo exame de cultura.
C. Leis federais que limitam a importação do gado de países estrangeiros.
D. Leis que proíbem a alimentação de porcos com restos não cozidos.
E. Necessidade de lavagem das mãos pelos auxiliares em cozinhas comerciais que manuseiam carne crua.

IV-267. Um paciente chega à clínica e queixa-se de fraqueza muscular progressiva de várias semanas de duração. Ele também tem apresentado náusea, vômitos e diarreia. Há um mês, estava totalmente saudável e menciona uma viagem que fez ao Alasca para a caça de ursos; nessa viagem, ele consumiu carne da própria caça. Pouco depois de seu retorno, apareceram sintomas GIs, seguidos de fraqueza muscular na mandíbula e no pescoço, que agora se propagou para os braços e a região lombar. O exame confirma uma diminuição da força muscular nos membros superiores e no pescoço. Ele também apresenta movimentos extraoculares lentos. O exame laboratorial revela contagens elevadas e alarmantes de eosinófilos e de níveis séricos de creatina-fosfoquinase. Qual dos seguintes organismos é mais provavelmente a causa dos sintomas desse paciente?

A. *Campylobacter*
B. CMV
C. *Giardia*
D. *Taenia solium*
E. *Trichinella*

IV-268. Um menino de 3 anos de idade é levado pelos pais à clínica. Declaram que ele tem apresentado febre, anorexia e perda de peso e, mais recentemente, começou a ter sibilos à noite. Estava totalmente saudável até o aparecimento desses sintomas há dois meses. Vários meses antes, a família viajou pela Europa, porém não relatou qualquer exposição incomum ou consumo de alimentos exóticos. Eles têm um filhote de cachorro em casa. Ao exame, a criança tem aparência doente, e observa-se a presença de hepatoesplenomegalia. Os resultados laboratoriais revelam uma contagem alarmante de 82% de eosinófilos. A contagem total de leucócitos está elevada. O hemograma completo é repetido para descartar qualquer possibilidade de erro laboratorial e a contagem de eosinófilos é de 78%. Qual das seguintes alternativas é o organismo ou processo mais provável?

A. Cisticercose
B. Giardíase
C. *Staphylococcus lugdunensis*
D. Toxocaríase
E. Triquinelose

IV-269. O quadro do paciente descrito na Questão IV-268 continua se agravando nos 2 a 3 dias seguintes, com agravamento do estado respiratório, ortopneia e tosse. Ao exame físico, a FC é de 120 bpm, a PA é de 95/80 mmHg, a FR é de 24 respirações/min e a saturação de oxigênio é de 88% no ar ambiente. As veias do pescoço estão elevadas, observa-se uma B_3 apical e os pulmões apresentam estertores bilaterais até mais da metade dos campos pulmonares. O ecocardiograma revela uma fração de ejeção de 25%. Qual dos seguintes tratamentos deve ser iniciado?

A. Albendazol
B. Metilprednisolona
C. Metronidazol
D. Nafcilina
E. Vancomicina

IV-270. Um homem de 28 anos de idade é levado ao serviço de emergência pela esposa com alteração do estado mental, febre, vômitos e cefaleia. A cefaleia bilateral, que começou há cerca de um dia, tornou-se progressivamente mais intensa. Ele e a esposa voltaram de uma viagem à Tailândia e ao Vietnã, onde passaram grande parte do tempo em áreas rurais, alimentando-se de moluscos, frutos do mar e vegetais. O exame físico é marcante pela presença de febre, rigidez de nuca, confusão e letargia. A punção lombar revela uma pressão de abertura elevada, níveis elevados de proteína, glicose normal e contagem de leucócitos de 200/μL, com 50% de eosinófilos, 25% de neutrófilos e 25% de linfócitos. Qual dos seguintes organismos tem mais probabilidade de ser o agente etiológico da meningite desse paciente?

A. *Angiostrongylus cantonensis*
B. *Gnathostoma spinigerum*
C. *Trichinella murrelli*
D. *Trichinella nativa*
E. *Toxocara canis*

IV-271. Um grupo de colegas viajam para fazer canoagem e acampar na área rural do sul da Geórgia durante cinco dias. Algumas semanas depois, um dos colegas do acampamento desenvolve uma erupção eritematosa serpiginosa, elevada e pruriginosa nas nádegas. São encontradas larvas de *Strongyloides* nas fezes. Três dos companheiros, que estão assintomáticos, também apresentam larvas de *Strongyloides* nas fezes. Qual dos seguintes tratamentos está indicado para os portadores assintomáticos?

A. Fluconazol
B. Ivermectina
C. Mebendazol
D. Mefloquina
E. Tratamento apenas da doença sintomática

IV-272. Todas as seguintes alternativas constituem manifestações clínicas da infecção por *Ascaris lumbricoides*, EXCETO:

A. Estado de portador assintomático
B. Febre, cefaleia, fotofobia, rigidez da nuca e eosinofilia
C. Tosse não produtiva e pleurite com eosinofilia
D. Dor no quadrante superior direito e febre
E. Obstrução do intestino delgado.

IV-273. Um estudante universitário de 21 anos de idade no Mississippi procura o centro de saúde estudantil para aconselhar-se sobre o tratamento da infecção por *Ascaris*. É um educador e trabalha um dia por semana em uma escola de ensino fundamental, na qual vários alunos foram recentemente diagnosticados com ascaridíase nos últimos três meses. Sente-se bem e é assintomático. O exame parasitológico de fezes revela ovos característicos de *Ascaris*. Qual dos seguintes fármacos você deve recomendar?

A. Albendazol
B. Dietilcarbamazina (DEC)
C. Fluconazol
D. Metronidazol
E. Vancomicina

IV-274. Enquanto está em uma viagem de negócios em Santiago, no Chile, uma mulher de 42 anos de idade procura o serviço de emergência com dor abdominal intensa. Não tem nenhuma história clínica ou cirúrgica pregressa. Não lembra de nenhuma história recente de desconforto abdominal, diarreia, melena, eliminação de sangue vermelho vivo pelo reto, náusea ou vômitos antes desse episódio agudo. Foi comer ceviche (peixe cru marinado em suco de limão-doce) em um restaurante local, 3 horas antes do aparecimento da dor. Ao exame, a paciente está em enorme sofrimento e tem ânsia de vômito. A temperatura é de 37,6°C, a FC de 128 bpm, a PA de 174/92 mmHg. O exame é marcante por um abdome extremamente hipersensível, com defesa e dor à descompressão. Os sons intestinais estão presentes e hiperativos. O exame retal é normal, e o resultado do teste com guáiaco é negativo. O exame pélvico é inespecífico. A contagem de leucócitos é de 6.738/µL, e o hematócrito é de 42%. O painel metabólico completo e os níveis de lipase e de amilase estão dentro dos limites normais. A TC do abdome não revela nenhuma anormalidade. Qual é o próximo passo no manejo dessa paciente?

A. Angiografia por TC do abdome
B. Ultrassonografia pélvica
C. Terapia com inibidores da bomba de prótons e observação
D. Ultrassonografia do quadrante superior direito
E. Endoscopia alta

IV-275. Enquanto você participa de uma viagem como médico missionário na Indonésia, pedem que examine um homem de 22 anos de idade com início recente de febre alta, dor na virilha e aumento do escroto. Os sintomas já estão presentes há cerca de uma semana e estão se agravando. A temperatura é de 38,8°C, e o exame é marcante pela presença de linfadenopatia inguinal hipersensível, edema do escroto com hidrocele e estrias linfáticas. Todos os seguintes exames podem ser úteis para o diagnóstico dessa condição, EXCETO:

A. Exame de sangue
B. Exame do líquido da hidrocele
C. Ultrassonografia do escroto
D. ELISA no soro
E. Exame parasitológico de fezes

IV-276. O paciente descrito na Questão IV-275 deve ser tratado com qual dos seguintes medicamentos?

A. Albendazol
B. DEC
C. Doxiciclina
D. Ivermectina
E. Praziquantel

IV-277. Uma mulher de 45 anos de idade é levada ao serviço de emergência pela filha, quando ela percebeu algo se movendo dentro do olho da mãe. A paciente é do Zaire, onde reside na floresta tropical. A paciente relata que algumas vezes apresenta edema e vermelhidão do olho. Ao exame, você identifica a presença de um verme na subconjuntiva (ver Figura IV-277). Qual dos seguintes medicamentos está indicado para o tratamento?

A. Albendazol
B. DEC
C. Ivermectina
D. Terbinafina
E. Voriconazol

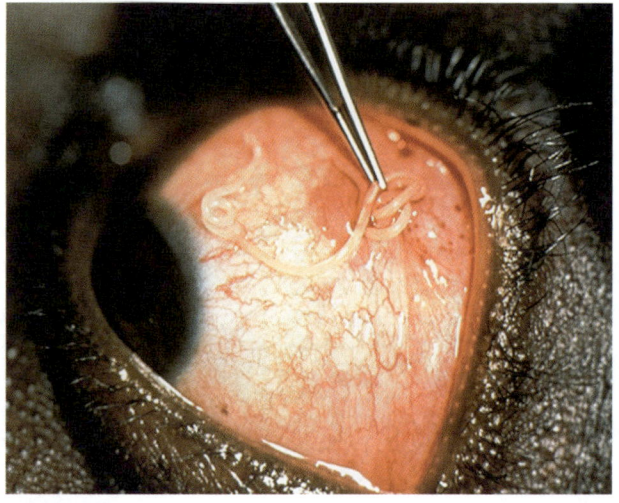

FIGURA IV-277

IV-278. Todas as seguintes afirmativas são verdadeiras com relação à epidemiologia da esquistossomose, EXCETO:

A. A infecção por *Schistosoma haematobium* é observada principalmente na América do Sul.
B. A infecção por *Schistosoma japonicum* é observada principalmente na China, Filipinas e Indonésia.
C. A infecção por *Schistosoma mansoni* é observada na África, América do Sul e Oriente Médio.
D. A infecção por esquistossomos provoca manifestações agudas e crônicas.
E. A transmissão de todas as infecções humanas por esquistossomos ocorre por meio de caramujos.

IV-279. Uma mulher de 48 anos de idade procura seu médico com história de febre, artralgias, diarreia e cefaleia há dois dias. Recentemente, voltou de um ecoturismo na África Subsaariana tropical, onde nadou em rios. Os achados marcantes ao exame físico incluem temperatura de 38,7°C; linfonodos móveis e hipersensíveis de 2 cm nas axilas, regiões cervical e femoral, e baço palpável. A contagem de leucócitos é de 15.000/μL, com 50% de eosinófilos. Qual dos seguintes medicamentos deve ser usado para o tratamento dessa paciente?

A. Cloroquina
B. Mebendazol
C. Metronidazol
D. Praziquantel
E. Tiabendazol

IV-280. Uma pessoa com doença hepática causada por *S. mansoni* deve apresentar mais provavelmente qual das seguintes condições?

A. Ascite
B. Varizes esofágicas
C. Ginecomastia
D. Icterícia
E. Nevos aracneiformes

IV-281. Um homem de 26 anos de idade é levado ao serviço de emergência após o início de uma convulsão de grande mal. Ao chegar ao hospital, a convulsão tinha terminado e o paciente estava sonolento, sem achados focais. Os sinais vitais estavam normais, com exceção da taquicardia. O paciente não tem nenhuma história clínica conhecida, nem história de uso de drogas ilícitas ou álcool. Não toma nenhuma medicação. Em uma visita de rotina à clínica, há três meses, foram documentados resultados negativos para anticorpo anti-HIV e PPD. O paciente é da área rural da Guatemala e foi aos Estados Unidos trabalhar como operário nos últimos três anos. Uma TC contrastada de crânio revela múltiplas lesões parenquimatosas em ambos os hemisférios, que são idênticas àquela mostrada na parte posterior do hemisfério direito (ver Figura IV-281). Após estabilização aguda, incluindo terapia anticonvulsivante, qual é o próximo passo mais adequado no manejo desse paciente?

A. Ecocardiografia com Doppler das valvas da aorta e mitral
B. Instituição de tratamento com praziquantel
C. Instituição de tratamento com pirimetamina e sulfadiazina
D. Determinação da carga viral de HIV
E. Parecer neurocirúrgico para biópsia do cérebro

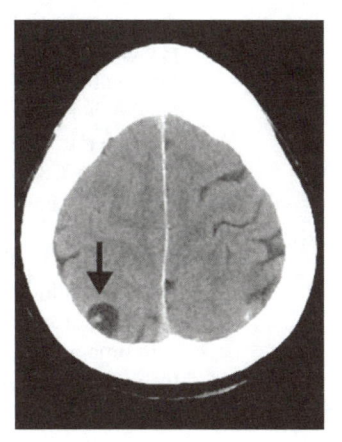

FIGURA IV-281 Modificada com autorização de JC Bandres et al: *Clin Infect Dis* 15:799, 1992 © The University of Chicago Press.

IV-282. Uma mulher de 44 anos de idade chega ao serviço de emergência com episódios recorrentes de dor no quadrante superior direito, que ocorrem tipicamente logo após as refeições. Esses episódios têm ocorrido durante pelo menos um mês e parecem piorar. A paciente emigrou do Líbano há mais de 20 anos e trabalha como advogada. Não toma nenhuma medicação e é fisicamente ativa. Ao exame, apresenta icterícia e desconforto evidente, devido à dor no quadrante superior direito. Não tem febre e apresenta taquicardia. O exame físico é marcante pela presença de hepatomegalia. A ultrassonografia confirma a hepatomegalia e demonstra a presença de um cisto complexo de 14 cm com cistos-filhos estendendo-se até a borda hepática, com dilatação associada do trato biliar. Qual das seguintes alternativas constitui a abordagem mais adequada para essa paciente?

A. Tratamento clínico com albendazol
B. Albendazol seguido de ressecção cirúrgica
C. Biópsia de agulha da lesão cística
D. PAIR (aspiração percutânea, infusão de agente escolicida e reaspiração)
E. Teste sorológico para *Echinococcus granulosus*

RESPOSTAS

IV-1. **A resposta é B.** *(Cap. 144)* As deficiências no sistema complemento predispõem os pacientes a uma variedade de infecções. Esses déficits são, em sua maioria, congênitos. Os pacientes com doença falciforme adquirem defeitos funcionais na via alternativa do complemento. Esses indivíduos correm risco de adquirir infecções por *Streptococcus pneumoniae* e por *Salmonella* spp. Os pacientes com doença hepática, síndrome nefrótica e lúpus eritematoso sistêmico podem apresentar defeitos do C3. Apresentam risco particular de infecções causadas por *Staphylococcus aureus*, *S. pneumoniae*, *Pseudomonas* spp. e *Proteus* spp. Os pacientes com deficiências congênitas ou adquiridas (geralmente lúpus eritematoso sistêmico) dos componentes terminais da cascata do complemento (C5-C8) correm risco particular de infecção por *Neisseria* spp., como *Neisseria meningitidis* ou *Neisseria gonorrhoeae*.

IV-2. **A resposta é B.** *(Cap. 144)* As doenças infecciosas continuam sendo a segunda causa principal de morte no mundo, depois da doença cardiovascular, que ocupa o primeiro lugar. Embora a taxa de mortalidade relacionada a doenças infecciosas tenha diminuído drasticamente nos últimos 20 anos com uma população mundial crescente, os números absolutos dessas mortes permaneceram relativamente constantes, com um total de mais de 12 milhões em 2010. Como mostra a Figura IV-2, essas mortes afetam desproporcionalmente os países com baixa e média renda; em 2010, 23% de todas as mortes no mundo inteiro estavam relacionadas a doenças infecciosas, com taxas > 60% na maioria dos países da África Subsaariana. Tendo em vista que as doenças infecciosas continuam

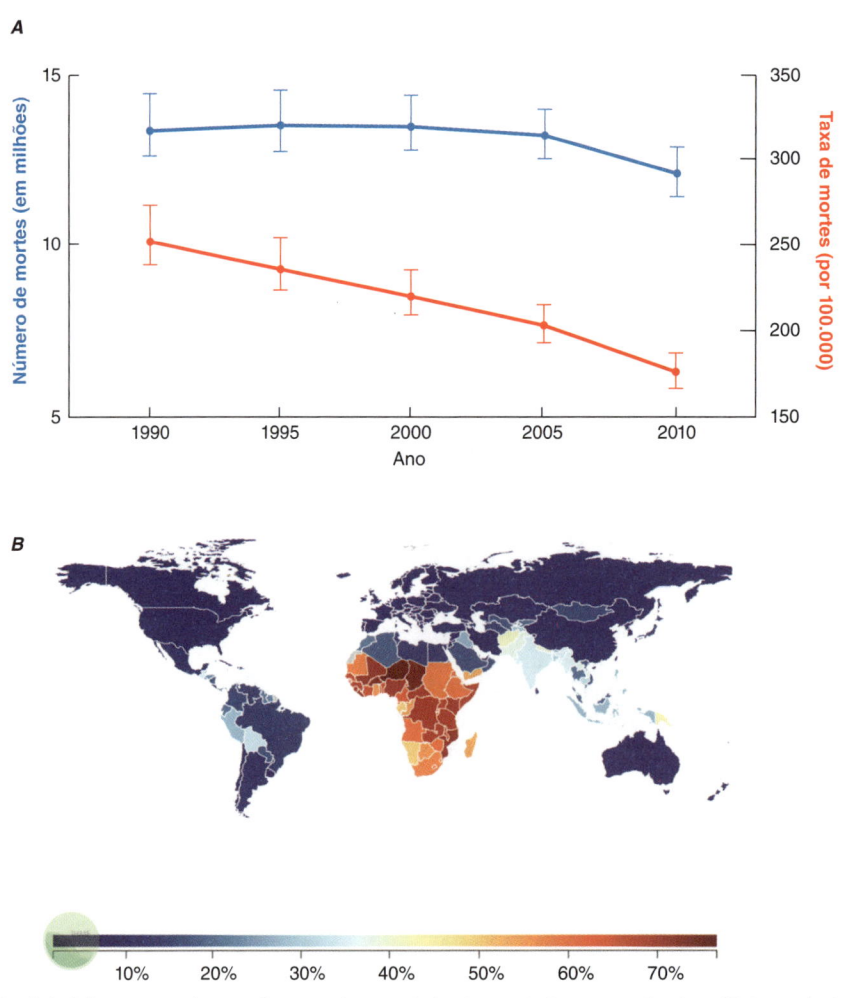

FIGURA IV-2 Magnitude global de mortes relacionadas com doenças infecciosas. **A.** O numero absoluto (*linha azul; eixo da esquerda*) e a taxa (*linha vermelha; eixo da direita*) de mortes relacionadas com doenças infecciosas em todo o mundo desde 1990. **B.** Um mapa mostrando dados especificos de cada pais das porcentagens de mortes totais que foram atribuidas aos disturbios transmissiveis, maternais, neonatais e nutricionais em 2010. (*Fonte:* Global Burden of Disease Study, Institute for Health Metrics and Evaluation.)

sendo uma importante causa de mortalidade global, a compreensão da epidemiologia local da doença é de importância crítica na avaliação dos pacientes. Doenças como o vírus da imunodeficiência humana (HIV)/síndrome de imunodeficiência adquirida (Aids) dizimaram a África Subsaariana, em que os adultos infectados pelo HIV representam 15 a 26% da população total em países como Zimbábue, Botsuana e Suazilândia. Além disso, a tuberculose resistente a fármacos está descontrolada em todos os países do antigo bloco soviético, na Índia, na China e na África do Sul. A disponibilidade imediata desse tipo de informação possibilita ao médico desenvolver diagnósticos diferenciais e planos de tratamento apropriados para cada paciente. Programas como o *Global Burden of Disease* procuram quantificar as perdas humanas (p. ex., mortes, anos de vida ajustados à incapacidade) devido a doenças de acordo com a idade, o sexo e o país ao longo do tempo; esses dados não apenas ajudam na informação das políticas de saúde local, nacional e internacional, como também ajudam a orientar a tomada de decisão dos médicos no local. Embora algumas doenças (p. ex., *influenza* pandêmica, síndrome respiratória aguda grave) pareçam estar geograficamente restritas, a crescente facilidade do rápido deslocamento internacional tem aumentado a preocupação a respeito de sua rápida propagação pelo mundo. A interconexão crescente no mundo tem profundas implicações, não apenas na economia global, como também na medicina e na disseminação das doenças infecciosas.

IV-3. **A resposta é B.** *(Cap. 144)* Tendo em vista que as elevações de temperatura constituem, com frequência, um sinal fundamental de infecção, a atenção cuidadosa à temperatura pode ser valiosa no diagnóstico de uma doença infecciosa. A ideia de que 37°C representa a temperatura normal do corpo humano data do século XIX e baseou-se, inicialmente, em medições da temperatura axilar. As temperaturas retais refletem de modo mais acurado a temperatura central do corpo e são 0,4°C e 0,8°C mais altas do que as temperaturas oral e axilar, respectivamente. Embora a definição de febre varie acentuadamente em toda a literatura médica, a definição mais comum, baseada em estudos que definem a febre de origem obscura, utiliza uma temperatura de ≥ 38,3°C. Para cada aumento de 1°C na temperatura corporal central, a frequência cardíaca aumenta tipicamente em 15 a 20 bpm. As bactérias Gram-negativas intracelulares, os microrganismos transmitidos por carrapatos e alguns vírus provocam infecções que podem estar associadas à bradicardia relativa (*sinal de Faget*), em que os pacientes apresentam uma frequência cardíaca mais baixa do que seria esperada para determinada temperatura corporal. Embora essa dissociação pulso-temperatura não seja altamente sensível ou específica para o estabelecimento de um diagnóstico, ela com frequência é discutida regularmente e mostra-se potencialmente útil em condições de baixos recursos, tendo em vista sua imediata disponibilidade e simplicidade. (Ver Quadro IV-3.)

QUADRO IV-3 CAUSAS DE BRADICARDIA RELATIVA

Causas infecciosas

Organismos intracelulares		
	Bactérias Gram-negativas	*Salmonella typhi*
		Francisella tularensis
		Brucella spp.
		Coxiella burnetii (febre Q)
		Leptospira interrogans
		Legionella pneumophila
		Mycoplasma pneumoniae
	Organismos transmitidos pelo carrapato	*Rickettsia* spp.
		Orientia tsutsugamushi (tifo rural)
		Babesia spp.
	Outros	*Corynebacterium diphtheriae*
		Plasmodium spp. (malária)
Vírus/infecções virais		Vírus da febre amarela
		Vírus da dengue
		Febres hemorrágicas virais[a]
		Miocardite viral

Causas não infecciosas

	Febre medicamentosa
	Uso de betabloqueador
	Lesões do sistema nervoso central
	Linfoma maligno
	Febre factícia

[a]Primariamente precoce no curso da infecção com vírus Marburg ou Ebola.

IV-4 e IV-5. As respostas são A e E, respectivamente. *(Cap. 147)* Os indivíduos que foram submetidos à esplenectomia apresentam risco aumentado de morte por sepse, com uma taxa de mortalidade 58 vezes mais alta do que na população geral. A maioria das infecções ocorre nos primeiros dois anos após a esplenectomia, porém o risco permanece mais alto do que a população geral durante toda vida, apesar da vacinação. A taxa de mortalidade por sepse em um indivíduo submetido à esplenectomia é de cerca de 50%. O microrganismo mais comum que provoca sepse em indivíduos submetidos à esplenectomia é *S. pneumoniae* (alternativa E), responsável por 50 a 70% dos casos de sepse em pacientes com asplenia. Outros microrganismos com alta incidência de sepse em pacientes asplênicos incluem *Haemophilus influenzae* (alternativa B) e *N. meningitidis* (alternativa C), embora sejam menos comuns do que *S. pneumoniae*. Os antibióticos recomendados para indivíduos com sepse pós-esplenectomia consistem em ceftriaxona, 2 g por via intravenosa (IV) a cada 12 horas, e vancomicina, 15 mg/kg a cada 12 horas.

IV-6. A resposta é B. *(Cap. 147)* O ectima gangrenoso é um exantema típico caracterizado por vesículas hemorrágicas circundadas por uma borda eritematosa, com necrose central e ulceração. Esse achado é observado na sepse causada principalmente por *Pseudomonas aeruginosa*, mas também pode ocorrer com *Aeromonas hydropila*. A sepse causada por esses microrganismos ocorre com mais frequência em indivíduos que apresentam neutropenia prolongada, queimaduras extensas e hipogamaglobulinemia.

IV-7. A resposta é C. *(Cap. 147)* A fascite necrosante é uma infecção potencialmente fatal, que causa necrose extensa do tecido subcutâneo e da fáscia. É provocada mais por estreptococos do grupo A e por uma flora mista facultativa e anaeróbica. Recentemente, houve um aumento no número de casos de fascite necrosante causada por *S. aureus* resistente à meticilina adquirido na comunidade. Os fatores de risco consistem em diabetes melito, uso de drogas IV e doença vascular periférica. Com frequência, a infecção surge no local de um traumatismo mínimo, e, no início, os achados físicos são mínimos em comparação com a intensidade da dor e com a febre. A taxa de mortalidade da fascite necrosante é de 15 a 34%, porém alcança 70% na presença de síndrome do choque tóxico. É necessário proceder a um amplo desbridamento cirúrgico do tecido acometido, e, sem cirurgia, a taxa de mortalidade alcança quase 100%. É importante manter um alto índice de suspeita clínica para selecionar a antibioticoterapia adequada e uma consultoria cirúrgica precoce. Os antibióticos iniciais devem proporcionar uma cobertura contra os microrganismos típicos e devem incluir vancomicina, 15 mg/kg IV, a cada 12 horas, clindamicina, 600 mg IV, a cada 8 horas, e gentamicina, 5 mg/kg IV, a cada 8 horas.

IV-8 e IV-9. Ambas as respostas são B. *(Cap. 148, http://www.cdc.gov/mmwr/preview/mmwrhtml/mm6322a4.htm?s_cid=mm6322a4_w)* O sarampo e a pertússis são duas doenças preveníveis por meio de vacinação, queapresentam uma notável reemergência nos Estados Unidos. Antes da disponibilidade da vacina sarampo, caxumba, rubéola (MMR), ocorriam mais de 500 mil casos de sarampo anualmente. Em 2012, a doença estava quase eliminada nos Estados Unidos, com apenas 55 casos notificados; entretanto, em 2014, esse número aumentou para mais de 640. A doença continua sendo considerada eliminada nos Estados Unidos, sem transmissão nativa da doença, visto que todos os novos casos da doença surgem em consequência da importação da doença de países de outras partes do mundo. Entretanto, com as taxas de vacinação com MMR em níveis historicamente baixos, houve um aumento sem precedente nos casos de sarampo no decorrer dos últimos dois anos, com surtos distintos da doença em comunidades não vacinadas. O maior surto, que foi observado em 2014, ocorreu em uma comunidade Amish em Ohio, que tinha baixas taxas de vacinação. Quando se consideram todos os indivíduos afetados em um surto de sarampo, os principais indivíduos acometidos (> 75%) são aqueles que não foram vacinados por motivos de crença filosófica ou religiosa. Todos os componentes da vacina MMR consistem em vírus atenuados vivos, porém não há nenhum relato de mutação espontânea em uma forma virulenta. Depois de duas doses da vacina, > 95% dos indivíduos acima de um ano de idade tornam-se imunes ao sarampo.

IV-10. A resposta é B. *(Cap. 148)* A vacinação pneumocócica tem sido recomendada para todos os indivíduos de qualquer idade que apresentem uma variedade de condições clínicas crônicas, incluindo doença respiratória crônica, doença cardíaca crônica, insuficiência hepática crônica, diabetes melito, asplenia e doença renal crônica. A determinação do momento para a revacinação dos indivíduos tem sido um tanto controversa. As recomendações atuais são as de revacinar os indivíduos entre 19 e 64 anos de idade, dentro de cinco anos após a vacina inicial caso tenham insuficiência renal crônica ou síndrome nefrótica, asplenia ou outras condições de imunocomprometimento.

Todos os outros indivíduos devem receber uma revacinação aos 65 anos de idade e mais tarde se tiverem sido vacinados há cinco anos ou mais e se tinham menos de 65 anos de idade por ocasião da vacinação original.

IV-11. **A resposta é C.** *(Cap. 148)* A vacina varicela-zóster é uma vacina de vírus vivo, que foi recentemente introduzida para a prevenção do zóster em adultos em idade mais avançada. A recomendação atual é oferecer a vacina a todos os indivíduos com mais de 60 anos de idade, independentemente de terem relatado ou não uma história de varicela na infância. Como se trata de uma vacina de vírus vivo, ela não pode ser administrada a qualquer pessoa que tenha imunodeficiência grave. As recomendações específicas para pacientes para os quais a vacina não está indicada ou está contraindicada incluem as seguintes:

1. Gravidez
2. Indivíduos com menos de 60 anos de idade
3. Pacientes com leucemia, linfoma ou outras neoplasias malignas que acometem a medula óssea. Se o paciente estiver em remissão e não tiver recebido quimioterapia nem radioterapia nos últimos três meses, a vacina pode ser administrada
4. Indivíduos com Aids ou com HIV, com contagem de células CD4+ < 200/µL ou com ≤ 15% de linfócitos periféricos
5. Indivíduos submetidos a tratamento imunossupressor, ≥ 20 mg ou mais de prednisona ao dia, 0,4 mg/kg/semana de metotrexato ou > 3 mg/kg/dia de azatioprina
6. Qualquer indivíduo com suspeita de imunodeficiência celular (i.e., hipogamaglobulinemia)
7. Indivíduos submetidos a transplante de células-tronco hematopoiéticas
8. Indivíduos em uso de imunomediadores ou imunomoduladores humanos recombinantes, particularmente agentes anti-fator de necrose tumoral.

IV-12. **A resposta é E.** *(Cap. 149)* Quando se viaja para o exterior, é importante planejar e considerar os agentes infecciosos potenciais aos quais é possível ficar exposto. Os Centers for Disease Control and Prevention (CDC) e a Organização Mundial da Saúde publicam diretrizes para as vacinações recomendadas antes de viajar para países ao redor do mundo. Antes de qualquer viagem, recomenda-se certamente que o indivíduo esteja atualizado com todas as vacinações de rotina, incluindo sarampo, difteria e poliomielite. A *influenza* constitui, talvez, a doença mais comum passível de prevenção em viajantes, e a vacina *influenza* deve ser administrada de acordo com as diretrizes de rotina. Entretanto, existem poucas vacinações obrigatórias na maioria dos países. A febre amarela é uma exceção, e a documentação de vacinação contra a febre amarela é necessária em muitos países da África Subsaariana e América do Sul equatorial. Isso é particularmente importante para indivíduos que viajam para áreas onde a febre amarela é endêmica ou epidêmica. As únicas outras vacinações obrigatórias são a vacinação contra meningite meningocócica e a vacina *influenza* para entrar na Arábia Saudita durante o Hajj.

IV-13. **A resposta é E.** *(Cap. 149, http://wwwnc.cdc.gov/travel/destinations/haiti.htm)* A malária continua sendo endêmica em muitas partes do mundo, e estima-se que 30 mil viajantes dos Estados Unidos e da Europa sejam infectados pela malária a cada ano durante uma viagem. As áreas de maior risco são a África Subsaariana e a Oceania, enquanto na América do Sul e na América Central, incluindo Haiti e República Dominicana, o risco é menor. A resistência à cloroquina está aumentando no mundo inteiro e é particularmente marcante em parte da América do Sul, África e sudeste da Ásia. Todavia, no Haiti, a incidência de malária resistente à cloroquina é baixa. Para um viajante com destino ao Haiti, os CDC declaram que existe uma escolha entre cloroquina, doxiciclina, atovaquona-proguanil ou mefloquina. Além disso, recomenda-se ao viajante que utilize técnicas adequadas para a prevenção da malária, incluindo roupas protetoras, repelentes para insetos contendo DEET, mosquiteiros impregnados de permetrina e dormitórios protegidos com telas, se possível.

IV-14. **A resposta é E.** *(Cap. 149)* Em geral, os indivíduos com HIV são considerados de alto risco para complicações infecciosas quando viajam para o exterior. Entretanto, os indivíduos assintomáticos e com contagem de células CD4+ > 500/µL parecem não apresentar maior risco do que aqueles sem infecção pelo HIV. Antes de viajar, é importante pesquisar as exigências feitas para o país específico de destino. Muitos países rotineiramente negam a entrada de indivíduos HIV-positivos para uma permanência prolongada, e muitos países exigem uma documentação do teste de HIV para uma permanência de mais de três meses. É preciso entrar em contato com o consulado antes de uma viagem para determinar a necessidade de qualquer documentação especial. O viajante infectado pelo HIV deve ter todas as imunizações de rotina antes da viagem, incluindo vacina *influenza* e vacina pneumocócica. A taxa de resposta à *influenza* em um indivíduo HIV-positivo assintomático é superior a 80%. Em geral, não são administradas vacinas de vírus vivos atenuados a indivíduos infectados pelo HIV. Entretanto, como o sarampo pode ser letal em indivíduos com HIV, essa vacina é recomendada, a não ser que a contagem de células CD4+ seja < 200/μL, e a taxa de resposta esperada seria entre 50 e 100%. Por outro lado, não se administra vacina de vírus vivo contra a febre amarela a viajantes infectados pelo HIV, e os indivíduos com contagens de células CD4+ < 200/μL devem ser desencorajados a viajar para países com febre amarela endêmica. Alguns países na África Subsaariana exigem a vacinação contra a febre amarela. Entretanto, como esse paciente está viajando para uma área de baixo risco, deve-se providenciar provavelmente uma dispensa médica.

IV-15. **A resposta é D.** *(Cap. 152e)* Diversos fatores contribuem para os riscos de infecção em soldados que servem em solo estrangeiro. O padrão clínico das doenças infecciosas adquirido em solo estrangeiro inclui infecções agudas no campo de batalha, infecções agudas com sintomas tardios e infecções crônicas e recidivantes. As doenças infecciosas eram outrora uma importante causa de mortalidade fora dos combates, porém o aumento no uso de vacinas preventivas e a instituição precoce de terapia antimicrobiana diminuíram significativamente essa mortalidade. Todavia, essas doenças continuam sendo uma importante causa de morbidade. Normalmente, as instituições médicas militares são de alta qualidade e estão distribuídas adequadamente para fornecer os cuidados necessários às tropas.

IV-16. **A resposta é D.** *(Cap. 152e)* Houve 13 mil casos de malária (principalmente por *Plasmodium vivax*) importados nos Estados Unidos depois da guerra do Vietnã. Mais de 115 mil casos de hepatite viral, principalmente pelo vírus da hepatite A, foram relatados entre tropas soviéticas que serviam no Afeganistão na década de 1980. Houve apenas raros casos relatados de hepatite A e hepatite B entre tropas norte-americanas que serviram no Golfo Pérsico no início da década de 1990. A leishmaniose cutânea é causada por *Leishmania major* ou *Leishmania tropica*, e foram diagnosticados aproximadamente 1.300 casos, porém é provável que a incidência seja maior do que a relatada, visto que as lesões podem sofrer resolução espontânea. Por outro lado, a leishmaniose visceral é causada por *Leishmania donovani*, e houve apenas cinco casos confirmados dessa infecção. Entre 2001 e 2010, foram documentadas 643 mordidas de animais (principalmente cães) em tropas que lutaram no campo de batalha no sudoeste e centro da Ásia; 18% receberam profilaxia antirrábica pós-exposição. Um soldado morreu de raiva nos Estados Unidos em 2012, oito meses após uma mordida de cão no Afeganistão; este foi o primeiro caso de morte por raiva em um membro das forças armadas dos Estados Unidos que adquiriu a infecção além-mar em quase 40 anos.

IV-17. **A resposta é C.** *(Cap. 153)* Existem múltiplas condições clínicas relacionadas à pneumonia associada aos serviços de saúde (PASS). A residência em clínica de repouso ou em instituições de longa permanência, hospitalização por dois dias ou mais nos três meses precedentes e as internações atuais por 48 horas ou mais estão associadas à PRCS por *S. aureus* resistente à meticilina (MRSA), *P. aeruginosa*, espécies de *Acinetobacter*, e Enterobacteriaceae multirresistentes. A PASS causada por *P. aeruginosa* também está associada à antibioticoterapia nos três meses precedentes. Os pacientes em diálise crônica, que fazem terapia de infusão domiciliar ou realizam cuidados domiciliares de ferida correm risco de PASS por MRSA. Ter um familiar com infecção multirresistente está associado à PASS causada tanto por MRSA quanto por Enterobacteriaceae multirresistentes.

IV-18. **A resposta é C.** *(Cap. 153)* Existe uma lista extensa de agentes etiológicos potenciais na pneumonia adquirida na comunidade (PAC), incluindo bactérias, fungos, vírus e protozoários. Entretanto, os casos de PAC são causados, em sua maioria, por relativamente poucos patógenos. *S. pneumoniae* constitui a causa global mais comum de PAC, e 10 a 15% dos casos são polimicrobianos. As causas mais comuns de PAC em pacientes ambulatoriais incluem *S. pneumoniae, Mycoplasma pneumoniae, H. influenza, Chlamydia pneumoniae* e vírus respiratórios. Em pacientes internados que não se encontram na unidade de terapia intensiva (UTI), essa lista também inclui espécies de *Legionella*. As causas microbianas mais comuns de PAC em pacientes tratados na UTI consistem em *S. pneumoniae*, espécies de *Legionella*, bacilos Gram-negativos e *H. influenzae*.

IV-19. **A resposta é B.** *(Cap. 153)* O diagnóstico e o tratamento da PAC frequentemente incorporam uma combinação de apresentação clínica e exames radiológicos e laboratoriais para determinar a etiologia mais provável e o tratamento. Na maioria dos casos de PAC, o tratamento ambulatorial é suficiente, e não há necessidade de diagnóstico etiológico definitivo de microrganismo causador, além de não ser custo-efetivo. Entretanto, o diagnóstico ambulatorial de PAC frequentemente exige confirmação por meio de radiografia de tórax, visto que a sensibilidade e a especificidade dos achados ao exame físico são, respectivamente, de cerca de 58 e 67%. Além disso, a radiografia de tórax pode identificar fatores de risco sugestivos de uma evolução clínica mais grave, como infiltrados multifocais. Além disso, com exceção dos 2% dos indivíduos internados em unidade de terapia intensiva para o tratamento da PAC, não existem dados demonstrando que o tratamento dirigido contra um patógeno etiológico específico seja superior ao tratamento empírico. Em alguns casos, pode-se decidir tentar a identificação do microrganismo etiológico da PAC, particularmente em pacientes que apresentam fatores de risco para microrganismos resistentes ou pacientes que não respondem de modo adequado à terapia antibiótica inicial. A cultura de uma amostra de escarro com coloração pelo método de Gram constitui a maneira mais comum pela qual se estabelece o diagnóstico do microrganismo etiológico da PAC. O principal propósito da coloração pelo Gram é assegurar que o escarro seja uma amostra adequada das vias aéreas inferiores para cultura, com menos de 10 células epiteliais escamosas e mais de 25 neutrófilos por campo de grande aumento. Entretanto, algumas vezes, a coloração pelo Gram pode sugerir um diagnóstico específico. Em geral, a positividade da cultura de escarro é ≤ 50%, mesmo nos casos de pneumonia pneumocócica bacterêmica. A positividade das hemoculturas também é baixa, de apenas 5 a 14%, até mesmo quando a amostra é coletada antes de iniciar o tratamento antibiótico. Mais recentemente, os testes de antígenos e os testes de reação em cadeia da polimerase (PCR) dirigidos contra microrganismos específicos passaram a ser preferidos. O teste de antígeno mais comum realizado é para *Legionella pneumophila*, visto que esse microrganismo não cresce em cultura, a não ser que sejam usados meios específicos. Os testes de antígenos e de PCR também estão disponíveis para *S. pneumoniae* e *M. pneumoniae*, respectivamente; entretanto, tendo em vista o custo envolvido, eles não são realizados com frequência.

IV-20. **A resposta é D.** *(Cap. 153)* Determinar o tratamento inicial adequado para a PAC requer, em primeiro lugar, determinar se a gravidade da doença justifica a internação do paciente. Foram desenvolvidas regras clínicas para determinar a gravidade potencial da pneumonia, incluindo o Índice de Gravidade da Pneumonia (*Pneumonia Severity Index*, PSI) e os critérios do CURB-65. Embora o PSI tenha a maior quantidade de pesquisa para sustentar seu uso, esse modelo inclui 20 variáveis, cuja implementação pode não ser exequível na prática clínica movimentada. Os critérios do CURB-65 incluem cinco variáveis: (1) **c**onfusão; (2) **u**reia 50 mg/dL; (3) frequência **r**espiratória ≥ 30 incursões/min; (4) pressão arterial (*blood pressure*) ≤ 90/60 mmHg; e (5) idade ≥ **65**. Este paciente não preenche nenhum desses critérios, não apresenta hipoxemia nem está em um grupo de alto risco para complicações da PAC. Por conseguinte, ele pode ser tratado com segurança em ambiente ambulatorial sem a necessidade de investigação diagnóstica adicional, visto que a anamnese, o exame físico e a radiografia de tórax são todos compatíveis com o diagnóstico de PAC. O esquema antibiótico empírico recomendado pela Infectious Diseases Society of America e pela American Thoracic Society para indivíduos previamente sadios e que não receberam antibióticos nos três meses precedentes consiste em doxiciclina ou um macrolídeo, como azitromicina ou claritromicina. Em pacientes ambulatoriais com comorbidades clínicas significativas ou uso anterior de antibióticos nos últimos três meses, os antibióticos sugeridos incluem uma fluoroquinolona com ação no trato respiratório (como moxifloxacino) ou um β-lactâmico mais um macrolídeo.

IV-21. **A resposta é E.** *(Cap. 153)* A pneumonia associada à ventilação mecânica (PAV) é uma complicação comum de intubação endotraqueal e ventilação mecânica. As estimativas de prevalência indicam que 70% dos pacientes que necessitam de ventilação mecânica por 30 dias ou mais terão pelo menos um caso de PAV. Entretanto, a epidemiologia acurada da PAV tem sido difícil, visto que não existe nenhum conjunto de critérios para um diagnóstico confiável de PAV. Em geral, acredita-se que exista uma tendência ao diagnóstico excessivo de PAV por uma variedade de razões, incluindo altas taxas de colonização da traqueia por microrganismos patogênicos e múltiplas causas alternativas de febre e/ou infiltrados pulmonares no paciente em estado crítico. As culturas quantitativas passaram a ser preferidas, visto que se acredita que a natureza quantitativa possa diferenciar melhor a colonização da infecção ativa. Foram recomendadas várias abordagens, incluindo aspirados endotraqueais, com produção de 10^6 microrganismos ou método de escovado protegido das vias aéreas distais para a obtenção de mais de 10^3 microrganismos. Entretanto, o valor quantitativo desses testes pode ser altamente influenciado até mesmo por uma dose única de antibiótico, e as mudanças de antibióticos são comuns em pacientes em estado crítico, particularmente com a ocorrência de uma nova febre. Por conseguinte, a ausência de crescimento em uma cultura quantitativa pode ser de difícil interpretação nesse contexto. Mais recentemente, houve um uso crescente do Clinical Pulmonary Infections Score (CPIS), que incorpora uma variedade de fatores clínicos, radiológicos e laboratoriais para determinar a probabilidade de PAV, embora sua verdadeira utilidade na prática clínica ainda não esteja totalmente determinada.

IV-22. **A resposta é C.** *(Cap. 153)* O derrame pleural é uma complicação conhecida da PAC grave. Um derrame pleural significativo deve ser puncionado com finalidade tanto diagnóstica quanto terapêutica. Se o líquido pleural apresentar crescimento de bactérias na cultura ou tiver um pH < 7, nível de glicose < 2,2 mmol/L ou concentração de lactato desidrogenase > 1.000 unidades/L, ele deve ser totalmente drenado, o que algumas vezes exige a colocação de um dreno torácico. Embora a proteína do líquido pleural seja um componente dos critérios de Light e possa ajudar a determinar se o derrame é um transudato ou um exsudato, não existe nenhuma recomendação para uma drenagem completa, baseando-se exclusivamente no resultado da proteína do líquido pleural.

IV-23. **A resposta é B.** *(Cap. 153)* Os pacientes eram anteriormente tratados durante 10 a 14 dias para a PAC; entretanto, estudos realizados com fluoroquinolonas e macrolídeos sugeriram que um ciclo de cinco dias é suficiente para casos de PAC sem outras complicações. Até mesmo uma dose única de ceftriaxona foi associada a uma taxa de cura significativa. Ciclos mais prolongados podem ser necessários para pacientes com bacteremia ou com patógenos virulentos, como *P. aeruginosa*. Nos casos de pneumonia associada à ventilação mecânica, foi constatado que ciclos de oito dias de terapia são tão eficazes quanto um ciclo de duas semanas de antibióticos se o CPIS teve uma diminuição no decorrer dos primeiros três dias; além disso, esses ciclos estão associados à emergência menos frequente de cepas resistentes a antibióticos.

IV-24. **A resposta é E.** *(Cap. 154)* O abscesso pulmonar representa a ocorrência de necrose e cavitação do pulmão após uma infecção microbiana. Os abscessos pulmonares podem ser solitários ou múltiplos, porém são geralmente caracterizados por uma cavidade única dominante > 2 cm de diâmetro. Embora a incidência dos abscessos pulmonares tenha diminuído na era pós-antibióticos, eles continuam sendo uma fonte de morbidade e mortalidade significativas. Os abscessos pulmonares são geralmente definidos como primários (cerca de 80% dos casos) ou secundários. Em geral, os abscessos pulmonares primários ocorrem em consequência de aspiração, são, com frequência, causados principalmente por bactérias anaeróbicas e desenvolvem-se na ausência de doença pulmonar ou sistêmica subjacente. Os pacientes com risco particular de aspiração, como aqueles com alteração do estado mental, alcoolismo, *overdoses*, convulsões, disfunção bulbar, eventos cerebrovasculares ou cardiovasculares prévios ou doença neuromuscular, são geralmente mais afetados. Além disso, os pacientes com dismotilidade esofágica ou lesões do esôfago (estenoses ou tumores) e aqueles com distensão gástrica e/ou refluxo gastresofágico, particularmente os que permanecem muito tempo em decúbito, correm risco de aspiração. Acredita-se amplamente que a colonização dos sulcos gengivais por bactérias anaeróbicas ou por estreptococos microaerofílicos (particularmente em pacientes com gengivite e doença periodontal), associada a um risco de aspiração, seja importante no desenvolvimento dos abscessos pulmonares. Os abscessos pulmonares secundários surgem no contexto de uma doença subjacente, como um processo pós-obstrutivo (p. ex., corpo estranho ou tumor brônquico) ou um processo sistêmico (p. ex., infecção pelo HIV ou outra condição de imunocomprometimento). Na síndrome de Limierre, uma infecção começa na faringe (envolvendo, classicamente, *Fusobacterium necrophorum*) e, em seguida, propaga-se para a região cervical e a bainha carotídea (que contém a veia jugular), causando tromboflebite séptica. Como a maioria dos casos de abscesso pulmonar ocorre no contexto de aspiração em posição reclinada, as partes inferiores dos lobos pulmonares são mais vulneráveis. Incluem o segmento superior dos lobos inferiores e o segmento posterior dos lobos superiores, sendo o pulmão direito mais acometido do que o esquerdo. O lobo médio e língula são os lobos mais ventrais e, portanto, não estão dependentes na posição de decúbito.

IV-25. **A resposta é B.** *(Cap. 154)* Este paciente apresenta abscesso pulmonar típico do lobo inferior direito, provavelmente relacionado com alcoolismo e aspiração. A história de doença com achados constitucionais de poucas semanas de duração é típica. A radiografia revela um abscesso com nível hidroaéreo no lobo inferior direito. A terapia deve ser direcionada para as bactérias anaeróbicas das vias aéreas superiores. Durante muitas décadas, a penicilina foi o antibiótico de escolha para os abscessos pulmonares primários, tendo em vista sua cobertura contra anaeróbios. Entretanto, como os anaeróbios orais são capazes de produzir β-lactamases, a clindamicina provou ser superior à penicilina em ensaios clínicos. Para os abscessos pulmonares primários, os esquemas recomendados são os seguintes: (1) clindamicina (600 mg IV, três vezes ao dia; em seguida, com o desaparecimento da febre a melhora clínica, 300 mg por via oral [VO], quatro vezes ao dia) ou (2) uma associação de β-lactâmico/β-lactamase administrada por via IV, seguida – uma vez estabilizada a condição do paciente – de amoxicilina-clavulanato por via oral. Esse tratamento deve ser mantido até que o exame de imagem demonstre o desaparecimento do abscesso pulmonar ou sua regressão até uma pequena cicatriz. A duração do tratamento pode ser de 3 a 4 semanas ou tão longa quanto 14 semanas. Em um estudo de pequeno porte, sugeriu-se que o moxifloxacino (400 mg/dia VO) é tão efetivo e bem tolerado quanto a ampicilina-sulbactam. De modo marcante, o metronidazol não é efetivo como agente isolado; ele proporciona uma cobertura contra microrganismos anaeróbios, mas não contra os estreptococos microaerofílicos que frequentemente são componentes da flora mista dos abscessos pulmonares primários. O aztreonam possui atividade predominante contra bactérias Gram-negativas, enquanto a micafungina é um agente antifúngico; nenhum desses fármacos apresenta atividade contra anaeróbios orais.

IV-26. **A resposta é E.** *(Cap. 155)* Os agentes etiológicos da endocardite infecciosa variam de acordo com o hospedeiro (Quadro IV-26). A endocardite de valva nativa adquirida na comunidade continua sendo um importante problema clínico, particularmente no indivíduo idoso. Nesses pacientes, os estreptococos (*viridans* spp., *Streptococcus gallolyticus*, outros estreptococos não do grupo A e de outros grupos e *Abiotrophia* spp.) respondem por aproximadamente 40% dos casos. *S. aureus* (28%) é o segundo agente etiológico mais comum. Os enterococos, o grupo HACEK, os microrganismos coagulase-negativos e os casos com cultura negativa respondem, cada um deles, por menos de 10% dos casos de endocardite de valva nativa adquirida na comunidade. Na endocardite adquirida em instituições de cuidados de saúde, naquelas associadas ao uso de drogas injetáveis e na endocardite de prótese valvar com mais de 12 meses, o *S. aureus* é mais comum. O *Staphylococcus* coagulase-negativo é o microrganismo mais comum na endocardite de prótese valvar com menos de 12 meses. Os enterococos causam endocardite em cerca de 10 a 15% dos casos adquiridos em instituições de cuidados de saúde, em próteses valvares de 2 a 12 meses e em usuários de drogas injetáveis. A endocardite com cultura negativa representa 5 a 10% dos casos em todos os contextos clínicos anteriormente mencionados.

IV-27. **A resposta é B.** *(Cap. 155)* Os critérios de Duke Modificados para o diagnóstico clínico de endocardite infecciosa compreendem um conjunto de critérios clínicos, laboratoriais e ecocardiográficos maiores e menores, que são altamente sensíveis e específicos. A presença de dois critérios maiores, de um critério maior e três critérios menores ou de cinco critérios menores possibilita o diagnóstico clínico definitivo de endocardite (Quadro IV-27). A comprovação de comprometimento ecocardiográfico, conforme evidenciado por uma massa oscilante (vegetação) sobre uma valva, uma estrutura de suporte ou um material implantado; um abscesso intracardíaco, uma deiscência parcial de prótese valvar; ou uma nova regurgitação valvar constituem critérios maiores na classificação de Duke. Não é suficiente constatar um aumento ou uma alteração de sopro preexistente ao exame clínico. A ecocardiografia transtorácica é específica para a endocardite infecciosa, porém só detecta vegetações em cerca de 65% dos pacientes com endocardite definida. Não é adequada para a avaliação de próteses valvares ou para complicações intracardíacas. A ecocardiografia transesofágica é mais sensível e detecta anormalidades em mais de 90% dos casos de endocardite definida.

IV-28. **A resposta é C.** *(Cap. 155)* No passado, para prevenir a endocardite, os comitês de especialistas apoiavam a administração sistêmica de antibióticos antes de muitos procedimentos passíveis de induzir bacteremia. Uma reavaliação da evidência de profilaxia antibiótica para a endocardite realizada pela American Heart Association e pela European Society of Cardiology culminou em diretrizes aconselhando que seu uso seja mais restrito. Na melhor das hipóteses, o benefício da profilaxia com antibióticos é mínimo. A maioria dos casos de endocardite não ocorre depois de um procedimento. Embora os tratamentos dentários tenham sido amplamente considerados como fator predisponente à endocardite, essa infecção não ocorre com mais frequência em pacientes submetidos a tratamento dentário do que em controles que não são. A relação entre procedimentos gastrintestinais e geniturinários e o desenvolvimento subsequente de endocardite é ainda mais tênue que a dos procedimentos dentários. Além disso, as estimativas de custo-efetividade e custo-benefício sugerem que a profilaxia com antibióticos representa um uso inadequado dos recursos. Todavia, estudos com modelos animais sugerem que a profilaxia com antibióticos pode ser efetiva em algumas circunstâncias. Após considerar os benefícios potenciais, os possíveis efeitos adversos e os custos associados à profilaxia com antibióticos, a American Heart Association e a European Society of Cardiology atualmente recomendam os antibióticos profiláticos apenas para pacientes com risco mais alto de morbidade grave ou de morte por endocardite. A manutenção de uma boa

QUADRO IV-26 ORGANISMOS QUE CAUSAM AS PRINCIPAIS FORMAS CLÍNICAS DE ENDOCARDITE

	Endocardite de valva nativa		Endocardite de valva protética conforme o tempo decorrido (em meses) após a cirurgia valvar			Endocardite em usuários de drogas injetáveis		
Microrganismo	Adquirida na comunidade ($n = 1.718$)	Associada à assistência médica ($n = 1.110$)	<2 ($n = 144$)	2-12 ($n = 31$)	>12 ($n = 194$)	Direita ($n = 346$)	Esquerda ($n = 204$)	Total ($n = 675$)[a]
Estreptococos[b]	40	13	1	9	31	5	15	12
Pneumococos	2	—	—	—	—	—	—	—
Enterococos[c]	9	16	8	12	11	2	24	9
Staphylococcus aureus	28	52[d]	22	12	18	77	23	57
Estafilococos coagulase-negativos	5	11	33	32	11	—	—	—
Cocobacilos Gram-negativos fatidiosos (grupo HACEK)[e]	3	—	—	—	6	—	—	—
Bacilos Gram-negativos	1	1	13	3	6	5	13	7
Candida spp.	<1	1	8	12	1	—	12	4
Polimicrobianos/outros	3	3	3	6	5	8	10	7
Difteroides	—	<1	6	—	3	—	—	0,1
Cultura negativa	9	3	5	6	8	3	3	3

[a]O total é maior que a soma das endocardites direitas e esquerdas porque, em alguns casos, a localização da infecção não foi especificada. [b]Inclui os estreptococos viridans; Streptococcus gallolyticus, outros estreptococos que não do grupo A, estreptococos agrupáveis e Abiotrophia e Granulicatella spp. (estreptococos nutricionalmente variantes, requerem piridoxal). [c]Principalmente E. faecalis ou isolados não especificados; ocasionalmente E. faecium ou outro, espécies menos prováveis. [d]A resistência à meticilina é comum entre essas cepas de S. aureus. [e]Inclui Haemophilus spp., Aggregatibacter aphrophilus, Aggregatibacter actinomycetemcomitans, Cardiobacterium hominis, Eikenella spp. e Kingella spp.
Nota: Dados compilados de vários estudos.

higiene dentária é essencial. A profilaxia só é recomendada quando há manipulação do tecido gengival, da região periapical dos dentes ou perfuração da mucosa oral (incluindo cirurgia do trato respiratório). A profilaxia não é aconselhada para pacientes submetidos a procedimentos gastrintestinais ou geniturinários de rotina. Os pacientes de alto risco devem ser tratados antes que sejam submetidos a procedimentos do trato geniturinário infectado ou da pele ou tecidos moles infectados, ou no momento de sua realização. (Ver Quadro IV-28.)

QUADRO IV-27 CRITÉRIOS DE DUKE MODIFICADOS PARA O DIAGNÓSTICO CLÍNICO DA ENDOCARDITE INFECCIOSA[a]

Critérios maiores

1. Hemocultura positiva

   Microrganismo típico de endocardite infecciosa em duas hemoculturas separadas

   Estreptococos *viridans*, *Streptococcus gallolyticus*, organismos do grupo HACEK, *Staphylococcus aureus*, *ou*

   Enterococos adquiridos na comunidade na ausência de um foco primário,

   ou

   Hemoculturas persistentemente positivas, definidas pelo isolamento de um microrganismo condizente com endocardite infecciosa a partir de:

   Hemoculturas coletadas > 12 h de intervalo; *ou*

   Todas de 3, ou a maior parte de ≥ 4 hemoculturas separadas, sendo a primeira e a última coletadas com pelo menos 1 h de intervalo

   ou

   Uma única hemocultura positiva para *Coxiella burnetti* ou anticorpos IgG para fase I em títulos > 1:800

2. Evidência de envolvimento endocárdico

   Ecocardiograma positivo[b]

   Massa intracardíaca oscilante sobre a valva, ou sobre as estruturas de suporte, ou no trajeto de jatos regurgitantes ou sobre material implantado, na ausência de uma explicação anatômica alternativa, *ou*

   Abscesso, *ou*

   Uma nova deiscência parcial em uma valva protética,

   ou

   Uma nova regurgitação valvar (não basta o aumento ou a alteração de um sopro preexistente)

Critérios menores

1. Predisposição: condição cardíaca predisponente ou uso de drogas injetáveis
2. Febre ≥ 38°C
3. Fenômenos vasculares: grandes êmbolos arteriais, infartos sépticos pulmonares, aneurisma micótico, hemorragia intracraniana, hemorragias conjuntivais, lesões de Janeway
4. Fenômenos imunológicos: glomerulonefrites, nódulos de Osler, manchas de Roth, fator reumatoide
5. Evidência microbiológica: hemocultura positiva, mas que não satisfaz um dos critérios maiores, como previamente observado,d ou evidências sorológicas de infecção ativa por um organismo condizente com a endocardite infecciosa

[a]A endocardite definitiva é definida pela documentação de dois critérios maiores, de um critério maior e três critérios menores, ou de cinco critérios menores. [b]A ecocardiografia transesofágica é recomendada para se avaliar uma possível endocardite de valva protética ou complicada. [c]Doença valvar com estenose ou regurgitação, presença de uma valva protética, doença cardíaca congênita incluindo condições corrigidas ou parcialmente corrigidas (exceto pelo defeito septal atrial isolado, defeito septal ventricular reparado ou ducto arterioso patente fechado), antes da endocardite ou miocardiopatia hipertrófica. [d]Excluir amostra única positiva para estafilococos coagulase-negativos e difteroides, que são contaminantes comuns das culturas ou para organismos que não causam endocardite frequente, como bacilos Gram-negativos.
Fonte: Adaptado de JS Li et al: *Clin Infect Dis* 30:633, 2000. Com permissão de Oxford University Press.

QUADRO IV-28 LESÕES CARDÍACAS DE ALTO RISCO PARA AS QUAIS É ACONSELHÁVEL A PROFILAXIA DA ENDOCARDITE ANTES DE PROCEDIMENTOS DENTÁRIOS

Valvas cardíacas protéticas

Endocardite prévia

Doença cardíaca congênita cianótica não corrigida, incluindo os *shunts* e derivações paliativas

Defeitos cardíacos congênitos completamente corrigidos, nos 6 meses que se seguem à correção

Doença cardíaca congênita com correção incompleta, com defeitos residuais contíguos ao material protético

Desenvolvimento de valvulopatia após o transplante cardíaco[a]

[a]Não é uma população-alvo para a profilaxia de acordo com as recomendações da European Society for Cardiology.
Fonte: Quadro criado a partir das diretrizes publicadas pela American Heart Association e pela European Society of Cardiology (W Wilson et al: *Circulation* 116:1736, 2007; and G Habib et al: *Eur Heart J* 30:2369, 2009).

IV-29. **A resposta é A.** *(Cap. 155)* Este paciente apresenta endocardite com cultura negativa, uma entidade rara definida por evidências clínicas de endocardite infecciosa na ausência de hemoculturas positivas. A endocardite com cultura negativa responde por menos de 10% dos casos em todas as populações. Neste caso, as evidências de endocardite bacteriana subaguda incluem regurgitação valvar, vegetação na valva da aorta e fenômenos embólicos nos membros, no baço e nos rins. Uma razão comum para resultados negativos das hemoculturas é o uso prévio de antibióticos. Na ausência de uso prévio de antibióticos, os dois patógenos mais comuns (cujo isolamento é tecnicamente difícil em frascos de hemocultura) são o agente da febre Q ou *Coxiella burnetii* (tipicamente associada a contato próximo com gado) e *Bartonella*. Neste caso, a condição de morador de rua desse paciente e a infestação por piolhos do corpo constituem indícios de infecção por *Bartonella quintana*. O diagnóstico é estabelecido por hemocultura em cerca de 25% dos casos. De outro modo, a PCR direta do tecido valvar, quando disponível, ou as sorologias de fase aguda e de fase convalescente constituem opções diagnósticas. O tratamento empírico para a endocardite com cultura negativa inclui geralmente ceftriaxona e gentamicina, com ou sem doxiciclina. Para a endocardite por *Bartonella* confirmada, o tratamento ideal consiste em gentamicina mais doxiciclina. O vírus Epstein-Barr (EBV) e o HIV não causam endocardite. O esfregaço de sangue periférico não seria diagnóstico.

IV-30. **A resposta é D.** *(Cap. 155)* Embora qualquer vegetação valvar possa embolizar, as vegetações localizadas na valva mitral e aquelas com mais de 10 mm correm maior risco de embolização. Entre as alternativas, as vegetações em C, D e E são grandes o suficiente para aumentar o risco de embolização. Entretanto, apenas a alternativa D demonstra o risco tanto no tamanho quanto na localização. A infecção de uma vegetação embolizada disseminada por via hematogênica pode comprometer qualquer órgão, porém acomete particularmente os órgãos com maior fluxo sanguíneo. Esses casos são observados em até 50% dos pacientes com endocardite. As lesões da valva tricúspide resultam em êmbolos sépticos pulmonares, que são comuns em usuários de drogas injetáveis. As lesões das valvas mitral e da aorta podem causar infecções embólicas na pele, no baço, nos rins, nas meninges e no sistema esquelético. Uma complicação neurológica temida é o aneurisma micótico, que consiste em dilatações focais de artérias em pontos onde a parede arterial foi enfraquecida por infecção do *vasa vasorum* ou êmbolos sépticos, resultando em hemorragia.

IV-31. **A resposta é D.** *(Cap. 155)* Os esquemas usados para o tratamento da endocardite estafilocócica têm como base não a produção de coagulase, mas a presença ou ausência de prótese valvar ou dispositivo estranho, valva(s) nativa(s) envolvida(s) e sensibilidade do microrganismo isolado à penicilina, à meticilina e à vancomicina. Todos os estafilococos são considerados resistentes à penicilina até que se demonstre que não produzem penicilinase. De modo semelhante, a resistência à meticilina tornou-se tão prevalente entre os estafilococos que o tratamento empírico deve ser iniciado com um esquema que forneça cobertura contra microrganismos resistentes à meticilina e subsequentemente revisto quando se comprovar que o microrganismo isolado é sensível à meticilina. A adição de 3 a 5 dias de gentamicina a um antibiótico β-lactâmico ou à vancomicina para intensificar o tratamento da endocardite de valva mitral ou de valva aórtica nativas não melhorou as taxas de sobrevida e pode estar associada à nefrotoxicidade. Nem essa adição, nem a adição de ácido fusídico ou rifampicina são recomendadas para a endocardite de valva nativa. A endocardite estafilocócica de prótese valvar é tratada durante 6 a 8 semanas com um esquema de vários fármacos. A rifampicina é um componente essencial, uma vez que ela destrói os estafilococos aderentes ao material estranho em um biofilme. Dois outros agentes (selecionados com base no teste de sensibilidade) são associados à rifampicina para prevenir a emergência *in vivo* de resistência. Como muitos estafilococos (particularmente MRSA e *Staphylococcus epidermidis*) são resistentes à gentamicina, deve-se estabelecer a sensibilidade do microrganismo isolado à gentamicina ou a outro agente alternativo antes de iniciar o tratamento com rifampicina. Se o microrganismo isolado for resistente à gentamicina, esta é então substituída por outro aminoglicosídeo, por uma fluoroquinolona (escolhida com base na sensibilidade) ou por outro agente ativo. (Ver Quadro IV-31.)

QUADRO IV-31 TRATAMENTO COM ANTIBIÓTICOS PARA AS ENDOCARDITES INFECCIOSAS CAUSADAS POR ORGANISMOS COMUNS[a]

Microrganismo	Fármaco (dose, duração)	Comentários
Estreptococos		
Estreptococos sensíveis à penicilina,[b] S. gallolyticus	• Penicilina G (2-3 mU IV, a cada 4 h, por 4 semanas)	–
	• Ceftriaxona (2 g IV, em dose única diária, por 4 semanas)	Pode-se usar ceftriaxona em pacientes com alergia não imediata à penicilina.
	• Vancomicina[c] (15 mg/kg IV, a cada 12 h, por 4 semanas)	Usar vancomicina em pacientes com alergia grave ou imediata a β-lactâmicos.
	• Penicilina G (2-3 mU IV, a cada 4 h) ou ceftriaxona (2 g IV, a cada 24 h) por 2 semanas *mais* Gentamicina[d] (3 mg/kg IV ou IM, em dose única[e] ou fracionados em doses iguais, administradas a cada 8 h, por 2 semanas)	Evitar o esquema de 2 semanas quando houver maior risco de toxicidade por aminoglicosídeo e na endocardite de valva protética ou complicada.
Estreptococos relativamente resistentes à penicilina[f]	• Penicilina G (4 mU IV, a cada 4 h) ou ceftriaxona (2 g IV, a cada 24 h) por 4 semanas *mais* Gentamicina[d] (3 mg/kg IV ou IM, em dose única,[e] a cada 24 h ou fracionados em doses iguais, administradas a cada 8 h, por 2 semanas)	É preferível empregar penicilina isoladamente nessas doses por 6 semanas, ou com gentamicina durante as 2 semanas iniciais, para endocardite por valva protética causada por estreptococos com CIM para penicilina ≤ 0,1 μg/mL.
	• Vancomicina,[c] tal como indicado acima, por 4 semanas	–
Estreptococos moderadamente resistentes a penicilina,[g] variantes nutricionais ou espécies de Gemella	• Penicilina G (4-5 mU IV, a cada 4 h) *ou* ceftriaxona (2 g IV, a cada 24 h) por 6 semanas *mais* Gentamicina[d] (3 mg/kg IM ou IV, em dose única,[e] a cada 24 h, *ou* fracionados em doses iguais, a cada 8 h, por 6 semanas)	Preferível para o tratamento de endocardite de valva protética causada por estreptococos com CIM para penicilina > 0,1 μg/mL.
	• Vancomicina,[c] tal como indicado acima, por 4 semanas	O esquema é preferido por alguns profissionais.
Enterococos[h]		
	• Penicilina G (4-5 mU IV, a cada 4 h) *mais* gentamicina[d] (1 mg/kg IV, a cada 8 h), ambas por 4-6 semanas	Pode-se usar estreptomicina (7,5 mg/kg, a cada 12 h) em vez de gentamicina, se não houver resistência de alto nível à estreptomicina.
	• Ampicilina (2 g IV, a cada 4 h) *mais* gentamicina[d] (1 mg/kg IV, a cada 8 h), ambas por 4-6 semanas	–
	• Vancomicina[c] (15 mg/kg IV, a cada 12 h) mais gentamicina[d] (1 mg/kg IV, a cada 8 h), ambas por 4-6 semanas	Nos pacientes alérgicos a penicilina, empregar vancomicina mais gentamicina (ou dessensibilizá-los à penicilina) e para amostras resistentes à penicilina/ampicilina.
	• Ampicilina (2 g IV, a cada 4 h) *mais* ceftriaxona (2 g IV, a cada 12 h), ambas por 6 semanas	Usar para amostras de *E. faecalis* com resistência de alto nível à gentamicina e à estreptomicina ou para pacientes com alto risco de nefrotoxicidade por aminoglicosídeo (ver texto do Cap. 155*).
Estafilococos		
MSSA infectando valvas nativas (não há dispositivos implantados)	• Nafcilina, oxacilina, ou flucloxacilina (2 g IV, a cada 4 h, por 4-6 semanas)	Pode-se empregar penicilina (4 mU, a cada 4 h) se a amostra for sensível à penicilina (não produz β-lactamase).
	• Cefazolina (2 g IV, a cada 8 h, por 4-6 semanas)	Pode-se usar o esquema com cefazolina para pacientes alérgicos à penicilina, desde que a alergia não seja imediata.
	• Vancomicina[c] (15 mg/kg IV, a cada 12 h, por 4-6 semanas)	Usar vancomicina em pacientes com alergia imediata (urticária) ou grave à penicilina; consultar o texto do Capítulo 155* sobre a adição de gentamicina, ácido fusídico ou rifampicina.
MRSA infectando valvas nativas (não há dispositivos implantados)	• Vancomicina[c] (15 mg/kg IV, a cada 8-12 h, por 4-6 semanas)	Não se recomenda o uso rotineiro de rifampicina (ver texto do Cap. 155*). Considerar tratamento alternativo (ver texto do Cap. 155*) para MRSA com CIM de vancomicina > 1,0 ou bacteremia persistente durante a terapia com vancomicina.

continua

QUADRO IV-31 TRATAMENTO COM ANTIBIÓTICOS PARA AS ENDOCARDITES INFECCIOSAS CAUSADAS POR ORGANISMOS COMUNS[a] (Continuação)		
Microrganismo	Fármaco (dose, duração)	Comentários
MSSA infectando valvas protéticas	• Nafcilina ou oxacilina, ou flucloxacilina (2 g IV, a cada 4 h, por 6-8 semanas) mais Gentamicina[d] (1 mg/kg IM ou IV, a cada 8 h, por 2 semanas) mais • Rifampicina[i] (300 mg VO, a cada 8 h, por 6-8 semanas)	Usar gentamicina durante as 2 semanas iniciais; determinar a sensibilidade à gentamicina antes de iniciar o uso de rifampicina (ver texto do Cap. 155*); se o paciente for altamente alérgico à penicilina, usar o esquema para MRSA; se a alergia ao β-lactâmico for pouco intensa ou não imediata, a cefazolina pode ser substituída por oxacilina/nafcilina.
MRSA infectando valvas protéticas	• Vancomicina[c] (15 mg/kg IV, a cada 12 h, por 6-8 semanas) mais Gentamicina[d] (1 mg/kg IM ou IV, a cada 8 h, por 2 semanas) mais Rifampicina[i] (300 mg VO, a cada 8 h, por 6-8 semanas)	Empregar gentamicina durante as 2 semanas iniciais; determinar a sensibilidade à gentamicina antes de se iniciar o uso de rifampicina (ver o texto do Cap. 155*).
HACEK		
	• Ceftriaxona (2 g IV, em dose única diária, por 4 semanas) • Ampicilina/sulbactam (3 g IV, a cada 6 h, por 4 semanas)	Pode-se empregar outra cefalosporina de terceira geração em doses equivalentes. –
Coxiella burnetii	• Doxiciclina, 100 mg VO, a cada 12 h) mais hidroxicloroquina (200 mg VO, a cada 8 h), ambas por 18 (valva nativa) ou 24 (valva protética) meses	Acompanhar sorologia para monitorar a resposta durante o tratamento (antifase IgG I e IgA diminuídos 4 vezes e IgM negativo) e, depois disso, para recidiva.
Bartonella spp.	• Ceftriaxona (2 g IV, a cada 24 h) ou ampicilina (2 g IV, a cada 4 h) ou doxiciclina (100 mg, a cada 12 h, VO) durante 6 semanas mais Gentamicina (1 mg/kg IV, a cada 8 h, durante 3 semanas)	Se o paciente for altamente alérgico a β-lactâmicos, usar doxiciclina.

[a]As doses são para adultos com função renal normal. As doses de gentamicina, estreptomicina e vancomicina devem ser ajustadas se houver redução da função renal. O peso corporal ideal é usado para calcular as doses de gentamicina e estreptomicina por quilograma (homens = 50 kg + 2,3 kg por centímetro de altura acima de 1,52 m; mulheres = 45,5 kg + 2,3 kg por centímetro de altura acima de 1,52 m). [b]CIM ≤ 0,1 µg/mL. [c]A dose de vancomicina é baseada no peso corporal real. Ajustar para um nível-alvo de 10-15 µg/mL para infecções estreptocócicas e enterocócicas e 15-20 µg/mL para infecções estafilocócicas. [d]Os aminoglicosídeos não devem ser administrados em dose única diária na endocardite por enterococos e devem ser introduzidos como parte do tratamento inicial. O pico-alvo e as concentrações no vale de gentamicina de dose dividida 1 h após uma infusão de 20-30 minutos ou injeção IM são de cerca de 3,5 µg/mL e ≤ 1 µg/mL respectivamente; o pico-alvo e as concentrações no vale de estreptomicina (considerados os mesmos intervalos usados para gentamicina) são 20-35 µg/mL e < 10 µg/mL respectivamente. [e]A netilmicina (4 mg/kg, em dose única diária) pode ser usada no lugar da gentamicina. [f]CIM > 0,1 µg/mL e < 0,5 µg/mL. [g]CIM ≥ 0,5 µg/mL e < 8 µg/mL. [h]Deve-se determinar a sensibilidade aos antimicrobianos. [i]A rifampicina aumenta as necessidades de varfarina e dicumarol para a anticoagulação.
Abreviações: CIM, concentração inibitória mínima; MRSA, *S. aureus* resistente à meticilina; MSSA, *S. aureus* sensível à meticilina.
*N. do E. Capítulo 155 do *Medicina interna de Harrison*, 19ª ed.

IV-32. **A resposta é D.** *(Cap. 156)* A formação de vesículas por infecção pode ser causada por proliferação viral dentro da epiderme. Na varicela e na varíola, a viremia precede o início de um exantema centrípeto difuso, que progride de máculas para vesículas, em seguida para pústulas e, por fim, para crostas no decorrer de 1 a 2 semanas. As vesículas da varicela têm aparência em "gota de orvalho" e surgem em grupos aleatoriamente no tronco, nos membros e na face em 3 a 4 dias. O herpes-zóster ocorre em um único dermátomo; o aparecimento das vesículas é precedido de dor durante vários dias. O herpes-zóster pode ocorrer em indivíduos de qualquer idade, porém é mais comum em indivíduos imunossuprimidos e em pacientes idosos, enquanto a maioria dos casos de varicela ocorre em crianças pequenas. O herpes labial é tipicamente causado por infecção primária ou reativação do herpes-vírus simples (HSV). As vesículas causadas pelo HSV são encontradas nos lábios (HSV-1) ou na genitália (HSV-2), mas podem aparecer na cabeça e no pescoço de lutadores jovens (herpes do gladiador) ou nos dedos de profissionais de saúde (paroníquia herpética). O herpes labial (HSV-1) e o herpes genital recorrentes são comuns após a infecção primária. A doença mão-pé-boca é causada pelo vírus Coxsackie A16 e provoca caracteristicamente vesículas nas mãos, nos pés e na boca de crianças. A riquetsiose variceliforme começa após inoculação da pele de *Rickettsia akari* pela picada de ácaro. Uma pápula com vesícula central evolui para formar uma escara preta crostosa e indolor de 1 a 2,5 cm, com um halo eritematoso e adenopatia proximal. Embora tenha sido mais comum no nordeste dos Estados Unidos e na Ucrânia em 1940 a 1950, a riquetsiose variceliforme foi recentemente descrita em Ohio, Arizona e Utah. A síndrome da pele escaldada, que tipicamente é causada por uma toxina de *S. aureus*, manifesta-se com bolhas, não com vesículas. (Ver Figura IV-32).

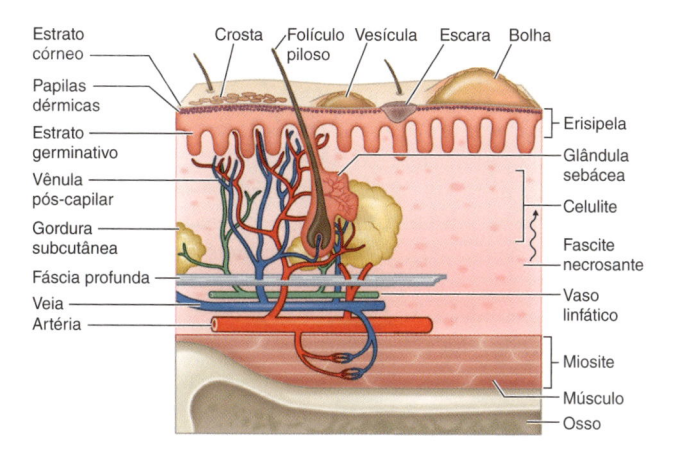

FIGURA IV-32

IV-33. **A resposta é E.** *(Cap. 156)* A tomografia computadorizada (TC) revela edema e inflamação da parede torácica esquerda em um paciente com fascite necrosante e mionecrose compatíveis com infecção do *Streptococcus* do grupo A. As múltiplas escoriações da pele constituíram mais provavelmente a porta de entrada das bactérias. Não há evidência de infecção do parênquima pulmonar na TC. *Actinomyces israelii, Klebsiella pneumoniae* e bactérias anaeróbicas orais podem causar infecções pulmonares necrosantes, particularmente em pacientes com história de alcoolismo e dentição precária. *S. pneumoniae* constitui a causa mais comum de pneumonia bacteriana e caracteristicamente resulta em consolidação lobar na TC.

IV-34. **A resposta é A.** *(Cap. 159)* A peritonite bacteriana primária (PBP) (espontânea) ocorre quando a cavidade peritoneal se torna infectada, sem qualquer fonte aparente de contaminação. A PBP é observada com mais frequência em pacientes com cirrose, geralmente com ascite preexistente. As bactérias tendem a invadir o líquido peritoneal, devido à pouca filtração hepática na cirrose. Embora ocorra febre em até 80% dos casos, a dor abdominal, o início agudo e os sinais peritoneais frequentemente estão ausentes. Os pacientes podem apresentar achados inespecíficos, como mal-estar ou agravamento da encefalopatia. Uma contagem de neutrófilos no líquido peritoneal > 250/µL é diagnóstica, porém não há limiar percentual para a contagem diferencial dos neutrófilos. Com frequência, o diagnóstico é difícil, visto que as culturas do líquido peritoneal frequentemente são negativas. As hemoculturas podem revelar o microrganismo etiológico. Os microrganismos mais comuns consistem em bacilos Gram-negativos entéricos, porém observa-se com frequência a presença de cocos Gram-positivos. Os anaeróbios não são comuns (diferentemente da peritonite bacteriana secundária), e não há necessidade de antibióticos empíricos dirigidos contra esses microrganismos se houver suspeita de PBP. As cefalosporinas de terceira geração e a piperacilina-tazobactam constituem um tratamento empírico inicial razoável. O diagnóstico requer a exclusão de uma fonte intra-abdominal primária de peritonite.

IV-35. **A resposta é D.** *(Cap. 159)* Essa paciente apresenta peritonite associada à diálise peritoneal ambulatorial crônica (DPAC). Diferentemente da peritonite bacteriana primária ou secundária, essa infecção é geralmente causada por microrganismos da pele, mais comumente espécies de *Staphylococcus*. Os microrganismos migram para o líquido peritoneal por meio do equipamento. Pode não haver infecção do túnel ou do local de saída. A peritonite constitui a razão mais comum para a interrupção da DPAC. O uso de conectores em Y e de uma técnica cuidadosa diminui o risco de DPAC. Diferentemente da PBP e à semelhança da peritonite bacteriana secundária (PBS) o início dos sintomas é geralmente agudo, com dor difusa e sinais peritoneais. O dialisado é turvo, com contagem > 100 leucócitos/µL e > 50% de neutrófilos. O dialisado deve se colocado em meio de hemocultura e, com frequência, é positivo para determinado microrganismo. O achado de mais de um microrganismo na cultura deve levar a uma avaliação para PBS. A cobertura intraperitoneal empírica para a peritonite por DPAC deve ser direcionada contra espécies de estafilococos, com base na epidemiologia local. Se a paciente estiver gravemente enferma, devem-se acrescentar antibióticos IV. Se não houver nenhuma resposta dentro de quatro dias, deve-se considerar a retirada do cateter.

IV-36. **A resposta é D.** *(Cap. 159)* A TC mostra um grande abscesso hepático complexo e multiloculado no lobo direito. Os abscessos hepáticos podem surgir por disseminação hematogênica, em consequência de doença biliar (atualmente mais comum), pileflebite ou infecção contígua na cavidade peritoneal. A febre constitui o único achado físico comum no abscesso hepático. Até 50% dos pacientes podem não apresentar sinais ou sintomas que possam direcionar a atenção para o fígado. Os sintomas inespecíficos são comuns, e o abscesso hepático constitui uma importante causa de febre de origem obscura (FOO) no indivíduo idoso. Os únicos achados laboratoriais anormais confiáveis consistem em elevação dos níveis séricos de fosfatase alcalina e/ou da contagem dos leucócitos em 70% dos pacientes. O abscesso hepático pode ser sugerido por uma elevação do hemidiafragma na radiografia de tórax. Os microrganismos etiológicos mais comuns na doença biliar presumida consistem em bacilos Gram-negativos. Os anaeróbios não são comuns, a não ser que haja suspeita de uma fonte pélvica ou outras fontes entéricas. Ocorrem abscessos hepáticos fúngicos após fungemia em pacientes imunocomprometidos submetidos à quimioterapia, que, com frequência, têm uma apresentação sintomática, com reconstituição dos neutrófilos. A drenagem, geralmente percutânea, constitui a base do tratamento e mostra-se inicialmente útil para o diagnóstico. (Ver Figura IV-36B.)

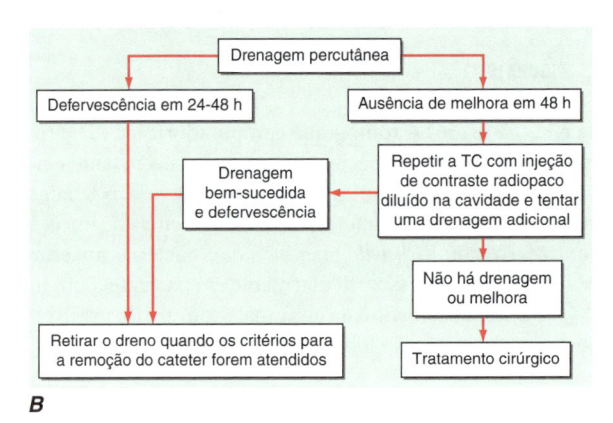

FIGURA IV-36B Algoritmo para o tratamento de pacientes com abscessos intra-abdominais utilizando a drenagem percutanea. O tratamento antimicrobiano deve ser administrado concomitantemente. *(Reimpressa, com autorização, de B Lorber [ed.]: Atlas of Infectious Diseases, vol VII: Intra-abdominal Infections, Hepatitis, and Gastroenteritis. Philadelphia, Current Medicine, 1996, p 1.30, como adaptado de OD Rotstein, RL Simmons, em SL Gorbach et al [eds]: Infectious Disease. Philadelphia, Saunders, 1992, p 668.)*

IV-37. **A resposta é A.** *(Cap. 161)* A infecção por *Clostridium difficile* é uma doença gastrintestinal comum, que está mais frequentemente associada ao uso de agentes antimicrobianos, com ruptura subsequente da flora colônica normal. Os casos de infecção por *C. difficile* aumentaram desde o início de 2000, triplicando entre 2000 e 2005. Epidemiologicamente, a colonização fecal por *C. difficile* é de 20% ou mais depois de uma semana de hospitalização, porém permanece baixa, em 1 a 3%, entre adultos residentes em comunidades. A apresentação mais comum da infecção por *C. difficile* consiste em aumento das evacuações, com fezes cuja consistência pode variar de mole e não moldada até diarreia aquosa profusa. As fezes quase nunca são visivelmente sanguinolentas. Um indivíduo infectado por *C. difficile* pode ter até 20 evacuações por dia. Clinicamente, observa-se a presença de febre em até 28% dos casos, com dor abdominal em 22% e leucocitose em 50%. Com frequência, observa-se a presença de íleo na radiografia do abdome. O íleo pode ser de origem adinâmica em 20% dos casos. Ocorre íleo adinânico quando existe um íleo na radiografia com interrupção da eliminação de fezes. A infecção por *C. difficile* sofre recidiva após o tratamento em 15 a 30% dos pacientes. Nesta paciente, as fezes sanguinolentas, a febre e a dor abdominal sugerem colite isquêmica, e ela apresenta vários fatores de risco, incluindo fibrilação atrial e doença cardiovascular.

IV-38. **A resposta é D.** *(Cap. 161)* A infecção por *C. difficile* (ICD) é diagnosticada com base em uma combinação de critérios clínicos e microbiológicos. Clinicamente, espera-se que um paciente com ICD tenha diarreia com três ou mais evacuações por dia, durante dois dias ou mais, sem outra causa reconhecida. Dispõe-se de vários testes diferentes para a identificação de *C. difficile* nas fezes. Entretanto, nenhum teste tradicional apresenta alta sensibilidade, alta especificidade e rápida execução. Os testes mais usados para o diagnóstico de ICD consistem na demonstração das toxinas A ou B nas fezes, PCR ou cultura demonstrando a presença de *C. difficile* produtor de toxina nas fezes ou identificação endoscópica de pseudomembranas no cólon. A maioria dos exames laboratoriais para toxinas apresenta sensibilidade inadequada. Embora o achado de pseudomembranas na colonoscopia seja altamente específico, elas frequentemente não estão presentes, mesmo na doença conhecida. Os testes de amplificação de ácidos nucleicos, incluindo PCR, foram aprovados recentemente e têm a vantagem de ser mais sensíveis do que os ensaios para toxinas e pelo menos tão específicos. Além disso, esses testes são rapidamente disponíveis. Por conseguinte, os ensaios para PCR estão se tornando o método de escolha.

IV-39. **A resposta é C.** *(Cap. 161)* Essa paciente apresenta evidências de ICD recorrente, que ocorre em até 30% dos casos tratados. Essas infecções podem ocorrer como recidiva da infecção primária ou como reinfecções quando o microrganismo permanece no ambiente. As taxas de recorrência de ICD são comparáveis, independentemente do uso de metronidazol ou de vancomicina como tratamento inicial. As taxas de recidiva são mais altas em indivíduos com 65 anos ou mais de idade, naqueles que continuam recebendo antibióticos enquanto estão sendo tratados ICD e naqueles que permanecem internados após a infecção inicial. Os pacientes que sofrem uma primeira recorrência de ICD devem receber o mesmo tratamento administrado na infecção inicial (Quadro IV-39). A fidaxomicina é um novo antibiótico macrocíclico oral associado a menor recorrência de doença em comparação com a vancomicina oral. Seu uso também deve ser considerado nessa paciente. Se houver múltiplas recidivas, podem-se considerar várias opções de tratamento, incluindo vancomicina oral, nitazoxanida oral, imunoglobulina IV e transplante de microbiota fecal. O transplante de microbiota fecal é administrado através de uma sonda nasoduodenal, colonoscopia ou enema e procura restaurar a flora microbiana colônica normal do indivíduo. Nos ensaios clínicos realizados, esse procedimento demonstrou estar associado a um menor risco de recidiva de *C. difficile*, porém ainda não está atualmente aprovado pela U.S. Food and Drug Administration (FDA).

QUADRO IV-39 RECOMENDAÇÕES PARA O TRATAMENTO DE INFECÇÃO POR *CLOSTRIDIUM DIFFICILE* (ICD)[a]

Situação clínica	Tratamento(s)	Comentários
Episódio inicial, leve a moderado	Metronidazol (500 mg, 3×/dia, por 10-14 dias)	Vancomicina (125 mg, 4×/dia, por 10-14 dias) pode ser mais eficaz do que metronidazol. Fidaxomicina (200 mg, 2×/dia, por 10 dias) é outra alternativa.
Episódio inicial, grave	Vancomicina (125 mg, 4×/dia, por 10-14 dias)	Indicadores de doença grave podem incluir leucocitose (≥ 15.000 leucócitos/μL) e nível de creatinina ≥ 1,5 vez o valor pré-mórbido. Fidaxomicina é uma alternativa.
Episódio inicial, complicado grave ou fulminante	Vancomicina (500 mg VO ou por sonda nasogástrica) *mais* metronidazol (500 mg IV, a cada 8 h) *considerar também* Instilação retal de vancomicina (500 mg em 100 mL de solução salina normal como enema de retenção a cada 6-8 h)	ICD complicada grave ou fulminante é definida como ICD grave com a adição de hipotensão, choque, íleo ou megacólon tóxico. A duração do tratamento poderá ser > 2 semanas e é determinada pela resposta. Considerar o uso de tigeciclina (50 mg IV, a cada 12 h, após uma dose de ataque de 100 mg) no lugar do metronidazol.
Primeira recorrência	Semelhante ao do episódio inicial	Ajustar o tratamento se a gravidade da ICD se alterar com a recorrência. Considerar fidaxomicina, que diminui significativamente a probabilidade de recorrências adicionais.
Segunda recorrência	Vancomicina em esquema de doses decrescentes/pulso	Esquema de pulso típico: 125 mg, 4×/dia, por 10-14 dias; em seguida, 2×/dia, por 1 semana; depois, a cada 2-3 dias, durante 2-8 semanas.
Múltiplas recorrências	Considerar as seguintes opções: • Repetir vancomicina de pulso • Vancomicina (500 mg, 4×/dia, por 10 dias) mais *Saccharomyces boulardii* (500 mg, 2×/dia, por 28 dias) • Vancomicina (125 mg, 4×/dia, por 10-14 dias); em seguida, interromper a vancomicina e iniciar a rifaximina (400 mg, 2×/dia, por 2 semanas) • Nitazoxanida (500 mg, 2×/dia, por 10 dias) • Transplante de microbiota fecal • Imunoglobulina IV (400 mg/kg)	O único estudo controlado que incluiu pacientes com um ou mais episódios de recorrência de ICD foi com vancomicina e *S. boulardii*, que mostrou uma significância limítrofe, se comparado à vancomicina mais placebo, e o transplante de microbiota fecal, que foi altamente significativo se comparado a altas doses de vancomicina. (Não foi comparado a doses decrescentes de vancomicina.)

[a]Todos os agentes foram administrados VO, exceto quando especificado de outro modo.

IV-40. A resposta é E. *(Cap. 161)* A clindamicina, a ampicilina e as cefalosporinas (incluindo ceftriaxona) foram os primeiros antibióticos associados à doença relacionada a *C. difficile* e continuam apresentando essa relação. Mais recentemente, as fluoroquinolonas de amplo espectro, incluindo moxifloxacino e ciprofloxacino, têm sido associadas a surtos de *C. difficile*, incluindo surtos, em alguns locais, de uma cepa mais virulenta que tem causado doença grave entre pacientes ambulatoriais idosos. Por razões que ainda não foram esclarecidas, os β-lactâmicos, com exceção das cefalosporinas de geração mais avançada, parecem estar associados a um menor risco de doença. Os antibióticos de associação penicilina/β-lactamase parecem ter menor risco de doença associada a *C. difficile*, em comparação com os outros agentes mencionados. Foram relatados até mesmo casos associados à administração de metronidazol e vancomicina. Entretanto, todos os pacientes que iniciam antibióticos devem ser aconselhados a procurar assistência médica caso tenham diarreia intensa ou que persista por mais de um dia, visto que todos os antibióticos estão associados a algum risco de doença associada a *C. difficile*.

IV-41. A resposta é E. *(Cap. 162)* A infecção do trato urinário (ITU) é uma das infecções mais comuns observadas na atenção primária à saúde. O termo ITU abrange diversas entidades clínicas, incluindo bacteriúria assintomática, cistite, pielonefrite e prostatite. A cistite aguda é a forma mais comum de ITU diagnosticada. Exceto em lactentes e em indivíduos idosos, a ITU é muito mais frequente em mulheres. Devido à maior incidência de anomalias congênitas do trato urinário em indivíduos do sexo masculino, a incidência de ITU é maior nos indivíduos do sexo masculino durante a infância. Entre 1 e 50 anos de idade, a ITU é muito mais frequente nas mulheres do que nos homens. Depois dos 50 anos de idade, os homens apresentam uma incidência crescente de ITU, e, de modo global, a incidência nos homens torna-se quase igual à das mulheres. Ao longo da vida, 50 a 80% das mulheres apresentarão pelo menos um episódio de ITU. Os fatores de risco para ITU em mulheres incluem história pregressa de ITU, diabetes melito, incontinência, atividade sexual e uso de diafragma com espermicida. Cerca de 20 a 30% das mulheres que apresentam ITU terão um episódio recorrente de ITU. A atividade sexual recente também está temporalmente relacionada com a ITU. Um episódio de relação sexual na semana precedente está associado a um risco relativo de ITU de 1,4. Com cinco episódios na semana precedente, o risco relativo aumenta para 4,8. Os homens que apresentam ITU tipicamente têm alguma anormalidade estrutural que contribui para o desenvolvimento de infecção. A anormalidade mais comum observada em homens é a hipertrofia prostática, que causa obstrução urinária. A falta de circuncisão também aumenta o risco de ITU nos homens, visto que a *Escherichia coli* pode colonizar a glande e o prepúcio de um homem não circuncidado. Durante a gravidez, deve-se proceder ao rastreamento da bacteriúria assintomática e seu tratamento. A presença de bactérias assintomáticas em uma mulher grávida está associada ao desenvolvimento de pielonefrite, nascimento prematuro e morte fetal perinatal.

IV-42. A resposta é D. *(Cap. 162)* A pielonefrite é uma infecção sintomática do rim. Os casos leves de pielonefrite geralmente manifestam-se na forma de febre baixa, com ou sem dor lombar inferior ou no ângulo costovertebral. Os sintomas da pielonefrite grave incluem febre alta, tremores, náusea, vômitos e dor no flanco e/ou lombar. Até 20 a 30% dos casos de pielonefrite apresentam bacteremia associada. Os sintomas podem ocorrer de modo agudo, sem sintomas prévios de cistite. Os pacientes com diabetes melito, nefropatia por analgésicos ou doença falciforme podem apresentar uropatia obstrutiva em decorrência de necrose papilar aguda, com descamação das papilas renais na pelve renal e ureter. O tratamento da pielonefrite depende da gravidade da apresentação. Não se recomenda o uso de sulfametoxazol-trimetoprima, devido às elevadas taxas de *E. coli* resistente em pacientes com pielonefrite. Os casos menos graves são geralmente tratados com fluoroquinolonas. Se o paciente tolerar o tratamento oral, as fluoroquinolonas podem ser administradas por via oral ou parenteral, e um ciclo de tratamento de sete dias mostra-se altamente efetivo para a pielonefrite não complicada. Os agentes β-lactâmicos orais são menos efetivos do que as fluoroquinolonas e devem ser utilizados com cautela. As opções para o tratamento parenteral da pielonefrite não complicada incluem fluoroquinolonas, cefalosporinas de espectro ampliado, com ou sem aminoglicosídeo, ou um carbapenêmico. Entretanto, essa paciente tem diabetes melito e apresenta sinais de sepse e cetoacidose diabética. Por conseguinte, deve ter pielonefrite complicada. Nesse caso, o tratamento inicial recomendado deve consistir no uso de um β-lactâmico com um inibidor da β-lactamase (ampicilina-sulbactam, piperacilina-tazobactam, ticarcilina-clavulanato) ou imipenem-cilastatina. Uma vez estabilizado o estado do paciente e após estabelecimento das sensibilidades do microrganismo etiológico, pode-se passar para o tratamento oral.

IV-43. **A resposta é C.** *(Cap. 162)* A bacteriúria assintomática (BAS) ocorre quando um paciente sem sintomas locais ou sistêmicos de infecção apresenta evidências de bactérias na urina. O ponto de corte para diagnóstico para estabelecer a presença de BAS é de mais de 10^5 unidades formadoras de colônias (CFU)/mL em pacientes com micção espontânea e mais de 10^2 CFU/mL com cateter. O tratamento da BAS não diminui a frequência de infecções sintomáticas ou de complicações, exceto em mulheres grávidas, indivíduos submetidos à cirurgia urológica e, talvez, pacientes com neutropenia e receptores de transplante renal. Nas mulheres grávidas, o rastreamento e o tratamento da BAS são recomendados, visto que as mulheres grávidas com BAS sem tratamento correm risco aumentado de parto prematuro, morte perinatal do feto e pielonefrite na mãe. Uma metanálise constatou que o tratamento da BAS em mulheres grávidas diminuiu o risco de pielonefrite em 75%.

IV-44. **A resposta é C.** *(Cap. 162)* A prostatite bacteriana aguda manifesta-se na forma de disúria, polaciúria e dor na região prostática e perineal. É comum haver febre e calafrios. A prostatite bacteriana crônica é mais indolente e manifesta-se como episódios recorrentes de cistite, algumas vezes com dor pélvica ou perineal associada. Tendo em vista que esse paciente teve um episódio prévio recente de cistite que foi tratado durante sete dias com uma fluoroquinolona, deve-se suspeitar de prostatite crônica, que é demonstrada ao exame físico por uma próstata quente e hipersensível à palpação. Em um estudo de homens com ITU febril, a recidiva precoce da ITU, os sintomas de retenção urinária, a presença de hematúria no acompanhamento ou dificuldades de micção indicaram indivíduos com distúrbios passíveis de correção cirúrgica. A prostatite bacteriana aguda pode ser tratada com 2 a 4 semanas de terapia, enquanto a prostatite crônica necessita de um ciclo mais longo de tratamento, 4 a 6 semanas. Se a infecção sofrer recidiva após o tratamento, recomenda-se um ciclo de 12 semanas. Além disso, o tratamento dos distúrbios subjacentes da próstata deve ajudar a diminuir a recidiva.

IV-45. **A resposta é A.** *(Cap. 163)* As causas comuns de desconforto e secreção uretrais em homens incluem *Chlamydia trachomatis*, *N gonorrhoeae*, *Mycoplasma genitalium*, *Ureaplasma urealyticum*, *Trichomonas vaginalis* e HSV. *Gardnerella* constitui a causa habitual de vaginose bacteriana em mulheres e não é um patógeno nos homens.

IV-46. **A resposta é C.** *(Cap. 163)* Essa paciente apresenta sintomas compatíveis com a síndrome uretral, que se caracteriza por disúria "interna", com urgência urinária, polaciúria e piúria, porém sem uropatógenos em contagens ≥ 10^2/mL na urina. Essa síndrome é mais comumente causada por *C. trachomatis* ou *N. gonorrhoeae* e pode ser facilmente confirmada pelo teste de amplificação de ácido nucleico para esses patógenos na urina. A disúria "externa" inclui dor na vulva durante a micção, frequentemente sem polaciúria ou urgência. Esse quadro é observado na candidíase vulvovaginal ou na infecção por HSV, que podem ser visualizadas ao exame físico. A cultura cervical não seria útil com os sintomas urinários dessa paciente. É comum a presença de um pH vaginal elevado > 5,0 na vaginite por *Trichomonas*. A detecção de células indicadoras na microscopia da secreção vaginal sugere vaginose bacteriana.

IV-47. **A resposta é B.** *(Cap. 163)* A vaginose bacteriana está associada a *Gardnerella vaginalis* e a várias bactérias anaeróbicas e/ou bactérias não cultivadas. Em geral, ocorre secreção vaginal fétida, que é branca ou cinza. Não há irritação externa, e o pH do líquido vaginal é geralmente > 4,5; verifica-se a presença de odor de peixe na preparação com KOH a 10%, e o exame microscópico revela células indicadoras, alguns leucócitos e microbiota mista numerosa. Os achados vaginais normais são descritos na alternativa D, com pH < 4,5 e detecção de lactobacilos ao exame microscópico. Com frequência, observa-se um pH elevado (> 5) com irritação externa na candidíase vulvovaginal, enquanto a presença de *Trichomonas* móveis é diagnóstica de vaginite por *Trichomonas*.

IV-48. **A resposta é E.** *(Cap. 163)* Em um estudo de pacientes com cervicite e leucocitose examinadas em uma clínica de doenças sexualmente transmissíveis na década de 1980, mais de um terço das amostras cervicais não revelaram nenhuma etiologia. Em um estudo semelhante recente, conduzido em Baltimore e utilizando o teste de amplificação de ácido nucleico, não foi identificada uma etiologia microbiológica em mais da metade dos casos. *C. trachomatis* é o microrganismo diagnosticado com mais frequência, seguido de *N. gonorrhoeae*. Devido à dificuldade em estabelecer um diagnóstico microbiológico, indica-se o tratamento empírico para *C. trachomatis* e, nas áreas onde *N. gonorrhoeae* é altamente endêmico, para o gonococo.

IV-49. A resposta é C. *(Cap. 163)* A presença de hipersensibilidade no quadrante superior direito, juntamente com achados clássicos de doença inflamatória pélvica, é altamente sugestiva de síndrome de Fitz-Hugh-Curtis ou peri-hepatite causada pela inflamação da cápsula hepática, devido à infecção por *N. gonorrhoeae* ou *C. trachomatis*. Embora essa condição possa ser facilmente visualizada ao exame laparoscópico, a resolução dos sintomas no quadrante superior direito com o tratamento da doença inflamatória pélvica fornece a prova mais comum do diagnóstico. A obtenção de resultados normais nas provas de função hepática indica ausência de hepatite, tornando improvável a infecção pelo vírus da hepatite C (HCV).

IV-50. A resposta é A. *(Cap. 163)* As causas mais comuns de ulcerações genitais consistem em herpes-vírus simples, sífilis e cancroide. A gonorreia manifesta-se tipicamente na forma de uretrite e não com úlceras genitais. As úlceras da sífilis (cancro primário) são úlceras isoladas, firmes e superficiais, que não são pustulosas e geralmente não são dolorosas. Apesar desses achados habituais, indica-se o teste da reagina plasmática rápida (RPR) para todos os casos de ulceração genital, tendo em vista as apresentações diferentes do *Treponema pallidum*. As úlceras causadas pelo HSV são muito dolorosas, porém são vesiculares e não pustulosas. Na infecção primária, podem ser bilaterais; todavia, são geralmente unilaterais na reativação. *Haemophilus ducreyi*, o agente responsável pelo cancroide, provoca múltiplas úlceras, que frequentemente surgem como pústulas, que são moles, friáveis e extremamente hipersensíveis, como no caso desse paciente. A infecção primária pelo HIV geralmente causa uma doença febril aguda e não úlceras focais. A presença de úlceras genitais aumenta a probabilidade de aquisição e transmissão do HIV.

IV-51. A resposta é E. *(Cap. 164)* Em um paciente com suspeita de infecção do sistema nervoso central (SNC), a primeira tarefa consiste em identificar se a infecção acomete predominantemente o espaço subaracnóideo (*meningite*), ou se há evidências de comprometimento generalizado ou focal do tecido encefálico nos hemisférios cerebrais, cerebelo ou tronco encefálico. Quando o tecido encefálico é diretamente lesionado por infecção bacteriana ou viral, a doença é denominada *encefalite*, enquanto as infecções focais que acometem o tecido encefálico são classificadas como *cerebrite* ou *abscesso*, dependendo da presença ou ausência de uma cápsula. A rigidez de nuca ("pescoço duro") é o sinal patognomônico de irritação meníngea e está presente quando o pescoço resiste à flexão passiva. Os sinais de Kernig e Brudzinski também constituem sinais clássicos de irritação meníngea. O *sinal de Kernig* é produzido quando o paciente está em decúbito dorsal. A coxa é fletida sobre o abdome, com o joelho em flexão; a tentativa de estender passivamente o joelho provoca dor na presença de irritação meníngea. O *sinal de Brudzinski* é produzido com o paciente em decúbito dorsal e é positivo quando a flexão passiva do pescoço resulta em flexão espontânea dos quadris e dos joelhos. Embora comumente pesquisados no exame físico, a sensibilidade e a especificidade dos sinais de Kernig e Brudzinski são incertas. Ambos os sinais podem estar ausentes ou reduzidos em pacientes muito jovens ou idosos, nos indivíduos imunocomprometidos ou em pacientes com grave depressão do estado mental. A alta prevalência de doença da coluna cervical em indivíduos idosos pode resultar em testes falso-positivos para rigidez de nuca.

Tipicamente, não há depressão significativa do nível de consciência (p. ex., sonolência, coma), convulsões ou déficits neurológicos focais na meningite viral; entretanto, todos podem ocorrer nas outras opções listadas (ver Figura IV-51).

IV-52. A resposta é D. *(Caps. 164 e 173)* *S. pneumoniae* constitui a causa mais comum de meningite em adultos acima de 20 anos de idade, sendo responsável por quase metade dos casos notificados (1,1 por 100 mil indivíduos por ano). Existe uma série de condições predisponentes que aumentam o risco de meningite pneumocócica, das quais a mais importante é a pneumonia pneumocócica. Outros fatores de risco incluem a coexistência de sinusite ou otite média pneumocócica aguda ou crônica, alcoolismo, diabetes melito, esplenectomia, hipogamaglobulinemia, deficiência de complemento e traumatismo cranioencefálico com fratura da base do crânio e rinorreia do líquido cerebrospinal (LCS). A taxa de mortalidade continua sendo de cerca de 20%, apesar da antibioticoterapia. A gravidez, idade > 60 anos e o estado de imunocomprometimento constituem fatores de risco importantes para a meningite causada por *Listeria monocytogenes*.

IV-53. A resposta é B. *(Cap. 164)* Essa paciente tem alta suspeita de meningite bacteriana aguda, provavelmente causada por *S. pneumoniae*, com presença de pneumonia concomitante. A meningite bacteriana é uma emergência clínica. O objetivo é começar a antibioticoterapia dentro dos

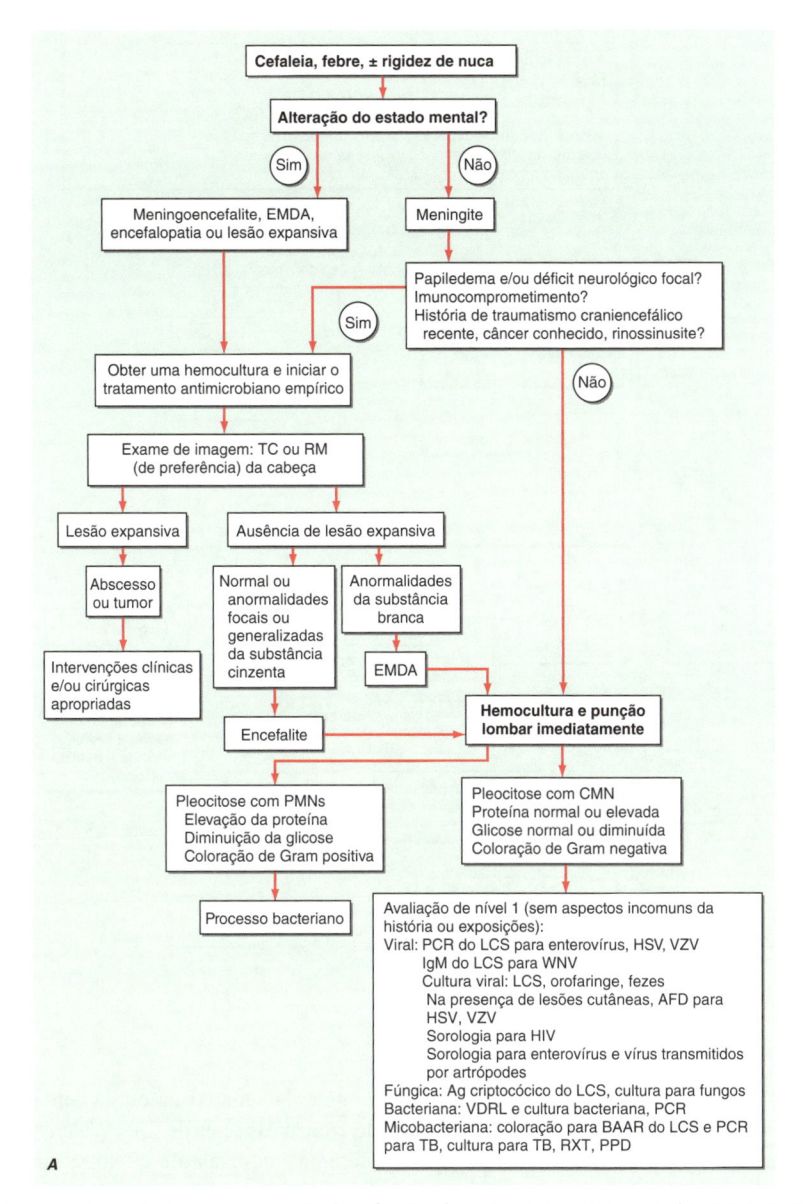

```
                    ┌─────────────────────────────┐
                    │ Cefaleia, febre, ± rigidez de nuca │
                    └─────────────┬───────────────┘
                                  │
                    ┌─────────────▼───────────────┐
                    │  Alteração do estado mental? │
                    └──────┬───────────────┬──────┘
                         (Sim)           (Não)
```

FIGURA IV-51 Manejo de pacientes com suspeita de infecção do sistema nervoso central (SNC). EMDA, encefalomielite disseminada aguda; BAAR, bacilo alcool-acido-resistente; Ag, antígeno; LCS, líquido cerebrospinal; TC, tomografia computadorizada; vFCC, vírus da febre do carrapato do Colorado; RXT, radiografia de tórax; AFD, anticorpo fluorescente direto; EBV, vírus Epstein-Barr; HHV, herpes-vírus humano; HSV, herpes-vírus simples; VCML, vírus da coriomeningite linfocitária; CMN, células mononucleares; RM, ressonância magnética; PCR, reação em cadeia da polimerase; PMN, leucocitos polimorfonucleares; PPD, derivado protéico purificado; TB, tuberculose; VDRL, Venereal Disease Research Laboratory; VZV, vírus varicela-zoster; WNV, virus do Oeste do Nilo. (*continua*)

primeiros 60 minutos após a chegada do paciente ao serviço de emergência. O tratamento antimicrobiano empírico é iniciado nos pacientes com suspeita de meningite bacteriana antes que os resultados da coloração de Gram e da cultura do LCS sejam conhecidos. *S. pneumoniae* e *N. meningitidis* constituem os microrganismos etiológicos mais comuns da meningite bacteriana adquirida na comunidade. Em virtude da emergência do *S. pneumoniae* resistente à penicilina e às cefalosporinas, o tratamento empírico de casos suspeitos de meningite bacteriana adquirida na comunidade em crianças e em adultos deve incluir uma combinação de dexametasona, cefalosporina de terceira ou quarta geração (p. ex., ceftriaxona, cefotaxima ou cefepima) e vancomicina mais aciclovir (visto que a encefalite por HSV constitui a principal doença no diagnóstico diferencial) e doxiciclina durante a estação dos carrapatos para tratar as infecções bacterianas transmitidas por eles. A ceftriaxona ou a cefotaxima oferecem uma boa cobertura contra *S. pneumoniae* sensível, estreptococos do grupo B e *H. influenzae*, bem como uma cobertura adequada contra *N. meningitidis*. A cefepima é uma cefalosporina de quarta geração de amplo

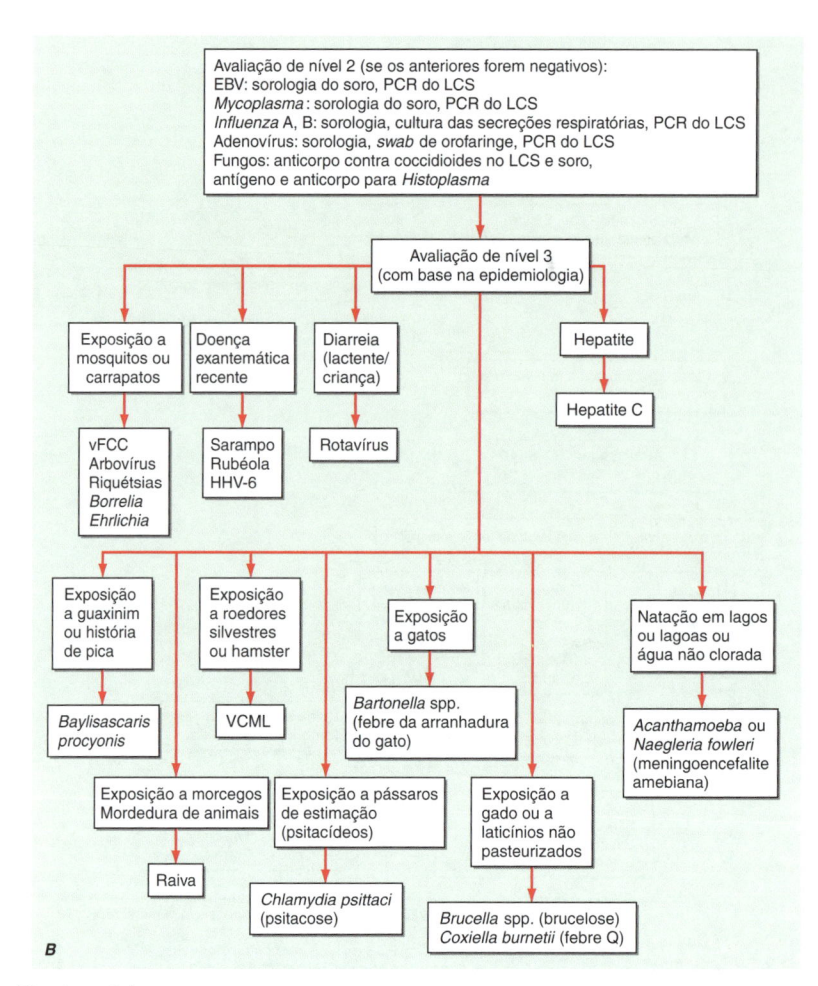

FIGURA IV-51 (Continuação)

espectro, que possui atividade *in vitro* semelhante à da cefotaxima ou da ceftriaxona contra *S. pneumoniae* e *N. meningitidis* e maior atividade contra espécies de *Enterobacter* e *P. aeruginosa*. Em ensaios clínicos, foi demonstrado que a cefepima é equivalente à cefotaxima no tratamento da meningite pneumocócica e meningocócica sensível à penicilina, e esse antibiótico tem sido usado com sucesso em alguns pacientes com meningite causada por espécies de *Enterobacter* e *P. aeruginosa*. Deve-se acrescentar ampicilina ao esquema empírico para a cobertura de *L. monocytogenes* em crianças com menos de 3 meses de idade, indivíduos com mais de 55 anos ou naqueles com suspeita de comprometimento da imunidade celular em consequência de doença crônica, transplante de órgão, gravidez, neoplasia maligna ou terapia imunossupressora. O metronidazol é acrescentado ao esquema empírico para proporcionar uma cobertura contra anaeróbios Gram-negativos em pacientes com otite, sinusite ou mastoidite. Na meningite hospitalar e, em particular, na meningite que ocorre após procedimentos neurocirúrgicos, os estafilococos e os microrganismos Gram-negativos, incluindo *P. aeruginosa*, constituem os agentes etiológicos mais comuns. Nesses pacientes, o tratamento empírico deve incluir uma combinação de vancomicina e ceftazidima, cefepima ou meropeném. A ceftazidima, a cefepima ou o meropeném devem substituir a ceftriaxona ou a cefotaxima nos pacientes neurocirúrgicos e naqueles com neutropenia, visto que a ceftriaxona e a cefotaxima não apresentam atividade adequada contra infecção do SNC por *P. aeruginosa*. O meropeném é um antibiótico carbapenêmico altamente ativo *in vitro* contra *L. monocytogenes*, que demonstrou ser efetivo nos casos de meningite por *P. aeruginosa* e que exibe boa atividade contra pneumococos resistentes à penicilina. A liberação de componentes da parede celular bacteriana desencadeada por antibióticos bactericidas leva à produção das citocinas inflamatórias, a interleucina (IL)-1β e o fator de necrose tumoral (TNF)-α, no espaço subaracnóideo. A dexametasona exerce um efeito benéfico ao inibir a síntese de IL-1β e de TNF-α em nível do mRNA, ao diminuir a resistência ao efluxo do LCS e ao estabilizar a barreira hematencefálica. A justificativa para a administração de dexametasona 20 minutos antes da antibioticoterapia é o fato de que ela inibe a produção de TNF-α pelos macrófagos e pela micróglia apenas quando administrada antes que essas células sejam ativadas por endotoxina. A dexametasona não modifica a produção de TNF-α uma vez induzida. Os resultados de ensaios clínicos da terapia com dexametasona na meningite causada por *H. influenzae*, *S. pneumoniae* e *N. meningitidis* demonstraram sua eficácia na redução da inflamação meníngea e sequelas neurológicas, como a incidência de surdez neurossensorial. Um ensaio clínico prospectivo europeu sobre o tratamento adjuvante da meningite bacteriana aguda em 301 adultos constatou que a dexametasona reduziu o número de desfechos desfavoráveis (15% vs. 25%, $p = 0,03$), incluindo morte (7% vs. 15%, $p = 0,04$). Os benefícios foram mais notáveis em pacientes com meningite pneumocócica. A dexametasona (10 mg IV) foi administrada 15 a 20 minutos antes da primeira dose de um agente antimicrobiano, e a mesma dose foi repetida a cada 6 horas, durante quatro dias. Esses resultados foram confirmados em um segundo ensaio clínico sobre a dexametasona administrada a adultos com meningite pneumocócica. De modo ideal, a terapia com dexametasona deve começar 20 minutos antes ou, no máximo, concomitantemente com a primeira dose de antibióticos. É improvável que tenha algum benefício significativo se for instituída mais de 6 horas após o início da terapia antimicrobiana. A dexametasona pode reduzir a penetração da vancomicina no LCS e retarda a esterilização do LCS em modelos experimentais de meningite por *S. pneumoniae*. Em consequência, para assegurar uma penetração confiável da vancomicina no LCS, as crianças e os adultos são tratados com esse fármaco em uma dose de 45 a 60 mg/kg/dia.

IV-54.   **A resposta é C.** *(Cap. 165)* A meningite crônica tem numerosas causas, incluindo uma variedade de bactérias, micobactérias, fungos, vírus e parasitas. Além disso, muitas etiologias não infecciosas também podem causar meningite crônica, incluindo lúpus eritematoso sistêmico, sarcoidose, síndrome de Behçet, meningite de Mollaret, hipersensibilidade a fármacos e a neoplasias malignas, entre outras. A meningite crônica é diagnosticada quando existe uma síndrome característica de meningite que produziu sintomas por quatro semanas ou mais e está associada à inflamação do LCS. Clinicamente, um paciente com meningite crônica tipicamente apresenta cefaleia e dor no pescoço ou nas costas. Nessa paciente que também apresenta paralisia dos nervos cranianos VI e VII, a lesão pode ser localizada em uma meningite basal que acomete as raízes dos nervos cranianos. Tendo em vista a localização geográfica da paciente e seu gosto pelas caminhadas, ela corre risco de infecção com doença de Lyme causada pelo microrganismo *Borrelia burgdorferi*. A doença de Lyme que causa meningite tipicamente ocorre dentro de várias semanas ou meses após a picada do carrapato, e muitos pacientes não conseguem lembrar-se de ter tido alguma picada de carrapato. De modo semelhante, os pacientes podem não se lembrar de ter tido o típico eritema migratório em forma de alvo, que ocorre no início do processo mórbido. Outras características de doença de Lyme disseminada de estágio inicial incluem artralgias/artrite, cardite, conjuntivite ou irite, radiculopatia e linfadenopatia. O diagnóstico de doença de Lyme como causa de meningite crônica depende principalmente da demonstração de um título sérico positivo para Lyme e *Western blot*. Os achados do LCS são inespecíficos, incluindo aumento das células mononucleares e proteína elevada que geralmente não ultrapassa 200 a 300 mg/dL. A glicose do LCS deve estar normal. A demonstração de anticorpo contra *B. burgdorferi* positivo no LCS é altamente específica da doença, mas pode ser negativo. Outras doenças que podem apresentar um quadro de meningite basal incluem neurossarcoidose, neoplasia maligna e granulomatose com poliangeíte. Pode-se observar uma elevação do nível da enzima conversora de angiotensina no LCS na sarcoidose, porém não é sensível nem específica para o diagnóstico da doença. *T. pallidum* é uma espiroqueta semelhante a *B. burgdorferi* e agente etiológico da sífilis. A sífilis sem tratamento pode resultar em meningite crônica, bem como em sintomas de demência, em lugar de paralisia de nervos cranianos. Como os agentes etiológicos tanto da doença de Lyme quanto da sífilis são espiroquetas, existe um grau de reatividade cruzada nos títulos séricos de Lyme, porém um teste Venereal Disease Research Laboratory (VDRL) no LCS só é positivo na sífilis.

IV-55.   **A resposta é E.** *(Cap. 168)* As infecções hospitalares apresentam reservatórios e fontes, da mesma maneira que os patógenos adquiridos na comunidade. Em pacientes hospitalizados, a contaminação cruzada (i.e., disseminação indireta de microrganismos de um paciente para outro) é responsável por muitas infecções hospitalares. Embora a higiene das mãos seja uniformemente recomendada para profissionais de saúde, a adesão à lavagem das mãos é baixa, frequentemente devido à urgência dos horários, inconveniência e lesão da pele. Em virtude de uma melhor aceitação, os lenços à base de álcool para esfregar as mãos são atualmente recomendados para todos os profissionais de saúde, exceto quando as mãos estão visivelmente sujas ou após atendimento de um paciente com infecção por *C. difficile*, cujos esporos podem não ser destruídos pelo álcool, exigindo, portanto, uma lavagem completa das mãos com água e sabão.

IV-56. **A resposta é E.** *(Cap. 169)* Em última análise, os pacientes submetidos a transplante de órgãos sólidos correm maior risco de infecção, em virtude da imunodeficiência das células T provocada pelos dos medicamentos usados contra a rejeição. Em consequência, há também um risco de reativação de muitos dos vírus da família dos herpes-vírus, notavelmente citomegalovírus (CMV), vírus varicela-zóster e vírus EBV. Entretanto, imediatamente após o transplante, esses déficits ainda podem não estar totalmente desenvolvidos. A neutropenia não é comum após transplante de órgãos sólidos, como é no transplante de medula óssea. De fato, os pacientes correm maior risco de infecções típicas de todos os pacientes hospitalizados, incluindo infecções de ferida cirúrgica, ITU, pneumonia, infecção por *C. difficile* e infecção associada a cateteres. Por conseguinte, a avaliação-padrão de um paciente febril nas primeiras semanas após a realização de um transplante de órgão sólido deve incluir um exame físico detalhado, hemoculturas, culturas de urina, exame de urina, radiografia de tórax, pesquisa de antígeno fecal/toxina de *C. difficile*, se necessário, e avaliação específica do transplante.

IV-57. **A resposta é E.** *(Cap. 169)* Essa paciente apresenta sintomas sugestivos de infecção no período intermediário após o transplante (1 a 4 meses). Em pacientes com exposição prévia ao CMV ou em receptores de transplante de órgão CMV-positivos, este é um período durante o qual a infecção pelo CMV é mais comum. Essa paciente apresenta sinais clássicos de doença por CMV com sintomas generalizados, além de disfunção do órgão transplantado (rim). Com frequência, ocorre supressão da medula óssea, demonstrada, nesse caso, pela linfopenia. Como a infecção pelo CMV está associada à disfunção e à rejeição do enxerto, utiliza-se frequentemente a profilaxia, incluindo valganciclovir. O sulfametoxazol-trimetoprima é usado para a profilaxia contra *Pneumocystis jiroveci*, enquanto o aciclovir geralmente é administrado para profilaxia contra o vírus varicela-zóster. O itraconazol pode ser considerado em pacientes com risco de reativação da histoplasmose, enquanto a isoniazida é utilizada para indivíduos com conversão recente do derivado proteico purificado (PPD) ou exame de imagem do tórax positivo e sem tratamento prévio.

IV-58. **A resposta é E.** *(Cap. 169)* *Toxoplasma gondii* entra geralmente em estado de latência em cistos durante a infecção aguda. A reativação no SNC de pacientes com Aids é bem conhecida. Entretanto, os cistos de *Toxoplasma* também residem no coração. Por conseguinte, o transplante de um coração positivo para *Toxoplasma* em um receptor negativo pode causar reativação nos meses subsequentes ao transplante. O rastreamento sorológico dos doadores e receptores cardíacos para *T. gondii* é importante. Para considerar essa possibilidade, o sulfametoxazol-trimetoprima em doses profiláticas, que também constitui uma profilaxia efetiva contra *Pneumocystis* e *Nocardia*, é a conduta-padrão após transplante de coração. Os receptores de transplante cardíaco, semelhantemente a todos os outros receptores de transplante de órgãos sólidos, correm risco de desenvolver infecções relacionadas ao comprometimento da imunidade celular, particularmente após 1 mês até 1 ano após o transplante. As infecções de ferida cirúrgica ou a mediastinite por microrganismos da pele podem complicar o período inicial do transplante (< 1 mês).

IV-59. **A resposta é C.** *(Caps. 169 e 235)* Durante a primeira semana após o transplante de células-tronco hematopoiéticas, o maior risco de infecção provém de bactérias aeróbicas hospitalares. Entretanto, depois de cerca de sete dias, o risco de infecções fúngicas aumenta, particularmente nos casos de neutropenia prolongada. A paciente descrita nesse caso apresenta sinais e sintomas de doença respiratória após neutropenia prolongada; a infecção fúngica está entre as primeiras possibilidades incluídas no diagnóstico diferencial. A identificação de nódulos na TC e o sinal do halo associado sugerem uma infecção por *Aspergillus*. O sinal do halo ocorre frequentemente na infecção causada por *Aspergillus*, no contexto de uma contagem crescente de neutrófilos depois de um nadir prolongado. O teste do antígeno galactomanana no soro detecta a galactomanana, um importante componente da parede celular do *Aspergillus*, que é liberado durante o crescimento das hifas. A presença desse composto sugere invasão e crescimento do fungo filamentoso. Esse teste não invasivo está recebendo uma maior aceitação no diagnóstico de *Aspergillus* invasivo em hospedeiros imunocomprometidos. Além disso, os ensaios para galactomanana no líquido do lavado broncoalveolar pode ajudar no diagnóstico de *Aspergillus* invasivo em hospedeiros imunocomprometidos. Na ausência de escarro purulento, as culturas de escarro não tendem a ser úteis. *Aspergillus* raramente é cultivado a partir de amostras de escarro nos casos de aspergilose invasiva. O exame do creme leucocitário mostra-se útil para o diagnóstico de histoplasmose, porém os nódulos focais com sinal do halo e ausência de outros sintomas sistêmicos tornam o diagnóstico de histoplasmose menos provável. Os casos de pneumonia por *Legionella* e por CMV geralmente não estão associados a nódulos e apresentam infiltrados lobares ou difusos.

IV-60, IV-61, IV-62, IV-63 e IV-64. **As respostas são C, B, D, A e E, respectivamente.** Os agentes antibacterianos possuem uma variedade de mecanismos de ação que têm como alvo vários componentes essenciais das estruturas celulares e do metabolismo das bactérias. Em geral, os alvos são selecionados pelo fato de não existirem nas células dos mamíferos ou por serem diferentes o suficiente para possibilitar um direcionamento bacteriano. Um dos principais alvos dos agentes bacterianos é a inibição da síntese da parede celular, visto que essa estrutura não tem equivalente nas células dos mamíferos. A parede celular é um peptidoglicano de ligação cruzada, composto por unidades alternadas de *N*-acetilglicosamina (NAG) e ácido *N*-acetilmurânico (NAM). A inibição da síntese desse peptidoglicano constitui um alvo de muitos agentes antibacterianos e leva à lise da célula, tornando esses antibióticos de natureza bactericida. Os agentes antibacterianos que inibem a síntese da parede celular incluem os β-lactâmicos, os glicopeptídeos, a bacitracina e a fosfomicina. Os agentes β-lactâmicos constituem uma grande categoria de fármacos, que incluem penicilinas, carbapenêmicos, cefalosporinas e monobactâmicos. Todos esses agentes contêm um anel β-lactâmico que é direcionado para enzimas transpeptidases (também denominadas proteínas de ligação às penicilinas) para inibir a ligação cruzada do peptídeo na formação do peptidoglicano. Os glicopeptídeos ligam-se à enzima glicosiltransferase envolvida na polimerização das unidades NAG-NAM. Os antibióticos dessa classe incluem vancomicina, telavancina, dalbavancina e oritavancina. A bacitracina e a fosfomicina atuam no início da síntese de peptidoglicano para diminuir a produção dos precursores do peptidoglicano. A inibição da síntese de proteínas bacterianas também constitui um alvo comum dos agentes antibacterianos. Esses fármacos ligam-se ao ribossomo das bactérias e são mais comumente bacteriostáticos, embora os aminoglicosídeos sejam bactericidas. Exemplos de agentes antibacterianos que inibem a síntese de proteínas são os aminoglicosídeos, as tetraciclinas, os macrolídeos, as lincosamidas, as estreptograminas (quinupristina-dalfopristina), o cloranfenicol, as oxazolidinonas (linezolida e tedizolida) e a mupirocina. Os aminoglicosídeos ligam-se irreversivelmente ao RNA ribossômico 16S da subunidade 30S do ribossomo, impedindo a síntese de proteínas. Essa classe de medicamentos também pode causar uma leitura incorreta do códon do RNA mensageiro. A tobramicina, a gentamicina e a amicacina são aminoglicosídeos comumente usados. As tetraciclinas ligam-se também ao RNA ribossômico 16S da subunidade 30S do ribossomo; entretanto, diferentemente dos aminoglicosídeos, a ligação é reversível. A maioria dos outros inibidores da síntese de proteínas liga-se ao RNA ribossômico 23S da subunidade 50S, porém todos exibem mecanismos de inibição ligeiramente diferentes nesse sítio. A mupirocina está apenas disponível topicamente e inibe diretamente a produção de tRNA sintetase. O folato é um cofator necessário para a síntese de alguns ácidos nucleicos e aminoácidos. As sulfonamidas impedem a síntese de folato ao inibir as enzimas dentro das células que usam precursores exógenos para a produção de folato. A trimetoprima também é um inibidor da síntese de folato, que atua em etapas subsequentes da via de síntese de folato. Quando a trimetoprima é usada em associação com sulfametoxazol, duas etapas subsequentes na síntese de folato são inibidas. Existem também várias classes de antibióticos que inibem a síntese de DNA ou de RNA. A classe mais usada desses fármacos é constituída pelas fluoroquinolonas, que inibem a DNA girase e topoisomerase IV. As rifamicinas ligam-se à RNA polimerase das bactérias e impedem o alongamento do mRNA. O metabolismo da nitrofurantoína dentro das células leva a derivados reativos, que provocam quebra das fitas de DNA. O metronidazol também cria espécies reativas que causam lesão do DNA e resultam em morte celular. Por fim, duas classes de agentes atuam diretamente para causar ruptura da integridade da membrana citoplasmática das bactérias. As polimixinas, incluindo a colistina e a daptomicina são os agentes disponíveis dessa classe.

IV-65 e IV-66. **Ambas as respostas são D.** *(Cap. 170)* As bactérias utilizam uma variedade de métodos para desenvolver resistência à terapia com agentes antibacterianos. Esses métodos são classificados em três categorias: (1) alteração dos alvos que reduzem a ligação ao fármaco; (2) acesso alterado do fármaco ao seu alvo por meio de redução de sua captação ou aumento do efluxo ativo; e (3) modificação do fármaco, reduzindo sua atividade. Para os antibióticos β-lactâmicos; o mecanismo de resistência mais comum consiste em degradação desses fármacos por β-lactamases, isto é, enzimas que degradam o anel β-lactâmico e, portanto, destroem a atividade do fármaco. As β-lactamases podem ser codificadas no cromossomo bacteriano, o que afetaria o perfil de sensibilidade de uma espécie inteira de bactérias. Outras são adquiridas por meio de plasmídeos, e, por conseguinte, algumas cepas podem exibir sensibilidade a um β-lactâmico, enquanto outras podem não exibir. As cepas de *S. aureus* produzem, em sua maioria, uma β-lactamase codificada por plasmídeos, a qual degrada a penicilina, mas não as penicilinas semissintéticas, como a oxacilina e a nafcilina. As β-lactamases adquiridas por bactérias Gram-negativas são codificadas por plasmídeos e tornam essas bactérias resistentes às penicilinas e a todas as cefalosporinas de primeiras gerações. Mais recentemente, foi identificada uma β-lactamase de espectro estendido (ESBL), inicialmente em espécies de *Klebsiella*, embora não tenha sido observada em outros microrganismos Gram-negativos. A presença de ESBL identifica bactérias que apresentarão resistência a todas as cefalosporinas de primeiras gerações (cefazolina) e cefalosporinas de gerações mais avançadas (p. ex., cefepima, ceftriaxona, ceftazidima), bem como aztreonam. Os carbapenêmicos, como o meropenem, constituem os fármacos de escolha para o tratamento das bactérias produtoras de ESBL.

IV-67.   **A resposta é C.** *(Cap. 170)* Tanto a farmacocinética quanto a farmacodinâmica desempenham importantes papéis na compreensão do uso adequado dos antibióticos. A farmacocinética refere-se à disposição de um fármaco no corpo e inclui a absorção, a distribuição, o metabolismo e a excreção do fármaco. O uso intravenoso de um fármaco leva a uma absorção de 100% do fármaco. Outras vias de administração produzem graus variáveis de biodisponibilidade e estão sujeitas aos efeitos de primeira passagem. Após sua entrada no corpo, a distribuição refere-se ao processo pelo qual um fármaco é transferido entre a circulação e os tecidos, sendo importante considerar seu volume de distribuição. O volume de distribuição refere-se à quantidade do fármaco no corpo em determinado momento em relação à concentração sérica medida. Sabe-se que os pacientes com fibrose cística apresentam maior volume de distribuição dos medicamentos com depuração mais rápida do fármaco. Em consequência, é frequentemente necessário administrar doses mais altas de antibióticos. Alguns medicamentos exigem monitoramento para determinar se os níveis adequados são alcançados para produzir seu efeito antibacteriano efetivo, reduzindo ao máximo os efeitos colaterais. É importante considerar o metabolismo e a excreção de um fármaco quando se estabelece o momento apropriado para determinar os níveis. Em geral, são necessárias 5 a 7 meias-vidas do fármaco para que os níveis alcancem um estado de equilíbrio dinâmico quando são administradas múltiplas doses de um medicamento dentro de um período de tempo mais curto do que a própria meia-vida. Os níveis mínimos (vale) antes da administração do fármaco são determinados para assegurar que não haja acúmulo do fármaco e evitar seus efeitos colaterais. A farmacodinâmica descreve a relação entre as concentrações séricas que determinam o efeito desejado do fármaco e as concentrações séricas que podem produzir efeitos tóxicos. Quando se considera a farmacodinâmica de um antibiótico, é importante considerar se o fármaco alcança sua eficácia por meio de sua ação bactericida dependente do tempo ou dependente da concentração. Os β-lactâmicos fornecem um exemplo de fármacos que são bactericidas dependentes do tempo. Por conseguinte, esses agentes não necessitam alcançar níveis de pico elevados para a sua eficácia; na verdade, o fator importante na obtenção do efeito é determinar o tempo durante o qual o fármaco será mantido em concentrações superiores à concentração inibitória mínima (CIM). Quanto mais tempo a concentração de um β-lactâmico permanecer acima da CIM durante o intervalo entre as doses, maior o efeito bactericida, e a infusão prolongada de β-lactâmicos tem sido usada como maneira de melhorar a ação bactericida dependente do tempo. Por outro lado, a ação bactericida dependente da concentração exige uma concentração de pico mais elevada do fármaco para obter o efeito desejado. Os aminoglicosídeos são antibióticos que usam a farmacodinâmica dependente da concentração.

IV-68.   **A resposta é D.** *(Cap. 170)* A FDA possui um sistema de classificação para a segurança dos fármacos durante a gravidez. A classe mais segura de fármacos é a classe A, indicando que os estudos realizados demonstraram a segurança do fármaco, sem quaisquer efeitos sobre o feto. Não existe nenhum antibiótico classificado na classe A de fármacos durante a gravidez. Os fármacos da classe B não demonstraram nenhum efeito sobre a reprodução animal, ou, se os dados de animais demonstraram algum efeito, existem dados adequados em mulheres grávidas mostrando que esses fármacos podem ser administrados com segurança. Muitos antibióticos são classificados na classe B de fármacos durante a gravidez, incluindo azitromicina, cefalosporinas, clindamicina, meropenem, penicilinas e vancomicina. Os fármacos da classe C possuem mais riscos potenciais, porém é preciso determinar se os benefícios potenciais para a saúde da mãe justificam seu uso apesar do risco potencial. Os antibióticos incluídos nessa categoria são as fluoroquinolonas e a linezolida. Os fármacos da classe D demonstram algum grau de risco fetal e devem ser evitados se existirem outras alternativas mais seguras. As sulfonamidas e as tetraciclinas são fármacos da classe D. O problema específico relacionado ao uso da doxiciclina no segundo e terceiro trimestres é a pigmentação dos dentes do feto.

IV-69. **A resposta é D.** *(Cap. 170)* Todos os antibióticos possuem efeitos adversos que precisam ser considerados quando se prescreve um fármaco. O efeito colateral grave mais comum de todos os antibióticos consiste no desenvolvimento de alergia a fármacos, com exantema, urticária, anafilaxia ou síndrome de Stevens-Johnson. Alguns antibióticos apresentam síndromes associadas muito específicas. O uso prolongado de nitrofurantoína está associado ao desenvolvimento de fibrose pulmonar e/ou pneumonite. Nenhum outro antibiótico apresenta esse efeito colateral associado. Com frequência, as cefalosporinas e outros β-lactâmicos provocam reações de hipersensibilidade, incluindo anafilaxia. As fluoroquinolonas estão caracteristicamente associadas à ocorrência de tendinite. Além disso, podem causar disglicemia, um efeito colateral que levou à retirada de uma fluoroquinolona (gatifloxacino) do mercado. O sulfametoxazol-trimetoprima está geralmente associado a exantema. O uso prolongado pode levar à nefrotoxicidade, e os pacientes costumam desenvolver sinais de acidose tubular renal tipo IV. Outros antibióticos com perfis de efeitos colaterais clínicos distintos incluem a síndrome do homem vermelho com infusões de vancomicina, miopatia com a daptomicina, mielossupressão com linezolida e coloração alaranjada dos líquidos corporais com a rifampicina.

IV-70. **A resposta é A.** *(Cap. 171)* As infecções pneumocócicas, particularmente a pneumonia, continuam sendo um problema de saúde pública mundial. A colonização intermitente da nasofaringe pelo pneumococo transmitido por gotículas respiratórias é comum e constitui o provável reservatório para a doença invasiva. Os lactentes e indivíduos idosos correm maior risco de desenvolver doença pneumocócica invasiva (DPI), levando à morte. Nos países desenvolvidos, as crianças atuam como fonte mais comum de transmissão dos pneumococos. Por volta de 1 ano de idade, 50% das crianças já tiveram pelo menos um episódio de colonização. Os estudos de prevalência mostram taxas de estado de portador de 20 a 50% em crianças de até 5 anos de idade e até 15% nos adultos. Esses números aproximam-se de 90% para crianças e de 40% para adultos nos países em desenvolvimento. A vacina pneumocócica teve enorme impacto na epidemiologia, com redução da DPI nos Estados Unidos atribuível a uma diminuição dos sorotipos incluídos na vacina. Reduções semelhantes foram observadas em outros países que realizam vacinações infantis de rotina; todavia, em determinadas populações (populações nativas do Alasca e Reino Unido), a redução nos casos de sorotipos cobertos pela vacina foi anulada por aumentos nos sorotipos não incluídos na vacina. As taxas de mortalidade por pneumonia pneumocócica variam de acordo com fatores do hospedeiro, idade e acesso à assistência médica. É interessante assinalar que parece não ter ocorrido redução dos casos fatais durante as primeiras 24 horas de internação desde a introdução dos antibióticos. Isso se deve provavelmente ao desenvolvimento de falência grave de múltiplos órgãos em consequência da infecção grave. Os cuidados adequados em uma unidade de terapia intensiva podem reduzir as taxas de casos fatais de infecção grave. Surtos da doença são bem reconhecidos em condições de aglomeração em indivíduos suscetíveis, como creches para lactentes, quartéis militares e clínicas geriátricas. Além disso, existe uma clara associação entre a doença respiratória viral precedente (particularmente, mas não de modo exclusivo, *influenza*) e o risco de infecções pneumocócicas secundárias. O papel importante da pneumonia pneumocócica na morbidade e mortalidade associadas à *influenza* sazonal e pandêmica está sendo cada vez mais reconhecido.

IV-71. **A resposta é D.** *(Cap. 171)* As características descritas são exclusivas do pneumococo ou *S. pneumoniae*. Os pneumococos são bactérias Gram-positivas esféricas do gênero *Streptococcus*. Dentro desse gênero, a divisão celular ocorre ao longo de um único eixo, e as bactérias crescem em cadeias ou pares – explicando o nome *Streptococcus*, do grego *streptos*, que significa "torcido", e *kokkos*, que significa "baga". São reconhecidas pelo menos 22 espécies de estreptococos, as quais são ainda divididas em grupos, com base nas suas propriedades hemolíticas. *S. pneumoniae* pertence ao grupo α-hemolítico, que se caracteriza pela produção de uma cor esverdeada em ágar-sangue, devido à redução do ferro da hemoglobina. As bactérias são fastidiosas e crescem melhor em CO_2 a 5%, porém necessitam de uma fonte de catalase (p. ex., sangue) para seu crescimento em placas de ágar, onde desenvolvem colônias mucoides (lisas/brilhantes). Os pneumococos sem cápsula produzem colônias com superfície rugosa. Diferentemente de outros estreptococos α-hemolíticos, seu crescimento é inibido na presença de optoquina (cloridrato de etil-hidrocupreína) e são solúveis em bile.

Em comum com outras bactérias Gram-positivas, os pneumococos possuem uma membrana celular abaixo da parede celular, a qual, por sua vez, é recoberta por uma cápsula de polissacarídeo. Os pneumococos são divididos em sorogrupos ou sorotipos, com base na estrutura polissacarídica capsular, conforme identificada com antissoros policlonais de coelho; ocorre aumento do tamanho da cápsula na presença de antissoro específico (reação de Quellung). Os estafilococos não crescem em cadeias, mas em grupos. *Streptococcus pyogenes* exibem um padrão β-hemolítico (hemólise completa). *Pseudomonas* é Gram-negativo.

IV-72. **A resposta é B.** *(Cap. 171)* O padrão-ouro para o diagnóstico etiológico da pneumonia pneumocócica consiste no exame patológico do tecido pulmonar. Em vez desse procedimento, a evidência de um infiltrado na radiografia de tórax justifica um diagnóstico de pneumonia. Entretanto, ocorrem casos de pneumonia sem evidência radiográfica. O infiltrado pode estar ausente no início da evolução da doença ou na presença de desidratação; com a reidratação, aparece geralmente um infiltrado. O aspecto radiográfico da pneumonia pneumocócica é variado; classicamente, consiste em consolidação lobar ou segmentar; todavia, em alguns casos, é focal. Pode haver comprometimento de mais de um lobo em cerca de 30% dos casos. A consolidação pode estar associada a um pequeno derrame pleural ou empiema nos casos complicados. As amostras de sangue de pacientes com suspeita de pneumonia pneumocócica podem ser usadas para exames complementares de suporte ou definitivos. As hemoculturas são positivas para pneumococos em menos de 30% dos casos de pneumonia pneumocócica. Os ensaios para antígeno pneumocócico urinário facilitaram o diagnóstico etiológico. Nos adultos, nos quais a prevalência da colonização nasofaríngea por pneumococos é relativamente baixa, a obtenção de um resultado positivo no teste de antígeno pneumocócico urinário tem alto valor preditivo. O mesmo não se aplica a crianças, nas quais um teste de antígeno urinário positivo pode refletir a mera presença de *S. pneumoniae* na nasofaringe.

IV-73. **A resposta é A.** *(Cap. 171)* Os pneumococos resistentes à penicilina foram descritos pela primeira vez em meados da década de 1960, quando já haviam sido relatadas cepas resistentes às tetraciclinas e aos macrolídeos. As cepas multirresistentes foram descritas pela primeira vez na década de 1970; entretanto, foi durante a década de 1990 que a resistência dos pneumococos aos fármacos usados alcançou proporções pandêmicas. O uso de antibióticos leva à seleção de pneumococos resistentes, e, hoje, são encontradas cepas resistentes aos β-lactâmicos e a múltiplos fármacos no mundo inteiro. Nesses últimos anos, foi também descrita a emergência de altas taxas de resistência aos macrolídeos e às fluoroquinolonas. Em consequência da prevalência aumentada dos pneumococos resistentes, a terapia de primeira linha para indivíduos com mais de 1 mês de idade consiste em uma associação de vancomicina (adultos, 30 a 60 mg/kg/dia; lactentes e crianças, 60 mg/kg/dia) e cefotaxima (adultos, 8 a 12 g/dia em 4 a 6 doses fracionadas; crianças, 225 a 300 mg/kg/dia em 1 ou 2 doses fracionadas) ou ceftriaxona (adultos, 4 g/dia em 1 ou 2 doses fracionadas; crianças, 10 mg/kg/dia em uma ou duas doses fracionadas). Se as crianças forem hipersensíveis aos agentes β-lactâmicos (penicilinas e cefalosporinas), a cefotaxima ou a ceftriaxona podem ser substituídas pela rifampicina (adultos, 600 mg/dia; crianças, 20 mg/dia em uma ou duas doses fracionadas). Para tratamento ambulatorial, a amoxicilina (1 g a cada 8 horas) proporciona um tratamento efetivo para praticamente todos os casos de pneumonia pneumocócica. Nem as cefalosporinas nem as quinolonas, que são muito mais dispendiosas, oferecem qualquer vantagem em relação à amoxicilina. O levofloxacino (500 a 750 mg/dia em dose única) e o moxifloxacino (400 mg/dia em dose única) também têm alta probabilidade de serem efetivos nos Estados Unidos, exceto em pacientes que provêm de populações fechadas, onde esses fármacos são amplamente usados, ou que recentemente tenham feito auto-medicação e com uma quinolona. A clindamicina (600 a 1.200 mg/dia, a cada 6 horas) mostra-se efetiva em 90% dos casos, enquanto a azitromicina (500 mg no primeiro dia, seguidos de 250 a 500 mg/dia) ou a claritromicina (500 a 750 mg/dia em dose única) são efetivas em 80% dos casos. Em pacientes tratados empiricamente com azitromicina, foi amplamente documentado o fracasso do tratamento, resultando em doença bacterêmica devido a cepas isoladas resistentes aos macrolídeos.

IV-74. **A resposta é C.** *(Cap. 172)* A Figura IV-74 mostra bactérias Gram-positivas redondas (cocos) que crescem em aglomerados. *H. influenzae* é um coco Gram-negativo, enquanto *Pseudomonas* é um bacilo (bastonete) Gram-negativo. As espécies de estreptococos crescem em cadeias ou pares e não produzem catalase. *S. aureus* distingue-se de outras espécies de estafilococos, incluindo *S. epidermidis*, pela produção de coagulase, que contém proteína A.

IV-75. **A resposta é C.** *(Cap. 172)* S. aureus é um patógeno tanto comensal quanto oportunista. Cerca de 30% dos indivíduos sadios são episodicamente colonizados pelo S. aureus, enquanto uma porcentagem menor (cerca de 10%) apresenta colonização persistente. A taxa de colonização apresenta-se elevada entre diabéticos dependentes de insulina, pacientes infectados pelo HIV, pacientes submetidos à hemodiálise, usuários de drogas injetáveis e indivíduos com lesão cutânea. A parte anterior das narinas e a orofaringe constituem locais frequentes de colonização no ser humano, embora a pele (particularmente quando lesionada), a vagina, as axilas e o períneo também podem ser colonizados. Esses locais de colonização atuam como reservatório para infecções futuras. A transmissão do S. aureus resulta, com mais frequência, de contato pessoal direto. A colonização de diferentes partes do corpo possibilita a transferência do microrganismo de uma pessoa para outra durante o contato. Foi também relatada a disseminação de estafilococos em aerossóis de secreções respiratórias ou nasais de indivíduos com colonização maciça. Os indivíduos que adquirem infecções por S. aureus tornam-se, em sua maioria, infectados por uma cepa que já constitui parte de sua própria flora comensal. A infecção por S. aureus inicia por meio de rupturas da pele ou das membranas mucosas. Algumas doenças aumentam o risco de infecção pelo S. aureus; por exemplo, o diabetes melito combina uma taxa aumentada de colonização com o uso de insulina injetável, com possibilidade de comprometimento da função dos leucócitos. Os indivíduos com defeitos qualitativos ou quantitativos congênitos ou adquiridos dos leucócitos polimorfonucleares (PMN) correm risco aumentado de infecções por S. aureus; esse grupo inclui pacientes com neutropenia (p. ex., os que recebem agentes quimioterápicos), pacientes com doença granulomatosa crônica e aqueles com síndrome de Job ou de Chédiak-Higashi. Outros grupos que correm risco incluem indivíduos com doença renal em estágio terminal, infecção pelo HIV, anormalidades cutâneas ou portadores de próteses.

IV-76. **A resposta é E.** *(Cap. 172)* S. aureus produz três tipos de toxina: citotoxinas, superantígenos de toxinas pirogênicas e toxinas esfoliativas. A síndrome do choque tóxico (SCT) resulta da capacidade das enterotoxinas e da toxina da SCT 1 de atuar como mitógenos para as células T. No processo normal de apresentação do antígeno, este é inicialmente processado dentro da célula, e, em seguida, os peptídeos são apresentados à fenda do complexo principal de histocompatibilidade (MHC) classe II, desencadeando uma resposta detectável das células T. Por outro lado, as enterotoxinas ligam-se diretamente à cadeia invariável do MHC – fora da fenda do MHC da classe II. Em seguida, as enterotoxinas podem ligar-se a receptores de células T por meio da cadeia vβ; essa ligação resulta em uma acentuada hiperexpansão dos clones de células T (até 20% da população total de células T). A consequência dessa expansão das células T consiste em uma "tempestade de citocinas", com liberação de mediadores inflamatórios que incluem interferon γ, IL-1, IL-6, TNF-α e TNF-β. A doença multissistêmica resultante produz um conjunto de achados que simulam os do choque endotóxico; todavia, os mecanismos patogênicos envolvidos são diferentes. Para a SCT, os pesquisadores recomendam uma associação de clindamicina e uma penicilina semissintética ou vancomicina (se o microrganismo isolado for resistente à meticilina). Recomenda-se a clindamicina, visto que, por ser um inibidor da síntese de proteína, ela reduz a síntese de toxina *in vitro*. A linezolida também parece ser efetiva. Na maioria dos casos de SCT (incluindo casos não menstruais), um local de infecção cutânea não é clinicamente evidente. Como essa doença é mediada pela formação de toxina, as hemoculturas quase sempre são negativas. A descamação da pele ocorre frequentemente dentro de 1 a 2 semanas após o início da doença. A síndrome da pele escaldada estafilocócica, que afeta principalmente recém-nascidos e crianças, exibe descamação da pele numa fase muito precoce da doença.

IV-77. **A resposta é C.** *(Cap. 172)* Nos últimos 10 anos, foram relatados numerosos surtos de infecção adquirida na comunidade, causados por MRSA em indivíduos sem exposição médica pregressa. Esses surtos ocorreram tanto em áreas rurais quanto urbanas, em regiões muito distantes pelo mundo inteiro. Os relatos documentam uma drástica mudança na epidemiologia das infecções causadas por MRSA. Os surtos ocorreram entre diversos grupos, como crianças, prisioneiros, atletas, nativos da América do Norte e usuários de drogas. Os fatores de risco comuns a esses surtos incluem condições higiênicas precárias, contato íntimo, material contaminado e lesão da pele. As infecções associadas à comunidade têm sido causadas por um número limitado de cepas de MRSA. Nos Estados Unidos, a cepa USA300 (definida por eletroforese em gel de campo pulsado) tem sido o clone predominante. Embora as infecções causadas por esse clone de MRSA adquirido na comunidade tenham acometido, em sua maior parte, a pele e os tecidos moles, 5 a 10% dos casos têm sido invasivos, incluindo infecções pulmonares necrosantes graves, fascite necrosante, piomiosite infecciosa, endocardite e osteomielite. A complicação mais temida é a pneumonia necrosante, que frequentemente ocorre após infecção das vias aéreas superiores pelo influenzavírus e que pode acometer indivíduos previamente saudáveis. Esse patógeno produz a proteína leucocidina de Panton-Valentine, que forma orifícios nas membranas dos leucócitos quando estes chegam ao local de infecção, atuando como marcador desse patógeno. Uma maneira fácil de identificar essa cepa de MRSA é o seu perfil de sensibilidade. Diferentemente dos MRSA isolados no passado, que eram sensíveis apenas à vancomicina, daptomicina, quinupristina/dalfopristina e linezolida, o MRSA adquirido na comunidade é quase uniformemente sensível ao sulfametoxazol-trimetoprima e à doxiciclina. O microrganismo também é geralmente sensível à clindamicina. O termo *adquirido na comunidade* provavelmente durou mais do que sua utilidade, visto que esse microrganismo tornou-se o *S. aureus* isolado mais comum causador de infecção em muitos hospitais do mundo inteiro.

IV-78. **A resposta é E.** *(Cap. 172)* Provavelmente em virtude de sua ubiquidade e capacidade de aderir a superfícies estranhas, *S. epidermidis* constitui a causa mais comum de infecções de *shunts* do SNC, bem como uma importante causa de infecção em valvas cardíacas artificiais e próteses ortopédicas. *Corynebacterium* spp. (difteroides), à semelhança do *S. epidermidis*, colonizam a pele. Quando esses microrganismos são isolados de culturas de *shunts*, é frequentemente difícil estabelecer se eles constituem a causa da doença ou se representam simplesmente contaminantes. A leucocitose no LCS, compatível com o isolamento do mesmo microrganismo, e a natureza dos sintomas dos pacientes são úteis para decidir se há indicação de tratamento para a infecção.

IV-79. **A resposta é D.** *(Cap. 172)* Esse paciente apresenta piomiosite infecciosa, uma doença das regiões tropicais e de hospedeiros imunocomprometidos, como pacientes com diabetes melito inadequadamente controlados ou Aids. O patógeno é geralmente *S. aureus*. O tratamento consiste em desbridamento agressivo, antibióticos e tentativa de reverter o estado imunocomprometido do paciente. *Clostridium perfringens* pode causar gangrena gasosa, particularmente nos tecidos desvitalizados. As infecções estreptocócicas podem causar celulite ou uma fascite agressiva, porém a presença de abscessos em um paciente com diabetes melito inadequadamente controlado torna mais provável uma infecção estafilocócica. As infecções polimicrobianas são comuns nas úlceras diabéticas; todavia, neste caso, o exame de imagem e o exame físico revelam abscessos intramusculares.

IV-80. **A resposta é D.** *(Cap. 173)* Os episódios recorrentes de febre reumática são mais comuns nos primeiros cinco anos após o estabelecimento inicial do diagnóstico. Recomenda-se a profilaxia com penicilina durante pelo menos esse período de tempo. Depois dos primeiros cinco anos, a profilaxia secundária é determinada de modo individual. Atualmente, recomenda-se a profilaxia contínua para pacientes que tiveram doença recorrente, apresentam doença cardíaca reumática ou trabalham em ocupações que possuem alto risco de reexposição à infecção por estreptococos do grupo A. Os esquemas profiláticos incluem penicilina V, 250 mg VO duas vezes ao dia; penicilina benzatina, 1,2 milhão de unidades por via intramuscular (IM), a cada quatro semanas; e sulfadiazina, 1 g VO ao dia. A vacina pneumocócica polivalente não tem nenhuma reatividade cruzada com *Streptococcus* do grupo A.

IV-81. **A resposta é E.** *(Cap. 173)* A fascite necrosante acomete a fáscia superficial e/ou a fáscia profunda que revestem os músculos de um membro ou o tronco. A fonte da infecção é a pele, em que os microrganismos são introduzidos no tecido por meio de traumatismo (algumas vezes trivial), ou a flora intestinal, em que os microrganismos são liberados durante uma cirurgia de abdome ou a partir de uma fonte entérica oculta, como abscesso diverticular ou apendicular. O local de inoculação pode não ser aparente e, com frequência, fica a alguma distância do local de comprometimento clínico; por exemplo, a introdução de microrganismos por meio de traumatismo insignificante na mão pode estar associada à infecção clínica dos tecidos que revestem o ombro ou tórax. Os casos que se originam da pele são mais provocados por *S. pyogenes* (*Streptococcus* do grupo A), algumas vezes com coinfecção por *S. aureus*. No caso descrito, a presença de fascite sem miosite (que é geralmente mais causada por *Staphylococcus*) torna o *S. pyogenes* o microrganismo mais provável. O início da doença é, com frequência, agudo, e a evolução é fulminante. Embora a dor e a hipersensibilidade possam ser intensas, os achados físicos no início podem ser sutis. A anestesia local (causada por infarto dos nervos cutâneos) e o moteamento da pele constituem achados tardios. Os casos associados à flora intestinal são geralmente polimicrobianos, envolvendo uma mistura de bactérias anaeróbias (como *Bacteroides fragilis* ou estreptococos anaeróbicos) e microrganismos facultativos (geralmente bacilos Gram-negativos). A fascite necrosante é uma emergência cirúrgica, em que o desbridamento extenso salva potencialmente a vida do paciente. Na cirurgia, a extensão da doença tipicamente é maior do que o indicado pelo quadro clínico ou radiológico. A antibioticoterapia é um tratamento adjuvante. Os pacientes com fascite necrosante podem desenvolver síndrome do choque tóxico estreptocócica. *S. pneumoniae* e *S. epidermidis* não constituem causas de fascite necrosante. *C. difficile* provoca colite associada a antibióticos.

IV-82. **A resposta é C.** *(Cap. 173)* Os sintomas da faringite estreptocócica consistem em dor de garganta, febre e calafrios, mal-estar e, algumas vezes, queixas abdominais e vômitos, particularmente em crianças. Os sinais e sintomas são muito variáveis, incluindo desde um leve desconforto da garganta, com achados físicos mínimos, até febre alta e forte dor de garganta associada a eritema intensos e edema da mucosa faríngea, com presença de exsudato purulento na parede posterior da faringe e pilares das amígdalas. A faringite exsudativa é normalmente acompanhada de linfonodos cervicais anteriores aumentados e hipersensíveis. Tendo em vista a presença de tosse e coriza, isso não constitui uma apresentação clássica da faringite estreptocócica. A infecção estreptocócica constitui uma causa improvável quando os sinais e sintomas sugestivos de infecção viral são proeminentes (conjuntivite, coriza, tosse, rouquidão ou lesões ulcerativas discretas nas mucosas bucal ou faríngea). A cultura de amostras de orofaringe continua sendo o padrão-ouro do diagnóstico. A cultura de uma amostra da orofaringe adequadamente coletada (i.e., com fricção vigorosa de um *swab* estéril em ambos os pilares das amígdalas) e processada de modo adequado constitui o método mais sensível e específico para o diagnóstico definitivo. Um *kit* diagnóstico rápido para aglutinação em látex ou imunoensaio enzimático de amostras de *swab* constitui um adjuvante útil da cultura da orofaringe. Apesar da variação dos valores exatos de sensibilidade e especificidade, os *kits* diagnósticos rápidos geralmente apresentam uma especificidade > 95%. Por conseguinte, a obtenção de um resultado positivo pode ser utilizada para o diagnóstico definitivo e elimina a necessidade de cultura de orofaringe. Entretanto, como os testes diagnósticos rápidos são menos sensíveis do que as culturas de orofaringe (com sensibilidade relativa de 55 a 90% em estudos comparativos), os resultados negativos devem ser confirmados por meio de cultura da orofaringe. A azitromicina pode ser usada terapeuticamente para a faringite estreptocócica, porém apenas para pacientes com alergia grave à penicilina (o que não é o caso desse paciente). O tratamento da faringite estreptocócica é administrado principalmente para a prevenção das complicações supurativas e febre reumática. Embora ocorra remissão dos sintomas frequentemente dentro de 3 a 5 dias, a prevenção da febre reumática exige a erradicação completa dos microrganismos, o que requer um tratamento de 10 dias de duração.

IV-83. **A resposta é B.** *(Cap. 173)* Como a fonte habitual dos microrganismos que infectam um recém-nascido é o canal do parto da mãe, foram envidados esforços para evitar infecções por estreptococos do grupo B através da identificação das mães portadoras de alto risco e seu tratamento com várias formas de profilaxia antibiótica ou imunoprofilaxia. A administração profilática de ampicilina ou penicilina a essas pacientes durante o parto reduz o risco de infecção no recém-nascido. Essa abordagem tem sido dificultada por problemas logísticos na identificação das mulheres colonizadas antes do parto; os resultados das culturas vaginais no início da gravidez não são preditores adequados do estado de portador por ocasião do parto. Os CDC recomendam o rastreamento das mulheres para colonização anogenital com 35 a 37 semanas de gestação por meio de cultura de *swab* da parte inferior da vagina e região anorretal; recomenda-se a quimioprofilaxia intraparto para mulheres com cultura positiva. A quimioterapia intraparto, independentemente do resultado das culturas, também é recomendado para mulheres que anteriormente deram à luz um lactente com infecção por estreptococo do grupo B (que é o caso dessa paciente) ou que apresentam história de bacteriúria por estreptococos do grupo B durante a gestação.

IV-84. **A resposta é D.** *(Cap. 174)* Os enterococos são habitantes normais do intestino grosso de adultos humanos, embora representem geralmente menos que 1% da microflora intestinal passível de cultura. No trato gastrintestinal de seres humanos sadios, os enterococos são simbiontes típicos, que coexistem com outras bactérias gastrintestinais. De acordo com a National Healthcare Safety Network dos CDC, os enterococos constituem os segundos microrganismos mais comuns (depois dos estafilococos) isolados de infecções hospitalares nos Estados Unidos. Embora *Enterococcus faecalis* continue sendo a espécie predominante isolada de infecções hospitalares, o isolamento de *Enterococcus faecium* aumentou substancialmente nos últimos 20 anos. De fato, *E. faecium* é atualmente quase tão comum quanto o *E. faecalis* como agente etiológico de infecções hospitalares. Esse aspecto é importante, visto que *E. faecium* é, sem dúvida alguma, a espécie enterocócica mais resistente e problemática para tratar; com efeito, mais de 80% das cepas isoladas de *E. faecium* em hospitais nos Estados Unidos exibem resistência à vancomicina e mais de 90% são resistentes à ampicilina (historicamente, o agente β-lactâmico mais efetivo contra enterococos). A resistência à vancomicina e à ampicilina em isolados de *E. faecalis* é muito menos comum (cerca de 7% e cerca de 4%, respectivamente). Duas metanálises constataram que, independentemente do estado clínico do paciente, a infecção por enterococos resistentes à vancomicina aumenta o risco de morte em comparação com indivíduos infectados por uma cepa enterocócica sensível a glicopeptídeo.

IV-85. **A resposta é A.** *(Cap. 174)* Os enterococos constituem causas bem conhecidas de ITU hospitalar – a infecção mais comum causada por esses microrganismos. As ITUs enterocócicas em geral estão associadas a cateteres de demora, instrumentação ou anormalidades anatômicas do trato geniturinário, e, com frequência, é difícil diferenciar uma infecção verdadeira de uma colonização (particularmente em pacientes com cateteres de demora de uso crônico). A presença de leucócitos na urina, juntamente com manifestações sistêmicas (p. ex., febre) ou sinais e sintomas localizados de infecção, sem outra explicação, sugere o diagnóstico. Os enterococos constituem causas importantes de endocardite adquirida na comunidade e em instituições de cuidados de saúde, ocupando o segundo lugar depois dos estafilococos como agente etiológico. *E. faecalis* é a espécie mais comum de enterococo em infecções de sítios cirúrgicos. As espécies de enterococos colonizam o intestino (mas não frequentemente a boca), e, por conseguinte, as infecções invasivas são, em sua maior parte, atribuídas à contaminação do intestino, cirurgia ou procedimentos invasivos.

IV-86. **A resposta é B.** *(Cap. 174)* Esse paciente apresenta endocardite enterocócica, que frequentemente ocorre em pacientes com patologia gastrintestinal ou geniturinária subjacente. *E. faecalis* é um microrganismo etiológico mais comum do que *E. faecium* na endocardite adquirida na comunidade. Os pacientes geralmente são homens com doença crônica subjacente. A apresentação típica consiste em endocardite bacteriana subaguda, com comprometimento das valvas mitral e/ou da aorta. Um tratamento prolongado de mais de 4 a 6 semanas é frequentemente necessário para microrganismos com resistência a fármacos. As complicações que exigem substituição da valva não são raras. Os enterococos são intrinsecamente resistentes e/ou tolerantes a vários agentes antimicrobianos (sendo a *tolerância* definida como ausência de erradicação do germe com concentrações do fármaco 16 vezes maiores do que a CIM). A monoterapia para a endocardite com um antibiótico β-lactâmico (ao qual muitos enterococos são tolerantes) tem produzido resultados decepcionantes, com baixas taxas de cura no final da terapia. Entretanto, a adição de um aminoglicosídeo a um agente ativo contra a parede celular (β-lactâmico ou glicopeptídeo) aumenta as taxas de cura e erradica os microrganismos; além disso, essa combinação é sinérgica e bactericida *in vitro*. Por conseguinte, a terapia de combinação com um agente ativo contra a parede celular e um aminoglicosídeo constitui o padrão de tratamento para infecções endovasculares causadas por enterococos. Esse efeito sinérgico pode ser explicado, pelo menos em parte, pela maior penetração do aminoglicosídeo na célula bacteriana, presumivelmente em consequência de alterações da parede celular atribuíveis ao β-lactâmico ou ao glicopeptídeo.

IV-87. **A resposta é A.** *(Cap. 175)* A imunidade à difteria induzida pela vacinação na infância diminui gradualmente na vida adulta. Estima-se que 30% dos homens de 60 a 69 anos de idade tenham títulos de antitoxina abaixo do nível protetor. Além da idade avançada e da falta de vacinação, os fatores de risco para surtos de difteria incluem alcoolismo, baixo nível socioeconômico, residência em ambientes de aglomeração e origem étnica de índios norte-americanos. Um surto de difteria ocorrido em Seattle, Washington, entre 1972 e 1982, incluiu 1.100 casos, dos quais a maioria consistiu em difteria cutânea. *Corynebacterium diphtheriae* é transmitido por aerossóis, em geral durante o contato íntimo com uma pessoa infectada. Não existem reservatórios significativos, além dos seres humanos. A difteria cutânea é geralmente uma infecção secundária, que ocorre após uma lesão cutânea primária devido a traumatismo, alergia ou autoimunidade. Com mais frequência, esses isolados carecem do gene *tox* e, portanto, não expressam a toxina diftérica.

IV-88. **A resposta é D.** *(Cap. 175)* Este é um caso de descrição clínica e exame oral clássicos da difteria. Embora o desenvolvimento de uma vacina efetiva tenha quase erradicado a doença nos países desenvolvidos, a falta de vacinação de rotina faz alguns pacientes correrem risco. O diagnóstico clínico de difteria baseia-se na constelação de dor de garganta, lesões pseudomembranosas aderentes nas tonsilas, na faringe ou no nariz, e febre baixa. As manifestações sistêmicas da difteria resultam dos efeitos da toxina diftérica e consistem em fraqueza, em consequência da neurotoxicidade, e arritmias cardíacas ou insuficiência cardíaca congestiva, devido à miocardite. Com mais frequência, a lesão pseudomembranosa localiza-se na região tonsilofaríngea, como mostra a Figura IV-88. Com menos frequência, as lesões são detectadas na laringe, nas narinas e na traqueia ou passagens brônquicas. As pseudomembranas grandes estão associadas à doença grave e a um prognóstico sombrio. Alguns pacientes desenvolvem tumefação maciça das tonsilas e apresentam a difteria "em pescoço de touro", que resulta do edema maciço das regiões submandibular e paratraqueal, e que se caracteriza, além disso, por halitose, fala grossa e respiração com estridor. A pseudomembrana diftérica é cinzenta ou esbranquiçada e nitidamente demarcada. Diferentemente da lesão exsudativa associada à faringite estreptocócica, a pseudomembrana na difteria adere firmemente aos tecidos subjacentes. A polineuropatia e a miocardite constituem manifestações tóxicas tardias da difteria. Durante um surto de difteria na República do Quirguistão, em 1999, foi constatada a ocorrência de miocardite em 22% e de neuropatia em 5% de 656 pacientes hospitalizados. A taxa de mortalidade foi de 7% entre pacientes com miocardite, em contraposição com 2% dos pacientes sem manifestações miocárdicas. O intervalo mediano até a morte nos pacientes hospitalizados foi de 4,5 dias. A miocardite tipicamente está associada à arritmia do sistema de condução e à miocardiopatia dilatada. A febre reumática é uma complicação pós-infecciosa de infecção por estreptococos do grupo A e não da difteria.

IV-89. **A resposta é C.** *(Cap. 176)* *L. monocytogenes* invade geralmente o corpo pelo trato gastrintestinal, por meio de alimentos. A listeriose ocorre com mais frequência de maneira esporádica, embora também ocorram surtos. Não há evidências epidemiológicas ou clínicas de transmissão interpessoal (a não ser a transmissão vertical da mãe para o feto) ou de transmissão pela água. De acordo com sua sobrevida e multiplicação em temperaturas de refrigeração, *L. monocytogenes* é geralmente encontrada em alimentos de origem animal ou vegetal processados e não processados, particularmente queijos moles, embutidos, cachorros-quentes, leite e saladas frias; as frutas e os vegetais frescos também podem transmitir o microrganismo. Como o suprimento de alimentos é cada vez mais centralizado e os hospedeiros normais toleram bem o microrganismo, os surtos podem não ser imediatamente aparentes. A FDA tem uma política de tolerância zero para *L. monocytogenes* em alimentos vendidos prontos para o consumo.

IV-90. **A resposta é A.** *(Cap. 176)* Essa paciente apresenta meningite por *Listeria*, uma infecção do SNC potencialmente devastadora, que é particularmente proeminente em indivíduos idosos com doença crônica. Nos Estados Unidos, *L. monocytogenes* responde por cerca de 5 a 10% de todos os casos de meningite bacteriana adquirida na comunidade em adultos. As taxas de mortalidade relatadas são de 15 a 26% e não parecem ter mudado com o passar do tempo. Esse diagnóstico deve ser considerado em todos os casos de meningite "asséptica" em indivíduos idosos ou adultos com doenças crônicas. A apresentação é, com mais frequência, subaguda (com desenvolvimento da doença no decorrer de vários dias), em comparação com a meningite de outras etiologias bacterianas, e a rigidez de nuca e os sinais meníngeos francos são menos comuns. A fotofobia é infrequente. Os achados focais e as convulsões são comuns em algumas séries, mas não em todas. O perfil do LCS na meningite por *Listeria* exibe mais frequentemente contagens de leucócitos na faixa de 100 a 5.000/µL (raramente mais altas); 75% dos pacientes apresentam contagens de leucócitos abaixo de 1.000/µL, geralmente com predomínio de neutrófilos mais modesto do que em outras meningites bacterianas. Em cerca de 30 a 40% dos casos, são observados baixos níveis de glicose e resultados positivos na coloração de Gram. Nenhum ensaio clínico comparou agentes antimicrobianos para o tratamento das infecções por *L. monocytogenes*. Os dados obtidos de estudos *in vitro* e em animais, bem como os dados clínicos observacionais, indicam que a ampicilina constitui o fármaco de escolha, embora a penicilina também seja altamente ativa. Os adultos devem receber ampicilina IV em altas doses (2 g a cada 6 horas).

IV-91. **A resposta é B.** *(Cap. 176)* A bacteremia por *Listeria* durante a gestação é uma infecção relativamente rara, porém grave tanto para a mãe quanto para o feto. Pode ocorrer transmissão vertical, 70 a 90% dos fetos adquirem a infecção da mãe. O trabalho de parto prematuro é comum. O tratamento da mãe no pré-parto aumenta a probabilidade de um lactente saudável. A taxa de mortalidade entre os fetos aproxima-se de 50% e é muito menor entre os recém-nascidos tratados com antibióticos adequados. O tratamento de primeira linha consiste em ampicilina, sendo a gentamicina frequentemente acrescentada para efeito sinérgico. Essa recomendação serve tanto para a mãe quanto para o lactente. Em pacientes com alergia verdadeira à penicilina, o tratamento de escolha consiste em sulfametoxazol-trimetoprima. Existem relatos de casos de tratamento bem-sucedido com vancomicina, imipenem, linezolida e macrolídeos, porém não há evidências clínicas suficientes, e existem alguns relatos de fracasso, de modo que a ampicilina continua sendo o tratamento de primeira linha recomendado.

IV-92. **A resposta é E.** *(Cap. 177)* Esse quadro clínico descreve um caso lamentável de tétano neonatal. Nos recém-nascidos, a infecção do coto umbilical pode resultar de cuidados inadequados do cordão umbilical; em algumas culturas, por exemplo, o cordão é cortado com capim ou aplica-se esterco ao coto. A circuncisão ou a perfuração da orelha para brincos também podem resultar em tétano neonatal. O tétano é causado por uma poderosa neurotoxina produzida pela bactéria *Clostridium tetani* e não resulta de bacteremia. O tétano é diagnosticado em bases clínicas, e as definições de casos são frequentemente usadas para facilitar as avaliações clínicas e epidemiológicas. Os CDC definem o tétano como "o início agudo de hipertonia ou [...] contrações musculares dolorosas (geralmente dos músculos da mandíbula e do pescoço) e espasmos musculares generalizados, sem outra causa clínica aparente." O tétano neonatal é definido pela Organização Mundial da Saúde (OMS) como "uma doença que ocorre em uma criança com capacidade normal de sugar e chorar nos primeiros 2 dias de vida, mas que perde essa capacidade entre 3 e 28 dias de idade e torna-se rígida e apresenta espasmos." A toxina tetânica impede a liberação do transmissor e bloqueia efetivamente a descarga interneuronal inibitória. O resultado consiste em uma atividade desregulada do sistema nervoso motor. Durante os sintomas iniciais, a causa mais comum de morte consiste em insuficiência respiratória devido ao espasmo dos músculos laríngeos e respiratórios. Posteriormente (durante a segunda semana), a causa mais comum de morte consiste em disfunção autonômica a e complicações cardiovasculares.

IV-93. **A resposta é D.** *(Cap. 177)* O tétano é uma doença aguda, manifestada por espasmo da musculatura esquelética e distúrbio do sistema nervoso autônomo. É causado por uma poderosa neurotoxina produzida pela bactéria *C. tetani*. Atualmente, trata-se de uma doença rara, devido à vacinação disseminada. Recentemente, nos Estados Unidos, houve menos de 50 casos notificados, porém foi constatada uma frequência crescente em usuários de drogas. Os pacientes idosos podem correr maior risco, devido ao declínio da imunidade. O diagnóstico diferencial de um paciente que apresenta tétano inclui envenenamento por estricnina e reações distônicas relacionadas a fármacos. O diagnóstico é clínico. A instabilidade cardiovascular é comum devido à disfunção autonômica e manifesta-se por rápidas flutuações da frequência cardíaca e pressão arterial. As culturas de feridas são positivas em cerca de 20% dos casos. O metronidazol ou a penicilina devem ser administrados para eliminar a infecção. Recomenda-se a imunoglobulina antitetânica, que é preferida ao antissoro equino, em virtude do menor risco de reações anafiláticas. Evidências recentes sugerem que a administração intratecal é eficaz para inibir a progressão da doença e melhorar os resultados. Os espasmos musculares podem ser controlados com agentes sedativos. Com cuidados de suporte efetivos e, com frequência, suporte respiratório, a função muscular recupera-se após a eliminação da toxina, sem nenhuma lesão residual.

IV-94. **A resposta é A.** *(Cap. 178)* A apresentação clínica desse caso é típica de toxina botulínica. A toxina botulínica resulta em paralisia flácida pela inibição da liberação de acetilcolina pré-sináptica. Além disso, esse lactente tem uma história de ingestão de mel, que constitui um fator de risco em lactentes. Nos adultos, a ingestão de esporos de *Clostridium botulinum* não leva ao botulismo clínico, visto que os microrganismos patogênicos não crescem nem produzem facilmente a toxina nesse ambiente. Entretanto, o risco é muito maior nos lactentes cuja flora intestinal ainda não está desenvolvida. Por esse motivo, não se deve oferecer mel a lactentes com menos de 12 meses de idade. A toxina tetânica provoca paralisia espástica, e não flácida. A síndrome de Guillain-Barré foi relatada em crianças, porém está quase sempre associada a vacinações ou a alguma doença precedente. A falta de menção de carrapato encontrado na pele torna improvável uma paralisia por carrapatos. Na paralisia periódica hipopotassêmica (uma causa hereditária muito rara de fraqueza muscular e paralisia devido à canalopatia), os reflexos tendíneos profundos estão normais, apesar da fraqueza ou paralisia.

IV-95. **A resposta é B.** *(Cap. 178)* Esse paciente mais provavelmente apresenta botulismo de feridas. O uso de heroína do tipo "alcatrão negro" foi identificado como fator de risco para essa forma de botulismo. Normalmente, a ferida tem aspecto benigno, e, diferentemente de outras formas de botulismo, não há sintomas gastrintestinais. A paralisia *descendente* simétrica sugere botulismo, assim como o comprometimento de nervos cranianos. Os achados sugestivos nesse paciente consistem em ptose, diplopia, disartria, disfagia, ausência de febre, reflexos normais e ausência de déficits sensitivos. O botulismo pode ser facilmente confundido com a síndrome de Guillain-Barré (SGB), que frequentemente se caracteriza por infecção antecedente e paralisia *ascendente* simétrica rápida, cujo tratamento consiste em plasmaférese. A variante de Miller Fischer da SGB é conhecida pelo comprometimento de nervos cranianos, com oftalmoplegia, ataxia e arreflexia como características mais proeminentes. O nível elevado de proteína no LCS também favorece o diagnóstico de SGB, e não de botulismo. Tanto o botulismo quanto a SGB podem evoluir para a insuficiência respiratória, de modo que o estabelecimento de um diagnóstico pelo exame físico é de importância crítica. Outras modalidades diagnósticas que podem ser úteis são a cultura de ferida, o ensaio sérico para a toxina e estudos de estimulação nervosa à procura de diminuição dos potenciais de ação musculares compostos. Os pacientes com botulismo correm risco de insuficiência respiratória causada por fraqueza dos músculos respiratórios ou por aspiração. Devem ser acompanhados rigorosamente, com monitoramento da saturação de oxigênio e medição seriada da capacidade vital forçada.

IV-96. **A resposta é B.** *(Cap. 179)* Ambos os pacientes apresentam enterite necrosante causada por *C. perfringens*. Em Papua Nova Guiné, durante a década de 1960, foi constatado ser a enterite necrosante (conhecida, nessa região, como *pigbel*) a causa mais comum de morte na infância; foi associada a banquetes de porcos e tem ocorrido tanto de modo esporádico quanto em surtos. A imunização intramuscular contra a toxina β resultou em diminuição da incidência da doença em Papua Nova Guiné, embora a condição permaneça comum. *C. perfringens* também constitui a causa de mionecrose – gangrena gasosa –, uma condição altamente mórbida e fatal. A causa mais comum de pneumonia bacteriana é o pneumococo. *N. meningitidis* e *S. pneumoniae* são as causas mais comuns de meningite em adultos. *Streptococcus* do grupo A constitui a causa mais comum de faringite bacteriana, e espécies de estafilococos e estreptococos são as causas mais frequentes de celulite.

IV-97. **A resposta é A.** *(Cap. 179)* Os clostrídeos são anaeróbios obrigatórios Gram-positivos, formadores de esporos, que residem normalmente no trato gastrintestinal (GI). Várias espécies de clostrídeos podem causar doença grave. *C. perfringens*, que é a segunda espécie mais comum de clostrídeos que normalmente colonizam o trato GI, está associado à intoxicação alimentar, gangrena gasosa e mionecrose. *Clostridium septicum* é observado frequentemente em associação a tumores GI. *Clostridium sordellii* está associado a abortos sépticos. Todas essas espécies podem causar bacteremia maciça fulminante, embora essa condição seja rara. O fato de que esse paciente esteja se sentindo bem por vários dias após as queixas agudas descarta a possibilidade dessa evolução fulminante. Uma situação mais comum é a bacteremia autolimitada transitória, causada por translocação intestinal transitória durante um episódio de gastrenterite. Não há necessidade de tratamento quando essa condição ocorre, e tampouco há necessidade de investigação subsequente. A sepse por *Clostridium* spp. raramente provoca endocardite, devido à rápida ocorrência de coagulação intravascular disseminada maciça e morte. O rastreamento para tumor GI é justificado quando a hemocultura ou uma cultura de infecção de ferida profunda são positivas para *C. septicum*.

IV-98. **A resposta é C.** *(Cap. 180)* Uma alta proporção de adultos jovens e adolescentes (até 25% em alguns estudos) é colonizada por *N. meningitidis*, provavelmente devido ao estilo de vida e a atividades de alto risco (beijar, condições aglomeradas de vida). Mudanças nas condições de vida (p. ex., primeiro ano na universidade) estão associadas a um maior risco de infecções invasivas. É improvável que o tratamento da colonização não invasiva por meningococos seja eficaz para reduzir o risco de doença invasiva, tendo em vista a probabilidade de recolonização. Entretanto, a vacina meningocócica quadrivalente mostra-se efetiva para prevenção da doença meningocócica invasiva e é recomendada para todas as crianças a partir de 11 anos de idade.

IV-99. **A resposta é B.** *(Cap. 180)* Os contatos íntimos de indivíduos com doença meningocócica diagnosticada ou presumível correm risco aumentado de desenvolver doença secundária, com relatos de casos secundários em até 3% dos casos primários. A taxa de casos secundários é maior durante a semana após a apresentação do caso-índice, e a maioria dos casos é observada dentro de seis semanas. O risco permanece elevado durante até um ano. Recomenda-se a profilaxia para indivíduos que têm contato íntimo e/ou domiciliar com o caso-índice e para profissionais de saúde que foram diretamente expostos a secreções respiratórias. Em geral, não se efetua uma profilaxia em massa. A profilaxia tem por objetivo erradicar a colonização dos contatos íntimos com a cepa que causou a doença invasiva. A profilaxia deve ser administrada o mais cedo possível a todos os contatos ao mesmo tempo, de modo a evitar a recolonização. Não se recomenda aguardar os resultados de cultura. A ceftriaxona em dose única constitui, no momento atual, a opção mais efetiva para reduzir o estado de portador. A rifampicina não é mais o agente ideal, visto que exige múltiplas doses e não consegue eliminar o estado de portador em até 20% dos casos. Em alguns países, utiliza-se o ciprofloxacino ou o ofloxacino, porém foi relatado o desenvolvimento de resistência em algumas áreas. As vacinas conjugadas atuais não incluem *N. meningitidis* do sorotipo B. Nos Estados Unidos, os casos esporádicos são, em sua maioria, atualmente causados por esse sorotipo. A vacinação deve ser oferecida nos casos de doença meningocócica causada por infecção documentada por um sorotipo incluído na vacina atual.

IV-100. **A resposta é A.** *(Cap. 180)* *N. meningitidis* é um colonizador efetivo da nasofaringe humana, com descrição de taxas de infecção assintomática > 25% em algumas séries de adolescentes e adultos jovens, bem como entre residentes de comunidades com alta aglomeração. Apesar dessas taxas elevadas de estado de portador entre adolescentes e adultos jovens, apenas 10% dos adultos são portadores de meningococos, e a colonização é muito rara no início da infância. A colonização deve ser considerada o estado normal de infecção meníngea. Raramente, ocorre faringite meníngea. A doença meningocócica ocorre quando uma forma virulenta do microrganismo invade um hospedeiro suscetível. O fator de virulência bacteriano mais importante está relacionado com a presença da cápsula. As formas não encapsuladas de *N. meningitidis* raramente provocam doença. Observa-se o desenvolvimento de exantema petequial ou purpúrico que não empalidece à pressão em mais de 80% dos casos de doença meningocócica. Entre os pacientes com doença meningocócica, 30 a 50% apresentam meningite, aproximadamente 40% têm meningite mais septicemia, e 20% apresentam apenas septicemia. Os pacientes com deficiência do complemento, que correm maior risco de desenvolver doença meningocócica, podem apresentar meningite crônica.

IV-101. **A resposta é B.** *(Cap. 181)* A coloração pelo método de Gram revela mono e diplococos Gram-negativos intracelulares, que, juntamente com a apresentação clínica, são diagnósticos dos gonococos. Foram desenvolvidos esquemas em dose única altamente efetivos para as infecções gonocócicas não complicadas. Nos Estados Unidos, os esquemas que contêm quinolonas não são mais recomendados como tratamento de primeira linha, devido à resistência disseminada a esses fármacos. Os esquemas iniciais de tratamento também precisam incorporar um agente (p. ex., azitromicina, doxiciclina) que seja efetivo contra a infecção por clamídias, em virtude da alta frequência de coinfecção. A gonorreia durante a gravidez pode ter graves consequências tanto para a mãe quanto para o lactente. As mulheres grávidas com gonorreia, que não devem fazer uso de doxiciclina, devem receber tratamento concomitante com um antibiótico macrolídio, tendo em vista a possibilidade de infecção por clamídias.

IV-102. **A resposta é E.** *(Cap. 181)* A importância da imunidade humoral nas defesas do hospedeiro contra as infecções por *Neisseria* é mais bem ilustrada pela predisposição dos indivíduos com deficiência dos componentes terminais do complemento (C5 a C9) às infecções gonocócicas bacterêmicas recorrentes e à meningite meningocócica recorrente ou meningococcemia. A porina gonocócica induz uma resposta proliferativa das células T em indivíduos com doença gonocócica urogenital. Em indivíduos com doença gonocócica da mucosa, observa-se um aumento significativo dos linfócitos T CD4+ produtores de IL-4 específica para porina, bem como dos linfócitos T CD8+. As deficiências do complemento, particularmente dos componentes envolvidos na montagem do complexo de ataque à membrana (C5 a C9), predispõem à bacteremia por *Neisseria*, e os indivíduos com mais de um episódio de infecção gonocócica disseminada devem ser submetidos a rastreamento com um ensaio para a atividade hemolítica total do complemento. As deficiências quantitativas ou qualitativas dos neutrófilos (alternativas A e D), as deficiências de imunoglobulinas (alternativa B) e as populações de linfócitos defeituosos clonais (alternativa C) não foram identificadas como fatores de risco específicos para infecções gonocócicas recorrentes.

IV-103. **A resposta é D.** *(Cap. 182)* Embora se acredite que as exacerbações da doença pulmonar obstrutiva crônica sejam, em sua maioria, causadas por infecção viral das vias aéreas superiores, uma certa proporção está associada a bactérias patogênicas passíveis de crescer em culturas. *H. influenzae* não tipável constitui a causa bacteriana mais comum de exacerbações da DPOC; essas exacerbações caracterizam-se por aumento da tosse, produção de escarro e dispneia. A febre é baixa, e não há evidências de infiltrados na radiografia de tórax. *Moraxella catarrhalis*, *S. pneumoniae* e *P. aeruginosa* causam mais frequentemente pneumonias clínicas, em lugar de exacerbações da DPOC. *Acinetobacter* também pode causar pneumonia, embora ocorra frequentemente em pacientes com doença intrínseca ou alterações das vias aéreas (p. ex., bronquiectasia). Cerca de 20 a 35% das cepas não tipáveis produzem β-lactamase (a proporção exata depende da localização geográfica), e essas cepas mostram-se resistentes à ampicilina. Vários agentes possuem excelente atividade contra *H. influenzae* não tipável, incluindo amoxicilina/ácido clavulânico, várias cefalosporinas de espectro estendido, macrolídeos (azitromicina, claritromicina) e fluoroquinolonas.

IV-104. **A resposta é D.** *(Cap. 182)* A epiglotite, que geralmente é considerada uma doença de crianças, também acomete adultos, desde a ampla utilização da vacina *H. influenzae* tipo B. A epiglotite pode causar obstrução potencialmente fatal das vias aéreas, causada por celulite da epiglote e dos tecidos supraglóticos, classicamente causada pela infecção por *H. influenzae* tipo B. Entretanto, outros microrganismos também constituem causas comuns, incluindo *H. influenzae* não tipável, *S. pneumoniae*, *H. parainfluenzae* e *S. aureus*, e infecção viral. A avaliação inicial e o tratamento da epiglotite em adultos consistem em manejo das vias aéreas e antibióticos intravenosos. O paciente descrito neste caso demonstra sinais de obstrução iminente das vias aéreas, com estridor, incapacidade de deglutir as secreções e uso dos músculos acessórios da inspiração. Uma radiografia lateral de pescoço revela o sinal do polegar típico, indicando uma epiglote edematosa. Além disso, o paciente apresenta evidências de hipoventilação, com retenção de dióxido de carbono. Por esse motivo, além da administração de antibióticos, esse paciente também deve ser intubado e submetido à ventilação mecânica eletiva em modo controlado, visto que ele corre alto risco de obstrução mecânica das vias aéreas. A antibioticoterapia deve proporcionar uma cobertura contra os microrganismos típicos mencionados anteriormente, além de incluir uma cobertura contra anaeróbios orais. Em adultos que não apresentam obstrução iminente das vias aéreas, a laringoscopia estaria indicada para avaliar a patência das vias aéreas. A intubação endotraqueal seria recomendada para pacientes com obstrução > 50% das vias aéreas. Nas crianças, a intubação endotraqueal é frequentemente recomendada, visto que a laringoscopia realizada em crianças tem provocado obstrução das vias aéreas em grau muito maior do que nos adultos, e demonstrou-se um aumento no risco de mortalidade em algumas séries de crianças quando as vias aéreas são tratadas de modo expectante.

IV-105. **A resposta é B.** *(Cap. 183e)* Os microrganismos HACEK constituem um grupo de bactérias Gram-negativas fastidiosas e de crescimento lento que exige uma atmosfera contendo dióxido de carbono. As espécies que pertencem a esse grupo incluem diversas espécies de **H**aemophilus, espécies de **A**ggregatibacter (anteriormente *Actinobacillus*), **C**ardiobacterium hominis, **E**ikenella corrodens e **K**ingella kingae. As bactérias HACEK normalmente residem na cavidade oral e têm sido associadas a infecções locais da boca. São também conhecidas pela sua capacidade de causar infecções sistêmicas graves – mais frequentemente endocardite bacteriana, que pode se desenvolver em valvas nativas ou em próteses valvares. Em comparação com a endocardite não HACEK, a endocardite causada por HACEK ocorre em pacientes mais jovens e está associada mais frequentemente a manifestações embólicas, vasculares e imunológicas, porém menos comumente associada à insuficiência cardíaca congestiva. A evolução clínica da endocardite por HACEK tende a ser subaguda, em particular aquela causada por *Aggregatibacter* ou *Cardiobacterium*. Entretanto, a endocardite por *K. kingae* pode ter uma apresentação mais agressiva. É comum haver embolização sistêmica. O laboratório de microbiologia deve ser alertado sobre a suspeita de um microrganismo HACEK. Entretanto, a maioria das culturas com isolamento de um microrganismo HACEK torna-se positiva dentro da primeira semana, particularmente com os sistemas de cultura aperfeiçoados.

IV-106. **A resposta é B.** *(Cap. 183e) Capnocytophaga canimorsus* é o microrganismo mais provável de ter provocado doença fulminante nessa paciente alcoolista após mordedura por cão. Os pacientes com história de alcoolismo, asplenia e terapia com glicocorticoides correm risco de desenvolver infecção disseminada, sepse e coagulação intravascular disseminada. Devido à expressão crescente da β-lactamase, o tratamento recomendado consiste em ampicilina/sulbactam ou clindamicina. Um desses tratamentos deve ser administrado a pacientes asplênicos com mordedura por cão. Outras espécies de *Capnocytophaga* provocam doença orofríngea e podem causar sepse em pacientes com neutropenia, particularmente na presença de úlceras orais. As espécies de *Eikenella* e de *Haemophilus* fazem parte da flora oral comum dos seres humanos, mas não de cães. *Staphylococcus* podem causar sepse, porém sua presença é menos provável nessa situação.

IV-107. **A resposta é C.** *(Cap. 184)* Os habitats naturais da *L. pneumophila* são meios aquáticos, incluindo lagos e riachos. As coleções naturais de água contêm apenas um pequeno número de legionelas. Entretanto, quando esses microrganismos penetram em reservatórios de água construídos pelo homem (como sistemas de água potável), podem crescer e proliferar. Os fatores reconhecidos que aumentam a colonização e a amplificação das legionelas incluem temperaturas mornas (25 a 42°C) e presença de crosta e sedimento. *L. pneumophila* pode formar microcolônias dentro de biofilmes; a sua erradicação dos sistemas de água potável exige o uso de desinfetantes capazes de penetrar no biofilme. As chuvas intensas e as inundações podem resultar na entrada de grandes números de legionelas nos sistemas de distribuição de água, levando a um surto de casos. Os grandes prédios com mais de três andares são comumente colonizados por *Legionella*. A doença dos legionários esporádica adquirida na comunidade tem sido ligada à colonização de hotéis, prédios comerciais, fábricas e até mesmo casas particulares. Os sistemas de água potável em hospitais e instituições de cuidados prolongados têm sido a fonte de doença dos legionários associada a instituições de cuidados de saúde. A transmissão ocorre por meio de inalação de aerossóis contendo bactérias. A doença não é disseminada por vetores zoonóticos ou insetos, tampouco ocorre transmissão interpessoal. Não existe nenhuma vacina efetiva para *L. pneumophila*.

IV-108. **A resposta é A.** *(Cap. 184)* A doença dos legionários é frequentemente incluída no diagnóstico diferencial de "pneumonia atípica", juntamente com a pneumonia causada por *C. pneumoniae, Chlamydia psittaci, M. pneumoniae, C. burnetii* e por alguns vírus. A evolução e o prognóstico da pneumonia por *Legionella* assemelham-se mais estreitamente aos da pneumonia pneumocócica bacterêmica do que aos da pneumonia causada por outros patógenos "atípicos". Os pacientes com doença dos legionários adquirida na comunidade apresentam uma probabilidade significativamente maior de serem internados em uma UTI na apresentação do que os pacientes com pneumonia devido a outras etiologias. As dificuldades gastrintestinais são frequentemente pronunciadas; 10 a 20% dos pacientes apresentam dor abdominal, náusea e vômitos. A diarreia (aquosa, não sanguinolenta) é relatada em 25 a 50% dos casos. As anormalidades neurológicas mais comuns consistem em confusão ou alteração do estado mental; entretanto, os numerosos sintomas neurológicos relatados incluem desde cefaleia e letargia até encefalopatia. A hiponatremia, a elevação das provas de função hepática e a hematúria também ocorrem com mais frequência na doença dos legionários do que na pneumonia atípica de outras causas. A disfunção neurológica, que constitui a sequela extrapulmonar mais grave, é rara, mas pode ser debilitante. Os déficits neurológicos mais comuns em longo prazo – ataxia e dificuldades da fala – resultam de disfunção cerebelar.

IV-109. **A resposta é B.** *(Cap. 184)* Apesar do tratamento antibiótico, a pneumonia de todas as etiologias continua sendo uma importante causa de mortalidade nos Estados Unidos. A taxa de mortalidade da pneumonia por *Legionella* varia de 0 a 11% em pacientes imunocompetentes tratados e alcança aproximadamente 30% sem tratamento efetivo. Como *Legionella* é um patógeno intracelular, os antibióticos capazes de alcançar CIM intracelulares têm mais tendência a serem efetivos. Novos macrolídeos e quinolonas constituem os antibióticos de escolha e são efetivos como monoterapia. A doxiciclina e a tigeciclina mostram-se ativas *in vitro*. Relatos informais descreveram casos de sucesso e de fracasso com o sulfametoxazol-trimetoprima e a clindamicina. O aztreonam, a maioria dos β-lactâmicos e as cefalosporinas não podem ser considerados como tratamento efetivo para a pneumonia por *Legionella*. Para os casos graves, a rifampicina pode ser inicialmente adicionada à azitromicina ou a uma fluoroquinolona.

IV-110. **A resposta é D.** *(Cap. 184)* O antígeno urinário de *Legionella* pode ser detectado dentro de três dias após o início dos sintomas e permanece positivo por dois meses. O teste não é afetado pelo uso de antibióticos. O teste do antígeno urinário é formulado para detectar apenas *L. pneumophilia* (que é responsável por 80% das infecções causadas por *Legionella*); entretanto, foi relatada a ocorrência de reatividade cruzada com outras espécies de *Legionella*. O teste urinário é sensível e altamente específico. Tipicamente, a coloração de Gram de amostras obtidas de locais estéreis, como líquido pleural revela numerosos leucócitos, porém nenhum microrganismo. Entretanto, as espécies de *Legionella* podem aparecer como bacilos Gram-negativos pleomórficos e pálidos. *Legionella* pode ser cultivada a partir de amostras de escarro, mesmo na presença de células epiteliais. As culturas, que crescem em meios seletivos, levam 3 a 5 dias para revelar um crescimento visível. A detecção de anticorpos em amostras de soro da fase aguda e da fase convalescente constitui um método acurado de diagnóstico. Uma elevação de quatro vezes é diagnóstica; entretanto, são necessárias até 12 semanas, de modo que os anticorpos têm mais utilidade para investigação epidemiológica. A PCR para *Legionella* não demonstrou ser adequadamente sensível e específica para uso clínico. É utilizada para amostras ambientais.

IV-111. **A resposta é B.** *(Cap. 185)* A pertússis (coqueluche) é uma doença altamente contagiosa, cuja taxa de ataque é de 80 a 100% entre contatos domiciliares não imunizados e de 20% entre contatos domiciliares em populações bem imunizadas. A infecção tem uma distribuição mundial, com surtos cíclicos a cada 3 a 5 anos (um padrão que vem persistindo, a despeito da imunização disseminada). A pertússis ocorre em todos os meses; todavia, nos Estados Unidos, sua atividade alcança um pico no verão e no outono. Nos países em desenvolvimento, a pertússis continua sendo uma importante causa de morbidade e mortalidade infantis. A incidência relatada de pertússis no mundo inteiro diminui em decorrência de uma melhor cobertura com vacinas. Entretanto, as taxas de cobertura ainda são < 50% em muitos países em desenvolvimento. A OMS estima que 90% dos diagnósticos de pertússis ocorrem em regiões em desenvolvimento. Embora seja considerada uma doença infantil, a pertússis pode afetar pessoas de todas as idades e está sendo cada vez mais identificada como causa de doença tussígena prolongada em adolescentes e em adultos. A duração da imunidade após vacina de células integrais da pertússis é curta, com persistência de pouca proteção depois de 10 a 12 anos. Estudos recentes demonstraram uma redução precoce da imunidade – isto é, dentro de 2 a 4 anos após a quinta dose de vacina do pertússis em crianças que receberam a vacina acelular em sua série primária de vacinação na infância. Esses dados sugerem que pode haver necessidade de reforços mais frequentes do que a cada 10 anos, como se acreditava anteriormente.

IV-112. **A resposta é C.** *(Cap. 185)* A pertússis, que é causada por *Bordetella pertussis*, uma bactéria Gram-negativa, é uma infecção das vias aéreas superiores, caracterizada por tosse violenta. Sua prevalência diminuiu drasticamente, porém não foi eliminada, pelo uso de vacinação infantil disseminada.

Provoca doença de extrema morbidade e frequentemente fatal em lactentes com menos de 6 meses de idade, particularmente nos países em desenvolvimento. A prevalência parece estar aumentando em adultos jovens e adolescentes, devido ao declínio da imunidade. Algumas autoridades recomendam uma vacinação de reforço depois de 10 anos. *B. pertussis* também é um patógeno de ocorrência crescente em pacientes com doença pulmonar obstrutiva crônica (DPOC). Tipicamente, as manifestações clínicas incluem tosse episódica persistente, que surge poucos dias depois de uma infecção respiratória superior semelhante a um resfriado. A tosse pode tornar-se persistente. Com frequência, acorda o paciente à noite e resulta em vômitos pós-tosse. Um guincho audível só está presente em menos da metade dos casos. O diagnóstico é estabelecido com base na cultura de nasofaringe ou no teste com sonda de DNA. Não se dispõe de nenhum teste de antígeno urinário. A antibioticoterapia tem por objetivo erradicar o microrganismo da nasofaringe. Não altera a evolução clínica. Os antibióticos macrolídeos constituem o tratamento de escolha. A pneumonia é incomum com *B. pertussis*. As crioaglutininas podem ser positivas na infecção por *M. pneumoniae*, que está incluído no diagnóstico diferencial de *B. pertussis*.

IV-113. **A resposta é C.** *(Cap. 186)* Nos seres humanos sadios, *E. coli* é a espécie predominante de bacilos Gram-negativos (BGNs) na flora colônica; as espécies de *Klebsiella* e *Proteus* são menos prevalentes. As espécies tanto de *Staphylococcus* quanto de *Clostridium* são microrganismos Gram-positivos.

IV-114. **A resposta é A.** *(Cap. 186)* As evidências indicam que a instituição de terapia antimicrobiana empírica apropriada no início da evolução das infecções por bacilos Gram-negativos (BGNs), particularmente em infecções graves, leva a resultados mais satisfatórios. A prevalência crescente de BGNs resistentes a múltiplos fármacos (*multidrug-resistant*, MDR) e extensamente resistentes a fármacos (*extensive drug-resistant,* XDR); o tempo decorrido entre as taxas de resistência publicadas (históricas) e atuais; e as variações de acordo com as espécies, a localização geográfica, o uso regional de antimicrobianos e o local no hospital (p. ex., UTI vs. enfermarias) exigem uma familiaridade com os padrões em evolução de resistência aos agentes antimicrobianos para a seleção de uma terapia empírica adequada. Para um paciente em estado crítico com suspeita de sepse por microrganismos Gram-negativos, é prudente escolher inicialmente um agente de amplo espectro para assegurar uma cobertura antimicrobiana adequada. Atualmente, os agentes ativos mais confiáveis contra BGN entéricos são os carbapenêmicos (p. ex., imipenem), o aminoglicosídeo amicacina, a cefalosporina de quarta geração cefepima, a combinação de β-lactâmico/inibidor da β-lactamase piperacilina-tazobactam e as polimixinas (p. ex., colistina ou polimixina B). As β-lactamases, que inativam os agentes β-lactâmicos, constituem os mediadores mais importantes de resistência dos BGN a esses fármacos. A diminuição da permeabilidade e/ou do efluxo ativo dos agentes β-lactâmicos, embora menos comum, pode ocorrer isoladamente ou em associação com a resistência mediada por β-lactamases. As β-lactamases de amplo espectro (p. ex., TEM, SHV) que medeiam a resistência a muitas penicilinas e às cefalosporinas de primeira geração, frequentemente são expressas nos BGNs entéricos. A resistência dos BGN ao sulfametoxazol-trimetoprima (SMX-TMP) e à tetraciclina (e, portanto, à tigeciclina) aumentou drasticamente nessas últimas décadas. A vancomicina não proporciona uma cobertura contra microrganismos Gram-negativos e seria um agente isolado inadequado para este caso.

IV-115. **A resposta é A.** *(Cap. 186)* A cistite não complicada, que é a síndrome de ITU aguda mais comum, caracteriza-se por disúria, polaciúria e dor suprapúbica. A presença de febre e/ou dor nas costas sugere progressão para a pielonefrite. *E. coli* é o único patógeno mais comum para todas as combinações de síndrome de ITU/grupo de hospedeiros. A cada ano, nos Estados Unidos, *E. coli* provoca 80 a 90% dos 6 a 8 milhões de episódios estimados de cistite não complicada em mulheres na pré-menopausa. Além disso, 20% das mulheres com episódio inicial de cistite sofrem recidivas frequentes. Todos os outros microrganismos podem causar ITU, embora a infecção *de novo* por *S. aureus* seja rara e exija uma investigação imediata de procedimentos de instrumentação geniturinários prévios ou uma fonte hematogênica.

IV-116. **A resposta é A.** *(Cap. 186)* As cepas de *E. coli* produtoras de toxina Shiga e êntero-hemorrágicas (STEC/EHEC) provocam colite hemorrágica e síndrome hemolítico-urêmica (SHU). Vários grandes surtos em decorrência do consumo de alimentos frescos (p. ex., alface, espinafre, brotos) e carne moída mal cozida receberam considerável atenção da mídia. O sorotipo O157:H7 é o mais proeminente, porém foram relatados outros que causam doença semelhante. A capacidade da STEC/EHEC de produzir toxina Shiga (Stx2 e/ou Stx1) ou toxinas relacionadas constitui um fator crítico na expressão clínica da doença. O esterco de animais ruminantes domesticados nos países industrializados constitui o principal reservatório de STEC/EHEC. A carne moída – fonte alimentar mais comum de cepas STEC/EHEC – é frequentemente contaminada durante o processamento.

Um baixo número de bactérias pode transmitir a doença nos seres humanos, explicando a infecção disseminada a partir de fontes ambientais e a disseminação interpessoal. As cepas O157:H7 constituem a quarta causa mais comumente notificada de diarreia bacteriana nos Estados Unidos (depois de *Campylobacter, Salmonella* e *Shigella*). A STEC/EHEC provoca caracteristicamente diarreia sanguinolenta franca em mais de 90% dos casos. É comum a ocorrência de dor abdominal significativa e leucócitos fecais (70% dos casos), mas não de febre; a ausência de febre pode levar incorretamente a considerar a possibilidade de condições não infecciosas (p. ex., intussuscepção e doença inflamatória intestinal ou isquêmica). A doença causada por STEC/EHEC é geralmente autolimitada, com duração de 5 a 10 dias. Pode ocorrer desenvolvimento de SHU em crianças pequenas ou em pacientes idosos dentro de duas semanas após o aparecimento da diarreia. Estima-se que ela ocorre em 2 a 8% dos casos de STEC/EHEC, e que mais de 50% de todos os casos de SHU nos Estados Unidos e 90% dos casos em crianças sejam causados por STEC/EHEC. Deve-se evitar a antibioticoterapia para os casos de diarreia por STEC/EHEC, visto que os antibióticos podem aumentar a probabilidade de desenvolvimento de SHU.

IV-117. **A resposta é D.** *(Cap. 186)* A TC do abdome (Figura IV-117) mostra um abscesso hepático primário (*seta vermelha*) com disseminação metastática para o baço (*seta preta*). A *K. pneumoniae* "clássica" (cKP) causa um espectro de infecções abdominais semelhantes àquelas causadas por *E. coli*, porém é menos frequentemente isolada dessas infecções. A *K. pneumoniae* hipervirulenta (hvKP) é uma causa comum de abscesso hepático piogênico monomicrobiano adquirido na comunidade e, na Orla Asiática do Pacífico, tem sido isolada com frequência continuamente crescente nessas últimas duas décadas, substituindo a *E. coli* como patógeno mais comum responsável por essa síndrome. A hvKP é cada vez mais descrita como causa de peritonite bacteriana espontânea e abscesso esplênico. Inicialmente, a infecção por hvKP era caracterizada e diferenciada das infecções tradicionais por cKP devido (1) a apresentação como abscesso hepático piogênico adquirido na comunidade, (2) ocorrência em pacientes sem história de doença hepatobiliar e (3) propensão à disseminação metastática para locais distantes (p. ex., olhos, SNC, pulmões), que têm sido observada em 11 a 80% dos casos. Mais recentemente, essa variante foi reconhecida como causa de uma variedade de abscessos/infecções extra-hepáticos graves adquiridos na comunidade, na ausência de comprometimento hepático, incluindo pneumonia, meningite, endoftalmite, abscesso esplênico e fascite necrosante. Com frequência, os indivíduos acometidos apresentam diabetes melito e são de origem asiática; entretanto, indivíduos não diabéticos e todos os grupos étnicos podem ser afetados. Com frequência, os sobreviventes padecem de morbidade catastrófica, como perda da visão e sequelas neurológicas.

IV-118. **A resposta é E.** *(Cap. 187)* As infecções causadas por espécies de *Acinetobacter* representam uma causa crescente de infecções hospitalares no mundo inteiro. Os dados de vigilância da Austrália e da Ásia sugerem que as infecções são comuns, e existem casos notificados de infecção por *Acinetobacter* adquirida na comunidade. Tipicamente, *Acinetobacter* infecta pacientes que recebem tratamento em longo prazo em UTI, causando pneumonia associada à ventilação mecânica, infecções da corrente sanguínea ou ITU. Existe uma preocupação particular em virtude da propensão desses microrganismos a desenvolver resistência a múltiplos fármacos (ou a todos os fármacos, *pan-drug resistance*) e de sua capacidade de colonizar unidades, devido à transmissão por profissionais de saúde. *Acinetobacter baumannii* é o isolado mais comum e avidamente desenvolve resistência a múltiplos fármacos. Na atualidade, muitas cepas mostram-se resistentes aos carbapenêmicos (imipenem, meropenem). Os agentes de última linha, como colistina, polimixina A e tigeciclina, frequentemente constituem a única opção terapêutica disponível. A tigeciclina tem sido usada para a pneumonia causada por cepas resistentes aos carbapenêmicos, porém não se acredita que seja eficaz para a infecção da corrente sanguínea, visto que a dose habitual não alcança níveis terapêuticos contra *Acinetobacter*.

IV-119. **A resposta é B.** *(Cap. 187)* O tratamento das infecções por *Acinetobacter* é dificultado pela notável capacidade de *A. baumannii* de suprarregular ou adquirir determinantes de resistência a antibióticos. O exemplo mais proeminente é o das β-lactamases, incluindo aquelas capazes de inativar os carbapenêmicos, as cefalosporinas e as penicilinas. Essas enzimas, que incluem as β-lactamases do tipo OXA (p. ex., OXA-23), as metalo-β-lactamases (p. ex., NDM) e, raramente, as carbapenemases tipo KPC, são tipicamente resistentes aos inibidores da β-lactamase atualmente disponíveis, como o clavulanato ou o tazobactam. Os plasmídeos que abrigam genes que codificam essas β-lactamases também podem apresentar genes que codificam resistências aos aminoglicosídeos e aos antibióticos da sulfa. O resultado final é que o *A. baumannii* resistente aos carbapenêmicos pode adquirir resistência verdadeira a múltiplos fármacos. A seleção da antibioticoterapia empírica quando há suspeita de *A. baumannii* representa um desafio e deve basear-se no conhecimento da epidemiologia local. A meta é a administração imediata de antibioticoterapia efetiva. Tendo em vista a diversidade dos mecanismos de resistência em *A. baumannii*, a terapia definitiva deve basear-se nos resultados dos testes de sensibilidade a agentes antimicrobianos. Os carbapenêmicos (imipenem, meropenem e doripenem, mas não o ertapenem) foram considerados, há muito tempo, como os agentes de escolha para infecções graves por *A. baumannii*. Entretanto, hoje, a utilidade clínica dos carbapenêmicos está amplamente ameaçada pela produção de carbapenemases, conforme descrito anteriormente. O sulbactam pode constituir uma alternativa para os carbapenêmicos. Diferentemente de outros inibidores da β-lactamase (p. ex., ácido clavulânico e tazobactam), o sulbactam possui atividade intrínseca contra espécies de *Acinetobacter*; essa atividade é mediada pela ligação do fármaco à proteína de ligação de penicilina 2, mais do que pela sua capacidade de inibir as β-lactamases. O sulbactam está disponível comercialmente em uma formulação combinada com ampicilina ou cefoperazona e também pode estar disponível como fármaco isolado em alguns países. Apesar da ausência de ensaios clínicos randomizados, o sulbactam parece ser equivalente aos carbapenêmicos na sua eficácia clínica contra cepas sensíveis. A terapia para a infecção por *A. baumannii* resistente aos carbapenêmicos é particularmente problemática. As únicas escolhas atualmente disponíveis são as polimixinas (colistina e polimixina B) e a tigeciclina. Nenhuma opção é perfeita. As polimixinas podem ser nefrotóxicas e neurotóxicas. A definição de dose ideal e do esquema de administração das polimixinas a pacientes em grupos vulneráveis (p. ex., pacientes que necessitam de terapia renal substitutiva) continua sendo um desafio, e existe a preocupação de emergência de resistência em associação à monoterapia. A tigeciclina em doses convencionais pode não resultar em concentrações séricas adequadas do fármaco para o tratamento das infecções da corrente sanguínea. Pode haver desenvolvimento de resistência do *A. baumannii* à tigeciclina durante o tratamento com esse fármaco. Diferentemente de *C. difficile*, as espécies de *Acinetobacter* não formam esporos.

IV-120. **A resposta é B.** *(Cap. 188)* Esse paciente realizou essencialmente um teste respiratório de urease. Nesse teste simples, o paciente ingere uma solução de ureia marcada com o isótopo não radioativo C^{13} e, em seguida, sopra dentro de um tubo de coleta. Se a urease de *Helicobacter pylori* estiver presente, a ureia é hidrolisada e o dióxido de carbono marcado é detectado nas amostras de ar exalado. O teste desse paciente é "positivo"; portanto, está infectado por *H. pylori*. Essencialmente, todos os indivíduos colonizados por *H. pylori* apresentam gastrite histológica, porém apenas cerca de 10 a 15% desenvolvem doenças associadas, incluindo gastrite, úlceras gástricas, úlceras duodenais, linfoma gástrico e adenocarcinoma gástrico. A infecção por *H. pylori* não está correlacionada com um maior risco de câncer de cólon. A infecção por *H. pylori* permanece durante a vida inteira, a não ser que erradicada por tratamento com antibiótico; por conseguinte, o teste respiratório de urease do indivíduo quase certamente permanecerá positivo sem tratamento.

IV-121. **A resposta é E.** *(Cap. 188)* É impossível saber se a dispepsia continuada da paciente é atribuída à persistência do *H. pylori* em consequência do fracasso do tratamento ou de alguma outra causa. O teste respiratório da ureia é um teste não invasivo rápido para pesquisar a presença de *H. pylori*. Esse teste pode ser realizado no paciente ambulatorial e fornece uma resposta rápida e acurada. Os pacientes não devem ter recebido inibidores da bomba de prótons nem agentes antimicrobianos nesse momento. O teste do antígeno nas fezes constitui outra opção adequada se não houver disponibilidade do teste respiratório da ureia. Se o teste da ureia no ar exalado for positivo por mais de um mês após o término do tratamento de primeira linha, pode-se indicar um tratamento de segunda linha com inibidor da bomba de prótons, subsalicilato de bismuto, tetraciclina e metronidazol. Se o resultado do teste respiratório da ureia for negativo, os sintomas remanescentes não podem ser atribuídos a uma infecção persistente por *H. pylori*. A sorologia mostra-se apenas útil para o diagnóstico inicial da infecção, mas pode permanecer positiva e, portanto, enganosa nos pacientes que já eliminaram *H. pylori*. A endoscopia pode ser considerada para descartar a possibilidade de úlcera ou de neoplasia maligna do trato gastrintestinal superior; todavia, é geralmente preferida após duas tentativas fracassadas de erradicação do *H. pylori*. A Figura IV-121 fornece um algoritmo para o manejo da infecção por *H. pylori*.

IV-122. **A resposta é A.** *(Cap. 188)* *H. pylori in vitro* mostra-se sensível a uma ampla variedade de antibióticos. Entretanto, a monoterapia não é mais recomendada, devido à distribuição inadequada do antibiótico no nicho de colonização e ao desenvolvimento de resistência. Todos os esquemas atuais incluem um inibidor da bomba de prótons (omeprazol ou equivalente), um bloqueador H_2 (ranitidina ou equivalente) e/ou bismuto. Os esquemas que incluem quinolonas podem não ser recomendados, em virtude da resistência comum e do risco de desenvolvimento de colite por *C. difficile*. Os esquemas atuais apresentam uma taxa de erradicação de 75 a 80%.

```
                    Indicação para tratamento do H. pylori
                 (p. ex., doença ulcerosa péptica ou dispepsia de início recente)
                                        │
                                        ▼
                              Teste para H. pylori  ──Negativo──▶  O H. pylori
                                        │                          não é a causa
                                   Positivo ▼
                          Tratamento de primeira linha
                                        │
                                        ▼
                           Aguardar pelo menos um mês
                           após o término do tratamento
                           (sem administrar antibióticos,
                           compostos de bismuto ou inibidores da
                           bomba de prótons durante esse período)
                                        │
                                        ▼                                Quaisquer
      Tratamento de       Positivo   Teste respiratório com ureia   Negativo   sintomas
      segunda linha  ◀─────────────  ou teste do antígeno fecal*   ────────▶  remanescentes
                                                                              não são causados
           Positivo após tratamento      Positivo após tratamento             pelo H. pylori
              de segunda linha              de terceira linha
                      │                            ▼
                      ▼                  Encaminhar a um especialista
          Tratamento de terceira linha;              │
          endoscopia com cultura para H. pylori      ▼
          e teste de sensibilidade; tratar de acordo com    Considerar se o tratamento
          as sensibilidades conhecidas aos antibióticos†       ainda está indicado
```

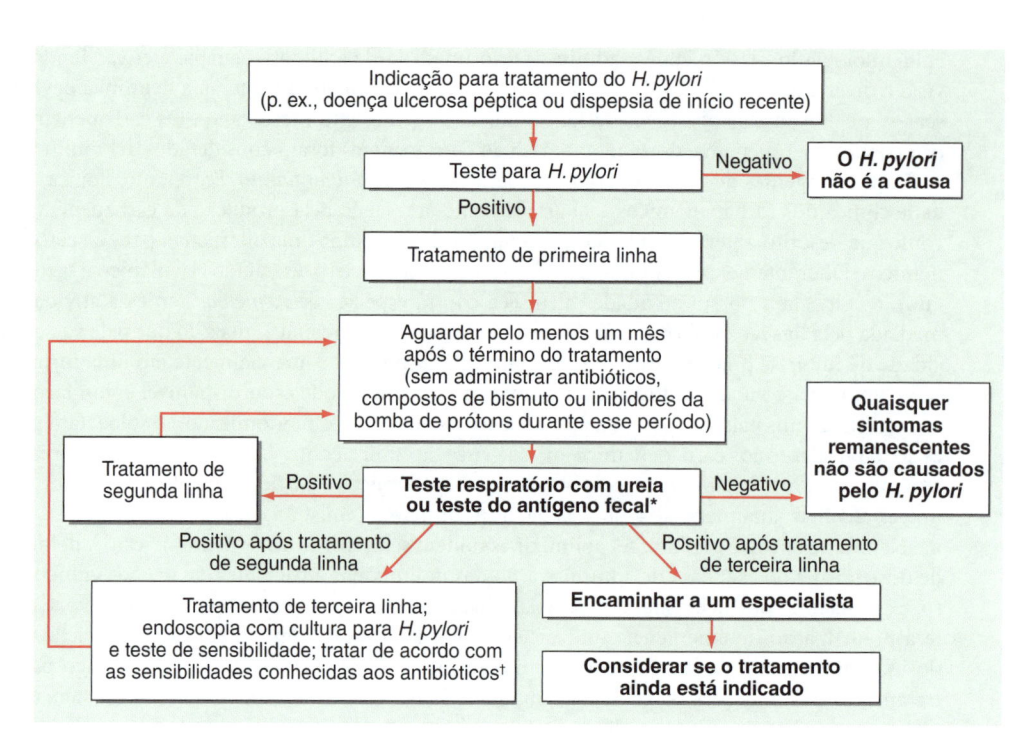

FIGURA IV-121 *Observe que o teste respiratório com ureia ou o teste do antígeno fecal podem ser usados nesse algoritmo. Em certas ocasiões, a endoscopia e um exame com base em biopsia são usados em vez desses testes no acompanhamento do paciente após o tratamento. A principal indicação para esses testes invasivos e a ulceração gástrica; nessa situação, ao contrário da úlcera duodenal, é importante verificar a cura e excluir um adenocarcinoma gástrico subjacente. Todavia, mesmo nessa situação, pacientes submetidos a endoscopia ainda podem estar recebendo tratamento com inibidores da bomba de próton, o que impede a realização do teste para H. pylori. Por conseguinte, o teste respiratório com ureia ou o teste de antígeno fecal ainda são necessários dentro de um intervalo apropriado apos o término do tratamento, a fim de estabelecer se o tratamento foi bem-sucedido. †Algumas autoridades utilizam esquemas empíricos de terceira linha, vários dos quais ja foram descritos.

IV-123. **A resposta é E.** *(Cap. 189) Stenotrophomonas maltophilia* é o único patógeno humano potencial entre um gênero de microrganismos ubíquos encontrados na rizosfera (i.e., no solo que circunda as raízes das plantas). Um estado de imunocomprometimento por si só não é suficiente para possibilitar a colonização ou infecção em seres humanos; com efeito, são geralmente necessárias perturbações significativas da flora humana para o estabelecimento de *S. maltophilia*. Por conseguinte, a maior parte dos casos de infecção humana ocorre no contexto de um tratamento com antibióticos de espectro muito amplo, incluindo fármacos como cefalosporinas de geração avançada e carbapenêmicos, que erradicam a flora normal e outros patógenos. A notável capacidade de *S. maltophilia* em resistir a praticamente todas as classes de antibióticos é atribuível à presença de bombas de efluxo de antibióticos e a duas β-lactamases, que mediam a resistência aos β-lactâmicos, incluindo aos carbapenêmicos. Felizmente, a virulência de *S. maltophilia* parece ser limitada. *S. maltophilia* é mais comumente encontrado no trato respiratório de pacientes submetidos à ventilação mecânica, casos em que é frequentemente difícil fazer uma distinção entre seu papel como colonizador e seu papel como patógeno. Entretanto, *S. maltophilia* provoca pneumonia e bacteremia nesses pacientes, e essas infecções tem levado à ocorrência de choque séptico. A resistência intrínseca de *S. maltophilia* à maioria dos antibióticos dificulta o tratamento da infecção. Os antibióticos aos quais essa espécie é com mais frequência (embora não uniformemente) sensível incluem sulfametoxazol-trimetoprima (SMX-TMP), ticarcilina-clavulanato, levofloxacino e tigeciclina (Quadro IV-123). Em consequência, recomenda-se uma combinação de SMX-TMP com ticarcilina-clavulanato para tratamento inicial.

IV-124. **A resposta é C.** *(Cap. 189)* Na neutropenia febril, *P. aeruginosa* tem sido, historicamente, um microrganismo para o qual a cobertura empírica é sempre fundamental. Embora essas infecções sejam agora menos comuns nos países ocidentais, sua importância não diminuiu, tendo em vista as taxas de mortalidade persistentemente altas. Em outras partes do mundo, de maneira semelhante, *P. aeruginosa* continua sendo um importante problema na neutropenia febril, sendo responsável pela maior proporção de infecções em pacientes com neutropenia febril, em comparação com qualquer outro microrganismo isoladamente. Por exemplo, *P. aeruginosa* foi responsável por 28% das infecções documentadas em 499 pacientes com neutropenia febril em um estudo conduzido

QUADRO IV-123 TRATAMENTO ANTIBIÓTICO DE INFECÇÕES POR *PSEUDOMONAS AERUGINOSA* E ESPÉCIES RELACIONADAS		
Infecção	Antibióticos e doses	Outras considerações
Bacteremia		
Hospedeiro não neutropênico	Monoterapia: ceftazidima (2 g IV a cada 8 h) *ou* cefepima (2 g IV a cada 12 h) Terapia de combinação Piperacilina/tazobactam (3,375 g IV a cada 4 h) *ou* imipenem (500 mg IV a cada 6 h) *ou* meropenem (1 g IV a cada 8 h) *ou* doripenem (500 mg IV a cada 8 h) *mais* Amicacina (7,5 mg/kg IV a cada 12 h ou 15 mg/kg IV a cada 24 h)	Acrescentar um aminoglicosídeo para pacientes em choque e em regiões ou hospitais onde as taxas de resistência aos agentes β-lactâmicos primários sejam altas. A tobramicina pode ser usada no lugar da amicacina (se a sensibilidade permitir). A duração do tratamento é de sete dias para pacientes sem neutropenia. Os pacientes neutropênicos devem ser tratados até a resolução da neutropenia.
Hospedeiro neutropênico	Cefepima (2 g IV a cada 8 h) *ou* todos os outros agentes (exceto o doripenem) nas dosagens acima	
Endocardite	Esquemas antibióticos como os usados para bacteremia por 6-8 semanas	É comum o aparecimento de resistência durante o tratamento. A cirurgia é necessária nas recaídas.
Pneumonia	Fármacos e doses como os usados para bacteremia, exceto que os carbapenêmicos disponíveis não devem ser os únicos fármacos primários por causa das altas taxas de resistência durante o tratamento	As diretrizes da IDSA recomendam o acréscimo de um aminoglicosídeo ou ciprofloxacino. A duração do tratamento é de 10 a 14 dias.
Infecção óssea, otite externa maligna	Cefepima ou ceftazidima nas mesmas doses que as usadas na bacteremia; os aminoglicosídeos não são um componente necessário ao tratamento; o ciprofloxacino (500-750 mg VO a cada 12 h) pode ser usado	A duração do tratamento varia com o fármaco usado (p. ex., seis semanas para agentes β-lactâmicos; pelo menos três meses para tratamento oral exceto na osteomielite por feridas penetrantes, para as quais a duração do tratamento deve ser de 2 a 4 semanas).
Infecção do sistema nervoso central	Ceftazidima ou cefepima (2 g IV a cada 8 h) *ou* meropenem (1 g IV a cada 8 h)	Abscessos ou outras infecções de espaço fechado podem requerer drenagem. A duração do tratamento é de ≥ 2 semanas.
Infecções oculares Ceratite/úlcera Endoftalmite	Tratamento tópico com colírio de tobramicina/ciprofloxacino/levofloxacino Ceftazidima ou cefepima como para a infecção do sistema nervoso central *mais* Tratamento tópico	Usar a maior concentração disponível ou a manipulada pela farmácia. O tratamento deve ser administrado por duas semanas ou até resolução das lesões oculares, o que for mais rápido.
Infecção do trato urinário	Ciprofloxacino (500 mg VO a cada 12 h) ou levofloxacino (750 mg a cada 24 h) *ou* qualquer aminoglicosídeo (dose diária total administrada 1 vez/dia)	Pode ocorrer recaída na presença de obstrução ou corpo estranho. A duração do tratamento para ITU complicada é de 7 a 10 dias (até duas semanas para a pielonefrite).
Infecções por *P. aeruginosa* resistente a múltiplos fármacos	Colistina (100 mg IV a cada 12 h) durante o menor período possível até obter resposta clínica	As doses usadas variam. O ajuste das doses é necessário na insuficiência renal. A colistina inalada pode ser acrescentada para pneumonia (100 mg a cada 12 h).
Infecção por *Stenotrophomonas maltophilia*	SMX-TMP (320/1.600 mg a cada 12 h IV) *mais* ticarcilina/clavulanato (3,1 g a cada 4 h IV) durante 14 dias	A resistência a todos os agentes está crescendo. O levofloxacino ou a tigeciclina podem ser alternativas, porém há pouca experiência clínica publicada com esses agentes.
Infecção por *Burkholderia cepacia*	Meropenem (2 g a cada 8 h IV) *ou* SMX-TMP (320/1.600 mg a cada 12 h IV) durante 14 dias	A resistência a ambos os agentes está aumentando. Não devem ser usados em combinação em função do possível antagonismo.
Melioidose, mormo	Ceftazidima (2 g a cada 6 h) *ou* meropenem (1 g a cada 8 h) *ou* imipenem (500 mg a cada 6 h) durante duas semanas *seguidos de* SMX-TMP (320/1.600 mg VO a cada 12 h durante três meses)	

Abreviações: IDSA, Infectious Diseases Society of America; ITU, infecção do trato urinário; IV, intravenoso; SMX-TMP, sulfametoxazol-trimetoprima; VO, via oral.

no subcontinente indiano, e por 31% dessas infecções em outro estudo. Em um estudo de grande porte sobre infecções em pacientes leucêmicos conduzido no Japão, *P. aeruginosa* constituiu a causa mais frequentemente documentada de infecção bacteriana. As síndromes clínicas mais comuns encontradas foram bacteremia, pneumonia e infecções de tecidos moles, manifestando-se principalmente como ectima gangrenoso.

IV-125. **A resposta é A.** *(Cap. 189)* Burkholderia cepacia é um patógeno oportunista que tem sido responsável por surtos hospitalares. Esse microrganismo também coloniza e infecta as vias aéreas inferiores de pacientes com fibrose cística, doença granulomatosa crônica e doença falciforme. Em pacientes com fibrose cística, esse microrganismo está associado a um rápido declínio da função pulmonar e a um prognóstico clínico sombrio. Além disso, pode causar pneumonia necrosante resistente. Com frequência, *B. cepacia* é intrinsecamente resistente a uma variedade de agentes antimicrobianos incluindo muitos β-lactâmicos e aminoglicosídeos. O SMX-TMP constitui geralmente o tratamento de primeira linha. *P. aeruginosa* e *S. aureus* são colonizadores e patógenos comuns em pacientes com fibrose cística. As infecções repetidas causadas por esses agentes resultarão em deterioração da função pulmonar. Entretanto, a colonização das vias aéreas por *B. cepacia* constitui o risco mais forte de declínio da função pulmonar e agravamento da função. *Stenotrophomonas maltophilia* é um patógeno oportunista, particularmente em pacientes com câncer, transplantes e doença crítica. *S. maltophilia* constitui uma causa de pneumonia, ITU, infecção de feridas e bacteremia. O SMX-TMP é geralmente o tratamento de escolha para as infecções causadas apor *Stenotrophomonas*.

IV-126. **A resposta é B.** *(Cap. 190)* Todas as infecções por *Salmonella* começam com a ingestão de microrganismos, mais comumente em água ou alimentos contaminados. A dose infecciosa varia de 200 CFU a 10^6 CFU, e a dose ingerida constitui um importante determinante do período de incubação e da gravidade da doença. As condições que diminuem a acidez do estômago (idade < 1 ano, ingestão de antiácidos ou doença aclorídrica) ou a integridade intestinal (doença inflamatória intestinal, história pregressa de cirurgia gastrintestinal ou alteração da flora intestinal em decorrência da administração de antibióticos) aumentam a suscetibilidade do indivíduo à infecção por *Salmonella*.

IV-127. **A resposta é E.** *(Cap. 190)* O Sr. Munoz está infectado por uma espécie de *Salmonella*, mais provavelmente *typhi* ou *paratyphus*. Deve-se suspeitar dessa infecção em todo indivíduo que retorna de viagem de um país em desenvolvimento, particularmente do sul da Ásia, onde a doença permanece endêmica, apesar do relato de nenhuma ingestão de alimentos potencialmente infectados. As espécies de *Salmonella* não fermentam a lactose. Além disso, esse paciente apresenta uma marcante bradicardia relativa, uma dissociação entre a frequência cardíaca e presença de febre. A maioria dos pacientes com uma febre desse grau apresenta taquicardia; entretanto, cerca de 50% dos pacientes com infecções por *Salmonella* manifestarão essa bradicardia relativa. O exantema, denominado *manchas róseas*, também é típico da febre tifoide ou febre entérica por *Salmonella*. É improvável que o paciente tenha desenvolvido *C. difficile* na ausência de antibioticoterapia. As pessoas que viajam para o sul da Ásia correm risco de adquirir infecção por *E. coli* relacionada à ingestão de alimentos. Entretanto, as características microbianas nesse paciente descartam a possibilidade das outras alternativas. *E. coli* e *K. pneumoniae* são ambos fermentadores de lactose. *Clostridium* é um bacilo Gram-positivo e *Entamoeba histolytica* é um protozoário, não uma bactéria.

IV-128. **A resposta é E.** *(Cap. 190)* *Salmonella enteritidis* é uma das causas de salmonelose não tifoide (SNT), juntamente com *Salmonella typhimurium* e outras cepas. A febre entérica (tifoide) é causada por *S. typhi* ou *S. paratyphi*. Casos recentes de gastrenterite por SNT têm sido associados ao consumo de ovos crus ou inadequadamente cozidos. Diferentemente de *S. typhi* e de *S. paratyphi*, que só apresentam reservatórios humanos, a SNT pode colonizar o gado, o que explica os surtos relacionados à água contaminada (produtos frescos, carne moída inadequadamente cozida, produtos derivados do leite). A gastrenterite causada por SNT é clinicamente indistinguível daquela provocada por outros patógenos entéricos. A diarreia não é sanguinolenta e pode ser abundante. A doença é tipicamente autolimitada no hospedeiro saudável, e não se recomenda a antibioticoterapia, visto que ela não modifica a evolução da doença e promove o desenvolvimento de resistência. Pode haver necessidade de tratamento para recém-nascidos ou para pacientes idosos debilitados que têm mais tendência a desenvolver bacteremia. Ocorre bacteremia em menos de 10% dos casos. Podem ocorrer infecções metastáticas do osso, das articulações e de dispositivos endovasculares. Não existe nenhuma vacina para a SNT. Dispõe-se de vacinas orais e parenterais para *S. typhi*.

IV-129. **A resposta é D.** *(Cap. 191)* A shigelose continua sendo uma causa de disenteria nos países em desenvolvimento, e ocorrem casos esporádicos por contaminação fecal-oral nos países tanto em desenvolvimento quanto desenvolvidos. O trato intestinal humano constitui o reservatório mais prevalente das bactérias. A doença clínica por *Shigella* pode ser causada por um inóculo muito pequeno. Tipicamente, a shigelose evolui por meio de quatro fases: incubação, diarreia aquosa, disenteria e fase pós-infecciosa. O período de incubação é geralmente de 1 a 4 dias, e segue-se a disenteria dentro de várias horas a dias. A síndrome de disenteria é indistinguível de outros patógenos entéricos invasivos (incluindo *Campylobacter*), e a doença inflamatória intestinal também deve ser incluída no diagnóstico diferencial. Como o microrganismo é enteroinvasivo, indica-se a antibioticoterapia. Em geral, o ciprofloxacino é recomendado, a não ser que haja resistência comprovada. A ceftriaxona, a azitromicina, o pivmecilinam e algumas quinolonas recentes também são efetivos. Tipicamente, a infecção por *Shigella* não provoca desidratação potencialmente fatal. Não se recomenda o uso de agentes antimotilidade, visto que se acredita que eles prolonguem os sintomas sistêmicos e possam aumentar o risco de megacólon tóxico e síndrome hemolítico-urêmica. Na atualidade, não se dispõe de nenhuma vacina comercial para a infecção por *Shigella*.

IV-130. **A resposta é A.** *(Cap. 192)* Esse paciente apresenta diarreia do viajante clássica (da qual *Campylobacter* é uma causa comum). Com frequência, ocorre um pródromo de febre, cefaleia, mialgia e/ou mal-estar dentro de 12 a 48 horas antes do aparecimento dos sintomas diarreicos. Os sinais e sintomas mais comuns da fase intestinal consistem em diarreia, dor abdominal e febre. O grau da diarreia varia desde várias evacuações de fezes amolecidas até fezes visivelmente sanguinolentas; A maioria dos pacientes que procuram assistência médica apresenta 10 ou mais evacuações no pior dia da doença. Em geral, a dor abdominal consiste em cólicas e pode constituir o sintoma mais proeminente. A dor é geralmente generalizada, mas pode tornar-se localizada; a infecção por *Campylobacter* pode provocar pseudoapendicite. A febre pode constituir a única manifestação inicial da infecção por *C. jejuni*, uma situação que simula os estágios iniciais da febre tifoide. Até mesmo entre pacientes que procuram assistência médica com enterite por *Campylobacter*, nem todos se beneficiam claramente do tratamento com antimicrobianos específicos. As indicações para tratamento incluem febre alta, diarreia sanguinolenta, diarreia intensa, persistência por mais de uma semana e agravamento dos sintomas. Em geral, os macrolídeos constituem o tratamento empírico de escolha, e menos de 10% dos isolados demonstram resistência a esses fármacos. Uma dose única de azitromicina, 500 mg, mostra-se efetiva e constitui o esquema de escolha; um ciclo de 5 a 7 dias de eritromicina (250 mg por via oral, quatro vezes ao dia, ou – para crianças – 30 a 50 mg/kg/dia em doses fracionadas) também é efetivo. A resistência às quinolonas e às tetraciclinas é substancial; aproximadamente 22% dos isolados nos Estados Unidos, em 2010, foram resistentes ao ciprofloxacino. Com exceção da infecção por *Campylobacter fetus*, a bacteremia é incomum, desenvolve-se mais frequentemente em hospedeiros imunocomprometidos e em indivíduos nos extremos de idade. Em virtude de sua tendência a causar bacteremia e comprometimento de órgãos distantes, o prognóstico de *C. fetus* é muito mais grave que o de outros subtipos. A infecção sistêmica por *C. fetus* é muito mais frequentemente fatal do que a causada por espécies relacionadas; essa taxa de mortalidade mais elevada reflete, em parte, a população afetada.

IV-131. **A resposta é A.** *(Cap. 193)* A toxina do cólera consiste em um componente enzimático monomérico (a subunidade A) e em uma parte pentamérica de ligação (a subunidade B). O pentâmero B liga-se ao gangliosídeo GM1, um glicolipídeo presente na superfície das células epiteliais que atua como receptor de toxina e possibilita a liberação da subunidade A a seu alvo citosólico. A subunidade A ativada (A1) transfere, de modo irreversível, o difosfato de adenosina (ADP)-ribose do dinucleotídeo de adenina nicotinamida para a sua proteína-alvo específica, o componente regulador de ligação do trifosfato de guanosina (GTP) da adenilato ciclase. A proteína G ADP-ribosilada suprarregula a atividade da adenilato ciclase; o resultado consiste no acúmulo intracelular de altos níveis de AMP cíclico. Nas células epiteliais do intestino, o monofosfato de adenosina (AMP) cíclico inibe o sistema de transporte absortivo de sódio nas células das vilosidades e ativa o sistema de transporte secretor de cloreto nas células das criptas, e esses eventos levam ao acúmulo de cloreto de sódio no lúmen intestinal. Como a água se move passivamente para manter a osmolalidade, ocorre acúmulo de líquido isotônico no lúmen. Quando o volume desse líquido ultrapassa a capacidade do restante do intestino de reabsorvê-lo, ocorre diarreia aquosa. A não ser que o líquido e os eletrólitos perdidos sejam adequadamente repostos, ocorrem choque (em consequência da desidratação profunda) e acidose (devido à perda de bicarbonato). Em geral, não há febre nos casos de cólera. As fezes têm uma aparência característica: um líquido cinzento, ligeiramente turvo e sem bile, com fragmentos de muco, sem sangue e com leve odor de peixe. Foram denominadas fezes em "água de arroz" (Figura IV-131), em virtude de sua semelhança com a água na qual foi lavado o arroz.

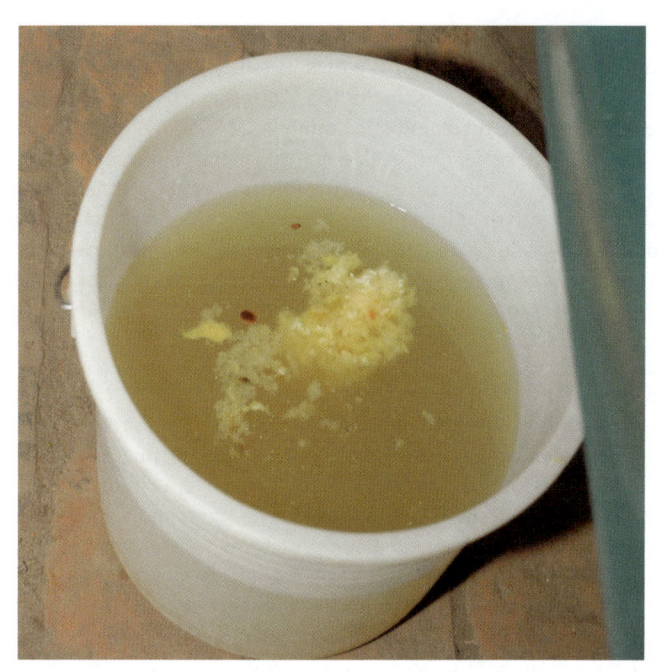

FIGURA IV-131 Cortesia do Dr. A. S. G. Faruque, International Center for Diarrhoeal Disease Research, Dhaka; com autorização.

IV-132. **A resposta é D.** *(Cap. 193)* O cólera pode ser uma doença devastadora e rapidamente fatal; entretanto, alguns pacientes, como o Sr. Zi, são apenas levemente acometidos. O Quadro IV-132 descreve as características clínicas de pacientes com desidratação leve, moderada ou grave devido ao cólera. Em pacientes com desidratação leve, não há necessidade de antibióticos, visto que eles não são curativos. Em pacientes com desidratação moderada ou grave, o uso de antibiótico ao qual o microrganismo seja sensível diminui a duração e o volume da perda de líquidos e acelera a eliminação do microrganismo das fezes. A eritromicina constitui o fármaco de escolha. Para pacientes com diarreia leve causada pelo cólera, a terapia de reidratação oral constitui uma excelente opção terapêutica. A solução de reidratação oral (SRO) aproveita o mecanismo de cotransporte de hexose-Na^+ para transportar o Na^+ através da mucosa intestinal, juntamente com uma molécula ativamente transportada, como a glicose (ou galactose). O Cl^- e a água acompanham. Esse mecanismo de transporte permanece intacto, mesmo quando a toxina do cólera é ativa. A SRO pode ser preparada pela adição de água potável a sachês contendo sais e açúcar, ou pela adição de meia colher de chá de sal de cozinha e seis colheres de chá de açúcar de mesa a 1 L de água potável.

QUADRO IV-132 AVALIAÇÃO DO GRAU DE DESIDRATAÇÃO EM PACIENTES COM CÓLERA	
Grau de desidratação	Achados clínicos
Nenhum ou leve, porém com diarreia	Sede em alguns casos; perda de menos de 5% do peso corporal total
Moderado	Sede, hipotensão postural, fraqueza, taquicardia, diminuição do turgor da pele, ressecamento da boca/língua, ausência de lágrimas; perda de 5 a 10% do peso corporal total
Grave	Perda da consciência, letargia ou "flacidez"; pulso fraco ou ausente; incapacidade de ingerir líquidos; olhos fundos (e, em lactentes, fontanelas fundas); perda de mais de 10% do peso corporal total

IV-133. **A resposta é C.** *(Cap. 194e)* Esse paciente tem uma apresentação clássica de brucelose crônica. Nas áreas endêmicas, pode ser difícil distinguir entre a brucelose e as demais causas de febre. A verdadeira prevalência global da brucelose humana permanece desconhecida, devido à imprecisão do diagnóstico e à inadequação dos sistemas de notificação e vigilância em muitos países. Recentemente, houve um maior reconhecimento da alta incidência da brucelose na Índia, em partes da China e casos de importações para países na Oceania, como Fiji. Entretanto, duas características identificadas no século XIX diferenciam a brucelose de outras febres tropicais, como a febre tifoide e a malária: (1) Quando não tratada, a febre da brucelose exibe um padrão ondulante, que persiste por várias semanas antes do início do um período afebril, o qual pode ser seguido de recidiva. (2) A febre da brucelose está associada a sinais e sintomas musculoesqueléticos em cerca da metade dos pacientes. As síndromes clínicas produzidas pelas diferentes espécies são semelhantes, porém *Brucella melitensis* tende a estar associada a uma apresentação mais aguda e agressiva do que *Brucella suis*. As vacinas à base de cepas vivas atenuadas de *Brucella*, como a cepa 19BA ou 104M de *Brucella abortus* têm sido utilizadas em alguns países para proteger as populações de alto risco; entretanto, essas vacinas demonstraram eficácia apenas em curto prazo e exibem alta reatogenicidade. Os objetivos gerais da terapia antimicrobiana consistem em tratar e aliviar os sintomas da infecção atual e prevenir recidivas. As apresentações focais da doença podem exigir intervenção específica, além de antibioticoterapia mais prolongada e personalizada. Além disso, a tuberculose deve ser sempre excluída, ou – para impedir o desenvolvimento de resistência – o tratamento deve ser ajustado, de modo a excluir especificamente os fármacos ativos contra a tuberculose (p. ex., rifampicina utilizada isoladamente) ou para incluir um esquema antituberculose completo. O exame sorológico frequentemente fornece os únicos achados laboratoriais positivos na brucelose. Na infecção aguda, os anticorpos IgM surgem no início e são seguidos por IgG e IgA.

IV-134. **A resposta é E.** *(Cap. 195)* O microrganismo infectante mais provável nesse paciente é *Francisella tularensis*. A gentamicina constitui o antibiótico de escolha para o tratamento da tularemia. As fluoroquinolonas demonstraram atividade *in vitro* contra *F. tularensis* e foram usadas com sucesso em alguns casos de tularemia. Todavia, hoje, esses fármacos não podem ser recomendados como tratamento de primeira linha, visto que os dados disponíveis são limitados sobre sua eficácia em comparação com a gentamicina; entretanto, seu uso pode ser considerado se o indivíduo for incapaz de tolerar a gentamicina. Até o momento, não foram conduzidos ensaios clínicos sobre as fluoroquinolonas para demonstrar definitivamente uma equivalência com a gentamicina. As cefalosporinas de terceira geração exibem atividade *in vitro* contra *F. tularensis*. Todavia, o uso de ceftriaxona em crianças com tularemia resultou em fracasso quase universal. De modo semelhante, a tetraciclina e o cloranfenicol também tiveram utilidade limitada, com uma taxa de recidiva mais alta (até 20%) em comparação com a gentamicina. *F. tularensis* é um pequeno bacilo Gram-negativo pleomórfico, tanto intracelular quanto extracelular. É encontrado na lama, na água e em carcaças de animais em decomposição, e carrapatos e coelhos silvestres constituem a fonte da maioria das infecções humanas no sudoeste dos Estados Unidos e nas Montanhas Rochosas. Nos estados do oeste, as moscas tabanídeas constituem os vetores mais comuns. Os microrganismos entram geralmente na pele pela picada de carrapatos ou por meio de escoriações. Ao ser questionado, o paciente também relatou que, durante sua viagem de acampamento, era o principal responsável por tirar a pele dos animais e preparar o jantar. Relatou também ter ocorrido um pequeno corte na mão direita, no local onde a ulceração está aparente. As manifestações clínicas mais comuns da *F. tularensis* consistem em doença ulceroglandular e glandular, responsável por 75 a 85% dos casos. A úlcera aparece no local de entrada das bactérias e dura de 1 a 3 semanas, podendo desenvolver uma escara preta na base. Os linfonodos que drenam tornam-se aumentados e flutuantes. Podem drenar espontaneamente. Em uma pequena porcentagem de pacientes, a doença sofre disseminação sistêmica, conforme observado neste caso, com pneumonia, febre e síndrome séptica. Quando isso ocorre, a taxa de mortalidade aproxima-se de 30% sem tratamento. Entretanto, com a antibioticoterapia apropriada, o prognóstico é muito satisfatório. O diagnóstico requer uma alta suspeita clínica, visto que a demonstração dos microrganismos é difícil. Os microrganismos raramente são observados na coloração de Gram, visto que se coram fracamente e são muito pequenos, de modo que é difícil distingui-los do material de fundo. No tecido com coloração policromática, podem ser observados tanto no interior das células quanto no meio extracelular, isolados ou em agregados. Além disso, *F. tularensis* é um microrganismo de cultura difícil, que exige ágar cisteína-glicose-sangue. Entretanto, a maioria dos laboratórios não tenta efetuar a cultura do microrganismo, devido ao risco de infecção dos funcionários do laboratório, exigindo práticas de biossegurança de nível 2. Em geral, o diagnóstico é confirmado pelo teste de aglutinação, sendo a confirmação obtida com títulos > 1:160.

IV-135. **A resposta é D.** *(Cap. 196) Yersinia pestis* é o agente bacteriano etiológico da peste, uma zoonose sistêmica. Estudos de DNA ancestral confirmaram que a "peste negra" no século XIV, na Europa, foi uma infecção causada por *Y. pestis*. Os pacientes podem apresentar a forma bubônica, septicêmica ou pneumônica da doença. Ela afeta predominantemente pequenos roedores em áreas rurais da África, Ásia e Américas e é geralmente transmitida a seres humanos por um artrópode vetor (a pulga). A pulga do rato oriental *Xenopsylla cheopis* é o vetor mais eficiente para a transmissão da peste entre ratos e para seres humanos. A peste também pode ser raramente adquirida por intermédio do manuseio de pequenos mamíferos vivos ou mortos (p. ex., coelhos, lebres e cão-da-pradaria) ou carnívoros silvestres (p. ex., gatos silvestres, coiotes ou pumas). Os cães e os gatos podem levar pulgas infectadas por peste para casa, e os gatos infectados podem transmitir a doença diretamente aos seres humanos por via aérea. O último caso notificado de transmissão interpessoal nos Estados Unidos ocorreu em 1925.

IV-136. **A resposta é E.** *(Cap. 196)* Esse paciente representa um caso de peste bubônica. A maioria dos casos em seres humanos nos Estados Unidos ocorre em duas regiões: os "Quatro Cantos" (o ponto de junção do Novo México, Arizona, Colorado e Utah), particularmente norte do Novo México, norte do Arizona e sul do Colorado, e mais a oeste na Califórnia, sul do Óregon e oeste de Nevada. Os cães-da-pradaria e outros mamíferos pequenos atuam como reservatório. Depois de um período de incubação de 2 a 6 dias, o início da peste bubônica é súbito e caracteriza-se por febre (> 38°C), mal-estar, mialgia, tontura e dor crescente, devido à linfadenite progressiva nos linfonodos regionais, próximo ao local de picada da pulga ou outro local de inoculação. A linfadenite manifesta-se como edema hipersensível e tenso (bubão) que, à palpação, tem uma consistência amolecida, com um centro duro subjacente. Em geral, existe um bubão doloroso e eritematoso, com edema periganglionar circundante. O bubão é mais comumente inguinal, mas também pode ser crural, axilar, cervical ou submaxilar, dependendo do local da picada. Com frequência, existe uma escara no local de picada da pulga ou inoculação. As espécies de *Yersinia* são cocobacilos Gram-negativos (bastonetes curtos com extremidades arredondadas), de 1 a 3 μm de comprimento e 0,5 a 0,8 μm de diâmetro. *Y. pestis*, em particular, tem aspecto bipolar (com aparência de "alfinete de segurança fechado"), conforme observado na coloração de Gram. As amostras apropriadas para o diagnóstico de peste bubônica, pneumônica e septicêmica consistem em aspirado de bubão, líquido do lavado broncoalveolar ou escarro e sangue, respectivamente. As espécies de *Clostridium* e estafilococos são Gram-positivas e carecem do padrão de coloração bipolar. *Pseudomonas*, um bacilo Gram-negativo, pode causar infecções cutâneas, mais notavelmente pioderma gangrenoso, embora se caracterize, clinicamente, por uma erosão de cor verde e odor fétido com drenagem purulenta, em oposição à escara e formação de bubão. O fungo filamentoso *Rhizopus arrhizus* constitui uma das causas mais comuns de mucormicose.

IV-137. **A resposta é E.** *(Cap. 196)* Esse paciente apresentou ileíte terminal simulando uma apendicite ("pseudoapendicite") e a manifestação clínica inicial de *Yersinia enterocolitica*. As crianças de mais idade e os adultos têm mais tendência do que as crianças pequenas a apresentar dor abdominal, que pode se localizar na fossa ilíaca direita – uma situação que frequentemente leva à laparotomia pela suspeita de apendicite (pseudoapendicite). A apendicectomia não está indicada para a infecção por *Yersinia* que causa pseudoapendicite. O espessamento do íleo terminal e do ceco é observado na endoscopia e na ultrassonografia, com lesões arredondadas ou ovais elevadas que podem se localizar sobre as placas de Peyer. Os linfonodos mesentéricos estão aumentados. São observadas ulcerações da mucosa na endoscopia. O consumo ou o preparo de produtos com carne de porco crua (p. ex., tripas de porco) e alguns produtos com carne de porco processada estão fortemente associados à infecção, visto que uma elevada porcentagem de porcos apresenta cepas patogênicas de *Y. enterocolitica*. *Trichinella* está classicamente associada ao consumo de produtos com carne de porco inadequadamente cozida, porém está associada à lesão e inflamação neuromusculares, diferentemente da ileíte terminal. *C. difficile* provoca colite, enquanto *E. coli* pode causar enterite, embora não esteja classicamente associada ileíte terminal e adenite.

IV-138. **A resposta é C.** *(Cap. 197)* As espécies de *Bartonella* são bactérias Gram-negativas intracelulares facultativas, fastidiosas e de crescimento lento, que causam um amplo espectro de doenças nos seres humanos. As infecções por *Bartonella* são tipicamente transmitidas por vetores, como pulgas, carrapatos, mosquitos ou mosquito-palha. A maioria das espécies de *Bartonella* adaptou-se com sucesso à sobrevida em mamíferos domésticos ou silvestres específicos. A infecção intraeritrocitária prolongada nesses animais cria um nicho onde as bactérias estão protegidas da imunidade tanto inata quanto adaptativa e que serve como reservatório para infecções em humanos.

IV-139. **A resposta é B.** *(Cap. 197)* Esse paciente apresenta uma história clássica de doença da arranhadura do gato (DAG) típica causada por *Bartonella henselae*. No indivíduo imunocompetente, trata-se de uma doença geralmente autolimitada. A DAG possui duas apresentações clínicas gerais. A DAG típica, a forma mais comum, caracteriza-se por linfadenopatia regional subaguda, enquanto a DAG atípica é a designação coletiva para referir-se a numerosas manifestações extranodais que envolvem vários órgãos. Entre os pacientes com DAG, 85 a 90% apresentam doença típica. A lesão primária, que consiste em uma pequena pápula ou pústula eritematosa (0,3 a 1 cm) indolor aparece no local de inoculação (geralmente o local de arranhadura ou mordedura) dentro de poucos dias a duas semanas em cerca de um terço a dois terços dos pacientes. Verifica-se o desenvolvimento de linfadenopatia dentro de 1 a 3 semanas ou mais após o contato com o gato. O(s) linfonodo(s) acometido(s) estão aumentados e geralmente dolorosos, apresentam algumas vezes eritema sobrejacente e supuram em 10 a 15% dos casos. Os linfonodos axilares/epitrocleares são os mais comumente acometidos. Em seguida, por ordem de frequência, ocorre comprometimento dos linfonodos da cabeça/do pescoço e, em seguida, dos linfonodos inguinais/femorais. Cerca de 50% dos pacientes apresentam febre, mal-estar e anorexia. Uma proporção menor tem perda de peso e sudorese noturna, simulando a apresentação do linfoma. A febre é, em geral, baixa, porém raramente alcança mais que 39°C. A resolução é lenta, exigindo várias semanas (para a febre, a dor e os sinais e sintomas associados) a meses (para a resolução dos linfonodos). A doença atípica inclui a síndrome oculoglandular de Parinaud (conjuntivite granulomatosa com linfadenite pré-auricular ipsolateral), hepatite/esplenite granulomatosa, neurorretinite (que frequentemente se manifesta na forma de deterioração unilateral da visão) e outras manifestações oftalmológicas. Além disso, ocorrem comprometimento neurológico (encefalopatia, convulsões, mielite, radiculite, cerebelite, paralisia facial, de outros nervos cranianos ou periféricos), febre de origem obscura, mialgia debilitante, artrite ou artralgia (acometendo principalmente mulheres com mais de 20 anos de idade), osteomielite (incluindo doença multifocal), tendinite, neuralgia e manifestações dermatológicas (incluindo eritema nodoso, algumas vezes com artropatia associada). Para a doença típica, não se recomenda o uso de antibióticos. Entretanto, para descartar a possibilidade de doença atípica, é prudente verificar os exames laboratoriais para excluir a doença atípica. Na presença de linfadenopatia extensa (o que não é o caso desse paciente), pode-se considerar a administração de azitromicina, 500 mg durante 1 dia, seguida de 250 mg ao dia, durante 4 dias.

IV-140. **A resposta é A.** *(Cap. 197)* A angiomatose bacilar é devida à infecção por *B. henselae* e ocorre principalmente em indivíduos infectados pelo HIV com contagens de células T CD4+ < 100/μL; todavia, pode acometer também outros pacientes imunossuprimidos. A angiomatose bacilar manifesta-se mais comumente na forma de uma ou mais lesões cutâneas, que são indolores e cuja cor pode variar de castanho, vermelho ou púrpura. Observa-se também a presença de massas ou nódulos subcutâneos, placas ulceradas superficiais e crescimento verrucoso. As formas nodulares assemelham-se àquelas observadas nas infecções fúngicas ou micobacterianas. Com frequência, os nódulos subcutâneos são hipersensíveis. Em raros casos, outros órgãos são acometidos na angiomatose bacilar. Em geral, os pacientes apresentam sintomas constitucionais, incluindo febre, calafrios, mal-estar, cefaleia, anorexia, perda de peso e sudorese noturna. O sarcoma de Kaposi também é observado em indivíduos imunocomprometidos, porém é causado pela infecção por herpes-vírus humano 8. A peste bubônica é causada por *Y. pestis*, enquanto o pioderma gangrenoso deve-se mais frequentemente a uma infecção por *Pseudomonas*. A verruga peruana é causada por uma espécie diferente de *Bartonella*, *Bartonella bacilliformis*, e constitui a manifestação eruptiva de início tardio da doença de Carrión. Essa doença é transmitida pelo flebótomo, o mosquito-palha *Lutzomyia verrucarum*. Na verruga peruana, aparecem lesões vasculares cutâneas semelhantes a hemangiomas, de cor vermelha e de vários tamanhos dentro de algumas semanas a meses após a doença sistêmica ou sem história pregressa sugestiva. Essas lesões persistem por vários meses até um ano. Além disso, pode haver desenvolvimento de lesões mucosas e internas.

IV-141. **A resposta é C.** *(Cap. 198e)* Trata-se de um caso clássico de donovanose ou granuloma inguinal, causado por *Klebsiella granulomatis*. A donovanose possui uma distribuição geográfica incomum, incluindo Papua Nova Guiné, partes do sul da África, Índia, Caribe, Guiana Francesa, Brasil e comunidades aborígenes na Austrália. A lesão começa na forma de pápula ou nódulo subcutâneo, que posteriormente ulcera após traumatismo. O período de incubação é incerto, porém as infecções experimentais em seres humanos indicam uma duração de cerca de 50 dias. Foram descritos quatro tipos de lesões: (1) a lesão ulcerogranulomatosa clássica (mostrada na Figura IV-141A), uma úlcera vermelho-vivo que sangra facilmente ao contato; (2) uma úlcera hipertrófica ou verrucosa com borda irregular elevada; (3) uma úlcera necrótica de odor repugnante, que causa destruição tecidual; e (4) uma lesão esclerótica ou cicatricial com tecido fibroso e cicatricial. O diagnóstico é confirmado pela identificação microscópica dos corpúsculos de Donovan (ver Figura IV-141B) em esfregaços de tecido. A preparação de um esfregaço de boa qualidade é importante. Se houver suspeita clínica de donovanose, o esfregaço para corpúsculos de Donovan deve ser realizado antes que amostras de *swab* sejam coletadas para testar outras causas de ulceração genital, de modo que se possa coletar uma quantidade suficiente de material da úlcera. O *swab* deve ser rolado firmemente sobre uma úlcera previamente limpa com *swab* seco para retirar os resíduos. Os esfregaços podem ser examinados em ambiente clínico por microscopia direta, com coloração rápida pelos métodos de Giemsa ou de Wright. Como alternativa, pode-se utilizar uma pequena amostra de tecido de granulação prensado e espalhado entre duas lâminas. Os corpúsculos de Donovan podem ser observados no interior de grandes células mononucleares (Pund) como cistos Gram-negativos intracitoplasmáticos repletos de corpúsculos densamente corados, os quais podem ter aparência de um alfinete de segurança (mostrados na figura). *H. ducreyi* é o microrganismo etiológico do cancroide, que se manifesta em homens na forma de úlceras genitais dolorosas sexualmente transmitidas.

IV-142. **A resposta é E.** *(Cap. 199)* Este paciente está cronicamente imunossuprimido em razão de seu esquema profilático contra a rejeição, que inclui glicocorticoides e tacrolimo. A apresentação clínica e a microbiologia são compatíveis com um diagnóstico de nocardiose. A nocardiose pode ser causada por várias espécies diferentes de *Nocardia*. Antigamente, acreditava-se que *Nocardia asteroides* era responsável pela maioria dos casos de nocardiose; todavia, desde então, foi constatado que várias espécies diferentes de *Nocardia* causam doença humana, incluindo *Nocardia nova, Nocardia cyriacigeorgica* e *Nocardia pseudobrasiliensis*, entre outras. A nocardiose ocorre no mundo inteiro e é mais comum nos adultos. A maioria dos casos de nocardiose ocorre em pacientes com algum defeito das defesas do hospedeiro, incluindo imunossupressão, transplante, linfoma ou Aids. A pneumonia constitui a forma mais comum da doença. Com mais frequência, os pacientes apresentam uma evolução subaguda de alguns dias a semanas, embora os pacientes imunossuprimidos possam ter uma apresentação mais aguda. Os pacientes imunossuprimidos também têm mais tendência a produzir escarro espesso. É comum a ocorrência de febre, perda de peso e anorexia. Nas radiografias, pode-se observar a presença de nódulos pulmonares solitários ou múltiplos, que frequentemente sofrem cavitação (Figura IV-142B). A nocardiose pode disseminar-se para tecidos adjacentes, incluindo o pericárdio e mediastino. Em metade de todos os casos de nocardiose, a doença também se dissemina fora dos pulmões, sendo a manifestação mais comum a presença de abscesso cerebral. Outros locais incluem a pele, os rins, os ossos, os músculos e os olhos. A coloração de Gram característica demonstra microrganismos Gram-positivos filamentosos e ramificados. As espécies de *Nocardia* são, em sua maioria, álcool-ácido-resistentes quando se utiliza um ácido fraco para descoloração (p. ex., método modificado de Kinyoun). Esses microrganismos também podem ser visualizados com corantes de prata. Crescem lentamente em cultura, e o laboratório precisa ser alertado quanto à possibilidade de sua presença em amostras enviadas. O tratamento de escolha consiste em um esquema de medicamentos contendo uma sulfonamida. A combinação de sulfametoxazol-trimetoprima é pelo menos equivalente a uma sulfonamida isoladamente, embora exista uma probabilidade ligeiramente maior de toxicidade hematológica com a combinação. Há necessidade de tratamento prolongado. Nos pacientes com defesas do hospedeiro intactas, o tratamento deve ser continuado por 6 a 12 meses, ao passo que, naqueles com comprometimento das defesas, o tratamento deve ser mantido durante pelo menos 12 meses. A experiência clínica com outros fármacos orais é limitada. Em geral, a minociclina, a linezolida e a amoxicilina-ácido clavulânico exibem atividade *in vitro*, embora seu uso em longo prazo seja frequentemente limitado pelos efeitos colaterais. Além disso, membros do complexo de *N. nova* produzem β-lactamases, com consequente resistência à amoxicilina-ácido clavulânico. Nos casos graves, recomenda-se a terapia de combinação com sulfametoxazol-trimetoprima, amicacina e ceftriaxona ou imipenem.

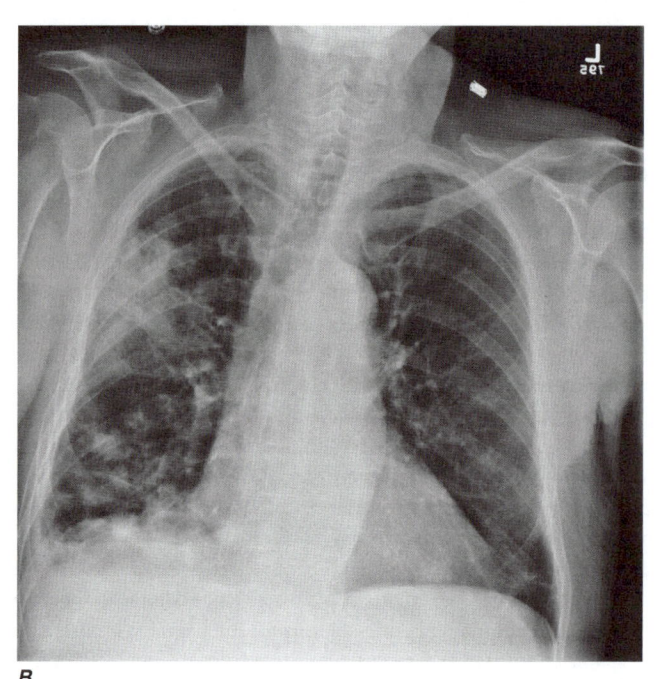

FIGURA IV-142B

IV-143 e IV-144.   **As respostas são D e C, respectivamente.** *(Cap. 200)* Essa paciente apresenta sintomas sugestivos de osteonecrose da mandíbula, possivelmente causada pelo uso de bisfosfonatos. Além disso, a dor mandibular progrediu e, neste momento, a mandíbula parece estar infectada. *Actinomyces* é um microrganismo oral clássico, com tendência a infectar a mandíbula, particularmente quando o osso é anormal, geralmente em consequência de irradiação ou osteonecrose. A osteonecrose da mandíbula causada pelo uso de bisfosfonatos constitui um fator de risco cada vez mais reconhecido da infecção por *Actinomyces*. Com frequência, o edema dos tecidos moles é confundido com parotidite ou lesão cancerosa. As espécies de *Actinomyces* frequentemente formam trajetos fistulosos, o que fornece uma oportunidade para o exame das secreções e a identificação do próprio microrganismo, que é menos comum, ou de grânulos de enxofre. Os grânulos de enxofre representam uma concreção *in vivo* do *Actinomyces*, de fosfato de cálcio e material do hospedeiro. A coloração de Gram do *Actinomyces* revela uma coloração intensamente positiva no centro, com bastonetes ramificados na periferia. São encontrados bastonetes de Auer na leucemia promielocítica aguda. Embora o câncer de cabeça e pescoço seja incluído no diagnóstico diferencial, a acuidade da apresentação e a febre tornam esse diagnóstico menos provável. São encontrados filamentos ramificados e fracamente álcool-ácido-resistentes na infecção por *Nocardia*, que não tem tendência a acometer a cabeça e o pescoço, embora ambos os microrganismos frequentemente causem infiltrados pulmonares. Embora a parotidite com obstrução causada por sialólito seja possível, nesse caso, os sintomas estão localizados na mandíbula, são difusos e não envolvem especificamente as glândulas parótidas, tornando menos provável a presença de sialólitos. O tratamento para *Actinomyces* exige um longo ciclo de antibióticos, embora o microrganismo seja muito sensível à terapia com penicilina. Acredita-se que isso seja devido à dificuldade de usar antibióticos para penetrar nas massas de paredes espessas e grânulos de enxofre. As recomendações atuais consistem em penicilina IV durante 2 a 6 semanas, seguida de terapia oral, para um total de 6 a 12 meses. A cirurgia deve ser reservada para pacientes que não respondem ao tratamento clínico.

IV-145.   **A resposta é D.** *(Cap. 201)* O paciente apresenta sintomas sugestivos de infecção pulmonar; as características demográficas indicam a possível presença de abscesso, e o hálito de odor fétido sustenta esse diagnóstico. A radiografia de tórax revela uma grande cavidade com nível hidroaéreo no lobo inferior direito, confirmando, assim, o diagnóstico de abscesso pulmonar. Em geral, os abscessos pulmonares ocorrem nos lobos dependentes e, com frequência, estão associados à aspiração de bactérias anaeróbicas orais que tipicamente são encontradas nos sulcos gengivais dos dentes. Esses microrganismos incluem espécies de *Prevotella*, espécies de *Porphyromonas*, espécies de *Bacteroides* não *B. fragilis* e espécies de *Fusobacterium*. Até 60% dos microrganismos orais produzem β-lactamases, e não se recomenda a penicilina isoladamente como tratamento inicial. O meropenem, as combinações de β-lactâmico/inibidor da β-lactamase, a clindamicina e o metronidazol constituem escolhas apropriadas para cobertura inicial do abscesso pulmonar. Tendo em vista a dificuldade de isolamento e identificação dos microrganismos anaeróbicos, é necessária uma terapia empírica para os microrganismos suspeitos, e o tratamento do abscesso pulmonar deve ser mantido por várias semanas. Entretanto, se não houver nenhuma resposta ao tratamento direcionado para o abscesso pulmonar durante várias semanas, é necessária a realização de exames adicionais, geralmente incluindo uma broncoscopia para avaliação de possível neoplasia maligna. O ensaio de liberação de interferon γ negativo torna a tuberculose muito improvável, e a radiografia de tórax não revela infiltrado nos lobos superiores nem cavidades.

IV-146.   **A resposta é B.** *(Cap. 201)* Os principais reservatórios de bactérias anaeróbicas no corpo humano são a cavidade oral, o trato gastrintestinal inferior, a pele, o trato genital feminino. Em geral, ocorrem infecções anaeróbicas próximas a esses locais após ruptura da barreira normal (i.e., pele ou mucosas). Por conseguinte, as infecções comuns causadas por esses microrganismos consistem em abscessos abdominais ou pulmonares, infecção periodontal, infecções ginecológicas, como vaginose bacteriana, ou infecção dos tecidos profundos. Nessas circunstâncias, as culturas adequadamente obtidas geralmente revelam uma população mista de anaeróbios típicos do microambiente do reservatório original.

IV-147.   **A resposta é C.** *(Cap. 202)* A tuberculose é mais comumente transmitida de uma pessoa para outra por gotículas transportadas pelo ar. Os fatores que afetam a probabilidade de contrair a tuberculose incluem a probabilidade de contato com uma pessoa contagiosa, a intimidade e a duração desse contato, o grau de infectividade do contato e o ambiente no qual ele ocorre. Os pacientes mais contagiosos são os que apresentam tuberculose pulmonar cavitária ou tuberculose laríngea, com cerca de 10^5 a 10^7 bacilos da tuberculose por mililitro de escarro. Os indivíduos que apresentam esfregaço negativo para bacilos álcool-ácido-resistentes com cultura positiva para tuberculose são menos contagiosos, mas podem transmitir a doença. Entretanto, os indivíduos que só apresentam tuberculose extrapulmonar (p. ex., renal, esquelética) são considerados não contagiosos.

IV-148. **A resposta é D.** *(Cap. 202)* A idade, a doença crônica e a supressão da imunidade celular constituem fatores de risco para o desenvolvimento de tuberculose ativa em pacientes com infecção latente. (Ver Quadro IV-148.) A positividade para HIV constitui o maior fator de risco absoluto para o desenvolvimento de tuberculose ativa. O risco de desenvolver infecção ativa é maior em indivíduos com contagens mais baixas de células CD4; entretanto, uma contagem de células CD4 acima de um valor limiar não anula o risco de desenvolver infecção ativa. A incidência relatada de desenvolvimento de tuberculose ativa em indivíduos HIV-positivos com resultado positivo do PPD é de 10% ao ano, em comparação com um risco de 10% nos indivíduos imunocompetentes durante toda vida. A desnutrição e um peso acentuadamente abaixo do normal conferem maior risco de desenvolvimento de tuberculose ativa, enquanto o uso de drogas IV aumenta o risco em 10 a 30 vezes. Os pacientes com doença renal em estágio terminal e aqueles que foram submetidos a transplante de órgão sólido também correm um alto risco relativo de desenvolver tuberculose. A silicose também aumenta em 30 vezes o risco de desenvolver tuberculose ativa. Embora o risco de tuberculose ativa seja maior no primeiro ano após a exposição, o risco também aumenta no indivíduo idoso. A mineração de carvão não tem sido associada a um aumento do risco independentemente de outros fatores, como tabagismo.

QUADRO IV-148 FATORES DE RISCO PARA A TUBERCULOSE (TB) ATIVA ENTRE INDIVÍDUOS INFECTADOS PELO BACILO DA TB

Fator	Risco relativo/probabilidades[a]
Infecção recente (< 1 ano)	12,9
Lesões fibróticas (cicatrização espontânea)	2-20
Comorbidades e causas iatrogênicas	
Infecção pelo vírus da imunodeficiência humana (HIV)	21 a > 30
Silicose	30
Insuficiência renal crônica/hemodiálise	10-25
Diabetes melito	2-4
Uso de drogas intravenosas	10-30
Tratamento imunossupressor	10
Inibidores do fator de necrose tumoral α	4-5
Gastrectomia	2-5
Derivação jejunoileal	30-60
Período pós-transplante (de rim, coração)	20-70
Tabagismo	2-3
Desnutrição e peso acentuadamente baixo	2

[a]Infecção antiga = 1.

IV-149. **A resposta é A.** *(Cap. 202)* A radiografia de tórax revela um infiltrado do lobo superior direito com grande lesão cavitária. Nesse homem que provém de uma área endêmica de tuberculose, esse achado deve ser considerado como tuberculose pulmonar ativa até prova em contrário. Além disso, seus sintomas sugerem uma doença crônica com febre baixa, perda de peso e atrofia do músculo temporal, que são compatíveis com tuberculose pulmonar ativa. Se houver suspeita de tuberculose pulmonar ativa, o manejo inicial deve incluir a documentação da doença, enquanto é necessário proteger os profissionais de saúde e a população em geral. Esse paciente deve ser internado em um quarto com pressão negativa em isolamento respiratório até a obtenção de três amostras negativas de escarro expectorado. As amostras devem ser coletadas de preferência pela manhã, visto que se espera que a carga de microrganismos seja maior em um escarro mais concentrado. A sensibilidade de uma única amostra de escarro para a detecção de tuberculose em casos confirmados é de apenas 40 a 60%. Por conseguinte, uma única amostra de escarro não é adequada para determinar a infectividade e a presença de tuberculose pulmonar ativa. O teste cutâneo com PPD do *Mycobacterium* da tuberculose é usado para detectar a presença de infecção latente com tuberculose e não desempenha nenhum papel para estabelecer a presença de doença ativa. A lesão pulmonar cavitária mostrada na radiografia de tórax pode representar uma neoplasia maligna ou um abscesso pulmonar bacteriano; todavia, como o paciente provém de uma área de alto risco para a tuberculose, deve-se considerar a tuberculose como diagnóstico mais provável até sua exclusão pelo exame do escarro.

IV-150. **A resposta é A.** *(Cap. 202)* A radiografia mostra pequenos infiltrados nodulares (do tamanho de sementes de milho) bilaterais, compatíveis com tuberculose disseminada ou miliar. Após a tuberculose primária, é comum a ocorrência de disseminação hematogênica oculta. Entretanto, na ausência de uma resposta imune adquirida suficiente, como em pacientes com infecção avançada pelo HIV, a qual geralmente restringe a infecção, pode ocorrer doença disseminada ou miliar. A tuberculose pós-primária, também denominada *tuberculose de reativação* ou *secundária*, é provavelmente denominada de modo mais acurado *tuberculose do tipo adulto*, visto que pode resultar de reativação endógena da infecção latente da tuberculose distante ou infecção recente (infecção primária ou reinfecção). Localiza-se geralmente nos segmentos apicais e posteriores dos lobos superiores, onde a tensão de oxigênio média consideravelmente mais alta (em comparação com a das regiões inferiores) favorece o crescimento das micobactérias. Os segmentos superiores dos lobos inferiores também são envolvidos mais frequentemente a. A extensão do comprometimento do parênquima pulmonar varia acentuadamente, desde pequenos infiltrados até doença cavitária extensa. O derrame pleural, que é encontrado em até dois terços dos casos de infecção primária, resulta da penetração dos bacilos no espaço pleural a partir de um foco subpleural adjacente. Com frequência, sofre resolução espontânea em indivíduos imunologicamente competentes. A tuberculose é tipicamente caracterizada como pulmonar ou extrapulmonar. Por ordem de frequência, os locais extrapulmonares mais comumente acometidos na tuberculose são os linfonodos, a pleura, o trato geniturinário, os ossos e articulações, as meninges, o peritônio e o pericárdio. Entretanto, praticamente todos os sistemas orgânicos podem ser acometidos. Em consequência da disseminação hematogênica em indivíduos infectados pelo HIV, a tuberculose extrapulmonar é, hoje, observada mais comumente do que no passado em cenários de alta prevalência do HIV.

A linfadenite tuberculosa constitui a apresentação mais comum da tuberculose extrapulmonar em pacientes tanto soronegativos para o HIV quanto infectados por HIV (35% dos casos no mundo inteiro e mais de 40% dos casos nos Estados Unidos em séries recentes); a doença dos linfonodos é particularmente frequente entre pacientes infectados pelo HIV e em crianças. Nos Estados Unidos, além das crianças, as mulheres (particularmente as não brancas) parecem ser especialmente suscetíveis. Outrora causada principalmente por *Mycobacterium bovis*, a linfadenite tuberculosa hoje é provocada, em grande parte, pelo *M. tuberculosis*. A tuberculose dos linfonodos manifesta-se na forma de tumefação indolor dos linfonodos, mais comumente nos sítios cervical posterior e supraclavicular (uma afecção historicamente denominada *escrófula*).

IV-151.   **A resposta é A.** *(Cap. 202)* O tratamento inicial da tuberculose ativa associada à doença pelo HIV não difere daquele de um paciente não infectado pelo HIV. O esquema-padrão de tratamento inclui quatro fármacos: rifampicina, isoniazida, pirazinamida e etambutol (RIPE). Esses fármacos são administrados durante dois meses em associação com piridoxina (vitamina B_6) para evitar a neurotoxicidade da isoniazida. Depois dos dois meses iniciais, os pacientes continuam com isoniazida e rifampicina até completar um total de seis meses de tratamento. Essas recomendações são iguais àquelas para indivíduos não infectados pelo HIV. Se a cultura de escarro permanecer positiva para tuberculose depois de dois meses, aumenta-se o ciclo total de terapia antimicobacteriana de seis para nove meses. Se o indivíduo já estiver em terapia antirretroviral (TARV) por ocasião do diagnóstico de tuberculose, ele pode continuar o tratamento; todavia, com frequência, a rifampicina é substituída por rifabutina, devido a interações medicamentosas entre a rifampicina e os inibidores da protease. Em indivíduos que não recebem TARV por ocasião do diagnóstico de tuberculose, não se recomenda iniciar concomitantemente a TARV, devido ao risco de desenvolvimento da síndrome inflamatória de reconstituição imune (SIRI) e ao risco aumentado de efeitos colaterais das medicações. A SIRI ocorre quando o sistema imune melhora com a TARV e provoca uma intensa reação inflamatória dirigida contra os microrganismos infectantes. Houve casos fatais de SIRI em associação à tuberculose e iniciação da TARV. Além disso, tanto a TARV quanto os fármacos antituberculose apresentam numerosos efeitos colaterais. Pode ser difícil para o médico decidir qual medicação é a causa dos efeitos colaterais, podendo levar a mudanças desnecessárias o esquema de tratamento para a tuberculose. A TARV deve ser iniciada o mais cedo possível e, de preferência dentro de dois meses. Os esquemas com três fármacos estão associados a uma taxa de recidiva mais alta se forem usados como ciclo padrão de tratamento de seis meses; quando esses esquemas são utilizados, é necessário um total de nove meses de terapia. As situações nas quais se pode utilizar o tratamento com três fármacos incluem gravidez, intolerância a um fármaco específico e desenvolvimento de resistência. Recomenda-se um esquema de cinco fármacos que utilize RIPE mais estreptomicina como esquema-padrão de retratamento. A estreptomicina e a pirazinamida são interrompidas depois de dois meses se não houver disponibilidade de testes de sensibilidade. Se houver testes de sensibilidade disponíveis, o tratamento deve ser baseado no padrão de sensibilidade. Em nenhuma hipótese é apropriado suspender o tratamento no contexto da tuberculose ativa para aguardar os resultados dos testes de sensibilidade.

IV-152.   **A resposta é B.** *(Cap. 202)* O tratamento da tuberculose latente tem por objetivo impedir o desenvolvimento da doença ativa, e o teste cutâneo tuberculínico (PPD) constitui a maneira mais comum de identificar casos de tuberculose latente em grupos de alto risco. Para a realização do teste cutâneo tuberculínico, são administradas cinco unidades de tuberculina de PPD por via subcutânea no antebraço. O grau de induração é determinado depois de 48 a 72 horas. O eritema por si só não é considerado como uma reação positiva ao PPD. O tamanho da reação ao teste cutâneo tuberculínico determina se o indivíduo deverá receber tratamento para a tuberculose latente. Em geral, os indivíduos de grupos de baixo risco não precisam efetuar o teste. Entretanto, quando testados, é necessária uma reação > 15 mm para que seja considerada positiva. Os professores escolares são considerados indivíduos de baixo risco. Por conseguinte, uma reação de 7 mm não é um resultado positivo, e não há necessidade de tratamento. Um tamanho de 10 mm ou mais é considerado positivo em indivíduos que foram infectados dentro de dois anos ou naqueles que apresentam condições clínicas de alto risco. O indivíduo que trabalha em uma área onde a tuberculose é endêmica e que apresentou uma reação recentemente positiva no teste cutâneo deve ser tratado como indivíduo recém-infectado. As condições clínicas de alto risco para as quais se recomenda o tratamento da tuberculose latente incluem diabetes melito, uso de drogas injetáveis, doença renal em estágio terminal, rápida perda de peso e distúrbios hematológicos. As reações ao PPD de 5 mm ou mais são consideradas positivas para tuberculose latente em indivíduos com lesões fibróticas na radiografia de tórax, naqueles que têm contato íntimo com uma pessoa infectada e naqueles com HIV ou que estão imunossuprimidos. Existem duas situações nas quais se recomenda o tratamento da tuberculose latente, independentemente dos resultados do teste cutâneo. Em primeiro lugar, os lactentes e as crianças que tiveram contato íntimo com uma pessoa ativamente infectada devem ser tratados. Depois de dois meses de tratamento, deve-se efetuar um teste cutâneo. O tratamento pode ser interrompido se o resultado do teste cutâneo permanecer negativo nessa ocasião. Além disso, os indivíduos HIV-positivos que tiveram contato íntimo com uma pessoa infectada devem ser tratados, independentemente dos resultados do teste cutâneo. (Ver Quadro IV-152.)

QUADRO IV-152 DIMENSÃO DA REAÇÃO À TUBERCULINA E TRATAMENTO DA INFECÇÃO LATENTE POR *MYCOBACTERIUM TUBERCULOSIS*

Grupo de risco	Dimensão da reação à tuberculina (mm)
Pessoas infectadas pelo HIV	≥ 5
Contatos recentes de um paciente com TB	≥ 5[a]
Receptor de transplante de órgãos sólidos	≥ 5
Pessoas com lesões fibróticas compatíveis com TB antiga na radiografia de tórax	≥ 5
Pessoas que são imunossuprimidas, p. ex., devido ao uso de glicocorticoides ou inibidores do fator de necrose tumoral α	≥ 5
Indivíduos com afecções clínicas de alto risco[b]	≥ 5
Imigrantes recentes (≤ 5 anos) de países com alta prevalência	≥ 10
Usuários de drogas injetáveis	≥ 10
Equipe do laboratório de micobacteriologia; residentes e funcionários em ambientes congregados de alto risco[c]	≥ 10
Crianças < 5 anos de idade; crianças e adolescentes expostos a adultos em categorias de alto risco	≥ 10
Indivíduos de baixo risco[d]	≥ 15

[a]Os contatos não reatores à tuberculina, especialmente as crianças, devem receber profilaxia durante 2-3 meses após o término do contato e, a seguir, repetir o teste cutâneo com tuberculina (TCT). Aqueles cujos resultados permanecem negativos devem interromper a profilaxia. Os contatos infectados pelo vírus da imunodeficiência humana (HIV) devem receber um ciclo completo de tratamento independentemente dos resultados do TCT. [b]Essas afecções incluem silicose e doença renal em estágio terminal tratada por hemodiálise. [c]Esses ambientes incluem instalações correcionais, asilos, abrigos para sem-teto e hospitais e outros locais para atendimento de saúde. [d]Exceto para fins de emprego, em que se antecipa uma triagem longitudinal com TCT, o TCT não é indicado para esses indivíduos de baixo risco. A decisão quanto ao tratamento deve ser baseada em considerações individuais de risco/benefício.
Fonte: Adaptado de Centers for Disease Control and Prevention: TB elimination – treatment options for latent tuberculosis infection (2011). Disponível em http://www.cdc.gov/tb/publications/factsheets/testing/skintestresults.pdf.

IV-153. **A resposta é C.** *(Cap. 202)* O diagnóstico da infecção latente da tuberculose (ILTB) continua sendo um desafio e depende, tradicionalmente, do teste cutâneo tuberculínico (TCT) utilizando PPD. Recentemente, foram desenvolvidos dois ensaios *in vitro* que medem a liberação de interferon γ (IFN-γ) pelas células T em resposta à estimulação com os antígenos altamente específicos da tuberculose, ESAT-6 e CFP-10. O teste T-SPOT®-TB (Oxford Immunotec, Oxford, Reino Unido) é um ensaio *immunospot* ligado à enzima (ELISpot), enquanto o teste QuantiFERON®-TB Gold test (Qiagen GmbH, Hilden, Alemanha) é um ensaio imunoadsorvente ligado à enzima (ELISA) do sangue total para determinação do IFN-γ. O ensaio QuantiFERON®-TB Gold In-Tube, que facilita a coleta de sangue e a incubação inicial, também contém outro antígeno específico, o TB7.7.

Esses exames tendem a medir a resposta das células T de memória recirculantes – que tipicamente fazem parte de um reservatório no baço, na medula óssea e nos linfonodos – aos bacilos persistentes que produzem sinais antigênicos. Em ambientes ou grupos populacionais com baixas cargas de tuberculose e HIV, os ensaios de liberação de IFN-γ (IGRAs) foram previamente relatados como mais específicos do que o TCT em consequência da menor reatividade cruzada com a vacinação BCG e sensibilização por micobactérias não tuberculosas. Entretanto, estudos recentes sugerem que os IGRAs podem não ter um bom desempenho em testes seriados (p. ex., entre profissionais de saúde), e que a interpretação dos resultados do exame depende dos valores de corte usados para definir a positividade. As vantagens potenciais dos IGRAs incluem conveniência logística, necessidade de menos visitas do paciente para concluir o exame e o fato de evitar medições um tanto subjetivas, como endurecimento da pele. Todavia, os IGRAs exigem a coleta de sangue dos pacientes e, em seguida, sua rápida entrega ao laboratório no momento oportuno. Os IGRAs também exigem que o exame seja realizado em ambiente laboratorial. Essas exigências representam desafios semelhantes àqueles enfrentados com o TCT, incluindo exigências de câmaras frias e variações de um lote para outro. Devido à maior especificidade e a outras vantagens potenciais, os IGRAs têm substituído geralmente o TCT para o diagnóstico de ILTB em locais de baixa incidência e de alta renda. Todavia, em ambientes e grupos populacionais de alta incidência de TB e de HIV, há evidências limitadas e inconclusivas sobre o desempenho e a utilidade dos IGRAs. Tendo em vista os custos mais altos e as maiores exigências técnicas, a OMS não recomenda a substituição do TCT por IGRAs em países de baixa ou média renda. Foram publicadas diversas diretrizes nacionais sobre o uso de IGRAs para teste de ILTB. Nos Estados Unidos, um IGRA é preferido ao TCT para a maioria dos indivíduos com mais de cinco anos de idade que estão sendo submetidos a rastreamento para ILTB. Entretanto, para aqueles com alto risco de progressão para tuberculose ativa (p. ex., indivíduos infectados pelo HIV), qualquer um dos testes pode ser usado – ou, para otimizar a sensibilidade, ambos podem ser usados. Em virtude da escassez de dados sobre o uso dos IGRA em crianças, o TCT é preferível para teste de ILTB em crianças com menos de 5 anos de idade. À semelhança do TCT, os IGRAs atuais possuem valor preditivo apenas modesto para a tuberculose ativa incidente, não são úteis na identificação de pacientes com maior risco de progressão para a doença e não podem ser usados para o diagnóstico de tuberculose ativa.

IV-154. **A resposta é E.** *(Cap. 202)* O bacilo Calmette-Guerin (BCG) é derivado de uma cepa atenuada de *M. bovis*. Tornou-se disponível desde 1921. Muitas vacinas estão disponíveis, que variam na sua eficácia de 0 a 80% nos ensaios clínicos realizados. A vacina protege os lactentes e as crianças pequenas contra formas graves de tuberculose, incluindo meningite e doença miliar. Os efeitos colaterais da vacina são raros, porém pode ocorrer disseminação do BCG (BCGite) em pacientes com imunodeficiência combinada severa ou imunossupressão avançada induzida pelo HIV. O BCG exibe reação cruzada com o teste cutâneo tuberculínico, porém a magnitude da resposta declina com o passar do tempo. Na atualidade, a vacinação com BCG é recomendada nos países com alta prevalência de TB. A vacina não é recomendada nos Estados Unidos, em virtude da baixa prevalência da doença e da reatividade cruzada com o teste cutâneo tuberculínico. Os lactentes cujo estado de infecção pelo HIV não é conhecido, os lactentes de mães com infecção conhecida pelo HIV e os indivíduos infectados pelo HIV não devem receber BCG.

IV-155. **A resposta é B.** *(Cap. 204)* A TC do tórax revela um padrão de "árvore em brotamenteo" na periferia do pulmão direito e bronquiectasia bilateral. Esse padrão, "árvore em brotamenteo", é compatível com inflamação bronquiolar e é típico de infecção por micobactérias não tuberculosas. As micobactérias não tuberculosas, como o complexo *M. avium* podem causar infecções pulmonares crônicas em hospedeiros normais e naqueles com doença pulmonar subjacente por imunossupressão. Em hospedeiros normais, a bronquiectasia constitui a condição subjacente mais comum. Em pacientes imunocompetentes sem doença subjacente, o tratamento da infecção pulmonar pelo complexo *M. avium* é considerado em base individual, de acordo com os sintomas, os achados radiográficos e a bacteriologia. O tratamento deve ser iniciado na presença de doença pulmonar progressiva ou sintomas. Em pacientes sem qualquer antecedente de doença pulmonar, ausência de doença pulmonar estrutural e que não demonstram nenhum declínio clínico progressivo, a infecção pulmonar por *M. avium* pode ser tratada de modo conservador. Os pacientes com doença pulmonar subjacente, como DPOC, bronquiectasia ou fibrose cística, ou aqueles que apresentam história de tuberculose pulmonar devem receber antibióticos. Essa paciente apresenta tanto razões clínicas quanto de história para tratamento com antibióticos. Neste caso, o esquema adequado consiste em claritromicina (ou azitromicina), etambutol e rifampicina (ou rifabutina) durante

12 meses após a esterilização da cultura (tipicamente 18 meses). A combinação de pirazinamida, isoniazida, rifampicina e etambutol constitui um tratamento efetivo para a infecção causada por *M. tuberculosis*, que, no caso dessa paciente, não está presente. Outros fármacos que possuem atividade contra o complexo *M. avium* incluem aminoglicosídeos IV e aerossolizados, fluoroquinolonas e clofazimina.

IV-156. **A resposta é A.** *(Cap. 204)* As micobactérias não tuberculosas (MNT) foram originalmente classificadas em formas de "crescimento rápido" e de "crescimento lento", com base no tempo levado para o seu crescimento em cultura. Embora testes mais sofisticados tenham sido desenvolvidos, esse esquema de classificação continua sendo utilizado e é, de certo modo, conveniente para o médico. As MNT de crescimento rápido incluem *Mycobacterium abscessus*, *Mycobacterium fortuitum* e *Mycobacterium chelonae*. Tipicamente, levam sete dias ou menos para crescer em meios padrões, possibilitando uma identificação relativamente rápida e a realização de teste de resistência a fármacos. As MNT de crescimento lento incluem *M. avium*, *Mycobacterium marinum*, *Mycobacterium ulcerans* e *Mycobacterium kansasii*. Com frequência, necessitam de meios especiais para o seu crescimento e, portanto, um alto índice de suspeita antes da realização dos exames. O paciente descrito neste caso provavelmente apresenta uma infecção cutânea causada por uma das MNT de "crescimento rápido", cuja presença pode se diagnosticada por meio de biópsia tecidual, coloração de Gram e cultura.

IV-157. **A resposta é C.** *(Cap. 205e)* A pirazinamida (PZA) constitui o tratamento de primeira linha para *M. tuberculosis*. A adição da PZA durante dois meses à isoniazida e à rifampicina possibilita uma redução da duração total do tratamento de nove para seis meses. A PZA não tem nenhuma utilidade no tratamento das micobactérias não tuberculosas. O etambutol não apresenta nenhuma interação medicamentosa grave, porém os pacientes precisam ser rigorosamente monitorados para a neurite óptica, que pode se manifestar na forma de diminuição da acuidade visual, escotoma central ou dificuldade na capacidade de ver o verde (ou o vermelho). Todos os pacientes que começam o tratamento com etambutol devem realizar um exame visual ou oftalmológico de base. Nos Estados Unidos, a resistência global à isoniazida permanece rara. A resistência primária à isoniazida é mais comum em pacientes com tuberculose nascidos fora dos Estados Unidos. A rifampicina é um potente indutor do sistema do citocromo P450 e apresenta numerosas interações medicamentosas. Os CDC possuem diretrizes para o manejo das interações com fármacos antituberculose, incluindo a rifampicina (www.cdc.gov/tb/). A rifabutina é um indutor menos potente dos citocromos hepáticos. Recomenda-se a rifabutina para pacientes infectados pelo HIV que recebem terapia antirretroviral com inibidores da protease ou com inibidores não nucleosídeos da transcriptase reversa (particularmente nevirapina) em lugar da rifampicina.

IV-158. **A resposta é B.** *(Cap. 206)* A figura mostra uma erupção maculopapulosa difusa acometendo o tronco, as palmas das mãos e as plantas dos pés. A história do paciente de relação sexual sem proteção, úlcera indolor recente localizada no pênis, com suspeita de cancro primário e a erupção maculopapulosa subsequente que acomete as palmas das mãos e plantas dos pés é compatível com sífilis secundária. Tipicamente, a lesão da sífilis primária consiste em uma pápula indolor e endurecida, que geralmente está localizada no ponto de inoculação. Nos homens heterossexuais, localiza-se tipicamente no pênis, embora possa ser encontrada de modo variável no ânus, no reto, nos lábios ou na orofaringe. O cancro primário cicatriza normalmente de modo espontâneo dentro de 3 a 6 semanas, e, por ser indolor, alguns pacientes com sífilis primária inicialmente não procuram assistência médica.

A sífilis secundária é algumas vezes descrita como o "grande imitador", visto que suas manifestações são multiformes. As manifestações comuns consistem em lesões mucocutâneas e linfadenopatia indolor; todavia, com menos frequência, incluem meningite, hepatite, nefropatia, comprometimento gastrintestinal, artrite, periostite e achados oculares. O tratamento preferido para pacientes com sífilis primária, secundária ou latente precoce sem comprometimento neurológico ou ocular e sem alergia confirmada à penicilina consiste em uma dose única de penicilina G benzatina por via intramuscular. Para pacientes com sífilis latente tardia (ou sífilis latente de duração desconhecida), prefere-se a administração de três doses de penicilina G benzatina durante três semanas. São recomendadas duas semanas de penicilina G intravenosa para pacientes com neurossífilis ou sífilis ocular. Entretanto, na ausência de sinais ou sintomas de comprometimento do sistema nervoso, de RPR ≥ 1:32, de infecção pelo HIV, de contagem de células CD4 ≤ 350/µL ou de suspeita de fracasso do tratamento, a avaliação do LCS não é obrigatória.

Pode-se considerar o uso de tetraciclina e doxiciclina em pacientes com alergia confirmada à penicilina; todavia, esses fármacos não são preferidos para pacientes que não apresentam alergia à penicilina. Devido à prevalência crescente da resistência aos macrolídeos, não se recomenda o uso de azitromicina.

IV-159. **A resposta é A.** *(Cap. 206)* O comprometimento sifilítico do SNC pode ocorrer na sífilis tanto precoce quanto tardia e varia desde neurossífilis assintomática, sífilis meníngea, sífilis meningovascular e paresia geral até *tabes dorsalis*. Enquanto a sífilis meníngea ocorre geralmente durante o primeiro ano após a infecção, a paresia geral ou *tabes dorsalis* manifestam-se, em geral, depois de várias décadas de infecção latente. O principal achado ocular tanto na paresia geral quanto na *tabes dorsalis* é a pupila de Argyll Robertson. As pupilas de Argyll Robertson não reagem à luz, porém a acomodação é preservada. Ambas as pupilas tipicamente estão acometidas. As pupilas são geralmente pequenas e não se dilatam totalmente no escuro. Entretanto, as pupilas sofrem constrição para a visão de perto e dilatam-se para a visão de longe.

IV-160. **A resposta é D.** *(Cap. 206)* Os testes sorológicos para sífilis incluem testes não treponêmicos e treponêmicos. O teste RPR é um teste de anticorpos não treponêmicos amplamente usado, recomendado tanto para rastreamento quanto para quantificação dos anticorpos, de modo a avaliar a atividade da sífilis ou a resposta ao tratamento. Os testes não treponêmicos (p. ex., RPR ou VDRL) detectam anticorpos dirigidos contra o complexo antigênico cardiolipina-colesterol-lecitina, e podem-se obter falsas reações em pacientes com distúrbios autoimunes, usuários de drogas injetáveis, outras infecções ativas ou durante a gravidez. Os resultados falso-positivos aumentam com a idade, alcançando quase 10% em pacientes com mais de 70 anos de idade. Os testes sorológicos treponêmicos específicos detectam anticorpos dirigidos contra antígenos treponêmicos e incluem o teste de absorção de anticorpo treponêmico fluorescente (FTA-ABS), o teste de aglutinação de partículas de *T. pallidum* (TTPA), o imunoensaio enzimático treponêmico (TP-EIA) e imunoensaios de quimioluminescência treponêmico (TP-CIA). Esses testes são altamente sensíveis e provavelmente permanecem positivos depois do tratamento. Eles não distinguem entre infecção atual e infecção prévia. Na sífilis primária precoce, os testes treponêmicos podem ser mais sensíveis que os testes não treponêmicos; todavia, nessa paciente, o teste não treponêmico é positivo, enquanto o teste treponêmico é negativo. Em uma população de baixa prevalência, isso é mais compatível com um resultado falso-positivo da RPR.

IV-161. **A resposta é A.** *(Cap. 206)* O perfil do LCS desse paciente é compatível com a neurossífilis assintomática. Embora o VDRL do LCS seja negativo, esse resultado é mais provavelmente falso-negativo. O VDRL do LCS é um teste altamente específico, porém insensível, que pode ser não reativo até mesmo em pacientes com neurossífilis sintomática. O exame do LCS do paciente demonstra pleocitose (mais de 5 leucócitos/μL) e concentrações aumentadas de proteína (> 45 mg/dL). Por conseguinte, há necessidade de tratamento para a neurossífilis. A penicilina constitui o fármaco de escolha para todos os estágios da sífilis. Embora a sífilis precoce (sífilis primária, sífilis secundária sem comprometimento neurológico e sífilis latente precoce) seja efetivamente tratada com uma dose única de penicilina G benzatina intramuscular, essa dose não produz concentrações detectáveis do fármaco no LCS. A penicilina G benzatina não é recomendada para o tratamento da neurossífilis. Em seu lugar, recomenda-se a penicilina G cristalina aquosa, durante 10 a 14 dias, para o tratamento da neurossífilis tanto assintomática quanto sintomática. A dose de 18 a 24 mU pode ser administrada na forma de infusão contínua ou como 3 a 4 mU a cada 4 horas. Como alternativa, se for assegurada a adesão do paciente ao tratamento, ela pode ser administrada em injeção intramuscular diária (2,4 mU/dia), com probenecida oral (500 mg VO, quatro vezes ao dia), durante 10 a 14 dias. Três doses de penicilina G benzatina são adequadas para o tratamento da sífilis latente tardia, mas não para a neurossífilis.

IV-162. **A resposta é B.** *(Cap. 206)* A neurossífilis pode ocorrer em qualquer estágio da sífilis (precoce ou tardia). Embora seja rara na era pós-antibióticos, a incidência da neurossífilis é mais alta em indivíduos coinfectados pelo HIV e naqueles com títulos elevados nos testes de anticorpos não treponêmicos.

As indicações para exame para LCS em adultos com sífilis incluem sinais ou sintomas de comprometimento do sistema nervoso (p. ex., meningite, perda auditiva, paralisia de nervos cranianos, alteração do estado mental, doença oftálmica, ataxia), títulos de RPR ou VDRL ≥ 1:32, sífilis terciária ativa ou suspeita de fracasso do tratamento. Além disso, deve-se efetuar um exame do LCS em pacientes com HIV, particularmente com contagens de células T CD4+ ≤ 350/μL. Nas demais situações, o exame do LCS não é rotineiramente recomendado na sífilis primária ou secundária na ausência de sinais ou sintomas neurológicos. (Ver Quadro IV-162.)

QUADRO IV-162 INDICAÇÕES PARA EXAME DO LÍQUIDO CEREBROSPINAL EM ADULTOS EM TODAS AS FASES DA SÍFILIS
Todos os pacientes
Sinais ou sintomas de envolvimento do sistema nervoso (p. ex., meningite, perda auditiva, disfunção de nervo craniano, estado mental alterado, doença oftálmica [p. ex., uveíte, irite, anormalidades pupilares], ataxia, perda do sentido de vibração), *ou*
Título de RPR ou VDRL ≥ 1:32, *ou*
Sífilis terciária ativa, *ou*
Suspeita de falha do tratamento
Indicações adicionais em pessoas infectadas com HIV
Contagem de células T CD4+ ≤/350 μL, *ou*
Todas as pessoas infectadas com HIV (recomendado por alguns especialistas)

Abreviações: RPR, reagina plasmática rápida; VDRL, Veneral Disease Reserach Laboratory; HIV, vírus da imunodeficiência humana.
Fonte: Adaptado de 2010 Sexually Transmitted Diseases Treatment Guidelines do Centers for Disease Control and Prevention.

IV-163. **A resposta é C.** *(Cap. 206)* A sífilis precoce descreve a sífilis adquirida dentro do primeiro ano e inclui a sífilis primária, a sífilis secundária e a sífilis latente precoce. Diferentemente da sífilis latente tardia, os pacientes com sífilis precoce geralmente são contagiosos e sua identificação e tratamento representam uma importante atividade da saúde pública para interromper a transmissão da sífilis. Quase todos os casos de sífilis são transmitidos por contato sexual com lesões infectadas. As lesões mucocutâneas da sífilis, particularmente o cancro primário e condiloma lata, são repletas de espiroquetas e altamente contagiosos. A dose infectante é de aproximadamente 57 microrganismos, e a concentração de microrganismos no cancro é de cerca de 10^7 microrganismos por grama de tecido. Um terço a metade dos contatos sexuais de pessoas com sífilis contagiosa torna-se infectado.

IV-164. **A resposta é C.** *(Cap. 208)* A tríade clínica de hemorragia, icterícia e lesão renal aguda causada pela infecção por *Leptospira* patogênica é conhecida pelo epônimo de *Síndrome de Weil*. *Leptospira* afeta a maioria das espécies de mamíferos, porém os ratos constituem um reservatório importante. O microrganismo pode estabelecer uma relação de simbiose com seu hospedeiro, persistindo no trato urogenital por vários anos. De modo semelhante, a água é um importante veículo para transmissão da doença. A leptospirose tem sido reconhecida em regiões de cidades deterioradas com populações de ratos em expansão. A doença varia quanto à sua gravidade, desde uma doença leve que não chama a atenção médica, até uma doença rapidamente progressiva e grave, com taxas de mortalidade de até 50%. Na fase leptospirêmica da doença, as leptospiras disseminam-se por via hematogênica para órgãos vitais. As complicações hemorrágicas podem acometer os pulmões, o trato GI, o trato urogenital ou a pele e, com frequência, estão associadas à trombocitopenia. A icterícia é comum, mas não a necrose hepática disseminada. Os rins são sempre acometidos. O comprometimento renal inclui lesão tubular aguda e nefrite intersticial, e a ocorrência de lesão renal hipopotassêmica não oligúrica é característica leptospirose precoce. A desregulação de vários transportadores ao longo do néfron (p. ex., NKCC2, NHE1, Na/K ATPase, AQP1, AQP2) contribui para a perda tubular de eletrólitos, levando à hipopotassemia e à hiponatremia. A perda de magnésio na urina também é comum na nefropatia por leptospirose.

IV-165. **A resposta é E.** *(Cap. 209)* A febre recorrente transmitida por carrapatos (TBRF, *tick-born relapsing fever*) é uma infecção causada por espiroquetas de qualquer uma de várias espécies de *Borrelia*. As borrélias são pequenas espiroquetas transmitidas aos seres humanos pela picada de um carrapato infectado. O carrapato que transmite a TBRF é uma espécie de *Ornithodoros*, que se alimenta de uma variedade de esquilos que vivem perto de lagos de água doce. A TBRF é endêmica em várias áreas do oeste dos Estados Unidos, sul da Colúmbia Britânica, Mediterrâneo, África e regiões de planalto do México e das Américas Central e do Sul. Nos Estados Unidos, a TBRF é raramente relatada ao leste de Montana, Colorado, Novo México e Texas. As áreas gerais onde a TBRF é contraída são as regiões montanhosas e de florestas desses estados, embora possa ser contraída nas cavernas calcárias da parte central do Texas. Apenas 13 municípios em todos os Estados Unidos tiveram 50% de todos os casos notificados. Depois de um período de incubação de cerca de sete dias, o indivíduo infectado com TBRF começa a apresentar febre, que pode alcançar 41,5°C. Os sintomas que acompanham as febres consistem em mialgias, calafrios, náusea, dor abdominal, confusão e artralgias. A duração média do primeiro episódio é de três dias. Se a doença não for reconhecida e tratada, a febre sofrerá recidiva depois de um período de cerca de sete dias. A duração dos episódios febris s tipicamente é mais curta com os episódios repetidos, porém continuará a sofrer recidiva aproximadamente a intervalos de sete dias até que a doença seja tratada. O diagnóstico de TBRF exige a detecção das espiroquetas no sangue durante um episódio febril ou conversão sorológica. Tipicamente, a TBRF é tratada com doxiciclina ou eritromicina por 7 a 10 dias. As outras alternativas devem ser incluídas no diagnóstico diferencial de um indivíduo com febre recorrente ou recidivante. Além disso, essa lista também deve incluir a febre amarela, dengue, malária, febre da mordida do rato e infecção por echovírus 9 ou por espécies de *Bartonella*. A brucelose é uma infecção bacteriana mais comumente transmitida pela ingestão de leite ou queijo contaminados, o que não foi relatado por esse paciente. A febre do carrapato do Colorado é uma infecção viral transmitida pela picada do carrapato *Dermacentor andersoni*, que é endêmico nas áreas do oeste dos Estados Unidos. O padrão da febre é ligeiramente diferente daquele da TBRF, visto que o ciclo é de 2 a 3 dias de febre, seguido de 2 a 3 dias de temperatura normal. Com frequência, a leptospirose apresenta duas fases de febre. A primeira ocorre durante a infecção aguda, com duração de 7 a 10 dias. Em alguns indivíduos, a febre sofre recidiva dentro de 3 a 10 dias durante a fase imune. A via típica de transmissão da infecção consiste no contato prolongado com excrementos de roedores infectados em ambientes úmidos. A coriomeningite linfocítica é uma infecção viral que é transmitida mais comumente pelo contato com urina ou excrementos do camundongo doméstico. Em geral, essa doença também apresenta duas fases. Durante a primeira fase, que ocorre durante 8 a 13 dias após a exposição, o indivíduo apresenta febre, mal-estar e mialgias. Na segunda fase da doença, ocorrem sintomas mais típicos de meningite.

IV-166. **A resposta é C.** *(Cap. 210)* A figura mostra o exantema característico do eritema migratório, a lesão que define a doença de Lyme causada por *B. burgdorferi*. O eritema migratório aparece no local de picada do carrapato dentro de 3 a 32 dias após a picada inicial. Em geral, começa como uma mácula ou pápula vermelha, que se expande lentamente até formar uma lesão anular. Quando a lesão aumenta de tamanho, aparece o centro em alvo clássico com um anel externo vermelho-vivo, bem como eritema no centro da lesão e clareamento intermediário. Os locais mais comuns do eritema migratório são as regiões clássicas de picada dos carrapatos, incluindo virilha, axila e coxa. A presença dessa lesão em uma área endêmica de doença de Lyme é uma indicação para tratamento, não havendo necessidade de confirmação sorológica. *Anaplasma phagocytophilum* é o organismo etiológico da anaplasmose granulocítica humana. Essa riquetsiose também é transmitida por meio de picada de carrapato e é prevalente na região setentrional do meio-oeste, New England, partes dos estados do médio Atlântico e norte da Califórnia. Ocorre exantema em cerca de 6% dos casos, embora não se identifique nenhum exantema específico. As manifestações mais comuns consistem em febre, mal-estar e mialgia. *B. henselae* (alternativa B) é o microrganismo responsável pela febre da arranhadura do gato, que pode se manifestar na forma de eritema leve próximo ao local da lesão e acentuado aumento dos linfonodos. *Ehrlichia chaffeensis* é outra riquétsia que é transmitida pela picada de um carrapato, comum no Sudeste, Nordeste, Texas e Califórnia. A erliquiose monocítica humana é a doença causada pelo esse microrganismo, que se manifesta com sintomas inespecíficos de febre, mal-estar e mialgia. A ocorrência de exantema também não é comum na erliquiose. *Rickettsia rickettsii* é a riquétsia responsável pela febre maculosa das Montanhas Rochosas (FMMR). Cerca de 90% dos indivíduos com FMMR apresentam um exantema durante a evolução da doença. O exantema ocorre mais comumente na forma de máculas difusas, que começam nos punhos e nos tornozelos e propagam-se para o tronco.

IV-167. **A resposta é C.** *(Cap. 210)* Cerca de 8% dos indivíduos acometidos pela doença de Lyme apresentam comprometimento cardíaco durante o segundo estágio da doença. A doença de Lyme, que é causada por *B. burgdorferi*, é transmitida pela picada de um carrapato *Ixodes* infectado. A primeira fase da doença representa a infecção localizada e caracteriza-se pela presença de eritema migratório. A segunda fase da doença representa a infecção disseminada. As manifestações mais comuns desse estágio consistem em novas lesões cutâneas anulares, cefaleia, febre e artralgias migratórias. Na presença de comprometimento cardíaco, a apresentação mais comum está relacionada com anormalidades de condução, incluindo todas as categorias de bloqueios cardíacos. Pode ocorrer comprometimento cardíaco difuso, com miopericardite aguda e disfunção ventricular esquerda. Tipicamente, o comprometimento cardíaco desaparece dentro de algumas semanas, mesmo sem tratamento. O infarto agudo do miocárdio pode causar bloqueio cardíaco completo, particularmente no caso de infarto do miocárdio inferior. Entretanto, esse paciente apresenta fatores de risco mínimos para doença cardíaca, é sadio nos demais aspectos e não apresenta nenhum sintoma sugestivo dessa causa. A doença de Chagas é provocada pelo *Trypanosoma cruzi*, um parasita endêmico no México e nas Américas Central e do Sul. A sarcoidose é uma doença sistêmica que patologicamente revela a presença difusa de granulomas não caseosos em uma variedade de tecidos. Os sintomas de apresentação da doença podem consistir em anormalidades de condução, incluindo bloqueio cardíaco completo e taquicardia ventricular. Com mais frequência, a sarcoidose teria manifestações pulmonares. Embora a sarcoidose certamente seja uma possibilidade nesse paciente, seria um diagnóstico de exclusão, visto que os fatores de risco observados tornam a doença de Lyme mais provável. A endocardite bacteriana subaguda também pode resultar em bloqueio cardíaco completo se houver progressão da endocardite, com desenvolvimento de abscesso do anel valvar. O paciente com endocardite bacteriana subaguda apresentaria uma doença mais aguda do que esse paciente, com febre, perda de peso e, mais provavelmente, sinais secundários de endocardite, como nódulos de Osler, hemorragias subungueais e lesões de Janeway.

IV-168. **A resposta é A.** *(Cap. 210)* Os testes sorológicos para a doença de Lyme só devem ser realizados em pacientes com probabilidade intermediária pré-teste de apresentar a doença. (Ver Quadro IV-168.)

QUADRO IV-168 ALGORITMO PARA TESTAR E PARA TRATAR DOENÇA DE LYME

Probabilidade pré-teste	Exemplo	Recomendação
Alta	Pacientes com eritema migratório	Tratamento antibiótico empírico sem teste sorológico
Intermediária	Pacientes com artrite oligoarticular	Teste sorológico e tratamento antibiótico se o resultado do teste for positivo
Baixa	Pacientes com sintomas inespecíficos (mialgias, artralgias, fadiga)	Nem teste sorológico, nem tratamento antibiótico

Fonte: Adaptado das recomendações do American College of Physicians (G Nichol et al: *Ann Intern Med* 128:37, 1998, com autorização).

A presença de eritema migratório tanto no paciente B quanto no paciente E estabelece o diagnóstico de doença de Lyme no contexto epidemiológico correto. O diagnóstico é totalmente clínico. A evolução clínica do paciente C é mais compatível com lúpus eritematoso sistêmico, e a avaliação laboratorial inicial deve ser orientada para esse diagnóstico. Os pacientes com fadiga crônica, mialgias e alteração cognitiva algumas vezes ficam preocupados com a possibilidade de doença de Lyme como causa de seus sintomas. Entretanto, a probabilidade de doença de Lyme pré-teste é baixa nesses pacientes, tendo em vista a ausência de eritema migratório antecedente, e é pouco provável que uma sorologia positiva seja um teste positivo verdadeiro. Tipicamente, a artrite de Lyme ocorre dentro de vários meses após a infecção inicial e acomete cerca de 60% dos pacientes não tratados. O episódio típico acomete uma grande articulação, é oligoarticular e intermitente, com duração de várias semanas. A artrite oligoarticular tem um diagnóstico diferencial amplo, incluindo sarcoidose, espondiloartropatia, artrite reumatoide, artrite psoriásica e doença de Lyme. A sorologia para doença de Lyme é adequada nessa situação. Os pacientes com artrite de Lyme geralmente apresentam as respostas mais altas dos anticorpos IgG observadas na infecção.

IV-169 e IV-170. **Ambas as respostas são D.** *(Cap. 210)* O exantema dessa paciente consiste em uma lesão clássica de eritema migratório e estabelece o diagnóstico de doença de Lyme em sua região geográfica. Nos Estados Unidos, a doença de Lyme é causada por *B. burgdorferi*. O clareamento central parcial, uma borda vermelho-vivo e um centro em alvo são muito sugestivos dessa lesão. A existência de múltiplas lesões indica uma infecção disseminada, mais do que uma inoculação primária por picada de carrapato, quando se observa apenas a presença de uma lesão. Nos Estados Unidos, as complicações potenciais da doença de Lyme secundária incluem artrite migratória, meningite, neurite craniana, mononeurite múltipla, mielite, graus variáveis de bloqueio atrioventricular e, com menos frequência, miopericardite, esplenomegalia e hepatite. A doença de Lyme de terceiro grau ou persistente está associada a artrite oligoarticular de grandes articulações e a encefalopatia sutil, mas não a uma demência franca. A infecção por *Borrelia garinii* só é observada na Europa e pode causar encefalomielite mais pronunciada.

A doença de Lyme aguda que acomete a pele e/ou as articulações é tratada com doxiciclina oral, a não ser que a paciente esteja grávida ou o indivíduo tenha menos de 9 anos de idade.

A amoxicilina e os macrolídeos (azitromicina) são fármacos menos efetivos. A ceftriaxona está indicada para doença aguda na presença de comprometimento do sistema nervoso (meningite, paralisia facial, encefalopatia, radiculoneurite) ou bloqueio cardíaco de terceiro grau. Pode também ser usada para o tratamento de pacientes com artrite que não respondem ao tratamento oral. As cefalosporinas de primeira geração não são ativas contra *B. burgdorferi*. Embora o exantema do eritema migratório possa se assemelhar à celulite causada por estafilococos ou estreptococos, a vancomicina não tem eficácia comprovada para doença de Lyme. (Ver Figura IV-170.)

TRATAMENTO DA BORRELIOSE DE LYME

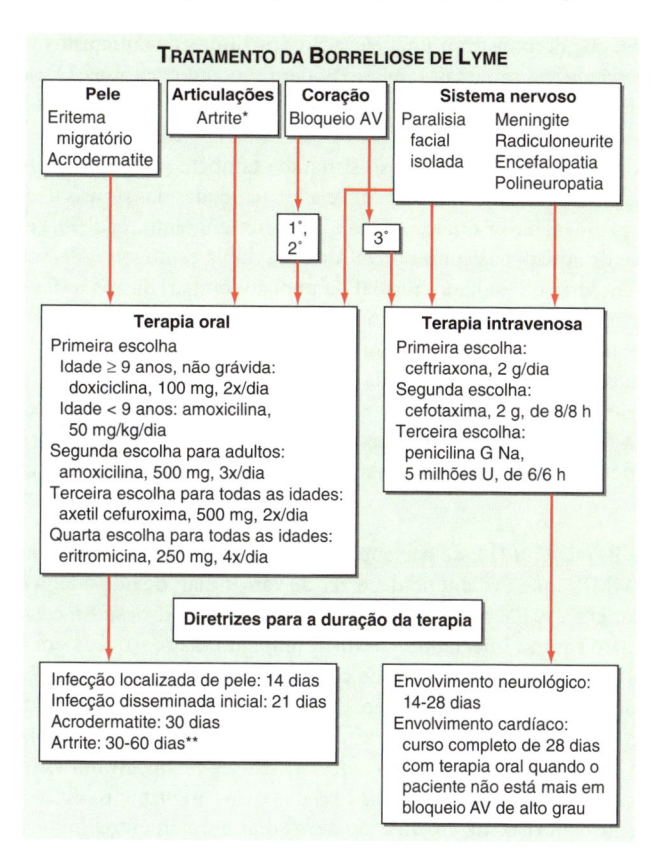

- **Pele**: Eritema migratório, Acrodermatite
- **Articulações**: Artrite*
- **Coração**: Bloqueio AV (1°, 2° → Terapia oral; 3° → Terapia intravenosa)
- **Sistema nervoso**: Paralisia facial isolada → Terapia oral; Meningite, Radiculoneurite, Encefalopatia, Polineuropatia → Terapia intravenosa

Terapia oral
Primeira escolha
Idade ≥ 9 anos, não grávida: doxiciclina, 100 mg, 2x/dia
Idade < 9 anos: amoxicilina, 50 mg/kg/dia
Segunda escolha para adultos: amoxicilina, 500 mg, 3x/dia
Terceira escolha para todas as idades: axetil cefuroxima, 500 mg, 2x/dia
Quarta escolha para todas as idades: eritromicina, 250 mg, 4x/dia

Terapia intravenosa
Primeira escolha: ceftriaxona, 2 g/dia
Segunda escolha: cefotaxima, 2 g, de 8/8 h
Terceira escolha: penicilina G Na, 5 milhões U, de 6/6 h

Diretrizes para a duração da terapia
Infecção localizada de pele: 14 dias
Infecção disseminada inicial: 21 dias
Acrodermatite: 30 dias
Artrite: 30-60 dias**

Envolvimento neurológico: 14-28 dias
Envolvimento cardíaco: curso completo de 28 dias com terapia oral quando o paciente não está mais em bloqueio AV de alto grau

FIGURA IV-170 Algoritmo para o tratamento das várias manifestações iniciais ou tardias da borreliose de Lyme. AV, atrioventricular. *Para artrite, a terapia oral deve ser tentada primeiramente; se a artrite nao responder, terapia intravenosa (IV) deve ser administrada. **Para artrite de Lyme, ceftriaxona IV (2 g, 1x/dia, durante 14-28 dias) tambem é efetiva, e é necessária para uma pequena porcentagem de pacientes; contudo, comparado com o tratamento oral, esse regime é menos conveniente de se administrar, tem mais efeitos colaterais e é mais caro.

IV-171. **A resposta é E.** *(Cap. 211)* Essa vinheta clínica descreve um indivíduo infectado por *Ehrlichia chaffeensis*, o agente etiológico da erliquiose monocítica humana (EMH). Essa riquetsiose é transmitida pela picada de um carrapato de cervo infectado e é mais comum nos estados do Sudeste, centro-sul e médio Atlântico dos EUA. Até abril de 2013, mais de 8.404 casos de infecções por *E. chaffeensis* foram notificadas aos CDC. Contudo, a vigilância prospectiva ativa documentou uma incidência de até 414 casos por 100 mil indivíduos na população. A maioria das infecções por *E. chaffeensis* é detectada nos estados do centro-sul, Sudeste e Atlântico médio, mas também foram reconhecidos casos na Califórnia e em Nova Iorque. Em todos os estágios, o carrapato estrela-solitária (*Amblyomma americanum*) alimenta-se nos cervos de cauda branca, um importante reservatório. Os cães e coiotes também servem como reservatórios e, com frequência, carecem de sinais clínicos. Os pacientes frequentemente relatam picadas e exposições a carrapatos em áreas rurais, particularmente nos meses de maio a julho. A idade mediana dos pacientes com EMH é de 52 anos; entretanto, foram também descritas infecções graves e fatais em crianças. Entre os pacientes com EMH, 60% dão do sexo masculino. O tempo de incubação até o aparecimento dos sintomas de infecção é de cerca de oito dias. Os sintomas mais proeminentes da EMH são inespecíficos e consistem em febre, mal-estar, cefaleias e mialgias. É menos comum a ocorrência de náusea, vômitos, diarreia, tosse, confusão e exantema. A EMH pode ser muito grave, e 62% dos pacientes necessitam de internação, com taxa de mortalidade de aproximadamente 3%. Nos casos graves, podem ocorrer choque séptico, síndrome da angústia respiratória aguda e meningoencefalite. Os achados laboratoriais são úteis para sugerir a possibilidade de EMH. Os achados comuns consistem em linfopenia, neutropenia, trombocitopenia e elevação dos níveis de aminotransferases. A biópsia de medula óssea, quando realizada, demonstra hipercelularidade, e podem ser observados granulomas não caseosos. O diagnóstico de EMH baseia-se na detecção dos ácidos nucleicos de *E. chaffeensis* no sangue periférico por meio de PCR. As mórulas são observadas apenas raramente (menos de 10%) no citoplasma de monócitos em esfregaços do sangue periférico. As amostras de soro pareadas, que demonstram uma elevação dos títulos de anticorpos para > 1:64 durante um período de cerca de três semanas, também podem ser confirmatórias. O tratamento da EMH consiste em doxiciclina por via oral ou intravenosa, que é continuado por 3 a 5 dias após a resolução da febre.

Em casos raros, o lúpus eritematoso sistêmico também pode se manifestar com uma doença fulminante, que pode incluir pancitopenia e anormalidades das provas de função hepática. Entretanto, é mais provável haver um exantema e comprometimento renal, que estão ausentes nesse paciente. O teste de anticorpos contra o DNA de fita dupla e antígenos de Smith não seria útil nesse caso. Tendo em vista o resultado normal da punção lombar, outros testes do LCS provavelmente não estabelecerão o diagnóstico. O exame do LCS é mais comumente realizado para o diagnóstico de encefalites ou meningites virais, como vírus do Nilo ocidental e HSV. A presença de granulomas não caseosos na biópsia de medula óssea é um achado não diagnóstico. No contexto clínico apropriado, eles poderiam ser sugestivos de sarcoidose. Entretanto, a sarcoidose não se manifesta como doença febril fulminante em questão de poucos dias. Além disso, embora a radiografia de tórax possa demonstrar adenopatia hilar e/ou infiltrado pulmonar, isso tampouco é um achado diagnóstico.

IV-172. **A resposta é B.** *(Cap. 211)* Esse paciente apresenta evidências de febre maculosa das Montanhas Rochosas (FMMR), que evoluiu no decorrer de vários dias, devido à falta de seu reconhecimento inicial e tratamento. A FMMR é causada pela infecção por *R. rickettsii* e é transmitida pela picada de um carrapato canino infectado. A FMMR tem sido diagnosticada em 47 estados nos Estados Unidos, mais comumente nos estados do centro-sul e sudeste. Tipicamente, os sintomas começam cerca de uma semana após a inoculação. Os sintomas iniciais são vagos e facilmente diagnosticados de modo incorreto como infecção viral, com predomínio de febre, mialgias, mal-estar e cefaleia. Embora quase todos os pacientes com FMMR desenvolvam um exantema durante a evolução da doença, este só ocorre em apenas 14% dos casos no primeiro dia, e a ausência de exantema em um paciente com risco de FMMR não deve adiar o tratamento. Em torno do terceiro dia, 49% dos indivíduos desenvolvem exantema. A princípio, o exantema é macular e aparece nos punhos e nos tornozelos, propagando-se para acometer os membros e o tronco. Com o passar do tempo, ocorre hemorragia nas máculas, com aspecto petequial. À medida que a doença progride, pode haver desenvolvimento de insuficiência respiratória e manifestações do SNC. Em cerca de 25% dos casos, ocorre encefalite, que se manifesta na forma de confusão e letargia. Outras manifestações podem incluir insuficiência renal, lesão hepática e anemia. O tratamento da FMMR consiste em doxiciclina, 100 mg duas vezes ao dia. O fármaco pode ser administrado por via oral ou intravenosa. Como esse paciente apresenta doença progressiva com comprometimento do SNC, justifica-se sua internação para tratamento, de modo a monitorar qualquer descompensação subsequente na condição do paciente. Se estivesse clinicamente mais estável, o tratamento ambulatorial seria apropriado. O tratamento não deve ser adiado enquanto se aguardam os resultados dos testes sorológicos confirmatórios, visto que os casos de FMMR não tratados são fatais, geralmente dentro de 8 a 15 dias. Deve-se evitar o tratamento com qualquer tipo de sulfonamida, pois esses fármacos são ineficazes e podem agravar a evolução da doença. A ceftriaxona e a vancomicina por via intravenosa são agentes adequados para o tratamento da meningite bacteriana. Embora a meningite bacteriana possa ser considerada nesse paciente com febre, confusão e exantema, a meningococcemia se apresentaria com uma evolução mais fulminante, e o fator de risco do paciente (caminhada em uma área endêmica) torna o diagnóstico de FMMR mais provável.

IV-173. **A resposta é D.** *(Cap. 212)* Esse paciente apresenta sintomas de pneumonia atípica, e o microrganismo etiológico mais comum da pneumonia atípica é *M. pneumoniae*. A pneumonia causada por *Mycoplasma* ocorre no mundo inteiro, sem preferência sazonal específica. *M. pneumoniae* é um microrganismo altamente contagioso, transmitido por gotículas respiratórias. Estima-se que cerca de 80% dos indivíduos dentro de uma mesma família apresentarão a mesma infecção após uma pessoa ser infectada. Ocorrem também surtos de *M. pneumoniae* em ambientes institucionais, incluindo internatos e bases militares. As manifestações clínicas do *M. pneumoniae* tipicamente consistem em faringite, traqueobronquite, sibilos ou síndrome respiratória superior inespecífica. Embora muitas autoridades comumente acreditem que o microrganismo esteja associado à otite média e à miringite bolhosa, existem poucos dados clínicos para sustentar essa afirmativa. Ocorre pneumonia atípica em menos de 15% dos indivíduos infectados por *M. pneumoniae*. Tipicamente, o início da pneumonia é gradual, com sintomas precedentes de infecção das vias aéreas superiores. Ocorre tosse, que é frequentemente intensa, porém tipicamente não produtiva. Em geral, o exame demonstra sibilos ou estertores em cerca de 80% dos pacientes. Os achados radiográficos mais comuns consistem em pneumonia peribrônquica bilateral com aumento da trama intersticial. A consolidação lobar é incomum. O diagnóstico definitivo exige a demonstração dos ácidos nucleicos de *M. pneumoniae* na PCR das secreções respiratórias ou a realização de testes sorológicos. (Ver Quadro IV-173.)

QUADRO IV-173 EXAMES DIAGNÓSTICOS PARA A INFECÇÃO RESPIRATÓRIA POR *MYCOPLASMA PNEUMONIAE*[a]		
Exame	Sensibilidade (%)	Especificidade (%)
Cultura de amostra respiratória	≤ 60	100
PCR respiratória	65-90	90-100
Exames sorológicos[b]	55-100	55-100

[a]Uma combinação de PCR e sorologia é sugerida para diagnóstico de rotina. Se houver suspeita de resistência aos macrolídeos, a cultura do *M. pneumoniae* pode ser útil, proporcionando um isolado para teste de sensibilidade. [b]São recomendadas amostras de soro das fases aguda e convalescente
Abreviação: PCR, reação em cadeia da polimerase.

Todavia, com frequência, os pacientes recebem tratamento empírico, sem a obtenção de um diagnóstico definitivo. Outras causas de pneumonia atípica incluem *C. pneumoniae* e *L. pneumophila*. *C. pneumoniae* causa mais comumente pneumonia em crianças de idade escolar, embora adultos possam se tornar reinfectados. A pneumonia por *Legionella* frequentemente está associada a surtos da doença causados por abastecimentos de água contaminados. Os indivíduos com pneumonia por *Legionella* podem ficar muito doentes e desenvolver insuficiência respiratória. O adenovírus constitui uma causa viral comum de infecção das vias aéreas superiores e tem sido associado a surtos de pneumonia entre recrutas militares. *S. pneumoniae* constitui a causa mais comum de pneumonia adquirida na comunidade, porém manifesta-se geralmente com consolidação lobar ou segmentar na radiografia.

IV-174. **A resposta é D.** *(Cap. 212)* *M. pneumoniae* constitui uma causa comum de pneumonia, que frequentemente ocorre em indivíduos jovens previamente sadios e é, com frequência, tratada de modo empírico com esquemas-padrão de antibióticos para pneumonia adquirida na comunidade. É facilmente transmitido de uma pessoa para outra, e os surtos são comuns em condições de aglomeração, como escolas ou acampamentos. Na maioria dos casos, o paciente apresenta tosse, sem nenhuma anormalidade radiográfica. Na presença de anormalidades radiográficas, observa-se geralmente um padrão difuso de broncopneumonia, sem consolidação lobar. A faringite e a rinite também são comuns. *M. pneumoniae* induz comumente a produção de crioaglutininas, as quais, por sua vez, podem causar anemia hemolítica intravascular mediada por IgM e pelo complemento. A presença de crioaglutininas é específica da infecção por *M. pneumoniae* apenas no contexto de um quadro clínico compatível para a infecção, como no caso desse paciente. As crioaglutininas são mais comuns em crianças. A determinação das crioaglutininas como exame complementar é, em grande parte, de interesse histórico, e sua realização não é atualmente recomendada desde o desenvolvimento do teste de PCR para secreção respiratória. O esfregaço de sangue não revela nenhuma anormalidade, o que contrasta com a anemia hemolítica por IgG ou de tipo quente, onde se observa a presença de esferócitos.

IV-175. **A resposta é C.** *(Cap. 213)* Essa paciente provavelmente apresenta pneumonia causada por *Chlamydia psittaci*. Esse microrganismo constitui uma causa relativamente rara de pneumonia, com apenas cerca de 50 casos confirmados anualmente nos Estados Unidos. Contrariamente à crença comum, o microrganismo não se limita às aves pcitacídeas (papagaios, periquitos, calopsitas, araras), qualquer ave pode ser infectada, incluindo aves domésticas. As infecções são observadas, em sua maioria, em proprietários de aves de estimação, criadores de aves domésticas ou pessoas que trabalham no processamento de aves domésticas, em cujas fábricas ocorreram surtos de pneumonia. A psitacose não tratada tem uma taxa de mortalidade alta, que alcança até 10%. A doença manifesta-se com sintomas inespecíficos de febre, calafrios, mialgias e cefaleia intensa. Os sintomas gastrintestinais com hepatoesplenomegalia também são comuns. Pode ocorrer pneumonia grave exigindo suporte ventilatório, e outras manifestações raras incluem endocardite, miocardite e complicações neurológicas. A ferramenta diagnóstica atual de escolha é o teste de microimunofluorescência, que é um teste sorológico. Qualquer título acima de 1:16 é considerado evidência de exposição à psitacose, e uma elevação de quatro vezes nos títulos em amostras pareadas de soro da fase aguda e convalescente é compatível com psitacose. São também utilizados testes de fixação do complemento. O tratamento de escolha para psitacose consiste em tetraciclina, 250 mg quatro vezes ao dia, por um período mínimo de quatro semanas. Os funcionários de saúde pública devem ser notificados para avaliação de outros trabalhadores na fábrica quanto à doença e limitação da exposição. Embora essa paciente tenha imigrado de uma área endêmica para tuberculose, ela apresentou anteriormente um resultado negativo no PPD, e não houve nenhuma exposição conhecida à tuberculose. A radiografia de tórax revela consolidação difusa, o que não é típico de reativação da tuberculose. A infecção sistêmica por *S. aureus* a partir de um abscesso ou de endocardite poderia se manifestar na forma de insuficiência respiratória relacionada com êmbolos sépticos. Todavia, a radiografia de tórax dessa paciente não é compatível com esse quadro e ela não tem nenhum fator de risco (p. ex., uso de drogas intravenosas, cateter intravenoso de demora) para o desenvolvimento de infecção da corrente sanguínea por *S. aureus. L. pneumophila* está associada a surtos de doença relacionados com contaminação do abastecimento de água ou de ar condicionado. Essa possibilidade deve ser considerada nessa paciente, tendo em vista que outros colegas de trabalho ficaram doentes. Todavia, a hepatoesplenomegalia não é compatível com esse diagnóstico. A *influenza* A também deve ser considerada nessa paciente, porém a época do ano não é compatível com *influenza* sazonal. Em surtos de *influenza* pandêmica, isso seria mais provável.

IV-176. **A resposta é D.** *(Cap. 213)* A infecção congênita por transmissão materna pode levar a graves consequências no recém-nascido; por conseguinte, o pré-natal e o rastreamento para infecção são de suma importância. *C. trachomatis* está associada a até 25% de lactentes expostos que desenvolvem conjuntivite de inclusão. Pode estar também associada à pneumonia e à otite média no recém-nascido. A pneumonia no recém-nascido tem sido associada ao desenvolvimento mais tardio de bronquite e asma. A hidrocefalia pode estar associada à toxoplasmose. A tríade Hutchinson, com dentes de Hutchinson (incisivos superiores chanfrados), ceratite intersticial e surdez secundária ao envolvimento do oitavo nervo craniano, é causada por sífilis congênita. A surdez neurossensorial pode estar associada à exposição congênita à rubéola. O tratamento da infecção por *C. trachomatis* no lactente consiste em eritromicina por via oral.

IV-177. **A resposta é D.** *(Cap. 213)* A uretrite em homens provoca disúria, com ou sem secreção, geralmente sem polaciúria. As causas mais comuns de uretrite em homens incluem *N. gonorrhoeae, C. trachomatis, M. genitalium, U. urealyticum, T. vaginalis,* HSV e, possivelmente, adenovírus. *C. trachomatis* é responsável por 30 a 50% dos casos. O diagnóstico inicial de uretrite em homens inclui testes específicos apenas para *N. gonorrhoeae* e *C. trachomatis*. Os princípios de tratamento da secreção uretral consistem em tratamento para as causas mais comuns de uretrite, com a pressuposição de que o paciente possa não retornar para acompanhamento. Por conseguinte, deve-se administrar um tratamento empírico imediato para gonorreia e infecção por *Chlamydia* com ceftriaxona e azitromicina no dia em que o paciente procura a clínica, e deve-se entrar em contato com parceiros recentes para tratamento. A azitromicina também é efetiva para *M. genitalium.* Se for possível obter pus da uretra, devem-se efetuar culturas para o diagnóstico definitivo e possibilitar o contato pelo departamento de saúde, visto que ambas são doenças notificáveis. Os testes de amplificação de ácido nucleico na urina constituem o substituto aceitável na ausência de pus. É também de importância crítica administrar um tratamento empírico aos contatos sexuais de risco. Se os sintomas não responderem ao tratamento empírico inicial, o paciente deve ser reavaliado quanto à sua adesão ao tratamento, possível reexposição e infecção por *T. vaginalis.*

IV-178. **A resposta é E.** *(Cap. 216)* Os anticorpos contra o HSV-2 não são rotineiramente detectados até a puberdade, um achado compatível com a transmissão sexual típica do vírus. As pesquisas sorológicas sugerem que 15 a 20% dos adultos norte-americanos apresentam infecção pelo HSV-2. Entretanto, apenas 10% fornecem uma história de lesões genitais. A soroprevalência é semelhante ou mais alta na América Central, América do Sul e África. Estudos recentes realizados em clínicas obstétricas na África constataram taxas de soroprevalência de até 70%. Acredita-se que a infecção pelo HSV-2 seja difusa na população geral, em virtude da facilidade de sua transmissão, no estado tanto sintomático quanto assintomático. Por conseguinte, essa doença sexualmente transmissível (DST) é significativamente mais comum em indivíduos que apresentam, com menos frequência, comportamentos de alto risco, em comparação com outras DSTs. O HSV-2 é um fator de risco independente para a aquisição e a transmissão do HIV. O vírion do HIV é liberado das lesões herpéticas, promovendo, dessa maneira, sua transmissão.

IV-179. **A resposta é E.** *(Cap. 216)* O herpes genital primário causado pelo HSV-2 caracteriza-se por febre, cefaleia, mal-estar, linfadenopatia inguinal e lesões genitais difusas de estágio variável. O colo do útero e a uretra estão geralmente acometidos em mulheres. Embora tanto o HSV-2 quanto o HSV-1 possam acometer os órgãos genitais, a taxa de recorrência do HSV-2 é muito mais alta (90% no primeiro ano) que a do HSV-1 (55% no primeiro ano). A taxa de reativação do HSV-2 é muito alta. O aciclovir, o valaciclovir e o fanciclovir mostram-se efetivos para reduzir a duração dos sintomas e as lesões no herpes genital. O tratamento diário crônico pode reduzir a frequência de recidivas em pacientes com reativação frequente. Foi constatado que o valaciclovir diminui a transmissão do HSV-2 entre parceiros sexuais.

IV-180. **A resposta é C.** *(Cap. 216)* A encefalite herpética é responsável por 10 a 20% dos casos esporádicos de encefalite viral nos Estados Unidos. Ocorre mais comumente em pacientes com 5 a 30 anos de idade e com mais de 50 anos. O HSV-1 responde por mais de 95% dos casos, e a maioria dos adultos apresenta evidências clínicas ou sorológicas de infecção mucocutânea pelo HSV-1 antes do aparecimento dos sinais do SNC. A encefalite por HSV caracteriza-se pelo início agudo de febre e sinais neurológicos focais, particularmente no lobo temporal. As anormalidades eletrencefalográficas (EEG) do lobo temporal são comuns. O LCS revela níveis elevados de proteína, pleocitose linfocítica com eritrócitos e nível normal de glicose. A PCR para o HSV no LCS é altamente sensível e específica para o diagnóstico. O tratamento com aciclovir reduz a taxa de mortalidade; entretanto, as sequelas neurológicas são comuns, particularmente em pacientes idosos. É difícil efetuar a diferenciação da encefalite por HSV de outras formas virais. A maioria das autoridades recomenda iniciar o tratamento empírico com aciclovir em todo paciente com suspeita de encefalite enquanto se aguardam a confirmação do diagnóstico ou um de um diagnóstico alternativo. Normalmente, a meningite tuberculosa manifesta-se como meningite basilar, e não como encefalite. A história, os achados clínicos, as anormalidades do EEG e os achados radiológicos tornam improvável a meningite fúngica. Normalmente, são observadas bandas oligoclonais no LCS de pacientes com esclerose múltipla.

IV-181. **A resposta é C.** *(Cap. 217)* A vacina vírus varicela-zóster atualmente disponível, que tem 18 vezes o conteúdo viral da vacina de vírus vivo atenuado usada em crianças, demonstrou ser eficaz para o zóster em pacientes com mais de 60 anos de idade. A vacina diminuiu a incidência de zóster em 51%, a gravidade da doença em 61% e a incidência de neuralgia pós-herpética em 66%. Por conseguinte, o Advisory Committee on Immunization Practices recomendou que seja oferecida essa vacina a indivíduos dessa faixa etária, de modo a reduzir a frequência do zóster e a gravidade da neuralgia pós-herpética. Como se trata de uma vacina de vírus vivo, ela não deve ser administrada a pacientes imunocomprometidos.

IV-182. **A resposta é E.** *(Cap. 217)* As vesículas e pústulas hemorrágicas sobre uma base eritematosa distribuídas em grupos em um dermátomo são típicas da reinfecção pelo vírus varicela-zóster ou "cobreiro". Os pacientes com herpes-zóster beneficiam-se do tratamento antiviral oral, conforme evidenciado pela cicatrização acelerada das lesões e resolução da dor associada ao herpes-zóster com o uso de aciclovir, valaciclovir ou fanciclovir. O valaciclovir e o fanciclovir são superiores ao aciclovir quanto à sua farmacocinética e farmacodinâmica e devem ser usados preferencialmente. O valaciclovir, o profármaco do aciclovir, acelera a cicatrização e a resolução da dor associada ao herpes-zóster mais rapidamente do que o aciclovir. A dose é de 1 g por via oral, três vezes ao dia, durante 5 a 7 dias. O ganciclovir é usado no tratamento da infecção disseminada pelo CMV, e não pelo vírus varicela-zóster. Os outros fármacos são usados no tratamento de infecções bacterianas, como doença de Lyme ou *Rickettsia* (doxiciclina), *Pseudomonas* (piperacilina-tazobactam) ou treponemas (penicilina).

IV-183 e IV-184. As respostas são C e E, respectivamente. *(Cap. 218)* O EBV é a causa da mononucleose infecciosa (MI) com anticorpos heterófilos positivos, caracterizada por febre, dor de garganta, linfadenopatia e linfocitose atípica. O EBV também está associado a diversos tumores humanos, como carcinoma nasofaríngeo, linfoma de Burkitt, doença de Hodgkin e (em pacientes com imunodeficiências) linfoma de células B. A infecção pelo EBV ocorre no mundo inteiro, e mais de 90% dos adultos são soropositivos. Nos países em desenvolvimento, os indivíduos infectados são, em sua maioria, crianças pequenas, e a MI é incomum, ao passo que, nos países mais desenvolvidos, os indivíduos infectados são, em sua maioria, adolescentes ou adultos jovens, e a MI é mais comum. O vírus é transmitido pela saliva contaminada. Os indivíduos soropositivos assintomáticos excretam o vírus na saliva. Nas crianças pequenas, a infecção pelo EBV causa doença leve com dor de garganta. Os adolescentes e adultos jovens desenvolvem MI, conforme descrito na questão, e, com frequência, apresentam esplenomegalia na segunda ou terceira semanas da doença. Em geral, a contagem de leucócitos está elevada e alcança um pico de 10.000 a 20.000/μL durante a segunda ou terceira semanas da doença. A linfocitose é geralmente demonstrável, com mais de 10% de linfócitos atípicos. Pode ocorrer exantema morbiliforme em cerca de 5% dos pacientes como parte da doença aguda. A maioria dos pacientes tratados com ampicilina desenvolve um exantema macular, como mostra a figura; essa erupção não é preditiva de futuras reações adversas às penicilinas. O teste do anticorpo heterófilo é positivo em até 40% dos casos de MI na primeira semana da doença e em até 90% na terceira semana. Se os resultados do teste do anticorpo heterófilo forem negativos, um teste mais dispendioso com anticorpos IgM contra o antígeno do capsídeo viral é mais sensível e específico. Os anticorpos IgG contra o antígeno do capsídeo viral permanecem indefinidamente após a infecção inicial e, portanto, não são úteis para o diagnóstico da doença aguda. O tratamento da MI não complicada consiste em repouso, medidas de suporte e tranquilização. Deve-se evitar a atividade física excessiva durante o primeiro mês, de modo a evitar a ocorrência de traumatismo esplênico. A prednisona não está indicada e pode predispor à infecção secundária. Tem sido utilizada em altas doses quando a MI é complicada por comprometimento das vias aéreas causado por edema faríngeo, anemia hemolítica autoimune, trombocitopenia grave, síndrome hemofagocitária ou outras complicações graves. Os ensaios clínicos controlados realizados mostraram que o aciclovir não tem nenhum impacto significativo sobre a evolução da MI não complicada. Em um estudo, não demonstrou-se qualquer benefício da combinação de prednisona e aciclovir.

IV-185. A resposta é D. *(Cap. 219)* A retinite por CMV, uma infecção comum por CMV em pacientes com HIV, ocorre menos comumente em pacientes submetidos a transplante de órgãos sólidos. O CMV não afeta os pulmões na maioria dos pacientes transplantados se o doador ou o receptor forem soropositivos para CMV antes do transplante. A doença causada por CMV em receptores de transplante desenvolve-se, normalmente, 30 a 90 dias após o procedimento. Ocorre raramente dentro de duas semanas após o transplante. Com frequência, o CMV provoca uma pneumonite, que é clinicamente difícil de diferenciar da rejeição aguda. A infecção prévia por CMV tem sido associada à síndrome de bronquiolite obliterante (rejeição crônica) em receptores de transplante de pulmão. À semelhança do HIV, o trato gastrintestinal é comumente acometido pelo CMV. Para estabelecer o diagnóstico, é necessário efetuar uma endoscopia com biópsia para identificar a presença de células gigantes características, e não a PCR no soro. A síndrome do CMV também é comum em pacientes com transplante de pulmão. A PCR para CMV no soro deve ser efetuada como parte da investigação de todos os casos de febre inespecífica, agravamento da função pulmonar, anormalidades da função hepática ou queda da contagem de leucócitos ocorrendo depois de mais de duas semanas após o transplante.

IV-186. A resposta é A. *(Cap. 219)* Quando o doador do transplante é CMV IgG positivo e o receptor é negativo, existe um risco muito alto de infecção primário por CMV no receptor. Todavia, se o receptor for IgG positivo, o CMV ocorre como reativação da infecção. Quando tanto o doador quanto o receptor são soronegativos, o risco de qualquer infecção por CMV é mais baixo, porém não nulo, visto que o contato com um hospedeiro infectado pode resultar em infecção primária por CMV. Diferentemente de quase todos os outros pacientes submetidos a transplante, muitos doadores e receptores soronegativos não recebem quimioprofilaxia com ganciclovir. Em pacientes CMV IgG-negativos, que receberam transplante de doador CMV IgG-negativo, as transfusões devem ser feitas de doadores CMV IgG-negativos ou com produtos submetidos à filtração dos leucócitos para reduzir o risco de infecção primária por CMV. Ainda não está bem esclarecido se a profilaxia universal ou a terapia preemptiva constituem a conduta preferível em hospedeiros imunocomprometidos CMV-soropositivos. Tanto o ganciclovir quanto o valganciclovir têm sido usados com sucesso para profilaxia e tratamento preemptivo de receptores de transplante. Em um ensaio clínico controlado por placebo, uma vacina de glicoproteína B do CMV reduziu as infecções em 464 mulheres soronegativas para CMV; esse resultado aumenta a possibilidade de que essa vacina experimental reduzirá as infecções congênitas, porém essa abordagem precisa ser validada por estudos adicionais.

IV-187. **A resposta é A.** *(Cap. 219)* O herpes-vírus humano (HHV)-8 ou herpes-vírus associado ao sarcoma de Kaposi (KSHV) infecta os linfócitos B, os macrófagos e as células tanto endoteliais quanto epiteliais e parece exibir uma relação causal com o sarcoma de Kaposi, um subgrupo de linfomas de células B associados às cavidades corporais e relacionados com a Aids (linfomas de derrame primário) e com a doença de Castleman multicêntrica. A infecção pelo HHV-8 é mais comum em partes da África do que nos Estados Unidos. A infecção primária pelo HHV-8 em crianças imunocompetentes pode manifestar-se na forma de febre e exantema maculopapular. Entre indivíduos com imunidade intacta, a infecção assintomática crônica é a regra, e os distúrbios neoplásicos geralmente surgem apenas após imunocomprometimento subsequente. Em pacientes com Aids, o tratamento antirretroviral efetivo tem produzido uma melhora na doença relacionada ao HHV-8. O vírus mostra-se sensível ao ganciclovir, foscarnete e cidofovir, porém não demonstrou-se nenhum benefício clínico nos ensaios clínicos realizados. O carcinoma cervical invasivo tem sido causalmente relacionado com a infecção pelo papilomavírus humano (HPV), e não com o HHV-8.

IV-188. **A resposta é C.** *(Cap. 221)* Nos pacientes imunocomprometidos, a infecção por parvovírus algumas vezes não pode ser eliminada, devido à ausência de função das células T. Como o parvovírus B19 infecta seletivamente os precursores eritroides, a infecção persistente pode resultar em aplasia eritroide prolongada e queda persistente do hematócrito, com baixa contagem ou ausência de reticulócitos. Foi relatada a ocorrência de aplasia eritroide pura na infecção pelo HIV, em doenças linfoproliferativas e após transplante. O perfil do ferro revela uma quantidade adequada de ferro, porém com utilização diminuída. Em geral, o esfregaço de sangue periférico não revela nenhuma anormalidade, a não ser a presença de anemia normocítica e a ausência de reticulócitos. Os testes de anticorpos não são úteis nesse contexto, visto que os pacientes imunocomprometidos não produzem anticorpos adequados contra o vírus. Por conseguinte, a PCR constitui o exame de maior utilidade para o diagnóstico. A biópsia de medula óssea pode ser sugestiva, visto que revelará a ausência de precursores eritroides; todavia, em geral, é adequado realizar um teste menos invasivo como o PCR. O tratamento imediato consiste em transfusão de hemácias, seguida de imunoglobulinas IV, que contêm títulos adequados de anticorpos contra o parvovírus B19.

IV-189. **A resposta é D.** *(Cap. 221)* O diagnóstico mais provável com base na doença antecedente dessa paciente com exantema facial é a infecção por parvovírus. A artropatia é incomum na infecção por parvovírus na infância, mas pode causar artrite simétrica difusa em até 50% dos adultos. Isso corresponde à fase imune da doença, quando são produzidos anticorpos IgM. A síndrome de artropatia é mais comum nas mulheres do que nos homens. A distribuição das articulações acometidas é geralmente simétrica, acometendo, com mais frequência, as pequenas articulações das mãos e, menos comumente, os tornozelos, os joelhos e os punhos. Em certas ocasiões, a artrite persiste por vários meses e pode simular a artrite reumatoide. Pode-se detectar a presença de fator reumatoide no soro. A infecção pelo parvovírus B19V pode desencadear doença reumatoide em alguns pacientes e tem sido associada à artrite idiopática juvenil. A artrite reativa causada por *Chlamydia* ou por vários outros patógenos bacterianos tende a acometer grandes articulações, como as articulações sacroilíacas e a coluna. Algumas vezes, é também acompanhada de uveíte e uretrite. O grande número de articulações acometidas com distribuição simétrica fornece um argumento contra a artropatia por cristais ou séptica.

IV-190. **A resposta é E.** *(Cap. 222)* As vacinas contra papilomavírus humano (HPV) atualmente disponíveis reduzem de modo radical as taxas de infecção e a doença produzida pelos tipos de HPV presentes nas vacinas. Esses produtos são dirigidos contra os tipos de vírus que provocam doença anogenital. Ambas as vacinas consistem em partículas semelhantes ao vírus sem qualquer ácido nucleico viral e, portanto, não são ativas. Até o momento, um produto quadrivalente (Gardasil, Merck) contendo HPV dos tipos 6, 11, 16 e 18 e um produto bivalente (Cervarix, GlaxoSmithKline) contendo HPV dos tipos 16 e 18 foram aprovados nos Estados Unidos. Os HPV dos tipos 6 e 11 causam 90% das verrugas anogenitais, enquanto os tipos 16 e 18 são responsáveis por 70% dos casos de câncer cervical. A eficácia das vacinas tem variado de acordo com as características imunológicas e virológicas das populações estudadas em condições basais e de acordo com os desfechos avaliados. Entre as participantes do estudo que não estavam infectadas em condições basais por um tipo de vírus específico contido na vacina e que aderiram ao protocolo do estudo, as taxas de eficácia das vacinas ultrapassaram regularmente 90%, com base nas medidas de infecção e doença causadas pelo tipo específico de vírus. As participantes do estudo que já estavam infectadas em condições basais por um tipo de vírus específico contido na vacina não se beneficiaram da vacinação contra esse tipo, mas podem beneficiar-se da vacinação contra outros tipos de vírus contidos na preparação da vacina. Por conseguinte, as vacinas contra HPV disponíveis possuem efeitos profiláticos potentes, porém carecem de efeitos terapêuticos. O Advisory Committee for Immunization dos CDC recomenda a administração da vacina HPV quadrivalente a todos os meninos e meninas de 11 a 12 anos de idade, bem como a meninos/homens e meninas/mulheres de 13 a 26 anos de idade que não foram anteriormente vacinados ou que não completaram toda a série. Para as mulheres, o esfregaço de Papanicolaou (Pap) e o rastreamento para HPV DNA não são recomendados antes da vacinação. Depois da administração da vacina, recomenda-se o teste de Papanicolaou para detectar a doença causada por outros tipos de HPV oncogênicos. Como 30% dos cânceres cervicais são causados por tipos de HPV não contidos nas vacinas, atualmente não se recomenda nenhuma modificação nos programas de rastreamento para câncer cervical. Estudos em andamento estão examinando uma autoavaliação com teste para HPV de modo a substituir muitos exames de Papanicolaou em pacientes sem qualquer evidência de infecção cervical. Estudos recentes implicaram o HPV em algumas formas de carcinoma de células escamosas da orofaringe. A utilidade das vacinas atuais na prevenção desses cânceres ainda não é conhecida.

IV-191. **A resposta é D.** *(Cap. 223)* Essa paciente apresenta sintomas de resfriado comum, com doença autolimitada caracterizada por rinorreia e dor de garganta. Os vírus mais comuns que causam o resfriado comum são os rinovírus, responsáveis por até 50% dos casos de resfriado comum. Os rinovírus são pequenos vírus de RNA de fita simples da família Picornaviridae. Existem três espécies genéticas de rinovírus, com 102 sorotipos identificados. Os rinovírus crescem preferencialmente na temperatura das cavidades nasais (33 a 34°C), e não em na temperatura existente nas vias aéreas inferiores (37°C). Embora as infecções por rinovírus ocorram durante todo ano, existem picos sazonais da infecção no início do outono e na primavera nos climas temperados. De modo global, as taxas de infecção por rinovírus são maiores em lactentes e em crianças pequenas e diminuem com a idade. O vírus é mais frequentemente introduzido nas famílias por crianças pequenas de idade pré-escolar ou escolar. Após a infecção do caso-índice, ocorrem infecções secundárias em outros membros da família em 25 a 70% dos casos. Os rinovírus propagam-se por contato direto com secreções infectadas, que podem ocorrer por gotículas expelidas das vias aéreas ou por contato das mãos. O vírus também pode ser transmitido por aerossóis de partículas grandes ou pequenas. Por fim, o vírus pode ser isolado de superfícies de plástico dentro de 1 a 3 horas após a inoculação, levantando a possibilidade de que o vírus também possa ser transmitido por meio de contato ambiental.

IV-192. **A resposta é C.** *(Cap. 223)* As doenças respiratórias virais agudas constituem as doenças mais comuns no mundo inteiro, e uma ampla variedade de vírus tem sido implicada como agentes etiológicos. Os rinovírus são os vírus mais comuns que causam resfriado comum e são detectados em cerca de 50% dos casos. Os coronavírus constituem os segundos vírus isolados com mais frequência. Esses últimos são mais comuns no final do outono, no inverno e no início da primavera, principalmente quando os rinovírus são menos ativos. Os adenovírus representam outra causa de resfriado comum em crianças, embora esse vírus seja incomum em adultos, com exceção de surtos em indivíduos que residem em alojamentos fechados, como os recrutas militares. Embora o vírus sincicial respiratório humano caracteristicamente provoque pneumonia e bronquiolite em crianças pequenas, o vírus pode causar resfriado comum e faringite em adultos. O vírus parainfluenza é outro vírus classicamente associado ao crupe em crianças, mas que provoca resfriado comum em adultos. Os enterovírus causam com mais frequência uma doença febril indiferenciada.

IV-193. **A resposta é A.** *(Cap. 223)* Os vírus comuns que causam infecções respiratórias frequentemente provocam síndromes clínicas associadas específicas. Os rinovírus são principalmente responsáveis pelo resfriado comum. Os coronavírus também estão comumente associados ao resfriado. Entretanto, em 2002 e 2003, houve um surto de doença associada ao coronavírus que começou na China e propagou-se para 28 países da Ásia, Europa e Américas do Norte e do Sul. Essa doença foi denominada síndrome respiratória aguda grave (SRAG) e causou doença grave das vias aéreas inferiores e síndrome da angústia respiratória aguda. De modo global, a taxa de mortalidade foi de 9,5%. O vírus sincicial respiratório humano (HRSV) é o principal agente responsável por doenças das vias aéreas inferiores e por bronquiolite em lactentes e em crianças pequenas. Outro vírus associado principalmente à doença em crianças é o vírus parainfluenza. Esse vírus representa uma causa frequente de crupe em crianças pequenas, que se caracteriza por doença febril, com tosse em latido e estridor. Com frequência, o adenovírus causa uma doença febril, com resfriado comum e faringite em crianças. Nos adultos, esse vírus está associado a surtos de doença respiratória em recrutas militares. O HSV está associado à gengivoestomatite em crianças e à faringotonsilite em adultos.

IV-194. **A resposta é C.** *(Cap. 223)* Nos lactentes, o HRSV está frequentemente associado a infecções das vias aéreas inferiores em 25 a 40% das infecções. Pode manifestar-se na forma de pneumonia, traqueobronquite ou bronquiolite. Nos casos de infecções das vias aéreas inferiores, é comum a ocorrência de taquipneia, sibilos e hipoxemia, que podem progredir para a insuficiência respiratória. O tratamento é principalmente de suporte, com hidratação, aspiração das secreções e administração de oxigênio umidificado. Também são utilizados broncodilatadores para o tratamento dos sibilos e do broncospasmo. Nos casos mais graves, demonstrou-se que a ribavirina em aerossol melhora modestamente o tempo de resolução da doença respiratória. A American Academy of Pediatrics declarou que a ribavirina em aerossol "pode ser considerada" para lactentes que estão gravemente doentes ou que apresentam alto risco de complicações, incluindo pacientes com displasia broncopulmonar, aqueles com cardiopatia congênita ou os que estão imunossuprimidos. Todavia, o uso de imunoglobulina intravenosa padrão ou de imunoglobulina específica contra o HRSV não demonstrou ter nenhum benefício.

IV-195. **A resposta é E.** *(Cap. 224)* As cepas pandêmicas de *influenza* emergem por redistribuição genética de segmentos de RNA entre vírus que acometem diferentes espécies, incluindo seres humanos, suínos e aves. Esse processo é também denominada grande variação antigênica (*antigenic shift*), durante o qual uma nova cepa de *influenza* emerge contra a qual um número muito pequeno de indivíduos tem imunidade. A grande variação antigênica o só ocorre com o influenzavírus A, visto que é o único que cruza entre espécies. A pequena variação antigênica (*antigenic drift*) resulta de mutações pontuais nas proteínas hemaglutinina e/ou neuraminidase. A pequena variação antigênica ocorre com frequência e é responsável pelos surtos interpandêmicos de *influenza*.

IV-196. **A resposta é A.** *(Cap. 224, www.cdc.gov/flu/)* Essa paciente apresenta uma doença semelhante à *influenza* durante a estação típica da gripe. As práticas hospitalares de controle de infecções nesse contexto consistem no tratamento de todos os pacientes que apresentam doença semelhante à *influenza* como se tivessem *influenza*, até que se prove o contrário. Isso inclui a instituição de precauções contra gotículas, de modo a evitar a propagação para outros indivíduos, bem como a realização de teste para confirmar o diagnóstico de *influenza*. Isso é mais comumente efetuado com *swab* nasofaríngeo, mas também pode ser obtido com *swab* de garganta, amostras de escarro, aspirado nasotraqueal ou amostras broncoscópicas, quando disponíveis. Se o diagnóstico de *influenza* for confirmado, é importante avaliar os contatos domiciliares íntimos, que podem ser candidatos à quimioprofilaxia contra *influenza*, particularmente indivíduos que podem correr alto risco de complicações da infecção pelo influenzavírus. Esse grupo inclui crianças com menos de 4 anos de idade, gestantes, indivíduos a partir dos 65 anos, indivíduos com doença cardíaca ou pulmonar, indivíduos com sistema imune anormal e pacientes com doenças metabólicas crônicas ou com doença renal.

No que concerne ao tratamento, deve-se administrar evidentemente oxigênio aos indivíduos que apresentam hipoxemia. Devem-se administrar também outros cuidados de suporte apropriados, incluindo líquidos intravenosos e suporte respiratório para o controle das secreções. Em geral, demonstrou-se que o tratamento com agentes antivirais diminui a duração dos sintomas em 1 a 1,5 dia quando iniciado nas primeiras 48 horas após o aparecimento dos sintomas. Entretanto, os CDC recomendam o tratamento com agentes antivirais o mais cedo possível em pacientes internados com pneumonia grave. Algumas evidências indicam que o uso de terapia antiviral pode ser efetivo para diminuir as taxas de morbidade e de mortalidade em indivíduos hospitalizados com pneumonia grave, mesmo quando esses fármacos são administrados mais de 48 horas após o início dos sintomas. Os inibidores da neuraminidase constituem a classe preferida de agentes antivirais, visto que são eficazes contra a *influenza* tanto A quanto B. Além disso, a resistência é muito menor entre essa classe de fármacos. Os inibidores da neuraminidase incluem o zanamivir, o oseltamivir e o peramivir. Desses, o oseltamivir é mais comumente usado, visto que é um medicamento oral com efeitos colaterais limitados. O zanamivir é administrado por inalação e pode causar broncoconstrição em indivíduos com asma. Atualmente, o peramivir é um fármaco em fase de pesquisa, que é administrado por via intravenosa.

Os agentes da adamantina incluem a amantadina e a rimantadina. Esses fármacos não têm nenhuma eficácia contra a *influenza* B, e, na América do Norte, as cepas H3N2 do influenzavírus A exibem um alto grau de resistência (> 90%). É importante conhecer os padrões de resistência aos agentes antivirais durante a estação da *influenza* local. Atualmente, os CDC não recomendam a amantadina como tratamento de primeira linha para a *influenza* grave. A terapia antibacteriana deve ser reservada para indivíduos com suspeita de complicações bacterianas da *influenza*.

IV-197. **A resposta é D.** *(Cap. 224)* As infecções pelo influenzavírus são, em sua maioria, clinicamente leves e autolimitadas. O tratamento com antitussígenos e analgésicos, como o paracetamol, de venda livre é frequentemente adequado. Os pacientes com menos de 18 anos de idade correm risco de desenvolver a síndrome de Reye se forem expostos a salicilatos, como ácido acetilsalicílico. Os inibidores da neuraminidase, oseltamivir e zanamivir, possuem atividade contra a *influenza* A e B. Podem ser utilizados dentro de dois dias após o aparecimento dos sintomas, e foi demonstrado que eles reduzem a duração dos sintomas em um dia ou dois. Essa paciente teve sintomas por mais de 48 horas; por conseguinte, nenhum desses fármacos provavelmente será efetivo. A história de asma da paciente constitui uma contraindicação adicional para o zanamivir, visto que esse fármaco pode precipitar broncospasmo. Os inibidores M2, amantadina e rimantadina, possuem atividade apenas contra o influenzavírus A. Entretanto, desde 2005, mais de 90% dos vírus A/H3N2 isolados demonstraram ter resistência à amantadina, e esses fármacos não são mais recomendados para uso na *influenza* A.

IV-198. **A resposta é B.** *(Cap. 224, http://www.cdc.gov/flu/about/qa/nasalspray.htm)* A principal medida de saúde pública para a prevenção da *influenza* é a vacinação. Dispõe-se de vacinas de vírus inativados (mortos), que são produzidas a partir de isolados de influenzavírus A e B que circularam nas últimas estações de *influenza* e que se espera que circularão na próxima estação. Com as vacinas inativadas, espera-se uma proteção de 50 a 80% contra a *influenza* se o vírus da vacina e os vírus circulantes no momento forem estreitamente relacionados. As vacinas inativadas disponíveis são altamente purificadas e estão associadas a poucas reações. Até 5% dos indivíduos vacinados apresentam febre baixa e sintomas sistêmicos leves dentro de 8 a 24 horas após a vacinação, e até um terço desenvolve eritema ou hipersensibilidade leves no local de aplicação da vacina. Embora a vacina *influenza* suína de 1976 pareça ter sido associada a um aumento da frequência da síndrome de Guillain-Barré, isso não ocorreu com as vacinas *influenza* administradas desde 1976. Algumas exceções possíveis foram observadas durante as estações de *influenza* de 1992 a 1993 e 1993 a 1994, quando pode ter ocorrido um risco excessivo dessa síndrome (ligeiramente mais de um caso por milhão de pessoas vacinadas). Estudos de vacinação em larga escala com a vacina H1N1 da pandemia de 2009 também sugeriram um possível risco aumentado de síndrome de Guillain-Barré (um caso por milhão de vacinas). Entretanto, o risco geral à saúde após a *influenza* supera substancialmente o risco potencial associado à vacinação. As vacinas *influenza* inativadas são menos imunogênicas nos indivíduos idosos. Uma vacina trivalente de dose mais alta, contendo 60 μg de cada antígeno, e uma vacina trivalente com dose menor e administrada por via intradérmica, contendo 9 μg de cada antígeno, foram aprovadas para uso em indivíduos com mais de 65 anos de idade e indivíduos com 18 a 64 anos, respectivamente.

As vacinas *influenza* discutidas anteriormente são produzidas em ovos e não devem ser administradas a pessoas com hipersensibilidade verdadeira a ovos. Para essa situação, foi aprovada uma vacina sem o uso de ovos produzida em células por meio de técnicas de DNA recombinante (Flublok; Protein Sciences Corporation, Meriden, CT). Há uma pesquisa ativa para o desenvolvimento de vacinas com ampla atividade contra subtipos antigenicamente distintos ("vacinas *influenza* universais").

No passado, o U.S. Public Health Service recomendava a vacinação contra *influenza* para determinados grupos com alto risco de desenvolver complicações da *influenza*, com base na sua idade, na presença de doença subjacente ou contatos próximos. Embora esses indivíduos continuem sendo o foco dos programas de vacinação, as recomendações ampliaram-se cada vez mais, e a imunização de toda a população acima de 6 meses de idade tem sido recomendada desde 2010 a 2011. Essa ampliação das recomendações reflete o reconhecimento crescente de fatores de risco até então desconsiderados (p. ex., obesidade, condições pós-parto e influências raciais ou étnicas), bem como o reconhecimento da necessidade do uso mais disseminado da vacina para o controle da *influenza*. As vacinas inativadas podem ser administradas com segurança a pacientes imunocomprometidos. A vacinação contra *influenza* não está associada a exacerbações de doenças crônicas do sistema nervoso, como a esclerose múltipla. A vacina deve ser administrada no início do outono, antes da ocorrência dos surtos de *influenza* e, em seguida, deve ser repetida anualmente para manter a imunidade contra a maioria das cepas do influenzavírus que circulam no momento.

IV-199. **A resposta é C.** *(Cap. 226)* O HIV é transmitido principalmente por contato sexual (tanto heterossexuais quanto homossexuais masculinas), pelo sangue e hemocomponentes, e por mães infectadas a seus filhos no período intraparto e perinatal ou por meio do aleitamento materno. Depois de mais de 30 anos de experiência e observações com relação a outras modalidades potenciais de transmissão, não há evidências de que o HIV seja transmitido por contato casual ou que o vírus possa ser propagado por insetos, como picada de mosquito. A infecção pelo HIV é predominantemente uma infecção sexualmente transmissível (IST) no mundo inteiro. Sem dúvida alguma, o mecanismo mais comum de infecção, particularmente nos países em desenvolvimento, é a transmissão heterossexual, embora em muitos países ocidentais tenha ocorrido uma recrudescência da transmissão homossexual masculina. Embora uma ampla variedade de fatores, incluindo carga viral e presença de doenças genitais ulcerativas, influencie a eficiência da transmissão heterossexual do HIV, essa transmissão é geralmente ineficiente. Uma revisão sistemática recente constatou um baixo risco por evento (ato sexual) de transmissão heterossexual na ausência de antirretrovirais: 0,04% para transmissão da mulher para o homem e 0,08% para a transmissão do homem para a mulher durante a relação sexual vaginal na ausência de terapia antirretroviral ou do uso de preservativo. Entre vários cofatores examinados em estudos de transmissão heterossexual do HIV, a presença de outras IST tem sido fortemente associada à transmissão do HIV. Nesse aspecto, existe uma estreita associação entre ulcerações genitais e transmissão, devido à suscetibilidade à infecção e à infectividade. A quantidade de HIV-1 no plasma constitui um importante determinante no risco de transmissão do HIV-1. Em uma coorte de casais heterossexuais em Uganda, discordantes para a infecção pelo HIV e sem terapia antirretroviral, o nível sérico médio de HIV RNA foi significativamente mais alto entre indivíduos infectados pelo HIV cujos parceiros tiveram soroconversão, em comparação com aqueles cujos parceiros não apresentaram soroconversão. Na verdade, a transmissão foi rara quando o parceiro infectado apresentou um nível plasmático < 1.700 cópias de HIV RNA por mililitro, mesmo na presença de doença ulcerativa genital. (Ver Quadro IV-199.)

QUADRO IV-199 PROBABILIDADE ESTIMADA POR EVENTO DE ADQUIRIR HIV DE UMA FONTE INFECTADA, CONFORME A EXPOSIÇÃO

Tipo de exposição	Risco por 10.000 exposições
Parenterais	
Transfusões sanguíneas	9.250
Compartilhamento de agulhas durante uso de drogas injetáveis	63
Percutânea (picada de agulha)	23
Sexual	
Sexo anal receptivo	138
Sexo anal insertivo	11
Sexo receptivo peniano-vaginal	8
Sexo insertivo peniano-vaginal	4
Sexo oral receptivo	Baixo
Sexo oral insertivo	Baixo
Outros[a]	
Mordedura	Insignificante
Cuspida	Insignificante
Dispersão de fluidos corporais (incluindo sêmen ou saliva)	Insignificante
Compartilhamento de brinquedos sexuais	Insignificante

[a]A transmissão de HIV por meio dessas vias de exposição é tecnicamente possível, mas é improvável e não está bem documentada.
Fonte: CDC, www.cdc.gov/hiv/policies/law/risk.html; P Patel: *Aids* 28:1509, 2014.

IV-200. **A resposta é E.** *(Cap. 226)* Ocorrem problemas dermatológicos em mais de 90% dos pacientes com infecção pelo HIV. A dermatite seborreica constitui, talvez, a erupção cutânea mais comum em pacientes com HIV, acometendo 50% dos pacientes. A prevalência aumenta com o declínio da contagem de células T CD4+. A erupção cutânea acomete o couro cabeludo e a face, tendo a aparência descrita no paciente deste caso. A terapia consiste em tratamento tópico padrão, embora se acrescente frequentemente um antifúngico tópico, devido à infecção concomitante por *Pityrosporum*. A reativação do herpes-zóster é dolorosa e acomete dermátomos, com progressão de pápulas para vesículas e pequenas pústulas, com formação subsequente de crostas. O molusco contagioso tipicamente aparece na forma de uma ou numerosas pequenas pápulas peroladas umbilicadas assintomáticas, que ocorrem em qualquer parte do corpo. Podem representar um problema cosmético significativo para pacientes com Aids. A psoríase não é mais comum em pacientes com infecção pelo HIV, mas pode ser mais grave e generalizada. É raro que acometa apenas a face. O sarcoma de Kaposi deve-se à coinfecção por HHV-8 em pacientes com HIV/Aids. Normalmente manifesta-se na forma de mais de uma lesão nodular indolor vermelho-púrpura em qualquer parte do corpo.

IV-201. **A resposta é C.** *(Cap. 226)* O risco citado de transmissão do HIV por meio de picada de agulha é de 0,3%. Esse risco pode ser reduzido para menos de 0,1% se o profissional de saúde exposto for tratado com terapia antirretroviral dentro de 24 horas. O risco de transmissão tende a ser altamente variável, de acordo com diversos fatores. As picadas com agulha de grande calibre cujo sangue do paciente infectado é visível representam um maior risco, bem como a punção dos tecidos profundos do profissional de saúde. O grau de controle virológico do paciente geralmente é também considerado crítico. Os pacientes com cargas virais < 1.500/mL têm uma probabilidade consideravelmente menor de transmitir o vírus por uma picada de agulha do que os que apresentam altas cargas virais. Uma extrapolação disso é o fato de que, durante a infecção pelo HIV nas fases aguda e terminal, as cargas virais são extremamente altas, e o contágio por uma picada de agulha tende a ser muito maior. Além disso, na doença de estágio terminal, predominam as formas virais virulentas, o que pode aumentar ainda mais o risco. Cada uma dessas variáveis precisa ser avaliada rapidamente após uma picada de agulha acidental de alto risco. A terapia antirretroviral (TARV) é efetiva na prevenção da transmissão do HIV por picadas de agulha se for administrada antes que o RNA viral seja incorporado ao genoma do hospedeiro na forma de DNA pró-viral. Acredita-se que esse processo ocorra dentro de aproximadamente 48 horas; todavia, na melhor das circunstâncias, a TARV deve ser administrada dentro de 1 hora após uma picada de agulha. Com frequência, as circunstâncias são obscuras e a disponibilidade de informações essenciais, como carga viral, história de resistência do vírus e até mesmo estado sorológico do paciente para o HIV, é muito variável; por conseguinte, é imperativo que, após uma picada de agulha, o profissional de saúde tenha uma consulta urgente com um especialista em HIV e/ou saúde ocupacional. (Deve-se considerar também a transmissão da hepatite B e da hepatite C.)

IV-202. **A resposta é E.** *(Cap. 226)* O uso do abacavir está associado a uma reação de hipersensibilidade potencialmente grave em cerca de 5% dos pacientes. Existe provavelmente um componente genético, em que o HLA-B*5701 constitui um fator de risco significativo para a síndrome de hipersensibilidade. Os sintomas, que geralmente aparecem dentro de duas semanas após o início da terapia, mas que podem levar mais de 6 semanas para surgir, consistem em febre, erupção maculopapular, fadiga, mal-estar, sintomas gastrintestinais e/ou dispneia. Quando há suspeita do diagnóstico, o fármaco deve ser interrompido e nunca deve ser novamente administrado, visto que uma reexposição pode ser fatal. Por esse motivo, tanto o diagnóstico quanto a educação do paciente após o estabelecimento do diagnóstico devem ser feitos de modo minucioso e com cuidado. É importante assinalar que dois comprimidos de combinação disponíveis contêm abacavir (Epzicom e Trizivir), de modo que os pacientes precisam saber que eles também devem ser evitados. A anemia de Fanconi é um distúrbio raro associado ao tenofovir. A zidovudina provoca anemia e, algumas vezes, granulocitopenia. A estavudina e outros inibidores nucleosídeos da transcriptase reversa estão associados à lipoatrofia da face e das pernas.

IV-203. **A resposta é B.** *(Cap. 226)* A colite causada por CMV deve ser considerada em pacientes com Aids que apresentam contagens de linfócitos CD4+ < 50/μL, febre e diarreia. A diarreia é, com frequência, sanguinolenta, mas pode ser aquosa. A avaliação inicial frequentemente inclui exames de fezes para descartar a possibilidade de outros parasitas ou bactérias como causas de diarreia em pacientes com Aids. Um painel-padrão incluirá alguns ou todos os seguintes exames, dependendo dos dados epidemiológicos e de história : antígeno fecal de *C. difficile*, coprocultura, coprocultura para *Mycobacterium avium intracellulare*, exame parasitológico e colorações especiais para *Cryptosporidium*, *Isospora*, *Cyclospora* e *Microsporidium*. Não existe nenhum exame fecal ou sérico que seja útil para a avaliação da colite por CMV em pacientes infectados pelo HIV. Um resultado CMV IgG-positivo constitui tão-somente um marcador de infecção prévia. Se o resultado desse teste for negativo, a probabilidade pré-teste de desenvolver infecção ativa pelo CMV diminui substancialmente. A PCR para o CMV no soro adquiriu utilidade em pacientes submetidos a transplante de órgãos sólidos e transplante de medula óssea para acompanhar a resposta ao tratamento da infecção invasiva por CMV. Todavia, nos pacientes infectados pelo HIV, a viremia do CMV não exibe uma correlação precisa com a colite. Além disso, como o CMV é um herpes-vírus latente lítico, uma PCR positiva no soro não indica doença, a não ser que a amostra seja coletada no contexto clínico correto, o qual não existe na presença de infecção pelo HIV. A histologia do colon mostra-se sensível e específica para o diagnóstico de colite por CMV, e a detecção de corpúsculos de inclusão em grandes células é diagnóstica.

IV-204. **A resposta é C.** *(Cap. 226)* A síndrome inflamatória de reconstituição imune (SIRI) é comumente observada após o início da TARV em pacientes com Aids e infecção oportunista (IO) concomitante. Trata-se de uma síndrome em que uma IO previamente reconhecida agrava-se após a TARV, apesar de um período inicial de melhora após tratamento-padrão para a infecção específica; ou em que uma IO previamente não reconhecida manifesta-se após o início da TARV. Esta última situação ocorre presumivelmente quando as células imunes se tornam reativadas e reconhecem a presença de um patógeno que se disseminou na ausência de uma resposta adequada das células T, permanecendo o paciente subclínico antes da TARV. Muitos patógenos oportunistas comportam-se dessa maneira, porém *Cryptococcus*, *Mycobacterium tuberculosis* e o complexo *Mycobacterium avium* (MAI/MAC) têm maior probabilidade de estarem associados à SIRI. Os fatores de risco para a SIRI incluem contagem de linfócitos CD4+ < 50/µL por ocasião da instituição da TARV, início da TARV dentro de dois meses após iniciar o tratamento para a IO, resposta virológica adequada à TARV e aumento da contagem de linfócitos CD4+ como resultado da TARV. A SIRI pode representar um desafio em termos de diagnóstico e é muito diversa na sua apresentação clínica e gravidade. Dependendo do sistema orgânico e do patógeno envolvidos, é preciso considerar uma IO resistente a fármacos ou uma nova IO, exigindo, algumas vezes, biópsias invasivas e culturas. Neste caso, a superposição do envolvimento orgânico com a apresentação original, a baixa probabilidade de resistência do MAI a fármacos e o momento de desenvolvimento da síndrome favorecem a SIRI. O tratamento consiste em anti-inflamatórios não esteroides e, algumas vezes, glicocorticoides. O tratamento da IO é continuado, e todos os esforços são aplicados para continuar também a TARV, exceto nas circunstâncias clínicas mais graves.

IV-205. **A resposta é B.** *(Cap. 226)* Atualmente, as diretrizes dos CDC recomendam que todos os adultos efetuem um teste para HIV, com disponibilidade de um processo de opção de recusa pelo paciente, em lugar de um consentimento informado. A base disso é que cerca de 25% de 1 milhão de norte-americanos infectados pelo HIV desconhecem seu estado de infecção; além disso, dispõe-se de tratamento para a infecção pelo HIV que aumenta o tempo de sobrevida do indivíduo e diminui a transmissão do vírus; e, por fim, foi constatado que o teste para HIV exibe uma correlação com uma diminuição dos comportamentos de risco. A análise de custo-benefício sugeriu que essa abordagem tem vantagens, em comparação com as abordagens atuais que direcionam o rastreamento para as populações de alto risco. O aconselhamento pré-teste é desejável, mas nem sempre incluído no processo de teste, de modo que o médico deve fornecer ao indivíduo uma certa preparação para um resultado positivo. Se o diagnóstico for estabelecido, os sistemas de apoio devem ser ativados, podendo incluir enfermeiros treinados, assistentes sociais ou centros de apoio da comunidade.

IV-206. **A resposta é A.** *(Cap. 226)* Essa paciente tem mais provavelmente encefalopatia por HIV de gravidade moderada. Outras condições neurológicas associadas ao HIV podem ser consideradas em uma ampla investigação inicial, porém a contagem de células CD4+ razoavelmente alta, ausência de déficits focais e ausência de lesões expansivas no exame de imagem de alta resolução do cérebro tornam menos provável a presença de toxoplasmose, tuberculoma do SNC, leucoencefalopatia multifocal progressiva (LEMP) ou linfoma do SNC. A terapia antirretroviral altamente ativa imediata constitui o tratamento de escolha para a encefalopatia pelo HIV, e essa paciente necessita desse tratamento, apesar da contagem de linfócitos CD4+, colocando-a em uma zona cinzenta de acordo com as diretrizes atuais sobre a iniciação do tratamento. Não há necessidade de punção lombar para VDRL, visto que o teste da RPR no soro é um teste de rastreamento muito adequado para qualquer tipo de sífilis; a detecção do vírus JC no LCS sugeriria LEMP, porém essa probabilidade pré-teste é baixa, visto que esse vírus geralmente acomete pacientes com baixas contagens de células T CD4+. O antígeno criptocócico sérico tem uma característica de excelente desempenho, porém existe poucos motivos para suspeitar de meningite criptocócica na ausência de cefaleia ou elevação da pressão intracraniana.

IV-207. **A resposta é D.** *(Cap. 226)* O indinavir é o único agente que provoca nefrolitíase. Os inibidores nucleosídeos da transcriptase reversa, particularmente a estavudina e a didanosina (d4T e ddI), estão associados à toxicidade mitocondrial e pancreatite. A nevirapina pode causar necrose hepática em mulheres, particularmente com contagem de linfócitos CD4+ > 350/µL. O efavirenz, um agente comumente usado, provoca transtornos de sonhos, que geralmente, mas nem sempre, regridem depois do primeiro mês de tratamento. Tanto o indinavir quanto o atazanavir provocam hiperbilirrubinemia indireta benigna, que lembra a síndrome de Gilbert.

IV-208. **A resposta é D.** *(Cap. 226)* *Isospora* e *Cryptosporidium* causam uma doença clínica muito semelhante em pacientes com Aids, que inclui desde diarreia aquosa intermitente de resolução espontânea, com cólicas abdominais e, algumas vezes, náuseas, até um quadro potencialmente fatal semelhante ao cólera nos hospedeiros mais imunocomprometidos. *Cryptosporidium* pode causar doença biliar e pode levar ao desenvolvimento de colangite. *Isospora* limita-se ao lúmen intestinal. *Cryptosporidium* nem sempre é uma infecção oportunista e tem produzido surtos disseminados na comunidade. *Isospora* não é observada em hospedeiros imunocompetentes. Por fim, o tratamento para a infecção por *Isospora* é geralmente bem-sucedido. De fato, essa infecção raramente é observada nos países desenvolvidos, visto que o sulfametoxazol-trimetoprima, que é comumente usado para profilaxia contra *Pneumocystis*, tende a erradicar *Isospora*. Por outro lado, a criptosporidiose é muito difícil de curar, e as intervenções são controversas. Alguns médicos preferem a nitazoxanida, porém as taxas de cura são medíocres, e a reconstituição imune com TARV é, em última análise, fundamental para curar a doença gastrintestinal.

IV-209. **A resposta é D.** *(Cap. 226)* Deve-se suspeitar de infecção aguda pelo HIV em todo indivíduo de risco que apresenta uma doença semelhante à mononucleose; é diagnosticada por uma PCR do RNA plasmático positiva. Tipicamente,, os pacientes ainda não produziram anticorpos suficientes contra o vírus para ter um resultado positivo no imunoensaio enzimático (EIA), e o diagnóstico de HIV não é geralmente obtido se esse teste for realizado nos primeiros dois meses após a aquisição do HIV. Os médicos ficam tentados a solicitar uma PCR ultrassensível, porém esse teste só diminui a especificidade (resultados falso-positivos são possíveis, com detecção de níveis muito baixos de HIV, devido à contaminação cruzada no laboratório), sem nenhum outro benefício. Tipicamente, observa-se uma quantidade maciça do vírus HIV no plasma durante a infecção aguda, e o ensaio ultrassensível nunca é necessário para a detecção nesse estágio da doença. Os ensaios ultrassensíveis são úteis no contexto do tratamento para assegurar que não haja persistência de viremia de baixo nível. A contagem de linfócitos CD4+ diminui durante muitas infecções agudas, incluindo a do HIV, e, portanto, não é apropriada para o estabelecimento do diagnóstico. As contagens de linfócitos CD4+ são úteis para estratificar o risco de infecção oportunista em pacientes estáveis com infecção conhecida pelo HIV. Os testes de resistência são solicitados apenas quando o diagnóstico é confirmado.

IV-210. **A resposta é B.** *(Cap. 226)* A leucoplasia pilosa oral é causada pela replicação intensa do EBV em pacientes com deficiência de células T. Não é pré-maligna e, com frequência, não é reconhecida pelo paciente; todavia, constitui algumas vezes um problema estético, sintomático e terapêutico. As dobras brancas e espessas na borda lateral da língua podem ser pruriginosas ou dolorosas e, algumas vezes, regridem com derivados do aciclovir ou com resina de podofilina tópica. Ocorre resolução final após reconstituição imune com TARV. A candidíase oral ou sapinho é uma condição muito comum e relativamente fácil de tratar em pacientes com HIV e assume a aparência de placas brancas na língua, no palato e na mucosa bucal, que sangram com sua retirada. As recidivas do HSV ou as úlceras aftosas ocorrem como lesões ulcerativas dolorosas. Estas últimas devem ser consideradas quando as úlceras orais persistem, não respondem ao aciclovir e as culturas não são positivas para HSV. O sarcoma de Kaposi é incomum na orofaringe e assume uma tonalidade violeta, sugerindo seu conteúdo altamente vascularizado.

IV-211. **A resposta é E.** *(Cap. 226)* As recomendações atuais consistem em iniciar a TARV em pacientes com a síndrome de HIV aguda, em todas as mulheres grávidas, em pacientes com uma doença definidora de a Aids, em pacientes com nefropatia associada ao HIV e naqueles com doença assintomática e contagens de células T CD4+ < 500/μL. Existem ensaios clínicos em andamento para determinar o valor de uma intervenção ainda mais precoce, e alguns especialistas instituem o tratamento antirretroviral para qualquer indivíduo com infecção pelo HIV. Além disso, pode-se decidir administrar um ciclo de seis semanas de tratamento a indivíduos não infectados, imediatamente após uma exposição de alto risco ao HIV. Para pacientes com diagnóstico simultâneo de infecção oportunista e infecção pelo HIV, pode-se adiar em 2 a 4 semanas o início da TARV; durante esse período, o tratamento é direcionado para a infecção oportunista. Embora não se tenha nenhuma prova, foi postulado que esse retardo pode diminuir a gravidade de alguma síndrome inflamatória de reconstituição imune subsequente, em virtude da redução da carga antigênica da infecção oportunista. (Ver Quadro IV-211.)

IV-212. **A resposta é B.** *(Cap. 226)* A terapia para a infecção pelo HIV não leva à erradicação ou à cura da infecção. As decisões terapêuticas precisam levar em consideração o fato de que se trata de uma infecção crônica. Os pacientes que iniciam a TARV devem estar dispostos a se comprometer com um tratamento por toda a vida e devem entender a importância de aderir ao esquema prescrito. Os esquemas com interrupção do tratamento estão associados a rápidos aumentos nos níveis de HIV RNA, a um rápido declínio das contagens de células T CD4+ e a um risco aumentado de evolução

| QUADRO IV-211 | PRINCÍPIOS DA TERAPIA DA INFECÇÃO PELO HIV |

1. A replicação persistente do HIV causa danos ao sistema imune, progressão para síndrome da imunodeficiência adquirida (Aids) e ativação imune sistêmica.

2. Os níveis plasmáticos de RNA do HIV indicam a magnitude da replicação do HIV e a velocidade de destruição das células T CD4+. As contagens de células T CD4+ indicam o nível atual de competência do sistema imune.

3. O objetivo do tratamento é alcançar supressão máxima da replicação viral; quanto maior é a supressão, menor a probabilidade de desenvolver quasispecies resistentes aos fármacos.

4. As abordagens terapêuticas mais eficazes consistem na iniciação simultânea de combinações de fármacos anti-HIV eficazes com as quais o paciente não foi tratado antes e que não tenham resistência cruzada com os antirretrovirais que o paciente já usou.

5. Os antirretrovirais usados nos esquemas combinados devem ser administrados de acordo com os esquemas e as doses ideais.

6. O número de fármacos disponíveis é limitado. Quaisquer decisões relativas ao tratamento antirretroviral têm impacto duradouro nas opções futuras disponíveis ao paciente.

7. As mulheres devem receber tratamento antirretroviral otimizado, independentemente de estarem grávidas.

8. Os mesmos princípios aplicam-se às crianças e aos adultos. O tratamento das crianças HIV-positivas requer considerações farmacológicas, virológicas e imunológicas especiais.

9. A adesão é um elemento importante de forma a assegurar o efeito máximo de determinado esquema. Quanto mais simples é o esquema, mais fácil para o paciente aderir.

Fonte: Modificado com base em *Principles of Therapy of HIV Infection*, USPHS e Henry J. Kaiser Family Foundation.

clínica. Nos ensaios clínicos realizados, houve um aumento na incidência de reações adversas graves nos pacientes randomizados para tratamento intermitente, sugerindo que alguns eventos adversos graves "não associados à Aids", como ataque cardíaco e acidente vascular encefálico, podem estar ligados à replicação do HIV. Tendo em vista que os pacientes podem ser infectados por vírus que apresentam mutações de resistência a fármacos, recomenda-se que o genótipo viral seja determinado antes de iniciar o tratamento, de modo a otimizar a seleção dos agentes antirretrovirais. As três opções atuais para tratamento inicial que são mais comumente usadas consistem em três esquemas diferentes com três fármacos. Incluem o tenofovir/entricitabina/efavirenz, o tenofovir/entricitabina/atazanavir (ou darunavir) e o tenofovir/entricitabina/raltegravir. Atualmente, não existem dados definidos para efetuar uma distinção entre esses três esquemas. Após iniciar o tratamento, devem-se esperar uma rápida redução de pelo menos 1 log (10 vezes) nos níveis plasmáticos de HIV RNA dentro de 1 a 2 meses e, em seguida, um declínio mais lento dos níveis plasmáticos de HIV RNA para menos de 50 cópias por mililitro dentro de seis meses. Além disso, deve-se observar uma elevação na contagem de células CD4+ de 100 a 150/μL, que também é particularmente rápida durante o primeiro mês de terapia. Subsequentemente, deve-se esperar um aumento da contagem de células T CD4+ de 50 a 100 células/ano até aproximar-se das contagens normais. Muitos médicos acreditam que a impossibilidade de alcançar esses desfechos constitui uma indicação para modificar o tratamento.

IV-213. **A resposta é D.** *(Cap. 227)* O norovírus é um membro da família Caliciviridae e constitui uma causa comum de diarreia. Acredita-se que os norovírus sejam os agentes infecciosos mais comuns responsáveis por gastrenterite leve adquirida na comunidade. Esses vírus também causam comumente a diarreia do viajante e podem ocorrer em grandes surtos quando indivíduos ficam confinados em alojamentos, como em cruzeiros marítimos ou entre militares. O vírus afeta todas as faixas etárias e é transmitido por rota fecal-oral. O vírus também está presente nos vômitos. O inóculo com apenas um número muito pequeno de partículas virais pode ser contagioso, e a taxa estimada de casos após exposição é de 50%. Clinicamente, os pacientes apresentam tipicamente um início súbito de náusea, vômitos, diarreia e dor abdominal em cólica dentro de 24 horas após a exposição. A doença pode ter uma duração de 12 a 60 horas, e podem ocorrer sintomas sistêmicos, incluindo febre, calafrios, cefaleia e mialgias. As fezes são de consistência mole e aquosa, sem sangue. O exame do abdome é geralmente benigno. A morte só ocorre em casos raros e tipicamente apenas em indivíduos vulneráveis que apresentam condições crônicas exacerbadas pela desidratação. Após adquirir o norovírus, a imunidade é de curta duração e o indivíduo pode ser reinfectado com uma nova exposição. O diagnóstico é tipicamente estabelecido em bases clínicas, embora os agentes de saúde pública frequentemente utilizem imunoensaios enzimáticos para a avaliação de um surto agudo, como aquele descrito neste caso. O tratamento é apenas de suporte, visto que a doença é autolimitada. Os rotavírus constituem a principal causa de morte por diarreia em crianças nos países em desenvolvimento, porém geralmente só causam gastrenterite leve em adultos. Tipicamente, os rotavírus não provocam surtos de diarreia do viajante. A incidência da doença está diminuindo nos países desenvolvidos em consequência da introdução de uma vacina contra rotavírus. *Bacillus* *cereus* e *S. aureus* constituem causas de intoxicação alimentar, que devem ser incluídos no diagnóstico diferencial. Entretanto, o grande surto de doença torna o norovírus mais provável. *E. coli* enterotoxigênico é uma causa frequente de diarreia do viajante em áreas tropicais, devido à ingestão de água e alimentos contaminados. Os pacientes acometidos teriam pouca probabilidade de serem todos expostos durante o desembarque, e um grande surto também não é compatível com esse diagnóstico.

IV-214. **A resposta é B.** *(Cap. 228)* A figura mostra uma criança com erupções vesiculares na mão, pé e boca. Essa constelação de achados é característica do diagnóstico de doença mão-pé-boca, uma infecção causada pelo Vírus Coxsackie A16 ou pelo enterovírus 71. A infecção tem um período de incubação de 4 a 6 dias e, em seguida, começa com sintomas de febre, mal-estar e anorexia. Logo depois, aparecem vesículas na mucosa oral, língua e dorso da mão. Apenas cerca de um terço dos indivíduos acometidos apresenta exantema nos pés. As lesões são hipersensíveis, mas não pruriginosas. Além disso, podem aparecer lesões no palato, na úvula ou nos pilares tonsilares. A infecção é altamente contagiosa, com índices de infecção de quase 100% entre crianças expostas. Todavia, a doença é autolimitada, com recuperação dentro de uma semana, sem nenhuma consequência.

IV-215. **A resposta é A.** *(Cap. 229)* O sarampo continua sendo uma doença comum no mundo inteiro e também continua representando uma importante ameaça à saúde nos Estados Unidos entre indivíduos não vacinados. Antes da disponibilidade da vacina sarampo, 3 a 5 milhões de indivíduos morriam anualmente de sarampo e suas complicações, segundo estimativas. Entretanto, desde a introdução da vacina sarampo na década de 1960, houve um declínio no número de casos de sarampo no mundo inteiro. Em 2008, o número estimado de mortes por sarampo havia declinado para menos de 200 mil anualmente; todavia o sarampo continua sendo uma causa comum de morte entre crianças com menos de 5 anos de idade nos países em desenvolvimento. As áreas que continuam tendo um elevado número de casos de sarampo incluem Índia, Paquistão, China e sudeste da Ásia. Algumas áreas da África também apresentam um maior número de casos de sarampo. O sarampo é causado por um vírus de RNA de fita simples, membro do gênero *Morbillivirus*. Trata-se de um dos patógenos mais altamente contagiosos de transmissão direta. Podem ocorrer surtos em populações nas quais até mesmo menos de 10% dos indivíduos são suscetíveis. Os contatos domiciliares suscetíveis apresentam taxas de ataque > 90%. Os ambientes frequentes de surtos incluem escolas e locais de assistência à saúde. O vírus do sarampo é transmitido por perdigotos respiratórios a curta distância ou, menos comumente, por pequenas partículas em aerossóis que permanecem suspensas no ar por longos períodos de tempo. Após a exposição, o período de incubação é de 10 dias. Durante esse período, o vírus sofre replicação local no epitélio respiratório, com desenvolvimento de viremia secundária em 5 a 7 dias. Antes do aparecimento dos sintomas e durante a replicação viral, os indivíduos acometidos podem eliminar grandes números de partículas virais, promovendo uma maior disseminação da doença. Depois do período de incubação, os sintomas iniciais consistem em febre, mal-estar, tosse, conjuntivite e coriza. As manchas de Koplik (Figura IV-215) são diagnósticas do sarampo. Os pontos brancos azulados aparecem inicialmente na mucosa bucal e são circundados por eritema. Tipicamente precedem o início do exantema em dois dias. O exantema do sarampo é eritematoso e macular. Começa mais comumente atrás das orelhas, no pescoço e na linha de implantação dos cabelos. Progride até atingir a face, o tronco e os braços, onde pode se tornar confluente. Pode-se observar a presença de petéquias. O exantema cede lentamente, seguindo a mesma sequência de progressão, e pode ocorrer descamação da pele. As mortes por sarampo estão relacionadas com as complicações respiratórias, incluindo pneumonia bacteriana, bem como encefalite. Nos países desenvolvidos, a taxa de casos fatais de sarampo em crianças é de menos de 1 em 1.000; entretanto, podem ocorrer taxas de mortalidade elevadas, de até 20 a 30%, em campos de refugiados. A vacinação é altamente efetiva na prevenção do sarampo. Os lactentes vacinados desenvolvem imunidade efetiva aos 9 meses de idade em 85% dos casos e, aos 12 meses, em 95%. As taxas de falha vacinal secundária são baixas, geralmente em torno de 5% ou menos, até mesmo dentro de 10 a 15 anos após a vacinação. Devido à concepção errônea de que a vacinação contra o sarampo está associada ao desenvolvimento de autismo, houve um aumento no número de crianças não vacinadas nos Estados Unidos, resultando na ocorrência de surtos periódicos. Nesse contexto, a doença é mais frequentemente introduzida por um indivíduo acometido que recentemente viajou para uma área onde o sarampo continua sendo comum.

IV-216. **A resposta é E.** *(Cap. 229)* Não existe nenhuma terapia antiviral específica para o sarampo. O tratamento deve incluir medidas de suporte, como hidratação e controle da febre. Se houver suspeita de infecção bacteriana secundária, com base nos achados clínicos, como pneumonia ou otite média, deve-se iniciar a administração de antibióticos nesse momento. Não há evidências que sustentem o uso profilático de antibióticos. A vitamina A é efetiva no tratamento de sarampo e pode reduzir as taxas de morbidade e de mortalidade. A OMS recomenda a administração de 200 mil unidades de vitamina A por via oral, uma vez ao dia, por dois dias consecutivos. Recomenda-se uma terceira dose dentro de 2 a 4 semanas se houver deficiência de vitamina A documentada.

IV-217. **A resposta é D.** *(Cap. 232)* A paciente foi mordida por um membro de uma espécie conhecida como portadora do vírus da raiva em uma área onde a raiva é endêmica. Com base no animal vetor e no fato de que a pele foi rompida e que houve penetração da saliva contendo possivelmente o vírus da raiva, deve-se administrar profilaxia pós-exposição. Se for possível capturar um animal envolvido em uma mordedura não provocada, ele deve ser submetido ao sacrifício sem crueldade, e a cabeça deve ser transportada imediatamente para um laboratório apropriado, onde será submetida a exame para raiva pela técnica de coloração com anticorpo fluorescente para antígeno viral. Se um cão ou gato saudáveis morderem uma pessoa em uma área endêmica, o animal deve ser capturado, isolado e observado por 10 dias. Se o animal permanece sadio durante esse período, é altamente improvável que a mordida tenha transmitido a raiva. A terapia profilática pós-exposição inclui a limpeza vigorosa da ferida com solução com sabão a 20% para remover quaisquer partículas virais que possam estar presentes. Além disso, devem-se administrar toxoide tetânico e antibióticos. A imunização passiva com antissoro antirrábico, na forma de imunoglobulina antirrábica humana (em lugar do antissoro equino correspondente, devido ao risco de doença do soro) está indicada em uma dose de 10 unidades/kg na ferida e 10 unidades/kg IM na região glútea. Em segundo lugar, deve-se efetuar uma imunização ativa com vacina antirrábica (vacina de células diploides humanas ou vacinas antirrábica absorvida [RVA]) em cinco doses de 1 mL IM, de preferência na área deltoide ou face anterolateral da coxa. As cinco doses são administradas durante um período de 28 dias. A administração de imunização passiva ou ativa, isolada, sem a outra modalidade resulta em maior taxa de fracasso do que a terapia de combinação.

IV-218. **A resposta é B.** *(Cap. 233)* Esse paciente tem uma apresentação típica de dengue. Todos os quatro vírus distintos da dengue (dengue 1 a 4) têm como principal vetor o mosquito *Aedes aegypti* e todos causam uma síndrome clínica semelhante. Consequentemente, não é possível pressupor uma imunidade vitalícia. Em casos raros, uma segunda infecção por um sorotipo do vírus da dengue diferente daquele envolvido na infecção primária provoca febre hemorrágica da dengue com choque grave. Foi estabelecida uma transmissão ao longo de todo o ano entre as latitudes 25°N e 25°S, e acredita-se que tenham ocorrido incursões sazonais dos vírus para pontos tão distantes ao norte quantoa Filadélfia, nos Estados Unidos. A dengue é encontrada em todo o sudeste da Ásia, incluindo Malásia, Tailândia, Vietnã e Cingapura. No hemisfério ocidental, a dengue pode ser encontrada na região do Caribe, incluindo Porto Rico. Com a disseminação crescente do mosquito-vetor pelos trópicos e subtrópicos, grandes áreas do mundo tornaram-se vulneráveis à introdução dos vírus da dengue, particularmente por meio das viagens aéreas de seres humanos infectados, e tanto a dengue quanto a dengue hemorrágica estão se tornando cada vez mais comuns. O mosquito *A. aegypti*, que também é um vetor eficiente dos vírus da febre amarela e de Chikungunya, tipicamente se reproduz próximo às habitações humanas, utilizando água relativamente fresca de fontes como jarras, vasos, recipientes descartados, cascas de coco e pneus velhos. *A. aegypti* é encontrado geralmente em residências e pica durante o dia. Depois de um período de incubação de 2 a 7 dias, o paciente típico apresenta os sintomas descritos anteriormente, juntamente com mialgia intensa, originando à designação coloquial de "febre quebra-ossos". Com frequência, ocorre um exantema macular no primeiro dia, bem como adenopatia, vesículas no palato e hiperemia da esclera. A doença pode durar uma semana, e os sintomas adicionais incluem geralmente anorexia, náusea, vômitos, hipersensibilidade cutânea acentuada e – próximo ao momento de defervescência – exantema maculopapular que começa no tronco e propaga-se pelos membros e pela face. Os achados laboratoriais incluem leucopenia, trombocitopenia e, em muitos casos, elevações dos níveis séricos das transaminases. O diagnóstico é estabelecido por ELISA para IgM ou sorologia pareada durante a recuperação ou por ELISA para detecção de antígeno ou PCR da transcriptase reversa durante a fase aguda. Nas regiões endêmicas onde o teste específico não é facilmente disponível, o diagnóstico é sugerido nos casos de apresentação clínica típica e trombocitopenia. Tendo em vista a frequência da doença e o potencial de febre hemorrágica, uma vacina efetiva está sendo ativamente pesquisada.

IV-219. **A resposta é D.** *(Cap. 233)* A doença causada pelo vírus Chikungunya é endêmica em regiões rurais da África, e, mais recentemente, foram notificados casos na Europa e no Caribe. Os mosquitos *A. aegypti* constituem os vetores habituais para a doença em áreas urbanas. Em 2004, uma grande epidemia começou na região do Oceano Índico (em particular, nas ilhas Reunião e Maurício) e provavelmente foi disseminada por viajantes. O vírus Chikungunya representa uma ameaça para a parte continental dos Estados Unidos, visto que os mosquitos-vetores adequados estão presentes nos estados do sul. A doença é mais comum entre adultos, nos quais a apresentação clínica pode ser dramática. O início abrupto da doença pelo vírus Chikungunya ocorre após um período de incubação de 2 a 10 dias. A febre (frequentemente alta) com um padrão intermitente e a artralgia grave são acompanhadas de calafrios e sinais e sintomas constitucionais, como dor abdominal, anorexia, hiperemia conjuntival, cefaleia, náusea e fotofobia. A poliartrite migratória afeta principalmente as pequenas articulações dos tornozelos, pés, mãos e punhos, porém as grandes articulações não são necessariamente poupadas. O exantema pode aparecer no início ou dentro de vários dias após o aparecimento da doença. Seu desenvolvimento frequentemente coincide com a defervescência, que ocorre em torno do segundo ou terceiro dia de doença. O exantema é mais intenso no tronco e nos membros e pode descamar. Foi relatada a ocorrência de transmissão materno-fetal, levando, em alguns casos, à morte do feto. A recuperação pode levar semanas, e alguns pacientes idosos podem continuar apresentando dor articular, derrames articulares recorrentes ou rigidez articular por vários anos. Essa persistência de sinais e sintomas pode ser particularmente comum em pacientes positivos para HLA-B27. Alguns poucos pacientes desenvolvem leucopenia. Foram descritos níveis elevados de aspartato aminotransferase (AST) e proteína C-reativa, bem como uma leve diminuição da contagem de plaquetas. O tratamento da doença pelo vírus Chikungunya consiste em anti-inflamatórios não esteroides e, algumas vezes, cloroquina para artrite refratária. O oseltamivir é usado nas infecções causadas por influenzavírus.

IV-220. **A resposta é B.** *(Cap. 234)* Diversos vírus da família Filoviridae podem causar febres hemorrágicas virais graves e frequentemente fatais nos seres humanos. A família Filoviridae inclui três gêneros: *Cuevavirus*, *Ebolavirus* e *Marburgvirus*. Os dados disponíveis sugerem que o único *Cuevavirus* conhecido, o vírus Lloviu (LLOV), e um ebolavírus, o vírus Reston (RESTV), não são patogênicos para os seres humanos. Os demais quatro ebolavírus – o vírus Bundibúgio (BDBV), o vírus Ebola (EBOV), o vírus Sudão (SUDV) e o vírus Taï Forest (TAFV) – causam doença pelo vírus Ebola (EVD).

A introdução dos filovírus em populações humanas é um evento extremamente raro, que ocorre mais provavelmente por contato direto ou indireto com mamíferos hospedeiros saudáveis de filovírus ou por contato com primatas não humanos infectados, doentes ou mortos. Os filovírus são altamente infecciosos, mas não são muito contagiosos. A transmissão natural entre humanos ocorre por contato direto (geralmente pela pele) ou exposição a líquidos e tecidos corporais infectados; não há evidências de transmissão por aerossóis ou gotículas respiratórias. A primeira fase (início da doença até cerca de 5 a 7 dias) assemelha-se à *influenza* e caracteriza-se pelo início súbito de febre e calafrios, cefaleia intensa, tosse, mialgia, faringite, artralgia de grandes articulações, desenvolvimento de exantema maculopapular e outros sinais e sintomas sistêmicos. A segunda fase (aproximadamente 5 a 7 dias após o início da doença e subsequentemente) tipicamente compromete o trato gastrintestinal (dor abdominal com vômitos e/ou diarreia), o trato respiratório (dor torácica, tosse), o sistema vascular (hipotensão postural, edema) e o SNC (confusão, coma, cefaleia). As manifestações hemorrágicas, como congestão subconjuntival, epistaxe, hematêmese, hematúria e melena, também são típicas. Os resultados laboratoriais comuns consistem em leucopenia (com contagens de células tão baixas quanto 1.000/µL), com desvio para a esquerda precedendo a leucocitose, trombocitopenia (com contagens tão baixas quanto 50.000/µL), aumento dos níveis das enzimas hepáticas e pancreáticas, hipopotassemia, hipoproteinemia, aumento das concentrações de creatinina e ureia com proteinúria e prolongamento dos tempos de protrombina e de tromboplastina parcial. Os pacientes geralmente sucumbem à doença em 4 a 14 dias após a infecção. Os pacientes que sobrevivem apresentam sequelas prolongadas e, algumas vezes, incapacitantes, como artralgia, astenia, iridociclite, perda da audição, mialgia, orquite, parotidite, psicose, hepatite recorrente, mielite transversa e uveíte. A queda temporária dos cabelos e a descamação de áreas da pele previamente afetadas pelo exantema maculopapular típico constituem consequências visíveis da doença. Raramente, os filovírus podem persistir no fígado, nos olhos ou nos testículos dos sobreviventes e causar doença recorrente após a convalescença. Qualquer tipo de tratamento dos pacientes com infecção suspeita ou confirmada por filovírus precisa ser administrado com grandes precauções de segurança por especialistas experientes e com equipamento de proteção pessoal adequado. O tratamento da EVD é totalmente de suporte, visto que ainda não se dispõe de agentes antivirais ou vacinas específicos e eficazes aceitos/aprovados.

IV-221. **A resposta é D.** *(Cap. 236)* Todos esses patógenos são tipicamente inalados e provocam infecção pulmonar, que pode sofrer resolução espontânea ou evoluir para a doença ativa. A infecção resolvida na blastomicose, na coccidioidomicose, na infecção por *Cryptococcus* e na tuberculose frequentemente deixa uma lesão radiográfica, que tipicamente se assemelha a um nódulo solitário, podendo ser confundida com neoplasia maligna potencial. A tuberculose latente é frequentemente sugerida pelo achado radiográfico de um linfonodo calcificado, que tipicamente é solitário. Entre as infecções listadas, a histoplasmose é a que tem mais probabilidade de regredir de modo espontâneo no indivíduo imunocompetente, deixando múltiplas calcificações mediastinais e esplênicas. Essas calcificações representam granulomas calcificados, que são formados após uma resposta imune celular apropriada envolvendo a IL-12, o TNF-α em associação com linfócitos funcionais, macrófagos e células epiteliais. Nas áreas endêmicas, como os Vales dos Rios Mississippi e Ohio nos Estados Unidos, 50 a 80% dos adultos apresentam evidências de infecção prévia sem qualquer manifestação clínica. Nos pacientes com comprometimento da imunidade celular, a infecção pode disseminar-se para a medula óssea, o baço, o fígado, as adrenais e as membranas mucocutâneas. Diferentemente da tuberculose, a infecção remota por *Histoplasma* raramente sofre reativação.

IV-222. **A resposta é C.** *(Cap. 236)* A coloração pela prata mostra a pequena levedura (2 a 5 μm) em brotamento típica do *Histoplasma capsulatum* no lavado broncoalveolar (LBA). Os pacientes tratados com infliximabe ou outras terapias anti-TNF correm risco de desenvolver infecção oportunista com tuberculose, *Histoplasma*, outros fungos patogênicos (incluindo *Pneumocystis*), *Legionella* e vírus (incluindo o CMV). Tipicamente, essas infecções manifestam-se depois de aproximadamente dois meses de tratamento, embora tenham sido descritas durações mais curtas e mais longas. Os pacientes com Aids (contagem de células CD4 < 200), os indivíduos nos extremos de idade e os que recebem terapia com prednisona também correm risco de histoplasmose disseminada. A histoplasmose disseminada pode se manifestar com choque, insuficiência respiratória, pancitopenia, coagulação intravascular disseminada e falência múltipla de órgãos, ou como uma doença mais indolente, com disseminação orgânica focal, febre e sintomas sistêmicos. As culturas do lavado broncoalveolar são positivas em mais de 50% dos casos de histoplasmose respiratória aguda. As culturas de medula óssea e as hemoculturas apresentam uma alta taxa de resultados positivos nos casos disseminados. O teste para o antígeno de *Histoplasma* no sangue e no LBA também é sensível e específico. Existe uma reatividade cruzada potencial com a blastomicose, a coccidioidomicose e a paracoccidioidomicose.

IV-223. **A resposta é E.** *(Cap. 236)* Os pacientes com infecção por *Histoplasma* grave e potencialmente fatal devem ser tratados com uma formulação lipídica de anfotericina B, seguida de itraconazol. Nos pacientes imunossuprimidos, deve-se reduzir, se possível, o grau de imunossupressão. A caspofungina (e outras equinocandinas) não é ativa contra *Histoplasma*, porém pode ser usada para infecções causadas por *Candida* ou *Aspergillus*. Recomenda-se o ganciclovir para a infecção por CMV. A combinação de isonizida/rifampicina/pirazinamida/etambutol é o tratamento recomendado para *M. tuberculosis*. A terapia com claritromicina/rifampicina/etambutol é recomendada para o complexo *M. avium*. (Ver Quadro IV-223.)

QUADRO IV-223 RECOMENDAÇÕES PARA O TRATAMENTO DA HISTOPLASMOSE

Tipo de histoplasmose	Recomendações para o tratamento	Comentários
Doença pulmonar aguda, de moderada a grave, com infiltrados difusos e/ou hipoxemia	AmB lipídica (3-5 mg/kg/dia) ± glicocorticoides durante 1-2 semanas; em seguida, itraconazol (200 mg, 2x/dia) durante 12 semanas. Monitorar as funções renal e hepática.	Os pacientes com doença leve em geral se recuperam sem tratamento, mas deve-se considerar a administração de itraconazol se o paciente não melhorar após 1 mês.
Crônica/pulmonar cavitária	Itraconazol (200 mg, 1 ou 2x/dia) durante 12 meses. Monitorar função hepática.	Continuar o tratamento até que os achados radiográficos não mostrem melhora adicional. Monitorar a recidiva após o término do tratamento.
Disseminada progressiva	AmB lipídica (3-5 mg/kg/dia) durante 1-2 semanas; em seguida, itraconazol (200 mg, 2x/dia), durante pelo menos 12 meses. Monitorar as funções renal e hepática.	É preferível a AmB lipossomal, mas pode-se usar o complexo lipídico de AmB em função do custo. Pode ser necessária terapia crônica de manutenção se a imunossupressão não puder ser reduzida.
Sistema nervoso central	AmB lipossomal (5 mg/kg/dia) durante 4-6 semanas; em seguida, itraconazol (200 mg, 2 ou 3x/dia) durante pelo menos 12 meses. Monitorar as funções renal e hepática.	Recomenda-se um esquema mais prolongado de AmB lipídica devido ao alto risco de recidiva. A administração de itraconazol deve continuar até que o líquido cerebrospinal esteja límpido ou as anormalidades à TC tenham desaparecido.

Abreviações: AmB, anfotericina B; TC, tomografia computadorizada.

IV-224. A resposta é C. *(Cap. 237)* Esse paciente provavelmente tem coccidioidomicose com meningite, provocada pela infecção pelo HIV, com base na sua anamnese, no exame físico, nos achados laboratoriais e na presença de microrganismos diagnósticos no LCS. Fresno está situado no coração do Vale San Joaquin, a região de maior endemicidade da coccidioidomicose. Por motivos que ainda não foram esclarecidos, homens afro-americanos e filipinos correm maior risco de desenvolver infecção por *Coccidioides*. A coccidioidomicose torna-se disseminada em menos de 1% dos casos, porém as meninges, bem como a pele, o osso e as articulações, constituem os locais extrapulmonares mais comuns da invasão. A imunidade celular deficiente e a imunossupressão aumentam a probabilidade de disseminação e meningite. Quando presente, a rigidez de nuca é leve, porém, a cefaleia crônica e a confusão são típicas. A infecção sem tratamento pode levar ao desenvolvimento de hidrocefalia. A meningite não tratada é uniformemente fatal. No caso desse paciente, os achados no LCS são típicos, com predomínio dos linfócitos, nível acentuadamente baixo de glicose e nível elevado de proteína. Os achados na coloração com prata são característicos de esférulas, que são peculiares dessa infecção e que são diagnósticas quando detectadas nos tecidos (frequentemente em granulomas) ou nos líquidos corporais. Os anticorpos de fixação do complemento do LCS também indicam infecção. Tradicionalmente, a anfotericina B foi usada no tratamento da meningite; todavia, hoje, podem-se utilizar antifúngicos azóis. Os estudos realizados mostraram que o itraconazol e o fluconazol são efetivos para infecções causadas por *Coccidioides*. O fluconazol tem excelente penetração no LCS e constitui atualmente a terapia recomendada. O itraconazol tende a ser preferido para a doença que acomete os ossos e as articulações. O tratamento deve ser mantido durante toda vida, visto que a taxa de recidiva é > 80%. Embora a apresentação clínica e os achados do LCS sejam compatíveis com a meningite tuberculosa, o achado de esférulas estabelece o diagnóstico. A caspofungina mostra-se ativa contra *Candida* e *Aspergillus*, mas não contra a coccidioidomicose. A penicilina G é o tratamento preferido para a sífilis terciária.

IV-225. A resposta é C. *(Cap. 237) Coccidioides immitis* é um fungo encontrado no solo no sudoeste dos Estados Unidos e no México. Grupos de casos de doença primária podem aparecer dentro de 10 a 14 dias após a exposição, e as atividades de maior risco incluem escavações arqueológicas, caça em áreas rochosas, manobras militares e trabalho na construção. Apenas 40% das infecções pulmonares primárias são sintomáticas. Os sintomas podem incluir os de uma reação de hipersensibilidade, como eritema nodoso (normalmente nos membros inferiores), eritema multiforme (normalmente exibindo uma distribuição em colar), artrite ou conjuntivite. A eosinofilia no sangue periférico é comum durante a infecção aguda. Embora seja comum a ocorrência de pleurite, o derrame pleural significativo só é observado em 10% dos casos (geralmente mononuclear, com cultura negativa). O diagnóstico pode ser estabelecido pela cultura de escarro; todavia, quando há suspeita desse microrganismo, o laboratório precisa ser notificado, devido ao nível 3 de risco biológico para esse fungo. Os testes sorológicos no sangue também podem ser úteis; todavia, a soroconversão da doença primária pode levar até oito semanas. O teste cutâneo apenas tem utilidade para estudos epidemiológicos e não é realizado na prática clínica. Os casos assintomáticos e a maioria dos casos de pneumonia não complicada não necessitam de tratamento. (Ver Quadro IV-225.)

IV-226. A resposta é E. *(Cap. 237)* O norte do Arizona (i.e., a região do Grand Canyon) não é uma área de alta incidência de coccidioidomicose. A ocorrência da coccidioidomicose limita-se ao hemisfério ocidental, entre as latitudes 40°N e 40°S. Nos Estados Unidos, as áreas de alta endemicidade incluem a parte sul do Vale de San Joaquin na Califórnia e a região centro-sul do Arizona. Entretanto, a infecção também pode ser adquirida em outras áreas do sudoeste dos Estados Unidos, incluindo municípios da costa sul da Califórnia, sul de Nevada, sudoeste de Utah, norte do Novo México e oeste do Texas, incluindo o Vale do Rio Grande. Fora dos Estados Unidos, a coccidioidomicose é endêmica ao norte do México, bem como em regiões localizadas da América Central. Na América do Sul, existem focos endêmicos na Colômbia, na Venezuela, no nordeste do Brasil, no Paraguai, na Bolívia e no centro-norte da Argentina. A eosinofilia é um achado laboratorial comum na coccidioidomicose aguda, enquanto o eritema nodoso é uma manifestação clínica cutânea comum (particularmente nos membros inferiores em mulheres). A linfadenopatia mediastinal é mais comumente observada em radiografias de todos os casos de pneumonia aguda causados por micoses endêmicas, incluindo *Coccidioides*, mas não por pneumonia bacteriana. Um resultado positivo do teste de fixação do complemento constitui um método para o estabelecimento definitivo do diagnóstico de infecção aguda.

IV-227. A resposta é C. *(Cap. 238)* A blastomicose é causada pelo fungo dimórfico *Blastomyces dermatitidis*, que reside comumente no solo e é adquirido por inalação. A infecção pulmonar é mais comum e pode ser aguda ou indolente. A extensão extrapulmonar por via hematogênica a partir dos

QUADRO IV-225 APRESENTAÇÕES CLÍNICAS DA COCCIDIOIDOMICOSE, SUA FREQUÊNCIA E TRATAMENTO INICIAL RECOMENDADO PARA O HOSPEDEIRO IMUNOCOMPETENTE		
Apresentação clínica	Frequência (%)	Tratamento recomendado
Infecção assintomática	60	Nenhum
Pneumonia primária (focal)	40	Na maioria dos casos, nenhum[a]
Pneumonia difusa	< 1	Anfotericina B seguida por tratamento oral prolongado com triazol
Sequelas pulmonares	5	
Nódulos	–	Nenhum
Cavitação	–	Na maioria dos casos, nenhum[b]
Pneumonia crônica	–	Tratamento prolongado com triazol
Doença disseminada	≤ 1	
Pele, ossos, articulações, tecidos moles	–	Tratamento prolongado com triazol[c]
Meningite	–	Tratamento com triazol pelo resto da vida[d]

[a]O tratamento está indicado para hospedeiros com imunidade celular deprimida, bem como para aqueles com sinais e sintomas prolongados de maior gravidade, inclusive suores noturnos por > 3 semanas, perda de peso > 10%, um título de fixação do complemento > 1:16 e acometimento pulmonar extenso na radiografia de tórax. [b]O tratamento (em geral, com os triazóis orais fluconazol e itraconazol) é recomendado para os sintomas persistentes. [c]Nos casos graves, alguns clínicos usariam anfotericina B como tratamento inicial. [d]Recomenda-se anfotericina B intraventricular ou intratecal nos casos de falha do triazol. Pode ocorrer hidrocefalia, exigindo desvio do líquido cerebrospinal.
Nota: Ver o texto do Cap. 237 do *Medicina interna de Harrison*, 19ª ed. para doses e duração.

pulmões é comum, com ocorrência mais frequente de lesões cutâneas e osteomielite. Em pacientes com Aids, foi relatado o comprometimento do SNC, geralmente na forma de abscesso cerebral, em cerca de 40% dos casos de blastomicose. A maioria dos casos de blastomicose é relatada na América do Norte, com ocorrência mais comum nas regiões fronteiriças das bacias dos Rios Mississippi e Ohio, parte superior do meio-oeste e no Canadá na fronteira dos Grandes Lagos, bem como uma pequena área de Nova Iorque e Ontário, próximo ao Rio St. Lawrence. Fora da América do Norte, a maioria dos casos de blastomicose é observada na África. A coccidioidomicose é endêmica no sul do Arizona.

IV-228. **A resposta é C.** *(Cap. 238)* A constelação de sintomas, incluindo pneumonia crônica com lesões cutâneas ulcerativas e a exposição ao solo na parte superior do meio-Oeste na região dos Grandes Lagos, é altamente sugestiva de blastomicose disseminada. A amostra de escarro ou a biópsia de pele podem revelar leveduras em brotamento de base larga. O diagnóstico definitivo deve ser estabelecido pela cultura do microrganismo a partir de amostras de escarro ou biópsia cutânea. O teste sorológico é de uso limitado, em virtude da reatividade cruzada com outros fungos endêmicos. Existe um ensaio para o antígeno de *Blastomyces* na urina, que parece ser mais sensível do que o teste realizado no soro. O tratamento para a blastomicose na ausência de uma condição potencialmente fatal consiste em itraconazol. As formulações lipídicas de anfotericina estão indicadas para a doença potencialmente fatal ou do SNC (pode-se utilizar também o fluconazol para a doença do SNC). A blastomicose pode se manifestar com lesões pulmonares solitárias, que podem sugerir uma neoplasia maligna, devendo ser avaliadas como tais. A forma indolente crônica também pode ser confundida com a tuberculose pulmonar. O diagnóstico diferencial das lesões cutâneas da blastomicose inclui pioderma gangrenoso, que pode ser associado à doença inflamatória intestinal. As lesões cutâneas causadas por MRSA podem ser nodulares e, em seguida, podem ulcerar; todavia, quando associadas à disseminação hematológica a partir dos pulmões, são geralmente mais agudas do que essa apresentação indolente.

IV-229. **A resposta é B.** *(Cap. 239)* A meta do tratamento na meningoencefalite criptocócica em paciente HIV-negativo é a cura da infecção fúngica, e não simplesmente o controle dos sintomas. Por conseguinte, não há necessidade, em geral, de tratamento durante toda a vida. A criptococose pulmonar em um hospedeiro imunocompetente algumas vezes sofre resolução sem tratamento. Todavia, tendo em vista a propensão das espécies de *Cryptococcus* a se disseminarem a partir dos pulmões, a impossibilidade de avaliar com precisão o estado imune do hospedeiro e a disponibilidade de tratamento com baixa toxicidade na forma de fluconazol, a recomendação atual consiste em tratar a criptococose pulmonar em um indivíduo imunocompetente com fluconazol (200 a 400 mg/dia, durante 3 a 6 meses). A criptococose extrapulmonar sem comprometimento do SNC em um hospedeiro imunocompetente pode ser tratada com o mesmo esquema, embora, nos casos mais graves, possa ser necessária a administração de anfotericina B (AmB; 0,5 a 1 mg/kg ao dia, durante 4 a 6 semanas). No caso de acometimento do SNC em um hospedeiro sem Aids ou comprometimento imune óbvio, a maioria das autoridades recomenda a terapia inicial com AmB (0,5 a 1 mg/kg ao dia) durante a fase de indução, seguida de tratamento prolongado com fluconazol (400 mg/dia) durante a fase de consolidação. Na meningoencefalite criptocócica sem condição imunossupressora concomitante, o esquema recomendado consiste em AmB (0,5 a 1 mg/kg) mais flucitosina (100 mg/kg) ao dia, durante 6 a 10 semanas. Como alternativa, os pacientes podem ser tratados com AmB (0,5 a 1 mg/kg) mais flucitosina (100 mg/kg) diariamente, durante duas semanas, e, em seguida, com fluconazol (400 mg/dia) durante pelo menos 10 semanas. Os pacientes com imunossupressão são tratados com o mesmo esquema inicial, exceto pelo fato de que a terapia de consolidação com o fluconazol é administrada por um período prolongado para evitar a recidiva. Nem a caspofungina nem a micafungina possuem atividade contra *Cryptococcus*. O voriconazol e o posaconazol são altamente ativos contra cepas criptocócicas e parecem ser clinicamente efetivos; entretanto, a experiência clínica com esses agentes no tratamento da criptococose é limitada. A ceftriaxona e a vancomicina são os tratamentos recomendados para a meningite bacteriana em um paciente imunocompetente com menos de 50 anos de idade e não desempenham nenhum papel no tratamento da infecção por *Cryptococcus*.

IV-230. **A resposta é A.** *(Cap. 239)* A meningoencefalite criptocócica caracteriza-se por manifestações iniciais de cefaleia, náusea, distúrbios da marcha, confusão e alterações visuais. Com frequência, a febre e a rigidez de nuca são leves ou ausentes. Verifica-se a presença de papiledema em cerca de 30% dos casos. Ocorrem paralisias assimétricas de nervos cranianos em 25% dos casos. O exame de neuroimagem é frequentemente normal. Se houver achados neurológicos focais, pode-se utilizar a ressonância magnética (RM) para o diagnóstico de criptocomas nos gânglios da base e no núcleo caudado, embora sejam mais comuns em pacientes imunocompetentes com *Cryptococcus neoformans var. gatti*. O exame de imagem não estabelece o diagnóstico. O diagnóstico definitivo continua sendo a cultura do LCS. Entretanto, o teste do antígeno capsular tanto no soro quanto no LCS é muito sensível e pode estabelecer um diagnóstico presuntivo. Cerca de 90% dos pacientes, incluindo todos com esfregaço do LCS positivo, e a maioria dos pacientes com Aids apresentam antígeno criptocócico detectável. Com frequência, o resultado é frequentemente negativo em pacientes com doença pulmonar isolada. Todavia, devido a uma taxa muito pequena de resultados falso-positivos no teste do antígeno, a cultura do LCS continua sendo o exame definitivo para o diagnóstico. Nessa condição, *C. neoformans* frequentemente pode ser também cultivado a partir da urina; entretanto, outros testes são mais rápidos e mais úteis. A criptococose em pacientes com infecção pelo HIV sempre exige um tratamento agressivo e é considerada incurável, a não ser que ocorra melhora da função imune. O tratamento da criptococose no contexto da Aids apresenta duas fases: terapia de indução (com a intenção de reduzir a carga fúngica e aliviar os sintomas) e a terapia de manutenção durante toda vida (para evitar uma recidiva clínica sintomática). A criptococose tanto pulmonar quanto extrapulmonar sem evidência de comprometimento do SNC pode ser tratada com fluconazol (200 a 400 mg/dia). Em pacientes com doença mais extensa, pode-se acrescentar a flucitosina (100 mg/kg/dia) ao esquema de fluconazol por 10 semanas, seguido de terapia de manutenção com fluconazol durante toda vida. Para os pacientes com infecção pelo HIV e evidências de comprometimento do SNC, a maioria das autoridades recomenda a terapia de indução com AmB. Um esquema aceito consiste em AmB (0,7 a 1 mg/kg) mais flucitosina (100 mg/kg) diariamente, durante duas semanas, seguido de fluconazol (400 mg/dia) durante pelo menos 10 semanas e, em seguida, terapia de manutenção com fluconazol durante toda a vida (200 mg/dia). O desoxicolato de AmB pode ser substituído por formulações lipídicas de AmB em pacientes com comprometimento renal. A meningoencefalite criptocócica está frequentemente associada a um aumento da pressão intracraniana, que se acredita seja responsável pela lesão cerebral e dos nervos cranianos. O manejo apropriado da criptococose do SNC requer uma cuidadosa atenção para o tratamento da pressão intracraniana, incluindo a redução da pressão mediante punção lombar terapêutica repetida e colocação de *shunts*. Estudos recentes sugerem que a adição de um ciclo curto de interferon γ à terapia antifúngica em pacientes com infecção pelo HIV aumenta a eliminação dos criptococos do LCS. Em pacientes infectados pelo HIV com critptococose previamente tratada que estão sob terapia de manutenção com fluconazol, pode ser possível interromper o tratamento com agentes antifúngicos se a terapia antirretroviral produzir uma melhora imunológica. Entretanto, certos pacientes em terapia de manutenção que apresentam história de criptococose tratada com sucesso podem desenvolver uma síndrome de reconstituição imune quando a terapia antirretroviral produz um rebote da função imunológica.

IV-231. **A resposta é D.** *(Cap. 240)* Foram identificados muitos fatores de risco e condições clínicas, que estão associados à disseminação hematogênica de *Candida*. A imunidade inata constitui um mecanismo de defesa mais importante contra a disseminação hematogênica dos fungos, e os neutrófilos são os componentes mais importantes dessa defesa. Muitos indivíduos imunocompetentes apresentam anticorpos dirigidos contra *Candida*, porém o papel desses anticorpos na defesa contra a disseminação hematogênica não está bem esclarecido. (Ver Quadro IV-231.)

QUADRO IV-231 FATORES E CONDIÇÕES RECONHECIDOS QUE PREDISPÕEM À CANDIDÍASE DISSEMINADA POR VIA HEMATOGÊNICA

Agentes antibacterianos	Cirurgia abdominal e torácica
Cateter intravenoso de demora	Quimioterapia citotóxica
Líquidos para superalimentação	Agentes imunossupressores para transplante de órgãos
Cateteres urinários de demora	Respiradores
Glicocorticoides parenterais	Neutropenia
Queimaduras graves	Peso baixo ao nascer (neonatos)
Baixa contagem de células T CD4+ associada ao HIV	Diabetes

As mulheres que recebem antibióticos correm risco de desenvolver candidíase vaginal. Os pacientes com proteinose alveolar pulmonar apresentam risco de infecções por microrganismos incomuns, como *Nocardia*, micobactérias atípicas, *Aspergillus* e *Pneumocystis*, porém não correm risco aumentado de candidíase disseminada na ausência de outros fatores de risco.

IV-232. **A resposta é D.** *(Caps. 235 e 240)* Esse paciente apresenta a manifestação cutânea clássica da candidíase disseminada. As lesões cutâneas, as mialgias intensas, as dores articulares e a febre constituem manifestações típicas da disseminação hematogênica a partir de uma fonte GI ou cutânea em um paciente predisposto pela neutropenia e uso de cateteres de demora. As mialgias intensas são características dessa síndrome e devem ser consideradas seriamente como queixa recente em um hospedeiro suscetível. As hemoculturas tendem a ser positivas, porém a coloração das lesões cutâneas é positiva em praticamente 100% dos casos. *Candida* é o único fungo que tipicamente pode ser visualizado na coloração de Gram do tecido na forma de pseudo-hifas e hifas. *Aspergillus* é visualizado nos tecidos como aglomerados de hifas septadas e ramificadas (45°), frequentemente com invasão vascular e necrose. *Aspergillus* também pode se disseminar em um paciente com neutropenia prolongada, geralmente a partir de uma infecção pulmonar, e provoca lesões cutâneas rapidamente progressivas, em geral com centro necrótico. *Histoplasma* e *Blastomyces* podem ser visualizados nos tecidos como leveduras em brotamento. As leveduras encapsuladas na coloração com tinta nanquim indicam *Cryptococcus*. As esférulas são específicas da coccidioidomicose.

IV-233. **A resposta é D.** *(Cap. 240)* As espécies de *Candida* são sensíveis a diversos agentes antifúngicos sistêmicos. A maioria das instituições escolhe um agente com base nos padrões locais de epidemiologia e de resistência. O fluconazol é o fármaco mais comumente usado para pacientes hemodinamicamente estáveis sem neutropenia, a não ser que a resistência aos azóis seja considerada um problema. Em um paciente hemodinamicamente instável com neutropenia, são tipicamente usados agentes de espectro mais amplo, como polienos, equinocandinas ou azóis de geração mais avançada, como o voriconazol. As formulações lipídicas de anfotericina, embora não sejam aprovadas pela FDA como tratamento primário, são comumente utilizadas, visto que são menos tóxicas do que o desoxicolato de anfotericina B. Na atualidade, a grande maioria dos isolados de *Candida albicans* mostra-se sensível ao fluconazol. *Candida glabrata* e *Candida krusei* exibem maior sensibilidade aos polienos e às equinocandinas. A flucitosina não é usada como monoterapia para *Candida*. Pode ser associada com anfotericina para o tratamento da endoftalmite e da meningite por *Candida*. (Ver Quadro IV-233.)

QUADRO IV-233	AGENTES PARA O TRATAMENTO DA CANDIDÍASE DISSEMINADA		
Agente	Via de administração	Dose[a]	Comentário
Desoxicolato de anfotericina B	Apenas IV	0,5-1,0 mg/kg/dia	Está sendo substituído por formulações lipídicas
Formulações lipídicas de anfotericina B			Não aprovadas pela FDA como tratamento primário, porém usadas comumente por serem menos tóxicas do que o desoxicolato de anfotericina B
Lipossomal (L-AmB)	Apenas IV	3,0-5,0 mg/kg/dia	
Complexo lipídico (ABLC)	Apenas IV	3,0-5,0 mg/kg/dia	
Dispersão coloidal (ABCD)	Apenas IV	3,0-5,0 mg/kg/dia	Associada a reações frequentes à infusão
Azóis[b]			
Fluconazol	IV e oral	400 mg/dia	Mais usado
Voriconazol	IV e oral	400 mg/dia	Múltiplas interações medicamentosas
			Aprovado para candidemia em pacientes não neutropênicos
Equinocandinas			Amplo espectro contra espécies de Candida; aprovadas para a candidíase disseminada
Caspofungina	Apenas IV	50 mg/dia	
Anidulafungina	Apenas IV	100 mg/dia	
Micafungina	Apenas IV	100 mg/dia	

[a]Para doses de ataque e ajustes na insuficiência renal, ver Pappas PG et al: Clinical practice guidelines for the management of candidiasis: 2009 atualizado pela Infectious Diseases Society of America. *Clin Infect Dis* 48:503, 2009. A duração recomendada do tratamento é de 2 semanas além da última hemocultura positiva e resolução dos sinais e sintomas de infecção.
[b]Embora o cetoconazol seja aprovado para o tratamento da candidíase disseminada, foi substituído pelos agentes mais novos listados neste quadro. O posaconazol foi aprovado para profilaxia em pacientes neutropênicos e para a candidíase orofaríngea.

IV-234. **A resposta é B.** *(Cap. 240)* O uso de agentes antifúngicos para prevenção de infecções por *Candida* continua sendo controverso; entretanto, surgiram alguns princípios gerais nesses últimos anos. A maioria dos centros administra fluconazol profilático a receptores de transplante de células-tronco alogênicas. Muitos centros também o administram a receptores de transplante de fígado de alto risco, mas não a receptores de transplante renal de doadores vivos aparentados. Essa profilaxia deve ser diferenciada da administração empírica de antifúngicos de amplo espectro a um paciente com neutropenia febril prolongada. O voriconazol constitui uma escolha adequada para terapia empírica de amplo espectro em um paciente instável com suspeita de candidemia; todavia, não foi constatado ser superior a qualquer outro agente para profilaxia contra *Candida* em qualquer população. Os pacientes cirúrgicos com pós-operatório complicado apresentam risco de infecção por *Candida*, e alguns centros administram profilaxia a pacientes de risco muito alto. Entretanto, o amplo uso de profilaxia contra *Candida* em pacientes cirúrgicos não é recomendada, visto que a incidência de candidíase disseminada é baixa, a relação custo-benefício é abaixo do ideal, e existe uma justificativa razoável para acreditar que essa estratégia possa aumentar a resistência de *Candida* aos fármacos atuais. A profilaxia contra *Candida* em pacientes infectados pelo HIV é recomendada para evitar infecções orofaríngeas ou esofágicas recorrentes.

IV-235. **A resposta é C.** *(Cap. 240)* A candidemia pode resultar em implantes em outros órgãos. Entre pacientes sem neutropenia, até 10% desenvolvem lesões da retina; por conseguinte, é importante efetuar uma fundoscopia completa. Pode ocorrer disseminação focal dentro de duas semanas após o início da candidemia, mesmo se o paciente não tiver febre, ou se houver regressão da infecção. As lesões podem ser unilaterais ou bilaterais e tipicamente consistem em pequenos exsudatos retinianos brancos (ver Figura IV-235). Todavia, a infecção retiniana pode evoluir para descolamento da retina, abscesso vítreo ou extensão para a câmara anterior do olho. No início, os pacientes podem ser assintomáticos, mas também podem se queixar de visão embaçada, dor ocular ou escotoma. É possível a ocorrência de abscessos abdominais, que são geralmente observados em pacientes que se recuperam de neutropenia profunda. A endocardite fúngica também é possível, porém é mais comum em pacientes que utilizam drogas IV e que podem apresentar sopro ao exame cardíaco. A pneumonia fúngica e os abscessos pulmonares são muito raros e sua presença é improvável nesse paciente.

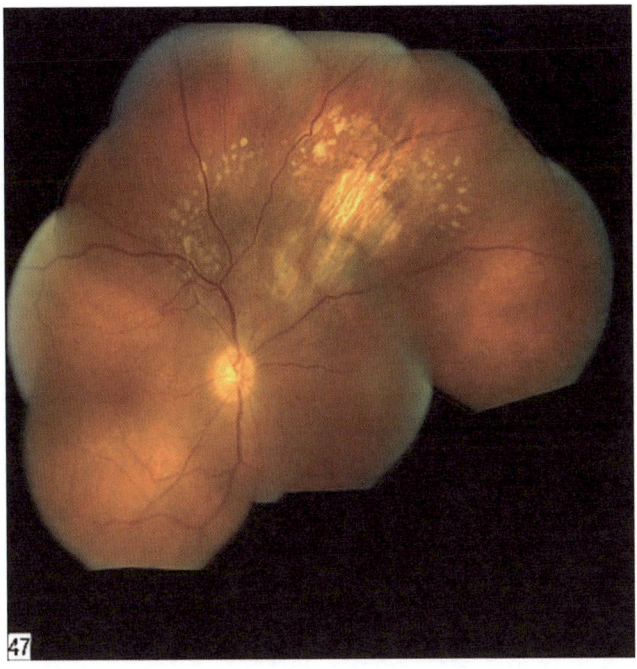

FIGURA IV-235 De Hall JB, Schmidt GA, Kress JP (eds): *Principles of Critical Care*, 4th ed. New York, McGraw-Hill, 2015.

IV-236. **A resposta é A.** *(Cap. 241) Aspergillus* tem uma distribuição mundial e tipicamente cresce em matéria vegetal em decomposição. Em geral, os indivíduos imunocompetentes não desenvolvem doença sem uma exposição intensa, como durante o trabalho em construções ou durante a manipulação de feno, cascas ou compostagem mofados. Em geral, os surtos hospitalares estão diretamente relacionados com uma fonte de ar contaminada no hospital. A filtração HEPA mostra-se efetiva para eliminar a infecção dos centros cirúrgicos e das unidades com pacientes de alto risco. As fontes de água contaminada constituem o reservatório típico de surtos hospitalares de *Legionella*. A disseminação de um paciente para outro em salas de espera foi descrita em pacientes com fibrose cística transmitindo a infecção por *Burkholderia*. A transmissão de MRSA e da maioria das outras bactérias do profissional de saúde para o paciente é reduzida com o uso efetivo de desinfetante à base de álcool; entretanto, no caso de *C. difficile*, o álcool não elimina os esporos e a lavagem efetiva das mãos com água e sabão é necessária.

IV-237. **A resposta é B.** *(Cap. 241)* Com frequência, o diagnóstico de *Aspergillus* invasivo é difícil, visto que o tratamento precoce é essencial, e cerca de 40% dos casos passam despercebidos ao exame clínico, sendo apenas diagnosticados na necropsia. A cultura de escarro é positiva em apenas 10 a 30% dos pacientes, e a taxa de resultados positivos é mais alta quando se utilizam meios para cultura de fungos, em lugar de ágar bacteriano. Por conseguinte, é necessário solicitar especificamente uma cultura para fungos. O ensaio para o antígeno de *Aspergillus* baseia-se na liberação de galactomanano durante o crescimento do fungo. O teste para antígeno é positivo vários dias antes do aparecimento de anormalidades clínicas ou radiológicas. O teste pode fornecer resultados falso-positivos em pacientes em uso de antibióticos β-lactâmicos/inibidores da β-lactamase. A sensibilidade em pacientes com neutropenia prolongada é provavelmente de cerca de 80%. O uso terapêutico ou empírico prévio de terapia antifúngica diminui a sensibilidade do teste no soro. O teste pode ser realizado em amostras de LBA. Os achados de TC no paciente desse caso também são típicos do "sinal do halo", que é frequentemente observado nos casos de aspergilose pulmonar invasiva. O halo do infiltrado com aspecto de vidro fosco que circunda um nódulo de *Aspergillus* representa um infarto hemorrágico. Outros fungos também podem causar o sinal do halo, todavia, em virtude de sua tendência à invasão vascular, *Aspergillus* é o mais comum. Os outros diagnósticos no paciente deste caso são muito menos prováveis, tendo em vista a história clínica e os sinais radiológicos.

IV-238. A resposta é E. *(Cap. 241)* O voriconazol intravenoso constitui atualmente a terapia preferida para a aspergilose invasiva. A caspofungina, o posaconazol e as formulações lipídicas de anfotericina constituem agentes de segunda linha. A anfotericina não é ativa contra *Aspergillus terreus* ou *Aspergillus nidulans*. O fluconazol mostra-se ativo contra espécies de *Candida*, mas não contra *Aspergillus*. O sulfametoxazol-trimetoprima é usado no tratamento contra *P. jiroveci*. (Ver Quadro IV-238).

QUADRO IV-238 TRATAMENTO DA ASPERGILOSE[a]

Indicação	Tratamento primário	Nível de evidência[b]	Precauções	Tratamento secundário	Comentários
Invasiva[c]	Voriconazol	AI	Interações medicamentosas (particularmente com rifampicina), insuficiência renal (IV apenas)	AmB, caspofungina, posaconazol, micafungina	Como tratamento primário, o voriconazol produz 20% mais respostas do que a AmB. Considerar a terapia de combinação inicial com uma equinocandina em pacientes não neutropênicos.
Profilaxia	Posaconazol, solução de itraconazol	AI	Diarreia e vômitos com itraconazol, interação com vincristina	Micafungina, AmB aerossolizada	Alguns centros monitoram os níveis plasmáticos de itraconazol e posaconazol.
Aspergiloma solitário	Tratamento cirúrgico	BII	Doença multicavitária: prognóstico cirúrgico desfavorável; tratamento clínico preferível	Itraconazol, voriconazol, AmB intracavitária	É melhor ressecar as grandes cavidades únicas com aspergiloma.
Pulmonar crônica[c]	Itraconazol, voriconazol	BII	Absorção deficiente de cápsulas de itraconazol com inibidores da bomba de prótons ou bloqueadores H_2	Posaconazol, AmB IV, micafungina IV	Pode surgir resistência durante o tratamento, particularmente se os níveis plasmáticos do fármaco forem subterapêuticos.
ABPA/SAFS	Itraconazol	AI	Algumas interações com glicocorticoides, incluindo com formulações inaladas	Voriconazol, posaconazol	O tratamento a longo prazo é útil na maioria dos casos. Não há evidências indicando se o tratamento modifica ou não a progressão para a bronquiectasia/fibrose.

[a]Para informação sobre a duração da terapia, ver o texto do Cap. 241 do *Medicina interna de Harrison*, 19ª ed. [b]Os níveis de evidência são aqueles usados nas orientações de tratamento (TJ Walsh et al: Treatment of aspergillosis: Clinical practice guidelines of the Infectious Diseases Society of America [IDSA]. *Clin Infect Dis* 46:327, 2008). [c]É apropriado o parecer de um infectologista para esses pacientes.
Nota: A dose oral é geralmente de 200 mg, 2x/dia, para o voriconazol e o itraconazol, e de 400 mg, 2x/dia, para o posaconazol. A dose IV de voriconazol para adultos é de 6 mg/kg, 2 vezes, a intervalos de 12 h (dose de ataque), seguidos por 4 mg/kg, a cada 12 h; uma dose maior é requerida para crianças e adolescentes. A monitoração plasmática é útil para otimizar a dosagem. A caspofungina é administrada em dose de ataque única de 70 mg e, em seguida, 50 mg/dia; alguns especialistas usam 70 mg/dia para pacientes com peso > 80 kg, sendo necessárias doses menores para aqueles com disfunção hepática. A micafungina é administrada na dose de 50 mg/dia para profilaxia e pelo menos 150 mg/dia para tratamento; esse fármaco ainda não foi aprovado pela Food and Drug Administration (FDA) para essa indicação. O desoxicolato de AmB é administrado em uma dose diária de 1 mg/kg se tolerado. Dispõe-se de várias estratégias para minimizar a disfunção renal. A AmB associada a lipídeos é administrada em uma dose de 3 mg/kg (AmBisome) ou 5 mg/kg (Abelcet). Dispõe-se de diferentes esquemas para a AmB aerossolizada, porém nenhum foi aprovado pela FDA. Outras considerações que podem alterar a escolha da dose ou da via de administração incluem idade; medicações concomitantes; disfunção renal, hepática ou intestinal; e tolerabilidade ao fármaco.
Abreviações: AmB, anfotericina B; ABPA, aspergilose broncopulmonar alérgica; SAFS, asma grave com sensibilização fúngica; IV, intravenosa.

IV-239. A resposta é A. *(Cap. 241) Aspergillus* apresenta muitas manifestações clínicas. Tipicamente, a aspergilose invasiva ocorre em pacientes imunocomprometidos e manifesta-se na forma de infiltrados pulmonares rapidamente progressivos. A infecção evolui por extensão direta através dos planos teciduais. Pode ocorrer cavitação. A aspergilose broncopulmonar alérgica (ABPA) é uma entidade clínica diferente. Com frequência, é observada em pacientes com asma ou fibrose cística preexistentes. Caracteriza-se por uma reação alérgica a espécies de *Aspergillus*. Do ponto de vista clínico, caracteriza-se por sibilos intermitentes, infiltrados pulmonares bilaterais, escarro acastanhado e eosinofilia do sangue periférico. A IgE pode estar elevada, sugerindo um processo alérgico, e é comum a observação de uma reação específica a espécies de *Aspergillus*, que se manifesta por anticorpos séricos ou teste cutâneo. Embora a bronquiectasia central e os infiltrados transitórios provocados por tampões de muco sejam achados radiográficos comuns na ABPA, a presença de lesões pulmonares cavitárias periféricas não é uma característica comum. (Ver Quadro IV-239.)

QUADRO IV-239	PRINCIPAIS MANIFESTAÇÕES DA ASPERGILOSE			
	Tipo de doença			
Órgão	Invasiva (aguda e subaguda)	Crônica	Saprofítica	Alérgica
Pulmões	Angioinvasiva na neutropenia, não angioinvasiva, granulomatosa	Cavitária crônica, fibrosante crônica	Aspergiloma (único), colonização das vias aéreas	Broncopulmonar alérgica, asma grave com sensibilização fúngica, alveolite alérgica extrínseca
Seios da face	Invasiva aguda	Invasiva crônica, granulomatosa crônica	Massa de fungo no maxilar	Rinossinusite fúngica alérgica, rinossinusite fúngica eosinofílica
Cérebro	Abscesso, infarto hemorrágico, meningite	Granulomatosa, meningite	Nenhuma	Nenhuma
Pele	Disseminada aguda, localmente invasiva (traumatismo, queimaduras, acesso IV)	Otite externa, onicomicose	Nenhuma	Nenhuma
Coração	Endocardite (nativa ou de prótese), pericardite	Nenhuma	Nenhuma	Nenhuma
Olhos	Ceratite, endoftalmite	Nenhuma	Nenhuma	Nenhuma descrita

IV-240.   **A resposta é E.** *(Cap. 241)* A aspergilose broncopulmonar alérgica (ABPA) não representa uma verdadeira infecção, porém uma resposta imune de hipersensibilidade à colonização de espécies de *Aspergillus*. Ocorre em cerca de 1% dos pacientes com asma e em até 15% dos pacientes com fibrose cística. Tipicamente, os pacientes apresentam sibilos de controle difícil com os fármacos habituais, infiltrados nas radiografias de tórax devido a tampões de muco nas vias aéreas, tosse produtiva frequentemente com cilindros de muco e bronquiectasia. A eosinofilia é comum se não houve administração de glicocorticoides. O nível de IgE total tem valor se for > 1.000 UI/mL, visto que representa uma resposta alérgica significativa e é muito sugestivo de ABPA. No contexto clínico apropriado, um teste cutâneo positivo para o antígeno de *Aspergillus* ou a detecção de anticorpos IgG ou IgE precipitantes específicos contra *Aspergillus* no soro confirma o diagnóstico. O EIA para galactomanano mostra-se útil para a aspergilose invasiva, porém não foi validado para ABPA. Não há necessidade de efetuar a cultura de um microrganismo com amostra de LBA para estabelecer o diagnóstico de ABPA. A TC do tórax, que pode revelar bronquiectasia, ou as provas de função pulmonar, que demonstrarão um defeito obstrutivo, não estabelece um diagnóstico.

IV-241.   **A resposta é B.** *(Cap. 242)* A mucormicose refere-se a uma infecção potencialmente fatal causada por fungos da família Mucorales (anteriormente conhecidos como Zygomycetes). O fungo mais comum responsável por essas infecções é *Rhizopus oryzae*. A taxa de mortalidade dessas infecções aproxima-se de 50%. Os Mucorales são fungos ubíquos no ambiente; a infecção exige um defeito na capacidade do indivíduo de matar o fungo ou na função fagocítica. Os fatores predisponentes mais comuns consistem em diabetes melito, tratamento com glicocorticoides, neutropenia e sobrecarga de ferro. O ferro livre sustenta o crescimento dos fungos no soro e nos tecidos, aumentando sua sobrevida e sua virulência. O tratamento com desferroxamina predispõe à infecção fatal, visto que o agente quelante atua como siderófaro, liberando diretamente o ferro para os fungos. A acidose também provoca dissociação do ferro das proteínas séricas, promovendo o crescimento dos Mucorales. Os pacientes com cetoacidose diabética correm risco particularmente alto de desenvolver mucormicose rinocerebral, principalmente devido à combinação de acidose e defeitos fagocíticos associados à hiperglicemia. A hipoglicemia não é um fator de risco identificado para a mucormicose.

IV-242.   **A resposta é E.** *(Cap. 242)* Essa paciente apresenta evidências de mucormicose rinocerebral invasiva, com fatores de risco que incluem hiperglicemia aguda e crônica e acidose metabólica, devido à insuficiência renal crônica. Com uma taxa de mortalidade de mais de 50%, o tratamento da mucormicose rinocerebral exige um diagnóstico precoce, a reversão das condições predisponentes subjacentes, o desbridamento cirúrgico e o tratamento imediato com agentes antifúngicos. A insulina e a hemodiálise devem ser iniciadas para corrigir a hiperglicemia e a acidose metabólica. Os produtos de anfotericina continuam sendo o tratamento de escolha para a mucormicose. A anfotericina lipossomal apresenta melhor penetração no SNC, em comparação com as formulações de complexos lipídicos. O desbridamento cirúrgico também constitui um importante componente do tratamento precoce. Se não for tratada, a infecção dissemina-se rapidamente das células etmoidais para a órbita e para o seio cavernoso. O desenvolvimento de infecção contralateral sugere trombose do seio cavernoso e indica um prognóstico muito sombrio. A distinção entre mucormicose e infecção por *Aspergillus* é importante, visto que as espécies de *Aspergillus* tendem a infectar hospedeiros semelhantes e são rapidamente fatais. Diferentemente das espécies que causam mucormicose, as hifas das espécies de *Aspergillus* são septadas, mais finas e ramificam-se em ângulos agudos. O voriconazol, que é o tratamento inicial para a infecção por *Aspergillus*, não está indicado para a mucormicose, e, de fato, foi constatado que esse fármaco exacerba a mucormicose em modelos animais. Os agentes antifúngicos equinocandinas possuem atividade contra Mucorales, e dados obtidos de animais sugerem que esses fármacos podem desempenhar um papel em associação com agentes poliênicos lipídicos. (Ver Quadro IV-242).

QUADRO IV-242 OPÇÕES DE AGENTES ANTIFÚNGICOS DE PRIMEIRA LINHA PARA O TRATAMENTO DA MUCORMICOSE[a]

Fármaco	Dose recomendada	Vantagens e estudos confirmatórios	Desvantagens
Terapia antifúngica primária			
Desoxicolato de AmB	1,0-1,5 mg/kg/dia	• > 5 décadas de experiência clínica • Baixo custo • Único fármaco aprovado para o tratamento da mucormicose	• Altamente tóxico • Pouca penetração no SNC
LAmB	5-10 mg/kg/dia	• Menos nefrotóxica do que o desoxicolato de AmB • Melhor penetração no SNC do que o desoxicolato de AmB ou ABLC • Melhores resultados do que com o desoxicolato de AmB em modelos murinos e revisão clínica retrospectiva	• Alto custo
ABLC	5 mg/kg/dia	• Menos nefrotóxico do que o desoxicolato de AmB • Dados de modelos murinos e clínicos retrospectivos sugerem um benefício da terapia de combinação com equinocandinas	• Alto custo • Possivelmente menos eficaz do que a LAmB para a infecção do SNC
Terapia de combinação primária[b]			
Caspofungina mais polieno lipídico	Dose de 70 mg IV; em seguida, 50 mg/dia, durante ≥ 2 semanas 50 mg/m² IV em crianças	• Perfil de toxicidade favorável • Sinérgico na mucormicose disseminada murina • Os dados clínicos retrospectivos sugerem resultados superiores para a mucormicose rino-orbitocerebral	• Dados clínicos muito limitados sobre a terapia de combinação
Micafungina ou anidulafungina mais polieno lipídico	100 mg/dia, durante ≥ 2 semanas Micafungina, 4 mg/kg/dia em crianças Micafungina, 10 mg/kg/dia para lactentes de baixo peso ao nascer Anidulafungina, 1,5 mg/kg/dia em crianças	• Perfil de toxicidade favorável • Sinérgica com LAmB em modelo murino de mucormicose disseminada	• Nenhum dado clínico

[a]O tratamento primário geralmente deve incluir um polieno. Os esquemas baseados em não polieno podem ser apropriados para pacientes que recusam ou são intolerantes ao tratamento com polieno ou para pacientes relativamente imunocompetentes com doença leve (p. ex., infecção cutânea suprafascial isolada) que pode ser cirurgicamente erradicada.
[b]São necessários ensaios clínicos randomizados e prospectivos para confirmar o benefício sugerido (a partir de estudos em animais e pequenos estudos retrospectivos em seres humanos) da terapia de combinação para a mucormicose. Não se recomenda o escalonamento da dose de qualquer equinocandina, devido a uma perda paradoxal de benefício da terapia de combinação com doses de equinocandinas ≥ 3 mg/kg/dia.
Abreviações: ABLC, complexo lipídico de AmB; AmB, anfotericina B; SNC, sistema nervoso central; LAmB, AmB lipossomal.
Fonte: Modificado de B Spellberg et al: *Clin Infect Dis* 48:1743, 2009; IV, intravenoso.

IV-243. A resposta é E. *(Cap. 242)* Os locais de infecção por fungos Mucorales tendem a depender dos defeitos específicos de defesa do hospedeiro. A manifestação clínica mais comum da mucormicose é rinocerebral. A maioria dos casos ocorre em pacientes com diabetes melito ou hiperglicemia, devido à terapia com glicocorticoides (p. ex., transplante de órgãos sólidos). Em geral, os sintomas iniciais consistem em dor ou dormência faciais/orbitárias, sufusão facial e edema dos tecidos moles. Em geral, a infecção origina-se na região das células etmoidais e dissemina-se rapidamente para a órbita e para o SNC. Pode-se observar a presença de lesões necróticas dolorosas na boca. A mucormicose pulmonar constitui a segunda manifestação mais comum da infecção por Mucorales.

O transplante de células-tronco humanas representa um fator de risco comum para a mucormicose pulmonar. Os fatores de risco e a apresentação assemelham-se aos da infecção pulmonar invasiva por *Aspergillus*. A diferenciação é importante, visto que a terapia antifúngica é diferente. As duas doenças aparecem semelhantes na TC do tórax, embora a presença de mais de 10 nódulos, derrame pleural e sinusite concomitante torne o diagnóstico de mucormicose mais provável. Outros locais de acometimento pela mucormicose são descritos, porém são menos comuns. A doença cutânea pode resultar de implantação externa (traumatismo relacionado com solo ou penetração de material vegetal) ou de disseminação hematogênica. A doença cutânea implantada também é altamente invasiva. O desenvolvimento de fascite tem uma taxa de mortalidade > 70%. O desbridamento cirúrgico rápido é essencial. A disseminação hematogênica apresenta uma taxa de mortalidade muito alta, e o comprometimento do cérebro está associado a uma taxa de mortalidade de quase 100%. A mucormicose gastrintestinal é mais comum em recém-nascidos com enterocolite necrosante.

IV-244. **A resposta é E.** *(Cap. 243)* Esse paciente apresenta *tinea capitis* (tinha de cabeça), mais provavelmente causada pelo fungo filamentoso dermatófito *Trichophyton*. Os outros dermatófitos que causam com menos frequência infecção cutânea incluem *Microsporum* e *Epidermophyton*. Não fazem parte da flora normal da pele, mas podem viver em estruturas cutâneas queratinizadas. As infecções por esses fungos são extremamente comuns e, com frequência, são denominadas tinhas (*ringworm*), embora os microrganismos etiológicos sejam fungos, e não vermes. Manifestam-se como infecção da cabeça (tinha de cabeça), dos pés (tinha de pé), da virilha (tinha de virilha) e das unhas (tinha ungueal ou onicomicose). A tinha de cabeça é mais comum em crianças de três a sete anos de idade, mas também ocorre em adultos. Em geral, a aparência típica é diagnóstica, como no caso deste paciente. Podem-se obter raspados da borda da lesão, que são corados com KOH para revelar as hifas. Com frequência, as infecções por dermatófitos respondem à terapia tópica. Para infecções problemáticas, o itraconazol ou a terbinafina durante 1 a 2 semanas podem acelerar a resolução. A terbinafina é frequentemente preferida, devido ao menor número de interações medicamentosas.

IV-245. **A resposta é B.** *(Cap. 243)* A tinha versicolor é a infecção cutânea superficial mais comum. É causada por leveduras lipofílicas do gênero *Malassezia*, mais comumente *Malassezia furfur*. Nas áreas tropicais, a prevalência da tinha versicolor é de 40 a 60%, ao passo que, nas regiões temperadas, é de cerca de 1%. Em geral, os indivíduos procuram, em sua maioria, avaliação médica por razões estéticas, visto que as lesões da tinha versicolor são assintomáticas ou apenas levemente pruriginosas. Tipicamente, as lesões aparecem como placas de pele rosada ou marrom acobreado, porém as áreas podem ser hipopigmentadas nos indivíduos de pele escura. O diagnóstico pode ser estabelecido pela demonstração do microrganismo em preparação de hidróxido de potássio, em que se pode observar a aparência típica de "espaguete e almôndega". Isso se deve à presença concomitante de esporos e hifas dentro da pele. Sob luz ultravioleta A de onda longa (lâmpada de Wood), as áreas afetadas fluorescem, com coloração amarelo-esverdeada. O microrganismo mostra-se sensível a uma variedade de agentes antifúngicos. O xampu de sulfeto de selênio, os azóis tópicos, a terbinafina e o ciclopirox foram todos usados com sucesso. Um esquema de tratamento de duas semanas tipicamente proporciona bons resultados, porém a infecção geralmente sofre recidiva dentro de dois anos após o tratamento inicial. *Fusarium solani* é um fungo oriental que habitualmente provoca infecção em hospedeiros imunocomprometidos. Pode causar ceratite, onicomicose, pneumonia e disseminação hematogênica. *Sporothrix schenckii* é o agente etiológico habitual da esporotricose. *Penicillium marneffei* é endêmico no Vietnã, na Tailândia e em outros países do sudeste asiático. Provoca uma síndrome clínica semelhante à histoplasmose disseminada. *Trichophyton rubrum* é um dermatófito que provoca tinha.

IV-246. **A resposta é D.** *(Cap. 243)* *S. schenckii* é um fungo termicamente dimórfico, encontrado no solo, em plantas e musgos, que infecta mais comumente pessoas que fazem jardinagem, fazendeiros, floristas e trabalhadores no setor florestal. A esporotricose desenvolve-se após a inoculação do microrganismo na pele por meio de punção ou arranhadura contaminadas. Tipicamente, a doença manifesta-se na forma de lesão cutânea fixa ou com disseminação linfocutânea. A lesão inicial geralmente sofre ulceração e adquire um aspecto verrucoso. Os canais linfáticos de drenagem são acometidos em até 80% dos casos. Manifesta-se na forma de nódulos indolores ao longo do canal linfático, que sofrem ulceração. O diagnóstico definitivo é estabelecido pela cultura do fungo. A biópsia da lesão pode revelar leveduras ovais ou em forma de charuto. O tratamento da esporotricose é sistêmico. A terapia recomendada consiste em itraconazol oral, que é continuado por 2 a 4 semanas após a cicatrização da lesão primária. Outras opções incluem solução saturada de iodeto de potássio e terbinafina. Entretanto, a solução saturada de iodeto de potássio é pouco tolerada, e a terbinafina não foi aprovada para essa indicação nos Estados Unidos. Os agentes antifúngicos tópicos não são efetivos. Nos casos de doença sistêmica grave, como esporotricose pulmonar, a anfotericina B constitui o tratamento de escolha. A caspofungina não é efetiva contra *S. schenckii*.

IV-247. **A resposta é C.** *(Cap. 244)* A imagem por TC mostra infiltrados intersticiais e em vidro fosco simétricos bilaterais, compatíveis com pneumonia por *P. jiroveci* (PPC). Os pacientes que recebem agentes biológicos, incluindo os antagonistas do TNF, infliximabe e etanercepte, correm risco aumentado de múltiplas infecções, incluindo infecção por *Pneumocystis*. Acredita-se que *Pneumocystis* seja um microrganismo de distribuição mundial, com exposição da maioria dos indivíduos antes dos cinco anos de idade. Foi demonstrada a transmissão pelo ar em estudos de animais, e os estudos epidemiológicos realizados sugerem uma transmissão interpessoal em ambientes hospitalares. Os pacientes que apresentam defeitos na imunidade celular e humoral correm risco de desenvolver pneumonia. Os casos são observados, em sua maioria, em pacientes infectados pelo HIV, com contagens de células CD4 < 200/μL. Outros indivíduos que correm risco incluem pacientes que recebem tratamento com agentes imunossupressores (particularmente glicocorticoides) para câncer ou transplante de órgãos, crianças com imunodeficiência, lactentes prematuros desnutridos e pacientes que recebem agentes imunomoduladores biológicos. Tipicamente, em pacientes não infectados pelo HIV, a PPC manifesta-se com dispneia, febre e tosse não produtiva de vários dias de duração. Com frequência, os sintomas aparecem durante ou logo após a redução gradual de um glicocorticoide. *Pneumocystis* está associado a uma redução da capacidade de difusão na função pulmonar, que tipicamente provoca hipoxemia leve e dessaturação significativa de oxigênio ao esforço. Com frequência, a radiografia de tórax demonstra infiltrados difusos bilaterais, sem derrame pleural. Nos estágios iniciais da doença, a radiografia pode ser inespecífica, porém a TC do tórax irá revelar infiltrados em vidro fosco difusos, como no caso dessa paciente. Os pacientes que recebem tratamento com agentes biológicos correm risco de pneumonia devido à tuberculose (essa paciente estava recebendo profilaxia), *Aspergillus* e *Nocardia*. Tipicamente, *Aspergillus*, *Nocardia* e êmbolos sépticos aparecem na forma de nódulos na TC do tórax. Os nódulos reumatoides têm pouca probabilidade de ocorrer no contexto de uma melhora da doença articular.

IV-248. **A resposta é D.** *(Cap. 244)* A profilaxia mostra-se efetiva para diminuir o risco de PPC. Está claramente indicada para pacientes infectados por HIV com candidíase orofaríngea ou com contagens de células CD4 < 200/μL, bem como para pacientes infectados ou não infectados pelo HIV com história de PPC precedente. A profilaxia pode ser suspensa em pacientes infectados pelo HIV que respondem ao tratamento após elevação da contagem de células CD4 para > 200/μL durante mais de três meses. Para pacientes sem infecção pelo HIV, não existe nenhum parâmetro laboratorial, incluindo a contagem de células T CD4+, para prever a suscetibilidade à PPC com acurácia positiva e negativa adequadas. O período de suscetibilidade é geralmente estimado com base na experiência com a doença subjacente e o esquema imunossupressor. Os pacientes que recebem um ciclo prolongado de glicocorticoides em altas doses parecem ser particularmente suscetíveis à PPC. O limiar de exposição aos glicocorticoides que justifica uma quimioprofilaxia é controverso, porém a terapia profilática deve ser fortemente considerada para qualquer paciente que receba mais do que o equivalente de 20 mg de prednisona ao dia, durante 30 dias. Os ciclos menores de corticosteroides, como aqueles administrados durante uma exacerbação da asma, não justificam uma profilaxia contra PPC na ausência de história pregressa. O sulfametoxazol-trimetoprima continua sendo o fármaco de escolha para profilaxia primária e secundária. Além disso, fornece proteção contra a toxoplasmose oportunista e algumas infecções bacterianas.

IV-249. **A resposta é E.*** *(Cap. 244)* Sabe-se que a infecção pulmonar por *P. jiroveci* sofre agravamento após o início do tratamento, provavelmente em consequência da lise dos microrganismos e da resposta imune a seus conteúdos intracelulares. Acredita-se que a administração adjuvante de glicocorticoides possa reduzir a inflamação e a lesão pulmonar subsequente em pacientes com pneumonia moderada a grave causada por *P. jiroveci*. Foi demonstrado que a administração adjuvante de glicocorticoides a pacientes com doença moderada a grave, conforme determinado por uma PaO_2 no ar ambiente < 70 mmHg ou um gradiente A–a > 35 mmHg, diminui a mortalidade. Os glicocorticoides devem ser administrados por uma duração total de três semanas. Com frequência, os pacientes só melhoram depois de muitos dias de tratamento e, com frequência, apresentam agravamento inicial; os esteroides devem ser usados precocemente na evolução da doença, em lugar de aguardar uma ausência de melhora. O pneumotórax e a síndrome da an-

---

*N. de R.T. Apesar de o texto original identificar a reposta E como correta, a interpretação da justificativa sugere que a resposta A também pode estar correta.

gústia respiratória aguda (SARA) constituem complicações temidas e comuns da infecção por *Pneumocystis*. Se o paciente apresentar SARA causada por PPC, ele preenche o critério de glicocorticoides adjuvantes, em virtude da natureza grave da doença. O uso de glicocorticoides como terapia adjuvante em pacientes infectados pelo HIV com doença leve ou em pacientes não infectados pelo HIV ainda não foi avaliado.

IV-250. **A resposta é C.** *(Cap. 244)* A clindamicina mais primaquina constitui um esquema terapêutico, mas não profilático, para doença leve a moderada causada por *Pneumocystis*. O sulfametoxazol-trimetoprima é geralmente administrado como agente de primeira linha, porém apresenta um perfil de efeitos colaterais significativo, incluindo hiperpotassemia, insuficiência renal, elevação dos níveis séricos de creatinina, granulocitopenia, hemólise em indivíduos com deficiência de glicose-6-fosfato desidrogenase (G6PD) e reações alérgicas frequentes, particularmente nos indivíduos com grave deficiência de células T. A atovaquona é um agente alternativo comum, que é administrado na mesma dose para profilaxia e tratamento da infecção por *Pneumocystis*. Os sintomas gastrintestinais são comuns com a atovaquona. A pentamidina aerossolizada pode ser administrada mensalmente, com risco de broncospasmo e pancreatite. Os pacientes que desenvolvem PPC enquanto recebem pentamidina aerossolizada frequentemente apresentam doença predominante no lobo superior. A dapsona é comumente usada para profilaxia contra *Pneumocystis*; entretanto, o médico precisa estar atento quanto à possibilidade de metemoglobinemia, hemólise mediada por G6PD, hepatotoxicidade rara e reação de hipersensibilidade rara quando se administra esse fármaco.

IV-251. **A resposta é E.** *(Cap. 247)* A TC demonstra um grande abscesso amebiano no lobo direito do fígado. *E. histolytica* é um patógeno comum em áreas do mundo com condições sanitárias precárias e aglomerações. É endêmica no México e na América Central, bem como na Índia, região tropical da Ásia e África. A transmissão é fecal-oral, e a principal manifestação consiste em colite, que é frequentemente positiva para heme. O abscesso hepático é uma complicação comum, que ocorre após o microrganismo atravessar os limites do cólon e seguir seu trajeto pela circulação porta, alojando-se subsequentemente no fígado. Por ocasião da apresentação do abscesso hepático, a infecção gastrintestinal primária geralmente geralmente já regrediu e os microrganismos não podem ser identificados nas fezes. Os ensaios imunoadsorvente ligados a enzima e os ensaios de difusão em gel ágar são positivos em mais de 90% dos pacientes com colite, amebomas ou abscesso hepático. A obtenção de resultados positivos juntamente com a síndrome clínica apropriada sugere doença ativa, visto que os achados sorológicos geralmente revertem para negativo dentro de 6 a 12 meses. Até 10% dos pacientes com abscesso hepático amebiano agudo podem ter achados sorológicos negativos; em casos suspeitos com resultado inicialmente negativo, o teste deve ser repetido dentro de uma semana. Em geral, não há necessidade de biópsia hepática. Até mesmo em áreas altamente endêmicas, como a África do Sul, menos de 10% dos indivíduos assintomáticos apresentam sorologia positiva. A interpretação do teste de hemaglutinação indireta é mais difícil, visto que os títulos podem permanecer positivos por até 10 anos. O tratamento do abscesso hepático amebiano consiste geralmente em metronidazol mais um agente luminal, como paromomicina ou iodoquinol. *Campylobacter* é uma importante causa de diarreia infecciosa transmitida por alimentos. Embora seja geralmente autolimitada, pode causar enterite grave e diarreia inflamatória, mas não abscesso hepático.

IV-252. **A resposta é A.** *(Cap. 248)* A paciente apresenta sinais de uma doença infecciosa aguda em uma área endêmica para malária sensível à cloroquina. Esfregaços espesso e fino de sangue periférico estão indicados para a pesquisa de trofozoítos. O esfregaço de sangue demonstra um trofozoíto jovem. Os achados neurológicos da paciente sugerem malária cerebral, uma característica que define a malária grave. Em estudos de grande porte, o artesunato parenteral, um derivado hidrossolúvel da artemisinina, reduziu as taxas de mortalidade na malária *falciparum* grave entre adultos e crianças asiáticos em 35% e entre crianças africanas em 22,5%, em comparação com as taxas de mortalidade observadas no tratamento com quinina. O artesunato é administrado por injeção IV, mas também pode ser administrado por via IM. Embora os compostos de artemisinina sejam mais seguros do que a quinina e consideravelmente mais seguros do que a quinidina, dispõe-se apenas de uma formulação nos Estados Unidos. O artesunato IV foi aprovado pela FDA para uso de emergência contra a malária grave e pode ser obtido no CDC Drug Service.

O antiarrítmico gliconato de quinidina é tão efetivo quanto a quinina e, por ser mais facilmente disponível, substituiu a quinina para tratamento da malária nos Estados Unidos. A administração de quinidina deve ser rigorosamente monitorada para evitar a ocorrência de arritmias e hipotensão. Se os níveis plasmáticos totais ultrapassarem 8 μg/mL, ou se o intervalo QTc exceder 0,6 segundo, ou houver alargamento do complexo QRS em mais de 25% do valor basal, deve-se diminuir a velocidade de infusão, ou esta deve ser interrompida temporariamente. Se houver desenvolvimento de arritmias ou hipotensão que não responde à administração de solução salina, deve-se interromper o tratamento com esse fármaco. A quinina é mais segura que a quinidina, e não há necessidade de monitoramento cardiovascular, exceto quando o paciente apresenta doença cardíaca. A hipoglicemia constitui um achado frequente da malária grave e está associada a um prognóstico reservado, pode ser agravada pela terapia com quinidina ou quinina, que promove a secreção pancreática de insulina. As convulsões podem ser devidas à malária cerebral, mas não constituem uma complicação da quinidina. Com frequência, ocorrem pesadelos com o uso de mefloquina, e a retinopatia é uma complicação da administração prolongada de cloroquina.

IV-253. **A resposta é E.** *(Cap. 248)* Os esfregaços fino e espesso constituem uma parte crítica da avaliação da febre em um indivíduo que recentemente esteve em uma região endêmica do *Plasmodium*. O esfregaço com gota espessa necessita de mais tempo para processamento, porém apresenta maior sensibilidade na presença de parasitemia baixa. Os esfregaços finos têm mais tendência a possibilitar uma avaliação morfológica precisa para diferenciar os quatro tipos diferentes de infecção por *Plasmodium*, bem como o cálculo prognóstico da parasitemia. A relação entre parasitemia e prognóstico é complexa; em geral, pacientes com mais de 10^5 parasitas/μL apresentam risco aumentado de morte, porém os pacientes não imunes podem morrer com contagens muito mais baixas, e os indivíduos parcialmente imunes podem tolerar níveis de parasitemia muitas vezes mais altos com apenas sintomas menores. Na malária grave, um prognóstico sombrio é indicado por um predomínio de parasitas *Plasmodium falciparum* mais maduros (i.e., mais de 20% dos parasitas com pigmento visível) no esfregaço de sangue periférico ou pela presença de pigmento de malária fagocitado em mais de 5% dos neutrófilos. Se a suspeita clínica for alta, os esfregaços devem ser repetidos se os resultados foram inicialmente negativos. Se não houver profissionais disponíveis para uma rápida interpretação do esfregaço, deve-se considerar fortemente o tratamento empírico para controlar a manifestação mais grave da infecção por *P. falciparum*. Foram introduzidos exames complementares à base de anticorpos, que são sensíveis e específicos para a infecção por *P. falciparum*. Os resultados permanecem positivos por várias semanas após a infecção e não possibilitam uma quantificação da parasitemia.

IV-254. **A resposta é C.** *(Cap. 248)* A malária, apesar de endêmica em grande parte do mundo, não é endêmica na Mongólia. (Ver Figura IV-254.) A malária resistente à mefloquina emergiu como problema no sudeste da Ásia, e existem relatos de *P. falciparum* resistente à artemisinina em partes de Mianmar, Tailândia, Camboja e Vietnã. A atovaquona-proguanil (Malarone) é um agente profilático de combinação fixa, administrado uma vez ao dia, que é muito bem tolerado por adultos e crianças, com menos efeitos gastrintestinais adversos do que a cloroquina-proguanil e menos efeitos adversos para o SNC do que a mefloquina. A combinação mostra-se efetiva contra todos os tipos de malária, incluindo a malária *falciparum* resistente a múltiplos fármacos. É melhor administrar a atovaquona-proguanil com alimentos ou com uma bebida láctea para otimizar a absorção. Existem dados insuficientes sobre a segurança desse esquema na gravidez. Os viajantes devem começar a tomar os fármacos antimaláricos 2 dias a 2 semanas antes da partida, de modo que quaisquer reações indesejáveis possam ser detectadas, e que sejam alcançadas concentrações sanguíneas dos antimaláricos no momento necessário. A profilaxia antimalárica deve continuar por quatro semanas após o viajante ter deixado a área endêmica, exceto nos casos em que a atovaquona-proguanil ou a primaquina foram usadas; esses fármacos possuem atividade significativa contra o estágio hepático da infecção (profilaxia causal) e podem ser interrompidos uma semana após a partida da área endêmica.

IV-255. **A resposta é C.** *(Cap. 249)* A paciente é examinada em uma área endêmica de *Babesia microti*, que inclui Nantucket, Martha Vineyard, Block Island, Shelter Island, Long Island e o litoral sudeste de Massachusetts, Connecticut e Rhode Island. Os sintomas de tipo gripal e a picada de carrapato sugerem a probabilidade dessa doença. Em geral, os pacientes apresentam esses sintomas ou, em certas ocasiões, rigidez de nuca, dor de garganta, dor abdominal e perda de peso. O exame físico é geralmente normal, com exceção da febre. A presença de eritema migrans crônico sugere doença de Lyme concomitante, visto que o exantema não constitui uma característica da babesiose. Embora os esfregaços espesso ou fino tipicamente demonstrem a forma em anel desse protozoário, se esse exame for negativo, pode-se demonstrar o rRNA 18S por meio de PCR. As formas em anel são diferenciadas do *P. falciparum* pela ausência do depósito central acastanhado observado na malária. Normalmente, *Babesia duncani* é encontrada na costa oeste dos Estados Unidos, e foi relatada a ocorrência esporádica de *Babesia divergens* no estado de Washington, Missouri e Kentucky. O tratamento para a doença grave causada por *Babesia microti* em adultos consiste em clindamicina com adição de quinina. A exsanguineotransfusão pode ser considerada para *B. microti*, porém não é recomendada para *B. divergens*. (Ver Quadro IV-255.)

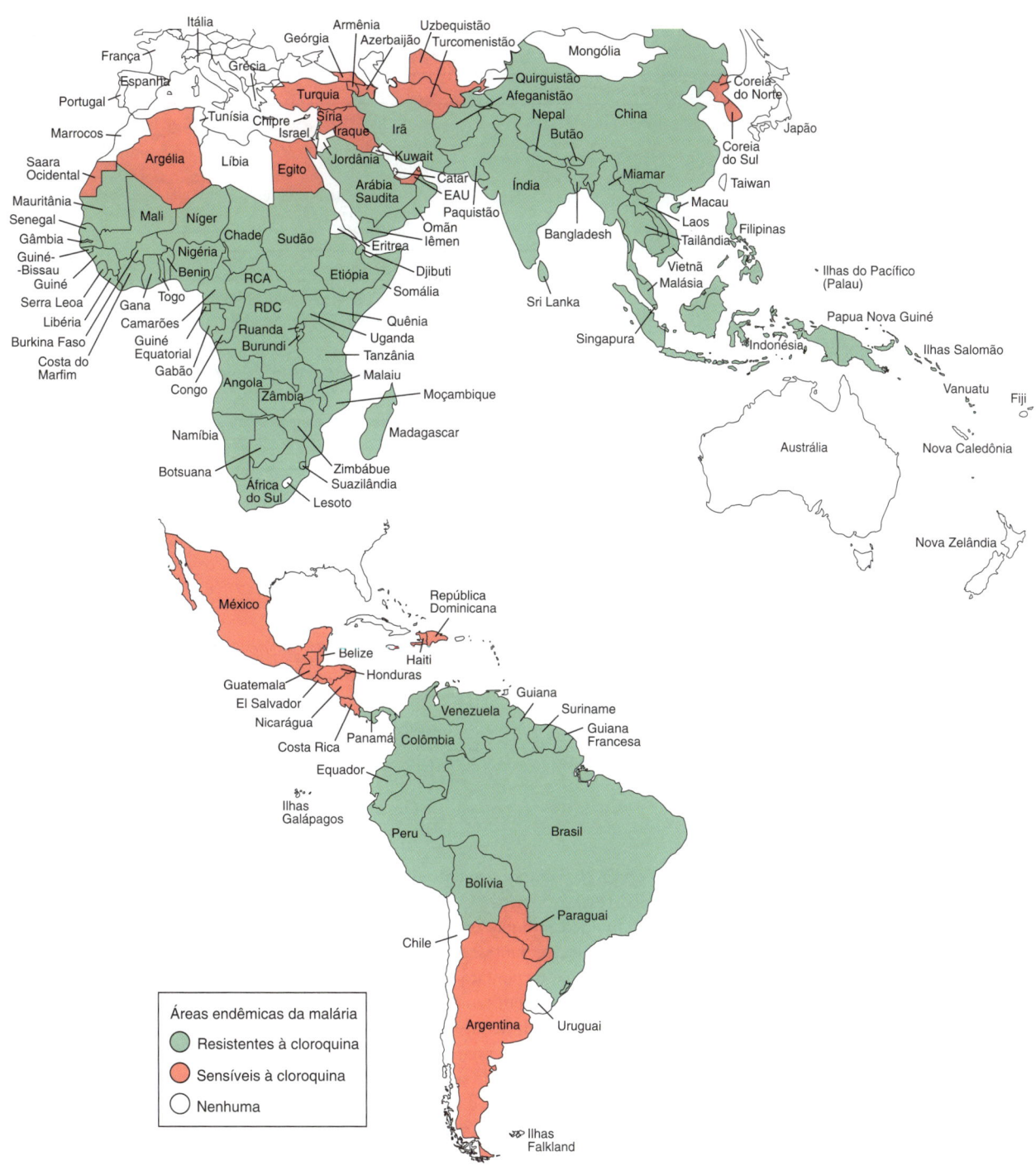

FIGURA IV-254

Áreas endêmicas da malária
- Resistentes à cloroquina
- Sensíveis à cloroquina
- Nenhuma

IV-256. **A resposta é C.** *(Cap. 251)* A maioria dos casos de leishmaniose ocorre no subcontinente indiano e no Sudão. A técnica mais comumente utilizada para o diagnóstico de leishmaniose visceral (calazar) é um teste imunocromatográfico rápido para a detecção do antígeno recombinante rK39 de *Leishmania infantum*. Trata-se de um teste amplamente disponível, rápido e seguro, que exige apenas uma gota de sangue do dedo, com resultados disponíveis em cerca de 15 minutos. Embora a aspiração do baço com demonstração de amastigotas no esfregaço de tecido seja o padrão-ouro para o diagnóstico de leismaniose visceral e a cultura possa aumentar a sensibilidade, o exame é invasivo e pode ser perigoso se for realizado por profissionais inexperientes. A PCR para a detecção do ácido nucleico de *Leishmania* apenas está disponível em laboratórios especializados e não é rotineiramente usado em clínica. A leishmaniose não é diagnosticada pelo exame das fezes.

QUADRO IV-255	TRATAMENTO DA BABESIOSE HUMANA
Adultos	**Crianças**
Infecção por *B. microti* (doença leve a moderada)[a,b]	
Atovaquona (750 mg, a cada 12 h, VO) *mais* Azitromicina (500 mg/dia, VO, no 1º dia, e 250 mg/dia, VO, daí em diante)	Atovaquona (20 mg/kg, a cada 12 h, VO; máximo de 750 mg/dose) *mais* Azitromicina (10 mg/kg/dia, VO, no 1º dia [máximo de 500 mg/dose], e 5 mg/kg/dia, VO, daí em diante [máximo de 250 mg/dose])
Infecção por *B. microti* (doença grave)[c,d]	
Clindamicina (300-600 mg, a cada 6 h, IV, ou 600 mg, a cada 8 h, VO) *mais* Quinina (650 mg, a cada 6-8 h, VO) *mais* Considerar exsanguineotransfusão	Clindamicina (7-10 mg/kg, a cada 6-8 h, IV, ou 7-10 mg/kg, a cada 6-8 h, VO; máximo de 600 mg/dose) *mais* Quinina (8 mg/kg, a cada 8 h, VO; máximo de 650 mg/dose) *mais* Considerar exsanguineotransfusão
Infecção por *B. divergens*	
Exsanguineotransfusão completa imediata *mais* Clindamicina (600 mg, a cada 6-8 h, IV) *mais* Quinina (650 mg, a cada 8 h, VO)	Exsanguineotransfusão completa imediata *mais* Clindamicina (7-10 mg/kg, a cada 6-8 h, IV; máximo de 600 mg/dose) *mais* Quinina (8 mg/kg, a cada 8 h, VO; máximo de 650 mg/dose)

[a]Duração do tratamento: 7-10 dias. [b]Uma dose alta de azitromicina (600-1.000 mg) combinada com atovaquona tem sido recomendada para hospedeiros imunocomprometidos. [c]O tratamento geralmente e dado por 7-10 dias, mas sua duração pode variar. Em pacientes gravemente imunocomprometidos, a terapia deve ser mantida por pelo menos 6 semanas, inclusive 2 semanas depois que parasitas nao sejam mais detectados no esfregaço de sangue. [d]Varios regimes alternativos tem sido usados em um número limitado de casos de infecção por *B. microti*, e sua eficácia e incerta. Esses regimes incluem atovaquona, azitromicina e clindamicina; atovaquona, azitromicina e doxiciclina; atovaquona, clindamicina e doxiciclina; atovaquona, doxiciclina e artemisinina; atovaquona-proguanil; azitromicina e quinina; e azitromicina, clindamicina e doxiciclina; IV, intravenoso; VO, via oral.
Fonte: (1) ME Falagas, MS Klempner: *Clin Infect Dis* 22:809, 1996. (2) PJ Krause et al: *N Engl J Med* 343:1454, 2000. (3) PJ Krause et al: *Clin Infect Dis* 46:370, 2008. (4) CM Shih, CC Wang: *Am J Trop Med Hyg* 59:509, 1998. (5) CP Stowell et al: *N Engl J Med* 356:2313, 2007. (6) JM Vyas et al: *Clin Infect Dis* 45:1588, 2007. (7) GP Wormser et al: *Clin Infect Dis* 50:381, 2010.

IV-257. **A resposta é C.** *(Cap. 252)* T. cruzi é o agente etiológico da doença de Chagas ou tripanossomíase americana que só ocorre nas Américas. O protozoário é transmitido a hospedeiros mamíferos por meio de barbeiros reduvídeos, os quais se tornam infectados ao sugar sangue de animais ou seres humanos com protozoários circulantes. A forma infectante do *T. cruzi* é excretada nas fezes e infecta seres humanos por meio de contato com soluções de continuidade na pele, nas mucosas ou nas conjuntivas. A infecção também tem sido transmitida por transfusão de sangue, transplante de órgãos e ingestão de água ou alimentos contaminados. Tipicamente, a doença de Chagas aguda é uma doença febril leve, seguida de uma fase crônica, caracterizada por parasitemia subpatente, anticorpos contra *T. cruzi* e ausência de sintomas. Apenas 10 a 30% dos pacientes com doença de Chagas crônica desenvolvem sintomas, que geralmente estão relacionados com lesões cardíacas ou GI. As moscas do cervo são vetores da *Loa loa* (filariose).

IV-258. **A resposta é D.** *(Cap. 252)* Esse paciente apresenta mais provavelmente doença de Chagas crônica, com comprometimento cardíaco e disfunção sistólica biventricular. A doença de Chagas representa um problema de saúde nas áreas rurais do México, América Central e América do Sul. A maioria dos casos agudos ocorre em crianças, porém a epidemiologia não está bem estabelecida, visto que a maioria dos casos não são diagnosticados. O coração é o órgão acometido com mais frequência na doença de Chagas crônica, com disfunção sistólica biventricular e anormalidades de condução (bloqueio de ramo direito e hemibloqueio anterior esquerdo). Podem ocorrer aneurismas apicais e trombos murais. A doença de Chagas crônica é diagnosticada pela demonstração de anticorpos IgG específicos dirigidos contra antígenos de *T. cruzi*. Podem ser obtidos resultados falso-positivos em pacientes com outras infecções parasitárias ou com doença autoimune. A OMS recomenda que os resultados positivos do teste sejam confirmados por um outro ensaio diferente. A PCR para a detecção do DNA do *T. cruzi* em pacientes com infecção crônica não demonstrou ser superior à sorologia, e não se dispõe de testes de PCR comercialmente disponíveis. Tendo em vista as características demográficas do paciente, a ausência de fatores de risco para doença arterial coronariana e os sintomas indolentes, o infarto agudo do miocárdio, a miocardiopatia isquêmica e a miocardiopatia hipertensiva são diagnósticos menos prováveis. O cateterismo cardíaco direito com colocação de cateter de Swan-Ganz poderia quantificar as pressões do coração esquerdo e direito e o débito cardíaco, porém não estabeleceria o diagnóstico.

IV-259. **A resposta é A.** *(Cap. 252)* De acordo com o consenso atual, todos os pacientes infectados por *T. cruzi* de até 18 anos de idade e todos os adultos recentemente infectados devem ser tratados para doença de Chagas aguda. Infelizmente, os únicos fármacos disponíveis, o benznidazol e o nifurtamox, carecem de eficácia e apresentam efeitos colaterais significativos. Na doença de Chagas aguda, o nifurtimox reduz a duração dos sintomas e a parasitemia, além de diminuir a taxa de mortalidade aguda. Entretanto, apenas cerca de 70% das infecções agudas são curadas com um ciclo completo de tratamento. O benznidazol é pelo menos tão efetivo quanto o nifurtimox e, em geral, constitui o tratamento de escolha na América Latina. O papel do tratamento em pacientes com doença de Chagas indeterminada ou assintomática crônica é controverso. Alguns especialistas recomendam que o tratamento seja oferecido. Por outro lado, estudos randomizados demonstraram o benefício do tratamento das crianças. Os antifúngicos azóis atuais, incluindo o voriconazol, não possuem eficácia adequada contra *T. cruzi*, embora os agentes mais recentes dessa classe tenham sido promissores em estudos conduzidos em animais. A confirmação sorológica com IgG contra *T. cruzi* é usada para o diagnóstico da doença de Chagas crônica, mas não aguda. A malária é endêmica em Honduras abaixo de uma altitude de 1.000 m, e a primaquina mostra-se efetiva nesses casos. Os esfregaços finos e espessos examinados por especialistas não devem confundir espécies de *Plasmodium* com *T. cruzi*.

IV-260. **A resposta é A.** *(Cap. 252)* A tripanossomíase africana humana (TAH) ou doença do sono é causada pelo protozoário do complexo *Trypanosoma brucei*. A TAH continua sendo um importante problema de saúde pública na África, apesar de sua quase erradicação na década de 1960. Embora a TAH só ocorra na África Subsaariana, é importante distinguir as formas africana ocidental (*T. b. gambiense*) e africana oriental (*T. b. rhodesiense*). As moscas tsé-tsé são os vetores da transmissão de ambas as formas. Os seres humanos constituem o principal reservatório da tripanossomíase africana ocidental, que ocorre em áreas rurais, raramente afetando os turistas. Os antílopes e o gado constituem os reservatórios de *T. b. rhodesiense*, e a infecção foi relatada em turistas que fazem safari. Tipicamente, aparece uma lesão primária (cancro tripanossômico) dentro de uma semana após a picada de uma mosca tsé-tsé infectada. Essa lesão é seguida de doença sistêmica, com febre e linfadenopatia (doença de estágio 1). Pode ocorrer miocardite, que pode ser fatal. Segue-se o comprometimento do SNC (doença de estágio 2), com pleocitose, nível elevado de proteína e elevação da pressão do LCS. Durante esse estágio, os tripanossomas podem ser encontrados no LCS. *T. b. rhodesiense* tende a ser mais agressivo, com desenvolvimento mais precoce de doença do SNC do que *T. b. gambiense*. Os sintomas durante o estágio 2 da doença incluem sonolência progressiva e indiferença, alternando, algumas vezes, com insônia e inquietação noturna. Sem tratamento, os sintomas evoluem para o coma e a morte. O diagnóstico requer a demonstração dos protozoários no sangue, no LCS, em amostra de linfonodos, na medula óssea ou no líquido do cancro. Existem testes sorológicos para *T. b. gambiense*; todavia, esses testes carecem de sensibilidade ou especificidade para a tomada de decisões quanto ao tratamento. Ainda não se dispõe de testes para PCR comercialmente disponível. Em todos os pacientes com TAH, deve-se efetuar uma punção lombar para avaliar o comprometimento do SNC, o que determinará o tratamento. A suramina mostra-se efetiva para a TAH africana oriental (*T. b. rhodesiense*) de estágio 1. A pentamidina constitui o tratamento de primeira linha para o estágio 1 da TAH africana ocidental. Quando há comprometimento do LCS, a eflornitina é usada para a TAH africana ocidental, enquanto o melarsoprol é administrado para a TAH africana oriental. O melarsoprol é um composto de arsênico altamente tóxico, com risco de encefalopatia. A TAH está associada a problemas de saúde pública e epizoóticos complexos na África. Houve um progresso considerável em muitas áreas por meio de programas de controle que se concentram na erradicação dos vetores e no tratamento farmacológico dos indivíduos infectados. As pessoas podem reduzir o risco de adquirir a tripanossomíase ao evitar as áreas conhecidas que abrigam insetos infectados, utilizando roupas protetoras e repelentes contra insetos. A quimioprofilaxia não é recomendada, e não se dispõe de nenhuma vacina para prevenir a transmissão dos parasitas.

IV-261. **A resposta é C.** *(Cap. 253)* A RM revela as lesões clássicas da encefalite causada por *T. gondii* em um paciente com imunossupressão avançada em consequência da infecção pelo HIV. Os gatos são os hospedeiros definitivos da fase sexuada do *Toxoplasma* e os oocistos são excretados em suas fezes. Nos Estados Unidos, até 30% dos jovens de 19 anos de idade e até 67% dos indivíduos com mais de 50 anos de idade apresentam evidência sorológica de exposição ao *Toxoplasma*. Os pacientes com infecção pelo HIV correm risco de reativação da toxoplasmose latente, com consequente encefalite, quando a contagem de células T CD4 cai abaixo de 100/μL. Os pacientes tratados com agentes imunossupressores para doença linfoproliferativa ou para transplante de órgãos sólidos também correm risco de reativação da doença latente. Embora o SNC seja o local mais comum de reativação sintomática da doença, os linfonodos, os pulmões, o coração, os olhos e o trato GI podem ser acometidos. *Toxoplasma* provoca geralmente encefalite, mas não meningite; desse modo, os achados do LCS podem ser inespecíficos ou pode haver elevações modestas das contagens de células e do nível de proteína (com glicose normal). O tratamento de escolha para a toxoplasmose do SNC é a pirimetamina mais sulfadiazina. O sulfametoxazol-trimetoprima constitui uma alternativa aceitável. O diagnóstico diferencial de encefalite em pacientes com Aids inclui linfoma, tumor metastático, abscesso cerebral, LEMP, infecção fúngica e infecção micobacteriana. No caso desse paciente, tendo em vista os achados clássicos da RM, a toxoplasmose é o diagnóstico mais provável.

IV-262.   **A resposta é C.** *(Cap. 254)* Dos protozoários listados, apenas *Giardia* pode ser diagnosticada no exame parasitológico das fezes. O imunoensaio para antígeno fecal pode ser utilizado para o diagnóstico de *Giardia* e *Cryptosporidium*. A coloração álcool-ácido-resistente em amostras de fezes pode ser usada para o diagnóstico de *Cryptosporidium*, *Isospora* e *Cyclospora*. Os microsporídios exigem colorações fecais especiais ou biópsia de tecido para estabelecer o diagnóstico.

IV-263.   **A resposta é D.** *(Cap. 254)* A tricomoníase é transmitida por contato sexual com um parceiro infectado. Muitos homens são assintomáticos, mas podem apresentar sintomas de uretrite, epididimite ou prostatite. A maioria das mulheres tem sintomas de infecção, que consistem em prurido vaginal, dispareunia e secreção fétida. Esses sintomas não diferenciam a infecção por *Trichomonas* de outras formas de vaginite, como a vaginose bacteriana. A tricomoníase não é uma infecção autolimitada e deve ser tratada por razões sintomáticas e de saúde pública. O exame de preparações a fresco para a identificação de tricômonas móveis tem uma sensibilidade de 50 a 60% nos exames de rotina. A coloração das secreções com anticorpo imunofluorescente direto é mais sensível e pode ser realizada imediatamente. A cultura não está amplamente disponível e leva 3 a 7 dias. O tratamento deve consistir em metronidazol, em dose única de 2 g ou em doses de 500 mg, duas vezes ao dia, durante sete dias. Todos os parceiros sexuais devem ser tratados. Foram relatados casos de tricomoníase resistente ao metronidazol, e o tratamento consiste em doses aumentadas de metronidazol ou uso de tinidazol.

IV-264.   **A resposta é E.** *(Cap. 254)* A giardíase é diagnosticada pela detecção de antígenos do parasita nas fezes ou pela visualização de cistos ou trofozoítos nas fezes ou no intestino delgado. Não existe nenhum teste sorológico confiável para essa doença. Como uma ampla variedade de patógenos é responsável por doença diarreica, é necessário efetuar alguns exames complementares, além da anamnese e do exame físico, para estabelecer o diagnóstico definitivo. A colonoscopia não desempenha nenhum papel no diagnóstico de *Giardia*. A giardíase pode persistir em pacientes sintomáticos e deve ser tratada. Nos casos prolongados, podem ocorrer sintomas graves, como má absorção, perda de peso, retardo do crescimento e desidratação. Além disso, as manifestações extraintestinais, como urticária, uveíte anterior e artrite, têm sido associadas à giardíase potencial. Foi relatado que uma dose única oral de 2 g de tinidazol é mais efetiva do que um ciclo de cinco dias de metronidazol, com taxas de cura > 90% para ambos os fármacos. A paromomicina, um aminoglicosídeo oral pouco absorvido, pode ser administrada a pacientes sintomáticas durante a gravidez, porém sua eficácia na erradicação da infecção não é conhecida. A clindamicina e o albendazol não desempenham papel no tratamento da giardíase. A doença refratária com infecção persistente pode ser tratada com um ciclo de metronidazol de maior duração.

IV-265.   **A resposta é D.** *(Cap. 254)* Normalmente, *Cryptosporidium* provoca doença diarreica autolimitada em pacientes imunocompetentes, mas pode causar doença debilitante grave em pacientes com imunodeficiência grave, como a infecção avançada pelo HIV. Os surtos em hospedeiros imunocompetentes são causados pela ingestão de oocistos. Os oocistos infecciosos são excretados nas fezes humanas, causando transmissão interpessoal. A transmissão de oocistos pela água é responsável pela doença em viajantes e por surtos de fonte comum. Os oocistos sobrevivem à cloração de rotina da água potável e resistem em fontes de água para recreação. As infecções podem ser assintomáticas em hospedeiros imunocompetentes e imunossuprimidos. Tipicamente, a diarreia é aquosa e não sanguinolenta e pode estar associada a dor abdominal, náusea, febre e anorexia. Nos hospedeiros imunocompetentes, os sintomas geralmente regridem em 1 a 2 semanas sem tratamento. Nos pacientes com Aids avançada, com contagens de células CD4 < 100/μL, podem surgir sintomas graves, levando a uma perda significativa de eletrólitos e de líquidos. A nitazoxanida foi aprovada para o tratamento do *Cryptosporidium*; todavia, até o momento, não demonstrou ser efetiva para pacientes infectados pelo HIV. O melhor tratamento disponível para pacientes HIV-positivos consiste em terapia antirretroviral para diminuir a imunossupressão. O tinidazol e o metronidazol são utilizados no tratamento da giardíase e da tricomoníase, mas não da criptosporidiose.

IV-266. **A resposta é D.** *(Cap. 256)* Nos Estados Unidos, são notificados anualmente cerca de 12 casos de triquinelose. Como as infecções são, em sua maioria, assintomáticas, essa incidência pode representar uma subestimativa. Na América do Norte, surtos recentes foram relacionados ao consumo de carne de caça, particularmente carne de urso. As infecções maciças podem causar enterite, edema periorbitário, miosite e, raramente, morte. Essa infecção, que é causada pela ingestão de cistos de *Trichinella*, ocorre quando o indivíduo consome carne infectada de porco ou de outros animais carnívoros. As leis que proíbem a alimentação de porcos com restos não cozidos constituíram uma importante medida de saúde pública para reduzir a infecção por *Trichinella* nos Estados Unidos. A transmissão interpessoal não foi descrita. As infecções são, em sua maioria, leves e regridem de modo espontâneo.

IV-267. **A resposta é E.** *(Cap. 256)* Ocorre triquinelose após o consumo de carne infectada, mais frequentemente carne de porco. O organismo também pode ser transmitido pela ingestão de carne de cães, cavalos e ursos. Surtos recentes nos Estados Unidos e no Canadá foram relacionados ao consumo de carne de caça, particularmente carne de urso. Durante a primeira semana de infecção, as manifestações proeminentes consistem em diarreia, náusea e vômitos. À medida que os parasitas migram a partir do trato GI, observa-se frequentemente a presença de febre e eosinofilia. Ocorre encistamento das larvas no tecido muscular depois de 2 a 3 semanas, resultando em miosite e fraqueza. A miocardite e o exantema maculopapular constituem manifestações menos comuns da doença. No porco, as larvas são destruídas pelo cozimento da carne até que não seja mais rosada ou pelo seu congelamento a –15°C durante três semanas. Entretanto, no Ártico, as larvas de *Trichinella nativa* na carne de morsa ou de urso são resistentes ao congelamento. *Giardia* e *Campylobacter* são microrganismos frequentemente adquiridos com a ingestão de água contaminada, e nenhum deles produz esse padrão de doença. Embora ambos causem sintomas GI (e *Campylobacter* provoque febre), eles não causam eosinofilia nem miosite. *Taenia solium* ou tênia do porco compartilha uma patogenia semelhante com *Trichinella*, porém não causa miosite. O CMV tem várias formas de apresentação, porém nenhuma que produza esse quadro.

IV-268 e IV-269. **As respostas são D e B, respectivamente.** *(Cap. 256)* A larva *migrans* visceral, causada, no caso desse menino, pelo nematódeo canino *Toxocara canis*, acomete mais comumente crianças pequenas que são expostas às fezes de cães. Os ovos de *Toxocara* são ingeridos e começam seu ciclo de vida no intestino delgado. Migram para muitos tecidos no corpo. A hepatoesplenomegalia e a eosinofilia pronunciada, que algumas vezes se aproxima de 90% da contagem total de leucócitos, são particularmente características dessa doença. Tipicamente, os estafilococos não provocam eosinofilia. A triquinelose, causada pelo consumo de carne de animais carnívoros infectados por cistos de *Trichinella*, não provoca hepatoesplenomegalia e é incomum na ausência de consumo de carne suspeita. A giardíase caracteriza-se por diarreia profusa e dor abdominal, sem manifestações sistêmicas nem eosinofilia. Tipicamente, a cisticercose causa mialgias e pode disseminar-se para o cérebro, onde é frequentemente assintomática, embora possa levar à ocorrência de convulsões. A grande maioria das infecções por *Toxocara* é autolimitada e regride sem tratamento. Raramente, pode-se observar o aparecimento de sintomas graves, sendo a morte causada por doença do SNC, miocárdica ou respiratória. O comprometimento miocárdico grave manifesta-se na forma de miocardite aguda. Nesses pacientes, são administrados glicocorticoides para reduzir as complicações inflamatórias. Os fármacos anti-helmínticos, como albendazol, mebendazol ou praziquantel, não demonstraram conclusivamente alterar a evolução da larva *migrans* visceral. O metronidazol é usado para tratamento de infecções causadas por *Trichomonas* e não por nematódeos teciduais.

IV-270. **A resposta é A.** *(Cap. 256)* *Angiostrongylus cantonensis*, o verme pulmonar do rato, constitui a causa mais comum de meningite eosinofílica humana. A infecção ocorre principalmente no sudeste da Ásia e na bacia do Pacífico, embora casos também tenham sido descritos em Cuba, na Austrália, no Japão e na China. As larvas infectantes são excretadas nas fezes do rato e ingeridas por caramujos terrestres e lesmas. Os seres humanos adquirem a infecção quando consomem moluscos, vegetais contaminados pela secreção de moluscos ou frutos do mar (caranguejos, camarão de água doce) que consumiram os moluscos. As larvas migram para o cérebro, onde desencadeiam uma resposta inflamatória eosinofílica acentuada, com hemorragia. Os sintomas clínicos desenvolvem-se dentro de 2 a 35 dias após a ingestão das larvas, e a apresentação inicial consiste geralmente em cefaleia (indolente ou aguda), febre, náusea, vômitos e meningismo. Os achados do LCS caracterizam-se, como no paciente deste caso, por uma porcentagem de eosinófilos > 20%. A larvas de *A. cantonensis* são apenas raramente demonstradas no LCS. O diagnóstico baseia-se geralmente na presença de meningite eosinofílica e epidemiologia compatível. Não existe nenhuma quimioterapia específica para a meningite por *A. cantonensis*. Os cuidados de suporte incluem remoção repetida do LCS para controlar a pressão intracraniana. Os glicocorticoides podem reduzir a inflamação. Na maioria dos casos, a angiostrongilíase cerebral tem uma evolução autolimitada, com recuperação completa. *Gnathostoma spnigerum* é uma causa menos comum de meningoencefalite eosinofílica. Provoca também edemas cutâneos migratórios ou infecções oculares. É também endêmico no sudeste da Ásia e na China e é geralmente transmitido pelo consumo de carne de peixe ou de aves inadequadamente cozida (som fak na Tailândia e sashimi no Japão). *Trichinella murrelli* e *T. nativa* causam triquinose na América do Norte e no Ártico, respectivamente. *Toxocara* é a causa da larva *migrans*.

IV-271. **A resposta é B.** *(Cap. 257) Strongyloides* é o único helminto capaz de se replicar no hospedeiro humano, possibilitando a autoinfecção. Os seres humanos adquirem *Strongyloides* quando as larvas no solo contaminado por fezes penetram na pele e nas membranas mucosas. As larvas migram até os pulmões pela corrente sanguínea, rompem os espaços alveolares, ascendem pelas vias aéreas e são deglutidas para alcançar o intestino delgado, onde amadurecem em vermes adultos. Os vermes adultos podem penetrar na mucosa do intestino delgado. *Strongyloides* é endêmico no sudeste da Ásia, na África Subsaariana, no Brasil e no sul dos Estados Unidos. Muitos pacientes com *Strongyloides* são assintomáticos ou apresentam sintomas gastrintestinais leves ou a erupção cutânea característica, a larva *currens*, conforme descrito no caso desse paciente. Pode ocorrer obstrução do intestino delgado na infecção maciça precoce. A eosinofilia é comum com todas as manifestações clínicas. Em pacientes com comprometimento da imunidade, particularmente naqueles que recebem terapia com glicocorticoides, podem ocorrer hiperinfecção ou disseminação. Esse processo pode levar à colite, enterite, meningite, peritonite e insuficiência renal aguda. Pode haver desenvolvimento de bacteremia ou de sepse por Gram-negativos devido à translocação de bactérias através da mucosa entérica rompida. Devido ao risco de hiperinfecção, todos os pacientes com *Strongyloides*, mesmo os portadores assintomáticos, devem ser tratados com ivermectina, que é mais efetiva do que o albendazol. O fluconazol é usado para o tratamento das infecções por *Candida*. O mebendazol é usado no tratamento da tricuríase, da enterobíase (oxiuríase), da ascaridíase e da ancilostomíase. A mefloquina é usada na profilaxia contra malária.

IV-272. **A resposta é B.** *(Cap. 257) Ascaris lumbricoides* é o maior nematódeo parasita (15 a 40 cm) dos seres humanos. É encontrado nas regiões tropicais e subtropicais. Nos Estados Unidos, ocorre principalmente no sudeste rural. A transmissão ocorre por meio do solo contaminado com fezes. Com mais frequência, a carga de vermes é baixa, e não há sintomas. A doença clínica está relacionada com a migração das larvas para os pulmões ou dos vermes adultos no trato gastrintestinal. As complicações mais comuns ocorrem devido a uma alta carga de vermes adultos no trato gastrintestinal, resultando em obstrução do intestino delgado (mais frequentemente em crianças com lúmen do intestino delgado de pequeno calibre), ou devido à migração, causando complicações obstrutivas, como colangite, pancreatite ou apendicite. Raramente, os vermes adultos podem migrar até o esôfago e serem expelidos pela boca. Durante a fase pulmonar da migração das larvas (9 a 12 dias após a ingestão dos ovos), os pacientes podem desenvolver tosse não produtiva, febre, eosinofilia e dor torácica pleurítica. A síndrome de pneumonia eosinofílica (síndrome de Löffler) caracteriza-se por sintomas e infiltrados pulmonares. A meningite não é uma complicação conhecida da ascaridíase, mas pode ocorrer na estrongiloidíase disseminada em um hospedeiro imunocomprometido.

IV-273. **A resposta é A.** *(Cap. 257)* A ascaridíase deve ser sempre tratada, mesmo nos casos assintomáticos, de modo a evitar as complicações intestinais graves. O albendazol, o mebendazol e a ivermectina são efetivos. Esses fármacos não devem ser administrados a mulheres grávidas. O pirantel é seguro durante a gravidez. O metronidazol é usado para as infecções por bactérias anaeróbicas e por *Trichomonas*. O fluconazol é principalmente utilizado no tratamento das infecções por *Candida*. A dietilcarbamazina constitui o tratamento de primeira linha da filariose linfática ativa. A vancomicina não tem nenhum efeito sobre os nematódeos.

IV-274. **A resposta é E.** *(Cap. 257)* O diagnóstico mais provável dessa paciente é anisaquíase. Trata-se de uma infecção causada por um nematódeo, em que os seres humanos são hospedeiros acidentais. Ocorre dentro de horas a dias após a ingestão de ovos depositados na musculatura do peixe. Nos Estados Unidos, a incidência de anisaquíase aumentou em consequência da popularidade crescente de pratos à base de peixe cru. A maioria dos casos ocorre no Japão, na Holanda e no Chile, onde o peixe cru – sashimi, arenque verde em conserva e ceviche, respectivamente – faz parte da culinária nacional. Os nematódeos anisaquídeos parasitam grandes mamíferos marinhos, como baleias, golfinhos e focas. Como parte de um complexo ciclo de vida parasitário que envolve as cadeias alimentares marinhas, as larvas infecciosas migram para a musculatura de uma variedade de peixes. O principal fator de risco para a infecção é o consumo de peixe cru. A apresentação simula o abdome agudo. A anamnese é de importância crítica, visto que a endoscopia alta é tanto diagnóstica quanto curativa. Os nematódeos implicados escavam a mucosa do estômago, causando dor intensa, e precisam ser extraídos manualmente por endoscópio ou, em raras ocasiões, por cirurgia. Não existe nenhum agente clínico conhecido para a cura da anisaquíase. As larvas anisaquídeas em peixes de água salgada são mortas por cozimento a 60°C, a congelamento a –20°C durante três dias ou congelamento comercial rápido, mas geralmente não por salgamento, marinada ou defumação a frio.

IV-275. **A resposta é E.** *(Cap. 258)* Esse paciente provavelmente apresenta filariose com linfadenite aguda causada por *Wuchereria*. É endêmica nos trópicos e subtrópicos, incluindo Ásia, ilhas do Pacífico, África, partes da América do Sul e Caribe. *W. bancrofti* é a filária parasita de seres humanos mais amplamente distribuída e é transmitida por mosquitos infectados. A infecção linfática é comum e pode ser aguda ou crônica. A infecção linfática crônica dos membros inferiores provoca elefantíase. O diagnóstico definitivo requer a demonstração do parasita. A microfilárias podem ser encontradas no sangue, no líquido de hidrocele ou em outras coleções de líquido corporal por meio de exame microscópico direto. Os ensaios ELISA para antígenos circulantes estão disponíveis comercialmente e apresentam uma sensibilidade > 93%, com excelente especificidade. Foram desenvolvidos ensaios baseados na PCR, que podem ser tão efetivos. Nos casos de linfadenite aguda, a ultrassonografia com Doppler pode, na realidade, revelar os vermes móveis nos vasos linfáticos dilatados. Os vermes vivos exibem um padrão distinto de movimento (sinal da dança das filárias). Os vermes podem ser visualizados no funículo espermático em até 80% dos homens infectados por *W. bancrofti*. O exame parasitológico de fezes não é útil para demonstração de *W. bancrofti*.

IV-276. **A resposta é B.** *(Cap. 258)* A dietilcarbamazina (DEC), que tem propriedades macro e microfilaricidas, constitui o tratamento de primeira linha para a linfadenite aguda por filária. O albendazol, a doxiciclina e a ivermectina também são usados no tratamento das infecções por microfilárias (mais não por macrofilárias). Existe um consenso de que praticamente todos os pacientes com infecção por *W. bancrofti* devem ser tratados, mesmo se forem assintomáticos, de modo a prevenir o dano linfático. Muitos desses pacientes apresentam infecção por microfilárias, com hematúria subclínica, proteinúria, etc. O albendazol e a doxiciclina apresentam eficácia macrofilaricida comprovada. As combinações de DEC com albendazol, ivermectina e doxiciclina mostram-se eficazes em programas de erradicação. A OMS estabeleceu um programa global para eliminar a filariose linfática em 1997 com o uso de uma dose anual única de DEC mais albendazol (regiões não africanas) ou ivermectina (África). O praziquantel é usado no tratamento da esquistossomose.

IV-277. **A resposta é B.** *(Cap. 258)* Essa paciente apresenta loíase causada pelo verme ocular africano, *Loa loa*. A loíase é endêmica nas florestas tropicais da África central e ocidental. As microfilárias circulam periodicamente no sangue, enquanto as macrofilárias residem nos tecidos subcutâneos, incluindo a subconjuntiva. Com frequência, a loíase é assintomática em regiões nativas, e, nesse caso, o seu reconhecimento é feito apenas pela visualização da migração das macrofilárias. Podem ocorrer angioedema e edema nas áreas acometidas. A DEC é efetiva para o tratamento dos estágios de macrofilárias e microfilárias da doença. Podem ser necessários múltiplos ciclos. O albendazol e a ivermectina mostram-se efetivos para reduzir as cargas de microfilárias, porém não foram aprovados pela FDA. Existem relatos de morte em pacientes com cargas maciças de microfilárias tratados com ivermectina. A terbinafina é usada no tratamento da tinha. O voriconazol é um agente antifúngico que não tem nenhuma atividade contra vermes.

IV-278. **A resposta é A.** *(Cap. 259)* A esquistossomose humana é causada por cinco espécies de trematódeos parasitas. *Schistosoma mansoni*, *Schistosoma japonicum*, *Schistosoma mekongi* e *Schistosoma intercalatum* são espécies intestinais, enquanto *Schistosoma haematobium* é uma espécie urinária. Estima-se em até 300 milhões o número de indivíduos infectados pelo *Schistosoma* (Ver Figura IV-278). *S. haematobium* não é observado na América do Sul. Todas as formas de esquistossomose são iniciadas pela penetração de cercárias infectantes, que são liberadas de caramujos infectados na água doce. Após penetrar na pele, o esquistossomo migra pelos vasos venosos ou linfáticos até

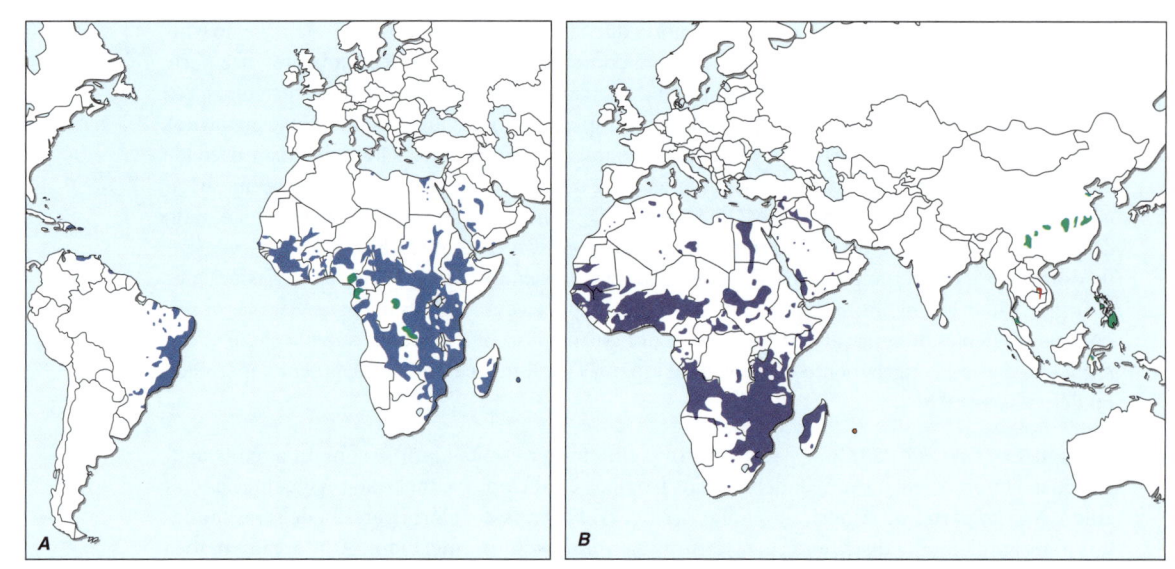

FIGURA IV-278 Distribuição global da esquistossomose. **A.** A infecção por *Schistosoma mansoni* (*azul*) é endêmica na África, no Oriente Médio, na América do Sul e em alguns poucos países do Caribe. A infecção por *S. intercalatum* (*verde*) é endêmica em focos esporádicos na África Ocidental e Central. **B.** A infecção por *S. haematobium* (*roxo*) é endêmica na África e no Oriente Médio. Os principais países endêmicos para infecção por *S. japonicum* (*verde*) são a China, as Filipinas e a Indonésia. A infecção por *S. mekongi* (*vermelho*) é endêmica em focos esporádicos no sudeste asiático.

o sistema intestinal ou urinário, dependendo da espécie. A infecção cutânea aguda provoca dermatite (prurido do nadador) dentro de 2 a 3 dias. Pode-se observar o desenvolvimento de febre de Katayama, uma doença do soro esquistossômica aguda relacionada com a migração, dentro de 4 a 8 semanas. É comum a ocorrência de eosinofilia na infecção aguda. A infecção pode tornar-se um problema de saúde global mais comum, visto que os viajantes são expostos enquanto nadam ou passeiam de barco em reservas de água doce infectadas. A esquistossomose crônica depende da espécie e da localização da infecção. As espécies intestinais são responsáveis pela ocorrência de hipertensão porta. *S. haematobium* provoca sintomas urinários e maior risco de carcinoma do trato urinário. Dispõe-se de testes imunológicos para o diagnóstico de esquistossomose, e, em alguns casos, os resultados dos exames de fezes ou de urina podem ser positivos.

IV-279. **A resposta é D.** *(Cap. 259)* Essa paciente tem febre de Katayama causada pela infecção por *S. mansoni*. Cerca de 4 a 8 semanas após a exposição, o parasita migra pelas circulações porta e pulmonar. Essa fase da doença pode ser assintomática; todavia, em alguns casos, provoca uma resposta de hipersensibilidade e uma doença semelhante à doença do soro. A eosinofilia é habitual. Como não existe uma grande carga entérica de parasitas durante essa fase da doença, os resultados do exame de fezes podem não ser positivos e a sorologia pode ser útil, particularmente em pacientes de áreas não endêmicas. O praziquantel constitui o tratamento de escolha, visto que a febre de Katayama pode evoluir, incluindo complicações neurológicas. O praziquantel continua sendo o tratamento para a maioria das infecções helmínticas, incluindo a esquistossomose. A cloroquina é usada no tratamento da malária, o mebendazol é administrado para tratamento da ascaridíase, ancilostomíase, triquinose e larva *migrans* visceral, o metronidazol é utilizado no tratamento da amebíase, da giardíase e da tricomoníase, e o tiabendazol, para tratamento de *Strongyloides*.

IV-280. **A resposta é B.** *(Cap. 259)* A infecção hepática por *S. mansoni* provoca cirrose, devido à obstrução vascular em consequência da fibrose periporta, porém com relativamente pouca lesão hepatocelular. Com bastante frequência, observa-se o desenvolvimento de hepatoesplenomegalia, hiperesplenismo e varizes esofágicas, e a esquistossomose está geralmente associada à eosinofilia. Os nevos aracneiformes, a ginecomastia, a icterícia e a ascite são observados menos do que na cirrose alcoólica e pós-necrótica.

IV-281. **A resposta é B.** *(Cap. 260)* Esse paciente teve início recente de convulsões causadas pela neurocisticercose devido à infecção por *Taenia solium* (tênia do porco). A TC mostra um cisticerco no parênquima, com realce do cisto e escólex interno (*seta*). O cisto representa oncosferas larvárias que migraram para o SNC. As infecções que causam cisticercose humana resultam da ingestão de ovos de *T. solium*, geralmente devido ao contato próximo com um portador de tênia que desenvolveu infecção intestinal em consequência do consumo de carne de porco inadequadamente cozida. Pode ocorrer autoinfecção se o indivíduo ingerir ovos de tênia excretados em suas próprias fezes. Os cisticercos podem ser encontrados em qualquer parte do corpo, porém as manifestações clínicas surgem geralmente em consequência de lesões no SNC, no LCS, na musculatura esquelética, no tecido subcutâneo ou nos olhos. As manifestações neurológicas são mais comuns, incluindo convulsões generalizadas ou focais, devido à inflamação circundante, hidrocefalia resultante de obstrução ao fluxo do LCS ou aracnoidite. Como mostra o Quadro IV-281, a demonstração neurorradiológica de uma lesão cística contendo um escólex característico constitui o critério absoluto para o diagnóstico de cisticercose. A infecção intestinal pode ser detectada pelo exame de fezes à procura de ovos. Atualmente, não se dispõe comercialmente de ELISA, PCR e testes sorológicos mais sensíveis. O tratamento da neurocisticercose após estabilização neurológica consiste em albendazol ou praziquantel. Os estudos realizados demonstraram uma resolução mais rápida dos achados clínicos e radiológicos em comparação com placebo. A instituição do tratamento pode estar associada a um agravamento dos sintomas, devido à inflamação, que é tratado com glicocorticoides. A infecção intestinal por *T. solium* é tratada com uma dose única de praziquantel. As lesões císticas do SNC (porém sem visualização do escólex) são típicas da toxoplasmose em paciente com infecção avançada pelo HIV e são tratadas com pirimetamina e sulfadiazina. Todavia, neste caso, o paciente teve resultado negativo para anticorpo anti-HIV, e a lesão na TC foi típica de cisticercose. O teste viral para HIV não seria útil, visto que a toxoplasmose é observada nos casos avançados, e não na infecção aguda. A ecocardiografia estaria indicada para a suspeita de endocardite estafilocócica (ou causada por outras bactérias) com embolização sistêmica.

QUADRO IV-281 CRITÉRIOS DIAGNÓSTICOS PARA CISTICERCOSE HUMANA[a]

1. Critérios absolutos
   a. Demonstração de cisticercos por exame histológico ou microscópico de material de biópsia
   b. Visualização do parasita no olho por fundoscopia
   c. Demonstração neurorradiológica de lesões císticas contendo um escólex característico

2. Critérios maiores
   a. Lesões neurorradiológicas sugestivas de neurocisticercose
   b. Demonstração de anticorpos aos cisticercos no soro por *immunoelectrotransfer blot* ligado à enzima
   c. Resolução de lesões císticas intracranianas espontaneamente ou após terapia com albendazol ou praziquantel isoladamente

3. Critérios menores
   a. Lesões compatíveis com neurocisticercose detectadas por estudos de neuroimagem
   b. Manifestações clínicas sugestivas de neurocisticercose
   c. Demonstração de anticorpos a cisticercos ou de antígeno de cisticerco no líquido cerebrospinal por ensaio imunoabsorvente ligado à enzima
   d. Evidência de cisticercose fora do sistema nervoso central (p. ex., calcificações em forma de charuto em partes moles)

4. Critérios epidemiológicos
   a. Residência em uma área endêmica de cisticercose
   b. Viagem frequente a uma área endêmica de cisticercose
   c. Contato domiciliar com um indivíduo infectado com *Taenia solium*

[a]O diagnóstico é confirmado por um critério absoluto ou uma combinação de dois critérios maiores, um critério menor e um critério epidemiológico. Um diagnóstico provável é considerado ao satisfazer (1) um critério maior mais dois critérios menores; (2) um critério maior mais um critério menor e um critério epidemiológico; ou (3) três critérios menores mais um critério epidemiológico.
Fonte: Modificado de OH Del Brutto et al: *Neurology* 57:177, 2001.

IV-282. **A resposta é B.** *(Cap. 260)* A equinococose é geralmente causada pela infecção pelo complexo *Echinococcus granulosus* ou por *Echinococcus multilocularis*, que são transmitidos aos seres humanos pelas fezes do cão. *E. granulosus* é encontrado em todos os continentes, com alta prevalência na China, na Ásia central, no Oriente Médio, na região do Mediterrâneo, na África oriental e em partes da América do Sul. *E. multilocularis*, que causa lesões pulmonares invasivas multiloculadas, é encontrado em regiões alpinas, subártica e ártica, incluindo Canadá, Estados Unidos, China, Europa e Ásia Central. Os cistos dos equinococos, mais comumente no fígado, seguido dos pulmões, apresentam tipicamente um crescimento lento e causam sintomas em consequência de seus efeitos expansivos. Com frequência, os cistos são descobertos de modo incidental em exames radiológicos. A compressão do sistema biliar ou o extravasamento para dentro do sistema biliar podem causar sintomas típicos de colelitíase ou colecistite. Os cistos dos equinococos podem ser caracterizados por ultrassonografia. A demonstração de cistos-filhos dentro de um cisto maior é patognomônica. O diagnóstico sorológico pode ser útil nos casos duvidosos para diagnóstico de *E. granulosus*. Tipicamente, os pacientes com cistos hepáticos apresentam sorologia positiva em mais de 90% dos casos (mas não em 100%). Até 50% dos pacientes com cistos pulmonares podem ser soronegativos. Em geral, não se recomenda a biópsia para cistos localizados próximo à borda hepática, devido ao risco de extravasamento. Os pequenos cistos podem responder ao tratamento clínico com albendazol ou praziquantel. Recomenda-se o tratamento com aspiração percutânea, infusão de agente escolicida e reaspiração (PAIR) para a maioria dos cistos não superficiais não complexos. Recomenda-se a ressecção cirúrgica para os cistos complexos, os cistos superficiais com risco de extravasamento e os cistos que acometem o sistema biliar. Em geral, o tratamento com albendazol é administrado antes e depois do PAIR ou do tratamento cirúrgico.

PARTE V: Distúrbios do sistema cardiovascular

QUESTÕES

INSTRUÇÕES: Escolha a resposta mais adequada para cada questão.

V-1. Você é designado como consultor epidemiologista cardíaco em uma comissão internacional para definir políticas de saúde global. Sua comissão é denominada para prever as tendências de saúde em uma nação do Pacífico Asiático com uma população e ambiente muito semelhantes aos da China. Neste momento, a nação acabou de passar do primeiro estágio clássico na transição epidemiológica ("peste e fome") para o segundo estágio ("declínio das pandemias"). No que concerne aos padrões antecipados de doença cardiovascular (DCV) nesta nação, qual das seguintes afirmativas é verdadeira?

A. À medida que essa nação entra no estágio de declínio das pandemias, o esperado é que a maior parte da morbidade e mortalidade causadas por DCV seja devido a miocardiopatias secundárias a agentes infecciosos.
B. Cada nação ou localização geográfica progride pelos cinco estágios de transição epidemiológica de maneira idêntica no que diz respeito ao risco de DCV.
C. Nesta nação, quando a mortalidade das DCV alcançar um pico, o esperado é que a mortalidade por acidente vascular encefálico seja maior que a da doença arterial coronariana.
D. O esperado é um padrão epidemiológico muito homogêneo de risco de DCV em toda essa nação com o decorrer do tempo.
E. A previsão é a de que a mortalidade por DCV aumentará inexoravelmente à medida que essa nação progrida pelos cinco estágios da transição epidemiológica.

V-2. Você trabalha em uma clínica de saúde rural no norte da Índia e examina um menino de oito anos de idade que nunca foi ao médico. A mãe declara que ele é incapaz de acompanhar o ritmo de seus colegas na atividade física. Ao exame inicial da pele, você observa a presença de baqueteamento e cianose dos pés, enquanto as mãos têm aparência normal. Sem qualquer outro exame adicional, você suspeita da presença de qual das seguintes anormalidades congênitas?

A. Comunicação interatrial
B. Dextrotransposição das grandes artérias (TGA)
C. Ducto arterioso patente com hipertensão pulmonar secundária
D. Tetralogia de Fallot
E. Comunicação interventricular

V-3. Uma mulher afro-americana de 55 anos de idade, sem história clínica pregressa, chega precipitadamente ao serviço de emergência com síncope e com eletrocardiograma (ECG), mostrado na Figura V-3A. Você também constata a presença de nódulos subcutâneos dolorosos nas pernas da paciente (semelhantes aos ilustrados na Figura V-3B, adiante). Você suspeita que as anormalidades cardíacas e cutâneas são mais provavelmente causadas por:

A. Síndrome de Carney
B. Hipotireoidismo
C. Sarcoidose
D. Lúpus eritematoso sistêmico
E. Sífilis terciária

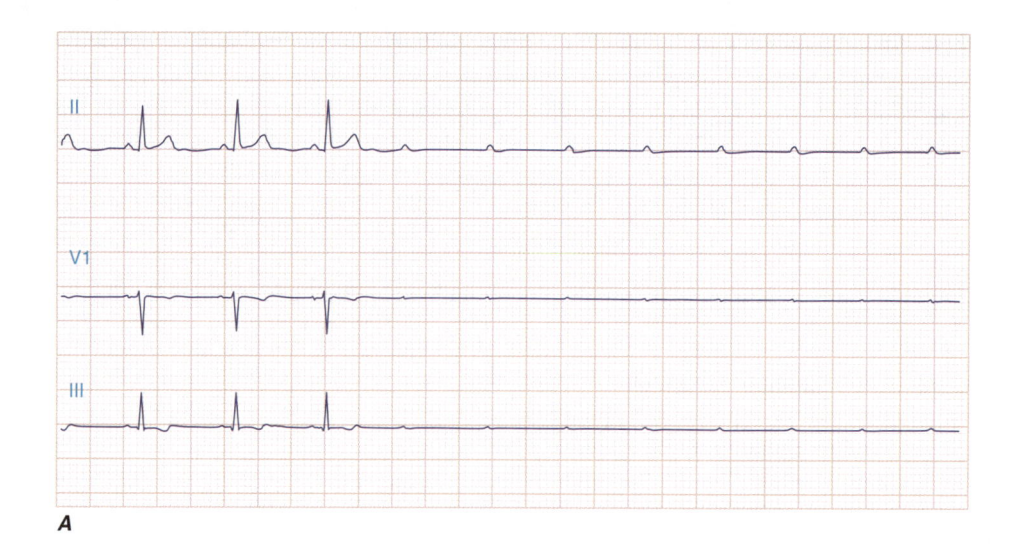

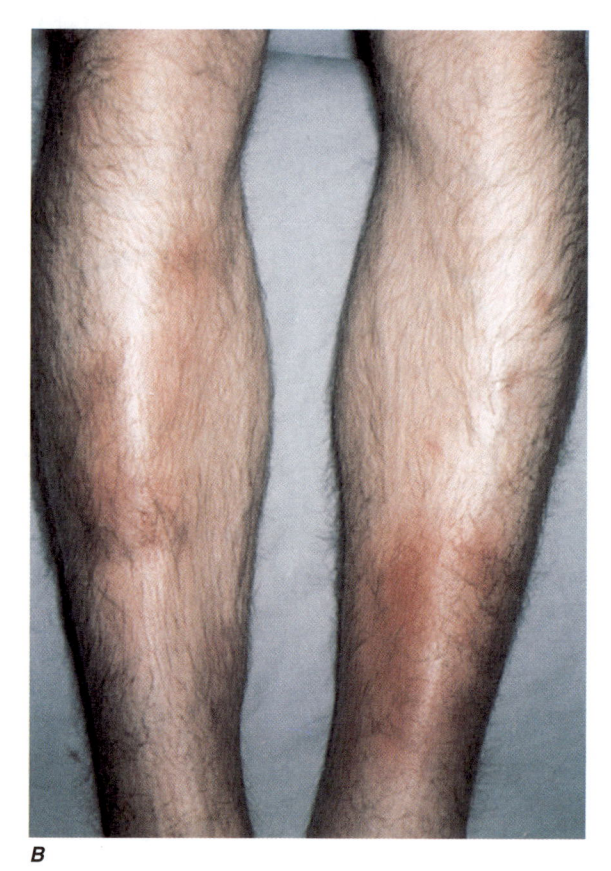

FIGURA V-3 Cortesia de Robert Swerlick, MD; com autorização.

V-4. Você está examinando o Sr. Estebez, um homem de 67 anos de idade proprietário de uma cadeia de grande sucesso de restaurantes de sushi. Ele se queixa de dispneia ao esforço, edema dos membros inferiores e despertar à noite com dispneia aguda. Você deseja avaliar o estado volêmico do paciente e sabe que o pulso venoso jugular (PVJ) é a medida isolada mais importante do exame físico para ajudá-lo nesse componente de sua avaliação. Qual das seguintes afirmativas é verdadeira com relação à medida da PVJ?

A. Quando adequadamente realizada, o ângulo de inclinação tem pouca influência na medida do PVJ.
B. Em pacientes normais, o PVJ aumenta com a inspiração, devido ao aumento da carga de volume do coração direito.
C. A distância entre a elevação do pico do PVJ e o ponto de inflexão esternal (ângulo de Louis) fornecerão uma medida altamente acurada da pressão venosa central.
D. É dada preferência à veia jugular externa em relação à veia jugular interna, devido a sua fácil visibilidade.
E. As pulsações venosas acima da clavícula na posição sentada são anormais.

V-5. Qual das seguintes afirmativas é verdadeira com relação à mensuração da pressão arterial?

A. A pressão sistólica aumenta e a pressão diastólica diminui quando a medida é realizada em artérias mais distais.
B. A pressão arterial sistólica nas pernas é habitualmente até 20 mmHg menor do que a pressão arterial nos braços.
C. O conceito de "hipertensão do jaleco branco" (pressão arterial medida em consultório ou ambiente hospitalar significativamente mais alta do que a medida em ambientes não clínicos) demonstrou ser um mito.
D. A diferença de pressão arterial medida em ambos os braços deve ser inferior a 20 mmHg.
E. O uso de um manguito muito pequeno resultará em acentuada subestimativa da verdadeira pressão arterial.

V-6. Um homem de 75 anos de idade procura o serviço de emergência com aspecto muito doente. A família declara que não tem mantido a sua energia normal nos últimos meses, e também observou que ele estava confuso e letárgico nos últimos dois dias. À medida que obtém uma anamnese da família, você palpa o pulso radial do paciente e verifica uma variabilidade regular da amplitude do pulso entre os batimentos, embora o ritmo seja regular. Com efeito, posteriormente, quando você mensura a pressão arterial, você constata que apenas um som de Korotkoff da fase I (sistólico) é audível a cada dois batimentos, à medida que a pressão do manguito é lentamente reduzida, de forma independente do ciclo respiratório. Com base nesses achados, você suspeita de qual das seguintes condições?

A. Fibrilação atrial
B. Tamponamento cardíaco
C. Pericardite constritiva
D. Embolia pulmonar
E. Disfunção ventricular esquerda grave

V-7. Um homem de 78 anos de idade é internado na unidade de terapia intensiva com insuficiência cardíaca descompensada. O paciente apresenta miocardiopatia isquêmica de longa duração. O ECG revela fibrilação atrial e bloqueio do ramo esquerdo. A radiografia de tórax demonstra cardiomegalia e infiltrados alveolares bilaterais com linhas B de Kerley. Qual dos seguintes achados tem menos probabilidade de estar presente no exame físico desse paciente?

A. Quarta bulha cardíaca
B. Frequência cardíaca irregular
C. Sinal de Kussmaul
D. Desdobramento paradoxal da segunda bulha cardíaca
E. Terceira bulha cardíaca

V-8. Um homem de 24 anos de idade é encaminhado ao cardiologista após sofrer um episódio de síncope enquanto jogava basquetebol. Não tem nenhuma lembrança do evento, porém disseram-lhe que sofreu colapso enquanto corria. Acordou deitado no solo e sofreu múltiplas contusões em consequência da queda. Sempre foi uma pessoa ativa; entretanto, recentemente, começou a ter dor torácica ao esforço, que fez com que ele restringisse a sua atividade. O pai faleceu aos 44 anos de idade enquanto fazia uma escalada em rochas. Acredita que a causa da morte do pai tenha sido morte súbita cardíaca e lembra que lhe disseram que o pai tinha cardiomegalia. Ao exame, o paciente apresenta um sopro mesossistólico em crescendo-decrescendo III/VI. O ECG revela evidências de hipertrofia ventricular esquerda. Você suspeita de miocardiopatia hipertrófica como causa da doença cardíaca desse paciente. Qual das seguintes manobras você espera que provoque um aumento na intensidade do sopro?

A. Preensão manual (*handgrip*)
B. Agachamento
C. Posição ortostática
D. Manobra de Valsalva
E. A e B
F. C e D

V-9. Uma mulher de 75 anos de idade com câncer de pulmão não de pequenas células extensamente metastático é internada na unidade de terapia intensiva com pressão arterial sistólica de 73/52 mmHg. Procurou assistência médica com queixa de fadiga e agravamento da dispneia nos últimos 3 a 5 dias. O exame físico revela veias cervicais túrgidas. A radiografia de tórax mostra uma enorme área cardíaca em forma de garrafa de água, porém sem infiltrados pulmonares recentes. Qual dos seguintes achados tem mais probabilidade de ser encontrado ao exame físico dessa paciente?

A. Queda da pressão arterial sistólica > 10 mmHg com a inspiração
B. Ausência de queda da pressão venosa jugular com a inspiração
C. Sopro diastólico tardio com estalido de abertura
D. *Pulsus parvus et tardus*
E. Descenso y rápido no traçado da pressão venosa jugular

V-10. Qual das seguintes afirmativas é verdadeira com relação aos padrões de despolarização normais do coração?

A. Cada batimento sinusal normal é iniciado pela despolarização espontânea no nó atrioventricular (AV).
B. A sequência normal de despolarização é a seguinte: nó sinoatrial (SA) – miocárdio atrial – nó AV – feixe de His – fibras de Purkinje – miocárdio ventricular.
C. O ramo direito bifurca-se em um fascículo anterior e um fascículo posterior.
D. O nó SA é singular na sua capacidade de despolarizar espontaneamente, uma qualidade conhecida como automaticidade.
E. Dentro do miocárdio ventricular, a despolarização propaga-se do epicárdio para o endocárdio.

V-11. Todas as seguintes ondas do ECG estão associadas corretamente ao ciclo cardíaco que elas representam, EXCETO:

A. Onda P – repolarização atrial
B. Intervalo PR – repolarização atrial
C. Complexo QRS – despolarização ventricular
D. Onda T – repolarização ventricular
E. Onda U – repolarização ventricular

V-12. Qual dos seguintes vetores QRS médios no plano frontal do eletrocardiograma está associado corretamente a sua designação?

A. –20 graus – eixo normal
B. –35 graus – desvio do eixo à direita
C. –110 graus – desvio do eixo à esquerda
D. –80 graus – desvio extremo do eixo
E. Todas as alternativas anteriores estão incorretas

V-13. Qual das seguintes alternativas está representada no ECG mostrado na Figura V-13?

A. Bloqueio cardíaco de primeiro grau
B. Bloqueio de ramo esquerdo
C. P-pulmonar
D. Bloqueio de ramo direito
E. S1Q3T3 (padrão de McGinn-White), indicando sobrecarga de ventrículo direito

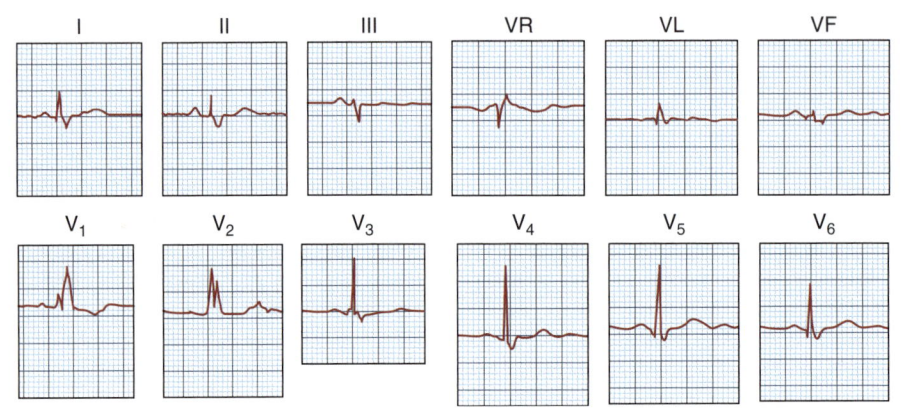

FIGURA V-13 De Fuster V, Walsh R, Harrington R, et al. (eds): *Hurst's The Heart*, 13th ed. New York, NY: McGraw-Hill, 2011, Fig. 15-31B.

V-14. Qual das seguintes opções descreve o principal achado no ECG mostrado na Figura V-14?

A. Hipertrofia ventricular esquerda
B. ECG normal
C. Ondas T apiculadas, possivelmente hiperpotassemia
D. Bradicardia sinusal
E. Elevação de ST nas derivações precordiais anteriores; suspeita de isquemia miocárdica anterior

V-15. Um trabalhador de construção civil de 56 anos de idade com hipertensão e história pregressa de abuso de tabaco procura o serviço de emergência com náusea de início agudo, dispneia e sensação de pressão torácica de 3 horas de duração. O ECG inicial do paciente é mostrado na Figura V-15. Todos os seguintes achados estão presentes nesse ECG, EXCETO:

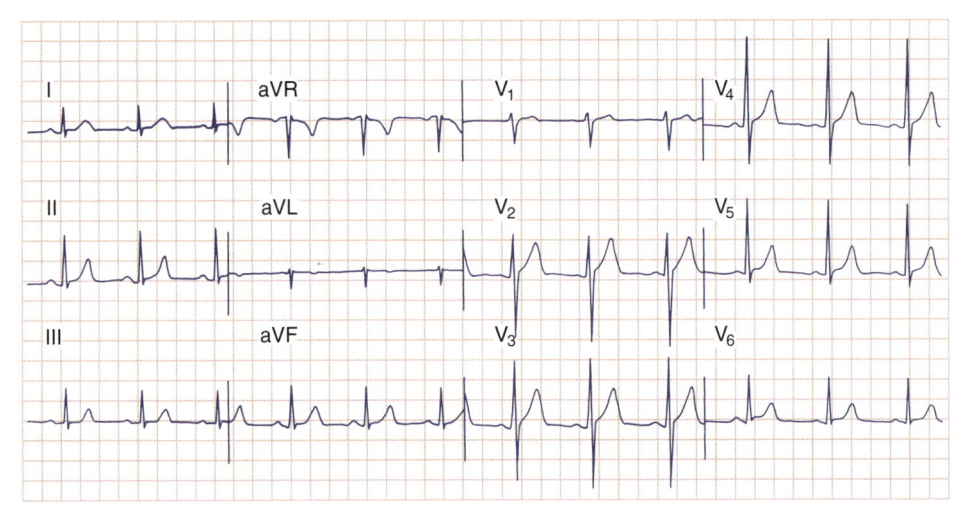

FIGURA V-14

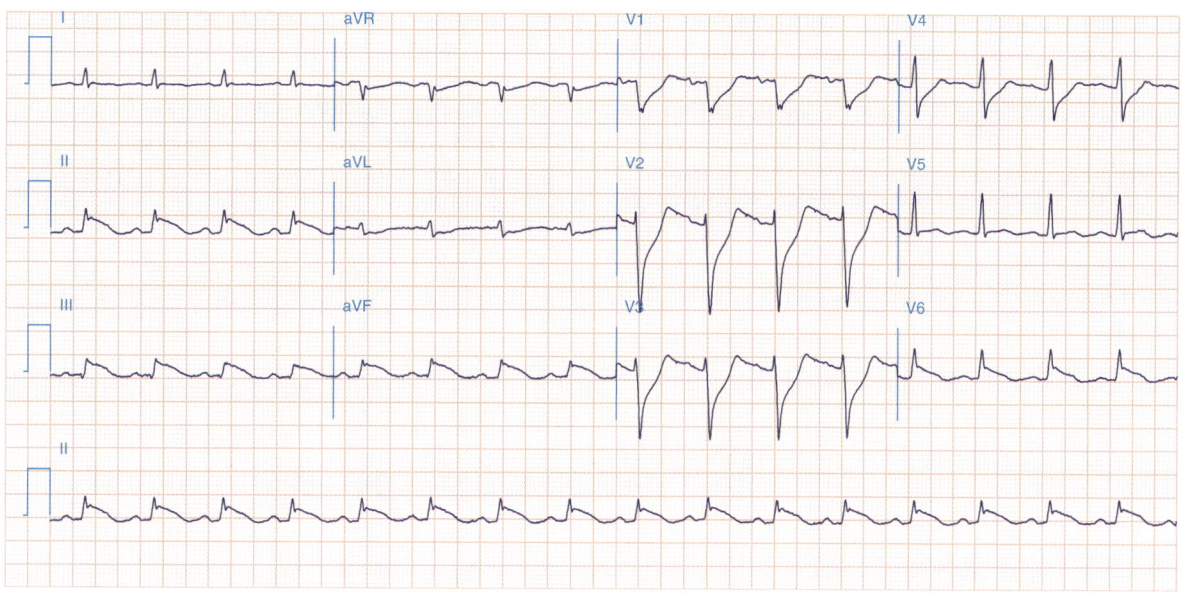

FIGURA V-15

    A. Isquemia miocárdica inferior
    B. Ondas P
    C. Isquemia miocárdica posterior
    D. Taquicardia sinusal
    E. Taquicardia ventricular

V-16. No paciente descrito na Questão V-15, qual das seguintes artérias coronárias tem mais probabilidade de apresentar oclusão?

    A. Primeira perfurante septal
    B. Parte proximal da artéria descendente anterior esquerda
    C. Parte proximal da artéria circunflexa esquerda
    D. Parte proximal das artérias descendente anterior esquerda e circunflexa esquerda
    E. Artéria coronária direita

V-17. Uma mulher de 48 anos de idade o procura na clínica de atendimento primário para exame inicial após ter viajado por todo o país. Você não dispõe de nenhum laudo médico anterior, embora ela insista que foram enviados por correio na semana passada. A paciente declara que tem "alguns problemas cardíacos", porém ela não fornece detalhes com clareza. Além disso, está tomando comprimidos para "o colesterol e a pressão arterial". O ECG inicial é mostrado na Figura V-17. Qual das seguintes afirmativas é verdadeira com relação a esse ECG?

    A. É provável que a paciente tenha sofrido previamente infarto do miocárdio.
    B. Essa paciente apresenta ritmo sinusal normal.
    C. A presença de bloqueio de ramo esquerdo nesse ECG indica contração mecânica dissincrônica.
    D. A presença de extrassístoles ventriculares e taquicardia está relacionada a desequilíbrio eletrolítico.
    E. A presença de inversões anteriores da onda T nesse ECG está relacionada à isquemia aguda do miocárdio.

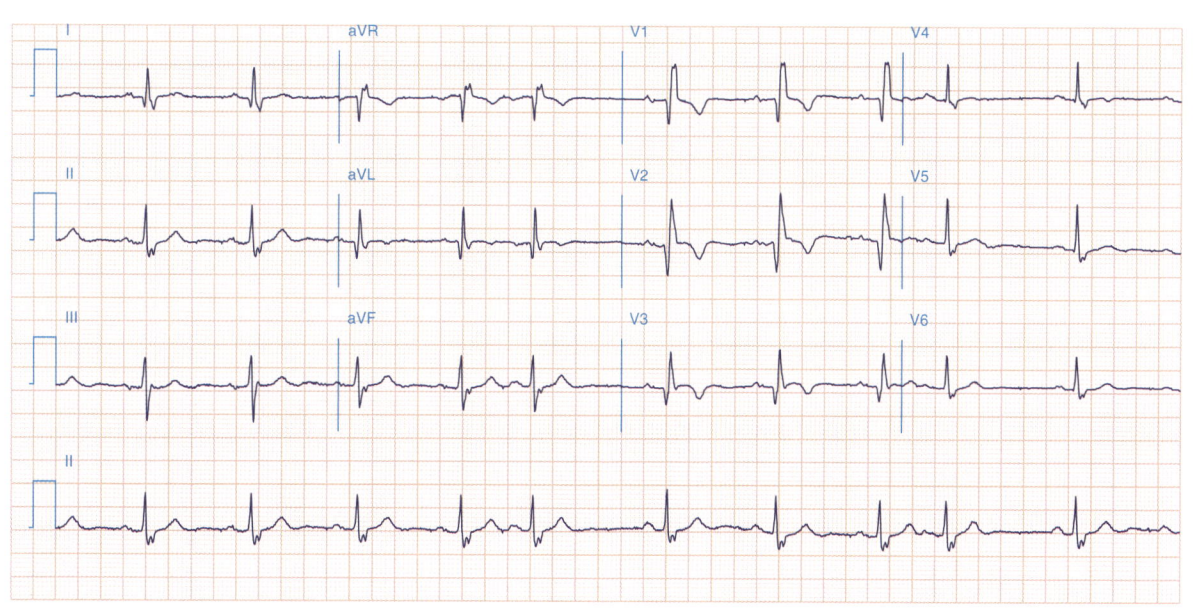

FIGURA V-17

V-18. Você é chamado para examinar um residente de medicina interna de 27 anos de idade com queixa de tosse, coriza e febre baixa de uma semana de duração. Hoje, desenvolveu um desconforto torácico rapidamente crescente enquanto estava de plantão. Ele observa que a dor torna-se mais intensa quando respira profundamente. Você realiza um ECG padrão de 12 derivações (ver Figura V-18). Ao exame, a pressão arterial está normal, o paciente não apresenta febre e o pulso venoso jugular não está elevado. Entretanto, sente-se levemente desconfortável devido à dor torácica. Qual deve ser o próximo passo mais adequado para esse paciente?

A. Administrar ácido acetilsalicílico, heparina intravenosa, nitroglicerina sublingual e clopidogrel.
B. Obter um ecocardiograma transtorácico de emergência, com possível pericardiocentese.
C. Realizar uma angiografia coronariana de emergência para avaliar a possibilidade de infarto agudo do miocárdio.
D. Prescrever ibuprofeno e colchicina.
E. Encaminhar o paciente para teste de esforço.

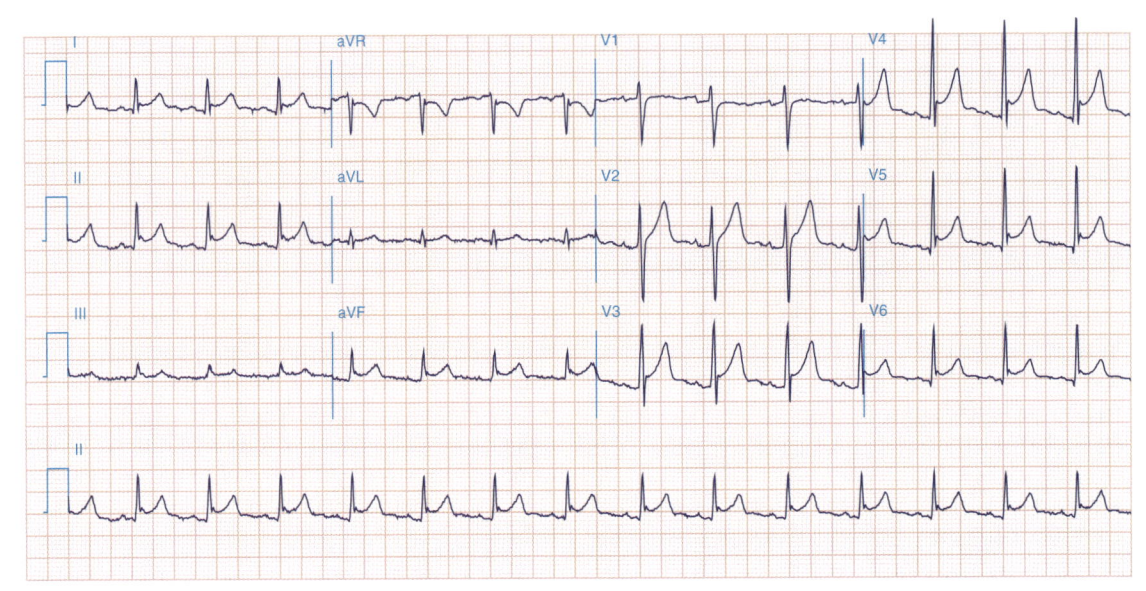

FIGURA V-18

V-19. Uma forte nevasca atinge a sua região em uma quinta-feira, e as estradas estão, em grande parte, fechadas até a próxima segunda-feira. Na segunda pela manhã, um homem de 48 anos de idade é levado pelo serviço médico de emergência ao departamento de emergência após ter sido encontrado, com estado mental alterado, por um vizinho. Encontra-se obnubilado e incapaz de fornecer qualquer história. Você constata a existência de uma fístula de hemodiálise na artéria braquial esquerda. O ECG inicial é mostrado na Figura V-19. Qual das seguintes anormalidades eletrolíticas você espera encontrar nesse paciente?

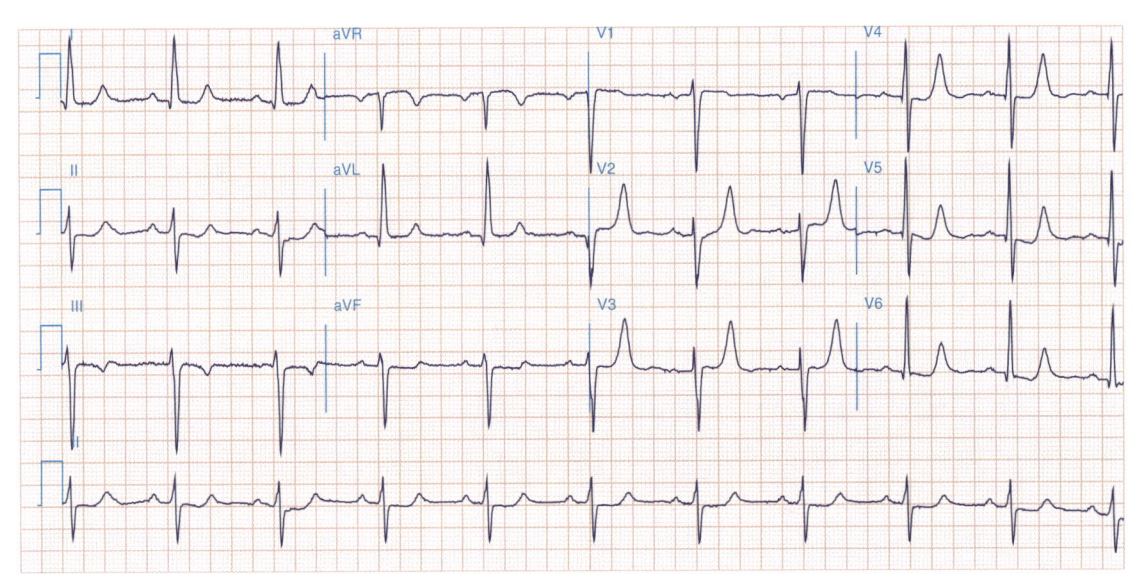

FIGURA V-19

A. Hipercalcemia
B. Hiperpotassemia
C. Hipopotassemia
D. Hipomagnesemia
E. Hiponatremia

V-20. Um homem de 66 anos de idade é internado devido à ocorrência de dispneia progressiva ao esforço e fadiga. Tem uma história clínica pregressa de abuso de tabaco e numerosas viagens, tendo retornado recentemente de uma viagem por diversos países na América do Sul. Ao exame, a frequência cardíaca é de 104 bpm e irregularmente irregular. A pressão arterial é de 96/76 mmHg. Você observa uma pulsação venosa jugular elevada e acentuado edema dos membros inferiores. O ecocardiograma revela uma fração de ejeção ventricular esquerda de 55%, e são mostradas imagens do ecocardiograma na Figura V-20. Para elucidar a etiologia da insuficiência cardíaca desse paciente, qual dos seguintes exames complementares é o mais adequado para ser realizado em seguida?

A. Biópsia de medula óssea
B. Teste genético para mutações de transtiretina
C. Tomografia por emissão de pósitrons com teste de esforço
D. Sorologia para *Trypanosoma cruzi*
E. Eletroforese das proteínas do soro e da urina e ensaio para cadeias leves

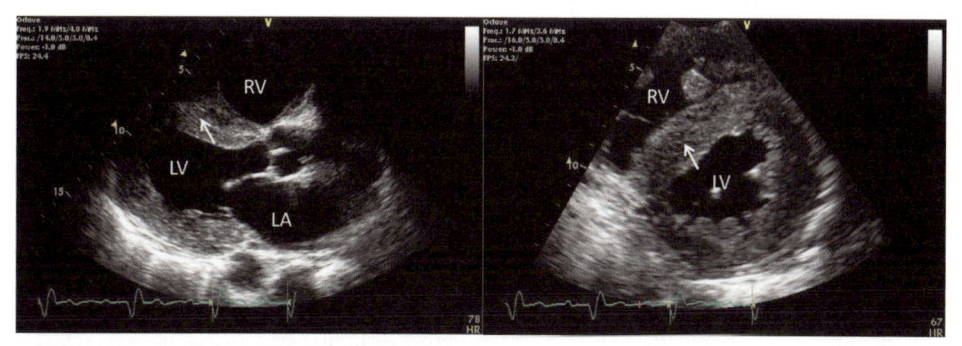

FIGURA V-20 AE, átrio esquerdo; VE, ventrículo esquerdo; VD, ventrículo direito.

V-21. A Sra. Jackson é uma mulher afro-americana de 45 anos de idade, com história de abuso de tabaco, câncer de mama (pós-mastectomia e radioterapia) e alergia a mariscos. Procurou sua clínica de cardiologia geral há duas semanas com queixa de dispneia ao subir um morro perto de sua casa nesses últimos seis meses. Antes, nunca teve dificuldade de subir esse morro. Junto com a dispneia, apresenta alguma náusea e sudorese. Tanto o ECG de repouso quanto o exame físico são atípicos. Você a encaminha para avaliação de perfusão do miocárdio por meio de tomografia computadorizada por emissão de fóton único (SPECT) com tecnécio-99m (^{99m}Tc) sestamibi e recebe os resultados mostrados na Figura V-21. Você rapidamente verifica que esse exame revela isquemia reversível. Qual é o território arterial mais provavelmente acometido nessa cintilografia?

A. Artéria descendente anterior esquerda
B. Artéria circunflexa esquerda
C. Tronco da coronária esquerda
D. Artéria descendente posterior
E. Artéria coronária direita

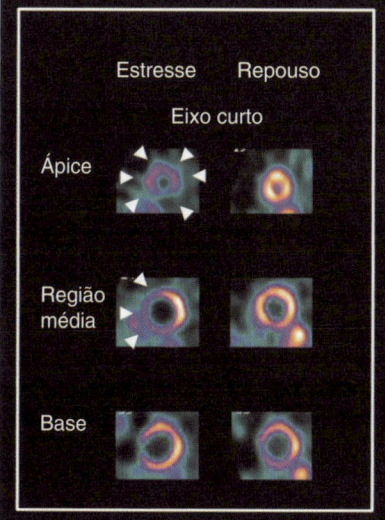

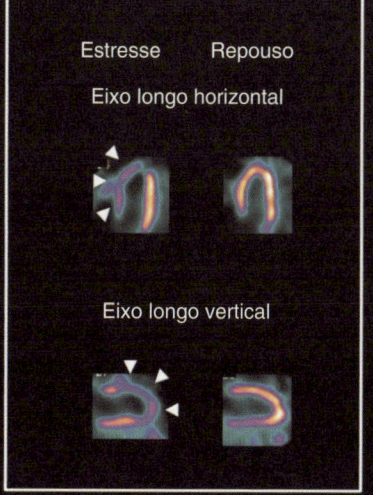

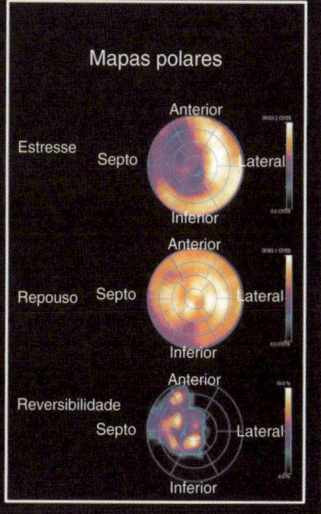

FIGURA 5-21

V-22. O nó SA atua como marca-passo dominante do coração no ritmo sinusal normal. Que propriedade das células do nó SA permite sua ação como marca-passo primário?

A. Localização próximo à área lateral superior do átrio direito
B. Discos intercalares mais numerosos do que qualquer outro tecido miocárdico
C. Despolarização da fase 0 mais rápida
D. Únicas células com capacidade de despolarização espontânea
E. Despolarização espontânea durante a fase 4 do potencial de ação em uma frequência mais rápida do que qualquer outra célula miocárdica

V-23. O Sr. Hendricks é um *sommelier* de 21 anos de idade em um famoso restaurante na cidade. Seu principal passatempo é competir em corridas de bicicleta, e, no próximo final de semana, terá uma corrida de 150 km para a qual vem treinando nos últimos seis meses. Os coordenadores da corrida exigem que cada competidor faça uma avaliação cardiovascular completa antes de competir, e este é o motivo pelo qual ele procurou a sua clínica. Ao exame, você observa uma frequência cardíaca em repouso de 45 bpm, com uma pausa ocasional de até 2 segundos. A pressão arterial é de 108/72 mmHg. Sente-se bem e não relata qualquer episódio de síncope ou pré-síncope em repouso ou durante o exercício. Além da bradicardia, você não observa nenhuma outra anormalidade no exame. O ECG revela ritmo sinusal, com intervalo PR de 128 ms, duração do QRS de 80 ms e pausas ocasionais de até 2,2 segundos. Qual das seguintes recomendações seria apropriada para o Sr. Hendricks?

A. Efetuar uma avaliação eletrofisiológica para considerar a possibilidade de marca-passo.
B. Não deve competir na próxima corrida, devido à preocupação com a bradicardia; haverá necessidade de teste de inclinação ortostática (*tilt-test*).
C. Não há necessidade de acompanhamento adicional. Desejamos boa sorte para a corrida!
D. Obter um traçado com monitor Holter de 48 horas.
E. Deve efetuar um ECG com teste de esforço para determinar a presença de competência cronotrópica.

V-24. Um homem de 60 anos de idade está realizando um teste eletrofisiológico para avaliação de síncope. Após cuidadosa canulação venosa e colocação de cateter de condutância e *pacing*, e após a administração de 0,2 mg/kg de propranolol e 0,04 mg/kg de atropina, sua frequência cardíaca é de 65 bpm. Após interromper os fármacos e permitir um tempo adequado para *washout*, o átrio direito superior/lateral é regulado em 140 bpm. Com a cessação dessa estimulação por marca-passo (*overdrive*), o próximo batimento sinusal ocorre 1.800 ms mais tarde. Com base nessas observações, esse paciente pode ser diagnosticado com:

A. Miocardiopatia amiloide
B. Doença do nó AV
C. Fibrilação atrial paroxística
D. Doença do nó SA
E. Síndrome bradi-taqui

V-25. Todas as seguintes alternativas constituem causas reversíveis de disfunção do nó SA, EXCETO:

A. Hipotermia
B. Hipotireoidismo
C. Aumento da pressão intracraniana
D. Toxicidade por lítio
E. Radioterapia

V-26. Qual das seguintes opções é um fator de risco para o desenvolvimento de tromboembolismo em pacientes com a variante taquicardia-bradicardia da síndrome do nó sinusal doente?

A. Idade > 50 anos
B. Aumento atrial
C. Diabetes melito
D. Mutação 20210 da protrombina
E. Nenhuma das alternativas anteriores; não há nenhum risco aumentado de tromboembolismo na variante taquicardia-bradicardia da síndrome do nó sinusal doente.

V-27. As células normais no nó AV exibem uma propriedade conhecida como condução decremental. Se desejar demonstrar essa propriedade durante um teste eletrofisiológico, que manobra poderia realizar?

A. Estimular com marca-passo o átrio direito em comprimento de ciclo seriadamente decrescente e medir o tempo de condução de marca-passo-His.
B. Estimular com marca-passo o ventrículo e registrar os potenciais do átrio direito.
C. Administrar 0,04 mg/kg de atropina e registrar o tempo de condução do nó AV ao medir o tempo que um batimento de marca-passo atrial leva para alcançar o feixe de His.
D. Administrar 10 mg de metoprolol por via intravenosa e registrar o tempo de condução no nó AV ao medir o tempo que um batimento de marca-passo atrial leva para alcançar o feixe de His.
E. Administrar 12 mg de adenosina por via intravenosa e registrar o tempo de recuperação do nó AV.

V-28. Um homem de 87 anos de idade com história de hipertensão bem tratada e estenose aórtica começou a apresentar sintomas da estenose nesses últimos dois meses. Ontem, foi submetido à cirurgia de substituição de valva da aorta com bioprótese de 25 mm, com excelente resultado intraoperatório. Foi rapidamente desmamado do *bypass* cardiopulmonar e extubado dentro de 24 horas. Com base no protocolo cirúrgico, foram colocados fios de marca-passo epicárdicos provisórios na superfície ventricular, com ritmo de 90 bpm. Em sua visita pela manhã, você interrompe brevemente o marca-passo ventricular para verificar o ritmo subjacente. Você constata uma frequência atrial de 80 bpm, porém uma frequência ventricular de 32 bpm, com complexo QRS alargado. Não existe nenhuma relação entre as ondas P e os complexos QRS. A bradicardia ventricular desse paciente é mais provavelmente causada por:

A. Desenvolvimento de uma doença sistêmica, como sarcoidose ou doença de Lyme, causando disfunção do nó AV
B. Endocardite da bioprótese aórtica recente, causando bloqueio do nó AV
C. Doença do nó SA
D. Recuperação lenta do nó AV após estimulação por marca-passo
E. Lesão cirúrgica do nó AV

V-29. A Sra. Hellwig é uma mulher de 25 anos de idade com lúpus eritematoso sistêmico (LES) complicado por nefropatia, anemia hemolítica e pleurite. A doença está bem controlada com tratamento. Recentemente, a paciente descobriu que está grávida e o procura hoje para aconselhamento pré-natal. Ela está preocupada especificamente com o efeito que sua doença autoimune pode ter sobre a criança. Você lhe explica que a complicação cardíaca mais comum em crianças nascidas de mães com LES é:

A. Bloqueio AV
B. Doença arterial coronariana
C. Miocardiopatia dilatada
D. Hipertensão pulmonar com insuficiência ventricular direita (VD)
E. Endocardite estéril de Libman-Sacks

V-30. O Sr. Hoffman, um antigo artista equilibrista de 82 anos de idade, o procura em seu consultório com queixas de síncope. Declara que, na última semana, desmaiou duas vezes espontaneamente sem qualquer sinal de alerta. Uma vez, bateu com o rosto, e, ao exame, você verifica que ele está com equimose periorbitária. O exame não revela nenhuma outra anormalidade. Você solicita um ECG e, por um momento, sai da sala para começar a preparar a documentação. Pouco tempo depois, seu assistente solicita a sua presença com urgência na sala de atendimento do Sr. Hoffman, que teve outro "acesso" durante o ECG e perdeu a consciência. Fortuitamente, o assistente capturou o episódio no ECG, mostrado na Figura V-30. Que tipo de bloqueio AV está presente e qual o tratamento adequado ou exame complementar associado?

A. Bloqueio completo do nó SA – Implante de marca-passo permanente
B. Bloqueio AV de primeiro grau – Administração de atropina
C. Bloqueio do nó SA de segundo grau Mobitz tipo II – Teste de esforço
D. Bloqueio AV de segundo grau Mobitz tipo I – Não há necessidade de intervenção
E. Bloqueio do nó AV de segundo grau Mobitz tipo II – Implante de marca-passo permanente

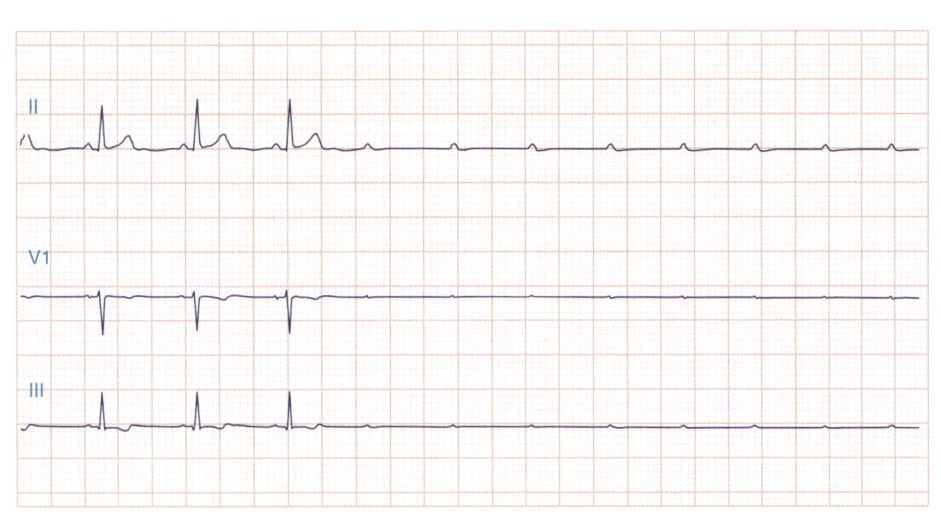

FIGURA V-30

V-31. Um corredor de longa distância de 19 anos de idade, que terminou entre os 10 melhores da maratona local no ano passado, procura assistência médica para avaliação cardíaca após solicitação, pelo seu médico, de monitor Holter para rastreamento. No relatório do Holter, foram observados vários episódios de bloqueio AV de segundo grau Mobitz tipo I (Wenckebach), todos ocorreram durante o sono. O paciente não se queixa de nenhum sintoma, porém acredita que pode ter tido um avô que recebeu implante de marca-passo em uma idade avançada. Qual é o próximo passo mais apropriado?

A. ECG com teste de esforço
B. Teste eletrofisiológico invasivo
C. Tranquilização
D. Encaminhar o paciente para implante de marca-passo
E. Testes sorológicos, incluindo determinação do hormônio estimulante da tireoide

V-32. Uma mulher de 47 anos de idade com história de abuso de tabaco e retocolite ulcerativa é examinada devido a palpitações intermitentes. Relata ter, durante os últimos seis meses, a cada 2 a 4 dias, a sensação de sacudidas do coração no tórax durante aproximadamente cinco minutos. Não observou nenhum fator precipitante e não sentiu tontura nem dor torácica durante esses episódios. O exame físico é normal. O ECG de repouso revela ritmo sinusal e ausência de anormalidades. Além de verificar os eletrólitos séricos, qual das seguintes opções é o exame mais apropriado?

A. Tomografia computadorizada (TC) do abdome com meio de contraste oral e intravenoso (IV)
B. Monitor de eventos
C. Monitor Holter
D. Tranquilização sem necessidade de exames adicionais
E. Encaminhamento para teste eletrofisiológico

V-33. Após exames adicionais, a paciente da Questão V-32 apresenta vários episódios de extrassístoles atriais. Qual das seguintes afirmativas é verdadeira com relação à arritmia dessa paciente?

A. As extrassístoles atriais são menos comuns do que as extrassístoles ventriculares no monitoramento ECG estendido.
B. A ecocardiografia está indicada para determinar a presença de cardiopatia estrutural.
C. Deve-se iniciar o metoprolol para o controle dos sintomas.
D. A paciente deve ser tranquilizada, visto que essa condição não é perigosa e não necessita de avaliação adicional.
E. A paciente deve ser submetida a um teste de esforço para determinar a presença de isquemia.

V-34. Milsap é uma jogadora de voleibol do ensino médio de 18 anos de idade, com uma bolsa de estudos para esportes na universidade local. Como parte do processo de sua admissão, é exigido um exame médico completo antes de participar em qualquer esporte universitário. O exame físico não revela nenhuma anormalidade, embora ela relate a ocorrência de raros episódios de palpitações e tontura. O ECG revela um intervalo PR de 0,06 ms, duração do QRS de 140 ms e uma fase de ascensão lenta ou onda delta na parte inicial do QRS. Você estabelece o diagnóstico correto de padrão de Wolff-Parkinson-White. Qual dos seguintes achados é tranquilizante ao sugerir que essa paciente não sofrerá nenhuma complicação nem necessitará de ablação com cateter devido a essa anormalidade?

A. Capacidade de aumentar a frequência cardíaca para 185 bpm em um teste de esforço.
B. Estudo eletrofisiológico demonstrando que a via acessória apresenta propriedades de condução tanto anterógrada quanto retrógrada.
C. Estudo eletrofisiológico demonstrando que a via acessória está localizada na região posterosseptal.
D. Teste de esforço demonstrando desaparecimento da onda delta e do QRS alargado em uma frequência cardíaca de 120 bpm.
E. Monitor Holter demonstrando episódios ocasionais de fibrilação atrial.

V-35. Uma mulher de 85 anos de idade sem história cardíaca pregressa procura o serviço de emergência com palpitações de 2 horas de duração. A pressão arterial, a saturação de oxigênio e a frequência cardíaca estão normais, embora o exame revele um ritmo irregularmente irregular. O ECG mostra um QRS estreito irregularmente irregular, sem ondas P discerníveis, em uma frequência de 75 bpm. O ecocardiograma não revela nenhuma doença cardíaca estrutural. Apesar da frequência cardíaca normal, a paciente é bastante sintomática com fibrilação atrial e deseja obter um ritmo sinusal. Todas as seguintes intervenções podem ser benéficas, EXCETO:

A. Adenosina por via intravenosa
B. Amiodarona por via intravenosa
C. Cardioversão de corrente direta
D. Dofetilida por via oral
E. Flecainida por via oral

V-36. Um homem de 79 anos de idade com história de doença arterial coronariana, miocardiopatia isquêmica, com a última fração de ejeção ventricular esquerda (VE) de 30%, e hipertensão chega a seu consultório sem nenhuma nova queixa. A pressão arterial é de 108/56 mmHg, a frequência cardíaca é de 88 bpm e a saturação de oxigênio arterial é de 98%. A tira do ritmo é mostrada na Figura V-36. Com base nesse ECG, o paciente apresenta agora uma indicação definida (classe I) para qual das seguintes terapias?

A. Amiodarona, 400 mg ao dia
B. Ácido acetilsalicílico, 325 mg ao dia
C. Flecainida, 600 mg, quando necessário, para palpitações
D. Anticoagulação sistêmica com varfarina ou um novo anticoagulante oral
E. Ecocardiografia transesofágica, seguida de cardioversão (CD) elétrica

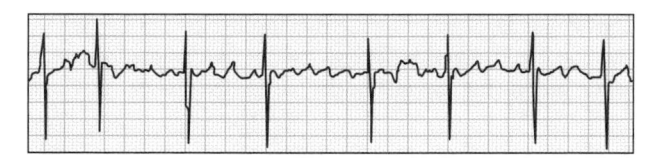

FIGURA V-36

V-37. Uma mulher de 43 anos de idade é examinada no serviço de emergência após início súbito de palpitações 30 minutos antes da consulta. Estava sentada trabalhando em seu computador quando apareceram os sintomas. Com exceção da dor lombar, a paciente é saudável nos demais aspectos. No rastreamento, a frequência cardíaca é de 178 bpm, e a pressão arterial é de 98/56 mmHg, com saturação de oxigênio normal. Ao exame físico, apresenta um "sinal do sapo" no pescoço e taquicardia, porém está normal nos demais aspectos. O ECG revela taquicardia com complexo estreito, sem ondas P identificáveis. Qual das seguintes opções constitui o primeiro passo mais adequado para o tratamento da taquicardia dessa paciente?

A. 5 mg de metoprolol IV
B. 6 mg de adenosina IV
C. 10 mg de verapamil IV
D. Massagem do seio carotídeo
E. Cardioversão CD utilizando 100 J

V-38. Qual das seguintes afirmativas é verdadeira com relação à restauração do ritmo sinusal após fibrilação atrial?

A. A dofetilida pode ser iniciada com segurança em base ambulatorial.
B. Em pacientes tratados com farmacoterapia e que mantêm-se em ritmo sinusal, deve-se efetuar um monitoramento prolongado com Holter para determinar se a anticoagulação pode ser interrompida com segurança.
C. Os pacientes cujo ritmo sinusal foi mantido com fármacos após fibrilação atrial apresentam uma melhora da sobrevida, em comparação com aqueles que são tratados com controle da frequência e anticoagulação.
D. A recorrência da fibrilação atrial é incomum quando se utiliza a farmacoterapia para manter o ritmo sinusal.

V-39. Uma mulher de 76 anos de idade com história de hipertensão, doença pulmonar obstrutiva crônica (DPOC), diabetes melito e osteoporose chega ao serviço de emergência após ter sofrido uma queda em casa, seguida imediatamente de intensa dor no lado esquerdo do quadril. Foi encontrada depois de várias horas por um vizinho. A paciente não consegue lembrar se perdeu a consciência. Demonstra extrema hipersensibilidade à palpação no quadril esquerdo, e há encurtamento e rotação lateral da perna. As mucosas estão secas, e a pele estica com facilidade. A pressão arterial é de 170/80 mmHg, e a frequência cardíaca é de 130 bpm. A tira do ritmo é mostrada na Figura V-39. Qual é o primeiro passo mais adequado para a taquicardia dessa paciente?

A. Adenosina, 6 mg IV
B. Cardioversão elétrica
C. Digoxina, 250 µg IV
D. Metoprolol, 5 mg IV
E. Controle da dor e hidratação IV

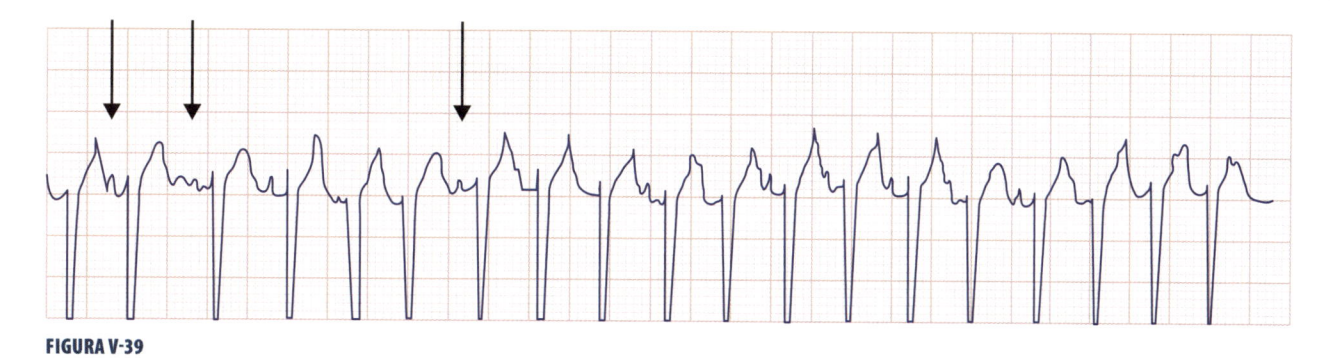

FIGURA V-39

V-40. Uma mulher jovem é levada ao serviço de emergência após perda súbita da consciência com testemunhas enquanto corria no parque perto de sua casa. Fraturou o nariz e quebrou dentes com a queda. Não tem nenhuma identificação. A paciente não responde a estímulos dolorosos. A pressão arterial é de 50/palp, e a frequência cardíaca está perto de 280 bpm. O ECG de 12 derivações é mostrado na Figura V-40. Qual é o próximo passo mais apropriado para essa paciente?

A. Amiodarona, 150 mg IV imediatamente
B. Lidocaína, 1 mg IV imediatamente
C. Metoprolol, 10 mg IV
D. Desfibrilação elétrica
E. TC de emergência com contraste para avaliação de embolia pulmonar

V-41. Qual é o ritmo subjacente na paciente da Questão V-40?

A. Fibrilação atrial com condução anterógrada por via acessória
B. *Flutter* atrial com condução 1:1
C. Taquicardia por reentrada AV
D. Taquicardia por reentrada nodal AV
E. Taquicardia ventricular

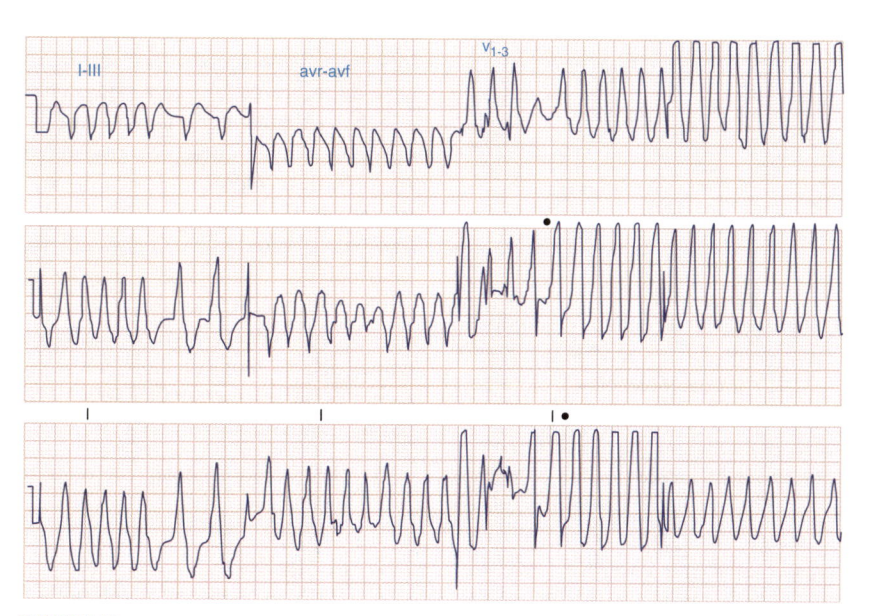

FIGURA V-40

V-42. Um homem de 67 anos de idade com história de hipertensão e hiperlipidemia procurou o serviço de emergência há 3 horas com dor torácica subesternal compressiva e dispneia de início agudo. São observadas elevações ST nas derivações anteriores e laterais do ECG, e foram administrados trombolíticos. O paciente foi internado na unidade de terapia intensiva cardíaca. Neste momento, o enfermeiro o chama devido ao aparecimento de traçados incomuns no monitor. A Figura V-42 mostra uma tira do ritmo registrada da derivação V_6. O que esse ritmo representa?

A. Fibrilação atrial
B. Bloqueio cardíaco completo com escape juncional
C. Ritmo idioventricular
D. Ritmo sinusal normal com bloqueio de ramo esquerdo
E. Taquicardia ventricular

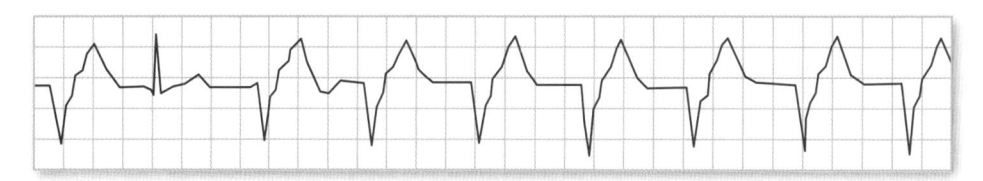

FIGURA V-42

V-43. Você está tendo um plantão tranquilo no serviço de emergência local. Nos últimos quatro dias, houve uma grande nevasca que limitou o trânsito, e as pessoas, de modo geral, permaneceram em casa e afastadas do perigo. De repente, a equipe de emergência médica chega com uma mulher de meia-idade obnubilada. Os vizinhos perceberam que não a tinham visto nos últimos quatro dias (desde que a neve começara) e alertaram a polícia, que a encontrou inconsciente no chão. Ao exame, você quase não sente o pulso radial. Você verifica a presença de uma fístula de diálise no braço esquerdo. A pressão arterial é de 60/palp e o traçado do ECG é mostrado na Figura V-43. Você rapidamente providencia a desfibrilação e solicita um painel bioquímico completo. Que tipo de anormalidade eletrolítica você espera encontrar?

A. Hipercalcemia
B. Hiperpotassemia
C. Hipopotassemia
D. Hipomagnesemia
E. Hipofosfatemia

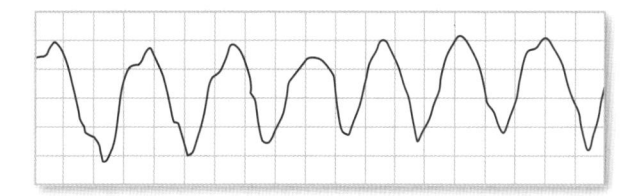

FIGURA V-43

V-44. Uma mulher de 71 anos de idade com miocardiopatia isquêmica e fração de ejeção ventricular esquerda de 38% foi internada na semana passada com insuficiência cardíaca descompensada aguda. Após diurese e otimização da medicação, a paciente se sente imensamente melhor. Está recebendo doses máximas toleradas de um inibidor da enzima conversora de angiotensina (ECA), β-bloqueador e dose apropriada de diurético. Você está planejando sua alta para hoje. Nas visitas, o enfermeiro observa que a paciente teve vários episódios curtos (5 a 10 batimentos) de taquicardia ventricular não sustentada (TVNS) e múltiplas extrassístoles ventriculares (ESV) durante a noite, embora tenha permanecido assintomática. Um estudante de medicina na equipe pergunta se a TVNS tem qualquer significado prognóstico e se há necessidade de intervenção. Qual é a resposta mais adequada?

A. "A TVNS é comum em pacientes com miocardiopatia e não tem nenhum significado."
B. "A TVNS é problemática nessa paciente. Devemos suprimir as ESV e a TVNS com amiodarona."
C. "A TVNS está associada a um aumento da mortalidade em pacientes com insuficiência cardíaca. Iremos encaminhar essa paciente para desfibrilador implantável automático."
D. "A TVNS está associada a um aumento da mortalidade em pacientes com insuficiência cardíaca. É necessário suprimir a TVNS com flecainida."
E. "A TVNS está associada a um aumento da mortalidade em pacientes com insuficiência cardíaca. Entretanto, a supressão das ESV e da TVNS com agentes antiarrítmicos não modifica esse prognóstico."

V-45. Você está tratando do Sr. Wittstine na unidade de terapia intensiva cardíaca. É um homem de 62 anos de idade com hipertensão, hiperlipidemia e abuso de tabaco, que sofreu infarto do miocárdio anterior extenso há quatro dias. Procurou o serviço de emergência tardiamente, e, por conseguinte, apesar de uma intervenção coronariana primária imediata com angioplastia e colocação de *stent* na artéria descendente anterior esquerda, o ecocardiograma realizado hoje mostra uma fração de ejeção de 25%. O paciente não apresentou arritmias ventriculares. Ele ainda sente uma ligeira falta de ar, e o exame revela estertores pulmonares bilaterais e pulso venoso jugular elevado. Além do ácido acetilsalicílico, clopidogrel e atorvastatina, ele não toma nenhum outro medicamento. Todos os seguintes tratamentos reduzirão a mortalidade desse paciente nos próximos 40 dias, EXCETO:

A. Desfibrilador implantável automático
B. Eplerenona
C. Lisinopril
D. Metoprolol
E. Todos os tratamentos anteriores reduzirão a mortalidade desse paciente

V-46. Uma estudante universitária de 21 anos de idade que estuda música na universidade da região recentemente entrou em um coral. Entretanto, toda vez que canta um solo, percebe o aparecimento de palpitações e tontura. Embora nunca tenha perdido a consciência, algumas vezes ela tem que sentar devido à vertigem. Ela o procura em sua clínica para avaliação. O exame físico é totalmente normal, assim como o ECG basal em repouso. Você lhe pede para cantar um solo diante da equipe clínica e realiza simultaneamente um ECG de 12 derivações (mostrado na Figura V-46). Ela tem uma voz muito agradável, porém rapidamente apresenta os sintomas e precisa interromper o canto. Você a encaminha para ecocardiografia e RM cardíaca, porém ambas são normais. Você suspeita que as palpitações dessa paciente são devido a:

A. Displasia arritmogênica ventricular direita
B. Síndrome de Brugada
C. Miocardiopatia hipertrófica
D. Taquicardia ventricular intrafascicular ventricular esquerda
E. Taquicardia ventricular com origem na via de saída do ventrículo direito

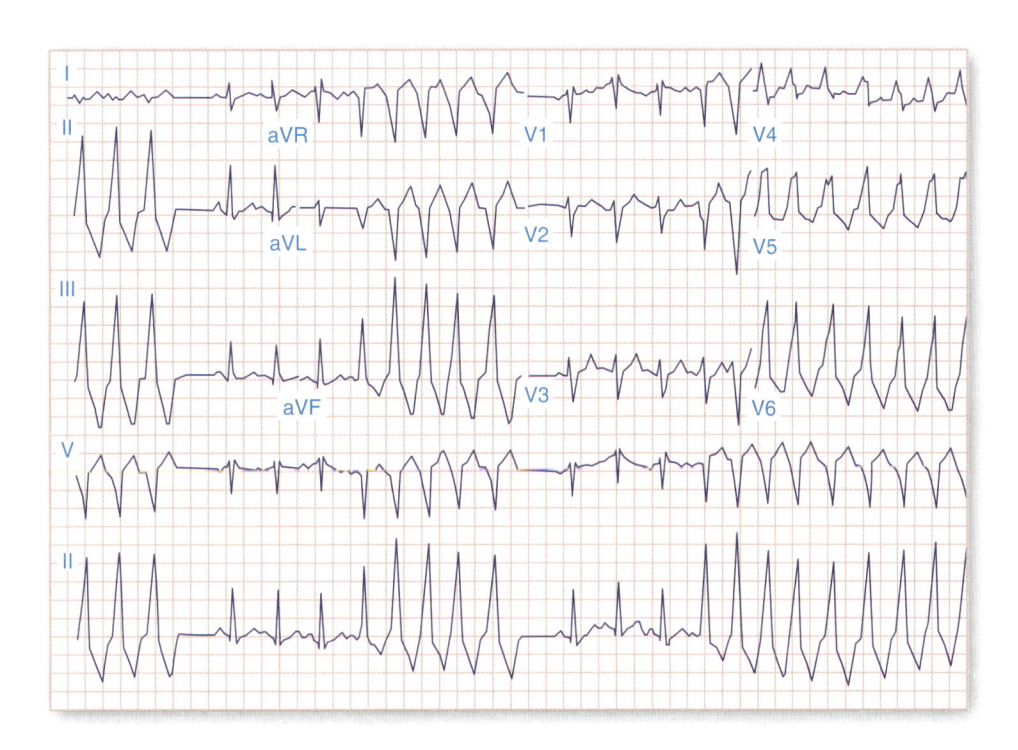

FIGURA V-46

V-47. Uma mulher de 47 anos de idade mantida com metadona devido a uma história pregressa de abuso de narcótico contraiu recentemente uma infecção das vias aéreas superiores, e sua amiga lhe ofereceu alguns comprimidos de eritromicina que sobraram. Hoje, a paciente apresenta múltiplos episódios de palpitações e tontura, levando-a a procurar assistência no serviço de emergência. O registro do ritmo demonstra múltiplos episódios não sustentados de arritmia, como mostra a Figura V-47. Você administra 2 mg de sulfato de magnésio IV; entretanto, os episódios de arritmia não sustentada não melhoram. O exame laboratorial revela um nível de potássio normal. Qual é o próximo passo mais apropriado?

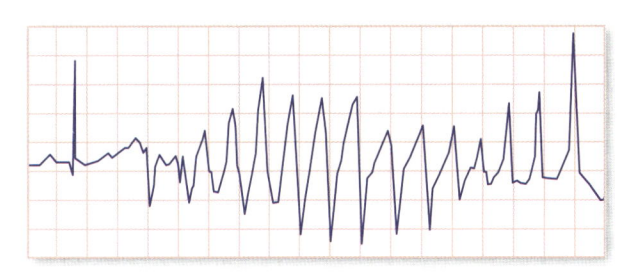

A. Metoprolol, 5 mg IV, repetidamente até que a frequência cardíaca em repouso seja de 60 bpm
B. Amiodarona, 150 mg IV
C. Encaminhamento de emergência para desfibrilador implantável
D. Infusão de isoproterenol IV titulada para uma frequência de 100 a 120 bpm
E. Sedação e desfibrilação

V-48. Em um ECG com taquicardia com complexo alargado, qual dos seguintes indícios sustenta mais fortemente o diagnóstico de taquicardia ventricular?

A. Dissociação atrioventricular
B. Padrão clássico de bloqueio de ramo direito
C. Ritmo irregularmente irregular com mudança dos complexos QRS
D. Duração do QRS > 120 ms
E. Redução da frequência com massagem do seio carotídeo

FIGURA V-47

V-49. Um rapaz de 18 anos de idade sem história clínica pregressa comparece para seu exame médico exigido antes de iniciar o primeiro ano na universidade. O histórico e o exame não revelam sinais ou sintomas preocupantes. Entretanto, o ECG, apresentado na Figura V-49, mostra um ritmo irregular. Qual é o próximo passo mais adequado?

A. Ecocardiografia
B. Teste eletrofisiológico e ablação planejada de foco atrial ectópico
C. ECG com teste de esforço
D. Monitor Holter para definir a intensidade da arritmia
E. Tranquilização

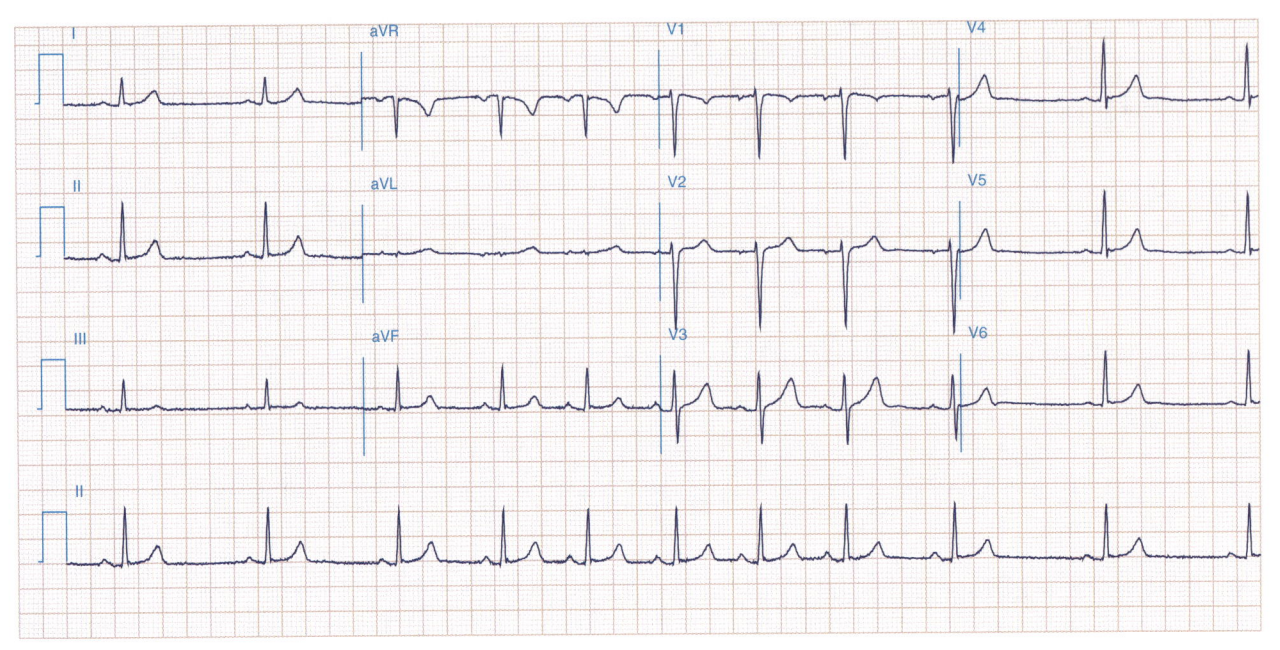

FIGURA V-49

V-50. Hardy é uma triatleta de 22 anos de idade com história de diabetes melito tipo 1. Infelizmente, sua farmácia lhe forneceu um lote de insulina de prazo vencido devido a um erro de escrita. Há três dias, chegou ao hospital com crise de cetoacidose diabética. Com hidratação agressiva, repleção eletrolítica e administração de insulina, a crise de cetoacidose foi revertida. Sente-se muito melhor, e sua alta está planejada para o dia seguinte. Você é chamado pelo monitor, com aviso de que a paciente está com bradicardia. O ECG é mostrado na Figura V-50. Você a examina e percebe que ela está dormindo tranquilamente. Qual é a provável localização anatômica do bloqueio cardíaco dessa paciente?

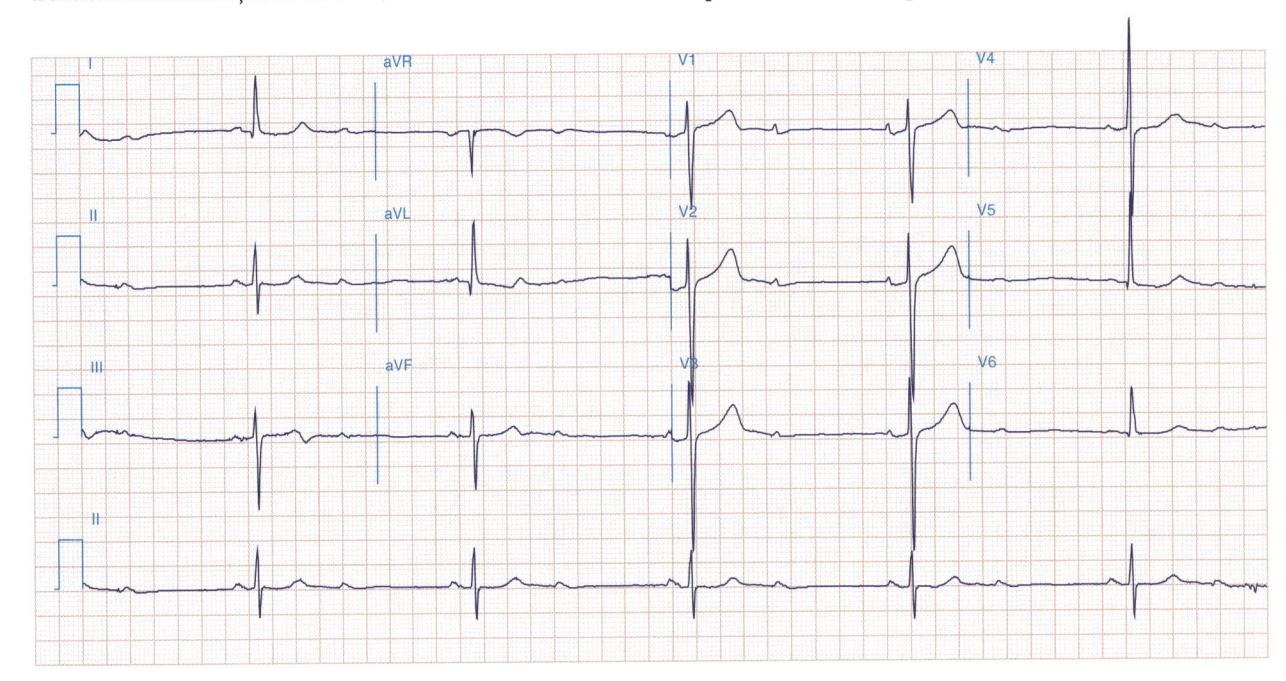

FIGURA V-50

A. Nó AV
B. Feixe de Bachmann
C. Feixe de His
D. Ramo esquerdo
E. Nó SA

V-51. Se você administrasse atropina intravenosa à paciente da Questão V-50, que tipo de resposta você esperaria?

A. Aumento da frequência sinusal e manutenção do bloqueio AV 2:1
B. Aumento da frequência sinusal e melhora do bloqueio cardíaco para condução 1:1
C. Aumento da frequência sinusal e agravamento do bloqueio cardíaco para > 2:1
D. Nenhuma alteração da frequência sinusal e agravamento do bloqueio cardíaco para > 2:1
E. Nenhuma alteração

V-52. Um homem de 87 anos de idade com doença de Parkinson toma levodopa. Após acabar a sua medicação e não providenciar o seu reabastecimento, ele chega ao serviço de emergência com exacerbação parkinsoniana. No exame inicial, o paciente apresenta o ECG mostrado na Figura V-52. Qual é o próximo passo mais adequado?

A. Anticoagulação com heparina IV
B. Verificar o nível sérico de hormônio estimulante da tireoide (TSH) e obter uma história do sistema respiratório
C. Cardioversão elétrica
D. Metoprolol, 5 mg IV
E. Não há necessidade de exame ou intervenção adicionais

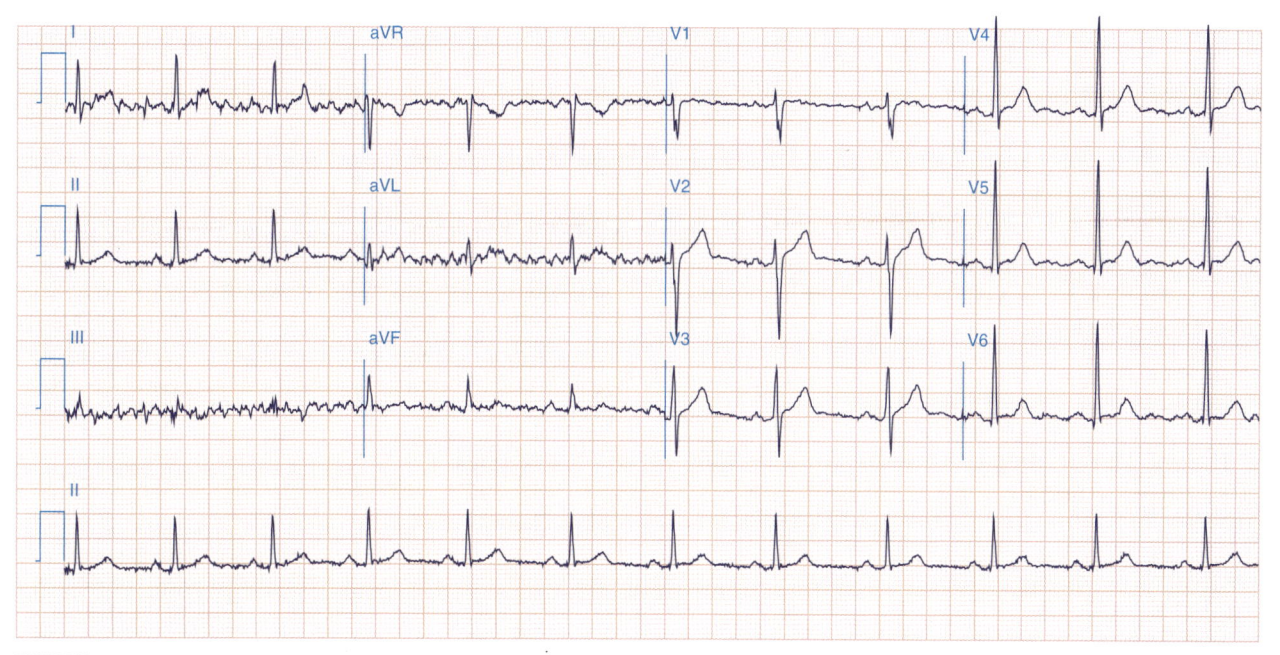

FIGURA V-52

V-53. Sr. Tillman é um homem de 68 anos de idade com história de miocardiopatia não isquêmica, hipertensão e ataque isquêmico transitório ocorrido há seis meses, sem causa óbvia após investigação adequada. Procura o serviço de emergência porque não se sente bem há cinco dias. Ao exame, o paciente parece estar cansado. A pressão arterial é de 110/78 mmHg, e a frequência cardíaca, de 150 bpm. As veias jugulares não estão distendidas, e os pulmões estão limpos. O ECG é mostrado na Figura V-53. Você administra adequadamente 5 mg de metoprolol IV duas vezes ao dia, o que reduz a frequência cardíaca para 75 bpm. O paciente sente-se muito melhor. Você consulta o eletrofisiologista cardíaco para possível ablação da etiologia da arritmia. Qual é o próximo passo mais adequado?

A. Amiodarona
B. Ácido acetilsalicílico
C. Digoxina
D. Furosemida
E. Anticoagulação sistêmica

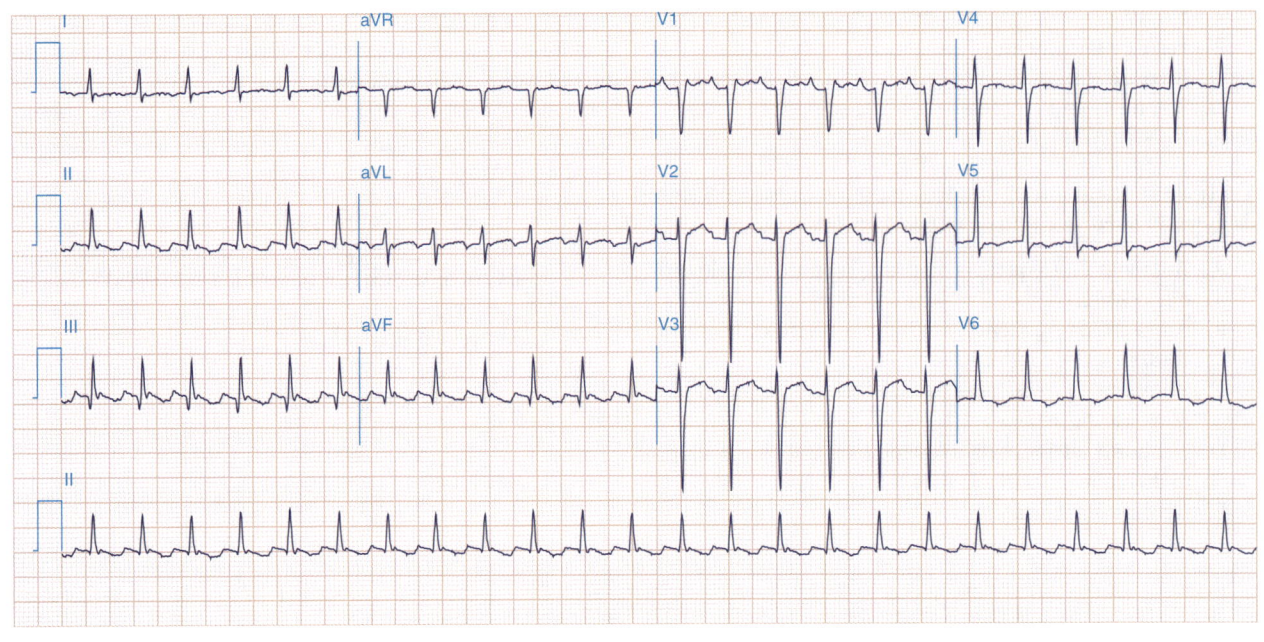

FIGURA V-53

V-54. Schoop, de 22 anos de idade, dona de uma loja de cerâmica, o procura para avaliação de palpitações. O ECG é mostrado na Figura V-54. Essa paciente provavelmente apresenta uma via acessória localizada no:

A. Septo anterior
B. Ventrículo esquerdo anterolateral
C. Ventrículo esquerdo inferior
D. Septo inferior
E. Ventrículo direito

V-55. Um homem de 68 anos de idade com história de infarto do miocárdio e insuficiência cardíaca congestiva sente-se confortável em repouso. Todavia, quando anda até o seu carro, apresenta dispneia, fadiga e, algumas vezes, palpitações. Precisa repousar vários minutos para que esses sintomas desapareçam. Qual sua classificação na New York Heart Association (NYHA)?

A. Classe I
B. Classe II
C. Classe III
D. Classe IV

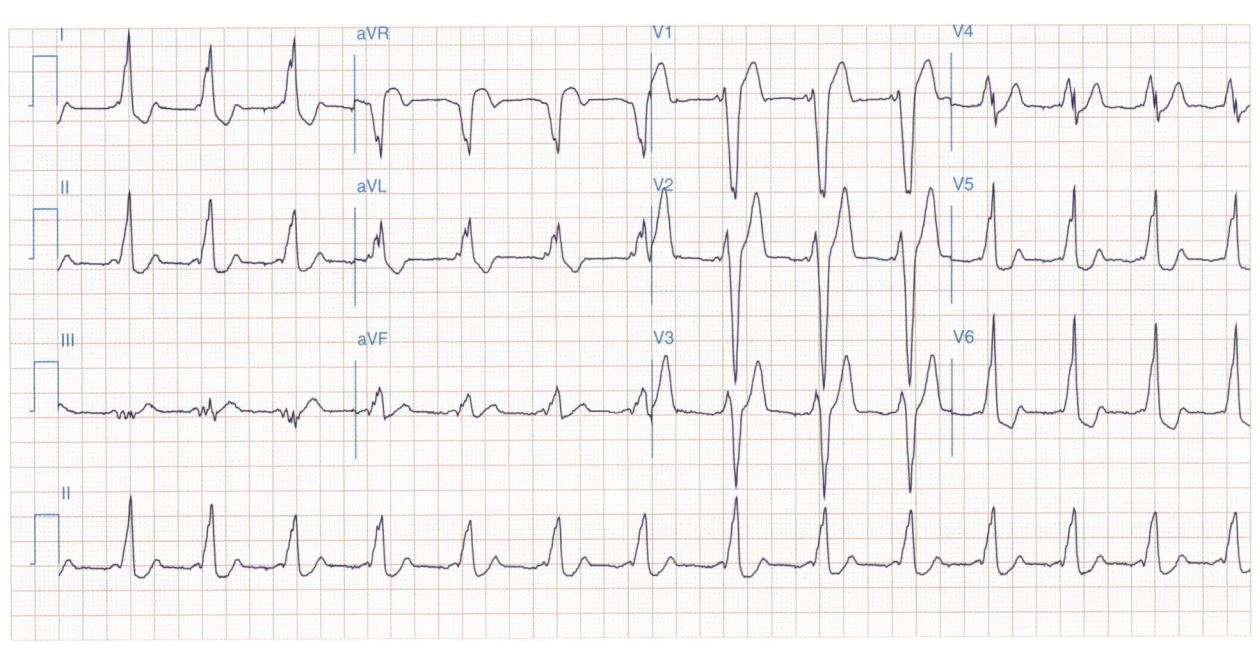

FIGURA V-54

V-56. Uma mulher de 47 anos de idade na pós-menopausa é examinada em razão do aparecimento de dispneia intensa nas últimas semanas. Relata não haver dor torácica, tosse, escarro ou febre precedentes, embora se queixe de edema das pernas. O exame físico é marcante por uma pressão arterial de 145/78 mmHg e frequência cardíaca de 123 bpm. Observa-se a presença de exoftalmia, bem como estertores inspiratórios bilaterais ocupando aproximadamente o terço inferior do tórax, com distensão das veias cervicais. A paciente apresenta uma terceira bulha cardíaca, sem sopro. Há também edema bilateral dos membros inferiores, com extremidades quentes e tremor fino das mãos. Qual é a explicação fisiopatológica mais provável para a insuficiência cardíaca dessa paciente?

A. Anemia com estado de alto débito
B. Hipertensão sistêmica crônica com consequente hipertrofia ventricular esquerda e insuficiência cardíaca não sistólica
C. Hemocromatose com miocardiopatia restritiva subsequente
D. Infarto do miocárdio com redução da função sistólica ventricular esquerda
E. Tireotoxicose com estado de alto débito

V-57. No que concerne à epidemiologia e prognóstico da insuficiência cardíaca, qual das seguintes afirmativas é verdadeira?

A. Entre pacientes com insuficiência cardíaca com fração de ejeção reduzida, a doença arterial coronariana constitui a causa mais comum.
B. A anemia constitui uma causa frequente de insuficiência cardíaca entre pacientes com coração estruturalmente normal.
C. Como resultado dos avanços no tratamento clínico e com dispositivos, o prognóstico de todos os pacientes com insuficiência cardíaca é atualmente excelente, com uma sobrevida de um ano > 90% após o estabelecimento do diagnóstico.
D. A miocardiopatia familiar ou genética é muito rara, embora se deva efetuar o seu rastreamento agressivo para ajudar a estabelecer o diagnóstico e instituir um tratamento precoce nos membros da família afetados pré-sintomáticos.
E. A insuficiência cardíaca com fração de ejeção preservada representa uma minoria da população total de pacientes com insuficiência cardíaca.

V-58. Do ponto de vista fisiopatológico, todos os seguintes elementos estão suprarregulados na insuficiência cardíaca com fração de ejeção reduzida, EXCETO:

A. Angiotensina II
B. Peptídeo natriurético tipo B (BNP)
C. Captação de cálcio no retículo sarcoplasmático
D. Norepinefrina
E. Fator de necrose tumoral

V-59. Todas as seguintes condições clínicas estão associadas à ortopneia, EXCETO:

A. Ascite
B. Obesidade abdominal
C. Fraqueza diafragmática
D. Insuficiência cardíaca
E. Síndrome hepatopulmonar

V-60. Um homem de 67 anos de idade procura o serviço de emergência com dispneia. Verifica-se que o paciente apresenta um nível sérico elevado de BNP. Além da insuficiência cardíaca, todas as seguintes condições também podem causar elevação do BNP, EXCETO:

A. Idade avançada
B. Sexo feminino
C. Obesidade
D. Embolia pulmonar com disfunção ventricular direita
E. Insuficiência renal

V-61. Você está cuidando de um paciente com *cor pulmonale* na unidade de terapia intensiva. Infelizmente, ele sofreu parada respiratória em casa e necessita de intubação com ventilação mecânica. Atualmente com um volume corrente de 500 mL, Fio_2 de 0,4, pressão expiratória final positiva de 20 mmHg e frequência respiratória de 20, o pH é de 7,4, a PCo_2 é de 40 mmHg e a saturação de oxigênio, de 86%. Você está preocupado com a pós-carga do ventrículo direito. Todas as seguintes opções têm probabilidade de aumentar a pós-carga do ventrículo direito, EXCETO:

A. Aumentar a Fio_2 para elevar a saturação de oxigênio arterial para 95%
B. Aumentar a PEEP para 35 mmHg
C. Aumentar o volume corrente para 750 mL
D. Reduzir a frequência respiratória para 10

V-62. Sr. George é um homem de 52 anos de idade com hipertensão de longa duração e diabetes inadequadamente controlado. Procura assistência médica com queixa de vários meses de dispneia aos esforços, episódios agudos de falta de ar quando deitado e edema dos membros inferiores. Ao exame, há um pulso venoso jugular elevado e B_4 à ausculta. A ecocardiografia revela uma fração de ejeção ventricular esquerda de 55%, com átrio esquerdo aumentado. Você suspeita que esse paciente tenha a síndrome de insuficiência cardíaca com fração de ejeção preservada (ICFEP). Qual dos seguintes alvos terapêuticos demonstrou de maneira convincente uma redução da mortalidade em pacientes com ICFEP?

A. Enzima conversora de angiotensina
B. Receptor de angiotensina
C. Fosfodiesterase-5
D. Sódio-potássio-ATPase
E. Nenhuma das alternativas anteriores

V-63. Você está examinando uma mulher de 64 anos de idade com história de miocardiopatia não isquêmica. Ela procura o serviço de emergência devido à ocorrência de dispneia. Você observa que ela teve um ganho de peso de 11 kg desde a última consulta cardiológica há dois meses. O exame físico confirma achados associados à insuficiência cardíaca descompensada aguda, incluindo estertores pulmonares, pulso venoso jugular elevado, ascite, edema dos membros inferiores e resposta em onda quadrada à manobra de Valsalva. As extremidades são quentes, e a pressão arterial é de 110/78 mmHg, com frequência cardíaca de 75 bpm. Os resultados dos exames laboratoriais revelam nível de sódio de 128 mEq/L e creatinina de 2,5 mg/dL (que está aumentada em relação ao nível anterior de 1,2 mg/dL). A radiografia de tórax mostra um padrão de congestão alveolar difuso compatível com edema pulmonar. Qual é o próximo passo mais apropriado para essa paciente?

A. Administrar digoxina, 250 μg IV
B. Administrar furosemida, 40 mg IV
C. Obter um acesso IV central de grande calibre e preparar para ultrafiltração
D. Inserção de cateter arterial pulmonar para monitoração hemodinâmica
E. Iniciar a dobutamina na dose de 5 μg/kg/min e titular para um débito urinário de 1 mL/kg/h

V-64. Qual das seguintes afirmativas é verdadeira com relação à nesiritida em pacientes com insuficiência cardíaca descompensada aguda que necessitam de monitoração hemodinâmica invasiva?

A. A nesiritida não tem nenhum efeito significativo sobre a pressão arterial.
B. A nesiritida melhora a perfusão renal em estados de insuficiência cardíaca descompensada aguda.
C. A nesiritida está associada a uma taxa diminuída de reinternação, mas não de mortalidade por insuficiência cardíaca descompensada aguda.
D. A nesiritida reduz mais rapidamente a pressão encunhada da artéria pulmonar em comparação com nitratos IV.
E. Nenhuma das afirmativas anteriores é verdadeira.

V-65. Sr. Jones é um jovem de 21 anos de idade que chega ao serviço de emergência com vários dias dispneia crescente e letargia, uma semana após ter tido uma infecção viral das vias aéreas superiores. Sua família o trouxe depois que ele não teve força para levantar-se sozinho do sofá. A pressão arterial é de 88/72 mmHg, a frequência cardíaca é de 115 bpm e a saturação de oxigênio no ar ambiente é de 90%. O exame físico revela estertores pulmonares, pressão venosa jugular elevada, galope B_3 audível e extremidades frias. Está letárgico e demora para responder às perguntas. Os resultados do exame laboratorial revelam nível de creatinina de 2,3 mg/dL, nível elevado de BNP e elevação discreta do lactato. A ecocardiografia à cabeceira do paciente revela uma fração de ejeção ventricular esquerda de 15% com hipocinesia global. Você inicia a administração de dobutamina, 5 μg/kg/min, e prepara para a inserção de um cateter de artéria pulmonar para monitoração hemodinâmica. Qual dos seguintes parâmetros hemodinâmicos tem mais probabilidade de estar aumentado?

A. Débito cardíaco
B. Índice de trabalho sistólico de ventrículo esquerdo
C. Saturação de oxigênio venoso misto
D. Volume sistólico
E. Resistência vascular sistêmica

V-66. Qual dos seguintes medicamentos demonstrou reduzir a taxa de mortalidade na insuficiência cardíaca com fração de ejeção reduzida?

A. Bucindolol
B. Nebivolol
C. Succinato de metoprolol
D. Tartarato de metoprolol
E. Todos os fármacos anteriores

V-67. Você está examinando um paciente com miocardiopatia não isquêmica recém-diagnosticada, com fração de ejeção ventricular esquerda de 35%. Está euvolêmico e na classe I da New York Heart Association (NYHA) em termos de gravidade dos sintomas. A pressão arterial é de 120/78 mmHg, e a frequência cardíaca é de 80 bpm. Você sabe que, finalmente, prescreverá doses ótimas de um β-bloqueador e inibidor da ECA. Qual das seguintes alternativas representa a ordem apropriada de iniciação e titulação da dose desses medicamentos?

A. Iniciar concomitantemente o inibidor da ECA e o β-bloqueador em dose baixa. Titular cada um deles, a cada 2 a 4 semanas, até a maior dose tolerada.
B. Iniciar o inibidor da ECA e titular até a dose mais alta tolerada. Em seguida, iniciar o β-bloqueador e titular até a dose mais alta tolerada.
C. Iniciar o inibidor da ECA em dose baixa. Em seguida, iniciar o β-bloqueador, também em dose baixa. Titular alternadamente a dose de cada fármaco até obter a dose mais alta tolerada de ambos.
D. Iniciar o β-bloqueador e titular até a dose mais alta tolerada. Em seguida, iniciar o inibidor da ECA e titular até a dose mais alta tolerada.
E. A estratégia específica não é tão importante quanto a meta de iniciar tanto o inibidor da ECA e o β-bloqueador no momento oportuno e titular ambos até as doses ótimas mais altas toleradas.

V-68. Você está examinando uma mulher de 72 anos de idade com história de miocardiopatia isquêmica e fração de ejeção ventricular esquerda de 35%. Encontra-se na classe II da NYHA em termos dos sintomas. O tratamento consiste em lisinopril, 40 mg ao dia, carvedilol, 25 mg duas vezes ao dia, e espironolactona, 25 mg ao dia. A pressão arterial é de 102/82 mmHg, e a frequência cardíaca é de 60 bpm. Qual dos seguintes medicamentos adicionais reduzirá ainda mais a mortalidade dessa paciente?

A. Alisquireno
B. Digoxina
C. Ivabradina
D. Valsartana
E. Nenhuma das alternativas anteriores

V-69. Você está realizando o acompanhamento de um homem de 57 anos de idade que sofreu um grande infarto do miocárdio anterior há oito meses. Apesar de uma apresentação tardia na assistência médica (mais de 5 horas após o início da dor torácica), foi submetido à intervenção coronariana primária, com excelente resultado angiográfico. Após essa internação, foi acompanhado regularmente e mantém uma excelente adesão aos medicamentos. Hoje, sua frequência cardíaca é de 65 bpm e a pressão arterial é de 104/82 mmHg. Tem boa aparência e relata a ausência absoluta de sintomas, mesmo durante uma recente viagem de caça ao alce, que exigiu longos dias de caminhadas subindo e descendo pelas montanhas. Os medicamentos incluem ácido acetilsalicílico, clopidogrel, atorvastatina, carvedilol e valsartana. O ECG revela ritmo sinusal, com bloqueio de ramo direito e duração do QRS de 135 ms. A ecocardiografia realizada hoje revela uma fração de ejeção de 25%, com uma grande área de discinesia anterior compatível com aneurisma. Qual das seguintes terapias está indicada para reduzir a mortalidade desse paciente?

A. Cardioversor desfibrilador implantável
B. Cardioversor desfibrilador implantável com capacidade de ressincronização cardíaca (derivação via seio coronário)
C. Ivabradina
D. Cirurgia de reconstrução ventricular
E. Nenhuma das alternativas anteriores

V-70. Você está avaliando um homem de 25 anos de idade com história de miocardiopatia não isquêmica que foi submetido a transplante cardíaco ortotópico há 18 meses. Está evoluindo muito bem e veio hoje para uma visita de rotina. Você constata que a pressão arterial é de 128/82 mmHg e a frequência cardíaca é de 90 bpm. O ECG parece típico para ritmo sinusal, com intervalo PR e eixo da onda P normais. Ao analisar o seu prontuário, você verifica que a frequência cardíaca em repouso estava quase exatamente de 90 bpm a cada visita. O paciente sente-se bem. Qual é o próximo passo mais adequado para a frequência cardíaca em repouso elevada desse paciente?

A. ECG com teste de esforço em esteira para avaliação da competência cronotrópica
B. Iniciar a administração de diltiazem, 120 mg duas vezes ao dia
C. Iniciar a administração de tartarato de metoprolol, 25 mg duas vezes ao dia
D. Tranquilizar o paciente
E. Encaminhar para exame eletrofisiológico com o objetivo de avaliar a presença de taquicardia atrial ectópica

V-71. Você é nomeado para ocupar um cargo de consultoria no comitê do governo sobre transplante de órgãos. O presidente do comitê está curioso sobre a possibilidade de promover uma estratégia de partilha de órgãos de nível nacional para transplante cardíaco, em que apenas a posição na lista de transplante e tempo de espera determinariam a ordem de alocação dos órgãos (em lugar de utilizar regiões geográficas). Você avisa ao presidente do comitê de que essa estratégia não é benéfica devido ao seguinte motivo:

A. Os tipos sanguíneos são agrupados nacionalmente de modo não aleatório, impedindo uma verdadeira partilha em nível nacional
B. As diferentes regiões apresentam critérios altamente variáveis para a determinação da gravidade da doença
C. A estrutura financeira de reembolso/pagamento em nível nacional não permitiria isso
D. Existe um limite fisiológico de tempo de "isquemia fria" (tempo fora do corpo) para corações que impediria uma partilha nacional
E. Nenhuma das alternativas anteriores é verdadeira

V-72. Um homem de 28 anos de idade chega ao serviço de emergência devido à ocorrência de dispneia ao esforço. Foi submetido a transplante cardíaco ortotópico para miocardiopatia não isquêmica há cinco anos e, em geral, teve uma boa evolução, com exceção de reativação do citomegalovírus no primeiro ano. Relata que, nos últimos três meses, percebeu que apresentou dispneia com graus cada vez menores de esforço. Afirma que não tem dor nem sensação de compressão torácica durante esses episódios. Segue rigorosamente seu esquema de tacrolimo, micofenolato de mofetila e prednisona em baixa dose. A ecocardiografia revela uma função normal do VE, com espessura normal da parede VE. O ECG em repouso demonstra um ritmo sinusal normal, com frequência de 80 bpm. Qual é a causa mais provável dos sintomas desse paciente?

A. Rejeição mediada por anticorpos
B. Rejeição celular
C. Doença arterial coronariana
D. Endocardite
E. Efeito colateral dos fármacos

V-73. Você está examinando a Sra. Block na clínica de insuficiência cardíaca. É uma mulher de 68 anos de idade com história pregressa de linfoma difuso de grandes células B, que foi tratado com sucesso com quimioterapia e, por fim, transplante de medula óssea há 15 anos. Infelizmente, desenvolveu miocardiopatia relacionada à quimioterapia e, neste momento, apresenta uma fração de ejeção de 15%. Foi internada quatro vezes nos últimos seis meses com descompensação aguda de insuficiência cardíaca. Atualmente, está na classe III a IV da NYHA em relação aos sintomas. Recentemente, realizou uma teste de esforço cardiopulmonar, que documentou um consumo máximo de oxigênio de 9 mL/kg/min. O tratamento clínico está otimizado. Em uma reunião multidisciplinar para transplante, não foi considerada candidata a transplante cardíaco ortotópico em virtude de sua idade e da neoplasia maligna anterior. Ela quer saber quais as outras opções disponíveis, visto que sua prioridade é viver mais três anos para ver o seu neto se graduar no ensino médio. Qual das seguintes alternativas é uma resposta adequada para essa paciente?

A. "A infusão contínua de milrinona melhorará a função cardíaca e a sobrevida."
B. "Um dispositivo de assistência ventricular esquerda pode melhorar a qualidade de vida, porém não oferece benefício de sobrevida em relação ao tratamento clínico ideal."
C. "Um dispositivo de assistência ventricular esquerda pode melhorar a sobrevida nos 2 a 5 primeiros anos em comparação com o tratamento clínico ideal."
D. "O transplante de células-tronco demonstrou prolongar a vida em pacientes com miocardiopatia de estágio terminal."
E. "Não existe nenhuma outra opção para prolongar a vida, e devem-se considerar medidas paliativas no futuro."

V-74. Qual das seguintes afirmativas é verdadeira com relação à epidemiologia da cardiopatia congênita (CPC) nos EUA?

A. A CPC continua sendo extremamente rara, complicando 0,1% de todos os nascimentos vivos.
B. Tendo em vista os avanços das técnicas de cirurgia e nos cuidados pré- e pós-natais, a sobrevida de um recém-nascido com CPC aproxima-se agora de 90%.
C. Tendo em vista o declínio das taxas de gravidez em mulheres portadoras de CPC, a incidência de CPC em recém-nascidos está diminuindo.
D. A população de adultos com CPC está declinando, tendo em vista os maiores esforços de rastreamento pré-natal.
E. As mulheres portadoras de CPC não correm risco aumentado de complicações durante a gravidez, em comparação com a população normal.

V-75. Um homem de 62 anos está sendo examinado para cirurgia de substituição da valva mitral devido à insuficiência mitral. Como parte de sua avaliação, é submetido a ecocardiograma transesofágico, que demonstra um pequeno jato de fluxo da direita para a esquerda no Doppler durante a sístole através do septo atrial. O jato localiza-se aproximadamente na metade do septo e ocorre quando um pequeno retalho de tecido oscila com abertura < 1 mm. Não há fluxo diastólico, nem abertura visível em qualquer parte do septo durante a diástole. O que explica esse achado na ecocardiografia?

A. Comunicação interatrial tipo *ostium primum*
B. Comunicação interatrial tipo *ostium secundum*
C. Drenagem venosa pulmonar anômala parcial
D. Forame oval patente
E. Comunicação interatrial tipo seio venoso

V-76. Você está examinando um homem de 21 anos de idade em sua clínica. Em certas ocasiões, ele se sente cansado em seu último ano da faculdade, porém é assintomático nos demais aspectos. Você o examinou pela primeira vez há seis semanas e constatou a presença de um sopro holossistólico rude na borda esternal inferior esquerda, que aumentou com a manobra preensão manual (*handgrip*). Com suspeita de comunicação interventricular (CIV), você o encaminhou para ecocardiografia, que confirmou sua suspeita, demonstrando uma CIV de 5 mm no septo interventricular muscular. Um cateterismo subsequente do coração direito para avaliação hemodinâmica revelou uma pressão arterial pulmonar média de 20 mmHg, resistência venosa pulmonar de 2 unidades Wood e resistência vascular sistêmica de 6 unidades Wood. Com base em medidas seriadas meticulosas da saturação de oxigênio venoso nas veias centrais e no coração direito, você calcula um débito cardíaco direito de 7,5 L/min e débito cardíaco sistêmico de 6 L/min. Tendo em vista esses achados, que esquema terapêutico você recomenda?

A. Teste de esforço cardiopulmonar para definir o consumo máximo de oxigênio
B. Dispositivo de oclusão septal implantado por via percutânea.
C. Considerar um transplante de coração e pulmão
D. Nenhuma intervenção no momento; avaliação cardiológica anual e exame de imagem em caso de aparecimento de qualquer novo sintoma
E. Correção cirúrgica por meio de cirurgia cardíaca aberta e reparo com prótese

V-77. Você está examinando um paciente de 52 anos de idade que procurou o serviço de emergência devido à dor torácica e enzimas cardíacas elevadas. Na ausculta, você pode facilmente ouvir um sopro contínuo superficial no nível esternal médio, que nunca foi documentado anteriormente. A ecocardiografia é limitada, porém visualiza todas as valvas cardíacas, que parecem estar totalmente normais. O paciente é submetido a cateterismo cardíaco direito. Os valores de saturação do oxigênio são apresentados adiante. Qual é a anormalidade responsável pelos sintomas desse paciente?

Veia cava superior	58%
Átrio direito	60%
Parte média do seio coronário	91%
Ventrículo direito	70%
Artéria pulmonar	70%

A. Origem anômala da artéria coronária esquerda do tronco da artéria pulmonar
B. Comunicação interatrial
C. Fístula arteriovenosa coronariana para o seio coronário
D. Ducto arterioso patente
E. Comunicação interventricular

V-78. Sr. Jenson é um homem de 40 anos de idade com valva aórtica bicúspide congênita, que você acompanha há mais de uma década. Você solicita um ecocardiograma a cada dois anos para acompanhar a evolução de sua doença, sabendo que as valvas bicúspide frequentemente desenvolvem estenose ou insuficiência, exigindo substituição da valva aórtica na meia-idade. Tendo em vista a anormalidade congênita específica desse paciente, que outra estrutura anatômica é importante verificar nos ecocardiogramas obtidos a cada dois anos?

A. Tamanho da raiz da aorta
B. Tamanho do átrio esquerdo
C. Pressões arteriais pulmonares
D. Função da valva pulmonar
E. Insuficiência tricúspide

V-79. Todas as seguintes características constituem características clássicas de definição da tetralogia de Fallot, EXCETO:

A. Obstrução da via de saída do VD
B. Cavalgamento da aorta
C. Hipertrofia do VD
D. Atresia tricúspide
E. Comunicação interventricular

V-80. Um homem de 78 anos de idade é examinado, devido ao início de dispneia ao esforço. O paciente tem uma longa história de tabagismo, obesidade e diabetes melito. As medicações atuais incluem metformina, ácido acetilsalicílico e, em certas ocasiões, ibuprofeno. Ao exame físico, os pulsos periféricos revelam um pico tardio, e verifica-se a presença de impulso ventricular esquerdo proeminente. O paciente apresenta ritmo regular com sopro mesossistólico IV/VI, mais intenso na base do coração e que se irradia até as artérias carótidas. Observa-se uma quarta bulha cardíaca. A ecocardiografia confirma estenose aórtica grave, sem outras lesões valvares. Qual das seguintes condições contribuiu mais provavelmente para o desenvolvimento da lesão cardíaca desse paciente?

A. Valva aórtica bicúspide
B. Diabetes melito
C. Cardiopatia reumática oculta
D. Doença subjacente do tecido conectivo
E. Nenhuma das alternativas

V-81. Um homem de 63 anos de idade procura assistência com a síncope aos esforços de início recente, e constata-se a presença de estenose aórtica. Ao aconselhar o paciente, você fornece as recomendações terapêuticas com base na observação de que os pacientes não tratados com esse quadro apresentam um tempo de sobrevida médio previsto de:

A. 5 anos
B. 4 anos
C. 3 anos
D. 2 anos
E. 1 ano

V-82. O Sr. Belliard é um homem de 82 anos de idade que você acompanhou anteriormente na clínica. Foi examinado pela última vez há três anos, quando percebeu a ocorrência ocasional de síncope. Uma investigação subsequente revelou estenose aórtica grave calcificada, com área da valva aórtica de 0,7 cm² e gradiente médio de 45 mmHg. Naquela época, você recomendou uma cirurgia de substituição da valva aórtica. Entretanto, no dia da operação, o paciente declarou que realmente não se sentia doente a ponto de se submeter a uma cirurgia cardíaca aberta e que voltaria a procurar assistência médica quando estivesse pronto. Ele não compareceu a todas as visitas subsequentes de acompanhamento. Hoje, ele chega ao serviço de emergência depois de várias semanas de letargia e dispneia. A pressão arterial é de 82/68 mmHg, e a frequência cardíaca é de 110 bpm, e o ECG mostra ritmo sinusal. O impulso carotídeo é fraco e tardio, e as extremidades são frias. Você novamente identifica uma B_4 à ausculta e um sopro sistólico de pico tardio de grau III/VI. A função renal e a função hepática estão agora comprometidas, e o débito urinário está diminuído. O cirurgião cardiotorácico de plantão adia a cirurgia de substituição valvar emergencial em virtude da lesão renal e hepática aguda. Qual das seguintes alternativas seria uma opção terapêutica razoável para melhorar a perfusão em curto prazo do paciente, de modo a permitir uma substituição da valva aórtica?

A. Atorvastatina, 80 mg
B. Digoxina, 250 μg IV em dose única, seguida de 125 μg por via oral diariamente
C. Metoprolol, dose seriada de 5 mg IV para uma meta de frequência cardíaca em repouso de 60 a 70 bpm
D. Valvuloplastia aórtica percutânea por balão
E. Infusão contínua de fenilefrina IV titulada para uma pressão arterial média > 65

V-83. Uma advogada aposentada de 85 anos de idade procura assistência com vários meses de dispneia crescente aos esforços e edema dos membros inferiores. Ao exame, você verifica um ponto de impulso máximo (PIM) deslocado lateralmente e um galope B_4. A paciente apresenta sopro sistólico de grau III/VI na base, irradiando-se para as artérias carótidas. O ecocardiograma transtorácico revela uma fração de ejeção ventricular esquerda de 25% com hipocinesia global. A área da valva aórtica calculada é de 0,8 cm², e o gradiente médio é de 25 mmHg. Qual é o próximo passo mais razoável para determinar se essa paciente se beneficiaria da substituição de valva aórtica?

A. Ressonância magnética (RM) cardíaca para avaliação de fibrose ventricular e morfologia da valva da aorta
B. Tomografia por emissão de pósitrons (PET) cardíaca para determinar a viabilidade ventricular
C. Angiografia coronária para avaliar a presença de coronariopatia obstrutiva
D. Ecocardiografia sob estresse com dobutamina
E. Cateterismo do lado direito do coração para documentar o débito cardíaco e as pressões de enchimento

V-84. Qual dos seguintes parâmetros está tipicamente reduzido na insuficiência aórtica grave crônica?

A. Pressão arterial diastólica
B. Pós-carga ventricular esquerda
C. Diâmetro do ventrículo esquerdo
D. Pré-carga ventricular esquerda
E. Volume sistólico ventricular esquerdo total

V-85. Você está cuidando da internação de uma mulher de 21 anos de idade com doença do tecido conectivo na unidade de terapia intensiva cardíaca. A paciente chegou com dispneia aguda e radiografia de tórax mostrando a presença de edema pulmonar difuso. O exame físico revelou um sopro diastólico inicial breve e suave na borda esternal superior direita, e a ecocardiografia de emergência mostrou a existência de insuficiência aórtica grave com avulsão da cúspide coronariana direita. A TC do tórax não revelou nenhuma dissecção da aorta. Ao ser internada na unidade de cuidados coronarianos, a paciente é intubada e sedada. A pressão arterial é de 110/50 mmHg, e a frequência cardíaca de 115 bpm. O débito urinário está diminuído, e as extremidades estão frias. A equipe de cirurgia cardiotorácica está ocupada na realização de um transplante cardíaco e não seria capaz de tratar dessa paciente durante pelo menos 4 horas. Que intervenção tem mais probabilidade de ajudar a manter a perfusão do órgão-alvo até a intervenção cirúrgica?

A. Infusão IV contínua de esmolol, titulada para uma frequência cardíaca de 60 a 70 bpm
B. Balão intra-aórtico
C. Nitroprusseto IV
D. Norepinefrina IV
E. Vasopressina IV

V-86. Qual é a causa mais comum de obstrução do fluxo de entrada no ventrículo esquerdo?

A. Doença valvar mitral congênita
B. *Cor triatriatum*
C. Endocardite infecciosa com grandes vegetações na valva mitral
D. Calcificação do anel mitral
E. Doença mitral reumática

V-87. Nos casos de estenose mitral grave, qual dos seguintes parâmetros tipicamente está aumentado?

A. Débito cardíaco
B. Pressão atrial esquerda
C. Diâmetro do ventrículo esquerdo
D. Pressão diastólica final do ventrículo esquerdo
E. Complacência vascular pulmonar

V-88. Você está cuidando de uma mulher de 42 anos de idade com história pregressa de febre reumática e consequente estenose mitral. Atualmente, a doença valvar é moderada. Você sabe que a estenose mitral provoca elevação da pressão atrial esquerda, o que, com o passar do tempo, pode causar edema pulmonar cardiogênico e hipertensão pulmonar. Todas as seguintes opções irão resultar em elevação da pressão atrial esquerda e agravamento potencial da função pulmonar, EXCETO:

A. Anemia
B. Isoproterenol
C. Metoprolol
D. Gravidez
E. Corrida em esteira

V-89. A Sra. Bream chega ao serviço de emergência com agravamento agudo da dispneia. É uma mulher de 84 anos de idade com estenose mitral grave, cuja valvotomia mitral percutânea com balão está marcada para daqui a três dias. Entretanto, hoje enquanto preparava uma salada de frango, percebeu o início de extrema fraqueza e dispneia. Ao exame, a paciente está com dispneia e leve sofrimento. A saturação de oxigênio no ar ambiente é de 91%, a frequência cardíaca é de 55 bpm e a pressão arterial é de 110/80 mmHg. Apresenta estertores até os campos pulmonares médios bilateralmente. Você verifica que o ritmo está irregularmente irregular, e o ECG confirma o início recente de fibrilação atrial. Você suspeita de que essa paciente esteja com pressão atrial esquerda muito alta, causando edema pulmonar. Todas as seguintes intervenções terapêuticas ajudarão a reduzir a pressão atrial esquerda, EXCETO:

A. Furosemida IV
B. Valvotomia mitral percutânea com balão
C. Cardioversão DC sincronizada
D. Colocação transvenosa de marca-passo e ajuste em uma frequência cardíaca de 90 bpm
E. Todas as intervenções anteriores ajudarão a reduzir a pressão atrial esquerda

V-90. Um homem de 34 anos de idade com estenose mitral reumática é encaminhado para ser examinado por você. Ele gosta de jogar futebol por prazer e não tem nenhuma limitação, nem quaisquer sintomas. A frequência cardíaca é de 65 bpm em repouso. O ecocardiograma transtorácico revela um tamanho e função normais do VE, dilatação moderada do átrio esquerdo, área da valva mitral de 1,7 cm² e cúspides não calcificadas relativamente finas. O ECG revela aumento do átrio esquerdo e ritmo sinusal. No teste de esforço, a pressão sistólica da artéria pulmonar calculada no pico do exercício é de 40 mmHg. Qual dos seguintes planos de tratamento você recomenda para esse paciente?

A. Metoprolol, 25 mg por via oral, duas vezes ao dia
B. Valvotomia mitral percutânea com balão
C. Avaliações cardiológicas periódicas e monitoração por meio de ecocardiografia
D. Sildenafila, 20 mg duas vezes ao dia
E. Cirurgia de substituição de valva mitral

V-91. Você está examinando um homem de 65 anos de idade com história de 15 anos de miocardiopatia não isquêmica com dilatação do ventrículo esquerdo e fração de ejeção de 15%. Os ecocardiogramas anuais realizados nos últimos cinco anos demonstraram a existência de insuficiência mitral grave. Com o tratamento clínico ideal, o paciente apresenta sintomas da classe II da NYHA. Hoje, ele quer saber especificamente se a valva deve ser corrigida, de modo a prolongar sua sobrevida. Você deve explicar-lhe o seguinte:

A. "Se você tivesse pressões arteriais pulmonares altas ou desenvolvesse uma nova fibrilação atrial, a recomendação seria o reparo da valva"
B. "Em pacientes como você, o reparo da valva mitral nunca demonstrou melhorar a sobrevida"
C. "Deveríamos considerar a cirurgia da valva apenas se o reparo fosse possível. A substituição da valva não melhoraria a sobrevida"
D. "Embora métodos cirúrgicos não tenham demonstrado nenhum benefício quanto à sobrevida, o reparo percutâneo da valva mitral demonstrou reduzir a mortalidade em pacientes como você"
E. "Sim, sua valva mitral deveria ter sido corrigida há vários anos"

V-92. Você está realizando um cateterismo do lado direito e esquerdo do coração em um paciente com estenose acometendo duas valvas. Quais são as duas valvas afetadas, com base nas leituras de pressão apresentadas a seguir?

Átrio direito	15 mmHg
Ventrículo direito	25/6 mmHg
Artéria pulmonar	25/12 mmHg
Pressão encunhada da artéria pulmonar	12 mmHg
Ventrículo esquerdo	105/6 mmHg
Aorta	105/75 mmHg

A. Aórtica e mitral
B. Aórtica e tricúspide
C. Mitral e pulmonar
D. Mitral e tricúspide
E. Pulmonar e tricúspide

V-93. Você está examinando uma mulher de 50 anos de idade com hipertensão arterial pulmonar idiopática. O último ecocardiograma transtorácico revelou insuficiência tricúspide grave, além de ventrículo direito hipocinético dilatado e pressões sistólicas arteriais pulmonares estimadas de mais de 70 mmHg. Ao exame físico, a paciente apresenta edema dos membros inferiores, hepatomegalia com fígado pulsátil, pulso venoso jugular elevado até a mandíbula, com ondas *c-v* acentuadas e deflexão *y* proeminente e impulso VD. Relata a ocorrência de dispneia com esforço moderado. Qual é o melhor tratamento para a insuficiência tricúspide grave dessa paciente?

A. Diuréticos e restrição de sal acompanhados de tratamento clínico direcionado para as pressões arteriais pulmonares elevadas
B. Valvotomia percutânea com balão
C. Reparo percutâneo da valva tricúspide
D. Cirurgia de substituição da valva mitral
E. Reparo cirúrgico da valva tricúspide

V-94. Hoje, você está examinando pela primeira vez uma mulher de 21 anos de idade na clínica de atenção primária. Ela nunca consultou um médico anteriormente, visto que os pais não acreditam na medicina ocidental. Na anamnese, a paciente queixa-se de se sentir ocasionalmente cansada e percebe não conseguir acompanhar suas colegas nas aulas de educação física da faculdade. Ao exame, você verifica a presença de sopro sistólico no segundo espaço intercostal esquerdo, precedido de um clique pré-sistólico. O ecocardiograma transtorácico confirma a presença de estenose pulmonar com gradiente máximo de 60 mmHg e convexidade da valva pulmonar sem qualquer insuficiência valvar pulmonar. Qual é a melhor opção de tratamento para essa paciente?

A. Diuréticos e restrição de sal
B. Não há necessidade de tratamento
C. Valvotomia percutânea com balão
D. Substituição percutânea da valva pulmonar
E. Cirurgia de reparo da valva pulmonar

V-95. Você está cuidando de um paciente de 77 anos de idade com estenose aórtica grave na unidade de terapia intensiva cardíaca. A cirurgia de substituição da valva aórtica está planejada para amanhã. Entretanto, de repente, o paciente apresenta dispneia intensa e manifesta sinais de edema pulmonar agudo. À auscultação, um sopro sistólico apical suave e curto é agora audível (além do sopro da estenose aórtica anteriormente observado), que antes não estava presente. Você suspeita que o paciente sofreu ruptura das cordas tendíneas da valva mitral e apresenta insuficiência mitral aguda grave. Qual dos seguintes parâmetros provavelmente aumentará em consequência dessa insuficiência mitral grave recente?

A. Gradiente da valva aórtica
B. Área calculada da valva aórtica
C. Volume sistólico efetivo
D. Fração de ejeção
E. Pós-carga do ventrículo esquerdo

V-96. O Sr. Milsap é um de seus pacientes clínicos antigo que apresenta história de cardiopatia reumática. O último ecocardiograma revelou um gradiente médio da valva mitral de 11 mmHg, com área valvar calculada de 1,3 cm^2 e uma frequência cardíaca de 60 bpm. Hoje, o paciente queixa-se de dispneia crescente, e o ECG revela fibrilação atrial em uma frequência de 60 bpm. Nunca teve nenhum episódio hemorrágico, e as contagens hematológicas estavam normais no último exame realizado há duas semanas. Qual das seguintes opções é adequada para profilaxia tromboembólica?

A. Apixabana
B. Dabigatrana
C. Rivaroxabana
D. Varfarina
E. É necessário obter mais informações antes de iniciar a profilaxia tromboembólica.

V-97. Todos os seguintes itens constituem fatores de risco para o desenvolvimento de miocardiopatia periparto, EXCETO:

A. Idade materna avançada
B. Desnutrição
C. Primiparidade
D. Gravidez gemelar
E. Uso de tocolíticos

V-98. Você está examinando um novo paciente na clínica. O paciente, de 25 anos de idade, foi diagnosticado com "insuficiência cardíaca" em outro estado e, desde então, foi transferido. Apresenta sintomas da classe II da NYHA e nega a ocorrência de angina. Chega para exame e manejo. Na revisão dos sistemas, o paciente tem utilizado a cadeira de rodas há muitos anos e apresenta escoliose grave. Não tem nenhuma história familiar de hiperlipidemia. O exame físico é marcante por estertores pulmonares bilaterais, B_3 e ausência de cianose. Obtém-se um ECG na clínica, que revela ondas R altas em V_1 e V_2, com Q profundas em V_5 e V_6. O ecocardiograma revela disfunção ventricular esquerda global grave, com redução da fração de ejeção. Qual é o diagnóstico mais provável?

A. Esclerose lateral amiotrófica
B. Comunicação interatrial
C. Doença tromboembólica crônica
D. Distrofia muscular de Duchenne
E. Miocardiopatia isquêmica

V-99. Qual das seguintes alternativas é o padrão de herança mais comum nas miocardiopatias familiares?

A. Autossômico dominante causado por duplicação de éxon
B. Autossômico dominante causado por mutações *missense*
C. Autossômico recessivo causado por deleção de éxon
D. Autossômico recessivo causado por duplicação de éxon
E. Ligado ao X causado por deleção de éxon

V-100. Um homem de 45 anos de idade com história de obesidade chega ao serviço de emergência com queixa de dispneia, fadiga e tosse noturna que vêm se agravando nos últimos meses. Nega qualquer dor ou pressão torácicas em repouso ou ao esforço. Ao exame, há evidências de cardiomegalia com deslocamento do PIM e elevação das pressões de enchimento com estertores pulmonares bilaterais e pulso venoso jugular elevado. A ecocardiografia revela uma redução global da fração de ejeção ventricular esquerda de 25%, com ventrículo esquerdo dilatado. Qual dos seguintes exames é uma recomendação de nível I para investigação adicional?

A. RM cardíaca
B. Angiocoronariografia
C. Velocidade de hemossedimentação
D. Nível sérico de ferro e saturação da transferrina
E. Nível do hormônio estimulante da tireoide

V-101. Um estudante universitário de 22 anos de idade sem história clínica pregressa foi examinado em uma clínica de atendimento de urgência há três dias devido à ocorrência de coriza, mialgias, tosse e febre, que eram típicas da doença viral das vias aéreas superiores que estava acometendo o campus universitário. Recebeu um supressor da tosse e antipirético e foi aconselhado a permanecer hidratado. Hoje ele chega ao serviço de emergência com letargia e fadiga. Está obnubilado, com frequência cardíaca de 120 bpm e pressão arterial de 78/62 mmHg. As extremidades estão frias, e o pulso venoso jugular está elevado, alcançando quase a mandíbula. A ausculta precordial revela bulhas muito silenciosas, galope de B_3 e sopro suave de insuficiência mitral. O ecocardiograma transtorácico de emergência não revela nenhum derrame pericárdico e demonstra um ventrículo esquerdo não dilatado com fração de ejeção de 30% e insuficiência mitral leve. A biópsia endomiocárdica revela miocardite linfocítica. Qual das seguintes afirmativas é verdadeira com relação ao prognóstico e às implicações para o tratamento desse paciente?

A. A probabilidade de sobrevida é < 10% sem transplante cardíaco. É necessário incluir esse paciente na lista de transplante de emergência.
B. A probabilidade de sobrevida é > 50%, e muitos pacientes semelhantes apresentam uma recuperação completa da função ventricular esquerda no decorrer de várias semanas a meses. Um tratamento farmacológico agressivo e suporte hemodinâmico mecânico estão indicados.
C. A imunossupressão com esteroides sistêmicos em alta dose aumentará a probabilidade de sobrevida desse paciente.
D. A presença e a titulação de anticorpos anticardíacos podem ajudar a fornecer informações prognósticas para esse paciente.

V-102. Você está examinando uma mulher de 42 anos de idade com história de tireoidite de Hashimoto há muitos anos, que foi tratada com sucesso com iodo radioativo. Ela chega ao serviço de emergência após ter desmaiado em casa e relata uma letargia crescente há vários dias e desconforto torácico. A paciente apresenta dispneia, com frequência cardíaca em repouso de 110 bpm e pressão arterial de 77/62 mmHg. As extremidades são frias, e ela parece estar sonolenta. O nível sanguíneo de lactato está elevado, e o débito urinário nas primeiras 2 horas após sua chegada é mínimo. No monitor cardíaco, ela apresenta repetidamente salvas de taquicardia ventricular não sustentada. O ecocardiograma revela uma fração de ejeção ventricular esquerda de 15%, e a biópsia endomiocárdica de emergência mostra a presença de lesões granulomatosas difusas circundadas por infiltrado inflamatório extenso. Qual das seguintes afirmativas é verdadeira com relação ao diagnóstico dessa paciente?

A. A maioria dos pacientes com essa etiologia da miocardiopatia recupera-se com cuidados de suporte.
B. Os esteroides são altamente efetivos no tratamento dessa forma de miocardiopatia.
C. A evolução dessa miocardiopatia é sombria, frequentemente com rápida deterioração exigindo transplante urgente.
D. Embora sejam observadas em certas ocasiões, as taquiarritmias ventriculares são raras nessa doença.
E. Nenhuma das alternativas está correta.

V-103. Todas as seguintes alternativas estão associadas a um risco elevado de desenvolvimento de miocardiopatia durante a quimioterapia com antraciclinas, EXCETO:

A. Radioterapia concomitante do tórax
B. Dose total elevada de antraciclina
C. Doença cardíaca preexistente
D. Administração de trastuzumabe
E. Todas as alternativas anteriores estão associadas a um risco elevado de miocardiopatia em consequência do uso de antraciclinas.

V-104. Sr. Kia é um músico de 32 anos de idade que toca contrabaixo, sem história clínica pregressa. Queixa-se de dor torácica após apresentar coriza, tosse, febre e mialgias na semana anterior. Descreve a dor como constante, que se irradia para o ombro esquerdo. A dor é exacerbada na posição de decúbito e durante as respirações profundas. O exame revela um som áspero extracardíaco apresentando-se em três componentes por batimento cardíaco. O ECG é mostrado na Figura V-104. Os níveis de troponina I são indetectáveis na apresentação e 6 horas depois. A pressão arterial, a frequência cardíaca e a oxigenação são normais. Qual é o próximo passo mais adequado para esse paciente?

A. Ácido acetilsalicílico, 81 mg ao dia, metoprolol, 25 mg duas vezes ao dia e atorvastatina, 80 mg ao dia
B. Ácido acetilsalicílico, 1 g a cada 8 horas, com omeprazol, 20 mg ao dia
C. Heparina, ácido acetilsalicílico, clopidogrel e angiocoronariografia imediata
D. Prednisona, 40 mg ao dia, durante duas semanas, seguida de redução gradual da dose no decorrer de dois meses
E. Ecocardiograma transtorácico

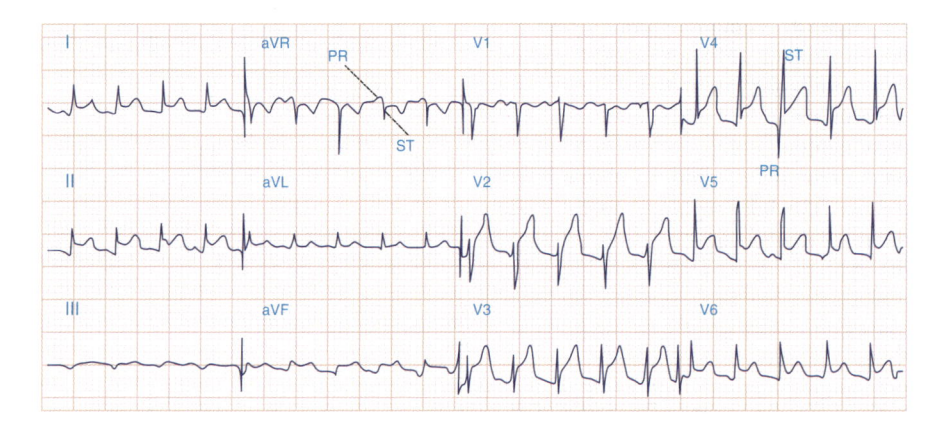

FIGURA V-104

V-105. Você está cuidando de um homem de 45 anos de idade na unidade de terapia intensiva cardíaca. Ele procurou assistência com queixa de dor torácica, e, inicialmente, houve suspeita de síndrome coronariana aguda, levando à administração inicial de agentes antiplaquetários e heparina IV. Após um exame completo e retorno de um resultado negativo, tornou-se evidente que o paciente tinha pericardite aguda. Pouco depois de sua internação na unidade de terapia intensiva cardíaca, o paciente apresenta hipotensão com veias cervicais elevadas. Os pulmões estão limpos à ausculta. As extremidades estão frias, e você observa que o pulso braquial está palpável apenas durante a expiração. Qual é o diagnóstico mais provável?

A. Dissecção da aorta
B. Tamponamento cardíaco
C. Oclusão do tronco da artéria coronária esquerda
D. Ruptura das cordas tendíneas
E. Comunicação interventricular

V-106. Você solicita uma ecocardiografia de emergência para o paciente descrito na Questão V-105. Nesse paciente, qual das seguintes medidas tende a estar aumentada durante a inspiração, em comparação com a expiração?

A. Diâmetro diastólico final do ventrículo esquerdo
B. Volume sistólico ventricular esquerdo
C. Velocidade do fluxo transmitral
D. Pressão arterial sistólica
E. Velocidade do fluxo transtricúspide

V-107. Todas as seguintes características do ECG ajudarão a diferenciar a pericardite aguda do infarto agudo do miocárdio, EXCETO:

A. Ausência de desenvolvimento de ondas Q
B. Forma côncava das elevações dos segmentos ST
C. Depressão de PR
D. Elevação dos segmentos ST em V_2
E. Inversões da onda T após retorno dos segmentos ST ao nível basal

V-108. Uma mulher de 35 anos de idade é internada com mal-estar, ganho de peso, aumento da circunferência abdominal e edema. Os sintomas apareceram há cerca de três meses e progrediram de modo gradual. A paciente relata um aumento da cintura de cerca de 15 cm. O edema das pernas ficou cada vez pior, de modo que agora ela também sente as coxas inchadas. A paciente apresenta dispneia ao esforço e ortopneia com dois travesseiros. Tem história pregressa de doença de Hodgkin diagnosticada aos 18 anos. Na época, foi tratada com quimioterapia e irradiação mediastinal. Ao exame físico, apresenta atrofia do músculo temporal e parece estar cronicamente doente. O peso atual é de 96 kg, representando um aumento de 11 kg nos últimos três meses. Os sinais vitais são normais. A pressão venosa jugular é de cerca de 16 cm, e as veias cervicais não sofrem colapso na inspiração. As bulhas cardíacas estão distantes. Há uma terceira bulha audível pouco depois do fechamento da valva da aorta. Esta bulha é curta e abrupta e mais bem audível no ápice. O fígado está aumentado e pulsátil. Verifica-se a presença de ascite. Há edema depressível, que se estende pelos membros inferiores e na parede abdominal. O ecocardiograma revela espessamento do pericárdio, dilatação da veia cava inferior e das veias hepáticas e interrupção abrupta do enchimento ventricular no início da diástole. A fração de ejeção é de 65%. Qual é a melhor abordagem para o tratamento dessa paciente?

A. Diurese agressiva apenas
B. Transplante cardíaco
C. Substituição da valva mitral
D. Ressecção do pericárdio
E. Pericardiocentese

V-109. Uma contadora de 45 anos de idade sem história clínica pregressa apresentou febre ocasional, artralgias simétricas e fadiga nos últimos três meses. Há duas semanas, houve início súbito de fraqueza da mão esquerda, que desapareceu dentro de 1 hora. Várias hemoculturas foram negativas. O exame de emergência no serviço de emergência local incluiu uma TC de crânio, que foi atípica. Na semana passada, realizou um ecocardiograma transtorácico que revelou uma massa solitária de 2 cm no átrio esquerdo, a partir do septo interatrial na proximidade da fossa oval, com aparência pedunculada em um pedículo fibrovascular. Hoje ela está retornando à clínica. Qual é o próximo passo mais adequado?

A. Excisão cirúrgica cardiotorácica da massa
B. Biópsia da massa com cateter
C. Repetir as hemoculturas e solicitar ao laboratório de microbiologia a necessidade de usar meios especiais para investigar a presença de microrganismos HACEK
D. Sorologia para fatores antinucleares (FAN), anti-DNA e anticorpos anticardiolipina
E. PET corporal total para pesquisa de neoplasia maligna

V-110. Qual das seguintes neoplasias malignas estão associadas ao maior risco relativo de metástase para o coração?

A. Glioblastoma
B. Carcinoma hepatocelular
C. Melanoma maligno
D. Adenocarcinoma pancreático
E. Câncer de pulmão de pequenas células

V-111. Você está assistindo à partida de beisebol de seu filho de 12 anos do Little League. A partida está com empate no nono turno, e a equipe de seu filho está pronta para jogar. No primeiro arremesso da entrada, o batedor atira de maneira traiçoeira a bola diretamente no tórax do *catcher*. O *catcher* perde imediatamente a consciência e sofre colapso. Está sem pulso, com respirações agônicas. Como médico, você sabe que a sobrevida desse indivíduo dependerá principalmente de qual das seguintes condutas?

A. Transferência de emergência para um laboratório de cateterismo cardíaco para intervenção coronariana percutânea
B. Transferência de emergência para um centro de traumatologia para reparo de dissecção de aorta aguda
C. Nenhuma intervenção pode modificar a sobrevida desse paciente
D. Cirurgia cardíaca imediata para reparo de avulsão da valva aórtica
E. Desfibrilação imediata

V-112. Uma mulher de 47 anos de idade com índice de massa corporal (IMC) de 37 kg/m² foi recentemente diagnosticada com diabetes melito tipo 2. Como parte da educação dessa paciente, você informa que a causa mais comum de morte em adultos com diabetes melito tipo 2 consiste em:

   A. Doença arterial coronariana
   B. Infecção
   C. Neuropatia
   D. Insuficiência renal
   E. Acidente vascular encefálico

V-113. Sr. Daniels é um homem de 49 anos de idade bem conhecido pelas suas visitas frequentes ao serviço de emergência por intoxicação alcoólica. Como residente de medicina interna de plantão, você é chamado para examiná-lo hoje à noite para internação. Ao chegar, ele está apenas levemente intoxicado e capaz de fornecer uma história admissível. Declara que, nos últimos três meses, esteve cada vez mais com dispneia, até mesmo ao esforço mínimo, e sente uma fadiga extrema. Além disso, acorda à noite com intensa falta de ar, que só é aliviada quando senta na beira da cama. Os tornozelos estão inchados. Ao exame, a pressão arterial é de 140/45 mmHg, e a frequência cardíaca de 122 bpm. Apresenta um pulso carotídeo fraco e pulso venoso jugular elevado. O PIM está lateralmente deslocado, e você claramente identifica uma bulha cardíaca de baixo timbre audível diretamente após a B₂. Você verifica a presença de glossite e constata a ausência de sensibilidade ao toque leve abaixo da parte média da tíbia bilateralmente. Os exames laboratoriais básicos são marcantes por um nível de albumina de 3,2 g/dL, creatinina de 1,4 mg/dL e sódio de 134 mEq/L. O ecocardiograma transtorácico revela uma dimensão diastólica final do ventrículo esquerdo de 6,8 cm, com fração de ejeção de 70%.

Você habilmente estabelece o diagnóstico e administra uma substância para tratar a causa subjacente da condição do Sr. Daniels. Uma reavaliação dentro de 24 horas revela uma melhora sintomática, com pressão arterial de 142/76 mmHg e frequência cardíaca de 85 bpm. A repetição do ecocardiograma mostra agora um tamanho do VE de 6,2 cm no final da diástole. Qual das seguintes substâncias mais provavelmente foi responsável pela rápida melhora da condição desse paciente?

   A. Folato
   B. Penicilamina
   C. Tiamina
   D. Tiroxina
   E. Vitamina B₁₂

V-114. Uma operária de fábrica aposentada de 65 anos de idade com história clínica pregressa de artrite reumatoide procura sua clínica de atenção primária com queixa de fadiga. Ela também declara estar com os seguintes sintomas: constipação intestinal, sensação constante de frio, até mesmo quando o termostato está ajustado em 26,5°C, cabelos quebradiços e certo grau de edema nos membros inferiores. Você rapidamente mede o nível de hormônio estimulante da tireoide, que está acentuadamente elevado em 79,4 mUI/L. Quanto ao atual estado do sistema cardiovascular dessa paciente, você espera uma redução em todas as seguintes medidas, EXCETO:

   A. Débito cardíaco
   B. Frequência cardíaca
   C. Pressão de pulso
   D. Intervalo QT
   E. Pressão arterial sistólica

V-115. No modelo atual que descreve as etapas da iniciação e evolução da aterosclerose, qual dos seguintes processos constitui o primeiro passo?

   A. As células endoteliais arteriais expressam em excesso os receptores de adesão para leucócitos.
   B. As partículas de lipoproteínas sofrem modificações oxidativas.
   C. As lipoproteínas de baixa densidade acumulam-se dentro da íntima arterial.
   D. Os macrófagos e outros leucócitos são recrutados para a íntima arterial.
   E. Os macrófagos transformam-se em células espumosas repletas de lipídeos por meio de endocitose de partículas de lipoproteínas.

V-116. Qual das seguintes afirmativas é verdadeira com relação às consequências fisiopatológicas de um ateroma?

   A. Um ateroma que resulta em oclusão vascular total sempre causa infarto.
   B. Um ateroma em crescimento geralmente não oblitera o lúmen arterial até que a placa ultrapasse 40% da lâmina elástica interna.
   C. A maioria dos ateromas acaba produzindo sintomas no paciente.
   D. Durante sua formação inicial, a placa ateromatosa habitualmente cresce para dentro, em direção ao lúmen do vaso.
   E. Os vasos acometidos por aterogênese tendem a sofrer contração, adquirindo um diâmetro menor.

V-117. Com base nas diretrizes para o colesterol do American College of Cardiology (ACC) e da American Heart Association (AHA) publicadas em 2013, todos os seguintes grupos são beneficiados com estatina, EXCETO:

   A. Todos os indivíduos que apresentam doença cardiovascular aterosclerótica (DCVAS) clínica.
   B. Indivíduos com proteína C-reativa de alta sensibilidade elevada, independentemente do nível de colesterol-LDL (lipoproteína de baixa densidade) ou do risco de DCVAS.
   C. Indivíduos com LDL-colesterol ≥ 190 mg/dL sem causa secundária, como alta ingestão de gorduras saturadas ou trans ou vários medicamentos.
   D. Indivíduos sem DCVAS ou diabetes estabelecidos, que têm 40 a 75 anos de idade e que apresentam um nível de LDL-colesterol de 70 a 189 mg/dL e risco calculado de DCVAS ≥ 7,5%.
   E. Pacientes com diabetes melito sem doença cardiovascular estabelecida, que têm 40 a 75 anos de idade e que apresentam um nível de LDL-colesterol de 70 a 189 mg/dL.

V-118. Um homem de 50 anos de idade chega à sua clínica para *check-up* anual. Hoje, está muito preocupado com o futuro risco de ataque cardíaco e acidente vascular encefálico após ter lido alguns novos artigos preocupantes impressos e *online*. O paciente tem uma história de doença vascular. Teve um aumento de peso nessa última década, e o IMC atual é de 34 kg/m^2. O painel lipídico é o seguinte:

Colesterol total	220 mg/dL
Triglicerídeos	283 mg/dL
Lipoproteína de alta densidade (HDL)	29 mg/dL
LDL	132 mg/dL

Você calcula o risco de DCVAS em 6% com o calculador de risco fornecido pelo ACC/AHA. O paciente leu que um baixo nível de colesterol HDL foi identificado como correlacionado com um risco de doença cardiovascular futura. Ele quer saber o que você pode prescrever orientado para o HDL que possa reduzir definitivamente em um grau máximo o seu risco cardiovascular. Qual é a resposta correta?

A. Agonista do receptor ativado por proliferador dos peroxissomos α
B. Inibidor da proteína de transferência de ésteres de colesteril
C. Fenofibrato
D. Ácido nicotínico
E. Perda de peso e atividade física

V-119. Todos os seguintes itens constituem importantes determinantes da demanda de oxigênio do miocárdio, EXCETO:

A. Frequência cardíaca
B. Ritmo cardíaco
C. Contratilidade miocárdica
D. Tensão da parede ventricular
E. Todas as alternativas são determinantes importantes da demanda miocárdica de oxigênio.

V-120. Sr. Jackson está realizando um teste de esforço. Você sabe que, à medida que prossegue o teste de esforço, o miocárdio necessitará de mais oxigênio. Como o coração normal (sem doença) responde para atender a essa maior demanda de oxigênio?

A. Aumento da extração de oxigênio pelo miocárdio durante um fluxo sanguíneo coronário quase constante
B. Aumento da extração de oxigênio das câmaras ventriculares
C. Aumento relativo do período diastólico, possibilitando um aumento do fluxo coronário
D. Vasodilatação das artérias coronárias epicárdicas, levando a uma diminuição da resistência e aumento do fluxo sanguíneo coronário
E. Vasodilatação dos vasos coronários intramiocárdicos, levando a um aumento do fluxo sanguíneo coronário

V-121. À medida que o Sr. Jackson (da Questão V-120) continua seu teste de esforço, ele começa a se queixar de uma dor torácica semelhante a uma pressão. Você suspeita que ele está apresentando angina, devido a uma artéria coronária parcialmente obstruída. Se você fosse capaz de analisar imediatamente as alterações bioquímicas que estão ocorrendo no miocárdio isquêmico desse paciente, observaria todas as seguintes alterações, EXCETO:

A. Aumento do cálcio citosólico
B. Aumento do pH intracelular
C. Desvio do metabolismo aeróbico para anaeróbico
D. Depleção das reservas miocárdicas de fosfato de alta energia
E. Extravasamento de potássio dos miócitos

V-122. Qual das seguintes regiões é um local anatômico incomum para a irradiação da dor da angina?

A. Dorso
B. Região interescapular
C. Base do pescoço
D. Dentes
E. Músculo trapézio

V-123. A Sra. Wilson é uma empregada dos Correios norte-americanos de 66 anos de idade na pós-menopausa. Nos últimos nove meses, enquanto faz seu caminho de entrega, tem sentido rotineiramente uma pressão no peito e dispneia enquanto sobe um determinado morro. A sensação de pressão desaparece quando ela descansa por cerca de três minutos. Ela não tem faltado ao trabalho devido a esses sintomas. Você suspeita que essa paciente está apresentando angina. Qual é o termo e a Classificação Funcional da Canadian Cardiovascular Society (CCS) da angina apropriados para descrever os sintomas dessa paciente?

A. Angina estável – classe I da CCS
B. Angina estável – classe II da CCS
C. Angina estável – classe III da CCS
D. Angina estável – classe IV da CCS
E. Angina instável

V-124. Um contador de 50 anos de idade com história de tabagismo completou um teste de esforço com ECG. Durante o teste, desenvolveu depressões ascendentes do segmento ST nas derivações II, III e aVF. A frequência cardíaca máxima alcançada foi de 130 bpm. A pressão arterial teve uma elevação de 120/80 para 155/95 mmHg. Qual é a interpretação correta desse teste de esforço?

A. Teste de esforço negativo; resposta hipertensiva inapropriada ao exercício
B. Teste de esforço negativo; alterações do segmento ST inespecíficas
C. Teste de esforço não diagnóstico; resposta normal da pressão arterial
D. Teste de esforço positivo; resposta hipertensiva inapropriada ao exercício
E. Teste de esforço positivo; resposta normal da pressão arterial

V-125. Uma mulher de 70 anos de idade chega ao serviço de emergência com dispneia aguda e sensação de pressão opressiva torácica subesternal há 3 horas. O ECG revela depressão do segmento ST de 1 mm nas derivações II, III e aVF, sem qualquer elevação do segmento ST. O nível sérico inicial de troponina está levemente elevado. Você suspeita que essa paciente está sofrendo infarto do miocárdio sem elevação do segmento ST (IMSEST). Todas as seguintes condições constituem causas de IMSEST, EXCETO:

A. Vasospasmo coronariano
B. Aumento da demanda de oxigênio do miocárdio produzido por condições sistêmicas
C. Disfunção endotelial microvascular
D. Oclusão parcial por trombo que se forma em uma placa coronariana aterotrombótica rompida
E. Aterosclerose coronária progressiva, levando à obstrução mecânica grave

V-126. O Sr. Brian é um treinador de uma equipe de hóquei de 57 anos de idade com história pregressa de hipertensão, hiperlipidemia e tabagismo. Chega ao serviço de emergência à noite após sentir um desconforto torácico durante um treino. Ele declara que começou a sentir desconforto torácico há três semanas com esforço vigoroso durante um treino. Entretanto, na última semana, o desconforto tem sido produzido por esforço cada vez menor. Hoje à noite, ocorreu enquanto estava apenas sentado no banco. Descreve o desconforto como uma sensação de pressão, que se irradia para a mandíbula. Isso normalmente dura cerca de 10 minutos. O ECG revela inversões novas da onda T nas derivações I, II, aVL, V_5 e V_6, em comparação com o último traçado realizado há dois anos em um exame físico de rotina. Qual das seguintes entidades clínicas é um diagnóstico apropriado para esse paciente?

A. Infarto do miocárdio sem elevação do segmento ST
B. Infarto do miocárdio com elevação do segmento ST
C. Angina estável
D. Angina instável
E. São necessárias mais informações para que se possa estabelecer um diagnóstico

V-127. O Sr. Riviera é um homem de 42 anos de idade com doença renal em estágio terminal anúrica em consequência do diabetes melito. Devido a um recente problema no carro, ele faltou a última sessão de diálise e procura o serviço de emergência com dispneia. A frequência cardíaca é de 105 bpm e a pressão arterial é de 185/100 mmHg. Apresenta estertores finos nos campos pulmonares inferiores bilaterais, e o pulso venoso jugular está elevado. O ECG revela taquicardia sinusal sem elevação do segmento ST. O ensaio inicial da troponina I é de 0,14 ng/dL (normal: < 0,06 ng/dL). Quais são os próximos passos terapêuticos e diagnósticos mais adequados?

A. Administrar 80 mg de furosemida IV. Acompanhar os valores seriados da troponina I e ECG.
B. Administrar 80 mg de ácido acetilsalicílico. Encaminhar para teste de esforço farmacológico nuclear.
C. Iniciar a terapia antiplaquetária (ácido acetilsalicílico e clopidogrel) e heparina. Acompanhar os valores seriados da troponina I e ECG.
D. Iniciar a terapia antiplaquetária (ácido acetilsalicílico e clopidogrel) e heparina. Encaminhar para a angiocoronariografia de urgência.
E. Iniciar a hemodiálise de urgência com ultrafiltração para remoção do líquido. Acompanhar os valores seriados da troponina I e ECG.

V-128. Um chefe de cozinha de 67 anos de idade no Waffle Emporium local procura o serviço de emergência com início súbito de dor torácica subesternal compressiva. O paciente tem uma história de hipertensão, hiperlipidemia e disfunção erétil para as quais toma diariamente anlodipino, sinvastatina e tadalafila. Ao exame, a pressão arterial é de 145/85 mmHg, e a frequência cardíaca é de 90 bpm. Os pulmões estão limpos, e não há elevação do pulso venoso jugular. Não há sopros nem galope à ausculta cardíaca. Ele continua se queixando de desconforto torácico, que ele classifica como 8/10. O resultado inicial da troponina I está elevado, de 0,52 ng/dL (normal: < 0,06 ng/dL), e o ECG revela uma depressão do segmento ST de 1 mm nas derivações II, III, aVF, V_5 e V_6. É razoável administrar todas as seguintes terapias farmacológicas, EXCETO:

A. Ácido acetilsalicílico por via oral
B. Clopidogrel por via oral
C. Heparina por via intravenosa
D. Metoprolol por via intravenosa
E. Nitroglicerina por via sublingual

V-129. O Sr. Gilotra é um homem de 57 anos de idade que trabalha em uma plataforma petrolífera, com história de hipertensão, tabagismo e diabetes melito. Procura o serviço de emergência com dor torácica subesternal compressiva de 30 minutos de duração, que se irradia para a mandíbula e que está associada à sudorese profusa e à dispneia. A pressão arterial é de 115/90 mmHg, e a frequência cardíaca é de 95 bpm. Qual exame complementar proporcionará o método mais rápido para alterar o manejo terapêutico desse paciente?

A. ECG de 12 derivações
B. Angiotomografia coronária
C. Ecocardiograma
D. Nível sérico de creatina-quinase-MB (CK-MB)
E. Nível sérico de troponina I

V-130. Você está examinando um paciente com dor torácica no serviço de emergência. O ECG revela ausência de ondas Q ou de alterações do segmento ST. Você quer saber se o paciente está sofrendo um infarto do miocárdio. Qual dos seguintes biomarcadores é o marcador bioquímico preferido do infarto do miocárdio?

A. Creatina-quinase
B. CK-MB
C. Velocidade de hemossedimentação
D. Lactato desidrogenase
E. Troponina I

V-131. Você está realizando uma angiocoronariografia diagnóstica no Sr. Hayes. Nas imagens iniciais, as artérias não apresentam nenhuma doença obstrutiva. Entretanto, durante uma cateterização seletiva da artéria descendente anterior esquerda, você identifica um trombo que se formou na ponta do cateter. Durante a injeção do contraste, o trombo emboliza para a artéria coronária descendente anterior esquerda, causando obstrução completa ao fluxo. Felizmente, você consegue remover o trombo quase imediatamente por meio de trombectomia por aspiração. Se não conseguisse remover o trombo, quando você esperaria detectar pela primeira vez a isoforma da CK-MB em um ensaio sérico padrão?

A. 5 a 10 minutos
B. 1 a 2 horas
C. 4 a 8 horas
D. 12 a 24 horas
E. 24 a 48 horas

V-132. Em geral, em que intervalo de tempo ocorre o maior atraso entre o início dos sintomas e a terapia definitiva para pacientes com infarto do miocárdio com elevação do segmento ST?

A. Entre o início da dor e a decisão do paciente chamar ajuda.
B. Entre a chamada do paciente e a chegada da equipe médica de emergência.
C. Entre a chegada da equipe médica de emergência e a chegada ao hospital.
D. Entre a chegada ao hospital e a decisão de iniciar a terapia de reperfusão.
E. Entre a decisão de iniciar a terapia de reperfusão e o início efetivo dessa terapia.

V-133. Todos os seguintes medicamentos usados no manejo agudo do infarto do miocárdio com elevação do segmento ST estão corretamente associados a seu mecanismo de efeitos, EXCETO:

A. Ácido acetilsalicílico – redução do tromboxano A_2
B. Abciximabe – inibição do receptor da glicoproteína IIb/IIIa
C. Antagonistas β-adrenérgicos – redução do consumo de oxigênio do miocárdio
D. Clopidogrel – inibição do receptor de difosfato de adenosina (ADP) plaquetário
E. Nitroglicerina – redução da pós-carga cardíaca

V-134. Um homem de 61 anos de idade chegou ao serviço de emergência há 2 horas com dor torácica anginosa e elevação do segmento ST nas derivações I, aVL e V_1–V_3. Naquele momento, o cardiologista de plantão estava ocupado com um caso complexo e não conseguiu levar imediatamente o paciente para intervenção coronariana percutânea primária; por esse motivo, foi administrado ativador do plasminogênio tecidual (tPA). Entretanto, 120 minutos após a administração do tPA, o paciente continua se queixando de dor torácica, e o ECG não revela nenhuma resolução da elevação do segmento ST. Qual é o próximo passo mais adequado?

A. Administrar uma segunda dose de tPA
B. Administrar estreptoquinase, 1,5 milhão de unidades durante 1 hora
C. Realizar uma revascularização do miocárdio com *bypass* coronário urgente
D. Realizar uma intervenção coronariana percutânea de urgência
E. Aguardar mais 60 minutos antes de proceder a qualquer outra opção terapêutica

V-135. Há 1 hora, foi administrado tPA ao Sr. Cooper para infarto do miocárdio agudo com elevação do segmento ST. O paciente teve uma excelente resposta, com resolução da elevação do segmento ST e da dor torácica. Entretanto, o enfermeiro o chama para examinar uma alteração do ritmo. Você verifica um ritmo ventricular de complexo alargado, com frequência de 75 bpm. O paciente continua se sentindo bem, sem qualquer sintoma recente, e a pressão arterial é de 120/80 mmHg. Qual das seguintes opções é a próxima manobra terapêutica mais adequada para esse paciente?

A. Administrar amiodarona, 150 mg IV durante 10 minutos
B. Administrar flecainida, 400 mg por via oral
C. Administrar metoprolol, 5 mg IV a cada 5 minutos × 3
D. Massagem do seio carotídeo
E. Continuar a observação

V-136. Uma mulher de 84 anos de idade com história de diabetes melito e hiperlipidemia chegou ao serviço de emergência há três semanas com infarto do miocárdio com elevação do segmento ST. Foi submetida à intervenção coronariana percutânea de emergência por obstrução aguda da artéria descendente anterior esquerda. Um *stent* farmacológico com everolimo de 3,5 × 24 mm foi implantado, com excelente resultado angiográfico e resolução completa dos sintomas. Desde então, sente-se muito bem. Ao receber alta, os medicamentos indicados foram metoprolol, ácido acetilsalicílico, clopidogrel, rosuvastatina, lisinopril e insulina com escala móvel. Recentemente, consultou sua oftalmologista que identificou uma catarata do olho direito. A oftalmologista entrou em contato com a clínica, perguntando a sua opinião sobre a suspensão do ácido acetilsalicílico e/ou clopidogrel para reduzir o risco de sangramento durante a cirurgia de catarata, que está programada para a próxima semana. A oftalmologista acredita que o risco de sangramento com ambos os medicamentos seja muito alto para realizar essa cirurgia. O que você lhe recomenda?

A. "Interromper o ácido acetilsalicílico, continuar o clopidogrel e realizar a cirurgia de catarata."
B. "Interromper o clopidogrel, continuar o ácido acetilsalicílico e realizar a cirurgia de catarata."
C. "Interromper tanto o ácido acetilsalicílico quanto o clopidogrel e realizar a cirurgia de catarata."
D. "Adiar a cirurgia durante pelo menos seis meses e, de preferência, 12 meses, quando então o clopidogrel poderá ser interrompido."
E. "Aconselho a realizar a cirurgia enquanto usa ácido acetilsalicílico e clopidogrel, uma vez que ela nunca poderá interromper esses medicamentos."

V-137. A Sra. Constance é uma bibliotecária recentemente aposentada, de 65 anos de idade, com história de hipertensão. Após aposentar-se, começou a fazer um programa de caminhadas, porém percebeu que estava sentindo muita falta de ar e pressão torácica moderada depois de apenas 2 a 3 quarteirões. Chegou a seu consultório há duas semanas. Preocupado com a possibilidade de que os sintomas dessa paciente fossem causados por doença arterial coronariana, você a encaminhou a um cardiologista para angiografia coronária diagnóstica. O exame foi realizado há uma semana e revelou alto grau de estenoses focais na parte proximal da artéria descendente anterior esquerda, na artéria circunflexa esquerda e na artéria coronária direita. Além dessas lesões, a paciente não apresenta outras lesões que limitem o fluxo. O cardiologista não realizou uma intervenção coronariana percutânea (ICP) e recomendou uma consulta com o cirurgião cardiotorácico local para considerar a possibilidade de cirurgia de revascularização do miocárdio (CRM). A Sra. Constance retorna agora à sua clínica para aconselhamento. Você contata por telefone o cardiologista e o cirurgião cardiotorácico durante a consulta. Ao aconselhar a paciente sobre a escolha da estratégia de revascularização, qual das seguintes afirmativas é verdadeira?

A. A CRM apresenta uma menor taxa de mortalidade em um ano do que a ICP para pacientes como a Sra. Constance.
B. Dentro de um ano, pacientes como a Sra. Constance, que são submetidos a CRM, apresentam maior risco de necessitar de outros procedimentos para revascularização do que pacientes submetidos à ICP.
C. A ICP está associada a um maior risco de acidente vascular encefálico do que a CRM.
D. As características da anatomia coronariana e a previsão do sucesso com a ICP pelo cardiologista devem ser consideradas na tomada de decisão.
E. A ICP tem uma menor taxa de infarto do miocárdio em um ano do que a CRM para pacientes como a Sra. Constance.

V-138. O Sr. Gruentzig chega à sua clínica de cardiologia com queixa de dispneia e sensação de pressão torácica leve ao esforço. Depois de uma cuidadosa anamnese e exame físico e discussão detalhada com o paciente sobre os riscos e benefícios, você o encaminha para uma cintilografia com tecnécio 99m, que revela isquemia inferior-apical-posterior. Você imediatamente o encaminha a seu colega para angiocoronariografia. Na angiografia, constata-se a presença de um sistema dominante esquerdo com oclusão total da artéria circunflexa esquerda. Ocorre enchimento distal da artéria circunflexa esquerda através de colaterais da artéria descendente anterior esquerda. O cardiologista intervencionista é bastante experiente, porém é incapaz de atravessar a oclusão total na artéria circunflexa esquerda com o uso de fio hidrofílico e abordagem anterógrada. Qual das seguintes afirmativas é verdadeira com relação à intervenção nessa oclusão total crônica (OTC)?

A. Se a OTC não pode ser atravessada com um fio na abordagem anterógrada, deve-se sempre abandonar o reparo percutâneo e considerar o encaminhamento para cirurgia de revascularização.
B. A tentativa de acessar a OTC por uma abordagem retrógrada através de um vaso colateral constitui uma opção quando se tenta a revascularização percutânea.
C. Embora a presença de OTC esteja associada a uma maior taxa de mortalidade, a IPC bem-sucedida de uma OTC nunca demonstrou reduzir essa taxa de mortalidade.
D. A cirurgia de revascularização do miocárdio para OTC raramente é bem-sucedida, devido à natureza atrésica do vaso distalmente ao segmento com oclusão crônica.
E. Nos estudos realizados, a revascularização bem-sucedida de oclusões coronarianas totais crônicas está associada a um alívio dos sintomas, porém sem melhora da função ventricular esquerda.

V-139. Um motorista de caminhão aposentado de 67 anos de idade foi submetido à CRM de quatro vasos realizada há 12 anos, com enxerto de artéria mamária interna esquerda (AMIE) para artéria descendente anterior esquerda (DAE) e três enxertos de veia safena (EVS) para o primeiro ramo diagonal, primeiro ramo marginal obtuso e artéria descendente posterior direita. Em sua consulta hoje, ele relata dor torácica crescente e dispneia com quantidades menores de esforço de aproximadamente um mês de duração. Você o encaminha para angiocoronariografia, que revela estenose significativa no EVS para o primeiro ramo marginal obtuso. Qual das seguintes afirmativas é verdadeira?

A. A falência de um EVS resulta quase sempre de embolização de trombo do local de anastomose aórtica.
B. A ICP para esse enxerto de veia safena exigirá o implante de um dispositivo de proteção distal.
C. A ICP em enxerto de veia safena é muito perigosa para justificar sua realização. Deve-se instituir um tratamento clínico agressivo com terapia antianginosa.
D. O risco de ICP em EVS é idêntico à ICP em vaso nativo.
E. As pontes de enxertos venosos e arteriais (p. ex., EVS e AMIE) apresentam uma taxa de patência idêntica nos primeiros cinco anos após o enxerto.

V-140. Sra. Edwards é uma mulher de 87 anos de idade com história de tabagismo de longa duração e consequente DPOC, com volume expiratório forçado em 1 segundo (VEF_1) de 0,76 L, diabetes melito inadequadamente controlado e doença renal crônica de estágio III. Anteriormente, era sua paciente, porém deixou de marcar consultas há oito anos. Entretanto, hoje ela procura a sua clínica com queixa de sensação de compressão torácica ao esforço, edema de membros inferiores, dispneia e fadiga crescente até mesmo ao esforço mínimo. Ao exame, você rapidamente verifica um sopro sistólico de pico tardio e rude na borda esternal superior direita, que se irradia para as artérias carótidas e com qualidade musical no ápice. Uma segunda bulha cardíaca não é audível, e os impulsos carotídeos estão silenciosos e chegam tardiamente em comparação com o PIM à palpação. Você suspeita de estenose aórtica grave, e, com efeito, um ecocardiograma realizado mais tarde naquele dia confirma estenose aórtica com uma área valvar de 0,59 cm^2. Você encaminha a paciente a um cirurgião cardiotorácico, que informa que essa paciente corre risco muito alto para substituição de valva aórtica, citando um risco de mortalidade hospitalar de mais de 15%. Você espera ver a Sra. Edwards amanhã. Qual das seguintes informações seria razoável fornecer a essa paciente?

A. "Para essa condição, os medicamentos demonstraram reduzir o risco de mortalidade."
B. "Tudo bem que você não seja uma candidata à cirurgia. Sua doença está associada a um baixo risco de mortalidade em um e cinco anos e podemos controlar seus sintomas com medicamentos."
C. "A valvotomia aórtica percutânea com balão constitui uma boa opção de tratamento não cirúrgico e demonstrou ter resultados excelentes em curto e em longo prazo."
D. "Como você não é uma paciente candidata à cirurgia, não existe nenhum outro procedimento para substituição de valva aórtica. Precisamos considerar as opções paliativas."
E. "Devemos considerar o seu encaminhamento para exames adicionais, de modo a verificar se você é uma paciente candidata à substituição transcateter de valva aórtica."

V-141. Todas as seguintes afirmativas são verdadeiras com relação à epidemiologia da hipertensão, EXCETO:

A. Entre indivíduos a partir de 60 anos de idade, a pressão arterial sistólica média é mais elevada em mulheres.
B. A pressão arterial diastólica aumenta continuamente com a idade durante toda vida.
C. A prevalência da hipertensão é menor em americanos-mexicanos do que em brancos não hispânicos.
D. Nos países industrializados, a pressão arterial aumenta uniformemente durante as primeiras duas décadas de vida.
E. Nos Estados Unidos, cerca de 30% dos adultos apresentam hipertensão.

V-142. A doença de qual dos seguintes órgãos constitui a causa mais comum de mortalidade em pacientes hipertensos?

A. Cérebro
B. Coração
C. Rim
D. Fígado
E. Pulmões

V-143. Uma mulher de 28 anos de idade possui hipertensão de difícil controle. Foi diagnosticada aos 26 anos. Desde então, toma quantidades crescentes de medicamentos. O esquema atual consiste em labetalol, 1.000 mg duas vezes ao dia, lisinopril, 40 mg uma vez ao dia, clonidina, 0,1 mg duas vezes ao dia e anlodipino, 5 mg ao dia. Ao exame físico, não parece estar sofrendo. A pressão arterial é de 168/100 mmHg, e a frequência cardíaca é de 84 bpm. O exame cardíaco é inespecífico, sem atritos, galopes ou sopros. Os pulsos periféricos estão adequados e não há edema. A aparência física não revela nenhum hirsutismo, distribuição inadequada da gordura ou anormalidades da genitália. Os exames laboratoriais revelam nível de potássio 2,8 mEq/dL e nível sérico de bicarbonato de 21 mEq/L. O nível de glicemia em jejum é de 114 mg/dL. Qual é o diagnóstico mais provável?

A. Hiperplasia suprarrenal congênita
B. Displasia fibromuscular
C. Síndrome de Cushing
D. Síndrome de Conn
E. Feocromocitoma

V-144. Qual é a melhor maneira de diagnosticar a doença na paciente descrita na Questão V-143?

A. Níveis de renina na veia renal
B. Coleta de urina de 24 horas para metanefrinas
C. RM das artérias renais
D. Coleta de urina de 24 horas para cortisol
E. Razão aldosterona/renina plasmática

V-145. O Sr. Wilkins é um engenheiro aeronáutico de 65 anos de idade que nunca foi examinado por um médico e que não toma nenhum medicamento. É levado ao serviço de emergência pela sua esposa devido à ocorrência de cefaleia crescente nesse último dia e confusão que começou há cerca de 1 hora. A pressão arterial por ocasião de sua chegada é de 230/140 mmHg, e a frequência cardíaca é de 90 bpm. A saturação de oxigênio arterial é de 95%. Ao exame, o paciente move igualmente todos os membros, e não há nenhum déficit evidente na função dos nervos cranianos, embora esteja claramente delirante. O exame cardíaco revela PIM elevado e forte e galope B_4; os pulmões estão limpos à ausculta. Os exames laboratoriais revelam um nível de creatinina de 2,4 mg/dL, proteína 2+ na urina com hematúria e hematócrito de 32% com contagem normal de plaquetas. Você examina o esfregaço de sangue periférico e identifica a presença de esquizócitos. A RM do cérebro de emergência revela alterações microvasculares antigas, porém sem infarto ou hemorragia agudos. Quanto ao tratamento da pressão arterial, qual seria o esquema terapêutico mais razoável?

A. 0,1 mg de clonidina por via oral
B. 20 mg de lisinopril por via oral
C. 20 mg de labetalol IV e início de gotejamento parenteral contínuo para uma meta de pressão arterial média de 125 mmHg na primeira hora
D. 90 mg de nifedipino oral de liberação imediata
E. Plasmaférese de emergência

V-146. Qual das seguintes afirmativas é verdadeira com relação à fisiologia da perfusão renal?

A. Devido à regulação pré-capilar rigorosa, o endotélio capilar glomerular é relativamente protegido de lesão por pressão.
B. O fluxo sanguíneo cortical renal é menor do que o fluxo sanguíneo medular, e, junto com as altas necessidades metabólicas do córtex renal, deixa essa região na margem da hipoxemia.
C. A perfusão renal é rigorosamente regulada para as necessidades metabólicas do rim.
D. A excreção de albumina urinária é preditiva de eventos ateroscleróticos sistêmicos e pode ocorrer vários anos antes da doença aterosclerótica clínica.
E. O sangue venoso proveniente do córtex renal tem um menor conteúdo de oxigênio do que o sangue venoso que retorna da medula renal.

V-147. Qual das seguintes afirmativas é verdadeira com relação à estenose da artéria renal?

   A. Uma velocidade anormalmente reduzida do fluxo da artéria renal por meio de ultrassonografia Doppler é preditiva de estenose hemodinamicamente significativa.
   B. No início da evolução da estenose da artéria renal, é típica a ocorrência de níveis sistêmicos elevados de renina.
   C. Na população geral, a presença de displasia fibromuscular é rara (prevalência < 1%).
   D. Os níveis de atividade da renina observados na estenose da artéria renal são preditivos da resposta à terapia clínica.
   E. Em geral, a primeira apresentação clínica da estenose renal causada por displasia fibromuscular consiste em redução da função renal.

V-148. Um homem de 75 anos de idade foi submetido à angiocoronariografia diagnóstica após um teste de esforço anormal. O acesso arterial foi facilmente obtido na artéria femoral direita, e a angiografia foi concluída com 35 mL de meio de contraste iodado. Felizmente, não foi observada nenhuma estenose coronariana significativa. Sete dias depois, o homem chega ao servido de emergência com dor abdominal e náusea. Relata que, recentemente, o débito urinário tem reduzido. O exame revela febre baixa (38,3°C) e livedo reticular nos membros inferiores. Os exames laboratoriais revelam um nível de creatinina de 2,7 mg/dL (anteriormente 1,1 mg/dL), contagem de leucócitos de 10.500/mL com 21% de eosinófilos e velocidade de hemossedimentação de 92 mm/h. Qual é o diagnóstico mais provável?

   A. Nefrite intersticial aguda
   B. Doença renal ateroembólica
   C. Síndrome de Churg-Strauss
   D. Nefropatia induzida por meio de contraste
   E. Síndrome hipereosinofílica

V-149. Em qual dos seguintes pacientes que procuram um serviço de emergência com queixa de dispneia aguda, a obtenção de um resultado positivo de dímeros-D levaria à realização de exames adicionais para embolia pulmonar?

   A. Mulher de 24 anos de idade com 32 semanas de gestação
   B. Homem de 48 anos de idade sem história clínica pregressa que apresenta dor na panturrilha depois de uma viagem aérea prolongada; o gradiente alvéolo-arterial de oxigênio está normal
   C. Mulher de 56 anos de idade submetida à quimioterapia para câncer de mama
   D. Homem de 62 anos de idade submetido à cirurgia de substituição de quadril há quatro semanas
   E. Homem de 72 anos de idade que sofreu infarto agudo do miocárdio há duas semanas

V-150. Uma mulher de 42 anos de idade chega ao serviço de emergência com início agudo de dispneia. Recentemente, foi visitar os pais em outro estado e teve que dirigir por cerca de 9 horas na ida e 9 horas na volta. Dois dias depois, apresentou dor discreta e edema da panturrilha, e pensou que isso fosse normal por ter permanecido sentada com as pernas para baixo durante a viagem. Ao chegar ao serviço de emergência, apresenta taquipneia. Os sinais vitais são os seguintes: pressão arterial de 98/60 mmHg, frequência cardíaca de 114 bpm, frequência respiratória de 28 respirações/min, saturação de oxigênio de 92% no ar ambiente e peso de 89 kg. Ambos os pulmões estão limpos. Há dor na panturrilha direita com a dorsiflexão do pé, e a perna direita está mais inchada em comparação com a esquerda. A gasometria arterial revela um pH de 7,52, PCO_2 de 25 mmHg e Po_2 de 68 mmHg. As provas de função renal e hepática estão normais. Uma TC helicoidal confirma a presença de embolia pulmonar. Todos os seguintes fármacos podem ser usados isoladamente como terapia inicial nessa paciente, EXCETO:

   A. Enoxaparina, 1 mg/kg por via subcutânea (SC) duas vezes ao dia.
   B. Fondaparinux, 7,5 mg SC, uma vez ao dia.
   C. Tinzaparina, 175 unidades/kg SC, uma vez ao dia.
   D. Heparina não fracionada IV ajustada para manter o tempo de tromboplastina parcial ativada (TTPa) em 2 a 3 vezes o limite superior do normal.
   E. Varfarina, 7,5 mg por via oral uma vez ao dia, para manter uma razão normalizada internacional em 2 a 3.

V-151. Qual das seguintes afirmativas é verdadeira com relação à embolia pulmonar?

   A. A resistência das vias aéreas habitualmente diminui na presença de embolia pulmonar aguda.
   B. Quase todos os pacientes com embolia pulmonar apresentam evidências de trombose venosa profunda por ocasião de sua ocorrência.
   C. A hiperventilação alveolar constitui uma anormalidade fisiológica típica na presença de embolia pulmonar.
   D. A hipotensão no contexto da embolia pulmonar aguda resulta, com frequência, de disfunção sistólica aguda do ventrículo esquerdo.
   E. O valor do gradiente arterial-alveolar está sempre correlacionado ao volume da embolia pulmonar.

V-152. Um homem de 57 anos de idade com história de hipertensão é internado com embolia pulmonar após início súbito de desconforto torácico. A pressão arterial é de 132/62 mmHg, a frequência cardíaca é de 85 bpm e a saturação de oxigênio é de 95% no ar ambiente. A ecocardiografia revela dimensões e função do coração direito normais e a troponina I cardíaca é indetectável. A ultrassonografia Doppler dos membros inferiores revela trombose venosa profunda extensa veia femuro-poplítea direita. O paciente recebe heparina de baixo peso molecular e varfarina concomitante. No dia seguinte, ele pergunta se a inserção de um filtro na veia cava inferior (VCI) seria apropriada. Qual é a resposta mais adequada?

   A. "Não, neste momento você não se beneficiaria de um filtro na VCI."
   B. "Não, atualmente não há nenhuma indicação para inserção de filtro na VCI no contexto de trombose venosa profunda ou embolia pulmonar."
   C. "Precisamos rever seus exames de imagem e verificar o tamanho do êmbolo pulmonar antes de decidir se a inserção de filtro na VCI é ou não apropriada para você."
   D. "Sim, tendo em vista a presença de trombo residual no membro inferior, planejaremos a inserção de filtro na VCI."
   E. "Sim, tendo em vista a sua idade e gênero, planejaremos a inserção de filtro na VCI."

V-153. Sra. Tupulo é uma mulher de 45 anos de idade com história de obesidade mórbida (peso corporal de 140 kg), hipertensão e diabetes melito. Estava internada há quatro dias após se submeter à cirurgia de derivação gástrica. No quarto dia do pós-operatório, ela apresenta dispneia súbita, taquicardia, hipoxia e sensação insuportável de morte iminente. Uma angiotomografia de tórax urgente revela embolia pulmonar em sela. A pressão arterial é de 70/45 mmHg, e o débito urinário está reduzido. São administrados 500 mililitros de soro fisiológico IV, e a paciente recebe dobutamina, 5 µg/kg/min com pressão arterial subsequente de 82/55 mmHg. Qual é o próximo passo mais adequado?

A. Enoxaparina
B. Filtro na VCI
C. Embolectomia pulmonar cirúrgica
D. tPA
E. Uroquinase

V-154. Um ex-fumante pesado de 67 anos de idade está no quarto dia pós-operatório de cirurgia de derivação aortobifemoral para claudicação grave. Na TC pós-operatória de rotina antes da alta hospitalar, observa-se um pseudoaneurisma exatamente proximal à origem aórtica dos enxertos de derivação. Qual das seguintes afirmativas melhor define um pseudoaneurisma?

A. Uma dilatação focal em um vaso, em que as túnicas íntima e média estão lesionadas e o segmento dilatado é revestido apenas pela adventícia.
B. Dilatação focal de um vaso acometendo apenas parte da circunferência.
C. Dilatação aparente de um vaso, devido ao estreitamento intrínseco proximal e distal ao ponto de estreitamento aparente.
D. Dilatação de um vaso, embora sem alcançar o tamanho necessário para um diagnóstico de aneurisma verdadeiro.
E. A aparência de uma dilatação aneurismática de um vaso no exame de imagem, devido à angulação da artéria e técnica de imagem.

V-155. Todos os seguintes fatores estão associados a um risco elevado de desenvolvimento de aneurisma aórtico, EXCETO:

A. Envelhecimento
B. Tabagismo
C. Sexo feminino
D. Hipercolesterolemia
E. Hipertensão

V-156. Você está examinando o Sr. Walker na clínica para acompanhamento. Trata-se de um homem de 22 anos de idade com história familiar de morte súbita e aneurismas arteriais. É muito alto, com olhos amplamente espaçados e úvula bífida. Em sua primeira visita, você solicita um ecocardiograma transtorácico para investigar um sopro diastólico e detecta um aneurisma da raiz aórtica de 4,9 cm. Esse paciente possui mais provavelmente uma mutação em qual dos seguintes genes?

A. Fibrilina-1
B. *SMAD3*
C. α-actina específica do músculo liso
D. Receptor de TGF-β
E. Procolágeno tipo III

V-157. Qual dos seguintes pacientes com dissecção da aorta ou hematoma é mais bem tratado sem tratamento cirúrgico?

A. Mulher de 45 anos de idade com dissecção envolvendo a aorta distalmente à origem dos grandes vasos, porém proximalmente às artérias renais.
B. Homem de 74 anos de idade com dissecção envolvendo a raiz da aorta.
C. Homem de 58 anos de idade com dissecção da aorta envolvendo a aorta distal e as artérias renais bilaterais.
D. Homem de 69 anos de idade com hematoma intramural dentro da raiz aórtica.
E. Todos os pacientes descritos necessitam de tratamento cirúrgico da doença aórtica.

V-158. Uma mulher de 32 anos de idade é examinada no serviço de emergência, devido à ocorrência de dispneia aguda. A TC helicoidal não revela nenhuma evidência de embolia pulmonar; entretanto, observa-se de modo incidental uma dilatação da aorta ascendente de 4,3 cm. Todas as seguintes condições estão associadas a esse achado, EXCETO:

A. Arterite de células gigantes
B. Artrite reumatoide
C. Sífilis
D. Lúpus eritematoso sistêmico
E. Arterite de Takayasu

V-159. Sr. Tomazelli é um homem de 75 anos de idade com diabetes melito e hipertensão. Apesar do aconselhamento contínuo, ele foi incapaz de abandonar o fumo de cigarros importados sem filtro. Em sua visita de hoje, o paciente queixa-se de dor em queimação em ambas as panturrilhas com a deambulação. Normalmente, ela ocorre depois de caminhar cerca de dois quarteirões na cidade, em solo plano, e melhora com o repouso. Ele também observou alguma dor na panturrilha durante a noite, que melhora quando senta no lado da cama. Qual das seguintes afirmativas é provavelmente verdadeira para esse paciente?

A. Ele provavelmente apresenta estenose crítica aortoilíaca.
B. A amplitude da curva de volume do pulso estará aguda e apiculada.
C. A etiologia mais provável dos sintomas desse paciente consiste em displasia fibromuscular da artéria femoral.
D. Angiorressonância magnética é o próximo exame complementar mais razoável.
E. A razão entre pressão sistólica no tornozelo e a artéria braquial é provavelmente inferior a 0,9.

V-160. O paciente descrito na Questão V-159 é diagnosticado com doença arterial periférica (DAP) sintomática, com índices tornozelo-braquial bilaterais de 0,82. Ele deseja saber qual seu prognóstico e qual deve ser o próximo passo no tratamento. Qual das seguintes afirmativas é verdadeira com relação ao prognóstico e tratamento desse paciente?

A. A anticoagulação com varfarina é superior aos agentes antiplaquetários na prevenção de eventos cardiovasculares adversos em pacientes com DAP.
B. Os bloqueadores β-adrenérgicos demonstraram agravar a isquemia de membros e, portanto, não devem ser usados na DAP.
C. O paciente deve fazer exercícios diariamente, caminhando até o ponto de claudicação máxima antes de parar para repousar e permitir a resolução dos sintomas.
D. O maior risco de morbidade e mortalidade desse paciente no decorrer dos próximos cinco anos consiste em progressão para isquemia crítica de membro.
E. Os vasodilatadores constituem o tratamento de primeira linha para a DAP sintomática.

V-161. Uma mulher de 37 anos de idade sem história clínica pregressa significativa, exceto por um sopro na infância, é examinada devido à ocorrência de dor intensa de início súbito no membro inferior direito. O exame mostra uma mulher jovem que se sente desconfortável, com sinais vitais normais, exceto por uma frequência cardíaca de 110 bpm. A perna direita apresenta palidez distal ao joelho e é fria ao toque, com ausência do pulso pedioso. A perna esquerda é normal. Qual dos seguintes exames tem probabilidade de estabelecer o diagnóstico da causa subjacente à apresentação dessa paciente?

A. Angiografia do membro inferior direito
B. Hemoculturas
C. Ecocardiografia com uso de microbolhas
D. Nível sérico de anticorpos anticitoplasma de neutrófilo (c-ANCA)
E. Ultrassonografia venosa do membro superior direito

V-162. Um contramestre de obras de 32 anos de idade procura assistência médica com queixa de dor aos esforços em ambos os antebraços e as mãos. Fuma um maço de cigarros por dia, porém não tem nenhuma história clínica pregressa. Apresenta um pulso braquial facilmente palpável, porém pulsos radiais e ulnares muito fracos. A Figura V-162 mostra a mão desse paciente. A angiografia do membro superior revela lesões segmentares lisas e afiladas nos vasos arteriais distais de pequeno calibre. Qual dos seguintes tratamentos tem maior probabilidade de sucesso?

A. Cilostazol
B. Enoxaparina
C. Prednisona
D. Abandono do tabagismo
E. Varfarina

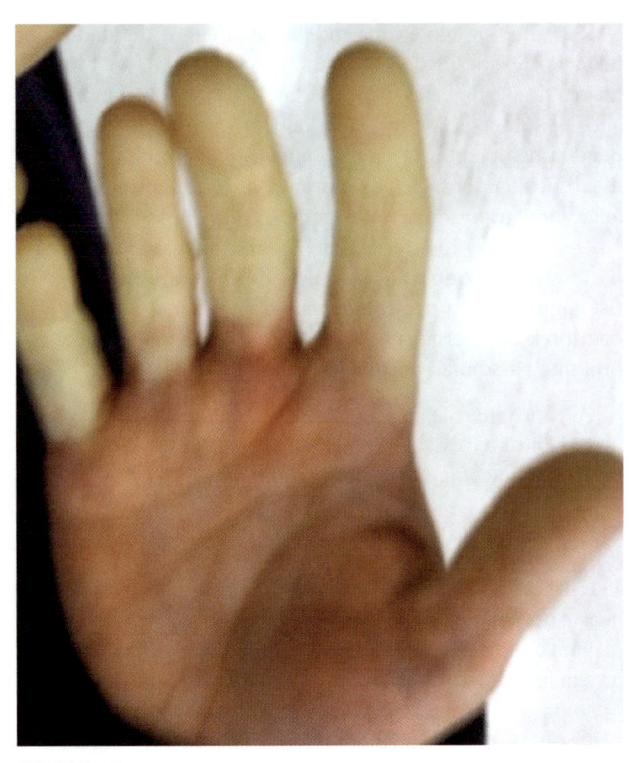

FIGURA V-162

V-163. Qual das seguintes afirmativas é verdadeira com relação à doença venosa crônica?

A. Mais homens do que mulheres apresentam veias varicosas.
B. Mais homens do que mulheres apresentam insuficiência venosa crônica com edema.
C. Mais de 50% dos pacientes com mais de 70 anos de idade apresentam insuficiência venosa crônica.
D. A maioria dos pacientes com insuficiência venosa crônica desenvolverá úlceras venosas.
E. Todas as afirmativas são verdadeiras.

V-164. Qual das seguintes veias é a mais longa do corpo?

A. Veia ázigo
B. Veia safena magna
C. Veia cava inferior
D. Veia ilíaca comum esquerda
E. Veia femoral comum direita

V-165. Você está examinando uma mulher de 77 anos de idade, de Ohio, com história de insuficiência cardíaca com fração de ejeção preservada, diabetes melito e trombose venosa profunda prévia do membro inferior esquerdo tratada com anticoagulação. Nos últimos meses, a paciente queixou-se de uma sensação de cãibras e queimação nas pernas. Hoje, ela procura assistência médica para avaliação de uma úlcera cutânea, mostrada na Figura V-165. Ao exame, você verifica uma ulceração cutânea sobre o maléolo medial, bem como edema não depressível e endurecido em ambos os tornozelos e tíbia. A pele nesses locais também está mais escura. Qual a causa mais provável dessa úlcera?

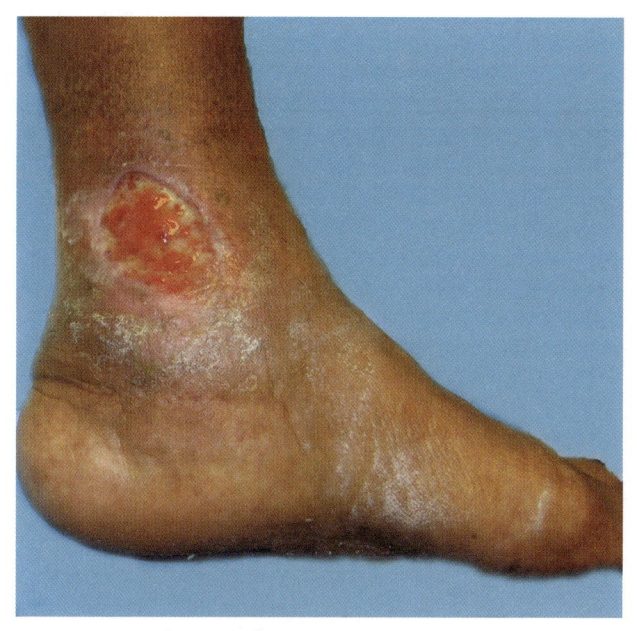

FIGURA V-165 Cortesia do Dr. Steven Dean, com autorização.

A. Envenenamento por aracnídeo
B. Infecção por *Bacillus anthracis*
C. Insuficiência venosa crônica
D. Úlcera de pé diabético
E. Doença arterial periférica

V-166. Você está examinando uma mulher de 19 anos de idade em uma clínica de viagem em sua universidade. A paciente queixa-se de aumento de volume não doloroso dos membros inferiores. Ao exame, observa-se espessamento da pele da perna, com textura lenhosa. A ultrassonografia à beira do leito confirma veias desobstruídas dos membros inferiores, sem trombos. Você suspeita de linfedema e acredita-se que seja provavelmente devido à causa mais comum de linfedema secundário no mundo inteiro. Qual é a causa suspeita?

A. Envolvimento neoplásico de linfonodos inguinais
B. Linfogranuloma venéreo
C. Filariose linfática
D. Linfangite bacteriana recorrente
E. Tuberculose

V-167. Você está tratando de uma paciente que apresenta linfedema crônico, devido à linfangite estreptocócica recorrente quando criança. Considera que o aumento de volume sua perna tem aparência feia e quer saber sobre as opções terapêuticas disponíveis. Todas as seguintes alternativas representam opções terapêuticas razoáveis para o linfedema crônico, EXCETO:

A. Fisioterapia descongestiva
B. Terapia com diuréticos
C. Elevação frequente das pernas
D. Dispositivos de compressão pneumática intermitente
E. Lipoaspiração

RESPOSTAS

V-1. **A resposta é C.** *(Cap. 266e)* O aumento global das doenças cardiovasculares (DCV) é resultado de uma transformação sem precedentes nas causas de morbidade e mortalidade ocorridas durante o século XX. Conhecida como transição epidemiológica, essa mudança foi impelida pela industrialização, pela urbanização e pelas mudanças associadas no estilo de vida e está ocorrendo em todas as partes do mundo, entre todas as raças, grupos étnicos e culturas. A transição está dividida em quatro estágios básicos: peste e fome, declínio das pandemias, doenças degenerativas e provocadas pelo homem e doenças degenerativas tardias. Em alguns países, está surgindo um quinto estágio, caracterizado por uma epidemia de inatividade e obesidade. Os estágios da transição epidemiológica são apresentados no Quadro V-1.

Observe que a mortalidade por DCV alcança um pico no terceiro estágio e, em seguida, tende a declinar em consequência da aplicação de estratégias preventivas, como programas de combate ao tabagismo e controle efetivo da pressão arterial, tratamento de casos agudos em hospitais e avanços tecnológicos, como a disponibilidade de cirurgias de *bypass*. No estágio de declínio das pandemias, a maior parte do risco de DCV tende a ser devido à doença arterial coronariana, a acidente vascular encefálico e à doença cardíaca reumática. Embora os estágios da transição epidemiológica sejam um constructo útil para generalizar expectativas sobre a epidemiologia das DCV com o decorrer do tempo, cada nação passa por esses estágios de uma maneira singular, devido às diferenças ambientais, comportamentais e genéticas. Por exemplo, na China e no Japão, o acidente vascular encefálico causa mais mortes do que a doença arterial coronariana, com uma relação de aproximadamente três para um como esperaríamos para essa nação hipotética.

QUADRO V-1 OS CINCO ESTÁGIOS DA TRANSIÇÃO EPIDEMIOLÓGICA

Estágio	Descrição	Mortes relacionadas com DCV (%)	Tipo predominante de DCV
Pestilência e fome	Predomínio de desnutrição e das doenças infecciosas como causas de morte; taxas elevadas de mortalidade infantil; baixa expectativa média de vida	< 10	Cardiopatia reumática, miocardiopatias causadas por infecção ou desnutrição
Declínio das pandemias	Melhoras na nutrição e na saúde pública levando à diminuição nas taxas de mortes relacionadas com desnutrição e infecção; diminuição abrupta nas taxas de mortalidade infantil	10-35	Doença valvar reumática, hipertensão arterial, DAC e AVE (predominantemente hemorrágico)
Doenças degenerativas e provocadas pelo homem	Aumento da ingestão de gordura e de calorias e diminuição da atividade física levando ao aumento da hipertensão arterial e da aterosclerose; com o aumento da expectativa de vida, a mortalidade por doenças crônicas não transmissíveis excede a mortalidade por desnutrição e doenças infecciosas	35-65	DAC e AVE (isquêmico e hemorrágico)
Doenças degenerativas tardias	DCV e câncer são as principais causas de morbidade e mortalidade; tratamentos melhores e esforços preventivos ajudam a evitar mortes entre aqueles com doença e a retardar eventos primários; diminuição da mortalidade por DCV ajustada à idade; as DCV atingem indivíduos cada vez mais idosos	40-50	DAC, AVE e insuficiência cardíaca congestiva
Inatividade e obesidade	O sobrepeso e a obesidade aumentam a taxas alarmantes; aumento do número de casos com diabetes melito e hipertensão arterial; estabilização do declínio no índice de tabagismo; recomendações quanto à atividade física são seguidas por uma minoria da população	33	DAC, AVE e insuficiência cardíaca congestiva, doença vascular periférica

Abreviações: AVE, acidente vascular encefálico; DAC, doença arterial coronariana; DCV, doença cardiovascular.
Fonte: Adaptado de AR Omran: The epidemiologic transition: A theory of the epidemiology of population change. *Milbank Mem Fund Q* 49:509, 1971; e SJ Olshansky, AB Ault: The fourth stage of the epidemiologic transition: The age of delayed degenerative diseases. *Milbank Q* 64:355, 1986.

V-2.   **A resposta é C.** *(Cap. 267)* Esse paciente apresenta achados clássicos de cianose diferencial ou cianose isolada (e baqueteamento neste caso) dos membros inferiores, mas não dos superiores. Isso limita o diagnóstico diferencial a apenas uma possibilidade: ducto arterioso patente com hipertensão pulmonar secundária causando *shunt* direito-esquerdo ao nível dos grandes vasos, distalmente aos ramos dos membros superiores. Com frequência, a tetralogia de Fallot provoca cianose central, devido ao *shunt* intracardíaco direito-esquerdo, sem diferencial entre os membros superiores e inferiores. A comunicação interventricular (CIV) e a comunicação interatrial (CIA) frequentemente não apresentam cianose evidente, visto que provocam, com mais frequência, *shunt* esquerdo-direito (a não ser que haja desenvolvimento de hipertensão pulmonar em consequência da síndrome de Eisenmenger). A transposição das grandes artérias (TGA) pode exibir graus variáveis de cianose central, dependendo da anatomia intracardíaca (mais frequentemente presente com CIA).

V-3.   **A resposta é C.** *(Cap. 267)* O eletrocardiograma (ECG) revela bloqueio cardíaco completo, e as lesões na perna são compatíveis com eritema nodoso. Essa combinação de achados deve-se, mais provavelmente, à sarcoidose. A sarcoidose extrapulmonar pode se manifestar na forma de anormalidades da condução cardíaca (mais comuns no nódulo atrioventricular [AV]), lesões cutâneas e articulares, hipercalcemia e déficits neurológicos. O hipotireoidismo pode provocar bradicardia sinusal, porém não constitui habitualmente uma causa de bloqueio cardíaco completo. Além disso, o achado cutâneo do hipotireoidismo nos membros inferiores consiste em mixedema, um edema de consistência pastosa, não depressível e indolor. A síndrome de Carney caracteriza-se por múltiplos lentigos e mixomas atriais. O lúpus eritematoso sistêmico pode estar associado a eritema nodoso, embora não cause frequentemente uma doença do sistema de condução em adultos. Todavia, o lúpus neonatal é uma causa comum de bloqueio cardíaco completo.

V-4.   **A resposta é E.** *(Cap. 267)* O pulso venoso jugular (PVJ) constitui a medida isolada mais importante do exame físico para estimar o estado volêmico de um paciente. Dá-se preferência à veia jugular interna, visto que a veia jugular externa possui valvas e não se encontra diretamente alinhada com a veia cava superior e o átrio direito. Uma estimativa exata da pressão venosa central ou atrial direita a partir da avaliação à beira do leito das ondas do pulso venoso jugular tem se mostrado difícil. Tradicionalmente, a pressão venosa tem sido medida pela distância vertical encontrada entre o pico da pulsação venosa jugular e o ponto de inflexão esternal (ângulo de Louis). Uma distância > 4,5 cm com 30 graus de elevação é considerada anormal. Entretanto, a distância real entre o ponto médio do átrio direito e o ângulo de Louis varia consideravelmente em função tanto do tamanho corporal quanto da angulação do paciente quando se realiza a avaliação (30, 45 ou 60 graus). O uso de ângulo esternal como ponto de referência leva a uma subestimativa sistemática da pressão venosa central (PVC), e esse método deveria ser usado menos para quantificação parcial e mais para distinguir uma PVC normal de uma PVC anormalmente elevada. As pulsações venosas acima da clavícula direita na posição sentada são claramente anormais, visto que a distância entre a clavícula e o átrio direito é pelo menos de 10 cm. Normalmente, a pressão venosa deve cair em pelo menos 3 mmHg com a inspiração. O sinal de Kussmaul é definido por uma elevação ou por uma ausência de queda do PVJ com a inspiração, e esse sinal está classicamente associado à pericardite constritiva, embora tenha sido relatado em pacientes com miocardiopatia restritiva, embolia pulmonar maciça, infarto do ventrículo direito e insuficiência ventricular esquerda sistólica em estágio avançado. Trata-se também de um achado isolado comum em pacientes após cirurgia cardíaca sem outras anormalidades hemodinâmicas.

V-5. **A resposta é A.** *(Cap. 267)* O comprimento e a largura do manguito do esfigmomanômetro devem ser equivalentes a 80 e 40% da circunferência do braço, respectivamente. Uma causa comum de erro na prática é o uso inapropriado de um manguito pequeno, resultando em acentuada sobrestimativa da pressão arterial, ou o uso de um manguito inapropriadamente grande, levando a uma subestimativa da verdadeira pressão arterial. O manguito deve ser inflado até 30 mmHg acima da pressão sistólica esperada, e deve-se liberar a pressão em uma velocidade de 2 a 3 mmHg/s. As pressões sistólica e diastólica são definidas, respectivamente, pelo primeiro e quinto sons de Korotkoff. Pode-se registrar uma pressão diastólica muito baixa (até mesmo 0 mmHg) em pacientes com insuficiência aórtica (IA) crônica grave ou em portadores de fístula arteriovenosa volumosa, devido à grande "fuga" diastólica. Nesses casos, devem-se registrar os sons de Korotkoff tanto na fase IV quanto na fase V. A pressão arterial é mais bem avaliada no nível da artéria braquial, embora possa ser medida no nível das artérias radial, poplítea ou pediosa. Em geral, a pressão sistólica aumenta, enquanto a pressão diastólica diminui quando a medida é realizada em artérias mais distais. A pressão arterial deve ser aferida em ambos os braços, e a diferença observada deve ser inferior a 10 mmHg. Uma diferença de pressão arterial acima desse limiar pode estar associada à doença aterosclerótica ou inflamatória da artéria subclávia, à estenose aórtica supravalvar e à coarctação ou dissecção da aorta. Os valores da pressão sistólica aferidos nas pernas são habitualmente até 20 mmHg mais altos do que aqueles aferidos nos braços. São observadas diferenças maiores entre a pressão nas pernas e nos braços em pacientes com IA crônica grave, bem como em pacientes com doença arterial periférica calcificada e extensa dos membros inferiores. O índice tornozelo-braquial (o valor mais baixo da pressão medida na artéria pediosa ou na artéria tibial posterior dividido pelo maior valor obtido das pressões das duas artérias braquiais) constitui um poderoso preditor de mortalidade cardiovascular em longo prazo. A pressão arterial medida no consultório ou em ambiente hospitalar pode não refletir de modo acurado a pressão em outras situações. A "hipertensão do jaleco branco" é definida por pelo menos três aferições separadas > 140/90 mmHg em ambiente clínico e pelo menos por duas aferições < 140/90 mmHg realizadas em ambiente não clínico, na ausência de qualquer evidência de lesão de órgãos-alvo. Os indivíduos com hipertensão do jaleco branco podem não se beneficiar do tratamento farmacológico.

V-6. **A resposta é E.** *(Cap. 267)* Esse paciente apresenta evidências de pulso alternante. O pulso alternante é definido pela variabilidade da amplitude do pulso entre os batimentos. Está presente apenas quando um som de Korotkoff de fase I é audível a cada dois batimentos, à medida que a pressão do manguito é reduzida lentamente, e que ocorre caracteristicamente em um paciente com ritmo cardíaco regular e independente do ciclo respiratório. O pulso alternante é encontrado em pacientes com disfunção ventricular esquerda sistólica grave, e acredita-se que seja causado por alterações cíclicas no cálcio intracelular e na duração do potencial de ação. Quando o pulso alternante está associado a ondas T alternantes no eletrocardiograma, o risco de um episódio de arritmia parece estar aumentado. O tamponamento cardíaco ou os grandes derrames pericárdicos podem estar associados à alternância elétrica (uma variabilidade regular na voltagem ou vetor QRS) ou pulso paradoxal, que se refere à diferença entre a pressão sistólica em que os sons de Korotkoff são audíveis pela primeira vez (durante a expiração) e a pressão sistólica na qual os sons de Korotkoff são ouvidos em cada batimento cardíaco, independentemente da fase respiratória. Isso representa uma consequência exagerada de dependência interventricular. A fibrilação atrial resultaria em variabilidade da amplitude do pulso entre os batimentos, mas também teria um ritmo irregularmente irregular.

V-7. **A resposta é A.** *(Cap. 267)* Uma quarta bulha cardíaca indica expansão pré-sistólica do ventrículo esquerdo e é comum entre pacientes nos quais a contração atrial ativa é importante para o enchimento ventricular. Não se observa uma quarta bulha cardíaca na fibrilação atrial. A frequência cardíaca irregular é característica da fibrilação atrial. A frequência irregular é frequentemente caracterizada como "irregularmente irregular". Uma terceira bulha cardíaca ocorre durante a fase de enchimento rápido da diástole ventricular e indica a presença de insuficiência cardíaca. Ocorre desdobramento paradoxal da segunda bulha cardíaca no bloqueio do ramo esquerdo, conforme demonstrado por esse paciente. O sinal de Kussmaul é definido por uma elevação do PVJ ou ausência de sua queda com a inspiração e está classicamente associado à pericardite constritiva, embora tenha sido relatado em pacientes com miocardiopatia restritiva, embolia pulmonar maciça, infarto do ventrículo direito e insuficiência ventricular esquerda sistólica em estágio avançado. Trata-se também de um achado isolado e comum em pacientes após cirurgia cardíaca, sem outras anormalidades hemodinâmicas.

V-8. **A resposta é F.** *(Cap. 267)* Quando um sopro de causa incerta é identificado ao exame físico, pode-se utilizar uma variedade de manobras fisiológicas para auxiliar na elucidação da causa. As manobras fisiológicas comumente utilizadas incluem mudanças com a respiração, a manobra de Valsalva, a posição e o exercício. Na miocardiopatia hipertrófica, ocorre hipertrofia assimétrica do septo interventricular, criando uma obstrução dinâmica do fluxo de saída. As manobras que diminuem o enchimento ventricular esquerdo produzirão um aumento na intensidade do sopro, enquanto as que aumentam o enchimento ventricular esquerdo causarão uma diminuição do sopro. Entre as intervenções listadas, tanto a posição ortostática quanto a manobra de Valsalva diminuirão o retorno venoso e, subsequentemente, reduzirão o enchimento ventricular esquerdo, resultando em aumento da intensidade do sopro da miocardiopatia hipertrófica. De outra forma, o agachamento aumenta o retorno venoso e, portanto, diminui o sopro. A manobra de preensão manual (*handgrip*) máxima também resulta em diminuição da intensidade do sopro.

V-9. **A resposta é A.** *(Cap. 267)* Essa paciente provavelmente apresenta tamponamento pericárdico em decorrência do câncer metastático, conforme sugerido pelas veias cervicais túrgidas, forma e tamanho da área cardíaca e condição predisponente. Devido à exagerada dependência interventricular, a queda normal (< 10 mmHg) da pressão arterial sistêmica com a inspiração é intensificada (frequentemente > 15 mmHg) com o tamponamento cardíaco. Isso é designado como pulso paradoxal, embora seja, de fato, uma intensificação de um achado normal. O sinal de Kussmaul ou ausência de queda da pressão venosa jugular com a inspiração constitui um sinal que habitualmente indica falta de complacência do ventrículo direito, conforme observado mais frequentemente na pericardite constritiva, embora possa ocorrer na miocardiopatia restritiva ou na embolia pulmonar maciça. O descenso *y* lento, que se segue ao pico da onda *v*, no traçado da pressão venosa jugular, indica tamponamento cardíaco, visto que o ventrículo restrito apresenta enchimento lento durante a diástole. O descenso x (sistólico) pode estar aumentado, visto que a ejeção ventricular resulta em alívio relativo da pressão intrapericárdica. O *pulsus parvus et tardus* ou pulsação arterial fraca e tardia constitui um achado tardio da estenose aórtica. O sopro diastólico tardio com estalido de abertura é encontrado na estenose mitral.

V-10. **A resposta é B.** *(Cap. 268)* O estímulo de despolarização para o batimento cardíaco normal origina-se no nó sinoatrial (SA) ou nó sinusal, um conjunto de células marca-passo. Essas células disparam espontaneamente, isto é, possuem automaticidade. Outras células também exibem automaticidade, embora em uma frequência mais lenta, incluindo células nodais AV (juncionais) e células das fibras de Purkinje. A primeira fase da ativação elétrica cardíaca é a propagação da onda de despolarização pelos átrios direito e esquerdo, seguida de contração atrial. A seguir, o impulso estimula o marca-passo e tecidos de condução especializados nas áreas do nó AV e do feixe de His; em conjunto, essas duas regiões constituem a junção AV. O feixe de His bifurca-se em dois ramos principais, os ramos direito e esquerdo, que transmitem rapidamente as ondas de despolarização para o miocárdio ventricular direito e esquerdo por meio das fibras de Purkinje. O ramo principal esquerdo bifurca-se em duas subdivisões: o fascículo anterior esquerdo e o fascículo posterior esquerdo. As ondas de despolarização propagam-se, em seguida, pela parede ventricular, do endocárdio para o epicárdio, gerando a contração ventricular.

V-11. **A resposta é A.** *(Cap. 268)* As ondas do ECG são denominadas por ordem alfabética, começando pela onda P, que representa a despolarização atrial. O complexo QRS representa a despolarização ventricular, e o complexo ST-T-U (segmento ST, ondas T e U) representa a repolarização ventricular. O ponto J é a junção entre o final do complexo QRS e o início do segmento ST. Em geral, a repolarização atrial (STa e Ta) tem uma amplitude demasiadamente baixa para ser detectada, porém pode tornar-se aparente em determinadas condições, como pericardite aguda e infarto atrial.

V-12. **A resposta é A.** *(Cap. 268)* A Figura V-12 mostra as derivações dos membros e as respectivas categorias de eixo no plano frontal do ECG. Observe que o eixo normal se estende de –30 a 90 ou 100 graus.

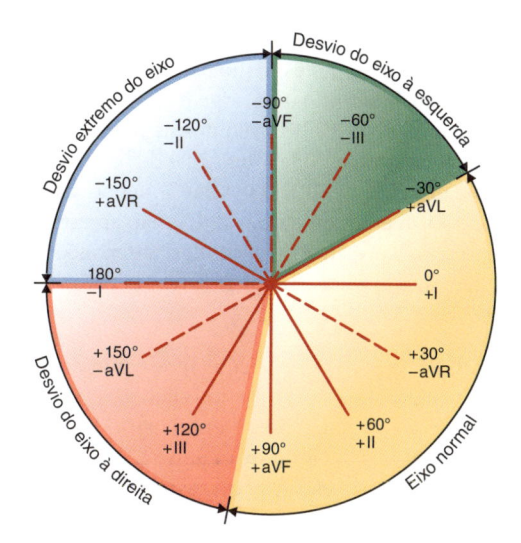

FIGURA V-12

V-13. **A resposta é D.** *(Cap. 268)* Esse ECG exibe os achados clássicos e um bloqueio de ramo direito com rSR' em V_1 e onda S terminal de base alargada em I, II e V_6. De modo semelhante, o bloqueio de ramo esquerdo teria um QRS alargado, em que as deflexões terminais no QRS ocorrem com um vetor dirigido para a esquerda e posteriormente, resultando em um padrão R grande em I e V_6 e em um padrão QS em V_1. S1Q3T3 é um achado ECG inespecífico de sobrecarga ventricular direita, que não está presente nesse ECG. P-pulmonar é um termo empregado para indicar uma anormalidade ou aumento do átrio direito, observado no ECG na forma de onda P alta na derivação II ou V_1 (> 2,5 mm). O bloqueio cardíaco de primeiro grau é observado como intervalo PR > 200 ms (um grande quadrado em um ECG de velocidade padrão).

V-14. **A resposta é B.** *(Cap. 268)* Trata-se de um ECG de 12 derivações normal. A frequência cardíaca é de cerca de 75 bpm. A morfologia e o eixo da onda P estão normais, indicando um tamanho e ativação atriais normais. O eixo QRS é de 70 graus, que é normal. A duração do QRS é de 0,08 segundo (normal), e o intervalo QT é de 0,36 segundo (normal). Não há elevação nem depressão anormais de ST, e a morfologia da onda T e seu tamanho estão normais.

V-15. **A resposta é E.** *(Cap. 269e)* Esse paciente está sofrendo infarto agudo do miocárdio inferolateral. Observe as elevações do segmento ST nas derivações inferiores (II, III, aVF) e em V_6 (derivação precordial lateral). Além disso, as depressões proeminentes do segmento ST nas derivações precordiais anteriores (V_1–V_4) são indicativas de isquemia posterior. Nesse ECG, a presença de depressões do segmento ST em uma derivação anterior representa o "espelho" das elevações do segmento ST em localização posterior. Pode-se visualizar esse padrão eletrocardiográfico invertendo as derivações anteriores de cabeça para baixo para observar a natureza recíproca das depressões do segmento ST. Embora, à primeira vista, o padrão do QRS pareça alargado nas derivações anteriores, sugerindo taquicardia ventricular, um exame mais detalhado revela que existem ondas P que estão associadas a cada QRS (o que pode ser visto mais claramente nas derivações II e V_1); por conseguinte, o ritmo é de taquicardia sinusal. O aspecto alargado do QRS deve-se ao acentuado desvio do segmento ST.

V-16. **A resposta é B.** *(Cap. 269e)* Esse paciente apresenta infarto agudo do miocárdio anterolateral. Embora seja possível que tanto a artéria descendente anterior esquerda (DAE) quanto a artéria circunflexa esquerda (CxE) sejam acometidas, a oclusão concomitante total dessas artérias mais provavelmente levaria à morte por falência da bomba ou arritmia ventricular maligna, devido ao fluxo sanguíneo muito pequeno do ventrículo esquerdo. É mais provável que haja oclusão da parte proximal da artéria DAE (antes do primeiro ramo diagonal). As elevações do segmento ST nas derivações anteriores (V_1–V_4) e derivações laterais (I e aVL) com depressões recíprocas nas derivações inferiores (II, III e aVF) implicam a artéria DAE. Esse paciente também desenvolveu ondas Q nas derivações anteriores (V_2 e V_3), indicando a natureza prolongada da oclusão coronariana nesse homem que procurou assistência médica 3 horas após o início da dor.

V-17. **A resposta é A.** *(Cap. 269e)* Esse ECG demonstra ritmo sinusal com extrassístoles atriais (ritmo sinusal anormal; observe que o quinto e o nono batimentos ocorrem precocemente e são precedidos de uma onda P anormal, indicando uma origem atrial). Além disso, o QRS é alargado e em um padrão de bloqueio de ramo direito (BRD), conforme indicado pela grande onda R terminal nas derivações precordiais anteriores, e onda S terminal de base alargada nas derivações laterais dos membros (I e aVL). Na presença de BRD, as ondas T na derivação anterior frequentemente estão invertidas e não indicam isquemia aguda. Esse ECG não apresenta nenhuma extrassístole ventricular. Entretanto, verifica-se a presença de ondas Q nas derivações precordiais anteriores (V_1–V_3), de modo que o rsR' habitual do BRD é simplesmente um padrão qR, indicando infarto prévio do miocárdio anterior/septal.

V-18. **A resposta é D.** *(Caps. 269e e 288)* O paciente apresenta pericardite. Com frequência, a pericardite está associada temporalmente a uma infecção viral das vias aéreas superiores e constitui uma causa comum de dor torácica não coronariana. O ECG confirma a história do paciente, mostrando elevações côncavas difusas do segmento ST, com depressão de PR na maioria das derivações. A derivação aVR mostra elevação do segmento PR típica da pericardite aguda. As alternativas A e C seriam apropriadas se o paciente estivesse sofrendo infarto agudo do miocárdio. A alternativa E *não* seria adequada no contexto imediato de infarto do miocárdio ou pericardite. Os pacientes com pericardite sem sinais de pressão intrapericárdica elevada (veias cervicais túrgidas, taquicardia, pressão arterial baixa, pulso paradoxal elevado) ou suspeita de pericardite purulenta (febre, sepse) não necessitam de ecocardiograma (alternativa B). O tratamento da pericardite viral ou idiopática aguda consiste em agentes anti-inflamatórios não esteroides (AINEs) e colchicina.

V-19. **A resposta é B.** *(Cap. 269e)* Esse paciente provavelmente perdeu uma sessão de hemodiálise, devido às estradas fechadas. Nessa situação e junto com as ondas T altas e apiculadas observadas no ECG, deve-se suspeitar de hiperpotassemia. A hiponatremia não está associada a um achado estereotípico no ECG. A hipercalcemia produz um intervalo QT encurtado (habitualmente devido a um encurtamento específico do segmento ST com ondas T de duração normal). Esse paciente também provavelmente apresenta hipocalcemia, evidenciada pelo intervalo QT prolongado no ECG. Nesse caso, a hipocalcemia resulta da hiperfosfatemia secundária à falta da sessão de hemodiálise. A hipopotassemia provoca prolongamento do intervalo QT, baixa voltagem da onda T e, com frequência, presença de ondas U. De modo semelhante, a hipomagnesemia provoca prolongamento do intervalo QT e aumenta o risco de *torsades de pointes*.

V-20. **A resposta é E.** *(Cap. 271e)* Esse paciente demonstra achados compatíveis com amiloidose cardíaca. O acentuado espessamento do miocárdio, com aspecto brilhante ou "cintilante", o aumento do átrio esquerdo e a notável insuficiência cardíaca clínica no contexto de função sistólica preservada sugerem miocardiopatia infiltrativa. Com frequência, a imagem ecocardiográfica com avaliação do *strain* revela uma diminuição do *strain* miocárdio e das taxas de *strain*, com relativa preservação do ápice na amiloidose. A fibrilação atrial é comum em pacientes com amiloidose cardíaca e está associada a um elevado risco de complicações tromboembólicas. A fração de ejeção preservada torna menos provável a presença de doença isquêmica (conforme avaliado por tomografia por emissão de pósitron [PET] de estresse). Embora *Trypanosoma cruzi* (o agente etiológico da doença de Chagas) seja endêmico em muitos países da América do Sul, suas manifestações cardíacas consistem em miocardiopatia dilatada com doença do sistema de condução, diferentemente do espessamento restritivo do miocárdio. Na avaliação da amiloidose cardíaca, o primeiro passo razoável consiste em avaliação sorológica para paraproteinemia, com eletroforese das proteínas do soro e da urina e ensaio para cadeias leves. A obtenção de resultados negativos não descarta a possibilidade de amiloidose, e indica-se uma biópsia endomiocárdica se a suspeita clínica for alta o suficiente. Em caso de confirmação de paraproteinemia de cadeias leves, pode-se indicar, posteriormente, uma biópsia de medula óssea para avaliação de mieloma múltiplo ou discrasia de plasmócitos. Outra causa comum de amiloidose cardíaca consiste no depósito da proteína transtiretina (TTR ou pré-albumina) tanto na forma familiar quanto na forma senil. Se a amiloidose for confirmada por biópsia, e a espectroscopia de massa não for realizada ou sugerir o depósito de TTR, indica-se a realização de um teste genético para mutações conhecidas do gene TTR para definição do prognóstico, e deve-se oferecer um futuro aconselhamento genético ao paciente e à sua família.

V-21. **A resposta é A.** *(Cap. 271e)* Essa imagem mostra isquemia reversível em todos os segmentos do ápice, parede inferior distal e paredes mesosseptal a septal distal e inferior. Isso é compatível com isquemia no território da parte distal da artéria DAE. A isquemia em consequência de estenose significativa do tronco da artéria coronária esquerda pode levar a um padrão "pseudonormal" no teste de perfusão nuclear com esforço, devido à isquemia equilibrada com um fluxo sanguíneo igualmente deprimido em todo o ventrículo esquerdo. A dilatação transitória com esforço constitui um indício importante sobre a presença de isquemia equilibrada e pode indicar doença do tronco da coronária esquerda ou de "três vasos". A isquemia da artéria circunflexa esquerda preservaria o septo e causaria isquemia reversível nas paredes lateral e, talvez, inferior. A artéria coronária direita e a artéria descendente posterior apresentariam isquemia da parede inferior proximal, com comprometimento variável dos segmentos inferosseptais.

V-22. **A resposta é E.** *(Cap. 274)* Muitas células no coração possuem a capacidade de despolarização espontânea, devido à despolarização diastólica espontânea lenta (fase 4). O nó SA, o nó AV e as células de Purkinje possuem essa capacidade. Entretanto, em estados fisiológicos normais, o nó SA apresenta a inclinação "mais acentuada" da fase 4 e, portanto, despolariza mais rapidamente do que outras células marca-passo potenciais. A localização não determina a capacidade de marca-passo do nó SA, e as células do nó SA não têm discos intercalados. A fase 0 é efetivamente mais lenta nas células nodais do que nas células ventriculares ou atriais não nodais (Figura V-22).

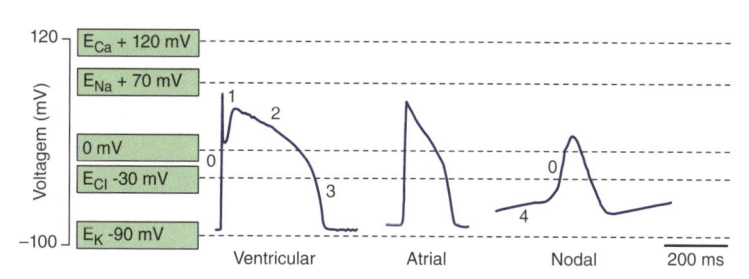

FIGURA V-22

V-23. **A resposta é C.** *(Cap. 274)* A bradicardia sinusal e as pausas de até 3 segundos são comuns em indivíduos jovens, particularmente em atletas altamente treinados. Tendo em vista os intervalos de condução normais no ECG basal desse paciente, a ausência de sintomas e o exame físico normal, não há necessidade de outros exames. É evidente que ele tem a capacidade de aumentar sua frequência cardíaca se esteve treinando para essa corrida.

V-24. **A resposta é D.** *(Cap. 274)* A determinação da frequência cardíaca intrínseca (FCI) pode diferenciar a disfunção do nó SA de frequências cardíacas baixas causadas por tônus vagal elevado. A FCI normal, após a administração de 0,2 mg/kg de propranolol e de 0,04 mg/kg de atropina, é de 117,2 − (0,53 × idade) em bpm; uma FCI baixa indica a presença de doença do nó SA. Nesse paciente, a FCI deve ser de aproximadamente 85 bpm. O teste eletrofisiológico pode desempenhar um papel na avaliação de pacientes presumivelmente portadores de disfunção do nó SA e na investigação de síncope, particularmente na presença de cardiopatia estrutural. Nessa circunstância, o teste eletrofisiológico é usado para descartar a possibilidade de etiologias mais malignas para a síncope, como taquiarritmias ventriculares e bloqueio de condução AV. Existem diversas maneiras de efetuar uma avaliação invasiva da função do nó SA. Incluem o tempo de recuperação do nó sinusal (TRNS), que é definido como a pausa mais longa após cessação da estimulação por marca-passo (*overdrive*) do átrio direito próximo ao nó SA (normal: < 1.500 ms). Esse paciente não tem nenhuma evidência de taquiarritmias (alternativa E) nem de fibrilação atrial (alternativa B). Embora a miocardiopatia amiloide possa explicar a disfunção do nó SA, seriam necessárias outras evidências (biópsia endomiocárdica ou evidências sorológicas de doença de cadeias leves) para estabelecer esse diagnóstico.

V-25. **A resposta é E.** *(Cap. 274)* A disfunção sinoatrial frequentemente é classificada em doença do nó intrínseca ou extrínseca. Trata-se de uma distinção importante, visto que as causas extrínsecas são frequentemente reversíveis, e não há necessidade de colocação de marca-passo. A toxicidade farmacológica constitui uma causa comum de disfunção sinoatrial extrínseca reversível, e os agentes frequentemente envolvidos incluem β-bloqueadores, bloqueadores dos canais de cálcio, toxicidade por lítio, narcóticos, pentamidina e clonidina. O hipotireoidismo, a apneia do sono, a hipoxia, a hipotermia e o aumento da pressão intracraniana também constituem formas reversíveis de disfunção extrínseca. A radioterapia pode resultar em disfunção permanente do nó e, portanto, representa uma causa irreversível ou intrínseca de disfunção do nó SA. Nos pacientes sintomáticos, pode-se indicar a colocação de marca-passo.

V-26. **A resposta é B.** *(Cap. 274)* A variante taquicardia-bradicardia da síndrome do nó sinusal doente está associada a um risco aumentado de tromboembolismo, particularmente na presença de fatores de risco semelhantes aos que aumentam o risco de tromboembolismo em pacientes com fibrilação atrial. Fatores de risco específicos associados a um risco mais elevado incluem idade > 65 anos, pacientes com história pregressa de acidente vascular encefálico, cardiopatia valvar, disfunção ventricular esquerda ou aumento atrial. Os pacientes que apresentam esses fatores de risco devem ser tratados com anticoagulação.

V-27. **A resposta é A.** *(Cap. 275)* As conexões na transição do nó AV podem apresentar condução decremental, definida como um retardo na condução com frequências de estimulação cada vez mais rápidas. Essa propriedade do nó AV é fisiologicamente importante. Se ocorrer uma arritmia atrial muito rápida, o nó AV atua como uma espécie de "guardião" para os ventrículos, em virtude de sua condução decremental. Por conseguinte, no caso de fibrilação atrial (em que a frequência atrial muitas vezes ultrapassa 300 bpm), a frequência ventricular nunca se aproxima dessas frequências muito rápidas. Por outro lado, algumas vias de condução acessórias não exibem propriedades de condução decremental e conduzirão rapidamente as taquicardias (como a fibrilação atrial) para os ventrículos, levando ao colapso hemodinâmico.

V-28. **A resposta é E.** *(Cap. 275)* O nó AV compacto (cerca de 1 × 3 × 5 mm) está situado no vértice do triângulo de Koch, que é definido, posteriormente, pelo óstio do seio coronário, anteriormente pelo anel septal da valva tricúspide e superiormente pelo tendão de Todaro. O nó AV compacto estende-se como feixe AV penetrante, onde atravessa imediatamente o corpo fibroso central, mantendo-se em estreita proximidade com os óstios das valvas da aorta, mitral e tricúspide; por conseguinte, fica sujeito a lesões na presença de cardiopatia valvar ou seu tratamento cirúrgico. É comum que os pacientes sofram bloqueio AV transitório após cirurgia valvar (particularmente cirurgia de valva da aorta), em consequência do edema circundante. Muitos pacientes recuperam uma condução normal com a redução da lesão e do edema perioperatórios; entretanto, isso não ocorrerá com alguns pacientes, que necessitarão de marca-passo permanente. É pouco provável que esse paciente tenha desenvolvido uma doença sistêmica recente, como doença de Lyme, sarcoidose ou endocardite. A doença do nó SA se manifestaria como bradicardia sinusal, que está ausente nesse paciente.

V-29. **A resposta é A.** *(Cap. 275)* O bloqueio AV congênito com coração estruturalmente normal tem sido observado em crianças nascidas de mães com lúpus eritematoso sistêmico (LES). O LES pode causar endocardite estéril em adultos, porém não é comum em crianças de mães com LES. De modo semelhante, foi descrita a ocorrência de doença arterial coronariana de início precoce, hipertensão pulmonar e, em certas ocasiões, miocardiopatia em pacientes com LES, mas não em seus filhos logo após o nascimento.

V-30. **A resposta é E.** *(Cap. 275)* Esse paciente apresenta bloqueio AV de segundo grau Mobitz tipo II. Esse ECG específico demonstra um padrão específico desse denominado bloqueio AV paroxístico. Esse padrão e os sintomas de síncope recorrente do paciente indicam uma doença do sistema de condução significativa e justifica o implante urgente de marca-passo permanente. O bloqueio do nó SA estaria indicado no ECG de superfície pela ausência de ondas P (podem ser observados potenciais do nó SA em eletrogramas intracardíacos invasivos). O bloqueio AV de primeiro grau se manifestaria na forma de intervalo PR prolongado (> 200 ms) sem qualquer batimento não conduzido. A administração de atropina (agente anticolinérgico) algumas vezes pode ajudar a diferenciar o bloqueio Mobitz tipo I (habitualmente doença intranodal) do Mobitz tipo II (habitualmente doença infranodal) quando o ECG não está bem definido. Como o nó AV é mais densamente inervado por vias eferentes vagais, a atropina irá melhorar o bloqueio Mobitz tipo I, porém irá agravá-lo na doença infranodal Mobitz tipo II. O inverso é, em grande parte, verdadeiro para manobras que aumentam o tônus vagal (massagem do seio carotídeo ou manobra de Valsalva).

V-31. **A resposta é C.** *(Cap. 275)* O bloqueio AV Mobitz tipo I (Wenckebach) é um fenômeno muito comum em adultos sadios jovens, particularmente durante o sono, e em pacientes com tônus vagal elevado, como atletas treinados. Tendo em vista a ausência de sintomas como elemento tranquilizante, não há necessidade de outros testes ou intervenções nesse paciente. As indicações para implante de marca-passo no bloqueio AV estão listadas no Quadro V-31. Observe que o bloqueio AV de segundo grau tipo I assintomático é uma recomendação de classe III (recomendação contra).

QUADRO V-31 RESUMO DAS DIRETRIZES PARA IMPLANTE DE MARCA-PASSO NO BLOQUEIO ATRIOVENTRICULAR (AV) ADQUIRIDO

Classe I

1. Bloqueio AV de terceiro grau ou de alto grau em qualquer nível anatômico associado com:
   a. Bradicardia sintomática
   b. Terapia farmacológica imprescindível que produza bradicardia sintomática
   c. Períodos de assistolia > 3 s ou qualquer ritmo de escape < 40 batimentos/min no período de vigília, ou ritmo de escape com origem abaixo do nó AV
   d. Bloqueio AV pós-operatório para o qual não seja esperada resolução
   e. Ablação por cateter na junção AV
   f. Doenças neuromusculares, como distrofia miotônica, síndrome de Kearns-Sayre, distrofia de Erb e atrofia muscular fibular, independentemente da presença de sintomas
2. Bloqueio AV de segundo grau com bradicardia sintomática
3. Bloqueio AV de segundo grau tipo II com complexo QRS alargado com ou sem sintomas
4. Bloqueio AV de segundo ou terceiro graus induzido por exercício na ausência de isquemia
5. Fibrilação atrial com bradicardia e pausas > 5 s

Classe IIa

1. Bloqueio AV de terceiro grau assintomático independente do nível em que ocorra o bloqueio
2. Bloqueio AV de segundo grau tipo II assintomático com um complexo QRS estreito
3. Bloqueio AV de segundo grau tipo II assintomático com o bloqueio dentro ou abaixo do feixe de His no estudo eletrofisiológico
4. Bloqueio AV de primeiro ou segundo graus com sintomas semelhantes aos da síndrome do marca-passo

Classe IIb

1. Bloqueio AV em cenário de uso de medicamento/toxicidade, quando se espera que o bloqueio volte mesmo com a suspensão do fármaco
2. Doenças neuromusculares, como distrofia miotônica, síndrome de Kearns-Sayre, distrofia de Erb e atrofia muscular fibular com qualquer grau de bloqueio AV, independentemente da presença de sintomas

Classe III

1. Bloqueio AV de primeiro grau assintomático
2. Bloqueio AV de segundo grau tipo 1 assintomático que ocorra no nível do nó AV
3. Bloqueio AV com expectativa de resolução ou com pouca probabilidade de recorrência (doença de Lyme, toxicidade por fármacos)

Fonte: Modificado de AE Epstein et al.: *J Am Coll Cardiol* 51:e1, 2008.

V-32 e V-33. **As respostas são B e D, respectivamente.** *(Cap. 276)* Essa paciente apresenta palpitações persistentes que não comportam risco de vida, mas que a angustiam o suficiente para procurar assistência médica. Um monitoramento com Holter contínuo durante 24 horas é apropriado para pacientes cujos sintomas ocorrem várias vezes durante um dia, enquanto um monitor de eventos que é ativado pelo paciente quando surgem sintomas pode ser utilizado, assim, por um maior período de tempo, o que é conveniente nessa paciente. Não há indicação de sintomas gastrintestinais, de modo que a tomografia computadorizada (TC) do abdome não seria útil. As extrassístoles atriais não são complicadas, não necessitam de avaliação diagnóstica adicional nesse momento e não representam nenhum risco para a saúde. O encaminhamento para teste eletrofisiológico (EF) está indicado para pacientes com sintomas graves ou potencialmente fatais, como a síncope.

V-34.   **A resposta é D.** *(Cap. 276)* O padrão de Wolff-Parkinson-White (WPW) é quase sempre devido à condução por vias acessórias, por meio das quais os sinais elétricos são capazes de se propagar dos átrios para os ventrículos sem antes passar inicialmente através do nó AV. Diferentemente do nó AV, muitas vias acessórias não exibem condução decremental (uma redução da condução com frequências crescentes de excitação) e, portanto, são capazes de conduzir velozmente os rápidos ritmos atriais para os ventrículos. Em frequências excessivamente aceleradas (como as que podem estar presentes na fibrilação atrial), isso pode levar ao colapso cardiovascular. A observação de que a onda delta dessa paciente desaparece e o complexo QRS normaliza-se em uma frequência cardíaca relativamente alta é tranquilizante. Nesse caso, a via acessória não pode ter condução anterógrada em uma frequência > 120 bpm e não tem probabilidade de provocar taquiarritmia grave. A capacidade de aumentar um ritmo sinusal rápido é normal para a sua idade e não está associada a qualquer prognóstico específico. A localização da via acessória em posição septal faz com que a sua ablação com cateteres seja mais difícil, e o profissional precisa ter cuidado para evitar o nó AV nativo e o sistema de His-Purkinje. Em virtude de sua capacidade de condução tanto anterógrada quanto retrógrada, a via acessória torna-se um substrato para a taquicardia com reentrada atrioventricular (TRAV).

V-35.   **A resposta é A.** *(Cap. 276)* A adenosina é um poderoso "agente bloqueador nodal", isto é, bloqueia a propagação do sinal elétrico através do nó AV. Possui meia-vida muito curta. A administração de adenosina a um paciente com fibrilação atrial induzirá bloqueio cardíaco completo transitório, porém não interromperá a fibrilação atrial. Quando o efeito da adenosina passa em alguns segundos, e a condução AV retorna, o ritmo ventricular novamente estará irregularmente irregular. Todas as outras alternativas demonstraram proporcionar um ritmo sinusal melhor do que o placebo em pacientes com fibrilação atrial.

V-36.   **A resposta é D.** *(Cap. 276)* Esse paciente apresenta fibrilação atrial de início recente. Quando se examina um paciente com fibrilação atrial de início recente, é prudente proceder a uma série de decisões sistematicamente. Se o paciente estiver hemodinamicamente instável (hipotensão, edema pulmonar, alteração do nível de consciência, baixo débito urinário), indica-se a cardioversão elétrica de urgência. Esse paciente está claramente estável. A próxima decisão está ligada ao controle da frequência *versus* ritmo. Vários estudos demonstraram um equilíbrio clínico entre as estratégias de controle da frequência e as do ritmo; os pacientes randomizados para estratégias de controle do ritmo foram submetidos a um número muito maior de procedimentos e tomaram mais medicamentos do que pacientes randomizados para as estratégias de controle da frequência. Isso também é verdadeiro para pacientes com insuficiência cardíaca. Tendo em vista a ausência de sintomas e a frequência cardíaca em repouso já controlada, o controle do ritmo com medicamentos (amiodarona) ou com cardioversão não constitui uma indicação de classe I. De fato, um antiarrítmico tipo I, como a flecainida, estaria contraindicado para esse paciente, uma vez que foi demonstrado que aumenta a mortalidade em pacientes com coronariopatia. A questão final gira em torno da anticoagulação. Os pacientes com fibrilação atrial apresentam graus variáveis de risco de eventos tromboembólicos. Os pacientes são estratificados em categorias de risco de acordo com fatores de risco estabelecidos. Pode-se usar o termo mnemônico $CHADS_2$ para lembrar cada ponto do sistema de escore de risco (insuficiência cardíaca *c*ongestiva [icc], *h*ipertensão, idade > 75 anos [*a*ge], *d*iabetes e acidente vascular encefálico [*s*troke], que recebe dois pontos). Um escore mais sensível inclui doença vascular, idade > 65 anos e sexo feminino (CHADS-VASc). Qualquer escore combinado > 1 justifica o uso de anticoagulação sistêmica. Os pacientes com escore de zero não necessitam de anticoagulação sistêmica e podem usar ácido acetilsalicílico. Um escore de um é intermediário e exige uma discussão detalhada com o paciente sobre o limiar de risco para anticoagulação. Muitos especialistas recomendam a anticoagulação sistêmica com um escore $CHADS_2$ de 1. Esse paciente apresenta um escore $CHADS_2$ de 3 (ICC, hipertensão, idade) e, portanto, necessita de anticoagulação sistêmica.

V-37.   **A resposta é D.** *(Cap. 276)* Essa paciente apresenta sintomas clássicos de taquicardia por reentrada nodal AV. O denominado sinal do sapo (pulsações venosas proeminentes no pescoço, devido a ondas A em canhão observadas na dissociação AV) ao exame físico é observado com frequência e sugere contração atrial e ventricular simultânea. O tratamento de primeira linha para essas taquiarritmias por reentrada com complexo estreito consiste em massagem do seio carotídeo para aumentar o tônus vagal. Com frequência, trata-se da única conduta necessária para que o paciente retorne ao ritmo sinusal. Se a massagem do seio carotídeo não for bem-sucedida, pode-se tentar a administração intravenosa (IV) de adenosina, 6 a 12 mg. Se não houver resposta à adenosina, podem-se utilizar β-bloqueadores ou bloqueadores dos canais de cálcio (diltiazem ou verapamil) IV. Por fim, em pacientes com comprometimento hemodinâmico ou naqueles que não responderam às medidas anteriores, indica-se a cardioversão por corrente direta (CD) com 100 a 200 J.

V-38.   **A resposta é B.** *(Cap. 276)* Os ensaios clínicos AFFIRM e RACE compararam os resultados para a sobrevida e eventos tromboembólicos em pacientes com fibrilação atrial, utilizando duas estratégias de tratamento: o controle da frequência e a anticoagulação *versus* farmacoterapia para manter o ritmo sinusal. Não houve nenhuma diferença dos eventos nos dois grupos, e acredita-se que isso deva-se à ineficácia da farmacoterapia, com fracasso do tratamento farmacológico em mais da metade dos pacientes, bem como devido à elevada taxa de fibrilação atrial assintomática no grupo de ritmo sinusal. Por conseguinte, quando se considera a interrupção da anticoagulação em pacientes com manutenção do ritmo sinusal, recomenda-se um longo período de monitoramento do ECG para assegurar que não haja fibrilação atrial assintomática. Devido ao risco de prolongamento do QT e taquicardia ventricular polimórfica, recomenda-se a administração de dofetilida e sotalol no hospital.

V-39.   **A resposta é E.** *(Cap. 276)* Esse ritmo consiste em taquicardia atrial multifocal (TAM) que é facilmente confundida com fibrilação atrial, em virtude de sua natureza irregularmente irregular. Entretanto, a TAM é diferenciada pela presença de múltiplas ondas P diferentes (pelo menos três morfologias distintas da onda P). A TAM está classicamente presente em pacientes com doença pulmonar grave e é exacerbada na presença de doenças agudas. Não há necessidade de anticoagulação na TAM, e a cardioversão elétrica não é eficaz. Alguns pacientes respondem aos bloqueadores dos canais de cálcio não di-hidropiridínicos (diltiazem e verapamil); a amiodarona apresenta algum efeito limitado. Nessa paciente, a terapia inicial mais adequada consiste em controlar a causa subjacente da taquicardia (dor e desidratação).

V-40.   **A resposta é D.** *(Cap. 276)* Essa paciente está instável com hipotensão e perfusão cerebral deficiente, devido à taquicardia com complexo alargado. A desfibrilação constitui a única terapia adequada, que deve ser realizada imediatamente.

V-41.   **A resposta é A.** *(Cap. 276)* Esse ECG mostra uma taquicardia irregularmente irregular com complexo alargado. A taquicardia ventricular tem complexo alargado, porém é regular. A não ser que haja uma doença subjacente do sistema de condução (como bloqueio de ramo esquerdo, que é incomum em pacientes jovens), a taquicardia por reentrada no nó AV (TRNAV), a TRAV e o *flutter* atrial também são complexos estreitos e são regulares. O ritmo irregularmente irregular acoplado à frequência ventricular extremamente rápida torna mais provável o diagnóstico de fibrilação atrial com condução anterógrada por uma via acessória. Na ausência de via acessória, as propriedades de condução decremental do nó AV limitarão a frequência de resposta ventricular. Entretanto, algumas vias acessórias não possuem propriedades de condução decremental, e, por conseguinte, passam cada impulso atrial para o ventrículo. No contexto de frequências atriais acima de 300 (como na fibrilação atrial), isso pode ser catastrófico.

V-42.   **A resposta é C.** *(Cap. 277)* Trata-se do ritmo idioventricular, que é um ritmo que se origina no miocárdio ventricular, porém com frequência < 100 bpm. Esse ritmo, também conhecido como ritmo idioventricular acelerado, é comumente observado após reperfusão bem-sucedida e não necessita de nenhum tratamento específico. O ritmo sinusal normal é excluído pela ausência de ondas P. A taquicardia ventricular exige uma frequência cardíaca > 100 bpm para diagnóstico. Um escape juncional provavelmente seria estreito (a não ser que haja condução aberrante) e muito mais lento (40 a 60 bpm). A fibrilação atrial seria irregularmente irregular.

V-43.   **A resposta é B.** *(Cap. 277)* Esse ECG mostra um ritmo ventricular sinusoidal lento. Esse ritmo bizarro deve-se quase sempre a efeitos de fármacos ou distúrbios eletrolíticos. Especificamente, esse caso representa as alterações eletrocardiográficas mais extremas da hiperpotassemia. Infelizmente, a situação nessa questão é demasiadamente comum em pacientes submetidos à hemodiálise que não podem ir ou não vão às sessões de diálise. A hiperpotassemia constitui uma complicação temida nos casos de sessão de diálise omitida e pode ser fatal. A hiperfosfatemia e consequente hipocalcemia também podem ser causadas por falta a sessões de hemodiálise. A hiperfosfatemia e a hipocalcemia não causam as alterações observadas no ECG. Embora a desfibrilação seja adequada, é preciso ter em mente que ela pode não ser efetiva até que a hiperpotassemia seja controlada. Medidas contemporizadoras, como cálcio IV, insulina e glicose, bicarbonato e inalação de β-agonistas, podem ser usadas para reduzir os níveis séricos de potássio enquanto se prepara a hemodiálise de emergência.

V-44.   **A resposta é E.** *(Cap. 277)* Embora seja um fato que os pacientes com miocardiopatia e taquicardia ventricular não sustentada (TVNS) ou a alta frequência de extrassístoles ventriculares (ESV) tenham uma taxa de mortalidade mais elevada, diversos estudos constataram que a supressão das arritmias ventriculares com agentes antiarrítmicos não tem nenhum benefício em relação à mortalidade. De fato, o ensaio clínico CAST mostrou que o uso de fármacos de classe I de Vaughn-Williams, como flecainida ou propafenona, aumentou a mortalidade quando usados em pacientes com ESV e doença isquêmica. Por conseguinte, esses fármacos estão contraindicados para pacientes com qualquer doença cardíaca estrutural. O tratamento com desfibrilador implantável não é justificado nessa paciente para prevenção primária, apesar da presença de TVNS. Seria prudente assegurar que os eletrólitos estejam normais, tendo em vista a diurese recente da paciente; a hipopotassemia, em particular, está associada a uma frequência aumentada de ESV e TVNS.

V-45. **A resposta é A.** *(Cap. 277)* Para sobreviventes de infarto agudo do miocárdio, um cardioversor desfibrilador implantável (CDI) reduz a mortalidade em certos grupos de alto risco: pacientes que sobreviveram por mais de 40 dias após infarto agudo do miocárdio e que apresentam uma fração de ejeção ventricular esquerda (VE) ≤ 0,30 ou que têm uma fração de ejeção < 0,35 e insuficiência cardíaca sintomática (classe II ou III funcional). Por conseguinte, o uso precoce de CDI não está indicado nesse paciente. Em pacientes com mais de cinco dias após IM com TVNS e taquicardia ventricular sustentada induzível (TV) ou fibrilação ventricular (FV) nos estudos eletrofisiológicos, pode-se considerar um CDI automático. Foi constatado que os inibidores da enzima conversora de angiotensina (ECA), os β-bloqueadores e a eplerenona (antagonistas da aldosterona) reduzem a mortalidade precoce em pacientes após IM anterior com redução da fração de ejeção.

V-46. **A resposta é E.** *(Cap. 277)* Essa paciente apresenta um subgrupo de TV idiopática, ou TV que se origina na ausência de cardiopatia estrutural ou hereditária. O ECG basal, o ecocardiograma e a ressonância magnética (RM) cardíaca normais descartam, essencialmente, a possibilidade de síndrome de Brugada, displasia arritmogênica ventricular direita e miocardiopatia hipertrófica (embora todas sejam considerações importantes em pacientes jovens com arritmias ventriculares). O ECG mostrado na figura é clássico de TV com origem no trato de saída do ventrículo direito (VSVD) com padrão de bloqueio de ramo esquerdo (indicando a origem no VD) e eixo inferior (indicando a origem na parte cranial ou base do coração). A TV intrafascicular VE é outra TV idiopática, mas que apresenta um padrão de bloqueio de ramo direito. A TV com origem na VSVD é frequentemente induzida por cenários com ativação do sistema nervoso simpático, como cantar solo diante de uma multidão. Essa arritmia não está associada à morte súbita cardíaca e, com frequência, responde a β-bloqueadores ou a bloqueadores dos canais de cálcio não di-hidropiridínicos. A ablação por cateter é uma opção quando a terapia clínica não consegue controlar os sintomas ou não é desejada.

V-47. **A resposta é D.** *(Cap. 277)* Essa paciente apresenta síndrome do QT longo induzido por fármacos (a metadona e a eritromicina constituem causas comuns) e *torsades de pointes* (TdP) resultante. A TdP sustentada nunca é um ritmo que preserva a perfusão e pode rapidamente degenerar em fibrilação ventricular. Para a TdP não sustentada, a correção da hipopotassemia e a administração imediata de magnésio IV podem levar à cessação da arritmia. Se isso falhar, a administração de isoproterenol ou uma estimulação para uma frequência de 100 a 120 bpm irão suprimir as ESV e resultar em encurtamento do intervalo QT dependente de frequência, eliminando, assim, a TdP e dando tempo para a eliminação dos medicamentos. A indução de bradicardia (com metoprolol) ou um prolongamento adicional do QT com amiodarona podem ser prejudiciais, resultando em novos episódios de TdP. A desfibrilação não é justificada na TVNS. De modo semelhante, não há necessidade de implante de CDI, visto que se trata de um fenômeno secundário em consequência da interação medicamentosa. Entretanto, essa paciente deve ter muita cautela no futuro para evitar agentes que prolongam o QT e deve considerar a retirada da metadona na primeira oportunidade.

V-48. **A resposta é A.** *(Cap. 277)* A dissociação atrioventricular constitui um achado clássico na taquicardia ventricular. O exame físico pode revelar ondas *a* em canhão na veia jugular quando ocorre a contração dos átrios contra uma valva tricúspide fechada, e isso se manifesta no ECG como captura atrial e/ou batimentos de fusão. Outros achados no ECG da taquicardia ventricular consistem em duração do QRS > 140 ms para padrão de ramo direito na V_1 ou > 160 ms para morfologia de ramo esquerdo na derivação V_1, eixo do plano frontal de –90 a 180 graus, ativação tardia durante a fase inicial do complexo QRS e padrão QRS bizarro que não simula padrões de bloqueio de ramo direito ou esquerdo do complexo QRS. Um ritmo irregularmente irregular com mudança dos complexos QRS sugere fibrilação atrial com pré-excitação ventricular. A massagem do seio carotídeo, cujo objetivo é aumentar o tônus vagal e reduzir a condução do nó AV, não é efetiva para reduzir a taquicardia ventricular, visto que o foco de reentrada está abaixo do nó AV.

V-49. **A resposta é E.** *(Cap. 278e)* Esse ECG demonstra arritmia sinusal, um achado fisiológico que ocorre particularmente em adultos jovens. Durante a inspiração, a frequência sinusal acelera-se para manter o débito cardíaco na presença de uma ligeira diminuição do volume sistólico ventricular esquerdo. O contrário ocorre na expiração. Trata-se de um ritmo cardíaco saudável, que não necessita de nenhuma investigação adicional ou intervenção.

V-50. **A resposta é A.** *(Cap. 278e)* Esse ECG mostra um bloqueio AV de segundo grau 2:1, isto é, há duas ondas P para cada complexo QRS. Nesse tipo de bloqueio AV de segundo grau, pode ser difícil estabelecer a diferença entre bloqueio tipo I (Wenckebach), que em geral está localizado anatomicamente no nó AV, e bloqueio tipo II, que frequentemente é de origem infranodal. Não há prolongamento progressivo ou estabilidade do intervalo PR que permita a distinção. Entretanto, a presença de um complexo QRS normal estreito é suficiente para indicar uma maior probabilidade de bloqueio de Wenckebach, particularmente em um jovem atleta durante o sono, quando há um elevado tônus vagal. Um complexo QRS alargado durante uma condução 2:1, particularmente em um paciente com probabilidade de doença infranodal, está relacionado com bloqueio de segundo grau tipo II e mais preocupante com progressão para bloqueio cardíaco completo ou de alto grau.

V-51. **A resposta é B.** *(Cap. 278e)* No bloqueio cardíaco que ocorre no nó AV, a administração de atropina (um agente anticolinérgico) frequentemente melhorará o bloqueio, visto que o nó AV possui um elevado grau de inervação eferente vagal. A inclinação do potencial de ação de fase 4 do nó SA também aumentará com a estimulação anticolinérgica, produzindo uma frequência sinusal mais rápida. No bloqueio cardíaco que ocorre abaixo do nó AV, a estimulação anticolinérgica frequentemente provocará o aparecimento de um bloqueio cardíaco mais grave (3:1, 4:1, etc.), uma vez que a frequência sinusal aumenta e mais impulsos são transmitidos ao tecido infranodal durante o seu período refratário prolongado (e inalterado com a atropina). Pode-se utilizar esse achado para diferenciar o bloqueio cardíaco de segundo grau tipo Wenckebach e tipo II durante a condução 2:1 de interpretação difícil.

V-52. **A resposta é E.** *(Cap. 278e)* Esse ECG ilustra um artefato de tremor, mais notável nas derivações I, III e aVL (provavelmente pela ocorrência do tremor no braço esquerdo). É fácil confundir o artefato de tremor com *flutter* ou fibrilação atriais. Observe as ondas P sinusais na derivação II e todas as derivações precordiais normais. Não há necessidade de nenhum exame adicional para esse ECG.

V-53. **A resposta é E.** *(Cap. 278e)* Esse ECG mostra *flutter* atrial com condução 2:1, com frequência atrial típica de 300 bpm e frequência ventricular de 150 bpm. O padrão basal em dente de serra, mais destacado nas derivações inferiores, fornece um indício de que esse *flutter* atrial é "típico" ou devido a um circuito macrorreentrante, que depende do istmo cavotricúspide. Assim, é bastante acessível à ablação, com taxa de sucesso > 95%. Entretanto, tendo em vista que os sintomas desse paciente estão presentes há mais de 48 horas, ele corre risco de desenvolver um trombo atrial (semelhante à fibrilação atrial) e, por conseguinte, necessita de anticoagulação sistêmica antes da obtenção do ritmo sinusal. Além disso, ele provavelmente necessitará de ecocardiografia transesofágica para garantir a ausência de coágulo antes da ablação ou cardioversão. O ácido acetilsalicílico não é adequado para prevenir a potencial embolização. Em geral, o *flutter* atrial não sofrerá conversão em resposta à amiodarona, digoxina ou outros medicamentos. Tendo em vista a ausência de insuficiência cardíaca, não há indicação para o uso de furosemida.

V-54. **A resposta é E.** *(Cap. 278e)* Esse ECG é diagnóstico da síndrome de Wolff-Parkinson-White e provavelmente explica as palpitações dessa paciente. A presença de uma onda delta em um complexo QRS com padrão de ramo esquerdo (R grande nas derivações precordiais laterais, I e aVL) localiza essa via acessória no ventrículo direito. Outro indício é o intervalo PR extremamente curto; o ventrículo é muito pré-excitado à medida que o impulso sinusal chega muito precocemente ao ventrículo direito, devido à proximidade da via acessória com o nó SA. As vias de *bypass* do lado esquerdo tendem a aparecer ligeiramente menos pré-excitadas (intervalo PR ligeiramente mais longo e QRS ligeiramente menos alargado). Além disso, o aspecto mais significativo é que as vias acessórias do lado esquerdo apresentam uma aparência semelhante ao ramo direito, com complexos QRS negativos nas derivações precordiais laterais e derivação I. Pode ser difícil localizar as vias de *bypass* septais, que se caracterizam por uma rápida transição no vetor QRS entre as derivações precordiais anteriores (V_1 e V_2 com mais frequência).

V-55.   **A resposta é C.** *(Cap. 279)* A classificação da New York Heart Association (NYHA) é uma ferramenta para definir critérios que descrevem a capacidade funcional e as manifestações clínicas de pacientes com insuficiência cardíaca. Também é utilizada em pacientes com hipertensão pulmonar. Esses critérios demonstraram ter valor prognóstico, com agravamento da sobrevida à medida que aumenta a classe. Além disso, são úteis para médicos na leitura de ensaios clínicos de grande porte para entender os critérios de entrada e de exclusão. A classe I refere-se a pacientes sem sintomas que limitem as suas atividades; a classe II inclui pacientes com limitações discreta ou leve; a classe III implica a ausência de sintomas em repouso, porém a ocorrência de dispneia, angina ou palpitações com pequenos esforços, de modo que esses pacientes apresentam limitação moderada; a classe IV refere-se a pacientes gravemente limitados, nos quais até mesmo uma atividade mínima provoca sintomas. As diretrizes de tratamento também se baseiam frequentemente nas recomendações nesses estágios clínicos. Esse paciente apresenta sintomas com pequeno esforço, porém sente-se confortável em repouso; por conseguinte, está incluído na classe III da NYHA.

V-56.   **A resposta é E.** *(Cap. 279)* Essa paciente apresenta sinais de insuficiência cardíaca com base na história, e esse diagnóstico é confirmado pelo exame físico. As extremidades quentes tornam mais provável um estado de alto débito do que um estado de baixo débito. O exame físico também revela exoftalmia e tremor fino, sugestivos de hipertireoidismo. A tireotoxicose, junto com anemia, distúrbios nutricionais e *shunt* arteriovenoso sistêmico, podem todos causar insuficiência cardíaca de alto débito. O exame ocular e o tremor tornam o hipertireoidismo mais provável do que a anemia. Embora a disfunção sistólica e a diastólica constituam causas mais comuns de insuficiência cardíaca, os distúrbios associados a um estado de alto débito são frequentemente reversíveis, e, por conseguinte, deve-se investigar um diagnóstico quando os indícios clínicos sugerem a sua possível presença.

V-57.   **A resposta é A.** *(Cap. 279)* A doença arterial coronariana continua sendo a principal causa de insuficiência cardíaca com fração de ejeção reduzida, sendo responsável por mais de 60% dos casos. Entre todos os pacientes com insuficiência cardíaca, aproximadamente 50% apresentam fração de ejeção preservada (fração de ejeção VE [FEVE] > 50%; alternativa E). A despeito dos grandes avanços no tratamento clínico e do uso de dispositivos nessas últimas décadas, o prognóstico para pacientes com insuficiência cardíaca continua sombrio. Estudos de base comunitária mostraram que 30 a 40% dos pacientes morrem um ano após o diagnóstico e, 60 a 70%, no prazo de cinco anos. Esse prognóstico torna-se ainda mais sombrio em pacientes com extrema limitação aos esforços. Os pacientes incluídos na classe IV da NYHA apresentam uma taxa de mortalidade anual de 50 a 70% (alternativa C). Cada vez mais, os dados epidemiológicos mostram que a miocardiopatia genética (ou miocardiopatia familiar) é mais comum do que se acreditava anteriormente. Hoje, acredita-se que mais de 20% de todas as miocardiopatias não isquêmicas sejam de etiologia genética ou familiar (alternativa D). Embora a anemia seja, com frequência, um fator de exacerbação em pacientes que já apresentam insuficiência cardíaca, é muito raro que ela provoque insuficiência cardíaca *de novo* em um paciente com coração estruturalmente normal (alternativa B).

V-58.   **A resposta é C.** *(Cap. 279)* No coração em falência, múltiplos sistemas estão suprarregulados na tentativa de manter o débito cardíaco por meio de um aumento na retenção de sódio e de água (angiotensina II, aldosterona, arginina-vasopressina) e contratilidade miocárdica (norepinefrina). Embora sejam inicialmente úteis para manter o débito cardíaco, essas adaptações tornam-se deletérias, contribuindo para o desenvolvimento de remodelamento miocárdico adverso e estado congestivo. A suprarregulação dos sistemas inflamatórios (incluindo fator de necrose tumoral) também é prejudicial. Os peptídeos natriuréticos contrarreguladores (como o peptídeo natriurético tipo B [BNP]) também estão suprarregulados e ajudam na natriurese e na redução da resistência vascular sistêmica. No estado de falência cardíaca, as alterações transcricionais e pós-transcricionais no miócito levam ao extravasamento de cálcio através da membrana do retículo sarcoplasmático e, portanto, em diminuição da captação de cálcio no retículo sarcoplasmático.

V-59.   **A resposta é E.** *(Cap. 279)* A ortopneia, que é definida como a dispneia que ocorre em decúbito, constitui habitualmente uma manifestação mais tardia de insuficiência cardíaca do que a dispneia aos esforços. É causada pela redistribuição de líquido da circulação esplâncnica e dos membros inferiores para a circulação central quando o indivíduo está em decúbito, com consequente aumento da pressão capilar pulmonar. A tosse noturna é uma manifestação comum desse processo e constitui um sintoma frequentemente negligenciado da insuficiência cardíaca. Em geral, a ortopneia é aliviada com a posição sentada ou quando o indivíduo dorme com travesseiros adicionais. Embora a ortopneia seja um sintoma relativamente específico da insuficiência cardíaca, ela também pode ocorrer em pacientes com obesidade abdominal ou com ascite e naqueles com doença pulmonar cuja mecânica favoreça a postura ereta (como ocorre no comprometimento dos músculos respiratórios). Por outro lado, a síndrome hepatopulmonar caracteriza-se pelo desenvolvimento de malformações arteriovenosas pulmonares e, portanto, múltiplos *shunts* dentro da circulação pulmonar. Tendem a se desenvolver nas bases dos pulmões, e, por conseguinte, a fração de *shunt* do paciente aumenta com a posição ortostática. Isso leva à ortodeoxia (hipoxia na posição ortostática) e à platipneia (sensação de dispneia na posição ortostática), e não à ortopneia.

V-60. **A resposta é C.** *(Cap. 279)* O BNP e seu fragmento terminal NT estão elevados nos estados de insuficiência cardíaca e, em nível populacional, contribuem para o prognóstico nos estados de insuficiência cardíaca. Entretanto, é importante reconhecer que os níveis de peptídeo natriurético aumentam com a idade e na presença de comprometimento renal, são mais elevados nas mulheres e podem estar aumentados na insuficiência cardíaca direita de qualquer etiologia. Os níveis podem estar falsamente baixos em pacientes obesos. Outros biomarcadores, como ST-2 solúvel e galectina-3, são biomarcadores mais recentes que podem ser usados para definir o prognóstico de pacientes com insuficiência cardíaca.

V-61. **A resposta é A.** *(Cap. 279)* O coração direito é uma câmara complacente de paredes finas, mais apropriada para lidar com uma sobrecarga de volume do que com uma sobrecarga de pressão. No contexto de sobrecarga de pressão aguda (embolia pulmonar maciça), o coração direito dilata-se rapidamente e falha, levando ao colapso circulatório. Na presença de hipertensão pulmonar de desenvolvimento lento (devido à doença vascular, trombótica ou pulmonar), o coração direito sofre hipertrofia na tentativa de compensar. Com o passar do tempo, a função contrátil do ventrículo direito (VD) torna-se desacoplada de uma pós-carga cada vez mais crescente, e ocorre desenvolvimento de *cor pulmonale* ou insuficiência VD. Em um paciente com *cor pulmonale* preexistente, pequenas alterações na pré-carga ou pós-carga do VD podem ser catastróficas. Nesse paciente, qualquer alteração que leve ao desenvolvimento de acidemia (redução da frequência respiratória) ou pressão alveolar elevada (aumento da pressão expiratória final positiva, aumento do volume corrente) tende a aumentar a pós-carga do VD, podendo agravar o volume sistólico VD e o débito cardíaco. Incidentalmente, o aumento da pressão transmural (pressão de platô ou pressão expiratória final do ventilador) possui efeitos desiguais sobre a pós-carga VD e VE. Como a vasculatura-alvo do VD é totalmente intratorácica, a pressão é transmitida através das paredes vasculares e precisa ser superada pelo VD. Entretanto, a vasculatura do VE é, em grande parte, extratorácica. Por conseguinte, o aumento da pressão intratorácica é apenas transmitido para o VE e, na verdade, reduz a pós-carga (pressão de câmara transmural). A hipoxia provoca vasoconstrição pulmonar (diferentemente da circulação sistêmica, onde causa vasodilatação). Por conseguinte, o aumento da Fio$_2$ em uma tentativa de melhorar a hipoxia, pode reduzir a vasoconstrição pulmonar e diminuir a pós-carga VD.

V-62. **A resposta é E.** *(Cap. 280)* Embora os alvos terapêuticos na insuficiência cardíaca com fração de ejeção reduzida (ICFER) sejam relativamente numerosos e guiados pelos alvos de modificação da doença, os ensaios clínicos na insuficiência cardíaca com fração de ejeção preservada (ICFEP) têm sido, em grande parte, decepcionantes. Os inibidores da ECA (alternativa A) foram avaliados em muitos estudos mecanicistas e não demonstraram nenhum benefício convincente sobre a mortalidade. De modo semelhante, os bloqueadores dos receptores de angiotensina (alternativa B) foram avaliados nos estudos CHARM-Preserved e I-PRESERVE e não demonstraram nenhum benefício quanto à mortalidade. A sildenafila (um inibidor da fosfodiesterase-5) demonstrou melhorar as pressões de enchimento e a função do VD em pacientes com ICFEP, porém não apresentou qualquer benefício relacionado com a mortalidade. Por fim, foi constatado que a digoxina, que inibe a sódio-potássio-ATPase, não desempenha nenhum papel no tratamento da ICFEP no estudo DIG. De modo global, o manejo dos sintomas e o controle da pressão arterial constituem atualmente as metas no tratamento da ICFEP. Além disso, deve-se manter alerta quanto à isquemia miocárdica.

V-63. **A resposta é B.** *(Cap. 280)* Essa paciente claramente apresenta um débito cardíaco adequado para manter a perfusão periférica, como demonstra seu exame físico (extremidades quentes) e pressão arterial adequada. Entretanto, a creatina elevada está alterada e indica que a paciente apresenta síndrome cardiorrenal. Em alguns casos, trata-se verdadeiramente de um débito cardíaco deprimido, causando uma redução da taxa de filtração glomerular (TFG); entretanto, esses casos são tipicamente acompanhados de outros sinais de perfusão periférica inadequada. Na maioria dos casos, quando o débito cardíaco não está gravemente reduzido, acredita-se que uma interação complexa de pressões venosas (reduzindo as pressões de perfusão transglomerulares) e pressões abdominais elevadas resulte em diminuição da TFG. Nesses casos, a redução das pressões venosas com diuréticos constitui a mais razoável primeira opção. Em pacientes que respondem de modo insatisfatório (elevação da creatinina ou efeitos hemodinâmicos adversos), podem-se considerar a monitoração hemodinâmica (alternativa A) ou ultrafiltração. A digoxina deve ser usada com cautela na insuficiência renal e não tem, neste caso, nenhum benefício agudo real. Nos casos em que se acredita que o débito cardíaco esteja gravemente reduzido, e a perfusão periférica esteja comprometida, pode-se indicar a terapia inotrópica.

V-64. **A resposta é D.** *(Cap. 280)* A nesiritida é a forma recombinante do BNP humano. Foi introduzida em dose fixa para a terapia da insuficiência cardíaca descompensada aguda após demonstração de uma redução mais rápida e maior na pressão encunhada da artéria pulmonar, em comparação com nitratos intravenosos. O entusiasmo pela nesiritida esvaneceu com preocupações que surgiram em ensaios pilotos sobre o desenvolvimento de insuficiência renal e aumento na taxa de mortalidade. Para abordar esses problemas, foi conduzido um ensaio clínico em larga escala para avaliação de morbidade e mortalidade, o Acute Study of Clinical Effectiveness of Nesiritide in Decompensated Heart Failure (ASCEND-HF), que foi concluído em 2011 e que recrutou randomicamente 7.141 pacientes com insuficiência cardíaca descompensada aguda para tratamento com nesiritida ou placebo por 24 a 168 horas, além dos cuidados padrões. A nesiritida não foi associada a um aumento ou redução nas taxas de mortalidade e de reinternação e produziu um benefício clínico insignificante sobre a dispneia. Não houve agravamento da função renal; entretanto, foram observadas taxas elevadas de hipotensão. Embora esse ensaio clínico tenha estabelecido a segurança da nesiritida, seu uso rotineiro não pode ser defendido, devido à falta de eficácia significativa.

V-65. **A resposta é E.** *(Caps. 279 e 280)* Recentemente, a utilidade da monitoração hemodinâmica invasiva na insuficiência cardíaca com descompensação aguda tem sido minuciosamente analisada. Com base em vários ensaios clínicos observacionais e randomizados, não se recomenda o uso rotineiro de cateter em artéria pulmonar, que deve ser restrito a pacientes que respondem de forma inadequada à diurese ou que apresentam hipotensão ou sinais e sintomas sugestivos de baixo débito cardíaco, em que os alvos terapêuticos não estão bem definidos. Nesse paciente com hipotensão e sinais de baixo débito cardíaco, a monitoração invasiva permitirá ao médico avaliar rapidamente e de modo objetivo qualquer alteração do estado hemodinâmico e responder adequadamente. Nos estados de insuficiência cardíaca "fria" (perfusão inadequada) e "úmida" (pressões de enchimento elevadas ou hipervolemia), o volume sistólico e o débito cardíaco estão diminuídos. O índice de trabalho sistólico de ventrículo esquerdo (um valor calculado que ajusta o trabalho de ventrículo esquerdo para a área de superfície corporal do paciente e pós-carga) também está diminuído. A saturação de oxigênio venoso misto também está acentuadamente reduzida, visto que, segundo a equação de Fick, o débito cardíaco é proporcional à saturação de oxigênio venoso se o consumo de oxigênio e a saturação de oxigênio arterial forem normais. A resistência vascular sistêmica é igual à pressão arterial sistêmica média menos a pressão atrial direita média dividida pelo débito cardíaco. À medida que o débito cardíaco cai, a vasculatura sistêmica aumenta sua resistência na tentativa de manter a pressão arterial e a pressão de perfusão de órgãos-alvo. Entretanto, essa ação, inicialmente compensatória, torna-se deletéria, visto que um ventrículo esquerdo ineficiente precisa trabalhar contra uma pós-carga crescente. Os agentes inotrópicos mais efetivos na insuficiência cardíaca com descompensação aguda (milrinona e dobutamina) também possuem propriedades vasodilatadoras para combater esse aumento prejudicial da resistência vascular sistêmica (RVS).

V-66. **A resposta é C.** *(Cap. 280)* Os β-bloqueadores constituem os fármacos mais estudados na história da ICFER. Inicialmente evitados em virtude de seus efeitos inotrópicos e cronotrópicos negativos, eles atualmente constituem a base da terapia dirigida neuro-hormonal no tratamento da ICFER. Entretanto, o benefício dos β-bloqueadores não constitui um efeito de classe generalizado e, com efeito, só foi demonstrado para três fármacos nos numerosos ensaios clínicos conduzidos: succinato de metoprolol, bisoprolol e carvedilol. É importante assinalar que nunca foi constatado que o tartarato de metoprolol tivesse algum benefício quanto à taxa de mortalidade na ICFER, assim como os β-bloqueadores com atividade simpaticomimética intrínseca (nebivolol, xamoterol).

V-67. **A resposta é E.** *(Cap. 280)* A questão de iniciar o tratamento com β-bloqueadores ou inibidores da ECA foi respondido pela primeira vez pelo ensaio clínico Cardiac Insufficiency Bisoprolol Study (CIBIS) III, em que os resultados não demonstraram ser diferentes quando um ou outro agente foi iniciado em primeiro lugar. Por conseguinte, pouco importa qual agente é administrado primeiro; o que importa é que a titulação ótima das doses dos inibidores da ECA e β-bloqueadores seja estabelecida no momento oportuno. Convém assinalar que, embora os inibidores da ECA não tenham demonstrado produzir uma redução dose-dependente nas internações, a administração de doses mais altas toleradas não melhora concretamente a sobrevida. Por outro lado, os β-bloqueadores exercem um acentuado efeito de dose sobre a sobrevida. Por conseguinte, se a situação forçar uma escolha entre uma dose mais alta de β-bloqueador ou um inibidor da ECA devido a uma baixa pressão arterial, a dose mais alta de β-bloqueador pode proporcionar um maior benefício de sobrevida.

V-68. **A resposta é E.** *(Cap. 280)* Essa paciente está recebendo doses ideais dos três medicamentos que constituem a base da terapia neuro-hormonal para a ICFER. A digoxina demonstrou reduzir as internações, mas não a taxa de mortalidade no ensaio clínico DIG. A adição de valsartana à terapia com inibidores da ECA foi estudada no ensaio clínico Val-HEFT e demonstrou uma tendência a resultados piores. De modo semelhante, o alisquireno (um inibidor direto da renina) foi estudado adicionado aos inibidores da ECA no ensaio clínico ASTRONAUT, e não demonstrou ter nenhum benefício quanto à mortalidade, com numerosos efeitos colaterais, incluindo hiperpotassemia e hipotensão. A ivabradina, um novo agente para redução da frequência cardíaca, foi estudado no ensaio clínico SHIFT e demonstrou ter um benefício quanto à mortalidade, porém apenas em pacientes com frequência cardíaca > 70 bpm e já tratados com β-bloqueadores. A frequência cardíaca dessa paciente está controlada.

V-69. **A resposta é A.** *(Cap. 280)* A morte súbita cardíaca causada por arritmias ventriculares é a causa de morte de aproximadamente metade dos pacientes com insuficiência cardíaca e, em particular, é proporcionalmente prevalente em pacientes com diagnóstico de ICFER nos estágios iniciais da doença. Embora a prevenção primária da morte súbita cardíaca seja um desafio, os dois marcadores de risco de morte mais importantes são o grau de disfunção ventricular esquerda residual, a despeito da terapia clínica ideal (≤ 35%), e a etiologia subjacente da insuficiência cardíaca (pós-infarto do miocárdio ou miocardiopatia isquêmica). Atualmente, os pacientes com sintomas de insuficiência cardíaca das classes II a III da NYHA e FEVE < 35%, independentemente da etiologia da insuficiência cardíaca, são considerados candidatos apropriados para terapia profilática com cardioversor desfibrilador implantável (CDI). Nos pacientes com história de infarto do miocárdio e terapia clínica ideal com FEVE residual ≤ 30% (mesmo quando assintomáticos), a instalação de CDI é apropriada. Ambos os ensaios Resynchronization-Defibrillation for Ambulatory Heart Failure Trial (RAFT) e Multicenter Automatic Defibrillator Implantation Trial with Cardiac Resynchronization Therapy (MADIT-CRT) procuraram usar a terapia de ressincronização cardíaca (TRC) em associação com CDI. Os maiores benefícios em pacientes com ICFER levemente sintomáticos são obtidos quando essa terapia é aplicada a pacientes com QRS > 149 ms e padrão de bloqueio de ramo esquerdo. As tentativas de otimizar a estratificação de risco e expandir as indicações para TRC utilizando modalidades além da eletrocardiografia foram decepcionantes. De modo semelhante, a cirurgia de remodelamento ventricular foi estudada em um ensaio clínico de 1.000 pacientes, e não foi constatado nenhum efeito modificador da doença. É ainda usada, porém relegada a pacientes com acidente vascular encefálico cardioembólico tratados com anticoagulação ou pacientes com arritmias ventriculares refratárias. A ivabradina, um novo agente de redução da frequência cardíaca, pode reduzir a mortalidade em pacientes com ICFER que apresentam uma frequência cardíaca em repouso > 70 bpm, enquanto recebem uma dose adequada de β-bloqueador.

V-70. **A resposta é D.** *(Cap. 281)* Em pacientes com transplante cardíaco ortotópico, o coração do doador é desnervado durante a retirada. Na ausência de inervação simpática ou parassimpática, muitos pacientes apresentam taquicardia leve em repouso ou frequência cardíaca ligeiramente elevada. A resposta da frequência cardíaca durante o exercício ou o estresse fisiológico pode ser retardada, porém é estimulada pela resposta cardíaca às catecolaminas, principalmente de origem suprarrenal. É importante saber isso, de modo a evitar testes desnecessários e evitar eventos adversos com a administração de fármacos. Em particular, a atropina praticamente não terá nenhum efeito em um paciente após transplante cardíaco ortotópico, e deve-se ter cautela extrema na administração de adenosina, visto que o coração desnervado pode ter uma recuperação muito tardia do bloqueio cardíaco induzido pela adenosina.

V-71. **A resposta é D.** *(Cap. 281)* Nos EUA, a alocação de órgãos doados é realizada sob a supervisão da United Network for Organ Sharing, uma organização privada sob contrato com o governo federal. Os EUA são divididos geograficamente em 11 regiões para alocação de corações de doadores. A alocação dos corações de doadores em determinada região é decidida de acordo com um sistema de prioridades, que leva em consideração (1) a gravidade da doença, (2) a distância geográfica do doador e (3) o tempo do paciente na lista de espera. O limite fisiológico de cerca de 3 horas de tempo "isquêmico" (fora do corpo) para corações impede uma partilha nacional. Esse projeto de sistema de alocação é publicado anualmente e é acessível à contribuição de uma variedade de grupos, incluindo famílias de doadores e profissionais ligados a transplantes.

V-72.   **A resposta é C.** *(Cap. 281)* Apesar de geralmente receberem corações de doadores jovens, os receptores de aloenxertos cardíacos têm propensão a desenvolver doença arterial coronariana (DAC). Em geral, essa DAC é um processo difuso, concêntrico e longitudinal, bem diferente da DAC aterosclerótica "comum", que é mais focal e frequentemente excêntrica. É mais provável que a etiologia subjacente seja uma lesão primariamente imunológica do endotélio vascular, porém diversos fatores de risco influenciam a ocorrência e a evolução da DAC, incluindo fatores não imunológicos, como dislipidemia, diabetes melito e infecção por citomegalovírus (CMV) (como no paciente deste caso). Há esperança de que modalidades imunossupressoras mais recentes e aprimoradas possam reduzir a incidência e o impacto dessas complicações devastadoras, que atualmente são responsáveis pela maioria das mortes tardias pós-transplante. Até o momento, os agentes imunossupressores, micofenolato de mofetila, e os inibidores do alvo da rapamicina em mamíferos (mTOR), sirolimo e everolimo, têm sido associados a uma redução em curto prazo na incidência e extensão do espessamento da íntima coronariana; em relatos anedóticos, a administração de sirolimo foi associada a certo grau de reversão da DAC. O uso de estatinas também está associado a uma incidência reduzida dessa vasculopatia, e esses fármacos são hoje utilizados de modo quase universal nos receptores de transplantes, a não ser que haja alguma contraindicação. Medidas paliativas para a DAC com intervenções percutâneas provavelmente são seguras e efetivas em curto prazo, embora com frequência a doença evolua de modo inexorável. Tendo em vista a desnervação do órgão, os pacientes raramente apresentam angina de peito, mesmo nos estágios avançados da doença. A rejeição mediada por anticorpos (humoral) é extremamente rara em um paciente como este cujo transplante foi realizado há muito tempo, em particular um paciente que, felizmente, não sofreu nenhum episódio prévio de rejeição. Embora a rejeição celular seja possível, ela é menos provável, nesse caso, devido à presença de um ventrículo esquerdo normal (e sem arritmias). O tacrolimo provoca mais comumente hipertensão, complicações neurológicas e insuficiência renal. O micofenolato de mofetila provoca mais frequentemente mielossupressão e diarreia. Em geral, a prednisona em dose baixa é bem tolerada, embora o uso crônico de esteroides esteja associado a um risco incipiente de diabetes, obesidade, alterações cutâneas, insuficiência suprarrenal iatrogênica, osteoporose e cataratas. Classicamente, nenhum desses fármacos provoca dispneia.

V-73.   **A resposta é C.** *(Cap. 281)* Para pacientes com miocardiopatia em estágio terminal (classe IV da NYHA ou consumo máximo de oxigênio < 14 mL/kg/min), o prognóstico é péssimo. No histórico ensaio clínico REMATCH, a sobrevida em dois anos do braço clinicamente tratado foi de apenas 8%. O transplante cardíaco ortotópico constitui o tratamento padrão de excelência para esses pacientes. Entretanto, alguns pacientes não são candidatos, devido à presença de comorbidades subjacentes que tornariam a realização de um transplante muito perigosa. Para esses pacientes, os dispositivos de assistência ventricular esquerda de fluxo contínuo demonstraram melhorar a mortalidade de modo convincente (a sobrevida em dois anos no ensaio REMATCH foi de aproximadamente 60% e melhorou desde a realização desse estudo). Embora não seja razoável prever uma evolução livre de complicações (a maioria dos pacientes apresenta complicações trombóticas, infecciosas ou neurológicas durante o período de assistência), a sobrevida mediana para pacientes com suporte por meio de dispositivo de assistência ventricular esquerda aproxima-se agora de cinco anos. Atualmente, a terapia com células-tronco está apenas em fase de investigação e nunca demonstrou ter impacto significativo na sobrevida. De modo semelhante, a terapia com milrinona ou dobutamina (suporte inotrópico) pode ser usada de modo contínuo para sustentar a qualidade de vida como meta paliativa ou como ponte para iniciar o suporte mecânico ou efetuar o transplante. Entretanto, todos os estudos conduzidos mostram que a administração de agentes inotrópicos tem impacto negativo na sobrevida.

V-74.   **A resposta é B.** *(Cap. 282)* Os defeitos congênitos mais comuns têm origem cardiovascular. Essas malformações devem-se a causas genéticas e ambientais multifatoriais complexas. As aberrações cromossômicas e mutações de genes isolados já identificadas respondem por menos de 10% de todas as malformações cardíacas. A cardiopatia congênita (CPC) complica cerca de 1% de todos os nascimentos vivos na população geral – em torno de 40.000 nascimentos por ano –, porém ocorre com mais frequência nos descendentes (cerca de 4 a 10%, dependendo do tipo de CPC materna) de mulheres portadoras de CPC. Tendo em vista os notáveis avanços no campo da cirurgia nesses últimos 60 anos, mais de 90% dos recém-nascidos e crianças acometidos chegam à vida adulta; atualmente, as mulheres com CPC com frequência têm uma gravidez bem-sucedida após a correção competente. Dessa maneira, a população de portadores de CPC está aumentando continuamente. As mulheres com CPC correm risco aumentado de complicações peri- e pós-parto, porém a CPC materna geralmente não é considerada contraindicação absoluta para gravidez, a não ser que a mulher apresente determinadas características de alto risco (p. ex., cianose, hipertensão pulmonar, insuficiência cardíaca descompensada, arritmias, aneurisma de aorta).

V-75.   **A resposta é D.** *(Cap. 282)* A comunicação interatrial (CIA) é uma anomalia cardíaca comum, que pode ser identificada pela primeira vez no adulto e que ocorre com mais frequência nas mulheres. A CIA do tipo seio venoso ocorre na parte alta do septo atrial, nas proximidades da entrada da veia cava superior no átrio direito e, com frequência, está associada a uma conexão anômala das veias pulmonares provenientes do pulmão direito com a veia cava superior ou com o átrio direito. A CIA tipo *ostium primum* ocorre adjacente às valvas atrioventriculares, e qualquer uma delas pode estar deformada ou incompetente. As CIA tipo *ostium primum* são comuns na síndrome de Down, frequentemente como parte de defeitos complexos do septo atrioventricular como uma valva atrioventricular comum e defeito posterior na porção basal do septo interventricular. A CIA do tipo *ostium secundum* envolve a fossa oval e localiza-se na região intermediária do septo; isso não deve ser confundido com um forame oval patente (que ocorre em cerca de 25% dos adultos sadios). A obliteração anatômica do forame oval ocorre habitualmente após seu fechamento funcional logo depois do nascimento, porém a "patência residual" constitui uma variante normal comum; o termo CIA indica uma verdadeira deficiência do septo atrial e implica uma persistência anatômica e funcional.

V-76.   **A resposta é D.** *(Cap. 282)* Esse paciente apresenta uma pequena CIV muscular. A decisão quanto ao tratamento da CIV é complexa, porém baseia-se no princípio de evitar qualquer comprometimento ventricular direito e vascular pulmonar. De modo semelhante, deve-se evitar o reparo de CIV na presença de hipertensão pulmonar franca, visto que esse procedimento está claramente associado a resultados piores. O fechamento não é recomendado para pacientes com pressões arteriais pulmonares normais e *shunts* pequenos (razões entre os fluxos pulmonar e sistêmico < 1,5:1). O reparo cirúrgico ou o fechamento transcateter estão indicados quando há *shunt* esquerdo-direito moderado a grande, com razão entre os fluxos pulmonar e sistêmico > 1,5:1, na ausência de níveis proibitivamente altos de resistência arterial pulmonar (a resistência arterial pulmonar é inferior a dois-terços da resistência arterial sistêmica). Esse paciente apresenta uma pressão arterial pulmonar normal, uma razão entre resistência vascular pulmonar e RVS de 0,33 e Qp:Qs de 1,25; por conseguinte, não há justificativa de fechamento neste momento, porém indica um acompanhamento desse caso.

V-77.   **A resposta é C.** *(Cap. 282)* Esse paciente apresenta o sopro e os achados clássicos de isquemia miocárdica associada à ruptura espontânea de aneurisma de artéria coronária, formando uma fístula arteriovenosa coronariana. No paciente deste caso, a presença de salto de oxigenação no coração direito, com níveis de oxigenação quase sistêmicos no seio coronário (que habitualmente apresenta níveis muito baixos de saturação de oxigênio), confirma esse diagnóstico. A CIA não estaria presente com esse sopro na apresentação clínica. Uma CIV não apresentaria esses altos níveis de oxigênio no seio coronário. O ducto arterioso patente pode manifestar-se com sopro semelhante, porém provoca habitualmente *shunt* esquerdo-direito no nível da artéria pulmonar; por conseguinte, o salto de oxigênio estaria nesse local. A origem anômala da artéria coronária esquerda na artéria pulmonar provoca isquemia miocárdica, embora não seja tão aguda e habitualmente ocorre no início da vida, e não está associada a nenhum sopro. Nesse quadro, o sangue oxigenado proveniente da raiz da aorta flui através da artéria coronária direita dilatada e colaterais para a artéria coronária esquerda e, de modo retrógrado, para a circulação arterial pulmonar de pressão mais baixa por meio do tronco da artéria coronária esquerda anômala (que emerge da artéria pulmonar). A maioria dos pacientes morre no primeiro ano de vida por isquemia e fibrose do miocárdio, embora uma minoria possa sobreviver até a idade adulta.

V-78.   **A resposta é A.** *(Cap. 282)* A valva aórtica bicúspide é uma das anormalidades cardíacas congênitas mais comuns. A função valvar frequentemente está normal no início da vida, e, por conseguinte, a malformação pode passar despercebida. Devido à dinâmica de fluxo anormal através da valva aórtica bicúspide, as cúspides podem tornar-se rígidas e com fibrose, levando à estenose ou insuficiência. Entretanto, a patologia nos pacientes com valva aórtica bicúspide não se limita apenas à valva. A parte ascendente da aorta frequentemente está dilatada, uma condição descrita erroneamente como dilatação "pós-estenótica"; isso se deve a anormalidades histológicas na túnica média da aorta, podendo resultar em dissecção da aorta. É importante efetuar um rastreamento específico para aortopatia, visto que a dissecção constitui uma causa comum de morte súbita nesses pacientes.

V-79.   **A resposta é D.** *(Cap. 282)* Os quatro componentes clássicos da tetralogia de Fallot são CIV desalinhada, obstrução da via de saída do VD, aorta cavalgada sobre a CIV e hipertrofia do VD (causada pela resposta do VD à pressão aórtica transmitida por meio da grande CIV). A atresia tricúspide está associada à anomalia de Ebstein e síndrome de hipoplasia do coração direito. Nesses casos, é necessária uma conexão sistêmica-pulmonar concomitante para manter a vida no início (p. ex., um ducto arterioso patente). As cirurgias de derivação do coração direito, como o *shunt* de Glenn ou paliação de Fontan, podem proporcionar um fluxo pulmonar adequado para manter a sobrevida do paciente até o início da vida adulta.

V-80.   **A resposta é B.** *(Cap. 283)* O paciente apresenta estenose aórtica manifestada tardiamente na vida. Embora ocorra valva aórtica bicúspide em quase metade de todos os casos de estenose aórtica, essa lesão manifesta-se normalmente em uma fase mais precoce da vida, e apenas 40% dos pacientes com mais de 70 anos com estenose aórtica que se submetem à cirurgia apresentam valva bicúspide. A cardiopatia reumática pode causar estenose aórtica, porém quase invariavelmente existe também estenose mitral. Não existe nenhuma associação conhecida da estenose aórtica com doença subjacente do tecido conectivo. As pesquisas atuais sobre o desenvolvimento da estenose aórtica mostraram a presença de vários fatores de risco ateroscleróticos tradicionais, como diabetes melito, tabagismo, doença renal crônica e síndrome metabólica. Foram também demonstrados polimorfismos do receptor da vitamina D em pacientes com estenose aórtica sintomática.

V-81.   **A resposta é C.** *(Cap. 283)* A síncope aos esforços é um achado tardio na estenose aórtica e está associada a um prognóstico sombrio. Os pacientes com esse sintoma ou com angina de peito apresentam um tempo médio até a morte de três anos. Os pacientes com dispneia têm um tempo médio até a morte de dois anos, enquanto os com insuficiência cardíaca têm um tempo médio de 1,5 a 2 anos. Tendo em vista esses dados, deve-se considerar fortemente o tratamento cirúrgico para pacientes com estenose aórtica grave sintomática.

V-82.   **A resposta D.** *(Cap. 283)* Esse paciente está em choque cardiogênico devido à estenose aórtica (EAo) progressiva. A história natural da EAo grave sintomática não é alentador. A área da valva aórtica, em média, diminui em 0,1 cm^2 por ano, com aumento do gradiente de 7 mmHg anualmente. O período médio até a morte após o início dos diversos sintomas é o seguinte: angina de peito, três anos; síncope, três anos; dispneia, dois anos; e insuficiência cardíaca congestiva, 1,5 a 2 anos. Além disso, em mais de 80% dos pacientes que morrem com EAo, os sintomas já estavam presentes há menos de quatro anos. Atualmente, esse paciente apresenta comprometimento da função orgânica em consequência de obstrução VE grave pela EAo e consequente volume sistólico baixo. Qualquer agente inotrópico ou cronotrópico negativo pode ser fatal, visto que uma redução da frequência cardíaca ou do volume sistólico comprometerá ainda mais o débito cardíaco (alternativa C). A digoxina tem pouca probabilidade de aumentar o volume sistólico em qualquer grau significativo na presença de EAo grave, e sua administração é perigosa na presença de comprometimento da função renal (alternativa B). Embora se tenha demonstrado que as estatinas diminuem ligeiramente a progressão da EAo, elas não desempenham nenhum papel na situação aguda (alternativa A). A fenilefrina é um α-agonista. Embora possa ser útil para aumentar a pressão arterial, ela atua por meio de vasoconstrição periférica, o que aumenta ainda mais a resistência contra a qual o ventrículo esquerdo trabalha. A valvoplastia aórtica percutânea com balão (VAPB) é uma opção terapêutica em longo prazo pouco eficiente, uma vez que quase todos os pacientes sofrem recrudescência da EAo grave dentro de 6 meses a 1 ano. Entretanto, a VAPB pode servir de ponte para o tratamento definitivo (como cirurgia de substituição da valva aórtica), melhorando temporariamente o débito cardíaco e a perfusão dos órgãos-alvo para tornar o risco cirúrgico aceitável. Outra opção seria o balão intra-aórtico ou, em casos raros, o suporte circulatório mecânico.

V-83.   **A resposta é D.** *(Cap. 283)* Essa paciente apresenta evidências da entidade clínica designada como EAo de baixo-fluxo e baixo-gradiente. Do ponto de vista conceitual, a área da valva aórtica durante a sístole depende de dois fatores: (1) da morfologia da valva aórtica (p. ex., EAo calcificada com movimento restrito das cúspides) e (2) da força de contração ventricular. Mesmo uma valva aórtica normal abrirá muito pouco se a contração ventricular for muito fraca. No caso dessa paciente, o achado de uma área calculada diminuída da valva aórtica sem gradiente gravemente elevado (a grave é > 40 mmHg) na presença de função VE reduzida define a entidade de EAo de baixo-fluxo e baixo-gradiente. É difícil determinar se a área da valva aórtica é reduzida devido às razões 1 ou 2 durante a ecocardiografia em repouso. Entretanto, a ecocardiografia sob estresse com dobutamina alcançará dois objetivos. Em primeiro lugar, avaliará a viabilidade ventricular (a capacidade de aumentar o volume sistólico em 20%), que fornece uma previsão dos resultados após substituição da valva aórtica. Em segundo lugar, e o mais importante, à medida que a contratilidade ventricular aumenta, ela permite ao médico diferenciar a EAo morfológica verdadeira da aparente EAo devido ao comprometimento da função ventricular (denominada pseudo-EAo). Embora as outras opções possam ajudar em outros aspectos do manejo dessa paciente, nenhuma permitirá efetuar essa diferenciação.

V-84.   **A resposta é A.** *(Cap. 283)* Um aumento no volume diastólico final do VE (aumento da pré-carga) constitui a principal compensação hemodinâmica para a insuficiência aórtica (IAo); em consequência, a pré-carga está aumentada. O volume sistólico total do VE também aumenta na tentativa de manter um volume sistólico VE efetivo (volume sistólico VE total – volume regurgitante). Para isso, é necessário ocorrer dilatação do VE. À medida que o VE se dilata, a tensão da parede para desenvolver uma determinada pressão sistólica deve aumentar, de acordo com a lei de LaPlace; por conseguinte, ocorre aumento da pós-carga. Durante a diástole, à medida que um grande volume de sangue deixa a circulação sistêmica para regurgitar no VE, a pressão diastólica cai, frequentemente equilibrando-se com a pressão VE nos casos graves. A perfusão coronária ocorre principalmente durante a diástole e depende do gradiente entre a pressão aórtica e a pressão VE através das coronárias. Isso explica por que pacientes com IAo grave podem manifestar sintomas de angina.

V-85. **A resposta é C.** *(Cap. 283)* Essa paciente apresenta IAo aguda grave e, com efeito, necessita de cirurgia de emergência. Observe que o sopro é muito suave e curto. Na presença de lesões regurgitantes valvares graves e agudas, o gradiente de pressão entre as duas câmaras (neste caso, a aorta e o VE) equilibra-se rapidamente durante o período regurgitante. Algumas vezes, pacientes com essas lesões podem não apresentar sopro audível, tornando o diagnóstico um verdadeiro desafio. Nessa paciente, a meta é reduzir o volume regurgitante e, portanto, aumentar o volume sistólico efetivo (volume sistólico total – volume regurgitante). As intervenções que aumentam a resistência vascular sistêmica (vasopressina ou norepinefrina) aumentarão o volume regurgitante. De modo semelhante, como a insuficiência aórtica ocorre durante a diástole, as intervenções que aumentam o tempo diastólico (p. ex., β-bloqueadores) também agravarão o volume regurgitante. Como o balão intra-aórtico infla durante a diástole, ele também agravará a regurgitação da aorta para o VE e está contraindicado na IAo moderada a grave. O nitroprusseto reduzirá a resistência vascular sistêmica e, portanto, a pressão propulsora para a regurgitação. A administração cuidadosa de nitroprusseto, frequentemente com monitoração hemodinâmica invasiva concomitante, pode estabilizar a perfusão orgânica e possibilitar a correção cirúrgica. É importante reconhecer que nenhum tratamento clínico corrigirá essa anormalidade, e a correção cirúrgica constitui o único tratamento definitivo.

V-86. **A resposta é E.** *(Cap. 284)* A febre reumática continua sendo a principal causa de estenose mitral (EM). Outras etiologias menos comuns para a obstrução do fluxo de entrada no VE incluem estenose congênita da valva mitral, *cor triatriatum*, calcificação do anel mitral com extensão para as cúspides, lúpus eritematoso sistêmico, artrite reumatoide, mixoma do átrio esquerdo e endocardite infecciosa com grandes vegetações. A EM pura ou a EM predominante ocorre em cerca de 40% de todos os pacientes com cardiopatia reumática e história de febre reumática. Em outros pacientes com doença cardíaca reumática, graus menores de EM podem ser acompanhados de insuficiência mitral e doença valvar aórtica.

V-87. **A resposta é B.** *(Cap. 284)* Na EM, a obstrução do fluxo entre o ventrículo esquerdo e o átrio esquerdo cria uma pressão atrial esquerda elevada para manter o débito cardíaco. Por exemplo, quando o orifício da valva mitral é reduzido 1,5 cm^2, a pressão atrial esquerda precisa ser > 25 mmHg para manter um débito cardíaco normal. A pré-carga, o diâmetro e a pressão diastólica final do VE estão normais ou diminuídos na EM. De modo semelhante, o débito cardíaco está normal ou diminuído. Em virtude das pressões elevadas do átrio esquerdo, ocorre elevação das pressões venosas pulmonares. Isso provoca congestão vascular pulmonar e distensão e diminui a complacência vascular pulmonar.

V-88. **A resposta é C.** *(Cap. 284)* A EM representa uma lesão obstrutiva fixa entre o átrio e o ventrículo esquerdos. Como o fluxo através dessa valva ocorre na diástole, qualquer intervenção que possa encurtar a diástole provocará um agravamento da obstrução e maior elevação das pressões atriais esquerdas. Por conseguinte, a taquicardia induzida pelo exercício ou por β-agonistas é prejudicial na EM. O metoprolol, um β-agonista, não encurtará a diástole. Além disso, qualquer carga de volume extra ou maior demanda sobre o débito cardíaco, como na anemia, resultarão em elevação da pressão atrial esquerda. O volume sanguíneo extra da gravidez pode, em particular, ser pouco tolerado em pacientes com EM significativa.

V-89. **A resposta é D.** *(Cap. 284)* O gradiente de pressão do átrio esquerdo para o ventrículo esquerdo depende altamente da frequência cardíaca, visto que a duração da diástole está inversamente relacionada à frequência cardíaca. No contexto da EM, um tempo diastólico longo proporciona mais tempo para o esvaziamento do átrio esquerdo e, portanto, possibilita pressões mais baixas. Por conseguinte, a bradicardia sinusal é vantajosa na presença de EM, e a indução de uma frequência cardíaca mais rápida por meio de marca-passo seria prejudicial. A perda da sístole atrial durante a fibrilação atrial frequentemente é pouco tolerada na EM, e, sem dúvida alguma, a recuperação do ritmo sinusal diminuiria a pressão atrial. Entretanto, a maioria dos pacientes com EM é incapaz de manter um ritmo sinusal em longo prazo, visto que os átrios tendem a estar muito dilatados. Os diuréticos e a valvotomia mitral percutânea reduzirão a pressão atrial esquerda.

V-90. **A resposta é C.** *(Cap. 284)* Esse paciente apresenta EM moderada assintomática (grave quando a área valvar é < 1,5 cm²). Não há evidências de que o reparo de valva mitral melhore o prognóstico de pacientes com comprometimento funcional leve ou sem comprometimento. Por conseguinte, a não ser que tenham ocorrido embolização sistêmica recorrente ou hipertensão pulmonar grave (pressões sistólicas da artéria pulmonar > 50 mmHg em repouso ou > 60 mmHg com exercício), não se recomenda a valvotomia para pacientes totalmente assintomáticos e/ou que apresentam estenose leve ou moderada (área da valva mitral > 1,5 cm²). Tendo em vista a ausência de sintomas e a frequência cardíaca em repouso relativamente baixa desse paciente, o bloqueio β não é justificado. De modo semelhante, a sildenafila (um vasodilatador pulmonar) não ajudará a reduzir as pressões pulmonares.

V-91. **A resposta é B.** *(Cap. 284)* A insuficiência mitral (IM) ocorre por várias razões. É preciso fazer uma distinção entre a IM primária (degenerativa, orgânica), em que as cúspides e/ou as cordas tendíneas são as principais responsáveis pela função anormal da valva, e a IM funcional (secundária), em que as cúspides e as cordas tendíneas estão estruturalmente normais, porém a regurgitação é causada por aumento do anel valvar, deslocamento dos músculos papilares, fixação das cúspides ou sua combinação. Esse paciente apresenta IM funcional em consequência de miocardiopatia dilatada não isquêmica. Nesses pacientes, particularmente aqueles com fração de ejeção (FE) < 30%, existe o problema de que o reparo da valva mitral levará a um aumento global da pós-carga VE e agravamento da função do VE. É importante reconhecer que o estado de IM consiste em pós-carga muito baixa para o VE, visto que, facilmente, pode haver ejeção para o átrio esquerdo complacente e de baixa pressão. Por conseguinte, até mesmo uma leve redução da FE (< 60%) pode representar uma disfunção VE significativa, que pode se manifestar após o reparo de valva mitral. Em pacientes com IM isquêmica e comprometimento significativo da função sistólica do VE (FE < 30%), o risco de cirurgia é maior, a recuperação do desempenho do VE é incompleto, e observa-se uma redução da sobrevida em longo prazo. O encaminhamento para cirurgia precisa ser individualizado e apenas realizado após tentativa agressiva com tratamento clínico dirigido pelas diretrizes e terapia de ressincronização cardíaca, quando indicado. A realização rotineira de reparo da valva em pacientes com IM significativa na presença de miocardiopatia dilatada isquêmica funcional grave (como no caso desse paciente) não demonstrou melhorar a sobrevida em longo prazo, em comparação com o tratamento clínico ideal. Atualmente, o tratamento percutâneo está em fase de investigação para pacientes com IM funcional, porém ainda não demonstrou melhora na sobrevida desses pacientes.

V-92. **A resposta é D.** *(Cap. 285)* Observe o gradiente entre a pressão atrial direita e a pressão diastólica final ventricular direita (15 e 6 mmHg, respectivamente) e entre o átrio esquerdo (representado pela pressão encunhada da artéria pulmonar) e a pressão diastólica final ventricular esquerda (12 e 6 mmHg, respectivamente). Isso estabelece o diagnóstico de estenose mista tricúspide e mitral. Observe também que o gradiente entre o átrio esquerdo e o ventrículo esquerdo não é intenso, e que as pressões arteriais pulmonares e do ventrículo direito não estão muito elevadas. Na presença de estenose tricúspide, o fluxo está diminuído para a vasculatura pulmonar e o coração esquerdo, atenuando, assim, os efeitos hemodinâmicos da estenose mitral até mesmo grave. A graduação da gravidade da estenose mitral nesse contexto é bastante difícil. Por fim, essa combinação de doença valvar é essencialmente diagnóstica de doença reumática. A valva tricúspide nunca está afetada isoladamente e sempre está acometida apenas se a valva mitral também estiver envolvida. A lesão por radiação e a síndrome carcinoide constituem duas outras causas mais raras de doença combinada das valvas mitral e tricúspide.

V-93. **A resposta é A.** *(Cap. 285)* Essa paciente apresenta insuficiência tricúspide (IT) grave secundária à dilatação e disfunção do VD, que, por sua vez, é secundária à hipertensão arterial pulmonar grave. Nos casos de IT funcional, o reparo limita-se aos casos em que a cirurgia já está sendo considerada para lesões valvares do lado esquerdo. Além disso, a presença de hipertensão pulmonar grave constitui uma contraindicação relativa para o reparo da IT. O VD fica subitamente sem a "valva de escape" da IT grave e, com frequência, falha quando se depara com a pós-carga extrema da vasculatura pulmonar anormal. O reparo percutâneo da valva tricúspide não é atualmente realizado na prática clínica. A valvotomia com balão é um reparo para a estenose tricúspide, e não para a insuficiência. Não há indicação de reparo da valva mitral para essa paciente. Os pacientes com doença da valva mitral podem desenvolver hipertensão pulmonar significativa; entretanto, o diagnóstico de hipertensão arterial pulmonar idiopática apenas pode ser estabelecido após descartar a possibilidade de disfunção significativa da valva mitral.

V-94.   **A resposta é C.** *(Cap. 285)* A estenose da valva pulmonar é uma lesão valvar rara observada em adultos. Felizmente, a valvotomia percutânea com balão proporciona, com frequência, uma opção terapêutica muito eficaz e com risco relativamente baixo. Os diuréticos podem ser usados para tratar os sinais e sintomas de insuficiência cardíaca direita. Contanto que a insuficiência pulmonar seja menos do que moderada, recomenda-se a valvotomia com balão para os pacientes sintomáticos com valva convexa e gradiente máximo > 50 mmHg (ou gradiente médio > 30 mmHg) e para os pacientes assintomáticos com gradiente máximo > 60 mmHg (ou gradiente médio > 40 mmHg). A cirurgia pode ser necessária quando a valva for displásica (conforme observado em pacientes com síndrome de Noonan e outras doenças).

V-95.   **A resposta é D.** *(Cap. 286)* Esse paciente encontra-se em uma situação precária e provavelmente necessitará de intervenção cirúrgica de emergência para sobreviver. A combinação de obstrução grave do fluxo de saída do VE (EAo grave) e distúrbio grave agudo da valva mitral regurgitante resultará inevitavelmente em edema pulmonar refratário e choque cardiogênico, a não ser que as anormalidades estruturais sejam corrigidas. Com a insuficiência mitral grave, o VE será mais efetivamente "descarregado", visto que agora ele pode ejetar não apenas contra a valva aórtica estenótica, mas também para um no átrio esquerdo com pressão relativamente baixa, de modo que a pós-carga irá declinar. De modo semelhante, com uma maior parte do volume sistólico passando inefetivamente para o átrio esquerdo, o volume sistólico efetivo (volume sistólico total – volume regurgitante) irá declinar. O gradiente da valva aórtica diminuirá simplesmente por que há um menor volume atravessando a valva aórtica a cada contração. De modo semelhante, como ambos os cálculos da área da valva aórtica derivados de cateter e da ecocardiografia dependem do gradiente, os valores também diminuirão. Entretanto, a fração de ejeção aumentará, uma vez que o VE terá maior capacidade de se contrair no estado de pós-carga relativamente mais baixa. Isso ressalta um conceito equívoco de que uma maior fração de ejeção é sempre melhor. A fração de ejeção do VE depende altamente não apenas do estado de contração do ventrículo, mas também de seu estado pós-carga.

V-96.   **A resposta é D.** *(Cap. 286)* Os pacientes com fibrilação atrial correm risco particularmente alto de tromboembolismo sistêmico, incluindo acidente vascular encefálico. Em geral, a não ser que haja alguma contraindicação direta, esses pacientes necessitam de anticoagulação sistêmica. É importante lembrar que os novos anticoagulantes orais (apixabana, dabigatrana e rivaroxabana), apesar de sua administração mais fácil, não estão aprovados para uso na fibrilação atrial valvar. A varfarina continua sendo a melhor opção "comprovada" para a fibrilação atrial valvar.

V-97.   **A resposta é C.** *(Cap. 287)* A miocardiopatia periparto constitui uma complicação rara da gravidez, que pode ocorrer durante o último trimestre ou nos primeiros seis meses após o parto. Os fatores de risco incluem idade materna avançada, paridade elevada, gestação gemelar, desnutrição, uso de terapia tocolítica para trabalho de parto prematuro e pré-eclâmpsia.

V-98.   **A resposta é D.** *(Cap. 287)* O comprometimento cardíaco é comum em muitas das doenças neuromusculares. O padrão ECG da distrofia muscular de Duchenne é singular e consiste em ondas R altas nas derivações precordiais direitas, com razão R/S > 1,0, frequentemente com ondas Q profundas nas derivações dos membros e precordiais. Com frequência, esses pacientes apresentam uma variedade de arritmias supraventriculares e ventriculares e correm risco de morte súbita devido à miocardiopatia intrínseca, bem como à fração de ejeção baixa. Deve-se considerar o uso de cardioversor desfibrilador implantável no paciente apropriado. A disfunção ventricular esquerda global é um achado comum nas miocardiopatias dilatadas, enquanto que as anormalidades focais do movimento da parede e a angina são mais comuns se houver isquemia do miocárdio. Esse paciente corre risco de tromboembolia venosa; entretanto, a tromboembolia crônica não é responsável pela gravidade da insuficiência cardíaca esquerda e se apresentaria com achados compatíveis com hipertensão pulmonar. A esclerose lateral amiotrófica é uma doença dos neurônios motores que não acomete o coração. Esse paciente seria jovem para esse diagnóstico. A comunicação interatrial avançada manifesta-se com cianose e insuficiência cardíaca (fisiologia de Eisenmenger).

V-99.   **A resposta é B.** *(Cap. 287)* A maioria das miocardiopatias familiares é herdada com padrão autossômico dominante, havendo, em certas ocasiões, uma herança autossômica recessiva e ligada ao X. As mutações *missense* com substituição de aminoácidos são as mais comuns na miocardiopatia. A expressão de proteínas mutantes pode interferir na função do alelo normal por meio de um mecanismo negativo dominante. As mutações que introduzem um códon de interrupção prematuro (*nonsense*) ou uma mudança na fase de leitura (*frameshift*) podem criar uma proteína truncada ou instável, cuja ausência provoca miocardiopatia (haploinsuficiência). As deleções ou duplicações de todo um éxon ou gene inteiro constituem causas incomuns de miocardiopatia, exceto nas distrofinopatias.

V-100. **A resposta é E.** *(Cap. 287)* Todos os exames relacionados desempenham um papel em alguns pacientes com diagnóstico recente de miocardiopatia. Entretanto, apenas o nível de hormônio estimulante da tireoide (TSH) recebe uma recomendação de nível I do American College of Cardiology (ACC)/da American Heart Association (AHA) para todos os pacientes com diagnóstico recente de miocardiopatia. Todos os outros exames listados são realizados de acordo com os sinais e sintomas presentes. A RM cardíaca e a velocidade de hemossedimentação (VHS) podem ajudar a diagnosticar a presença de inflamação em pacientes com suspeita de miocardite aguda ou doença infiltrativa. A angiocoronariografia apenas é recomendada para pacientes com angina, embora seja necessário ser cuidadoso para descartar a possibilidade de dispneia ao esforço como equivalente anginoso. É importante verificar os níveis séricos de ferro e a saturação da transferrina em pacientes com suspeita de hemocromatose. O Quadro V-100 fornece uma lista dos exames disponíveis para avaliação inicial de miocardiopatia recente e indica quais deles recebem uma recomendação de nível I para todos os pacientes.

QUADRO V-100 INVESTIGAÇÃO INICIAL PARA MIOCARDIOPATIA

Avaliação clínica

Anamnese e exame físico completos para identificar distúrbios cardíacos e não cardíacos[a]

História familiar detalhada sobre insuficiência cardíaca, miocardiopatia, miopatia esquelética, distúrbios da condução, taquiarritmias e morte súbita

Antecedentes de consumo de bebidas alcoólicas e drogas ilícitas, quimioterapia ou radioterapia[a]

Avaliação da capacidade de realizar atividades rotineiras e desejadas[a]

Avaliação da distribuição de volumes, pressão arterial ortostática, índice de massa corporal[a]

Avaliação diagnóstica

Eletrocardiografia[a]
Radiografia do tórax[a]
Ecocardiografia bidimensional com Doppler[a]
Ressonância magnética buscando por evidência de inflamação e fibrose do miocárdio
Bioquímica:
    Sódio,[a] potássio,[a] cálcio,[a] magnésio[a] séricos
    Glicemia de jejum (hemoglobina glicada em pacientes com diabetes melito)
    Creatinina,[a] ureia sanguínea[a]
    Albumina,[a] proteínas totais,[a] provas de função hepática[a]
    Perfil lipídico
    TSH[a]
    Ferro sérico, saturação de transferrina
    Exame de urina
    Isoformas de creatina-quinase
    Dosagens da troponina cardíaca

Hematologia:
    Hemoglobina/hematócrito[a]
    Contagem global e diferencial de leucócitos,[a] incluindo eosinófilos
    Velocidade de hemossedimentação

Investigação inicial quando há suspeita de diagnósticos específicos

Sorologia para infecção quando houver suspeita clínica:
    Viral aguda (vírus Coxsackie, echovírus, *influenza*)
    Vírus da imunodeficiência humana
    Chagas (*Trypanosoma cruzi*), Lyme (*Borrelia burgdorferi*), toxoplasmose

Cateterismo com arteriografia das coronárias em pacientes com angina que sejam candidatos a intervenção[a]

Testes sorológicos para doença reumática em atividade

Biópsia endomiocárdica incluindo amostra para microscopia eletrônica quando houver suspeita de diagnóstico específico com implicações terapêuticas

Rastreamento para distúrbios respiratórios do sono

[a]Recomendações de nível I segundo American College of Cardiology (ACC)/American Heart Association (AHA) Practice Guidelines for Chronic Heart Failure in the Adult.
Abreviações: TSH, hormônio estimulante da tireoide.

V-101. **A resposta é B.** *(Cap. 287)* Esse paciente apresenta uma história clássica de miocardite viral fulminante. Um pequeno número de pacientes apresenta miocardite fulminante, com evolução rápida de uma síndrome respiratória febril grave para o choque cardiogênico, que pode acometer múltiplos sistemas orgânicos, causando insuficiência renal, insuficiência hepática e coagulopatia. Em geral, esses pacientes são adultos jovens, que recentemente foram dispensados de unidades de atendimento de urgência com antibióticos para bronquite ou oseltamivir para síndromes virais, retornando dentro de poucos dias com choque cardiogênico rapidamente progressivo. O rastreamento imediato é de importância vital para fornecer suporte agressivo com catecolaminas intravenosas em altas doses e, algumas vezes, suporte circulatório mecânico temporário. A identificação de pacientes com essa apresentação fulminante tem o potencial de salvar a vida do indivíduo, visto que mais da metade consegue sobreviver, com acentuada melhora nas primeiras semanas. A fração de ejeção desses pacientes frequentemente recupera-se para níveis quase normais, embora a disfunção diastólica residual possa limitar a realização de exercícios vigorosos em alguns sobreviventes. Não há papel específico para a pesquisa de anticorpos anticardíacos circulantes, que podem ser o resultado, e não a causa, da lesão miocárdica e que também têm sido encontrados em pacientes com doença arterial coronariana e miocardiopatia genética. Atualmente, não existe nenhuma terapia específica recomendada para qualquer estágio da miocardite viral. Ensaios clínicos de grande porte de terapia imunossupressora para a miocardite que preenchem os Critérios de Dallas têm sido negativos.

V-102. **A resposta é C.** *(Cap. 287)* A miocardite de células gigantes é responsável por 10 a 20% dos casos de miocardite com biópsia positiva. Normalmente, a miocardite de células gigantes apresenta-se com insuficiência cardíaca rapidamente progressiva e taquiarritmias. As lesões granulomatosas difusas são circundadas por um infiltrado inflamatório extenso que provavelmente não passará despercebido na biópsia endomiocárdica, frequentemente com infiltrado eosinofílico extenso. As doenças associadas incluem timomas, tireoidite, anemia perniciosa, outras doenças autoimunes e, em certas ocasiões, infecções recentes. O tratamento com glicocorticoides é menos efetivo do que para a sarcoidose e, algumas vezes, é associado a outros agentes imunossupressores. A evolução é, em geral, de rápida deterioração, exigindo transplante urgente. Embora a gravidade da apresentação e a histologia do miocárdio sejam mais fulminantes do que na sarcoidose, o achado ocasional de miocardite de células gigantes após a sarcoidose sugere que, em alguns casos, podem representar estágios diferentes de um mesmo espectro de doença.

V-103. **A resposta é E.** *(Cap. 287)* As antraciclinas causam alterações histológicas características com degeneração vacuolar e perda de miofibrilas no coração. A geração de espécies reativas de oxigênio envolvendo compostos de heme constitui atualmente a explicação mais aceita para a lesão dos miócitos e a formação de fibrose. A ruptura da grande proteína titina pode contribuir para a perda de organização do sarcômero. O risco de cardiotoxicidade aumenta com doses crescentes, doença cardíaca preexistente e radioterapia do tórax concomitante. Existem três apresentações diferentes para a miocardiopatia induzida por antraciclinas. (1) Insuficiência cardíaca, que pode desenvolver-se de forma aguda durante a administração de uma dose única, mas que pode sofrer resolução clínica em poucas semanas. (2) Cardiotoxicidade por doxorrubicina de início precoce, que se desenvolve em cerca de 3% dos pacientes durante ou logo após um ciclo crônico, estreitamente relacionado com a dose total. Pode ser rapidamente progressiva, mas também é possível haver uma resolução satisfatória da função ventricular, apesar de não ser total. (3) A apresentação crônica difere de acordo com a administração do tratamento antes ou depois da puberdade. Os pacientes tratados com doxorrubicina ainda na fase de crescimento podem apresentar comprometimento no desenvolvimento do coração, o que leva à insuficiência cardíaca clínica quando o paciente alcança o início da terceira década de vida. Tardiamente, após exposição na vida adulta, os pacientes podem apresentar um início gradual dos sintomas ou um início agudo desencadeado por um segundo insulto reversível, como *influenza* ou fibrilação atrial. O trastuzumabe (Herceptin) é um anticorpo monoclonal que interfere nos receptores de superfície celular importantes para o crescimento de alguns tumores e para o processo de adaptação cardíaca. A incidência de cardiotoxicidade é menor do que a das antraciclinas quando administrado isoladamente, porém aumenta com a administração concomitante dos dois fármacos.

V-104. **A resposta é B.** *(Cap. 288)* Esse paciente representa um caso clássico de pericardite aguda, provavelmente secundária à infecção viral recente. A descrição da dor torácica (posicional, pleurítica), o exame que revela um atrito de fricção clássico com três componentes, o ECG que revela elevação difusa de ST com depressão de PR e biomarcadores cardíacos negativos são todos sugestivos de pericardite aguda. Não existe nenhum tratamento específico para a pericardite idiopática aguda, porém o repouso ao leito e a terapia com anti-inflamatórios com ácido acetilsalicílico (2 a 4 g/dia), com proteção gástrica (p. ex., omeprazol, 20 mg/dia), pode ser administrada. Se essa abordagem não for efetiva, deve-se tentar um dos AINEs, como ibuprofeno (400 a 600 mg três vezes ao dia) ou indometacina (25 a 50 mg três vezes ao dia). Nos pacientes que respondem ao tratamento, essas doses devem ser mantidas por 1 a 2 semanas e, em seguida, reduzidas de modo gradual no decorrer de várias semanas. Nos pacientes que não respondem, a colchicina (0,5 mg duas vezes ao dia, administrada por 4 a 8 semanas) demonstrou ser efetiva, não apenas na pericardite aguda, mas também na redução do risco de pericardite recorrente. A colchicina concentra-se nos neutrófilos e interfere na sua migração; seu uso está contraindicado em pacientes com função hepática ou renal. A colchicina pode causar diarreia e outros efeitos gastrintestinais. Em geral, os glicocorticoides (p. ex., prednisona, 1 mg/kg/dia) suprimem as manifestações clínicas da pericardite aguda em pacientes que não tiveram sucesso com o tratamento descrito anteriormente com agentes anti-inflamatórios; todavia, parecem aumentar o risco de recidiva subsequente. Por conseguinte, os corticosteroides em doses plenas devem ser administrados durante apenas por 2 a 4 dias e, em seguida, reduzidos gradualmente. Os anticoagulantes devem ser evitados, visto que seu uso pode causar sangramento na cavidade pericárdica e desencadear tamponamento cardíaco.

V-105 e V-106. **As respostas são B e E, respectivamente.** *(Cap. 287)* Os achados ao exame físico desse paciente são compatíveis com tamponamento cardíaco, provavelmente causado por sangramento dentro do espaço pericárdico induzido pela anticoagulação no contexto da pericardite aguda. Foi descartada a possibilidade de infarto agudo do miocárdio, de modo que a oclusão do tronco da coronária esquerda, ruptura das cordas tendíneas (que estaria associada à insuficiência mitral e edema pulmonar agudo) e comunicação interventricular são improváveis. De modo agudo, é necessária uma quantidade mínima de líquido pericárdico supranormal (frequentemente cerca de 200 mL) para aumentar rapidamente a pressão intrapericárdica e causar tamponamento cardíaco. Trata-se de uma emergência médica, que exige avaliação imediata com ecocardiografia e preparação para pericardiocentese de emergência. O pulso paradoxal (conforme observado na questão pelo desaparecimento do pulso arterial durante a inspiração) constitui um importante indício de tamponamento cardíaco e consiste em um declínio inspiratório acima do normal (10 mmHg) na pressão arterial sistólica. Como os dois ventrículos compartilham um revestimento não compressível (i.e., o saco pericárdico), no tamponamento cardíaco a dilatação inspiratória do ventrículo direito comprime e reduz o volume ventricular esquerdo; o abaulamento do septo interventricular para a esquerda diminui ainda mais a cavidade do ventrículo esquerdo, visto que o ventrículo direito aumenta durante a inspiração. Por conseguinte, no tamponamento cardíaco, o aumento inspiratório normal do volume ventricular direito provoca uma redução exagerada do volume ventricular esquerdo, do volume sistólico e da pressão sistólica. Como o tratamento imediato do tamponamento cardíaco pode salvar a vida do paciente, devem-se tomar medidas imediatas para estabelecer o diagnóstico por meio de ecocardiografia. Quando o derrame pericárdico provoca tamponamento, o ultrassom Doppler mostra que as velocidades do fluxo sanguíneo através das valvas tricúspide e pulmonar aumentam acentuadamente durante a inspiração, enquanto as velocidades de fluxo nas veias pulmonares e nas valvas mitral e aórtica diminuem. No tamponamento, ocorre um movimento interno diastólico tardio (colapso) da parede livre do ventrículo direito e átrio direito.

V-107. **A resposta é D.** *(Cap. 288)* O ECG na pericardite aguda sem derrame maciço exibe habitualmente alterações secundárias à inflamação subepicárdica aguda. Normalmente, evolui em quatro estágios. No estágio 1, ocorre elevação generalizada dos segmentos ST, frequentemente com concavidade voltada para cima, envolvendo duas ou três derivações básicas periféricas e de V_2 a V_6, com depressões recíprocas apenas em aVR e, algumas vezes, em V_1. Além disso, há depressão do segmento PR, abaixo do segmento TP, refletindo acometimento atrial. Em geral, não há alterações significativas nos complexos QRS. Depois de vários dias, os segmentos ST retornam ao normal (estágio 2), e apenas nesse momento ou até mais tarde, as ondas T tornam-se invertidas (estágio 3). Dentro de várias semanas a meses após o início da pericardite aguda, o ECG normaliza-se (estágio 4). Por outro lado, no infarto agudo do miocárdio, as elevações de ST são convexas, e a depressão recíproca é habitualmente mais proeminente; essas alterações podem retornar ao normal em um ou dois dias. Pode haver desenvolvimento de ondas Q, com perda da amplitude da onda R, e as inversões da onda T são habitualmente observadas horas antes dos segmentos ST se tornarem isoelétricos. A elevação do segmento ST em V_2 pode ser observada na pericardite aguda ou no infarto do miocárdio.

V-108. **A resposta é D.** *(Cap. 288)* A apresentação e o exame físico dessa paciente são mais compatíveis com o diagnóstico de pericardite constritiva. A causa mais comum de pericardite constritiva no mundo inteiro é a tuberculose; entretanto, tendo em vista a baixa incidência de tuberculose nos

Estados Unidos, a pericardite constritiva é uma condição rara nesse país. Com a possibilidade cada vez maior de curar a doença de Hodgkin com irradiação mediastinal, muitos casos de pericardite constritiva nos Estados Unidos são observados em pacientes submetidos à radioterapia curativa há 10 a 20 anos. Esses pacientes também correm risco de doença arterial coronariana prematura. Os fatores de riscos dessas complicações incluem a dose de radiação e as janelas de radiação que incluem o coração. Outras causas raras de pericardite constritiva são a pericardite aguda recorrente, a pericardite hemorrágica, a cirurgia cardíaca prévia, a irradiação do mediastino, a infecção crônica e a doença neoplásica. Do ponto de vista fisiológico, a pericardite constritiva caracteriza-se pela incapacidade de enchimento dos ventrículos, devido a não complacência do pericárdio. No início da diástole, ocorre rápido enchimento dos ventrículos, que cessa subitamente quando o limite elástico do pericárdio é alcançado. Clinicamente, os pacientes apresentam mal-estar generalizado, caquexia e anasarca. A dispneia ao esforço é comum, e a ortopneia é geralmente leve. Ocorrem ascite e hepatomegalia, devido à pressão venosa elevada. Em casos raros, pode haver desenvolvimento de cirrose devido à hepatopatia congestiva crônica. A pressão venosa jugular está elevada, e as veias cervicais não sofrem colapso durante a inspiração (sinal de Kussmaul). As bulhas cardíacas podem estar abafadas. Com frequência, uma estalido (*knock*) pericárdico é audível. Trata-se de uma terceira bulha cardíaca, que ocorre 0,09 a 0,12 segundos após o fechamento da valva aórtica no ápice do coração. O cateterismo cardíaco direito revela o "sinal da raiz quadrada", que se caracteriza por uma deflexão *y* abrupta, seguida de elevação gradual da pressão ventricular. Entretanto, esse achado não é patognomônico da pericardite constritiva e pode ser observado na miocardiopatia restritiva de qualquer etiologia. O ecocardiograma revela espessamento do pericárdio, dilatação da veia cava inferior e das veias hepáticas e interrupção abrupta do enchimento ventricular no início da diástole. A ressecção do pericárdio constitui o único tratamento definitivo da pericardite constritiva. A diurese e a restrição de sal são úteis no manejo do volume pré-operatório, e pode haver necessidade de paracentese. A mortalidade cirúrgica varia de 5 a 10%. A função cardíaca subjacente está normal, de modo que não há indicação para transplante cardíaco. A pericardiocentese está indicada para a remoção diagnóstica de líquido pericárdico e para o tamponamento cardíaco, que não está presente no ecocardiograma dessa paciente. De modo semelhante, a estenose mitral pode se manifestar com anasarca, insuficiência hepática congestiva e ascite. Todavia, o edema pulmonar e os derrames pleurais também são comuns. Na estenose mitral, espera-se que o exame demonstre um sopro diastólico, e o ecocardiograma deve revelar um pericárdio normal e uma valva imóvel e espessa. A substituição da valva mitral estaria indicada se a estenose mitral fosse a causa dos sintomas dessa paciente.

V-109. **A resposta é A.** *(Cap. 289e)* A descrição da massa é clássica de mixoma atrial, o tumor primário mais comum do coração. Os mixomas, que são mais comuns nas mulheres do que nos homens e classicamente diagnosticados entre a terceira e a sexta décadas de vida, podem apresentar sintomas clínicos amplamente variáveis. A maioria origina-se a partir dos átrios e normalmente surge na fossa oval, no átrio esquerdo. Muitos são assintomáticos. Em geral, os mixomas não produzem metástases a distância, e, embora outras neoplasias malignas possam metastatizar para o coração (alternativa E), a constelação de achados e a aparência dessa lesão na ecocardiografia são mais compatíveis com mixoma primário. Alguns pacientes apresentam sintomas obstrutivos semelhantes aos da estenose mitral. Outros pacientes exibirão eventos embólicos como a paciente deste caso. Os pacientes também podem apresentar sintomas sistêmicos, como febre, perda de peso, caquexia, artralgias, baqueteamento digital, fenômeno de Raynaud, hipergamaglobulinemia, anemia, policitemia, leucocitose, velocidade de hemossedimentação elevada, trombocitopenia e trombocitose. Muitos pacientes são submetidos a uma extensa investigação para doença reumatológica e infecciosa antes do estabelecimento do diagnóstico de mixoma. A localização da massa seria altamente incomum para uma endocardite, seja infecciosa ou da variedade marântica (alternativas C e D). A biópsia com cateter geralmente é evitada, em virtude do elevado risco de provocar embolização (alternativa B). A excisão cirúrgica do mixoma está indicada, independentemente do tamanho do tumor. A taxa de recorrência do mixoma é muito baixa nos casos esporádicos não familiares.

V-110. **A resposta é C.** *(Cap. 289e)* O melanoma maligno apresenta o maior risco relativo de metástases cardíacas, seguido de leucemia e linfoma. Embora o risco relativo de metástases cardíacas do câncer de pulmão e o câncer de mama seja menor que o do melanoma, o número absoluto de casos de metástases cardíacas dessas neoplasias malignas é maior, em virtude da alta incidência desses cânceres. O carcinoma hepatocelular, o glioblastoma e o adenocarcinoma pancreático não costumam metastatizar para o coração. A maioria dos pacientes com metástases cardíacas apresenta doença maligna avançada; por conseguinte, o tratamento geralmente é paliativo e consiste no tratamento do tumor primário.

V-111. A resposta é E. *(Cap. 289e)* Esse paciente sofreu *commotio cordis*. Nessa condição, lesões torácicas fechadas, não penetrantes, muitas vezes com aparência inocente, podem desencadear fibrilação ventricular, mesmo na ausência de sinais evidentes de lesão. O *commotio cordis* ocorre com mais frequência em adolescentes durante a prática de esportes (p. ex., beisebol, hóquei, futebol e *lacrosse*) e provavelmente resulta de um impacto sobre a parede torácica na altura do coração durante a fase suscetível de repolarização, imediatamente antes do pico da onda T. A sobrevivência dependerá de desfibrilação imediata. O traumatismo descrito nesse paciente não é grave o suficiente para causar dissecção da aorta ou avulsão valvar. Esse menino de 12 anos de idade tem pouca probabilidade de apresentar aterosclerose coronariana suscetível à ruptura exigindo intervenção coronariana percutânea.

V-112. A resposta é A. *(Cap. 290e)* O diabetes melito, tanto insulinodependente quanto não insulinodependente, constitui um fator de risco independente para a DAC e é responsável por 14 a 50% dos novos casos de doença cardiovascular. A DAC é, sem dúvida alguma, a causa mais comum de morte em adultos portadores de diabetes melito. A incidência de DAC está relacionada com a duração do diabetes e o nível de controle da glicemia, ambos fatores de motivação para a adesão dos pacientes ao tratamento. Quando comparados a seus equivalentes não diabéticos, os pacientes com diabetes melito têm mais probabilidade de sofrer infarto do miocárdio, apresentam DAC mais grave, os infartos são de tamanho maior, e apresentam mais complicações pós-infarto, incluindo insuficiência cardíaca, choque e morte. É importante ressaltar que os pacientes diabéticos têm mais probabilidade de apresentar sintomas isquêmicos atípicos; as náuseas, a dispneia, o edema pulmonar, as arritmias, o bloqueio cardíaco ou a síncope podem ser equivalentes anginosos. Além disso, a ocorrência de "isquemia silenciosa", causada por disfunção do sistema nervoso autônomo, é mais comum entre pacientes diabéticos, sendo responsável por até 90% dos episódios isquêmicos nesses pacientes.

V-113. A resposta é C. *(Caps. 290e e 96e)* O Sr. Daniels apresenta deficiência de tiamina, resultando em insuficiência cardíaca de alto débito, uma condição conhecida como "beribéri úmido". Embora a deficiência de tiamina seja mais comum nos países em desenvolvimento e no leste da Ásia (onde o arroz polido, do qual grande parte da tiamina foi removida no processamento, representa a maior parte da ingestão calórica), ela também é observada nos países desenvolvidos em pacientes alcoolistas ou que apresentam doença crônica ou desnutrição. Devido a uma redução do tônus vasomotor e consequente queda na resistência vascular sistêmica, esses pacientes apresentam sinais de insuficiência de alto débito, como pressão de pulso ampla, taquicardia, pulsos alternantes, pressões de enchimento venoso elevadas, edema pulmonar e periférico e dilatação cardíaca. Com frequência, a fração de ejeção VE está preservada ou elevada. Os pacientes com deficiência de tiamina também desenvolvem glossite, neuropatia periférica e anemia. É interessante assinalar que a administração de tiamina pode levar a uma melhora muito rápida (12 a 48 horas) dos sintomas de insuficiência cardíaca, responsividade diurética e inotrópica e tamanho do VE. O hipotireoidismo, que é tratado com tiroxina, leva a uma redução do débito cardíaco e da frequência cardíaca (alternativa D). O folato e a vitamina B_{12} foram implicados em casos de hiper-homocisteinemia, um distúrbio associado a um risco aumentado de aterosclerose (alternativas A e E). Entretanto, o benefício clínico de normalização dos níveis de homocisteína não foi comprovado. A penicilamina é utilizada para quelação do cobre nos casos de doença de Wilson, que se manifesta muito raramente como miocardiopatia infiltrativa (alternativa B).

V-114. A resposta é D. *(Caps. 290e e 405)* Essa paciente claramente apresenta hipotireoidismo sintomático, que é confirmado pelos níveis elevados de hormônio estimulante da tireoide. As manifestações cardíacas do hipotireoidismo consistem em reduções do débito cardíaco, do volume sistólico, da frequência cardíaca, da pressão arterial sistólica e da pressão de pulso. Cerca de um terço dos pacientes apresenta derrame pericárdico, que raramente evolui para o tamponamento e provavelmente resulta do aumento da permeabilidade capilar. Outros sinais clínicos incluem cardiomegalia, bradicardia, pulsos arteriais fracos, bulhas cardíacas distantes e derrames pleurais. Embora os sinais e sintomas de mixedema possam simular os da ICC, a insuficiência miocárdica é rara na ausência de outra doença cardíaca. Em geral, o ECG revela bradicardia sinusal e baixa voltagem e pode apresentar prolongamento do intervalo QT, redução da voltagem da onda P, prolongamento do tempo de condução AV, distúrbios de condução intraventricular e anormalidades inespecíficas de ST-onda T.

V-115. **A resposta é C.** *(Cap. 291e)* Uma visão integrada dos resultados experimentais em animais e dos estudos sobre a aterosclerose humana sugere que a estria gordurosa representa lesão inicial da aterosclerose. Com mais frequência, essas lesões incipientes parecem originar-se de aumentos focais do conteúdo de lipoproteínas em determinadas regiões da íntima. Em particular, a fração de lipoproteínas relacionada com as lipoproteínas de baixa densidade (LDL), que apresenta apolipoproteína B, parece ter uma relação causal com a aterosclerose. Esse acúmulo de partículas de lipoproteínas pode não resultar simplesmente de um aumento da permeabilidade ou "extravasamento" do endotélio sobrejacente. Na verdade, as lipoproteínas podem acumular-se na íntima das artérias, uma vez que se ligam a constituintes da matriz extracelular, prolongando o tempo de permanência das partículas ricas em lipídeos dentro da parede arterial. As lipoproteínas sequestradas de antioxidantes (plasma) no espaço extracelular da íntima tornam-se particularmente suscetíveis à modificação oxidativa, originando hidroperóxidos, lisofosfolipídeos, oxisteróis e produtos de degradação aldeídicos de ácidos graxos e fosfolipídeos. Em seguida, ocorre recrutamento dos leucócitos para o endotélio. Tipicamente, os tipos de células inflamatórias encontrados no ateroma em formação consistem em macrófagos derivados de monócitos. Várias moléculas de adesão ou receptores para leucócitos expressos na superfície da célula endotelial arterial provavelmente participam no recrutamento dos leucócitos para o ateroma nascente. Uma vez residentes na íntima, os fagócitos mononucleares maturam-se em macrófagos e tornam-se células espumosas repletas de lipídeos, uma conversão que exige a captação das partículas de lipoproteínas por endocitose mediada por receptores.

V-116. **A resposta é B.** *(Cap. 291e)* As lesões ateroscleróticas são ubíquas nas sociedades ocidentais, e a prevalência dessa doença está aumentando em todo o mundo. A maioria dos ateromas não provoca sintomas, e muitos nunca produzem manifestações clínicas. Vários pacientes com aterosclerose difusa podem morrer por doenças não relacionadas, sem jamais ter qualquer manifestação clinicamente significativa de aterosclerose. O remodelamento arterial durante a formação do ateroma é responsável por parte da variabilidade na expressão clínica da doença aterosclerótica. Durante as fases iniciais do desenvolvimento do ateroma, a placa cresce habitualmente para fora, em direção abluminal. Os vasos acometidos pela aterogênese tendem a aumentar de diâmetro, um fenômeno conhecido como dilatação compensatória, um tipo de remodelamento vascular. O ateroma em crescimento não oblitera o lúmen arterial até que o volume da placa aterosclerótica ultrapasse cerca de 40% da área ocupada pela lâmina elástica interna. As estenoses que limitam o fluxo formam-se comumente mais tarde na história da placa. Muitas dessas placas provocam síndromes estáveis, como angina de peito induzida por esforço ou claudicação intermitente nos membros inferiores. Na circulação coronariana e em outras circulações, mesmo uma obstrução vascular total causada por um ateroma nem sempre leva ao infarto. O estímulo hipóxico de episódios repetidos de isquemia induz caracteristicamente a formação de vasos colaterais no miocárdio, atenuando as consequências de uma oclusão aguda de uma artéria coronária epicárdica.

V-117. **A resposta é B.** *(Cap. 291e)* As diretrizes mais recentes do ACC e da AHA publicadas em 2013 para o manejo do colesterol descreveram apenas quatro classes de pacientes que obtêm um benefício definido da terapia com estatinas. Esses grupos estão descritos no Quadro V-117. Embora se tenha demonstrado que a proteína C-reativa de alta sensibilidade elevada identifica pacientes com risco aumentado de doença cardiovascular aterosclerótica (DCVAS), as diretrizes não a recomendam como identificador de pacientes que estão dentro de um grupo de benefício definido das estatinas. Entretanto, ela pode ser usada para ajudar a decidir a necessidade de terapia com estatinas para pacientes com risco intermediário de DCVAS.

QUADRO V-117 RESUMO DOS QUATRO GRUPOS BENEFICIADOS COM ESTATINAS DESCRITOS NAS DIRETRIZES DE 2013 DO ACC/AHA PARA TRATAMENTO DO COLESTEROL SANGUÍNEO PARA REDUÇÃO DO RISCO CARDIOVASCULAR EM ADULTOS

- "Prevenção secundária" da DCVAS clínica
- LDL-C ≥ 190 mg/dL sem causa secundária (p. ex., gordura saturada/*trans*, medicamentos, algumas doenças)
- Prevenção primária com diabetes melito: idade 40-75 anos, LDL-C 70-189 mg/dL
- Prevenção primária *sem* diabetes melito: idade 40-75 anos, LDL-C 70-189 mg/dL, risco estimado de DCVAS ≥ 7,5%

Abreviações: ACC/AHA, American College of Cardiology e American Heart Association; DCVAS, doença cardiovascular aterosclerótica; LDL-C, colesterol lipoproteína de baixa densidade.
Fonte: Adaptado de NJ Stone et al.: 2013 ACC/AHA Guideline on the Treatment of Blood Cholesterol to Reduce Atherosclerotic Cardiovascular Risk in Adults. J Am Coll Cardiol 2013, doi: 10.1016/j.jacc.2013.11.002.

V-118. A resposta é E. *(Cap. 291e)* À medida que aumenta a prevalência da síndrome metabólica e do diabetes melito, muitos pacientes apresentam concentrações baixas de colesterol-HDL (lipoproteínas de alta densidade) (< 1,0 mmol/L [< 40 mg/dL]). A determinação do colesterol HDL em condições basais apresenta uma correlação indiscutível com um risco cardiovascular futuro. Contudo, a utilidade das terapias que aumentam os níveis de colesterol HDL no sangue como intervenções efetivas para reduzir os eventos cardiovasculares tem sido questionada. Os níveis sanguíneos de HDL variam inversamente com os dos triglicerídeos, e o papel independente do HDL e dos triglicerídeos como fatores de risco cardiovascular ainda não foi estabelecido. As diretrizes de 2013 não defendem qualquer terapia específica para a elevação do HDL. De fato, diversos ensaios clínicos recentes não conseguiram demonstrar que a elevação do colesterol HDL possa melhorar os desfechos cardiovasculares, e os estudos genéticos recentes colocaram em dúvida os níveis baixos de HDL como fator de risco causal para eventos ateroscleróticos. A perda de peso e a atividade física podem aumentar o HDL, e essas medidas de estilo de vida devem ser adotadas universalmente. O ácido nicotínico, particularmente em combinação com estatinas, pode elevar acentuadamente as HDL, porém os dados de ensaios clínicos não confirmaram a efetividade do ácido nicotínico para a redução do risco cardiovascular. Os agonistas dos receptores nucleares fornecem outra via potencial para a elevação dos níveis de HDL. Contudo, os pacientes tratados com agonistas do receptor ativado por proliferador dos peroxissomos α e γ (PPAR-α e γ) não demonstraram de modo consistente uma melhora dos resultados cardiovasculares, e pelo menos alguns agonistas do PPAR foram associados a um agravamento dos desfechos cardiovasculares. Outros agentes em fase de desenvolvimento clínico aumentam os níveis de HDL ao inibir a proteína de transferência de ésteres de colesteril (CETP). Dois desses agentes foram submetidos a uma avaliação clínica em larga escala e não demonstraram nenhuma eficácia na melhora dos desfechos cardiovasculares.

V-119. A resposta é B. *(Cap. 293)* O conceito de suprimento e demanda miocárdica é essencial para uma compreensão da fisiopatologia da isquemia do miocárdio. Em condições normais, para qualquer nível de demanda de oxigênio, o miocárdio controlará o suprimento de sangue rico em oxigênio para evitar a perfusão inadequada dos miócitos e o desenvolvimento subsequente de isquemia e infarto. Os principais determinantes da demanda miocárdica de oxigênio (MVO_2) são a frequência cardíaca, a contratilidade miocárdica e a tensão (estresse) da parede ventricular. O ritmo cardíaco não constitui um importante determinante da demanda de oxigênio do miocárdio.

V-120. A resposta é E. *(Cap. 293)* A circulação coronariana normal é determinada e controlada pelas demandas de oxigênio do coração. Essas demandas são atendidas pela capacidade que o leito vascular coronariano possui de variar consideravelmente a sua resistência (e, portanto, o fluxo sanguíneo), enquanto o miocárdio extrai uma porcentagem alta e relativamente fixa de oxigênio. Normalmente, os vasos intramiocárdicos de resistência demonstram uma grande capacidade de dilatação. Por exemplo, as necessidades variáveis de oxigênio do coração durante um exercício ou estresse emocional afetam a resistência vascular coronariana e, dessa maneira, regulam o suprimento de oxigênio e de substrato ao miocárdio. As artérias coronárias epicárdicas no estado normal fornecem apenas uma resistência trivial ao fluxo. A extração de oxigênio do miocárdio é relativamente fixa. Durante a taquicardia, o tempo diastólico é encurtado em relação ao período sistólico.

V-121. A resposta é B. *(Cap. 293)* Uma grande variedade de anormalidades do metabolismo, da função e da estrutura celulares ocasiona esses distúrbios mecânicos durante a isquemia. O miocárdio normal metaboliza ácidos graxos e glicose, com formação de dióxido de carbono e água. Com a grave privação de oxigênio, os ácidos graxos não podem ser oxidados, e a glicose é convertida em lactato; o pH intracelular é reduzido, assim como as reservas miocárdicas de fosfatos de alta energia (i.e., trifosfato de adenosina e creatina fosfato). O comprometimento da função da membrana celular leva ao extravasamento de potássio e captação de sódio pelos miócitos, bem como a um aumento do cálcio citosólio.

V-122. **A resposta é E.** *(Cap. 293)* A dor da angina pode originar-se ou irradiar-se para o dorso, a região interescapular, a base do pescoço, a mandíbula, os dentes e o epigástrio. A angina raramente localiza-se abaixo do umbigo ou acima da mandíbula. Um achado útil na avaliação de um paciente com desconforto torácico é o fato de que o desconforto isquêmico miocárdico não se irradia para os músculos trapézios; esse padrão de irradiação é mais típico da pericardite.

V-123. **A resposta é B.** *(Cap. 293)* Muitos pacientes relatam um limiar fixo para a angina, que ocorre previsivelmente com determinado nível de atividade, como subir dois lances de escada em velocidade normal. Nesses pacientes, a estenose coronariana e o suprimento de oxigênio ao miocárdio são fixos, e a isquemia é desencadeada por um aumento na demanda miocárdica de oxigênio; diz-se que esses pacientes apresentam angina estável ao esforço. A angina pode ser classificada de acordo com a Classificação Funcional da Canadian Cardiovascular Society, como mostra o Quadro V-123.

QUADRO V-123	QUADRO DE CLASSIFICAÇÃO DAS DOENÇAS CARDIOVASCULARES	
Classe	Classificação funcional da New York Heart Association	Classificação funcional da Canadian Cardiovascular Society
I	Os pacientes têm cardiopatia, mas *sem* as *limitações* resultantes da atividade física. A atividade física normal não causa fadiga exagerada, palpitação, dispneia ou dor anginosa.	A atividade física normal, como caminhar e subir escadas, *não causa angina*. Angina presente com esforço extenuante, rápido ou prolongado no trabalho ou lazer.
II	Os pacientes têm cardiopatia resultante de *limitação leve* da atividade física. Ficam confortáveis em repouso. A atividade física normal resulta em fadiga, palpitação, dispneia ou dor anginosa.	*Leve limitação* da atividade normal. Andar ou subir escadas rapidamente, subir em terreno inclinado, andar ou subir escadas após as refeições, no frio ou quando sob estresse emocional ou apenas durante as poucas horas após acordar. Andar mais de duas quadras no mesmo ritmo e subir mais de um lance de escadas em ritmo normal, bem como em condições normais.
III	Os pacientes têm cardiopatia que resulta em *acentuada limitação* da atividade física. Ficam confortáveis em repouso. Atividade física menor que a normal causa fadiga, palpitação, dispneia ou dor anginosa.	*Acentuada limitação* da atividade física comum. Andar uma ou duas quadras no mesmo ritmo ou subir mais de um lance de escadas em condições normais.
IV	Os pacientes têm cardiopatia que resulta em *incapacidade* de realizar atividade física sem desconforto. Os sintomas de insuficiência cardíaca ou de síndrome anginosa podem estar presentes mesmo em repouso. Se qualquer atividade física for realizada, o desconforto aumentará.	*Incapacidade* de realizar qualquer atividade física sem desconforto – a síndrome anginosa pode estar presente em repouso.

Fonte: Modificado de L Goldman et al.: *Circulation* 64:1227, 1981.

V-124. **A resposta é C.** *(Cap. 293)* O teste de esforço com ECG é usado para detectar qualquer limitação no desempenho do exercício, identificar sinais típicos de isquemia miocárdica no ECG e estabelecer sua relação com o desconforto torácico. Em geral, a resposta isquêmica do segmento ST é definida por uma depressão plana ou descendente do segmento ST > 0,1 mV abaixo da linha de base (i.e., o segmento PR), que persiste por mais de 0,08 segundos (Figura V-124). As alterações ascendentes ou juncionais do segmento ST não são consideradas características de isquemia e não constituem um resultado positivo nesse teste. Embora as anormalidades das ondas T, os distúrbios da condução e as arritmias ventriculares que se desenvolvem durante o exercício devam ser registrados, eles também não são diagnósticos. Os testes de esforço negativos, em que a frequência cardíaca-alvo (85% da frequência cardíaca máxima prevista [FCMP] para a idade e o gênero) não é alcançada, são considerados não diagnósticos. Esse paciente não alcançou uma FCMP de 85% (220 – idade = FCMP), e as alterações do segmento ST são descritas como ascendente. Por fim, a elevação da pressão arterial constitui uma resposta normal ao exercício.

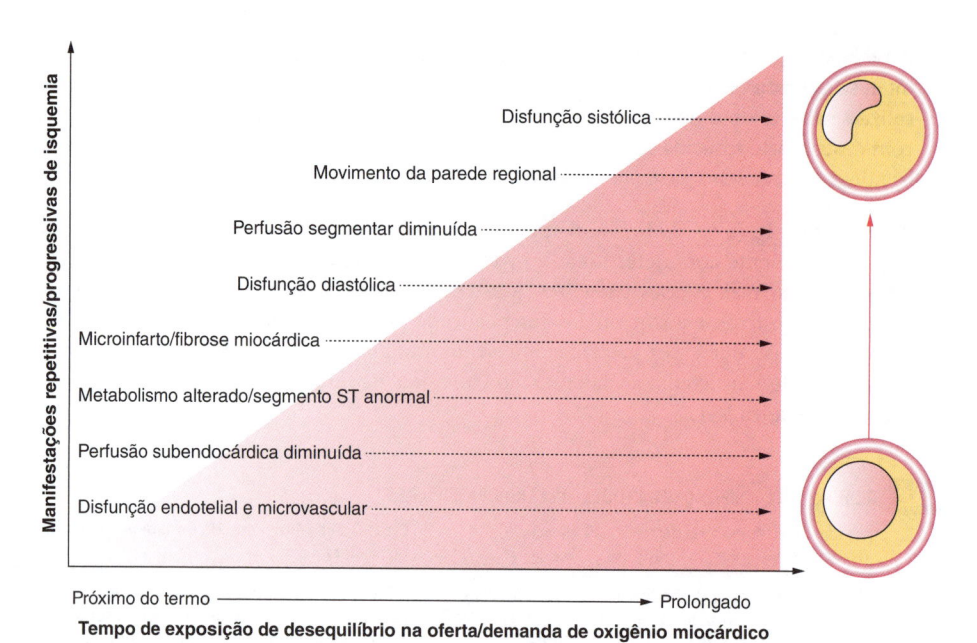

FIGURA V-124 Modificada de LJ Shaw et al.: *J Am Coll Cardiol* 54:1561, 2009. Figura original ilustrada por Rob Flewell.

V-125. **A resposta é C.** *(Cap. 294)* A síndrome coronariana aguda sem elevação do segmento ST (SCA-SEST) é mais comumente causada por um desequilíbrio entre o suprimento e a demanda de oxigênio, em consequência de oclusão parcial por um trombo que se forma em uma placa coronariana aterotrombótica rompida ou no endotélio erodido da artéria coronária. Podem ocorrer isquemia grave ou necrose do miocárdio em consequência da redução do fluxo sanguíneo coronário causada pelo trombo e pela embolização distal de agregados plaquetários e/ou resíduos ateroscleróticos. Outras causas de SCA-SEST incluem: (1) obstrução dinâmica (p. ex., espasmo coronariano, conforme observado na angina variante de Prinzmetal); (2) obstrução mecânica grave, devido à aterosclerose coronária progressiva; e (3) aumento da demanda de oxigênio do miocárdio produzido por condições como febre, taquicardia e tireotoxicose, na presença de obstrução coronariana epicárdica fixa. Mais de um desses processos podem estar envolvidos. Embora a disfunção endotelial microvascular possa causar angina, não se acredita que seja uma causa de infarto do miocárdio.

V-126. **A resposta é E.** *(Cap. 294)* O diagnóstico de síndrome coronariana aguda (SCA) baseia-se, em grande parte, na apresentação clínica. Normalmente, o desconforto torácico é intenso e apresenta pelo menos uma de três características: (1) ocorre em repouso (ou com esforço mínimo), com duração > 10 minutos; (2) é de início relativamente recente (i.e., nas últimas duas semanas); e/ou (3) ocorre com um padrão crescente (i.e., distintamente mais grave, prolongado ou frequente do que episódios anteriores). O diagnóstico de infarto do miocárdio sem elevação do segmento ST (IMSEST) é estabelecido se um paciente com essas manifestações clínicas desenvolver evidências de necrose do miocárdio, conforme indicado por níveis anormalmente elevados de biomarcadores de necrose cardíaca. Tendo em vista o ECG sem elevações do segmento ST, esse paciente não apresenta infarto do miocárdio com elevação do segmento ST (IMCEST). Além disso, essa apresentação clínica de angina acelerada que está ocorrendo agora em repouso exclui uma angina estável. Entretanto, como esse paciente ainda não apresenta os resultados dos biomarcadores cardíacos, não é possível diferenciar a angina instável do IMSEST. São necessárias informações adicionais.

V-127. **A resposta é E.** *(Cap. 294)* É importante lembrar que, embora os biomarcadores de troponina cardíaca (troponina I ou T) sejam muito sensíveis para o infarto do miocárdio causado por oclusão coronária, eles carecem um tanto de especificidade. Nos pacientes sem história clínica definida de isquemia miocárdica, foram relatadas elevações menores da troponina cardíaca, que podem ser causadas por insuficiência cardíaca congestiva, miocardite ou embolia pulmonar; além disso, utilizando ensaios de alta sensibilidade, as elevações podem ocorrer em indivíduos francamente normais. Por conseguinte, em pacientes com uma história duvidosa, pequenas elevações da troponina cardíaca, particularmente se forem persistentes, podem não ser diagnósticas de uma SCA. Nesse paciente, a elevação da troponina provavelmente deve-se à urgência hipertensiva provocada pela sessão de hemodiálise omitida e sobrecarga de volume. O tratamento da causa primária ajudará esse paciente. Seria prudente continuar a acompanhar também os biomarcadores cardíacos e o ECG ao longo do tempo.

V-128. A resposta é E. *(Cap. 294)* Esse paciente está sofrendo um IMSEST. Dois aspectos fundamentais da terapia farmacológica no manejo do IMSEST consistem na redução da demanda miocárdica de oxigênio e terapia antitrombótica direcionada para um trombo presumido causando obstrução parcial, que está se formando em uma placa coronariana aterotrombótica rompida. O ácido acetilsalicílico em associação com um bloqueador do receptor de $P2Y_{12}$ (p. ex., clopidogrel, ticagrelor ou prasugrel) constitui uma opção apropriada como agentes antiplaquetários, e as opções quanto aos anticoagulantes incluem: (1) a heparina não fracionada (HNF), que constitui há muito tempo a base da terapia; (2) a heparina de baixo peso molecular (HBPM), a enoxaparina, que demonstrou ser superior à HNF na redução dos eventos cardíacos recorrentes, particularmente em pacientes tratados com uma estratégia conservadora, mas com algum aumento no sangramento; (3) a bivalirudina, um inibidor direto da trombina, que se assemelha à HNF ou à HBPM quanto à sua eficácia, mas que causa menos sangramento e é usada antes e/ou durante a intervenção coronariana percutânea; e (4) o inibidor indireto do fator Xa, o fondaparinux, que é equivalente à enoxaparina na sua eficácia, mas que parece apresentar menor risco de sangramento significativo. Para reduzir a demanda de oxigênio do miocárdio, a administração de β-bloqueadores com o objetivo de obter uma frequência cardíaca de 60 bpm é razoável; todavia, esses fármacos devem ser usados com cautela ou evitados na presença de insuficiência cardíaca (que não é o caso desse paciente). De modo semelhante, a nitroglicerina constitui uma terapia antianginosa comumente usada e efetiva. Entretanto, uma contraindicação direta consiste no uso de inibidores da fosfodiesterase (como tadalafila nesse paciente), e a sua coadministração pode resultar em hipotensão catastrófica.

V-129. A resposta é A. *(Cap. 295)* Esse paciente está apresentando dor torácica isquêmica clássica com base na sua história. Quando se manifesta dessa maneira clássica, é inconfundível. Após obter essa história, o diagnóstico funcional clínico é de SCA. O próximo passo mais importante na árvore de decisão é determinar se o paciente está apresentando IMCEST ou SCA sem elevação do segmento ST (IMSEST ou angina instável). Isso só pode ser determinado por meio do ECG. A determinação dos biomarcadores séricos (troponina e creatina-quinase [CK]-MB) leva minutos a horas, e os valores podem não estar elevados nas primeiras horas de um infarto. Em termos práticos, os ensaios de troponina de alta sensibilidade têm valor imediato menor em pacientes com IMCEST. As atuais estratégias de reperfusão urgente exigem uma tomada de decisão (baseada em grande parte, em uma combinação de achados clínicos e ECG) antes que os resultados dos exames de sangue sejam fornecidos pelo laboratório. Embora o ecocardiograma possa demonstrar anormalidades do movimento da parede nas áreas de isquemia, ele não consegue diferenciar IM com elevação do segmento ST da SCA sem elevação do segmento ST. A angiotomografia coronária não é necessária em um paciente que apresenta dor isquêmica ativa. A Figura V-129 fornece um fluxograma da árvore de decisão para o médico que está tratando de um paciente com desconforto isquêmico.

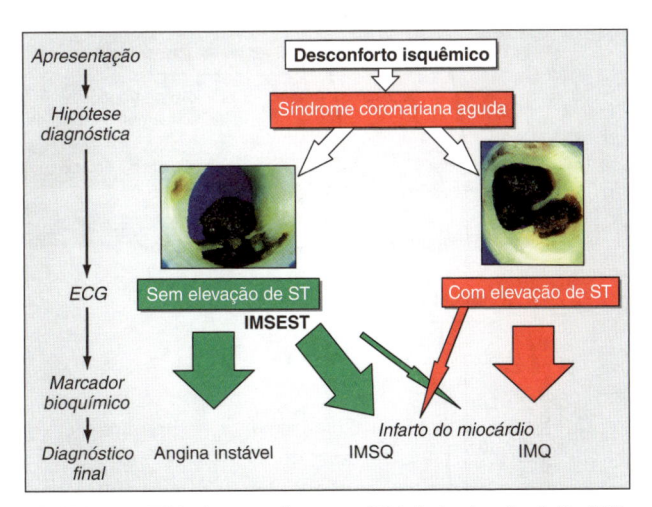

FIGURA V-129 ECG, eletrocardiograma; IM, infarto do miocárdio. IMQ, IM com onda Q; IMSQ, IM sem onda Q. *(Adaptada de CW Hamm et al.: Lancet 358:1533, 2001, e MJ Davies: Heart 83:361, 2000; com autorização de BMJ Publishing Group.)*

V-130. A resposta é E. *(Cap. 295)* A troponina T específica do coração (cTnT) e a troponina I específica do coração (cTnI) apresentam sequências de aminoácidos diferentes das formas dessas proteínas encontradas no músculo esquelético. Essas diferenças possibilitaram o desenvolvimento de ensaios quantitativos para cTnT e cTnI com anticorpos monoclonais altamente específicos. Como a cTnT e a cTnI normalmente não são detectáveis no sangue de indivíduos sadios, mas podem aumentar após a ocorrência de IMCEST para níveis muitas vezes maiores do que o limite superior de referência (o valor mais alto observado em 99% de uma população de referência que não sofre de IM), a determinação da cTnT ou da cTnI é de considerável utilidade diagnóstica; atualmente, constituem os marcadores bioquímicos preferidos para o IM. Um importante inconveniente da determinação da creatina-quinase (CK) total é a sua falta de especificidade para o IMCEST, visto que essa enzima pode estar elevada em pacientes com doença ou traumatismo muscular, incluindo injeção intramuscular. A isoenzima MB da CK é mais vantajosa do que a CK total, visto que não é encontrada em concentrações significativas no tecido extracardíaco e, portanto, é consideravelmente mais específica. Entretanto, a cirurgia cardíaca, a miocardite e a cardioversão elétrica frequentemente resultam em níveis séricos elevados da isoenzima MB. Uma reação inespecífica à lesão miocárdica está associada à leucocitose polimorfonuclear, que aparece dentro de poucas horas após o início da dor e persiste por 3 a 7 dias; com frequência, a contagem de leucócitos alcança níveis de 12.000 a 15.000/μL. A velocidade de hemossedimentação aumenta mais lentamente do que a contagem de leucócitos, alcançando valores máximos durante a primeira semana e, algumas vezes, permanecendo elevada por uma ou duas semanas. De modo semelhante, a lactato desidrogenase pode aumentar no contexto do infarto agudo do miocárdio, porém é inespecífica.

V-131.   **A resposta é C.** *(Cap. 295)* A CK eleva-se dentro de 4 a 8 horas e, em geral, retorna ao normal em 48 a 72 horas. Os ensaios da troponina cardíaca apresentam um período semelhante para a sua elevação, porém geralmente persistem por muito mais tempo (7 a 10 dias após um IMCEST). A reperfusão precoce causará um pico mais precoce dos biomarcadores. Ver Figura V-131.

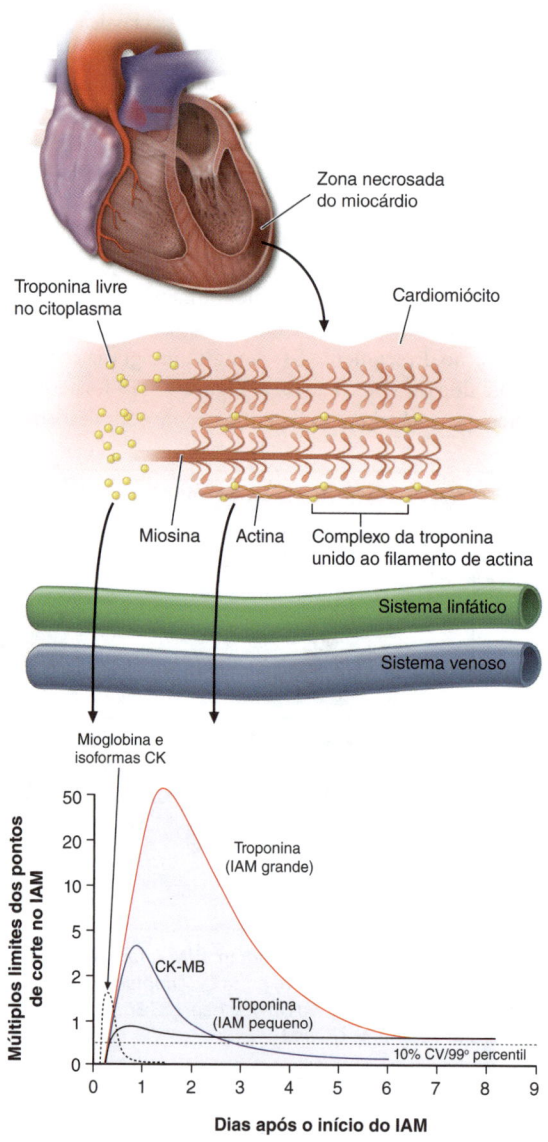

FIGURA V-131   CV, coeficiente de variação. (Modificada de EM Antman: Decision making with cardiac troponin tests. *N Engl J Med* 346:2079, 2002 e AS Jaffe, L Babiun, FS Apple: Biomarkers in acute cardiac disease: The present and the future. *J Am Coll Cardiol* 48:1, 2006.)

V-132.   **A resposta é A.** *(Cap. 295)* A maioria das mortes por IMCEST ocorridas fora do hospital deve-se ao súbito desenvolvimento de fibrilação ventricular. A maior parte das mortes provocadas por fibrilação ventricular ocorre nas primeiras 24 horas após o início dos sintomas e, entre essas mortes, mais da metade ocorre na primeira hora. Por conseguinte, os principais componentes do atendimento pré-hospitalar a pacientes com suspeita de IMCEST incluem: (1) o reconhecimento dos sintomas pelo próprio paciente e a busca imediata de assistência médica; (2) o rápido deslocamento de uma equipe médica de emergência capaz de realizar manobras de reanimação, incluindo desfibrilação; (3) transporte imediato do paciente a um hospital que possua médicos e enfermeiros com experiência no manejo das arritmias e na implementação de suporte cardíaco avançado de vida; e (4) implementação imediata do tratamento de reperfusão. Em geral, o maior atraso não ocorre durante o transporte ao hospital, e sim entre o início da dor e a decisão do paciente de procurar ajuda. Esse atraso pode ser reduzido mais facilmente pela instrução do público por profissionais de saúde sobre o significado do desconforto torácico e a importância de procurar auxílio médico imediato. As consultas regulares com pacientes que têm uma história ou que correm risco de cardiopatia isquêmica representam importantes "momentos de orientação" para que os médicos possam revisar os sintomas de IMCEST e o plano de ação adequado.

V-133.   **A resposta é E.** *(Cap. 295)* Todas essas escolhas são adequadas para o tratamento de pacientes com IMCEST em certas situações. O ácido acetilsalicílico é um inibidor irreversível da cicloxigenase e, portanto, inibe a produção de tromboxano A_2. Os β-bloqueadores reduzem a demanda de oxigênio do miocárdio ao reduzir o cronotropismo e o inotropismo cardíacos. Devem ser usados com cautela em pacientes com infarto do miocárdio com quaisquer sinais de retardo de condução (prolongamento do intervalo PR), insuficiência cardíaca ou risco de choque cardiogênico. O clopidogrel inibe o receptor plaquetário de $P2Y_{12}$ difosfato de adenosina para inibir a agregação plaquetária. O abciximabe e a eptifibatida são inibidores da glicoproteína IIb/IIIa que também inibem a agregação plaquetária. Embora a nitroglicerina seja efetiva pelos seus efeitos antianginosos no contexto do IMCEST, ela exerce esses efeitos ao diminuir a pré-carga e, talvez, por meio de alguma vasodilatação coronariana direta induzida pelo óxido nítrico. A nitroglicerina tem efeito mínimo sobre a pós-carga sistêmica.

V-134.   **A resposta é D.** *(Cap. 295)* Esse paciente apresenta evidências de falha de reperfusão com terapia fibrinolítica (dor torácica persistente e elevação do segmento ST por mais de 90 minutos). Nesse caso, deve-se efetuar uma intervenção coronariana percutânea (ICP) de resgate. A administração de uma segunda dose de ativador do plasminogênio tecidual ou de um agente fibrinolítico diferente não é necessária e é potencialmente perigosa. A revascularização do miocárdio com *bypass* coronário não é necessária antes de conhecer a anatomia, e, no contexto imediato após a administração de agentes fibrinolíticos, a sua realização está associada a um risco extremamente alto de hemorragia grave.

V-135.   **A resposta é E.** *(Cap. 295)* Esse paciente apresenta ritmo idioventricular acelerado, um achado comum em pacientes com reperfusão bem-sucedida após terapia trombolítica. Esse ritmo é benigno e não necessita de nenhum tratamento adicional. Sempre sofre resolução de modo espontâneo. A flecainida (um antiarrítmico de classe I) está contraindicado para pacientes pós-IM, uma vez que foi constatado que esse fármaco aumentou a taxa de mortalidade no ensaio clínico CAST. A amiodarona ou o metoprolol seriam um tratamento adequado caso se tratasse de taquicardia ventricular ou, talvez, taquicardia supraventricular. A massagem do seio carotídeo seria apropriada na presença de taquicardia supraventricular.

V-136.   **A resposta é D.** *(Cap. 296e)* A terapia percutânea da doença arterial coronariana sofreu uma mudança de paradigma com a introdução dos *stents* coronarianos, em 1994. Entretanto, os *stents* metálicos também são propensos à trombose de *stent* (1 a 3%), seja aguda (< 24 horas) ou subaguda (1 a 30 dias), o que pode ser amenizado por uma maior atenção à implantação inicial completa do *stent* e ao uso de terapia antiplaquetária dupla (TAPD) (ácido acetilsalicílico, junto com um bloqueador do receptor $P2Y_{12}$ plaquetário [clopidogrel, prasugrel ou ticagrelor]). As tromboses de *stent* tardias (30 dias a 1 ano) e muito tardias (mais de 1 ano) ocorrem raramente, porém são ligeiramente mais comuns com os *stents* farmacológicos de primeira geração, exigindo, em geral, TAPD por até um ano ou mais. O uso de *stents* de segunda geração (como o *stent* farmacológico de everolimo) está associado a taxas menores de tromboses de *stent* tardias e muito tardias, e pode ser possível uma menor duração da TAPD. A interrupção prematura da TAPD, em particular no primeiro mês após o implante, está associada a um risco significativamente aumentado de trombose de *stent* (3 a 9 vezes maior). A trombose de *stent* resulta em morte em 10 a 20% dos pacientes e em infarto do miocárdio em 30 a 70%. A cirurgia eletiva (como cirurgia de catarata) que requer a interrupção da terapia antiplaquetária após implante de *stent* farmacológico deve ser adiada até depois de seis meses e, de preferência, depois de um ano, se possível. Nesse momento, o clopidogrel pode ser razoavelmente interrompido, se não houver outros fatores atenuantes. Se possível, deve-se continuar o ácido acetilsalicílico.

V-137. **A resposta é D.** *(Cap. 296e)* A linha divisória entre a cirurgia de revascularização do miocárdio (CRM) e a ICP para revascularização da DAC teve uma mudança há duas décadas. Com os aprimoramentos da técnica e tecnologia da ICP, ela tornou-se a forma predominante de revascularização e, atualmente, é realizada com duas vezes mais frequência do que a CRM. Entretanto, ainda existem determinados pacientes para os quais a CRM e a ICP são terapeuticamente equivalentes ou a CRM é claramente superior. Uma dessas populações são pacientes que apresentam doença de múltiplos vasos. Quando a revascularização está indicada, a escolha entre ICP e CRM depende de uma série de fatores clínicos e anatômicos. O ensaio Synergy Between Percutaneous Coronary Intervention With Taxus and Cardiac Surgery (SYNTAX) fez uma comparação entre a ICP com *stent* farmacológico com paclitaxel e CRM em 1.800 pacientes com doença coronariana de três vasos ou doença de tronco de coronária esquerda. O estudo não encontrou nenhuma diferença na morte ou no infarto do miocárdio em um ano (alternativas A e E), porém a repetição da revascularização foi significativamente maior no grupo tratado com *stent* (13,5% vs. 5,9%) (alternativa B), enquanto o acidente vascular encefálico foi significativamente maior no grupo cirúrgico (2,2% vs. 0,6%) (alternativa C). O desfecho primário combinado de morte, infarto do miocárdio, acidente vascular encefálico ou revascularização foi significativamente melhor com a CRM, em particular naqueles com DAC mais extensa. Os resultados de três anos confirmam esses achados. O ensaio Future Revascularization Evaluation in Patients With Diabetes Melito: Optimal Management of Multivessel Disease (FREEDOM) randomizou 1.900 pacientes com diabetes melito e doença de múltiplos vasos e mostrou um desfecho primário de morte, infarto do miocárdio ou acidente vascular encefálico significativamente menor com a CRM do que com a ICP. Esses estudos fornecem suporte à CRM para pacientes com doença de tronco de coronária esquerda ou de três vasos mais grave ou para aqueles com diabetes melito. Graus menores de doença de múltiplos vasos em pacientes com ou sem diabetes apresentam um desfecho igual com a ICP. A escolha entre ICP *versus* CRM também está relacionada com o sucesso esperado do procedimento e as complicações da ICP e os riscos da CRM (alternativa D). Para a ICP, as características da anatomia coronariana são de importância crítica. A localização da lesão no vaso (proximal ou distal), o grau de tortuosidade e o tamanho do vaso são considerados. Além disso, as características da lesão, incluindo o grau de estenose, a presença de cálcio, o comprimento da lesão e a presença de trombo, são avaliadas.

V-138. **A resposta é B.** *(Cap. 297e)* As oclusões totais crônicas (OTC) representam um dos maiores desafios terapêuticos na cardiologia intervencionista. O paciente adequado, a seleção da lesão e técnica meticulosa são necessários para a realização segura e bem-sucedida de ICP em uma OTC. Em pacientes ou lesões de alto risco assintomáticas, recomenda-se o abandono de tentativas de ICP em OTC, tendo em vista o perfil de risco elevado do procedimento. Entretanto, nesse paciente sintomático com teste de esforço de alto risco, a tentativa de ICP é razoável. A revascularização incompleta devido a uma OTC não tratada está associada a uma taxa de mortalidade aumentada (razão de probabilidade = 1,36; intervalo de confiança [IC] de 95%, 1,12 a 1,66, $p < 0,05$). A ICP bem-sucedida de uma OTC leva a uma redução absoluta na mortalidade de 3,8 a 8,4%, com alívio dos sintomas e melhora da função ventricular esquerda. Técnicas mais recentes, como a abordagem retrógrada para atravessar oclusões totais, mostram-se úteis quando a abordagem anterógrada falha ou não é possível, e existem vasos colaterais bem desenvolvidos.

V-139. **A resposta é B.** *(Cap. 297e)* Os enxertos de veia safena têm uma taxa de falência de até 20% depois de um ano, alcançando 50% em cinco anos. Isso é muito maior do que a taxa de falência de pontes de vasos arteriais (p. ex., artéria mamária interna esquerda) (alternativa D). A falência do enxerto (depois de mais de 1 mês) resulta de hiperplasia da íntima e aterosclerose, raramente de embolização (alternativa A). A ICP em enxerto de veia safena está associada à embolização distal de restos ateroscleróticos e microtrombos, resultando em oclusão microvascular, redução do fluxo sanguíneo anterógrado (o fenômeno "sem refluxo" – *no-reflow*) e infarto do miocárdio. Embora o risco de *"no-reflow"* seja maior na ICP em enxerto de veia safena do que na ICP em vaso nativo (alternativa D), o benefício da revascularização bem-sucedida e a capacidade de diminuir o risco com dispositivo de proteção distal frequentemente justificam a realização de ICP (alternativa C). Os dispositivos de proteção distal contra embolia diminuem o risco de embolização distal, bem como a incidência de *"no-reflow"* e de infarto do miocárdio associados a intervenções de enxerto da veia safena (alternativa B).

V-140. **A resposta é E.** *(Cap. 297e)* Essa paciente apresenta os achados clássicos de estenose aórtica (EAo), incluindo sopro sistólico de pico tardio, *pulsus parvus et tardus*, e sintomas de angina e insuficiência cardíaca. Embora alguns medicamentos possam diminuir os sintomas (p. ex., diuréticos para sintomas de insuficiência cardíaca), a EAo grave historicamente tem sido uma doença de abordagem cirúrgica, e os fármacos não desempenham nenhum papel na redução da mortalidade. A taxa de mortalidade da EAo grave é elevada, com taxas de sobrevida em um e cinco anos para pacientes que não sejam candidatos à cirurgia de 62 e 38%, respectivamente. Embora a valvotomia percutânea com balão possa ser usada para o paciente agudamente enfermo ou "em falência" com EAo grave, as taxas de complicação em curto prazo são elevadas (cerca de 10 a 20%), a área valvar raramente ultrapassa 1 cm² após valvotomia com balão, a maioria dos pacientes volta a apresentar uma área valvar pré-procedimento em 6 a 12 meses, e o procedimento não afeta a mortalidade. Anteriormente, os pacientes que não são candidatos à cirurgia são aconselhados a seguir medidas de conforto, incluindo, algumas vezes, cuidados paliativos. Entretanto, com o advento da substituição transcateter de valva aórtica (TAVR), somos agora capazes de oferecer uma opção de tratamento viável a muitos pacientes que têm um risco demasiado alto para substituição cirúrgica de valva aórtica. A TAVR demonstrou ser superior aos cuidados habituais em pacientes com risco muito elevado. Essa paciente se submeterá a exames adicionais para assegurar que a anatomia esteja apropriada para TAVR, que continua sendo uma opção viável de tratamento para essa mulher muito doente.

V-141. **A resposta é B.** *(Cap. 298)* A hipertensão está presente em todas as populações, exceto para um pequeno número de indivíduos que moram em países em desenvolvimento. Nas sociedades industrializadas, a pressão arterial aumenta de maneira constante durante as primeiras duas décadas de vida. Em crianças e adolescentes, a pressão arterial está associada ao crescimento e à maturidade. A pressão arterial "acompanha" ao longo do tempo as crianças e os indivíduos entre a adolescência e o início da vida adulta. Nos Estados Unidos, a pressão arterial sistólica média é mais alta nos homens do que nas mulheres durante o início da vida adulta, embora, entre indivíduos de mais idade, a taxa de aumento relacionada com a idade seja mais pronunciada em mulheres. Por conseguinte, entre indivíduos a partir dos 60 anos de idade, a pressão arterial sistólica das mulheres é mais alta que a dos homens. Entre os adultos, a pressão arterial diastólica também aumenta progressivamente com a idade até os 55 anos, quando, a partir daí, tende a diminuir. A consequência consiste em um alargamento da pressão de pulso (a diferença entre a pressão arterial sistólica e a diastólica) depois dos 60 anos. Nos Estados Unidos, com base nos resultados do National Health and Nutrition Examination Survey (NHANES), cerca de 30% (prevalência ajustada para a idade) dos adultos ou pelo menos 65 milhões de indivíduos apresentam hipertensão (definida como qualquer um dos seguintes achados: pressão arterial sistólica ≥ 140 mmHg, pressão arterial diastólica ≥ 90 mmHg ou uso de medicamentos anti-hipertensivos). A prevalência da hipertensão é de 33,5% em negros não hispânicos, de 28,9% em brancos não hispânicos e de 20,7% em americanos mexicanos.

V-142. **A resposta é B.** *(Cap. 298)* A doença cardíaca constitui a causa mais comum de morte em pacientes hipertensos. A cardiopatia hipertensiva resulta de adaptações estruturais e funcionais que levam à hipertrofia ventricular esquerda, ICC, anormalidades do fluxo sanguíneo em decorrência de doença arterial coronariana aterosclerótica e doença microvascular, e arritmias cardíacas. O acidente vascular encefálico constitui a segunda causa mais frequente de morte no mundo, sendo responsável por 5 milhões de mortes por ano, com um número adicional de 15 milhões de indivíduos que apresentam acidente vascular encefálico não fatal. A pressão arterial elevada representa o fator de risco mais forte para acidente vascular encefálico. A doença renal constitui tanto um efeito quanto uma etiologia comuns de hipertensão, porém não representa uma causa tão comum de mortalidade quanto a doença cardíaca em pacientes hipertensos. A disfunção pulmonar ou hepática é uma causa mais rara de mortalidade em pacientes com hipertensão.

V-143 e V-144. **As respostas são D e E, respectivamente.** *(Cap. 298)* Essa paciente apresenta hipertensão de controle difícil, em uma idade jovem, levantando a hipótese de causas secundárias de hipertensão. O diagnóstico mais provável é de hiperaldosteronismo primário, também conhecido como síndrome de Conn. A paciente não exibe nenhuma característica física sugestiva de hiperplasia suprarrenal congênita ou de síndrome de Cushing. Além disso, não há intolerância à glicose, como a que ocorre comumente na síndrome de Cushing. Não existe probabilidade de feocromocitoma, tendo em vista a ausência de sintomas episódicos e a hipertensão lábil. Os achados de hipopotassemia e alcalose metabólica na presença de hipertensão de controle difícil aumentam a probabilidade de diagnóstico de síndrome de Conn. O diagnóstico da doença pode ser difícil, porém o exame preferido é a razão aldosterona/renina plasmática. Esse exame deve ser realizado às 8 horas da manhã, e a obtenção de uma razão acima de 30 a 50 é diagnóstica de hiperaldosteronismo primário. É preciso ter cautela na interpretação desse teste quando o paciente é tratado com inibidores da ECA, visto que esses fármacos podem elevar falsamente a atividade da renina plasmática. Entretanto, um nível plasmático de renina indetectável ou uma razão aldosterona/renina elevada na presença de tratamento com inibidores da ECA são altamente sugestivos de hiperaldosteronismo primário. O cateterismo seletivo da veia suprarrenal para renina pode ser realizado após o estabelecimento do diagnóstico para ajudar a determinar se o processo é unilateral ou bilateral. Embora a displasia fibromuscular constitua uma causa secundária comum de hipertensão em mulheres jovens, a presença de hipopotassemia e de alcalose metabólica deve sugerir a síndrome de Conn. Por conseguinte, não há necessidade de ressonância magnética das artérias renais neste caso. A coleta de urina de 24 horas para determinação da perda de potássio e secreção de aldosterona pode ser útil no diagnóstico da síndrome de Conn. A determinação das metanefrinas ou do cortisol não está indicada.

V-145. **A resposta é C.** *(Cap. 298)* Esse paciente está apresentando uma emergência hipertensiva, especificamente hipertensão maligna. Caracteriza-se por alterações arteriais rápidas e perda da autorregulação cerebral; os sinais clínicos consistem em pressão arterial muito elevada, *delirium* devido à hiperperfusão cerebral, insuficiência renal com proteinúria e hematúria e anemia hemolítica. A taxa de mortalidade nas primeiras horas apresenta-se elevada nesse estado mórbido, e há necessidade de tratamento rápido. Entretanto, a maioria dos pacientes que apresentam hipertensão maligna também tem elevações crônicas persistentes da pressão arterial e alteração no "ponto de ajuste" da autorregulação cerebral. A rápida redução da pressão arterial para níveis normais na população regular leva frequentemente à hipoperfusão e pode resultar em infartos em zonas de fronteira vascular cerebral. No contexto das emergências hipertensivas, recomenda-se uma redução da pressão arterial média em 25% dentro de minutos a horas. A terapia parenteral tem início de ação mais rápido e é titulada com mais facilidade do que a terapia oral, que é inadequada na situação emergencial. O nifedipino de liberação imediata é particularmente potente e está associado a um maior risco de infarto do miocárdio quando usado nesse contexto. A plasmaférese seria necessária se fosse um caso de púrpura trombocitopênica trombótica (PTT); todavia, com a contagem normal de plaquetas desse paciente, é improvável que se trate de PTT.

V-146. **A resposta é D.** *(Cap. 299)* As taxas de excreção de albumina urinária (EAU) são preditivas de eventos de doença aterosclerótica sistêmica. Pode ocorrer aumento da EAU vários anos antes do aparecimento de eventos cardiovasculares. A vasculatura renal é notavelmente complexa, com fluxo arteriolar rico para o córtex acima das necessidades metabólicas, porém compatível com a sua principal função como órgão de filtração. Após transportar o sangue até os glomérulos corticais, a circulação pós-glomerular supre os segmentos medulares mais profundos que mantêm o transporte de solutos dependente de energia em múltiplos níveis do túbulo renal. Esses vasos pós-glomerulares transportam menos sangue, e o elevado consumo de oxigênio deixa as regiões medulares mais profundas na margem da hipoxemia. Por conseguinte, o sangue venoso da medula tipicamente apresenta uma saturação de oxigênio muito mais baixa do que o sangue venoso cortical. O endotélio capilar glomerular compartilha com outros territórios vasculares uma suscetibilidade ao estresse oxidativo, à lesão produzida por pressão e inflamação.

V-147. **A resposta é B.** *(Cap. 299)* A estenose da artéria renal é comum e, com frequência, produz apenas efeitos hemodinâmicos mínimos. O achado mais precoce pode ser um nível elevado de renina sérica. A presença de displasia fibromuscular (DFM) é relatada em 3 a 5% dos indivíduos normais que se apresentam como possíveis doadores de rim sem hipertensão. Pode se apresentar clinicamente como hipertensão em indivíduos mais jovens (entre 15 e 50 anos de idade), mais frequentemente em mulheres. A DFM com frequência não representa uma ameaça à função renal, porém algumas vezes provoca oclusão total e pode estar associada a aneurismas da artéria renal. A estenose que alcança níveis críticos leva a uma redução da pressão de perfusão que ativa o sistema renina-angiotensina, diminui a excreção de sódio e ativa as vias simpáticas adrenérgicas. Esses eventos levam à hipertensão sistêmica, que se caracteriza por dependência da angiotensina nos estágios iniciais, pressões amplamente variáveis, perda do ritmo circadiano da pressão arterial e lesão acelerada de órgãos-alvo, incluindo hipertrofia ventricular esquerda e fibrose renal. A hipertensão renovascular pode ser tratada com agentes que bloqueiam o sistema renina-angiotensina e com outros fármacos que modificam essas vias pressóricas. Uma velocidade elevada na artéria renal por ultrassonografia com Doppler acima de 200 cm/s em geral indica lesões hemodinamicamente importantes (oclusão do lúmen do vaso > 60%). Embora os níveis e a atividade da renina estejam elevados no estado de estenose significativa da artéria renal, o nível relativo não é preditivo de uma resposta à terapia.

V-148. **A resposta B.** *(Cap. 299)* O cenário clínico desse paciente é mais compatível com doença renal ateroembólica. A ateroembolia renal está fortemente associada à doença aneurismática aórtica e à estenose da artéria renal. A maioria dos casos clínicos está associada a eventos precipitantes, como angiografia, cirurgia vascular, anticoagulação com heparina, terapia trombolítica ou traumatismo. As manifestações clínicas dessa síndrome surgem comumente entre 1 e 14 dias após um evento desencadeante e podem continuar se desenvolvendo durante semanas. Em menos da metade dos pacientes, verifica-se a presença de manifestações sistêmicas da doença embólica, como febre, dor abdominal e perda de peso, embora as manifestações cutâneas, incluindo livedo reticular e gangrena localizada dos dedos dos pés, possam ser mais comuns. O agravamento da hipertensão e a deterioração da função renal são comuns. Os achados laboratoriais típicos incluem elevação do nível de creatinina, eosinofilia transitória (60 a 80% dos casos), velocidade de hemossedimentação (VHS) elevada e hipocomplementemia (15% dos casos). A nefropatia induzida por meio de contraste não está associada à febre, VHS elevada, eosinofilia ou livedo reticular dos membros inferiores. É raro haver desenvolvimento de nefrite intersticial sem exposição a um novo medicamento, e, com exceção da eosinofilia, as anormalidades laboratoriais não são confirmatórias nesse paciente. De modo semelhante, seria altamente improvável ocorrer desenvolvimento súbito de síndrome hipereosinofílica em um homem de 75 anos de idade. Por fim, embora a síndrome de Churg-Strauss seja uma vasculite de vasos de pequeno a médio calibre associada à disfunção renal e à eosinofilia, quase todos os pacientes apresentam atopia e doença pulmonar semelhante à asma, que estão ausentes nesse paciente.

V-149. **A resposta é B.** *(Cap. 300)* Os dímeros-D, medidos por ensaio imunoadsorvente ligado à enzima (ELISA), estão elevados em razão da degradação da fibrina pela plasmina; a obtenção de dímeros-D positivos pode indicar a imediata necessidade de exames de imagem adicionais para trombose venosa profunda e/ou embolia pulmonar em situações clínicas específicas nas quais se considera uma elevação de dímeros-D. Entretanto, é preciso ter cautela ao atribuir importância para uma elevação dos dímeros-D em outras situações em que pode existir alguma explicação alternativa para esses níveis elevados. Entre as situações listadas na questão, o único paciente no qual se deve esperar dímeros-D negativos seria o paciente com dor na panturrilha e recente viagem aérea. A presença de um gradiente alvéolo-arterial de oxigênio normal não pode diferenciar de modo confiável pacientes com e sem embolia pulmonar. Em todos os outros cenários, as elevações dos dímeros-D podem estar relacionadas com outras condições clínicas e não fornecem nenhuma informação diagnóstica ao médico sobre a necessidade de avaliação adicional. Algumas situações clínicas comuns nas quais os dímeros-D estão elevados incluem sepse, infarto do miocárdio, câncer, pneumonia, estado pós-operatório e segundo e terceiro trimestres de gravidez.

V-150. **A resposta é E.** *(Cap. 300)* A varfarina não deve ser usada isoladamente como tratamento inicial doença tromboembólica venosa (TEV) por dois motivos. Em primeiro lugar, a varfarina não produz uma anticoagulação completa durante pelo menos cinco dias, visto que seu mecanismo de ação consiste em diminuir a produção de fatores da coagulação dependentes da vitamina K no fígado. Em segundo lugar, pode ocorrer, também, uma reação paradoxal que promove a coagulação com o início da administração de varfarina, visto que esse fármaco também diminui a produção dos anticoagulantes dependentes da vitamina K, a proteína C e a proteína S, que possuem meias-vidas mais curtas do que os fatores procoagulantes. Durante muitos anos, a heparina não fracionada administrada por via IV foi o tratamento de escolha para TEV. Entretanto, exige monitoração frequente do tempo de tromboplastina parcial ativada e internação do paciente até que a razão normalizada internacional (INR) terapêutica seja alcançada com a varfarina. Na atualidade, dispõe-se de várias alternativas seguras e efetivas para a heparina não fracionada, que podem ser administradas por via subcutânea. As heparinas de baixo peso molecular (HBPM; enoxaparina, tinzaparina) são fragmentos de heparina não fracionada com peso molecular mais baixo. Esses compostos apresentam maior biodisponibilidade, meia-vida mais longa e início de ação mais previsível. Seu uso na insuficiência renal deve ser considerado com cautela, visto que as HBPM são depuradas pelos rins. O fondaparinux é um inibidor direto do fator Xa e, à semelhança das HBPM, não necessita de monitoração dos efeitos anticoagulantes e demonstrou ser seguro e efetivo no tratamento da trombose venosa profunda e embolia pulmonar.

V-151. **A resposta é C.** *(Cap. 300)* Muitos pacientes com embolia pulmonar (EP) não apresentam qualquer evidência de trombose venosa profunda, visto que o coágulo já embolizou para os pulmões. As anormalidades mais comuns da troca gasosa consistem em hipoxemia arterial e aumento do gradiente alvéolo-arterial de O_2, que representa a ineficiência na transferência de O_2 através dos pulmões. O espaço morto fisiológico aumenta, uma vez que a ventilação para as unidades de troca gasosa é superior ao fluxo sanguíneo através dos capilares pulmonares. Outras anormalidades fisiopatológicas incluem: (1) aumento da resistência vascular pulmonar causada por obstrução vascular ou secreção plaquetária de agentes neuro-humorais vasoconstritores, como a serotonina; a liberação de mediadores vasoativos pode produzir desequilíbrio de ventilação-perfusão em locais distantes do êmbolo, explicando, assim, a discordância entre uma EP de pequeno tamanho e um grande gradiente alvéolo-arterial de O_2; (2) comprometimento da troca gasosa em virtude do aumento no espaço morto alveolar causado pela obstrução vascular, pela hipoxemia (em consequência de desequilíbrio de ventilação-perfusão), pelo *shunt* da direita para a esquerda ou pela redução da capacidade de difusão do monóxido de carbono devido à perda de superfície de troca gasosa; (3) hiperventilação alveolar, devido à estimulação reflexa dos receptores a irritantes; (4) aumento da resistência das vias aéreas, devido à broncoconstrição induzida por mediadores; e (5) diminuição da complacência pulmonar, devido ao edema pulmonar, hemorragia pulmonar ou perda de surfactante. No contexto da embolia pulmonar aguda, ocorre elevação aguda da resistência vascular pulmonar e, portanto, das pressões de VD. A hipotensão nesse contexto é causada por insuficiência aguda de VD. Com frequência o ventrículo esquerdo contrai-se de maneira hiperdinâmica, devido a sobrecarga de catecolaminas e compressão pelo VD dilatado em falência.

V-152. **A resposta é A.** *(Cap. 300)* Em pacientes com EP, as duas principais indicações para inserção de filtro na veia cava inferior são (1) sangramento ativo que impeça a anticoagulação e (2) trombose venosa recorrente, apesar da anticoagulação intensiva. A prevenção da EP recorrente, em pacientes com insuficiência cardíaca direita que não são candidatos à fibrinólise, e a profilaxia de pacientes com risco extremamente alto constituem indicações "menores" para a inserção de filtro. O próprio filtro pode falhar, permitindo a passagem de coágulos de tamanhos pequeno a médio. Os grandes trombos podem embolizar para as artérias pulmonares por meio de veias colaterais que se desenvolvem. Uma complicação mais comum é a trombose da veia cava, com acentuado edema bilateral das pernas. Paradoxalmente, ao proporcionar um nicho para a formação de coágulos, os filtros aumentam a taxa de trombose venosa profunda, embora habitualmente previnam a EP (em curto prazo). Na atualidade, podem ser colocados filtros removíveis em pacientes com distúrbio hemorrágico temporário antecipado ou naqueles com alto risco temporário de EP, como indivíduos submetidos à cirurgia bariátrica que tenham história pregressa de EP perioperatória. Os filtros podem ser removidos até vários meses após sua inserção, a não ser que haja formação de trombo que fique aprisionado dentro do filtro. O filtro removível torna-se permanente se permanecer no local ou se, por razões técnicas, como a rápida endotelização, não for possível removê-lo.

V-153. **A resposta é C.** *(Cap. 300)* Essa paciente apresenta EP maciça como complicação da cirurgia bariátrica. Em lugar de ser definida pelo tamanho absoluto do coágulo no exame de imagem, a EP maciça é definida pela presença de hipotensão em consequência da embolia. Em geral, deve-se considerar a trombólise de emergência (sistêmica ou por cateter) para um paciente com EP maciça; entretanto, essa paciente acabou de ser submetida a uma cirurgia abdominal aberta de grande porte, que constitui uma contraindicação direta para o uso de trombolíticos, como o ativador do plasminogênio tecidual ou a uroquinase, já que estaria correndo risco muito alto de hemorragia potencialmente fatal. No caso dessa paciente, a meta é aliviar a obstrução cardíaca direita o mais rápido possível e da maneira mais efetiva possível. A embolectomia pulmonar cirúrgica de emergência cumpre esse propósito e deve ser realizada antes que o início de falência de múltiplos órgãos torne a cirurgia excessivamente perigosa. A inserção de filtro na veia cava inferior pode ser realizada posteriormente se constatado que a paciente apresenta trombos residuais nos membros inferiores. Embora a anticoagulação sistêmica seja necessária após embolectomia, a enoxaparina representa uma escolha inadequada, tendo em vista o peso corporal muito elevado dessa paciente e a natureza apenas parcialmente reversível das HBPM, um aspecto a ser considerado tendo em vista o elevado risco de sangramento da paciente.

V-154. **A resposta é A.** *(Cap. 301)* Um aneurisma é definido como uma dilatação segmentar patológica de um vaso sanguíneo. Um aneurisma verdadeiro envolve todas as três túnicas da parede vascular e distingue-se de um pseudoaneurisma, no qual as túnicas íntima e média são rompidas, e o segmento dilatado da aorta é revestido habitualmente apenas pela adventícia e, algumas vezes, por coágulos perivasculares. Os aneurismas também podem ser classificados de acordo com sua aparência macroscópica. O aneurisma fusiforme afeta toda a circunferência de um segmento vascular, resultando em uma artéria difusamente dilatada. Por outro lado, o aneurisma sacular envolve apenas uma parte da circunferência, resultando em formação sacular na parede vascular.

V-155. **A resposta é C.** *(Cap. 301)* Os fatores associados aos aneurismas aórticos degenerativos incluem envelhecimento, tabagismo, hipercolesterolemia, hipertensão arterial e sexo masculino.

V-156. **A resposta é D.** *(Cap. 301)* Esse paciente apresenta um fenótipo clássico da síndrome de Loeys-Dietz. A síndrome de Loeys-Dietz é causada por mutações nos genes que codificam os receptores do fator de crescimento transformador (TGF)-β (*TGFBR1*) 1 e 2 (*TGFBR2*). A sinalização aumentada pelo TGF-β e as mutações de *TGFBR1* e *TGFBR2* podem causar aneurismas aórticos torácicos. As mutações no gene que codifica a fibrilina-1 são encontradas em pacientes com síndrome de Marfan. A fibrilina-1 é um importante componente das microfibrilas extracelulares, que sustentam a arquitetura das fibras elásticas e de outros tecidos conectivos. A deficiência de fibrilina-1 na matriz extracelular leva a uma sinalização excessiva pelo fator TGF-β. As mutações do procolágeno tipo III foram implicadas na síndrome de Ehlers-Danlos tipo IV. As mutações de *SMAD3*, que codifica uma proteína de sinalização distal envolvida com a ligação do TGF a seus receptores, foram descritas em uma síndrome de aneurisma aórtico torácico, anomalias craniofaciais, esqueléticas e cutâneas; e osteoartrite. As mutações dos genes que codificam a alfa-actina específica do músculo liso (AGTA2), a cadeia pesada 11 da miosina específica de células do músculo liso (MYH11) e quinase de cadeia leve da miosina (MYLK) e as mutações de *TGFBR2* e *SMAD3* foram relatadas em alguns pacientes com aneurisma aórtico torácico familiar não sindrômico.

V-157. **A resposta é A.** *(Cap. 301)* Para todos os pacientes com dissecção da aorta ou hematoma, o tratamento apropriado inclui a redução do estresse de cisalhamento com β-bloqueio e tratamento da hipertensão sistêmica para reduzir a tensão sobre a dissecção. Entretanto, o tratamento cirúrgico de emergência ou urgência está indicado para pacientes com dissecção da aorta ascendente e hematomas intramurais (tipo A) bem como para as dissecções do tipo B (aorta distal) complicadas. As complicações que justificam uma intervenção cirúrgica incluem progressão apesar do tratamento clínico, comprometimento dos ramos principais, ruptura iminente ou dor contínua. Por conseguinte, o paciente A apresenta dissecção distal sem qualquer evidência de complicações e constitui o melhor candidato ao tratamento clínico.

V-158. **A resposta é D.** *(Cap. 301)* A aortite e os aneurismas da aorta ascendente são comumente causados por necrose cística da média e mesoaortite, resultando em lesão das fibras elásticas da parede aorta, com adelgaçamento e enfraquecimento. Muitas infecções, condições inflamatórias e doenças hereditárias foram associadas a esse achado, incluindo sífilis, tuberculose, aneurisma micótico, arterite de Takayasu, arterite de células gigantes, artrite reumatoide e as espondiloartropatias (espondilite anquilosante, artrite psoriásica, artrite reativa, doença de Behçet). Além disso, esse achado pode ser observado em distúrbios genéticos como a síndrome de Marfan e a síndrome de Ehlers-Danlos. A doença aórtica não é típica no lúpus eritematoso sistêmico.

V-159. **A resposta é E.** *(Cap. 302)* O Sr. Tomazelli está descrevendo os sintomas clássicos da claudicação devido à doença arterial periférica (DAP). Sem dúvida alguma, a etiologia mais comum dessa doença é a aterosclerose, particularmente em pacientes idosos com hipertensão, diabetes melito e história de tabagismo. A história e o exame físico são frequentemente suficientes para estabelecer o diagnóstico de DAP. Uma avaliação objetiva da presença e gravidade da doença é obtida por meio de técnicas não invasivas. A angiorressonância magnética, a angiografia invasiva por cateter e a angiotomografia computadorizada não são exames iniciais de escolha, mas podem ser utilizados para planejar estratégias de revascularização. O exame inicial de escolha é o índice tornozelo-braquial (ITB). A pressão arterial pode ser avaliada de modo não invasivo nas pernas por meio da colocação de manguitos de esfigmomanômetros nos tornozelos e uso de um instrumento de Doppler para auscultar ou avaliar o fluxo sanguíneo a partir das artérias pediosas e tibiais posteriores. Normalmente, a pressão sistólica nas pernas e nos braços é semelhante. Na verdade, a pressão no tornozelo pode ser ligeiramente mais alta do que a pressão no braço, devido a uma amplificação da onda de pulso. Por conseguinte, a relação entre as pressões arteriais no tornozelo e no braço (denominada ITB) é de 1,00 a 1,40 nos indivíduos normais. Na presença de estenoses hemodinamicamente significativas dos membros inferiores, a pressão sistólica na perna encontra-se diminuída. Os valores de ITB de 0,91 a 0,99 são considerados "limítrofes" e aqueles < 0,90 são anormais e diagnósticos de DAP. Pode-se considerar também a curva de volume do pulso, que está embotado na presença de DAP.

V-160. **A resposta é D.** *(Cap. 302)* A história natural de pacientes com DAP é influenciada principalmente pela extensão da doença arterial coronariana e cerebrovascular coexistente. Os pacientes com DAP apresentam uma taxa de mortalidade em cinco anos de 15 a 30% e um aumento de 2 a 6 vezes no risco de morte por doença arterial coronariana. A probabilidade de progressão sintomática da DAP é menor do que a probabilidade de sucumbir à doença arterial coronariana (DAC). Cerca de 75 a 80% dos pacientes não diabéticos que apresentam claudicação leve a moderada permanecem sintomaticamente estáveis. A deterioração tende a ocorrer no restante, e cerca de 1 a 2% do grupo finalmente desenvolve isquemia crítica de membro a cada ano. O anticoagulante varfarina é tão efetivo quanto a terapia antiplaquetária na prevenção de eventos cardiovasculares adversos, porém provoca mais episódios de sangramento significativo; por conseguinte, seu uso não está indicado para melhorar os resultados em pacientes com DAP crônica. Os pacientes com claudicação devem ser incentivados a praticar exercícios regulares e em nível progressivamente mais intenso. Os programas de treinamento de exercício supervisionados, em sessões de 30 a 45 minutos, 3 a 5 vezes por semana, durante pelo menos 12 semanas, prolongam a distância da caminhada. Os pacientes também devem ser aconselhados a andar até que ocorra desconforto quase máximo por claudicação e, em seguida, a descansar até que os sintomas desapareçam para retomar a deambulação. O efeito benéfico do treinamento de exercício supervisionado sobre o desempenho da caminhada em pacientes com claudicação é frequentemente semelhante ou maior do que aquele obtido após um procedimento de revascularização. Os vasodilatadores como classe não demonstraram ser benéficos. Durante o exercício, ocorre vasodilatação periférica distal aos sítios de estenose arterial significativa. Em consequência, ocorre queda da pressão de perfusão, frequentemente para níveis inferiores aos obtidos no tecido intersticial pelos músculos em atividade. Os bloqueadores β-adrenérgicos não agravam a claudicação e podem ser usados no tratamento da hipertensão, particularmente em pacientes com DAC coexistente.

V-161. **A resposta é C.** *(Cap. 302)* A paciente apresenta sinais clássicos de oclusão arterial com dor no membro, e o exame físico revela palidez, ausência de pulso e perna fria. Ela não apresenta nenhum fator de risco para doença aterosclerótica central ou periférica; por conseguinte, a angiografia só confirmaria o diagnóstico de oclusão arterial e não demonstraria a condição predisponente. Na ausência de febre ou sintomas sistêmicos, a vasculite e a endocardite constituem fontes improváveis de embolização arterial. A paciente provavelmente teve embolia paradoxal no contexto de uma comunicação interatrial, que foi a causa do sopro na infância. Como muitos desses pacientes desenvolvem hipertensão pulmonar com o passar do tempo, essa paciente atualmente corre risco de embolia paradoxal. Embora nessa situação os êmbolos arteriais tenham frequentemente sua origem a partir de um trombo venoso, esses trombos não conseguem produzir embolia paradoxal na ausência de *shunt* direito-esquerdo, como no caso de um grande forame oval patente ou comunicação interatrial, o que pode ser demonstrado com uma ecocardiografia com uso de microbolhas.

V-162. **A resposta é D.** *(Cap. 302)* Esse paciente tem uma apresentação clássica de tromboangeíte obliterante ou doença de Buerger. Trata-se de um distúrbio vascular oclusivo inflamatório, que acomete artérias de médio e pequeno calibres, bem como veias das partes distais dos membros superiores e inferiores. Os vasos cerebrais, viscerais e coronários podem ser acometidos raramente. Esse distúrbio desenvolve-se com mais frequência em homens fumantes com menos de 40 anos de idade. A prevalência é maior entre asiáticos e indivíduos descendentes da Europa Oriental. Embora a causa da tromboangeíte obliterante não seja conhecida, existe uma relação definida com o tabagismo em pacientes com esse distúrbio. As manifestações clínicas da tromboangeíte obliterante frequentemente incluem uma tríade de claudicação do membro acometido, fenômeno de Raynaud (ver figura) e tromboflebite migratória de veias superficiais. A claudicação limita-se habitualmente às panturrilhas e aos pés ou aos antebraços e às mãos, visto que esse distúrbio afeta principalmente os vasos distais. Não existe nenhum tratamento específico, exceto o abandono do tabagismo. O prognóstico é mais grave nos indivíduos que continuam fumando, porém os resultados são desencorajadores, até mesmo para aqueles que abandonam o tabagismo. O *bypass* arterial dos grandes vasos pode ser utilizado em casos selecionados, bem como o desbridamento local, dependendo dos sintomas e da gravidade da isquemia. Os antibióticos podem ser úteis na presença de infecção. Os anticoagulantes e os glicocorticoides não têm nenhuma utilidade. O cilostazol é um inibidor da fosfodiesterase utilizado para claudicação intermitente, mas que não desempenha nenhum papel comprovado na tromboangeíte obliterante. Em alguns casos de doença avançada, a amputação pode ser necessária.

V-163. **A resposta é B.** *(Cap. 303)* As veias varicosas são veias superficiais, dilatadas, salientes, tortuosas, que medem pelo menos 3 mm de diâmetro. Nos EUA, a prevalência estimada das veias varicosas é de aproximadamente 15% nos homens e 30% nas mulheres. A insuficiência venosa crônica constitui uma consequência de veias incompetentes, nas quais há hipertensão venosa e extravasamento de líquido e elementos sanguíneos para os tecidos dos membros. Pode ocorrer em pacientes com veias varicosas, porém é habitualmente causada por doenças das veias profundas. A insuficiência venosa crônica com edema afeta cerca de 7,5% dos homens e 5% das mulheres, e a prevalência aumenta com a idade, variando de 2% entre aqueles com menos de 50 anos de idade até 10% naqueles com 70 anos. Aproximadamente, 20% dos pacientes com insuficiência venosa crônica desenvolvem úlceras venosas.

V-164. **A resposta é B.** *(Cap. 303)* As veias nas extremidades podem ser classificadas, de modo geral, em superficiais ou profundas. As veias superficiais estão localizadas entre a pele e a fáscia profunda. Nas pernas, essas veias incluem as veias safenas magna e parva e suas tributárias. A veia safena magna é a veia mais longa do corpo. Origina-se no lado medial do pé e ascende anteriormente ao maléolo medial e, em seguida, ao longo do lado medial da panturrilha e da coxa, drenando na veia femoral comum. As veias profundas da perna acompanham as principais artérias. Em geral, há veias pareadas fibular, tibial anterior e tibial posterior na panturrilha, que convergem para formar a veia poplítea. A veia poplítea ascende pela coxa como veia femoral. A confluência da veia femoral com a veia femoral profunda forma a veia femoral comum, que ascende na pelve como veia ilíaca externa e, em seguida, veia ilíaca comum, que converge com a veia ilíaca comum contralateral para a veia cava inferior. Nos braços, as veias superficiais incluem as veias basílica, cefálica e mediana cubital e suas tributárias. As veias profundas do braço acompanham as principais artérias e incluem as veias radial, ulnar, braquial, axilar e subclávia. A veia subclávia converge com a veia jugular interna para formar a veia braquiocefálica, que se une com a veia braquiocefálica contralateral para formar a veia cava superior. Existem válvulas bicúspides em todo o sistema venoso para direcionar o fluxo de sangue venoso centralmente.

V-165. **A resposta é C.** *(Cap. 303)* Trata-se de um quadro clínico clássico de insuficiência venosa crônica com úlcera venosa ativa. Os sintomas em pacientes com veias varicosas ou insuficiência venosa, quando ocorrem, consistem em dor surda, sensação pulsátil ou de peso ou pressão nas pernas, tipicamente após permanecer em pé por muito tempo; em geral, esses sintomas são aliviados com a elevação das pernas. Outros sintomas podem incluir cãibras, sensação de queimação, prurido, edema das pernas e ulceração da pele. Pode-se observar a presença de edema, dermatite de estase e ulceração da pele próximo ao tornozelo se houver insuficiência venosa superficial e hipertensão venosa. Os achados de insuficiência venosa profunda incluem aumento da circunferência da perna, varicosidades venosas, edema e alterações cutâneas. O edema, que é habitualmente depressível, pode limitar-se aos tornozelos, estender-se acima dos tornozelos até os joelhos ou acometer as coxas nos casos graves. Com o passar do tempo, o edema pode se tornar menos depressível e mais endurecido. Os achados dermatológicos associados com estase venosa incluem hiperpigmentação, eritema, eczema, lipodermatoesclerose, atrofia branca e flebectasia corona. A lipodermatoesclerose é a combinação de endurecimento, depósito de hemossiderina e inflamação; tipicamente, ocorre na parte inferior da perna, logo acima do tornozelo. A atrofia branca refere-se a uma mancha branca de tecido cicatricial, frequentemente com telangiectasia focal e uma borda hiperpigmentada; desenvolve-se habitualmente próximo ao maléolo medial. Uma flebectasia corona é um padrão em leque de veias intradérmicas próximo ao tornozelo ou no pé. Pode ocorrer ulceração da pele próximo ao maléolo medial e lateral. Uma úlcera venosa é frequentemente superficial e caracteriza-se por uma borda irregular, uma base de tecido de granulação e presença de exsudato. As úlceras em consequência de insuficiência arterial localizam-se habitualmente na extremidade de um dedo, visto que é o local onde o fluxo é mais limitado. As úlceras diabéticas encontram-se habitualmente em pontos de pressão, como os lados dos dedos dos pés ou a parte anterior e calcanhar do pé. A queixa do paciente de desconforto na perna de vários meses de duração torna improvável a ocorrência de infecção por *Bacillus anthracis* (antraz cutâneo) ou lesão por veneno de aracnídeo.

V-166. **A resposta é C.** *(Cap. 303)* O linfedema secundário é uma condição adquirida, que resulta de dano ou obstrução dos canais linfáticos previamente normais. Episódios recorrentes de linfangite bacteriana, habitualmente causada por estreptococos, constituem uma causa muito comum de linfedema. A causa mais comum de linfedema secundária no mundo inteiro é a filariose linfática, que acomete aproximadamente 129 milhões de crianças e adultos em todo o mundo, causando linfedema e elefantíase em 14 milhões desses indivíduos afetados. Outras causas infecciosas incluem linfogranuloma venéreo e tuberculose. Nos países desenvolvidos, a causa secundária mais comum de linfedema é a excisão cirúrgica ou irradiação de linfonodos axilares e inguinais para tratamento de cânceres, como os de mama, colo do útero, endometrial e de próstata, sarcomas e melanoma maligno. Ocorre linfedema do braço em 13% das pacientes com câncer de mama após dissecção de linfonodos axilares e em 22% após cirurgia e radioterapia. O linfedema das pernas afeta aproximadamente 15% dos pacientes com câncer após dissecção de linfonodos inguinais. Os tumores, como o câncer de próstata e o linfoma, também podem infiltrar e obstruir os vasos linfáticos. As causas menos comuns incluem dermatite de contato, artrite reumatoide, gravidez e linfedema autoinduzido ou factício após a aplicação de torniquetes.

V-167. **A resposta é B.** *(Cap. 303)* Os diuréticos estão contraindicados para pacientes com linfedema e podem causar depleção do volume intravascular e anormalidades metabólicas. Os pacientes devem ser incentivados a realizar uma atividade física; a elevação frequente das pernas pode reduzir a quantidade de edema. O suporte psicossocial está indicado para ajudar os pacientes a lidar com a ansiedade ou a depressão relacionada com a imagem corporal, autoestima, incapacidade funcional e medo da perda do membro. A fisioterapia, incluindo massagem para facilitar a drenagem linfática, pode ser útil. O tipo de massagem usado na fisioterapia descongestiva para o linfoma envolve a compressão leve da pele do membro acometido para dilatar os canais linfáticos e melhorar a motilidade linfática. São aplicadas bandagens compressivas em múltiplas camadas depois de cada sessão de massagem para reduzir o edema recorrente. Após a redução ideal do volume do membro por meio de fisioterapia descongestiva, os pacientes podem utilizar meias elásticas de compressão graduada. Em certas ocasiões, dispositivos de compressão pneumática intermitente podem ser aplicados em casa para facilitar a redução do edema. A lipoaspiração, junto com a fisioterapia descongestiva, pode ser considerada para o tratamento do linfedema, particularmente o linfedema pós-mastectomia. Outras intervenções cirúrgicas raramente são utilizadas e, com frequência, não têm sucesso no alívio do linfedema. Procedimentos anastomóticos linfaticovenoso microcirúrgicos têm sido realizados para recanalizar o fluxo linfático dos vasos obstruídos para o sistema venoso. Os procedimentos de redução do membro para a ressecção de tecido subcutâneo e pele em excesso são alguns realizados em casos graves de linfedema, de modo a melhorar a mobilidade.

PARTE VI: Distúrbios do sistema respiratório e medicina intensiva

QUESTÕES

INSTRUÇÕES: Escolha a resposta mais adequada para cada questão.

VI-1. Todas as seguintes condições caracterizam-se tipicamente como doença pulmonar obstrutiva, EXCETO:

A. Asbestose
B. Asma
C. Bronquiectasia
D. Bronquite crônica
E. Enfisema

VI-2. Um homem de 25 anos de idade é levado pela ambulância após a família ter o encontrado sem resposta em casa. O paciente tem uma história de uso de substâncias intravenosas e vírus da imunodeficiência humana (HIV), sem adesão aos medicamentos. A última contagem de células CD4 foi < 200/μL. Na avaliação inicial, a pressão arterial é de 120/75 mmHg, a frequência cardíaca é de 105 bpm, a frequência respiratória é de 8 respirações/min, a saturação de oxigênio (Sao_2) é de 83% e a temperatura é de 36°C. A gasometria no ar ambiente revela um pH de 7,16, pressão parcial de dióxido de carbono (PCo_2) de 70 mmHg e pressão parcial de oxigênio (Po_2) de 55 mmHg. Qual é o diagnóstico mais provável?

A. Asma
B. Superdosagem de narcótico
C. Pneumonia pneumocócica
D. Pneumonia por *Pneumocystis*
E. Embolia pulmonar

VI-3. Qual o volume pulmonar em que o recolhimento elástico para fora da parede torácica é igual ao recolhimento elástico para dentro dos pulmões?

A. Volume de reserva expiratória
B. Capacidade residual funcional
C. Volume residual
D. Volume corrente
E. Capacidade pulmonar total

VI-4. Um homem de 65 anos de idade é examinado devido à ocorrência de dispneia ao esforço progressiva no decorrer dos últimos três meses. A história clínica é significativa devido a um episódio de pancreatite necrosante, que resultou em falência de múltiplos órgãos e síndrome da angústia respiratória aguda. Houve necessidade de ventilação mecânica durante seis semanas antes de sua recuperação. O paciente também apresenta uma história de 30 anos de tabagismo, tendo-o abandonado há 15 anos. Não tem diagnóstico de doença pulmonar obstrutiva crônica. Ao exame físico, sibilos inspiratórios e expiratórios de baixo timbre são audíveis, mas altos na área média do tórax. Nos testes de função pulmonar, o volume expiratório forçado em 1 segundo (VEF_1) é de 2,5 L (78% do valor previsto), a capacidade vital forçada (CVF) é de 4,00 L (94% do valor previsto) e a relação VEF_1/CVF é de 62,5%. A curva de fluxo-volume é mostrada na Figura VI-4A. Qual é a causa mais provável dos sintomas desse paciente?

A. Aspiração de corpo estranho
B. Doença pulmonar obstrutiva crônica
C. Fibrose pulmonar idiopática
D. Estenose subglótica
E. Paralisia unilateral das pregas vocais

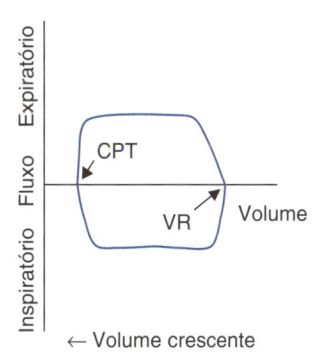

FIGURA VI-4A VR, volume residual; CPT, capacidade pulmonar total.

VI-5. Uma mulher de 22 anos de idade chega ao serviço de emergência com 23 semanas de gestação e queixa de dispneia aguda. Teve uma gestação não complicada e não apresenta nenhum outro problema clínico. Não toma nenhuma medicação, a não ser vitaminas pré-natais. Ao exame, apresenta dispneia. Os sinais vitais são os seguintes: pressão arterial de 128/78 mmHg, frequência cardíaca de 126 bpm, frequência respiratória de 28 respirações/min e saturação de oxigênio de 96% no ar ambiente. Não tem febre. Os exames pulmonar e cardíaco são normais. Observam-se traços de edema bilateral dos pés com cacifo. Uma radiografia de tórax realizada com proteção do abdome é normal, e o eletrocardiograma (ECG) demonstra taquicardia sinusal. Efetua-se a gasometria arterial. O pH é de 7,52, a pressão parcial de dióxido de carbono arterial ($PaCo_2$) é de 26 mmHg, e a pressão parcial de oxigênio arterial (Pao_2) é de 85 mmHg. Qual é o passo seguinte mais adequado no diagnóstico e tratamento dessa paciente?

A. Iniciar o tratamento com amoxicilina para bronquite aguda
B. Realizar uma angiografia pulmonar por tomografia computadorizada (TC)
C. Realizar uma ecocardiografia
D. Tranquilizar a paciente quanto à dispneia, que é normal nesse estágio da gravidez, e uma vez que não foi observada nenhuma anormalidade dos exames
E. Tratar com clonazepam para um ataque de pânico

VI-6 a VI-9. Associe os seguintes resultados de prova de função pulmonar com o distúrbio respiratório em que cada um é mais provavelmente encontrado:

VI-6. *Miastenia gravis*

VI-7. Fibrose pulmonar idiopática

VI-8. Hipertensão pulmonar familiar

VI-9. Doença pulmonar obstrutiva crônica

A. Aumento da capacidade pulmonar total (CPT), diminuição da capacidade vital (CV), diminuição da relação VEF_1/CVF
B. Diminuição da CPT, diminuição da CV, diminuição do volume residual (VR), aumento da relação VEF_1/CVF, pressão inspiratória máxima (PIM) normal
C. Diminuição da CPT, aumento do VR, relação VEF_1/CVF normal, diminuição da PIM
D. CPT normal, VR normal, relação VEF_1/CVF normal, PIM normal

VI-10. Uma mulher de 78 anos de idade é internada na unidade de terapia intensiva (UTI) com pneumonia multilobar. Na apresentação inicial, no serviço de emergência, a saturação de oxigênio inicial foi de 60% no ar ambiente e só aumentou para 82% com máscara facial sem reinalação. Estava com acentuado sofrimento respiratório e foi intubada na emergência. Ao ser internada na UTI, foi sedada e paralisada. A ventilação foi ajustada no modo assistido controlado, com frequência respiratória de 24 respirações/min, volume corrente de 6 mL/kg, Fio_2 de 1,0 e pressão expiratória final positiva de 12 cmH_2O. Foi obtida uma gasometria arterial nessas condições, e os resultados são os seguintes: pH de 7,20, PCO_2 de 32 mmHg e Po_2 de 54 mmHg. Qual é a causa da hipoxemia?

A. Hipoventilação apenas
B. Hipoventilação e desequilíbrio de ventilação-perfusão
C. *Shunt*
D. Desequilíbrio de ventilação-perfusão

VI-11. A Sra. Wittstine, uma mulher de 72 anos de idade, queixa-se de febre baixa e dispneia de duas semanas de duração. Tem uma história de 10 anos de esclerodermia, com comprometimento digital e do esôfago. Tem uma história de tabagismo por 30 anos, porém abandonou o fumo há oito anos. Na radiografia de tórax, verifica-se a presença de um infiltrado nodular no lobo inferior direito. A tomografia por emissão de pósitrons (PET)/TC revela uma lesão no lobo inferior direito de 3 cm de diâmetro, com infiltrado nodular característico e captação aumentada de fluorodesoxiglicose (FDG). Qual das seguintes afirmativas é mais acurada sobre o caso desta paciente?

A. São indicados exames complementares adicionais.
B. Os achados na PET/TC tornam a infecção muito provável.
C. Os achados na PET/TC tornam a infecção muito improvável.
D. Os achados na PET/TC tornam a neoplasia maligna muito provável.
E. Os achados na PET/TC tornam a neoplasia maligna muito improvável.

VI-12. Um homem de 65 anos de idade é examinado devido à ocorrência de dispneia ao esforço progressiva e tosse seca, que se agravaram nos últimos seis meses. Não tem dispneia em repouso e nega qualquer sibilo. Tampouco teve dor torácica. O paciente tem uma história clínica de doença arterial coronariana e fibrilação atrial e foi submetido, há 12 anos, a uma cirurgia de revascularização do miocárdio. Os medicamentos incluem metoprolol, ácido acetilsalicílico, varfarina e enalapril. Fumou um maço de cigarros por dia durante 40 anos, porém abandonou o tabagismo há cinco anos. Os sinais vitais são os seguintes: pressão arterial de 122/68 mmHg, frequência cardíaca de 68 bpm, frequência respiratória de 18 respirações/min e saturação de oxigênio de 92% no ar ambiente. O exame de tórax demonstra a presença de estertores bibasilares em cerca de um terço do tórax, bilateralmente. Não há sibilos audíveis. O paciente apresenta um ritmo desproporcionalmente irregular, com sopro holossistólico II/VI no ápice. A pressão venosa jugular não está elevada. Não há edema, porém observa-se a presença de baqueteamento digital. As provas de função pulmonar revelam VEF_1 de 65% do valor preditivo, CVF de 67% do valor preditivo, relação VEF_1/CVF de 74%, CPT de 68% do valor preditivo e capacidade de difusão do monóxido de carbono (DLCO) de 62% do valor preditivo. Qual desses exames tem mais probabilidade de estabelecer a etiologia da dispneia desse paciente?

A. Broncoscopia com biópsia pulmonar transbrônquica
B. Angiotomografia computadorizada pulmonar
C. Ecocardiografia
D. TC de alta resolução do tórax
E. Prova de esforço com cintilografia

VI-13. Qual das seguintes alternativas constitui o principal fator de risco para a asma?

A. Poluição do ar
B. Atopia
C. Dieta
D. Tabagismo materno
E. Infecções virais das vias aéreas superiores

VI-14. Uma mulher de 24 anos de idade é examinada devido a uma queixa de dispneia e sibilos. Relata que os sintomas pioram quando pratica exercício ao ar livre ou quando está perto de gatos. Teve rinite alérgica na primavera e no verão durante muitos anos e, quando criança, sofria de eczema. Ao exame físico, a paciente apresenta sibilos expiratórios. As provas de função pulmonar revelam VEF_1 de 2,67 (79% do valor preditivo), CVF de 3,81 L (97% do valor preditivo) e relação VEF_1/CVF de 70% (86% do valor preditivo). Após a administração de salbutamol, o VEF1 aumenta para 3,0 L (12,4%). Qual das seguintes afirmativas é verdadeira com relação ao processo patológico dessa paciente?

A. A confirmação do diagnóstico exigirá um teste de estimulação com metacolina.
B. A taxa de mortalidade da doença vem aumentando nessa última década.
C. O fator de risco mais comum em indivíduos com esse distúrbio é a predisposição genética.
D. A prevalência do distúrbio não se modificou nessas últimas décadas.
E. A gravidade da doença não varia significativamente em um mesmo paciente.

VI-15. Uma mulher de 38 anos de idade é levada ao serviço de emergência, devido à ocorrência de estado asmático. Ela rapidamente piora e morre da doença. Todos os seguintes achados patológicos devem ser observados nessa paciente, EXCETO:

A. Infiltração da mucosa das vias aéreas com eosinófilos e linfócitos T ativados.
B. Infiltração dos espaços alveolares com eosinófilos e neutrófilos.
C. Obstrução do lúmen das vias aéreas com tampões de muco.
D. Espessamento e edema da parede das vias aéreas.
E. Espessamento da membrana basal das vias aéreas, com depósito subepitelial de colágeno.

VI-16. Qual dos seguintes pacientes é corretamente diagnosticado com asma?

A. Mulher de 24 anos de idade, tratada com corticosteroides inalatórios para tosse e sibilos, que persistiram por seis semanas após infecção viral das vias aéreas superiores.
B. Homem de 26 anos de idade com tosse e, em certas ocasiões, sibilos após a prática de exercício em clima frio.
C. Mulher de 34 anos de idade examinada devido à ocorrência de tosse crônica com relação VEF_1/CVF de 68%, com VEF_1 que aumenta de 1,68 L (52% do valor preditivo) para 1,98 L (61% do valor preditivo) após o uso de salbutamol (mudança de 18% do VEF_1).
D. Homem de 44 anos de idade que trabalha como técnico, cuidando de camundongos, em um laboratório de pesquisa clínica, com queixas de sibilos, dispneia e tosse, que são mais intensos nos últimos dias da semana.
E. Homem de 60 anos de idade que fumou dois maços de cigarros por dia durante 40 anos e apresenta dispneia, tosse e hiper-reatividade das vias aéreas em resposta à metacolina.

VI-17. Uma mulher de 24 anos de idade foi diagnosticada com asma há quatro meses e foi tratada com salbutamol inalado, quando necessário. Desde a última consulta, em geral sente-se bem e normalmente precisa usar o inalador cerca de 4 a 7 vezes por semana quando está perto de pólens ou gatos ou quando pratica exercício físico no ar frio. Em geral, o salbutamol inalado mostra-se útil, e ela só precisa repetir as inalações aproximadamente duas vezes por semana. Ela não toma nenhuma outra medicação e não é fumante; seu único animal de estimação é um peixe-dourado chamado Puffer. Com base nessas informações, o que você recomenda a essa paciente?

A. Acrescentar beclometasona por via inalatória
B. Acrescentar salmeterol por via inalatória, duas vezes ao dia
C. Acrescentar tiotrópio inalatório
D. Continuar o tratamento atual
E. Pensar em um novo nome para o peixe-dourado da paciente

VI-18. Uma mulher de 28 anos de idade com asma leve persistente, de longa duração, procura-o pois acaba de descobrir que está grávida. As únicas medicações são a beclometasona inalada, duas vezes ao dia, e salbutamol, quando necessário. Normalmente, ela utiliza o salbutamol menos de duas vezes por semana. Ela quer saber o que esperar sobre a gravidade da asma e se ela precisa fazer qualquer mudança nas suas medicações. Qual das seguintes afirmativas é correta?

A. Ela deve continuar o tratamento atual e acompanhar os sintomas.
B. Ela deve substituir o salbutamol inalado, quando necessário, para o tiotrópio inalado, quando necessário.
C. Ela deve substituir a beclometasona inalada por salmeterol inalado.
D. Existe uma probabilidade de mais de 70% de que os sintomas asmáticos se tornem menos graves durante a gravidez.
E. Existe uma probabilidade de mais de 70% de que os sintomas asmáticos se tornem mais graves durante a gravidez.

VI-19. Uma mulher de 38 anos de idade é internada na UTI com insuficiência respiratória hipoxêmica aguda. Sentia-se bem e saudável até quatro dias antes, quando, subitamente, começou a se sentir doente, com febre, calafrios, dor torácica pleurítica bilateral e agravamento da dispneia. Não tem nenhuma história clínica pregressa significativa, porém sofreu com a morte recente do pai após um acidente automobilístico. Para enfrentar essa perda, começou a fumar novamente depois de um período de 15 anos de abstinência. Fuma até dois maços por dia. Quando começou a se sentir doente, tomou paracetamol e pseudoefedrina; no entanto, além desses dois medicamentos, não utiliza nenhum fármaco. Ao chegar ao serviço de emergência, a saturação de oxigênio foi de 78% no ar ambiente. Com o uso de uma máscara sem reinalação, a saturação de oxigênio aumentou para 92%. Os sinais vitais são os seguintes: temperatura de 38,7°C, frequência cardíaca de 122 bpm, frequência respiratória de 28 respirações/min e pressão arterial de 132/82 mmHg. Parece estar com desconforto respiratório moderado. Há estertores difusos bilaterais.

O exame cardiovascular revela taquicardia regular sem sopro. A pressão venosa jugular não está elevada, e não se observa a presença de edema. O abdome é flácido e não hipersensível. Não há hepatoesplenomegalia. Os exames dos membros e o exame neurológico são normais. A radiografia de tórax revela infiltrados bilaterais difusos. A ecocardiografia demonstra uma função sistólica e diastólica esquerda normal. A paciente é tratada com ceftriaxona, 1 g por via intravenosa (IV) ao dia, e azitromicina, 500 mg IV ao dia. No decorrer das primeiras 24 horas, o estado clínico da paciente continua se deteriorando. Ela continua com febre e exige intubação e ventilação mecânica. O ventilador da paciente é ajustado no modo assistido-controlado, com frequência de 28/min, volume corrente de 330 mL, fração de oxigênio inspirado (Fio_2) de 0,8 e pressão expiratória final positiva (PEEP) de 12 cmH_2O. Nessa situação, os valores da gasometria arterial são: pH de 7,28, $PaCO_2$ de 68 mmHg e PaO_2 de 62 mmHg. Realiza-se um lavado broncoalveolar. A contagem de células revela 58% de neutrófilos, 12% de linfócitos e 30% de eosinófilos. Qual é a melhor abordagem ao tratamento dessa paciente nesse exato momento?

A. Consultar um cirurgião torácico para biópsia pulmonar cirúrgica.
B. Continuar o esquema de antibióticos IV atual enquanto se aguardam os resultados da cultura.
C. Iniciar a administração de metilprednisolona, 60 mg IV, a cada 6 horas.
D. Iniciar a administração de oseltamivir, 75 mg duas vezes ao dia.
E. Iniciar o tratamento com sulfametoxazol/trimetoprima IV, com prednisona, 40 mg duas vezes ao dia.

VI-20. Um homem de 34 anos de idade é encaminhado a uma clínica para avaliação de asma persistente grave. Foi diagnosticado com asma na adolescência. Naquela época, ele percebia os sintomas principalmente quando corria em trilhas ao ar livre. De modo geral, era uma pessoa ativa; entretanto, nos últimos 10 anos, o controle da asma tornou-se cada vez mais difícil. Foi internado três vezes devido a exacerbações da asma nos últimos três anos. Foi obrigado a parar de correr e aumentou 27 kg em consequência do uso crônico de prednisona oral. O esquema clínico atual consiste em fluticasona/salmeterol, 500/50 μg duas vezes ao dia, tiotrópio, 18 μg ao dia, montelucaste, 10 mg ao dia, esomeprazol, 40 mg ao dia, fluticasona nasal em *spray* diariamente e prednisona, 10 mg ao dia. O paciente utiliza salbutamol de resgate com nebulizador ou inalador dosimetrado (IDM) cerca de quatro vezes ao dia e acorda à noite pelo menos três vezes por semana. Tem tosse crônica com expectoração de tampões de muco acastanhados. Ao exame, observa-se um aumento dos cornetos nasais, porém sem pólipos. Sibilos bilaterais difusos são audíveis. Não há estertores. A radiografia de tórax revela hiperinflação com uma área de infiltrado pulmonar na porção superior do lobo superior direito. Há três meses, o paciente apresentou uma área de atelectasia com tamponamento de muco no lobo inferior esquerdo. A contagem de eosinófilos no sangue periférico é de 750/μL. Qual dos seguintes exames está indicado na avaliação e no tratamento desse paciente?

A. Dessensibilização ao ácido acetilsalicílico
B. TC do tórax
C. Teste com óxido nítrico nasal
D. Nível sérico de imunoglobulina (Ig) E
E. Teste do cloreto do suor

VI-21. Uma mulher de 34 anos de idade procura assistência médica, devido a uma queixa de tosse e dispneia ao esforço, que foram piorando gradualmente nos últimos três meses. A paciente não tem história pregressa de queixas pulmonares e nunca teve asma. Começou a trabalhar em uma loja de animais de estimação há aproximadamente seis meses. Sua ocupação incluía a limpeza das gaiolas dos répteis e dos pássaros. Ela relata a ocorrência ocasional de febre baixa, porém sem sibilos. A tosse é seca e improdutiva. Há três meses, a paciente não tinha nenhuma limitação quanto à tolerância ao exercício, porém agora declara que fica com dispneia quando sobe dois lances de escada. Ao exame físico, a paciente parece bem. A saturação de oxigênio é de 95% no ar ambiente e em repouso, porém com dessaturação para 89% com a deambulação. A temperatura é de 37,7°C. O exame pulmonar é inespecífico. Não há baqueteamento digital nem cianose. A radiografia de tórax está normal. Uma TC de alta resolução do tórax revela infiltrados difusos em vidro fosco nos lobos inferiores, com presença de nódulos centrolobulares. Uma biópsia transbrônquica revela infiltrado alveolar intersticial de plasmócitos, linfócitos e alguns eosinófilos. Além disso, são observados vários granulomas não caseosos pouco definidos. Todas as culturas são negativas para patógenos bacterianos, virais e fúngicos. Qual é o diagnóstico?

A. Aspergilose
B. Pneumonite de hipersensibilidade
C. Pneumonite intersticial inespecífica relacionada com doença vascular do colágeno
D. Psitacose
E. Sarcoidose

VI-22. Qual o tratamento que você recomenda para a paciente da Questão VI-21?

A. Anfotericina
B. Doxiciclina
C. Glicocorticoides
D. Glicocorticoides mais azatioprina
E. Glicocorticoides mais a remoção do antígeno

VI-23. Um homem de 75 anos de idade é examinado devido ao aparecimento recente de derrame pleural do lado esquerdo e dispneia. Trabalhou com isolantes em um estaleiro durante mais de 30 anos e nunca usou nenhum equipamento respiratório protetor. Aposentou-se aos 60 anos. Tem uma história de 50 anos de tabagismo, com diagnóstico de doença pulmonar obstrutiva crônica (DPOC) moderada; (VEF_1 de 55% do valor preditivo) e história pregressa de infarto do miocárdio ocorrido há 10 anos. Os medicamentos atuais incluem ácido acetilsalicílico, atenolol, benazepril, tiotrópio e salbutamol. O exame físico é compatível com derrame pleural do lado esquerdo, com macicez à percussão e diminuição do murmúrio vesicular em metade do hemitórax. Na radiografia de tórax, observa-se um derrame pleural moderado, do lado esquerdo, com calcificações pleurais bilaterais e espessamento pleural apical esquerdo. Não há nenhuma massa pulmonar. A TC do tórax confirma os achados da radiografia e também não demonstra nenhuma massa. Observa-se a presença de atelectasia compressiva do lobo inferior esquerdo. Efetua-se uma toracocentese, que demonstra um derrame exsudativo, com 65% de linfócitos, 25% de células mesoteliais e 10% de neutrófilos. A citologia não demonstra nenhuma neoplasia maligna. Qual das seguintes afirmativas é verdadeira com relação à causa mais provável do derrame ou do processo etiológico desse paciente?

A. O tabagismo aumenta a probabilidade de desenvolver esse distúrbio.
B. A morte por essa doença habitualmente está relacionada com doença metastática difusa.
C. A exposição ao agente etiológico pode ser de apenas 1 a 2 anos de duração, e a latência para a expressão da doença pode ser de até 40 anos.
D. A citologia repetida do líquido pleural terá mais probabilidade de levar ao diagnóstico definitivo.
E. O tratamento com uma combinação de ressecção cirúrgica e quimioterapia adjuvante melhora significativamente a sobrevida em longo prazo.

VI-24. A silicose crônica está relacionada a um risco aumentado de qual das seguintes condições?

A. Infecção por *Aspergillus* invasivo
B. Infecção por *Mycobacterium tuberculosis*
C. Câncer de pulmão
D. Artrite reumatoide
E. Todas as alternativas anteriores

VI-25. Todas as seguintes doenças pulmonares ocupacionais estão corretamente associadas ao tipo de exposição, EXCETO:

A. Beriliose – eletrônicos de alta tecnologia
B. Bissinose – moagem do algodão
C. Pulmão de fazendeiro – feno mofado
D. Fibrose maciça progressiva – trabalho em estaleiro
E. Febre do vapor de metais – soldagem

VI-26. Um homem de 53 anos de idade é examinado no serviço de emergência com febre de início súbito, calafrios, mal-estar e dispneia, porém sem sibilos. Não tem nenhuma história clínica pregressa significativa e é fazendeiro. É interessante assinalar que, mais cedo naquele dia, trabalhou empilhando feno. As radiografias de tórax anteroposterior e lateral revelam infiltrados alveolares bilaterais difusos. Qual é o microrganismo mais provavelmente responsável por essa apresentação?

A. *Nocardia asteroides*
B. *Histoplasma capsulatum*
C. *Cryptococcus neoformans*
D. Espécies de *Actinomyces*
E. *Aspergillus fumigatus*

VI-27. Uma mulher de 36 anos de idade é internada na unidade de terapia intensiva após um incêndio na sua casa. Está obnubilada, porém não sofreu queimaduras graves. Está sendo tratada devido à inalação de fumaça. A concentração inicial de carbóxi-hemoglobina é de 25%. Recebe oxigênio a 100%, porém permanece obnubilada. Subsequentemente, apresenta convulsões generalizadas. A pressão arterial cai rapidamente para 60/40 mmHg. A frequência cardíaca é de 150 bpm. A SaO_2 é de 98%. A paciente apresenta uma aparência cianótica e odor de amêndoa amarga. Há fuligem ao redor do nariz e da boca. As pupilas estão dilatadas, e a paciente está diaforética. Qual dos seguintes exames estabelecerá o diagnóstico?

A. Concentração de amônia
B. Nível sanguíneo de lactato
C. Nível de carbóxi-hemoglobina
D. Concentração de cianeto dos eritrócitos
E. Nível de metemoglobina

VI-28. Uma mulher de 51 anos de idade procura assistência queixando-se de tosse diária com produção de escarro verde espesso. A tosse é pior quando ela acorda de manhã. Nesse momento, algumas vezes ela, ocasionalmente, verifica a presença de raias de sangue no escarro. A tosse começou há cerca de sete anos e tem se agravado progressivamente, com produção de um volume crescente de escarro. Atualmente, ela estima que expectora cerca da metade de uma xícara de escarro por dia. Relata a necessidade frequente de antibióticos para infecções do trato respiratório inferior e dos seios paranasais. Estertores grosseiros bilaterais são audíveis nos campos pulmonares inferiores. Não há baqueteamento digital. As provas de função pulmonar revelam VEF_1 de 1,68 L (53,3% do valor preditivo), CVF de 3,00 L (75% do valor preditivo) e relação VEF_1/CVF de 56%. Uma cultura de escarro é positiva para *Pseudomonas aeruginosa*. Qual deve ser o próximo exame a realizar na avaliação dessa paciente?

A. Estudo de deglutição baritado
B. Broncoscopia
C. Radiografia de tórax
D. TC de alta resolução do tórax
E. Teste de cloreto do suor

VI-29. Uma mulher de 62 anos de idade é diagnosticada com bronquiectasia após tratamento para *Mycobacterium avium-intracellulare*, cuja presença foi confirmada em duas culturas positivas de escarro expectorado. A paciente foi tratada durante 24 meses com claritromicina, etambutol e rifampicina; as culturas tornaram-se negativas para micobactérias durante os últimos 12 meses. Entretanto, continua produzindo escarro diariamente, e a TC revela bronquiectasia focal no lobo médio. Qual das alternativas é atualmente o melhor tratamento para essa paciente?

A. Consultar um cirurgião torácico para lobectomia do lobo médio.
B. Continuar o tratamento com claritromicina, etambutol e rifampicina.
C. Iniciar a eliminação das secreções das vias aéreas com válvula de pressão expiratória positiva oscilante.
D. Iniciar o tratamento com dornase (DNase).
E. Iniciar o tratamento com prednisona, 20 mg ao dia.

VI-30. Um lactente é diagnosticado com fibrose cística quando o teste do cloreto do suor fornece um resultado positivo com 110 mmol/L após rastreamento pós-natal anormal. O fármaco ivacaftor, que foi recentemente aprovado pela Food and Drug Administration, está indicado para pacientes que apresentam qual das seguintes mutações genéticas?

A. G542X
B. G551D
C. F508del
D. 621+1G> T
E. R117C

VI-31. O ivacaftor atua em pacientes com fibrose cística ao exercer qual das seguintes ações sobre a proteína reguladora da condutância transmembrana da fibrose cística (CFTR)?

A. Corrige anormalidades de *splicing* da proteína
B. Melhora a condutância através do poro de íons cloreto
C. Aumenta a síntese do CFTR
D. Promove a ligação do CFTR à membrana celular
E. Estabiliza a proteína CFTR para prolongar a degradação

VI-32. Uma mulher de 28 anos de idade é examinada devido a infecções pulmonares e dos seios paranasais recorrentes. Lembra de ter tido pelo menos um episódio anual de bronquite, que começou no início da adolescência. Declara que, nos últimos cinco anos, tem tomado antibióticos pelo menos três vezes por ano para tratamento de infecções respiratórias ou dos seios paranasais. Relata também ter tido dificuldade em ganhar peso, e sempre se sentiu baixa em comparação com colegas da mesma idade. Ao exame físico, a paciente apresenta um índice de massa corporal de 18,5 kg/m². A saturação de oxigênio é de 95% no ar ambiente em repouso. Verifica-se a presença de pólipos nasais. Roncos e estertores grosseiros são audíveis nos campos pulmonares superiores bilaterais. Uma radiografia de tórax revela bronquiectasias bilaterais nos lobos superiores, com áreas de tamponamento com muco. Você está preocupado com a possibilidade de fibrose cística não diagnosticada. Qual dos seguintes exames deve fornecer uma confirmação mais definitiva para o diagnóstico de fibrose cística nessa paciente?

A. Análise do DNA, demonstrando uma cópia do alelo F508del
B. Diminuição da diferença de potencial nasal basal
C. Presença de *P. aeruginosa* em culturas repetidas de amostra de escarro
D. Níveis de cloreto no suor de > 40 mmol/L
E. Níveis de cloreto no suor de > 60 mmol/L

VI-33. Um homem de 22 anos de idade com fibrose cística é examinado para acompanhamento de rotina. O tratamento atual consiste em DNase humana recombinante e salbutamol por nebulização, duas vezes ao dia. A principal técnica de eliminação do escarro consiste na prática de exercício aeróbico cinco vezes por semana e drenagem autógena. Sente-se bem e o exame físico é normal. As provas de função pulmonar demonstram VEF₁ de 4,48 L (97% do valor previsto), CVF de 5,70 L (103% do valor previsto) e relação VEF₁/CVF de 79%. Uma cultura de amostra de escarro de rotina é positiva para *P. aeruginosa*. O único microrganismo isolado em culturas precedentes foi *Staphylococcus aureus*. Qual sua recomendação para esse paciente?

A. Oscilação da parede torácica de alta frequência
B. Solução salina hipertônica (7%) nebulizada duas vezes ao dia
C. Tobramicina inalada, 300 mg duas vezes ao dia, em meses alternados
D. Cefepima e tobramicina por via intravenosa durante 14 dias
E. Visita de retorno em três meses, como culturas repetidas de amostra de escarro e tratamento apenas se houver persistência de *P. aeruginosa*.

VI-34. Um homem de 69 anos de idade com DPOC foi internado três vezes no ano passado devido a exacerbações da DPOC. Apresenta tosse diária com produção de escarro e VEF₁ de 45% do previsto. Foi tabagista e fumou um maço de cigarros por dia durante 50 anos, porém abandonou o fumo há um ano. A saturação de oxigênio no ar ambiente é de 91%. Qual dos seguintes tratamentos tem mais probabilidade de diminuir a frequência das exacerbações desse paciente?

A. Azitromicina, 250 mg três vezes por semana
B. Oxigênio contínuo, 2 L/min
C. Pressão positiva das vias aéreas com dois níveis, noturna, com pressão inspiratória de 18 cm H₂O e pressão expiratória de 12 cm H₂O
D. Roflumilaste, 500 µg ao dia
E. Teofilina, 300 mg ao dia

VI-35. Todas as seguintes opções são fatores de risco para a DPOC, EXCETO:

A. Hiper-reatividade das vias aéreas
B. Exposição à poeira de carvão
C. Exposição passiva à fumaça de cigarro
D. Infecções respiratórias recorrentes
E. Uso de combustíveis de biomassa em áreas pouco ventiladas

VI-36. Uma mulher de 65 anos de idade é examinada devido à ocorrência de dispneia ao esforço e tosse crônica. A paciente tem uma longa história de tabagismo e fuma um maço e meio de cigarros por dia desde os 20 anos. É uma mulher magra, sem desconforto evidente. A saturação de oxigênio no ar ambiente é de 93%, com frequência respiratória de 22 respirações/min. Os pulmões estão hiperexpandidos à percussão, com diminuição do murmúrio vesicular nos campos pulmonares superiores. Você suspeita de DPOC. Quais são os achados esperados nas provas de função pulmonar?

	VEF₁	CVF	Relação VEF₁/CVF	CPT	DLCO
A.	Diminuído	Normal ou diminuída	Diminuída	Diminuída	Diminuída
B.	Diminuído	Normal ou diminuída	Diminuída	Aumentada	Diminuída
C.	Diminuído	Diminuída	Normal	Diminuída	Diminuída
D.	Diminuído	Normal ou diminuída	Diminuída	Aumentada	Aumentada

VI-37. Um homem de 70 anos de idade com DPOC diagnosticada é examinado para acompanhamento. Está clinicamente estável, sem qualquer exacerbação nos últimos seis meses. Entretanto, geralmente sente que sua saúde não está boa e fica limitado naquilo que pode fazer. Relata a ocorrência de dispneia com as atividades habituais. No momento, o tratamento consiste em salbutamol com IDM, duas vezes ao dia e quando necessário. Tem uma história de tabagismo com 50 maços-ano, o qual abandonou há cinco anos. Os outros problemas clínicos incluem doença vascular periférica, hipertensão e hiperplasia prostática benigna. É tratado com ácido acetilsalicílico, lisinopril, hidroclorotiazida e tansulosina. Ao exame, o paciente apresenta uma saturação de oxigênio em repouso de 93% no ar ambiente. Demonstra hiperinsuflação à percussão com murmúrio vesicular diminuído nos ápices e sibilos expiratórios discretos. As provas de função pulmonar demonstram um VEF_1 de 55% do valor previsto, CVF de 80% do valor previsto e relação VEF_1/CVF de 50%. Qual é o próximo passo mais adequado no tratamento desse paciente?

A. Iniciar uma prova terapêutica com glicocorticoides orais por um período de quatro semanas e iniciar a fluticasona inalatória se houver uma melhora significativa da função pulmonar.
B. Iniciar o tratamento com fluticasona inalatória, 110 µg/aplicação, duas vezes ao dia.
C. Iniciar o tratamento com fluticasona inalatória, 250 µg/aplicação, em associação com salmeterol inalatório, 50 mg/aplicação, duas vezes ao dia.
D. Iniciar o tratamento com tiotrópio inalatório, 18 µg ao dia.
E. Efetuar a oximetria em situação de esforço e noturna e iniciar o oxigênio suplementar se for demonstrada a presença de hipoxemia significativa.

VI-38. Uma mulher de 56 anos de idade é internada na UTI com história de quatro dias de dispneia crescente e tosse, com produção copiosa de escarro. Apresenta DPOC grave diagnosticada, com VEF_1 de 42% do valor previsto. Na apresentação, a gasometria no ar ambiente revela um pH de 7,26, $PaCO_2$ de 78 mmHg e PaO_2 de 50 mmHg. Demonstra desconforto respiratório evidente, com o uso e retrações dos músculos acessórios. O murmúrio vesicular é reduzido, com sibilos expiratórios difusos e roncos. Não há infiltrados na radiografia de tórax. Qual dos seguintes tratamentos demonstrou produzir a maior redução na taxa de mortalidade para esse tipo de paciente?

A. Administração de broncodilatadores inalados
B. Administração de glicocorticoides IV
C. Administração precoce de antibióticos de amplo espectro com cobertura contra *P. aeruginosa*
D. Intubação precoce com ventilação mecânica
E. Uso de ventilação com pressão positiva não invasiva

VI-39. Um homem de 63 anos de idade com longa história de tabagismo procura assistência médica com história de falta de ar progressiva e dispneia ao esforço de quatro meses de duração. Os sintomas têm sido indolentes, sem agravamento recente. Nega a ocorrência de febre, dor torácica ou hemoptise. Diariamente, o paciente expectora 3 a 6 colheres de sopa de escarro amarelado. Declara que não vai ao médico há mais de 10 anos. O exame físico é marcante pelos sinais vitais normais, fase expiratória prolongada, roncos dispersos, pulso venoso jugular elevado e edema moderado dos pés. O hematócrito é de 49%. Qual dos seguintes tratamentos tem mais probabilidade de prolongar a sobrevida desse paciente?

A. Atenolol
B. Enalapril
C. Oxigênio
D. Prednisona
E. Teofilina

VI-40. Um homem de 62 anos de idade é examinado devido a um agravamento progressivo da dispneia ao esforço no decorrer de um período de 10 meses. Tem uma história de tabagismo com 50 maços-ano, tendo abandonado o cigarro há 10 anos. Ao exame físico, apresenta uma saturação de oxigênio em repouso de 94%. Após caminhar 100 m, a saturação cai para 84%. Necessita de oxigênio suplementar, 3 L/min, para manter a saturação acima de 90% com a deambulação. O exame dos pulmões revela estertores inspiratórios finais difusos em ambos os pulmões. A capacidade pulmonar total é de 72% do previsto, o volume residual é de 68% do valor previsto, e a capacidade de difusão, de 60% do valor previsto. A TC de alta resolução do tórax é mostrada na Figura VI-40. Uma investigação sorológica para doença autoimune é inespecífica, e a obtenção de uma história completa não revela nenhuma exposição passível de explicar esses achados. A suspeita é de fibrose pulmonar idiopática. Qual é o achado esperado na patologia cirúrgica?

A. Pneumonia intersticial descamativa
B. Lesão alveolar difusa
C. Inflamação granulomatosa pouco organizada e fibrose
D. Pneumonia intersticial inespecífica
E. Pneumonia intersticial usual

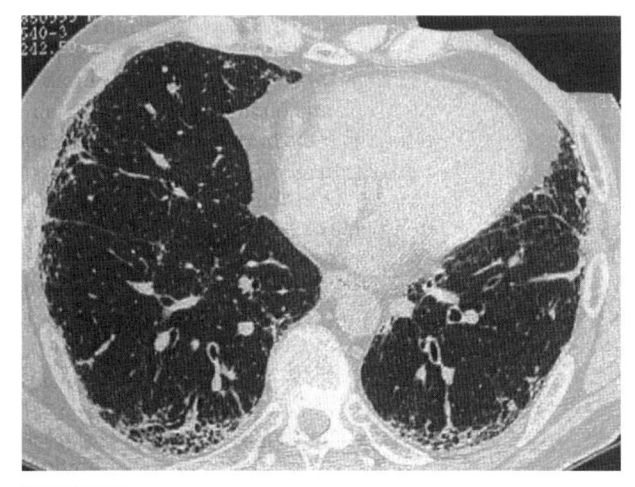

FIGURA VI-40

VI-41. Qual é o tratamento recomendado para o paciente da Questão VI-40?

A. Azatioprina, 125 mg ao dia, mais prednisona, 60 mg ao dia
B. Ciclofosfamida, 100 mg ao dia
C. Nintedanibe, 150 mg duas vezes ao dia
D. Prednisona, 60 mg ao dia
E. Nenhuma terapia é efetiva para o tratamento da fibrose pulmonar idiopática.

VI-42. Qual seria o achado esperado no lavado broncoalveolar de um paciente com hemorragia alveolar difusa?

A. Pneumócitos tipo II hiperplásicos atípicos
B. Corpos ferruginosos
C. Macrófagos carregados de hemossiderina
D. Linfocitose com relação CD4:CD8 elevada
E. Aparência leitosa com macrófagos espumosos

VI-43. Um homem de 42 anos de idade procura assistência devido à ocorrência de dispneia progressiva ao esforço, febre baixa e perda de peso no decorrer de seis meses. Queixa-se também de tosse principalmente seca, embora algumas vezes tenha escarro mucoide espesso. Não tem nenhuma história clínica pregressa. Não fuma cigarros. Ao exame físico, o paciente apresenta dispneia ao esforço mínimo. A temperatura é de 37,9°C. A saturação de oxigênio é de 91% no ar ambiente em repouso. Estertores basilares discretos são auscultados. Nos exames laboratoriais, o paciente apresenta hipergamaglobulinemia policlonal e hematócrito de 52%. A TC revela infiltrados alveolares bilaterais, cuja natureza é principalmente peri-hilar, com padrão em mosaico. O paciente é submetido à broncoscopia com lavado broncoalveolar. O efluente aparece leitoso. O exame citopatológico revela restos amorfos com macrófagos positivos para ácido periódico Schiff (PAS). Qual é o diagnóstico?

A. Bronquiolite obliterante com pneumonia em organização
B. Pneumonite intersticial descamativa
C. Nocardiose
D. Pneumonia por *Pneumocystis carinii*
E. Proteinose alveolar pulmonar

VI-44. Qual é o tratamento mais adequado para o paciente da Questão VI-43?

A. Doxiciclina
B. Prednisona
C. Prednisona e ciclofosfamida
D. Sulfametoxazol-trimetoprima
E. Lavado pulmonar total

VI-45. Uma mulher de 56 anos de idade procura assistência para avaliação de dispneia e tosse de dois meses de duração. Durante esse período, ela também teve febre intermitente, mal-estar e perda de 5,5 kg de peso. Nega qualquer contato com pessoas doentes e não fez nenhuma viagem recente. Trabalha como enfermeira, e o teste com derivado proteico purificado anual, realizado há três meses, foi negativo. Nega qualquer exposição a poeiras orgânicas e não tem nenhum pássaro como animal de estimação. A paciente não tem nenhuma outra exposição nem sintomas autoimunes. Não toma nenhuma medicação regularmente. Ao exame físico, estertores inspiratórios difusos e chiados são audíveis. A TC do tórax revela infiltrados alveolares focais e espessamento da parede brônquica. As provas de função pulmonar revelam restrição discreta. É submetida a uma biópsia pulmonar cirúrgica. O exame patológico revela a presença de tecido de granulação que preenche as vias aéreas de pequeno calibre, os ductos alveolares e alvéolos. O interstício alveolar apresenta inflamação crônica e pneumonia em organização. Qual é o tratamento mais adequado para essa paciente?

A. Azatioprina, 100 mg ao dia
B. Nintedanibe, 150 mg duas vezes ao dia
C. Pirfenidona, 2.403 mg ao dia
D. Prednisona, 1 mg/kg ao dia
E. Encaminhamento para transplante de pulmão

VI-46. Um homem de 53 anos de idade é internado com febre e dor torácica pleurítica direita por cinco dias. O paciente tem uma história de dependência de álcool. Na sua apresentação, a temperatura é de 39,2°C, a frequência cardíaca é de 112 bpm, a pressão arterial é de 102/62 mmHg, a frequência respiratória é de 24 respirações/min e a SaO_2 é de 92% no ar ambiente. Não há murmúrio vesicular na parte inferior direita do tórax, com macicez à percussão e diminuição do frêmito. A radiografia de tórax confirma uma consolidação do lobo inferior direito, com derrame associado. O derrame não apresenta fluxo livre. A toracocentese inicial demonstra a presença de pus macroscópico no espaço pleural, e a coloração de Gram é positiva para cocos Gram-positivos em pares e cadeias. Coloca-se um dreno torácico de grande calibre. Qual dos seguintes tratamentos também deve ser recomendado para esse paciente, de modo a melhorar a resolução do empiema?

A. Encaminhamento imediato para decorticação.
B. Instilação intrapleural de alteplase, 10 mg duas vezes ao dia, durante três dias.
C. Instilação intrapleural de alteplase, 10 mg, mais desoxirribonuclease, 5 mg duas vezes ao dia, durante três dias.
D. Instilação intrapleural de desoxirribonuclease, 5 mg duas vezes ao dia, durante três dias.
E. Instilação intrapleural de estreptoquinase, 250.000 UI.

VI-47. Uma mulher de 44 anos de idade com síndrome de imunodeficiência adquirida (Aids) apresenta insuficiência respiratória hipoxêmica aguda causada por *Pneumocystis jiroveci*. É intubada e submetida à ventilação mecânica com os seguintes ajustes: modo assistido-controlado, volume corrente de 350 mL (6 mL/kg de peso corporal ideal), FiO_2 de 1,0, frequência respiratória de 28 respirações/min e PEEP de 12 cmH_2O. A gasometria arterial nesses ajustes é a seguinte: pH de 7,28, PaO_2 de 68 mmHg e $PaCO_2$ de 64 mmHg. A pressão de platô inspiratória de 26 cmH_2O. Você é chamado com urgência quando a pressão arterial da paciente cai abruptamente para 70/40 mmHg. Ao mesmo tempo, os alarmes de pressão elevada no ventilador começam a disparar, com pressões de pico das vias aéreas registrando, agora, 55 cmH_2O. O murmúrio vesicular é inaudível no lado direito, porém claro do lado esquerdo. Qual é a melhor conduta neste momento?

A. Administrar líquido em *bolus* para melhorar o retorno venoso.
B. Desconectar a paciente do ventilador para possibilitar uma expiração completa.
C. Colocar uma agulha de grande calibre dentro do segundo espaço intercostal anterior direito para aliviar o pneumotórax hipertensivo.
D. Sedar a paciente para obter sincronia do ventilador.
E. Efetuar uma aspiração para remover os tampões de muco que causam obstrução.

VI-48. Uma mulher de 62 anos de idade é internada com pneumonia adquirida na comunidade com história de febre, tosse e dor torácica pleurítica do lado direito de quatro dias de duração. A radiografia de tórax obtida na internação identifica um infiltrado nos lobos médio e inferior e do lado direito, com derrame pleural associado. Todas as seguintes características do derrame pleural indicam um derrame complicado que pode exigir toracostomia com dreno de tórax, EXCETO:

A. Líquido loculado
B. pH do líquido pleural < 7,20
C. Glicose do líquido pleural < 60 mg/dL
D. Coloração de Gram ou cultura positivas do líquido pleural
E. Recorrência do derrame após toracocentese inicial

VI-49. Um homem de 58 anos de idade é examinado devido à ocorrência de dispneia, e verifica-se a presença de derrame pleural moderado a direita. O paciente é submetido à toracocentese, com os seguintes resultados.

Aparência	Sorossanguinolento
pH	7,48
Proteína	5,8 g/dL (proteína sérica, 7,2 g/dL)
LDH	285 UI/L (LDH sérica 320 UI/L)
Glicose	66 mg/dL
Leucócitos	3.800/μL
Eritrócitos	24.000/μL
PMN	10%
Linfócitos	80%
Células mesoteliais	10%
Citologia	Linfocitose com inflamação crônica e ausência de células malignas ou microrganismos

LDH, lactato desidrogenase; PMN, células polimorfonucleares.

Qual das seguintes condições NÃO constitui uma causa provável do derrame pleural nesse paciente?

A. Cirrose
B. Câncer de pulmão
C. Mesotelioma
D. Embolia pulmonar
E. Tuberculose

VI-50. Um homem de 28 anos de idade chega ao serviço de emergência com dispneia de início agudo e dor torácica pleurítica do lado direito, que começaram há 2 horas. De modo geral, o paciente está saudável e não tem nenhuma história clínica. Fuma um maço de cigarros por dia desde os 18 anos. Ao exame físico, é alto e magro, com índice de massa corporal de 19,2 kg/m². A frequência respiratória é de 24 respirações/min, com saturação de oxigênio de 95% no ar ambiente. Apresenta murmúrio vesicular ligeiramente diminuído no ápice do pulmão direito. A radiografia de tórax demonstra pneumotórax de 20% no lado direito. Qual das seguintes afirmativas é verdadeira com relação ao pneumotórax desse paciente?

A. Uma TC provavelmente demonstrará alterações enfisematosas.
B. Caso o paciente venha a desenvolver pneumotórax recorrente, a toracoscopia com abrasão pleural tem uma taxa de sucesso de quase 100% para a prevenção de recidiva.
C. A maioria dos pacientes com essa apresentação necessita de toracostomia com dreno de tórax para a resolução do pneumotórax.
D. A probabilidade de pneumotórax recorrente é de cerca de 25%.
E. O principal fator de risco para o desenvolvimento de pneumotórax espontâneo é uma constituição corporal alta e magra.

VI-51. Uma mulher de 52 anos de idade, de Indiana, procura assistência médica com agravamento da dispneia ao esforço e tosse de um ano de duração. Nega a ocorrência de dispneia em repouso. A tosse é predominantemente seca, porém algumas vezes produz um muco arenoso. A história clínica pregressa é positiva para hipertensão e hipotireoidismo. A paciente toma benazepril e levotiroxina. Trabalhou como paisagista em toda a sua vida adulta. Ao exame físico, não parece apresentar desconforto. A saturação de oxigênio é de 95% no ar ambiente. O tórax é limpo à ausculta. O exame cardiovascular é inespecífico, e não há edema periférico. A radiografia de tórax revela um granuloma antigo no pulmão direito e calcificações mediastinais. Realiza-se uma TC, que confirma o granuloma curado. Observa-se uma calcificação mediastinal extensa. As calcificações envolvem a veia cava superior e o brônquio principal direito. Um ensaio de interferon γ é negativo. Qual das seguintes afirmativas é verdadeira com relação à condição dessa paciente?

A. Um teste do antígeno de *Histoplasma* na urina será positivo.
B. A causa mais comum da condição é a histoplasmose ou tuberculose.
C. A paciente deve ser encaminhada a um centro cirúrgico especializado no tratamento dessa condição.
D. O tratamento com corticosteroides melhorará a condição dessa paciente.
E. O tratamento com itraconazol ou voriconazol melhorará a condição dessa paciente.

VI-52. Uma mulher de 52 anos de idade é internada com letargia e sintomas acentuados de sobrecarga de volume. Tem história clínica pregressa de obesidade mórbida, com índice de massa corporal de 52 kg/m², apneia obstrutiva do sono, hipertensão e diabetes melito tipo 1. Não tem boa saúde de modo geral e não tem aderido ao tratamento com insulina nem à pressão positiva contínua nas vias aéreas (CPAP), visto que relata a ocorrência de claustrofobia. Não consegue lembrar quando usou a CPAP pela última vez. Ao exame físico, a paciente está sonolenta, porém responde a estímulos. Os sinais vitais são os seguintes: pressão arterial de 168/92 mmHg, frequência cardíaca de 92 bpm, frequência respiratória de 14 respirações/min, ausência de febre e SaO_2 de 82% no ar ambiente. A SaO_2 aumenta para 92% com 6 L/min por cânula nasal, porém o estado mental torna-se mais letárgico. Apresenta bulhas cardíacas e murmúrio vesicular distantes, sem estertores. Observa-se a presença de edema 4+ bilateral nas coxas e na parede abdominal. A radiografia de tórax revela volumes pulmonares reduzidos. Os valores da gasometria inicial com 6 L/min de oxigênio por cânula nasal são os seguintes: pH de 7,22, $PaCO_2$ de 88 mmHg e PaO_2 de 72 mmHg. Qual das seguintes afirmativas é verdadeira com relação à condição dessa paciente?

A. Essa condição está associada a anormalidades do gene *PHOX2b*.
B. A terapia com CPAP é adequada para o tratamento dessa paciente.
C. O tratamento inicial da condição deve incluir intubação e ventilação mecânica, tendo em vista a intolerância conhecida dessa paciente à terapia com CPAP.
D. A apneia obstrutiva do sono coexiste com o diagnóstico em cerca de 75% dos casos.
E. A perda de peso resultará em melhora da $PaCO_2$ com o decorrer do tempo.

VI-53. Um paciente com esclerose lateral amiotrófica leve é acompanhado por um pneumologista devido à disfunção respiratória associada à sua doença neuromuscular. Além da $PaCO_2 \geq 45$ mmHg, qual dos seguintes sintomas exigiria tratamento com ventilação com pressão positiva não invasiva para a hipoventilação?

A. Ortopneia
B. Qualidade precária do sono
C. Comprometimento da tosse
D. Dispneia durante atividades diárias
E. Todas as alternativas anteriores

VI-54. Um homem de 52 anos de idade é examinado devido a roncos altos e fadiga diurna. A esposa pediu-lhe que procurasse assistência médica devido aos roncos que estão se tornando cada vez mais incômodos no decorrer dos últimos dois anos, quando teve um aumento ponderal de cerca de 13,5 kg. A esposa frequentemente dorme em outro quarto e declara que ela o viu parar de respirar durante o sono. Ao longo do dia, ele luta para permanecer desperto quando está em reuniões ou sentado frente ao computador, particularmente depois do almoço. Ele precisa fazer um trajeto de 40 minutos e já teve de parar na estrada devido à sonolência. O paciente tem uma história clínica de hipertensão nos últimos cinco anos e toma losartana, 25 mg ao dia. Não fuma e bebe apenas uma cerveja ou uma taça de vinho por dia. O pai, que está com 75 anos, utiliza CPAP para a apneia obstrutiva do sono e também sofreu infarto do miocárdio. Ao exame físico, o paciente parece estar bem. O índice de massa corporal é de 37,1 kg/m². Quando o paciente abre a boca, você pode ver a maior parte da úvula, que parece estar ligeiramente edematosa. O tecido tonsilar é visível e estende-se além dos pilares tonsilares. A circunferência do pescoço é de 43 cm. Qual é o próximo passo na avaliação e no tratamento desse paciente?

A. Polissonografia em laboratório
B. Teste de sono domiciliar
C. Oximetria noturna
D. Encaminhamento para tonsilectomia
E. Tratamento com CPAP de autotitulação

VI-55. Um homem de 48 anos de idade recentemente foi diagnosticado com apneia obstrutiva do sono, com índice de apneia-hipopneia de 21,2/h. Procura a clínica para acompanhamento, pois tentou utilizar a CPAP no laboratório do sono e sentiu desconforto. Ele pergunta quais são os riscos potenciais para a sua saúde se decidir não fazer o tratamento. Que conselho você dá a esse paciente?

A. A apneia obstrutiva do sono não tratada apresenta um risco aumentado de mortalidade devido a eventos cardiovasculares, incluindo infarto do miocárdio e acidente vascular encefálico.
B. A apneia obstrutiva do sono não tratada está associada a um risco aumentado de depressão.
C. A apneia obstrutiva do sono não tratada está associada a um risco sete vezes maior de acidentes automobilísticos.
D. A apneia obstrutiva do sono não tratada aumenta a pressão arterial noturna, e o tratamento com CPAP leva a uma queda de 2 a 4 mmHg na pressão arterial.
E. Todas as alternativas anteriores são bons conselhos a dar a esse paciente.

VI-56. Qual dos seguintes pacientes tem mais probabilidade de apresentar o padrão respiratório na polissonografia mostrada na Figura VI-56?

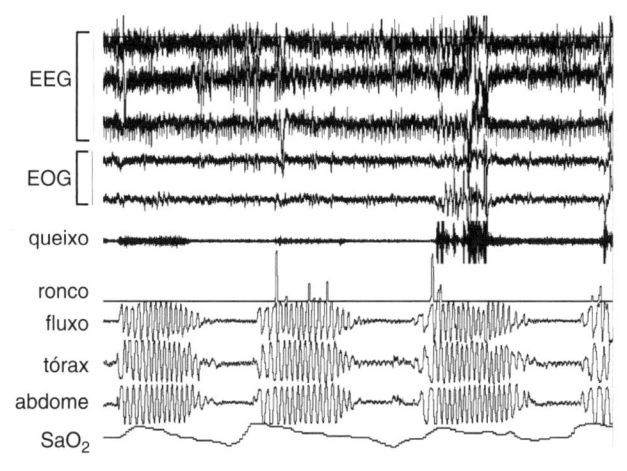

FIGURA VI-56

A. Menino de seis anos de idade com baixo desempenho escolar, roncos e aumento das tonsilas e adenoides.
B. Mulher de 36 anos de idade com história de adição à heroína, que está sendo tratada com terapia de manutenção com metadona, em uma dose de 100 mg ao dia.
C. Homem de 48 anos de idade examinado devido a roncos altos e sonolência excessiva, com índice de massa corporal de 36,8 kg/m².
D. Mulher de 52 anos de idade com índice de massa corporal de 22 kg/m², com queixa de despertares noturnos frequentes no contexto da menopausa; não apresenta roncos.
E. Homem de 68 anos de idade com fibrilação atrial e miocardiopatia isquêmica, com fração de ejeção de 15%; ao exame, apresenta elevação da pressão venosa jugular, refluxo hepatojugular e edema periférico 3+.

VI-57. Um homem de 48 anos de idade com índice de massa corporal de 28,9 kg/m² é diagnosticado com apneia obstrutiva do sono, com índice de apneia-hipopneia de 42/h e saturação de oxigênio mínima de 78%. Qual é o tratamento inicial mais adequado para esse paciente?

A. CPAP
B. Terapia com dispositivos orais
C. Terapia com oxigênio
D. Uvulopalatofaringoplastia
E. Perda de peso

VI-58. Uma mulher de 47 anos de idade com hipertensão arterial pulmonar idiopática não respondeu ao tratamento clínico, incluindo epoprostenol IV. Apresenta insuficiência cardíaca direita avançada, com disfunção grave do ventrículo direito na ecocardiografia e índice cardíaco de 1,7 L/min/m². A paciente é encaminhada para transplante de pulmão. Qual das seguintes afirmativas é verdadeira?

A. A paciente necessitará de transplante de coração-pulmão para a insuficiência cardíaca direita avançada.
B. Os pacientes com hipertensão arterial pulmonar idiopática apresentam uma sobrevida em cinco anos pior do que outros receptores de transplante.
C. O transplante de pulmão unilateral constitui o procedimento cirúrgico preferido para a hipertensão arterial pulmonar idiopática.
D. A função ventricular direita dessa paciente se recuperará após o transplante de pulmão.
E. A paciente corre risco de hipertensão arterial pulmonar recorrente após transplante de pulmão.

VI-59. Uma mulher de 25 anos de idade com fibrose cística é encaminhada para transplante de pulmão. Está preocupada com os resultados em longo prazo. Qual das seguintes condições representa o principal impedimento a uma sobrevida em longo prazo após a realização de transplante de pulmão?

A. Síndrome de bronquiolite obliterante
B. Infecção por citomegalovírus
C. Doença renal crônica
D. Disfunção primária do enxerto
E. Distúrbio linfoproliferativo pós-transplante

VI-60. Um homem com 30 anos de idade com fibrose cística em estágio terminal é submetido a transplante de pulmão. Depois de três anos, esse paciente sofre um declínio progressivo da função renal em seis meses. Qual das seguintes medicações constitui a etiologia mais provável?

A. Prednisona
B. Tacrolimo
C. Salbutamol
D. Micofenolato de mofetila
E. Nenhuma das alternativas anteriores

VI-61. Uma mulher de 48 anos de idade é internada na UTI com síndrome de angústia respiratória aguda e choque, devido à presença de colangite ascendente. A sua Pontuação de Avaliação de Saúde Crônica e Fisiológica (Acute Physiology and Chronic Health Evaluation Score) (APACHE II) é de 19 em 24 horas. Qual das seguintes afirmativas descreve melhor o desempenho dos sistemas de escore de gravidade de doença para prever os resultados para um caso como essa paciente?

A. O sistema de pontuação APACHE II e outras ferramentas de gravidade da doença são úteis para pesquisas clínicas em doenças críticas, particularmente em relação à gravidade da doença em pacientes recrutados em ensaios clínicos.
B. O sistema de pontuação APACHE II constitui um importante preditor da taxa de mortalidade individual quando aplicado diretamente aos cuidados do paciente.
C. O sistema de pontuação APACHE II deve ser utilizado para orientar o tratamento dessa paciente.
D. O Sistema de Pontuação Simplificada da Fisiologia Aguda (Simplified Acute Physiology Score) (SAPS II) deve ter um melhor desempenho na previsão da mortalidade do que o sistema APACHE II.
E. Todas as alternativas anteriores são verdadeiras.

VI-62. Um homem de 42 anos de idade é internado na UTI após sofrer um acidente automobilístico. Teve uma fratura exposta do fêmur e também apresentou sangramento interno em consequência de ruptura do baço e hematoma hepático. Foi submetido à esplenectomia e fixação da fratura do fêmur. Está intubado e sedado após a cirurgia. O nível de hemoglobina após a cirurgia é de 5,2 g/dL. A saturação de oxigênio é de 92%, e a Pao_2 é de 72 mmHg com Fio_2 de 0,6. Foi colocado um cateter na artéria pulmonar durante a cirurgia. O débito cardíaco é de 7,8 L/min, e o nível de lactato é de 4,8 mmol/L. Qual é o fator menos importante que afeta o transporte de oxigênio nesse paciente?

A. Débito cardíaco
B. Concentração de hemoglobina
C. Pao_2
D. Sao_2

VI-63. Uma mulher de 67 anos de idade é internada na UTI com pneumonia multilobar causada por *Streptococcus pneumoniae* e DPOC. Ela necessita de intubação e ventilação mecânica. Todas as seguintes intervenções são adequadas para prevenir complicações na UTI, EXCETO:

A. Administração de enoxaparina, 40 mg ao dia.
B. Administração de omeprazol, 20 mg ao dia.
C. Controle agressivo do nível de glicemia.
D. Mobilização precoce e fisioterapia enquanto está sob ventilação mecânica.
E. Uso de um pacote de cuidados padrão para inserção de acesso central.

VI-64. Um homem de 68 anos de idade é internado na UTI com febre, hipotensão e hipoxemia. Ficou doente nos últimos 2 a 3 dias, com dispneia progressiva em casa. Esse paciente apresenta história de DPOC, doença arterial coronariana exigindo cirurgia de revascularização de três vasos e diabetes melito tipo 2. Continua fumando um maço de cigarros por dia e também bebe seis latas de cerveja diariamente. Na apresentação, a saturação de oxigênio no ar ambiente é de 79%. Com uma máscara sem reinalação, a saturação de oxigênio permanece em 87%. A pressão arterial é de 74/40 mmHg, e a frequência cardíaca, de 124 bpm. Após a administração de volume em *bolus*, a pressão arterial permanece baixa, em 86/53 mmHg. A radiografia de tórax é mostrada na Figura VI-64. Dentro de 12 horas após a sua internação, as hemoculturas são positivas para *S. pneumoniae*. Recebe a primeira dose de antibióticos no serviço de emergência e permanece com tratamento com ceftriaxona e moxifloxacino. É intubado, sedado e atualmente com suporte vasopressor. A gasometria arterial após intubação é a seguinte: pH de 7,28, $PaCO_2$ de 52 mmHg e PaO_2 de 64 mmHg com FiO_2 de 0,8. Qual das seguintes condições define melhor o diagnóstico desse paciente?

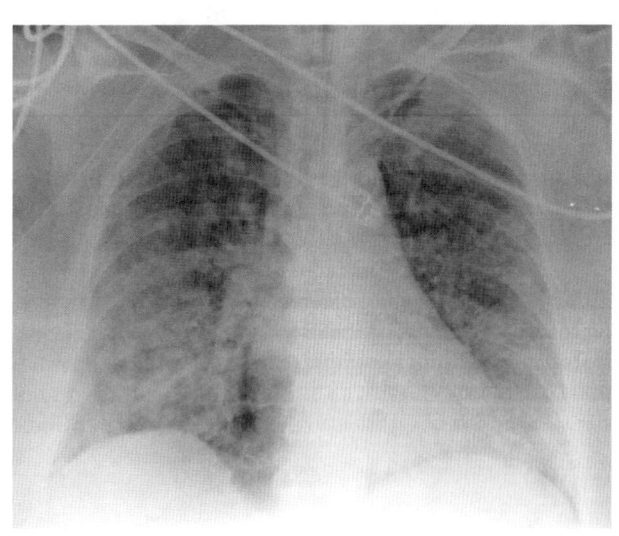

FIGURA VI-64

A. Pneumonia intersticial aguda
B. Síndrome da angústia respiratória aguda leve
C. Síndrome da angústia respiratória aguda moderada
D. Pneumonia multilobar adquirida na comunidade
E. Síndrome da angústia respiratória aguda grave

VI-65. Se uma biópsia pulmonar fosse obtida dentro de quatro dias após a internação do paciente descrito na Questão VI-64, qual das seguintes afirmativas identifica corretamente os achados esperados?

A. Lesão alveolar difusa com membranas hialinas e líquido de edema rico em proteína nos alvéolos.
B. Intenso infiltrado rico em eosinófilos com líquido de edema rico em proteínas.
C. Fibrose extensa dos ductos alveolares, com formação de bolhas.
D. Infiltrado homogêneo de neutrófilos e leucócitos afetando todos os espaços alveolares.
E. Proliferação dos pneumócitos tipo II e presença de um infiltrado pulmonar rico em linfócitos.

VI-66. Uma mulher de 48 anos de idade é internada na UTI cirúrgica após acidente com veículo motorizado. Sofreu concussão, fraturas da quarta até a oitava costelas do lado esquerdo com hemopneumotórax e laceração do baço que exigiu esplenectomia. Durante a cirurgia para retirada do baço, houve necessidade de transfusão de seis unidades de concentrado de hemácias, seis unidades de plaquetas e quatro unidades de plasma fresco congelado. Com internação na UTI após a cirurgia, a paciente permanece intubada e sedada. Coloca-se um dreno torácico do lado esquerdo. A radiografia de tórax revela infiltrados bilaterais difusos. O pulmão esquerdo apresenta infiltrados densos, e há também infiltrados extensos do lado direito. O diagnóstico é contusão pulmonar esquerda com síndrome de angústia respiratória aguda. A paciente pesa 90 kg e tem 1,67 m de altura. O peso corporal ideal é de 59 kg. A saturação de oxigênio na FiO_2 de 1,0 é de 92%, e a gasometria arterial revela pH de 7,28, $PaCO_2$ de 48 mmHg e PaO_2 de 68 mmHg. Qual é o melhor volume corrente inicial nessa paciente?

A. 236 mL
B. 354 mL
C. 472 mL
D. 540 mL
E. 590 mL

VI-67. Você está tratando um paciente internado na UTI clínica com síndrome de angústia respiratória aguda grave, devido à pancreatite necrosante. O paciente tem um peso corporal ideal de 70 kg. O ventilador é ajustado em volume controlado com frequência respiratória de 28 bpm, volume corrente de 420 mL, FiO_2 de 0,7 e PEEP de 8 cmH_2O. O paciente apresenta hipoxemia com SaO_2 de 86% nessas condições. Você analisa a curva de pressão-volume estática para o sistema respiratório. O ponto de inflexão inferior encontra-se em 12 cmH_2O. O ponto de inflexão superior é de 30 cmH_2O. A pressão medida na pausa inspiratória é de 26 cmH_2O. Qual das seguintes opções é a melhor escolha para melhorar a oxigenação desse paciente?

A. Administrar um agente paralítico
B. Diminuir o volume corrente para 350 mL
C. Aumentar a FiO_2 para 0,8
D. Aumentar a PEEP para 12 cmH_2O
E. Aumentar o volume corrente para 560 mL

VI-68. Um homem de 75 anos de idade é internado na UTI por sepse, com neutropenia, devido à quimioterapia para câncer gástrico. O paciente apresenta síndrome de angústia respiratória aguda grave e exige intubação. Durante as primeiras

48 horas de internação na UTI, seu balanço hídrico é positivo, de 6 L. Qual das seguintes afirmativas é verdadeira com relação ao manejo de volume na síndrome de angústia respiratória aguda?

A. Diurese agressiva para manter uma pressão de enchimento atrial esquerda em nível baixo está associada a um risco aumentado de lesão renal aguda, exigindo hemodiálise.
B. A manutenção de uma pressão de enchimento atrial esquerda em nível baixo através de diurese melhora a complacência pulmonar e a oxigenação.
C. A manutenção de uma pressão de enchimento atrial esquerda em nível baixo através de diurese reduz o tempo de permanência na UTI e diminui a taxa de mortalidade na unidade de terapia intensiva clínica, mas não na UTI cirúrgica.
D. A colocação de um cateter arterial pulmonar para medição acurada da pressão de enchimento atrial esquerda melhora a acurácia diagnóstica e proporciona um benefício adicional para determinar a estratégia do manejo de volume.

VI-69. Em qual das seguintes situações a ventilação mecânica não invasiva é considerada contraindicada?

A. Exacerbação aguda da DPOC
B. Insuficiência respiratória hipoxêmica aguda em um paciente com síndrome de angústia respiratória aguda
C. Infarto agudo do miocárdio
D. Insuficiência cardíaca sistólica descompensada sem isquemia miocárdica aguda
E. Após extubação em um paciente que foi intubado para DPOC

VI-70 a VI-73. Associe o modo de ventilação com a sua descrição:

VI-70. Ventilação em modo assistido controlado

VI-71. Ventilação mandatória intermitente

VI-72. Ventilação em pressão controlada

VI-73. Ventilação em pressão de suporte

A. Esse modo de ventilação é desencadeado e ciclado pelo tempo e limitado por pressão. O volume corrente e a taxa de fluxo inspiratório dependem da complacência pulmonar.
B. Esse modo de ventilação fornece uma ventilação-minuto estabelecida, com base na frequência respiratória e no volume corrente. As respirações espontâneas acima da frequência respiratória ajustada podem ser sustentadas em um modo de pressão.
C. Esse modo de ventilação é o modo mais comum de ventilação mecânica. Cada respiração, seja ela desencadeada pelo paciente ou pelo ventilador, proporciona um volume corrente pré-especificado.
D. Esse modo de ventilação é desencadeado pelo paciente, ciclado pelo fluxo e limitado por pressão. O uso desse modo de ventilação exige que o paciente respire de forma espontânea.

VI-74. Uma mulher de 62 anos de idade foi intubada por pneumonia adquirida na comunidade e sepse. Por ocasião de sua internação na UTI, apresentava hipotensão e exigiu tratamento vasopressor. Foi sedada com propofol para obter maior conforto com o ventilador. A UTI tem um protocolo diário para interrupção da sedação. No momento, está intubada há oito dias. Qual das seguintes alternativas constitui uma contraindicação para um teste de ventilação espontânea nessa paciente?

A. Melhora dos infiltrados na radiografia de tórax
B. FiO_2 de 0,45
C. Necessidade continuada de suporte vasopressor
D. A paciente está respirando com frequência respiratória estabelecida em 8 incursões/min
E. PEEP de 8 cmH_2O

VI-75. Todas as seguintes afirmativas são verdadeiras acerca da fisiopatologia do choque, EXCETO:

A. A hipotensão inibe o centro vasomotor, resultando em diminuição do débito adrenérgico e aumento da atividade vagal.
B. As alterações metabólicas, incluindo glicólise e lipólise, elevam a osmolaridade extracelular, resultando em um gradiente osmótico que aumenta o volume intersticial à custa do volume de líquido intracelular.
C. A disfunção mitocondrial e o desacoplamento da fosforilação oxidativa levam a uma diminuição dos níveis de trifosfato de adenosina (ATP) e consequente acúmulo de lactato e outras espécies reativas de oxigênio.
D. Os mediadores pró-inflamatórios estimulados pelo sistema imune inato contribuem significativamente para a disfunção e falência de múltiplos órgãos no choque.
E. O estresse ou a dor de grau intenso provocam a liberação aumentada de hormônio adrenocorticotrófico (ACTH), aumentando subsequentemente os níveis de cortisol para aumentar a gliconeogênese, diminuir a captação periférica de glicose e aminoácidos e aumentar a lipólise.

VI-76. Um indivíduo é internado na UTI neurológica com transecção da medula espinal em C2-3. O paciente está em choque com pressão arterial de 72/40 mmHg. Quais são os achados esperados com cateter arterial pulmonar?

	Pressão venosa central e pressão encunhada da artéria pulmonar	Débito cardíaco	Resistência vascular sistêmica	Saturação de O_2 venoso
A.	↓	↓	↑	↓
B.	↑	↓	↑	↓
C.	↓↑	↑	↓	↓
D.	↓	↓↑	↓↑	↓
E.	↓	↓	↓	↓

VI-77. Todas as seguintes afirmativas são verdadeiras com relação à epidemiologia da sepse e do choque séptico, EXCETO:

A. As bactérias Gram-positivas são os microrganismos mais comumente isolados nas síndromes sépticas.
B. Nos indivíduos com choque séptico, as hemoculturas são positivas em 40 a 70% dos casos.
C. A maioria dos casos de sepse ocorre em indivíduos com doença subjacente significativa.
D. As infecções respiratórias constituem a causa mais comum de síndromes sépticas.
E. A incidência anual de sepse grave aumentou nos últimos 30 anos, com uma incidência atual de aproximadamente três em cada 1.000 habitantes.

VI-78. Uma mulher de 62 anos de idade chega ao serviço de emergência para avaliação de febre e sintomas respiratórios. Começou a sentir-se doente há cerca de dois dias, e, desde então, houve um agravamento progressivo dos sintomas. A história clínica pregressa inclui artrite reumatoide e uso de adalimumabe, 40 mg, em semanas alternadas. Ao chegar à emergência, a paciente está agudamente doente e com dispneia. A saturação de oxigênio é de 84% no ar ambiente, com frequência respiratória de 25 respirações/min. A pressão arterial inicial é de 82/44 mmHg, a frequência cardíaca é de 132 bpm e a temperatura é de 38,8°C. Apresenta estertores em toda a metade inferior do pulmão direito. A radiografia de tórax revela consolidação dos lobos médio e inferior direitos, sem derrame pleural. São obtidas hemoculturas e culturas de escarro. A hidratação IV e o tratamento com ceftriaxona e moxifloxacino são iniciados. Depois de 2 horas, a paciente já recebeu 2 L de soro fisiológico. A pressão arterial é de 98/70 mmHg, com frequência cardíaca de 125 bpm. Ela precisa de oxigênio a 50% por máscara nasal para manter a Sao_2 em 92 a 94%. Desde sua chegada ao serviço de emergência, eliminou 100 mL de urina. Obtém-se uma gasometria, com pH de 7,46, $PaCO_2$ de 32 mmHg e Pao_2 de 76 mmHg. Como a apresentação dessa paciente pode ser classificada?

A. Choque séptico refratário
B. Choque séptico
C. Sepse
D. Sinais de resposta sistêmica possivelmente prejudicial
E. Síndrome de resposta inflamatória sistêmica

VI-79. Um homem de 68 anos de idade é internado na UTI com choque séptico. Inicialmente, apresentou hipotensão e febre de 39°C. Depois de um *bolus* de 3 L de soro fisiológico, continua apresentando hipotensão e exige suporte vasopressor com norepinefrina, na dose de 10 μg/min. Na apresentação, não há evidência imediata de nenhuma fonte de infecção. São obtidas hemoculturas e culturas de urina. O paciente é incapaz de expectorar o escarro. A história clínica pregressa é significativa pela ocorrência de DPOC, doença arterial coronariana e abuso de álcool. O paciente também sofreu um acidente por veículo motorizado há 20 anos, que resultou em esplenectomia. Não tem nenhuma alergia a medicamentos. A incidência local de *S. pneumoniae* resistente às cefalosporinas é > 1%. Qual dos seguintes esquemas constitui o esquema antibiótico empírico recomendado para esse paciente?

A. Cefotaxima
B. Cefotaxima mais vancomicina
C. Levofloxacino
D. Levofloxacino mais vancomicina
E. Vancomicina

VI-80. Apesar da antibioticoterapia adequada e do cuidado de suporte, a taxa de mortalidade relacionada à sepse permanece elevada, e 40 a 60% dos pacientes com choque séptico morrem dentro de 30 dias. Múltiplos tratamentos tentaram reduzir essa taxa de mortalidade, porém muitos deles demonstraram ser ineficazes após resultados inicialmente promissores. Exemplos desses tratamentos incluem todos os seguintes, EXCETO:

A. Proteína C ativada
B. Transfusões de eritrócitos para manter um nível de hemoglobina > 7 g/dL
C. Insulinoterapia para obter um controle rigoroso da glicose (100 a 120 mg/dL)
D. Realização de teste de estimulação com hormônio adrenocorticotrópico para insuficiência suprarrenal
E. Inibidor da via do fator tecidual

VI-81. Um homem de 62 anos de idade é levado ao serviço de emergência devido ao aparecimento de dor torácica enquanto retirava a neve depois de uma tempestade de inverno. A dor começou subitamente há 30 minutos e está associada à dispneia e náusea. A dor é classificada em 10 em uma escala de 0 a 10, tem uma qualidade semelhante a uma intensa pressão e está se irradiando pelo braço esquerdo. O paciente chamou uma ambulância 10 minutos após o início da dor. Apresenta uma história de hipertensão, hiperlipidemia, uso de tabaco e abuso de álcool. Os medicamentos prescritos são candesartana, 16 mg ao dia, e atorvastatina, 10 mg ao dia. Entretanto, não vai ao médico há mais de um ano. Continua fumando um maço e meio de cigarros por dia e também bebe 6 a 10 cervejas diariamente. Na apresentação, a pressão arterial é de 84/50 mmHg, a frequência cardíaca é de 132 bpm, a frequência respiratória é de 28 respirações/min e a Sao_2 é de 91% no ar ambiente. O paciente parece estar em intenso sofrimento, devido à dor e dispneia. Apresenta diaforese e palidez. O exame cardiovascular revela taquicardia regular com B_1 suave e presença de galope B_3. Existem estertores bilateralmente em ambos os pulmões. Os pulsos são filiformes e fracos. A radiografia de tórax revela edema pulmonar. O ECG é mostrado na Figura VI-81.

Apresenta ectopia frequente e curtos episódios de taquicardia ventricular. O paciente recebe nitroglicerina e ácido acetilsalicílico. O laboratório de cateterismo cardíaco está sendo preparado para revascularização primária. Entretanto, nesse ínterim, o estado do paciente continua declinando. É intubado. A pressão arterial continua caindo, e a leitura mais recente é de 76/52 mmHg, com frequência cardíaca de 122 bpm. Qual é a melhor opção para o tratamento inicial da hipotensão desse paciente?

A. Dopamina, infusão contínua de 5 μg/kg/min IV
B. Iniciação da oxigenação por membrana extracorpórea venoarterial
C. Nitroglicerina, infusão contínua de 10 μg/kg/min IV
D. Colocação de balão intra-aórtico
E. Vasopressina, infusão contínua de 0,05 U/min IV

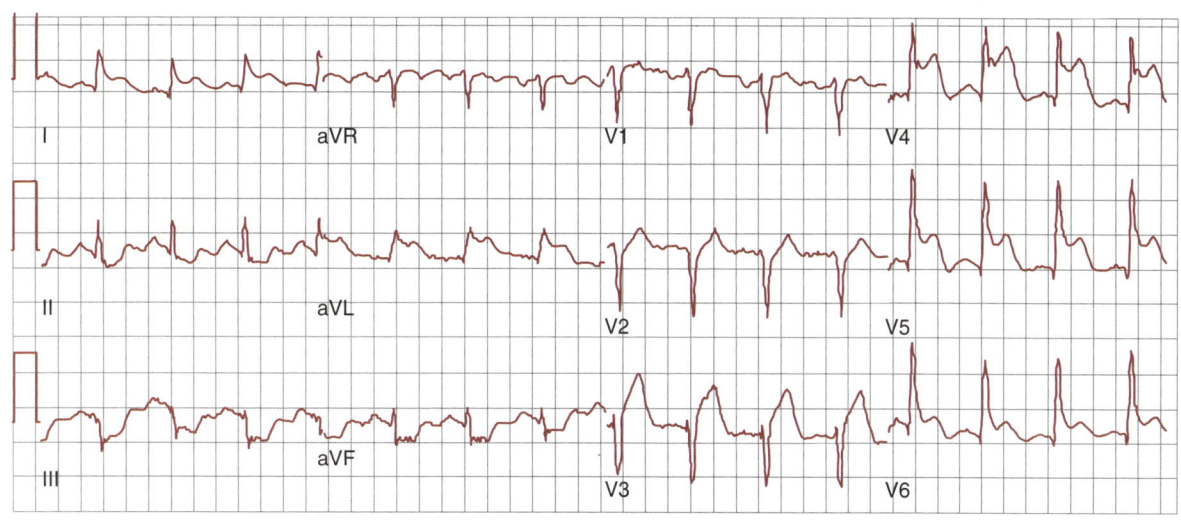

FIGURA VI-81 De Crawford MH: *Current Diagnosis & Treatment: Cardiology*, 4th ed. New York, NY: McGraw-Hill, 2009.

VI-82. Um homem de 72 anos de idade com miocardiopatia dilatada isquêmica diagnosticada e fração de ejeção de 20% é internado na unidade de cuidados intensivos coronários com insuficiência cardíaca descompensada. A pressão arterial é de 74/56 mmHg, e a frequência cardíaca é de 108 bpm. A saturação de oxigênio é de 85% com máscara sem reinalação. A radiografia de tórax revela edema pulmonar difuso e derrames pleurais bilaterais. Há edema com cacifo 4+ bilateralmente em ambas as pernas e no sacro. O paciente apresenta sinais de ascite. Os membros são frios ao toque e cianóticos. O estado mental está deficiente. Está letárgico e não responde a seu nome. Todas as seguintes alternativas estariam indicadas no tratamento inicial desse paciente, EXCETO:

A. Dobutamina, 5 μg/kg/min IV
B. Furosemida, 60 mg IV
C. Iniciação da ventilação mecânica
D. Morfina, 2 mg IV
E. Norepinefrina, 5 μg/min IV

VI-83. Uma mulher de 52 anos de idade está internada na unidade de cuidados coronários após sofrer infarto agudo do miocárdio na parede anterior. Foi submetida à revascularização, com angioplastia percutânea primária da artéria descendente anterior esquerda proximal. Doze horas após o procedimento, você é chamado para atender essa paciente devido a uma queda aguda da pressão arterial e dispneia. Duas horas antes, a pressão arterial era de 115/72 mmHg. A pressão arterial atual é de 90/78 mmHg. A frequência cardíaca aumentou de 88 para 120 bpm. A saturação de oxigênio declinou para 86% no ar ambiente. A paciente exibe diaforese e palidez. Parece estar em sofrimento acentuado. Há o desenvolvimento de novo sopro holossistólico cardíaco audível no ápice, que se irradia através do precórdio para a axila esquerda. Você suspeita de insuficiência mitral aguda. Quais seriam os achados esperados se fosse colocado um cateter arterial pulmonar (ver quadro abaixo)?

VI-84. Todas as seguintes afirmativas são verdadeiras com relação à morte súbita cardíaca, EXCETO:

A. Um indivíduo pode ser diagnosticado com morte súbita cardíaca após reanimação de parada cardíaca se a morte ocorrer durante a hospitalização subsequente ou dentro de 30 dias.
B. Aproximadamente 66% das vítimas de morte súbita cardíaca tiveram eventos cardíacos anteriores.
C. A assistolia constitui o ritmo mais comumente encontrado em vítimas de morte súbita cardíaca.
D. Uma história familiar dos pais de morte súbita cardíaca como primeiro evento cardíaco aumenta a probabilidade de um evento cardíaco súbito nos filhos.
E. A incidência de morte súbita cardíaca é maior na população afro-americana, em comparação com a população branca.

	Pressão atrial direita (mmHg)	Pressão ventricular direita (mmHg)	Pressão da artéria pulmonar (mmHg)	Pressão encunhada da artéria pulmonar (mmHg)	Índice cardíaco (L/min/m²)
A.	3	20/8	15/6	6	6,2
B.	5	20/8	22/10	11	2,8
C.	9	30/15	35/18	20 com onda v proeminente	2,5
D.	14	22/15	22/10	12	2,1
E.	15	32/15	33/15	15	1,8

VI-85. Qual dos seguintes estados identifica corretamente um paciente em coma?

A. Mutismo acinético
B. Catatonia
C. Estado de encarceramento (*locked-in*)
D. Encefalopatia metabólica
E. Estado vegetativo persistente

VI-86. Uma mulher de 74 anos de idade foi internada na UTI neurológica com diminuição do estado de vigília, que progrediu para o coma após ter sofrido uma queda em uma calçada coberta por gelo. Ao exame físico, a paciente é minimamente responsiva a estímulos dolorosos. A pupila esquerda está dilatada. O sinal de Babinski do lado direito está presente, e há fraqueza aparente do lado direito. Efetua-se uma ressonância magnética (RM) (Figura VI-86). Qual é a etiologia do coma dessa paciente?

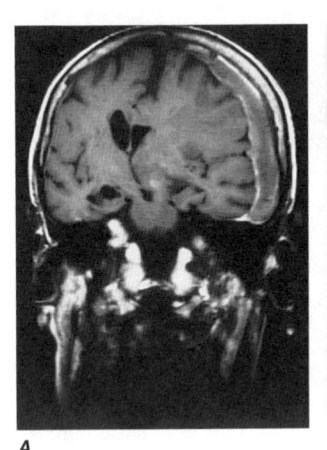

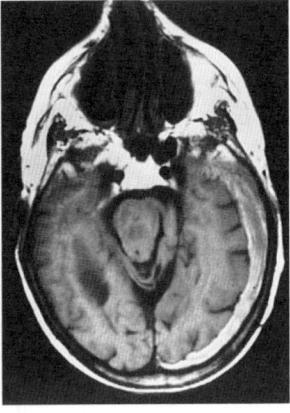

FIGURA VI-86

A. Compressão das artérias cerebrais anterior e posterior
B. Compressão do mesencéfalo contra a borda tentorial oposta
C. Compressão do pedúnculo cerebral oposto contra a borda tentorial
D. Deslocamento das tonsilas cerebelares para dentro do forame magno
E. Encarceramento do sistema ventricular, causando hidrocefalia

VI-87. Uma mulher de 44 anos de idade é internada na unidade de terapia intensiva com redução do estado de vigília. Foi levada ao hospital após ser encontrada sem responsividade em casa, quando não apareceu para almoçar com a mãe. Estava se sentindo deprimida após perder o emprego há dois meses. Vive sozinha depois de um divórcio ocorrido há 10 anos. Não tem nenhuma história clínica pregressa pertinente, porém a mãe não tem certeza se a filha toma alguma medicação. A pressão arterial no momento da internação é de 92/54 mmHg, a frequência cardíaca é de 112 bpm, a frequência respiratória é de 24 respirações/min e a Sao$_2$ é de 99% no ar ambiente. A temperatura é de 38,2°C. Tem aparência ruborizada e apresenta respirações rápidas e profundas. Não é responsiva à voz, porém responde a estímulos dolorosos. São observados espasmos musculares difusos intermitentes. As pupilas têm 5 mm e são reativas. Qual é a etiologia mais provável do coma dessa paciente?

A. Concussão
B. Trombose venosa cortical
C. Intoxicação medicamentosa
D. Infecção sistêmica
E. Infecção meníngea

VI-88. Um homem de 48 anos de idade é internado na UTI com sangramento intracraniano significativo após sofrer um acidente de moto. Na TC inicial, constatou-se um deslocamento da linha média e sinais de herniação uncal. Inicialmente, no local do acidente, o paciente estava minimamente responsivo, porém desde a sua internação, está totalmente irresponsivo a todos os estímulos. O paciente foi intubado pelo serviço médico de emergência a caminho do hospital. Está agora internado há 24 horas. Você acredita que o paciente tenha sofrido morte cerebral. Qual dos seguintes critérios contribui para o diagnóstico de morte cerebral?

A. Ausência de reflexo pupilar à luz
B. Apneia
C. Perda dos reflexos oculovestibulares
D. Ausência de resposta a todas as formas de estímulos
E. Nenhuma das alternativas anteriores constitui critérios para estabelecimento de morte cerebral.

VI-89. A monitoração intraparenquimatosa da pressão intracraniana é preferida à ventriculostomia em qual dos seguintes pacientes?

A. Homem de 24 anos de idade internado com lesão cerebral traumática após acidente com veículo motorizado e Escala de Coma de Glasgow de 6.
B. Mulher de 35 anos de idade com hepatite autoimune internada com insuficiência hepática fulminante e razão normalizada internacional (INR) de 3,5.
C. Homem de 48 anos de idade internado na UTI com hemorragia subaracnóidea após ruptura de aneurisma da artéria cerebral anterior.
D. Mulher de 68 anos de idade internada com acidente vascular encefálico hemorrágico na região temporal direita, associado com desvio da linha média visualizado na TC.
E. Todos os pacientes anteriores são candidatos apropriados à ventriculostomia.

VI-90. Uma mulher de 55 anos de idade é internada na UTI após a ocorrência de hemorragia subaracnóidea causada por ruptura da artéria comunicante posterior. A paciente é tratada com colocação intravascular de uma mola (*coil*) no aneurisma, e utiliza-se a ventriculostomia para monitoração da pressão intracraniana (PIC). Ao chegar na UTI após a cirurgia, a paciente é intubada e apresenta resposta mínima aos estímulos dolorosos. Não responde ao comando da voz. A PIC inicial é de 45 mmHg, e a pressão arterial inicial é de 138/85 mmHg (pressão arterial média, 103 mmHg) com a cabeceira do leito elevada a 30 graus. A PIC continua em 45 mmHg nos próximos cinco minutos. O que você recomendaria no manejo dessa paciente?

A. Administrar 30 mL de solução salina hipertônica a 23,4%
B. Administrar dexametasona, 4 mg a cada 6 horas
C. Não fazer nada, visto que essa paciente apresenta uma pressão de perfusão cerebral adequada
D. Drenar por meio de ventriculostomia para alcançar uma PIC < 20 a 25 mmHg
E. Aumentar a frequência respiratória no ventilador para diminuir a PaCo$_2$ para 30 mmHg

VI-91. Um homem de 56 anos de idade é internado após a ocorrência de parada cardíaca presenciada. Por ocasião da chegada dos paramédicos, o ritmo é de fibrilação ventricular. O paciente é submetido à cardioversão para ritmo sinusal, com retorno espontâneo da circulação. O tempo estimado de permanência sem circulação é de 10 minutos. O ECG demonstra evidências de infarto agudo do miocárdio de distribuição anterior. O paciente é tratado com angioplastia primária por oclusão de 100% da artéria descendente anterior esquerda proximal. É transportado até a UTI intubado, e é necessário administrar norepinefrina para manter a pressão arterial média acima de 60 mmHg. O exame neurológico inicial revela ausência dos reflexos corneal e de ânsia (*gag*). Quando você movimenta a cabeça dele de um lado para outro, os olhos movem-se acompanhando o movimento da cabeça e não permanecem fixos. Verifica-se a presença de mioclonia intermitente. Você considera o uso de hipotermia. Qual das seguintes afirmativas caracteriza corretamente o uso de hipotermia nesse paciente?

A. Deve-se realizar uma TC de crânio para determinar a extensão do edema cerebral antes de decidir se é conveniente utilizar a hipotermia terapêutica.
B. O manejo da temperatura deve ser direcionado para evitar a ocorrência de febre apenas com uma meta de temperatura de 36°C.
C. A hipotermia terapêutica é recomendada com uma meta de temperatura de 32 a 34°C durante 24 horas.
D. A hipotermia terapêutica não desempenha nenhum papel, uma vez que o prognóstico do paciente é muito sombrio.
E. A hipotermia terapêutica não desempenha nenhum papel, já que ela não modifica os desfechos dos paciente.

VI-92. Um homem de 67 anos de idade permaneceu na UTI por três semanas após internação devido à sepse causada por pneumonia pneumocócica. Atualmente, está com suporte ventilatório mínimo, com pressão inspiratória de 15 cmH$_2$O e pressão expiratória de 5 cmH$_2$O. A Fio$_2$ é de 0,4. Nessas condições, os volumes correntes espontâneos são, em média, de 450 mL. Não é mais sedado, tem uma aparência alerta e responde aos comandos. O paciente tem aparência fraca e debilitada. Não é capaz de elevar os braços ou de levar as pernas para fora do leito. A radiografia de tórax revela uma acentuada melhora dos infiltrados bilaterais. Na semana anterior, falhou nos testes de ventilação espontânea. Quando o suporte de pressão inspiratória cai para menos de 10 cmH$_2$O, o paciente começa a respirar rapidamente, com 28 respirações/min, e o volume corrente cai para 220 mL. Qual é a causa mais provável da incapacidade de desmame do ventilador nesse paciente?

A. Miopatia de doença crítica
B. Polineuropatia de doença crítica
C. Progressão fibroproliferativa da síndrome de angústia respiratória aguda
D. Síndrome de Guillain-Barré
E. *Delirium* associado à UTI

VI-93. Uma mulher de 56 anos de idade é internada na UTI com cefaleia em trovoada e ruptura de aneurisma da artéria cerebral anterior. É tratada com colocação de mola (*coil*) endovascular. No momento de sua internação na UTI, foi intubada e sedada. No decorrer de quatro dias, foi extubada, porém continua demonstrando hemiparesia direita e afasia. Sete dias após a apresentação, a paciente sofre declínio abrupto do estado de alerta e demonstra acentuado agravamento da hemiparesia. Uma TC do crânio é realizada com urgência, porém não revela progressão da hemorragia nem alargamento dos ventrículos. Está sendo tratada com nimodipino, 60 mg a cada 4 horas, desde a apresentação. Qual é o diagnóstico mais provável do agravamento da condição dessa paciente?

A. Edema cerebral
B. Hidrocefalia
C. Hiponatremia
D. Ruptura do aneurisma com mola (*coil*)
E. Vasospasmo

VI-94. Que tratamento você recomendaria neste momento para a paciente da Questão VI-93?

A. Consultar um neurocirurgião para clipagem do aneurisma
B. Restrição de água livre
C. Colocação de ventriculostomia
D. Intubação com hiperventilação e tratamento com manitol
E. Norepinefrina por via intravenosa e consulta para angioplastia transluminal percutânea

VI-95. Um homem de 64 anos de idade chega ao serviço de emergência com queixa de dispneia e edema facial. Fuma um maço de cigarros por dia desde os 16 anos. Ao exame físico, apresenta dispneia em um ângulo de 45 graus ou menos. Os sinais vitais são os seguintes: frequência cardíaca de 124 bpm, pressão arterial de 164/98 mmHg, frequência respiratória de 28 respirações/min, temperatura de 37,6°C e saturação de oxigênio de 89% no ar ambiente. Não há pulso paradoxal. As veias do pescoço estão dilatadas e não sofrem colapso com a inspiração. Observa-se uma dilatação venosa colateral na parte superior da parede torácica. Há edema facial e edema 1+ dos membros superiores bilateralmente. Verifica-se a presença de cianose. Há macicez à percussão e diminuição dos sons respiratórios na metade inferior do campo pulmonar direito. Tendo em vista esse cenário clínico, qual seria o achado mais provável na TC do tórax?

A. Lesão expansiva central causando obstrução do brônquio principal direito
B. Grande massa apical invadindo a parede torácica e o plexo braquial
C. Grande derrame pericárdico
D. Derrame pleural maciço, resultando em opacificação do hemitórax direito
E. Aumento dos linfonodos mediastinais, causando obstrução da veia cava superior

VI-96. No cenário descrito na Questão VI-95, o tratamento inicial desse paciente inclui todas as seguintes modalidades, EXCETO:

A. Administração de furosemida, quando necessário, para obter diurese
B. Elevação da cabeceira do leito a 45 graus
C. Radioterapia emergencial
D. Dieta com baixo teor de sódio
E. Oxigênio

VI-97. Uma mulher de 58 anos de idade com câncer de mama em estágio IV diagnosticado chega ao serviço de emergência com incapacidade de movimentar as pernas. Teve dor lombar nos últimos quatro dias e sentiu dificuldade em deitar. A dor não se irradia. Hoje pela manhã, a paciente perdeu a capacidade de movimentar ambas as pernas. Além disso, apresenta incontinência urinária de início recente. Foi diagnosticada anteriormente com doença metastática para o pulmão e a pleura devido ao câncer de mama, porém não sabia ter metástases espinais ou cerebrais. O exame físico confirma a ausência de movimento dos membros inferiores bilateralmente, associada a uma diminuição ou ausência de sensação abaixo do umbigo. O tônus está aumentado, e os reflexos tendíneos profundos são de 3+ nos membros inferiores com adução cruzada. O tônus do esfíncter do ânus está diminuído, e o reflexo de contração anal está ausente. Qual é a primeira etapa mais importante no manejo dessa paciente?

A. Administração de dexametasona, 10 mg IV
B. Consultar um neurocirurgião para descompressão espinal de emergência
C. Consultar um rádio-oncologista para radiação espinal de emergência
D. Realizar uma RM do cérebro
E. Realizar uma RM de toda a medula espinal

VI-98. Um homem de 21 anos de idade é tratado com quimioterapia de indução para leucemia linfoblástica aguda. A contagem inicial de leucócitos antes do tratamento foi de 156.000/μL. Todas as seguintes condições constituem complicações esperadas durante o tratamento, EXCETO:

A. Lesão renal aguda
B. Hipercalcemia
C. Hiperpotassemia
D. Hiperfosfatemia
E. Hiperuricemia

VI-99. Todas as seguintes opções seriam importantes para prevenção das complicações descritas na Questão VI-98, EXCETO:

A. Administração de alopurinol, 300 mg/m² ao dia.
B. Administração de líquidos IV, com quantidade mínima de 3.000 mL/m² ao dia.
C. Alcalinização da urina para um pH acima de 7,0 pela administração de bicarbonato de sódio.
D. Monitoração frequente da bioquímica sérica a cada 4 horas.
E. Hemodiálise profilática antes de iniciar a quimioterapia.

RESPOSTAS

VI-1. **A resposta é A.** *(Cap. 305)* As doenças pulmonares obstrutivas caracterizam-se por uma redução na relação volume expiratório forçado em 1 segundo (VEF_1)/capacidade vital forçada (CVF), normalmente abaixo de 0,70. As doenças pulmonares típicas que se manifestam com obstrução das vias aéreas são a doença pulmonar obstrutiva crônica (que inclui enfisema e bronquite crônica), a asma, a bronquiectasia e a bronquiolite. A asbestose (Cap. 311) é uma doença pulmonar causada pela inalação de fibras de asbesto. Trata-se de uma doença pulmonar fibrótica, que normalmente se manifesta como defeito restritivo da ventilação e defeito na transferência de gases (redução da capacidade de difusão pulmonar de monóxido de carbono [D_{CO}]) nas provas de função pulmonar.

VI-2. **A resposta é B.** *(Cap. 305)* O gradiente de oxigênio alvéolo-arterial (A-a O_2) pode ser útil para distinguir a hipoventilação (pressão parcial elevada de dióxido de carbono [PCO_2] como causa de hipoxemia. O gradiente A-a O_2 no ar ambiente deve ser inferior a 15 mmHg no adulto jovem e normalmente aumenta de modo discreto com a idade. O gradiente A-a O_2 pode não ser facilmente interpretado quando a fração de oxigênio inspirado (FiO_2) é superior a 0,21. O gradiente A-a O_2 no ar ambiente apresenta-se elevado em situações de hipoxemia, devido a um desequilíbrio na relação ventilação-perfusão ($\dot{V}/Q$), *shunt* ou defeito de difusão. Estará normal quando a hipoxemia for exclusivamente devido à hipoventilação. Neste paciente, o gradiente é de 7,5 mmHg, compatível com hipoventilação em consequência de suposta superdosagem de narcótico. Normalmente, a asma e a embolia pulmonar provocam hipoxemia devido a um desequilíbrio V̇/Q. As pneumonias pneumocócica e por *Pneumocystis* causam hipoxemia por razões multifatoriais, incluindo *shunt*.

VI-3. **A resposta é B.** *(Cap. 306e)* A capacidade residual funcional dos pulmões refere-se ao volume de ar que permanece nos pulmões após uma respiração corrente normal. Esse volume de ar representa o ponto em que o recolhimento elástico para fora da parede torácica está em equilíbrio com o recolhimento elástico para dentro dos pulmões. Os pulmões permaneceriam nesse volume, não fosse a ação dos músculos respiratórios. A capacidade residual funcional é constituída de dois volumes pulmonares: o volume de reserva expiratória e o volume residual. O volume de reserva expiratória representa o volume adicional de ar que pode ser expirado dos pulmões quando acionados pelos músculos respiratórios da expiração. O volume residual refere-se ao volume de ar que permanece nos pulmões após uma expiração completa; é determinado pela pressão de fechamento das vias aéreas de pequeno calibre.

VI-4. **A resposta é D.** *(Cap. 306e)* Esse paciente apresenta dispneia subaguda, estridor e obstrução ao fluxo de ar, que são compatíveis com um diagnóstico de estenose subglótica relacionada com a ventilação mecânica prolongada realizada anteriormente. O diagnóstico é confirmado pelo achado de obstrução fixa ao fluxo de ar na alça de fluxo-volume. As alças de fluxo-volume são obtidas da espirometria. Após um esforço inspiratório máximo a partir do volume residual, o indivíduo força a saída do volume máximo de ar dos pulmões, e os fluxos resultantes são representados graficamente contra o volume. Por convenção, a inspiração é representada na parte inferior da curva, e a expiração, na parte superior. Existem padrões característicos de obstrução ao fluxo de ar que podem ser avaliados pelo exame dessa curva. Uma obstrução central fixa ao fluxo de ar resulta em achatamento da alça de fluxo-volume tanto na inspiração quanto na expiração, produzindo um desenho característico semelhante a uma caixa, como mostra a Figura VI-4B. Exemplos de obstrução fixa ao fluxo de ar incluem a estenose traqueal e o tumor obstrutivo das vias aéreas centrais. Outros padrões de obstruções das grandes vias aéreas incluem as obstruções intratorácica e extratorácica variáveis. Nessas situações, o achatamento da curva de fluxo-volume ocorre em apenas um ramo da alça de fluxo-volume, e o padrão de achatamento pode ser explicado pelas alterações dinâmicas de pressão que afetam a traqueia. Uma obstrução intratorácica variável provoca achatamento da curva de fluxo-volume apenas na expiração. Durante a inspiração, a pressão pleural é mais negativa do que a pressão traqueal, e a traqueia permanece desobstruída ao fluxo. Entretanto, quando a pressão pleural aumenta com a expiração, em relação à pressão traqueal, ocorre colapso da traqueia e achatamento da curva de fluxo-volume. A traqueomalacia é um exemplo de obstrução intratorácica variável. Por outro lado, o defeito extratorácico variável leva a um achatamento da curva de fluxo-volume na inspiração, mas não na expiração. Na obstrução extratorácica, a pressão relevante que atua sobre o fluxo de ar na traqueia é a pressão atmosférica. Durante a inspiração, a pressão traqueal cai abaixo da pressão atmosférica, levando a um comprometimento do fluxo de ar e ao achatamento característico da alça de fluxo-volume. Entretanto, a pressão traqueal aumenta acima da pressão atmosférica durante a expiração, resultando em uma curva expiratória normal.

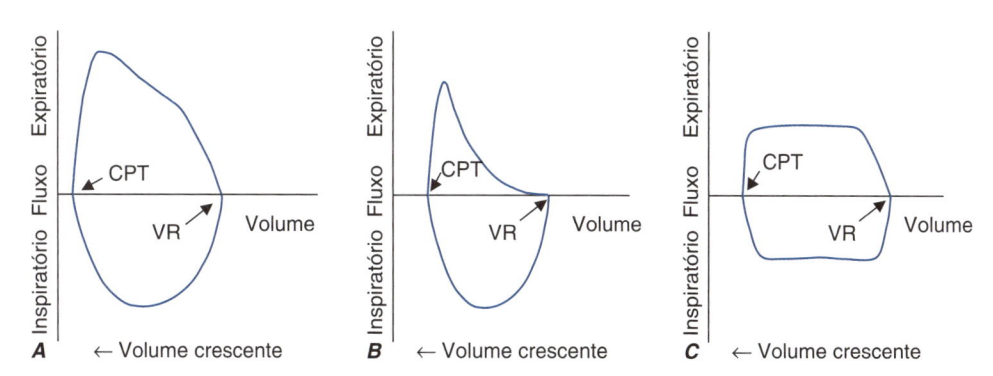

FIGURA VI-4B Curvas de fluxo-volume. *A.* Normal. *B.* Obstrução do fluxo de ar. *C.* Obstrução central fixa da via aérea. VR, volume residual; CPT, capacidade pulmonar total.

VI-5. A resposta é B. *(Cap. 306e)* A gravidez constitui um fator de risco conhecido para o desenvolvimento de tromboembolismo venoso, cuja presença deve ser suspeita em toda gestante que esteja apresentando dispneia aguda. A determinação da necessidade de outros exames em uma gestante deve considerar os riscos potenciais de exposição do feto à radiação. Infelizmente, os sinais e sintomas de embolia pulmonar são, com frequência, inespecíficos. As radiografias de tórax são, em sua maioria, normais, e a taquicardia sinusal pode constituir o único achado no eletrocardiograma (ECG). Além disso, na paciente grávida, a dispneia é comum devido a uma variedade de fatores, incluindo os efeitos da progesterona como estimulante do centro respiratório e o aumento de tamanho do útero tardiamente durante a gravidez. A gasometria arterial normal durante a gravidez revela uma alcalose respiratória crônica, podendo o pH alcançar 7,47, enquanto a pressão parcial de dióxido de carbono arterial ($PaCO_2$) situa-se entre 30 e 32 mmHg. O cálculo do gradiente alvéolo-arterial (gradiente A-a) pode ser útil nessa situação. É fácil ser enganado pela presença de uma saturação de oxigênio e pressão parcial de oxigênio normais na gasometria arterial, porém o gradiente A-a ainda pode estar elevado na presença de alcalose respiratória. Nessa paciente, o gradiente A-a está elevado, alcançando 32 mmHg (deveria ser < 15 em uma mulher jovem no segundo trimestre de gravidez), e deve levar o médico a efetuar uma investigação adicional para a possibilidade de embolia pulmonar. O exame de escolha para o diagnóstico de embolia pulmonar em gestantes é mais comumente a angiografia pulmonar por tomografia computadorizada (TC), embora se possa também utilizar a cintilografia de ventilação-perfusão.

VI-6, VI-7, VI-8 e VI-9. As respostas são C, B, D e A, respectivamente. *(Cap. 306e)* A função ventilatória pode ser facilmente determinada com a medição dos volumes pulmonares e a relação VEF_1/CVF. Uma diminuição da relação VEF_1/CVF constitui uma característica das doenças pulmonares obstrutivas. De modo alternativo, os volumes pulmonares baixos, especificamente a diminuição da capacidade pulmonar total (CPT) e, em certas ocasiões, a diminuição do volume residual (VR), são característicos das doenças pulmonares restritivas. Com a extensa retenção de ar na doença pulmonar obstrutiva, a CPT frequentemente está aumentada, e o VR também pode estar aumentado. A capacidade vital (CV) está proporcionalmente diminuída. A pressão inspiratória máxima (PIM) mede a força dos músculos respiratórios e encontra-se diminuída em pacientes com doença neuromuscular. Por conseguinte, a *miastenia gravis* produzirá baixos volumes pulmonares e diminuição da PIM, enquanto pacientes com fibrose pulmonar idiopática apresentarão uma força muscular normal e, subsequentemente, uma PIM normal, porém com diminuição da CPT e do VR. Em alguns casos de doença pulmonar restritiva parenquimatosa, o aumento do recolhimento elástico resulta em aumento da relação VEF_1/CVF. A característica essencial da doença pulmonar obstrutiva, como a doença pulmonar obstrutiva crônica (DPOC) consiste em diminuição da relação VEF_1/CVF.

VI-10. A resposta é C. *(Cap. 306e)* Nessa paciente com pneumonia multilobar, ocorre hipoxemia que não corrige com um aumento na concentração de oxigênio inspirado. A incapacidade de superar a hipoxemia ou a ausência de um aumento significativo na pressão parcial de oxigênio arterial (PaO_2) ou na saturação de oxigênio (SaO_2), com fração de oxigênio inspirado crescente, define fisiologicamente o *shunt*. Ocorre *shunt* quando o sangue desoxigenado é transportado para o lado esquerdo do coração e para a circulação sistêmica, sem ter a capacidade de se tornar oxigenado. As causas de *shunt* incluem colapso alveolar (atelectasia), processos de enchimento intra-alveolares, malformações vasculares intrapulmonares ou doença cardíaca estrutural resultando em *shunt* direito-esquerdo. A paciente deste caso apresenta pneumonia multilobular, que leva à perfusão dos alvéolos impossibilitados de participar na troca gasosa, uma vez que estão repletos de pus e exsudato inflamatório. A síndrome da angústia respiratória aguda constitui outra causa comum de *shunt* fisiológico. O desequilíbrio $\dot{V}/\dot{Q}$ é a causa mais comum de hipoxemia e ocorre quando existem algumas unidades alveolares com baixa relação (entre ventilação e perfusão), que são incapazes de oxigenar totalmente o sangue perfundido. Quando o sangue retorna ao lado esquerdo do coração, o sangue pouco oxigenado mistura-se com o sangue das unidades alveolares normais. A consequente hipoxemia é menos grave do que no *shunt* e pode ser corrigida pelo aumento da concentração de oxigênio inspirado. Essa paciente não apresenta hipoventilação com ou sem outras causas de hipoxemia, visto que a $PCO_2 < 40$ mmHg indica hiperventilação. A acidose observada neste caso é metabólica, e não de origem pulmonar. Como a paciente está paralisada, ela é incapaz de aumentar a frequência respiratória acima da frequência estabelecida para compensar a acidose metabólica.

VI-11.   **A resposta é A.** *(Cap. 307)* Essa paciente corre risco de infecção e neoplasia maligna. Os achados na tomografia computadorizada por emissão de pósitron (PET)/TC são compatíveis com ambos os diagnósticos. O risco de infecção, particularmente pneumonia por aspiração, está relacionado à disfunção esofágica induzida por esclerodermia, história de febre baixa e localização. Na maioria dos casos, a pneumonia por aspiração acomete o lobo inferior direito, particularmente seu segmento superior. Esses casos podem aparecer como consolidação ou infiltrados nodulares. Tendo em vista a história de tabagismo dessa paciente, ela também corre risco de neoplasia maligna primária do pulmão. Com frequência, a PET com fluorodesoxiglicose (FDG) pode distinguir entre lesões benignas e malignas tão pequenas quanto 1 cm. Contudo, são observados resultados falso-positivos em condições inflamatórias, como pneumonia ou doenças granulomatosas. Podem ocorrer resultados falso-negativos em lesões com baixa atividade metabólica, como tumores carcinoides e carcinomas de células bronquíolo-alveolares.

VI-12.   **A resposta é D.** *(Cap. 307)* Esse paciente apresenta uma doença lentamente progressiva, manifestada por dispneia ao esforço, tosse seca, baqueteamento digital e presença de estertores ao exame. Além disso, as provas de função pulmonar revelam a existência de doença pulmonar restritiva. Esse quadro é característico de um indivíduo com doença pulmonar intersticial, mais comumente fibrose pulmonar idiopática em indivíduos com a idade deste paciente. Deve-se obter uma história clínica mais detalhada para determinar se houve qualquer outra exposição ou outros sintomas passíveis de identificar outras causas da doença pulmonar intersticial. O próximo passo na avaliação desse paciente consiste na realização de TC de alta resolução (TCAR) do tórax. A TCAR emprega imagens de corte mais fino, de aproximadamente 1 a 2 mm, em lugar da espessura habitual de 7 a 10 mm. Isso cria detalhes mais visíveis e mostra-se particularmente útil para identificar alterações sutis do interstício e das vias aéreas de pequeno calibre, incluindo doença pulmonar intersticial, bronquiolite e bronquiectasia. A broncoscopia com biópsia transbrônquica tipicamente não fornece os detalhes necessários para um diagnóstico adequado de doença pulmonar intersticial. Sua realização pode ser considerada se houver características específicas na TCAR sugerindo um diagnóstico alternativo. Todavia, na maioria dos casos, o diagnóstico patológico de doença pulmonar intersticial exige uma biópsia pulmonar cirúrgica para estabelecer o diagnóstico definitivo. Os sintomas desse paciente não sugerem doença arterial coronariana nem insuficiência cardíaca congestiva. Por conseguinte, a ecocardiografia e a prova de esforço com cintilografia não estão indicadas. A TC evoluiu ao longo dos anos, oferecendo diversas técnicas diferentes que se mostram úteis em uma variedade de circunstâncias. A TC convencional tem maior utilidade para a avaliação e o estadiamento de massas pulmonares. A TC helicoidal requer apenas uma única manobra de suspensão da respiração e fornece uma coleta contínua de dados, com melhor contraste e colimação mais fina. Uma vez obtidos os dados, as imagens podem ser reconstruídas em outras perspectivas, incluindo os planos sagital e coronal, bem como representações volumétricas tridimensionais. Uma aplicação recente dessa tecnologia é observada na broncoscopia virtual para ajudar no planejamento e desempenho da broncoscopia. A TC com multidetectores pode realizar múltiplos cortes em uma rotação única, que são mais finos que os cortes habituais. A TC com multidetectores é usada na realização da angioTC pulmonar.

VI-13.   **A resposta é B.** *(Cap. 309)* A asma é uma doença heterogênea com inter-relação entre fatores genéticos e ambientais (Quadro VI-13). Vários fatores de risco que predispõem à asma foram identificados. Esses fatores de risco devem ser diferenciados dos desencadeadores, que são fatores ambientais que agravam a asma em um paciente com doença estabelecida. A atopia constitui o principal fator de risco para a asma; os indivíduos não atópicos apresentam um risco muito baixo de desenvolver a doença. Os pacientes com asma frequentemente apresentam outras doenças atópicas, particularmente rinite alérgica, que pode ser detectada em mais de 80% dos pacientes asmáticos, e dermatite (eczema) atópica. A associação familiar da asma e um elevado grau de concordância dessa doença em gêmeos idênticos indicam uma predisposição genética para a doença; entretanto, ainda não foi esclarecido se os genes que predispõem à asma são semelhantes ou adicionais aos que predispõem à atopia. Atualmente, parece provável que diferentes genes também possam contribuir especificamente para a asma, e há evidências crescentes de que a gravidade da asma também seja geneticamente determinada. Embora as infecções virais (particularmente o rinovírus) sejam fatores desencadeantes comuns das exacerbações da asma, ainda não se sabe ao certo se elas desempenham algum papel na etiologia. Existe alguma associação entre a infecção pelo vírus sincicial respiratório em lactentes e o desenvolvimento da asma, porém é difícil elucidar a patogenia específica, visto que essa infecção é muito comum em crianças. O papel dos fatores dietéticos é controverso. Estudos observacionais mostraram que as dietas pobres em antioxidantes, como vitamina C e vitamina A, magnésio, selênio e gorduras poli-insaturadas ômega-3 (óleo de peixe) ou ricas em sódio e gorduras poli-insaturadas ômega-6 estão associadas a um risco aumentado de desenvolver asma. A deficiência de vitamina D também pode predispor ao desenvolvimento da doença. Entretanto, estudos de intervenção com suplementação dietética não confirmaram um papel importante para esses fatores dietéticos. A obesidade também constitui um fator de risco independente para asma, particularmente em mulheres, porém os mecanismos até o momento permanecem desconhecidos. Os poluentes do ar, como dióxido de enxofre, ozônio e partículas de diesel, podem desencadear sintomas de asma, porém o papel desempenhado pelos diferentes poluentes do ar na etiologia da doença está bem menos estabelecido. A maioria das evidências argumenta contra um papel importante da poluição do ar, visto que a asma não é mais prevalente nas cidades com altos níveis de poluição ambiental associada ao tráfego, em comparação com áreas rurais com baixos níveis de poluição. Há algumas evidências de que o tabagismo materno constitui um fator de risco para a asma, porém é difícil dissociar essa associação do risco aumentado de infecções respiratórias.

QUADRO VI-13 FATORES DE RISCO E ESTÍMULOS DESENCADEANTES DE ASMA

Fatores endógenos	Fatores ambientais
Predisposição genética	Alergênios do ambiente doméstico
Atopia	Alergênios do ambiente externo
Hiper-reatividade das vias aéreas	Sensibilizantes ocupacionais
Sexo	Tabagismo passivo
Etnia	Infecções respiratórias
Obesidade	Dieta
Infecções virais nos primeiros anos de vida	Paracetamol
Desencadeantes	
Alergênios	
Infecções virais das vias aéreas superiores	
Exercício e hiperventilação	
Ar frio	
Dióxido de enxofre e gases irritantes	
Fármacos (β-bloqueadores, ácido acetilsalicílico)	
Estresse	
Irritantes (aerossóis de uso doméstico, vapores de tintas)	

VI-14. **A resposta é E.** *(Cap. 309)* A paciente nesse cenário clínico apresenta sintomas típicos de asma, incluindo dispneia e sibilos. Ela também manifesta sinais de atopia, que constitui o fator de risco mais comum para o desenvolvimento de asma, com sensibilidade a alérgenos ambientais e a gatos. Além disso, a paciente tem uma história pregressa de rinite alérgica e eczema, ambas as quais são comumente observadas em indivíduos com asma. Com efeito, mais de 80% dos pacientes com asma apresentam diagnóstico concomitante de rinite alérgica. Em países desenvolvidos, verifica-se a presença de atopia em 40 a 50% da população, porém apenas uma pequena proporção desses indivíduos desenvolve asma. Muitos estudos demonstraram uma predisposição genética, com base na história familiar e rastreamento recente de associação genômica ampla, porém nenhum perfil genético específico demonstrou um alto valor preditivo positivo. De modo global, a prevalência da asma nos países desenvolvidos aumentou nos últimos 30 anos; entretanto, recentemente, houve uma estabilização, com prevalência de cerca de 15% nas crianças e 10 a 12% nos adultos. As mortes causadas por asma são raras e diminuíram nessas últimas décadas. Na década de 1960, houve um aumento na taxa de mortalidade da asma em consequência do uso excessivo de β-agonistas de ação curta. Todavia, desde a introdução dos corticosteroides inalatórios como terapia de manutenção, foi constatado um declínio na taxa de mortalidade. Os fatores de risco para a mortalidade por asma incluem o uso frequente de inaladores de resgate, falta de tratamento com corticosteroides inalatórios e internações prévias por asma. É interessante assinalar que a gravidade da doença não varia de modo significativo em um mesmo paciente durante a evolução da doença. Os indivíduos que apresentam asma leve tipicamente continuam tendo doença leve, enquanto os que possuem doença grave apresentam asma grave. O diagnóstico de asma pode ser estabelecido pela demonstração de obstrução ao fluxo de ar, com reversibilidade significativa com a administração de broncodilatadores. No caso dessa paciente, há uma redução da relação VEF_1/CVF para 70%, que é um valor baixo. Além disso, o VEF_1 aumenta em 12,4% e 230 mL. Isso preenche os critérios de reversibilidade com broncodilatadores, com aumentos de pelo menos 200 mL e 12%. O teste de broncoprovocação com metacolina pode ser considerado em indivíduos com suspeita de asma, mas que apresentam provas de função pulmonar normais.

VI-15. **A resposta é B.** *(Cap. 309)* A patologia da asma foi determinada, em grande parte, por meio do exame de biópsias brônquicas de pacientes com asma, bem como dos pulmões de indivíduos que morreram em consequência da asma. Essas alterações patológicas concentram-se nas vias aéreas, com preservação dos espaços alveolares. As vias aéreas são infiltradas por eosinófilos, linfócitos T ativados e mastócitos ativados da mucosa. Entretanto, o grau de inflamação não se correlaciona com a gravidade da asma. Outro achado comum em todos os asmáticos e indivíduos com bronquite eosinofílica é o espessamento da membrana basal, devido ao depósito subepitelial de colágeno. Ocorre também hipertrofia do músculo liso das vias aéreas. De modo global, isso leva ao espessamento da parede das vias aéreas, que também podem exibir líquido edematoso, particularmente nos casos de asma fatal. Nos casos de asma fatal, é também comum constatar a obstrução de múltiplas vias aéreas por tampões de muco. Todavia, a doença limita-se às vias aéreas; não ocorre infiltração dos espaços alveolares por células inflamatórias.

VI-16. **A resposta é C.** *(Cap. 309)* O método preferido para o diagnóstico de asma consiste na demonstração espirométrica de obstrução ao fluxo de ar, que é pelo menos parcialmente reversível. Isso é demonstrado na alternativa C, com diminuição da relação VEF_1/CVF, diminuição do VEF_1 e aumento significativo do VEF_1 após a administração de salbutamol. Para que um indivíduo seja considerado responsivo a um broncodilatador, ele deve ter um aumento do VEF_1 ou da CVF de pelo menos 200 mL e 12%. A alternativa A descreve um indivíduo com síndrome de tosse pós-viral, que pode persistir por várias semanas após uma infecção viral das vias aéreas superiores. A alternativa B descreve um indivíduo com broncoconstrição induzida por exercício (BIE), que, na ausência de outros sintomas sugestivos de asma, não deve ser diagnosticado com asma. A BIE isolada não apresenta a inflamação característica das vias aéreas da asma e não evolui para a asma. Embora a estimativa seja de que 80 a 90% dos indivíduos com asma tenham BIE, muitos indivíduos que apresentam BIE não possuem asma. A BIE é causada por hiperventilação com inspiração de ar frio seco, resultando em broncospasmo. A alternativa D descreve um indivíduo com asma ocupacional que ocorreu após trabalhar com animais durante muitos anos no laboratório clínico. Os sintomas que caracterizam a asma ocupacional são sintomas que só ocorrem no trabalho, mas que melhoram nos fins de semana e nos feriados. A alternativa E descreve um indivíduo com DPOC. Na DPOC, 25 a 48% dos indivíduos podem apresentar hiper-reatividade brônquica em resposta à metacolina.

VI-17. **A resposta é A.** *(Cap. 309)* Os principais fármacos usados na asma podem ser divididos em broncodilatadores, que produzem rápido alívio dos sintomas, principalmente em razão do relaxamento da musculatura lisa das vias aéreas, e controladores, que inibem o processo inflamatório subjacente (Figura VI-17). Para pacientes com asma leve e intermitente, a única medicação necessária consiste em um β_2-agonista de ação curta. Entretanto, o uso de uma medicação para alívio mais do que duas vezes por semana indica a necessidade de tratamento regular com controlador. Essa paciente está utilizando com frequência sua medicação para alívio sintomático; por conseguinte, deve-se acrescentar um fármaco controlador ao esquema. O tratamento de escolha para todos os pacientes consiste em um corticosteroide inalatório, administrado duas vezes ao dia. Habitualmente, o corticosteroide é iniciado em uma dose intermediária (p. ex., 200 µg de dipropionato de beclometasona ou equivalente, duas vezes ao dia), com redução da dose se os sintomas forem controlados depois de três meses. Se os sintomas não estiverem controlados, deve-se acrescentar um β-agonista de ação longa (BAAL), que é administrado de preferência com um inalador com fármacos combinados. A dose do agente controlador deve ser ajustada de acordo, conforme avaliado pela necessidade de inalador de resgate. Os antagonistas dos receptores muscarínicos, como o brometo de ipratrópio, impedem a broncoconstrição e a secreção de muco induzidas pelos nervos colinérgicos. Esses fármacos são menos efetivos do que os β_2-agonistas para o tratamento da asma, visto que eles apenas inibem o componente reflexo colinérgico da broncoconstrição, enquanto os β_2-agonistas impedem todos os mecanismos broncoconstritores. Os anticolinérgicos, incluindo o tiotrópio, podem ser utilizados como broncodilatadores adicionais em pacientes com asma não controlada por combinações de corticosteroides inalatórios e BAAL. Doses baixas de teofilina ou um antileucotrieno podem ser considerados como terapia aditiva, porém esses fármacos são menos efetivos do que os BAAL. Se a asma não for controlada, apesar das doses recomendadas máximas de terapia inalatória, é importante verificar a adesão do paciente ao tratamento e a técnica de inalação. Nesses pacientes, pode ser necessário o tratamento de manutenção com corticosteroides orais, e deve-se utilizar a menor dose capaz de manter o controle.

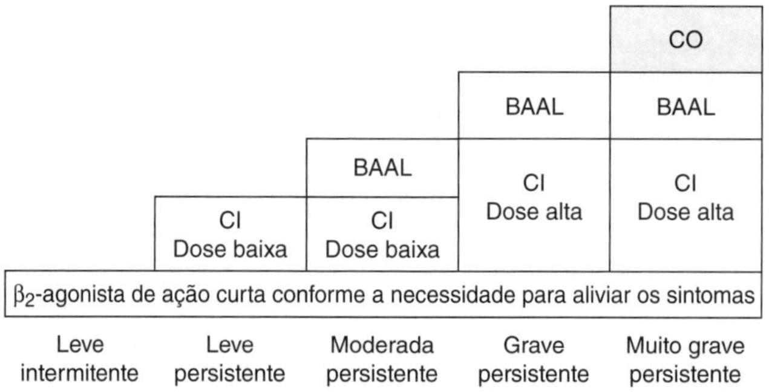

FIGURA VI-17 Abordagem escalonada ao tratamento da asma de acordo com a gravidade da doença e a capacidade de controlar os sintomas. BAAL, β_2-agonista de ação longa; CI, corticoide inalatório; CO, corticoide oral.

VI-18. **A resposta é A.** *(Cap. 309)* Cerca de um terço das pacientes asmáticas que engravida melhora durante a gestação, um terço piora e o terço restante não apresenta nenhuma alteração da doença. É importante manter um bom controle da asma, já que um controle precário pode produzir efeitos adversos sobre o desenvolvimento do feto. A adesão pode constituir um problema, uma vez que é frequente haver preocupação quanto aos efeitos dos fármacos antiasmáticos no desenvolvimento fetal. Os fármacos utilizados há muitos anos no tratamento da asma demonstraram ser seguros e sem nenhum potencial teratogênico. Esses fármacos incluem β-agonistas de ação curta (p. ex., salbutamol), corticosteroides inalatórios (p. ex., beclometasona) e teofilina. Há menos informações relativas à segurança das classes mais recentes de fármacos, como BAAL (p. ex., salmeterol), anti-leucotrienos e anti-imunoglobulina (Ig). Se houver necessidade de um corticosteroide oral, é melhor usar prednisona em lugar de prednisolona, uma vez que a primeira não pode ser convertida em prednisolona ativa pelo fígado fetal, protegendo, dessa forma, o feto contra os efeitos sistêmicos dos corticosteroides. Não há nenhuma contraindicação para a amamentação em pacientes que fazem uso desses fármacos.

VI-19. **A resposta é C.** *(Cap. 310)* A pneumonia eosinofílica aguda é uma síndrome respiratória aguda, que frequentemente apresenta um quadro clínico difícil de diferenciar da lesão pulmonar aguda ou da síndrome da angústia respiratória aguda (SARA). Clinicamente, os pacientes apresentam um pródromo de febre, mal-estar, mialgias, sudorese noturna, dispneia, tosse e dor torácica pleurítica. O exame físico pode revelar febre alta, estertores bibasilares e roncos. Com frequência, a evolução clínica caracteriza-se por rápida progressão para a insuficiência respiratória hipoxêmica, exigindo ventilação mecânica. A radiografia de tórax revela infiltrados pulmonares bilaterais. O quadro clínico sobrepõe-se claramente a causas infecciosas de insuficiência respiratória e SARA. Entretanto, a característica essencial da pneumonia eosinofílica aguda consiste no achado de mais de 25% de eosinófilos no líquido do lavado broncoalveolar. A pneumonia eosinofílica aguda acomete com mais frequência indivíduos entre 20 e 40 anos de idade e é mais comum nos homens. Não existe nenhuma ligação epidemiológica entre o diagnóstico e uma história pregressa de asma. Entretanto, vários relatos de casos relacionaram o desenvolvimento da pneumonia eosinofílica aguda ao início recente de tabagismo ou à exposição a outros estímulos ambientais, incluindo poeira. Um lavado broncoalveolar que revela a presença de eosinofilia > 25% é suficiente para estabelecer o diagnóstico de pneumonia eosinofílica aguda. Não há necessidade de biópsia pulmonar cirúrgica. Se for realizada, deve demonstrar a presença de infiltração eosinofílica com dano alveolar difuso agudo e em organização. Não ocorre eosinofilia periférica aguda no início da doença; todavia, com frequência, desenvolve-se entre sete e 30 dias após o aparecimento da doença. Não há falência de outros órgãos. A doença exibe um alto grau de resposta aos corticosteroides e possui prognóstico satisfatório. O início da terapia com corticosteroides não deve ser adiado. Embora não exista dose recomendada de esteroides para tratamento, os pacientes frequentemente começam o tratamento com glicocorticoides intravenosos, com obtenção de uma rápida melhora da insuficiência respiratória hipoxêmica. O curso clínico esperado é de resolução completa das manifestações clínicas e radiográficas da doença no decorrer de várias semanas, sem recidiva com a redução gradual dos esteroides.

VI-20. **A resposta é D.** *(Cap. 310)* A aspergilose broncopulmonar alérgica (ABPA) é um distúrbio pulmonar eosinofílico que ocorre em resposta a uma sensibilização alérgica a antígenos de fungos do gênero *Aspergillus*. A apresentação clássica de um indivíduo com ABPA consiste em um fenótipo asmático, cujo controle se torna cada vez mais difícil e que pode ser dependente de esteroides. Com frequência, esses indivíduos queixam-se de tosse crônica com expectoração de tampões de muco espessos e de cor marrom. Além disso, os indivíduos com fibrose cística apresentam uma incidência aumentada de ABPA. O diagnóstico de ABPA pode ser difícil, e muitos indivíduos têm sintomas prolongados antes do estabelecimento do diagnóstico. O teste inicial para diagnóstico deve incluir a demonstração de níveis circulantes elevados de IgE (alternativa D), normalmente > 1.000 UI/mL. É também comum observar a presença de eosinofilia periférica. Se o nível de IgE estiver elevado, é preciso demonstrar a sensibilidade a antígenos de *Aspergillus*. Isso pode ser demonstrado por um teste de reatividade cutânea, precipitinas séricas positivas para *Aspergillus* e/ou medida direta de IgG e IgE circulantes específicas contra *Aspergillus*. A pesquisa de IgE específica no soro é mais frequentemente realizada por meio do teste radioalergosorbente (RAST). A TC do tórax (alternativa B) pode revelar bronquiectasia central como manifestação clássica da ABPA, porém só é observada em apenas 30% dos pacientes. Outros achados na ABPA incluem infiltrados esparsos e impactação de muco. A terapia de dessensibilização com ácido acetilsalicílico (alternativa A) é um tratamento para a asma sensível ao ácido acetilsalicílico, que se manifesta de modo característico com a tríade de Samter de asma, polipose nasal e sensibilidade ao ácido acetilsalicílico e/ou anti-inflamatórios não esteroides. O teste do óxido nítrico nasal (alternativa C) é um exame usado para a identificação da discinesia ciliar primária. O teste do cloreto do suor (alternativa E) é usado para estabelecer o diagnóstico de fibrose cística.

VI-21 e VI-22. **As respostas são B e E, respectivamente.** *(Cap. 310)* Essa paciente tem uma apresentação subaguda de pneumonite de hipersensibilidade relacionada com a exposição a excrementos e a penas de pássaros no seu trabalho. A pneumonite de hipersensibilidade é uma reação de hipersensibilidade do tipo tardio, que possui uma variedade de apresentações. Alguns indivíduos têm início agudo de falta de ar, febre, calafrios e dispneia dentro de 6 a 8 horas após a exposição a antígenos. Outros podem ter uma apresentação subaguda, com agravamento da dispneia ao esforço e tosse seca ao longo de semanas a meses. A pneumonite de hipersensibilidade crônica caracteriza-se por sintomas mais graves e persistentes, com baqueteamento digital. O agravamento progressivo é comum, com desenvolvimento de hipoxemia crônica, hipertensão pulmonar, fibrose pulmonar intersticial e insuficiência respiratória. O diagnóstico depende de vários exames. A eosinofilia periférica não constitui uma característica dessa doença, visto que ela é mediada por inflamação de células T. Outros marcadores inespecíficos de inflamação podem estar elevados, incluindo a velocidade de hemossedimentação, a proteína C-reativa, o fator reumatoide e as imunoglobulinas séricas. Pode-se observar a presença de neutrofilia e linfopenia. Se houver suspeita de um antígeno específico, pode-se demonstrar a presença de precipitinas séricas dirigidas contra o antígeno. Todavia, esses testes não são sensíveis nem específicos para a presença da doença. A radiografia de tórax pode ser normal, ou pode revelar a presença de um infiltrado reticulonodular difuso. A TCAR do tórax constitui a modalidade de exame de imagem de escolha e revela a existência de infiltrados em vidro fosco nos lobos inferiores. Com frequência, são também observados infiltrados centrolobulares. Nos estados crônicos, o enfisema focal constitui o achado mais comum. Ao exame histopatológico, predominam os infiltrados alveolares intersticiais, com observação de uma variedade de linfócitos, plasmócitos e, ocasionalmente, eosinófilos e neutrófilos. Os granulomas não caseosos pouco definidos são típicos. O tratamento exige a retirada do indivíduo da exposição ao antígeno. Se isso não for possível, o paciente deve usar uma máscara para impedir a inalação de pequenas partículas durante a exposição. Nos pacientes com doença leve, a remoção da exposição ao antígeno como medida isolada pode ser suficiente para tratar a doença. Os sintomas mais graves exigem tratamento com glicocorticoides, em uma dose de prednisona equivalente a 1 mg/kg ao dia, durante 7 a 14 dias. Em seguida, os esteroides são reduzidos de modo gradual no decorrer de 2 a 6 semanas.

VI-23. **A resposta é C.** *(Cap. 311)* O mesotelioma é uma neoplasia maligna rara da pleura e do peritônio, e quase todos os casos estão associados a uma exposição ao asbesto. É interessante assinalar que a exposição ao asbesto pode ser quase mínima e, mesmo assim, representar um risco significativo. Exposições de menos de 1 a 2 anos de duração ou as que ocorrem há mais de 40 anos demonstraram estar associadas a um risco aumentado de desenvolvimento de mesotelioma. Embora o tabagismo em associação à exposição ao asbesto aumente em várias vezes o risco de câncer de pulmão, não se observa nenhum risco aditivo ou exponencial de mesotelioma nos indivíduos que fumam. Com mais frequência, o mesotelioma manifesta-se com derrame pleural unilateral persistente, que pode mascarar o tumor pleural subjacente. Entretanto, pode haver espessamento difuso da pleura. Tipicamente, os grandes derrames pleurais causam expansão do hemitórax, com desvio mediastinal afastando-se do lado do derrame pleural. Entretanto, mesmo na presença de grandes derrames, não se observa nenhum desvio mediastinal na radiografia de tórax, uma vez que o espessamento pleural associado ao mesotelioma leva a fixação da cavidade torácica e restrição torácica. O dilema diagnóstico mais difícil nesses pacientes consiste em diferenciar o mesotelioma do carcinoma de pulmão metastático (habitualmente adenocarcinoma), já que muitos pacientes correm risco de desenvolver ambos os tumores, e o câncer de pulmão é, sem dúvida alguma, a neoplasia maligna mais comum observada em indivíduos com exposição ao asbesto e ao tabagismo. O exame citológico do líquido pleural não é adequado para o diagnóstico da maioria dos indivíduos com mesotelioma; as amostras são positivas para a doença em menos de 50% dos casos. Mais frequentemente, é necessária a realização de toracoscopia videoassistida para a visualização direta da pleura e das amostras de biópsia. Infelizmente, não existe nenhum tratamento efetivo comprovado para o mesotelioma, e a maioria dos pacientes morre em consequência da extensão local da doença.

VI-24. **A resposta é E.** *(Cap. 311)* A silicose resulta da inalação de sílica livre (ou quartzo cristalino) e está associada à mineração, ao corte de pedras, ao trabalho em fundição e ao trabalho em pedreiras. A forma crônica da silicose tem sido associada a um risco aumentado de várias doenças. A sílica é comprovadamente citotóxica para os macrófagos alveolares, de modo que os pacientes correm risco aumentado de adquirir infecções pulmonares que dependem da imunidade celular, incluindo *Mycobacterium tuberculosis*, micobactérias atípicas e fungos. Além disso, a silicose está associada ao desenvolvimento de distúrbios do tecido conectivo, incluindo artrite reumatoide com nódulos reumatoides (síndrome de Caplan) e esclerodermia. Por fim, a sílica é considerada como provável carcinógeno pulmonar.

VI-25. **A resposta é D.** *(Cap. 311)* As doenças pulmonares ocupacionais têm sido associadas a uma ampla variedade de exposições a materiais orgânicos e inorgânicos no local do trabalho e, do ponto de vista clínico, podem incluir principalmente desde uma doença das vias aéreas até fibrose pulmonar progressiva. Quando se examina um paciente com diagnóstico recente de doença pulmonar, é importante obter uma história ocupacional detalhada para determinar se existe a possibilidade de que a ocupação do paciente possa estar causando ou mantendo a doença. As exposições bem definidas estão associadas a síndromes clínicas específicas. As poeiras inorgânicas incluem asbesto, sílica, pó de carvão, berílio e uma variedade de outros metais. O asbesto e a sílica estão entre as exposições mais comuns. A exposição ao asbesto está associada à mineração, construção e reparo de navios. Em áreas próximas onde ocorreu mineração do asbesto, foi também constatado que a população geral corre risco aumentado de doença pulmonar relacionada com o asbesto. Clinicamente, a exposição ao asbesto está associada a uma variedade de síndromes, incluindo asbestose (doença pulmonar intersticial), placas pleurais benignas, derrames pleurais, câncer de pulmão e mesotelioma. A exposição à sílica é comum entre trabalhadores na mineração, corte de pedras e indivíduos envolvidos em jatos de areia ou pedreiras. Pode ocorrer uma variedade de síndromes clínicas com a exposição à sílica, das quais a mais grave é a fibrose maciça progressiva, com nódulos (> 1 cm) coalescentes no lobo superior, semelhantes a uma massa. A mineração de carvão também está associada a um quadro clínico semelhante ao da silicose e fibrose maciça progressiva. O berílio é um metal leve e altamente condutor, usado na indústria de alta tecnologia. A doença clássica associada à exposição ao berílio é uma doença granulomatosa crônica, cuja característica clínica se assemelha à da sarcoidose. Outros metais podem produzir diversas síndromes clínicas. Os indivíduos que trabalham na soldagem de metal galvanizado, utilizando óxido de zinco, são suscetíveis à febre do vapor de metais e apresentam uma doença aguda e autolimitada semelhante à *influenza*.

As poeiras orgânicas que podem levar ao desenvolvimento de doenças pulmonares ocupacionais incluem poeira do algodão, pó de grãos, substâncias químicas tóxicas e outras poeiras agrícolas, entre muitas outras. A moagem e o processamento do algodão podem levar a uma síndrome clínica conhecida como bissinose, que tem características semelhantes às da asma. Muitas das exposições a poeiras orgânicas também levam à pneumonite de hipersensibilidade. Exemplos de síndromes de pneumonite de hipersensibilidade relacionadas com exposições ocupacionais incluem o pulmão de fazendeiro, o pulmão do criador de pombos e o pulmão do trabalhador da indústria do malte. Normalmente, é possível identificar um antígeno específico como responsável pelo desenvolvimento da pneumonite de hipersensibilidade. No pulmão de fazendeiro, a causa mais comum consiste em espécies termofílicas de *Actinomyces* encontradas no feno mofado.

VI-26. **A resposta é D.** *(Cap. 311)* Esse paciente apresenta sintomas pulmonares de início agudo, incluindo sibilos, sem nenhum outro problema clínico. É fazendeiro e, recentemente, manuseou feno. A apresentação clínica e as radiografias são compatíveis com o pulmão de fazendeiro, uma pneumonite de hipersensibilidade causada por *Actinomyces*. Nesse distúrbio, os esporos de actinomicetos no feno mofado são inalados e provocam pneumonite de hipersensibilidade. O distúrbio é observado mais comumente nos períodos de chuva, quando os esporos se multiplicam. Em geral, os pacientes apresentam sintomas dentro de 4 a 8 horas após a exposição, com febre, tosse e dispneia, sem sibilos. Com frequência, as radiografias de tórax comumente revelam infiltrados focais, bilaterais e, muitas vezes, nos lobos superiores. A história de exposição deve diferenciar esse distúrbio de outros tipos de pneumonia.

VI-27. **A resposta é D.** *(Cap. 311)* Os bombeiros e as vítimas de incêndio correm risco de sofrer lesão por inalação de fumaça, que é uma causa importante de insuficiência cardiorrespiratória aguda. Além do risco de intoxicação por monóxido de carbono, esses indivíduos também correm risco de lesão tóxica por inalação de vapores liberados com a queima de materiais sintéticos. Essa paciente apresenta um nível de monóxido de carbono que exige tratamento com oxigênio a 100%, mas que provavelmente não deveria resultar em colapso cardiorrespiratório significativo. Recentemente, a toxicidade do cianeto foi reconhecida como uma importante causa de morbidade e mortalidade após incêndios em indústrias e casas. A toxicidade do cianeto pode se manifestar com rápido desenvolvimento de colapso neurológico e cardiorrespiratório. Os sintomas neurológicos podem incluir desde cefaleia leve até confusão, convulsões generalizadas e coma. A hipotensão com acidose láctica significativa é proeminente. Com frequência, um nível elevado de lactato leva à suspeita de intoxicação concomitante por cianeto em um indivíduo com lesão por inalação de fumaça. Entretanto, para estabelecer o diagnóstico definitivo, é necessário determinar a concentração de cianeto dos eritrócitos.

VI-28. **A resposta é D.** *(Cap. 312)* A bronquiectasia é um distúrbio comum que se refere à dilatação irreversível das vias aéreas, afetando o pulmão com um padrão focal ou difuso. Historicamente, a bronquiectasia tem sido caracterizada, do ponto de vista patológico, em cilíndrica, varicosa ou cística. A bronquiectasia tem numerosas causas, incluindo causas infecciosas, hereditárias, imunológicas e idiopáticas. A causa mais comum de bronquiectasia no mundo é a pós-infecciosa, após a ocorrência de tuberculose. Entretanto, nos países desenvolvidos, outras causas são comuns. Nos países desenvolvidos, a fibrose cística (FC) constitui a causa mais comum; clinicamente, os pacientes com FC desenvolvem bronquiectasia significativa no final da adolescência ou início da vida adulta. Atualmente, as crianças com FC são diagnosticadas, em sua maioria, por meio de programas de rastreamento em recém-nascidos, que foram introduzidos em todos os estados nessa última década nos Estados Unidos. Entretanto, os adultos podem continuar apresentando formas mais leves da doença, de modo que o médico deve manter um alto grau de suspeita clínica de FC quando um indivíduo apresenta diagnóstico recente de bronquiectasia. Epidemiologicamente, os indivíduos que apresentam bronquiectasia por FC são normalmente mais jovens do que os indivíduos com bronquiectasia sem FC. Por outro lado, a bronquiectasia sem FC acomete mais comumente mulheres não fumantes com mais de 50 anos de idade. A apresentação clínica da bronquiectasia consiste em tosse produtiva diária, com produção de escarro viscoso e espesso. O exame físico demonstra estertores e sibilos à ausculta. Na FC, os achados da doença são mais predominantes nos lobos superiores, ao passo que, em outras causas (aspiração crônica, deficiência de imunoglobulinas), observa-se um predomínio nos lobos inferiores. Alguns casos podem apresentar baqueteamento digital, que geralmente apenas é observado na doença mais avançada. O diagnóstico de bronquiectasia é determinado pela presença da doença em uma TC de tórax. A radiografia de tórax não é sensível para o diagnóstico de bronquiectasia, particularmente no início do processo. Pode revelar o sinal do "trilho de trem", indicando dilatação das vias aéreas. A TCAR do tórax constitui a modalidade de escolha para confirmação do diagnóstico. Os achados incluem dilatação das vias aéreas sem afunilamento, que podem estar preenchidas com muco. Além disso, pode-se observar também o "sinal de anel de sinete", em que a via aérea apresenta um diâmetro 1,5 vez superior ao dos vasos adjacentes. Outros achados incluem espessamento da parede brônquica, secreções condensadas com um padrão de "árvore em brotamento" e cistos que se originam da parede brônquica. Uma vez confirmada a bronquiectasia na TC, outros exames podem estar indicados para este paciente com o objetivo de determinar a etiologia da bronquiectasia. Os exames devem ser orientados pela história e pelo exame físico e podem incluir cultura de escarro para micobactérias e fungos, níveis de imunoglobulina, painel autoimune, teste do cloreto do suor, teste de óxido nítrico nasal (para a discinesia ciliar primária), broncoscopia e/ou provas de função da deglutição. Apesar de uma avaliação minuciosa, nenhuma causa específica é identificada em até 25 a 50% dos pacientes encaminhados para investigação de bronquiectasia.

VI-29. **A resposta é C.** *(Cap. 312)* O tratamento da bronquiectasia infecciosa baseia-se no controle da infecção e na manutenção de uma boa higiene brônquica e desobstrução das vias aéreas. A micobactéria não tuberculosa mais comum que provoca infecção em indivíduos com bronquiectasia é *Mycobacterium avium-intracellulare* (MAI ou MAC). O tratamento recomendado para MAI consiste em um macrolídeo combinado com etambutol e rifampicina. O ciclo de tratamento recomendado é de 12 meses após a última cultura positiva. Em certos casos, pode-se considerar a ressecção cirúrgica da bronquiectasia focal se o paciente não conseguir eliminar a infecção depois de um ciclo prolongado de antibioticoterapia. Todavia, essa paciente apresentou culturas negativas durante 12 meses, demonstrando uma resposta adequada à terapia antimicrobiana. Por conseguinte, as alternativas A e B são incorretas. Entretanto, a paciente continua apresentando expectoração diária de escarro relacionada com a bronquiectasia subjacente e deve ser instruída sobre a higiene brônquica adequada e a desobstrução das vias aéreas. Diversas abordagens têm sido usadas, porém nenhum tratamento demonstrou ser superior a outro. A fisioterapia respiratória é, com frequência, recomendada diariamente para melhorar a eliminação das secreções. Isso pode ser realizado com drenagem postural, frequentemente combinada à percussão mecânica tradicional ou ao uso de dispositivos, incluindo colete externo torácico de oscilação de alta frequência ou válvula de pressão expiratória positiva oscilante (alternativa C). O exercício regular também pode auxiliar na eliminação das secreções. Com frequência, são também utilizados agentes mucolíticos, como solução salina hipertônica. Entretanto, diferentemente da bronquiectasia por FC, a dornase (DNase) (alternativa D) não é utilizada nos casos de bronquiectasia sem FC. Um ensaio clínico de pesquisa randomizado e controlado por placebo demonstrou sua falta de eficácia e potencial prejuízo na população de pacientes sem FC. Por fim, o uso de corticosteroides orais diariamente não desempenha papel comprovado (alternativa E) na ausência de doença que responde comprovadamente à terapia esteroide, como aspergilose broncopulmonar alérgica ou doença autoimune, como síndrome de Sjögren.

VI-30 e VI-31. **Ambas as respostas são B.** *(Cap. 313)* A fibrose cística é um dos distúrbios autossômicos recessivos que reduzem o tempo de sobrevida mais comuns, acometendo cerca de 1 em 3.300 nascimentos vivos entre indivíduos brancos. É muito menos frequente entre afro-americanos (cerca de 1 em 15.000) e entre asiáticos (aproximadamente 1 em 33.000). A doença é causada por um defeito hereditário em uma proteína denominada regulador da condutância transmembrana da fibrose cística (CFTR) que é um grande canal iônico na membrana plasmática, responsável pelo transporte de íons cloreto. Na ausência de uma proteína CFTR funcional, os indivíduos com FC apresentam uma variedade de manifestações relacionadas ao comprometimento da função exócrina. As principais manifestações da doença são de natureza respiratória e pancreática, com infecções sinopulmonares crônicas, comprometimento da função pancreática exócrina e desnutrição. O gene que codifica o CFTR localiza-se no cromossomo 7, e foram descritas mais de 2.000 mutações. Para entender a genética, é melhor categorizá-las de acordo com seu efeito sobre a função do CFTR. As mutações de classe I (G542X, 621+1G> T) levam à ausência de síntese, mais frequentemente devido à presença de uma parada prematura na leitura do códon. As mutações de classe II (F508del, a mutação mais comum) causam síntese defeituosa da proteína e degradação prematura. As mutações de classe III (G551D) são mutações *gating*, em que a proteína CFTR está presente na membrana celular, porém é incapaz de funcionar de modo adequado. As mutações de tipo IV R117H, R117C) são mutações de condutância, com comprometimento da condutância através do poro do canal iônico, enquanto as mutações do tipo V são mutações de *splicing* que levam a um número diminuído de transcrições produzidas do CFTR, devido a uma anormalidade no promotor ou no *splicing*. Um dos avanços mais notáveis no tratamento da FC tem sido na área de modulação do CFTR. Um rastreamento de alto rendimento identificou pequenas moléculas que atuam como potencializadores ou corretores do CFTR, melhorando sua função. O primeiro desses compostos a ser identificado foi o ivacaftor. Esse fármaco atua como potencializador e foi aprovado para indivíduos portadores de mutações *gating*, das quais a mais comum é G551D. Cerca de 5% da população com FC apresenta uma mutação *gating*. Em ensaios clínicos, indivíduos com mutação G551D e tratados com ivacaftor tiveram uma melhora absoluta da função pulmonar (VEF_1, percentual do valor preditivo) de 10,6% e um declínio dos níveis de cloreto do suor para valores normais.

Essa melhora foi mantida durante a duração de 24 semanas do ensaio clínico. Atualmente, dispõe-se de dados em longo prazo que demonstram efeitos persistentes do ivacaftor por um período de até 144 semanas (McKone EF et al.: *Lancet Respir Med* 2014;2(11):902–910). Os indivíduos tratados com ivacaftor também apresentam uma melhora do estado nutricional, bem como uma melhora do crescimento em indivíduos mais jovens. O ivacaftor está sendo atualmente combinado com compostos corretores, como o lumacaftor, na tentativa de corrigir a anormalidade de processamento de F508del. A associação de ivacaftor e lumacaftor foi aprovada pela US Food and Drug Administration (FDA) em julho de 2015 para indivíduos homozigotos para F508del. Outras combinações de potencializadores/corretores estão sendo submetidas a ensaios clínicos.

VI-32. **A resposta é E.** *(Cap. 313 e J Pediatr 2008;153(2):S4–S14)* A FC é um distúrbio autossômico recessivo comum, que acomete 1 em cada 3.300 nascimentos vivos na população branca da América do Norte e da Europa. Foram identificadas mais de 2 mil mutações no gene da proteína CFTR – a proteína anormal identificada na FC. Trata-se de uma grande proteína transmembrana, que está envolvida no transporte de cloreto e de outros íons; a ocorrência de anormalidades no CFTR resulta em anormalidades no transporte de sal e de água. As principais manifestações clínicas da FC decorrem dos efeitos da mutação do CFTR nos pulmões, no trato gastrintestinal e no pâncreas. Nos pulmões, o CFTR anormal resulta na produção de muco espesso e viscoso, com limpeza mucociliar anormal. Um paciente acometido apresentará infecções respiratórias recorrentes, com desenvolvimento de bronquiectasia cística com o passar do tempo. A manifestação inicial na lactância consiste frequentemente em íleo meconial e pode levar ao desenvolvimento de constipação e obstrução intestinal distal em adultos. A anormalidade do CFTR no pâncreas impede a liberação apropriada das enzimas pancreáticas que possibilitam a digestão normal dos alimentos, particularmente alimentos gordurosos, com consequente desnutrição e esteatorreia. Embora a maioria dos pacientes com FC manifeste a doença na lactância ou na infância, cerca de 5% de todos os indivíduos com FC são diagnosticados apenas na vida adulta. Os sintomas de apresentação no adulto podem ser numerosos e, com frequência, resultam de mutações menores do gene *CFTR*. Esses sintomas podem incluir infecções pulmonares e dos seios paranasais recorrentes, desnutrição, doença sinusal e infertilidade, particularmente ausência do ducto deferente nos homens. O teste padrão para o diagnóstico de FC é o teste do cloreto no suor. Os valores elevados são patognomônicos da FC, sendo que o ponto de corte > 60 mmol/L é diagnóstico nos adultos. Níveis acima de 40 mmol/L encontram-se dentro da faixa indeterminada. Tendo em vista o grande número de mutações que podem causar FC, o teste genético pode ser dispendioso e não constitui o primeiro teste realizado quando há suspeita de FC. Com frequência, um painel genético para rastreamento da FC só identifica cerca de 20 a 80 das mutações comuns da FC. A identificação de apenas uma mutação pode representar um estado de portador, ou pode indicar FC com uma mutação mais rara, exigindo análise genética mais detalhada, incluindo o sequenciamento gênico completo. Nesses casos, é conveniente encaminhar o paciente a um centro terciário de FC para interpretação dos dados. Em alguns casos, o teste de diferença de potencial nasal pode ser útil, visto que os pacientes com FC demonstram um valor basal elevado de diferença de potencial nasal, incapazes de responder à estimulação com β-agonistas. A presença de *Pseudomonas aeruginosa* é comum em adultos com FC, porém não é específica para o diagnóstico da doença, uma vez que a bronquiectasia de qualquer etiologia pode levar à colonização por *P. aeruginosa*.

VI-33. **A resposta é C.** *(Cap. 313 e Ann Am Thorac Soc 2014;11(10):1640–1650)* Os indivíduos com FC apresentam infecções pulmonares e dos seios paranasais. Na infância, os microrganismos mais comumente isolados consistem em *Haemophilus influenzae* e *Staphylococcus aureus*. Todavia, com o passar do tempo, a maioria dos adultos apresenta *P. aeruginosa*. Hoje, sabe-se que a colonização crônica por *Pseudomonas*, particularmente por microrganismos resistentes a múltiplos fármacos, está associada a um declínio mais rápido da função pulmonar. A Cystic Fibrosis Foundation recomenda consultas trimestrais com um médico, com culturas de amostras do trato respiratório a cada visita. Uma vez detectada a presença de *Pseudomonas*, deve-se procurar erradicar o microrganismo. O esquema recomendado para a erradicação consiste em um antibiótico inalado, sendo o agente preferido a tobramicina, um antibiótico aminoglicosídeo. Esse esquema deve ser continuado em meses alternados até a consulta seguinte, para definir se o tratamento deve ser mantido. Para todos os pacientes com colonização crônica por *Pseudomonas*, a tobramicina inalada em meses alternados deve ser mantida por tempo indefinido. Além disso, utiliza-se também a azitromicina, 500 mg três vezes por semana ou 250 mg ao dia. No momento, ainda não foi estabelecido definitivamente se a azitromicina exerce seu efeito benéfico principal ocorre por meio de suas ações anti-inflamatórias ou antimicrobianas. Como o paciente está clinicamente bem, sem qualquer sintoma de exacerbação aguda, não há necessidade de antibióticos intravenosos. A oscilação da parede torácica e o uso de solução salina hipertônica são mecanismos destinados a melhorar a desobstrução das vias aéreas. Embora o paciente possa no futuro precisar melhorar a desobstrução das vias aéreas, no momento o componente mais importante do tratamento consiste em erradicar um novo crescimento de *Pseudomonas*. Seu esquema atual de exercícios e a drenagem autógena proporcionam um componente da desobstrução das vias aéreas no plano de cuidados de manutenção.

VI-34. **A resposta é D.** *(Cap. 314)* As exacerbações agudas da DPOC constituem uma causa frequente de morbidade e mortalidade da doença, contribuindo com mais de 70% dos recursos de assistência médica relacionados com a DPOC. Os fatores de risco para o desenvolvimento de exacerbações agudas incluem a gravidade da obstrução ao fluxo de ar (VEF_1 < 50% do previsto), a história pregressa de exacerbações e uma razão elevada entre o diâmetro da artéria pulmonar e a aorta na TC do tórax. As exacerbações agudas da DPOC estão associadas a um custo de mais de 10 bilhões de dólares por ano para o sistema de assistência médica nos Estados Unidos. Por conseguinte, a determinação das causas das exacerbações e a prevenção de futuras exacerbações têm sido alvos importantes na assistência a pacientes com DPOC. As exacerbações mais agudas estão associadas à inflamação ou a infecção das vias aéreas, incluindo a aquisição de uma nova cepa de bactérias ou infecção respiratória viral. Por conseguinte, as estratégias para prevenção têm sido concentradas principalmente na redução das respostas inflamatórias e na prevenção de infecções. O inibidor seletivo da fosfodiesterase-4, o roflumilaste, demonstrou diminuir a frequência das exacerbações em indivíduos com DPOC que apresentam sintomas de bronquite crônica e exacerbações frequentes. Entretanto, esse fármaco possui efeitos limitados sobre a função pulmonar e os sintomas respiratórios crônicos. A azitromicina, um antibiótico macrolídeo, possui propriedades anti-inflamatória e antimicrobiana. Em um ensaio clínico controlado randomizado, foi constatado que a azitromicina diminui a frequência de exacerbações e aumenta o intervalo a partir da primeira exacerbação quando administrada uma dose de 500 mg ao dia, mas não 250 mg três vezes por semana. Outras intervenções que também diminuem a frequência de exacerbações incluem o uso de glicocorticoides inalatórios, em indivíduos com exacerbações frequentes ou sintomas asmáticos, e a vacina *influenza*. Os anticolinérgicos de ação longa e os β-agonistas de ação longa também diminuem as exacerbações. A oxigenoterapia e a ventilação noturna não estão indicadas para prevenir as exacerbações. A teofilina produz uma melhora modesta da função pulmonar, porém não tem nenhum efeito comprovado sobre as exacerbações.

VI-35. **A resposta é D.** *(Cap. 314)* A DPOC afeta mais de 10 milhões de norte-americanos e, na atualidade, constitui a quarta causa principal de morte nos Estados Unidos. No mundo inteiro, a DPOC também está aumentando à medida que cresce a prevalência do tabagismo, o principal fator de risco para o desenvolvimento da DPOC. Embora o tabagismo seja claramente identificado como fator de risco, outros fatores também foram identificados como contribuintes para o risco de DPOC. Em muitos países em desenvolvimento, a prevalência do tabagismo entre mulheres permanece baixa. Entretanto, a incidência de DPOC está aumentando tanto nas mulheres quanto nos homens. Em muitos países em desenvolvimento, esse aumento na incidência de DPOC em mulheres é atribuído ao uso de combustíveis de biomassa em áreas para aquecimento e para cozinhar pouco ventiladas. Além disso, a exposição passiva à fumaça de cigarro pode contribuir no processo. As exposições ocupacionais também levam a um risco aumentado de DPOC. Embora algumas exposições, como a poeira na indústria têxtil de algodão e nas minas de ouro, não tenham sido definitivamente associadas ao desenvolvimento de DPOC, a exposição à poeira de carvão constitui um fator de risco para o enfisema tanto em fumantes quanto em não fumantes. As propriedades inerentes das vias aéreas também afetam o risco de DPOC. A hiper-reatividade das vias aéreas aumenta o risco de declínio da função pulmonar e representa um fator de risco para o desenvolvimento de DPOC. Embora haja muito interesse no papel desempenhado pelas infecções crônicas ou recorrentes como fator de risco para DPOC, não existe nenhuma associação comprovada.

VI-36. **A resposta é B.** *(Cap. 314)* A DPOC é um processo mórbido, que abrange as entidades clínicas de enfisema e bronquite crônica. Do ponto de vista fisiopatológico, a DPOC é definida pela presença de obstrução irreversível ao fluxo ventilatório, com hiperinsuflação e comprometimento da troca gasosa. A obstrução ao fluxo ventilatório ocorre por vários motivos, incluindo a diminuição do recolhimento elástico dos pulmões, o aumento da inflamação das vias aéreas e maior oclusão das vias aéreas de pequeno calibre, em consequência da perda de fixação nos pulmões enfisematosos. Isso leva ao fechamento precoce das vias aéreas na expiração, com encarceramento de ar e hiperinsuflação. Por fim, a perda dos alvéolos nos pulmões enfisematosos leva a um declínio progressivo da troca gasosa, com alterações da relação ventilação-perfusão. Nas provas de função pulmonar, essas alterações fisiopatológicas resultam em um padrão típico, em que a principal característica da DPOC consiste em diminuição da relação VEF_1/CVF e do VEF_1. A gravidade da obstrução do fluxo ventilatório é graduada pelo declínio do valor previsto do VEF_1. A CVF pode ou não estar diminuída. Com a hiperinsuflação, a CPT aumenta, com um aumento concomitante do VR. Por fim, a DLCO também diminui de modo característico na maioria dos casos de DPOC. Alguns pacientes com bronquite crônica pura sem componente enfisematoso podem apresentar preservação da DLCO, embora esta seja uma apresentação rara da DPOC. Esse mesmo padrão de provas de função pulmonar pode ser observado na asma, com exceção da DLCO, que habitualmente está normal na asma. Uma diminuição da CPT é característica nos distúrbios ventilatórios restritivos, como a fibrose pulmonar, mas não nos distúrbios obstrutivos, como a DPOC.

VI-37. **A resposta é D.** *(Cap. 314)* Esse paciente apresenta diagnóstico de DPOC, com agravamento dos sintomas e provas de função pulmonar compatíveis com grau moderado da doença. De acordo com os critérios da Global Initiative for Lung Disease (GOLD), esse paciente tem doença em estágio II. No momento, está recebendo tratamento insuficiente apenas com um β-agonista de ação curta na presença de sintomas que limitam suas atividades. Infelizmente, não existe nenhum tratamento clínico capaz de alterar a mortalidade ou de diminuir definitivamente a velocidade de declínio da função pulmonar na DPOC, à exceção do abandono do tabagismo, do oxigênio suplementar para a hipoxemia crônica, e da cirurgia para redução do volume pulmonar em um pequeno subgrupo de pacientes rigorosamente selecionados. Por conseguinte, o tratamento na DPOC tem por objetivo aliviar os sintomas e melhorar a qualidade de vida. A melhor medicação inicial para esse paciente seria acrescentar um broncodilatador de ação longa, na forma de tiotrópio, um agente antimuscarínico. Em ensaios clínicos controlados, randomizados e de grande porte, o tiotrópio demonstrou melhorar os sintomas e diminuir as exacerbações na DPOC. O ipratrópio, um agente anticolinérgico de ação curta, também melhora os sintomas, porém não demonstrou diminuir a taxa de exacerbações de maneira similar. Foi também constatado que as associações de β-agonistas de ação longa com glicocorticoides inalatórios diminuem as exacerbações e melhoram a qualidade de vida de pacientes com DPOC. O ensaio clínico de maior porte realizado com esses fármacos até o momento demonstrou uma tendência a uma redução da mortalidade. Atualmente, a recomendação para iniciar o uso de associações de β-agonistas de longa ação e glicocorticoides inalatórios é considerar a administração da medicação se o paciente sofrer duas ou mais exacerbações por ano ou se demonstrar uma reatividade broncodilatadora aguda significativa nas provas de função pulmonar. Houve uma época em que os médicos prescreviam glicocorticoides orais em longo prazo quando o paciente demonstrava uma melhora significativa da função pulmonar em resposta a uma prova terapêutica de esteroides orais. Todavia, o tratamento com esteroides em longo prazo apresenta uma relação risco-benefício desfavorável, incluindo ganho de peso, osteoporose e risco aumentado de infecções, particularmente pneumonia. A terapia com oxigênio suplementar melhora os resultados em indivíduos que apresentam hipoxemia em repouso ou hipoxemia limítrofe, com evidências de lesão de órgão-alvo (p. ex., hipertensão pulmonar, policitemia). Embora o oxigênio suplementar possa ser prescrito para indivíduos com hipoxemia isolada ao exercício físico ou hipoxemia noturna, as pesquisas realizadas até o momento não demonstraram qualquer mudança dos desfechos com o uso de oxigênio suplementar nessas situações.

VI-38. **A resposta é E.** *(Cap. 314)* As exacerbações agudas da DPOC caracterizam-se por um aumento da dispneia, aumento na produção de escarro e alteração na cor do escarro. As exacerbações agudas da DPOC são responsáveis, nos Estados Unidos, por um gasto anual de mais de 10 bilhões de dólares na assistência médica, com morbidade e mortalidade significativas associadas a essas exacerbações. O tratamento imediato pode aliviar os sintomas e diminuir as internações e as taxas de mortalidade. Nos pacientes que apresentam insuficiência respiratória hipercárbica, no contexto de uma exacerbação aguda, o tratamento que demonstrou produzir a maior redução na taxa de mortalidade, em comparação com a ventilação mecânica tradicional, é a ventilação com pressão positiva não invasiva (VPPNI). A VPPNI também diminui a necessidade de intubação endotraqueal, as complicações e o tempo de permanência do paciente no hospital. Os antibióticos, os broncodilatadores e os glicocorticoides constituem a base do tratamento das exacerbações agudas na DPOC; entretanto, nos ensaios clínicos realizados, esses fármacos não demonstraram ter um benefício semelhante na taxa de mortalidade na presença de insuficiência respiratória hipercárbica aguda. Especificamente, não foi demonstrado nenhum benefício dos corticosteroides intravenosos *versus* orais. Semelhantemente, a escolha do antibiótico deve basear-se nos padrões de sensibilidade locais; tipicamente não se indica o uso de antibióticos de amplo espectro para cobertura contra *Pseudomonas*. Estudos recentes demonstraram que o oxigênio nasal de alto fluxo pode constituir uma alternativa efetiva para a VPPNI, com melhores desfechos (necessidade de ventilação mecânica) e melhor conforto para o paciente.

VI-39. **A resposta é C.** *(Cap. 314)* Os únicos tratamentos que demonstraram melhorar a sobrevida de pacientes com DPOC incluem o abandono do tabagismo, o uso de oxigênio suplementar em pacientes com hipoxemia em repouso e a cirurgia para redução do volume pulmonar em um subgrupo muito pequeno de pacientes altamente selecionados. Esse paciente provavelmente apresenta hipoxemia em repouso em consequência da presença de pulso venoso jugular elevado, edema dos pés e hematócrito elevado. Foi constatado que a teofilina aumenta a tolerância ao exercício em pacientes com DPOC por meio de um mecanismo diferente da broncodilatação. Os glicocorticoides orais não estão indicados na ausência de exacerbação aguda e podem levar a complicações se forem utilizados de modo indiscriminado. O atenolol e o enalapril não desempenham nenhum papel específico no tratamento da DPOC; entretanto, são frequentemente usados na presença de hipertensão ou doença cardiovascular concomitantes.

VI-40 e VI-41. **As respostas são E e C, respectivamente.** *(Cap. 315 e Am J Respir Crit Care Med 2015; 192(2):238–248)* A fibrose pulmonar idiopática (FPI) constitui a causa mais comum de pneumonia intersticial idiopática. Normalmente, a doença manifesta-se com dispneia progressiva ao esforço e tosse seca em indivíduos idosos. A FPI é rara em indivíduos com menos de 50 anos. Ao exame físico, os estertores inspiratórios e o baqueteamento digital são comuns. As provas de função pulmonar demonstram um defeito ventilatório restritivo (CPT baixa, VR baixo, CV baixa) com DLCO baixa. Como mostra a TCAR do tórax, normalmente há fibrose intersticial, que é mais grave nas bases e começa nas áreas subpleurais, frequentemente associada à bronquiectasia por tração e aspecto em "favo de mel". Os achados atípicos que podem levar a considerar um diagnóstico alternativo incluem a presença de infiltrados em vidro fosco, as opacidades nodulares, o predomínio da doença nos lobos superiores e a linfadenopatia hilar ou mediastinal proeminente. A biópsia broncoscópica não é suficiente para confirmação histológica, e é necessária uma biópsia pulmonar cirúrgica para o diagnóstico definitivo. A característica histológica fundamental da FPI consiste em pneumonia intersticial idiopática, que também pode ocorrer em doenças reumatológicas ou em consequência de exposições secundárias. Nesses casos, o prognóstico é mais satisfatório do que quando se estabelece o diagnóstico de FPI. Se nenhuma outra causa secundária for identificada, deve-se estabelecer o diagnóstico de FPI. A história natural da FPI é de progressão contínua da doença, com taxa elevada de mortalidade. Também ocorrem exacerbações agudas, com rápida progressão dos sintomas, associadas a um padrão de opacidades difusas em vidro fosco na TC. Essas exacerbações estão associadas a uma elevada taxa de mortalidade. Até recentemente, nenhum tratamento tinha mostrado reduzir a progressão da doença. Recentemente, dois fármacos foram aprovados pela FDA para o tratamento da FPI – o nintedanibe e a pirfenidona (*Am J Respir Crit Care Med* 2015;192(2):238–248). O nintedanibe é um inibidor da tirosina-quinase intracelular, que inibe vários fatores de crescimento, incluindo o fator de crescimento do endotélio vascular, o fator de crescimento dos fibroblastos e o fator de crescimento derivado das plaquetas. Um ensaio clínico recente demonstrou que o uso desse medicamento diminuiu a velocidade de declínio da CVF e pode, potencialmente, diminuir a mortalidade. A pirfenidona é um antibiótico oral que demonstrou diminuir a proliferação dos fibroblastos e a síntese de colágeno. Esse fármaco também tem a capacidade de reduzir o declínio da CVF e, potencialmente, diminuir a taxa de mortalidade. Os tratamentos que não demonstraram qualquer benefício na FPI incluem glicocorticoides, agentes imunossupressores e *N*-acetilcisteína. Deve-se considerar o encaminhamento para TC do pulmão em todos os pacientes com diagnóstico de FPI, devido à imprevisibilidade do diagnóstico.

VI-42. **A resposta é C.** *(Cap. 315)* Em muitos casos de doença pulmonar intersticial, a broncoscopia pode fornecer alguns indícios sobre a etiologia da doença. A hemorragia alveolar difusa é um processo patológico que pode ser observado em muitas doenças, incluindo vasculite, síndrome de Goodpasture, lúpus eritematoso sistêmico, uso de *crack*, estenose mitral e hemossiderose pulmonar idiopática, entre muitas outras. Na broncoscopia, deve-se esperar observar um retorno sanguinolento progressivamente maior nas alíquotas sequenciais de líquido de lavado. O exame microscópico revela macrófagos carregados de hemossiderina e eritrócitos. Pneumócitos tipo II hiperplásicos atípicos são observados na lesão alveolar difusa ou em casos de toxicidade farmacológica. Corpos ferruginosos e partículas de poeira são encontrados na doença pulmonar relacionada com exposição ao asbesto. A linfocitose é comum na pneumonite de hipersensibilidade e na sarcoidose. A pneumonite de hipersensibilidade apresenta uma baixa relação CD4:CD8, enquanto a sarcoidose tem uma relação CD4:CD8 elevada. O líquido do lavado broncoalveolar na proteinose alveolar pulmonar tem aparência leitosa, com macrófagos espumosos.

VI-43 e VI-44. **Ambas as respostas são E.** *(Cap. 315)* A proteinose alveolar pulmonar é um distúrbio raro, que se manifesta habitualmente em indivíduos entre 30 e 50 anos de idade. É ligeiramente mais comum nos homens. Foram descritos três subtipos distintos: a proteinose alveolar pulmonar congênita, a adquirida e a secundária (mais frequentemente causada por silicose aguda ou neoplasias malignas hematológicas). É interessante assinalar que a patogenia da doença tem sido associada a anticorpos dirigidos contra o fator de estimulação de colônias de granulócitos-macrófagos (GM-CSF) na maioria dos casos de doença adquirida em adultos. A biopatologia da doença consiste em uma incapacidade de depuração do surfactante pulmonar. Normalmente, esses pacientes apresentam dispneia subaguda ao esforço, com fadiga e febre baixa. As anormalidades laboratoriais associadas incluem policitemia, hipergamaglobulinemia e níveis elevados de lactato desidrogenase. Foram descritos níveis séricos elevados das proteínas A e D do surfactante pulmonar, e pode-se verificar a presença de autoanticorpos dirigidos contra o GM-CSF tanto no soro quanto no líquido do lavado broncoalveolar. Classicamente, a TC revela uma aparência descrita como "pavimentação em mosaico", com infiltrados alveolares em vidro fosco de distribuição peri-hilar e áreas intercaladas de pulmão normal. O lavado broncoalveolar é diagnóstico, com grandes quantidades de material proteináceo amorfo. Com frequência, também são observados macrófagos repletos de material positivo para ácido periódico Schiff. O tratamento de escolha consiste em lavagem pulmonar total por meio de um tubo endotraqueal de lúmen duplo. A sobrevida em cinco anos é superior a 95%, embora alguns pacientes necessitem de repetição do lavado pulmonar total. O tratamento da proteinose alveolar primária com GM-CSF permanece experimental.

VI-45.   **A resposta é D.** *(Cap. 315)* Essa paciente apresenta sintomas pulmonares subagudos, febre intermitente, mialgias e mal-estar. A biópsia revela um padrão de pneumonia em organização criptogênica (POC). A POC (antigamente conhecida como pneumonia em organização com bronquiolite obliterante) manifesta-se habitualmente na quinta ou sexta décadas de vida, com uma doença semelhante à gripe. Os sintomas consistem em febre, mal-estar, perda de peso, tosse e dispneia. Os estertores inspiratórios são comuns, e chiados inspiratórios tardios também podem ser audíveis. As provas de função pulmonar revelam uma doença pulmonar restritiva. O padrão típico na TCAR do tórax consiste em áreas focais de consolidação dos espaços aéreos, opacidades nodulares e opacidades em vidro fosco, que ocorre mais frequentemente nas zonas pulmonares inferiores. O exame patológico demonstra a presença de tecido de granulação preenchendo as vias aéreas, os ductos alveolares e os alvéolos. Com frequência, há inflamação crônica no interstício alveolar. O tratamento com esteroides em altas doses mostra-se efetivo em dois terços dos indivíduos, e a maioria consegue efetuar uma redução gradual da dose durante o primeiro ano. A azatioprina é um agente imunossupressor, que é comumente usada na doença pulmonar intersticial, devido à pneumonite intersticial usual. Embora sua administração possa ser considerada na POC que não responde aos glicocorticoides, a azatioprina não constitui um agente de primeira linha usado sem tratamento concomitante com esteroides. Como a maioria dos pacientes com POC responde aos corticosteroides, não há necessidade de encaminhamento para transplante de pulmão, a não ser que seja observada uma ausência de resposta ao tratamento. O nintedanibe e a pirfenidona são fármacos usados no tratamento da fibrose pulmonar idiopática.

VI-46.   **A resposta é C.** *(Cap. 316)* O empiema refere-se à presença de derrame pleural grosseiramente purulento, que está presente no quadro clínico desse paciente. O tratamento do empiema exige a colocação de um dreno torácico; um recente ensaio clínico randomizado e controlado com placebo demonstrou a obtenção de melhores resultados com o uso de alteplase (ativador do plasminogênio tecidual) e desoxirribonuclease (DNase), duas vezes ao dia, durante três dias, iniciando no primeiro dia após a colocação do dreno torácico. O ensaio clínico foi conduzido utilizando um planejamento fatorial, comparando a terapia de combinação com placebo e com cada um dos tratamentos isoladamente. A combinação de alteplase e DNase proporcionou uma melhor resolução do líquido pleural, duração mais curta da internação e menos necessidade de intervenção cirúrgica, em comparação com o placebo ou com cada um dos tratamentos isoladamente (Rahman NM et al: *N Engl J Med* 2011;365:518–526).

VI-47.   **A resposta é C.** *(Cap. 316)* O pneumotórax hipertensivo é uma complicação potencialmente fatal, que precisa ser rapidamente identificada e aliviada. Quando não detectado, evolui rapidamente para o colapso cardiovascular e a morte. O pneumotórax hipertensivo ocorre mais comumente durante a ventilação mecânica e as tentativas de reanimação. Durante a ventilação mecânica, um sinal inicial envolve a elevação de pressões de pico inspiratórias ou na dificuldade de ventilar o paciente. A hipotensão e a hipoxemia são sinais de colapso cardiovascular iminente e causadas pela diminuição do retorno venoso ao coração e redução do débito cardíaco. O exame físico pode revelar a ausência de murmúrio vesicular do lado afetado com aumento do hemitórax, hipertimpanismo à percussão e desvio do mediastino para o lado contralateral. A radiografia de tórax deve ser confirmatória; todavia, nos casos agudos, pode não haver tempo para a realização desse exame. Se houver forte suspeita clínica, o tratamento não deve ser adiado, visto que o pneumotórax hipertensivo é uma emergência médica, e o paciente provavelmente morrerá se a pressão não for reduzida.

Uma agulha de grande calibre deve ser introduzida dentro do espaço pleural no segundo espaço intercostal anterior. Se houver escape de grandes quantidades de ar após a inserção da agulha, o diagnóstico é confirmado. A agulha deve ser mantida em posição até que seja possível realizar o tratamento definitivo com toracostomia com dreno de tórax.

VI-48. **A resposta é E.** *(Cap. 316)* Os derrames parapneumônicos constituem uma das causas mais comuns de derrame pleural exsudativo. Quando um derrame é identificado em associação com pneumonia, é prudente realizar uma toracocentese se for possível acessar o líquido com segurança. Uma maneira de saber se há líquido suficiente para a toracocentese consiste em realizar uma radiografia em decúbito lateral e observar se existe um volume de líquido livre > 10 mm a partir da parede torácica. Todavia, se o líquido não fluir, isso pode indicar a existência de líquido loculado. Com frequência, um derrame loculado indica um derrame infectado, podendo exigir drenagem com dreno torácico ou intervenção cirúrgica. Outros fatores que podem estar associados à necessidade de procedimentos mais invasivos incluem líquido pleural com pH de < 7,20, glicose do líquido pleural < 60 mg/dL, coloração de Gram ou cultura positivas do líquido pleural e presença de pus macroscópico no espaço pleural (empiema). A recorrência de líquido após a toracocentese inicial indica um derrame pleural complicado; entretanto, a toracocentese deve ser repetida para assegurar que não houve desenvolvimento de complicações.

VI-49. **A resposta é A.** *(Cap. 316)* As características do líquido pleural nessa paciente são compatíveis com um exsudato, de acordo com os critérios de Light. Esses critérios são os seguintes: razão entre proteínas do líquido pleural/soro > 0,5, razão entre lactato desidrogenase (LDH) do líquido pleural/LDH sérica > 0,6 e LDH do líquido pleural acima de dois terços do limite superior dos valores séricos normais. Se um dos critérios for preenchido, o derrame deve ser classificado como exsudato. Esse paciente preenche claramente os critérios de exsudato. Os derrames pleurais exsudativos ocorrem quando existem alterações no ambiente local que modificam a formação e a absorção do líquido pleural. As causas mais comuns de derrame pleural exsudativo são as infecção e neoplasia maligna. Outras causas menos comuns incluem embolia pulmonar, quilotórax, doenças autoimunes, exposição ao asbesto, reações medicamentosas, hemotórax e após cirurgia cardíaca ou outra lesão cardíaca, entre outras. Infelizmente, 25% dos derrames transudativos podem ser identificados de modo incorreto como exsudatos por esses critérios. Com mais frequência, isso ocorre quando o derrame apresenta um número aumentado de células, causando elevação dos níveis de LDH, ou quando o paciente foi tratado com diuréticos, causando aumento na proteína do líquido pleural. Os derrames transudativos são mais frequentemente causados por insuficiência cardíaca, mas também podem ser observados na cirrose, na síndrome nefrótica e no mixedema.

VI-50. **A resposta é B.** *(Cap. 316)* O pneumotórax espontâneo primário ocorre na ausência de traumatismo do tórax. Os indivíduos que apresentam pneumotórax espontâneo primário são, em sua maioria, jovens; o pneumotórax espontâneo primário ocorre quase exclusivamente em fumantes, pois o tabagismo é o principal fator de risco. O pneumotórax espontâneo primário também é mais comum nos homens e tem sido associado a uma constituição corporal alta e magra. A principal causa consiste na ruptura de pequenas bolhas ou cistos pleurais apicais; a TC do tórax frequentemente é normal. Cerca de 50% dos pacientes apresentarão mais de um episódio de pneumotórax espontâneo primário. O tratamento inicial consiste em aspiração simples com agulha, que é mais comumente realizada sob orientação ultrassonográfica ou de TC. Administra-se simultaneamente oxigênio para acelerar a reabsorção do ar residual no espaço pleural. Se o tratamento conservador falhar, pode-se efetuar uma toracostomia com dreno de tórax. O pneumotórax que não regride ou que sofre recidiva frequentemente exige toracoscopia com grampeamento das bolhas e abrasão pleural, um tratamento que é efetivo em quase 100% dos casos.

VI-51. **A resposta é B.** *(Cap. 317)* A mediastinite fibrosante crônica ocorre mais comumente após inflamação granulomatosa dos linfonodos mediastinais, levando a uma resposta de calcificação exuberante. Com o passar do tempo, a inflamação pode causar ruptura significativa das estruturas vitais presentes no mediastino, levando aos sintomas clínicos de mediastinite fibrosante. As causas mais comuns de mediastinite fibrosante são a histoplasmose e a tuberculose. Outras causas incluem sarcoidose, silicose e outras doenças fúngicas. Os sintomas estão relacionados com a compressão de estruturas localizadas no mediastino, incluindo veia cava superior, artérias ou veias pulmonares ou compressão das vias aéreas de grande calibre. Além disso, os nervos frênico ou laríngeo recorrente podem ficar paralisados. O sintoma mais comum é a dispneia ao esforço. Os pacientes também podem desenvolver tosse crônica com litoptise ou hemoptise, devido à erosão dos linfonodos calcificados nas vias aéreas. Os pacientes podem descrever a litoptise como um escarro arenoso.

A hemoptise pode ser de grande volume e pode exigir intervenção cirúrgica para o seu controle. Entretanto, a não ser o tratamento antituberculose para a mediastinite tuberculosa, não existe nenhum tratamento clínico ou cirúrgico efetivo para a mediastinite fibrosante. Essa paciente mais provavelmente tem histoplasmose como causa da doença, visto que ela é endêmica em Indiana. Como a mediastinite fibrosante é uma sequela de infecção antiga, o teste do antígeno de *Histoplasma* na urina não produziria um resultado positivo.

VI-52. **A resposta é E.** *(Cap. 318)* A síndrome de hipoventilação por obesidade (SHO) é um distúrbio de hipoventilação crônica cuja prevalência não é conhecida, visto que ainda não foram realizados estudos populacionais de grande porte. Entretanto, a expectativa é de um aumento da prevalência à medida que a prevalência da obesidade cresce no mundo inteiro. O diagnóstico de SHO requer um índice de massa corporal > 30 kg/m^2 e a presença de hipoventilação alveolar crônica, com PaCo$_2$ diurna ≥ 45 mmHg. Em mais de 90% dos casos, verifica-se também a presença de apneia obstrutiva do sono (AOS) concomitante. A patogenia da SHO não está totalmente elucidada, embora se saiba que ocorre uma infrarregulação do impulso respiratório central (*drive* respiratório) em resposta ao dióxido de carbono. Diversos fatores fisiológicos, que atuam em conjunto, provavelmente levam a esse distúrbio, incluindo AOS, aumento do trabalho respiratório, comprometimento dos músculos da respiração, desequilíbrio V̇/Q e depressão da quimiorresponsividade central à hipoxemia e hipercapnia. A maioria dos pacientes apresenta sonolência diurna, cefaleias e sintomas típicos de AOS. Nesses pacientes, o tratamento deve consistir em redução do peso e terapia com pressão positiva contínua nas vias aéreas. A perda duradoura de peso resultará em melhora da PaCo$_2$ com o passar do tempo. A terapia com pressão positiva contínua nas vias aéreas (CPAP) leva a uma melhora da hipercapnia e hipoxia diurna em mais da metade dos pacientes com SHO e OAS, porém seu uso não é recomendado se o paciente tiver hipoxemia sustentada após resolução dos eventos de apneia obstrutiva. Nesses indivíduos, utiliza-se a terapia com pressão positiva da via aérea com dois níveis (BiPAP). A BiPAP também é usada quando o paciente não consegue tolerar os níveis altos de CPAP tipicamente necessários para o tratamento. Alguns pacientes com SHO podem ter uma apresentação aguda com sintomas descompensados de insuficiência cardíaca direita e insuficiência respiratória, como no caso dessa paciente. Quando um paciente apresenta SHO agudamente descompensada, a BiPAP também constitui o tratamento agudo de escolha. Mesmo em pacientes que anteriormente não responderam à terapia não invasiva domiciliar, ela continua sendo o tratamento de escolha para a condição aguda, podendo evitar a intubação e a ventilação mecânica. A mutação do gene *PHOX2b* não desempenha nenhum papel na SHO, porém está associada às síndromes de hipoventilação central congênitas.

VI-53. **A resposta é E.** *(Cap. 318)* Os pacientes com esclerose lateral amiotrófica (ELA) frequentemente desenvolvem hipoventilação devido ao comprometimento dos músculos respiratórios (p. ex., diafragma, músculos intercostais e músculo esternocleidomastóideo). A VPPNI tem sido usada com sucesso no tratamento de pacientes com hipoventilação, como na ELA. A VPPNI noturna pode melhorar a hipercapnia diurna, prolongar a sobrevida e melhorar a qualidade de vida relacionada com a saúde. As diretrizes atuais para a ELA consistem em instituir a VPPNI, se houver sintomas de hipoventilação, se a PaCo$_2$ for ≥ 45 mmHg, se for documentada uma dessaturação noturna < 89% por 5 minutos consecutivos, se a pressão inspiratória máxima for < 60 cmH$_2$O ou se a CVF for < 50% do valor previsto. Os sintomas de hipoventilação não são específicos da ELA e podem incluir os seguintes: dispneia durante as atividades diárias, ortopneia em doenças que afetam a função do diafragma, qualidade precária do sono, hipersonolência diurna, cefaleias matinais, ansiedade e comprometimento da tosse na doença neuromuscular.

VI-54. **A resposta é B.** *(Cap. 319)* A síndrome de apneia/hipopneia obstrutiva do sono (SAHOS) é um distúrbio comum que, segundo estimativas, acomete até 2 a 15% dos indivíduos de meia-idade e mais de 20% dos indivíduos idosos. A SAHOS está associada ao colapso repetido das vias aéreas superiores durante o sono. Esse paciente exibe múltiplos fatores de risco e apresenta uma forte história que sustenta o diagnóstico de SAHOS, de modo que há um alto risco que apresente SAHOS moderada a grave. A obesidade é o maior fator de risco apresentado por esse paciente, de modo que existe um alto risco que seja portador da doença. Aproximadamente 40 a 60% dos casos de SAHOS são atribuíveis a um excesso de peso corporal. O sexo masculino constitui o segundo fator de risco principal para a SAHOS, visto que os homens tendem a apresentar 2 a 4 vezes mais SAHOS em comparação com as mulheres. Os motivos que levam os homens a desenvolver SAHOS com mais frequência incluem a maior obesidade central e o comprimento relativamente maior da faringe, o que, por sua vez, contribui para a maior possibilidade de colapso das vias aéreas superiores. Além disso, os hormônios sexuais femininos exercem um efeito estabilizador sobre as vias aéreas superiores e estimulam o impulso (*drive*) ventilatório. Por conseguinte, as mulheres na pré-menopausa estão relativamente protegidas da SAHOS com níveis comparáveis de obesidade, em comparação com os homens. Outros fatores de risco apresentados por esse paciente são a história familiar positiva da doença e a hipertensão. Outros fatores de risco comuns para a SAHOS na população geral incluem anormalidades craniofaciais, hipertrofia adenotonsilar, várias síndromes endócrinas (acromegalia, hipotireoidismo), aumento da idade e alguns grupos étnicos. Por exemplo, os indivíduos de ascendência asiática frequentemente desenvolvem SAHOS em uma faixa menor de índice de massa corporal, mais provavelmente devido a uma diferença étnica na estrutura craniofacial. Além disso, os indivíduos afro-americanos correm maior risco de SAHOS em comparação com as pessoas brancas. Esse paciente também apresenta muitos sintomas relacionados com a SAHOS, incluindo ronco alto, apneia testemunhada e sonolência diurna. Tendo em vista que existe uma alta suspeita clínica da doença, o teste domiciliar do sono provavelmente será adequado para o diagnóstico da doença nesse paciente. Os testes domiciliares do sono podem ser realizados de maneiras variadas, porém a maioria registra o esforço respiratório, o fluxo nasal e a saturação de oxigênio. Em um paciente com alta suspeita da doença, esses testes podem constituir um meio custo-efetivo de estabelecer o diagnóstico. Todavia, os testes domiciliares podem fornecer resultados falso-negativos, visto que eles não avaliam o eletrencefalograma e, portanto, não obtêm uma medida acurada do tempo de sono. Por conseguinte, os eventos respiratórios são determinados com base no tempo de registro total, e não no tempo de sono total. Se um paciente está desperto durante grande parte do tempo de registro, isso pode produzir um resultado falso-negativo. A polissonografia em laboratório continua sendo o padrão-ouro para o diagnóstico de SAHOS, porém é de custo significativamente mais alto. Nesse indivíduo com alta suspeita da doença antes da realização de testes, esse custo não seria justificado. A oximetria noturna só fornece os níveis de oxigênio e a frequência cardíaca e não é adequada para o diagnóstico de SAHOS. O tratamento com CPAP pode ser recomendado após confirmação do diagnóstico, porém este não seria o próximo passo no tratamento do paciente. Esse paciente só apresenta um aumento mínimo das tonsilas, de modo que não se deve esperar que uma tonsilectomia possa aliviar os sintomas.

VI-55. **A resposta é E.** *(Cap. 319)* Existem inúmeros benefícios com o tratamento da SAHOS; as consequências da SAHOS não tratada são numerosas e podem ser graves. Essas consequências são principalmente divididas em três categorias: neurocognitivas, cardiovasculares e metabólicas. Os efeitos neurocognitivos são os mais facilmente identificados pelo paciente e incluem sonolência diurna e incapacidade de concentração. Além disso, os indivíduos com SAHOS não tratada correm risco aumentado de depressão, particularmente depressão somática com irritabilidade, fadiga e falta de energia. Em adição, a SAHOS não tratada aumenta em mais de duas vezes o risco de acidentes ocupacionais e em até sete vezes o risco de acidentes automobilísticos. Além dos efeitos neurocognitivos, a AOS leva a um aumento da atividade do sistema nervoso simpático e aumento das respostas inflamatórias sistêmicas. Isso leva a uma perda da queda noturna normal da pressão arterial. Entretanto, o tratamento com CPAP pode reduzir a pressão arterial ambulatorial de 24 horas, embora o efeito global sobre a pressão arterial seja modesto, reduzindo em cerca de 2 a 4 mmHg a pressão arterial. Outros efeitos cardiovasculares e metabólicos incluem risco aumentado de doença arterial coronariana, insuficiência cardíaca com ou sem fração de ejeção reduzida, arritmias atriais e ventriculares, aterosclerose, acidente vascular encefálico e diabetes. O tratamento com CPAP produz uma melhora na resistência à insulina, diminui a taxa de recidiva da fibrilação atrial e reduz vários biomarcadores de doença cardiovascular.

VI-56. **A resposta é E.** *(Cap. 319)* A respiração de Cheyne-Stokes é um tipo de apneia central do sono associada à hipocapnia, que demonstra um padrão de respiração em crescendo-decrescendo. Do ponto de vista fisiopatológico, isso ocorre pelo fato de que o dióxido de carbono basal durante a vigília está abaixo do limiar apneico durante o sono. Por conseguinte, no início do sono, ocorre um evento apneico central, permitindo a elevação do dióxido de carbono. Quando essa elevação é detectada centralmente, ocorre uma resposta respiratória exagerada, que leva à hiperpneia e hiperventilação, impulsionando os níveis de dióxido de carbono novamente abaixo do limiar apneico, com consequente produção de um ciclo autoperpetuado de apneia e hiperpneia. Ocorre mais comumente em indivíduos com insuficiência cardíaca ou fibrilação atrial, devido a um retardo no tempo de circulação. Esse retardo prolongado da circulação entre os capilares pulmonares e os quimiorreceptores centrais de dióxido de carbono contribui para esses ciclos contínuos de hiperpneia e apneia. Em muitos indivíduos com respiração de Cheyne-Stokes, observou-se que o padrão de respiração pode agravar-se durante a noite, e que o líquido é redistribuído centralmente, prolongando ainda mais o tempo de circulação.

VI-57. **A resposta é A.** *(Cap. 319)* O tratamento de escolha para a maioria dos adultos com SAHOS consiste em CPAP por máscara nasal. A CPAP fornece uma pressão definida que é suficiente para vencer a tendência de sofrer colapso da orofaringe posterior. Essa pressão varia, em geral, de 5 a 15 cmH$_2$O, embora possam ser utilizadas pressões tão altas quanto 20 cmH$_2$O. Entretanto, as taxas de adesão ao tratamento com CPAP são altamente variáveis. Muitos pacientes queixam-se de claustrofobia, congestão nasal, aerofagia ou dor facial. Quando tolerada, existe um grande volume de dados que demonstram os efeitos benéficos da CPAP sobre a pressão arterial, o estado de alerta, o humor e a sensibilidade à insulina e, provavelmente, melhora dos desfechos cardiovasculares. A terapia com dispositivos orais é, em geral, considerada como tratamento de segunda linha na AOS leve a moderada, quando o paciente não consegue tolerar a CPAP. Pode ser prescrita como tratamento inicial se for da preferência do paciente. Na maioria dos estudos, a melhora no índice de apneia-hipopneia com dispositivo oral é ≥ 50% em cerca de dois terços dos indivíduos. Os efeitos colaterais dos dispositivos orais incluem dor na articulação temporomandibular e movimentação dos dentes. As intervenções cirúrgicas para a SAHOS em adultos não produziram benefícios tão efetivos, e pode ser difícil determinar quais os pacientes que irão obter maior benefício na ausência de uma anormalidade anatômica conhecida. A uvulopalatofaringoplastia é a cirurgia mais comum realizada nas últimas duas décadas e está associada a uma taxa de sucesso semelhante ao tratamento com dispositivos orais. A perda de peso é geralmente recomendada para todos os pacientes com SAHOS, porém não deve ser o único tratamento recomendado para o indivíduo com esse grau de SAHOS. O oxigênio suplementar pode melhorar a saturação de oxigênio, porém existem poucas evidências de que possa melhorar os sintomas da SAHOS ou o índice de apneia-hipopneia.

VI-58. **A resposta é D.** *(Cap. 320e)* As indicações comuns para transplante de pulmão incluem a DPOC, a fibrose pulmonar idiopática, a FC, o enfisema e a hipertensão arterial pulmonar (Quadro VI-58). A sobrevida em cinco anos é semelhante, aproximadamente 50%, para todas as indicações de transplante de pulmão. Para a maioria das indicações, o transplante pulmonar bilateral constitui o procedimento preferido e é obrigatório para pacientes com doença pulmonar supurativa, como a FC. Em geral, nos pacientes com hipertensão arterial pulmonar idiopática, o transplante de pulmão bilateral é preferido, devido a preocupação com uma circulação excessiva no leito vascular de baixa resistência do pulmão transplantado, na presença de um pulmão nativo com resistência vascular pulmonar acentuadamente elevada. É muito raro que a doença primária sofra recidiva após o transplante, e esse evento não tem sido descrito na hipertensão arterial pulmonar idiopática. O ventrículo direito é altamente plástico e, em geral, recuperará sua função após a remoção da resistência vascular pulmonar elevada com o transplante de pulmão. Subsequentemente, é raro efetuar um transplante de coração-pulmão em pacientes com hipertensão arterial pulmonar, a não ser que exista uma cardiopatia congênita complexa concomitante, cujo reparo não possa ser realizado por ocasião do transplante de pulmão.

VI-59. **A resposta é A.** *(Cap. 320e)* As complicações em longo prazo do transplante de pulmão são multissistêmicas e incluem desde doenças que acometem os pulmões, e constituem complicações de um corpo estranho no tórax, até doença em órgãos distantes, devido a infecções ou complicações da terapia imunossupressora. Embora a osteoporose, os distúrbios linfoproliferativos pós-transplante e a doença renal crônica sejam complicações importantes dos esteroides, dos inibidores da calcineurina e de outros agentes usados para imunossupressão, as principais complicações após a realização de transplante localizam-se no pulmão. A disfunção primária do enxerto é uma forma de lesão pulmonar aguda, que ocorre imediatamente após o transplante de pulmão; é relativamente rara; ocorre doença grave em apenas 10 a 20% dos casos. As complicações das vias aéreas, como deiscência das anastomoses ou estenose, apresentam uma taxa de ocorrência semelhante, porém podem ser habitualmente tratadas através da broncoscopia, com sobrevida satisfatória. A rejeição do órgão transplantado é muito comum e representa a principal limitação à obtenção de melhores desfechos em médio e em longo prazo. A rejeição ocorre na forma de rejeição celular aguda, manifestando-se frequentemente com tosse, febre baixa, dispneia, infiltrados nas radiografias e declínio da função pulmonar. Por outro lado, a rejeição crônica tipicamente ocorre com evidência de obstrução avançada nas provas de função pulmonar, ausência de infiltrados e agravamento da dispneia ao esforço. Essa constelação observada em pacientes após transplante é denominada síndrome de bronquiolite obliterante. Em 50% dos pacientes submetidos a transplante de pulmão, observa-se algum grau de síndrome de bronquiolite obliterante, que constitui o principal impedimento a uma melhor sobrevida em longo prazo. Com frequência, o tratamento envolve aumento da imunossupressão, embora não haja nenhum consenso quanto a essa abordagem ou à duração desse aumento.

QUADRO VI-58	RECOMENDAÇÕES PARA ENCAMINHAMENTO E TRANSPLANTE POR DOENÇAS ESPECÍFICAS

Doença pulmonar obstrutiva crônica

Encaminhamento

    Índice BODE > 5

Transplante

    Índice BODE de 7-10

    ou

    Quaisquer dos seguintes critérios:

        Internação hospitalar por exacerbação com Pa_{co_2} > 50 mmHg

        Hipertensão pulmonar ou cor *pulmonale* apesar da oxigenoterapia

        VEF_1 < 20% com DL_{CO} < 20% ou enfisema difuso

Fibrose cística/bronquiectasia

Encaminhamento

    VEF_1 < 30% ou declínio rápido no VEF_1

    Internação em UTI por exacerbação da doença

    Frequência crescente de exacerbações da doença

    Pneumotórax refratário ou recidivante

    Hemoptise recidivante não controlada por embolização das artérias brônquicas

Transplante

    Insuficiência respiratória dependente de oxigênio

    Hipercapnia

    Hipertensão pulmonar

Fibrose pulmonar idiopática

Encaminhamento

    Evidência patológica ou radiológica de PIU, independentemente da capacidade vital

Transplante

    Evidência patológica ou radiográfica de PIU

    e

    Quaisquer dos seguintes critérios:

        DL_{CO} < 39%

        Redução da CVF ≥ 10% durante 6 meses de seguimento

        Redução da Sp_{O_2} a menos de 88% durante um teste de caminhada de 6 min

        Padrão em "favos de mel" na TCAR (gradação de fibrose > 2)

Hipertensão arterial pulmonar idiopática

Encaminhamento

    Classe funcional da NYHA de III ou IV, independentemente do tratamento

    Doença rapidamente progressiva

Transplante

    Ineficácia do tratamento com epoprostenol intravenoso (ou fármaco equivalente)

    Persistência na classe funcional da NYHA de III ou IV, apesar do tratamento clínico máximo

    Teste de caminhada de 6 minutos com distância curta (< 350 m) ou declinante

    Índice cardíaco < 2 L/min/m²

    Pressão atrial direita > 15 mmHg

Abreviações: BODE, índice de massa corporal (*body mass index*) (B), obstrução ao fluxo de ar (O), dispneia (D), capacidade de exercício (E); CVF, capacidade vital forçada; DL_{CO}, capacidade de difusão pulmonar de monóxido de carbono; NYHA, New York Heart Association; Pa_{CO_2}, pressão parcial arterial de dióxido de carbono; PIU, pneumonite intersticial usual; Sp_{O_2}, saturação arterial de oxigênio por oximetria de pulso; TCAR, tomografia computadorizada de alta resolução; UTI, unidade de terapia intensiva; VEF_1, volume expiratório forçado em um segundo.
Fonte: Resumido de JB Orens et al.: *J Heart Lung Transplant* 25:745, 2006. Para índice BODE, BR Celli et al.: *N Engl J Med* 350:1005, 2004.

VI-60. A resposta é B. *(Cap. 320e)* A doença renal crônica é um achado comum em pacientes após o transplante de pulmão e está associada a um prognóstico mais sombrio. Embora raramente os pacientes possam ter síndrome hemolítico-urêmica subjacente à doença renal, ela é habitualmente aguda. A etiologia mais comum do declínio gradualmente progressivo da função renal consiste em nefropatia induzida por inibidores da calcineurina. A ciclosporina e o tacrolimo são inibidores da calcineurina utilizados comumente em esquemas imunossupressores após transplante de pulmão. O mecanismo exato dessa toxicidade ainda não está bem esclarecido, mas pode incluir a toxicidade direta da inibição do sistema de calcineurina-NFAT no rim, a alteração do fluxo sanguíneo glomerular e as interações hospedeiro-ambiente dentro do rim com inibidores da calcineurina. A prednisona, o salbutamol e o micofenolato mofetil de mofetila não são nefrotóxicos.

VI-61. **A resposta é A.** *(Cap. 321)* Vários sistemas diferentes de pontuação de gravidade da doença (GDD) foram desenvolvidos para uso em populações em estado crítico. Dois dos sistemas mais comuns são o escore de Avaliação de Saúde Crônica e Fisiológica (Acute Physiology and Chronic Health Evaluation) (APACHE II) e o Escore Simplificado da Fisiologia Aguda (Simplified Acute Physiology) (SAPS II). Os sistemas de pontuação de GDD são primariamente úteis como ferramentas para avaliar as populações de pacientes em estado crítico, porém esses escores não apresentam um bom desempenho para predizer resultados individuais. Esses sistemas de pontuação são utilizados principalmente em ensaios clínicos para comparar a GDD entre os grupos de pacientes recrutados nesses ensaios. Esses escores também são utilizados por administrações hospitalares de modo a avaliar a qualidade do cuidado na unidade de terapia intensiva (UTI) ao longo do tempo, bem como para ajudar a determinar os níveis apropriados de cuidados de enfermagem e auxiliares. Os sistemas de pontuação de GDD não devem ser usados para direcionar os cuidados individuais de pacientes, embora estejam sendo investigadas ferramentas de suporte de decisão baseadas nos sistemas de pontuação de GDD. O sistema APACHE II é o sistema de pontuação de GDD mais comumente utilizado. Esse sistema fornece valores baseados em uma variedade de dados demográficos, história e valores clínicos, selecionando o pior valor nas primeiras 24 horas de internação. A faixa de mortalidade da população com base nos valores publicados varia de menos de 5 a 10% para pontuações entre 0 e 4 e alcança até 80 a 90% para pontuações ≥ 35. Foram publicadas versões atualizadas do sistema de pontuação APACHE (APACHE III e IV). O escore de SAPS II é usado com mais frequência na Europa. Esse escore não é específico de doença, porém incorpora pontuações mais altas para a Aids, o câncer metastático e a neoplasia maligna hematológica. Ambos os sistemas de pontuação são utilizados de modo semelhante.

VI-62. **A resposta é C.** *(Cap. 321)* O transporte de oxigênio (Q_{o2}) é uma função do débito cardíaco (DC) e do conteúdo de oxigênio do sangue (Ca_{O2}) e pode ser expressa pela seguinte equação:

$$Q_{o2} = CO \times [1,39 \times \text{hemoglobina} \times Sao_2 + (0,003 \times Pao_2)]$$

Com base nessa equação, o efeito da Pao_2 sobre a distribuição geral de oxigênio é insignificante. A maior parte do oxigênio transportado para os tecidos está ligada à hemoglobina. É possível melhorar o transporte de oxigênio aumentando o débito cardíaco, aumentando a hemoglobina ou melhorando a saturação de oxigênio.

VI-63. **A resposta é C.** *(Cap. 321)* Em pacientes internados na UTI, um dos aspectos mais importantes do cuidado é prevenir complicações que possam ocorrer durante o processo de cuidado. As infecções hospitalares constituem uma das complicações mais comuns, incluindo pneumonia hospitalar ou associada à ventilação mecânica, infecções da corrente sanguínea relacionadas ao uso de cateter, infecções do trato urinário e infecção por *Clostridium difficile*. É importante retirar o mais cedo possível os dispositivos de demora, como acesso central, cateteres urinários e tubos endotraqueais. Outra medida preventiva importante para diminuir as infecções hospitalares inclui o uso de procedimentos estéreis adequados para a inserção de dispositivos. O uso de pacotes de cuidados e a importância de protocolos de lavagem adequada das mãos constituem estratégias importantes para diminuir as infecções hospitalares. Os pacientes na UTI também correm risco aumentado de trombose venosa profunda, devido à imobilidade, e frequentemente apresentam fatores que aumentam a hipercoagulabilidade. As intervenções-padrão para prevenir a trombose venosa profunda incluem o uso de heparina de baixo peso molecular ou heparina em dose baixa, junto com dispositivos de compressão sequencial. A proteção contra o desenvolvimento de úlceras de estresse é obtida com bloqueadores de histamina-2 ou inibidores da bomba de prótons. Os pacientes que mais se beneficiam da profilaxia das úlceras de estresse são os que apresentam coagulopatia, choque ou insuficiência respiratória. A nutrição enteral é preferida à nutrição parenteral, embora nenhum dado definitivo demonstre que o uso precoce de nutrição enteral possa proporcionar qualquer benefício. A fraqueza adquirida na UTI também constitui uma complicação comum do cuidado intensivo. Os mecanismos envolvidos são pouco entendidos. As intervenções que podem melhorar os desfechos funcionais na doença crítica incluem fisioterapia e terapia ocupacional precoces. Acreditava-se que o controle rigoroso da glicose com insulinoterapia intensiva pudesse melhorar os resultados na UTI, porém um estudo posterior demonstrou não haver benefício sobre a infecção hospitalar e um aumento da hipoglicemia com esse tipo de terapia.

VI-64 e VI-65. **As respostas são E e A, respectivamente.** *(Cap. 322)* Esse paciente apresenta evidências de SARA grave. A incidência anual da SARA é de 60 casos por 100.000 habitantes. Em pacientes internados na UTI com insuficiência respiratória, cerca de 20% preencherão os critérios de SARA, embora seu reconhecimento seja, em geral, deficiente na população da UTI. A SARA é uma síndrome clínica de dispneia intensa de instalação rápida, hipoxemia e infiltrados pulmonares difusos que levam à insuficiência respiratória. Existem numerosas causas para a SARA, incluindo sepse, pneumonia, pneumonite aspirativa, traumatismo, pancreatite aguda, transfusões múltiplas e lesão por inalação tóxica, entre outras. As causas mais comuns de SARA são a sepse e a pneumonia, que respondem por cerca de 40 a 50% de todos os casos de SARA. Clinicamente, a SARA é diagnosticada na presença de infiltrados pulmonares bilaterais agudos e hipoxemia, sem evidências de aumento da pressão de enchimento do átrio esquerdo. De acordo com uma revisão recente de consenso de especialistas, a SARA é definida em três categorias – leve, moderada e grave – com base no grau de hipoxemia, conforme determinado pela relação entre Pao_2 e Fio_2, comumente designada como relação P:F. Ocorre SARA leve quando a Pao_2/Fio_2 é ≤ 300 mmHg, porém > 200 mmHg. A SARA moderada é diagnosticada quando a Pao_2/Fio_2 é ≤ 200 mmHg e > 100 mmHg. O diagnóstico de SARA grave é estabelecido quando a Pao_2/Fio_2 é de ≤ 100 mmHg. No paciente deste caso, a relação entre Pao_2 e Fio_2 é de 80 mmHg, de modo que esse paciente é classificado na categoria de SARA grave. A história natural da SARA caracteriza-se por três fases: exsudativa, proliferativa e fibrótica. Na fase exsudativa inicial da SARA, ocorre lesão aguda das células endoteliais dos capilares alveolares e dos pneumócitos tipo I. Isso resulta em perda da barreira alveolar normal, com extravasamento subsequente de líquido rico em proteína nos alvéolos (edema pulmonar não cardiogênico). Na fase inicial, o infiltrado de células inflamatórias consiste predominantemente em neutrófilos. Ao exame patológico, o achado é descrito como lesão alveolar difusa. São observadas membranas hialinas e perda dos pneumócitos tipo I. A fase exsudativa da SARA dura aproximadamente os primeiros sete dias da doença. A segunda fase da SARA é a fase proliferativa, que começa em torno do sétimo dia e prossegue até 21 dias. A maioria dos pacientes recupera-se durante essa fase e pode ficar livre da ventilação mecânica. Histologicamente, os primeiros sinais de reparo podem ser observados nessa fase, com desvio para um infiltrado com predomínio de linfócitos, proliferação de pneumócitos tipo II e organização do edema alveolar. Apenas alguns pacientes que desenvolvem SARA não conseguem se recuperar durante a fase proliferativa e avançam para o estágio fibrótico da doença. Patologicamente, os pacientes que desenvolvem SARA fibrótica demonstram fibrose alveolar e intersticial extensa nos locais de edema alveolar prévio. A arquitetura acinar frequentemente torna-se distorcida, levando ao desenvolvimento de alterações enfisematosas com grandes bolhas. A proliferação fibrótica também pode ocorrer na íntima dos vasos pulmonares, levando ao desenvolvimento de hipertensão pulmonar. Tendo em vista o momento de apresentação, esse paciente deve estar na fase exsudativa da SARA e exibir lesão alveolar difusa, perda de pneumócitos tipo I e membranas hialinas.

VI-66. **A resposta é B.** *(Cap. 322)* Essa mulher apresenta SARA grave devido a traumatismo, contusão pulmonar e possível lesão pulmonar relacionada com a transfusão. Com frequência, a ventilação mecânica é necessária em indivíduos que sofrem de SARA e tem sido essencial para prolongar a vida e reduzir a mortalidade nesse distúrbio. Entretanto, é necessário um ajuste adequado do ventilador para evitar uma maior morbidade provocada por lesão pulmonar associada ao ventilador. A SARA não acomete uniformemente o tecido pulmonar. As regiões decúbito-dependentes do pulmão são tipicamente mais acometidas, enquanto outras áreas do pulmão podem ser preservadas. As porções do pulmão que são mais afetadas apresentam pouca complacência e estão sujeitas a colapso alveolar. De maneira diferente, as partes mais normais dos pulmões exibem uma melhor complacência pulmonar. Com a ventilação de pressão positiva, pode ocorrer lesão pulmonar induzida pelo ventilador em consequência da distensão excessiva dessas áreas mais normais do pulmão, com consequente perpetuação da lesão alveolar e extravasamento capilar nessas áreas. Nas regiões pouco complacentes, os ciclos respiratórios determinados pelo ventilador podem levar à abertura e fechamento repetitivos dos alvéolos, causando maior lesão nessas áreas. Por esse motivo, recomenda-se uma estratégia que empregue baixos volumes correntes para evitar a distensão alveolar excessiva e o colapso alveolar recorrente. A ARDS Network conduziu um ensaio clínico que comparou a ventilação com baixo volume corrente com a ventilação convencional e demonstrou uma redução da mortalidade com a estratégia de baixo volume corrente (31% vs. 40%). O ajuste inicial recomendado do volume corrente é de 6 mL/kg de peso corporal ideal. Essa estratégia é recomendada para todos os pacientes com SARA; a melhora observada nos desfechos não é afetada pela obesidade.

VI-67. **A resposta é D.** *(Cap. 322)* A hipoxemia na SARA resulta em *shunt* fisiológico com a presença de líquido alveolar e intersticial e perda do surfactante. Por sua vez, ocorrem perda significativa da complacência pulmonar e desenvolvimento de colapso alveolar, que são mais graves grave nas porções decúbito-dependentes dos pulmões. Durante a ventilação mecânica, a meta é minimizar a distensão excessiva das áreas menos afetadas dos pulmões e, ao mesmo tempo, aumentar ao máximo o recrutamento alveolar. A pressão expiratória final positiva (PEEP) é usada para evitar o colapso alveolar no final da expiração. Os ensaios clínicos de ventilação mecânica com estratégias de PEEP alta em comparação com PEEP baixa não demonstraram qualquer diferença nos desfechos quando foi utilizada uma estratégia de ventilação com baixo volume corrente. Mais recentemente, um ensaio clínico utilizou uma estratégia que envolveu a construção de uma curva de pressão-volume estática do pulmão na ventilação mecânica. Com essa estratégia, é possível calcular o ponto de inflexão inferior. Esse ponto identifica a pressão de abertura dos alvéolos. Na SARA, esse ponto é normalmente de 12 a 15 cmH$_2$O. Teoricamente, o ajuste da PEEP até essa pressão maximizará a oxigenação e evitará a lesão pulmonar. Os ensaios clínicos com esse modo de ventilação melhoraram a função pulmonar e podem ter um efeito sobre a mortalidade. Mais recentemente, estratégias que empregam cateteres de pressão esofágica para estimar a pressão transpulmonar ideal estão sendo estudadas para determinar os efeitos da oxigenação, duração da ventilação mecânica e mortalidade.

VI-68. **A resposta é B.** *(Cap. 322 e N Engl J Med 2006;354:2564-2575)* O manejo ideal de volume na SARA é considerado importante para reduzir ao máximo o extravasamento de líquido no interstício e nos espaços alveolares. Todavia, em pacientes com choque séptico ou outras causas de hipotensão, a expansão do volume de líquido para níveis ideais é importante no controle da hipotensão. Não se sabia qual estratégia de manejo de volume, conservadora ou agressiva, era mais importante na lesão pulmonar aguda, visto que havia uma preocupação quanto à possibilidade de uma estratégia conservadora aumentar a probabilidade de insuficiência do órgão-alvo, particularmente lesão renal aguda. Um ensaio clínico patrocinado pela ARDS Network procurou responder a essa questão por meio de randomização de pacientes com lesão pulmonar aguda para uma estratégia de manejo de volume conservadora *versus* liberal. Esse ensaio clínico demonstrou que uma estratégia conservadora para manter a pressão atrial esquerda baixa melhorou a mecânica pulmonar e a oxigenação, enquanto diminuiu a duração da ventilação mecânica, a permanência do paciente na UTI e a taxa de mortalidade. Ao mesmo tempo, não houve nenhum aumento na incidência de lesão renal aguda.

VI-69. **A resposta é C.** *(Cap. 323)* A ventilação não invasiva (VNI) refere-se ao suporte ventilatório fornecido por máscara facial ou nasal bem ajustada. A VNI pode ser administrada com ventilação de pressão expiratória positiva em dois níveis ou com ventilação de pressão de suporte. Ambos os modos proporcionam uma pressão positiva mais alta durante a inspiração e uma diminuição para uma pressão mais baixa na expiração, de modo a diminuir o trabalho respiratório e fornecer uma ventilação assistida. A principal dificuldade encontrada com o uso clínico da VNI é a pouca tolerância dos pacientes, devido ao uso de uma máscara apertada e ao desconforto psicológico e ansiedade. O principal grupo de pacientes que se beneficia do uso da VNI é constituído por aqueles que apresentam exacerbações agudas da DPOC. Em pacientes com DPOC, vários ensaios clínicos randomizados demonstraram baixas taxas de falha em indivíduos com pH entre 7,25 e 7,35, junto com menor necessidade de ventilação invasiva, diminuição do tempo de permanência na UTI e redução da taxa de mortalidade em alguns estudos. Nos pacientes com pH > 7,35, a VNI não proporciona nenhum benefício em comparação com o tratamento-padrão. Nos pacientes com pH < 7,25, a taxa de falha da VNI é maior e inversamente proporcional à gravidade da acidose. Outro grupo de indivíduos que pode se beneficiar da VNI é constituído por pacientes com insuficiência cardíaca sistólica descompensada com acidose respiratória. Nesses pacientes, um ensaio clínico de grande porte demonstrou uma necessidade reduzida de ventilação mecânica invasiva. A VNI nesses pacientes diminuiu tanto a pré-carga quanto a pós-carga e pode proporcionar uma assistência ao coração em falência (Gray A, et al.: *N Engl J Med* 2008;359(2):142-151). Por fim, a VNI demonstrou ser promissora para indivíduos imediatamente após a extubação, particularmente pacientes com DPOC ou insuficiência respiratória hipercápnica. A VNI está associada a maiores taxas de falha em pacientes com insuficiência respiratória hipoxêmica aguda e SARA. A ventilação mecânica invasiva constitui o método de ventilação de escolha nesses pacientes, embora a ventilação não invasiva não esteja estritamente contraindicada. As contraindicações para a ventilação mecânica não invasiva incluem ausência de respirações espontâneas, parada cardíaca ou respiratória, encefalopatia grave, hemorragia gastrintestinal grave, instabilidade hemodinâmica, angina instável e infarto agudo do miocárdio, cirurgia ou traumatismo de face, obstrução das vias aéreas superiores, impossibilidade de proteger as vias aéreas e incapacidade de eliminar as secreções.

VI-70, VI-71, VI-72 e VI-73. **As respostas são C, B, A e D, respectivamente.** *(Cap. 323)* A ventilação mecânica pode ser oferecida de muitos modos diferentes, que se referem à maneira pela qual as respirações são desencadeadas, cicladas e oferecidas. O modo de ventilação mecânica mais comum é o modo assistido-controlado. Esse modo é ciclado pelo volume e limitado por fluxo. Um ciclo inspiratório pode ser iniciado pelo esforço do paciente ou, se não houver nenhum esforço do paciente depois de um período de tempo especificado, por um cronômetro dentro do ventilador. Todo ciclo, seja desencadeado pelo esforço do paciente ou pelo ventilador, fornece um volume corrente especificado pelo operador. Esse modo é, com frequência, o modo inicial de ventilação mecânica quando um paciente é intubado, uma vez que ele assegura uma ventilação minuto conhecida na ausência de esforço respiratório. As dificuldades comuns encontradas com o uso da ventilação em modo assistido controlado consistem na assincronia com o ventilador e a taquipneia, que podem levar à alcalose respiratória e/ou produção de hiperinsuflação dinâmica. Isso ocorre quando um paciente desencadeia um ciclo inspiratório antes que ocorra uma expiração completa. A hiperinsuflação dinâmica, comumente conhecida como autoPEEP, pode levar a uma redução do retorno venoso e queda do débito cardíaco. Além disso, pode resultar em barotrauma, incluindo pneumotórax e pneumomediastino. A ventilação mandatória intermitente (VMI) é um modo misto de ventilação. A VMI é principalmente um modo de ventilação ciclado pelo volume e limitado por fluxo e, com mais frequência, é fornecida em modo sincronizado (VMIS). O respirador administrará um número mandatório de incursões respiratórias em volume corrente especificado. Se um paciente só respira na frequência respiratória estabelecida, a VMIS é essencialmente igual à ventilação em modo assistido controlado. Quando um paciente respira acima da frequência respiratória estabelecida, as ventilações espontâneas podem ser não assistidas ou assistidas com um modo de ventilação com suporte de pressão. A VMIS era comumente usada como modo de desmame da ventilação, porém ensaios clínicos mostraram que as tentativas de respiração espontânea levam a uma menor duração da ventilação mecânica e extubação mais rápida. A ventilação com controle de pressão (VCP) é desencadeada e ciclada pelo tempo e limitada por pressão. Esse modo é frequentemente utilizado em pacientes que apresentam barotrauma preexistente ou pacientes após cirurgia torácica. A VCP também é usada na SARA para limitar a lesão pulmonar induzida pelo respirador. Na VCP, não há volume corrente mínimo ou ventilação minuto pré-especificados. Com efeito, uma pressão específica é estabelecida durante a inspiração pelo operador, e o volume corrente e a taxa de fluxo inspiratório são dependentes da complacência pulmonar. A ventilação com suporte de pressão (VSP) é desencadeada pelo paciente, ciclada pelo fluxo e limitada por pressão. A VSP requer que o paciente inicie espontaneamente a respiração, visto que os ciclos não são administrados pela máquina. A VSP proporciona uma assistência graduada por meio da aplicação de uma pressão inspiratória que amplifica a respiração espontânea. O suporte de pressão cai para uma pressão expiratória especificada quando o fluxo cai abaixo de determinado nível. A VSP é frequentemente combinada com a VMIS para amplificar as respirações espontâneas. A VSP também é usada no desmame da ventilação mecânica, visto que é geralmente bem tolerada.

VI-74. **A resposta é C.** *(Cap. 323)* Os testes de respiração espontânea (TRE) foram determinados como sendo a melhor maneira de avaliar se um paciente está recuperado o suficiente da insuficiência respiratória para ser extubado. O TRE pode ser realizado com tubo em T, CPAP em baixos níveis de pressão (1 a 5 cmH$_2$O) ou ventilação com suporte de pressão aplicada para compensar a resistência do tubo endotraqueal. O paciente é submetido a um TRE durante 30 minutos a 2 horas para determinar se a respiração pode ser mantida para suportar o desmame da ventilação mecânica. É importante reconhecer quais os pacientes são adequados para a realização de TRE. As seguintes condições indicam se o paciente está pronto para a possibilidade de desmame: (1) a lesão pulmonar está estabilizada ou em resolução; (2) a troca de gases é adequada, com PEEP geralmente < 8 cmH$_2$O e Fio$_2$ < 0,5; (3) os parâmetros hemodinâmicos estão estáveis, sem a necessidade de suporte vasopressor contínuo; e (4) o paciente apresenta uma atividade respiratória espontânea.

VI-75. **A resposta é A.** *(Cap. 324)* O choque é um complexo processo fisiopatológico, que ocorre em resposta a um declínio da perfusão tecidual. Clinicamente, os estados de choque manifestam-se com uma pressão arterial média < 60 mmHg. Esse termo inespecífico pode ser causado por muitas etiologias diferentes, incluindo sepse, hipovolemia, traumatismo, estados hipoadrenais, causas neurológicas e causas cardíacas. Os estados de choque resultam em diminuição do transporte de oxigênio aos tecidos. Por sua vez, isso cria uma resposta multifacetada, que pode se transformar em um processo autoperpetuante, e levar a uma maior lesão tecidual. A hipotensão desinibe o centro vasomotor, com consequente aumento do débito adrenérgico e diminuição do tônus vagal. A norepinefrina provoca vasoconstrição esplâncnica e periférica significativa, em uma tentativa de manter o fluxo sanguíneo cerebral e cardíaco. Outras substâncias constritoras também são secretadas, incluindo angiotensina II, vasopressina, endotelina-1 e tromboxano A_2. Além disso, existe a pressão para manter o volume de líquido intravascular por meio de alterações na pressão hidrostática e na osmolaridade. Entretanto, a constrição das arteríolas leva a uma redução da pressão hidrostática capilar e do número de leitos capilares perfundidos. Isso limita a área de superfície capilar disponível para perfusão, com consequente aumento da pressão oncótica vascular. Isso, por sua vez, provoca uma reabsorção efetiva de líquido para dentro do leito vascular. As alterações metabólicas, incluindo glicólise, lipólise e proteólise, aumentam ainda mais o volume intersticial e intravascular à custa do volume intracelular, devido a seus efeitos sobre a elevação da osmolaridade extracelular. No interior das células, ocorre rápida depleção das reservas de fosfato de alta energia. Isso leva à disfunção mitocondrial, com desacoplamento da fosforilação oxidativa e acúmulo de espécies reativas de oxigênio, lactato e íons hidrogênio. Esses subprodutos do metabolismo anaeróbico podem superar os mecanismos vasoconstritores compensatórios, agravando a hipotensão. As extensas vias pró-inflamatórias são ativadas no choque e contribuem para o desenvolvimento de disfunção e falência de múltiplos órgãos. Após o insulto inicial, um processo contrarregulador deve ser iniciado para equilibrar a resposta pró-inflamatória. Nos indivíduos que apresentam uma resposta pró-inflamatória excessiva que não pode ser efetivamente regulada, o processo inflamatório pode continuar desregulado, aumentando a lesão e a falência orgânica. Em nível sistêmico, o choque afeta uma variedade de processos endócrinos, cardíacos, pulmonares e renais, entre outros. Além dos aumentos na norepinefrina, o estresse associado ao choque aumenta o hormônio adrenocorticotrófico (ACTH), aumentando a secreção de cortisol. A renina também é liberada em resposta à descarga adrenérgica e à diminuição da perfusão renal. A renina induz a formação de angiotensina I, que é convertida em angiotensina II ativa, potente vasoconstritor. A angiotensina II também estimula a liberação de aldosterona e de vasopressina. A resposta cardíaca ao choque consiste em compensação inicial, aumentando a frequência cardíaca. Entretanto, muitas causas de choque estão associadas a uma depressão da contratilidade do miocárdio, levando a um volume sistólico diminuído em qualquer pressão de enchimento. A resposta pulmonar pode levar ao desenvolvimento de edema pulmonar não cardiogênico, SARA e diminuição da complacência pulmonar. Por fim, o rim responde ao choque por meio de conservação de sal e de água.

VI-76. **A resposta é E.** *(Cap. 324)* Diferentes causas para o choque estão associadas a diferentes achados físicos no sistema vascular. Embora seja raramente utilizado na maioria dos casos de choque, o cateter arterial pulmonar pode ser usado para medir esses valores. Entretanto, é importante entender o que ocorre patologicamente no sistema vascular. As variáveis típicas medidas incluem o débito cardíaco (DC), a resistência vascular sistêmica (RVS), a saturação de oxigênio venosa mista (SvO_2), a pressão venosa central (PVC) e a pressão encunhada da artéria pulmonar (PEAP). Os pacientes que sofrem interrupção dos estímulos vasomotores simpáticos após lesão da medula espinal cervical alta ou traumatismo cranioencefálico grave podem apresentar choque neurogênico. No choque neurogênico, ocorrem dilatação arteriolar e venodilatação. Em consequência, há uma queda de todas as variáveis medidas (DC, RVS, SvO_2, PVC e PEAP) (alternativa E). A hipovolemia é a causa mais comum de choque e ocorre em consequência de perda aguda de sangue ou de perda significativa de volume plasmático decorrente de sequestro de líquido extravascular. As perdas gastrintestinais ou renais de líquido também podem causar choque hipovolêmico. No choque hipovolêmico, o DC está baixo; a RVS está elevada; e a SvO_2, a PVC e a PEAP estão baixas (alternativa A). De modo semelhante, o choque cardiogênico (alternativa B) também apresenta um DC baixo, RVS elevada e SvO_2 baixa. Entretanto, a PVC e a PEAV estão elevadas. O choque séptico pode ser hiperdinâmico ou hipodinâmico. Nos estágios iniciais do choque séptico, o estado hiperdinâmico predomina e está associado a um aumento do DC, RVS baixa e baixos valores de SvO_2. A PVC e a PEAP mostram-se variáveis e podem estar baixas, normais ou elevadas (alternativa C). O estado hipodinâmico do choque séptico está associado a baixo DC e RVS elevada, com efeito variável da PVC, PEAP e SvO_2. O choque traumático deve-se mais frequentemente à ocorrência de hipovolemia. Entretanto, após restauração do volume intravascular, alguns indivíduos continuam apresentando hipotensão em consequência da perda de volume plasmático para o interstício e para os tecidos lesionados. Esse tipo de choque está associado a efeitos variáveis sobre o DC e a RVS, com baixos valores de SvO_2, PVC e PEAP. Por fim, o hipoadrenalismo constitui uma rara causa de choque associado à insuficiência suprarrenal não diagnosticada. O choque hipoadrenal manifesta-se com baixos valores de DC, SvO_2, PVC e PEAP, com RVS normal a baixa.

VI-77. A resposta é A. *(Cap. 325)* A sepse e o choque séptico representam uma resposta prejudicial do hospedeiro à infecção e constituem um fator contribuinte para mais de 200.000 mortes nos Estados Unidos a cada ano. Nesses últimos 30 anos, a incidência de sepse aumentou, junto com o envelhecimento da população. Anualmente, são relatados mais de 750.000 casos de sepse, com uma incidência de três em cada 1.000 habitantes. A maioria dos casos de sepse ocorre em indivíduos com doenças subjacentes. A incidência também aumenta com a idade e o aumento de comorbidades. Outros fatores de risco para sepse incluem o estado imunocomprometido e os dispositivos vasculares ou mecânicos de longa permanência. Os pulmões constituem a fonte mais comum de infecção em indivíduos com sepse, respondendo por 64% dos casos de sepse. Não há necessidade de invasão microbiana da corrente sanguínea para que o indivíduo desenvolva a resposta sistêmica que leva à disfunção de múltiplos órgãos na sepse. As hemoculturas são apenas positivas em 40 a 70% dos casos de choque séptico e em aproximadamente 20 a 40% dos casos de sepse grave. Quando uma cultura de qualquer local é positiva, os microrganismos mais comuns consistem em bactérias Gram-negativas (62%), mais frequentemente *P. aeruginosa* e *Escherichia coli*. Verifica-se a presença de bactérias Gram-positivas em cerca de 47% dos casos, e 19% são observados em indivíduos infectados por fungos. Como os números alcançam mais de 100%, convém assinalar que múltiplas bactérias podem ser implicadas na sepse.

VI-78. A resposta é C. *(Cap. 325 e JAMA 2016;315:801–810)* A sepse representa uma resposta desregulada do hospedeiro à infecção, e sua gravidade pode incluir amplamente desde uma resposta inflamatória leve até choque séptico refratário (Quadro VI-78). Diversas sociedades médicas profissionais tentaram criar uma definição padronizada da sepse e do choque séptico ao longo dos anos para ajudar na identificação precoce da sepse com o objetivo de melhorar os desfechos dos pacientes. A definição mais recente de sepse simplifica o diagnóstico em duas categorias: sepse e choque séptico. Isso elimina categorias anteriores incluídas no *continuum* da sepse, como síndrome de resposta inflamatória sistêmica (SIRS) e sepse grave. Os critérios de SIRS podem ser encontrados em muitos indivíduos com infecção que não desenvolvem sintomas progressivos de sepse. Os sintomas que podem indicar uma resposta sistêmica prejudicial à infecção são iguais a muitos daqueles previamente incluídos na definição de SIRS, como febre ou hipotermia, taquipneia, taquicardia e leucocitose. Entretanto, pode ocorrer SIRS em consequência de respostas inflamatórias sistêmicas a outros estresses, como traumatismo ou pancreatite aguda, que não são causadas por infecção. Por conseguinte, o termo SIRS não é sensível nem específico para a identificação de pacientes que correm risco de desenvolver sepse. A expressão sepse grave também é um termo com especificidade limitada, que não proporciona qualquer estratificação adicional de risco. Na definição simplificada, depende-se mais do uso do escore de Sequential Organ Failure Assessment (SOFA). Assim, a

QUADRO VI-78 DEFINIÇÕES USADAS PARA DESCREVER O ESTADO DOS PACIENTES SÉPTICOS	
Bacteremia	Presença de bactérias no sangue, evidenciada por hemoculturas positivas
Sinais de resposta sistêmica possivelmente prejudicial	Duas ou mais das seguintes condições: (1) febre (temperatura oral > 38°C) ou hipotermia (< 36°C); (2) taquipneia (> 24 incursões/min); (3) taquicardia (frequência cardíaca > 90 bpm); (4) leucocitose (> 12.000/μL), leucopenia (< 4.000/μL) ou > 10% bandas
Sepse (ou sepse grave)	A resposta prejudicial do hospedeiro à infecção; resposta sistêmica à infecção comprovada ou suspeita mais algum grau de hipofunção do órgão, ou seja: 1. *Cardiovascular*: pressão arterial sistólica ≤ 90 mmHg ou pressão arterial média ≤ 70 mmHg que responde à administração de líquidos intravenosos 2. *Renal*: débito urinário < 0,5 mL/kg/h durante 1 h apesar da reposição adequada de líquidos 3. *Respiratória*: Pao_2/Fio_2 ≤ 250 ou, se o pulmão for o único órgão disfuncional, ≤ 200 4. *Hematológica*: contagem de plaquetas < 80.000/μL ou redução em 50% da contagem de plaquetas em relação ao mais alto valor registrado nos três dias anteriores 5. *Acidose metabólica inexplicada*: pH ≤ 7,30 ou déficit de base ≥ 5,0 mEq/L e um nível plasmático de lactato > 1,5 vez maior que o limite superior normal para o laboratório
Choque séptico	Sepse com hipotensão (pressão arterial sistólica < 90 mmHg ou 40 mmHg menor que a pressão arterial normal do paciente) durante pelo menos 1 h apesar da reposição hídrica adequada[a] ou Necessidade de vasopressores para manter a pressão arterial sistólica ≥ 90 mmHg ou a pressão arterial média ≥ 70 mmHg
Choque séptico refratário	Choque séptico que dura > 1 h e não responde à administração de líquidos ou pressores

[a] A reposição volêmica é considerada adequada quando a pressão em cunha da artéria pulmonar é ≥ 12 mmHg ou a pressão venosa central é ≥ 8 mmHg.

sepse é definida como uma infecção suspeita ou documentada com aumento agudo de dois pontos ou mais, enquanto o choque séptico é clinicamente definido como sepse com necessidade de suporte vasopressor e nível elevado de lactato (> 2 mmol/L), apesar de ressuscitação adequada com líquidos. O escore SOFA incorpora uma variedade de medidas para determinar a magnitude da disfunção de múltiplos órgãos. As variáveis incluem relação Pao_2/Fio_2, contagem de plaquetas, bilirrubina, Escala de Coma de Glasgow, creatinina, débito urinário e pressão arterial/suporte vasopressor. A sepse é identificada como evidência de infecção com sinais de disfunção orgânica. O uso do escore SOFA como determinante de disfunção orgânica cria uma medida mais padronizada para a identificação de sepse. Pode-se considerar que um paciente tenha choque séptico refratário se a pressão arterial média permanecer baixa por mais de 1 hora, apesar da ressuscitação de líquidos e vasopressores. O choque séptico refratário não está incluído nas diretrizes.

VI-79. **A resposta é B.** *(Cap. 325)* As hemoculturas são positivas em apenas 40 a 70% dos casos de sepse, embora, na maioria dos indivíduos, seja possível identificar uma fonte de infecção por meio de exame do material infectado (p. ex., escarro, líquido de abscesso, urina) ou identificação de RNA ou de DNA em amostras de sangue ou tecidos. Em alguns indivíduos, a fonte imediata da infecção não é evidente. Nos casos de sepse e de choque séptico, é importante iniciar imediatamente a antibioticoterapia enquanto se aguardam os resultados de cultura. Um atraso na antibioticoterapia de apenas 1 hora tem sido associado a taxas de sobrevida mais baixas. Além disso, o uso de antibióticos "inadequados", definidos com base nos padrões de sensibilidade locais e diretrizes publicadas para antibioticoterapia empírica, está associado a um aumento de cinco vezes na taxa de mortalidade. Esse paciente apresenta evidências de choque séptico e foi submetido anteriormente à esplenectomia. Os pacientes submetidos à esplenectomia correm risco de sepse por microrganismos encapsulados. Nesses indivíduos, a sepse é mais comumente causada por *Streptococcus pneumoniae*, porém *Haemophilus influenzae* e *Neisseria meningitidis* também podem ser implicados. No paciente asplênico com sepse, o tratamento empírico deve consistir em cefotaxima ou ceftriaxona. Nas áreas onde há uma resistência significativa de *S. pneumoniae* às cefalosporinas, deve-se acrescentar vancomicina. Na maioria das áreas, a resistência à cefalosporinas é de apenas 1%. Se um paciente for alérgico às cefalosporinas, devem-se utilizar fluoroquinolonas como medicação alternativa.

VI-80. **A resposta é B.** *(Cap. 325)* A taxa de mortalidade na sepse permanece elevada, e cerca de 20 a 35% dos indivíduos morrem na presença de sepse grave, enquanto até 60% morrem em consequência de choque séptico. A taxa de mortalidade aumenta com a idade e o número de comorbidades. Numerosas intervenções já foram avaliadas para tentar diminuir a taxa de mortalidade, proporcionando um melhor cuidado de suporte ou tendo como alvo os mecanismos fisiopatológicos subjacentes que levam à falência orgânica na sepse. Um exemplo de medida de suporte que demonstrou ser ineficaz na sepse é a terapia com insulina para obter um controle rigoroso da glicose. A justificativa para reduzir o nível de glicemia na sepse era de que a hiperglicemia estava associada a piores resultados na doença crítica. Após um entusiasmo inicial pelos dados fornecidos por um ensaio clínico de um único centro em uma UTI cirúrgica, os benefícios não foram demonstrados em uma população com doença clínica. As metanálises realizadas concluíram que a insulinoterapia intensiva não afeta a sobrevida e pode ser prejudicial, particularmente devido à hipoglicemia. A anemia também ocorre com frequência em indivíduos com doença crítica. A hemoglobina-alvo necessária para manter uma capacidade de transporte de oxigênio foi comparada contra o prejuízo potencial da terapia transfusional, incluindo infecção e lesão pulmonar aguda associada à transfusão. Em um ensaio clínico randomizado, foi demonstrado que pacientes não foram prejudicados com um limiar de hemoglobina mais baixo para transfusão (7 g/dL) em comparação com uma meta de hemoglobina mais alta (9 g/dL). Foi constatado que os pacientes com hipotensão refratária na sepse apresentam uma deficiência relativa de cortisol na presença de estresse metabólico profundo. Essa denominada insuficiência de corticosteroides relacionada com doença crítica pode levar a desfechos mais sombrios na doença crítica. Foram conduzidos ensaios clínicos para determinar os pacientes que mais se beneficiariam da reposição de corticosteroides; nesses ensaios, usou-se a estimulação do hormônio adrenocorticotrófico para avaliar a resposta suprarrenal ao estímulo. Entretanto, essa abordagem não levou a uma melhora dos resultados, e a maioria dos médicos prefere uma abordagem mais empírica para a reposição de corticosteroides. A hidrocortisona deve ser considerada em uma dose de 50 mg, a cada 6 horas, para pacientes com choque séptico e administração de vasopressores. Se for observada uma melhora clínica com o uso de hidrocortisona durante 24 a 48 horas, indica-se um ciclo de terapia de 5 a 7 dias. Outras intervenções que foram tentadas, mas que falharam para o choque séptico, incluem proteínas neutralizantes de endotoxina, inibidores da cicloxigenase ou da óxido nítrico sintase, anticoagulantes, anticorpos policlonais e inibidores do fator de necrose tumoral α, interleucina-1, fator ativador das plaquetas e via do fator tecidual. Uma das medicações mais amplamente conhecidas que foi usada para a sepse é a proteína C ativada (PCA) recombinante. Esse fármaco foi aprovado pela FDA para o tratamento da sepse grave e choque séptico, com base nos resultados de um ensaio clínico controlado e randomizado, que demonstrou um benefício na mortalidade em pacientes em estado mais crítico. Ensaios clínicos subsequentes não demonstraram nenhum benefício em pacientes com doença menos grave e em crianças. Um ensaio clínico confirmatório subsequente não demonstrou nenhum benefício da PCA, que foi retirada do mercado 10 anos após sua aprovação.

VI-81. **A resposta é D.** *(Cap. 326)* O ECG revela elevação do segmento ST nas derivações I, aVL e V_3-V_6. Esse paciente apresenta choque cardiogênico no contexto de infarto agudo do miocárdio (IAM), provavelmente devido à oclusão da artéria coronária descendente anterior esquerda. O choque cardiogênico caracteriza-se por hipoperfusão sistêmica causada pela redução do índice cardíaco e hipotensão arterial persistente, apesar da pressão de enchimento elevada. A incidência do choque cardiogênico era de até 20% na década de 1960. Com o passar do tempo, diminuiu para cerca de 5 a 7%, devido à terapia de reperfusão precoce para o infarto agudo do miocárdio (IAM). A causa do choque cardiogênico no IAM consiste principalmente em falência da bomba ventricular esquerda em aproximadamente 80% dos casos, mas pode estar associada à insuficiência mitral aguda no contexto de disfunção do músculo papilar, ruptura do septo ventricular, insuficiência ventricular direita no IM inferior ou ruptura da parede livre. Apenas 25% dos pacientes que desenvolvem choque cardiogênico na presença de IAM já se apresentam em choque. Outros 25% desenvolverão choque dentro das primeiras 6 horas após a apresentação. Os outros 50% de indivíduos que desenvolvem choque cardiogênico no IAM irão fazê-lo depois desse período de tempo. O rápido reconhecimento e o tratamento da isquemia miocárdica subjacente constituem as ferramentas mais importantes no manejo de pacientes com IAM e choque cardiogênico. As medidas de suporte consistem em fornecer um volume adequado para manter a pressão de enchimento ventricular esquerdo e o tratamento da dor, evitando o uso de fármacos que exerçam efeitos inotrópicos negativos. A ventilação mecânica é comumente necessária para prevenir a hipoxemia. Com frequência, é necessário aumentar a pressão arterial para manter a perfusão cardíaca. Nenhum agente vasopressor demonstrou modificar o prognóstico de pacientes com choque cardiogênico estabelecido. A norepinefrina é um potente agente vasoconstritor e inotrópico. Em um ensaio clínico comparando a norepinefrina com a dopamina, a norepinefrina foi associada a menos efeitos adversos, incluindo arritmias. Tendo em vista a relativa segurança em comparação com a dopamina, a norepinefrina constitui o fármaco inicial preferido para suporte da pressão arterial. A dopamina deve ser um agente de segunda linha nesse paciente, tendo em vista a presença de ectopia e taquicardia ventricular, visto que a dopamina está associada ao desenvolvimento de taquiarritmias. A vasopressina é um potente vasoconstritor, cujo uso só pode ser considerado em doses baixas no tratamento do choque. As doses acima de 0,03 U/min têm sido associadas à isquemia coronariana e mesentérica. A nitroglicerina na forma de infusão contínua pode ser considerada para venodilatação e controle da dor do paciente. Entretanto, seria esperado uma redução da pressão arterial, e o fármaco não deve ser utilizado na ausência de outros métodos de suporte circulatório. Entre as opções listadas, a melhor escolha para suporte circulatório nesse paciente consiste na colocação de balão intra-aórtico. Esse dispositivo percutâneo temporário é inserido na aorta pela artéria femoral, e o balão é expandido durante a diástole ventricular para manter a pressão de perfusão das artérias coronárias. Durante a sístole, a rápida deflação do sangue proporciona uma redução da pós-carga efetiva para sustentar o coração em falência. A oxigenação por membrana extracorpórea venoarterial raramente é utilizada para o IAM, mas pode ser considerada quando o choque cardiogênico é complicado por insuficiência respiratória.

VI-82. **A resposta é A.** *(Cap. 326)* Esse paciente apresenta evidências de miocardiopatia isquêmica descompensada com acentuada sobrecarga de volume, edema pulmonar e choque cardiogênico. O manejo inicial desse paciente consiste em manutenção de uma oxigenação adequada e suporte circulatório, enquanto se inicia a diurese. A Figura VI-82 descreve em linhas gerais o tratamento ideal para o edema pulmonar agudo. A oxigenação deve ser mantida, e, com frequência, há necessidade de intubação com ventilação mecânica. A combinação de nitroglicerina e morfina proporciona venodilatação e diminui o retorno venoso, o que, por sua vez, diminui o trabalho respiratório. A morfina ainda proporciona alívio sintomático da dispneia e da ansiedade. Deve-se administrar furosemida ou outros diuréticos de alça na dose equivalente da furosemida, de 0,5 a 1,0 mg/kg. A norepinefrina pode ser necessária quando a pressão arterial sistólica é inferior a 100 mmHg, de modo a manter uma pressão arterial média de 60 mmHg. A dobutamina é um agente inotrópico positivo, que é frequentemente usada para o choque cardiogênico, mas que pode causar agudamente um declínio da pressão arterial. Deve ser considerada quando a pressão arterial sistólica for de 70 a 100 mmHg, na ausência de sinais e sintomas de choque.

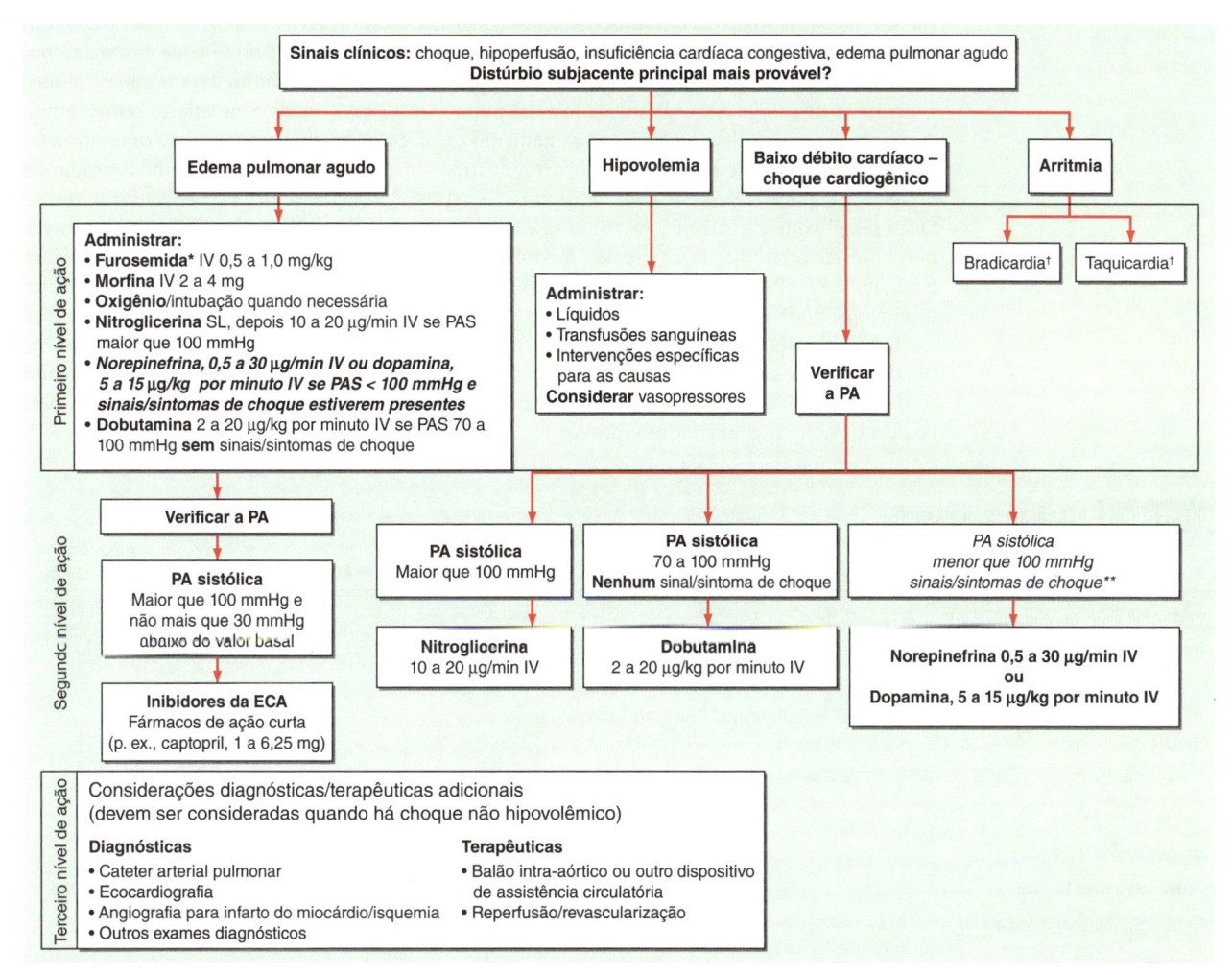

FIGURA VI-82 ECA, enzima conversora da angiotensina; IV, intravenoso; PA, pressão arterial; PAS, pressão arterial sistólica; SL, sublingual. *Furosemida: menos de 0,5 mg/kg para edema pulmonar agudo de início recente sem hipervolemia; 1 mg/kg para sobrecarga de volume aguda ou crônica, insuficiência renal. **Indica modificações das diretrizes publicadas. †Para o manejo de bradicardia e taquicardia, ver Capítulos 274 e 276 do *Medicina interna de Harrison*, 19 ed. Modificada de Guidelines 2000 for Cardiopulmonary Resuscitation and Emergency Cardiovascular Care. Part 7: The era of reperfusion: Section 1: Acute coronary syndromes [acute myocardial infarction]. The American Heart Association in collaboration with the International Liaison Committee on Resuscitation. *Circulation* 102:I172, 2000.)

VI-83. **A resposta é C.** *(Cap. 326)* O Quadro VI-83 fornece, em linhas gerais, os padrões hemodinâmicos que podem ser observados em várias formas de choque, incluindo o choque causado por uma variedade de complicações do IAM. Essa paciente apresenta hipotensão aguda após cirurgia de revascularização coronariana para um IAM anterior. Pode ocorrer insuficiência mitral grave aguda após IAM, devido à disfunção e ruptura do músculo papilar, resultando em choque cardiogênico e/ou edema pulmonar. Essa complicação ocorre mais frequentemente no primeiro dia após um IAM, embora se observe um segundo pico de ocorrência dentro de vários dias após o IAM. Outras complicações que podem ocorrer após IAM, que resultam em rápido desenvolvimento de hipotensão e choque cardiogênico, incluem ruptura do septo ventricular, tamponamento cardíaco e ruptura de parede livre. É importante compreender a hemodinâmica dessas complicações, bem como de outras causas de choque, embora o cateter arterial pulmonar seja usado com menos frequência nos dias atuais, visto que seu uso não tem sido associado a uma melhora nos cuidados. Os valores normais (alternativa B) são mostrados na parte mais superior do quadro e são importantes para um conhecimento geral do sistema circulatório. Um paciente com insuficiência mitral aguda (alternativa C) deve apresentar uma pressão atrial direita normal a elevada e elevações da pressão sistólica ventricular direita e da pressão arterial pulmonar, embora a pressão diastólica ventricular direita possa estar normal ou elevada. O achado mais característico consiste em elevação da pressão encunhada da artéria pulmonar (PEAP), com onda v proeminente. A grande onda v representa a pressão gerada durante a sístole através da valva mitral regurgitante. O índice cardíaco estaria normal baixo a baixo, com resistência vascular sistêmica normal a elevada. Os indivíduos com tamponamento cardíaco demonstram uma equalização das pressões pelo sistema vascular, com baixo índice cardíaco (alternativa E). Isso se manifesta na pressão atrial direita, pressão diastólica ventricular direita, pressão diastólica arterial pulmonar e PEAP, todas com valores semelhantes. A ruptura de parede livre provoca tamponamento cardíaco e tem uma apresentação dramática, levando frequentemente à morte. Pode ocorrer de modo mais subagudo se o pericárdio for capaz de obliterar temporariamente o local de ruptura. A ruptura do septo ventricular tem uma apresentação semelhante à insuficiência mitral aguda. Entretanto, a hemodinâmica é diferente, uma vez que a pressão atrial direita e a pressão diastólica ventricular direita normalmente estão mais altas, enquanto a PEAP pode não estar tão elevada. O choque cardiogênico por insuficiência ventricular direita, que pode ocorrer após IAM inferior ou embolia pulmonar, demonstrará um baixo índice cardíaco e elevação das pressões diastólicas atrial direita e ventricular direita, com pressão encunhada que pode estar baixa, normal ou elevada (alternativa D). O paciente que apresenta débito cardíaco elevado e baixas pressões atrial e ventricular direitas, bem como PEAP baixa, é mais típico de um paciente com choque séptico.

QUADRO VI-83 PADRÕES HEMODINÂMICOS[a]

	AD, mmHg	VDS, mmHg	VDD, mmHg	APS, mmHg	APD, mmHg	PEAP, mmHg	IC, (L/min)/m²	RVS, (dyn · s)/cm⁵
Valores normais	< 6	< 25	0-12	< 25	0-12	< 6-12	≥ 2,5	(800-1.600)
Infarto do miocárdio sem edema pulmonar[b]	–	–	–	–	–	~13 (5-18)	~2,7 (2,2-4,3)	–
Edema pulmonar	↔↑	↔↑	↔↑	↑	↑	↑	↔↓	↑
Choque cardiogênico								
Insuficiência VE	↔↑	↔↑	↔↑	↔↑	↑	↑	↓	↔↓
Insuficiência VD[c]	↑	↓↔↑[d]	↑	↓↔↑[d]	↔↓↑[d]	↓↔↑[d]	↓	↑
Tamponamento cardíaco	↑	↔↑	↑	↔↑	↔↑	↔↑	↓	↑
Insuficiência mitral aguda	↔↑	↑	↔↑	↑	↑	↑	↔↓	↔↑
Ruptura do septo ventricular	↑	↔↑	↑	↔↑	↔↑	↔↑	↑FSP ↓FSS	↔↑
Choque hipovolêmico	↓	↔↓	↔↓	↓	↓	↓	↓	↑
Choque séptico	↓	↔↓	↔↓	↓	↓	↓	↑	↓

[a]Há variação significativa entre os pacientes. A pressão pode normalizar-se e o débito cardíaco é baixo.
[b]Forrester e colaboradores classificaram os pacientes com infarto do miocárdio que não foram submetidos à reperfusão em quatro subgrupos hemodinâmicos. (De JS Forrester et al.: N Engl J Med 295:1356, 1976.) São mostrados PEAP e IC no subgrupo 1 de pacientes clinicamente estáveis. Os valores entre parênteses representam a variação.
[c]Insuficiência VD "isolada" ou predominante.
[d]Os valores da PEAP e PAP podem aumentar na insuficiência VD depois da sobrecarga de volume, devido à dilatação do VD e ao desvio do septo interventricular da direita para a esquerda, levando ao comprometimento do enchimento do VE. Quando há falência biventricular, os padrões são semelhantes aos citados para insuficiência VE.
Abreviações: AD, átrio direito; APS/APD artéria pulmonar sistólica/diastólica; IC, índice cardíaco; FSP/FSS, fluxo sanguíneo pulmonar/sistêmico; PEAP, pressão encunhada da artéria pulmonar; RVS, resistência vascular sistêmica; VDS/VDD, ventricular direita sistólica/diastólica.
Fonte: Quadro elaborado com a ajuda de Krishnan Ramanathan, MD.

VI-84. **A resposta é B.** *(Cap. 327)* A morte súbita cardíaca (MSC) é responsável por 200.000 a 450.000 mortes por ano nos Estados Unidos. A MSC é definida como morte natural por causas cardíacas com ocorrência dentro de 1 hora ou menos após uma alteração precedendo o início do evento clínico terminal e o início da parada cardíaca. Nos indivíduos cuja morte não é presenciada, os patologistas podem ampliar essa definição para até 24 horas depois da última vez que o indivíduo foi visto vivo e estável. Se um indivíduo vítima de MSC tiver uma reanimação bem-sucedida, o diagnóstico ainda deverá ser MSC se a morte ocorrer durante a hospitalização inicial ou em até 30 dias depois da reanimação de uma parada cardíaca. Em dois terços dos indivíduos, a MSC constitui a primeira expressão clínica de doença cardíaca subjacente, e até 50% de todas as mortes cardíacas são súbitas e inesperadas. Pode ocorrer MSC em consequência de arritmia primária, arritmia induzida após um evento cardíaco agudo, anormalidade estrutural após um evento cardíaco ou estados agudos de baixo débito que podem ocorrer devido à embolia pulmonar aguda, ruptura de aneurisma aórtico, anafilaxia e tamponamento cardíaco, entre outras causas. Existe um pico de incidência de morte súbita inesperada entre o nascimento e seis meses de idade (síndrome da morte súbita do lactente), com um segundo pico que aparece entre 45 e 75 anos de idade, cuja incidência é de 1 a 2 por 1.000 por ano. Os indivíduos de ascendência afro-americana apresentam maior incidência de MSC em comparação com a população branca. Os homens jovens e de meia-idade correm maior risco de MSC em comparação com as mulheres; entretanto, com o avanço da idade, as diferenças quanto ao gênero na MSC desaparecem. Os fatores genéticos também desempenham um papel no risco de sofrer MSC, visto que uma história parental de MSC como apresentação inicial de doença cardíaca aumenta a probabilidade de um evento semelhante nos filhos. Outros fatores de risco incluem aqueles das doenças cardíacas, incluindo tabagismo, diabetes melito, hiperlipidemia e hipertensão. No passado, a fibrilação ventricular e a taquicardia ventricular eram as arritmias mais comuns observadas em vítimas de MSC. Entretanto, a assistolia é atualmente responsável por cerca de 50% de todos os casos de MSC. O prognóstico e os resultados dependem da etiologia subjacente do evento. A taquicardia e a fibrilação ventriculares estão associadas a resultados significativamente melhores em comparação com indivíduos que apresentam assistolia ou atividade elétrica sem pulso.

VI-85.   **A resposta é D.** *(Cap. 328)* O coma é uma condição clínica surpreendentemente comum, responsável por um grande número de internações na emergência e em unidades de terapia intensiva. O coma refere-se a um estado profundo semelhante ao sono, do qual o paciente não pode ser acordado. Ocorre em um espectro contínuo de distúrbios de redução da vigília, que inclui o estupor, em que o paciente pode ser temporariamente acordado por estimulação vigorosa e com resposta geralmente voluntária a estímulos dolorosos. A sonolência é um estado leve de diminuição da vigília, que se assemelha ao sono leve. O paciente pode ser facilmente acordado, e o estado de vigília tipicamente persiste por um período após o despertar. Existem múltiplas etiologias do coma e vários distúrbios que podem causar uma falta de responsividade, que pode ser confundida com o coma. Algumas das causas comuns de coma incluem intoxicações por substâncias, distúrbios metabólicos, infecções sistêmicas graves, choque, convulsões, encefalopatia hipertensiva, concussão, meningite, encefalite, hemorragia intracraniana e lesões expansivas intracranianas, entre outras. Uma condição que é frequentemente confundida com o coma é o estado vegetativo persistente. O estado vegetativo refere-se a uma pessoa que emergiu do coma, com aspecto acordada, porém não responsiva. Existem poucas respostas significativas, se houver alguma, a estímulos do ambiente. O estado vegetativo persistente ocorre após lesão significativa de ambos os hemisférios cerebrais, com preservação da função do tronco encefálico. Ocorre mais comumente após parada cardíaca ou lesão cerebral traumática. O estado minimamente consciente assemelha-se ao estado vegetativo persistente, porém é menos grave. O paciente aparece acordado, pode realizar vocalizações rudimentares e pode exibir alguns comportamentos motores voluntários, algumas vezes em resposta a comandos. Outras síndromes que podem simular o coma incluem o mutismo acinético, a catatonia e o estado de encarceramento (*locked-in*). O mutismo acinético ocorre em consequência de hidrocefalia extrema ou lesão dos núcleos talâmicos mediais ou lobos frontais. No mutismo acinético, o paciente aparece acordado e é capaz de pensar e formar memórias, porém é incapaz de se movimentar ou de falar. Com a recuperação, o paciente pode recontar os eventos do período do mutismo. A catatonia ocorre habitualmente em indivíduos com doença psiquiátrica grave. Os pacientes fazem poucos movimentos voluntários ou responsivos, embora não pareçam estar desconfortáveis. Com um exame cuidadoso, torna-se habitualmente evidente que o paciente é responsivo. Os olhos se movem com a rotação da cabeça e o paciente pisca em resposta a uma ameaça visual. Outros sinais sutis também podem estar presentes. A síndrome do encarceramento (*locked-in*) ocorre após uma lesão da região ventral da ponte. Nessa condição, o paciente apresenta função cerebral normal, porém não tem nenhuma capacidade de produzir fala ou movimentos. Os únicos movimentos apresentados são os movimentos oculares verticais voluntários e a elevação das pálpebras.

VI-86.   **A resposta é B.** *(Cap. 328)* A Figura VI-86 mostra um grande hematoma subdural esquerdo, com compressão das regiões do mesencéfalo superior e tálamo inferior. As regiões são deslocadas pela massa, e ocorre herniação transtentorial uncal do lobo temporal medial. A herniação cerebral ocorre quando o cérebro é deslocado por uma massa adjacente em um compartimento contíguo que ele não ocupa. Existem vários tipos de herniação cerebral: uncal, central, transfalcial e foraminal. O tipo mais comum é a herniação uncal, que ocorre quando o cérebro é deslocado através do tentório do compartimento supratentorial para o infratentorial. O unco (giro temporal medial anterior) move-se para dentro da abertura tentorial, imediatamente anterior e adjacente ao mesencéfalo. Isso provoca compressão do terceiro nervo ipsolateral, com dilatação subsequente da pupila ipsolateral. O coma é provocado pela compressão do mesencéfalo contra a borda tentorial oposta. O deslocamento lateral do mesencéfalo também pode causar compressão do pedúnculo cerebral oposto, causando hemiparesia contralateral e sinal de Babinski. A herniação transtentorial central provoca deslocamento simétrico das estruturas talâmicas pela abertura tentorial, com compressão do mesencéfalo. Ocorrem pupilas mióticas e diminuição da vigilância, em contraste com a dilatação unilateral da pupila na herniação uncal. À medida que a herniação central e a herniação uncal progridem, observa-se uma progressão semelhante dos sinais clínicos, com disfunção progressiva do mesencéfalo, da ponte e, por fim, do bulbo. Ocorre herniação transfalcial quando o giro do cíngulo é deslocado sob a foice e através da linha média. A herniação foraminal ocorre quando as tonsilas cerebelares são forçadas para dentro do forame magno, resultando em rápida morte por compressão do centro respiratório.

VI-87. **A resposta é C.** *(Cap. 328)* O coma nessa paciente é causado por intoxicação medicamentosa, mais provavelmente por *overdose* de antidepressivos tricíclicos. O coma é frequentemente causado por intoxicações medicamentosas e complicado pelas consequentes alterações metabólicas. Como essa paciente não é responsiva, não é possível obter uma história clínica; entretanto, os familiares e amigos devem ser questionados para ajudar a estabelecer a etiologia possível. Essa paciente teve depressão recente, o que pode indicar potencialmente o uso de antidepressivos, bem como um risco aumentado de suicídio. Os antidepressivos tricíclicos exercem um efeito anticolinérgico. Os sintomas comuns incluem nível alterado de consciência, anormalidades da condução cardíaca, arritmias e sinais de atividade anticolinérgica, incluindo elevação da temperatura, rubor e pupilas dilatadas. Na presença de retardo da condução cardíaca, deve-se administrar bicarbonato de sódio. Outros cuidados de suporte incluem reposição volêmica intravenosa e controle da agitação.

VI-88. **A resposta é E.** *(Cap. 328)* A morte cerebral refere-se à perda irreversível de toda função cerebral e do tronco encefálico. A atividade cardíaca é preservada, e a respiração é mantida apenas por meios artificiais. Na sociedade ocidental, a morte cerebral é considerada equivalente à morte; o ventilador pode ser desconectado para permitir a ocorrência da morte cardíaca. É necessário efetuar um exame cuidadoso do paciente para avaliar quando ocorreu a morte cerebral. Por ocasião do exame, o paciente precisa estar com temperatura normal e sem tratamento com medicações sedativas durante pelo menos 6 a 24 horas. O paciente também deve manter uma pressão arterial sistólica > 100 mmHg e estar euvolêmico. Os critérios ideais são simples, podem ser estabelecidos à beira do leito e não oferecem nenhuma probabilidade de erro diagnóstico. Os três elementos essenciais da morte cerebral são os seguintes:

1. Destruição cortical disseminada, identificada pelo coma e ausência de responsividade a todos os tipos de estímulos.
2. Lesão global do tronco encefálico, demonstrado pela ausência de reflexos pupilares à luz e perda dos reflexos oculovestibular e corneal.
3. Perda da função bulbar, com apneia completa e irreversível.

As pupilas habitualmente têm tamanho médio, mas podem estar aumentadas. Entretanto, não devem ser mióticas. Pode-se observar a presença de reflexos tendíneos profundos, e a resposta de Babinski está habitualmente ausente ou flexora. O teste de apneia é realizado por meio de pré-oxigenação de um paciente com FiO_2 a 100% por um período de até 10 minutos, com oxigênio administrado via tubo endotraqueal durante o teste. O paciente deve permanecer sem ventilador por 8 a 10 minutos, e são observados os sinais de respiração. No final do teste, obtém-se a gasometria arterial para demonstrar uma elevação da $PaCO_2$ para 50 a 60 mmHg. A apneia é confirmada se não houver nenhuma evidência de ventilação quando a $PaCO_2$ alcança um determinado nível que deveria resultar em respiração estimulada. O teste de apneia deve ser interrompido se o paciente demonstrar instabilidade cardiovascular. Algumas vezes, são realizados outros testes auxiliares em pacientes que não podem ser submetidos a um teste de morte cerebral. Os exemplos de situações nas quais os testes auxiliares podem ser úteis incluem os pacientes hemodinamicamente instáveis, os pacientes com doenças que provocam retenção basal de dióxido de carbono e a presença de sedação prévia ou uso de agentes bloqueadores neuromusculares. O propósito desses testes consiste em demonstrar a ausência de fluxo sanguíneo cerebral, podendo incluir cintilografia cerebral com radionuclídeo, angiografia cerebral e/ou Doppler transcraniano.

VI-89. **A resposta é B.** *(Cap. 330)* A monitoração da pressão intracraniana (PIC) representa uma importante ferramenta no cuidado de pacientes em estado crítico selecionados devido à lesão ou à doença neurológica. A PIC pode ser monitorada por meio de ventriculostomia, transdutor intraparenquimatoso, cateter epidural ou cateteres subaracnóideos. Os cateteres epidurais ou subaracnóideos são menos confiáveis e são utilizados com menos frequência. A ventriculostomia é considerada o "padrão-ouro" para a monitoração da PIC, visto que oferece a vantagem de proporcionar um meio de drenagem do líquido cerebrospinal em caso de PIC elevada. Além disso, a monitoração por ventriculostomia também proporciona uma maior eficácia, visto que pode ser recalibrada, o que não ocorre com a monitoração intraparenquimatosa. Os pacientes com mais probabilidade de serem submetidos à monitoração da PIC são aqueles com distúrbios neurológicos primários graves, como lesão cerebral traumática grave (Escala de Coma de Glasgow ≤ 8), grandes desvios teciduais por acidente vascular encefálico isquêmico ou hemorrágico supratentorial, hemorragia intraventricular ou acidente vascular encefálico na fossa posterior. Os pacientes com insuficiência hepática fulminante também correm risco de edema cerebral grave, levando à herniação. A monitoração da PIC é recomendada para esses pacientes, embora a monitoração intraparenquimatosa frequentemente seja mais apropriada do que a ventriculostomia, devido à presença de coagulopatia. Esses pacientes correm risco particularmente elevado de sangramento. Além disso, os indivíduos com edema cerebral difuso, como insuficiência hepática fulminante, habitualmente apresentam ventrículos pequenos, o que dificulta a instalação da ventriculostomia.

VI-90. **A resposta é D.** *(Cap. 330)* O principal objetivo da monitoração da PIC em pacientes com lesão neurológica grave e PIC elevada consiste em manter uma pressão de perfusão cerebral (PPC) adequada. A PPC é calculada como a pressão arterial média menos a PIC, e a meta da PPC é de ≥ 60 mmHg. A PIC normal é < 20 mmHg. Por conseguinte, essa paciente apresenta sinais de acentuada elevação da PIC, com PPC de 58 mmHg. Quando a PIC permanece elevada por mais de 5 minutos, deve-se iniciar o tratamento para diminuí-la. É importante considerar a causa subjacente da PIC de um paciente quando se estabelece o plano de tratamento. Em pacientes com hidrocefalia ou hemorragia subaracnóidea, a drenagem do líquido cerebrospinal por meio de ventriculostomia diminuirá a PIC. Em pacientes com edema cerebral difuso em decorrência de traumatismo cranioencefálico ou acidente vascular encefálico, as abordagens clínicas são mais apropriadas. Essa paciente apresenta hidrocefalia devido à hemorragia subaracnóidea. Por conseguinte, o tratamento de primeira linha deve consistir em drenagem por ventriculostomia. Se essa abordagem não conseguir aliviar adequadamente a elevação da PIC, podem-se considerar outras modalidades de tratamento, incluindo osmoterapia, sedação, hiperventilação ou terapia com agentes vasopressores para aumentar a pressão arterial média. Existem duas formas de osmoterapia que são frequentemente utilizadas: manitol ou infusão rápida de soro fisiológico a 23,4%. Pode haver necessidade de sedação profunda, e pode-se utilizar uma variedade de agentes. Pode-se usar também o bloqueio neuromuscular. A hiperventilação para reduzir a $PaCO_2$ para 30 a 35 mmHg atua agudamente para reduzir a PIC, porém o efeito é limitado. Pode-se considerar a administração de agentes vasopressores para aumentar a pressão arterial média e, assim, assegurar uma melhora da PPC. Os glicocorticoides são mais bem utilizados em indivíduos com edema vasogênico em consequência de tumor ou abscesso. Nos pacientes com elevação da PIC refratária, podem-se utilizar também a craniectomia descompressiva, a terapia com barbitúricos em alta dose ou a hipotermia.

VI-91. **A resposta é C.** *(Cap. 330)* A hipotermia terapêutica refere-se à indução intencional de hipotermia para temperaturas de 32 a 34°C e é utilizada principalmente após parada cardíaca. A justificativa para o uso da hipotermia terapêutica consiste em proporcionar um efeito neuroprotetor, de modo a limitar a lesão celular e morte neuronal após insulto hipóxico substancial. Inicialmente, em dois ensaios clínicos, foi sugerido que a hipotermia terapêutica deveria melhorar os resultados funcionais em pacientes que permanecem comatosos após uma reanimação de parada cardíaca. Ensaios clínicos subsequentes não mostraram nenhuma diferença significativa dos resultados neurológicos quando a temperatura foi mantida a 32°C ou a 36°C, contanto que se evite a ocorrência de febre. As diretrizes atuais de tratamento sustentam uma hipotermia terapêutica durante 12 a 24 horas quando o ritmo inicial consiste em fibrilação ventricular. Embora o edema cerebral seja uma complicação comum da parada cardíaca e uma importante causa de morte, não existe nenhuma recomendação para a realização de um exame de imagem do crânio antes de iniciar a hipotermia terapêutica. As complicações da hipotermia terapêutica incluem coagulopatia e risco aumentado de infecção.

VI-92. **A resposta é B.** *(Cap. 330)* A polineuropatia de doença crítica é a complicação mais comum do sistema nervoso periférico em estados críticos. Estudos iniciais demonstraram que até 70% dos pacientes internados em unidades de terapia intensiva com sepse desenvolvem polineuropatia de doença crítica. A apresentação clínica da polineuropatia de doença crítica consiste em fraqueza difusa com diminuição dos reflexos tendíneos profundos e perda sensitiva distal. Nos testes eletrofisiológicos, observa-se a presença de neuropatia sensório-motora axonal distal simétrica. A causa da polineuropatia de doença crítica não é conhecida, porém acredita-se que seja devido a citocinas inflamatórias circulantes, que estão frequentemente elevadas na sepse e em outros estados críticos. Os fatores de risco para o desenvolvimento da síndrome incluem sepse, doença crítica prolongada e falência de múltiplos órgãos. Nos casos graves, a polineuropatia da doença crítica pode resultar em diminuição da força dos músculos respiratórios, podendo contribuir para uma dependência prolongada da ventilação mecânica. O tratamento é de suporte, e a recuperação é espontânea, embora possam ser necessárias várias semanas a meses para obter uma recuperação completa.

A miopatia da doença crítica é um termo empregado para descrever vários distúrbios musculares distintos em pacientes em estado crítico. É menos comum do que a polineuropatia de doença crítica e pode apresentar níveis séricos elevados de creatina-quinase. Com a progressão da doença, a eletromiografia pode revelar uma atividade espontânea anormal. A biópsia muscular é variável, e os resultados incluem desde atrofia das fibras tipo II até necrose panfascicular. Esse paciente não apresenta evidências de progressão fibroproliferativa da síndrome de angústia respiratória aguda, uma vez que a radiografia de tórax revela o desaparecimento de infiltrados. O paciente também necessita de suporte ventilatório mínimo com volume corrente adequado. A síndrome de Guillain-Barré é uma polineuropatia desmielinizante aguda que se manifesta como causa de insuficiência respiratória e que não está presente neste caso. O *delirium* da UTI é uma complicação comum dos cuidados de UTI, porém não deve resultar em baixo volume corrente quando o suporte ventilatório é diminuído.

VI-93 e VI-94. **Ambas as respostas são E.** *(Cap. 330)* A hemorragia subaracnóidea (HSA) não traumática ocorre mais comumente após ruptura de aneurisma sacular (*berry*). Estudos de necropsia e angiografia identificaram a presença de aneurismas em 2% dos adultos, acometendo 4 milhões de indivíduos. A incidência anual de HSA em consequência de ruptura de aneurisma é de 20 mil a 30 mil casos. Muitos pacientes morrem antes de chegar ao hospital. Se um paciente sobreviver até sua internação, a taxa de mortalidade é de 45% em 28 dias. Daqueles que sobrevivem, mais da metade apresenta lesão neurológica significativa com manifestações persistentes. O paciente com HSA deve ser internado em uma unidade de terapia intensiva com experiência no tratamento da HSA. O tratamento inicial da HSA consiste em reparo precoce do aneurisma, enquanto se controla a hipertensão intracraniana. O reparo do aneurisma pode ser realizado por meio de clipagem neurocirúrgica ou colocação de mola (*coil*) endovascular. Em geral, a instalação de molas demonstrou melhorar os desfechos funcionais em pacientes submetidos a procedimentos endovasculares. O tratamento clínico é complexo. A hipertensão intracraniana é comum e, com frequência, exige tratamento por meio de ventriculostomia. Com frequência, também há necessidade de tratamento clínico da pressão intracraniana elevada. Se um paciente sobreviver ao período inicial após a HSA, ele torna-se vulnerável a várias causas de déficits neurológicos tardios, que normalmente se manifestam dentro de 1 a 2 semanas após o evento. O vasospasmo refere-se ao estreitamento das artérias na base do cérebro após a ocorrência de HSA e constitui a causa mais comum de morbidade e mortalidade tardias na HSA. O desenvolvimento de vasospasmo é indicado por sinais de lesão isquêmica e alterações no exame neurológico. Tipicamente, o nimodipino é prescrito em uma dose de 60 mg, a cada 4 horas, no momento de internação na UTI, na tentativa de prevenir o vasospasmo. O vasospasmo pode ser detectado por angiografia ou ultrassonografia com Doppler transcraniano. A vigilância para o desenvolvimento de vasospasmo é frequentemente realizada com Doppler transcraniano diariamente ou em dias alternados. Além do nimodipino, o tratamento do vasospasmo agudo inclui elevação da pressão de perfusão cerebral e expansão do volume. A fenilefrina e a norepinefrina constituem os agentes vasopressores utilizados com mais frequência. Se o vasospasmo for refratário a esses tratamentos, deve-se considerar o uso de vasodilatadores intra-arteriais e/ou angioplastia transluminal percutânea. Outras causas de déficits neurológicos tardios após HSA incluem rerruptura do aneurisma, hidrocefalia e hiponatremia. A incidência de rerruptura de aneurisma é de cerca de 30% no primeiro mês após a apresentação, com pico de incidência nos primeiros sete dias. A taxa de mortalidade associada à rerruptura é de 60%. O tratamento precoce com colocação de mola endovascular ou clipagem cirúrgico do aneurisma diminui a incidência de rerruptura. A hidrocefalia pode ocorrer de modo agudo ou subagudo após HSA. O desenvolvimento subagudo de hidrocefalia é mais comum e manifesta-se no decorrer de alguns dias ou semanas com sonolência progressiva, incontinência e raciocínio lento. A paciente deste caso foi submetida à TC, que não demonstrou aumento do sangramento, edema cerebral ou desenvolvimento de hidrocefalia. Ocorre hiponatremia após HSA em consequência de natriurese e depleção de volume. Os eletrólitos são tipicamente determinados pelo menos duas vezes por dia após a ocorrência de HSA, já que a hiponatremia pode se desenvolver de maneira bastante aguda.

VI-95 e VI-96.   **As respostas são E e C, respectivamente.** *(Cap. 331)* Esse cenário clínico descreve um indivíduo com síndrome da veia cava superior (VCS), que é uma emergência oncológica. Dos casos de síndrome da VCS, 85% são causados por câncer de pulmão de células pequenas ou células escamosas. Outras causas de síndrome da VCS incluem linfoma, aneurisma de aorta, aumento da tireoide, mediastinite fibrosante, trombose, histoplasmose e síndrome de Behçet. A apresentação clínica típica consiste em dispneia, tosse e edema da face e do pescoço. Os sintomas são agravados pela posição deitada e inclinação do corpo para frente. À medida que o edema progride, pode resultar em edema da língua e laringe, com sintomas de rouquidão e disfagia. Outros sintomas podem incluir cefaleia, congestão nasal, dor, tontura e síncope. Em raros casos, podem ocorrer convulsões em consequência do edema cerebral, embora esse evento esteja mais comumente associado a metástases cerebrais. Ao exame físico, observa-se com frequência a presença de veias cervicais dilatadas, com colateralização na parede torácica anterior. Há também edema facial e dos membros superiores associado à cianose. O diagnóstico da síndrome da VCS é um diagnóstico clínico. Observa-se a ocorrência de derrame pleural em cerca de 25% dos casos, que se localiza mais comumente à direita. A TC do tórax demonstra diminuição ou ausência de contraste nas veias centrais, com circulação colateral proeminente, ajudando a elucidar a causa. Com mais frequência, a causa consiste em adenopatia mediastinal ou um grande tumor central causando obstrução do fluxo venoso. O tratamento imediato da síndrome da VCS consiste em oxigênio, elevação da cabeceira do leito e administração de diuréticos em associação com dieta pobre em sódio. O tratamento conservador isolado frequentemente produz alívio adequado dos sintomas e possibilita a determinação da causa subjacente da obstrução. No caso desse paciente, isso deve incluir a confirmação histológica do tipo celular do tumor, de modo a instituir uma terapia mais definitiva. A radioterapia constitui a modalidade de tratamento mais comum e pode ser usada em uma situação emergencial se o tratamento conservador não produzir alívio.

VI-97.   **A resposta é A.** *(Cap. 331)* Essa paciente apresenta sintomas de compressão da medula espinal com câncer de mama diagnosticado em estágio IV. Isso representa uma emergência oncológica, visto que apenas 10% dos pacientes que apresentam paraplegia readquirem a capacidade de deambular. Com mais frequência, os pacientes desenvolvem sintomas de dor e hipersensibilidade localizadas nas costas, vários dias a meses antes do desenvolvimento de paraplegia. A dor é agravada pelo movimento, pela tosse ou por espirros. Diferentemente da dor radicular, a dor relacionada com metástases da medula espinal piora com o decúbito. Nos pacientes que apresentam dor nas costas isolada, deve-se efetuar um cuidadoso exame na tentativa de localizar a lesão antes do desenvolvimento de sintomas neurológicos mais graves. Nessa paciente com paraplegia, existe um nível definido em que a sensibilidade está diminuída. Esse nível encontra-se normalmente 1 a 2 vértebras abaixo do local da compressão. Outros achados incluem espasticidade, fraqueza e aumento dos reflexos tendíneos profundos. Nos pacientes com disfunção autonômica, ocorre incontinência intestinal e vesical, com diminuição do tônus anal, ausência do reflexo de contração anal e do reflexo bulbocavernoso e distensão vesical. A etapa inicial mais importante consiste na administração de corticosteroides intravenosos em alta dose para reduzir ao máximo o edema associado ao redor da lesão e evitar a paraplegia, possibilitando uma avaliação e tratamento adicionais. Deve-se realizar uma ressonância magnética (RM) de toda a medula à procura de outros focos metastáticos que possam exigir tratamento. Embora a RM do cérebro possa estar indicada no futuro para avaliar a presença de metástases cerebrais, ela não é necessária na avaliação inicial, visto que a natureza bilateral dos sintomas do paciente e o nível sensitivo claramente indicam que a medula espinal constitui o local de lesão. Uma vez realizada a RM, pode-se efetuar um plano de tratamento definitivo. Com mais frequência, utiliza-se a radioterapia, com ou sem descompressão cirúrgica.

VI-98 e VI-99.   **As respostas são B e E, respectivamente.** *(Cap. 331)* A síndrome de lise tumoral ocorre mais comumente em indivíduos submetidos à quimioterapia para neoplasias malignas de rápida proliferação, incluindo leucemias agudas e linfoma de Burkitt. Em raros casos, pode ser observada no linfoma crônico ou em tumores sólidos. Como os agentes quimioterápicos atuam sobre essas células, ocorre lise tumoral maciça, resultando na liberação de íons e ácidos nucleicos intracelulares. Isso leva a uma síndrome metabólica característica de hiperuricemia, hiperfosfatemia, hiperpotassemia e hipocalcemia. A lesão renal aguda é frequente e pode levar à insuficiência renal que exija hemodiálise se houver cristalização do ácido úrico dentro dos túbulos renais. A acidose láctica e a desidratação aumentam o risco de lesão renal aguda. A hiperfosfatemia é causada pela liberação de íons fosfato intracelulares e provoca uma redução recíproca do cálcio sérico. Essa hipocalcemia pode ser profunda, resultando em irritabilidade neuromuscular e tetania. A hiperpotassemia pode rapidamente tornar-se potencialmente fatal, causando arritmias ventriculares. Conhecendo as características da síndrome de lise tumoral, pode-se tentar evitar a ocorrência das complicações conhecidas. É importante monitorar os eletrólitos séricos com frequência durante o tratamento. Exames laboratoriais devem ser realizados, no mínimo, três vezes por dia; todavia, é muitas vezes necessário efetuar uma monitoração mais frequente. O alopurinol deve ser administrado de modo profilático em altas doses. Se o alopurinol for incapaz de controlar o nível de ácido úrico para menos de 8 mg/dL, pode-se acrescentar a rasburicase, uma urato oxidase recombinante, em uma dose de 0,2 mg/kg. Durante todo esse período, o paciente deve ser bem hidratado, com alcalinização da urina para um pH acima de 7,0. Isso é obtido pela administração de soro fisiológico normal ou em concentração de 0,45%, em uma dose de 3.000 mL/m² diariamente, com bicarbonato de sódio. A hemodiálise profilática não é realizada, a não ser que haja insuficiência renal subjacente antes de iniciar a quimioterapia.

PARTE VII: Distúrbios dos rins e do trato urinário

QUESTÕES

INSTRUÇÕES: Escolha a resposta mais adequada para cada questão.

VII-1. Qual dos seguintes itens é uma etiologia potencial da insuficiência renal aguda isquêmica?

A. Apoptose e necrose das células tubulares
B. Vasodilatação glomerular em resposta ao oxido nítrico reduzido
C. Vasoconstrição glomerular em resposta a níveis de endotelina aumentada
D. Aumento da adesão dos leucócitos dentro do glomérulo
E. Todas as respostas anteriores

VII-2. Todas as seguintes opções constituem fatores de risco para a lesão renal aguda pós-operatória, EXCETO:

A. Cirurgia cardíaca com *bypass* cardiopulmonar
B. Diabetes melito
C. Sexo feminino
D. Hipotensão intraoperatória
E. Perda significativa de sangue durante a cirurgia

VII-3. Um homem de 57 anos de idade com história de diabetes melito e doença renal crônica com nível basal de creatinina de 1,8 mg/dL é submetido a cateterismo cardíaco por infarto agudo do miocárdio. Subsequentemente, é diagnosticado com lesão renal aguda em consequência ao uso de meio de contraste iodado. Todas as seguintes afirmativas são verdadeiras acerca dessa lesão renal, EXCETO:

A. A excreção fracionada de sódio estará baixa.
B. O nível de creatinina tende a alcançar um pico em 3 a 5 dias.
C. O diabetes melito predispõs esse paciente ao desenvolvimento de nefropatia por contraste.
D. A obstrução tubular transitória com precipitação do meio de contraste iodado contribuiu para o desenvolvimento da lesão renal aguda.
E. Provavelmente serão detectados cilindros leucocitários no exame microscópico do sedimento urinário.

VII-4. Qual dos seguintes pacientes com lesão renal aguda tem mais tendência a apresentar evidências de hidronefrose bilateral na ultrassonografia dos rins?

A. Homem de 19 anos de idade com púrpura fulminante associada à sepse gonocócica.
B. Mulher de 37 anos de idade submetida à quimioterapia e radioterapia para câncer de colo de útero avançado.
C. Homem de 48 anos de idade com insuficiência renal crônica, devido à hipertensão, que recebeu meio de contraste iodado para angiografia abdominal.
D. Homem de 53 anos de idade com *Escherichia coli* 0157:H7 associada à púrpura trombocitopênica trombótica.
E. Mulher de 85 anos de idade residente em clínica geriátrica com pielonefrite e sepse.

VII-5. Na avaliação de lesão renal aguda em um paciente que recentemente foi submetido a *bypass* cardiopulmonar durante a substituição da valva mitral, qual dos seguintes achados no exame microscópico da urina é mais sugestivo de êmbolos de colesterol como causa da insuficiência renal?

A. Cristais de oxalato de cálcio
B. Eosinofilúria
C. Cilindros granulosos
D. Sedimento normal
E. Cilindros leucocitários

VII-6. Um homem de 54 anos de idade é internado na unidade de terapia intensiva com sepse associada à pneumonia pneumocócica. O paciente necessita de ventilação mecânica e norepinefrina para manter uma pressão arterial média > 60 mmHg. Os exames hemodinâmicos invasivos revelam pressões de enchimento do coração esquerdo adequadas, e aparentemente, ele não sabia ter disfunção ventricular esquerda. No terceiro dia de internação, o débito urinário cai, e o nível de creatinina aumenta para 3,4 mg/dL. O diagnóstico é de lesão tubular aguda. Qual dos seguintes agentes demonstrou melhorar os desfechos associados à lesão tubular aguda?

A. Furosemida
B. Bosentana
C. Dopamina em baixa dose
D. Fator de crescimento semelhante à insulina
E. Nenhum dos agentes anteriores

VII-7. Um paciente de 65 anos de idade com azotemia pré-renal secundária à desidratação está internado há cinco dias. O nível de creatinina foi inicialmente de 3,6 mg/dL por ocasião da internação, porém hoje diminuiu para 2,1 mg/dL. O paciente queixa-se de dor lombar discreta, e você prescreve naproxeno para uso intermitente. Por qual mecanismo esse fármaco poderia comprometer ainda mais a sua função renal?

A. Vasoconstrição arteriolar aferente
B. Vasodilatação arteriolar aferente
C. Vasoconstrição arteriolar eferente
D. Toxicidade tubular proximal
E. Obstrução ureteral

VII-8. Qual dos seguintes biomarcadores de lesão tecidual demonstrou predizer o início da lesão renal aguda após um evento isquêmico ou hipotensivo?

A. Nível sanguíneo de ureia
B. Interleucina-18
C. Molécula de lesão renal-1 (KIM-1)
D. Lipocalina associada à gelatinase neutrofílica (NGAL)
E. Nenhuma das alternativas anteriores

VII-9. Qual dos seguintes pacientes apresenta maior risco de progressão para a doença renal crônica?

A. Homem de 30 anos de idade com taxa de filtração glomerular (TFG) estimada de 50 mL/min/1,73m^2 e albuminúria persistente de 350 mg/g.
B. Homem de 45 anos de idade com TFG estimada de 90 mL/min/1,73m^2 e albuminúria persistente < 30 mg/g.
C. Homem de 55 anos de idade com TFG estimada de 70 mL/min/1,73m^2 e albuminúria persistente de 100 mg/g.
D. Mulher de 65 anos de idade com TFG estimada de 65 mL/min/1,73m^2 e albuminúria persistente < 30 mg/g.
E. Homem de 75 anos de idade com TFG estimada de 35 mL/min/1,73m^2 e albuminúria persistente < 30 mg/g.

VII-10. Na doença renal crônica de estágio V, a taxa de filtração glomerular está abaixo de qual dos seguintes valores?

A. 90 mL/min/1,73m^2
B. 60 mL/min/1,73m^2
C. 25 mL/min/1,73m^2
D. 15 mL/min/1,73m^2
E. 0 mL/min/1,73m^2 (anúria)

VII-11. Qual é a principal causa de morte em pacientes com doença renal crônica?

A. Doença cardiovascular
B. Hiperpotassemia
C. Infecção
D. Neoplasia maligna
E. Uremia

VII-12. Todas as seguintes afirmativas sobre o uso da eritropoetina exógena em pacientes com doença renal crônica são verdadeiras, EXCETO:

A. A eritropoetina exógena deve ser administrada com uma concentração de hemoglobina alvo de 10 a 11,5 g/dL.
B. O uso de eritropoetina exógena está associado a uma melhora dos desfechos cardiovasculares.
C. O uso de eritropoetina exógena está associado a um risco aumentado de acidente vascular encefálico em pacientes com diabetes melito tipo 2 concomitante.
D. O uso de eritropoetina exógena pode estar associado a uma evolução mais rápida para a necessidade de diálise.
E. O uso de eritropoetina exógena está associado a uma incidência aumentada de eventos tromboembólicos.

VII-13. Uma mulher de 63 anos de idade com doença renal crônica é mantida com diálise peritoneal diária. A história clínica pregressa é marcante pela hipertensão e fibrilação atrial. Os medicamentos incluem losartana e varfarina. Há dois dias, ela percebeu um pequeno nódulo doloroso no abdome, que progrediu para necrose cutânea e ulceração da parede abdominal (Figura VII-13). Todas as seguintes declarações sobre sua condição são verdadeiras, EXCETO:

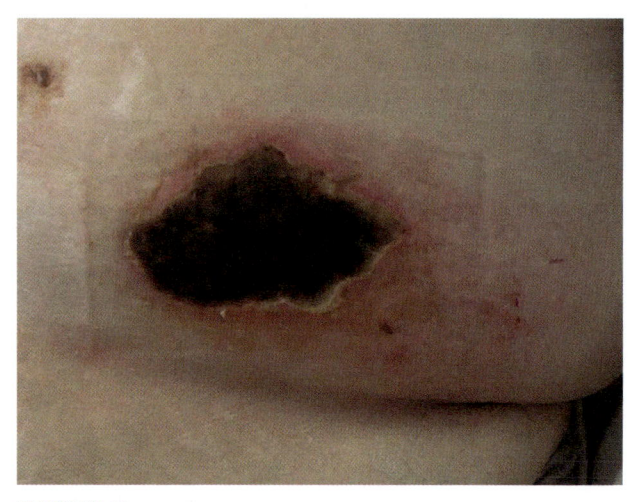

FIGURA VII-13

A. O uso oral de suplemento de cálcio pode ser um fator de risco.
B. Ao exame patológico, observa-se a presença de oclusão vascular.
C. A coinfecção por *Pseudomonas* é típica.
D. Pode não haver hiperparatireoidismo grave.
E. A varfarina é um fator de risco para o desenvolvimento da lesão.

VII-14. Uma paciente é rigorosamente acompanhada pelo seu nefrologista para doença renal crônica de estágio IV associada à glomerulosclerose segmentar e focal. Qual dos seguintes achados é uma indicação para iniciar a hemodiálise de manutenção?

A. Acidose controlada com administração diária de bicarbonato
B. Diátese hemorrágica
C. Nível de ureia > 235 mg/dL sem sintomas
D. Nível de creatinina > 5 mg/dL sem sintomas
E. Hiperpotassemia controlada com poliestireno de sódio

VII-15. Uma mulher de 27 anos de idade com doença renal crônica é submetida à hemodiálise, e verifica-se a presença de hipotensão durante o tratamento. Qual dos seguintes itens é um mecanismo potencial para a hipotensão durante a hemodiálise?

A. Agentes anti-hipertensivos
B. Ultrafiltração excessiva
C. Comprometimento das respostas autonômicas
D. Desequilíbrios osmolares
E. Todas as alternativas anteriores

VII-16. Uma mulher de 35 anos de idade com doença renal hipertensiva evolui para doença renal em estágio terminal. Começou a diálise peritoneal há um ano e tem respondido de modo satisfatório, com alívio dos sintomas urêmicos. É levada ao serviço de emergência com febre, alteração do estado mental, dor abdominal difusa e dialisato turvo. O líquido peritoneal é retirado através do cateter e enviado ao laboratório para análise. A contagem de leucócitos do líquido é de 125/μL com 85% de neutrófilos polimorfonucleares. Qual é o microrganismo mais provavelmente encontrado na cultura do líquido peritoneal?

A. *Candida albicans*
B. *E. coli*
C. *Mycobacterium tuberculosis*
D. *Pseudomonas aeruginosa*
E. *Staphylococcus epidermidis*

VII-17. Uma mulher de 45 anos de idade inicia a hemodiálise para doença renal em estágio terminal associada ao diabetes melito. Qual das seguintes condições é a causa eventual mais provável de morte?

A. Demência
B. Episódio de sangramento significativo
C. Infarto do miocárdio
D. Uremia progressiva
E. Sepse

VII-18. A "dose" de diálise é atualmente definida como:

A. A taxa de fluxo de contracorrente do dialisato
B. A depuração fracional da ureia
C. As horas de diálise por semana
D. O número de sessões realmente concluídas por mês

VII-19. Seu paciente com doença renal em estágio terminal sob hemodiálise apresenta hiperpotassemia persistente. Esse paciente apresenta uma história de estenose bilateral total de artéria renal, que é o motivo da hemodiálise. São observadas alterações do eletrocardiograma apenas quando o nível de potássio ultrapassa 6,0 mEq/L, o que ocorre algumas poucas vezes por semana. Você o interna para maior avaliação. Os exames laboratoriais, o aconselhamento nutricional e os ajustes nos medicamentos não têm nenhum impacto sobre o nível sérico de potássio. Qual é a próxima etapa razoável para esse paciente?

A. Ajustar o dialisato.
B. Administrar uma dose diária de furosemida.
C. Efetuar uma "regulação do sódio".
D. Implantar um desfibrilador automático.
E. Efetuar uma nefrectomia bilateral.

VII-20. Qual das seguintes afirmativas é verdadeira com relação ao transplante de rim?

A. As taxas de sobrevida de cinco anos são semelhantes para receptores de rins de doadores vivos e rins de doadores cadavéricos.
B. A idade do doador cadavérico não influencia a sobrevida do enxerto.
C. O transplante renal não oferece nenhuma relação custo-benefício em comparação com a hemodiálise.
D. Quando parentes de primeiro grau são doadores, a taxa de sobrevida do enxerto dentro de um ano é 5 a 7% maior que doadores cadavéricos.
E. Quando se efetua um acompanhamento por > 20 anos, é comum a ocorrência de complicações no rim único do doador

VII-21. Todas as seguintes afirmativas são consideradas critérios expandidos de doadores para transplante renal, EXCETO:

A. Doador cadavérico > 60 anos.
B. Doador cadavérico > 50 anos, hipertensão e creatinina > 1,5 mg/dL.
C. Doador cadavérico > 50 anos, hipertensão e morte causada por acidente vascular encefálico (AVE).
D. Doador cadavérico > 50 anos, morte causada por AVE e creatinina > 1,5 mg/dL.
E. Receptor com presença de anticorpos contra o rim do doador por ocasião do transplante programado.

VII-22. Todas as seguintes condições são causas prováveis de lesão glomerular resultando em insuficiência renal, EXCETO:

A. Diabetes melito
B. Síndrome de Fanconi
C. Nefrite lúpica
D. Hipertensão maligna
E. Mutação do canal de cátions *TRPC6*

VII-23. Um homem de 21 anos de idade é diagnosticado com glomerulonefrite pós-estreptocócica. Qual dos seguintes achados tem mais probabilidade de ser encontrado na urina?

A. Proteinúria de > 3g/24 h sem hematúria
B. Hematúria macroscópica e albumina urinária de 24 horas de 227 mg
C. Hematúria microscópica com leucócitos e albumina urinária de 24 horas de 227 mg
D. Cultura de urina positiva para *Streptococcus*
E. Piúria estéril sem proteinúria

VII-24. Uma mulher obesa de 50 anos de idade com história de cinco anos de hipertensão leve controlada por diurético tiazídico está sendo avaliada, devido à detecção de proteinúria em tira reagente durante seu exame médico anual de rotina. O exame físico revela a altura de 167,6 cm, peso de 91 kg, pressão arterial de 130/80 mmHg, pressão venosa jugular elevada, quarta bulha cardíaca e edema discreto dos pés. Os valores laboratoriais são os seguintes:

Creatinina sérica: 106 µmol/L (1,2 mg/dL)
Ureia: 39 mg/dL
Depuração da creatinina: 87 mL/min
Exame de urina: pH 5,0; densidade 1,018; proteína 3+; ausência de glicose; cilindros granulosos grosseiros ocasionais
Excreção urinária de proteína: 5,9 g/dia

Uma biópsia renal demonstra que 60% dos glomérulos, principalmente na junção corticomedular, apresentam cicatrizes segmentares à microscopia óptica, enquanto os demais glomérulos têm aspecto inespecífico (ver Figura VII-24). Qual o diagnóstico mais provável?

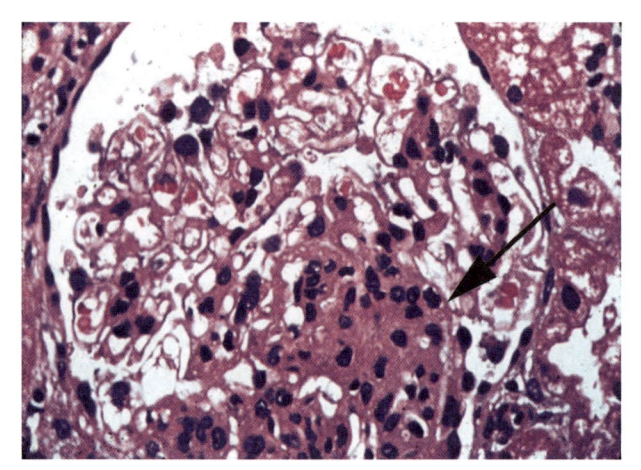

FIGURA VII-24 EGN/UPenn Collection

A. Esclerose segmentar e focal
B. Nefrosclerose hipertensiva
C. Doença por lesões mínimas
D. Glomerulopatia membranosa
E. Glomerulonefrite em crescente

VII-25. Todas as seguintes afirmativas são verdadeiras com relação à nefropatia diabética, EXCETO:

A. Cerca de 40% dos pacientes com diabetes tipo 1 ou tipo 2 desenvolverão nefropatia.
B. A nefropatia diabética é a causa isolada mais comum de insuficiência renal crônica nos Estados Unidos.
C. Em pacientes com diabetes tipo 1, o controle do nível de glicemia tem impacto sobre o desenvolvimento e a progressão da nefropatia.
D. As alterações patológicas ocorrem predominantemente no túbulo distal e na alça de Henle.
E. A albuminúria constitui o indicador clinicamente detectável mais precoce de nefropatia diabética.

VII-26. Qual dos seguintes achados é uma manifestação extrarrenal da doença renal policística autossômica dominante?

A. Insuficiência aórtica
B. Dilatação da raiz aórtica
C. Divertículos colônicos
D. Aneurisma intracraniano
E. Todas as respostas anteriores

VII-27. Uma mulher de 28 anos de idade foi recentemente diagnosticada com doença renal policística autossômica dominante após um episódio de hematúria. Ela está preocupada com o risco de aneurisma intracraniano. Qual das seguintes afirmativas é verdadeira acerca desse risco?

A. A história familiar de ruptura de aneurismas intracranianos não aumenta o risco de ruptura.
B. A hemorragia intracraniana prévia não aumenta o risco de hemorragia subsequente.
C. O tamanho do aneurisma não se correlaciona com o risco de ruptura espontânea.
D. Não existe nenhum risco aumentado de aneurisma intracraniano nessa condição.
E. A hipertensão não controlada aumenta o risco de ruptura espontânea.

VII-28. Um estudante universitário de 21 anos de idade é examinado devido à presença de fadiga profunda de vários anos de duração, mas que recentemente se tornou debilitante. Queixa-se também de vários espasmos e cãibras nos pés e, ocasionalmente, contrações musculares sustentadas que são incontroláveis. Está saudável nos demais aspectos, não toma nenhuma medicação e nega o uso de tabaco ou de álcool. Ao exame, está bem desenvolvido, com sinais vitais normais, incluindo pressão arterial. O restante do exame é normal. A avaliação laboratorial revela sódio de 138 mEq/L, potássio de 2,8 mEq/L, cloreto de 90 mEq/L e bicarbonato de 30 mmol/L. Os níveis de magnésio estão normais. O rastreamento da urina para diuréticos é negativo, e o cloreto urinário está elevado. Qual das seguintes condições é o diagnóstico mais provável?

A. Bulimia nervosa
B. Abuso de diuréticos
C. Síndrome de Gitelman
D. Síndrome de Liddle
E. Pseudo-hipoaldosteronismo tipo I

VII-29. Um paciente com história de síndrome de Sjögren tem os seguintes achados laboratoriais: sódio plasmático 139 mEq/L, cloreto 112 mEq/L, bicarbonato 15 mEq/L e potássio 3,0 mEq/L. O exame da urina revela pH de 6,0, sódio de 15 mEq/L, potássio de 10 mEq/L e cloreto de 12 mEq/L. Qual o diagnóstico mais provável?

A. Diarreia crônica
B. Acidose tubular renal (ATR) tipo I
C. ATR tipo II
D. ATR tipo III
E. ATR tipo IV

VII-30. Uma ginasta de 16 anos de idade chega a seu consultório com queixas de fadiga, fraqueza difusa e cãibras musculares. Não tem nenhuma história clínica pregressa e nega o uso de tabaco, álcool ou substâncias ilícitas. Não há nenhuma história familiar significativa. O exame revela uma jovem magra com pressão arterial normal. O índice de massa corporal (IMC) é 18 kg/m². O exame da boca revela uma dentição precária. O tônus muscular é normal, assim como o exame neurológico. Os resultados dos exames laboratoriais são os seguintes: hematócrito 38,5%, creatinina 0,6 mg/dL, bicarbonato sérico 30 mEq/L e potássio 2,7 mEq/L. Qual dos seguintes exames deve ser incluído numa avaliação adicional?

A. Níveis plasmáticos de renina e aldosterona
B. Nível sérico de magnésio
C. Exame e cultura de urina
D. Rastreamento toxicológico da urina para diuréticos
E. Rastreamento toxicológico da urina para opiáceos

VII-31. Em qual dos seguintes casos o tratamento com corticosteroides para nefrite intersticial comprovada por biópsia tem mais probabilidade de influenciar a recuperação renal em longo prazo?

A. Mulher de 37 anos de idade com sarcoidose.
B. Homem de 48 anos de idade com nefrite intersticial lentamente progressiva no decorrer de dois meses, com fibrose detectada na biópsia.
C. Homem de 54 anos de idade com diabetes melito e infecção recente por *Salmonella*.
D. Homem de 63 anos de idade com nefrite intersticial alérgica após uso do antibiótico cefalosporina.
E. Nenhuma das alternativas anteriores.

VII-32. Uma mulher de 58 anos de idade é submetida a histerectomia e, no pós-operatório, desenvolve síndrome de angústia respiratória aguda. É tratada com ventilação mecânica e antibióticos de amplo espectro. Além do hipotireoidismo, ela não apresenta nenhuma condição clínica subjacente. No quinto dia de hospitalização, observa-se uma queda no débito urinário, e o nível sérico de creatinina aumenta de 1,2 mg/dL para 2,5 mg/dL. Suspeita-se de nefrite intersticial alérgica devido ao antibiótico cefalosporina. Qual dos seguintes achados confirmará esse diagnóstico?

A. Hematúria
B. Eosinofilia do sangue periférico
C. Eosinófilos na microscopia da urina
D. Cilindros leucocitários no exame microscópico da urina
E. Nenhuma das alternativas anteriores

VII-33. Um homem de 63 anos de idade é internado com insuficiência renal aguda. Tem uma história de diabetes melito, que vem sendo bem controlado nesses últimos 10 anos com dieta, exercício e metformina. Nos últimos quatro meses, queixou-se de fadiga progressiva, anorexia e dor óssea difusa. Vem tomando ibuprofeno de modo intermitente para a dor óssea, porém com alívio mínimo. O exame físico revela sinais vitais normais, pulmões limpos, exame cardíaco e abdominal normais e hipersensibilidade óssea difusa nos quadris, ossos longos e coluna. O exame laboratorial é marcante pelos seguintes resultados: ureia 146 mg/dL, creatinina 5,8 mg/dL, potássio 4,7 mEq/L, cálcio 13,4 mg/dL, hemoglobina 8 g/dL, proteína sérica 9,0 g/dL e albumina 2,8 g/dL. A função renal estava normal há um ano. Uma biópsia renal é realizada (coloração pela hematoxilina e eosina; Figura VII-33). Qual o diagnóstico mais provável?

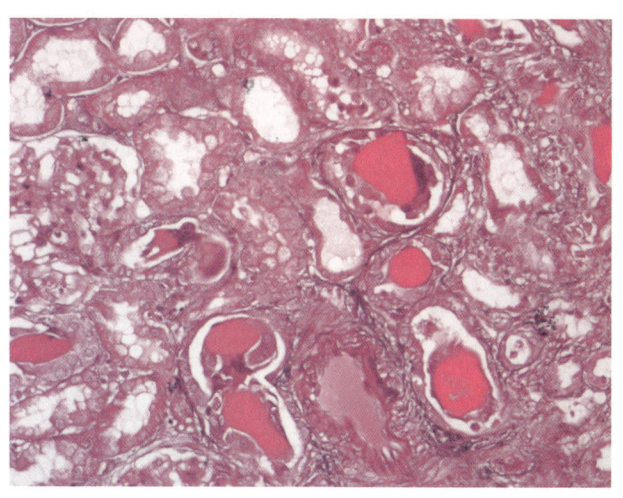

FIGURA VII-33 Cortesia do Dr. Michael N. Koss, University of Southern California Keck School of Medicine; com autorização.

A. Nefropatia diabética
B. Glomerulosclerose segmentar focal
C. Síndrome de Goodpasture
D. Nefropatia por cilindros de cadeias leves
E. Nefrite lúpica

VII-34. Uma mulher obesa de 44 anos de idade é submetida a colecistectomia eletiva por colelitíase. Ela está bem no pós-operatório e recebe alta após três dias. Dois dias depois de sua alta, desenvolve alteração do estado mental e febre e é levada ao serviço de emergência pela família. Toma um antidepressivo, porém está saudável nos demais aspectos. A temperatura é de 39,4°C, o pulso de 127 batimentos/min, a pressão arterial de 110/78 mmHg e a frequência respiratória e saturação de oxigênio estão normais. O exame revela confusão e incisão cirúrgica bem cicatrizada. A bioquímica de rotina revela eletrólitos normais, ureia 171 mg/dL, creatinina 2,5 mg/dL, contagem de leucócitos de 17,3 × 10³/μL, hematócrito de 30% e contagem de plaquetas de 25 × 10³/μL. O esfregaço de sangue periférico mostra a presença de esquizócitos e confirma a baixa contagem de plaquetas sem agregação. Qual das seguintes afirmativas sobre sua condição é verdadeira?

A. Existe provavelmente uma baixa atividade da metaloprotease ADAMTS13 no sangue periférico.
B. A troca plasmática tem pouca probabilidade de ser útil.
C. Essa condição foi provavelmente causada por uma infecção oculta por *E. coli* 0157:H7.
D. Essa condição é mais comum nos homens do que nas mulheres.
E. A taxa de mortalidade dessa condição sem tratamento é baixa.

VII-35. Uma mulher de 35 anos de idade chega com queixas de edema bilateral dos membros inferiores, poliúria e dor moderada no flanco esquerdo, que começou há aproximadamente duas semanas. Não há história clínica pregressa. Não está tomando nenhuma medicação e nega o uso de cigarro, álcool ou substâncias ilícitas. O exame revela sinais vitais normais, incluindo pressão arterial normal. Observa-se a presença de edema 2+ bilateral nos membros inferiores. A coleta de urina de 24 horas é significativa pelo nível de proteína de 3,5 g. O exame de urina é benigno, exceto pela proteinúria. O nível sérico de creatinina é de 0,7 mg/dL, e a ultrassonografia revela um rim esquerdo que mede 13 cm, e o rim direito, 11,5 cm. Você está preocupado com a possibilidade de trombose da veia renal. Qual é o exame escolhido para avaliação?

A. Tomografia computadorizada das veias renais
B. Venografia com contraste
C. Venografia com ressonância magnética
D. Exame de imagem com ácido pentético marcado com ^{99}Tc (DTPA)
E. Ultrassonografia com Doppler das veias renais

VII-36. Uma mulher de 28 anos de idade com 30 semanas de sua segunda gestação vem sendo rigorosamente acompanhada, devido à presença de hipertensão leve. A primeira gravidez foi complicada por pré-eclâmpsia. Queixa-se agora de agravamento da fadiga que ocorreu nesse último dia. A pressão arterial é de 140/90 mmHg, e a frequência cardíaca é de 84 bpm, com saturação de oxigênio de 95% no ar atmosférico. O monitoramento fetal não revela nenhum sofrimento. Os exames laboratoriais são marcantes pelo nível de hemoglobina de 6 g/dL (10 g/dL há uma semana) e contagem de plaquetas 80.000/dL (180.000/dL há uma semana). O esfregaço de sangue periférico revela a presença de esquizócitos. Todas as seguintes afirmativas são verdadeiras sobre sua condição, EXCETO:

A. Os glicocorticoides são efetivos para reduzir a morbidade e a mortalidade.
B. As enzimas nas provas de função hepática provavelmente estão elevadas.
C. A pré-eclâmpsia predispõe à condição.
D. A insuficiência renal é comum.
E. A condição provavelmente sofrerá resolução após o parto.

VII-37. Um homem de 48 anos de idade com diabetes melito, hiperlipidemia e fibrilação atrial chega ao serviço de emergência para avaliação de dor intensa no flanco esquerdo e na virilha que apareceu há cerca de três horas. Os medicamentos incluem metformina, atorvastatina e varfarina. Sente-se desconfortável e apresenta temperatura de 37°C, frequência cardíaca de 105 bpm, pressão arterial de 145/95 mmHg, frequência respiratória de 21 incursões/min e saturação de oxigênio de 98% no ar ambiente. O exame físico é marcante pela dor no flanco esquerdo, porém sem organomegalia abdominal ou hipersensibilidade focal. O eletrocardiograma revela taquicardia sinusal com alterações ST-T inespecíficas. A razão normalizada internacional é de 2,0. A função renal está normal, e o exame de urina revela numerosas hemácias, alguns leucócitos e ausência de bactérias e cristais. Qual o exame complementar preferido?

A. Coleta de urina de 24 horas
B. Cistoscopia
C. Ressonância magnética
D. Tomografia computadorizada sem contraste
E. Ultrassonografia

VII-38. Efetua-se uma TC de abdome sem contraste (ver Figura VII-38). Qual o diagnóstico mais provável?

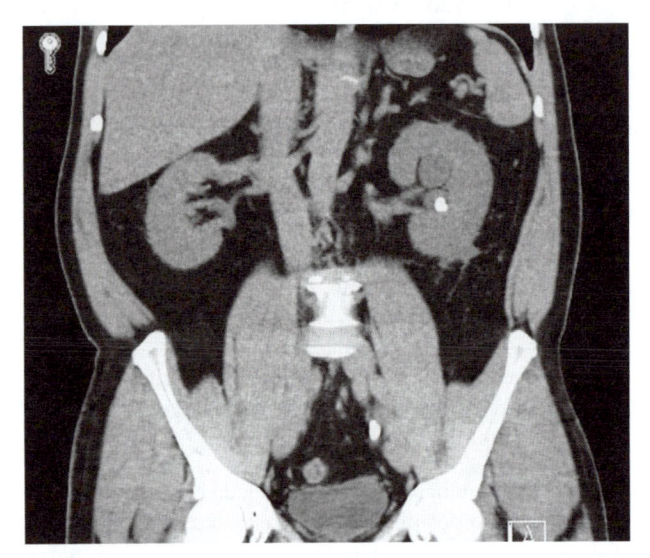

FIGURA VII-38 Cortesia do Dr. Stuart Silverman, Brigham and Women's Hospital.

A. Apendicite
B. Nefrolitíase
C. Carcinoma de células renais
D. Pielonefrite
E. Hematoma retroperitoneal

VII-39. Qual das seguintes substâncias é o tipo mais comum de cálculo renal?

A. Cálcio
B. Cisteína
C. Ácido oxálico
D. Estruvita
E. Ácido úrico

VII-40. Uma mulher de 54 anos de idade com história de câncer de cólon, submetida à ressecção e quimioterapia há dois anos, é internada após exames laboratoriais de rotina no consultório de seu médico, mostrando um nível de ureia de 139 mg/dL e creatinina de 4,5 mg/dL. Queixa-se de fadiga leve e dor lombar recente, porém sente-se bem nos demais aspectos. Admite o uso recente de anti-inflamatório não esteroide (AINE), porém não tomou mais do que a quantidade recomendada. Além de interromper o uso de AINE e evitar as nefrotoxinas, qual dos seguintes exames deve ser inicialmente solicitado?

A. TC do abdome/pelve com meio de contraste oral
B. Volume residual pós-miccional da bexiga
C. Urografia retrógrada
D. Ultrassonografia do abdome/rins
E. Excreção urinária fracionada de sódio

VII-41. Um homem de 67 anos de idade chega ao serviço de emergência com intensa distensão e dores abdominais. A bexiga é palpável, e, após colocação de cateter de Foley, o paciente elimina 1,5 L de urina. O antígeno prostático específico não está elevado, porém relata que teve dificuldade em urinar durante várias semanas, culminando na ausência de micção por dois dias. A ureia é de 190 mg/dL, e a creatinina, de 6,4 mg/dL. Durante os quatro dias de hospitalização, a ureia e a creatinina caem, e o débito urinário está aumentando. Não está recebendo líquidos intravenosos. São eliminados 6 L de urina no terceiro e quarto dias de internação. Qual é a explicação mais provável para o aumento do débito urinário?

A. Síndrome cerebral perdedora de sal
B. Diminuição da osmolaridade medular
C. Ativação aumentada do sistema renina-angiotensina-aldosterona
D. Aumento da pressão tubular
E. Diurese pós-obstrutiva

VII-42. O paciente da Questão VII-41 corre risco de qual das seguintes complicações:

A. Eritrocitose
B. Acidose metabólica hiperclorêmica
C. Hiperpotassemia
D. Azotemia pré-renal
E. Hipertensão sistêmica

VII-43. Qual é a causa da dor associada à obstrução aguda do trato urinário?

A. Natriurese compensatória
B. Diminuição do fluxo sanguíneo medular
C. Aumento do fluxo sanguíneo renal
D. Prostaglandinas vasodilatadoras

RESPOSTAS

VII-1. **A resposta é E.** *(Cap. 334)* A insuficiência renal aguda isquêmica tem muitas etiologias potenciais. Os distúrbios microvasculares incluem aumento da vasoconstrição pela endotelina e outros mediadores, diminuição do óxido nítrico, vasodilatação mediada por prostaglandinas ou bradicinina, aumento da lesão das células endoteliais e células musculares lisas vasculares e maior adesão dos leucócitos. Os fatores tubulares incluem degradação do citoesqueleto, perda da polaridade, apoptose e necrose, descamação de células viáveis e necróticas, obstrução tubular e retrofluxo tubular (*backleak*). Os mediadores inflamatórios e vasoativos podem afetar os mecanismos fisiopatológicos tanto tubulares quanto microvasculares. (Ver Figura VII-1)

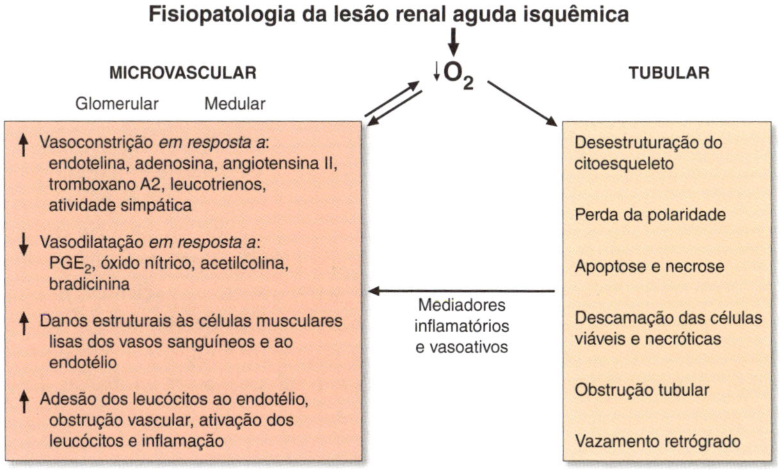

FIGURA VII-1 PGE_2, prostaglandina E_2. (De JV Bonventre, JM Weinberg: *J Am Soc Nephrol* 14:2199, 2003.)

VII-2. **A resposta é C.** *(Cap. 334)* A lesão renal aguda (LRA) associada à isquemia é uma complicação grave no período pós-operatório, particularmente após cirurgias de grande porte com perda sanguínea significativa e hipotensão intraoperatória. Os procedimentos cirúrgicos mais comumente associados à LRA incluem cirurgia cardíaca com *bypass* cardiopulmonar (particularmente em procedimentos valvares e *bypass* coronariano combinados), intervenções vasculares com clampeamento transversal da aorta e cirurgias intraperitoneais. A LRA grave com necessidade de diálise ocorre em cerca de 1% dos procedimentos cirúrgicos cardíacos e vasculares. O risco de desenvolver LRA grave não foi tão bem estudado após procedimentos intraperitoneais de grande porte, mas parece ser de magnitude comparável. Os fatores de risco comuns para LRA pós-operatória incluem doença renal crônica subjacente, idade avançada, diabetes melito, insuficiência cardíaca congestiva e intervenções cirúrgicas de emergência. O sexo não constitui um fator de risco conhecido independente de outros fatores listados anteriormente. O uso de agentes nefrotóxicos, incluindo contraste iodado para imagem cardíaca antes da cirurgia, pode aumentar o risco de LRA.

VII-3. **A resposta é E.** *(Cap. 334)* Os meios de contraste iodados que são comumente usados em exames de imagem cardiovasculares e na tomografia computadorizada (TC) constituem uma importante causa de LRA. Os mecanismos subjacentes que levam à lesão renal incluem obstrução tubular transitória pelo meio de contraste, hipoxia na medula renal externa devido a alterações da microcirculação renal e oclusão de pequenos vasos, e lesão citotóxica dos túbulos diretamente ou mediante a geração de radicais livres pelo meio de contraste. Os fatores de risco para a nefropatia associada ao uso de meios de contraste incluem diabetes melito, insuficiência cardíaca congestiva, doença renal crônica preexistente e insuficiência renal associada ao mieloma múltiplo. O nível sérico de creatinina começa a aumentar dentro de 24 a 48 horas e alcança um pico em 3 a 5 dias, habitualmente com regressão dentro de uma semana. O sedimento urinário é brando, sem cilindros. A excreção fracionada de sódio está baixa em muitos casos, particularmente no início, antes que a lesão tubular seja extensa, devido à origem microvascular da lesão. Outros agentes diagnósticos implicados como causa de LRA incluem o gadolínio em alta dose usado para ressonância magnética (RM) e soluções de fosfato de sódio por via oral utilizadas como laxantes.

VII-4. **A resposta é B.** *(Cap. 334)* A obstrução pós-renal constitui uma causa importante e potencialmente reversível de LRA. A ultrassonografia dos rins classicamente demonstra hidronefrose bilateral, visto que a obstrução unilateral não tende a causar perda de função renal, a não ser que exista um único rim funcionante, o indivíduo tenha doença renal crônica preexistente ou, raramente, ocorra vasospasmo reflexo do rim não obstruído. O câncer de colo de útero avançado com invasão do sistema urinário ou retroperitônio constitui uma causa comum de uropatia obstrutiva. A púrpura trombocitopênica trombótica, o gonococo disseminado com sepse e a pielonefrite constituem causas intrínsecas de insuficiência renal aguda e não provocarão hidronefrose bilateral. Nem a nefropatia hipertensiva crônica tampouco a nefropatia induzida por meios de contraste causarão hidronefrose bilateral.

VII-5. **A resposta é B.** *(Cap. 334)* Os êmbolos de colesterol representam uma importante causa de LRA em pacientes que foram submetidos a procedimentos cardíacos que podem provocar ruptura na aterosclerose aórtica e desprender êmbolos de colesterol. O livedo reticular é um achado comum ao exame físico, e pode-se verificar a presença de eosinofilia no sangue periférico. Quando detectada, a eosinofilúria é altamente sugestiva. A outra causa importante de eosinofilúria é a nefrite intersticial aguda. A presença de cilindros leucocitários sugere nefrite intersticial, pielonefrite, glomerulonefrite ou infiltração maligna do rim. São encontrados cristais de oxalato de cálcio na intoxicação por etilenoglicol, e os cilindros granulosos são sugestivos de lesão renal isquêmica aguda (necrose tubular aguda, glomerulonefrite, vasculite ou nefrite tubulointersticial).

VII-6. **A resposta é E.** *(Cap. 334)* A LRA é um indicador de prognóstico sombrio em pacientes na unidade de terapia intensiva, conforme observado em múltiplos tipos de unidades de terapia intensiva para muitas condições clínicas. Infelizmente, o tratamento de pacientes em estado crítico com LRA é de suporte, visto que nenhum tratamento específico demonstrou melhorar os desfechos. Os agentes que especificamente demonstraram não ter nenhum benefício no tratamento da lesão tubular aguda incluem peptídeo natriurético atrial, dopamina em baixas doses, antagonistas da endotelina, diuréticos de alça, bloqueadores dos canais de cálcio, bloqueadores dos receptores α-adrenérgicos, análogos das prostaglandinas, antioxidantes, fator de crescimento semelhante à insulina e anticorpos dirigidos contra moléculas de adesão leucocitária. A reposição volêmica é de importância crítica para assegurar uma perfusão adequada, e os diuréticos estão apenas indicados para pacientes com repleção do estado hídrico e redução do fluxo urinário.

VII-7. **A resposta é A.** *(Cap. 334)* Os anti-inflamatórios não esteroides (AINEs) não alteram a taxa de filtração glomerular nos indivíduos normais. Todavia, nos estados de hipoperfusão leve a moderada (como na azotemia pré-renal) ou na presença de doença renal crônica, a perfusão glomerular e a fração de filtração são preservadas por meio de vários mecanismos compensatórios. Em resposta a uma redução da pressão de perfusão, os receptores de estiramento nas arteríolas aferentes desencadeiam uma cascata de eventos que levam à dilatação arteriolar aferente e vasoconstrição arteriolar eferente, preservando, assim, a fração de filtração glomerular. Esses mecanismos são parcialmente mediados pelos vasodilatadores prostaglandina E_2 e prostaciclina. Os AINEs podem comprometer a capacidade do rim de compensar uma baixa pressão de perfusão ao interferir na síntese local de prostaglandinas e ao inibir essas respostas protetoras. A obstrução ureteral não é um mecanismo pelo qual os AINEs comprometem a função renal nesse contexto. Os AINEs não são toxinas tubulares proximais.

VII-8. **A resposta é E.** *(Cap. 334)* O uso ideal de biomarcadores da LRA como ferramentas de diagnóstico, terapia e prognóstico constitui uma área ativa de investigação. Nenhum deles ainda demonstrou ter alguma utilidade. A ureia e a creatinina são biomarcadores funcionais da filtração glomerular, mas não biomarcadores de lesão tecidual e, por essa razão, podem não ser ideais para o diagnóstico de lesão do parênquima renal em curso. As elevações da ureia e da creatinina também são relativamente lentas após a ocorrência de lesão renal. A molécula de lesão renal 1 (KIM-1, *kidney injury molecule-1*) é uma proteína transmembrana de tipo 1, que está expressa abundantemente nas células tubulares proximais lesionadas por isquemia ou nefrotoxinas, como a cisplatina. A KIM-1 não é expressa em quantidades apreciáveis na ausência de lesão tubular ou nos tecidos extrarrenais. A KIM-1 pode ser detectada na urina pouco depois da ocorrência de lesão isquêmica ou nefrotóxica e, por conseguinte, pode constituir um biomarcador facilmente testado no ambiente clínico. A lipocalina associada à gelatinase neutrofílica (NGAL, *neutrophil gelatinase-associated lipocalin*; também conhecida como lipocalina-2 ou siderocalina) é outro biomarcador novo de LRA. A NGAL foi descoberta pela primeira vez como uma proteína dos grânulos dos neutrófilos humanos. A NGAL pode ligar-se a complexos de sideróforo-ferro e pode exercer efeitos protetores teciduais no túbulo proximal. A NGAL é altamente suprarregulada após a ocorrência de inflamação e lesão renal e pode ser detectada no plasma e na urina dentro de 2 horas após LRA associada a *bypass* cardiopulmonar. Outros candidatos a biomarcadores de LRA incluem a interleucina (IL)-18, uma citocina pró-inflamatória da superfamília da IL-1, que pode mediar a lesão isquêmica dos túbulos proximais, e a proteína de ligação de ácidos graxos do tipo L, que é expressa em células isquêmicas dos túbulos proximais e que pode ser renoprotetora em virtude de sua ligação a ácidos graxos livres e produtos da peroxidação de lipídeos.

VII-9 e VII-10. **As respostas são A e D, respectivamente.** *(Cap. 335)* A doença renal crônica (DRC) abrange um espectro de diferentes processos fisiopatológicos associados à função renal anormal e a um declínio progressivo da taxa de filtração glomerular (TFG). Os estágios da DRC são estratificados pela TFG estimada e pelo grau de albuminúria, de modo a predizer o risco de progressão da DRC. Anteriormente, o estadiamento da DRC era efetuado baseando-se apenas na TFG. Entretanto, o risco de agravamento da função renal está estreitamente ligado à quantidade de albuminúria, de modo que ela foi incorporada na classificação. Observe que, embora a idade tenha um impacto sobre a TFG, ela não constitui um critério independente para o risco de progressão para a DRC. O estadiamento da DRC continua sendo realizado pela TFG. A TFG é de ≥ 90 mL/min/1,73m^2 no estágio I, de 60-89 mL/min/1,73m^2 no estágio II, de 30-59 mL/min/1,73m^2 no estágio III, de 15-29 mL/min/1,73m^2 no estágio IV e < 15 mL/min/1,73m^2 no estágio V (ver Figura VII-10).

Prognóstico da DRC conforme categorias de TFG e albuminúria: KDIGO 2012			Descrição e faixa das categorias de albuminúria persistente		
			A1	A2	A3
			Normal a levemente aumentada	Moderadamente aumentada	Gravemente aumentada
			<30 mg/g <3 mg/mmol	30–300 mg/g 3–30 mg/mmol	>300 mg/g >30 mg/mmol
Descrição e faixa das categorias de TFG (mL/min/1,73 m²)	G1	Normal ou alta	≥90		
	G2	Levemente reduzida	60–89		
	G3a	Leve a moderadamente reduzida	45–59		
	G3b	Moderada a gravemente reduzida	30–44		
	G4	Gravemente reduzida	15–29		
	G5	Insuficiência renal	<15		

FIGURA VII-10 Reproduzida com permissão de *Kidney Int Suppl* 3:5-14, 2013.

VII-11. **A resposta é A.** *(Cap. 335)* A principal causa de morbidade e mortalidade em pacientes com DRC, independentemente do estágio, é a doença cardiovascular. A presença de DRC é um importante fator de risco para a cardiopatia isquêmica; além dos fatores de risco cardiovasculares tradicionais, os pacientes com DRC apresentam outros fatores de risco, incluindo anemia, hiperfosfatemia, hiperparatireoidismo, apneia de sono e inflamação sistêmica. A hipertrofia ventricular esquerda e a miocardiopatia dilatada também são observadas com frequência em pacientes com DCR e estão fortemente associadas à morbidade e mortalidade cardiovasculares.

VII-12. **A resposta é B.** *(Cap. 335)* A anemia é uma consequência comum da DRC e pode ser multifatorial, com etiologias incluindo deficiência relativa de eritropoetina, deficiência de ferro, inflamação crônica, diminuição da sobrevida dos eritrócitos e diátese hemorrágica. Vários estudos clínicos de suplementação de eritropoetina em pacientes com DRC não conseguiram demonstrar uma melhora dos desfechos cardiovasculares com esse tratamento. Na verdade, esses estudos clínicos mostraram uma maior incidência de eventos tromboembólicos e de acidente vascular encefálico em pacientes com diabetes melito tipo 2, e com potencial progressão mais rápida para a necessidade de diálise. Em virtude desses preocupantes achados, o uso da eritropoetina foi modificado das recomendações anteriores, e a prática atual consiste em ter como alvo uma concentração de hemoglobina de 10 a 11,5 g/dL.

VII-13. **A resposta é C.** *(Cap. 335)* Essa paciente apresenta calcifilaxia. A calcifilaxia (arteriolopatia urêmica calcificante) é um distúrbio devastador observado quase exclusivamente em pacientes com DRC avançada. Essa condição é indicada pela ocorrência de livedo reticular, com progressão para placas de necrose isquêmica, particularmente nas pernas, nas coxas, no abdome e nas mamas. Ao exame patológico, são observados sinais de obstrução vascular em associação a uma extensa calcificação vascular e dos tecidos moles. Aparentemente, a incidência desse distúrbio está aumentando. No princípio, a calcifilaxia era atribuída a anormalidades graves do controle do cálcio e do fósforo em pacientes submetidos a diálise, habitualmente em associação ao hiperparatireoidismo avançado. Entretanto, mais recentemente, a calcifilaxia tem sido observada com frequência crescente na ausência de hiperparatireoidismo grave. Outras etiologias foram sugeridas, como o uso aumentado de cálcio oral como quelante de fosfato. A varfarina é comumente utilizada em pacientes em hemodiálise, e um dos efeitos da terapia com esse fármaco consiste em diminuir a regeneração da proteína GLA da matriz dependente de vitamina K. A proteína GLA é importante na prevenção da calcificação vascular. Por conseguinte, o tratamento com varfarina é considerado um fator de risco para calcifilaxia, e, se um paciente desenvolver essa síndrome, a varfarina deve ser suspensa e substituída por formas alternativas de anticoagulação. A bacteremia por *Pseudomonas* pode causar ectima gangrenoso, que pode apresentar uma placa necrótica, tipicamente em pacientes com neutropenia. Esta paciente foi tratada com oxigênio hiperbárico, tiossulfato intravenoso e suspensão da varfarina, com resolução lenta da ulceração.

VII-14. **A resposta é B.** *(Cap. 336)* Os critérios comumente aceitos para iniciar a diálise de manutenção incluem a presença de sintomas urêmicos, hiperpotassemia que não responde ao tratamento conservador, expansão persistente do volume extracelular a despeito do uso de diuréticos, acidose refratária ao tratamento clínico, diátese hemorrágica ou depuração de creatinina ou TFG calculada abaixo de 10 mL/min/1,73 m². Os níveis de ureia ou de creatinina isoladamente são inadequados para iniciar a diálise.

VII-15. **A resposta é E.** *(Cap. 336)* A hipotensão constitui a complicação mais comum da hemodiálise. Existem muitas etiologias potenciais da hipotensão, incluindo uso de agentes anti-hipertensivos, ultrafiltração excessiva, comprometimento das respostas vasoativas ou autonômicas, comprometimento da reserva cardíaca e desequilíbrios osmolares. As causas menos comuns incluem reações ao dialisador e insuficiência cardíaca de alto débito relacionada com grandes fístulas arteriovenosas. A manipulação do tampão do dialisato, alterações no momento apropriado da ultrafiltração e a administração de midodrina podem ser usadas para melhorar a tolerância hemodinâmica à hemodiálise. Os pacientes com hipotensão nova ou inesperada ou durante a diálise estável também devem ser avaliados para infecção do acesso e bacteremia.

VII-16. **A resposta é E.** *(Cap. 336)* A principal complicação da diálise peritoneal é a peritonite, embora outras complicações incluam infecções associadas ao cateter sem peritonite, ganho de peso, distúrbios metabólicos e uremia residual. Em geral, a peritonite resulta de uma falha na técnica estéril durante o procedimento de troca. A infecção transvisceral a partir do intestino é muito menos comum. Devido à grande quantidade de dextrose usada no dialisato, existe um ambiente propício para o desenvolvimento de infecção bacteriana. Isso pode ser diagnosticado pela presença > 100/µL leucócitos com > 50% células polimorfonucleares ao exame microscópico. Os sintomas mais comuns consistem em dialisato turvo e dor abdominal. As bactérias mais comumente isoladas são da flora cutânea, como *Staphylococcus*. Foi também descrita a ocorrência de microrganismos Gram-negativos, fungos e micobactérias. Em uma revisão de Cochrane (Wiggins KJ et al.: *Cochrane Database Syst Rev* 1:CD005284, 2008), foi concluído que a administração intraperitoneal de antibióticos foi mais efetiva do que a administração intravenosa, e que o tratamento adjuvante com uroquinase ou lavagem peritoneal não oferece nenhuma vantagem. A vancomicina intraperitoneal é o tratamento empírico inicial comum. Nos casos em que a peritonite é causada por bacilos Gram-negativos hidrofílicos (p. ex., *Pseudomonas* spp.) ou leveduras, a terapia antimicrobiana habitualmente não é suficiente, e a remoção do cateter é necessária para assegurar a erradicação completa da infecção.

VII-17. **A resposta é C.** *(Cap. 336)* A causa mais comum de mortalidade em pacientes com doença renal em estágio terminal é a doença cardiovascular (acidente vascular encefálico e infarto do miocárdio). Embora os mecanismos subjacentes que promovem essa associação estejam em investigação vigorosa, acredita-se que os fatores de risco compartilhados de diabetes, hipertensão e dislipidemia, além dos riscos específicos, como inflamação aumentada, hiper-homocisteinemia, anemia e alteração da função vascular, desempenhem um importante papel. A diálise ineficaz ou inadequada constitui um risco para pacientes com acesso vascular difícil ou com pouca adesão ao tratamento. Os pacientes em hemodiálise correm risco e, com frequência, desenvolvem complicações neurológicas, hematológicas e infecciosas. Todavia, o maior risco para a sobrevida desses pacientes é, também, a maior causa mais comum de morte na população geral.

VII-18. **A resposta é B.** *(Cap. 336)* Embora a dose seja classicamente definida como uma derivação da depuração fracional de ureia, outros fatores que também são importantes incluem o tamanho do paciente, a função renal residual, a ingestão de proteína, a presença de condições comórbidas e o grau de anabolismo/catabolismo. Desde os estudos de referência de Sargent e Gotch que relacionaram a mensuração da dose de diálise utilizando as concentrações de ureia com a morbidade no National Cooperative Dialysis Study, a dose *oferecida* de diálise tem sido medida e considerada como uma ferramenta de garantia de qualidade e melhora. Embora a remoção fracionada do nitrogênio ureico e suas derivações sejam consideradas os métodos-padrão pelos quais se mede a "adequação da diálise", um ensaio clínico multicêntrico randomizado de grande porte (o Estudo HEMO) não conseguiu demonstrar uma mudança na taxa de mortalidade associada a uma grande diferença na depuração de ureia. As metas atuais incluem uma taxa de redução da ureia (a redução fracionada da ureia sanguínea por sessão de hemodiálise) > 65 a 70% e o produto da depuração ajustada para água corporal × tempo (KT/V) acima de 1,2 ou 1,05, dependendo se as concentrações de ureia estão "equilibradas". Para a maioria dos pacientes com doença renal em estágio terminal, são necessárias entre 9 e 12 horas de diálise a cada semana, habitualmente divididas em três sessões iguais. Vários estudos sugeriram que sessões de hemodiálise mais longas podem ser benéficas (independentemente da depuração de ureia), embora esses estudos sejam confusos, devido a uma variedade de características dos pacientes, incluindo tamanho do corpo e estado nutricional. A "dose" de hemodiálise deve ser individualizada, e outros fatores, além da ureia, devem ser considerados, incluindo a adequação da ultrafiltração ou remoção de líquidos e o controle da hiperpotassemia, hiperfosfatemia e acidose metabólica. Um ensaio clínico randomizado recente (o Frequent Hemodialysis Network Trial) demonstrou um melhor controle da hipertensão e da hiperfosfatemia, redução da massa ventricular esquerda e melhora da saúde física autorrelatada com hemodiálise seis vezes por semana, quando comparada com a terapia habitual de três vezes por semana. Um ensaio clínico associado, em que a hemodiálise noturna frequente foi comparada com a hemodiálise convencional em domicílio não mostrou qualquer efeito significativo sobre a massa ventricular esquerda ou a saúde física autorrelatada. Por fim, uma avaliação do registro do U.S. Renal Data System mostrou um aumento significativo da mortalidade e hospitalização por insuficiência cardíaca após intervalos interdialíticos mais longos que ocorrem durante o "fim de semana" da diálise.

VII-19. **A resposta é A.** *(Cap. 336)* A concentração de potássio do dialisato é habitualmente de 2,5 mEq/L, mas pode variar dependendo do nível sérico de potássio antes da diálise. Esse paciente pode necessitar de uma menor concentração de potássio do dialisato. A modulação do sódio é um ajuste do sódio do dialisato, que pode diminuir a incidência de hipotensão no final de uma sessão de diálise. Os defeitos da aldosterona, se presente, provavelmente não desempenham um papel nesse paciente, visto que os rins não estão sendo perfundidos. Por conseguinte, a nefrectomia não tem probabilidade de controlar o potássio. De modo semelhante, como o paciente é provavelmente anúrico, os diuréticos de alça não são eficazes para produzir caliurese. Esse paciente não tem nenhuma indicação aprovada para o implante de um desfibrilador.

VII-20. **A resposta é D.** *(Cap. 337)* O transplante de rim tanto de doador cadavérico quanto de doador vivo é altamente bem-sucedido. Em comparação com a hemodiálise, existem vantagens de custo-benefício substanciais para o indivíduo e para a sociedade, que estão relacionadas com uma redução da morbidade, internações subsequentes e mortalidade. Na atualidade, os enxertos de doadores cadavéricos apresentam uma sobrevida em um ano de 92%, enquanto os enxertos de doadores vivos têm uma sobrevida em um ano de 96%. Embora se tenha constatado uma melhora na sobrevida em longo prazo, ela não tem sido tão impressionante quanto a sobrevida em curto prazo, e, hoje, a expectativa de vida "média" de um enxerto de doador vivo situa-se em torno de 20 anos, enquanto a de um enxerto de doador cadavérico é de quase 14 anos. Quando parentes de primeiro grau são doadores, as taxas de sobrevida do enxerto são 5 a 7% mais altas que as de enxertos de doadores cadavéricos dentro de um ano. Essa diferença persiste por até 10 anos. A perda do transplante renal devido à rejeição aguda é rara. Na maioria dos casos, os aloenxertos sucumbem em taxas variáveis a um processo crônico, que consiste em fibrose intersticial, atrofia tubular, vasculopatia e glomerulopatia, cuja patogenia ainda não está totalmente elucidada. Existem poucas complicações relatadas para os doadores, particularmente na ausência de hipertensão ou de diabetes melito. Para doadores cadavéricos, a idade mais avançada e a presença de lesão renal preexistente ou isquemia prolongada diminuem a longevidade do enxerto (ver Quadro VII-20).

QUADRO VII-20 TAXAS MÉDIAS DE SOBREVIDA DE ENXERTOS E PACIENTES PARA RINS TRANSPLANTADOS NOS ESTADOS UNIDOS DE 1992 A 2008[a]

	Acompanhamento de 1 ano		Acompanhamento de 5 anos		Acompanhamento de 10 anos	
	Enxertos, %	Pacientes, %	Enxertos, %	Pacientes, %	Enxertos, %	Pacientes, %
Doador cadavérico	92	96	72	84	46	64
Doador vivo	96	99	81	91	59	77

[a]Todos os pacientes transplantados estão incluídos, e os dados de sobrevida não ajustados do acompanhamento de períodos de 1, 5 e 10 anos são apresentados para mostrar as taxas de atrito com o tempo entre os dois tipos de doadores de órgãos.
Fonte: Dados do Summary Tables, 2009 Annual Reports, Scientific Registry of Transplant Recipients.

VII-21. **A resposta é E.** *(Cap. 337)* O número de pacientes com doença renal em estágio terminal tem aumentado a cada ano e é sempre maior do que o número de doadores disponíveis. À medida que o número de pacientes com doença renal em estágio terminal aumenta, a demanda de transplantes de rins continua crescendo. Em 2011, havia 55.371 candidatos adultos ativos na lista de espera, e menos de 18 mil pacientes receberam transplante. Esse desequilíbrio está fadado a se agravar nos próximos anos com o aumento esperado nas taxas de obesidade e diabetes no mundo inteiro. Em uma tentativa de aumentar a utilização dos rins de doadores cadavéricos e reduzir as taxas de descarte de órgãos, foram desenvolvidos critérios para uso dos denominados rins de doadores com critérios expandidos (DCE) e rins de doadores após morte cardíaca (DMC). Os rins de DCE são habitualmente utilizados em pacientes idosos, nos quais se espera uma resposta bem menos satisfatória com diálise. Com 1 ano, a sobrevida do enxerto é maior para receptores de doadores vivos, mais provavelmente devido ao fato de que esses enxertos não estão sujeitos a tanta lesão isquêmica. Entretanto, com 5 e 10 anos, observa-se um declínio mais acentuado na sobrevida dos pacientes com rins de doadores cadavéricos. Entre as poucas contraindicações imunológicas absolutas para a realização de transplante, destaca-se a presença de anticorpos dirigidos contra o rim do doador por ocasião do transplante programado, passíveis de causar rejeição hiperaguda. Esses anticorpos prejudiciais incluem anticorpos naturais contra os antígenos do grupo sanguíneo ABO e anticorpos contra os antígenos leucocitários humanos (HLA) da classe I (A, B, C) ou da classe II (DR). Esses anticorpos são rotineiramente excluídos por meio de rastreamento apropriado da compatibilidade ABO do candidato e prova cruzada citotóxica direta do soro do candidato com linfócitos do doador (ver Quadro VII-21).

QUADRO VII-21 DEFINIÇÃO DE DOADOR COM CRITÉRIOS EXPANDIDOS E DE DOADOR EM ASSISTOLIA (DOADOR APÓS MORTE CARDÍACA)

Doador com critérios expandidos (DCE)

Doador cadavérico > 60 anos

Doador cadavérico > 50 anos e hipertensão e creatinina > 1,5 mg/dL

Doador cadavérico > 50 anos e hipertensão e morte causada por acidente vascular encefálico (AVE)

Doador cadavérico > 50 anos e morte causada por AVE e creatinina > 1,5 mg/dL

Doação após morte cardíaca[a] (DMC)

I: Trazido morto

II: Reanimação sem sucesso

III: Aguardando parada cardíaca

IV: Parada cardíaca após morte do tronco encefálico

V: Parada cardíaca em paciente hospitalizado

[a]Os rins podem ser utilizados para transplante nas categorias II a V, porém são comumente usados apenas nas categorias III e IV. Não foi constatado se a sobrevida desses rins é inferior àquela de rins de doadores cadavéricos.
Nota: Os rins podem ser tanto de DCE quanto de DMC. Foi constatado que os rins de DCE apresentam uma sobrevida mais precária, e existe uma lista de espera mais curta separada para rins de DCE. Em geral, são utilizados para pacientes nos quais os benefícios de um transplante mais precoce superam os riscos associados ao uso de um rim de DCE.

VII-22. **A resposta é B.** *(Cap. 338)* Existe uma ampla variedade de doenças que podem causar lesão glomerular, desde condições genéticas, como mutação *TRPC6*, causando disfunção dos canais de cátions e glomerulosclerose segmentar e focal, até estresse glomerular por hipertensão sistêmica e/ou diabetes melito. As doenças inflamatórias, como a nefrite lúpica, a granulomatose de Wegener e a glomerulonefrite pós-estreptocócica, também podem causar doença glomerular. A síndrome de Fanconi é uma doença clássica de disfunção tubular associada com aminoacidúria, acidose tubular renal tipo 2 e raquitismo, mas não doença glomerular.

VII-23. **A resposta é C.** *(Cap. 338)* A característica fundamental da doença renal glomerular consiste em hematúria microscópica e proteinúria. A nefropatia por imunoglobulina A (IgA) e doença falciforme constituem a exceção, visto que pode ocorrer hematúria macroscópica. A proteinúria pode ser maciça (> 3 g/24 h) ou menos pronunciada, com microalbuminúria (30 a 300 mg/24 h), dependendo da doença subjacente ou do local da lesão imune. Os pacientes com glomerulonefrite pós-estreptocócica frequentemente apresentam piúria, porém não se espera que as culturas sejam positivas, visto que a infecção é habitualmente da pele ou das mucosas, e a lesão renal é desencadeada pela reação imune (ver Quadro VII-23).

QUADRO VII-23 PADRÕES DE GLOMERULONEFRITE CLÍNICA

Síndromes glomerulares	Proteinúria	Hematúria	Lesão vascular
Síndromes nefríticas agudas			
Glomerulonefrite pós-estreptocócica[a]	+/++	++/+++	−
Endocardite bacteriana subaguda[a]	+/++	++	−
Nefrite lúpica[a]	+/++	++/+++	+
Doença de antimembrana basal glomerular[a]	++	++/+++	−
Nefropatia por IgA[a]	+/++	+++c	−
Vasculite de pequenos vasos induzida por ANCA[a]			
Granulomatose com poliangeíte (de Wegener)	+/++	++/+++	++++
Poliangeíte microscópica	+/++	++/+++	++++
Síndrome de Churg-Strauss	+/++	++/+++	++++
Púrpura de Henoch-Schönlein[a]	+/++	++/+++	++++
Crioglobulinemia[a]	+/++	++/+++	++++
Glomerulonefrite membranoproliferativa[a]	++	++/+++	−
Glomerulonefrite mesangioproliferativa	+	+/++	−
Síndromes pulmonares renais			
Síndrome de Goodpasture[a]	++	++/+++	−
Vasculite de pequenos vasos induzida por ANCA[a]			
Granulomatose com poliangeíte (de Wegener)	+/++	++/+++	++++
Poliangeíte microscópica	+/++	++/+++	++++
Síndrome de Churg-Strauss	+/++	++/+++	++++
Púrpura de Henoch-Schönlein[a]	+/++	++/+++	++++
Crioglobulinemia[a]	+/++	++/+++	++++
Síndromes nefróticas			
Doença por lesões mínimas	++++	−	−
Glomerulosclerose segmentar focal	+++/++++	+	−
Glomerulonefrite membranosa	++++	+	−
Nefropatia diabética	++/++++	−/+	−
Amiloidose AL e AA	+++/++++	+	+/++
Doença de depósito de cadeias leves	+++	+	−
Doença fibrilar-imunotactoide	+++/++++	+	+
Doença de Fabry	+	+	−
Síndromes da membrana basal			
Doença anti-MBG[a]	++	++/+++	−
Síndrome de Alport	++	++	−
Doença da membrana basal fina	+	++	−
Síndrome de unha-patela	++/+++	++	−
Síndromes vasculares glomerulares			
Nefropatia aterosclerótica	+	+	+++
Nefropatia hipertensiva[b]	+/++	+/++	++
Êmbolos de colesterol	+/++	++	+++
Doença falciforme	+/++	+++c	+++
Microangiopatias trombóticas	++	++	+++
Síndrome antifosfolipídeo	++	++	+++
Vasculite de pequenos vasos induzida por ANCA[a]			
Granulomatose com poliangeíte (de Wegener)	+/++	++/+++	++++
Poliangeíte microscópica	+/++	++/+++	++++
Síndrome de Churg-Strauss	+++	++/+++	++++
Púrpura de Henoch-Schönlein[a]	+/++	++/+++	++++
Crioglobulinemia[a]	+/++	++/+++	++++
Amiloidose AL e AA	+++/++++	+	+/++
Síndromes associadas a doenças infecciosas			
Glomerulonefrite pós-estreptocócica[a]	+/++	++/+++	−
Endocardite bacteriana subaguda[a]	+/++	++	−
HIV	+++	+/++	−
Hepatites B e C	+++	+/++	−
Sífilis	+++	+	−
Hanseníase	+++	+	−
Malária	+++	+/++	−
Esquistossomose	+++	+/++	−

[a]Pode manifestar-se como glomerulonefrite rapidamente progressiva (GNRP); às vezes denominada glomerulonefrite crescêntica.
[b]Pode manifestar-se como crise hipertensiva maligna que produz necrose fibrinoide agressiva nas arteríolas e pequenas artérias com anemia hemolítica microangiopática.
[c]Pode manifestar-se com hematúria macroscópica.
Abreviações: AA, amiloide A; AL, amiloide L; ANCA, anticorpos anticitoplasma de neutrófilo; MBG, membrana basal glomerular.

VII-24. **A resposta é A.** *(Cap. 338)* A glomerulosclerose segmentar focal (GESF) refere-se a um padrão de lesão renal caracterizado por cicatrizes glomerulares segmentares que acometem alguns glomérulos, mas não todos. Os achados clínicos da GESF manifestam-se, em grande parte, como proteinúria. Quando as causas secundárias de GESF são eliminadas, os pacientes restantes são considerados como portadores de GESF primária. As causas secundárias de GESF incluem infecção viral (vírus da imunodeficiência humana (HIV), hepatite B, parvovírus), nefropatia hipertensiva, nefropatia de refluxo, êmbolos de colesterol, substâncias e fármacos (heroína, analgésicos, pamidronato), oligomeganefronia, disgenesia renal, síndrome de Alport, doença falciforme, linfoma, nefrite por irradiação e várias podocitopatias familiares. A incidência da GESF está aumentando e representa agora até um terço dos casos de síndrome nefrótica em adultos e metade dos casos dessa síndrome em afro-americanos, nos quais é observada com mais frequência. A GESF pode se manifestar com hematúria, hipertensão, qualquer nível de proteinúria ou insuficiência renal. A proteinúria na faixa nefrótica, a raça afro-americana e a insuficiência renal estão associadas a um prognóstico sombrio, e 50% dos pacientes evoluem para a insuficiência renal em 6 a 8 anos. A GESF raramente sofre remissão espontânea, porém a remissão da proteinúria induzida pelo tratamento melhora de modo significativo o prognóstico. O tratamento dos pacientes com *GESF primária* deve incluir inibidores do sistema renina-angiotensina. O tratamento da *GESF secundária* tipicamente envolve a terapia da causa subjacente e o controle da proteinúria. Os esteroides ou outros agentes imunossupressores não desempenham nenhum papel na GESF secundária. A nefrosclerose hipertensiva exibe alterações vasculares mais proeminentes e glomérulos irregulares, isquêmicos e totalmente esclerosados. Além disso, a nefrosclerose raramente está associada a uma proteinúria na faixa nefrótica. A doença por lesões mínimas está habitualmente associada a edema sintomático e a glomérulos de aparência normal, conforme demonstrado à microscopia óptica. A apresentação dessa paciente é compatível com nefropatia membranosa, entretanto a biópsia não. Na nefrite glomerular membranosa, todos os glomérulos estão uniformemente afetados, com depósitos densos subepiteliais. Não se verifica a presença de características de glomerulonefrite em crescente.

O padrão característico de cicatrizes glomerulares focais (que não acometem todos os glomérulos) e segmentares (que não acometem o glomérulo inteiro) é mostrado na figura. A história e os valores laboratoriais também são compatíveis com essa lesão: alguma hipertensão associada, diminuição na depuração da creatinina e sedimento urinário relativamente inativo. A "nefropatia da obesidade" pode estar associada a essa lesão secundária à hiperfiltração; essa condição pode ter mais tendência a ocorrer em pacientes obesos com hipoxemia, apneia obstrutiva do sono e insuficiência cardíaca direita.

VII-25. **A resposta é D.** *(Cap. 338)* A nefropatia diabética é a causa isolada mais comum de insuficiência renal crônica nos Estados Unidos, sendo responsável por 45% dos pacientes que recebem terapia de substituição renal, além de ser um problema que cresce rapidamente no mundo inteiro. Cerca de 40% dos pacientes com diabetes de tipo 1 ou tipo 2 desenvolvem nefropatia; entretanto, devido à maior prevalência do diabetes tipo 2 (90%) em comparação com o tipo 1 (10%), a maioria dos pacientes com nefropatia diabética apresenta doença tipo 2. As lesões renais são mais comuns nas populações afro-americanas, americanas nativas, polinésias e maori. Os fatores de risco para o desenvolvimento de nefropatia diabética incluem hiperglicemia, hipertensão, dislipidemia, tabagismo, história familiar de nefropatia diabética e polimorfismos gênicos que afetam a atividade do eixo renina-angiotensina-aldosterona. O espessamento da membrana basal glomerular constitui um indicador sensível da presença de diabetes, porém exibe pouca correlação com a presença ou ausência de nefropatia clinicamente significativa. Com frequência, a microscopia por imunofluorescência revela a deposição inespecífica de IgG (algumas vezes seguindo um padrão linear) ou a coloração do complemento sem depósitos imunes na microscopia eletrônica. Com frequência, são observadas alterações vasculares proeminentes com arteriosclerose hialina e hipertensiva. Isso está associado a graus variáveis de glomerulosclerose crônica e alterações tubulointersticiais. As biópsias renais de pacientes com diabetes tipo 1 e tipo 2 são, em grande parte, indistinguíveis. Muitas linhas de evidências sustentam um papel importante da elevação da pressão capilar glomerular (hipertensão intraglomerular) nas alterações da estrutura e função renais. A história natural da nefropatia diabética em pacientes com diabetes tipo 1 ou 2 é semelhante. Entretanto, como o início do diabetes 1 é prontamente identificável, o que não ocorre com o início do diabetes tipo 2, um paciente recém-diagnosticado com diabetes tipo 2 pode apresentar *nefropatia diabética avançada*. No início do diabetes, observa-se a presença de hipertrofia renal e hiperfiltração glomerular. O grau de hiperfiltração glomerular correlaciona-se ao risco subsequente de nefropatia clinicamente significativa. Em cerca dos 40% dos pacientes com diabetes que desenvolvem nefropatia diabética, a manifestação mais precoce consiste em aumento da albuminúria, que é detectado por meio de radioimunoensaio sensível. A albuminúria na faixa de 30 a 300 mg/24 h é denominada *microalbuminúria*. A microalbuminúria aparece dentro de 5 a 10 anos após o início do diabetes. Atualmente, recomenda-se testar os pacientes com doença tipo 1 para microalbuminúria dentro de cinco anos após o diagnóstico de diabetes e todos os anos daí em diante, e, tendo em vista que a época de início do diabetes tipo 2 frequentemente não é conhecida, testar os pacientes com tipo 2 por ocasião do diagnóstico de diabetes e todos os anos daí em diante.

A microalbuminúria é um poderoso fator de risco para eventos cardiovasculares e morte em pacientes com diabetes tipo 2. A proteinúria na nefropatia diabética franca pode ser variável, oscilando de 500 mg a 25 g/24 h e, com frequência, está associada a uma síndrome nefrótica. Além disso, de maneira característica, os pacientes com nefropatia diabética avançada possuem rins de tamanhos normais ou aumentados, diferentemente de outras doenças glomerulares, em que o tamanho dos rins está habitualmente diminuído. Após o início da proteinúria, a função renal declina de modo inexorável, e 50% dos pacientes evoluem para a insuficiência renal no decorrer de outros 5 a 10 anos; por conseguinte, desde os estágios mais precoces da microalbuminúria, é habitualmente necessário um período de 10 a 20 anos para alcançar o estágio de doença renal terminal. Entretanto, após o aparecimento da insuficiência renal, a sobrevida em diálise é mais curta para os pacientes com diabetes, em comparação com outros pacientes submetidos à diálise. Existem boas evidências que sustentam os benefícios do controle da glicemia e da pressão arterial, bem como da inibição do sistema renina-angiotensina para retardar a progressão da nefropatia diabética. Em pacientes com diabetes tipo 1, o controle intensivo do nível de glicemia impede claramente o desenvolvimento ou a progressão da nefropatia diabética. As evidências quanto ao benefício do controle intensivo da glicemia em pacientes com diabetes tipo 2 são menos definidas, e os estudos atuais relatam resultados divergentes. O controle da pressão arterial sistêmica diminui os eventos adversos renais e cardiovasculares nessa população de alto risco. Os fármacos que inibem o sistema renina-angiotensina, independentemente de seus efeitos sobre a pressão arterial sistêmica, demonstraram, em numerosos ensaios clínicos de grande porte, retardar a velocidade de progressão da nefropatia diabética nos estágios inicial (microalbuminúria) e tardio (proteinúria com redução da filtração glomerular), independentemente de qualquer efeito que possam exercer sobre a pressão arterial sistêmica. Os pacientes com diabetes tipo 1 há cinco anos que desenvolvem albuminúria ou declínio da função renal devem ser tratados com inibidores da enzima conversora de angiotensina (ECA). Os pacientes com diabetes tipo 2 e microalbuminúria ou proteinúria podem ser tratados com inibidores da ECA ou com bloqueador do receptor de angiotensina (BRA). As evidências sugerem um risco aumentado de eventos cardiovasculares adversos em alguns pacientes tratados com uma associação de dois fármacos (inibidores da ECA, BRA, inibidores da renina ou antagonistas da aldosterona) que suprimem vários componentes do sistema renina-angiotensina.

VII-26. **A resposta é E.** *(Cap. 339)* A doença renal policística autossômica dominante é um distúrbio genético comum responsável por até 4% dos casos de doença renal em estágio terminal diagnosticados nos EUA. Embora as manifestações mais comuns dessa doença consistam em cistos renais, hematúria, infecção do trato urinário e, em certas ocasiões, nefrolitíase, existem várias manifestações extrarrenais comuns, incluindo aneurisma intracraniano, dilatação da raiz e do anel aórticos, cardiopatia valvar, incluindo insuficiência aórtica e prolapso da valva mitral, cistos hepáticos, hérnias e divertículos colônicos com alta propensão à perfuração.

VII-27. **A resposta é E.** *(Cap. 339)* Em comparação com a população geral, os pacientes com doença renal policística autossômica dominante correm um risco 2 a 4 vezes maior de hemorragia subaracnóidea ou cerebral. A hemorragia tende a ocorrer antes dos 50 anos em pacientes com história familiar de hemorragia intracraniana, em indivíduos com história pessoal de hemorragia intracraniana, com aneurismas com > 10 mm ou em pacientes com hipertensão descontrolada.

VII-28. **A resposta é C.** *(Caps. 66 e 339)* O paciente apresenta hipopotassemia e alcalose metabólica hipoclorêmica na ausência de hipertensão. Isso é mais comumente devido a vômitos sub-reptícios ou abuso de diuréticos, porém neste caso o rastreamento da urina para diuréticos foi negativo. Em pacientes com vômitos sub-reptícios, os níveis urinários de cloreto estão baixos para preservar o volume intravascular, o que não é o caso desse paciente. Os pacientes com síndrome de Bartter e síndrome de Gitelman apresentam hipopotassemia e alcalose metabólica hipoclorêmica com níveis urinários inapropriadamente elevados de cloreto. A síndrome de Gitelman é menos grave e manifesta-se mais tarde na vida do que a síndrome de Bartter, que é comumente observada na infância, devido ao retardo de crescimento. Além disso, pacientes com síndrome de Gitelman têm fadiga e cãibras musculares mais proeminente. A maioria das formas de síndrome de Bartter também inclui hipomagnesemia associada e hipocalciúria. Os pacientes com pseudo-hipoaldosteronismo tipo 1 apresentam grave perda renal de sal e hiperpotassemia. A síndrome de Liddle manifesta-se com excesso aparente de aldosterona, com hipertensão grave, hipopotassemia e alcalose metabólica.

VII-29. **A resposta é B.** *(Caps. 63 e 340)* Esse paciente apresenta acidose metabólica com *anion gap* normal (*anion gap*, 12). O *anion gap* urinário calculado ($Na^+ + K^+ - Cl^-$) é +3; por conseguinte, a acidose não tem probabilidade de ser causada pela perda gastrintestinal de bicarbonato. Nesse paciente, o diagnóstico é de acidose tubular renal (ATR) tipo I ou ATR distal. Trata-se de um distúrbio em que o néfron distal não consegue reduzir normalmente o pH. O distúrbio está associado a um pH urinário > 5,5, hipopotassemia e ausência de bicarbonatúria. A síndrome de Sjögren é uma das doenças autoimunes (junto com o lúpus eritematoso sistêmico, a nefrite intersticial granulomatosa, a doença sistêmica relacionada com IgG4 e a nefrite intersticial autoimune idiopática) que pode estar associada à nefrite intersticial aguda e disfunção tubular. A ATR tipo I associada à síndrome de Sjögren pode estar associada a cálculos de fosfato de cálcio e nefrocalcinose. A ATR tipo II ou ATR proximal inclui um pH < 5,5, hipopotassemia, *anion gap* urinário positivo, bicarbonatúria, hipofosfatemia e hipercalciúria. Essa condição resulta da reabsorção deficiente de bicarbonato. A ATR tipo III é rara e é mais comumente observada em crianças. A ATR tipo IV também é designada como ATR distal hiperpotassêmica. O hipoaldosteronismo hiporreninêmico constitui a causa mais comum de ATR tipo IV e está habitualmente associado a nefropatia diabética.

VII-30. **A resposta é D.** *(Caps 63 e 340)* É preciso excluir o uso de diuréticos em qualquer paciente com hipopotassemia. Os diuréticos ou a hipopotassemia crônica podem causar nefrite intersticial aguda com lesão tubular. Essa paciente apresenta múltiplos sinais de alerta de uso desses agentes para alterar seu peso, incluindo idade, sexo feminino e participação em esportes competitivos. O índice de massa corporal está baixo, e o exame oral pode sugerir vômitos crônicos. Os vômitos crônicos podem estar associados a baixos níveis urinários de cloreto. Uma vez excluídos o uso de diuréticos e os vômitos, o diagnóstico diferencial de hipopotassemia e alcalose metabólica inclui deficiência de magnésio, síndrome de Liddle, síndrome de Bartter e síndrome de Gitelman. A síndrome de Liddle está associada à hipertensão e a níveis indetectáveis de aldosterona e renina. Trata-se de um distúrbio autossômico dominante raro. A síndrome de Bartter clássica tem uma apresentação semelhante àquela dessa paciente. Pode incluir também poliúria e noctúria, devido ao diabetes insípido induzido por hipopotassemia. A síndrome de Gitelman pode ser diferenciada da síndrome de Bartter pela hipomagnesemia e hipocalciúria.

VII-31. **A resposta é A.** *(Cap. 340)* A nefrite intersticial aguda constitui uma causa comum de disfunção renal tanto aguda quanto crônica. Muitas causas de nefrite intersticial são tratadas com sucesso com glicocorticoides, produzindo uma melhor taxa de recuperação renal em longo prazo, incluindo síndrome de Sjögren, sarcoidose, lúpus eritematoso sistêmico, nefrite tubulointersticial do adulto com uveíte e nefrite intersticial granulomatosa idiopática ou de outro tipo (Quadro VII-31). Em pacientes com doença gradualmente progressiva ou fibrose na biópsia, o benefício é menos evidente. Além disso, a recuperação da nefrite intersticial alérgica pode ser acelerada por meio de tratamento com glicocorticoides, porém não demonstrou melhorar a recuperação renal em longo prazo. A nefrite intersticial pós-infecciosa tem sido associada a muitos patógenos bacterianos e virais, porém geralmente regride com o tratamento da condição subjacente.

QUADRO VII-31 INDICAÇÕES PARA CORTICOSTEROIDES E AGENTES IMUNOSSUPRESSORES NA NEFRITE INTERSTICIAL

Indicações absolutas

- Síndrome de Sjögren
- Sarcoidose
- Nefrite intersticial do LES
- Adultos com TINU
- Nefrite intersticial idiopática e outra nefrite intersticial granulomatosa

Indicações relativas

- NIA induzida por fármacos ou idiopática com:
    - Rápida progressão da insuficiência renal
    - Infiltrados difusos na biópsia
    - Necessidade iminente de diálise
    - Recuperação tardia
- Crianças com TINU
- NIA pós-infecciosa com recuperação tardia (?)

Abreviações: LES, lúpus eritematoso sistêmico; NIA, nefrite intersticial aguda; TINU, nefrite tubulointersticial com uveíte.
Fonte: Modificado de S Reddy, DJ Salant: *Ren Fail* 20:829, 1998.

VII-32. **A resposta é E.** *(Cap. 340)* A nefrite intersticial alérgica constitui uma causa comum de insuficiência renal aguda inexplicada. Em geral, trata-se de um diagnóstico clínico com insuficiência renal aguda no contexto de exposição a um agente potencialmente agressor (com frequência, AINEs, antibióticos, anticonvulsivantes, inibidores da bomba de prótons) e melhora da função renal com a suspensão do agente. A eosinofilia periférica sustenta o diagnóstico, porém raramente está presente. Com frequência, o exame microscópico da urina revela cilindros leucocitários e hematúria, entretanto esses achados são inespecíficos. Os eosinófilos na urina não são sensíveis nem específicos da nefrite intersticial alérgica. Em geral, a biópsia renal não é necessária, mas pode revelar uma extensa infiltração tubulointersticial de leucócitos, incluindo eosinófilos. A interrupção do agente agressor frequentemente leva à reversão da lesão renal. Entretanto, dependendo da duração da exposição e do grau de atrofia tubular e fibrose intersticial que já tenham ocorrido, a lesão renal pode não ser totalmente reversível. A terapia com glicocorticoides pode acelerar a recuperação renal, mas não parece ter impacto sobre a sobrevida renal em longo prazo. É mais bem reservada para pacientes com insuficiência renal grave, em que a necessidade de diálise é iminente, ou quando a função renal continua deteriorando, apesar da interrupção do fármaco agressor.

VII-33. **A resposta é D.** *(Cap. 340)* A biópsia revela numerosos túbulos atróficos preenchidos com cilindros eosinofílicos circundados por reação de células gigantes. Esse achado é diagnóstico de nefropatia por cilindros de cadeias leves devido ao mieloma. Os cilindros eosinofílicos consistem em proteínas de Bence-Jones filtradas que formam agregados nos túbulos. Os pacientes com mieloma múltiplo podem desenvolver insuficiência renal aguda na presença de hipovolemia, infecção ou hipercalcemia, ou após exposição a AINEs ou a meios de contraste radiográficos. O diagnóstico de nefropatia por cilindros de cadeias leves (NCCL), comumente conhecido como rim do mieloma, deve ser considerado em pacientes que não conseguem se recuperar quando o fator precipitante é corrigido, ou em qualquer paciente idoso com insuficiência renal aguda sem outra explicação. As cadeias leves monoclonais filtradas também podem causar manifestações renais menos pronunciadas na ausência de obstrução, devido à toxicidade direta para as células tubulares proximais e formação de cristais intracelulares. Isso pode resultar em distúrbios tubulares isolados, como acidose tubular renal ou síndrome de Fanconi completa. O tratamento tem o objetivo de corrigir os fatores precipitantes, como hipovolemia e hipercalcemia, interromper os agentes nefrotóxicos potenciais e tratar a discrasia de plasmócitos subjacente. A plasmaférese para remover as cadeias leves tem valor questionável na NCCL.

VII-34. **A resposta é A.** *(Cap. 341)* A paciente apresenta a pêntade clássica da púrpura trombocitopênica trombótica (PTT), que consiste em febre, achados neurológicos, insuficiência renal, anemia hemolítica e trombocitopenia. Essa condição é mais comum em mulheres do que em homens e também em negros do que em brancos. Pode ser desencadeada por diversos fatores, incluindo gravidez, infecção, cirurgia e pancreatite. Vários fármacos foram implicados na patogenia da PTT, como agentes imunossupressores, agentes quimioterápicos e fármacos antiplaquetários. A PTT pode ser diferenciada da síndrome hemolítico-urêmica (SHU) pelas características demográficas, visto que a SHU tipicamente acomete crianças de pouca idade, enquanto a PTT é mais comum em pessoas de meia-idade. Além disso, a SHU é geralmente desencadeada por uma doença diarreica, que é muito menos comum na PTT. Em nível molecular, a metaloprotease ADAMTS13 específica do fator de von Willebrand geralmente tem sua atividade baixa ou ausente na PTT. O desenvolvimento da SHU tende a ser estimulado por toxinas bacterianas, como a toxina shiga ou semelhante à shiga, frequentemente de *Escherichia coli* 0157:H7. Como a PTT está associada a baixos níveis de proteína que podem decorrer de autoanticorpos, a plasmaférese tem o duplo propósito de remover os anticorpos aberrantes e normalizar os níveis de proteína. Com tratamento adequado, a taxa de mortalidade de um mês é de aproximadamente 20%. A taxa de mortalidade para a doença sem tratamento aproxima-se de 90%, principalmente por trombose microvascular e falência múltipla de órgãos.

VII-35. **A resposta é C.** *(Cap. 341)* Ocorre trombose da veia renal em 10 a 15% dos pacientes com síndrome nefrótica que acompanha a glomerulopatia membranosa e doença oncológica. As manifestações clínicas podem ser variáveis, mas podem se caracterizar por febre, hipersensibilidade lombar, leucocitose e hematúria. A venografia com ressonância magnética constitui o exame de imagem não invasivo mais sensível e específico para o diagnóstico de trombose da veia renal. A ultrassonografia com Doppler é operador-dependente e, portanto, é menos sensível. A venografia com contraste constitui padrão-ouro para o diagnóstico, porém expõe o paciente a um procedimento mais invasivo e a uma carga de contraste. O rastreamento com medicina nuclear não é efetuado para estabelecer esse diagnóstico.

VII-36. A resposta é A. *(Cap. 341)* A síndrome HELLP (hemólise, enzimas hepáticas elevadas e plaquetas baixas) é uma complicação perigosa da gravidez, associada a lesão microvascular. Essa síndrome, que ocorre em 0,2 a 0,9% de todas as gestações e em 10 a 20% das mulheres com pré-eclâmpsia grave, apresenta uma taxa de mortalidade de 7,4 a 34%. Desenvolve-se mais comumente no terceiro trimestre, 10% dos casos ocorrem antes de 27 semanas de gestação, e 30%, depois do parto. Embora exista uma forte associação entre a síndrome HELLP e a pré-eclâmpsia, quase 20% dos casos não são precedidos de pré-eclâmpsia reconhecida. Os fatores de risco incluem placentação anormal, história familiar e níveis elevados de mRNA fetal para o FLT1 (receptor do fator de crescimento endotelial vascular 1) e endoglina. Os pacientes com síndrome HELLP apresentam níveis mais elevados de marcadores inflamatórios (proteína C-reativa, IL-1Ra e IL-6) e HLA-DR solúvel do que pacientes com pré-eclâmpsia isoladamente. Ocorre insuficiência renal em metade das pacientes com síndrome HELLP, embora a etiologia não esteja bem esclarecida. Embora a insuficiência renal seja comum, o órgão que define essa síndrome é o fígado. Hematomas subcapsulares hepáticos algumas vezes produzem ruptura espontânea do fígado e podem ser potencialmente fatais. As complicações neurológicas, como infarto cerebral, hemorragia cerebral e do tronco encefálico e edema cerebral, constituem outras complicações potencialmente fatais. A síndrome HELLP compartilha muitas características com a SHU atípica (SHUa) e a PTT. O diagnóstico de síndrome HELLP é complicado pelo fato de que a SHUa e a PTT também podem ser desencadeadas pela gravidez. Os níveis séricos de atividade da ADAMTS13 estão reduzidos (em 30 a 60%) na síndrome HELLP, porém não alcançam os baixos níveis observados na PTT (< 5%). Outros marcadores, como a antitrombina III (que está diminuída na síndrome HELLP, mas não na PTT) e os dímeros-D (elevados na síndrome HELLP, mas não na PTT), também podem ser úteis. A síndrome HELLP habitualmente sofre resolução espontânea após o parto, embora ocorram alguns casos de HELLP nesse período. Os glicocorticoides podem diminuir os marcadores inflamatórios, embora dois ensaios clínicos controlados e randomizados não tenham demonstrado muito benefício. Deve-se considerar a plasmaférese se a hemólise for refratária aos glicocorticoides e/ou ao parto, particularmente se não foi descartada a possibilidade de PTT.

VII-37 e VII-38. As respostas são D e B, respectivamente. *(Cap. 342)* Esse paciente tem uma apresentação clínica, laboratorial e radiológica típica de nefrolitíase. A TC revela um cálculo de 10 mm que causa obstrução na parte distal do ureter esquerdo, em nível de S1, bem como outro cálculo de 6 mm na região interpolar do rim esquerdo. Há também hidronefrose esquerda e retenção da gordura perinéfrica. Atualmente, não existem diretrizes baseadas em evidências e amplamente aceitas para avaliação e tratamento da nefrolitíase. Com frequência, o diagnóstico é estabelecido com base na história, no exame físico e no exame de urina. Por conseguinte, pode não ser necessário aguardar uma confirmação radiográfica para tratar os sintomas. O diagnóstico é confirmado por um exame de imagem apropriado, de preferência TC helicoidal, que é altamente sensível, possibilita a visualização de cálculos de ácido úrico (tradicionalmente considerados "radiotransparentes") e é capaz de evitar o uso de radiocontraste. A TC helicoidal detecta cálculos pequenos, de apenas 1 mm, que podem passar despercebidos por outras modalidades de imagem. Tipicamente, a TC helicoidal revela a presença de cálculo ureteral ou evidência de passagem recente (p. ex., retenção de gordura perinéfrica ou hidronefrose), enquanto uma radiografia simples de abdome (rim/ureter/bexiga) pode não detectar a presença de cálculo no ureter ou no rim, mesmo se for radiopaco, e não fornece informações sobre uma possível obstrução. A ultrassonografia do abdome oferece a vantagem de evitar a radiação e fornece informações sobre a presença de hidronefrose, porém não é tão sensível quanto a TC e proporciona apenas imagens dos rins e, possivelmente, do segmento proximal do ureter; por conseguinte, a maioria dos cálculos ureterais não é detectada pela ultrassonografia. A intervenção urológica, como a cistoscopia, deve ser adiada, a não ser que existam evidências de infecção do trato urinário (ITU), baixa probabilidade de passagem espontânea do cálculo (p. ex., cálculo de ≥ 6 mm ou presença de anormalidade anatômica) ou dor refratária. Pode-se colocar um *stent* ureteral por meio de cistoscópio, porém esse procedimento tipicamente exige anestesia geral, e o *stent* pode ser bastante desconfortável, podendo provocar hematúria macroscópica e aumentar o risco de ITU. Muitos pacientes que apresentam o seu primeiro episódio de cólica procuram assistência médica de emergência. Ensaios clínicos randomizados demonstraram que os AINEs administrados por via parenteral (como cetorolaco) são tão efetivos quanto os opioides no alívio dos sintomas e apresentam menos efeitos colaterais. A administração excessiva de líquido não demonstrou ser benéfica; por conseguinte, o objetivo é manter a euvolemia. O uso de um α-bloqueador pode aumentar a taxa de passagem espontânea do cálculo.

VII-39. **A resposta é A.** *(Cap. 342)* É clinicamente importante identificar o tipo de cálculo, que fornece informações para o prognóstico e a escolha do esquema preventivo ideal. Os cálculos de cálcio representam 75 a 85% de todos os cálculos renais. Embora sejam mais comumente causados por hipercalciúria idiopática, a hipocitratúria, a hiperuricosúria e o hiperparatireoidismo primário também constituem causas. Os cálculos de ácido úrico constituem o segundo tipo de cálculo mais comum, seguido dos cálculos de cisteína e estruvita. O ácido oxálico não forma cálculos sem se complexar com um cátion positivo, como cálcio. Os cálculos de estruvita são precipitados por infecções bacterianas, como *Proteus*, que promovem a conversão da ureia em amônio, elevando o pH urinário. O manejo geral para os cálculos de cálcio consiste em aumentar o consumo de água e ter uma dieta com baixo teor de proteína. Se essas medidas não forem efetivas, podem-se utilizar diuréticos tiazídicos.

VII-40. **A resposta é D.** *(Cap. 343)* A obstrução do trato urinário constitui uma causa importante e potencialmente reversível de insuficiência renal. Essa paciente corre risco de obstrução urinária com base em sua história de câncer de cólon. Embora o uso recente de AINE possa ter contribuído para a rapidez sua lesão renal, as doses de rotina têm menos tendência a causar LRA na ausência de disfunção renal preexistente. A ultrassonografia dos rins é o melhor exame de rastreamento para obstrução. Pode-se observar a ocorrência de hidroureter e/ou hidronefrose, que sugerem a existência de obstrução. Embora a obstrução possa ser unilateral, ela raramente provoca insuficiência renal clinicamente significativa na ausência de doença renal subjacente. A TC do abdome é útil após a avaliação do local de obstrução e sua etiologia pela ultrassonografia. O volume de urina residual pós-miccional é útil se houver suspeita de causas funcionais para a obstrução, como retenção urinária. Uma vez localizada a obstrução, a urografia retrógrada com colocação de *stent* pode estar indicada, porém somente após definir a presença ou ausência de obstrução.

VII-41 e VII-42. **As respostas são E e D, respectivamente.** *(Cap. 343)* Houve alívio da recente obstrução urinária, e o paciente está agora eliminando uma quantidade inapropriadamente grande de urina. Isso provavelmente se deve à diurese pós-obstrutiva, que resulta do alívio da obstrução, aumento da TFG no decorrer de vários dias, diminuição da pressão tubular e aumento da carga de solutos por néfron, resultando em aumento do débito urinário. A diminuição da osmolaridade medular constitui uma característica da obstrução crônica e obstrução persistente. O paciente não teve traumatismo cranioencefálico recente nem foi submetido a procedimento neurocirúrgico e não tem probabilidade de apresentar síndrome cerebral perdedora de sal. A atividade aumentada do sistema renina-angiotensina-aldosterona está associada a uma obstrução crônica não aliviada. Os pacientes com diurese pós-obstrutiva apresentam risco de depleção de volume, com possível desenvolvimento de azotemia pré-renal e consequente LRA, bem como desequilíbrio eletrolítico, particularmente em virtude da perda de sódio, potássio, fosfato, magnésio e água livre. Pode-se observar a ocorrência de eritrocitose em pacientes com obstrução; todavia, trata-se de uma característica rara, que não está associada à diurese pós-obstrutiva. A hipotensão sistêmica é mais comum do que a hipertensão, devido à depleção de volume.

VII-43. **A resposta é C.** *(Cap. 343)* Na obstrução aguda do trato urinário, a dor é causada pela distensão do sistema coletor ou da cápsula renal. Agudamente, ocorre aumento compensatório do fluxo sanguíneo renal quando a função renal está comprometida por obstrução, o que exacerba ainda mais a distensão da cápsula. Por fim, as prostaglandinas vasodilatadoras atuam para preservar a função renal quando a TFG diminui. O fluxo sanguíneo medular diminui à medida que a pressão da obstrução inibe ainda mais a perfusão do parênquima renal; entretanto, a consequente destruição renal crônica pode ocorrer sem dor considerável. Uma vez aliviada a obstrução, ocorre diurese pós-obstrutiva, que é mediada pelo alívio da pressão tubular, aumento da carga de solutos (por néfron) e fatores natriuréticos. Pode haver uma quantidade extrema de diurese, mas que não é dolorosa.

PARTE VIII: Distúrbios do sistema gastrintestinal

QUESTÕES

INSTRUÇÕES: Escolha a resposta mais adequada para cada questão.

VIII-1. As vantagens da endoscopia com relação à radiografia contrastada com bário na avaliação da disfagia incluem todas as seguintes alternativas, EXCETO:

A. Capacidade de avaliar função e morfologia.
B. Capacidade de intervenção, bem como de diagnóstico.
C. Capacidade de obter amostras de biópsia.
D. Maior sensibilidade para a detecção de anormalidades identificadas por alteração da cor, como, por exemplo, metaplasia de Barrett.
E. Maior sensibilidade para a detecção de lesões da mucosa.

VIII-2. Um homem de 47 anos de idade é examinado no serviço de emergência para avaliação de dor torácica, que surgiu quando estava em um restaurante, após deglutir um pedaço de bife. Relata a ocorrência de episódios intermitentes de carne presa na projeção do tórax inferior nos últimos três anos, porém nenhum tão intenso quanto este último. Nega regurgitação de alimento fora desses episódios ou queimação retroesternal. Consegue ingerir líquidos sem dificuldade e não teve nenhuma perda de peso. Qual o diagnóstico mais provável?

A. Acalasia
B. Adenocarcinoma do esôfago
C. Divertículos esofágicos
D. Síndrome de Plummer-Vinson
E. Anel de Schatzki

VIII-3. Qual das seguintes condições tem uma associação bem estabelecida com o refluxo gastresofágico?

A. Sinusite crônica
B. Erosão dentária
C. Fibrose pulmonar
D. Pneumonia aspirativa recorrente
E. Apneia do sono

VIII-4. Uma mulher de 36 anos de idade com síndrome de imunodeficiência adquirida (Aids) e contagem de células CD4 de 35/μL procura assistência médica com odinofagia e disfagia progressiva. A paciente relata febre diária e perda de peso de 9 kg. Tem sido tratada com pastilhas de clotrimazol, sem qualquer alívio. Ao exame físico, a paciente apresenta caquexia, com índice de massa corporal (IMC) de 16 e peso de 39 kg. A temperatura é de 38,2°C e manifestações ortostáticas mostradas pela pressão arterial e pulso. O exame da orofaringe não revela nenhuma evidência de candidíase. A paciente é submetida à esofagogastroduodenoscopia (EGD), que revela úlceras serpiginosas na parte distal do esôfago, sem vesículas. Não se observa nenhuma placa amarela. São realizadas várias biópsias que demonstram inclusões intranucleares e intracitoplasmáticas em grandes células endoteliais e fibroblastos. Qual é o melhor tratamento para a esofagite dessa paciente?

A. Ganciclovir
B. Glicocorticoides
C. Fluconazol
D. Foscarnete
E. Talidomida

VIII-5. Um homem de 43 anos de idade procura assistência médica com agravamento da disfagia e regurgitação pós-prandial há seis meses. Queixa-se de dificuldade e dor à deglutição tanto de líquidos quanto de sólidos; todavia, não tem nenhuma dificuldade com os componentes iniciais da deglutição e relata a ocorrência de dor na região média do tórax. Com frequência, regurgita alimento não digerido dentro de 20 a 60 minutos após ingerir alimento ou beber. Nos últimos 12 meses, perdeu 6,8 kg. Além disso, teve um episódio de provável pneumonia há quatro meses, identificada pela presença de infiltrado no lobo inferior direito. Não tem nenhuma história clínica pregressa significativa, não faz uso de nenhum medicamento e não fuma cigarros. Trabalha no atendimento ao cliente em uma grande loja de eletrônicos e nunca viajou para fora dos EUA. Além dos sinais de perda de peso recente, o exame físico é normal. Uma radiografia de deglutição de bário é realizada e mostrada na Figura VIII-5. Qual é a causa mais provável da doença desse paciente?

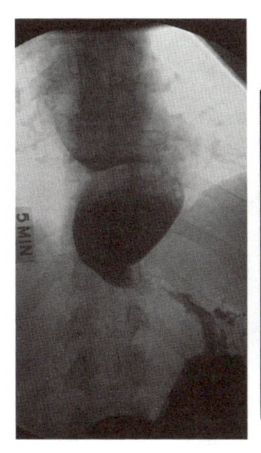

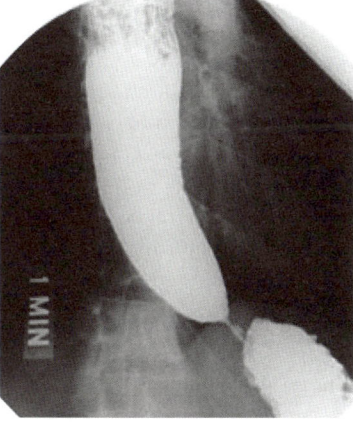

FIGURA VIII-5

A. Reação autoimune a herpes-vírus latente
B. Espasmo difuso do músculo liso
C. Infecção por *Trypanosoma cruzi*
D. Crescimento maligno de células epiteliais colunares
E. Crescimento maligno de células epiteliais escamosas

VIII-6. Para o paciente descrito na Questão VIII-5, qual é a terapia mais eficaz?

A. Toxina botulínica
B. Bloqueador dos canais de cálcio
C. Esofagectomia
D. Nitroglicerina
E. Radioterapia

VIII-7. Um homem de 64 anos de idade com longa história de dor abdominal, queimação retroesternal e dispepsia é submetido à EGD para avaliação de doença ulcerosa péptica. Nenhuma úlcera gástrica ou duodenal é detectada, porém são observadas protusões semelhantes a línguas de mucosa avermelhada que se estendem proximalmente a partir da junção gastresofágica para dentro do esôfago. As biópsias dessas áreas demonstram metaplasia colunar. Todas as seguintes afirmativas são verdadeiras com relação a esse diagnóstico, EXCETO:

A. O achado de displasia de alto grau exige uma intervenção adicional.
B. A terapia com inibidores da bomba de prótons em alta dose provavelmente produzirá regressão das anormalidades da mucosa.
C. A incidência dessas lesões aumentou no período da supressão ácida potente.
D. Este paciente corre alto risco de câncer coexistente.
E. Este paciente apresenta risco significativo de adenocarcinoma esofágico.

VIII-8. Um homem de 57 anos de idade é examinado com EGD após um episódio de hematêmese. O paciente relata uma história de tabagismo e hipercolesterolemia, porém é saudável nos demais aspectos. Teve dor lombar no último mês e vem fazendo uso intermitente de paracetamol, 1.000 mg, para alívio. A endoscopia revela uma úlcera duodenal de 3 cm. Qual das seguintes afirmativas é correta com relação a esse achado?

A. Deve-se efetuar uma biópsia da lesão, visto que as úlceras duodenais apresentam risco elevado de serem causadas por um carcinoma.
B. O tratamento de primeira linha deve consistir na interrupção do paracetamol.
C. O paciente não corre risco de nenhum câncer associado.
D. O nível socioeconômico precário constitui um fator de risco para o desenvolvimento dessa condição.
E. A gastrite antral raramente é encontrada nessa condição.

VIII-9. Um homem de 58 anos de idade é examinado pelo seu médico devido à ocorrência de dor abdominal. Nos últimos três meses, relata que tem tido muito estresse no trabalho e, desde então, percebeu a ocorrência de dor epigástrica que é aliviada pela ingestão de alimento e leite. Não teve nenhuma regurgitação de alimento, disfagia, vômitos ou evacuações sanguinolentas. Nega qualquer sintoma no tórax. A suspeita é de doença ulcerosa péptica. Qual das seguintes afirmativas é verdadeira com relação aos testes não invasivos para *Helicobacter pylori*?

A. Não existe nenhum método não invasivo confiável para a detecção de *H. pylori*.
B. O teste do antígeno fecal é adequado tanto para o diagnóstico quanto para a confirmação de cura após tratamento para *H. pylori*.
C. Os anticorpos plasmáticos contra *H. pylori* oferecem a maior sensibilidade para o diagnóstico da infecção.
D. A exposição a pequenas doses de radiação constitui uma limitação para o teste respiratório da ureia.
E. Podem-se obter resultados falso-negativos no teste respiratório da ureia com o uso recente de anti-inflamatórios não esteroides (AINEs).

VIII-10. Uma mulher de 44 anos de idade queixa-se de dor epigástrica que há seis meses e que piora entre as refeições. Relata também sintomas de queimação retroesternal. A dor é habitualmente aliviada com antiácidos de venda livre. Procura a clínica após ter evacuado fezes escuras. Não tem nenhuma história clínica pregressa significativa e não toma nenhuma medicação. O exame físico é normal, exceto pela presença de dor epigástrica difusa. As fezes são heme-positivas. A paciente é submetida à EGD, que demonstra uma úlcera duodenal bem circunscrita, de 2 cm, que é positiva para *H. pylori*. Qual dos seguintes esquemas é o tratamento inicial recomendado tendo em vista esses achados?

A. Lansoprazol, claritromicina e metronidazol durante 14 dias
B. Pantoprazol e amoxicilina durante 21 dias
C. Pantoprazol e claritromicina durante 14 dias
D. Omeprazol, bismuto, tetraciclina e metronidazol durante 14 dias
E. Omeprazol, metronidazol e claritromicina durante sete dias

VIII-11. Um homem de 57 anos de idade com doença ulcerosa péptica apresenta uma melhora transitória com a erradicação do *H. pylori*. Entretanto, três meses depois, os sintomas reaparecem, apesar da terapia para supressão de ácido. Não toma nenhum AINE. O exame das fezes para o antígeno de *H. pylori* é negativo. A endoscopia digestiva alta (EDA) revela pregas gástricas proeminentes, junto com a ulceração persistente na ampola do duodeno previamente detectada e início de nova ulceração a uma distância de 4 cm proximal à úlcera inicial. Os níveis de gastrina em jejum estão elevados e a secreção de ácido basal é de 15 mEq/h. Qual é o melhor exame para estabelecer o diagnóstico?

A. Não há necessidade de nenhum teste adicional.
B. Amostra de sangue para determinação dos níveis de gastrina depois de uma refeição.
C. Amostra de sangue para determinação dos níveis de gastrina após a administração de secretina.
D. Ultrassonografia endoscópica do pâncreas.
E. Teste genético para mutações do gene *MEN1*.

VIII-12. Um homem de 65 anos de idade chegou ao hospital há duas semanas com abdome agudo, hipotensão, anemia e insuficiência respiratória. A história clínica pregressa é notável pela presença de hipertensão e hipercolesterolemia para as quais toma enalapril e atorvastatina. Na laparotomia, constata-se a presença de úlcera duodenal perfurada, com peritonite e hemoperitônio. Foram realizadas uma vagotomia e anastomose à Billroth I. O paciente melhorou gradativamente, com aumento da ingestão oral e deambulação. A contagem de leucócitos e o nível de hemoglobina estão normais. Essa tarde, aproximadamente 3 horas após o almoço, relatou o aparecimento agudo de tontura, confusão, palpitações e diaforese. A temperatura é de 36°C, a frequência cardíaca de 110 bpm, a pressão arterial de 120/70 mmHg e a saturação de oxigênio de 95% no ar ambiente. Qual dessas condições mais provavelmente está ocorrendo?

A. Anemia
B. Hipoglicemia
C. Embolia pulmonar na tomografia computadorizada (TC) helicoidal do tórax
D. Foco epiléptico no eletrencefalograma (EEG)
E. Elevação de ST no eletrocardiograma (ECG)

VIII-13. No paciente descrito na questão VIII-12, qual é o diagnóstico mais provável?

A. Sangramento digestivo agudo
B. Diabetes melito
C. Síndrome do esvaziamento rápido (*dumping*)
D. Infarto da parede inferior do miocárdio
E. Embolia pulmonar

VIII-14. Uma mulher de 23 anos de idade é examinada pelo seu médico para avaliação de dor abdominal difusa em cólica. Relata estar tendo dor abdominal nos últimos anos, porém a dor piorou e agora está associada à diarreia intermitente sem flatulência. Isso não acorda a paciente à noite. As fezes não flutuam e são facilmente levadas com a descarga. Não percebeu nenhum agravamento com alimentos específicos; porém algumas vezes tem exantemas nas pernas. Perdeu cerca de 4,5 kg no ano passado. É saudável nos demais aspectos e não toma nenhuma medicação. Qual é a recomendação mais apropriada nesse momento?

A. Aumento no consumo de fibras dietéticas
B. Determinação do anticorpo antiendomísio
C. Determinação da gordura fecal de 24 horas
D. Encaminhamento ao gastrenterologista para endoscopia
E. Prova terapêutica com dieta isenta de lactose

VIII-15. Todas as seguintes condições são complicações diretas da síndrome do intestino curto, EXCETO:

A. Cálculos biliares de colesterol
B. Doença arterial coronariana
C. Hipersecreção de ácido gástrico
D. Cálculos renais de oxalato de cálcio
E. Esteatorreia

VIII-16. Um homem de 54 anos de idade é examinado por um gastrenterologista para avaliação de diarreia que ocorre há cerca de um mês. O paciente relata que as fezes flutuam e são difíceis de serem levadas pela descarga do banheiro; as evacuações podem ocorrer a qualquer momento do dia ou da noite, mas parecem ser agravadas por refeições gordurosas. Além disso, queixa-se de dor em muitas articulações, com vários dias a semanas de duração, que não é aliviada com ibuprofeno. A esposa observa que o paciente tem tido dificuldade de memória nos últimos meses. Perdeu 13 kg e relata a ocorrência de febre baixa intermitente. Não toma nenhuma medicação e é saudável nos demais aspectos. Recomenda-se a endoscopia. Qual das seguintes opções é o achado mais provável na biópsia do intestino delgado?

A. Linfáticos dilatados
B. Vilosidades achatadas com hiperplasia das criptas
C. Infiltrado de células mononucleares na lâmina própria
D. Biópsia normal do intestino delgado
E. Macrófagos ácido periódico Schiff (PAS)-positivos contendo pequenos bacilos

VIII-17. Um homem de 54 anos de idade procura assistência devido à ocorrência de diarreia que há um mês. Declara ter 8 a 10 evacuações de fezes moles por dia. Perdeu 3,6 kg nesse período. Os sinais vitais e o exame físico são normais. Os exames laboratoriais no soro também são normais. Uma coleta de fezes de 24 horas revela 500 g de fezes com osmolalidade fecal medida de 200 mOsmol/L e osmolalidade fecal calculada de 210 mOsmol/L. Com base nesses achados, qual é a causa mais provável da diarreia desse paciente?

A. Doença celíaca
B. Pancreatite crônica
C. Deficiência de lactase
D. Tumor secretor de peptídeo intestinal vasoativo
E. Doença de Whipple

VIII-18. Qual dos seguintes distúrbios GI caracteriza-se por aumento da absorção do trato GI para a circulação portal?

A. Doença celíaca
B. Doença de Crohn
C. Hemocromatose
D. Anemia perniciosa
E. Doença de Whipple

VIII-19. Qual das seguintes afirmativas é correta com relação à epidemiologia da doença inflamatória intestinal?

A. Os gêmeos monozigóticos são altamente concordantes para a retocolite ulcerativa.
B. O uso de contraceptivos orais diminui a incidência da doença de Crohn.
C. Indivíduos de ascendência asiática têm as maiores taxas de retocolite ulcerativa e doença de Crohn.
D. O tabagismo pode diminuir a incidência de retocolite ulcerativa.
E. A idade típica de início da doença de Crohn é de 40 a 50 anos de idade.

VIII-20. Uma mulher de 24 anos de idade é internada com história de um ano de dor abdominal intensa e diarreia crônica, com presença de sangue nos últimos dois meses. Relata uma perda de peso de 9 kg, febre frequente e sudorese noturna. Não tem vômitos. A dor abdominal é em cólica e acomete principalmente o quadrante inferior direito. É saudável nos demais aspectos. O exame revela abdome agudo com presença de dor a descompressão e defesa. A TC mostra a presença de ar livre no peritônio. É levada urgentemente ao centro cirúrgico para exploração, durante a qual se constata a presença de múltiplas estenoses e perfuração no íleo terminal. O reto está preservado e detecta-se uma fístula do duodeno para o jejuno. Efetua-se a ressecção da área perfurada e as aderências são desfeitas. Qual dos seguintes achados no exame patológico da área ressecada confirma o diagnóstico dessa paciente?

   A. Abscessos das criptas
   B. Vilosidades planas
   C. Granuloma não caseoso em toda a parede intestinal
   D. Coloração especial para a toxina de *Clostridium difficile*
   E. Inflamação transmural aguda e crônica

VIII-21. Um homem de 45 anos de idade com retocolite ulcerativa foi tratado nos últimos cinco anos com infliximabe, com resolução excelente dos sintomas intestinais e evidência endoscópica de mucosa colônica normal. É saudável nos demais aspectos. Foi examinado por um dermatologista, devido ao aparecimento de uma lesão que inicialmente era uma pústula no membro inferior direito, mas que aumentou de tamanho e sofreu ulceração. A úlcera é moderadamente dolorosa. Não lembra de ter sofrido qualquer traumatismo nessa região. Ao exame, a úlcera mede 15 × 7 cm, e verifica-se a presença de necrose central. As bordas da úlcera são violáceas. Nenhuma outra lesão é identificada. Qual é o diagnóstico mais provável?

   A. Eritema nodoso
   B. Doença de Crohn metastática
   C. Psoríase
   D. Pioderma gangrenoso
   E. Piodermite vegetante

VIII-22. A doença inflamatória intestinal (DII) pode ser causada por fatores exógenos. A flora GI pode promover uma resposta inflamatória ou pode inibir a inflamação. Os probióticos têm sido utilizados no tratamento da DII. Qual dos seguintes microrganismos tem sido usado no tratamento da DII?

   A. *Campylobacter* spp.
   B. *C. difficile*
   C. *Escherichia* spp.
   D. *Lactobacillus* spp.
   E. *Shigella* spp.

VIII-23. Um paciente de 33 anos de idade com doença de Crohn teve uma resposta insatisfatória aos glicocorticoides e ao ácido 5-aminossalicílico (5-ASA). Tem interesse em usar agentes poupadores de esteroides. Não apresenta nenhuma doença hepática nem renal. Você prescreve injeções de metotrexato, uma vez por semana. Além do monitoramento da função hepática e do hemograma completo, que outra complicação do tratamento com metotrexato você deve assinalar a seu paciente?

   A. Histoplasmose disseminada
   B. Linfoma
   C. Pancreatite
   D. Pneumonite
   E. Colangite esclerosante primária

VIII-24. Todas as seguintes afirmativas são corretas com relação ao risco de câncer em pacientes com DII, EXCETO:

   A. Os pacientes com doença de Crohn correm maior risco de neoplasias malignas hematológicas do que a população geral.
   B. Os pacientes com doença de Crohn correm menor risco de neoplasias malignas GI do que os pacientes com retocolite ulcerativa.
   C. Os pacientes com retocolite ulcerativa de longa duração correm risco aumentado de desenvolvimento de carcinoma de cólon.
   D. Recomenda-se a colonoscopia de rastreamento a cada 1 a 2 anos em pacientes com história de mais de 8 a 10 anos de retocolite ulcerativa extensa, independentemente da idade.
   E. Os pacientes com retocolite ulcerativa que apresentam displasia de alto grau na colonoscopia devem ser submetidos à colectomia imediata.

VIII-25. Qual dos seguintes pacientes não necessita de exames adicionais para estabelecer o diagnóstico de síndrome do intestino irritável e iniciar o tratamento?

   A. Mulher de 76 anos de idade com seis meses de dor abdominal em cólica intermitente, agravada com o estresse e que está associada à distensão e à diarreia.
   B. Mulher de 25 anos de idade com seis meses de dor abdominal, distensão e diarreia, que agravaram-se de modo contínuo e que atualmente a despertam do sono para evacuar à noite.
   C. Homem de 30 anos de idade com seis meses de dor em cólica na parte inferior do abdome, que é aliviada com evacuação, habitualmente de fezes moles. Os sintomas agravam-se durante o dia, no trabalho, e melhoram no final de semana. Não há perda de peso.
   D. Estudante universitária de 19 anos de idade, com dois meses de diarreia e agravamento da dor abdominal, com presença ocasional de sangue nas fezes.
   E. Mulher de 27 anos de idade com seis meses de dor abdominal intermitente, distensão e diarreia sem perda de peso associada. A dor em cólica e a diarreia persistem depois de um jejum de 48 horas.

VIII-26. Uma mulher de 29 anos de idade procura uma clínica com queixa de desconforto abdominal. Sente o desconforto na maior parte dos dias da semana, e a dor varia quanto à localização e intensidade. Ela apresenta constipação, bem como diarreia, porém com predomínio dessa última. Em comparação com seis meses atrás, ela está com mais distensão e flatulência do que antes. Identifica a ingestão de alimento e o estresse como fatores agravantes, e a dor é aliviada com a defecação. Você suspeita de síndrome do intestino irritável. Os dados laboratoriais incluem: contagem de leucócitos de 8.000/μL, hematócrito de 32%, contagem de plaquetas de 210.000/μL e velocidade de hemossedimentação (VHS) de 44 mm/h. Os exames de fezes revelam a presença de lactoferrina, porém ausência de sangue. Qual é a intervenção adequada nesse estágio?

A. Antidepressivos
B. Ciprofloxacino
C. Colonoscopia
D. Tranquilização e aconselhamento da paciente
E. Agentes constipantes

VIII-27. Após uma cuidadosa anamnese, exame físico e pesquisa custo-efetiva, você diagnosticou uma mulher de 24 anos de idade com síndrome do intestino irritável. Que outra condição você esperaria encontrar nessa paciente?

A. Anatomia cerebral anormal
B. Doença autoimune
C. História de doenças sexualmente transmissíveis
D. Diagnóstico psiquiátrico
E. Hipersensibilidade sensorial a estímulos periféricos

VIII-28. Uma mulher de 24 anos de idade teve dois anos de queixas abdominais, caracterizadas por dor abdominal episódica, aliviada com a defecação. Relata que apresenta evacuações frequentes e pequenas, que costumam ocorrer logo após a ingestão de alimento. Ela não acorda à noite para ir ao banheiro. Ela se automedicou com vários medicamentos de venda livre. Relata que tentou várias dietas recomendadas pela televisão, as quais, em certas ocasiões, mas não consistentemente, ajudaram a aliviar os sintomas. A história clínica pregressa é marcante pela depressão leve, tratada com fluoxetina. O exame físico é totalmente normal, assim como o painel metabólico básico, a função da tireoide e o hemograma completo. Em pacientes como ela, foi demonstrado o benefício de uma dieta com baixo teor de qual dos seguintes produtos?

A. Proteína animal
B. Capsaicina
C. Oligossacarídeos, dissacarídeos, monossacarídeos e poliois fermentáveis
D. Arroz e produtos à base de arroz
E. Proteína vegetal

VIII-29. Uma mulher de 78 anos de idade é internada com febre, perda do apetite e dor no quadrante inferior esquerdo. Não tem constipação intestinal, porém não teve evacuações recentes. O exame laboratorial é marcante pela elevação da contagem dos leucócitos. Esses sintomas começaram há cerca de três dias e se agravaram de modo constante. Qual das seguintes afirmativas é verdadeira com relação ao uso de exame radiológico para avaliar a condição dessa paciente?

A. É comum a observação de níveis hidroaéreos em radiografias simples de abdome.
B. Menos de 25% dos pacientes apresentam sinais peritoneais.
C. O sangramento GI inferior tende a ser visualizado na angiografia por TC.
D. Não é necessário observar um espessamento da parede colônica na TC para o diagnóstico do provável distúrbio dessa paciente.
E. A ultrassonografia da pelve constitui a melhor modalidade para visualizar o provável processo patológico.

VIII-30. Em qual dos seguintes pacientes o tratamento cirúrgico da diverticulite aguda é MAIS adequado?

A. Mulher de 45 anos de idade com artrite reumatoide tratada com infliximabe e prednisona.
B. Mulher de 63 anos de idade com diverticulite no cólon descendente e estenose distal.
C. Mulher de 70 anos de idade com doença renal em estágio terminal e espessamento da parede colônica de 8 mm na TC.
D. Homem de 77 anos de idade com dois episódios de diverticulite nos últimos dois anos.
E. Nenhum dos pacientes anteriores necessita de tratamento cirúrgico.

VIII-31. Um homem de 67 anos de idade é examinado no serviço de emergência devido à presença de sangue no vaso sanitário após as evacuações. Havia também sangue no papel higiênico após a limpeza. Relata a necessidade de fazer esforço para defecar e apresenta constipação intestinal recente. O paciente tem uma história de hipertensão sistêmica e hiperlipidemia. Os sinais vitais são normais e não apresenta hipotensão ortostática. A anuscopia revela hemorroidas externas. O hematócrito está normal e o sangramento não sofre recorrência durante a sua permanência de 6 horas na emergência. Qual das seguintes opções é a conduta mais apropriada?

A. Ciprofloxacino e metronidazol
B. Supositórios de cortisona e suplementação de fibras
C. Ligadura elástica para hemorroidas
D. Hemorroidectomia
E. Endoscopia alta

VIII-32. Qual das seguintes afirmativas é verdadeira com relação ao abscesso anorretal?

A. O abscesso anorretal é mais comum em pacientes diabéticos.
B. O abscesso anorretal é mais comum em mulheres.
C. A dificuldade em evacuar é incomum e exige uma avaliação adicional para abscesso anorretal.
D. O exame no centro cirúrgico sob anestesia é necessário para uma exploração adequada na maioria dos casos.
E. A incidência máxima é observada na sétima década de vida.

VIII-33. Uma mulher de 88 anos de idade é levada à sua clínica pela família, devido a seu isolamento social cada vez maior. A paciente vive sozinha e reluta em visitar a família ou ser visitada. Os membros da família, incluindo sete crianças, também perceberam um odor fétido no apartamento e nela própria. Não teve nenhuma perda de peso. Uma vez sozinha na sala de exame, queixa-se apenas de hemorroidas. Ao exame do estado mental, ela apresenta sinais de depressão. Qual das seguintes intervenções é mais adequada nesse momento?

A. TC da cabeça
B. Tratamento com antidepressivo
C. Exame físico, incluindo exame geniturinário e retal
D. Rastreamento para neoplasia maligna oculta
E. Determinação do nível sérico de hormônio estimulante da tireoide

VIII-34. Uma mulher de 85 anos de idade é levada ao serviço de emergência local pela família. Queixa-se dor abdominal que melhora e piora por vários dias, porém, essa manhã, a paciente declara que sentiu a pior dor de sua vida. Descreve uma dor aguda ou punhalada no abdome. A família relata que ela não está se alimentando e parece estar sem apetite. Tem história clínica pregressa de fibrilação atrial e hipercolesterolemia. Teve dois episódios de vômitos e, na emergência, apresenta diarreia com sangue oculto positivo. Ao exame, a paciente não tem febre, com frequência cardíaca de 105 bpm e pressão arterial de 111/69 mmHg. O abdome está levemente distendido e com ruídos hidroaéreos hipoativos. A paciente não apresenta dor a descompressão nem defesa. É internada para manejo subsequente. Várias horas depois da internação, a paciente deixa de reagir. É difícil obter a pressão arterial que, por aproximação, é de 60/40 mmHg. A paciente apresenta abdome rígido. A cirurgia é necessária, e a paciente é levada para laparotomia de emergência. Verifica-se a presença de isquemia mesentérica aguda. Qual das seguintes afirmativas é verdadeira com relação a esse diagnóstico?

A. A taxa de mortalidade para essa condição é > 50%.
B. Os fatores de risco incluem dieta pobre em fibras e obesidade.
C. O "padrão-ouro" para o diagnóstico é a TC do abdome.
D. A ausência de sinais abdominais agudos nesse caso é incomum na isquemia mesentérica.
E. A circulação esplâncnica é pouco colateralizada.

VIII-35. Um homem de 63 anos de idade com história de diabetes melito e infarto do miocárdio foi internado na unidade de terapia intensiva (UTI) há um dia com sepse decorrente de pneumonia pneumocócica com bacteremia. Foram administrados imediatamente antibióticos; entretanto, no início, o paciente necessitou de altas doses de norepinefrina e líquidos para estabilizar a pressão arterial. A norepinefrina foi retirada há cerca de 12 horas. No decorrer das últimas 2 horas, o paciente apresentou dor abdominal de maior intensidade, distensão e fezes sanguinolentas. O exame físico é marcante por uma pressão arterial de 100/50 mmHg, frequência cardíaca regular de 100 bpm, frequência respiratória de 22 incursões/min e saturação de oxigênio de 93% com oxigênio nasal de alto fluxo. O abdome está difusamente hipersensível, sem sons intestinais audíveis. A radiografia de abdome revela múltiplos níveis hidroaéreos no intestino delgado. Qual é o diagnóstico mais provável?

A. Êmbolo arterial
B. Colite por *C. difficile*
C. Doença inflamatória intestinal
D. Isquemia mesentérica não oclusiva
E. Trombose venosa

VIII-36. Uma mulher de 74 anos de idade está no segundo dia pós-operatório de uma cirurgia de quadril para fratura depois de uma queda. A única medicação que tomava antes de sua internação era um suplemento de cálcio, e não há nenhuma história pregressa de cirurgia. Nessas últimas 24 horas, apresentou desconforto e distensão abdominais de intensidade crescente. Recebeu uma dose de cefazolina antes da cirurgia, porém sem outro antibiótico. Ao exame físico, a paciente não tem febre e apresenta pressão arterial de 140/80 mmHg, frequência cardíaca de 110 bpm, frequência respiratória de 16 incursões/min e saturação de oxigênio de 100% com 2 L de oxigênio nasal. Apresenta abdome timpânico distendido com ausência de sons intestinais. Não há dor à descompressão. A radiografia de abdome na posição ortostática é mostrada na Figura VIII-36. Qual é o diagnóstico mais provável?

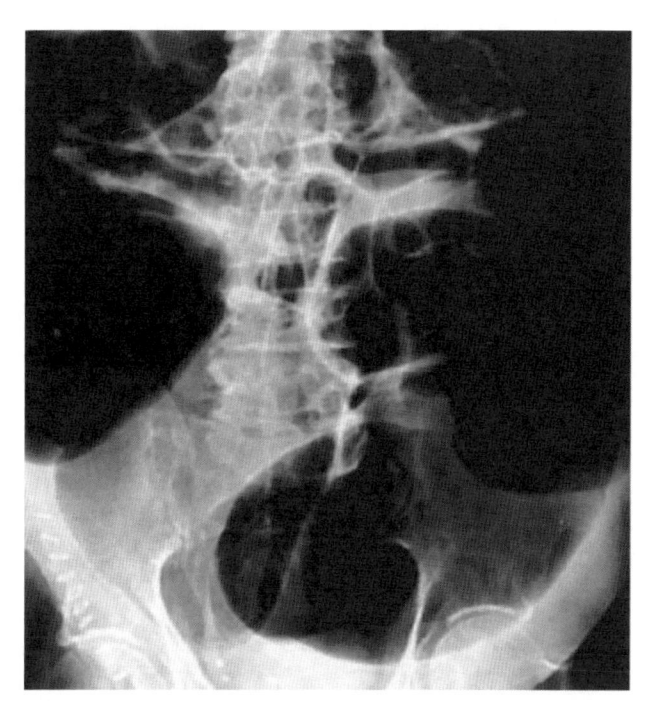

FIGURA VIII-36 Reproduzida, com autorização, de Bongard FS, Sue DY [Eds]. *Current Critical Care Diagnosis & Treatment*. Originalmente publicada por Appleton & Lange. Copyright © 1994 by The McGraw-Hill Companies, Inc., Fig. 13.18A.

A. Colecistite acalculosa
B. Pseudo-obstrução colônica
C. Úlcera duodenal perfurada
D. Obstrução do intestino delgado
E. Íleo do intestino delgado

VIII-37. Qual das seguintes opções é o próximo tratamento recomendado para a paciente descrita na Questão VIII-36?

A. Atropina
B. Laparotomia
C. Morfina
D. Neostigmina
E. Vancomicina

VIII-38. Todas as seguintes condições são causas potenciais de obstrução do apêndice e apendicite, EXCETO:

A. Infecção por *Ascaris*
B. Tumor carcinoide
C. Colelitíase
D. Fecalito
E. Sarampo

VIII-39. Uma mulher de 32 anos de idade é examinada no serviço de emergência para avaliação de dor abdominal. Relata uma vaga perda de apetite nos últimos dias e dor abdominal progressivamente intensa, a princípio no umbigo, mas agora localizada no quadrante inferior direito. A dor é em cólica. Não teve evacuações nem vômitos. Relata que está saudável nos demais aspectos e não teve nenhum contato com pessoas doentes. O exame é notável pela temperatura de 38,1°C e frequência cardíaca de 105 bpm; todavia, nos demais aspectos, os sinais vitais estão normais. O abdome é hipersensível à palpação no quadrante inferior direito, e o exame pélvico é normal. O teste de gravidez na urina é negativo. Qual das seguintes modalidades de imagem tem mais probabilidade de confirmar o diagnóstico?

A. TC não contrastada do abdome
B. Colonoscopia
C. Ultrassonografia pélvica
D. Radiografia simples de abdome
E. Ultrassonografia do abdome

VIII-40. Um homem de 38 anos de idade é examinado no atendimento de urgência com dor abdominal intensa de várias horas de duração. Os sintomas começaram subitamente, porém o paciente relata vários meses de dor epigástrica após a ingestão de alimento, com consequente perda de 4,5 kg. Não toma nenhuma medicação, além de antiácidos de venda livre, e não apresenta nenhum outro problema clínico ou hábitos. Ao exame físico, a temperatura é de 38°C, o pulso de 130 bpm, a frequência respiratória de 24 incursões/min e a pressão arterial de 110/50 mmHg. Não há sons intestinais e o abdome é rígido, com defesa involuntária difusa. Obtém-se uma radiografia simples de abdome, que revela a presença de ar livre sob o diafragma. Qual das seguintes condições tem mais probabilidade de ser encontrada no centro cirúrgico?

A. Intestino necrótico
B. Pâncreas necrótico
C. Úlcera duodenal perfurada
D. Vesícula biliar perfurada
E. Úlcera gástrica perfurada

VIII-41. Qual é a fonte mais provável de peritonite no paciente da Questão VIII-40?

A. Bile
B. Sangue
C. Corpo estranho
D. Conteúdo gástrico
E. Enzimas pancreáticas

VIII-42. Um homem de 61 anos de idade é internado em seu serviço, devido a aumento de volume do abdome. Ao exame clínico, você detecta a presença de ascite e realiza uma paracentese. Os resultados revelam uma contagem de leucócitos de 300/μL com 35% de células polimorfonucleares. O nível de albumina peritoneal é de 1,2 g/dL, a proteína é de 2,0 g/dL, e os triglicerídeos, de 320 mg/dL. As culturas peritoneais estão sendo aguardadas. O nível sérico de albumina é de 2,6 g/dL. Qual dos seguintes diagnósticos é o mais provável?

A. Insuficiência cardíaca congestiva
B. Tuberculose peritoneal
C. Carcinomatose peritoneal
D. Ascite quilosa
E. Peritonite bacteriana

VIII-43. Qual das seguintes opções é o sinal ou sintoma mais comum de doença hepática?

A. Fadiga
B. Prurido
C. Icterícia
D. Náusea
E. Dor no quadrante superior direito

VIII-44. Nas mulheres, qual é a quantidade média de consumo diário de álcool que está associada ao desenvolvimento de doença hepática crônica?

A. Uma dose
B. Duas doses
C. Três doses
D. Seis doses
E. 12 doses

VIII-45. Todas as seguintes questões pertencem ao questionário CAGE, que deve ser um componente da história clínica para verificar a existência de abuso e dependência de álcool, EXCETO:

A. Você sente que possui maior tolerância ao álcool do que seus amigos?
B. Algumas vezes sentiu que deveria diminuir a quantidade de bebida?
C. As pessoas o aborrecem ao criticar seu hábito de beber?
D. Já se sentiu culpado ou mal com relação a seu hábito de beber?
E. Já bebeu pela manhã para diminuir o nervosismo ou livrar-se de uma ressaca?

VIII-46. As elevações em todos os seguintes exames laboratoriais indicam a presença de doença hepática, EXCETO:

A. 5´-nucleotidase
B. Aspartato aminotransferase
C. Bilirrubina conjugada
D. Bilirrubina não conjugada
E. Bilirrubina urinária

VIII-47. Todas as seguintes afirmativas são verdadeiras com relação às provas de função hepática, EXCETO:

A. A alanina aminotransferase (ALT) é encontrada no fígado, músculo cardíaco, músculo esquelético e rim.
B. A elevação da aspartato aminotransferase (AST) e da ALT para > 1.000 UI/L é típica da hepatite isquêmica.
C. A elevação da AST é mais específica para disfunção hepática do que a elevação da ALT.
D. Uma elevação da AST e ALT, com razão AST:ALT de > 3 é típica da hepatite viral aguda.
E. A magnitude da elevação da AST e da ALT tem um significado prognóstico importante na hepatite aguda.

VIII-48. Um médico assistente verifica que um de seus residentes de 26 anos de idade apresenta olhos amarelados depois de um plantão de 24 horas. Quando questionado, o residente declara que não tem nenhuma história clínica, mas que, em certas ocasiões, acredita que possa ter icterícia discreta quando está estressado ou toma mais de 4 a 5 doses de bebida alcoólica. Nunca procurou tratamento médico, pois não tem certeza, já que os olhos voltam a ter seu aspecto normal em dois dias. Nega a ocorrência de náusea, dor abdominal, urina escura, fezes de coloração clara, prurido ou perda de peso. Ao exame, o IMC é de 20,1 kg/m^2 e os sinais vitais estão normais. Verifica-se a presença de icterícia da esclera. Não há estigmas de doença hepática crônica. O abdome do paciente é macio e não apresenta hipersensibilidade. O tamanho hepático é de 8 cm à percussão. A borda hepática é lisa e palpável apenas com inspiração profunda. O baço não é palpável. Os exames laboratoriais são normais, com exceção da bilirrubina total de 3,0 mg/dL. A bilirrubina direta é de 0,2 mg/dL. Os níveis de AST, ALT e fosfatase alcalina estão normais. O hematócrito, a lactato desidrogenase e a haptoglobina estão normais. Qual dos seguintes diagnósticos é o mais provável?

A. Anemia hemolítica autoimune
B. Síndrome de Crigler-Najjar tipo 1
C. Coledocolitíase
D. Síndrome de Dubin-Johnson
E. Síndrome de Gilbert

VIII-49. Qual é o próximo passo na avaliação e no tratamento do paciente da Questão VIII-48?

A. Determinação do genótipo
B. Esfregaço de sangue periférico
C. Prednisona
D. Tranquilização
E. Ultrassonografia do quadrante superior direito

VIII-50. Qual das seguintes afirmativas é verdadeira com relação à hiperbilirrubinemia observada em pacientes com hemólise intravascular significativa?

A. Os níveis de bilirrubina < 4 mg/dL implicam a presença concomitante de disfunção da vesícula biliar.
B. Os níveis de bilirrubina > 4 mg/dL (68 μmol/L) implicam a presença concomitante de disfunção hepática.
C. É normalmente composta por 50% de bilirrubina conjugada e 50% de bilirrubina não conjugada.
D. A hemólise prolongada pode resultar no desenvolvimento de nefrolitíase, devido a cálculos biliares pigmentados.

VIII-51. Um homem de 34 anos de idade procura o médico com queixa de olhos amarelos. Na semana passada, sentiu-se doente, com diminuição da ingestão oral, febre baixa (cerca de 37,7ºC), fadiga, náusea e vômitos ocasionais. Com o início da icterícia, percebeu a ocorrência de dor no quadrante superior direito. No momento, faz uso de maconha e *ecstasy* e tem história pregressa de uso de substâncias injetáveis com cocaína. Não tem nenhuma outra história clínica pregressa, porém não pode doar sangue há quatro anos por motivos que ele não consegue lembrar. A história social é marcante pelo seu trabalho como assistente de veterinária. Quanto à história sexual, relata cinco parceiros sexuais masculinos nos últimos seis meses. Ele não faz uso consistente de preservativos. Ao exame físico, tem aparência doente e icterícia evidente, com icterícia da esclera. O fígado tem 15 cm à percussão e é palpável 6 cm abaixo do arco costal direito. A borda é lisa e hipersensível à palpação. Não há aumento do baço, nem estigmas de doença hepática crônica. A AST é de 1.232 UI/L, a ALT de 1.560 UI/L, a fosfatase alcalina de 394 UI/L, a bilirrubina total de 13,4 mg/dL e a bilirrubina direta de 12,2 mg/dL. A razão normalizada internacional (INR) é de 2,3, e o tempo de tromboplastina parcial ativada (TTPa) é de 52 segundos. A sorologia para hepatite revela o seguinte:

IgM anti-hepatite A	negativa
IgG anti-hepatite A	negativa
IgM *anticore* da hepatite B	positiva
IgG *anticore* da hepatite B	negativa
Antígeno de superfície da hepatite B	positivo
Anticorpo de superfície da hepatite B	negativo
Antígeno da hepatite B	positivo
Anticorpo anti-E da hepatite B	negativo
Anticorpo anti-hepatite C	positivo

Qual é a causa da apresentação clínica atual desse paciente?

A. Hepatite A aguda
B. Hepatite B aguda
C. Hepatite C aguda
D. Hepatite B crônica
E. Hepatite induzida por substâncias

VIII-52. No paciente descrito na Questão VIII-51, qual seria a melhor abordagem para impedir o desenvolvimento de hepatite crônica?

A. Administração de imunoglobulina (Ig) G antivírus da hepatite A.
B. Administração de lamivudina.
C. Administração de interferon α peguilado mais ribavirina.
D. Administração de prednisona, iniciando com uma dose de 1 mg/kg ao dia.
E. Não tomar nenhuma medida e observar apenas, visto que 99% dos indivíduos com essa doença se recuperam.

VIII-53. Qual das seguintes causas virais de hepatite aguda tem mais probabilidade de provocar hepatite fulminante em uma mulher grávida?

A. Hepatite A
B. Hepatite B
C. Hepatite C
D. Hepatite D
E. Hepatite E

VIII-54. Uma menina de 16 anos de idade procurou a sua clínica há um mês com icterícia, vômitos, mal-estar e anorexia. Dois outros membros de sua família também ficaram doentes com sintomas semelhantes. Com base nas sorologias virais, incluindo IgM antivírus da hepatite A positiva, foi estabelecido um diagnóstico de hepatite A. A paciente foi tratada de modo conservador e pareceu ter uma recuperação completa uma semana após as primeiras manifestações. Hoje, ela volta à sua clínica queixando-se dos mesmos sintomas ocorridos há um mês. Está com icterícia, e os exames laboratoriais iniciais revelam níveis elevados de transaminases. Qual das seguintes opções oferece a melhor explicação para o que ocorreu com essa paciente?

A. Coinfecção pelo vírus da hepatite C
B. Tratamento inadequado da infecção inicial
C. Diagnóstico inicial incorreto; essa paciente provavelmente tem hepatite B
D. Reinfecção com hepatite A
E. Recidiva da hepatite A

VIII-55. Uma mulher de 26 anos de idade chega à sua clínica com interesse de engravidar. Procura seus conselhos sobre as vacinas necessárias e, em particular, pergunta sobre a vacina contra a hepatite B. Ela trabalha como recepcionista de uma empresa local, nega o consumo de álcool ou o uso de substâncias ilícitas e está em uma relação monogâmica. Qual das seguintes afirmativas é verdadeira com relação à vacinação contra a hepatite B?

A. A vacina contra hepatite B consiste em duas doses intramusculares com intervalo de um mês.
B. Apenas pacientes com fatores de risco definidos precisam ser vacinados.
C. A gravidez não constitui uma contraindicação para vacina contra hepatite B.
D. As sorologias para hepatite dessa paciente devem ser verificadas antes da vacinação.
E. A vacinação não deve ser administrada a crianças com menos de 2 anos.

VIII-56. Um rapaz de 18 anos de idade procura uma clínica rural com náusea, vômitos, anorexia, desconforto abdominal, mialgias e icterícia. Declara o consumo ocasional de álcool e é sexualmente ativo. Descreve também o uso de heroína e cocaína "algumas vezes no passado". Trabalha como cozinheiro em um restaurante local. Perdeu 15,5 kg desde a sua última visita à clínica e tem aparência emagrecida e doente. Ao exame, verifica-se a presença de icterícia da esclera e fígado palpável e hipersensível abaixo do arco costal direito. No que concerne à hepatite aguda, qual das seguintes afirmativas é verdadeira?

A. Não é possível fazer uma distinção entre as etiologias virais baseando-se apenas em critérios clínicos.
B. Com base na idade e nos fatores de risco, esse paciente provavelmente tem hepatite B.
C. O paciente não tem vírus da hepatite E, visto que essa infecção só ocorre em mulheres grávidas.
D. Esse paciente não pode ter hepatite C, visto que a sua apresentação é muito aguda.
E. Esse paciente não tem hepatite A, visto que a sua apresentação é muito fulminante.

VIII-57. Um homem de 36 anos de idade procura assistência devido à ocorrência de fadiga e urina cor de chá há cinco dias. O exame físico revela icterícia e hepatomegalia hipersensível, porém é inespecífico nos demais aspectos. Os exames laboratoriais revelam AST de 2.400 UI/L e ALT de 2.640 UI/L. A fosfatase alcalina é de 210 UI/L. A bilirrubina total é de 8,6 mg/dL. Qual dos seguintes diagnósticos tem menos probabilidade de causar esse quadro clínico e essas anormalidades laboratoriais?

A. Hepatite A aguda
B. Hepatite B aguda
C. Hepatite C aguda
D. Ingestão de paracetamol
E. Síndrome de Budd-Chiari

VIII-58. Qual dos seguintes fármacos tem um efeito tóxico direto sobre os hepatócitos?

A. Paracetamol
B. Clorpromazina
C. Halotano
D. Isoniazida
E. Rosuvastatina

VIII-59. Uma mulher de 32 anos de idade é internada na UTI após superdosagem de paracetamol com coingestão de álcool. Estava alerta e interativa cerca de 4 horas antes de sua internação, quando teve uma briga com o namorado, que a deixou sozinha em casa. Ao retornar, 6 horas depois, ele encontrou um frasco de cápsulas de paracetamol 500 mg vazio, bem como uma garrafa de vodka vazia. O número exato de cápsulas que havia no frasco não é conhecido, porém o frasco completo contém até 50 cápsulas. A paciente estava desacordada e havia vomitado, de modo que o namorado chamou o serviço de emergência. Ao chegar ao serviço de emergência, a paciente está torporosa. Os sinais vitais são os seguintes: pulso de 109 bpm, frequência respiratória de 20 respirações/min, pressão arterial de 96/52 mmHg e saturação de oxigênio de 95% no ar ambiente. O exame revela dor abdominal inespecífica leve à palpação. O fígado não está aumentado. Os resultados laboratoriais iniciais revelam hemograma completo, eletrólitos e função renal normais. O nível de AST é de 68 UI/L, o de ALT é de 46 UI/L, de fosfatase alcalina, 110 UI/L, e bilirrubina total, de 1,2 mg/dL. O nível de glicose e o perfil da coagulação estão normais. O nível sérico de álcool é de 210 g/dL. O nível de paracetamol é de 350 µg/mL. Qual é o próximo passo mais adequado no tratamento dessa paciente?

A. Administração de carvão ativado ou colestiramina.
B. Administração de 140 mg/kg de N-acetilcisteína, seguidos de 70 mg/kg a cada 4 horas, até um total de 15 a 20 doses.
C. Monitoramento contínuo da função hepática, da glicose e da coagulação a cada 4 horas, com administração de N-acetilcisteína se esses parâmetros começarem a apresentar alguma alteração.
D. Não fazer nada, visto que as provas de função e o perfil da coagulação normais indicam apenas uma ingestão pequena.
E. Iniciar a hemodiálise para depuração da toxina.

VIII-60. Um profissional de saúde de 31 anos de idade apresenta um teste cutâneo tuberculínico positivo seis semanas após exposição a um paciente com tuberculose pulmonar ativa. É assintomático, e a radiografia de tórax é normal. Qual das seguintes afirmativas é verdadeira com relação ao início da terapia profilática com isoniazida (INH)?

A. A lesão hepatocelular aguda causada pela INH é uma reação idiossincrásica, que se manifesta nos primeiros dois meses após o início da terapia.
B. Ensaios clínicos controlados demonstraram que o monitoramento mensal dos níveis de aminotransferases reduz a morbidade em profissionais de saúde que recebem profilaxia com INH nos EUA.
C. A elevação dos níveis de aminotransferases nos primeiros dois meses de terapia é uma indicação para interromper a INH e substituí-la por outro fármaco.
D. Esse paciente tem uma probabilidade de 50 a 70% de apresentar uma elevação transitória dos níveis de aminotransferases nos primeiros dois meses de tratamento.
E. A frequência da lesão hepatocelular aguda causada por INH é dependente da idade, aumentando em pacientes com mais que 35 anos de idade.

VIII-61. Você está cuidando de um antigo usuário de drogas de 48 anos de idade com hepatite C crônica que atualmente não utiliza nenhuma medicação e cujo perfil de risco cardiovascular mais recente sugere que a instituição da terapia com estatinas seria benéfica. As provas de função hepática mais recentes revelam níveis no limite superior da normalidade de AST e ALT e valores normais da fosfatase alcalina e INR. O paciente não iniciou a terapia antiviral, devido a problemas de plano de saúde com as novas terapias curativas de alto custo. Qual das seguintes afirmativas é verdadeira com relação à terapia com estatinas?

A. O monitoramento dos níveis de aminotransferases deve ser iniciado em pacientes que começam o tratamento com estatinas.
B. De modo geral, entre 5 e 10% dos pacientes que tomam estatinas desenvolvem elevações leves e reversíveis nos níveis de aminotransferase.
C. As estatinas não estão contraindicadas para pacientes com hepatite C crônica.
D. As estatinas devem ser interrompidas em pacientes assintomáticos que desenvolvem uma elevação isolada na atividade das aminotransferases.

VIII-62. Todas as seguintes condições constituem causas prováveis de hepatite crônica, EXCETO:

A. Hepatite autoimune
B. Vírus da hepatite A
C. Vírus da hepatite B
D. Vírus da hepatite C
E. Vírus da hepatite D

VIII-63. Uma mulher de 38 anos de idade é examinada devido à identificação de níveis elevados de transaminases durante exames laboratoriais de rotina para seguro de vida. Nasceu na Tailândia e imigrou para os EUA há 10 anos. Casou com um norte-americano há 12 anos e conheceu o marido enquanto estava fora do país a negócio. Trabalhava na Tailândia como vice-ministra de turismo para o governo, porém não está empregada no momento. Não tem nenhuma história clínica pregressa significativa. Teve uma gravidez normal aos 22 anos de idade. Quando indagada acerca dos fatores de risco para doença hepática, ela nega o consumo de álcool ou o abuso de substâncias. Nunca recebeu transfusão de sangue. Lembra-se de um episódio de icterícia para o qual não procurou assistência médica há cerca de 15 anos. Esse episódio teve resolução espontânea. No momento, sente-se bem, e o marido desejava incluí-la em sua apólice de seguro de vida. Não há nenhum estigma de doença hepática crônica. Os exames laboratoriais revelam níveis de AST de 346 UI/L, ALT de 412 UI/L, fosfatase alcalina de 98 UI/L e bilirrubina total de 1,5 mg/dL. Uma investigação adicional inclui as seguintes pesquisas para vírus: IgG anti-hepatite A positivo, antígeno de superfície da hepatite B positivo, antígeno e da hepatite B positivo e IgG *anticore* do vírus da hepatite B positivo e IgG anti-hepatite C negativo. O nível de DNA do HBV é de $4,8 \times 10^4$ UI/mL. Qual dos seguintes medicamentos está indicado para essa paciente?

A. Aciclovir
B. Entecavir
C. Ritonavir
D. Simeprevir
E. Não há necessidade de tratamento

VIII-64. Um homem de 46 anos de idade tem diagnóstico de infecção crônica pelo vírus da hepatite C (HCV). É um ex-usuário de substâncias intravenosas por mais de 20 anos, que, há um ano, tornou-se abstinente. Recebeu tratamento para endocardite de valva tricúspide há três anos. Ele não sabe quando adquiriu o HCV. Os exames laboratoriais revelam anticorpo IgG anti-HCV positivo, com uma carga viral de mais de 1 milhão de cópias. O vírus é de genótipo 2. O nível de AST é de 82 UI/L, e o de ALT, de 74 UI/L. É submetido à biópsia hepática, que demonstra a presença de um grau moderado de fibrose confluente. Qual das seguintes opções é mais preditiva de desenvolvimento de cirrose?

A. Transaminases anormais
B. Fibrose confluente na biópsia hepática
C. Genótipo 2
D. História de endocardite bacteriana
E. História de uso de substâncias intravenosas

VIII-65. Uma mulher de 34 anos de idade é examinada devido à ocorrência de fadiga, mal-estar, artralgias e perda de peso de 4,5 kg nas últimas 6 a 8 semanas. Não tem nenhuma história clínica pregressa. Como não se sentia bem, tomou um ou dois comprimidos de paracetamol, 500 mg ao dia. Ao exame físico, a temperatura é de 37,8°C, a frequência respiratória de 18 respirações/min, a pressão arterial é de 100/48 mmHg, a frequência cardíaca é de 92 bpm e a saturação de oxigênio é de 96% no ar ambiente. Apresenta icterícia da esclera. A borda hepática é palpável 3 cm abaixo do arco costal direito. É lisa e hipersensível. Não há aumento do baço. A paciente apresenta sinovite leve nas pequenas articulações das mãos. O nível de AST é de 542 UI/L, o de ALT é de 657 UI/L, o da fosfatase alcalina, de 102 UI/L, o da bilirrubina total de 5,3 mg/dL e bilirrubina direta, 4,8 mg/dL. Qual dos seguintes exames tem MENOS probabilidade de ser positivo nesse diagnóstico?

A. Fatores antinucleares de padrão homogêneo
B. Anticorpos antimicrossomais hepáticos/renais (anti-LKM)
C. Anticorpos antimitocondriais
D. Hipergamaglobulinemia
E. Fator reumatoide

VIII-66. Na infecção crônica pelo vírus da hepatite B, o que significa a presença do antígeno e da hepatite B?

A. Desenvolvimento de fibrose hepática, levando à cirrose.
B. A população viral dominante é menos virulenta e menos transmissível.
C. Maior probabilidade de exacerbação aguda nas próximas 1 a 2 semanas.
D. Replicação viral contínua.
E. Resolução da infecção.

VIII-67. Todas as seguintes afirmativas são verdadeiras com relação à doença alcoólica, EXCETO:

A. Ocorre esteatose hepática em > 90% dos alcoolistas crônicos e compulsivos.
B. A infecção pelo vírus da hepatite C agrava o prognóstico da doença hepática alcoólica.
C. Mais de 50% dos alcoolistas desenvolverão hepatite alcoólica.
D. A quantidade e a duração do consumo de álcool constituem os fatores de risco mais importantes para o desenvolvimento da doença hepática alcoólica.
E. As características patológicas da doença hepática alcoólica consistem em esteatose hepática, hepatite e cirrose.

VIII-68. Uma mulher de 32 anos de idade é internada com febre, dor abdominal e icterícia. Ela bebe cerca de seis cervejas por dia e recentemente aumentou o consumo de álcool para mais de 12 cervejas por dia. Não tem nenhuma história de abuso de outra substância e não tem história pregressa de doença hepática alcoólica ou pancreatite. Não faz uso de nenhuma medicação. Ao exame físico, tem aparência doente e desleixada, com odor de fruta no hálito. Os sinais vitais são os seguintes: frequência cardíaca de 122 bpm, pressão arterial de 95/56 mmHg, frequência respiratória de 22 respirações/min, temperatura de 38,5°C e saturação de oxigênio de 98% no ar ambiente. Apresenta icterícia da esclera, e verifica-se a presença de angiomas aracneiformes no tronco. A borda hepática é palpável 10 cm abaixo do arco costal direito. É lisa e hipersensível à palpação. O baço não é palpável. Não há ascite nem edema dos membros inferiores. Os exames laboratoriais revelam AST de 431 UI/L, ALT de 198 UI/L, bilirrubina de 8,6 mg/dL, fosfatase alcalina de 201 UI/L, amilase de 88 U/L e lipase de 50 U/L. A proteína total é de 6,2 g/dL, e a albumina, de 2,8 g/dL. O tempo de protrombina é de 29 segundos (controle: 13 segundos), com INR de 2,2. Qual é a melhor abordagem para o tratamento dessa paciente?

A. Administrar líquidos intravenosos, tiamina e folato e observar a ocorrência de melhora nos exames laboratoriais e na condição clínica da paciente.
B. Administrar líquidos intravenosos, tiamina, folato e imipenem, enquanto se aguardam os resultados das hemoculturas.
C. Administrar 40 mg de prednisona ao dia, durante quatro semanas, antes de iniciar uma redução gradual da dose.
D. Consultar o cirurgião para o tratamento da colecistite aguda.
E. Realizar uma TC do abdome com meio de contraste intravenoso para avaliação de pancreatite necrosante.

VIII-69. Qual das seguintes afirmativas é verdadeira com relação à doença hepática gordurosa não alcoólica (DHGNA)?

A. Os exames de imagem sugerem a presença de esteatose hepática em certo grau em 10% dos adultos norte-americanos.
B. A DHGNA não ocorre em indivíduos magros.
C. A DHGNA é mais comum em afro-americanos do que em hispano-americanos.
D. A DHGNA está fortemente associada à obesidade e à resistência à insulina.
E. Embora seja comum nos EUA, a DHGNA não é comum em outros países.

VIII-70. Um homem de 44 anos de idade procura avaliação médica para um achado anormal na ultrassonografia. O paciente tem uma história de diabetes melito tipo 2 e toma insulina. Semana passada, foi examinado no serviço de emergência devido a uma dor mesoepigástrica provavelmente causada pelo uso de AINE para dor muscular (recentemente, começou a praticar exercícios depois que a esposa lhe disse que deveria perder peso). Durante a avaliação, a ultrassonografia do abdome revelou infiltração gordurosa pronunciada do fígado. Os exames laboratoriais revelam níveis de transaminases de 2x o normal, com valores normais da fosfatase alcalina, bilirrubina e tempo de protrombina. Além da insulina, não toma nenhuma medicação, não consome álcool nem utiliza substâncias ilícitas e não tem nenhuma história familiar de doença hepática. Ao exame físico, o paciente está obeso (IMC, 32 kg/m^2), com sinais vitais normais e sem nenhuma outra anormalidade. Você considera a probabilidade de DHGNA. Todas as seguintes afirmativas são verdadeiras com relação ao possível tratamento desse paciente, EXCETO:

A. A cirurgia bariátrica é segura em pacientes com DHGNA.
B. O exercício pode reduzir a esteatose hepática.
C. As estatinas podem agravar a inflamação na DHGNA.
D. Não existe nenhum tratamento aprovado pela Food and Drug Administration para a DHGNA.
E. A vitamina E pode reduzir os níveis de aminotransferases e a esteatose hepática.

VIII-71. Todas as seguintes afirmativas são verdadeiras com relação à doença hepática induzida por álcool, EXCETO:

A. A cirrose induzida por álcool caracteriza-se por nódulos predominantemente grandes (> 2 cm).
B. O consumo de álcool constitui a causa mais comum de cirrose nos EUA.
C. O consumo crônico de álcool pode causar fibrose hepática, na ausência de inflamação associada.
D. O consumo excessivo de álcool pode causar hepatite aguda.
E. O consumo excessivo de álcool pode agravar a doença hepática devido à hemocromatose.

VIII-72. Um homem de 64 anos de idade é internado na UTI com sangramento GI significativo. A EGD revela varizes esofágicas. O paciente está confuso e incapaz de fornecer qualquer história. O exame físico é marcante pelos achados anormais nas mãos, conforme ilustrado nas Figuras VIII-72A e VIII-72B. A ultrassonografia revela um fígado de pequeno tamanho compatível com cirrose. Qual das seguintes condições é a causa mais provável da cirrose desse paciente.

A

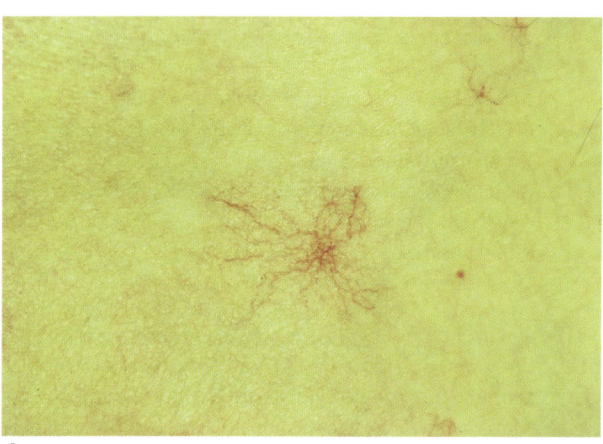

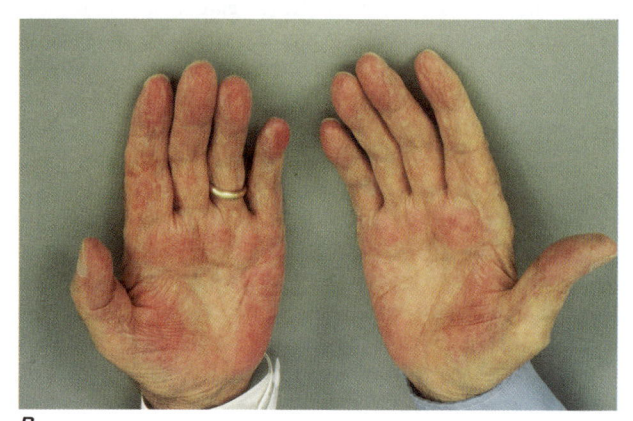

B

FIGURA VIII-72

A. Alcoolismo
B. Hepatite autoimune
C. Infecção crônica pelo vírus da hepatite C
D. Hemocromatose
E. Cirrose biliar primária

VIII-73. No paciente descrito na Questão VIII-72, todas as seguintes abordagens podem ser usadas para controlar a hemorragia por varizes, EXCETO:

A. Escleroterapia endoscópica
B. Ligadura endoscópica das varizes
C. Octreotida
D. Propranolol
E. *Shunt* portossistêmico intra-hepático transjugular

VIII-74. Você está acompanhando uma mulher de 44 anos de idade com cirrose resultante da infecção crônica pelo vírus da hepatite C. Até o momento, ela não tem nenhuma evidência de hipertensão portal, e a doença está bem controlada com o esquema clínico atual. Todos os seguintes achados recentes em um exame complementar são sugestivos de desenvolvimento de hipertensão portal, EXCETO:

A. Gradiente de 15-cmHg entre a pressão ocluída e livre na veia hepática
B. Ascite na ultrassonografia
C. Aumento de tamanho do baço ao exame físico
D. Dilatação atrial esquerda no ecocardiograma
E. Trombocitopenia

VIII-75. Um homem de 63 anos de idade com cirrose e hipertensão portal devido à hemocromatose chega com alteração do estado mental. Apresenta ascite crônica controlada com dieta e espironolactona. O paciente tem uma história de um episódio de sangramento esofágico, porém nenhum outro episódio desde que começou a tomar propranolol. A família relata que, nos últimos dois dias, tornou-se mais confuso, porém não apresentou melena nem hematêmese. Não tem febre e os sinais vitais são normais. O exame físico é marcante pela ascite, asterixe e orientação apenas para a pessoa. O exame laboratorial é marcante por um nível de hemoglobina de 10,1 (valor basal de 9,5), creatinina de 1,4 (valor basal de 1,4) e ureia sanguínea de 96 (valor basal de 38. Realiza-se uma paracentese que revela um líquido claro com 800 leucócitos (40% de neutrófilos). Qual das seguintes abordagens é a terapia mais indicada para esse paciente?

A. Ampicilina, ceftriaxona e vancomicina
B. Cefotaxima
C. EGD com ligadura elástica
D. Hemodiálise
E. Lactulose

VIII-76. Uma mulher de 48 anos de idade procura assistência com queixa de fadiga e prurido. Nos últimos seis meses, sentiu-se cansada e, recentemente, desenvolveu prurido difuso. O prurido torna-se mais intenso ao anoitecer, porém é intermitente. Não se observa nenhum agravamento após banhos quentes por imersão em banheira ou em chuveiro. A história clínica pregressa é significativa apenas pela ocorrência de hipotireoidismo, para o qual toma levotiroxina, 125 μg ao dia. Ao exame físico, a paciente apresenta icterícia leve e icterícia da esclera. O fígado está aumentado até 15 cm à palpação e é palpável 5 cm abaixo do arco costal direito. São observados xantomas em ambos os cotovelos. Verifica-se a presença de hiperpigmentação no tronco e nos braços, onde a paciente tem escoriações. Os exames laboratoriais revelam os seguintes achados: contagem de leucócitos de 8.900/µL, nível de hemoglobina de 13,3 g/dL, hematócrito de 41,6% e contagem de plaquetas de 160.000/µL. O nível de creatinina é de 1,2 mg/dL. O nível de AST é de 52 UI/L, o de ALT é de 62 UI/L, o da fosfatase alcalina, 216 UI/L, a bilirrubina total é de 3,2 mg/dL e a bilirrubina direta, de 2,9 mg/dL. A proteína total é de 8,2 g/dL, o nível de albumina é de 3,9 U/L. O nível de hormônio estimulante da tireoide é de 4,5 U/mL. Os anticorpos antimitocondriais são positivos. O anticorpo anticitoplasma de neutrófilo (ANCA) perinuclear e o ANCA citoplasmático são negativos. Qual é a causa mais provável dos sintomas dessa paciente?

A. Linfoma
B. Policitemia vera
C. Cirrose biliar primária
D. Colangite esclerosante primária
E. Hipotireoidismo não controlado

VIII-77. Um homem de 42 anos de idade com cirrose relacionada com a hepatite C e abuso de álcool apresenta ascite, exigindo paracentese frequente de grande volume. Todos os seguintes tratamentos estão indicados para esse paciente, EXCETO:

A. Restrição hídrica para menos de 2 L por dia
B. Furosemida, 40 mg ao dia
C. Restrição de sódio para menos de 2 g ao dia
D. Espironolactona, 100 mg ao dia
E. *Shunt* intra-hepático transjugular peritoneal se o tratamento clínico não tiver sucesso

VIII-78. Qual das seguintes afirmativas é verdadeira sobre a cirrose cardíaca?

A. Os níveis de AST e de ALT podem simular os níveis muito altos observados na hepatite viral aguda.
B. A síndrome de Budd-Chiari não pode ser diferenciada clinicamente da cirrose cardíaca.
C. A ecocardiografia constitui o padrão-ouro para o diagnóstico de pericardite constritiva como causa de cirrose.
D. A congestão passiva prolongada da insuficiência cardíaca direita resulta em congestão e necrose das tríades portais, com fibrose subsequente.
E. A doença veno-oclusiva pode ser confundida com a cirrose cardíaca e constitui uma importante causa de morbidade e de mortalidade em pacientes submetidos a transplante de fígado.

VIII-79. Você é solicitado a examinar uma mulher branca de 62 anos de idade com prurido de quatro meses de duração. A paciente queixa-se de fadiga progressiva e perda de peso de 2,3 kg. Apresenta náusea intermitente, porém sem vômitos, e nega qualquer mudança dos hábitos intestinais. Não há nenhuma história pregressa de consumo de álcool, transfusões de sangue ou uso de substâncias ilícitas. É viúva e teve dois parceiros heterossexuais durante sua vida. A história clínica pregressa é significativa apenas pela presença de hipotireoidismo, para o qual toma levotiroxina. A história familiar é inespecífica. Ao exame, observa-se a presença de icterícia leve. A paciente tem angiomas aracneiforme no tronco. Uma borda hepática nodular é palpável 2 cm abaixo do arco costal direito. O restante do exame é inespecífico. A ultrassonografia do quadrante superior direito confirma a suspeita de cirrose. Você solicita um hemograma completo e um painel metabólico abrangente. Qual é o próximo exame mais adequado?

A. Cobre urinário de 24 horas
B. Anticorpos antimitocondriais
C. Colangiopancreatografia retrógrada endoscópica
D. Sorologia para a hepatite B
E. Ferritina sérica

VIII-80. Todas as seguintes condições são indicações potenciais para transplante de fígado, EXCETO:

A. Hepatite autoimune
B. Colangiocarcinoma
C. Cirrose biliar primária
D. Carcinoma hepatocelular primário
E. Colangite esclerosante primária

VIII-81. Qual dos seguintes pacientes tem prioridade máxima para transplante de fígado?

A. Mulher de 24 anos de idade com cirrose, devido à hepatite autoimune. Está na lista de espera para transplante há dois meses e apresenta agora valores elevados da bilirrubina, INR e creatinina.
B. Mulher de 38 anos de idade com hepatite C crônica e valores normais da bilirrubina e INR.
C. Homem de 49 anos de idade com cirrose alcoólica que está na lista de transplante há seis meses. Teve duas hemorragias de varizes esofágicas.
D. Homem de 59 anos de idade com história de hiperlipidemia que foi internado na UTI há dois dias com insuficiência hepática fulminante, devido à ingestão, por engano, de cogumelos *Amanita* de seu gramado.
E. Mulher de 64 anos de idade com carcinoma hepatocelular primário internada com insuficiência renal aguda.

VIII-82. Uma mulher de 44 anos de idade é examinada devido a queixas de dor abdominal, que ela descreve como dor pós-prandial em queimação. A dor agrava-se com alimentos temperados ou gordurosos e é aliviada com antiácidos. A paciente é diagnosticada com úlcera gástrica e tratada adequadamente para *H. pylori*. Durante a sua avaliação para dor abdominal, é submetida a uma ultrassonografia do quadrante superior direito, que demonstra a presença de cálculos biliares. Após tratamento do *H. pylori,* ocorre resolução dos sintomas. Ela quer saber sua opinião sobre a necessidade de tratamento para os cálculos biliares identificados. De acordo com o relatório da ultrassonografia, há numerosos cálculos na vesícula biliar, incluindo no colo. O maior deles mede 2,8 cm. O que você aconselha a essa paciente sobre o risco de complicações e a necessidade de tratamento definitivo?

A. Tendo em vista o tamanho e o número de cálculos, recomenda-se a colecistectomia profilática.
B. Não há necessidade de tratamento, a não ser que a paciente desenvolva sintomas de cólica biliar frequente e intensa o suficiente para interferir na sua vida.
C. O único motivo para a realização de colecistectomia é o desenvolvimento de pancreatite por cálculos biliares ou colangite.
D. O risco de desenvolver colecistite aguda é de cerca de 5 a 10% por ano.
E. Deve-se administrar ácido ursodesoxicólico em uma dose de 10 a 15 mg/kg ao dia, por um período mínimo de seis meses, para dissolver os cálculos.

VIII-83. Um homem de 62 anos de idade foi internado na unidade de terapia intensiva durante as últimas três semanas após sofrer um acidente automobilístico, que causou múltiplas fraturas de ossos longos e síndrome da angústia respiratória aguda. Se recupera lentamente, porém continua sob ventilação mecânica. Neste momento, apresenta febre e hipotensão, exigindo a administração de vasopressores. Está recebendo tratamento empírico com cefepima e vancomicina. Múltiplas hemoculturas são negativas. Não há nenhum infiltrado recente, nem aumento das secreções na radiografia de tórax. Os exames laboratoriais demonstram elevação das provas de função hepática, da bilirrubina e da fosfatase alcalina. Os níveis de amilase e lipase estão normais. A ultrassonografia do quadrante superior direito revela lama na vesícula biliar, porém sem cálculos. O ducto biliar não está dilatado. Qual é o próximo passo mais adequado na avaliação e no tratamento desse paciente?

A. Interromper a cefepima
B. Iniciar o tratamento com clindamicina
C. Iniciar o tratamento com metronidazol
D. Efetuar uma cintilografia hepatobiliar
E. Encaminhar para laparotomia exploradora

VIII-84. Todas as seguintes alternativas estão associadas a um risco aumentado de colelitíase com cálculos de colesterol, EXCETO:

A. Lama vesicular na ultrassonografia
B. Dieta rica em proteína
C. Contraceptivos orais
D. Gravidez
E. Rápida perda de peso

VIII-85. Todas as seguintes condições estão associadas a um risco aumentado de colelitíase com cálculos pigmentares, EXCETO:

A. Cirrose alcoólica
B. Infecção crônica do trato biliar
C. Anemia hemolítica crônica
D. Fibrose cística
E. Cirrose biliar primária

VIII-86. Uma mulher de 41 anos de idade procura sua clínica com icterícia há uma semana. Queixa-se de prurido, icterícia e urina escura. Nega a ocorrência de febre, dor abdominal ou perda de peso. O exame é inespecífico, exceto pela pigmentação amarela da pele. A bilirrubina total é de 6,0 mg/dL, e a bilirrubina direta, de 5,1 mg/dL. A AST é de 84 UI/L, e a ALT, de 92 UI/L. O nível de fosfatase alcalina é de 662 UI/L. A TC do abdome é inespecífica. A ultrassonografia do quadrante superior direito revela uma vesícula biliar normal, porém sem visualização do ducto colédoco. Qual é a próxima etapa mais adequada no manejo dessa paciente?

A. Antibióticos e observação
B. Colangiopancreatografia retrógrada endoscópica
C. Sorologia para hepatite
D. Cintilografia hepatobiliar com ácido iminodiacético (HIDA)
E. Sorologia para anticorpos antimitocondriais

VIII-87. Uma mulher de 32 anos de idade está sendo examinada devido a um segundo episódio de dor de início agudo no quadrante superior direito e icterícia. Houve agravamento da icterícia no decorrer das últimas duas semanas, e a paciente queixa-se agora de prurido difuso. Tem uma história de 10 anos de retocolite ulcerativa tratada com sulfassalazina. Verifica-se a presença de níveis séricos acentuadamente elevados de bilirrubina e fosfatase alcalina. As aminotransferases e o tempo de protrombina estão normais. A ultrassonografia não revela nenhum cálculo biliar. A colangiopancreatografia por ressonância magnética revela ductos biliares intra-hepáticos e extra-hepáticos com aparência de contas, devido a múltiplas estenoses distintas. Todas as seguintes afirmativas são verdadeiras com relação ao diagnóstico dessa paciente, EXCETO:

A. A ciclosporina A constitui o tratamento clínico mais efetivo.
B. A sobrevida mediana com tratamento clínico é de aproximadamente 10 anos.
C. A paciente pode ser candidata a transplante de fígado.
D. O tratamento cirúrgico raramente está indicado.
E. A doença biliar está associada à retocolite ulcerativa dessa paciente.

VIII-88. Qual dos seguintes íons é mais importante secretado pelo pâncreas?

A. Bicarbonato
B. Cloreto
C. Magnésio
D. Potássio
E. Sódio

VIII-89. Uma mulher de 45 anos de idade com história conhecida de colelitíase é internada com dor mesoepigástrica intensa, febre de 38,5ºC, taquicardia de 110 bpm e pressão arterial de 100/50 mmHg. O exame revela abdome com hipersensibilidade difusa e defesa. As radiografias revelam íleo abdominal sem ar livre. Os exames laboratoriais são marcantes por um nível de hemoglobina de 15 g/dL e elevações nos níveis de amilase e lipase. Qual das seguintes afirmativas é verdadeira com relação ao provável diagnóstico dessa paciente?

A. A elevação da lipase é mais específica do que a elevação da amilase para o diagnóstico de pancreatite aguda.
B. Ocorre hipercalcemia em > 75% dos casos de pancreatite aguda.
C. A magnitude da elevação da lipase acima dos valores normais está correlacionada com a gravidade da pancreatite aguda.
D. Os níveis séricos de amilase permanecem elevados por até 30 dias após a resolução da pancreatite aguda.
E. A combinação de elevação dos níveis séricos de amilase e acidose metabólica (pH < 7,32) tem um valor preditivo positivo de > 90% para a pancreatite aguda.

VIII-90. Uma mulher de 27 anos de idade é internada com dor intensa de início agudo no quadrante superior direito, que se irradia para as costas. A dor é constante e não atenua com a ingestão de alimentos nem com a evacuação. Os exames laboratoriais revelam elevação acentuada dos níveis de amilase e lipase, e a paciente é diagnosticada com pancreatite aguda. Qual das seguintes alternativas constitui o melhor exame inicial para demonstrar a etiologia da pancreatite dessa paciente?

A. Ultrassonografia do quadrante superior direito
B. Nível sérico de álcool
C. Nível sérico de triglicerídeos
D. Cintilografia HIDA com tecnécio
E. Rastreamento de fármacos/drogas na urina

VIII-91. Um homem de 58 anos de idade com alcoolismo grave é internado com pancreatite aguda. Os sintomas estão presentes há três dias, porém ele continuou consumindo álcool em grandes quantidades. Neste momento, apresenta vômitos persistentes e sente tontura ao ficar em pé. Ao exame, apresenta intensa hipersensibilidade epigástrica e no quadrante superior direito, bem como diminuição dos sons intestinais. Parece estar desconfortável. Observa-se uma coloração azul pálida ao redor do umbigo. Qual é o significado desse achado?

A. A TC do abdome provavelmente revelará a presença de pancreatite necrosante grave.
B. A radiografia simples de abdome provavelmente mostrará calcificação pancreática.
C. Deve-se descartar a possibilidade de apendicite concomitante.
D. O paciente provavelmente apresenta fístula pancreático aórtica.
E. Existe a probabilidade de pseudocisto pancreático.

VIII-92. Um homem de 36 anos de idade é internado com pancreatite aguda. Para determinar a gravidade da doença e o risco de mortalidade, calcula-se o Bedside Index of Severity in Acute Pancreatitis (BISAP). Todas as seguintes variáveis são utilizadas para calcular esse escore, EXCETO:

A. Idade > 60 anos
B. Ureia > 75
C. Comprometimento do estado mental
D. Derrame pleural
E. Nível sérico de lipase > 3x o normal

VIII-93. Um homem de 54 anos de idade é internado na UTI com pancreatite grave. O IMC é ≥ 30 kg/m^2, e o paciente apresenta história pregressa de diabetes melito. Obtém-se uma TC do abdome, que revela pancreatite necrosante grave. Neste momento, o paciente não tem febre. Qual das seguintes medicações demonstrou ser efetiva no tratamento da pancreatite necrosante aguda?

A. Calcitonina
B. Cimetidina
C. Glucagon
D. Imipenem
E. Nenhuma das alternativas anteriores

VIII-94. Qual das seguintes afirmativas é verdadeira com relação à nutrição enteral na pancreatite aguda?

A. Um paciente com evidência persistente de necrose pancreática na TC duas semanas após a apresentação aguda deve ser mantido em repouso intestinal.
B. Todos os pacientes com elevações dos níveis de amilase e lipase e com evidências de pancreatite na TC devem permanecer em jejum até a normalização dos níveis de ambas as enzimas.
C. Foi demonstrado que a nutrição enteral está associada a menos complicações infecciosas do que a nutrição enteral total no tratamento de pacientes com pancreatite aguda.
D. Os pacientes que necessitam de retirada cirúrgica de pseudocistos pancreáticos infectados devem ser tratados com nutrição parenteral total.
E. Foi demonstrado que a nutrição parenteral total mantém a integridade do trato gastrintestinal na pancreatite aguda.

VIII-95. Uma mulher de 47 anos de idade procura o serviço de emergência, devido à ocorrência de dor intensa na parte média do abdome, que se irradia para as costas. A dor começou subitamente e é aguda. Nega a ocorrência de cólicas ou de flatulência. Teve dois episódios de vômitos de material bilioso desde o aparecimento da dor, cuja intensidade não reduziu após esses episódios. Neste momento, em uma escala de 0 a 10, ela classifica a dor como 10 e declara que piora em decúbito dorsal. Nesses últimos meses, teve episódios intermitentes de dor no quadrante superior direito e mesoepigástrica, que ocorre após a ingestão de alimento, mas que desaparece depois de algumas horas. Essa dor está associada a uma sensação de gases em excesso. Nega qualquer história de abuso de álcool. Não tem nenhuma história clínica de hipertensão ou hiperlipidemia. Ao exame físico, ela se contorce de dor e apresenta diaforese leve. Os sinais vitais são os seguintes: frequência cardíaca de 127 bpm, pressão arterial de 92/50 mmHg, frequência respiratória de 20 respirações/min, temperatura de 37,9°C e saturação de oxigênio de 88% no ar ambiente. O IMC é de 29 kg/m^2. O exame cardiovascular revela taquicardia regular. O exame de tórax mostra macicez à percussão nas bases bilaterais, com alguns estertores dispersos. Ao exame do abdome, os ruídos intestinais são hipoativos. Não há exantema nem equimoses evidentes na inspeção do abdome. Ocorre defesa voluntária à palpação. A dor à palpação é máxima nas áreas periumbilical e epigástrica, sem dor à descompressão. Não há evidências de icterícia, e o tamanho hepático é de cerca de 10 cm à percussão. O nível de amilase é de 750 UI/L, enquanto o nível de lipase é de 1.129 UI/L. Outros exames laboratoriais incluem: AST de 168 UI/L, ATL de 196 UI/L, bilirrubina total de 2,3 mg/dL, nível de fosfatase alcalina de 268 UI/L, lactato desidrogenase de 300 U/L e creatinina de 1,9 mg/dL. O hematócrito é de 43%, e a contagem de leucócitos é de 11.500/µL com 89% de neutrófilos. A gasometria arterial revela um pH de 7,32, PCo_2 de 32 mmHg e Po_2 de 56 mmHg. A ultrassonografia confirma a dilatação do ducto colédoco, com evidências de pancreatite manifestada por um pâncreas edematoso e aumentado. A TC não revela nenhuma evidência de necrose. Após a administração de 3 L de soro fisiológico, a pressão arterial alcança 110/60 mmHg, com frequência cardíaca de 105 bpm. Qual das seguintes afirmativas descreve melhor a fisiopatologia da doença dessa paciente?

A. Ativação intrapancreática das enzimas digestivas, com autodigestão e lesão das células acinares.
B. Quimioatração dos neutrófilos, com infiltração e inflamação subsequentes.
C. Comprometimento de órgãos distantes e síndrome de resposta inflamatória sistêmica relacionada à liberação de enzimas pancreáticas ativadas e citocinas.
D. Todas as alternativas anteriores.

VIII-96. Uma mulher de 25 anos de idade com fibrose cística é diagnosticada com pancreatite crônica. Ela corre risco de todas as seguintes complicações, EXCETO:

A. Deficiência de vitamina B_{12}
B. Deficiência de vitamina A
C. Carcinoma pancreático
D. Deficiência de niacina
E. Esteatorreia

VIII-97. Um homem de 64 anos de idade procura o seu médico devido à ocorrência de diarreia crônica. Relata que tem duas ou três evacuações de fezes de consistência mole e volumosas por dia. Segundo a descrição do próprio paciente, as fezes têm odor acentuadamente fétido e, com frequência, deixam um anel oleoso no vaso sanitário. Observou também que as evacuações frequentemente ocorrem após refeições pesadas; por outro lado, durante o jejum ou quando ingere alimentos pobres em gordura, as fezes são mais formadas. Nos últimos seis meses, perdeu cerca de 18 kg. Nessa situação, relata episódios intermitentes de dor abdominal, que pode ser muito intensa. A dor é descrita como aguda e de localização mesoepigástrica. Não procurou assistência médica para avaliar a dor; entretanto, quando ela ocorre, ele limita a ingestão oral e controla a dor com anti-inflamatórios não esteroides. Percebeu que a dor não dura > 48 horas e não está associada às refeições. A história clínica pregressa é marcante pela ocorrência de doença vascular periférica e uso de tabaco. Atualmente, fuma um maço de cigarros por dia. Além disso, bebe 2 a 6 cervejas por dia. No passado, chegou a interromper por completo o consumo de álcool durante até uma semana, sem qualquer sintoma de abstinência. As medicações atuais incluem ácido acetilsalicílico, 81 mg ao dia, e salbutamol com inalador dosimetrado, quando necessário. Ao exame físico, o paciente está magro, porém parece estar bem. O IMC é de 18,2 kg/m². Os sinais vitais são normais, assim como o exame cardíaco e pulmonar. O exame do abdome revela hipersensibilidade epigástrica leve, sem dor à descompressão ou defesa. O tamanho hepático é de 12 cm à percussão e é palpável 2 cm abaixo do arco costal direito. Não há esplenomegalia nem ascite. Os pulsos nos membros inferiores estão diminuídos bilateralmente. Uma radiografia de abdome revela calcificações na área epigástrica, e a TC confirma que essas calcificações estão localizadas no corpo do pâncreas. Não se observa nenhuma dilatação dos ductos pancreáticos. O nível de amilase é de 32 U/L e o de lipase, de 22 U/L. Qual é o próximo passo mais adequado para o diagnóstico e o tratamento da principal queixa desse paciente?

A. Aconselhar o paciente a interromper por completo o consumo de álcool e prescrever enzimas pancreáticas.
B. Aconselhar o paciente a interromper por completo o consumo de álcool e prescrever narcóticos para analgesia e enzimas pancreáticas.
C. Efetuar uma angiografia para avaliação de doença intestinal isquêmica.
D. Prescrever agentes procinéticos para melhorar o esvaziamento gástrico.
E. Encaminhar o paciente para colangiopancreatografia retrógrada endoscópica para esfincterotomia.

RESPOSTAS

VIII-1. **A resposta é A.** (*Cap. 347*) A endoscopia, também conhecida como esofagogastroduodenoscopia (EGD), constitui o melhor exame para avaliação da parte proximal do trato gastrintestinal. Em virtude da obtenção de imagens de alta qualidade, os distúrbios com coloração anormal, como a metaplasia de Barrett e as irregularidades da mucosa, são facilmente demonstrados. A sensibilidade da endoscopia é superior àquela da radiografia contrastada com bários para a demonstração de lesões da mucosa. Como o endoscópio também dispõe de um canal de instrumentação, é fácil obter amostras de biópsia e pode-se efetuar também a dilatação das estenoses. Em comparação com a endoscopia, a sensibilidade da radiografia para a detecção de esofagite de refluxo varia de 22 a 95%, e os graus mais avançados de esofagite (i.e., ulceração ou estenose) exibem maiores taxas de detecção. Por outro lado, a sensibilidade da radiografia contrastada com bário para a detecção de estenoses esofágicas é maior do que a da endoscopia, particularmente quando o exame é realizado em combinação com a ingestão de pão embebido em bário ou de um comprimido de bário de 13 mm. Os exames contrastados com bário também possibilitam avaliar a função e a morfologia do esôfago, que podem passar despercebidas na endoscopia. O principal inconveniente da radiografia contrastada com bário é que ela raramente evita a necessidade de endoscopia. A radiografia contrastada com bário não necessita de sedação, o que constitui um importante aspecto em algumas populações com risco de sedação consciente.

VIII-2. **A resposta é E.** (*Cap. 347*) A disfagia intermitente para alimentos sólidos constitui um sintoma clássico na presença de anel de Schatzki, que consiste na formação de um anel esofágico distal na junção escamocolunar da mucosa. A origem desses anéis não é conhecida, e anéis menores, com lúmen de mais de 13 mm, são comuns na população geral (até 15%). Quando o lúmen é inferior a 13 mm, pode ocorrer disfagia. Tipicamente, os anéis de Schatzki são observados em indivíduos com mais de 40 anos de idade e, com frequência, causam a "síndrome da churrascaria", visto que a carne ingerida fica entalada no anel. Os anéis são facilmente tratados com dilatação. A síndrome de Plummer-Vinson também apresenta anéis esofágicos, porém os anéis ocorrem tipicamente na parte proximal do esôfago, estão associados à anemia ferropriva e acometem mulheres de meia-idade. A acalasia envolve disfagia tanto para alimentos sólidos quanto para líquidos, frequentemente com regurgitação. O adenocarcinoma inclui frequentemente a ocorrência de disfagia para alimentos sólidos e líquidos nos estágios mais avançados. Os divertículos esofágicos são, em sua maioria, assintomáticos.

VIII-3. **A resposta é B.** (*Cap. 347*) Além do desconforto e das complicações locais da doença do refluxo gastroesofágico (DRGE), vários outros locais não relacionados com o trato gastrintestinal (GI) podem ter complicações associadas à DRGE. As síndromes com associação bem estabelecida à DRGE incluem tosse crônica, laringite, asma e erosões dentárias. Em outras doenças, a DRGE também foi implicada como fator de contribuição potencial, porém o papel da DRGE está menos estabelecido. Essas doenças incluem faringite, fibrose pulmonar, sinusite crônica, arritmias cardíacas, apneia do sono e pneumonia por aspiração recorrente.

VIII-4. **A resposta é A.** (*Cap. 347*) Essa paciente apresenta sintomas de esofagite. Em pacientes com vírus da imunodeficiência humana (HIV), várias infecções podem causar essa doença, incluindo herpes-vírus simples (HSV), citomegalovírus (CMV), vírus varicela-zóster (VZV), *Candida* e o próprio HIV. A ausência de candidíase oral não exclui a *Candida* como causa de esofagite, e a EGD é necessária para estabelecer o diagnóstico. Classicamente, o CMV provoca úlceras serpiginosas na parte distal do esôfago, que podem coalescer, formando grandes úlceras. O escovado isoladamente não é suficiente para o diagnóstico, e é necessário realizar biópsias. As biópsias revelam inclusões intranucleares e intracitoplasmáticas com núcleos aumentados em grandes fibroblastos e células endoteliais. Tendo em vista os sintomas notáveis de deglutição dessa paciente, o ganciclovir intravenoso constitui o tratamento de escolha. O valganciclovir é uma preparação oral efetiva. O foscarnete mostra-se útil no tratamento do CMV resistente ao ganciclovir. O HSV manifesta-se na forma de vesículas e lesões em aspecto de vulcão no esôfago, com achado característico, na biópsia, de degeneração vacuolar com alterações em vidro fosco nos núcleos. O distúrbio pode ser tratado com aciclovir ou foscarnete nos casos resistentes. A esofagite por *Candida* tem o aspecto de placas nodulares amarelas com eritema circundante. O tratamento habitualmente requer a administração de fluconazol. Por fim, o HIV isoladamente pode causar esofagite, que pode ser muito resistente ao tratamento. Na EGD, essas úlceras aparecem profundas e lineares. Utiliza-se o tratamento com talidomida ou glicocorticoides orais, e deve-se considerar a terapia antirretroviral altamente ativa.

VIII-5 e VIII-6. **Ambas as respostas são A.** (*Cap. 347*) A radiografia de deglutição de bário demonstra a presença de acalasia com dilatação do esôfago, estreitamento na junção gastresofágica e nível hidroaéreo na parte média do esôfago. A acalasia é uma doença rara causada pela perda das células ganglionares existentes no plexo mioentérico do esôfago, com incidência na população de cerca de 1:100.000; habitualmente, manifesta-se entre 25 e 60 anos de idade. Na doença de longa duração, observa-se aganglionose. A doença envolve neurônios ganglionares excitatórios (colinérgicos) e inibitórios (óxido nítrico). Isso leva ao comprometimento do relaxamento do esfíncter esofágico inferior (EEI) durante a deglutição e ausência de peristalse. Evidências crescentes sugerem que a causa essencial da degeneração das células ganglionares na acalasia consiste em um processo autoimune atribuível a uma infecção latente pelo HSV-1 humano associado a uma suscetibilidade genética. A acalasia crônica caracteriza-se por dilatação progressiva e deformidade sigmóidea do esôfago, com hipertrofia do EEI. As manifestações clínicas podem incluir disfagia, regurgitação, dor torácica e perda de peso. A maioria dos pacientes queixa-se de disfagia para alimentos sólidos e líquidos. Ocorre regurgitação quando o alimento, o líquido e as secreções são retidos no esôfago dilatado. Os pacientes com acalasia avançada correm risco de bronquite, pneumonia ou abscesso pulmonar secundário à regurgitação crônica e aspiração. O diagnóstico diferencial da acalasia inclui espasmo esofágico difuso, doença de Chagas e pseudoacalasia. A doença de Chagas é endêmica em regiões centrais do Brasil, na Venezuela e no Norte da Argentina e se propaga pela picada do reduvídeo (barbeiro), que transmite o protozoário *Trypanosoma cruzi*. A fase crônica da doença começa vários anos após a infecção e resulta da destruição das células ganglionares autonômicas em todo o corpo, incluindo o coração, o intestino, o trato urinário e as vias aéreas. A infiltração tumoral, que é mais comumente observada no carcinoma do fundo gástrico ou da parte distal do esôfago, pode simular a acalasia idiopática. A "pseudoacalasia" resultante é responsável por até 5% dos casos suspeitos e é mais provável com a idade avançada, início abrupto dos sintomas (< 1 ano) e emagrecimento. Por esse motivo, a endoscopia constitui uma parte necessária na avaliação da acalasia. Quando a suspeita clínica de pseudoacalasia é grande, e a endoscopia não confirma o diagnóstico, a tomografia computadorizada (TC) ou a ultrassonografia endoscópica podem ser úteis. Não existe nenhuma maneira conhecida para evitar ou reverter a acalasia. O tratamento tem por objetivo reduzir a pressão do EEI, de modo que a gravidade e a pressurização esofágica promovam o esvaziamento do esôfago. A peristalse raramente ou nunca volta ao normal. A toxina botulínica injetada no EEI sob orientação endoscópica inibe a liberação de acetilcolina das terminações nervosas e melhora a disfagia em cerca e 66% dos casos durante pelo menos seis meses. Os únicos tratamentos duradouros para a acalasia são a dilatação pneumática e a miotomia de Heller. A dilatação pneumática, cuja eficácia relatada varia de 32 a 98%, é uma técnica endoscópica que utiliza um balão dilatador cilíndrico não complacente, que é posicionado através do EEI e inflado até alcançar um diâmetro de 3 a 4 cm. A principal complicação consiste em perfuração, com incidência relatada de 0,5 a 5%.

VIII-7. **A resposta é B.** (*Cap. 347*) A metaplasia de Barrett constitui a complicação mais grave da DRGE. Possui uma forte associação com o desenvolvimento subsequente de adenocarcinoma esofágico. A incidência dessas lesões tem aumentado, e não diminuído, na era da supressão ácida potente. A metaplasia de Barrett é reconhecida na endoscopia por protusões semelhantes a línguas de mucosa avermelhada, que se estendem proximalmente a partir da junção gastresofágica ou, ao exame histopatológico, pela identificação de metaplasia colunar especializada. A metaplasia de Barrett pode evoluir para o adenocarcinoma pelos estágios intermediários de displasia de graus baixo e alto. Em virtude desse risco, as áreas de metaplasia de Barrett e, em particular, qualquer área incluída de irregularidade da mucosa devem ser extensamente biopsiadas. Nenhuma evidência de alto nível confirma que o tratamento agressivo da supressão ácida ou a cirurgia antirrefluxo produzam regressão do esôfago de Barrett ou possam impedir o desenvolvimento de adenocarcinoma. Embora o tratamento do esôfago de Barrett permaneça controverso, a demonstração de displasia no esôfago de Barrett, particularmente de alto grau, exige uma intervenção adicional. Além da elevada taxa de progressão para adenocarcinoma, existe também uma alta prevalência de câncer coexistente não diagnosticado com a displasia de alto grau. Todavia, o tratamento permanece controverso. A esofagectomia, a vigilância endoscópica intensiva e a ablação da mucosa são todas defendidas como formas de tratamento. Na atualidade, a esofagectomia constitui o padrão de referência para o tratamento da displasia de alto grau em um paciente saudável nos demais aspectos, com risco cirúrgico mínimo. Entretanto, a esofagectomia tem uma taxa de mortalidade que varia de 3 a 10%, além de causar morbidade substancial. Em consequência desses fatores e das evidências crescentes de eficiência do tratamento endoscópico com dispositivos de ablação por radiofrequência especialmente concebidos, muitos especialistas preferem agora essa terapia como estratégia de manejo de preferência.

VIII-8. **A resposta é D.** (*Cap. 348*) Este paciente apresenta úlcera duodenal, que é quase sempre causada pela infecção por *Helicobacter pylori*, embora, na menor parte dos casos, o uso de anti-inflamatórios não esteroides (AINEs) possa facilitar seu desenvolvimento ou constituir a única causa identificada. O paciente tomava paracetamol, não um AINE tradicional, razão pela qual a doença ulcerosa péptica associada a *H. pylori* constitui a causa mais provável dos achados. A infecção por *H. pylori* está estreitamente correlacionada com a idade avançada, o baixo estado socioeconômico e baixos níveis de instrução. Após a infecção inicial, a gastrite antral é comum, e, em determinada porcentagem de pacientes, formam-se úlceras duodenais ou gástricas. Essas condições estão associadas ao desenvolvimento de câncer gástrico ou linfoma de tecido linfoide associado à mucosa (MALT). As úlceras duodenais raramente são cancerosas, embora isso não seja um achado incomum nas úlceras gástricas. Após a detecção da úlcera, o tratamento de primeira linha consiste na erradicação do *H. pylori*, além da supressão de ácido.

VIII-9. **A resposta é D.** (*Cap. 348*) Recomenda-se a realização de testes não invasivos para a infecção por *H. pylori* em pacientes com sintomas sugestivos e nenhuma outra indicação para endoscopia (p. ex., sangramento GI, sintomas atípicos). Vários testes possuem boa sensibilidade e especificidade, incluindo sorologia do plasma para *H. pylori*, teste respiratório da ureia marcada com C^{14} ou C^{13} e teste de antígeno de *H. pylori* fecal (Quadro VIII-9). A sensibilidade e a especificidade são de > 80% e > 90%, respectivamente, para a sorologia, enquanto a sensibilidade e a especificidade do teste respiratório da ureia e do teste de antígeno fecal são de > 90% para ambos. A sorologia não é útil para o acompanhamento inicial após o término do tratamento, visto que os títulos de anticorpos levam várias semanas a meses para cair. O teste respiratório da ureia, que depende da presença de urease secretada pelo *H. pylori* para digerir a ureia radioativa administrada e liberar C^{14} ou C^{13} como parte da amônia, é simples e rápido. Mostra-se útil para o acompanhamento inicial, visto que requer a presença de bactérias vivas para secretar urease e produzir resultados positivos. As limitações do teste incluem a necessidade de ingestão de substância radioativa, ainda que em pequena dose, e resultados falso-negativo com o uso recente de inibidores da bomba de prótons, antibióticos ou compostos à base de bismuto. O teste de antígeno fecal é barato e conveniente, porém não é estabelecido como prova de erradicação.

QUADRO VIII-9 TESTES PARA A IDENTIFICAÇÃO DE *H. PYLORI*		
Testes	Sensibilidade/ especificidade, %	Comentários
Invasivos (necessidade de endoscopia/biópsia)		
Urease rápida	80-95/95-100	Simples, falso-negativo com o uso recente de IBP, antibióticos ou compostos de bismuto
Histologia	80-90/> 95	Requer processamento de patologia e coloração; fornece informação histológica
Cultura	—/—	Muito demorada, dispendiosa, depende da experiência; possibilita a determinação da sensibilidade a antibióticos
Não invasivos		
Sorologia	> 80/> 90	Barata, conveniente; não é útil para o acompanhamento inicial
Teste respiratório com ureia	> 90/> 90	Simples, rápido; útil para o acompanhamento inicial; resultados falso-negativos com terapia recente (ver teste rápido com urease); exposição a pequenas doses de radiação no teste com C^{14}
Antígeno fecal	> 90/> 90	Barato, conveniente

Abreviação: IBP, inibidores da bomba de próton.

VIII-10. **A resposta é A.** (*Cap. 348*) A erradicação documentada de *H. pylori* em paciente com doença ulcerosa péptica (DUP) está associada a uma drástica redução da recidiva da úlcera para < 10 a 20%, em comparação com 59% nos pacientes com úlcera gástrica e 67% nos pacientes com úlcera duodenal quando o microrganismo não é eliminado. A erradicação do microrganismo pode resultar em diminuição do sangramento recorrente da úlcera. O efeito de sua erradicação sobre a perfuração da úlcera não está bem esclarecido. Foram aplicados esforços extensos para determinar quem, entre os numerosos indivíduos com infecção pelo *H. pylori*, deve ser tratado. A conclusão comum a que se chegou em várias conferências de consenso pelo mundo inteiro estabeleceu que o *H. pylori* deve ser erradicado em pacientes com DUP documentado. Isso é válido independentemente do momento da apresentação (primeiro episódio ou não), da gravidade dos sintomas, da presença de fatores intercorrentes, como ingestão de AINE, ou de a úlcera estar ou não em remissão. Diversos fármacos foram avaliados na terapia para o *H. pylori*. Nenhum agente isolado demonstrou ser efetivo na erradicação do microrganismo. A terapia combinada durante 14 dias produz maior eficácia, embora esquemas baseados na administração sequencial de antibióticos também pareçam ser promissores. Um ciclo mais curto de administração (7 a 10 dias), apesar de atraente, não demonstrou ser tão bem-sucedido quanto os esquemas de 14 dias. Os esquemas de tratamento sugeridos para H. pylori estão delineados no Quadro VIII-10. A escolha de determinado esquema será influenciada por vários fatores, incluindo eficácia, tolerância do paciente, resistência aos antibióticos existentes e custo dos medicamentos. A meta para as taxas iniciais de erradicação é de 85 a 90%. A terapia dupla (inibidor da bomba de prótons [IBP] mais amoxicilina, IBP mais claritromicina, ranitidina e citrato de bismuto mais claritromicina) não é recomendada, com base nos estudos que demonstram taxas de erradicação de < 80 a 85%. A adição de supressão ácida ajuda a proporcionar alívio precoce dos sintomas e acelera a erradicação das bactérias. A terapia tríplice, apesar de ser efetiva, tem vários inconvenientes, incluindo o potencial de baixa adesão do paciente e os efeitos colaterais induzidos pelos fármacos. A adesão está sendo abordada com a simplificação dos esquemas, de modo que os pacientes possam tomar as medicações duas vezes ao dia. Os esquemas mais simples (terapia dupla) e mais curtos (7 a 10 dias) não são tão efetivos quanto a terapia tríplice de 14 dias. Dispõe-se de dois esquemas anti-H. pylori em formulação previamente acondicionada: Prevpac (lansoprazol, claritromicina e amoxicilina) e Helidac (subsalicilato de bismuto, tetraciclina e metronidazol). O conteúdo do Prevpac deve ser tomado duas vezes ao dia, durante 14 dias, enquanto os componentes do Helidac são tomados quatro vezes ao dia com um agente antissecretor (IBP ou bloqueador H_2), também por um período de pelo menos 14 dias. A terapia tríplice à base de claritromicina deve ser evitada nos contextos em que a resistência do H. pylori a esse agente ultrapassa 15 a 20%. A terapia quádrupla deve ser reservada aos pacientes que não têm o H. pylori erradicado após um ciclo inicial efetivo.

QUADRO VIII-10 ESQUEMAS RECOMENDADOS PARA A ERRADICAÇÃO DA INFECÇÃO POR H. PYLORI

Fármaco	Dose
Terapia tríplice	
1. Subsalicilato de bismuto *mais*	2 comprimidos 4x/dia
Metronidazol *mais*	250 mg 4x/dia
Tetraciclina[a]	500 mg 4x/dia
2. Ranitidina e citrato de bismuto *mais*	400 mg 2x/dia
Tetraciclina *mais*	500 mg 2x/dia
Claritromicina ou metronidazol	500 mg 2x/dia
3. Omeprazol (lansoprazol) *mais*	20 mg 2x/dia (30 mg 2x/dia)
Claritromicina *mais*	250 ou 500 mg 2x/dia
Metronidazol[b] *ou*	500 mg 2x/dia
Amoxicilina[c]	1 g 2x/dia
Terapia quádrupla	
Omeprazol (lansoprazol)	20 mg (30 mg) diariamente
Subsalicilato de bismuto	2 comprimidos 4x/dia
Metronidazol	250 mg 4x/dia
Tetraciclina	500 mg 4x/dia

[a]Alternativa: utilizar Helidac previamente acondicionado (ver texto do Cap. 348 do *Medicina interna de Harrison*, 19ª ed.).
[b]Alternativa: utilizar Prevpac previamente acondicionado (ver texto do Cap. 348 do *Medicina interna de Harrison*, 19ª ed.).
[c]Utilizar metronidazol ou amoxicilina, porém não ambos.

VIII-11. A resposta é C. (*Cap. 348*) Os níveis de gastrina em jejum podem estar elevados em uma variedade de condições, incluindo gastrite atrófica com ou sem anemia perniciosa, hiperplasia de células G e terapia de supressão ácida (os níveis de gastrina aumentam em consequência da perda de retroalimentação negativa). O diagnóstico a ser considerado em um paciente com úlceras persistentes após tratamento adequado é a síndrome de Zollinger-Ellison (SZE). O resultado não é suficiente para estabelecer um diagnóstico, visto que os níveis de gastrina podem estar elevados em uma variedade de condições. Uma secreção de ácido basal elevada também é compatível com a SZE, porém até 12% dos pacientes com DUP podem apresentar secreção de ácido basal de até 15 mEq/h. Desse modo, é necessário efetuar exames adicionais. Os níveis de gastrina podem aumentar com uma refeição (> 200%), porém esse teste não diferencia a hiperfunção das células G da SZE. O melhor teste nessa situação é o teste de estimulação com secretina. A observação de um aumento dos níveis de gastrina para > 200 pg dentro de 15 minutos após a administração de 2 µg/kg de secretina por *bolus* intravenoso tem uma sensibilidade e especificidade de > 90% para a SZE. A ultrassonografia endoscópica mostra-se útil para localizar o tumor secretor de gastrina, uma vez obtido um resultado positivo da secretina. Os testes genéticos para mutações no gene que codifica a proteína menin podem detectar a fração de pacientes portadores de gastrinomas que constituem uma manifestação da neoplasia endócrina múltipla tipo 1 (síndrome de Wermer). O gastrinoma constitui o segundo tumor mais comum dessa síndrome, depois do adenoma das paratireoides, porém seu tipo de incidência geralmente é observado na terceira década.

VIII-12 e VIII-13. **As respostas são B e C, respectivamente.** (*Cap. 348*) A intervenção cirúrgica na DUP pode ser vista como eletiva, no tratamento da doença clinicamente refratária, ou como urgente/emergencial, no tratamento de uma complicação relacionada com úlcera. O desenvolvimento de abordagens farmacológicas e endoscópicas para o tratamento da DUP e suas complicações levou a uma substancial redução no número de cirurgias necessárias para esse distúrbio, com uma queda de mais de 90% para cirurgia de úlcera eletiva nas últimas quatro décadas. As úlceras refratárias constituem um evento extremamente raro. Com mais frequência, a cirurgia é necessária para o tratamento de uma complicação relacionada à úlcera. Ocorre perfuração peritoneal livre em cerca de 2 a 3% dos pacientes com UD. Assim como no sangramento, até 10% desses pacientes não terão sintomas antecedentes de úlcera. Pode ocorrer sangramento concomitante em até 10% dos pacientes com perfuração, o que representa um aumento substancial na mortalidade. O procedimento que proporciona as taxas mais baixas de recidiva da úlcera (1%), porém apresenta as taxas mais altas de complicação, é a vagotomia (troncular ou seletiva) em associação com antrectomia. A antrectomia destina-se a eliminar um estimulante adicional da secreção de ácido gástrico, a gastrina. São utilizados dois tipos principais de reanastomoses após antrectomia: a gastroduodenostomia (Billroth I) e a gastrojejunostomia (Billroth II). A síndrome do esvaziamento rápido (*dumping*) consiste em uma série de sinais e sintomas vasomotores e GI, que ocorre em pacientes que foram submetidos à vagotomia e à drenagem (particularmente procedimentos de Billroth). Podem ocorrer duas fases de *dumping*: precoce e tardio. O *dumping* precoce ocorre dentro de 15 a 30 minutos após as refeições e consiste em desconforto abdominal, em cólica, náusea, diarreia, eructações, taquicardia, palpitações, transpiração, tontura e, raramente, síncope. Esses sinais e sintomas são decorrentes do esvaziamento rápido do conteúdo gástrico hiperosmolar dentro do intestino delgado, resultando em desvio de líquido para dentro do lúmen intestinal, com contrações do volume plasmático e distensão intestinal aguda. Foi também formulada a teoria de que a liberação de hormônios GI vasoativos (polipeptídeo intestinal vasoativo, neurotensina, motilina) pode desempenhar algum papel no *dumping* precoce. A fase tardia do *dumping* normalmente ocorre 90 minutos a 3 horas após as refeições. Durante essa fase, predominam os sintomas vasomotores (tontura, diaforese, palpitações, taquicardia e síncope). Acredita-se que esse componente do esvaziamento rápido seja secundário à hipoglicemia em consequência da liberação excessiva de insulina. A síndrome de *dumping* é mais perceptível após refeições ricas em carboidratos simples (particularmente sacarose) e com elevada osmolaridade. A ingestão de grandes quantidades de líquido também pode contribuir. Até 50% dos pacientes pós-vagotomia e com drenagem apresentarão certo grau de síndrome de *dumping*. Com frequência, os sinais e sintomas melhoram com o passar do tempo, porém pode ocorrer um quadro grave e prolongado em até 1% dos pacientes. Embora esse paciente certamente corra risco de embolia pulmonar e infarto do miocárdio, os sintomas são típicos de hipoglicemia devido à síndrome de *dumping*.

VIII-14. **A resposta é B.** (*Cap. 349*) Essa paciente apresenta sintomas GI inespecíficos, porém a ocorrência de perda de peso sugere uma síndrome de má absorção. Os pacientes com intolerância à lactose habitualmente relatam sintomas com o consumo de produtos derivados do leite e também fornecem uma história definida de dor em cólica e flatulência. Por conseguinte, não é provável que uma dieta sem lactose seja útil. A paciente não apresenta diarreia noturna, que costuma ser uma característica da esteatorreia, junto com fezes que flutuam. Na ausência de sintomas sugestivos de má absorção de gordura, o primeiro teste não deve consistir na determinação da gordura fecal. Tendo em vista a perda de peso dessa paciente, a síndrome do intestino irritável é menos provável, e um aumento no consumo de fibras dietéticas não tem probabilidade de ser útil. Por fim, os sintomas dessa paciente podem ser compatíveis com doença celíaca. A presença disseminada de anticorpos dirigidos contra gliadina, o endomísio e a transglutaminase tecidual podem ser facilmente medidos no sangue periférico. O anticorpo antiendomísio apresenta uma sensibilidade e especificidade de 90 a 95%, tornando-o um teste inicial razoável para os indivíduos sintomáticos. Entretanto, a presença do anticorpo não é diagnóstica e recomenda-se uma biópsia duodenal. A biópsia duodenal revelará atrofia vilosa, ausência ou redução da altura das vilosidades, aspecto cuboide das células epiteliais superficiais e aumento dos linfócitos e dos plasmócitos na lâmina própria. Essas alterações regridem com a retirada completa do glúten da alimentação.

VIII-15. **A resposta é B.** (*Cap. 349*) A síndrome do intestino curto é um termo descritivo para referir-se às numerosas complicações clínicas que podem ocorrer após ressecção de extensões variáveis do intestino delgado. Raramente, essas complicações podem ser devido a anormalidades congênitas do intestino delgado. Nos adultos, com mais frequência, a síndrome do intestino curto ocorre na doença vascular mesentérica, doença primária da mucosa ou submucosa (doença de Crohn) e cirurgias em pacientes sem doença preexistente do intestino delgado, como traumatismo. Múltiplos fatores contribuem para a diarreia e a esteatorreia, incluindo hipersecreção de ácido gástrico, aumento dos ácidos biliares no cólon, devido à ausência ou diminuição da reabsorção no intestino delgado, e intolerância à lactose, devido à secreção aumentada de ácido gástrico. Os sintomas não intestinais podem incluir cálculos renais de oxalato de cálcio, devido a um aumento da absorção de oxalato pelo intestino grosso, com hiperoxalúria subsequente. Isso pode ser devido a um aumento dos ácidos graxos no cólon que se ligam ao cálcio, de modo que o cálcio no intestino não está livre para ligar-se ao oxalato, e o oxalato livre é, portanto, absorvido no intestino grosso. O maior acúmulo intestinal de ácidos biliares resulta na formação de cálculos biliares de colesterol em consequência da supersaturação da bile na vesícula biliar. A hipersecreção gástrica de ácido está bem documentada e acredita-se que decorra da perda da inibição da secreção de ácido gástrico, devido à ausência de intestino delgado, que secreta hormônios inibitórios. A doença arterial coronariana não é descrita como complicação da síndrome do intestino curto.

VIII-16. **A resposta é E.** (*Cap. 349*) O paciente apresenta sintomas sugestivos de doença de Whipple, uma doença multissistêmica crônica que frequentemente consiste em diarreia/esteatorreia, artralgias migratórias, perda de peso e problemas cardíacos ou relacionados ao sistema nervoso central (SNC). Em geral, o início é insidioso, e a demência constitui um achado tardio e um sinal prognóstico sombrio. A doença acomete principalmente homens brancos de meia-idade. O diagnóstico requer uma biópsia do intestino delgado e a demonstração de macrófagos positivos para ácido periódico de Schiff (PAS) no intestino delgado. Com frequência, verifica-se a presença de pequenos bacilos, que sugerem o diagnóstico de doença de Whipple. Macrófagos semelhantes podem ser encontrados em outros órgãos acometidos (p. ex., o SNC). Verifica-se a presença de linfáticos dilatados em pacientes com linfangiectasia intestinal. O infiltrado de células mononucleares na lâmina própria frequentemente é demonstrado em pacientes com espru tropical, e as vilosidades planas com hiperplasia das criptas constituem uma característica essencial da doença celíaca.

VIII-17. **A resposta é D.** (*Cap. 349*) Esse paciente apresenta um hiato de osmolalidade fecal (osmolalidade fecal medida – osmolalidade fecal calculada) de 10 mOsmol/L, sugerindo uma causa secretora e não osmótica para a diarreia. As causas secretoras de diarreia incluem diarreia mediada por toxinas (cólera, *Escherichia coli* enterotoxigênica) e a diarreia mediada por peptídeo intestinal, em que a principal fisiopatologia consiste na presença de secretagogo luminal ou circulante. A distinção entre diarreia secretora e diarreia osmótica ajuda a estabelecer um diagnóstico diferencial. A diarreia secretora não diminui substancialmente durante o jejum e não apresenta um hiato de osmolalidade baixo. Em geral, a diarreia osmótica diminui durante o jejum e apresenta um hiato de osmolalidade elevada (> 50 mOsmol/L). A doença celíaca, a pancreatite crônica, a deficiência de lactase e a doença de Whipple causam diarreia osmótica. Uma baixa osmolalidade fecal (< 290 mOsmol/kg H_2O) reflete a adição de urina diluída ou água, indicando uma coleta conjunta de urina e fezes ou a denominada diarreia factícia, uma forma de síndrome de Münchausen.

VIII-18. **A resposta é C.** (*Cap. 349*) Quase todos os problemas clínicos de má absorção GI estão associados a uma absorção intestinal *diminuída* de um ou mais nutrientes da dieta e, com frequência, são designados como síndrome de má absorção. As síndromes de má absorção estão associadas, em sua maioria, à esteatorreia, que consiste em aumento na excreção de gordura fecal para > 6% da ingestão dietética de gordura. As únicas condições clínicas nas quais a absorção está *aumentada* incluem a hemocromatose e a doença de Wilson, em que há aumento na absorção de ferro e de cobre, respectivamente. A doença celíaca pode causar má absorção significativa de múltiplos nutrientes com diarreia, esteatorreia, perda de peso e as consequências de depleção de nutrientes (i.e., anemia e doença óssea metabólica) ou depleção de um único nutriente (p. ex., deficiência de ferro ou de folato, osteomalacia, edema da perda de proteína). A má absorção de sais biliares e vitaminas é comum na doença de Crohn, devido ao comprometimento ileal. A magnitude da má absorção depende da extensão da doença. A doença de Whipple é uma doença multissistêmica crônica associada à diarreia, esteatorreia, perda de peso, artralgia e problemas cardíacos e relacionados ao SNC; é causada pela bactéria *Tropheryma whipplei*.

VIII-19. **A resposta é D.** (*Cap. 351*) A incidência de doença inflamatória intestinal é altamente influenciada pela etnia, localização e fatores ambientais. Ambas as condições apresentam sua incidência mais alta no Reino Unido e na América do Norte, e o pico de incidência exibe uma distribuição etária bimodal: 15 a 30 anos e 60 a 80 anos de idade. A incidência tanto de retocolite ulcerativa quanto de doença de Crohn é maior entre os indivíduos judeus *ashkenazi*. A prevalência diminui progressivamente em populações de indivíduos brancos não judeus, afro-americanos, hispânicos e asiáticos. O tabagismo está associado a uma incidência diminuída de retocolite ulcerativa, mas pode causar doença de Crohn. O uso de contraceptivos orais está associado a uma incidência ligeiramente mais alta de doença de Crohn, mas não de retocolite ulcerativa. Os gêmeos monozigóticos são altamente concordantes para doença de Crohn, mas não para a retocolite ulcerativa.

VIII-20. **A resposta é C.** (*Cap. 351*) A diarreia sanguinolenta crônica associada à perda de peso e a sintomas sistêmicos em um indivíduo jovem é altamente sugestiva de doença inflamatória intestinal. Os achados cirúrgicos dessa paciente sugerem lesões descontínuas, que é uma característica típica da doença de Crohn. Em contrapartida, a retocolite ulcerativa acomete o reto e prossegue caudalmente sem mucosa normal até o término da área de inflamação. A presença de estenoses e fissuras também sustenta o diagnóstico de doença de Crohn, visto que ambas não são características da retocolite ulcerativa. Ao exame microscópico, tanto a retocolite ulcerativa quanto a doença de Crohn podem apresentar abscessos das criptas, e, embora a doença de Crohn seja mais frequentemente transmural, pode ocorrer doença em toda a espessura na retocolite ulcerativa. A característica essencial da doença de Crohn consiste na formação de granulomas, que podem estar presentes em toda parede intestinal e que acometem os linfonodos, o mesentério, o peritônio, o fígado e o pâncreas. Apesar de serem patognomônicos da doença de Crohn, os granulomas são encontrados apenas em aproximadamente metade das ressecções cirúrgicas. As vilosidades planas nem sempre estão presentes em ambas as doenças e são mais comumente encontradas de modo isolado na doença celíaca.

VIII-21. **A resposta é D.** (*Cap. 351*) A doença inflamatória intestinal (DII) apresenta diversas manifestações dermatológicas, e cada tipo de DII possui uma predileção particular por diferentes condições dermatológicas. Esse paciente apresenta pioderma gangrenoso. O pioderma gangrenoso pode ser observado em até 12% dos pacientes com retocolite ulcerativa e caracteriza-se por uma lesão que começa na forma de pústula e progride de modo concêntrico para a pele normal circundante. As lesões sofrem ulceração, com margens violáceas circundadas por eritema. Normalmente, são encontradas nos membros inferiores. Com frequência, as lesões são difíceis de tratar e não respondem de modo satisfatório à colectomia; de modo semelhante, o pioderma gangrenoso não é evitado pela colectomia. Em geral, o tratamento consiste em antibióticos intravenosos, glicocorticoides, dapsona, infliximabe e outros agentes imunomoduladores. O eritema nodoso é mais comum na doença de Crohn, e as crises correlacionam-se aos sintomas intestinais. As lesões habitualmente consistem em múltiplos nódulos quentes, vermelhos e hipersensíveis, que medem 1 a 5 cm e aparecem nas pernas e nos braços. A psoríase é mais comum na retocolite ulcerativa. Por fim, a piodermite vegetante é um distúrbio raro em áreas intertriginosas descrito como manifestação da DII na pele.

VIII-22. **A resposta é D.** (*Cap. 351 e Cochrane Database Syst Rev 2007 Oct 17; [4]*) Apesar de ser descrita como entidade clínica há mais de um século, a etiologia da DII continua sendo desconhecida. A teoria atual relaciona-se com uma interação entre estímulos inflamatórios em indivíduos geneticamente predispostos. Estudos recentes identificaram um grupo de genes ou polimorfismos que conferem risco de DII. Múltiplos agentes microbiológicos, incluindo alguns que residem como flora "normal", podem iniciar a DII ao desencadear uma resposta inflamatória. Os microrganismos anaeróbios (p. ex., *Bacteroides* e *Clostridia* spp.) podem ser responsáveis pela indução de inflamação. Por razões que ainda não foram bem esclarecidas, outros microrganismos podem ter o efeito oposto. Esses microrganismos "probióticos" incluem *Lactobacillus* spp., *Bifidobacterium* spp., *Taenia suis* e *Saccharomyces boulardii*. *Shigella*, *Escherichia* e *Campylobacter* spp. são conhecidos pela sua capacidade de promover a inflamação. Estudos de tratamento com probióticos realizados em adultos e em crianças com DII mostraram um benefício potencial da redução da atividade da doença.

VIII-23. A resposta é D. (*Cap. 295*) O metotrexato, a azatioprina, a ciclosporina, o tacrolimo e o anticorpos antifator de necrose tumoral (TNF) constituem opções razoáveis para pacientes com doença de Crohn, dependendo da extensão da doença macroscópica. A pneumonite constitui uma complicação rara, porém grave, do tratamento com metotrexato. A colangite esclerosante primária é uma manifestação extraintestinal da DII. A pancreatite é uma complicação incomum da azatioprina, e os pacientes com DII tratados com esse fármaco correm risco quatro vezes maior de desenvolver linfoma. O tratamento com anticorpos anti-TNF está associado a um risco aumentado de tuberculose, histoplasmose disseminada e várias outras infecções.

VIII-24. A resposta é B. (*Cap. 351*) Os pacientes com retocolite ulcerativa (RCU) de longa duração correm maior risco de desenvolver displasia e carcinoma epiteliais colônicos. O risco de neoplasia na RCU crônica aumenta com a duração e a extensão da doença. Em uma grande metanálise, o risco de câncer em pacientes com RCU foi estimado em 2% após 10 anos, em 8% após 20 anos e em 18% após 30 anos de doença. Os dados de um programa de acompanhamento de 30 anos no Reino Unido calcularam o risco de câncer colorretal em 7,7% com 20 anos e 15,8% com 30 anos de doença. As taxas de câncer de cólon são mais altas do que na população geral, e a vigilância colonoscópica constitui o padrão de assistência. A colonoscopia anual ou bianual com múltiplas biópsias é recomendada para pacientes com > 8 a 10 anos de colite extensa (mais de um terço do cólon acometido) e com 12 a 15 anos de proctossigmoidite (menos de um terço, porém mais do que apenas o reto). O risco de câncer na doença de Crohn e na RCU provavelmente são equivalentes para extensão e duração semelhantes. Por conseguinte, a mesma estratégia de vigilância endoscópica utilizada para RCU é recomendada aos pacientes com colite de Crohn crônica. Se for encontrada uma displasia de alto grau plana por meio de vigilância colonoscópica, o tratamento habitual consiste em colectomia para a RCU e em colectomia ou ressecção segmentar para doença de Crohn. Se for constatada a presença de displasia de baixo grau plana, a maioria dos pesquisadores recomenda uma colectomia imediata. Os pacientes com doença de Crohn podem apresentar risco aumentado de linfoma não Hodgkin, leucemia e síndromes mielodisplásicas.

VIII-25. A resposta é C. (*Cap. 352*) A síndrome do intestino irritável (SII) caracteriza-se pelos seguintes achados: dor recorrente na porção inferior do abdome com alterações dos hábitos intestinais durante um período, sem deterioração progressiva, início dos sintomas durante períodos de estresse ou perturbação emocional, ausência de outros sintomas sistêmicos, como febre e perda de peso, e fezes de pequeno volume sem evidências de sangue. Os sinais de alerta de que os sintomas podem ser devido a outra condição distinta da SII incluem apresentação pela primeira vez em indivíduo idoso, evolução progressiva desde o momento de início, diarreia persistente depois de um jejum de 48 horas e presença de diarreia noturna ou fezes com esteatorreia. Cada um dos pacientes, exceto o da alternativa C, apresenta sintomas de "alerta" que exigem uma avaliação adicional.

VIII-26. A resposta é C. (*Cap. 352*) Embora essa paciente tenha sinais e sintomas compatíveis com a SII, o diagnóstico diferencial é amplo. São necessários poucos testes para pacientes que apresentam sintomas típicos de SII, sem sinais de alarme. Nessa paciente, os sinais de alarme incluem anemia, elevação da velocidade de hemossedimentação e evidências de leucócitos nas fezes. As características de alarme justificam uma investigação adicional para descartar a possibilidade de outros distúrbios GI, como patologia colônica, incluindo doença diverticular e DII. No caso dessa paciente, a colonoscopia para avaliar as lesões luminais e as características da mucosa seriam a primeira etapa lógica. Nesse estágio, com a presença de sinais de alerta, o tratamento empírico para SII é prematuro. Os tratamentos a serem considerados se um paciente tiver SII confirmada consiste em tranquilizar o paciente e administrar agentes formadores de massa fecal e antidepressivos.

VIII-27. A resposta é D. (*Cap. 352*) Até 80% dos pacientes com SII também apresentam manifestações psiquiátricas; entretanto, não há predomínio de diagnóstico psiquiátrico isolado. O mecanismo não está bem elucidado, mas pode envolver uma alteração do limiar para a dor. Embora esses pacientes sejam hipersensíveis a estímulos colônicos, isso não abrange o sistema nervoso periférico. O exame de imagem funcional do cérebro revela ativação diferente, por exemplo, no córtex cingulado médio, porém a anatomia do encéfalo não diferencia pacientes com SII daqueles sem a doença. Foi relatada uma associação entre história de abuso sexual e o desenvolvimento de SII. Não existe nenhuma associação relatada com doenças sexualmente transmissíveis. Os pacientes com SII não correm risco aumentado de autoimunidade.

VIII-28. **A resposta é C.** (*Cap. 352*) Essa paciente apresenta uma forma de SII com predomínio de diarreia. As alterações nos hábitos intestinais constituem a característica clínica mais consistente na SII. O padrão mais comum é uma alternância entre constipação intestinal e diarreia, habitualmente com predomínio de um desses sintomas. A princípio, a constipação pode ser episódica, porém acaba se tornando contínua e cada vez mais refratária ao tratamento com laxativos. Os pacientes cujo sintoma predominante é a constipação intestinal podem ter semanas ou meses de constipação interrompidos por curtos períodos de diarreia. Em outros pacientes, a diarreia pode constituir o sintoma predominante. A diarreia que resulta de SII habitualmente consiste em pequenos volumes de fezes moles. Na maioria dos pacientes, o volume fecal é < 200 mL. Não ocorre diarreia noturna na SII. A diarreia pode ser agravada por estresse emocional ou pela ingestão de alimento. As fezes podem ser acompanhadas de eliminação de grandes quantidades de muco. O sangramento não representa uma característica da SII, a não ser na presença de hemorroidas, e não há má absorção nem perda de peso.

Os subtipos dos padrões intestinais são altamente instáveis, e os pacientes frequentemente apresentam uma alternância entre constipação intestinal, diarreia e padrão misto. Uma dieta pobre em oligossacarídeos, dissacarídeos monossacarídeos e polióis fermentáveis (FODMAP) demonstrou ser útil em pacientes com SII (Quadro VIII-28). Os FODMAP são pouco absorvidos pelo intestino delgado e fermentados por bactérias do cólon, produzindo gás e carboidratos osmoticamente ativos. Um estudo controlado randomizado demonstrou que uma dieta pobre em FODMAP reduziu os sintomas em pacientes com SII.

QUADRO VIII-28 ALGUMAS FONTES ALIMENTARES COMUNS DE FODMAP

Tipo de alimento	Frutose livre	Lactose	Frutanos	Galacto-oligossacarídeos	Polióis
Frutas	Maçã, cereja, manga, pera, melancia		Pêssego, caqui, melancia		Maçã, damasco, pera, abacate, amora, cereja, nectarina, ameixa, ameixa seca
Vegetais	Aspargo, alcachofra, ervilha de vagem		Alcachofra, beterraba, couve-de-bruxelas, chicória, funcho, alho, alho-poró, cebola, ervilhas		Couve-flor, cogumelos, ervilhas
Grãos e cereais			Trigo, centeio, cevada		
Nozes e sementes			Pistache		
Leite e derivados do leite		Leite, iogurte, sorvete, creme, requeijão			
Leguminosas			Leguminosas, lentilhas, grão-de-bico	Leguminosas, grão-de-bico, lentilhas	
Outros	Mel, xarope de milho rico em frutose		Suco de chicória		
Aditivos			Inulina, FOS		Sorbitol, manitol, maltitol, xilitol, isomalte

Abreviações: FODMAP, oligossacarídeos, dissacarídeos, monossacarídeos e polióis fermentáveis; FOS, fruto-oligossacarídeos.
Fonte: Adaptado de PR Gibson et al.: *Am J Gastroenterol* 107:657, 2012.

VIII-29. **A resposta é B.** (*Cap. 353*) Essa paciente apresenta sinais clássicos de diverticulite, febre, dor abdominal habitualmente localizada no quadrante inferior esquerdo, anorexia ou constipação e leucocitose. Esse quadro ocorre mais comumente em indivíduos idosos. Os pacientes podem apresentar abdome agudo, devido à perfuração, embora isso ocorra em < 25% dos casos. As radiografias simples de abdome raramente são úteis, mas podem revelar a presença de um nível hidroaéreo no quadrante inferior esquerdo, indicando divertículo gigante com perfuração iminente. A TC com meio de contraste oral constitui a modalidade diagnóstica de escolha com os seguintes achados: divertículos no sigmoide, espessamento da parede colônica de > 4 mm e inflamação no espaço pericólico, com ou sem acúmulo de material de contraste ou de líquido. Em 16% dos pacientes, pode-se verificar a presença de abscesso abdominal. Os sintomas da SII podem simular os da diverticulite. Por conseguinte, a diverticulite suspeita que não preenche os critérios de TC ou que não está associada a leucocitose ou febre não é doença diverticular. Outras condições que podem simular a doença diverticular incluem cisto ovariano, endometriose, apendicite aguda e doença inflamatória pélvica. Embora o benefício da colonoscopia na avaliação de pacientes com doença diverticular tenha sido questionado, seu uso ainda é considerado importante para descartar a possibilidade de câncer colorretal. A epidemiologia paralela do câncer colorretal e da doença diverticular fornece evidências suficientes para uma avaliação endoscópica antes do tratamento cirúrgico. Por conseguinte, deve-se realizar uma colonoscopia cerca de seis semanas após a crise de doença diverticular. Embora a doença diverticular possa resultar em hematoquezia, esse achado em geral não está ligado temporalmente à diverticulite.

VIII-30. **A resposta é B.** (*Cap. 353*) O controle clínico é apropriado para muitos pacientes com doença diverticular não complicada. A doença não complicada caracteriza-se por febre, dor abdominal, leucocitose e anorexia/constipação enquanto a doença complicada caracteriza-se pela formação de abscessos, perfuração, estenoses ou fístulas. A doença não complicada é responsável por pelo menos 75% dos casos. Em geral, o tratamento clínico envolve repouso intestinal e antibióticos, habitualmente sulfametoxazol-trimetoprima ou ciprofloxacino e metronidazol, que são direcionados para bacilos Gram-negativos aeróbicos e bactérias anaeróbicas. Anteriormente, acreditava-se que pacientes com mais de duas crises de diverticulite necessitavam de tratamento cirúrgico; todavia, dados mais recentes sugerem que esses pacientes não correm risco aumentado de perfuração e podem continuar o tratamento clínico. Os pacientes submetidos à terapia com imunossupressores, com insuficiência renal crônica ou com doença vascular do colágeno apresentam risco cinco vezes maior de perfuração durante crises recorrentes. O tratamento cirúrgico está indicado para pacientes de baixo risco cirúrgico com doença complicada, como estenose.

VIII-31. **A resposta é B.** (*Cap. 353*) As hemorroidas podem ser internas ou externas; entretanto, são normalmente internas e podem fazer prolapso para posição externa. O estadiamento das hemorroidas é o seguinte: estágio I, aumento de volume com sangramento; estágio II, protrusão com redução espontânea; estágio III, protrusão exigindo redução manual; e estágio IV, protrusão irredutível. O estágio I, que é o caso desse paciente, é tratado com suplementação de fibras, supositórios de cortisona e/ou escleroterapia. O estágio II é tratado com fibras e supositórios de cortisona. O tratamento do estágio III consiste nas três terapias anteriores, colocação de ligaduras elásticas ou hemorroidectomia. No estágio IV, os pacientes beneficiam-se da suplementação com fibras e tratamento com cortisona, bem como hemorroidectomia. Embora o sangramento GI alto substancial possa resultar em hematoquezia, a ausência de sinais/sintomas sugestivos e os achados consistentes de hemorroidas não indicam a necessidade de endoscopia alta.

VIII-32. **A resposta é A.** (*Cap. 353*) O abscesso anorretal é uma cavidade anormal que contém líquido na região anorretal. O abscesso anorretal resulta de uma infecção que acomete as glândulas que circundam o canal anorretal. A doença é mais comum nos homens, com pico de incidência entre a terceira e quinta décadas de vida. Os pacientes com diabetes melito, com DII ou que estão imunocomprometidos correm maior risco de abscesso anorretal. A dor perianal com a defecção e a ocorrência de febre constituem sintomas de apresentação comuns.

VIII-33. **A resposta é C.** (*Cap. 353*) Essa paciente apresenta sintomas (isolamento social), sinais (odor fétido) e fatores de risco (multiparidade) de procidência (prolapso retal) e incontinência fecal. A procidência é muito mais comum em mulheres do que em homens e, com frequência, está associada a distúrbios do assoalho pélvico. Não é raro que esses indivíduos se tornem socialmente isolados e sofram de depressão, devido à incontinência fecal associada. O odor fétido resulta da higiene perianal precária em consequência do prolapso retal. Embora a depressão no indivíduo idoso seja um importante problema clínico, é ainda muito cedo, na avaliação dessa paciente, para iniciar uma terapia farmacológica para a depressão. A neoplasia maligna oculta e as anormalidades da glândula tireoide podem causar incontinência fecal e depressão, porém o exame físico deve ser diagnóstico, evitando exames dispendiosos. Com frequência, os pacientes estão preocupados com a possibilidade de terem uma massa ou carcinoma retal. O exame após um enema frequentemente torna o prolapso aparente. O tratamento clínico limita-se a agentes que aumentam a massa fecal ou suplementos de fibras. A correção cirúrgica constitui a base do tratamento.

VIII-34. **A resposta é A.** (*Cap. 354*) A isquemia mesentérica é uma doença relativamente incomum, porém altamente mórbida. A isquemia mesentérica aguda resulta habitualmente de embolia arterial (em geral do coração) ou de trombose em um leito vascular doente. Os principais fatores de risco incluem idade, fibrilação atrial, doença valvar, cateterismo arterial e infarto do miocárdio recentes. Ocorre isquemia quando o intestino é perfundido de modo inadequado pela circulação esplâncnica. Esse suprimento sanguíneo tem uma extensa colateralização e pode receber até 30% do débito cardíaco, de modo que a hipoperfusão constitui um evento incomum. Os pacientes com isquemia mesentérica aguda frequentemente apresentam dor desproporcional ao exame físico inicial. Com a persistência da isquemia, ocorrem sinais peritoneais e colapso cardiovascular. A taxa de mortalidade é de > 50%. Embora a radiografia possa sugerir isquemia, o padrão de referência para o diagnóstico é a laparotomia.

VIII-35. **A resposta é D.** (*Cap. 354*) Esse paciente com história de doença cardiovascular aterosclerótica e diabetes melito corre alto risco de isquemia mesentérica não oclusiva no contexto de sepse, hipotensão e uso de vasoconstritores. A isquemia intestinal é ainda classificada com base na etiologia, que determina o manejo (Quadro VIII-35): (1) isquemia mesentérica arterial oclusiva, (2) isquemia mesentérica não oclusiva e (3) trombose venosa mesentérica. Os fatores de risco para a isquemia mesentérica arterial oclusiva em geral têm início agudo e incluem fibrilação atrial, infarto do miocárdio recente, cardiopatia valvar e cateterismo cardíaco ou vascular recente, todos eles resultando na embolia de coágulos que alcançam a circulação mesentérica. A isquemia mesentérica não oclusiva, também conhecida como "angina intestinal", geralmente é mais insidiosa e, com maior frequência, é observada na população idosa afetada por doença aterosclerótica. A isquemia mesentérica não oclusiva também ocorre em pacientes que recebem altas doses de vasopressores por infusão, pacientes com choque cardiogênico ou séptico e pacientes com superdosagem de cocaína. A isquemia mesentérica não oclusiva é a doença GI mais prevalente como complicação de cirurgia cardiovascular. A trombose venosa mesentérica é menos comum e está associada à existência de um estado de hipercoagulabilidade, inclusive deficiência de proteína C ou S, deficiência de antitrombina III, policitemia vera e carcinoma. Na ausência de fibrilação atrial, a isquemia mesentérica não oclusiva é mais provável nesse paciente. Não há nenhum motivo para a suspeita de DII como causa de fezes sanguinolentas nesse paciente em estado crítico com sepse bacterêmica diagnosticada, e o paciente só recebeu antibióticos por um dia, de modo que é improvável que tenha colite por *Clostridium difficile* nesse momento.

QUADRO VIII-35 RESUMO DO TRATAMENTO DA ISQUEMIA INTESTINAL AGUDA

Condição	Elemento essencial ao diagnóstico precoce	Tratamento da causa subjacente	Tratamento da lesão específica	Tratamento das consequências sistêmicas
Isquemia mesentérica arterial obstrutiva				
1. Embolia arterial	Angiografia por tomografia computadorizada (TC) Laparotomia precoce	Anticoagulação Cardioversão Trombectomia proximal	Laparotomia Embolectomia *Bypass* vascular Avaliar a viabilidade e remover o intestino inviável	Garantir a hidratação Administrar antibióticos Reverter a acidose Otimizar o fornecimento de oxigênio Evitar vasoconstritores
2. Trombose arterial	Ecodoppler Angiografia	Anticoagulação Hidratação	Abordagem endovascular: trombólise, angioplastia e colocação de *stent* Endarterectomia/trombectomia ou *bypass* vascular Avaliar a viabilidade e remover o intestino inviável	Administrar antibióticos Reverter a acidose Otimizar o fornecimento de oxigênio Preservar o débito cardíaco Evitar vasoconstritores
Trombose venosa mesentérica Trombose venosa	TC helicoidal Angiografia com fase venosa	Anticoagulação Hidratação profusa	Anticoagulação ± laparotomia/ trombectomia/trombólise direcionada por cateter Avaliar a viabilidade e remover o intestino inviável	Administrar antibióticos Reverter a acidose Otimizar o fornecimento de oxigênio Preservar o débito cardíaco Evitar vasoconstritores
Isquemia mesentérica não obstrutiva	Vasospasmo: Angiografia Hipoperfusão: TC helicoidal ou colonoscopia	Garantir a hidratação Preservar o débito cardíaco Evitar vasoconstritores	Vasospasmo Vasodilatadores intra-arteriais Hipoperfusão Laparotomia retardada Avaliar a viabilidade e remover o intestino inviável	Garantir a hidratação Administrar antibióticos Reverter a acidose Otimizar o fornecimento de oxigênio Preservar o débito cardíaco Evitar vasoconstritores

Fonte: Modificado de GB Bulkley, in JL Cameron (ed): *Current Surgical Therapy*, 2nd ed. Toronto, BC Decker, 1986.

VIII-36 e VIII-37. **As respostas são B e D, respectivamente.** (*Cap. 355*) A radiografia revela dilatação maciça do cólon que se estende até o reto. Essa radiografia é compatível com pseudo-obstrução do cólon ou síndrome de Ogilvie. A síndrome de Ogilvie pode ser observada em pacientes idosos após cirurgia não abdominal ou em pacientes com disfunção autonômica subjacente. A presença de gás no cólon torna improvável uma obstrução do intestino delgado. Não há nenhum ar extraintestinal que possa sugerir perfuração do intestino delgado ou do intestino grosso. O íleo do intestino delgado caracteriza-se por múltiplos níveis hidroaéreos no intestino delgado na radiografia. O diagnóstico diferencial para a dilatação colônica extensa inclui megacólon tóxico devido à infecção por *C. difficile*. Nessa paciente, esse diagnóstico é pouco provável, tendo em vista a cirurgia recente e a ausência de tratamento antibiótico. A neostigmina é um inibidor da acetilcolinesterase, que aumenta a atividade colinérgica (parassimpática), podendo estimular a motilidade colônica. Alguns estudos demonstraram que esse fármaco é moderadamente efetivo no alívio da pseudo-obstrução colônica aguda. Trata-se da abordagem terapêutica mais comum, que pode ser usada após estabelecer com certeza a ausência de obstrução mecânica. Há necessidade de monitoramento cardíaco, e deve-se dispor imediatamente de atropina para a bradicardia sintomática. A administração intravenosa induz defecação e flatulência dentro de 10 minutos na maioria dos pacientes que responderão. O tratamento cirúrgico pode ser necessário em casos de perfuração intestinal ou perfuração iminente. A morfina, com seus efeitos colaterais anticolinérgicos, pode agravar a pseudo-obstrução do intestino delgado ou do intestino grosso. A vancomicina oral constitui o tratamento para a infecção causada por *C. difficile*.

VIII-38. **A resposta é C.** (*Cap. 356*) Acredita-se que a obstrução do lúmen apendicular resulte normalmente em apendicite. Embora a obstrução seja mais comumente causada por fecalito, que resulta do acúmulo e espessamento da matéria fecal ao redor de fibras vegetais, foram descritas outras causas. Essas outras causas potenciais incluem aumento dos folículos linfoides associado à infecção viral (p. ex., sarampo), bário condensado, vermes (p. ex., oxiúros, *Ascaris* e *Taenia*) e tumores, como carcinoma ou carcinoide. A colelitíase constitui uma causa comum de pancreatite aguda.

VIII-39. **A resposta é A.** (*Cap. 356*) A paciente apresenta os achados típicos de apendicite aguda com anorexia, progredindo para a dor periumbilical vaga, seguida de localização no quadrante inferior direito. Com frequência, verifica-se a presença de febre baixa e leucocitose. Embora a apendicite aguda seja principalmente um diagnóstico clínico, as modalidades de imagem são empregadas com frequência, visto que os sintomas nem sempre são clássicos. As radiografias simples raramente são úteis, exceto quando se detecta um fecalito opaco no quadrante inferior direito (< 5% dos casos). A ultrassonografia pode demonstrar um apêndice aumentado com parede espessa; todavia, tem mais utilidade para descartar a possibilidade de patologia ovariana, abscesso tubo-ovariano ou gravidez ectópica. A eficácia da ultrassonografia como ferramenta para o diagnóstico de apendicite depende altamente do operador. Mesmo em mãos muito experientes, o apêndice pode não ser visualizado. Sua sensibilidade geral é de 0,86, com uma especificidade de 0,81. A TC com e sem contraste é superior à ultrassonografia ou à radiografia simples no diagnóstico de apendicite aguda, com sensibilidade de 0,94 e especificidade de 0,95. Com frequência, os achados incluem apêndice espessado com coleção periapendicular e, frequentemente, presença de fecalito (Figura VIII-39). A presença de ar livre é incomum, mesmo no caso de apêndice perfurado. A não visualização do apêndice na TC está associada a achados cirúrgicos de apêndice normal em 98% dos casos. A colonoscopia não desempenha nenhum papel no diagnóstico de apendicite aguda.

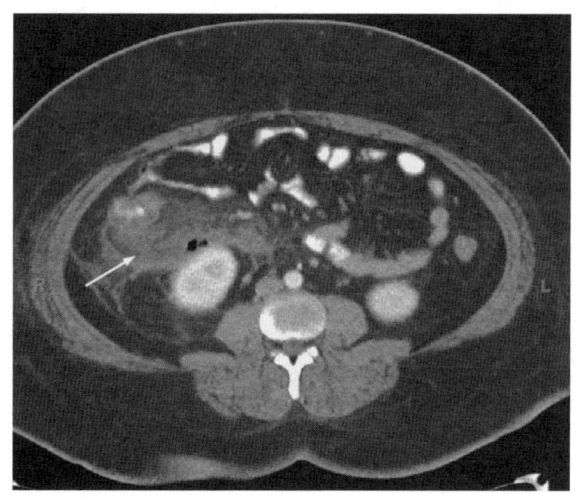

FIGURA VIII-39

VIII-40 e VIII-41. As respostas são C e D, respectivamente. (*Cap. 356*) Esse paciente apresenta dor abdominal epigástrica de vários meses de duração, que se agrava com a ingestão de alimento. Os sintomas são altamente sugestivos de doença ulcerosa péptica, com agravamento da dor após a ingestão de alimento, indicando a presença de úlcera duodenal. A apresentação atual de abdome agudo e presença de ar livre sob o diafragma estabelece o diagnóstico de perfuração de víscera. A perfuração da vesícula biliar é menos provável, tendo em vista a duração dos sintomas e a ausência dos sintomas sistêmicos significativos que frequentemente acompanham essa condição. Como o paciente é relativamente jovem, sem fatores de risco para isquemia mesentérica, a necrose intestinal em consequência de infarto é muito improvável. A pancreatite pode ter uma apresentação semelhante, porém o pâncreas não pode sofrer perfuração nem liberar ar livre. A peritonite está mais comumente associada à infecção bacteriana, mas pode ser causada pela presença anormal de líquidos fisiológicos, como, por exemplo, conteúdo gástrico, bile, enzimas pancreáticas, sangue ou urina, ou por corpos estranhos. No caso desse paciente, a peritonite deve-se mais provavelmente à liberação do suco gástrico do lúmen intestinal, após a perfuração de úlcera duodenal, para dentro da cavidade peritoneal.

VIII-42. A resposta é A. (*Caps. 59 e 357*) A paracentese diagnóstica faz parte da avaliação de rotina de um paciente com ascite. O líquido deve ser examinado quanto ao aspecto macroscópico, conteúdo de proteína, contagem de células, contagem diferencial e albumina. Devem-se realizar exames citopatológicos e culturas quando houver suspeita de infecção ou de neoplasia maligna. O gradiente de albumina soro-ascite (GASA) oferece a melhor correlação com a pressão portal. A obtenção de um gradiente elevado (> 1,1 g/dL) caracteriza a ascite cirrótica não complicada e diferencia a ascite causada por hipertensão portal daquela não causada por hipertensão portal em mais de 95% dos casos. As condições que provocam um baixo gradiente incluem processos mais "exsudativos" como infecção, neoplasia maligna e processos inflamatórios. De modo semelhante, a insuficiência cardíaca congestiva e a síndrome nefrótica causam gradientes de valores elevados. Nesse paciente, o GASA é de 1,5 g/dL, indicando um gradiente elevado. Tendo em vista a baixa contagem de leucócitos e de células polimorfonucleares, o diagnóstico de infecção bacteriana ou tuberculose é improvável. A ascite quilosa caracteriza-se, com frequência, por um líquido leitoso opaco, com nível de triglicerídeos superior 1.000 mg/dL, além de um GASA de baixo valor.

VIII-43. A resposta é A. (*Cap. 357*) A fadiga constitui o sintoma mais comum e mais característico de doença hepática. Infelizmente, é também muito inespecífica, com pouca utilidade diagnóstica específica. A fadiga na doença hepática parece melhorar pela manhã e agravar-se no decorrer do dia, mas pode ser intermitente. A icterícia constitui a característica essencial da doença hepática e é muito mais específica. Entretanto, trata-se habitualmente de um sinal de doença mais avançada. O prurido também constitui normalmente um sintoma de doença mais avançada e é mais comum nas doenças hepáticas de causas colestáticas. A náusea ocorre com frequência na doença hepática grave e pode ser acompanhada de vômitos. A dor no quadrante superior direito é um sintoma menos comum, que indica distensão da cápsula hepática.

VIII-44. A resposta é B. (*Cap. 357*) As mulheres são mais suscetíveis aos efeitos do álcool sobre o fígado. Em média, um consumo de álcool de cerca de duas doses por dia pode levar à doença hepática crônica em mulheres, ao passo que, nos homens, essa quantidade é de cerca de três doses por dia. Entretanto, nos indivíduos com cirrose alcoólica, a ingestão diária média de álcool habitualmente é muito mais alta, e o consumo maciço de álcool por mais de 10 anos é típico antes do início da doença hepática.

VIII-45. A resposta é A. (*Cap. 357*) Na avaliação do consumo de álcool, a história também deve esclarecer se existe abuso ou dependência alcoólica. O alcoolismo é habitualmente definido pelos padrões comportamentais e pelas consequências do consumo de álcool, e não pela quantidade ingerida. O *abuso* é definido por um padrão repetitivo de ingerir álcool, que tenha efeitos adversos sobre o estado social, familiar, ocupacional e da saúde. A *dependência* é definida pelo comportamento de busca do álcool, apesar de seus efeitos adversos. Muitos alcoolistas demonstram tanto dependência quanto abuso, sendo a primeira considerada a forma mais grave e avançada de alcoolismo. Uma abordagem clinicamente útil ao diagnóstico de dependência e abuso de álcool consiste no uso do questionário CAGE, que é recomendado em todas as anamneses clínicas. Uma única resposta "sim" deve levantar a suspeita de um problema relacionado com o uso de álcool, e mais de uma resposta "sim" constitui uma forte indicação de abuso ou dependência.

VIII-46. **A resposta é D.** (*Cap. 358*) É importante compreender os padrões de anormalidades laboratoriais que indicam a presença de doença hepática. Uma maneira de considerar a avaliação laboratorial da doença hepática é dividi-la em três categorias gerais de exames: exames baseados na função excretora do fígado, exames para avaliação da atividade de biossíntese do fígado e fatores da coagulação. As provas mais comuns de função hepática encontram-se na categoria dos exames baseados na função de destoxificação e excreção do fígado. Incluem a bilirrubina sérica, a bilirrubina urinária, a amônia e os níveis das enzimas. A bilirrubina pode ser encontrada na forma conjugada e não conjugada. A forma não conjugada é frequentemente designada como fração indireta. A elevação isolada da forma não conjugada da bilirrubina normalmente não se relaciona com a presença de doença hepática, porém é mais comumente observada na hemólise e em várias condições genéticas benignas, como a síndrome de Gilbert. Em contrapartida, a hiperbilirrubinemia conjugada quase sempre indica doença hepática ou do trato biliar. A bilirrubina conjugada é hidrossolúvel e excretada na urina, o que não ocorre com a bilirrubina não conjugada. Na verdade, a bilirrubina não conjugada liga-se à albumina no sangue. Por conseguinte, a presença de bilirrubinúria também indica doença hepática. Entre as enzimas séricas, é útil considerar as que estão associadas à lesão hepatocelular ou aquelas que refletem colestase. A alanina aminotransferase e a aspartato aminotransferase constituem as principais enzimas que indicam lesão dos hepatócitos. A fosfatase alcalina é a enzima mais comum que está elevada na colestase, porém a doença óssea também provoca elevação da fosfatase alcalina. Em alguns casos, é necessário obter informações adicionais para determinar se a fosfatase alcalina é de origem hepática ou óssea. Outros testes que devem estar elevados na doença hepática colestática incluem a 5′-nucleotidase e γ-glutamil transferase. A principal prova de função de biossíntese é a determinação da albumina sérica. Os fatores da coagulação podem ser medidos diretamente, porém o comprometimento da produção de fatores da coagulação na doença hepática é principalmente deduzido do prolongamento do tempo de protrombina.

VIII-47. **A resposta é B.** (*Cap. 358*) As aminotransferases constituem indicadores sensíveis de lesão das células hepáticas e têm maior utilidade para a identificação de doenças hepatocelulares agudas, como a hepatite. Incluem a aspartato aminotransferase (AST) e a alanina aminotransferase (ALT). A AST é encontrada no fígado, músculo cardíaco, músculo esquelético, rins, cérebro, pâncreas, pulmões, leucócitos e eritrócitos, por ordem decrescente de concentração. A ALT é encontrada principalmente no fígado e, portanto, constitui um indicador mais específico de lesão hepática. As aminotransferases normalmente estão presentes no soro em baixas concentrações. Essas enzimas são liberadas no sangue em maiores quantidades quando há algum dano à membrana das células hepáticas, resultando em aumento da permeabilidade. Não é necessária a ocorrência de necrose dos hepatócitos para haver liberação das aminotransferases, e existe pouca correlação entre o grau de lesão dos hepatócitos e o nível das aminotransferases. Por conseguinte, a elevação absoluta das aminotransferases não tem nenhum significado prognóstico nos distúrbios hepatocelulares agudos.

Qualquer tipo de lesão dos hepatócitos pode causar elevações moderadas nas aminotransferases séricas. Níveis séricos de até 300 UI/L são inespecíficos e podem ser encontrados em qualquer tipo de distúrbio hepático. Elevações mínimas da ALT em doadores de sangue assintomáticos raramente indicam doença hepática grave, e os estudos realizados mostraram que a esteatose hepática constitui a explicação mais plausível. Elevações notáveis – isto é, aminotransferases > 1.000 UI/L – ocorrem quase exclusivamente em distúrbios associados à lesão hepatocelular extensa, como hepatite viral, lesão hepática isquêmica (hipotensão prolongada ou insuficiência cardíaca aguda) ou lesão hepática induzida por toxinas ou fármacos.

O padrão de elevação das aminotransferases pode ajudar a estabelecer o diagnóstico. Na maioria dos distúrbios hepatocelulares agudos, a ALT está mais elevada que a AST ou igual a ela. Embora a razão AST:ALT seja geralmente < 1 em pacientes com hepatite viral crônica e esteatose hepática não alcoólica, vários grupos assinalaram que, com o desenvolvimento da cirrose, essa razão aumenta para > 1. Uma razão AST:ALT > 2:1 é sugestiva, enquanto uma razão > 3:1 é altamente sugestiva de hepatopatia alcoólica. A AST na hepatopatia alcoólica raramente alcança níveis de > 300 UI/L, e a ALT frequentemente está normal. Em geral, as aminotransferases não estão acentuadamente elevadas na icterícia obstrutiva.

VIII-48 e VIII-49. **As respostas são E e D, respectivamente.** (*Cap. 359*) Esse paciente apresenta elevação leve e assintomática da bilirrubina não conjugada, que ocorreu durante um período de maior estresse, fadiga e, provavelmente, ingestão diminuída de calorias. Essa apresentação é típica da síndrome de Gilbert, um distúrbio hereditário da conjugação da bilirrubina. Na síndrome de Gilbert, ocorre mutação do gene *UGT1A1* que codifica a bilirrubina UDP-glicuroniltransferase, levando a uma redução de 10 a 35% na atividade da enzima, em relação aos valores normais. Essa enzima é de importância crítica na conjugação da bilirrubina. Na maior parte do tempo, não há icterícia aparente, visto que a capacidade reduzida de conjugação da bilirrubina não alcança um grau capaz de elevá-la. Entretanto, durante períodos de estresse, fadiga, consumo de álcool, ingestão diminuída de calorias ou doença intercorrente, a enzima pode ser sobrepujada, resultando em hiperbilirrubinemia leve. Os níveis típicos de bilirrubina são inferiores a 4,0 mg/dL, a não ser que o indivíduo esteja doente ou em jejum. O diagnóstico é habitualmente estabelecido no adulto jovem, e os episódios são autolimitados e benignos. Se uma biópsia de fígado fosse realizada, a histologia hepática seria normal. Não há necessidade de tratamento, visto que a síndrome de Gilbert não tem nenhuma consequência em longo prazo, e recomenda-se tranquilizar o paciente. Outros distúrbios hereditários da conjugação da bilirrubina são a síndrome de Crigler-Najjar dos tipos 1 e 2. A síndrome de Crigler-Najjar tipo 1 é uma doença congênita, caracterizada por elevações mais pronunciadas da bilirrubina, de até 20 a 45 mg/dL, diagnosticada pela primeira vez no período neonatal e que persiste durante toda a vida. Esse distúrbio raro era antigamente fatal no início da infância, devido ao desenvolvimento de *kernicterus*. Entretanto, com a disponibilidade de fototerapia, os indivíduos atualmente são capazes de sobreviver até a fase adulta, embora seja comum a presença de déficits neurológicos. A síndrome de Crigler-Najjar tipo 2 assemelha-se ao tipo 1, porém as elevações da bilirrubina não são tão pronunciadas. O *kernicterus* é raro. Isso se deve à presença de alguma função residual da enzima bilirrubina UDP glicuronosiltransferase (< 10%), que está totalmente ausente na doença tipo 1. Outra causa frequente de elevação da bilirrubina não conjugada é a hemólise, que pode ser causada por numerosos fatores, incluindo medicamentos, distúrbios autoimunes e hereditários, entre outros. Todavia, o hematócrito, a lactato desidrogenase e a haptoglobina normais eliminam a hemólise como possibilidade. A síndrome de Dubin-Johnson é outra hiperbilirrubinemia congênita. Entretanto, trata-se de uma hiperbilirrubinemia predominantemente conjugada, causada por um defeito na excreção biliar dos hepatócitos. A coledocolitíase obstrutiva caracteriza-se por dor no quadrante superior direito, que é frequentemente exacerbada por refeições gordurosas. A ausência de sintomas ou de elevação das outras provas de função hepática, particularmente da fosfatase alcalina, também torna esse diagnóstico improvável.

VIII-50. **A resposta é B.** (*Cap. 359*) A destruição aumentada dos eritrócitos resulta em maior produção da bilirrubina e em hiperbilirrubinemia não conjugada; em geral, a hiperbilirrubinemia é modesta na presença de função hepática normal. A ocorrência de hemólise isoladamente não pode resultar em hiperbilirrubinemia sustentada superior a 4 mg/dL (cerca de 68 µmol). Valores mais altos implicam uma disfunção hepática concomitante. Quando a hemólise constitui a única anormalidade em um indivíduo sadio nos demais aspectos, o resultado consiste em hiperbilirrubinemia puramente não conjugada, sendo a fração de reação direta, quando medida em laboratório clínico típico, de ≤ 15% da bilirrubina sérica total. Na presença de doença sistêmica, que pode incluir certo grau de disfunção hepática, a hemólise pode produzir um componente de hiperbilirrubinemia conjugada, além de uma concentração elevada de bilirrubina não conjugada. A hemólise prolongada pode levar à precipitação de sais de bilirrubina dentro da vesícula biliar ou árvore biliar, resultando na formação de cálculos biliares nos quais a bilirrubina, em vez do colesterol, representa o principal componente. Esses cálculos pigmentados podem resultar em colecistite aguda ou crônica, obstrução biliar ou qualquer outra consequência da doença calculosa no trato biliar.

VIII-51. **A resposta é B.** (*Cap. 360*) Esse paciente apresenta hepatite aguda, que tem numerosas etiologias. As etiologias incluem vírus, toxinas/fármacos, doenças autoimunes, doença metabólica, álcool, isquemia, gravidez e outras etiologias infecciosas, como riquetsioses e leptospirose. Nesse cenário clínico, o paciente apresenta fatores de risco para a infecção pelos vírus da hepatite A, B e C, incluindo ser homem e ter relações sexuais com homens e história pregressa de uso de substâncias injetáveis. Todas as hepatites virais agudas apresentam um padrão clínico semelhante, porém o período de incubação varia após a exposição. Os sintomas iniciais mais comuns consistem em fadiga, anorexia, náusea, vômitos, mialgias e cefaleia. Esses sintomas precedem o início da icterícia em cerca de 1 a 2 semanas. Uma vez instalada a icterícia, os sintomas prodrômicos regridem. Ao exame físico, observa-se habitualmente icterícia evidente, com aumento e hipersensibilidade do fígado. Pode ocorrer esplenomegalia. A AST e a ALT estão elevadas, e os níveis máximos alcançados são muito variáveis, entre 400 e 4.000 UI/L; os níveis de fosfatase alcalina aumentam em grau muito menor. Ocorre hiperbilirrubinemia (níveis de 5 a 20 mg/dL), principalmente com níveis aumentados de bilirrubina conjugada. Desse modo, é importante reconhecer os padrões de produção de anticorpos nas hepatites virais. O vírus da hepatite A é um vírus de RNA que se manifesta na forma de hepatite aguda e é transmitido por via fecal-oral. No estado agudo, a imunoglobulina (Ig) M deve estar elevada, o que não ocorre nesse cenário. O vírus da hepatite B é um vírus de DNA com três antígenos comuns, que são testados sorologicamente para determinar o estágio de evolução da doença. Esses antígenos são o antígeno de superfície, o antígeno *core* e o antígeno *e*, que é uma proteína de nucleocapsídeo produzida a partir do mesmo gene do antígeno *core*, porém imunologicamente distinta. Podem ser observados vários padrões distintos. Na hepatite B aguda, a IgM *anticore*, o antígeno de superfície e o antígeno *e* são todos positivos, conforme observado no paciente deste caso. Nesse estágio, o paciente está altamente infeccioso, com excreção do vírus nos líquidos corporais, incluindo a saliva. Na infecção aguda tardia, a IgM *anticore* pode ser positiva ao mesmo tempo em que o antígeno de superfície e o antígeno *e* são positivos. Na hepatite B crônica, observa-se esse mesmo padrão de sorologia. Se um paciente teve infecção prévia sem desenvolvimento de hepatite crônica, a IgE *anticore* e o anticorpo contra superfície são positivos. Entretanto, quando se obtém imunidade por vacinação, apenas o anticorpo contra superfície anti-HBs é positivo; o antígeno *e* e o antígeno de superfície estarão negativos, visto que o paciente nunca foi infectado. Os diversos resultados positivos de antígeno-anticorpo que podem ocorrer estão delineados no Quadro VIII-51. A hepatite C aguda frequentemente é detectável por meio de novos imunoensaios no início da doença, quando as aminotransferases são positivas. Por conseguinte, um anticorpo antiHCV positivo pode indicar hepatite C aguda nesse indivíduo. Todavia, tendo em vista a história clínica de uso anterior de substâncias injetáveis e a impossibilidade de doar sangue, isso provavelmente indica uma infecção crônica pelo vírus da hepatite C. Em alguns casos, foi relatado que o *ecstasy* causa hepatite induzida por substâncias, porém isso não é provável, tendo em vista a sorologia viral desse paciente.

QUADRO VIII-51 PERFIS DE ANTÍGENOS E ANTICORPOS NA HEPATITE VIRAL

Tipo de hepatite	Partícula viral, nm	Morfologia	Genoma[a]	Classificação	Antígeno(s)	Anticorpos	Comentários
HAV	27	Icosaédrico sem envoltório	RNA com 7,5 kb, linear, fs, +	Hepatovírus	HAV	Anti-HAV	Eliminação fecal precoce Diagnóstico: IgM anti-HAV Infecção prévia: IgG anti-HAV
HBV	42	Vírion esférico de duplo invólucro (superfície e *core*)	DNA com 3,2 kb, circular, fs/fd	Hepadnavírus	HBsAg HBcAg HBeAg	Anti-HBs Anti-HBc Anti-HBe	Vírus veiculado pelo sangue; estado de portador Diagnóstico agudo: HBsAg, IgM anti-HBc Diagnóstico crônico: IgG anti-HBc, HBsAg Marcadores de replicação: HBeAg, DNA do HBV Fígado, linfócitos, outros órgãos
	27	*Core* do nucleocapsídeo			HBcAg HBeAg	Anti-HBc Anti-HBe	O nucleocapsídeo contém DNA e DNA polimerase; presente no núcleo do hepatócito; o HBcAg não circula; HBeAg (solúvel, não particulado) e DNA do HBV circulam – correlacionados com a infectividade e os víríons completos
	22	Esférica e filamentar; representa excesso de material de revestimento viral			HBsAg	Anti-HBs	HBsAg identificável em mais de 95% dos pacientes com hepatite B aguda; encontrado no soro, líquidos corporais, citoplasma dos hepatócitos; anti-HBs aparece após a infecção – anticorpo protetor
HCV	Aproximadamente 50 a 80	Com envoltório	RNA com 9,4 kb, linear, fs, +	Hepacivírus	HCV C100-3 C33c C22-3 NS5	Anti-HCV	Agente veiculado pelo sangue, rotulado previamente de hepatite não A, não B Diagnóstico agudo: anti-HCV (C33c, C22-3, NS5), RNA do HCV Diagnóstico crônico: anti-HCV (C100-3, C33c, C22-3, NS5) e RNA do HCV; localização citoplasmática nos hepatócitos
HDV	35 a 37	Partícula híbrida com envoltório e revestimento de HBsAg e *core* de HDV	RNA de 1,7 kb, circular, fs, –	Semelhante aos viroides e vírus-satélites das plantas (Deltavírus)	HBsAg HDAg	Anti-HBs Anti-HDV	Vírus RNA defeituoso, depende da função auxiliar do HBV (hepadnavírus); antígeno HDV (HDAg) presente no núcleo dos hepatócitos Diagnóstico: anti-HDV, RNA do HDV; coinfecção por HBV/HDV – IgM anti-HBc e anti-HDV; superinfecção pelo HDV – IgG anti-HBc e anti-HDV
HEV	32 a 34	Icosaédrico sem envoltório	RNA com 7,6 kb, linear, fs, +	Hepevírus	Antígeno HEV	Anti-HEV	Agente da hepatite transmitida pela via entérica; raro nos Estados Unidos; ocorre na Ásia, nos países mediterrâneos e na América Central Diagnóstico: IgM/IgG anti-HEV (os ensaios estão sendo desenvolvidos); vírus nas fezes, na bile e no citoplasma dos hepatócitos

[a] fs, fita simples; fs/fd, parcialmente fita simples, parcialmente fita dupla; –, fita negativa; +, fita positiva.

VIII-52. **A resposta é E.** (*Cap. 360*) Não se recomenda nenhum tratamento para a hepatite B aguda na maioria dos indivíduos, visto que 99% dos pacientes infectados recuperam-se sem assistência. Dessa forma, não é de ser esperar que um indivíduo obtenha qualquer benefício particular do tratamento. Na hepatite B aguda grave, os análogos de nucleosídeos, incluindo lamivudina, foram usados com sucesso, embora não se disponha de dados de ensaios clínicos para sustentar essa abordagem. A hepatite A é uma doença aguda e autolimitada, que não evolui para a doença hepática crônica. Por conseguinte, não há necessidade de tratamento. A imunoglobulina antivírus da hepatite A pode ser administrada de modo profilático após exposição conhecida, de modo a evitar o desenvolvimento da doença; entretanto, não tem nenhuma utilidade na doença estabelecida. Os corticosteroides orais ou intravenosos não desempenham nenhum papel no tratamento da hepatite viral aguda de qualquer etiologia. Não foram demonstrados quaisquer benefícios clínicos, e esses fármacos podem aumentar o risco de desenvolvimento de doença crônica.

VIII-53. **A resposta é E.** (*Cap. 360*) Na maioria dos casos, os pacientes com qualquer forma de hepatite viral aguda não sucumbem à insuficiência hepática fulminante. Todavia, as mulheres grávidas são altamente suscetíveis à insuficiência hepática fulminante no contexto da hepatite E aguda. Esse vírus de RNA é um vírus entérico, que é endêmico na Índia, na Ásia, na África, no Oriente Médio e na América Central. Dissemina-se por meio de fontes de água contaminados. A disseminação interpessoal é rara. Em geral, a evolução clínica da hepatite E é leve, e a taxa de hepatite fulminante é de apenas 1 a 2%. Todavia, nas mulheres grávidas, observa-se uma taxa elevada, de 10 a 20%. No caso da hepatite A e da hepatite C, a taxa de insuficiência hepática fulminante é de cerca de 0,1% ou menos. É ligeiramente maior para a hepatite B, em torno de 0,1 a 1%. A hepatite D ocorre como coinfecção com o vírus da hepatite B. Quando os dois vírus são adquiridos de modo simultâneo, a taxa de hepatite fulminante é de cerca de 5% ou menos. Quando a hepatite D é adquirida no contexto da hepatite B crônica, essa taxa aumenta, alcançando 20%.

VIII-54. **A resposta é E.** (*Cap. 360*) O vírus da hepatite A (HAV) é um vírus autolimitado agudo que é adquirido quase exclusivamente por via fecal-oral. Trata-se classicamente de uma doença decorrente de higiene pessoal precária e grandes aglomerações. Os surtos têm sido atribuídos à água, leite, framboesas e morangos congelados, cebolas verdes e moluscos contaminados. A infecção acomete principalmente crianças e adultos jovens. Quase sempre sofre resolução espontânea e resulta em imunidade permanente. Ocorre doença fulminante em ≤ 0,1% dos casos, e não existe nenhuma forma crônica (diferentemente da hepatite B e da hepatite C). O diagnóstico é estabelecido pela demonstração de um anticorpo IgM positivo contra o HAV, conforme descrito anteriormente. A presença de anticorpo IgG anti-HAV indica imunidade obtida por infecção prévia ou vacinação. Uma pequena proporção de pacientes sofrerá hepatite recidivante dentro de várias semanas a meses após a recuperação completa da infecção pelo HAV. Essa recidiva também é autolimitada. Não existe nenhum tratamento antiviral aprovado para o HAV. Uma vacina inativada diminuiu a incidência da doença e sua administração é recomendada nos EUA para todas as crianças, adultos de alto risco e pessoas que viajam para áreas endêmicas. A imunização passiva com imunoglobulina também está disponível e mostra-se efetiva na prevenção da doença clínica, antes da exposição ou durante o período inicial de incubação.

VIII-55. **A resposta é C.** (*Cap. 360*) A vacina atual contra hepatite B é uma vacina recombinante, que consiste em partículas de antígeno de superfície da hepatite B em levedura. Nos EUA, foi constatado que a estratégia de vacinar apenas indivíduos de alto risco é ineficaz, e atualmente recomenda-se a vacinação universal contra a hepatite B. A gravidez não constitui uma contraindicação para a vacinação. A conduta ideal é realizar a vacinação na lactância. A avaliação de rotina das sorologias para hepatite não é custo-efetiva e não é recomendada. A vacina é administrada em três doses intramusculares fracionadas aos 0, 1 e 6 meses de idade.

VIII.56. **A resposta é A.** (*Cap. 360*) Não é possível efetuar uma distinção clara entre as etiologias virais da hepatite aguda baseando-se exclusivamente nas manifestações clínicas ou nas características epidemiológicas. Esse paciente corre risco de muitas formas de hepatite, em virtude de seu estilo de vida. Tendo em vista seu trabalho em serviços de alimentação, é importante, dentro de uma perspectiva de saúde pública, estabelecer um diagnóstico acurado. É preciso obter as sorologias para estabelecer o diagnóstico. Embora o vírus da hepatite C normalmente não se manifeste como hepatite aguda, isso não é absoluto. O vírus da hepatite E infecta igualmente ambos os sexos e assemelha-se ao vírus da hepatite A na sua apresentação clínica. Esse paciente deve ser questionado acerca do uso de substâncias IV, e, além das sorologias para hepatite, deve-se obter um teste para HIV.

VIII-57. **A resposta é C.** (*Caps. 358 e 360*) As causas de elevações extremas dos níveis séricos de transaminases geralmente são divididas em algumas categorias importantes, incluindo infecções virais, ingestão de substâncias tóxicas e causas vasculares/hemodinâmicas. Tanto a hepatite A quanto a hepatite B agudas podem se caracterizar por níveis elevados de transaminases. Pode ocorrer insuficiência hepática fulminante, particularmente em situações nas quais a hepatite A aguda se sobrepõe à infecção crônica da hepatite C, ou se houver cotransmissão da hepatite B e da hepatite D. Os casos de hepatite A ou hepatite B agudas em adultos são, em sua maioria, autolimitados. O vírus da hepatite C é um vírus de RNA que tipicamente não provoca hepatite aguda. Entretanto, está associado a uma alta probabilidade de infecção crônica. Por conseguinte, a progressão para a cirrose e o hepatoma aumenta em pacientes com hepatite C crônica. A presença de elevações extremas das transaminases é altamente improvável na hepatite C aguda. O paracetamol continua sendo uma das principais causas de insuficiência hepática fulminante, e o tratamento consiste na administração imediata de *N*-acetilcisteína. A síndrome de Budd-Chiari caracteriza-se pela formação de trombo pós-hepático. Com frequência, manifesta-se na forma de icterícia, hepatomegalia dolorosa, ascite e níveis elevados de transaminases.

VIII-58. **A resposta é A.** (*Cap. 361*) O fígado constitui o principal local de metabolismo de muitas substâncias e, portanto, é suscetível à lesão associada a fármacos e toxinas. Com efeito, a causa mais comum de insuficiência hepática aguda é a lesão hepática induzida por fármacos. Em geral, é conveniente considerar a hepatotoxicidade química dentro de duas amplas categorias: efeitos tóxicos diretos ou reações idiossincrásicas. Os fármacos ou as toxinas que causam um efeito tóxico direto sobre o fígado são venenos por si próprios ou são metabolizados a substâncias tóxicas. No caso de agentes que provocam um efeito tóxico direto sobre os hepatócitos, existe um padrão de lesão previsível relacionado com a dose, e o tempo levado para exercer o efeito é relativamente curto. O fármaco ou toxina mais comum que provoca toxicidade direta dos hepatócitos é o paracetamol. Em doses terapêuticas, o paracetamol não provoca lesão hepática. Entretanto, em doses mais altas, um dos metabólitos do paracetamol, a *N*-acetil-*p*-benzoquinona imina (NAPQI), pode superar as reservas de glutationa do fígado que são necessárias para converter a NAPQI em um metabólito atóxico, resultando em necrose dos hepatócitos. Outras medicações ou toxinas que causam lesão direta dos hepatócitos incluem o tetracloreto de carbono, o tricloroetileno, a tetraciclina e o cogumelo *Amanita phalloides*. Mais conhecido como chapéu da morte, a ingestão de um único cogumelo *A. phalloides*, pode conter uma quantidade de hepatotoxicina suficiente para ser letal. As reações idiossincrásicas são infrequentes e imprevisíveis. Não há dependência da dose, e o momento de ocorrência de lesão hepática tem pouca associação com a duração do tratamento farmacológico. Muitos fármacos produzem reações idiossincrásicas, e, com frequência, é difícil saber quando uma reação idiossincrásica levará ao desenvolvimento de insuficiência hepática mais grave. Com frequência, ocorrem elevações discretas dos níveis de transaminases; entretanto, com o passar do tempo, a adaptação leva a um retorno das enzimas hepáticas para níveis normais. Em outros casos, as reações idiossincrásicas podem resultar em insuficiência hepática fulminante. Apesar de raras, as reações hepáticas graves podem levar à retirada dos fármacos do mercado. Atualmente, sabe-se que muitas reações idiossincrásicas estão relacionadas com metabólitos que causam lesão hepática. Entretanto, é provável que variações genéticas individuais no metabolismo hepático constituam a principal causa, e esses efeitos do fármaco não são previsíveis com base em nosso atual estado de conhecimento. As medicações comuns que podem levar à ocorrência de reações idiossincrásicas incluem halotano, isotano, isoniazida, inibidores da 3-hidroxi-3-metilglutaril-coenzima A (HMG-CoA) redutase e clorpromazina.

VIII-59. **A resposta é B.** (*Cap. 305*) A superdosagem de paracetamol constitui a causa mais comum de insuficiência hepática aguda e de insuficiência hepática induzida por fármacos que leva ao transplante. O paracetamol é metabolizado no fígado por duas vias. A principal é uma reação de fase II, que produz metabólitos atóxicos de sulfato e glicuronídeo. A via menor ocorre por meio de uma reação de fase I, que leva à produção de NAPQI. Esse metabólito é diretamente tóxico para as células hepáticas e pode levar à necrose dos hepatócitos. Com o uso terapêutico de paracetamol, a glutationa no fígado converte rapidamente a NAPQI em um metabólito atóxico, que é excretado na urina. Entretanto, pode ocorrer depleção das reservas de glutationa em caso de ingestão aguda e grande, alcoolismo crônico ou ingestão crônica de quantidades crescentes de paracetamol. Além disso, o álcool suprarregula a primeira enzima na via metabólica, de modo que a NAPQI se acumula mais rapidamente nos alcoolistas. Tendo em vista a hepatotoxicidade conhecida do paracetamol, a U.S. Food and Drug Administration recomendou uma dose diária máxima que não deve ultrapassar 3,25 g, com doses mais baixas em indivíduos com consumo crônico de álcool. A ingestão aguda de 10 a 15 g de paracetamol é suficiente para produzir evidências clínicas de lesão hepática, e doses acima de 25 g podem levar à necrose hepática fatal. A evolução da doença com ingestão aguda de paracetamol segue um padrão previsível. Ocorrem náusea, vômitos, dor abdominal e choque dentro de 4 a 12 horas após a ingestão. As enzimas hepáticas e a função de síntese permanecem normais nesse período. Dentro de 24 a 48 horas, esses sintomas regridem e são seguidos de sinais de lesão hepática. Os níveis máximos de aminotransferases podem ultrapassar 10.000 UI/L, o que pode só ocorrer dentro de 4 a 6 dias após a ingestão. Esses pacientes precisam ser acompanhados cuidadosamente quanto à ocorrência de insuficiência hepática fulminante com complicações graves, incluindo encefalopatia, edema cerebral, coagulopatia pronunciada, insuficiência renal, acidose metabólica, anormalidades eletrolíticas e choque refratário. Os níveis de paracetamol são preditivos de desenvolvimento de hepatotoxicidade. A primeira determinação dos níveis não deve ser feita antes de 4 horas após uma ingestão conhecida. Os valores obtidos devem ser representados graficamente em um nomograma, relacionando os níveis de paracetamol com o tempo decorrido após a ingestão. Se o nível de paracetamol de 4 horas for superior a 300 μg/mL, é provável a ocorrência de hepatotoxicidade significativa. Em caso de superdosagem, pode ser difícil saber a quantidade exata e o momento da ingestão. Para a paciente deste caso, o nível de paracetamol acima de 300 μg/mL é bastante preocupante, indicando uma grande ingestão, de modo que o tratamento deve ser iniciado imediatamente. O principal tratamento para a superdosagem de paracetamol consiste em *N*-acetilcisteína. A *N*-acetilcisteína tem como ação repor os níveis de glutationa no fígado e também fornecer um reservatório de grupos sulfidrila para ligação aos metabólitos tóxicos. O esquema típico de *N*-acetilcisteína é de 140 mg/kg administrados como dose de ataque, seguidos de 70 mg/kg a cada 4 horas, para um total de 15 a 20 doses. Esse fármaco também pode ser administrado por infusão contínua. O carvão ativado ou a colestiramina só devem ser administrados se o paciente procurar assistência dentro de 30 minutos após a ingestão. A hemodiálise não acelera a depuração do paracetamol e tampouco protege o fígado. A maioria dos pacientes com insuficiência hepática fulminante desenvolve insuficiência renal aguda, exigindo frequentemente hemodiálise. Se o paciente sobrevive à superdosagem de paracetamol, não ocorre habitualmente lesão hepática crônica.

VIII-60. **A resposta é E.** (*Cap. 361*) A isoniazida (INH) continua sendo de importância central na maioria dos esquemas profiláticos e terapêuticos para a tuberculose, apesar de ser reconhecida, há muito tempo, como hepatotoxina. Em 10% dos pacientes tratados com INH, ocorre elevação dos níveis séricos de aminotransferases durante as primeiras semanas de terapia; todavia, na maioria dos casos, essas elevações são autolimitadas, leves (valores para ALT < 200 UI/L) e diminuem apesar do uso continuado do fármaco. Essa resposta adaptativa permite a continuação do fármaco se não houver sintomas e elevação progressiva das enzimas após as elevações iniciais. A lesão hepática hepatocelular aguda induzida por fármaco secundária à INH é evidente com um período de latência variável de até seis meses e é mais frequente em alcoolistas e em pacientes em uso de determinados medicamentos, como barbitúricos, rifampicina e pirazinamida. Se o limiar clínico de encefalopatia for alcançado, é provável que a lesão hepática seja fatal ou exija transplante de fígado. A biópsia hepática revela alterações morfológicas semelhantes àquelas da hepatite viral ou necrose hepática em ponte. Uma lesão hepática substancial parece estar relacionada com a idade, aumentando significativamente após os 35 anos; a frequência máxima é observada em pacientes com mais de 50 anos de idade. Até mesmo para pacientes com > 50 anos de idade monitorados cuidadosamente durante o tratamento, a hepatotoxicidade ocorre em apenas cerca de 2%, ou seja, bem abaixo do risco estimado com base nas experiências anteriores. Muitos programas de saúde pública que necessitam de profilaxia com INH para os casos de positividade do teste cutâneo tuberculínico ou teste Quantiferon incluem um monitoramento mensal dos níveis de aminotransferase, embora essa prática tenha sido questionada. Ainda mais efetivo para limitar os desfechos graves pode ser incentivar os pacientes para que estejam atentos a sintomas como náusea, fadiga ou icterícia, visto que a maioria dos casos fatais ocorre no contexto do uso continuado da INH, apesar da doença clinicamente aparente.

VIII-61. **A resposta é C.** (*Cap. 361*) Os inibidores da HMG-CoA redutase ou estatinas podem causar uma reação hepatocelular e colestática mista idiossincrásica. Entre 1 e 2% dos pacientes que tomam lovastatina, sinvastatina, pravastatina, fluvastatina ou uma das estatinas mais recentes para o tratamento da hipercolesterolemia apresentam elevações assintomáticas e reversíveis (mais de três vezes) na atividade das aminotransferases. Em um número muito pequeno de casos, descreveu-se a ocorrência de alterações histológicas semelhantes àquelas da hepatite aguda, necrose centrolobular e colestase centrolobular. Em uma proporção maior de casos, aparecem elevações menores das aminotransferases durante as primeiras semanas de terapia. O monitoramento laboratorial cuidadoso pode distinguir entre pacientes com pequenas alterações transitórias, que podem continuar a terapia, e aqueles que apresentam anormalidades mais profundas e duradouras, que devem suspender o tratamento. Como as elevações clinicamente significativas das aminotransferases são muito raras após o uso de estatinas e não diferem, nas metanálises, da frequência dessas anormalidades laboratoriais em indivíduos que recebem placebo, a National Lipid Association's Safety Task Force concluiu que não havia necessidade de monitoramento das provas de função hepática em pacientes tratados com estatinas, e que não há necessidade de interromper a terapia com estatinas em pacientes que apresentam elevações assintomáticas isoladas das aminotransferases durante a terapia. A hepatotoxicidade das estatinas não aumenta em pacientes com hepatite C crônica, esteatose hepática ou outras doenças hepáticas subjacentes, de modo que esses fármacos podem ser usados com segurança nesses pacientes.

VIII-62. **A resposta é B.** (*Cap. 362*) A hepatite crônica representa uma série de distúrbios hepáticos com causas e gravidade variáveis, em que a inflamação e a necrose do fígado continuam durante pelo menos seis meses. As formas mais leves não são progressivas ou são apenas lentamente progressivas, enquanto as formas mais graves podem estar associadas a cicatrizes e reorganização arquitetural, que, quando avançadas, levam finalmente à cirrose. Foram reconhecidas várias categorias de hepatite crônica. Essas categorias incluem hepatite viral crônica, hepatite crônica induzida por fármacos e hepatite crônica autoimune. Em muitos casos, as características clínicas e laboratoriais não são suficientes para possibilitar sua inclusão em uma dessas três categorias; acredita-se também que esses casos "idiopáticos" representem uma hepatite crônica autoimune (Quadro VIII-62). Por fim, achados clínicos e laboratoriais de hepatite crônica são observados, em certas ocasiões, em pacientes com distúrbios hereditários e metabólicos, como doença de Wilson (sobrecarga de cobre), deficiência de α_1-antitripsina (Caps. 365 e 429) e esteatose hepática não alcoólica (Cap. 367e) e até mesmo ocasionalmente em pacientes com lesão hepática alcoólica (Cap. 363). Ambas as formas de hepatite viral transmitidas por via entérica, a hepatite A e a hepatite E, são autolimitadas e não causam hepatite crônica.

QUADRO VIII-62 CARACTERÍSTICAS CLÍNICAS E LABORATORIAIS DA HEPATITE CRÔNICA

Tipo de hepatite	Testes diagnósticos	Autoanticorpos	Terapia
Hepatite B crônica	HBsAg, IgG anti-HBc, HBeAg, DNA do HBV	Incomuns	IFN-α, PEG IFN-α Agentes orais: Primeira linha: entecavir, tenofovir Segunda linha: lamivudina, adefovir, telbivudina
Hepatite C crônica	Anti-HCV, RNA do HCV	Anti-LKM1[a]	PEG IFN-α mais ribavirina Telaprevir[b] Boceprevir[b]
Hepatite D crônica	Anti-HDV, RNA do HDV, HBsAg, IgG anti-HBc	Anti-LKM3	IFN-α, PEG IFN-α[c]
Hepatite autoimune	FAN[d] (homogêneo), anti-LKM1 (±) Hiperglobulinemia	FAN, anti-LKM1 anti-SLA[e]	Prednisona, azatioprina
Associada a fármacos	–	Incomuns	Suspender o medicamento
Criptogênica	Todos negativos	Nenhum	Prednisona (?), azatioprina (?)

[a]Anticorpos contra os microssomos do fígado-rim tipo I (hepatite autoimune tipo II e em alguns casos de hepatite C).
[b]Administração como combinação tripla de fármacos com PEG IFN e ribavirina. Entre a redação e a publicação deste capítulo, dois novos fármacos foram aprovados para a hepatite C (ver www.hcvguidelines.org).
[c]Os ensaios clínicos iniciais sugeriam benefício da terapia com IFN-α; o PEG IFN-α é tão efetivo, se não mais do que o IFN-α, que o substituiu.
[d]Fator antinuclear (hepatite autoimune tipo I).
[e]Anticorpos contra o antígeno hepático solúvel (hepatite autoimune tipo III).
Abreviações: HBc, *core* da hepatite B; HBeAg, antígeno e da hepatite B; HBsAg, antígeno de superfície da hepatite B; HBV, vírus da hepatite B; HCV, vírus da hepatite C; HDV, vírus da hepatite D; IFN-α, interferon α; IgG, imunoglobulina G; LKM, microssomo fígado-rins; PEG IFN-α, interferon peguilado α; SLA, antígeno hepático solúvel.

VIII-63. **A resposta é B.** (*Cap. 362*) A paciente deste caso apresenta evidências de infecção ativa crônica pelo vírus da hepatite B (HBV). A presença do antígeno E da hepatite B (HBeAg) indica uma replicação contínua do vírus, e os indivíduos com HBeAg positivo tipicamente apresentam níveis elevados de DNA do HBV. O espectro da infecção clínica na hepatite B crônica é muito variável, e, com frequência, os indivíduos são assintomáticos, com identificação de níveis elevados das enzimas hepáticas em exames realizados por outros motivos. Por conseguinte, a decisão em tratar a infecção crônica pelo HBV não deve basear-se nas manifestações clínicas. A maioria dos especialistas recomenda o tratamento da infecção crônica pelo HBV com HBeAg-positivo com níveis de DNA do HBV do > 2×10^4 UI/mL, se os níveis de ALT estiverem elevados de mais de duas vezes o limite superior de referência (Quadro VIII-63). Até o momento, sete fármacos foram aprovados para o tratamento da infecção crônica pelo HBV: o interferon α (IFN) injetável; o IFN peguilado (IFN de ação longa ligado a polietilenoglicol [PEG IFN]; e os agentes orais lamivudina, adefovir dipivoxila, entecavir, telbivudina e tenofovir. O PEG IFN, o entecavir ou o tenofovir são recomendados como terapia de primeira linha. O simeprevir é um inibidor da protease aprovado para o tratamento da infecção pelo vírus da hepatite C. O aciclovir é usado no tratamento de infecções por herpes-vírus simples, e o ritonavir é um inibidor da protease utilizado no tratamento da infecção pelo HIV. O marido da paciente também deve ser submetido a rastreamento para HBV, tendo em vista a viremia contínua.

QUADRO VIII-63 RECOMENDAÇÕES PARA O TRATAMENTO DA HEPATITE B CRÔNICA[a]

Estado do HBeAg	Clínica	DNA do HBV (UI/mL)	ALT	Recomendação
HBeAg-reativa	[b]	> 2×10^4	≤ $2 \times LSN^{c,d}$	Nenhum tratamento; monitorar. Em pacientes > 40, com história familiar de carcinoma hepatocelular e/ou ALT persistentemente na extremidade alta de duas vezes a faixa, a biópsia hepática pode ajudar na decisão quanto ao tratamento
	Hepatite crônica	> 2×10^{4d}	> $2 \times LSN^d$	Tratar[e]
	Cirrose compensada	> 2×10^3	< ou > LSN	Tratar[e] com agentes orais e não com PEG IFN
	Cirrose descompensada	< 2×10^3	> LSN	Considerar o tratamento[f]
		Detectável	< ou > LSN	Tratar[e] com agentes orais e não PEG IFN; encaminhar para transplante de fígado
		Indetectável	< ou > LSN	Observar; encaminhar para transplante de fígado
HBeAg-negativa	[b]	≤ 2×10^3	≤ LSN	Portador inativo; não há necessidade de tratamento
	Hepatite crônica	> 10^3	1 a > $2 \times LSN^d$	Considerar a biópsia hepática; tratar[h] se a biópsia mostrar a presença de inflamação moderada a grave ou fibrose
	Hepatite crônica	> 10^4	> $2 \times LSN^d$	Tratar[h,i]
	Cirrose compensada	> 2×10^3	< ou > LSN	Tratar[e] com agentes orais e não com PEG IFN
		< 2×10^3	> LSN	Considerar o tratamento[f]
	Cirrose descompensada	Detectável	< ou > LSN	Tratar[h] com agentes orais[g] e não com PEG IFN; encaminhar para transplante de fígado
		Indetectável	< ou > LSN	Observar; encaminhar para transplante de fígado

[a]Com base nas diretrizes práticas da American Association for the Study of Liver Disease (AASLD). Exceto quando indicado em rodapés, essas diretrizes assemelham-se àquelas publicadas pela European Association for the Study of the Liver (EASL).
[b]A doença hepática tende a ser leve ou clinicamente inativa; a maioria desses pacientes não é submetida a biópsia hepática.
[c]Esse padrão é comum durante as primeiras décadas de vida em pacientes asiáticos infectados ao nascimento.
[d]De acordo com as diretrizes da EASL, tratar se o DNA do HBV for > 2×10^3 UI/mL e a ALT > LSN.
[e]Um dos potentes fármacos orais com maior barreira à resistência (entecavir ou tenofovir) ou o PEG IFN podem ser usados como terapia de primeira linha. Esses agentes orais, mas não o PEG IFN, devem ser usados para pacientes imunocomprometidos e refratários/intolerantes ao interferon. O PEG IFN é administrado semanalmente por injeção subcutânea durante 1 ano; os agentes orais são administrados diariamente, durante pelo menos 1 ano, e continuados indefinidamente ou até pelo menos 6 meses após soroconversão do HBeAg.
[f]De acordo com as diretrizes da EASL, os pacientes com cirrose compensada e DNA do HBV detectável em qualquer nível, mesmo com ALT normal, são candidatos à terapia. A maioria das autoridades trata indefinidamente, mesmo na doença HBeAg-positiva, após soroconversão de HBeAg.
[g]Como a emergência de resistência pode levar à perda do benefício dos agentes antivirais e a maior deterioração na cirrose descompensada, recomenda-se um esquema de baixa resistência – monoterapia com entecavir ou tenofovir ou terapia de combinação com a lamivudina mais sujeita a resistência (ou telbivudina) mais adefovir. A terapia deve ser instituída de modo urgente.
[h]Como a soroconversão de HBeAg não é uma opção, a terapia tem por objetivo suprimir o DNA do HBV e manter um nível normal de ALT. O PEG IFN é administrado por injeção subcutânea semanalmente durante um ano; é necessário ter cautela em basear-se em um intervalo de 6 meses pós-tratamento para definir uma resposta sustentada, visto que ocorre perda subsequente da maioria dessas respostas. Os agentes orais, entecavir ou tenofovir, são administrados diariamente, em geral indefinidamente ou, como ocorre muito raramente, até que as respostas virológicas e bioquímicas sejam acompanhadas de soroconversão de HBsAg.
[i]Para pacientes idosos e aqueles com fibrose avançada, considerar a redução do limiar do DNA do HBV para > 2×10^3 UI/mL.
Abreviações: ALT, alanina aminotransferase; HBeAg, antígeno e da hepatite B; HBsAg, antígeno de superfície da hepatite B; HBV, vírus da hepatite B; LSN, limites superiores da normalidade; PEG IFN, interferon peguilado.

VIII-64. **A resposta é B.** (*Cap. 362*) A hepatite crônica desenvolve-se em cerca de 85% de todos os indivíduos acometidos pelo vírus da hepatite C (HCV), e 20 a 25% desses pacientes evoluem para a cirrose no decorrer de cerca de 20 anos. Entre os indivíduos infectados pelo HCV, cerca de um terço apresenta níveis normais ou quase normais de aminotransferases, embora a biópsia hepática demonstre a presença de hepatite ativa em até metade dos pacientes. Além disso, cerca de 25% dos indivíduos com níveis normais das aminotransferases apresentarão, em algum momento, elevações subsequentes dessas enzimas, podendo haver desenvolvimento de doença hepática progressiva. Por conseguinte, a presença de níveis normais de aminotransferases em algum momento específico não descarta definitivamente a possibilidade de desenvolvimento de cirrose. A progressão para a doença hepática terminal em indivíduos com hepatite C crônica é mais provável em indivíduos idosos e em pacientes com infecção de maior duração, estágio e grau histológicos avançados, infecção de genótipo 1, diversidade de quase-espécies mais complexa, doença hepática concomitante, infecção pelo HIV e obesidade. Entre esses fatores, o melhor indicador prognóstico para o desenvolvimento de doença hepática progressiva é a histologia hepática. Especificamente, os pacientes que apresentam inflamação ou necrose moderada a grave, fibrose septal ou confluente correm maior risco de desenvolver cirrose ao longo de um período de 10 a 20 anos.

VIII-65. **A resposta é C.** (*Cap. 362*) Foram identificados três tipos de hepatite autoimune, com base nas características clínicas e laboratoriais. A hepatite autoimune tipo I é normalmente um distúrbio observado em mulheres jovens. As características clínicas podem ser variáveis, desde aquelas da hepatite crônica até a insuficiência hepática fulminante, e muitas das manifestações são difíceis de distinguir de outras causas de hepatite crônica. Em alguns indivíduos, as manifestações extra-hepáticas, incluindo fadiga, mal-estar, perda de peso, anorexia e artralgias, podem ser muito proeminentes. As enzimas hepáticas estão elevadas, mas podem não se correlacionar com a gravidade clínica da doença. Nos casos mais graves, podem-se observar elevações do nível sérico de bilirrubina entre 3 e 10 mg/dL. Ocorre hipoalbuminemia na doença avançada, e a hipergamaglobulinemia (> 2,5 g/dL) é comum. O perfil de anticorpos circulantes na hepatite autoimune depende, em certo grau, do tipo de hepatite. Os anticorpos antinucleares são positivos em um padrão de coloração homogênea quase invariavelmente na doença, enquanto o fator reumatoide também é comum. O anticorpo anticitoplasma de neutrófilo perinuclear pode ser positivo, porém de modo atípico. Os anticorpos antimúsculo liso e os anticorpos antimicrossomais hepáticos/renais são frequentemente observados, porém são inespecíficos, visto que outras causas de hepatite crônica podem levar à sua positividade. Devido à ausência de um perfil autoimune específico, os critérios diagnósticos para a hepatite autoimune incorporam uma variedade de características clínicas e laboratoriais. Os aspectos específicos que fornecem um argumento contra esse diagnóstico incluem elevação proeminente da fosfatase alcalina, presença de anticorpos antimitocondriais, marcadores de hepatite viral, história de substâncias hepatotóxicas ou consumo excessivo de álcool, evidências histológicas de lesão dos ductos biliares ou características atípicas na biópsia, incluindo excesso de ferro hepático, infiltração gordurosa e inclusões virais. Tipicamente, os anticorpos antimitocondriais são observados na cirrose biliar primária.

VIII-66. **A resposta é D.** (*Caps. 360 e 362*) No curso da hepatite B aguda, a positividade do HBeAg é comum e habitualmente transitória. A persistência do HBeAg no soro por mais de três meses indica uma maior probabilidade de desenvolvimento de hepatite B crônica. Na hepatite B crônica, a presença de HBeAg no soro indica uma replicação viral contínua e aumento da infectividade. Constitui também um indicador substituto de lesão hepática inflamatória, mas não de fibrose. O desenvolvimento de anticorpos contra HBeAg (anti-HBe) indica a fase não replicativa da infecção pelo HBV. Durante essa fase, não há circulação de vírions intactos, e a infectividade é menor. Na atualidade, a quantificação do DNA do HBV com reação em cadeia da polimerase possibilita a estratificação do risco, visto que a presença de < 10^3 vírions/μL é o limiar aproximado para lesão hepática e infectividade.

VIII-67. **A resposta é C.** (*Cap. 363*) A patologia da doença hepática alcoólica consiste em três lesões principais, havendo raramente a existência de lesão progressiva em uma forma pura: (1) esteatose hepática, (2) hepatite alcoólica e (3) cirrose. Ocorre esteatose hepática em > 90% dos etilistas crônicos, bem como compulsivos. Uma porcentagem muito menor de etilistas pesados progride para a hepatite alcoólica, que é considerada um precursor da cirrose. O prognóstico da doença hepática alcoólica grave é sombrio; a taxa de mortalidade dos pacientes com hepatite alcoólica concomitante com cirrose é de quase 60% dentro de quatro anos. Embora o álcool seja considerado uma hepatotoxina direta, apenas 10 a 20% dos alcoolistas desenvolverão hepatite alcoólica. A explicação para esse aparente paradoxo não está bem definida, porém envolve a complexa interação de fatores facilitadores, como padrões de consumo de álcool, dieta, obesidade e sexo. Não existe nenhuma ferramenta diagnóstica que possa prever a suscetibilidade de um indivíduo à doença hepática alcoólica. A quantidade e a duração da ingestão de álcool constituem os fatores de risco mais importantes envolvidos no desenvolvimento da doença hepática alcoólica. Os papéis do(s) tipo(s) de bebida (i.e., vinho, cerveja ou aguardente) e o padrão de consumo (diário *versus* ingestão compulsiva) são menos claros. A infecção crônica pelo vírus da hepatite C (HCV) constitui uma comorbidade importante na progressão da doença hepática alcoólica para a cirrose. Até mesmo um consumo moderado de álcool de 20 a 50 g/dia aumenta o risco de cirrose e de câncer hepatocelular nos indivíduos infectados pelo HCV. Os pacientes com lesão hepática alcoólica e infecção pelo HCV desenvolvem doença hepática descompensada em uma idade mais jovem e apresentam uma sobrevida global mais precária. Ver Quadro VIII-67.

QUADRO VIII-67	FATORES DE RISCO PARA HEPATOPATIA ALCOÓLICA
Fator de risco	Comentário
Quantidade	Em homens, 40-80 g/dia de etanol produzem esteatose hepática; 160 g/dia durante 10-20 anos causam hepatite ou cirrose hepática. Apenas 15% dos etilistas desenvolvem hepatopatia alcoólica.
Sexo	As mulheres exibem maior suscetibilidade à hepatopatia alcoólica para quantidades > 20 g/dia; provavelmente, duas doses por dia são seguras.
Hepatite C	A infecção pelo HCV concomitante à hepatopatia alcoólica está associada à idade mais jovem em termos de gravidade, histologia mais avançada e sobrevida reduzida.
Genética	A proteína 3 contendo o domínio da fosfolipase tipo patati-na (PNPLA3) tem sido associada com cirrose alcoólica.
Esteatose hepática	A lesão hepática não necessita de desnutrição, mas a obesidade e a esteatose hepática não alcoólica são fatores de risco. Os pacientes devem receber uma atenção vigorosa ao suporte nutricional.

VIII-68. **A resposta é C.** (*Cap. 363*) Essa paciente apresenta hepatite alcoólica aguda grave. Em sua forma inicial, a doença hepática alcoólica caracteriza-se por infiltração gordurosa do fígado. Na hepatite alcoólica mais aguda, ocorre lesão dos hepatócitos, com degeneração vacuolar e necrose. Muitos casos de hepatite alcoólica são assintomáticos. Todavia, conforme observado na paciente deste caso, as manifestações graves podem incluir febre, icterícia, nevos aracneiformes e dor abdominal, que pode simular um abdome agudo na sua gravidade. Nos exames laboratoriais, o nível de AST está normalmente mais elevado que o da ALT, embora os níveis totais de transaminases raramente ultrapassem 400 UI/L. A hiperbilirrubinemia pode ser muito pronunciada, com menor elevação da fosfatase alcalina. A hipoalbuminemia e a coagulopatia são indicadores de prognóstico sombrio. Pode-se calcular uma função discriminante (FD) da seguinte maneira: (4,6 × prolongamento do tempo de protrombina acima do controle) + bilirrubina sérica. Uma FD > 32 está associada a um prognóstico sombrio e constitui uma indicação para tratamento da hepatite alcoólica aguda. O escore do Modelo para Doença Hepática Terminal (MELD) também pode ser utilizado para estabelecer o prognóstico na hepatite alcoólica aguda; a obtenção de um escore superior 21 também constitui uma indicação para tratamento. Essa paciente tem uma FD de > 80, indicando doença muito grave e prognóstico sombrio. A abstinência completa de álcool é obrigatória. Deve-se iniciar o tratamento com prednisona, 40 mg ao dia (ou prednisolona, 32 mg ao dia), durante quatro semanas. Após o período inicial, deve-se efetuar uma redução gradual da dose no decorrer de um período de quatro semanas. O papel da expressão do fator de necrose tumoral (TNF)-α e da atividade dos receptores na lesão hepática alcoólica levou a uma avaliação da inibição do TNF como alternativa aos glicocorticoides para a hepatite alcoólica grave. O inibidor inespecífico do TNF, a pentoxifilina (400 mg três vezes ao dia, durante quatro semanas) demonstrou uma melhora da sobrevida no tratamento da hepatite alcoólica grave, principalmente devido a uma redução da síndrome hepatorrenal. Os anticorpos monoclonais que neutralizam o TNF-α sérico não devem ser usados na hepatite alcoólica, devido aos estudos realizados que relatam um maior número de mortes em consequência de infecção e insuficiência renal. O transplante de fígado é uma indicação aceitável para tratamento em pacientes selecionados e motivados com cirrose em fase terminal. Os resultados são iguais ou superiores em relação a outras indicações para transplante.

VIII-69. **A resposta é D.** (*Cap. 364*) A doença hepática gordurosa não alcoólica (DHGNA) é a doença hepática crônica mais comum em muitas partes do mundo, incluindo os EUA. Estudos populacionais por meio de exame de imagem do abdome demonstraram a presença de fígado gorduroso em pelo menos 25% dos adultos norte-americanos. Como a grande maioria desses indivíduos nega o consumo de níveis perigosos de álcool (definidos como mais de uma dose ao dia em mulheres e duas doses ao dia nos homens), esses indivíduos são considerados portadores de DHGNA. A DHGNA está fortemente associada a sobrepeso/obesidade e à resistência à insulina. Todavia, também pode ocorrer em indivíduos magros e é particularmente comum naqueles com escassez de depósitos adiposos (i.e., lipodistrofia). Os fatores étnicos/raciais também parecem influenciar o acúmulo de gordura no fígado; a prevalência documentada de DHGNA é mais baixa em afro-americanos (cerca de 25%), mais alta em norte-americanos de ascendência hispânica (cerca de 50%) e intermediária nos norte-americanos brancos (cerca de 33%).

VIII-70. **A resposta é C.** (*Cap. 364*) Atualmente, não existe nenhuma terapia aprovada pela Food and Drug Administration para o tratamento da DHGNA. Por conseguinte, a abordagem atual ao manejo da DHGNA concentra-se no tratamento para melhorar os fatores de risco de esteato-hepatite não alcoólica (EHNA; i.e., obesidade, resistência à insulina, síndrome metabólica, dislipidemia). Com base em nossa compreensão da história natural da DHGNA, apenas os pacientes com EHNA ou aqueles com características de fibrose hepática na biópsia do fígado são atualmente considerados para terapias farmacológicas direcionadas. As mudanças no estilo de vida e a modificação dietética constituem a base para o tratamento da DHGNA. Muitos estudos indicam que a modificação no estilo de vida pode melhorar os níveis séricos de aminotransferases e a esteatose hepática, com perda de pelo menos 3 a 5% do peso corporal, melhorando a esteatose, embora seja necessária uma maior perda de peso (até 10%) para melhorar a esteato-hepatite. Os benefícios de diferentes conteúdos dos macronutrientes da dieta (p. ex., dietas pobres em carboidratos *versus* pobres em gordura, dietas com gordura saturada *versus* gordura insaturada) e diferentes intensidades da restrição calórica parecem ser comparáveis. Em adultos com DHGNA, os programas de exercício que melhoram o condicionamento podem ser suficientes para reduzir a esteatose hepática, porém seu impacto em outros aspectos da histologia do fígado permanece desconhecido. Os antioxidantes também foram avaliados para o tratamento da DHGNA, pois se acredita que o estresse oxidativo pode contribuir para a patogenia da EHNA. A vitamina E, um antioxidante de baixo custo, porém potente, tem sido examinada em vários estudos de pequeno porte em crianças e em adultos, com resultados variáveis. Em todos esses estudos, a vitamina E foi bem tolerada, e a maioria mostrou uma melhora modesta nos níveis de aminotransferases, nas características radiográficas da esteatose hepática e/ou nas características histológicas da EHNA. As estatinas constituem uma importante classe de fármacos para tratar a dislipidemia e diminuir o risco cardiovascular. Não há evidências sugerindo que as estatinas possam causar insuficiência hepática em pacientes com doença hepática crônica, incluindo DHGNA. A incidência de elevação das enzimas hepáticas em pacientes com DHGNA em uso de estatinas também não é diferente daquela de controles saudáveis ou de pacientes com outras doenças hepáticas crônicas. Além disso, vários estudos sugeriram que as estatinas podem melhorar as aminotransferases e a histologia em pacientes com EHNA. Entretanto, há uma relutância continuada em administrar estatinas a pacientes com DHGNA. A falta de evidência de que as estatinas possam danificar o fígado em pacientes com DHGNA, combinada com o risco aumentado de morbidade e mortalidade cardiovasculares em pacientes com DHGNA, indica o uso das estatinas para o tratamento da dislipidemia em pacientes com DHGNA/EHNA. Embora haja interesse na cirurgia bariátrica como tratamento para a DHGNA, uma revisão de Cochrane recentemente publicada concluiu que a ausência de ensaios clínicos randomizados ou de estudos clínicos adequados impede uma avaliação definitiva dos benefícios e prejuízos da cirurgia bariátrica como tratamento para a EHNA. A maioria dos estudos de cirurgia bariátrica mostrou que ela é geralmente segura em indivíduos com doença hepática crônica bem compensada e melhora a esteatose hepática e a inflamação necrótica (i.e., características da DHGNA/EHNA); todavia, os efeitos sobre a fibrose hepática têm sido variáveis.

VIII-71. **A resposta é A.** (*Cap. 365*) O álcool é a droga mais comumente usada nos EUA, e mais de dois terços dos adultos consomem álcool a cada ano. Cerca de 30% tiveram um consumo excessivo de álcool no decorrer do último mês, e mais de 7% dos adultos consomem regularmente mais de duas doses por dia. Infelizmente, mais de 14 milhões de adultos nos EUA preenchem os critérios diagnósticos para abuso ou dependência de álcool. Nos EUA, a doença hepática crônica é a 10ª causa mais comum de morte em adultos, e a cirrose alcoólica é responsável por aproximadamente 40% das mortes por cirrose. O consumo excessivo e crônico de álcool pode causar vários tipos diferentes de doença hepática crônica, incluindo esteatose hepática alcoólica, hepatite alcoólica e cirrose alcoólica. Além disso, o consumo excessivo de álcool pode contribuir para danos hepáticos em pacientes com outras doenças hepáticas, como hepatite C, hemocromatose e esteatose hepática relacionada com a obesidade. O uso crônico de álcool pode produzir fibrose na ausência de inflamação e/ou necrose associada. A fibrose pode ser centrolobular, pericelular ou periportal. Quando a fibrose alcança determinado grau, ocorre ruptura da arquitetura normal do fígado e substituição das células hepáticas por nódulos regenerativos. Na cirrose alcoólica, os nódulos medem habitualmente < 3 mm de diâmetro; essa forma de cirrose é designada como micronodular. Com a interrupção do uso de álcool, pode haver formação de nódulos maiores, resultando em cirrose micronodular e macronodular mista.

VIII-72. **A resposta é A.** (*Cap. 365*) As mãos desse paciente apresentam eritema palmar típico da cirrose alcoólica. Esse achado e a ginecomastia e atrofia testicular tornam a cirrose alcoólica o diagnóstico mais provável. A atrofia testicular pode ser causada pelo efeito tóxico direto do álcool ou por efeitos hormonais. Todas as outras alternativas também podem causar cirrose hepática (Quadro VIII-72).

| QUADRO VIII-72 | CAUSAS DE CIRROSE |

Alcoolismo
Hepatite viral crônica
   Hepatite B
   Hepatite C
Hepatite autoimune
Esteato-hepatite não alcoólica
Cirrose biliar
   Cirrose biliar primária
   Colangite esclerosante primária
   Colangiopatia autoimune

Cirrose cardíaca
Doença hepática metabólica hereditária
   Hemocromatose
   Doença de Wilson
   Deficiência de α_1-antitripsina
   Fibrose cística
Cirrose criptogênica

VIII-73. **A resposta é D.** (*Cap. 365*) A abordagem a pacientes após sofrerem sangramento varicoso consiste inicialmente em tratar o sangramento agudo, que pode ser potencialmente fatal, e, a seguir, prevenir qualquer sangramento adicional. O tratamento clínico da hemorragia aguda por varizes inclui o uso de agentes vasoconstritores, habitualmente somatostatina ou octreotida. O tamponamento por balão (tubo de Sengstaken-Blakemore ou tubo de Minnesota) pode ser utilizado em pacientes que não podem receber imediatamente terapia endoscópica ou que precisam de estabilização antes da terapia endoscópica. A intervenção endoscópica é usada como tratamento de primeira linha para o controle agudo do sangramento. Alguns endoscopistas utilizarão a terapia de injeção de varizes (escleroterapia) como tratamento inicial, particularmente quando o sangramento é vigoroso. A ligadura das varizes com banda elástica é utilizada para controlar o sangramento agudo em mais de 90% dos casos e deve ser repetida até obter a obliteração de todas as varizes. Quando as varizes esofágicas se estendem dentro da parte proximal do estômago, a ligadura com banda elástica é menos bem-sucedida. Nessas situações, quando o sangramento continua a partir de varizes gástricas, deve-se considerar um *shunt* portossistêmico intra-hepático transjugular (TIPS). Essa abordagem oferece uma alternativa para a cirurgia na descompressão aguda da hipertensão portal. Pode ocorrer encefalopatia em até 20% dos pacientes após TIPS, o que é particularmente problemático nos pacientes idosos e naqueles com encefalopatia preexistente. O TIPS deve ser reservado para indivíduos que não respondem ao manejo endoscópico ou clínico ou que apresentam alto risco cirúrgico. O TIPS pode ser algumas vezes utilizado como uma ponte para o transplante. A prevenção de sangramento subsequente é habitualmente obtida por meio de ligadura repetida das varizes com banda elástica, até que elas sejam obliteradas. Foi demonstrado que os β-bloqueadores, como o propranolol e o nadolol, diminuem o risco de sangramento recorrente de varizes e reduzem a taxa de mortalidade por sangramento subsequente; entretanto, não devem ser usados no contexto do paciente com sangramento agudo.

VIII-74. **A resposta é D.** (*Cap. 365*) Nos pacientes com cirrose que são acompanhados cronicamente, o desenvolvimento de hipertensão portal é habitualmente revelado pela presença de trombocitopenia; pelo aparecimento de um baço de tamanho aumentado; ou pelo desenvolvimento de ascite, encefalopatia e/ou varizes esofágicas, com ou sem sangramento. Em pacientes que ainda não estão diagnosticados, qualquer uma dessas características deve levar a uma avaliação adicional para determinar a presença de hipertensão portal e doença hepática. As varizes devem ser identificadas por endoscopia. O exame de imagem do abdome, seja por TC ou por ressonância magnética (RM), pode ser útil para demonstrar um fígado nodular e para evidenciar alterações decorrentes da hipertensão portal com circulação colateral intra-abdominal. Se houver necessidade, podem-se realizar procedimentos radiológicos intervencionistas para determinar as pressões na veia hepática ocluída e livre que possibilitarão o cálculo de um gradiente de pressão venosa hepática, que é equivalente à pressão portal. O gradiente médio normal entre veia hepática ocluída e livre é de 5 mmHg, e os pacientes com um gradiente de > 12 mmHg correm risco de sofrer hemorragia por varizes. Embora se possa verificar a presença de dilatação do átrio direito em casos de cirrose cardíaca, a dilatação do átrio esquerdo é uma característica da insuficiência ventricular esquerda.

VIII-75. **A resposta é B.** (*Cap. 365*) A peritonite bacteriana espontânea (PBE) é uma complicação comum e grave da ascite, caracterizada por infecção espontânea do líquido ascítico, sem uma fonte intra-abdominal. Nos pacientes com cirrose e ascite graves o suficiente para internação, a

PBE pode ocorrer em até 30% dos indivíduos e apresentar uma taxa de mortalidade hospitalar de 25%. Acredita-se que a translocação bacteriana seja o mecanismo envolvido no desenvolvimento da PBE, com a flora intestinal atravessando o intestino e penetrando nos linfonodos mesentéricos, resultando em bacteremia e semeadura do líquido ascítico. Os microrganismos mais comuns consistem em *E. coli* e em outras bactérias intestinais; entretanto, também podem ser encontradas bactérias Gram-positivas, incluindo *Streptococcus viridans*, *Staphylococcus aureus* e *Enterococcus* spp. Se forem identificados mais de dois microrganismos, deve-se considerar a peritonite bacteriana secundária devido a uma víscera perfurada. O diagnóstico de PBE é estabelecido quando a amostra de líquido apresenta uma contagem absoluta de neutrófilos > 250/μL. O paciente deste caso apresenta uma contagem absoluta de neutrófilos de 320/μL (800 × 0,4). Os pacientes com ascite podem apresentar febre, alteração do estado mental, contagem elevada dos leucócitos e dor ou desconforto abdominal, ou podem não apresentar nenhuma dessas manifestações. Por conseguinte, é necessário ter um alto grau de suspeita clínica, e as punções peritoneais são importantes para estabelecer o diagnóstico. O tratamento consiste em uma cefalosporina de segunda geração, sendo a cefotaxima o antibiótico mais comumente utilizado. Nos pacientes com hemorragia por varizes, a frequência da PBE aumenta significativamente, e recomenda-se a profilaxia contra a PBE quando um paciente apresenta hemorragia GI alta. Além disso, nos pacientes que tiveram um ou mais episódios de PBE e se recuperaram, a administração de antibióticos uma vez por semana é usada como profilaxia para a PBE recorrente. Não há nenhuma indicação para hemodiálise na presença de concentração sérica normal de creatinina ou para EGD sem história de sangramento e com hemoglobina estável. A ureia sérica pode aumentar em consequência da infecção. De modo semelhante, embora a ureia esteja elevada e o paciente tenha alteração do estado mental, a lactulose não é adequada para tratar o distúrbio primário responsável pela alteração do estado mental. Tendo em vista o provável diagnóstico de PBE, a terapia empírica para a meningite não é justificada nessa situação.

VIII-76. **A resposta é C.** (Cap. 365) A apresentação clínica é compatível com um quadro colestático, que pode se manifestar com icterícia indolor e prurido. O prurido pode ser proeminente e acomete 50% dos indivíduos por ocasião do diagnóstico. Tipicamente, o prurido é intermitente e mais intenso ao anoitecer. Não existe nenhuma outra associação proeminente, como banho de chuveiro quente, conforme observado na policitemia vera. Outras causas de prurido além da colestase incluem linfoma e hipo- ou hipertireoidismo não controlados. Todavia, os exames laboratoriais dessa paciente indicam claramente colestase, com elevação dos níveis de fosfatase alcalina e bilirrubina. As características clínicas apresentadas são mais comumente observadas na cirrose biliar primária, em comparação com a colangite esclerosante primária, visto que essa paciente é uma mulher de meia-idade com anticorpos antimitocondriais positivos. Por outro lado, a colangite esclerosante primária está associada a anticorpos anticitoplasma de neutrófilo perinucleares positivos em 65% dos pacientes, e 50% dos indivíduos com colangite esclerosante primária apresentam uma história de retocolite ulcerativa.

VIII-77. **A resposta é A.** (*Cap. 365*) O tratamento da ascite baseia-se fundamentalmente na restrição de sódio para menos de 2g por dia. Um conceito equivocado comum é instituir também uma restrição hídrica. Todavia, essa restrição não é efetiva nem necessária. Com uma restrição de sódio para 2 g por dia, a maioria dos casos de ascite leve pode ser muito bem controlada. Se a restrição de sódio por si só não conseguir corrigir a ascite, é então necessário iniciar diuréticos. A espironolactona, em uma dose de 100 a 200 mg ao dia, constitui o diurético inicial usado para a ascite e pode ser titulada até 400 a 600 mg ao dia, quando tolerada. Podem-se acrescentar diuréticos de alça à espironolactona. O agente típico é a furosemida, em uma dose inicial de 40 a 80 mg ao dia, com doses máximas de cerca de 120 a 160 mg ao dia. É preciso ter cuidado para evitar a disfunção renal com o uso de diuréticos de alça, e a administração de doses mais altas pode não ser tolerada. Se a ascite for refratária a esses tratamentos, pode-se considerar o TIPS. Esse procedimento cria um *shunt* portocava direto ao introduzir um *stent* de metal expansível a partir das veias hepáticas pelo parênquima hepático até as veias porta. Por conseguinte, o TIPS diminui a pressão portal, o que, por sua vez, reduz a ascite e o risco de sangramento de varizes. Todavia, habitualmente ocorre agravamento da encefalopatia hepática após a realização do TIPS.

VIII-78. **A resposta é A.** (*Cap. 365*) A insuficiência cardíaca direita grave pode levar à lesão hepática crônica e à cirrose cardíaca. A pressão venosa elevada leva à congestão dos sinusoides hepáticos e da veia central e hepatócitos centrolobulares. Verifica-se o desenvolvimento de cirrose centrolobular, e a fibrose estende-se a partir da veia central para a periferia, e não a partir das tríades portais. O exame macroscópico do fígado revela um padrão de "fígado em noz-moscada". Embora as transaminases exibam habitualmente uma elevação discreta, a congestão grave, particularmente associada à hipotensão, pode resultar em acentuada elevação dos níveis de AST e ALT, alcançando de 50 a 100 vezes os valores normais. A síndrome de Budd-Chiari ou oclusão das veias hepáticas ou da veia cava inferior pode ser confundida com hepatopatia congestiva. Todavia, os sinais e sintomas de insuficiência cardíaca congestiva estão ausentes em pacientes com síndrome de Budd-Chiari, e esses pacientes clinicamente podem ser distinguidos com facilidade daqueles que apresentam insuficiência cardíaca. A doença veno-oclusiva pode resultar de irradiação hepática ou de quimioterapia em altas doses durante a preparação do paciente para transplante de células-tronco hematopoéticas. Não se trata de uma complicação típica do transplante de fígado. Embora a ecocardiografia seja uma ferramenta útil na avaliação da função ventricular esquerda e direita, os achados podem não ser notáveis em pacientes com pericardite constritiva. Um elevado índice de suspeita de pericardite constritiva (p. ex., episódios precedentes de pericardite, irradiação mediastinal) deve levar à realização de cateterismo cardíaco direito, com demonstração do "sinal da raiz quadrada", que é a limitação da pressão de enchimento do coração direito na diástole, sugerindo miocardiopatia restritiva. A RM cardíaca também pode ser útil para determinar quais os pacientes devem ser submetidos à cirurgia cardíaca.

VIII-79. **A resposta é B.** (*Cap. 365*) A presença de cirrose em uma mulher idosa sem qualquer fator de risco prévio para cirrose viral ou alcoólica deve levantar a possibilidade de cirrose biliar primária (CBP). A CBP caracteriza-se por inflamação crônica e obliteração fibrosa dos dúctulos intra-hepáticos. A causa não é conhecida, porém considera-se a autoimunidade, uma vez que existe uma associação com outros distúrbios autoimunes, como tireoidite autoimune, síndrome CREST e síndrome seca. A grande maioria dos pacientes com doença sintomática é constituída por mulheres. O teste para anticorpo antimitocondrial (AAM) é positivo em mais de 90% dos pacientes com CBP e só raramente é positivo em outras condições. Por esse motivo, trata-se do teste inicial de maior utilidade para o diagnóstico de CBP. Tendo em vista a obtenção de resultados falso-positivos, deve-se efetuar uma biópsia hepática para confirmar o diagnóstico se o teste para AAM for positivo. A determinação do cobre na urina de 24 horas mostra-se útil no diagnóstico da doença de Wilson. A insuficiência hepática da doença de Wilson ocorre habitualmente antes dos 50 anos. A hemocromatose pode resultar em cirrose. Está associada à ocorrência de letargia, fadiga, perda da libido, coloração da pele, artralgias, diabetes melito e miocardiopatia. Os níveis de ferritina estão habitualmente elevados, e a anormalidade laboratorial mais sugestiva consiste em elevação da porcentagem de saturação da transferrina. Embora a hemocromatose seja um diagnóstico possível nessa paciente, a CBP é mais provável, tendo em vista o quadro clínico. Embora a hepatite B e a hepatite C crônicas certamente devam ser incluídas no diagnóstico diferencial, e a possibilidade de sua presença deva ser descartada, sua ocorrência é pouco provável, devido à história da paciente e à ausência de fatores de risco.

VIII-80. **A resposta é B.** (*Cap. 368*) O transplante de fígado está indicado para a cirrose de estágio terminal decorrente de todas as causas em adultos. Os candidatos habituais ao transplante de fígado são pacientes com cirrose alcoólica, hepatite viral crônica e neoplasias hepatocelulares malignas primárias. Embora todas essas três categorias sejam consideradas de alto risco, o transplante de fígado pode ser oferecido a pacientes cuidadosamente selecionados. Atualmente, a hepatite C crônica e a doença hepática alcoólica constituem as indicações mais comuns para o transplante de fígado, respondendo por mais de 40% de todos os candidatos adultos que são submetidos a esse procedimento. Os pacientes com cirrose alcoólica podem ser considerados candidatos ao transplante quando preenchem critérios estritos de abstinência e reeducação; entretanto, esses critérios ainda não impedem a ocorrência de recidiva em até 25% dos casos. Na colangite esclerosante e doença de Caroli (múltiplas dilatações císticas da árvore biliar intra-hepática), as infecções recorrentes e a sepse associadas à obstrução inflamatória e fibrótica da árvore biliar podem constituir uma indicação para transplante. Como a cirurgia biliar precedente complica o transplante de fígado e constitui uma contraindicação relativa para sua realização, a derivação cirúrgica da árvore biliar foi abandonada para pacientes com colangite esclerosante. Os pacientes com hepatite C crônica apresentam aloenxerto precoce e sobrevida comparáveis aos de outros subgrupos de pacientes após transplante; entretanto, a reinfecção do órgão doador é universal, a hepatite C recorrente é insidiosamente progressiva, a cirrose do aloenxerto desenvolve-se em 20 a 30% dos casos em cinco anos, e a cirrose e falência subsequente de órgãos ocorrem com maior frequência depois de um período de cinco anos. Com a introdução dos agentes antivirais de ação direta altamente ativos contra o vírus da hepatite C, espera-se que os resultados dos aloenxertos melhorem de modo significativo nos próximos anos. Nos pacientes com hepatite B crônica, na ausência de medidas destinadas a prevenir a hepatite B recorrente, a sobrevida após o transplante é reduzida em aproximadamente 10 a 20%. Todavia, o uso profilático de imunoglobulina anti-hepatite B (HBIg) durante e após o transplante aumenta o sucesso do transplante até um nível comparável com aquele observado em pacientes com causas não virais de descompensação hepática. Podem ser utilizados fármacos antivirais orais específicos tanto para a profilaxia quanto para o tratamento da hepatite B recorrente. Os pacientes com carcinoma hepatocelular primário com um tumor isolado de < 5 cm ou três ou menos tumores de < 3 cm apresentam taxas de sobrevida livres de recidiva em cinco anos semelhantes àquelas de pacientes com doença não maligna. Devido à alta taxa de doença recorrente após transplante, os pacientes com colangiocarcinoma não são candidatos a transplante.

VIII-81. **A resposta é D.** (*Cap. 368*) Atualmente, nos EUA, todos os fígados de doadores são distribuídos por meio de uma rede nacional de compartilhamento de órgãos (United Network for Organ Sharing [UNOS]), destinada a alocar os órgãos disponíveis, com base em considerações regionais e na acuidade do receptor. Os receptores com doença de maior gravidade geralmente têm a mais alta prioridade, porém as estratégias de alocação que equilibram a maior urgência contra os melhores resultados continuam evoluindo com a finalidade de distribuir de maneira mais efetiva os órgãos de doadores cadavéricos. A alocação baseia-se no escore MELD, que utiliza um modelo matemático que inclui a bilirrubina, a creatinina e a razão normalizada internacional. Nem o tempo de espera (exceto como um elemento de desempate entre dois receptores potenciais com os mesmos escores MELD) nem o prognóstico pós-transplante são levados em consideração. Foi constatado que o uso do escore MELD reduz a mortalidade na lista de espera, bem como o tempo de espera antes do transplante, e constitui o melhor preditor de mortalidade pré-transplante. A mais alta prioridade (estado 1) para transplante de fígado continua sendo reservada para pacientes com insuficiência hepática fulminante ou não funcionamento primário do enxerto.

VIII-82. **A resposta é B.** (*Cap. 369*) De acordo com o National Health and Nutrition Examination Survey, a prevalência de cálculos biliares nos EUA era de 7,9% nos homens e de 16,6% nas mulheres. Embora a doença seja muito prevalente, nem todos os pacientes com cálculos biliares necessitam de colecistectomia. Estima-se que, a cada ano, 1 a 2% dos pacientes com cálculos biliares assintomáticos desenvolverão complicações, exigindo cirurgia. Por conseguinte, é importante saber quais pacientes com cálculos biliares assintomáticos necessitam de encaminhamento para cirurgia. O primeiro fator a considerar é se o paciente apresenta sintomas que são causados por cálculos biliares e se eles são frequentes e graves o suficiente para exigir cirurgia. Os sintomas clássicos dos cálculos biliares, comumente denominados cólica biliar, consistem em dor e plenitude no quadrante superior direito, que começa de forma súbita e pode durar até 5 horas. O episódio pode ser acompanhado de náusea e vômitos. Os sintomas vagos de plenitude epigástrica, dispepsia e distensão após as refeições não são considerados como cólica biliar. Um segundo fator a considerar quando se recomenda a colecistectomia para um paciente é se há uma história pregressa de complicações de doença calculosa biliar, como pancreatite ou colecistite aguda. O último fator que leva à recomendação de colecistectomia é a presença de fatores anatômicos que aumentam a probabilidade de complicações, como vesícula biliar em porcelana ou anormalidades congênitas do trato biliar. Os indivíduos com cálculos muito grandes (> 3 cm) também precisam ser considerados cuidadosamente quanto à necessidade de colecistectomia. O ácido ursodesoxicólico pode ser utilizado em alguns casos para dissolver os cálculos biliares. Esse fármaco atua ao diminuir a saturação de colesterol da bile e também possibilita a dispersão do colesterol dos cálculos ao produzir uma fase cristalina lamelar. Todavia, é apenas efetivo em indivíduos com cálculos radiotransparentes com menos de 10 mm.

VIII-83. **A resposta é D.** (*Cap. 369*) O médico precisa ter um alto índice de suspeita de colecistite acalculosa em pacientes em estado crítico que sofrem descompensação durante o tratamento para a doença subjacente e que não apresentam nenhuma outra fonte evidente de infecção. Algumas condições predisponentes para o desenvolvimento da colecistite acalculosa incluem traumatismo grave ou queimaduras, período pós-parto após trabalho de parto prolongado, hiperalimentação parenteral prolongada e período pós-operatório após procedimentos ortopédicos e outros procedimentos cirúrgicos de grande porte. As manifestações clínicas da colecistite acalculosa são idênticas àquelas da doença calculosa, porém a doença é mais difícil de diagnosticar. A ultrassonografia e a TC normalmente revelam apenas a presença de lama biliar, mas podem demonstrar uma vesícula biliar tensa e de tamanho aumentado. Com frequência, a cintilografia hepatobiliar revela esvaziamento tardio ou ausente da vesícula biliar. O tratamento bem-sucedido depende de um diagnóstico precoce e acurado. Nos pacientes em estado crítico, a colecistostomia percutânea pode constituir o procedimento imediato mais seguro para descomprimir a vesícula biliar infectada. Uma vez estabilizado o paciente, deve-se considerar a colecistectomia eletiva precoce. Deve-se acrescentar metronidazol para proporcionar uma cobertura contra anaeróbios, porém essa abordagem não elucida nem trata adequadamente o distúrbio subjacente.

VIII-84. **A resposta é B.** (*Cap. 369*) Os cálculos biliares são muito comuns, particularmente nos países ocidentais, sendo os cálculos de colesterol responsáveis por > 90% dos casos de colelitíase, enquanto os cálculos pigmentares respondem pelos < 10% restantes. O colesterol é essencialmente insolúvel na água. A formação de cálculos ocorre no contexto de determinados fatores que perturbam o equilíbrio do colesterol. A obesidade, as dietas ricas em colesterol e ricas em calorias e certos medicamentos afetam a secreção biliar de colesterol. Mutações genéticas intrínsecas em determinadas populações podem afetar o processamento e a secreção do colesterol no fígado. A gravidez resulta em aumento da saturação de colesterol durante o terceiro trimestre e em alterações na contratilidade da vesícula biliar. Embora a rápida perda de peso e as dietas com baixo teor calórico estejam associadas a cálculos biliares, não há evidências de que uma dieta rica em proteínas possa contribuir para um risco adicional de colelitíase.

VIII-85. **A resposta é E.** (*Cap. 369*) Os cálculos pigmentares na colelitíase podem ser pretos ou marrons. Os cálculos pigmentares pretos são compostos de bilirrubinato de cálcio puro ou de complexos semelhantes a polímeros com cálcio e glicoproteínas mucinas. Esses cálculos são mais comuns em pacientes que apresentam estados hemolíticos crônicos (com aumento da bilirrubina conjugada na bile), cirrose hepática, síndrome de Gilbert ou fibrose cística. Os cálculos da vesícula biliar em pacientes com doenças ileais, ressecção ileal ou *bypass* ileal geralmente também são cálculos pigmentares pretos. A reciclagem êntero-hepática da bilirrubina nos estados de doença ileal contribui para sua patogenia. Os cálculos pigmentares marrons são compostos de sais de cálcio de bilirrubina não conjugada, com quantidades variáveis de colesterol e proteínas. São causados pela presença de quantidades aumentadas de bilirrubina não conjugada insolúvel na bile, que precipita, formando cálculos. Algumas vezes, a enzima também é produzida quando a bile é cronicamente infectada por bactérias, e esses cálculos são marrons. A formação de cálculos pigmentares é frequente na Ásia e está habitualmente associada a infecções da vesícula e da árvore biliar, incluindo infecções parasitárias. A cirrose biliar primária está associada a cálculos de colesterol, devido à diminuição da secreção de ácidos biliares.

VIII-86. **A resposta é B.** (*Caps. 58 e 369*) A apresentação clínica é compatível com um quadro colestático. A icterícia indolor exige sempre uma extensa investigação, visto que muitas das patologias subjacentes têm prognóstico sombrio, e sua detecção e intervenção precoces com frequência oferecem a única esperança de um desfecho satisfatório. A vesícula biliar não demonstra nenhuma evidência de cálculos, e a paciente não apresenta nenhum sinal de colecistite clínica, de modo que não há nenhuma indicação para a realização de cintilografia hepatobiliar com ácido iminodiacético (HIDA). De modo semelhante, não há necessidade de antibióticos nesse estágio. O quadro colestático sem elevação significativa das transaminases nas provas de função hepática torna improvável a presença de hepatite aguda. Os anticorpos antimitocondriais estão elevados nos casos de CBP, que pode se manifestar de maneira semelhante. Todavia, a CBP é muito mais comum nas mulheres do que nos homens, e a idade média de início é na quinta a sexta década. A ausência de uma lesão óbvia na TC não descarta a possibilidade de uma fonte de colestase na árvore biliar. As causas malignas, como colangiocarcinoma e tumor da ampola de Vater, e as causas não malignas, como colangite esclerosante e doença de Caroli, podem ser detectadas apenas por visualização direta com colangiopancreatografia retrógrada endoscópica (CPRE). A CPRE mostra-se útil tanto para o diagnóstico quanto para o tratamento, visto que podem ser realizados procedimentos de colocação de *stent* para aliviar a obstrução.

VIII-87. **A resposta é A.** (*Cap. 369*) A colangite esclerosante primária (CEP) ou idiopática caracteriza-se por um processo esclerosante, obliterativo e inflamatório progressivo, que afeta os ductos biliares extra-hepáticos e/ou intra-hepáticos. O distúrbio ocorre em até 75% dos pacientes com doença inflamatória intestinal, particularmente retocolite ulcerativa. Pode também estar associada à pancreatite autoimune, a síndromes de fibrosclerose multifocal, como fibrose retroperitoneal, mediastinal e/ou periureteral, à tireoidite de Riedel ou ao pseudotumor da órbita. A colangite associada à imunoglobulina G4 (IgG4) é uma doença biliar recentemente descrita, de etiologia desconhecida, que apresenta características bioquímicas e colangiográficas indistinguíveis da CEP; com frequência, está associada à pancreatite autoimune e a outras condições fibrosantes e caracteriza-se por níveis séricos elevados de IgG4 e por infiltração de plasmócitos IgG4-positivos nos ductos biliares e no tecido hepático. Diferentemente da CEP, não está associada à doença inflamatória intestinal, e deve-se suspeitar de sua presença quando associada a níveis séricos elevados de IgG4 e à doença pancreática inexplicável. Com frequência, os pacientes com CEP apresentam sinais e sintomas de obstrução biliar crônica ou intermitente: dor abdominal no quadrante superior direito, prurido, icterícia ou colangite aguda. Posteriormente, durante a evolução, podem ocorrer obstrução biliar completa, cirrose biliar secundária, insuficiência hepática ou hipertensão portal com varizes hemorrágicas. O diagnóstico é habitualmente estabelecido pelo estado de estenoses multifocais de distribuição difusa, com segmentos intercalados de ductos normais ou dilatados, produzindo um aspecto em contas de rosário na colangiografia. Os pacientes correm maior risco de colangiocarcinoma. A terapia com colestiramina pode ajudar a controlar os sintomas de prurido, e os antibióticos mostram-se úteis quando a colangite complica o quadro clínico. Os glicocorticoides, o metotrexato e a ciclosporina não demonstraram ser eficazes na CEP. Nos casos em que já ocorreu obstrução biliar de alto grau (estenoses dominantes), a dilatação por balão ou a colocação de *stent* podem ser apropriadas. Apenas raramente a intervenção cirúrgica está indicada. O prognóstico é desfavorável, com sobrevida mediana de 9 a 12 anos após o estabelecimento do diagnóstico, independentemente da terapia. Quatro variáveis (idade, nível sérico de bilirrubina, estágio histológico e esplenomegalia) permitem prever a sobrevida dos pacientes com CEP e servem de base para um escore de risco. A CEP é uma indicação comum para transplante de fígado.

VIII-88. **A resposta é A.** (*Cap. 371*) O bicarbonato é o íon de importância fisiológica primária na secreção pancreática. As células ductais secretam bicarbonato, que provém predominantemente do plasma (93%), mais do que do metabolismo intracelular (7%). O bicarbonato entra no lúmen ductal por meio do cotransportador de bicarbonato de sódio, com despolarização causada pelo efluxo de cloreto por meio do regulador da condutância transmembrana da fibrose cística (CFTR). A secretina e o peptídeo intestinal vasoativo ligam-se à superfície basolateral e provocam aumento do mensageiro secundário intracelular, o monofosfato de adenosina cíclico, atuando na superfície apical das células ductais para abrir o CFTR e promover a secreção. A CCK, que atua como neuromodulador, potencializa acentuadamente os efeitos estimuladores da secretina. A acetilcolina também desempenha um papel importante na secreção das células ductais. O bicarbonato intraluminal secretado pelas células ductais ajuda a neutralizar o ácido gástrico e cria o pH apropriado para a atividade das enzimas pancreáticas e dos sais biliares sobre o alimento ingerido.

VIII-89. **A resposta é A.** (*Cap. 371*) Em associação com uma história clínica e achados radiográficos compatíveis, valores séricos da amilase e lipase três vezes ou mais acima da normalidade praticamente estabelecem o diagnóstico de pancreatite aguda. É preciso descartar a possibilidade de perfuração, isquemia e infarto do intestino. A lipase sérica é o exame preferido e possui maior especificidade do que a amilase sérica. Não existe nenhuma correlação entre a gravidade da pancreatite e o grau de elevação dos níveis séricos de lipase e amilase. Depois de 3 a 7 dias, até mesmo com evidências contínuas de pancreatite, os valores séricos totais de amilase tendem a normalizar. Entretanto, os níveis de isoamilase e lipase pancreáticas podem permanecer elevados por 7 a 14 dias. A elevação da amilase sérica não é específica da pancreatite aguda; de modo notável, os pacientes com acidose metabólica (p. ex., cetoacidose diabética) podem exibir elevações espúrias dos níveis séricos de amilase na ausência de pancreatite. Ocorre hipocalcemia em aproximadamente 25% dos casos de pancreatite aguda, enquanto a hipercalcemia não constitui uma característica.

VIII-90. **A resposta é A.** (*Cap. 371*) A causa mais comum de pancreatite aguda nos EUA consiste em cálculos biliares, que provocam obstrução do ducto colédoco. Embora a obstrução do ducto colédoco possa ser demonstrada na cintilografia HIDA com tecnécio, a ultrassonografia do quadrante superior direito é preferida para a fácil demonstração de cálculos na vesícula biliar e de obstrução do ducto biliar. O consumo de álcool é a segunda causa mais comum, seguida de complicações da CPRE. A hipertrigliceridemia responde por 1 a 4% dos casos, com níveis de triglicerídeos habitualmente > 1.000 mg/dL. Outras causas potenciais comuns incluem traumatismo, cirurgia, fármacos como o ácido valproico, medicamentos anti-HIV, estrogênios e disfunção do esfíncter de Oddi. Além disso, foram descritas várias causas raras. A primeira etapa mais criteriosa na avaliação consiste na pesquisa de cálculos biliares e deixar a investigação de causas mais raras após descartar a possibilidade da causa mais comum.

VIII-91. **A resposta é A.** (*Cap. 371*) O exame físico na pancreatite aguda costuma revelar um paciente inquieto, frequentemente com febre baixa, taquicardia e hipotensão. Verifica-se a presença frequente de graus variáveis de hipersensibilidade abdominal e rigidez muscular. O sinal de Cullen refere-se a uma coloração azul-pálido ao redor do umbigo, que pode ocorrer em consequência de hemoperitônio. O sinal de Turner refere-se a uma coloração azul-vermelho-púrpura ou verde-acastanhada dos flancos, devido ao catabolismo tecidual da hemoglobina. Ambos os sinais indicam a presença de pancreatite necrosante grave.

VIII-92. **A resposta é E.** (*Cap. 313*) O escore BISAP (Bedside Index of Severity in Acute Pancreatitis) substituiu recentemente os critérios de Ranson e o escore de gravidade de Avaliação de Saúde Crônica e Fisiológica II (APACHE II, *Acute Physiology and Chronic Health Evaluation*) como modalidade recomendada para avaliar a gravidade da pancreatite, devido à natureza trabalhosa dos escores anteriores e à necessidade de coletar uma grande quantidade de dados clínicos e laboratoriais no decorrer do tempo. A gravidade da pancreatite aguda deve ser determinada no serviço de emergência para ajudar na triagem dos pacientes para uma enfermaria regular ou uma unidade intermediária ou internação direta em uma unidade de terapia intensiva. O BISAP incorpora cinco parâmetros clínicos e laboratoriais obtidos nas primeiras 24 horas de hospitalização – ureia > 53 mg/dL, comprometimento do estado mental (escore da escala de coma de Glasgow < 15), síndrome de resposta inflamatória sistêmica, idade > 60 anos e derrame pleural na radiografia –, que podem ser úteis na avaliação da gravidade (Quadro VIII-92). A presença de três ou mais desses fatores foi associada a um aumento substancial do risco de mortalidade hospitalar entre pacientes com pancreatite aguda. Além disso, um hematócrito elevado > 44% e uma ureia por ocasião da internação de > 47 mg/dL também estão associados à pancreatite aguda mais grave. A incorporação desses índices à resposta global do paciente à ressuscitação inicial com fluidos na enfermaria de emergência pode ser útil para a triagem dos pacientes para o ambiente hospitalar adequado de cuidados agudos. A elevação dos níveis séricos de lipase é importante para estabelecer o diagnóstico de pancreatite aguda, porém o grau de sua elevação não tem nenhuma correlação com a gravidade da doença.

QUADRO VIII-92 PANCREATITE AGUDA GRAVE

Fatores de risco para gravidade

- > 60 anos de idade
- Obesidade, IMC > 30
- Comorbidade (Charlson Comorbidity Index)

Marcadores de gravidade na internação ou dentro de 24 horas

- SIRS – definida pela presença de dois ou mais critérios:
  - Temperatura central < 36° ou > 38°C
  - Frequência cardíaca > 90 bpm
  - Respirações > 20/min ou Pco$_2$ < 32 mmHg
  - Contagem de leucócitos > 12.000/μL, < 4.000/μL ou 10% bastonados
- APACHE II
- Hemoconcentração (hematócrito > 44%)
- Ureia na internação (> 47 mg/dL)
- Escore BISAP
  - (B) Ureia > 53 mg/dL
  - (I) Comprometimento do estado mental (Impairment mental status)
  - (S) SIRS: ≥ 2 de 4 presentes
  - (A) Idade > 60 anos (Age)
  - (P) Derrame pleural (Pleural effusion)
- Falência de órgãos (Modified Marshall Score)
- Cardiovascular: PA sistólica < 90 mmHg, frequência cardíaca > 130 bpm
- Pulmonar: Pao$_2$ < 60 mmHg
- Renal: creatinina sérica > 2,0 mg%

Marcadores de gravidade durante a hospitalização

- Falência orgânica persistente
- Necrose pancreática

Abreviações: APACHE II, Avaliação de Saúde Crônica e Fisiológica – Acute Physiology and Chronic Health Evaluation II; BISAP, Bedside Index of Severity in Acute Pancreatitis; IMC, índice de massa corporal; PA, pressão arterial; SIRS, síndrome de resposta inflamatória sistêmica.

VIII-93. **A resposta é E.** (*Cap. 371*) Vários ensaios clínicos conduzidos nessas últimas décadas demonstraram que os antibióticos profiláticos não desempenham nenhum papel no tratamento da pancreatite intersticial ou necrosante. Os antibióticos são apenas recomendados para pacientes que parecem estar com sepse na apresentação, enquanto são aguardados os resultados de cultura. Se as culturas forem negativas, os antibióticos devem ser interrompidos para diminuir o risco de desenvolvimento de superinfecção fúngica. De modo semelhante, vários fármacos foram avaliados no tratamento da pancreatite aguda e demonstraram não ter nenhum benefício. Esses fármacos incluem bloqueadores H$_2$, glucagon, inibidores da protease, como aprotinina, glicocorticoides, calcitonina, anti-inflamatórios não esteroides e lexipafanto, um inibidor do fator de ativação das plaquetas. Em uma metanálise recente da somatostatina, a octreotida, e da antiprotease, o mesilato de gabexato, no tratamento da pancreatite aguda sugeriu uma redução da taxa de mortalidade, porém sem nenhuma alteração das complicações, com o uso de octreotida, enquanto o gabexato não teve nenhum efeito sobre a taxa de mortalidade, porém reduziu a lesão pancreática.

VIII-94. **A resposta é C.** (Cap. 371) Pode-se administrar uma dieta sólida com baixo teor de gordura aos indivíduos com pancreatite aguda leve após a resolução da dor abdominal. As alterações inflamatórias persistentes no pâncreas podem permanecer por várias semanas a meses depois de um episódio de pancreatite aguda. De modo semelhante, pode ocorrer elevação prolongada da amilase e lipase. Nesse aspecto, as alterações persistentes na TC ou as elevações persistentes das enzimas pancreáticas não devem desestimular os médicos no que concerne à alimentação de pacientes com pancreatite aguda com apetite. Embora tenha havido anteriormente uma preocupação quanto à possível exacerbação da inflamação pancreática com a alimentação de pacientes com pancreatite, isso não foi demonstrado. A nutrição enteral mantém a integridade da barreira intestinal, limita a translocação de bactérias, é mais barata e apresenta menos complicações do que a nutrição parenteral total. A escolha da nutrição enteral nasogástrica *versus* nasojejunal está atualmente em fase de investigação.

VIII-95. **A resposta é D.** (*Cap. 371*) A fisiopatologia da pancreatite aguda evolui em três fases. Durante a fase inicial, a lesão pancreática leva à ativação intrapancreática das enzimas digestivas, com autodigestão subsequente e lesão das células acinares. A lesão das células acinares é atribuída principalmente à ativação dos zimogênios (pró-enzimas), em particular o tripsinogênio, por hidrolases lisossômicas. Uma vez convertido o tripsinogênio em tripsina, a tripsina ativada perpetua o processo por meio de ativação de outros zimogênios, com consequente autodigestão adicional. A inflamação iniciada pela ativação intrapancreática dos zimogênios leva à segunda fase da pancreatite aguda, com produção local de quimiocinas, que provocam ativação e sequestro dos neutrófilos no pâncreas. Evidências experimentais sugerem que a inflamação neutrofílica também pode causar maior ativação do tripsinogênio, levando a uma cascata de lesão acinar crescente. A terceira fase da pancreatite aguda reflete os processos sistêmicos que são causados pela liberação de citocinas inflamatórias e pró-enzimas ativadas na circulação sistêmica. Esse processo pode levar à síndrome da resposta inflamatória sistêmica com síndrome da angústia respiratória aguda, sequestro de líquidos para o terceiro espaço e falência múltipla de órgãos. As características morfológicas da pancreatite aguda são apresentadas no Quadro VIII-95.

QUADRO VIII-95 DEFINIÇÕES DE ATLANTA REVISADAS PARA CARACTERÍSTICAS MORFOLÓGICAS DA PANCREATITE AGUDA

Característica morfológica	Definição	Critérios na tomografia computadorizada
Pancreatite intersticial	Inflamação aguda do parênquima pancreático e dos tecidos peripancreáticos, mas sem necrose tecidual reconhecível	Contraste do parênquima pancreático pelo contraste IV Sem achados de necrose peripancreática
Pancreatite necrosante	Inflamação associada com necrose parenquimatosa pancreática e/ou necrose peripancreática	Ausência de contraste do parênquima pancreático pelo agente de contraste IV e/ou presença de achados de necrose peripancreática (ver abaixo – CNA e NE)
Coleção líquida pancreática aguda	Líquido peripancreático associado com pancreatite edematosa intersticial sem necrose peripancreática associada. Esse termo se aplica apenas a áreas de líquido peripancreático vistas dentro das primeiras 4 semanas após o início de pancreatite edematosa intersticial e sem os achados de um pseudocisto	Ocorre em casos de pancreatite edematosa intersticial Coleção homogênea com densidade líquida Limitada por planos de fáscia peripancreática normais Sem parede definida encapsulando a coleção Adjacente ao pâncreas (sem extensão intrapancreática)
Pseudocisto pancreático	Uma coleção encapsulada de líquido com uma parede inflamatória bem definida geralmente fora do pâncreas com necrose mínima ou ausente. Essa entidade costuma ocorrer > 4 semanas após o início da pancreatite edematosa intersticial	Bem circunscrito, em geral redondo ou oval Densidade líquida homogênea Sem componente não líquido Parede bem definida; isto é, completamente encapsulado A maturação costuma exigir > 4 semanas após o início da pancreatite aguda; ocorre após pancreatite edematosa intersticial
Coleção necrótica aguda (CNA)	Uma coleção contendo quantidades variáveis de líquido e necrose associada com pancreatite necrosante; a necrose pode envolver o parênquima pancreático e/ou os tecidos peripancreáticos	Ocorre apenas em casos de pancreatite necrosante aguda Densidade heterogênea e não líquida com graus variáveis em diferentes localizações (algumas parecem homogêneas no início do quadro) Sem parede definida encapsulando a coleção Localização – intrapancreática e/ou extrapancreática
Necrose encapsulada (NE)	Uma coleção madura encapsulada de necrose pancreática e/ou peripancreática que desenvolveu uma parede inflamatória bem definida. A NE costuma ocorrer > 4 semanas após o início da pancreatite necrosante	Heterogênea com densidade líquida e não líquida com graus variáveis de loculação (algumas podem parecer homogêneas) Parede bem definida; isto é, completamente encapsulada Localização – intrapancreática e/ou extrapancreática A maturação costuma exigir 4 semanas após o início da pancreatite necrosante aguda

Fonte: Modificado de P Banks et al.: *Gut* 62:102, 2013.

VIII-96. **A resposta é D.** (*Cap. 371*) A pancreatite crônica é um distúrbio comum que acomete qualquer população de pacientes com pancreatite aguda recidivante, particularmente aqueles com dependência de álcool, pâncreas dividido (bífido) e fibrose cística. O distúrbio é notável pela disfunção tanto endócrina quanto exócrina do pâncreas. Com frequência, observa-se o desenvolvimento de diabetes melito em consequência da perda de função das células das ilhotas; apesar de insulino-dependente, o diabetes melito geralmente não é tão propenso à cetoacidose diabética ou coma quanto outras formas de diabetes. Como as enzimas pancreáticas são essenciais para a digestão de gordura, sua ausência leva à má absorção de gordura e esteatorreia. Além disso, não ocorre absorção das vitaminas lipossolúveis (A, D, E e K). A deficiência de vitamina A pode resultar em neuropatia. A vitamina B_{12} ou cobalamina frequentemente está deficiente. Foi levantada a hipótese de que essa deficiência possa ser devido a uma ligação excessiva da cobalamina por proteínas de ligação da cobalamina distintas do fator intrínseco, que normalmente são digeridas pelas enzimas pancreáticas. A reposição das enzimas pancreáticas por via oral com as refeições corrige as deficiências vitamínicas e a esteatorreia. A incidência de adenocarcinoma pancreático está aumentada em pacientes com pancreatite crônica, com uma incidência cumulativa em 20 anos de 4%. A dor abdominal crônica está quase sempre presente nesse distúrbio, e é comum a dependência de narcóticos. A niacina é uma vitamina hidrossolúvel, cuja absorção não é afetada pela disfunção pancreática exócrina.

VIII-97. **A resposta é A.** (Cap. 371) Esse paciente provavelmente apresenta pancreatite crônica relacionada ao uso prolongado de álcool, que constitui a causa mais comum de pancreatite crônica em adultos nos EUA. A pancreatite crônica pode desenvolver-se em indivíduos que consomem apenas 50 g de álcool por dia (o equivalente a cerca de 890 a 1.200 mL de cerveja). A descrição das fezes semissólidas pelo paciente é compatível com esteatorreia, e os surtos recorrentes de dor abdominal provavelmente relacionados à pancreatite. Na maioria dos pacientes, a dor abdominal constitui o sintoma mais proeminente. Entretanto, até 20% dos indivíduos com pancreatite crônica só apresentam sintomas de má digestão. A avaliação para pancreatite crônica deve possibilitar a caracterização da pancreatite como doença de grandes ductos *versus* pequenos ductos. A doença de grandes ductos é mais comum nos homens e tem maior tendência a associar-se com esteatorreia. Além disso, a doença de grandes ductos está associada ao aparecimento de calcificações pancreáticas e a resultados anormais das provas de função pancreática exócrina. As mulheres têm mais tendência a apresentar doença de pequenos ductos, com resultados normais das provas de função pancreática exócrina e radiografia de abdome normal. Na doença de pequenos ductos, a evolução para a esteatorreia é rara, e a dor responde ao tratamento com enzimas pancreáticas. Os achados característicos na TC e na radiografia de abdome desse paciente são típicos da pancreatite crônica, e nenhuma investigação adicional deve retardar a instituição do tratamento com enzimas pancreáticas. O tratamento com enzimas pancreáticas por via oral melhora a má digestão e leva a um ganho de peso; entretanto, é pouco provável que ocorra resolução completa dos sintomas de má digestão. Com frequência, pode ocorrer dependência de narcóticos em indivíduos com pancreatite crônica, devido aos episódios recorrentes de dor intensa. Todavia, como a dor desse paciente é leve, não há necessidade de prescrever narcóticos nesse momento. A CPRE ou a colangiopancreatografia com ressonância magnética (CPRM) podem ser consideradas para a avaliação de possível estenose, que pode responder ao tratamento. Todavia, a esfincterotomia constitui o procedimento realizado por CPRE, que pode ser útil no tratamento da dor relacionada com a pancreatite crônica, mas que não está indicada para esse paciente. A angiografia para avaliação da doença intestinal isquêmica tampouco está indicada, visto que os sintomas desse paciente não são compatíveis com angina intestinal. Certamente, pode ocorrer perda de peso nessa situação, porém o paciente habitualmente queixa-se de dor abdominal após a ingestão de alimento e dor desproporcional com o exame clínico. Os agentes procinéticos provavelmente apenas agravarão os sintomas de má absorção desse paciente e não estão indicados.

PARTE IX: Reumatologia e imunologia

QUESTÕES

INSTRUÇÕES: Escolha a resposta mais adequada para cada questão.

IX-1. Todas as seguintes alternativas são características fundamentais do sistema imune inato, EXCETO:

A. Trata-se exclusivamente de uma característica de animais vertebrados.
B. As células importantes incluem macrófagos e linfócitos *natural killer*.
C. O não reconhecimento de moléculas estranhas de micróbios benignos.
D. O reconhecimento por moléculas do hospedeiro codificadas pela linhagem germinativa.
E. O reconhecimento de fatores de virulência microbianos principais, mas não o reconhecimento de moléculas próprias.

IX-2. Um homem de 29 anos de idade com dor abdominal episódica e edema dos lábios, da língua e, em certas ocasiões, da laringe induzido por estresse tende a apresentar baixos níveis funcionais ou absolutos de qual das seguintes proteínas?

A. Inibidor da C1esterase
B. C5A (cascata do complemento)
C. Cicloxigenase
D. Imunoglobulina (Ig) E
E. Receptor de células T, cadeia α

IX-3. Qual das seguintes afirmativas descreve melhor a função das proteínas codificadas pelos genes do complexo principal de histocompatibilidade humano (MHC) humano das classes I e II?

A. Ativação do sistema complemento.
B. Ligação a receptores de superfície celular nos granulócitos e nos macrófagos para iniciar a fagocitose.
C. Ligação inespecífica de antígeno para apresentação às células T.
D. Ligação específica de antígeno em resposta à ativação das células B para promover neutralização e precipitação.

IX-4. Todas as seguintes afirmativas são verdadeiras com relação aos distúrbios de imunodeficiências primárias, EXCETO:

A. As infecções das vias aéreas superiores ou inferiores sugerem uma resposta defeituosa dos anticorpos.
B. A maioria é diagnosticada pela presença de infecções recorrentes ou inesperadamente muito graves.
C. As infecções recorrentes por espécies de *Candida* sugerem comprometimento da imunidade das células T.
D. Tipicamente, trata-se de doenças genéticas com herança mendeliana.
E. Embora a maioria dos aspectos do sistema imune possa estar envolvida, a imunidade inata não é afetada por esses distúrbios.

IX-5. Um calouro universitário de 19 anos de idade chega à clínica universitária com queixa de lesões cutâneas hipersensíveis e dolorosas na axila (ver Figura IX-5). O paciente relata que já teve episódios semelhantes durante toda vida, os quais foram tratados com antibióticos. Ele tem o laudo laboratorial do último episódio, que relata uma cultura positiva para *Serratia marcescens*. Todas as seguintes afirmativas sobre esse paciente e o seu provável diagnóstico são verdadeiras, EXCETO:

A. O transplante de células-tronco humanas é curativo.
B. As infecções por microrganismos catalase-negativos são típicas.
C. O uso profilático de sulfametoxazol/trimetoprima é efetivo para diminuir o risco de infecções bacterianas.
D. A doença é causada pela produção deficiente de espécies reativas de oxigênio nos fagolisossomos.
E. A doença é mais provavelmente transmitida por herança recessiva ligada ao X.

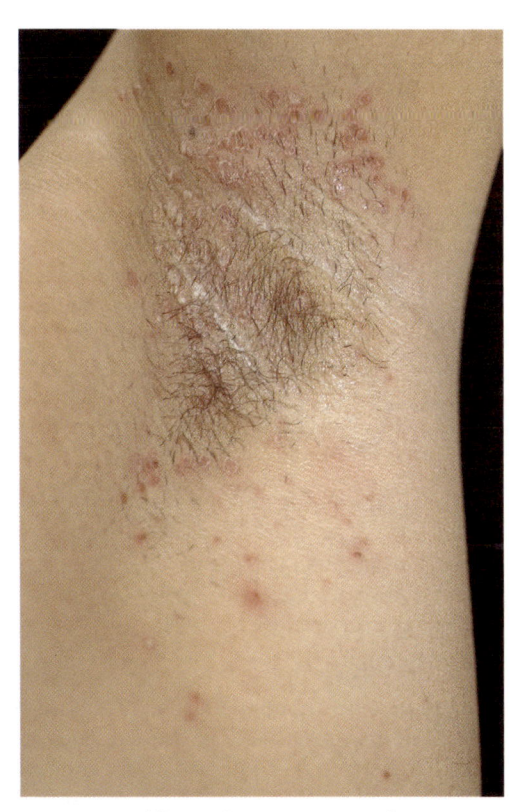

FIGURA IX-5 De Wolff W, Johnson RA, Saavedra AP: *Fitzpatrick's Color Atlas & Synopsis of Clinical Dermatology*, 7th ed. New York, NY: McGraw-Hill, 2013, Fig. 31-25.

IX-6. Um homem de 37 anos de idade foi recentemente diagnosticado com hipertensão sistêmica. Foi prescrito lisinopril como monoterapia inicial. Ele toma a medicação durante três dias, conforme prescrito, e, no terceiro dia, percebe que a sua mão direita está edemaciada, levemente pruriginosa e com formigamento. Mais tarde, nesse mesmo dia, os lábios edemaciam e ele tem dificuldade para respirar. Qual das seguintes afirmativas descreve de modo acurado a condição desse paciente?

   A. Os sintomas são devido à direta ativação dos mastócitos pelo lisinopril.
   B. Os sintomas são devido à degradação da bradicinina associada ao lisinopril.
   C. Os sintomas provavelmente não sofrerão recidiva se a medicação for mudada para enalapril.
   D. A análise do sangue periférico revelará uma deficiência do inibidor de C1.
   E. Os níveis plasmáticos de IgE provavelmente estão elevados.

IX-7. Uma mulher de 28 anos de idade procura assistência de seu médico para avaliação de episódios recorrentes de urticária. Declara que é "alérgica ao clima frio". Relata que, por mais de 10 anos, tem apresentado áreas de urticária quando exposta a temperaturas frias, habitualmente nos braços e nas pernas. Nunca procurou avaliação médica anteriormente e afirma que a urticária tornou-se mais frequente nesses últimos anos. Além da exposição ao frio, ela não consegue identificar nenhum outro desencadeante para a urticária. Não tem história de asma nem de atopia. Nega qualquer intolerância a alimentos. A única medicação consiste em contraceptivos orais, que toma há cinco anos. Reside em uma casa unifamiliar, construída há dois anos. Ao exame, desenvolve um vergão linear após ter sido estimulada suavemente ao longo do braço com abaixador de língua. A mão, ao ser colocada em água fria, torna-se vermelha e edemaciada. Além disso, existem várias áreas com reação de pápula e eritema no braço, acima da área de exposição ao frio. Qual é o próximo passo no manejo dessa paciente?

   A. Avaliar a presença de anticorpos antitireoglobulina e antimicrossomais.
   B. Verificar os níveis do inibidor de C1.
   C. Interromper os contraceptivos orais.
   D. Tratar com cetirizina, 10 mg ao dia.
   E. Tratar com cipro-heptadina, 8 mg ao dia.

IX-8. Uma mulher de 23 anos de idade procura assistência para avaliação de rinite sazonal. Relata que apresenta sintomas anualmente, na primavera e no outono. Nessa época, desenvolve rinite com gotejamento pós-nasal e tosse que perturba o sono. Além disso, ocorre também prurido e lacrimejamento dos olhos. Quando os sintomas aparecem, ela toma loratadina de venda livre, 10 mg ao dia, com melhora significativa dos sintomas. Qual ou quais são os alérgenos mais prováveis que estão causando os sintomas dessa paciente?

   A. Grama
   B. Ambrósia americana
   C. Árvores
   D. A e B
   E. B e C
   F. Todas as alternativas

IX-9. Você está de plantão no serviço de emergência quando um menino de 3 anos de idade chega de ambulância. Estava jantando quando de repente começou a apresentar sibilos, tosse e, em seguida, tornou-se progressivamente menos responsivo. Os pais têm certeza que não houve aspiração. Ao chegar, a pressão arterial do menino está baixa e ele tem dificuldade para respirar. À ausculta, você verifica uma respiração sibilante bilateralmente. Você estabelece acuradamente o diagnóstico de anafilaxia e inicia a terapia apropriada. Qual das seguintes afirmativas é verdadeira com relação à anafilaxia?

   A. Uma história atópica constitui um fator de risco para anafilaxia à penicilina.
   B. A anafilaxia começa mais frequentemente dentro de 1 a 2 horas após exposição ao antígeno.
   C. A idade avançada está associada a um melhor prognóstico na anafilaxia.
   D. A falta de administração de epinefrina nos primeiros 20 minutos após o aparecimento dos sintomas constitui um fator de risco para morte por anafilaxia.
   E. Os glicocorticoides intravenosos são efetivos para a anafilaxia aguda.

IX-10. A febre reumática desenvolve-se devido a um processo autoimune. Qual dos seguintes mecanismos de autoimunidade é principalmente responsável pelo desenvolvimento da febre reumática?

   A. Anormalidades endócrinas
   B. Aumento da função das células B
   C. Desequilíbrio intrínseco das citocinas
   D. Aumento das células T auxiliares, devido à estimulação das citocinas
   E. Mimetismo molecular

IX-11. Qual das seguintes alternativas descreve o mecanismo autoimune fisiopatológico responsável pela doença de Graves?

   A. Citotoxicidade celular dependente de anticorpo
   B. Autoanticorpo de ativação do complemento
   C. Autoanticorpo de inativação
   D. Autoanticorpo de estimulação
   E. Citotoxicidade celular mediada por células T

IX-12. Qual dos seguintes autoanticorpos tem menos probabilidade de estar presente em um paciente com lúpus eritematoso sistêmico?

   A. Anti-dsDNA
   B. Fatores antinucleares
   C. Anti-La (SS-B)
   D. Antifosfolipídeo
   E. Antieritrócito

IX-13. Uma mulher de 23 anos de idade é avaliada pelo seu médico; o motivo é que, após ouvir uma divulgação de saúde pública no rádio, ela está preocupada que possa ter lúpus eritematoso sistêmico. Não tem nenhuma história clínica pregressa significativa, e o ibuprofeno é a única medicação que toma em algumas ocasiões. Não é sexualmente ativa e trabalha em uma mercearia. Relata que teve úlceras orais intermitentes e dor no joelho direito. O exame físico não revela nenhum sinal de alopecia, exantema ou edema/inflamação articular. O exame de sangue fornece um resultado positivo para fator antinuclear (FAN), com título de 1:40, porém sem nenhuma outra anormalidade. Qual das seguintes afirmativas é verdadeira?

A. São necessários quatro critérios diagnósticos para estabelecer o diagnóstico de lúpus eritematoso sistêmico; essa paciente preenche três critérios.
B. São necessários quatro critérios diagnósticos para estabelecer o diagnóstico de lúpus eritematoso sistêmico; essa paciente preenche dois critérios.
C. Se o exame de urina revelar proteinúria, essa paciente preencherá os critérios para lúpus eritematoso sistêmico.
D. A paciente preenche os critérios para lúpus eritematoso sistêmico, visto que ela apresenta três critérios da doença.
E. A demonstração de FAN positivo por si só é adequada para estabelecer o diagnóstico de lúpus eritematoso sistêmico.

IX-14. Uma mulher de 32 anos de idade com diagnóstico antigo de lúpus eritematoso sistêmico é avaliada pelo seu reumatologista no acompanhamento de rotina. Um novo sopro cardíaco é audível, e o médico solicita um ecocardiograma. Está se sentindo bem, não tem febre nem perda de peso ou doença cardíaca preexistente. O exame revela uma vegetação na valva mitral. Qual das seguintes afirmativas é verdadeira?

A. As hemoculturas provavelmente não são positivas.
B. O tratamento com glicocorticoides produz comprovadamente uma melhora nessa condição.
C. Com frequência, verifica-se a presença concomitante de pericardite.
D. A lesão apresenta baixo risco de embolização.
E. A paciente usou às escondidas substâncias injetáveis.

IX-15. Uma mulher de 24 anos de idade é recentemente diagnosticada com lúpus eritematoso sistêmico. Qual das seguintes complicações orgânicas ela mais provavelmente apresentará durante a vida?

A. Cardiopulmonares
B. Cutâneas
C. Hematológicas
D. Musculoesqueléticas
E. Renais

IX-16. Uma mulher afro-americana de 45 anos de idade com lúpus eritematoso sistêmico (LES) chega ao serviço de emergência com queixas de cefaleia e fadiga. As manifestações anteriores do LES consistiram em artralgias, anemia hemolítica, erupção malar e úlceras orais. Apresenta títulos elevados de anticorpos contra o DNA de fita dupla. Atualmente, toma prednisona, 5 mg ao dia, e hidroxicloroquina, 200 mg ao dia. Na emergência, a pressão arterial é de 190/110 mmHg, com frequência cardíaca de 98 bpm. O exame de urina revela 25 hemácias por campo de grande aumento, com proteinúria 2+. Não se identifica nenhum cilindro hemático. O nível sanguíneo de ureia é de 188 mg/dL, e o nível de creatinina, de 2,6 mg/dL (valor basal de 0,8 mg/dL). Anteriormente, não teve nenhuma doença renal relacionada com o LES e não está tomando nenhum anti-inflamatório não esteroide. Nega qualquer doença recente, diminuição da ingestão oral ou ocorrência de diarreia. Qual é o próximo passo mais adequado no manejo dessa paciente?

A. Iniciar a ciclofosfamida, 500 mg/m² de área de superfície corporal por via intravenosa (IV), e planejar repetir mensalmente durante 3 a 6 meses.
B. Iniciar hemodiálise.
C. Iniciar terapia com esteroides em alta dose (metilprednisolona IV, 1.000 mg ao dia, para três doses, seguida de prednisona oral, 1 mg/kg ao dia) e micofenolato de mofetila, 2 g ao dia.
D. Iniciar a plasmaférese.
E. Suspender todo o tratamento até a realização de biópsia renal.

IX-17. Uma mulher de 27 anos de idade é internada na unidade de terapia intensiva após parto recente de um lactente a termo há três dias. A paciente apresenta hemiparesia direita e mão esquerda de coloração azulada. O exame físico também é notável pela presença de livedo reticular. Os exames laboratoriais fornecem os seguintes resultados: contagem de leucócitos de 10,2/µL, hematócrito de 35% e contagem de plaquetas de 13.000/µL. O nível de ureia é de 77 mg/dL, e a creatinina é de 2,3 mg/dL. Embora essa gestação tenha evoluído sem qualquer incidente, as três gestações anteriores resultaram em perda precoce do feto. O esfregaço de sangue periférico não revela qualquer evidência de esquizócitos. Qual dos seguintes exames laboratoriais é mais adequado para confirmar a etiologia subjacente da condição dessa paciente?

A. Painel de anticorpo anticardiolipina
B. Fator antinuclear
C. Exame com *doppler* da árvore arterial do braço esquerdo
D. Ecocardiografia
E. Ressonância magnética (RM) do cérebro

IX-18. Uma mulher de 28 anos de idade chega ao serviço de emergência com queixa de dor e edema na perna direita com piora progressiva há um dia. Dirigiu durante 8 horas ao retornar de uma viagem de trilhas, há dois dias, quando passou a sentir dor na perna. A princípio, acreditou que fosse devido ao esforço, porém a dor piorou durante o dia. A única história clínica pregressa está relacionada com a dificuldade de engravidar, com dois abortos espontâneos prévios. O exame físico apresenta sinais vitais e exame cardíaco e pulmonar normais. A perna direita está sensível e edemaciada da metade da coxa até o pé. O exame com *doppler* revela uma grande trombose venosa profunda nas veias femoral e ilíaca, que se estende até a pelve. Os exames laboratoriais por ocasião da internação, antes do tratamento, revelam eletrólitos, contagens de leucócitos e plaquetas e tempo de protrombina normais, com tempo de tromboplastina parcial ativada de três vezes o normal. O teste de gravidez é negativo. Inicia-se tratamento com heparina de baixo peso molecular na emergência. O tratamento subsequente deve incluir qual dos seguintes fármacos?

   A. Rituximabe, 375 mg/m² por semana, durante quatro semanas.
   B. Varfarina com uma razão normalizada internacional (INR)-alvo de 2,0 a 3,0 durante três meses.
   C. Varfarina com INR-alvo de 2,0 a 3,0 durante 12 meses.
   D. Varfarina com INR-alvo de 2,5 a 3,5 durante toda vida.
   E. Varfarina com INR-alvo de 2,5 a 3,5 durante 12 meses, seguida de ácido acetilsalicílico diariamente, durante toda vida.

IX-19. Pacientes com síndrome antifosfolipídeo (SAF) frequentemente apresentarão um resultado falso-positivo para qual das seguintes doenças infecciosas?

   A. Malária
   B. Vírus da imunodeficiência humana (HIV)
   C. Esquistossomose
   D. Hepatite C
   E. Sífilis

IX-20. Qual das seguintes é a articulação mais frequentemente acometida na artrite reumatoide estabelecida?

   A. Articulação interfalangeana distal
   B. Quadril
   C. Joelho
   D. Coluna
   E. Punho

IX-21. Em pacientes com artrite reumatoide estabelecida, todos os seguintes achados radiográficos pulmonares podem ser explicados pela condição reumatológica, EXCETO:

   A. Infiltrados intersticiais bilaterais
   B. Bronquiectasia
   C. Infiltrado lobar
   D. Nódulo pulmonar solitário
   E. Derrame pleural unilateral

IX-22. Qual das seguintes alternativas constitui o achado radiográfico mais precoce de artrite reumatoide?

   A. Osteopenia justa-articular
   B. Ausência de anormalidade
   C. Edema dos tecidos moles
   D. Erosões subcondrais
   E. Perda simétrica do espaço articular

IX-23. Todas as seguintes condições constituem manifestações extra-articulares características da artrite reumatoide, EXCETO:

   A. Anemia
   B. Vasculite cutânea
   C. Pericardite
   D. Síndrome de Sjögren secundária
   E. Trombocitopenia

IX-24. Todos os seguintes agentes demonstraram ter eficácia como fármacos antirreumáticos modificadores da doença (DMARD) em pacientes com artrite reumatoide, EXCETO:

   A. Infliximabe
   B. Leflunomida
   C. Metotrexato
   D. Naproxeno
   E. Rituximabe

IX-25. Todas as alternativas constituem características da síndrome de Felty, EXCETO:

   A. Neutropenia
   B. Artrite reumatoide nodular
   C. Ocorre nos estágios tardios da artrite reumatoide
   D. Esplenomegalia
   E. Trombocitopenia

IX-26. Os pacientes com artrite reumatoide apresentam maior risco especificamente de qual das seguintes neoplasias malignas?

   A. Câncer de cólon
   B. Câncer de pulmão
   C. Linfoma
   D. Melanoma
   E. Glioblastoma multiforme

IX-27. Qual das seguintes condições é a apresentação clínica mais comum da febre reumática aguda?

   A. Cardite
   B. Coreia
   C. Eritema marginado
   D. Poliartrite
   E. Nódulos subcutâneos

IX-28. Uma imigrante recente da Etiópia, de 19 anos de idade, procura sua clínica para assistência primária. No momento, sente-se bem. A história clínica pregressa é marcante por uma internação recente, devido à ocorrência de fibrilação atrial de início recente. Quando criança na Etiópia, desenvolveu uma doença que causou movimentos descontrolados dos membros e da língua, com aproximadamente um mês de duração. Além disso, na adolescência, sofreu três episódios de artrite migratória acometendo as grandes articulações. Esses episódios regrediram com comprimidos adquiridos na farmácia. Atualmente, toma metoprolol e varfarina, e não tem nenhuma alergia medicamentosa conhecida. O exame físico revela batimentos cardíacos irregularmente irregulares com pressão arterial normal. O *ictus cordis* é mais proeminente na linha clavicular média e é de tamanho normal. Um ruflar diastólico precoce e um sopro holossistólico 3/6 são audíveis no ápice. Um sopro diastólico precoce suave também é audível no terceiro espaço intercostal esquerdo. Você encaminha a paciente a um cardiologista para avaliação de substituição valvar e ecocardiografia. Que outra intervenção você pode considerar nesse momento?

A. Ácido acetilsalicílico diariamente
B. Doxiciclina diariamente
C. Corticosteroides em baixas doses
D. Injeções mensais de penicilina G
E. Injeções de penicilina G, quando necessário, para todos os episódios de faringite

IX-29. As manifestações da febre reumática aguda ocorrem, em sua maioria, aproximadamente três semanas após a infecção precipitante por estreptococos do grupo A. Que manifestação pode aparecer vários meses após a infecção precipitante?

A. Coreia
B. Eritema marginado
C. Febre
D. Poliartrite
E. Nódulos subcutâneos

IX-30. Um paciente com diagnóstico de esclerodermia que apresenta comprometimento cutâneo difuso procura assistência com hipertensão maligna, oligúria, edema, anemia hemolítica e insuficiência renal. Você estabelece o diagnóstico de crise renal esclerodérmica. Qual é o tratamento recomendado?

A. Captopril
B. Carvedilol
C. Clonidina
D. Diltiazem
E. Nitroprussiato

IX-31. Qual das seguintes condições é quase duas vezes mais comum em pacientes com esclerose sistêmica cutânea difusa do que na esclerose sistêmica cutânea limitada?

A. Comprometimento esofágico
B. Hipertensão arterial pulmonar
C. Fibrose pulmonar
D. Fenômeno de Raynaud
E. Comprometimento cutâneo

IX-32. Qual dos seguintes autoanticorpos está caracteristicamente presente em altos títulos em pacientes com doença mista do tecido conectivo?

A. Anticentrômero
B. Anti-La
C. Anti-Ro
D. Anti Scl-70
E. Anti-U1-RNP

IX-33. Uma mulher de 57 anos de idade com depressão e enxaqueca crônica queixa-se de ter a boca e os olhos secos há vários anos. A principal queixa é não conseguir mais comer seus biscoitos preferidos; entretanto, ao ser questionada, ela também relata ter fotossensibilidade e queimação dos olhos. Não apresenta nenhum outro sintoma associado. O exame revela uma mucosa oral seca, eritematosa e com saliva espessa. Todos os seguintes exames provavelmente serão positivos nessa paciente, EXCETO:

A. Anticorpo anti-La/SS-B
B. Anticorpo anti-Ro/SS-A
C. Teste de Schirmer
D. Anticorpo anti-Scl-70
E. Sialometria

IX-34. Uma paciente com síndrome de Sjögren primária, diagnosticada aos 6 anos de idade e tratada com de lágrimas artificiais para alívio sintomático, percebe um edema persistente das glândulas parótidas nos últimos três meses. Ela também percebeu um aumento dos linfonodos cervicais posteriores. A avaliação revela leucopenia e baixos níveis do complemento C4. Qual é o diagnóstico mais provável?

A. Amiloidose
B. Pancreatite crônica
C. Infecção pelo HIV
D. Linfoma
E. Síndrome de Sjögren secundária

IX-35. Qual das seguintes condições é a manifestação extraglandular mais comum da síndrome de Sjögren primária?

A. Artralgias/artrite
B. Linfoma
C. Neuropatia periférica
D. Fenômeno de Raynaud
E. Vasculite

IX-36. Uma mulher japonesa de 43 anos de idade procura a sua médica por apresentar, há 6 meses, olhos secos e irritados, ressecamento da boca e edema da bochecha. O exame revela aumento bilateral das glândulas parótidas. A sialometria é anormal. A biópsia das glândulas salivares menores no lábio revela inflamação granulomatosa. Na sorologia, os anticorpos anti-SS-A e anti SS-B são negativos. Qual é o diagnóstico mais provável?

A. Esclerose sistêmica
B. Sarcoidose
C. Síndrome de Sjögren
D. Síndrome seca associada ao HIV
E. Granulomatose eosinofílica com poliangeíte

IX-37. Com que porcentagem o antígeno de histocompatibilidade HLA-B27 está presente em pacientes norte-americanos com espondilite anquilosante?

A. 10%
B. 30%
C. 50%
D. 90%
E. 100%

IX-38. Qual das seguintes alternativas é a manifestação extra-articular mais comum da espondilite anquilosante?

A. Uveíte anterior
B. Insuficiência aórtica
C. Doença inflamatória intestinal
D. Fibrose pulmonar
E. Bloqueio cardíaco de terceiro grau

IX-39. O Sr. Charleston é um homem de 25 anos de idade que procura o seu médico para avaliação de dor lombar. A dor é intensa, agrava-se pela manhã, melhora com o exercício físico e piora com o repouso. Em especial, o sono noturno é difícil. Sente muita rigidez pela manhã, que dura pelo menos 30 minutos. Realiza uma RM da região lombar e bacia, que revela inflamação ativa da articulação sacroilíaca. Ao ser questionado, o paciente relata uma história de hiperemia ocular unilateral tratada com corticosteroides há cerca de dois anos. O teste para HLA-B27 é positivo. Qual é o tratamento de primeira linha para a condição desse paciente?

A. Infliximabe
B. Naproxeno
C. Prednisona
D. Rituximabe
E. Tramadol

IX-40. O Sr. Husten é um homem de 27 anos de idade que foi avaliado por seu médico para avaliação de artrite dolorosa que acomete o joelho direito, associada a edema difuso bilateral dos dedos das mãos. É saudável nos demais aspectos, porém lembra de um grave episódio de doença diarreica há cerca de 3 a 4 semanas, que regrediu espontaneamente. Trabalha como supervisor de recreação em uma creche e declara que muitas crianças tiveram uma doença diarreica semelhante. Não faz uso de nenhuma medicação e declara fumar maconha raramente. Na revisão dos sistemas, o paciente relata que apresenta micção dolorosa. O exame revela artrite inflamatória do joelho direito, dactilite e exame geniturinário normal. O diagnóstico é de artrite reativa. Qual dos seguintes microrganismos foi o agente etiológico mais provável da diarreia?

A. *Campylobacter jejuni*
B. *Clostridium difficile*
C. *Escherichia coli*
D. *Helicobacter pylori*
E. *Shigella flexneri*

IX-41. Qual das seguintes afirmativas sobre a artrite da doença de Whipple é verdadeira?

A. A artrite é um achado raro na doença de Whipple.
B. As manifestações articulares habitualmente ocorrem de modo concomitante com sintomas gastrintestinais e má absorção.
C. Com frequência, a radiografia revela erosões articulares.
D. O exame do líquido sinovial tem pouca probabilidade de revelar células polimorfonucleares.
E. Nenhuma das alternativas anteriores.

IX-42. Qual das seguintes definições descreve melhor o termo *entesite*?

A. Sensação vibratória ou crepitante palpável, produzida com o movimento da articulação.
B. Alteração do alinhamento articular, de modo que as superfícies articulares não se aproximem por completo uma da outra.
C. Inflamação no local de inserção tendínea ou ligamentar no osso.
D. Inflamação da membrana periarticular que reveste a cápsula articular.
E. Inflamação de uma cavidade saculiforme próximo a uma articulação, que diminui o atrito.

IX-43. Todas as seguintes alternativas ajudam a distinguir a artrite psoriásica de outros distúrbios articulares, EXCETO:

A. Dactilite
B. Entesite
C. *Pitting* (depressões irregulares no leito ungueal)
D. Diarreia
E. Encurtamento dos dedos

IX-44. Qual a lesão valvar cardíaca mais comum em pacientes com espondilite anquilosante?

A. Insuficiência aórtica
B. Insuficiência mitral
C. Estenose mitral
D. Estenose pulmonar
E. Insuficiência tricúspide

IX-45. Acredita-se que todas as síndromes de vasculite a seguir sejam devido ao depósito de imunocomplexos, EXCETO:

A. Vasculite crioglobulinêmica
B. Granulomatose com poliangeíte
C. Púrpura de Henoch-Schönlein
D. Poliarterite nodosa associada à hepatite B
E. Doença do soro

IX-46. Um homem de 40 anos de idade procura o serviço de emergência por ter apresentado hemoptise de pequeno volume há dois dias. Relata que, diariamente, tosse e expele sangue diariamente em quantidade equivalente a 2 a 5 colheres de sopa. Queixa-se de dor torácica discreta, febre baixa e perda de peso. Além disso, há cerca de 1 ano, apresentou sintomas graves das vias aéreas superiores, incluindo epistaxe frequente e secreção purulenta, que foram tratados com vários ciclos de antibióticos. Além da hiperlipidemia leve, o paciente é saudável nos demais aspectos. Os únicos medicamentos que toma diariamente são o ácido acetilsalicílico e a lovastatina. Ao exame físico, os sinais vitais estão normais, e o exame das vias aéreas é marcante pela presença de deformidade em sela do nariz e pulmões limpos. A tomografia computadorizada (TC) do tórax mostra múltiplos nódulos cavitários, e o exame de urina revela a presença de hemácias. Qual dos seguintes exames oferece a maior probabilidade de estabelecer o diagnóstico correto?

A. Biópsia profunda da pele
B. Biópsia renal percutânea
C. Angiografia pulmonar
D. Biópsia pulmonar cirúrgica
E. Biópsia das vias aéreas superiores

IX-47. Uma mulher de 84 anos de idade consulta o seu médico para avaliação de cefaleias intensas. Percebeu sua ocorrência há várias semanas, e elas estão piorando. Embora não tenha tido nenhuma aura visual, está preocupada com a perda intermitente da visão do olho esquerdo nesses últimos dias. Nega qualquer fraqueza ou dormência recentes, porém relata uma dor na mandíbula com a ingestão de alimentos. A história clínica pregressa inclui doença arterial coronariana exigindo cirurgia de revascularização há 10 anos, diabetes melito, hiperlipidemia e depressão leve. A revisão completa dos sintomas é marcante pela presença de sudorese noturna e dor lombar discreta, que é particularmente proeminente pela manhã. Qual é o próximo passo mais adequado para este caso?

A. Ácido acetilsalicílico, 975 mg por via oral, diariamente
B. Determinação da velocidade de hemossedimentação
C. Início imediato de glicocorticoides
D. Encaminhamento para biópsia da artéria temporal
E. Encaminhamento para ultrassonografia da artéria temporal

IX-48. Um homem de 54 anos de idade é avaliado devido à vasculite cutânea e neuropatia periférica. Devido à disfunção renal concomitante, é submetido à biópsia renal, que revela a presença de glomerulonefrite. Demonstra-se a presença de crioglobulinas no sangue periférico. Qual dos seguintes exames laboratoriais deve ser solicitado para estabelecer a etiologia?

A. Antígeno de superfície da hepatite B
B. Anticorpo anticitoplasma de neutrófilo (ANCA)
C. Reação em cadeia da polimerase para hepatite C
D. Anticorpo anti-HIV
E. Fator reumatoide

IX-49. Um jovem de 18 anos de idade é internado com início agudo de dor torácica subesternal constritiva, que começou subitamente há 30 minutos. Relata que a dor se irradia para o pescoço e o braço direito. Nos demais aspectos, apresenta boa saúde. No momento atual, toca trompete na banda da escola, mas não participa regularmente de atividades aeróbicas. Ao exame físico, apresenta sudorese e taquipneia. A pressão arterial é de 100/48 mmHg, e a frequência cardíaca, de 110 bpm. O exame cardiovascular revela um ritmo regular, porém com taquicardia. Um sopro holossistólico 2/6 é mais bem audível no ápice e irradia-se para a axila. Os pulmões apresentam estertores bilaterais nas bases. O eletrocardiograma demonstra elevação de ST de 4 mm nas derivações anteriores. Ao ser questionado a respeito de sua história clínica pregressa, o paciente conta que esteve hospitalizado por algum problema do coração quando tinha dois anos de idade. A mãe, que o está acompanhando, relata que recebeu ácido acetilsalicílico e γ-globulina como tratamento. Desde então, precisou de acompanhamento intermitente com ecocardiografia. Qual é a causa mais provável da síndrome coronariana aguda desse paciente?

A. Dissecção da raiz da aorta e óstio de coronária esquerda.
B. Presença de ponte miocárdica sobre a artéria descendente anterior esquerda.
C. Trombose de aneurisma de artéria coronária.
D. Vasospasmo após a ingestão de cocaína.
E. Vasculite acometendo a artéria descendente anterior esquerda.

IX-50. Você está examinando um homem de 46 anos de idade que, há seis meses, chegou agudamente ao hospital com hemoptise, infiltrados pulmonares nodulares difusos e glomerulonefrite. O exame revelou sorologia para anticorpos anticitoplasma de neutrófilo (ANCA), e foi estabelecido um diagnóstico de granulomatose com poliangeíte. O tratamento foi iniciado com glicocorticoides em altas doses e ciclofosfamida diariamente, com uma excelente resposta clínica. Hoje você está pronto para efetuar a transição da terapia de indução com ciclofosfamida para a terapia de manutenção com a azatioprina. Que exame de sangue você precisa solicitar antes de iniciar a azatioprina?

A. Títulos de ANCA
B. Crioglobulina
C. Genotipagem de CYP3A4
D. Níveis da enzima glicose 6-fosfato desidrogenase
E. Atividade da enzima tiopurina metiltransferase

IX-51. Todos os seguintes leitos vasculares estão tipicamente acometidos pela poliarterite nodosa, EXCETO:

A. Artérias cerebrais
B. Artérias coronárias
C. Artérias pulmonares
D. Artérias renais
E. Artérias esplâncnicas

IX-52. A biópsia pulmonar tem maior positividade diagnóstica em qual das seguintes síndromes vasculíticas?

A. Vasculite crioglobulinêmica
B. Vasculite cutânea
C. Granulomatose com poliangeíte (de Wegener)
D. Vasculite por IgA (Henoch-Schönlein)
E. Poliarterite nodosa

IX-53. Em um paciente com suspeita de granulomatose com poliangeíte (de Wegener), qual dos seguintes achados é menos provável na radiografia de pulmão?

A. Bronquiectasia
B. Estenose endobrônquica
C. Múltiplos nódulos cavitários
D. Infiltrados nodulares
E. Nódulo cavitário solitário

IX-54. Qual das seguintes condições é necessária para o diagnóstico de doença de Behçet?

A. Vasculite de vasos de grande calibre
B. Teste de patergia
C. Ulceração oral recorrente
D. Ulceração genital recorrente
E. Uveíte

IX-55. Uma mulher de 25 anos de idade procura assistência com queixa de ulcerações orais dolorosas. Descreve as lesões como úlceras superficiais que duram 1 a 2 semanas. As úlceras têm aparecido há seis meses. Nos últimos dois dias, a paciente teve um olho vermelho e doloroso. Não apresenta ulcerações genitais, artrite, erupção cutânea nem fotossensibilidade. Ao exame físico, a paciente parece em bom estado geral, sem sinais de sofrimento. A temperatura é de 37,6°, a frequência cardíaca de 86 bpm, a pressão arterial de 126/72 mmHg e a frequência respiratória de 16 incursões/min. O exame da mucosa oral revela duas úlceras superficiais com base amarelada na mucosa oral. O exame oftalmológico é compatível com uveíte anterior. O exame cardiopulmonar é normal. A paciente não tem artrite; entretanto, na face medial da coxa direita, observa-se um cordão palpável na veia safena. Os exames laboratoriais revelam velocidade de hemossedimentação de 68 segundos. A contagem de leucócitos é de 10.230/µL, com contagem diferencial de 68% de células polimorfonucleares, 28% de linfócitos e 4% de monócitos. O fator antinuclear e o anticorpo anti-dsDNA são negativos. O nível de C3 é de 89 mg/dL, e o de C4, de 24 mg/dL. Qual é o diagnóstico mais provável?

A. Síndrome de Behçet
B. Penfigoide bolhoso
C. Lúpus eritematoso discoide
D. Síndrome de Sjögren
E. Lúpus eritematoso sistêmico

IX-56. Todas as seguintes complicações são observadas na síndrome de Behçet, EXCETO:

A. Trombose arterial
B. Comprometimento do sistema nervoso central
C. Trombose venosa profunda
D. Vasculite da artéria pulmonar
E. Todas as alternativas anteriores são complicações reconhecidas da síndrome de Behçet

IX-57. A elevação de qual das seguintes enzimas séricas constitui o indicador mais *sensível* de miosite?

A. Aldolase
B. Creatina-quinase
C. Transaminase glutâmico oxaloacética (TGO)
D. Transaminase glutâmico pirúvica (TGP)
E. Lactato desidrogenase

IX-58. Uma mulher de 64 anos de idade é avaliada devido à fraqueza. Há várias semanas, tem dificuldade em escovar os dentes e pentear os cabelos. Ela também percebeu um exantema na face. O exame é marcante pela presença de heliótropo e fraqueza muscular proximal. O nível sérico de creatina-quinase (CK) está elevado, e o diagnóstico estabelecido é de dermatomiosite. Após avaliação por um reumatologista, constata-se que a paciente apresenta anticorpos anti-Jo-1. Quais dos seguintes achados essa paciente provavelmente também deve apresentar?

A. Espondilite anquilosante
B. Doença inflamatória intestinal
C. Doença pulmonar intersticial
D. Cirrose biliar primária
E. Psoríase

IX-59. Uma mulher de 63 anos de idade é avaliada devido à presença de exantema nas pálpebras e fadiga que já dura um mês. Relata ter dificuldade com a força dos braços e das pernas e fadiga constante, porém não tem febre nem sudorese. Ela também percebeu uma coloração avermelhada ao redor dos olhos. Apresenta hipotireoidismo, porém bem controlado. Ao exame, a paciente apresenta exantema heliótropo e fraqueza muscular proximal. O diagnóstico de dermatomiosite é estabelecido após demonstração de níveis séricos elevados de creatina-quinase e confirmação pela eletromiografia. Qual dos seguintes exames também deve ser solicitado à procura de condições associadas?

A. Mamografia
B. Determinação do fator antinuclear sérico
C. Exame parasitológico das fezes
D. Imunoglobulinas estimulantes da tireoide
E. Títulos de anticorpos antivaricela-zóster

IX-60. Você está examinando o Sr. Blumenthal, que é seu paciente há bastante tempo. O Sr. Blumenthal apresenta uma história de doença arterial coronariana e sofreu infarto do miocárdio lateral há um ano. Naquela ocasião, começou a tomar sinvastatina, ácido acetilsalicílico, metoprolol e lisinopril. Há cerca de dois meses, começou a ter uma sensibilidade dolorosa na coxa e no ombro. Um mês depois, a dor muscular aumentou e ele percebeu a ocorrência de fraqueza. O nível de CK estava elevado até oito vezes o limite superior da normalidade. A sinvastatina foi interrompida há três semanas. Hoje, o paciente relata que a dor continua, e, na verdade, piorou há um mês. O nível de CK é de 12 vezes o limite superior da normalidade. Qual é o próximo exame mais adequado para estabelecer o diagnóstico?

A. Anticorpo anti-3-hidroxi-3-metilglutaril coenzima A redutase (HMGCR)
B. Fator antinuclear (FAN)
C. Anticorpo anti-Jo-1
D. Anticorpo contra partícula de reconhecimento de sinais (SRP)
E. Níveis de aldolase

IX-61. Um homem de 47 anos de idade é examinado devido a episódios recorrentes de edema bilateral das orelhas que já dura um ano. A orelha é dolorosa durante esses eventos, e a direita ficou com consistência amolecida. É saudável nos demais aspectos e nega ter hábitos ilícitos. Trabalha em um escritório, e o único esporte que pratica é tênis. Ao exame, a orelha esquerda apresenta uma coloração vermelho-vivo, e a pina é hipersensível e edemaciada; o lóbulo apresenta edema mínimo, sem eritema ou hipersensibilidade. Qual das seguintes condições é a explicação mais provável para esse achado?

A. Síndrome de Behçet
B. Síndrome de Cogan
C. Hemoglobinopatia
D. Traumatismo recorrente
E. Policondrite recidivante

IX-62. Todas as seguintes alternativas foram implicadas na patogenia proposta da sarcoidose, EXCETO:

A. Exposição a fungos filamentosos
B. Suscetibilidade genética
C. Resposta imune a proteínas micobacterianas
D. Infecção por *Propionilbacterium acnes*
E. Expansão maligna de células T auxiliares

IX-63. Qual das seguintes afirmativas é verdadeira com relação à sarcoidose pulmonar?

A. O comprometimento pulmonar constitui a segunda manifestação mais comum da sarcoidose, atrás somente do comprometimento cutâneo.
B. A doença obstrutiva constitui uma manifestação rara da sarcoidose pulmonar.
C. A hipertensão pulmonar nunca responde à terapia em pacientes com sarcoidose.
D. Os infiltrados pulmonares na sarcoidose tendem a ser um processo predominantemente do lobo superior.
E. A presença de tosse exige avaliação para uma outra causa além da sarcoidose pulmonar.

IX-64. Você está examinando o Sr. Blanko, um homem branco de 55 anos de idade com história de sarcoidose. Ficou sem prednisona há cerca de dois meses antes de procurá-lo e, exceto por alguma constipação intestinal, sente-se bem. Um painel metabólico revela um nível de cálcio de 12,2 mg/dL (valor normal até 10,5 mg/dL). Você sabe que a sarcoidose pode estar associada à hipercalcemia. Qual das seguintes alternativas constitui o mecanismo correto envolvido na hipercalcemia associada à sarcoidose?

A. Comprometimento granulomatoso direto do esqueleto axial, causando liberação de cálcio dos ossos.
B. Estimulação direta no aumento da absorção intestinal de cálcio.
C. Produção aumentada de paratormônio.
D. Produção aumentada de 1,25-di-hidroxivitamina D.
E. Produção aumentada de 25-hidroxivitamina D.

IX-65. Em que população a sarcoidose cardíaca é mais comum?

A. Afro-americana
B. Leste da Europa
C. Japonesa
D. Sul-americana
E. Australiana

IX-66. Qual das seguintes alternativas é uma potencial manifestação cardíaca da sarcoidose?

A. Miocardiopatia dilatada
B. Bloqueio cardíaco
C. Estenose valvar
D. Taquiarritmias ventriculares
E. Todas as alternativas anteriores

IX-67. Você está visitando o Sr. Spareti. É um homem de 34 anos de idade que o procurou devido à ocorrência de pancreatite inexplicada há duas semanas. O exame de imagem do pâncreas revelou aumento pancreático difuso. Nega qualquer consumo de álcool e não apresenta nenhum cálculo biliar no exame de imagem. Curiosamente, no exame, ele também apresenta acentuado aumento das glândulas lacrimais e da glândula submandibular. A biópsia da glândula submandibular é mostrada na Figura IX-67. As células mostradas nessa figura apresentaram intensa coloração positiva para IgG4, CD19 e CD138. Qual é a terapia adequada?

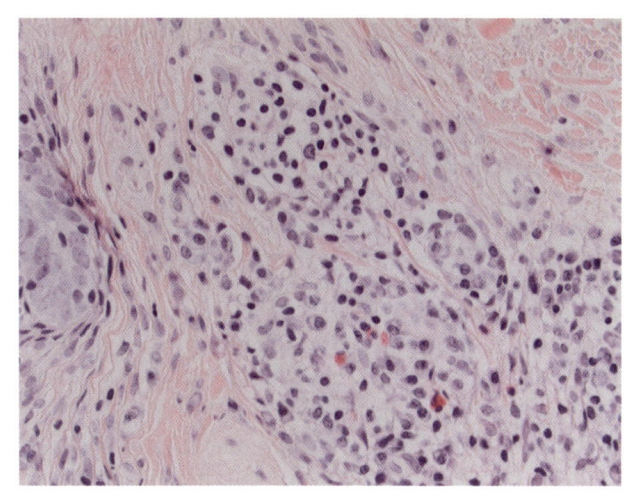

FIGURA IX-67

A. Talidomida e dexametasona
B. Imunoglobulina anticitomegalovírus (CMV) e ganciclovir
C. Quimioterapia sistêmica
D. Prednisona
E. Anacinra

IX-68. Você está examinando uma mulher de 19 anos de idade que marcou consulta devido à febre recorrente. Relata uma história de vários anos de febre, ocorrendo a intervalos de 2 a 3 meses, em média. Esses episódios são imprevisíveis, embora acredite que possam ocorrer em épocas de estresse psicológico. Cada episódio febril tem uma duração de 2 a 3 dias. Ela também apresenta episódios recorrentes de dor abdominal. As hemoculturas repetidas foram todas negativas, até mesmo durante os episódios febris agudos. Semelhantemente, a TC do abdome não revela nenhuma etiologia óbvia para a dor. Durante um episódio, foi submetida à laparotomia exploradora, que revelou aderências peritoneais e exsudato peritoneal neutrofílico estéril. Nesses últimos dias, também observou o aparecimento de dor muscular intensa ao praticar exercício físico. Uma extensa pesquisa sorológica para autoanticorpos foi negativa, incluindo fatores antinucleares. Qual é o diagnóstico mais provável?

A. Febre familiar do Mediterrâneo
B. Linfoma
C. Febre recorrente
D. Endocardite bacteriana subaguda
E. Lúpus eritematoso sistêmico

IX-69. Você está examinando uma mulher de 19 anos de idade com diagnóstico recente de febre familiar do Mediterrâneo. Qual dos seguintes medicamentos você deve prescrever para reduzir os ataques e ajudar a prevenir o desenvolvimento de amiloidose sistêmica?

A. Colchicina
B. Ciclosporina
C. Diflunisal
D. Prednisona
E. Talidomida

IX-70. Qual das seguintes articulações é mais frequentemente poupada na osteoartrite?

A. Coluna cervical
B. Articulação interfalangeana distal
C. Quadril
D. Articulação interfalangeana proximal
E. Punho

IX-71. Qual das seguintes afirmativas é verdadeira com relação à osteoartrite?

A. Durante a investigação diagnóstica de suspeita de osteoartrite, a RM é necessária para a avaliação de quaisquer outras causas.
B. A perda da cartilagem provoca a dor, devido à estimulação direta dos receptores de dor na própria cartilagem.
C. A osteoartrite constitui a segunda causa mais comum de artrite, depois da artrite reumatoide.
D. A contagem de leucócitos do líquido sinovial é habitualmente de < 1.000/µL na osteoartrite.
E. A gravidade das alterações radiográficas na osteoartrite correlaciona-se bem com os sintomas.

IX-72. Você está examinando a Sra. Hudson, uma mulher obesa de 60 anos de idade com osteoartrite bilateral dos joelhos. A Sra. Hudson queixa-se de dor na maioria dos dias, com dor limitante pelos menos duas vezes por semanas. Tentou uma modificação das atividades (menor tempo de caminhada), porém sem sucesso. Todas as seguintes terapias demonstraram-se eficazes no tratamento dos sintomas da osteoartrite, EXCETO:

A. Paracetamol
B. Injeções intra-articulares de esteroides glicocorticoides
C. Glicosamina-condroitina
D. Naproxeno
E. Artroplastia total do quadril

IX-73. Você está examinando o Sr. Hinsley, um homem de 72 anos de idade apenas com história de hipertensão, com uso de hidroclorotiazida. Procura assistência devido à ocorrência de dor aguda excruciante do joelho. Ao exame, o joelho está quente, levemente eritematoso, edemaciado e hipersensível ao toque ou ao movimento passivo. O exame microscópico do líquido articular é mostrado na Figura IX-73A. Qual o distúrbio metabólito mais provável do Sr. Hinsley?

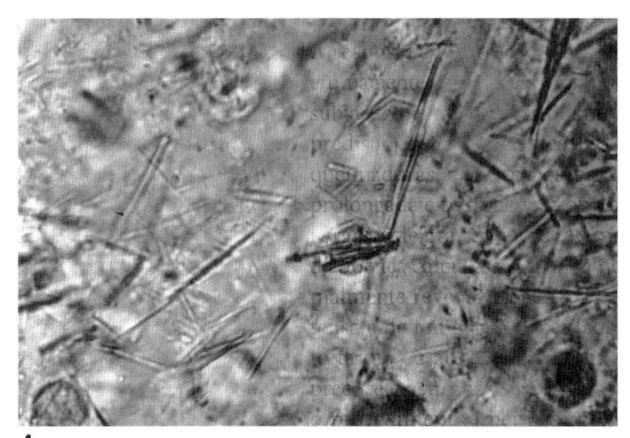

A

FIGURA IX-73A

A. Infecção articular bacteriana aguda
B. Anticorpos contra antígenos antinucleares
C. Degeneração da cartilagem hialina
D. Produção aumentada de pirofosfato inorgânico
E. Produção excessiva de ácido úrico

IX-74. Você planeja iniciar um tratamento com alopurinol para a Sra. Maggy com diagnóstico recente de artrite gotosa. Qual das seguintes alternativas descreve melhor as estratégias posológicas adequadas para o alopurinol.

A. O alopurinol e a azatioprina são comumente usados em conjunto no tratamento da gota.
B. A dose de alopurinol deve ser ajustada para a função hepática.
C. A dose de alopurinol deve ser modificada até obter um nível sérico de ácido úrico < 6 mg/dL.
D. Deve-se evitar o alopurinol quando o paciente toma colchicina.
E. A toxicidade do alopurinol é mais comum em pacientes que expressam HLA-B27.

IX-75. Uma mulher de 42 anos de idade é examinada no consultório de seu médico com queixa de dor difusa e fadiga. Tem dificuldade em localizar a dor em qualquer articulação ou local específico, mas afirma que afeta os membros superiores e inferiores, no pescoço e no quadril. Descreve a dor como de intensidade 10 em uma escala de 0 a 10. Sente que as articulações estão rígidas, porém não percebe nenhum agravamento pela manhã. A dor iniciou nos últimos seis meses e está aumentando de intensidade. Fez uso de ibuprofeno e paracetamol de venda livre, sem qualquer alívio significativo. A paciente percebe que a dor interfere na sua capacidade de ter um sono restaurador e também tem dificuldade em se concentrar. Faltou vários dias de trabalho como garçonete e tem medo de perder o emprego. Há também uma história pregressa de depressão e obesidade. Atualmente, a paciente usa venlafaxina de liberação prolongada, 150 mg ao dia. Tem uma história familiar materna de artrite reumatoide. Fuma diariamente um maço de cigarros. Ao exame físico, os sinais vitais são normais. O índice de massa corporal é de 36 kg/m². O exame das articulações não revela nenhum eritema, edema ou derrame. Ocorre dor difusa à palpação nos pontos de inserção dos músculos suboccipitais, no ponto médio da borda superior do músculo trapézio, ao longo da segunda junção costocondral, nos epicôndilos laterais e ao longo do coxim adiposo medial dos joelhos. Todas as seguintes afirmativas são verdadeiras sobre a causa da síndrome de dor difusa dessa paciente, EXCETO:

A. A disfunção cognitiva, o transtorno do sono, a ansiedade e a depressão são transtornos neuropsicológicos comórbidos comuns.
B. A dor nessa síndrome está associada a um aumento da sensibilidade à dor evocada.
C. A dor nessa síndrome está frequentemente localizada em articulações específicas.
D. Essa síndrome ocorre em 2 a 5% da população geral, porém sua prevalência aumenta para 20% ou mais em pacientes com doenças degenerativas ou reumáticas ou inflamatórios.
E. As mulheres têm nove vezes mais probabilidade do que os homens de serem acometidas por essa síndrome.

IX-76. Uma mulher de 36 anos de idade chega a seu consultório com dor difusa por todo o corpo, associada com fadiga, insônia e dificuldade de concentração. Tem dificuldade em localizar a dor, porém relata que sua intensidade é de 7 a 8 em uma escala de 0 a 10, não aliviando com anti-inflamatórios não esteroides. Apresenta uma história de transtorno de ansiedade generalizada de longa duração e é tratada com sertralina, 100 mg ao dia, e clonazepam, 1 mg duas vezes ao dia. Ao exame, sente dor à palpação em vários locais musculoesqueléticos. Os exames laboratoriais revelam resultados normais do hemograma completo, painel metabólico básico, velocidade de hemossedimentação e fator reumatoide. Você estabelece o diagnóstico de fibromialgia. Todas as seguintes terapias são recomendadas como parte do plano de tratamento da fibromialgia, EXCETO:

A. Programa de exercício físico, que inclui condicionamento físico, exercício aeróbico e ioga
B. Terapia cognitivo-comportamental para a insônia
C. Milnaciprana
D. Oxicodona
E. Pregabalina

IX-77. Uma mulher de 53 anos de idade procura sua clínica com queixa de fadiga e dor generalizada que se agravou no decorrer de dois anos. Ela também descreve a ocorrência de irritabilidade e transtorno do sono, e está preocupada por estar deprimida. Revela que, recentemente, separou-se do marido e está estressada no trabalho. Quais dos seguintes elementos de sua história e exame físico preenchem os critérios do American College of Rheumatology para o diagnóstico de fibromialgia?

A. Dor crônica difusa e sono anormal.
B. Dor difusa sem outra etiologia e evidências de depressão maior.
C. Depressão maior, fatores estressantes, dor crônica e sexo feminino.
D. Depressão maior e dor à palpação em 6 de 18 pontos hipersensíveis.
E. Dor crônica disseminada e dor à palpação em 11 de 18 pontos hipersensíveis.

IX-78. Um homem de 42 anos de idade apresenta o seguinte achado ao exame físico (Figura IX-78). Todas as seguintes condições estão associadas a esse achado, EXCETO:

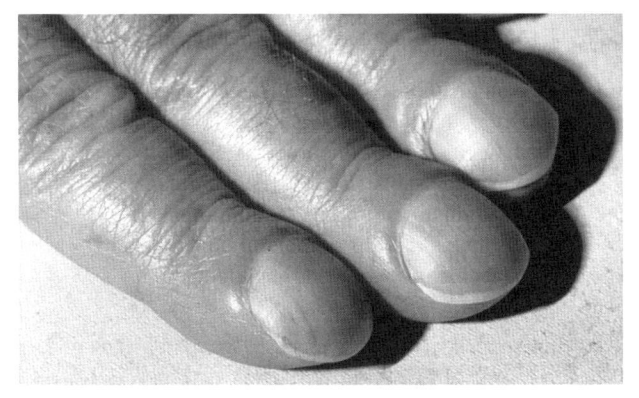

FIGURA IX-78 Reimpressa da Clinical Slide Collection on the Rheumatic Diseases, © 1991, 1995. Utilizada com autorização do American College of Rheumatology.

A. Doença pulmonar obstrutiva crônica
B. Cardiopatia congênita cianótica
C. Fibrose cística
D. Carcinoma hepatocelular
E. Hipertireoidismo

IX-79. Um homem de 52 anos de idade procura seu médico com queixa de dor de início recente nas articulações interfalangeanas dos dedos indicador e médio de ambas as mãos. Ao exame, a segunda e terceira articulações metacarpofalangeanas (MCF) de ambas as mãos estão edemaciadas e hipersensíveis. O exame físico restante é normal. A história clínica pregressa é apenas marcante pela presença de hiperlipidemia controlada com atorvastatina. Os exames laboratoriais revelam nível elevado de ferritina, e, após demonstração de uma mutação do gene *HFE*, o diagnóstico de hemocromatose é estabelecido. Qual das seguintes afirmativas é verdadeira sobre as anormalidades articulares desse paciente?

A. As segunda e terceira articulações MCF também estão caracteristicamente acometidas na osteoartrite.
B. A artropatia tem pouca probabilidade de estar relacionada com hemocromatose.
C. A artropatia pode evoluir com a flebotomia.
D. Ocorre artropatia em menos de 20% dos pacientes com hemocromatose.
E. As radiografias tendem a revelar erosões nas articulações MCF.

IX-80. Uma mulher de 64 anos de idade procura seu médico com queixa de dor no quadril que ocorre há cerca de uma semana. A dor está localizada na face lateral do quadril direito e é descrita como aguda. Agrava-se com o movimento, e ela tem dificuldade em deitar sobre o lado direito. A dor começou logo após a paciente ter plantado em seu jardim. Tem história clínica de obesidade, osteoartrite dos joelhos e hipertensão. As medicações que toma incluem losartana, 50 mg ao dia, e hidroclorotiazida, 25 mg ao dia. Para a dor, toma ibuprofeno 600 mg, quando necessário, com alívio leve a moderado. Ao exame físico, a paciente não está com febre e os sinais vitais são normais. Ao exame do quadril, a dor é produzida com rotação lateral e abdução resistida do quadril. A palpação direta sobre a face lateral da porção superior do fêmur, próximo à circulação do quadril, reproduz a dor. Qual é o diagnóstico mais provável dessa paciente?

A. Necrose avascular do quadril
B. Síndrome da banda iliotibial
C. Meralgia parestésica
D. Artrite séptica
E. Bursite trocantérica

IX-81. Uma mulher de 32 anos de idade é examinada na clínica com queixa de dor no joelho esquerdo. Gosta de corrida de longa distância e atualmente treina para uma maratona. Corre 40 a 65 quilômetros por semana, em média. Neste momento, sente dor indistinta na face lateral do joelho esquerdo. Há também uma sensação de queimação, que se estende até a face lateral da coxa. Nega qualquer lesão do joelho e não sentiu que estivesse quente ou inchado. A paciente é saudável nos demais aspectos e não faz uso de nenhum medicamento, a não ser suplementos fitoterápicos. O exame físico do joelho revela hipersensibilidade pontual sobre o côndilo lateral do fêmur, que se agrava com a flexão do joelho. Pede-se à paciente que deite sobre o lado direito, com o joelho direito e o quadril em flexão de 90 graus. A perna esquerda é colocada em extensão e lentamente aduzida atrás da perna, reproduzindo a dor no joelho esquerdo. Todos os seguintes tratamentos podem ser recomendados para essa paciente, EXCETO:

A. Verificação dos tênis de corrida da paciente para assegurar que sejam adequados.
B. Injeção de glicocorticoides, de modo a não interferir na preparação contínua da paciente para a próxima maratona.
C. Ibuprofeno, 600 a 800 mg a cada 6 horas, quando necessário, para a dor.
D. Encaminhamento para fisioterapia.
E. Encaminhamento para liberação cirúrgica se o tratamento conservador não tiver sucesso.

IX-82. Uma mulher de 58 anos de idade procura assistência com queixa de dor no ombro direito. Não se recorda de nenhuma lesão prévia, porém constata que sente que o ombro ficou progressivamente mais rígido nos últimos meses. Anteriormente, sofreu vários episódios de bursite do ombro direito, os quais foram tratados com sucesso com anti-inflamatórios não esteroides e injeções de esteroides. A história clínica pregressa da paciente também é significativa pela ocorrência de diabetes melito, cujo tratamento consiste em metformina e gliburida. Ao exame físico, o ombro direito não está quente nem vermelho, porém hipersensível ao toque. A amplitude de movimento passiva e ativa está limitada em flexão, extensão e abdução. Uma radiografia do ombro direito revela osteopenia, sem qualquer evidência de erosão articular ou osteófitos. Qual é o diagnóstico mais provável?

A. Capsulite adesiva
B. Necrose avascular
C. Tendinite bicipital
D. Osteoartrite
E. Laceração do manguito rotador

IX-83. Uma mulher de 32 anos de idade procura a clínica com dor no polegar e punho do lado direito, agravada no decorrer de várias semanas. Relata que sente a dor quando aperta o polegar contra os outros dedos. A única outra história é que ela recentemente tornou-se mãe, e o recém-nascido está com 8 semanas de idade. Ao exame físico, a paciente apresenta edema discreto e hipersensibilidade sobre o processo estiloide do rádio, sendo a dor provocada quando coloca o polegar na palma da mão e fecha os dedos sobre ele. A manobra de Phalen é negativa. Qual é a condição mais provável?

A. Síndrome do túnel do carpo
B. Tenossinovite de De Quervain
C. Artrite gotosa da primeira articulação metacarpofalângica
D. Fascite palmar
E. Artrite reumatoide

IX-84. Você está examinando a Sra. Rumpulo, uma mulher de 42 anos de idade com queixa de dor na parte inferior do calcanhar direito. A dor é excruciante pela manhã, quando dá os primeiros passos da cama até o banheiro; após, melhora ligeiramente durante a manhã, porém agrava-se novamente na metade do dia, particularmente quando sobe escadas. Apresenta uma história clínica pregressa de hipertensão, fuma um maço de cigarros por dia e trabalha como garçonete em uma lanchonete. Os medicamentos incluem hidroclorotiazida e contraceptivos orais. O exame físico é normal, exceto pelos pés planos e hipersensibilidade focal na base do calcanhar direito. Não há hipersensibilidade no tornozelo ou na panturrilha, e os diâmetros de ambas as pernas são equivalentes. Uma radiografia do calcanhar e tornozelo do lado direito revela apenas esporões do calcâneo. Todas as seguintes afirmativas são verdadeiras com relação à condição da Sra. Rumpulo, EXCETO:

A. Os esporões do calcâneo não são diagnósticos.
B. A injeção local de glicocorticoides está associada a um risco de ruptura da fáscia plantar.
C. Os contraceptivos orais e o tabagismo constituem fatores de risco.
D. Implantes ortopédicos nos calçados podem ser benéficos.
E. O prognóstico quanto à melhora é satisfatório.

RESPOSTAS

IX-1. **A resposta é A.** *(Cap. 372e)* O sistema imune inato é filogeneticamente a forma mais antiga de sistema imunológico de defesa, herdado dos invertebrados. Esse sistema de defesa utiliza proteínas codificadas pela linhagem germinativa para reconhecer padrões moleculares associados a patógenos. As células do sistema imune inato incluem macrófagos, células dendríticas e linfócitos *natural killer*. Os componentes de importância crítica do sistema imune inato incluem o reconhecimento por moléculas do hospedeiro codificadas pela linhagem germinativa, o reconhecimento de fatores de virulência microbianos principais, porém o não reconhecimento de moléculas próprias e de moléculas estranhas ou micróbios benignos. A imunidade adaptativa só é encontrada em animais vertebrados e baseia-se na produção de receptores de antígenos nos linfócitos T e B por meio de rearranjos gênicos, de modo que as células T ou B individuais possam expressar receptores de antígenos específicos em sua superfície, capazes de reconhecer diversos antígenos do ambiente.

IX-2. **A resposta é A.** *(Cap. 372e)* A atividade do complemento, que resulta da interação sequencial de numerosas proteínas plasmáticas e da membrana celular, desempenha um importante papel na resposta inflamatória. A via clássica de ativação do complemento é inibida por uma interação antígeno-anticorpo. O primeiro componente do complemento (C1, um complexo composto de três proteínas) liga-se a imunocomplexos, com ativação mediada pelo C1q. Em seguida, o C1 ativo inicia a clivagem e a ativação concomitante dos componentes C4 e C2. O C1 ativado é destruído por um inibidor de protease plasmático, denominado *inibidor da C1 esterase*. Essa molécula também regula o fator de coagulação XI e a calicreína. Os pacientes com deficiência do inibidor da C1 esterase podem desenvolver angioedema, levando algumas vezes à morte por asfixia. Os ataques podem ser precipitados por estresse ou trauma. Além dos baixos níveis antigênicos ou funcionais do inibidor da C1 esterase, os pacientes com essa condição autossômica dominante podem apresentar níveis normais de C1 e C3, porém baixos níveis de C4 e C2. O tratamento com danazol produz um grande aumento no nível desse importante inibidor e alivia os sintomas em muitos pacientes. Foi também descrita uma forma adquirida de angioedema causada por uma deficiência do inibidor de C1 esterase em pacientes com doença autoimune ou maligna.

IX-3. **A resposta é C.** *(Cap. 372e)* Os genes do complexo principal de histocompatibilidade (MHC) humano estão localizados em uma região de quatro megabases no cromossomo 6. A principal função dos genes do complexo MHC consiste em produzir proteínas que são importantes no desenvolvimento da especificidade imunológica por meio de seu papel na ligação do antígeno para apresentação às células T. Esse processo é inespecífico, e a capacidade de ligação de uma molécula de antígeno leucocitário humano (HLA) a uma determinada proteína depende do encaixe molecular entre a sequência de aminoácidos de determinada proteína e o domínio correspondente na molécula MHC. Após a ligação de um peptídeo, o complexo MHC-peptídeo liga-se ao receptor de células T, de modo que a célula T possa determinar a necessidade de desencadear uma resposta imune. Se o antígeno for semelhante a uma proteína endógena, o antígeno potencial será reconhecido como peptídeo próprio, e a tolerância ao antígeno será mantida. Os completos MHC I e II foram implicados no desenvolvimento de muitas doenças autoimunes, que ocorrem quando as células T deixam de reconhecer um peptídeo como peptídeo próprio e possibilitam o desenvolvimento de uma resposta imune. Os genes do MHC I e II também desempenham um importante papel na compatibilidade dos tecidos para transplante e são importantes na produção da rejeição imunomediada. As outras alternativas citadas como respostas referem-se a funções das imunoglobulinas. A região variável da imunoglobulina é uma resposta específica das células B a um antígeno para promover a neutralização do antígeno por meio de aglutinação e precipitação. A região constante da imunoglobulina é capaz de ativar de modo inespecífico o sistema imune por meio de ativação do complemento e promoção da fagocitose por neutrófilos e macrófagos.

IX-4. **A resposta é E.** *(Cap. 374)* Centenas de produtos gênicos foram caracterizados como efetores ou mediadores do sistema imune (*Cap. 372e*). Sempre que a expressão ou a função de um desses produtos estiver geneticamente comprometida (desde que a função não seja redundante), haverá uma imunodeficiência primária (IDP). As IDPs são doenças genéticas com herança primariamente mendeliana. Mais de 250 condições já foram descritas e mutações deletérias foram identificadas em aproximadamente 210 genes. A prevalência global das IDPs foi estimada, em vários países, em 5 para cada 100 mil indivíduos; entretanto, tendo em vista a dificuldade do diagnóstico dessas doenças raras e complexas, essa estimativa está provavelmente subestimada. As IDPs podem envolver todos os aspectos possíveis das respostas imunes, desde inata até adaptativa, da diferenciação celular e da função efetora e regulação. Para maior clareza, as IDPs devem ser classificadas (ver Quadro IX-4) de acordo com (1) o braço do sistema imune que está defeituoso e (2) o mecanismo do defeito (quando conhecido). As consequências das IDPs variam amplamente de acordo com a função das moléculas defeituosas. Esse conceito é traduzido em múltiplos níveis de vulnerabilidade à infecção por microrganismos patogênicos e oportunistas, variando desde extremamente ampla (como na imunodeficiência combinada severa [IDCS]) ou restrita a um único microrganismo (como na suscetibilidade mendeliana à doença micobacteriana [SMDM]). A identificação dos locais de infecção e dos microrganismos etiológicos envolvidos irá, portanto, ajudar os médicos a estabelecer diagnósticos corretos. As IDPs também podem levar a respostas imunopatológicas, como alergia (como na síndrome de Wiskott-Aldrich), linfoproliferação e autoimunidade. Pode-se observar uma combinação de infecções recorrentes, inflamação e autoimunidade em diversas IDPs, criando, assim, desafios terapêuticos óbvios. O sintoma mais frequente que leva ao diagnóstico de IDP é a presença de infecções recorrentes ou incomumente graves. As infecções do trato respiratório (brônquios, seios paranasais) sugerem principalmente uma resposta defeituosa dos anticorpos. Em geral, as infecções bacterianas invasivas podem resultar de deficiências do complemento, defeitos de sinalização das respostas imunes inatas, asplenia ou respostas defeituosas dos anticorpos. As infecções virais, as infecções recorrentes por *Candida* e as infecções oportunistas geralmente sugerem um comprometimento da imunidade das células T. As infecções cutâneas e os abscessos profundos refletem principalmente defeitos da imunidade inata (como doença granulomatosa crônica); entretanto, elas também podem aparecer na síndrome de hiperimunoglobulina E (IgE) autossômica dominante. Por fim, algumas IDPs aumentam o risco de câncer, principalmente, mas não de modo exclusivo, os cânceres linfocíticos (p. ex., linfoma).

QUADRO IX-4 CLASSIFICAÇÃO DAS DOENÇAS DE IMUNODEFICIÊNCIA PRIMÁRIA

Deficiências do sistema imune inato

- Células fagocíticas
  - Produção comprometida: neutropenia congênita severa (NCS)
  - Asplenia
  - Adesão comprometida: deficiência de adesão do leucócito (DAL)
  - Atividade citocida comprometida: doença granulomatosa crônica (DGC)

- Receptores e transdução de sinal da imunidade inata
  - Defeitos na sinalização do receptor semelhante ao Toll
  - Suscetibilidade mendeliana à doença micobacteriana

- Deficiências do complemento
  - Vias clássica, alternativa e da lectina
  - Fase lítica

Deficiências do sistema imune adaptativo

• Linfócitos T	
– Desenvolvimento comprometido	Imunodeficiências combinadas severas (IDCS)
	Síndrome de DiGeorge
– Comprometimento da sobrevida, migração e função	Imunodeficiências combinadas
	Síndrome de hiper-IgE (autossômica dominante)
	Deficiência de DOCK8
	Deficiência do ligante CD40
	Síndrome de Wiskott-Aldrich
	Ataxia-telangiectasia e outras deficiências no reparo de DNA
• Linfócitos B	
– Desenvolvimento comprometido	Agamaglobulinemia LX e AR
– Função comprometida	Síndrome hiper-IgM
	Imunodeficiência variável comum (IDVC)
	Deficiência de IgA

Defeitos reguladores

• Imunidade inata	Síndromes autoinflamatórias (fora do escopo deste capítulo)
	Colite severa
• Imunidade adaptativa	Linfoistiocitose hemofagocítica familiar (LHF)
	Síndrome linfoproliferativa autoimune (SLPA)
	Doenças inflamatórias e autoimunes (IPEX, APECED)

Abreviações: APECED, poliendocrinopatia autoimune-candidíase-distrofia ectodérmica, de autoimmune polyendocrinopathy candidiasis ectodermal dysplasia; AR, autossômica recessiva; IPEX, síndrome de desregulação imune, poliendocrinopatia, enteropatia ligada ao X, de immunodysregulation polyendocrinopathy enteropathy X-linked syndrome; LX, ligada ao X.

IX-5.   **A resposta é B.** *(Cap. 374)* Este paciente apresenta foliculite axilar, uma infecção dos folículos pilosos. Com base na sua história, incluindo infecções recorrentes pelo microrganismo catalase-positivo *Serratia marcescens*, o mais provável é que ele apresente doença granulomatosa crônica (DGC). As DGCs caracterizam-se pelo comprometimento na fagocitose de microrganismos pelos neutrófilos e macrófagos. Cerca de 70% dos casos estão associados a uma herança recessiva ligada ao X *versus* herança autossômica observada nos 30% restantes. A DGC causa abscessos bacterianos e fúngicos profundos em órgãos ricos em macrófagos, como pele, linfonodos, fígado e pulmões. As infecções cutâneas recorrentes, como a foliculite, são comuns e podem levar a um diagnóstico precoce de DGC. Tipicamente, os agentes infecciosos consistem em bactérias catalase-positivas (como *Staphylococcus aureus* e *Serratia marcescens*), mas também incluem *Burkholderia cepacia*, micobactérias patogênicas (em algumas regiões do mundo) e fungos (principalmente fungos filamentosos, como *Aspergillus*). A DGC é causada pela produção deficiente de espécies reativas de oxigênio (ROS) na membrana do fagolisossomo após a fagocitose dos microrganismos. O diagnóstico de DGC baseia-se na análise da produção de ROS em neutrófilos e monócitos, assim como no ensaio de fluorescência da di-hidrorrodamina (DHR) ou teste de tetrazólio nitroazul (NBT). A DGC é uma doença granulomatosa, com granulomas ricos em macrófagos localizados no fígado, no baço e em outros órgãos. Trata-se de granulomas estéreis, que causam doença por obstrução (bexiga, piloro, etc.) ou inflamação (colite, doença pulmonar restritiva). O tratamento das infecções bacterianas geralmente baseia-se na terapia de combinação com antibióticos capazes de penetrar nas células. O tratamento das infecções fúngicas exige o uso agressivo de agentes antifúngicos em longo prazo. As lesões inflamatórias/granulomatosa são habitualmente sensíveis aos esteroides; entretanto, os glicocorticoides frequentemente contribuem para a disseminação das infecções. O tratamento da DGC depende, em grande parte, da prevenção de infecções. Foi demonstrado, de modo não ambíguo, que o uso profilático de sulfametoxazol/trimetoprima é bem tolerado e altamente efetivo para reduzir o risco de infecções bacterianas. A administração diária de derivados azóis (notavelmente o itraconazol) também diminui a frequência de complicações fúngicas. O transplante de células-tronco humanas constitui uma abordagem curativa estabelecida para a DGC; entretanto, a relação risco-benefício precisa ser cuidadosamente avaliada de um caso para outro. As abordagens de terapia gênica também estão sendo avaliadas.

IX-6.   **A resposta é B.** *(Cap. 376)* Este paciente apresenta sintomas clássicos de angioedema, com rápido início de edema facial que, com frequência, acomete os lábios, frequentemente precedido de sintomas nos membros. O angioedema e a urticária são classificados com base na etiologia subjacente. Nesse caso, o uso de um inibidor da enzima conversora de angiotensina (ECA) está associado a níveis aumentados de bradicinina, podendo resultar em angioedema em um indivíduo predisposto. O angioedema hereditário está associado a níveis cronicamente reduzidos do inibidor de C1, que está envolvido na degradação da bradicinina. O angioedema mediado por IgE ocorre devido a uma sensibilidade a antígenos específicos, e a doença mediada por complemento pode ser causada por vasculite, doença do soro ou reações a hemocomponentes. Por fim, as causas não imunológicas de angioedema incluem agentes que provocam a liberação direta dos mastócitos, como opioides, e agentes que alteram o metabolismo do ácido araquidônico, mais comumente anti-inflamatórios não esteroides (AINEs). Os níveis de IgE não estão elevados no angioedema mediados pela bradicinina. Devido à natureza potencialmente fatal da doença, não se recomenda uma reexposição a um segundo inibidor da ECA.

IX-7.   **A resposta é D.** *(Cap. 376)* Essa paciente apresenta sintomas de urticária do frio, uma reação urticariforme à exposição ao frio, dependente de IgE. Após exposição ao frio, aparecem lesões urticariformes nas áreas expostas, que habitualmente duram cerca de 2 horas. O exame histológico da lesão urticariforme demonstra a desgranulação dos mastócitos, com edema da derme e dos tecidos subcutâneos. Na exposição experimental a um estímulo frio, como banho em água gelada, podem-se demonstrar níveis elevados de histamina no sangue venoso, quando avaliados no membro exposto ao ambiente frio, enquanto os níveis de histamina permanecem normais no membro não exposto. O aparecimento de um vergão linear após estímulo firme indica dermografismo. Essa condição pode ser observada em 1 a 4% da população e, com frequência, é encontrada em indivíduos com urticária do frio. Em geral, a urticária do frio é um processo localizado, sem consequências adversas. Entretanto, pode ocorrer colapso vascular se o indivíduo for submerso em água fria. Muitos indivíduos solicitam tratamento, visto que ficam constrangidos com seu estado ou apresentam sintomas de urticária e prurido recorrentes. O tratamento com bloqueadores dos receptores de histamina H_1 é habitualmente adequado para o controle dos sintomas. A cipro-heptadina ou a hidroxizina podem ser acrescentadas ao tratamento se os anti-histamínicos H_1 foram ineficazes. Nesta paciente, existe um fator precipitante bem definido para o desenvolvimento de urticária: a exposição ao frio. Por conseguinte, não há necessidade de nenhuma outra avaliação. Na avaliação e no tratamento da urticária crônica, a identificação e a eliminação dos fatores precipitantes são importantes. Os possíveis fatores etiológicos incluem alimentos, pólen, mofos e medicamentos. No caso desta paciente, a urticária precede o uso de contraceptivos orais; por conseguinte, a interrupção dessa medicação provavelmente não será útil. A pesquisa de anticorpos antitireoglobulina e antimicrossomais pode ser vantajosa em indivíduos com urticária crônica, nos quais não se identifica nenhuma causa. A deficiência de C1 ou a presença de um inibidor de C1 manifestam-se como angioedema recorrente, não como urticária.

IX-8. **A resposta é E.** *(Cap. 376)* A rinite alérgica constitui um problema comum nos Estados Unidos e na América do Norte. Estima-se que cerca de 1 em cada 5 indivíduos tenha rinite alérgica. A incidência é maior na infância e na adolescência, e os sintomas tendem a regredir com a idade. Entretanto, as remissões completas são incomuns. Muitos indivíduos apresentam apenas sintomas sazonais. Esses sintomas devem-se à produção de pólen por ervas daninhas, grama e árvores que dependem do vento, mas não de insetos para polinização cruzada. A época da polinização antecipa a gravidade dos sintomas sazonais e varia pouco de um ano para outro em um determinado local. Com base nesse padrão, é possível prever quais os alérgenos são provavelmente os mais responsáveis pelos sintomas de um paciente. Nas regiões temperadas da América do Norte, as árvores polinizam na primavera, enquanto a ambrósia americana o faz no outono. A grama é responsável por sintomas alérgicos sazonais nos meses de verão. Os alérgenos dos mofos podem exibir um padrão variável de sintomas, dependendo das condições climáticas que propiciam a esporulação. A rinite perene não segue um padrão sazonal e ocorre de modo mais contínuo. Os alérgenos que causam rinite perene incluem pelos de animais, poeira e proteínas derivadas de baratas.

IX-9. **A resposta é D.** *(Cap. 376)* Não há evidências convincentes de que a idade, o sexo, a raça ou a localização geográfica predisponham um ser humano à anafilaxia, exceto por meio de exposição a imunógenos específicos. Com base na maioria dos estudos, a atopia não predispõe os indivíduos à anafilaxia associada ao tratamento com penicilina ou ao veneno da picada de um inseto, mas constitui um fator de risco para alérgenos em alimentos ou no látex. Todavia, os fatores de risco para um pior desfecho incluem idade avançada, uso de β-bloqueadores e presença de asma preexistente. Os indivíduos diferem quanto ao tempo de aparecimento dos sinais e sintomas, porém o aspecto característico da reação anafilática é o início de alguma manifestação dentro de poucos segundos a minutos após a introdução do antígeno. O reconhecimento imediato de uma reação anafilática é fundamental, visto que pode ocorrer morte em minutos ou horas após o aparecimento dos primeiros sintomas.

Os sintomas leves, como prurido e urticária, podem ser controlados pela administração de 0,3 a 0,5 mL de epinefrina a 1:1.000 (1 mg/mL) por via subcutânea (SC) ou intramuscular (IM), com aplicação de doses repetidas, quando necessário, a intervalos de 5 a 20 minutos para casos de reação grave. Deixar de administrar epinefrina dentro dos primeiros 20 minutos após o aparecimento dos sintomas constitui um fator de risco para um desfecho sombrio em estudos de anafilaxia a alimentos. Deve-se obter uma via intravenosa (IV) para a administração de 2,5 mL de epinefrina, diluída a 1:10.000, em intervalos de 5 a 10 minutos, expansores de volume, como soro fisiológico, e agentes vasopressores, como dopamina, caso ocorra hipotensão incontrolável. A reposição do volume intravascular para compensar o extravasamento das vênulas pós-capilares pode exigir vários litros de soro fisiológico. A epinefrina exerce efeitos tanto α quanto β-adrenérgicos, resultando em vasoconstrição, relaxamento da musculatura lisa dos brônquios e redução da permeabilidade venular aumentada. Os fármacos auxiliares, como o anti-histamínico difenidramina, 50 a 100 mg IM ou IV, e aminofilina, 0,25 a 0,5 g IV, são apropriados para a urticária/angioedema e o broncospasmo, respectivamente. Os glicocorticoides por via IV (0,5 a 1 mg/kg de metilprednisolona) não são efetivos para os casos agudos, mas podem aliviar uma recidiva posterior do broncospasmo, da hipotensão ou da urticária.

IX-10. **A resposta é E.** *(Cap. 377e)* As alterações dos processos normais podem predispor ao desenvolvimento de autoimunidade (ver Quadro IX-10). Em geral, essas respostas anormais necessitam tanto de um fator desencadeante exógeno, como infecção (bacteriana ou viral) ou tabagismo, quanto da ocorrência de anormalidades endógenas nas células do sistema imune. Um dos melhores exemplos de autorreatividade e de doença autoimune que resulta do mimetismo molecular é a febre reumática, na qual os anticorpos dirigidos contra a proteína M dos estreptococos apresentam uma reação cruzada com a miosina, a laminina e outras proteínas da matriz, bem como com antígenos neuronais. A deposição desses autoanticorpos no coração inicia uma resposta inflamatória, enquanto a sua penetração no cérebro pode resultar em coreia de Sydenham. O mimetismo molecular entre as proteínas microbianas e os tecidos do hospedeiro foi relatado no diabetes melito tipo 1, na artrite reumatoide, na doença celíaca e na esclerose múltipla.

QUADRO IX-10 MECANISMOS DE AUTOIMUNIDADE

I. Exógeno
   A. Mimetismo molecular
   B. Estimulação por superantígenos
   C. Adjuvanticidade associada ao micróbio e à lesão tecidual
II. Endógeno
   A. Alteração na apresentação de antígenos
      1. Perda do privilégio imunológico
      2. Apresentação de epítopos novos ou crípticos (expansão dos epítopos)
      3. Alteração do antígeno próprio
      4. Função exacerbada das células apresentadoras de antígenos
         a. Expressão da molécula coestimuladora
         b. Produção de citocinas
   B. Células T auxiliares aumentadas
      1. Produção de citocinas
      2. Moléculas coestimuladoras
   C. Aumento da função das células B
      1. Fator ativador da célula B
      2. Moléculas coestimuladoras
   D. Distúrbios apoptóticos ou distúrbios no clearance de material apoptótico
   E. Desequilíbrio das citocinas
   F. Imunorregulação alterada
   G. Anormalidades endócrinas

IX-11. **A resposta é D.** *(Cap. 377e)* Os mecanismos de lesão tecidual nas doenças autoimunes podem ser divididos em processos mediados por anticorpos e processos mediados por células. Os autoanticorpos podem interferir nas funções fisiológicas normais das células ou dos fatores solúveis. Os autoanticorpos dirigidos contra receptores hormonais podem levar à estimulação das células ou à inibição da função celular por meio de interferência na sinalização do receptor. Por exemplo, os estimulantes da tireoide de ação longa – autoanticorpos que se ligam ao receptor do hormônio estimulante da tireoide (TSH) – estão presentes na doença de Graves e atuam como agonistas, levando a tireoide a responder como se houvesse um excesso de TSH. Por outro lado, a tireoidite de Hashimoto é causada por citotoxicidade celular dependente de anticorpo, devido a anticorpos dirigidos contra a tireoide peroxidase.

IX-12. **A resposta é C.** *(Cap. 378)* Os fatores antinucleares são quase ubíquos em pacientes com lúpus eritematoso sistêmico (LES) e sua presença é demonstrada em 90% dos pacientes afetados. Existem muitos outros anticorpos que podem ser demonstrados. Os anticorpos mais comuns, depois dos fatores antinucleares, são os anticorpos anti-dsDNA e anti-histona. O anticorpo anti-dsDNA é muito específico do LES e pode estar correlacionado com a atividade da doença, a nefrite e a vasculite. Os anticorpos antifosfolipídeos podem ser demonstrados em cerca da metade dos pacientes acometidos, enquanto o restante é encontrado em menos da metade dos casos de LES. Verifica-se a presença de anticorpos antieritrócito em aproximadamente 60% dos casos de LES, que podem ser medidos por um teste de Coombs direto. Por outro lado, os anticorpos anti-La dirigidos contra os complexos de proteína 47-kDa com RNA ao hY são raros e estão presentes em apenas 10% dos casos de LES. Esses anticorpos estão associados a um risco *diminuído* de nefrite.

IX-13.   **A resposta é B.** *(Cap. 378)* Existem critérios diagnósticos estritos publicados para o LES. Incluem quatro ou mais dos seguintes critérios listados na tabela a seguir.

A paciente descrita não preenche os critérios de artrite; os únicos critérios consistem em úlceras orais e FAN fracamente positivo.

Erupção malar	Eritema fixo, plano ou elevado, sobre as eminências malares
Erupção discoide	Placas circulares eritematosas e elevadas, com escamas ceratóticas aderentes
Fotossensibilidade	A exposição à luz ultravioleta provoca erupção cutânea
Úlceras orais	Úlceras orais e nasofaríngeas observadas pelo médico
Artrite	Artrite não erosiva de duas ou mais articulações periféricas, com hipersensibilidade, edema e derrame
Serosite	Pleurite ou pericardite
Distúrbio renal	Proteinúria > 0,5 g/dia ou 3+ ou cilindros celulares
Distúrbio neurológico	Crises convulsivas, psicose
Distúrbio hematológico	Anemia hemolítica ou leucopenia, linfopenia, trombocitopenia
Distúrbio imunológico	Anticorpos anti-dsDNA, anti-Sm e/ou antifosfolipídeo, baixo nível sérico de complemento, Coombs direto positivo
Fatores antinucleares (FAN)	Título anormal de FAN

IX-14.   **A resposta é A.** *(Cap. 378)* A paciente apresenta endocardite de Libman-Sacks associada ao LES. Essa condição resulta em endocardite fibrinosa e pode levar a insuficiências valvares, mais frequentemente das valvas mitral ou aórtica, ou à embolia. Em geral, não ocorre com pericardite concomitante, embora esta última seja outra manifestação cardíaca comum do lúpus eritematoso sistêmico. Embora os glicocorticoides e a terapia anti-inflamatória não tenham benefício comprovado nessa condição, eles são usados com frequência em associação com cuidados de suporte. Como a endocardite de Libman-Sacks é uma endocardite com cultura negativa e não se acredita que seja causada por infecção microbiana; as hemoculturas não serão positivas.

IX-15.   **A resposta é D.** *(Cap. 378)* O LES é uma doença multissistêmica com comprometimento de diversos órgãos e múltiplas manifestações diferentes dentro de um sistema orgânico. O sistema musculoesquelético é o mais comumente acometido, comprometendo 95% dos pacientes, mais frequentemente na forma de artralgias ou mialgias. A artrite também é comum e constitui um dos critérios diagnósticos para LES. Ocorrem doença cutânea e doença hematológica em aproximadamente 80 a 85% dos pacientes. As doenças neurológicas e cardiopulmonares acometem cerca de 60% dos pacientes, enquanto as doenças renais e gastrintestinais são observadas em menos de 50% dos casos.

IX-16.   **A resposta é C.** *(Cap. 378)* Essa paciente apresenta nefrite lúpica aguda, com evidências de hematúria, proteinúria e elevação rápida da creatinina. Junto com a infecção, a nefrite constitui a causa mais comum de mortalidade na primeira década após o diagnóstico de LES e exige tratamento imunossupressor imediato. É importante avaliar outras causas potencialmente reversíveis de insuficiência renal aguda, porém essa paciente não está agudamente enferma e não toma medicamentos passíveis de causar insuficiência renal. O exame de urina revela evidências de nefrite ativa, com hematúria e proteinúria. Mesmo na ausência de cilindros hemáticos, o tratamento não deve ser suspenso para aguardar os resultados de biópsia em um paciente com diagnóstico estabelecido de LES, com quadro clínico e achados urinários consistentes. Essa paciente também possui outros fatores de risco que antecipam o desenvolvimento de nefrite lúpica, incluindo títulos elevados de anticorpos anti-dsDNA e raça afro-americana. A base do tratamento para qualquer manifestação de LES potencialmente fatal ou que acometa órgãos vitais consiste em glicocorticoides sistêmicos em altas doses. Recomenda-se a adição de agentes citotóxicos ou outros agentes imunossupressores (ciclofosfamida, azatioprina, micofenolato de mofetila) para o tratamento das complicações graves do LES; todavia, seus efeitos são tardios, ocorrendo dentro de 3 a 6 semanas após a instituição do tratamento, enquanto os efeitos dos glicocorticoides começam em 24 horas. Por conseguinte, esses agentes não devem ser usados como monoterapia no tratamento das manifestações agudas graves do LES. Cabe ao médico a escolha do agente citotóxico. A ciclofosfamida em associação com esteroidoterapia demonstrou ser superior aos esteroides isoladamente na prevenção do desenvolvimento de doença renal em estágio terminal. Do mesmo modo, o micofenolato também impede o desenvolvimento de doença renal em estágio terminal em associação com glicocorticoides, e alguns estudos sugerem que os indivíduos afro-americanos apresentam uma melhor resposta ao micofenolato do que à ciclofosfamida. A plasmaférese não está indicada para o tratamento da nefrite lúpica, porém é útil em casos de anemia hemolítica grave ou púrpura trombocitopênica trombótica associada ao LES. Por fim, essa paciente não tem nenhuma indicação aguda para hemodiálise e, com o tratamento, pode recuperar a função renal.

IX-17. **A resposta é A.** *(Cap. 379)* A paciente apresenta múltiplas manifestações clínicas de trombose arterial na mão e no cérebro e, provavelmente, teve insuficiência placentária nas três gestações anteriores, levando à possibilidade de síndrome antifosfolipídeo. Além disso, apresenta evidências de lesão renal aguda, o que sugere doença multissistêmica. A trombocitopenia pode ser devido à anemia hemolítica, porém a ausência de esquizócitos torna menos provável a presença de púrpura trombocitopênica trombótica. Embora a ressonância magnética (RM) do cérebro e o *doppler* dos membros possam confirmar a presença de trombose, esses exames não estabelecerão o diagnóstico de síndrome antifosfolipídeo. Um painel de rastreamento para anticorpo anticardiolipina investigará a presença de anticorpos dirigidos contra a cardiolipina e a β_2-glicoproteína I. Testes adicionais para o anticoagulante lúpico, determinado por ensaios de coagulação, como o teste do veneno da víbora de Russel, reagina plasmática rápida (RPR) falso-positiva e tempo de tromboplastina parcial ativada (TTPa), também podem ser úteis. O FAN tende a ser positivo, tendo em vista a superposição comum com o LES, porém não é específico.

IX-18. **A resposta é D.** *(Cap. 379)* Essa paciente tem uma apresentação típica da síndrome antifosfolipídeo (SAF), com trombose venosa profunda, história de aborto espontâneo e elevação isolada do TTPa devido a um anticoagulante lúpico. Outras manifestações clínicas da SAF envolvendo a circulação arterial ou venosa incluem livedo reticular (24%), embolia pulmonar (14%), acidente vascular encefálico (20%), ataque isquêmico transitório (10%), infarto do miocárdio (10%), enxaqueca (20%), pré-eclâmpsia (10%), trombocitopenia (30%) e anemia hemolítica (10%). Os critérios laboratoriais incluem demonstração do anticoagulante lúpico (prolongamento do TTPa, que não é corrigido com teste de mistura), junto com a presença de anticorpos anticardiolipina e/ou anti-β_2 glicoproteína I em duas ocasiões, com intervalo de três meses. Uma vez estabelecido o diagnóstico de evento trombótico devido à SAF, os pacientes devem receber varfarina durante toda vida, com a meta de alcançar um valor de razão normalizada internacional (INR) de 2,5 a 3,5, isoladamente ou em associação com ácido acetilsalicílico de uso diário. Durante a gravidez, as pacientes devem receber varfarina mais ácido acetilsalicílico. As pacientes que desenvolvem trombose recorrente enquanto utilizam anticoagulação efetiva podem beneficiar-se de uma infusão de γ-globulina IV durante cinco dias ou de terapia com rituximabe por quatro semanas. O tratamento ideal para pacientes com SAF sem evento trombótico não é conhecido; todavia, o ácido acetilsalicílico (80 mg) diariamente protege os pacientes com LES e anticorpos antifosfolipídeo contra eventos trombóticos. A varfarina durante três meses com INR de 2,0 a 3,0 constitui o tratamento recomendado para a trombose venosa profunda (TVP) com evento precipitante reversível conhecido. A varfarina durante 6 a 12 meses, com meta de INR de 2,0 a 3,0, é o tratamento recomendado para o primeiro episódio de TVP idiopática.

IX-19. **A resposta é E.** *(Cap. 379)* Os pacientes com SAF frequentemente apresentam anticorpos que reconhecem complexos de PL/colesterol de *Treponema pallidum*, que são detectados como testes sorológicos falso-positivos biológicos para sífilis (BFP-STS) e Venereal Disease Research Laboratory (VDRL). Se houver suspeita de sífilis, deve-se obter um teste treponêmico direto específico, como anticorpo treponêmico fluorescente absorvido (FTA-ABS).

IX-20. **A resposta é E.** *(Cap. 380)* Uma vez estabelecido o processo patológico da artrite reumatoide, as articulações mais comumente acometidas são os punhos, as articulações metacarpofalangeanas e interfalangeanas proximais. O comprometimento das articulações interfalangeanas distais raramente é devido à artrite reumatoide e é causado, com mais frequência, por osteoartrite concomitante.

IX-21. **A resposta é C.** *(Cap. 380)* Ocorre comprometimento potencial de múltiplos sistemas orgânicos na artrite reumatoide (AR). A complicação pulmonar mais comum consiste em derrame pleural, que tipicamente é exsudativo e manifesta-se com dor torácica e dispneia. A AR está associada a uma forma de doença pulmonar intersticial difusa, que pode se manifestar com dispneia e infiltrados intersticiais bilaterais, que podem ser extensos o suficiente para produzir um padrão de favo de mel. Os nódulos pulmonares associados à artrite reumatoide podem ser solitários ou múltiplos. Com frequência, ocorrem em associação com nódulos cutâneos. A bronquiectasia e a bronquiolite respiratória também podem ser devido à artrite reumatoide. Muitas dessas manifestações respondem à terapia imunossupressora. Não foi descrito o desenvolvimento de infiltrado lobar em consequência de AR, que é mais comumente causado por uma etiologia infecciosa aguda, frequentemente com complicação da terapia imunossupressora da AR.

IX-22. **A resposta é A.** *(Cap. 380)* O exame de imagem das articulações constitui uma ferramenta de importância crítica tanto para o diagnóstico quanto para o monitoramento da doença na AR. As radiografias simples, pela sua disponibilidade imediata e facilidade para comparação, são mais comumente solicitadas. O sinal clínico mais precoce de AR é a osteopenia justa-articular, embora possa ser difícil observar esse achado nas radiografias digitalizadas mais novas. Outros achados incluem edema dos tecidos moles, perda simétrica do espaço articular e erosões subcondrais, mais frequentemente nos punhos, nas articulações metacarpofalangeanas e interfalangeanas proximais e nas articulações metatarsofalangeanas.

IX-23. **A resposta é E.** *(Cap. 380)* A anemia é comum na AR e acompanha o grau de inflamação determinado pela proteína C-reativa e pela velocidade de hemossedimentação (VHS). A síndrome de Felty, que normalmente ocorre na doença inadequadamente controlada de estágio tardio, caracteriza-se pela tríade de neutropenia, esplenomegalia e nódulos reumatoides. A vasculite reumatoide não é comum e tipicamente ocorre na doença de longa duração. Sua presença está associada à hipocomplementemia. Os sinais cutâneos são típicos das lesões vasculíticas com púrpura palpável, infartos digitais, livedo reticular e úlceras. Ocorrem manifestações clínicas de pericardite em 10% dos pacientes com achados ecocardiográficos ou na necropsia em cerca da metade desses casos. A síndrome de Sjögren secundária, que se manifesta na forma de ceratoconjuntivite seca ou xerostomia, ocorre em cerca de 10% dos pacientes com AR. A AR também parece aumentar o risco de desenvolvimento de linfoma de células B em 2 a 4 vezes, em comparação com a população geral. O risco de linfoma parece estar correlacionado aos níveis elevados de atividade da doença ou com a presença da síndrome de Felty. As contagens de plaquetas na AR normalmente estão elevadas em associação à resposta de fase aguda da inflamação. A trombocitopenia imune é rara.

IX-24. **A resposta é D.** *(Cap. 380)* Nessas duas últimas décadas, houve uma mudança radical no tratamento da AR com o desenvolvimento de fármacos capazes de modificar o curso da AR. O metotrexato é o fármaco antirreumático modificador da doença (DMARD) de primeira escolha para o tratamento da AR no estágio inicial. Outros DMARD convencionais incluem a hidroxicloroquina, a sulfassalazina e a leflunomida. A leflunomida, um inibidor da síntese de pirimidinas, mostra-se eficaz como monoterapia ou em associação ao metotrexato. A hidroxicloroquina e a sulfassalazina são tipicamente reservadas para a doença leve. Os DMARD biológicos melhoraram radicalmente o tratamento da AR nessa última década. Atualmente, dispõe-se de cinco agentes de anti-fator de necrose tumoral (TNF), incluindo o infliximabe, aprovado para uso em pacientes com AR. O rituximabe, um anticorpo anti-CD20, foi aprovado para a AR refratária em associação com metotrexato. É mais eficaz em pacientes soropositivos do que em soronegativos. Outros agentes biológicos aprovados para uso na AR incluem a anacinra (antagonista do receptor de interleucina [IL]-1), o abatacepte (antagonista de CD28/CD80/86) e o tocilizumabe (antagonista da IL-6). Os AINEs, incluindo naproxeno, eram anteriormente usados como tratamento central da AR. Todavia, hoje, são utilizados como tratamento adjuvante para o controle dos sintomas. Não são considerados DMARD.

IX-25. **A resposta é E.** *(Cap. 381)* A síndrome de Felty é definida pela tríade clínica de neutropenia, esplenomegalia e AR nodular e é observada em menos de 1% dos pacientes, embora sua incidência pareça estar diminuindo em virtude do tratamento mais agressivo da doença articular. Tipicamente, ocorre nos estágios tardios da AR grave e é mais comum nos brancos do que em outros grupos raciais. A leucemia de grandes linfócitos granulares de células T (T-LGL) pode exibir uma apresentação clínica semelhante e, com frequência, ocorre em associação à AR. A T-LGL caracteriza-se por um crescimento clonal indolente e crônico de células da T-LGL, levando à neutropenia e esplenomegalia. Diferentemente da síndrome de Felty, a T-LGL pode desenvolver-se no início do curso da AR. A trombocitopenia não relacionada com esses distúrbios é incomum e, com maior frequência, resulta de tratamento com fármacos.

IX-26.   **A resposta é C.** *(Cap. 380)* Estudos de coortes de grande porte mostraram um aumento de 2 a 4 vezes no risco de linfoma em pacientes com AR, em comparação com a população geral. O tipo histopatológico mais comum de linfoma é o difuso de grandes células B. O risco de desenvolvimento de linfoma aumenta quando o paciente apresenta altos níveis de atividade da doença ou síndrome de Felty.

IX-27.   **A resposta é D.** *(Cap. 381)* A febre reumática aguda é quase universalmente devido à doença por estreptococos do grupo A, embora praticamente toda doença estreptocócica possa ser capaz de precipitar a febre reumática. Embora as infecções cutâneas possam estar associadas à febre reumática, a apresentação mais comum consiste, sem dúvida alguma, em faringite precedente. Existe um período latente de cerca de três semanas entre um episódio de faringite e a manifestação da febre reumática aguda. As manifestações mais comuns consistem em febre e poliartrite, com presença dessa última em 60 a 75% dos casos. Pode ocorrer também cardite, menos frequente (50 a 60% dos casos). A coreia e a cardite indolente podem ter uma apresentação subaguda. Verifica-se a presença de coreia em 2 a 30% dos indivíduos acometidos, enquanto o eritema marginado e os nódulos subcutâneos são raros. Em 60% dos pacientes com febre reumática aguda, ocorre evolução para a cardiopatia reumática, com comprometimento potencial do endocárdio, do pericárdio e do miocárdio. Todos os pacientes com febre reumática aguda devem receber antibióticos suficientes para tratar a infecção precipitante por estreptococos do grupo A.

IX-28.   **A resposta é D.** *(Cap.381)* Essa paciente apresenta uma história sugestiva de episódios recorrentes de febre reumática aguda (FRA), com evidências de regurgitação e estenose mitrais e regurgitação da aorta ao exame físico. Esses achados e a presença de fibrilação atrial indicam cardiopatia reumática grave. Os fatores de risco para essa condição incluem pobreza e aglomerados humanos. Em consequência, a FRA é consideravelmente mais comum nos países em desenvolvimento. O ácido acetilsalicílico administrado diariamente constitui o tratamento de escolha para a artrite migratória de grandes articulações e a febre, que constituem manifestações comuns da FRA. Algumas vezes, os médicos prescrevem esteroides durante os episódios agudos de cardite para controlar a inflamação, embora essa prática continue sendo controversa e não tenha nenhum papel entre as exacerbações da FRA. A profilaxia secundária, com penicilina oral diariamente ou, de preferência, injeções IM mensais, é considerada o melhor método para a prevenção de episódios futuros de FRA e, portanto, para prevenção de lesão valvar subsequente. A profilaxia primária com penicilina, quando necessária, é igualmente efetiva para a prevenção de episódios posteriores de cardite. Entretanto, a maioria dos episódios de faringite é muito insignificante para que o paciente procure assistência médica. Por conseguinte, a profilaxia secundária é considerada preferível para pacientes que já apresentam doença valvar grave. A doxiciclina não constitui um agente de primeira linha para o *Streptococcus* do grupo A, o patógeno responsável pela FRA.

IX-29.   **A resposta é A.** *(Cap. 381)* Existe um período latente de cerca de três semanas (1 a 5 semanas) entre a infecção precipitante por estreptococos do grupo A e o aparecimento das manifestações clínicas de FRA. As exceções são a coreia e a cardite indolente, que podem apresentar períodos prolongados de latência de até seis meses de duração. Embora muitos pacientes relatem uma faringite anterior, a infecção precedente por estreptococos do grupo A é comumente subclínica; nesses casos, ela apenas pode ser confirmada por meio de testes de anticorpos contra estreptococos. As características clínicas mais comuns incluem poliartrite (presente em 60 a 75% dos casos) e cardite (50 a 60%). A prevalência da coreia na FRA varia de modo substancial entre as populações, oscilando de menos de 2 a 30%. O eritema marginado e os nódulos subcutâneos são atualmente raros, sendo encontrados em menos que 5% dos casos.

IX-30.   **A resposta é A.** *(Cap. 382)* O prognóstico para pacientes com doença renal esclerodérmica é reservado. Em pacientes com crise renal esclerodérmica, o tratamento imediato com inibidor da ECA pode reverter a insuficiência renal aguda. Em estudos recentes, o tratamento com inibidor da ECA resultou em algum grau de recuperação renal em 61% dos pacientes, e não necessitaram de suporte crônico com diálise. A taxa de sobrevida é estimada em 80 a 85% em oito anos. Entre os pacientes que necessitaram de diálise, quando tratados com inibidores da ECA, mais de 50% conseguiram suspender a diálise depois de 3 a 18 meses. Por conseguinte, os inibidores da ECA devem ser usados até mesmo quando o paciente necessita de suporte com diálise.

IX-31. **A resposta é C.** *(Cap. 382)* Praticamente, todo órgão pode ser clinicamente afetado com esclerose sistêmica (ES) cutânea. A ES na maioria dos pacientes pode ser classificada como limitada (EScl) ou difusa (EScd). Embora a estratificação dos pacientes com ES nos subgrupos difuso e limitado seja útil, a expressão da doença é muito mais complexa, e existem vários endofenótipos distintos dentro de cada subgrupo. Em geral, o comprometimento do parênquima pulmonar é mais comum em pacientes com EScd do que com EScl. Ver Figura IX-31.

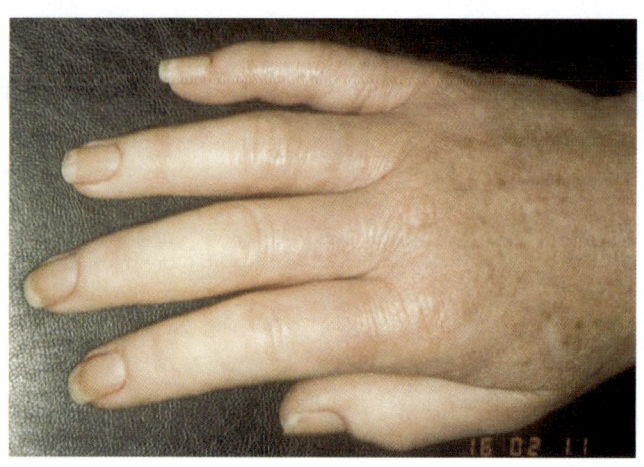

FIGURA IX-31

IX-32. **A resposta é E.** *(Cap. 382)* Os pacientes que apresentam esclerose cutânea sistêmica limitada (EScl) coexistente com características de LES, polimiosite e artrite reumatoide podem ter doença mista do tecido conectivo (DMTC). Essa síndrome de sobreposição geralmente está associada à presença de altos títulos de autoanticorpos contra U1-RNP. A avaliação laboratorial indica características de inflamação com VHS elevada e hipergamaglobulinemia. Enquanto os anticorpos anti-U1-RNP são detectados no soro em títulos elevados, os anticorpos específicos da ES não são encontrados. Diferentemente da ES, os pacientes com DMTC frequentemente apresentam uma boa resposta ao tratamento com glicocorticoides, e o prognóstico em longo prazo é melhor que o da ES. Tipicamente, os anticorpos anticentrômeros estão associados à EScl.

IX-33. **A resposta é D.** *(Cap. 383)* A paciente apresenta os sintomas clássicos da síndrome de Sjögren, incluindo ressecamento da boca e dos olhos. Essa condição pode ser primária, como no caso dessa paciente, ou secundária, em associação a outra doença do tecido conectivo, como esclerodermia ou artrite reumatoide. Muitos autoanticorpos podem ser demonstrados no soro de pacientes com síndrome de Sjögren, incluindo anticorpos anti-Ro/SS-A ou anti-La/SS-B. A sialometria demonstrará a produção diminuída de saliva, e a RM ou sialografia com ressonância magnética das glândulas salivares maiores também podem demonstrar a presença de anormalidades. O comprometimento ocular com diminuição da produção de lágrimas é demonstrado pelo teste de Schirmer. O anticorpo anti-Scl-70 está associado à esclerodermia e não deve ser positivo na síndrome de Sjögren primária.

IX-34. **A resposta é D.** *(Cap. 383)* O desenvolvimento de linfoma é bem conhecido na síndrome de Sjögren, especificamente no estágio tardio. As manifestações comuns dessa condição maligna consistem em aumento persistente das glândulas parótidas, púrpura, leucopenia, crioglobulinemia e baixos níveis de C4 do complemento. Na maioria dos casos, o linfoma é extranodal, de células B da zona marginal e de baixo grau. Os linfomas de baixo grau podem ser detectados de modo incidental durante uma biópsia labial. A taxa de mortalidade é maior em pacientes com sintomas B concomitantes (febre, sudorese noturna e perda de peso), massa nodal > 7 cm e grau histológico intermediário ou alto.

IX-35. **A resposta é A.** *(Cap. 383)* Embora a síndrome de Sjögren acometa mais comumente os olhos e a boca, ocorre comprometimento de outros locais extraglandulares comuns. O comprometimento mais comum consiste em artrite ou artralgias, que complicam até 60% dos casos. O fenômeno de Raynaud constitui o segundo local extraglandular mais comum. Verifica-se a presença de comprometimento pulmonar e vasculite em menos de 20% dos pacientes. O linfoma, apesar de ser uma complicação problemática e altamente mórbida, é relativamente raro, afetando apenas 6% dos pacientes com síndrome de Sjögren.

IX-36. **A resposta é B.** *(Cap. 383)* A síndrome de Sjögren primária é diagnosticada se (1) o paciente apresenta ressecamento dos olhos e/ou da boca, (2) os testes oculares revelam ceratoconjuntivite seca, (3) a avaliação da boca mostra as manifestações clássicas da síndrome e/ou (4) o soro do paciente reage com autoantígenos Ro/SS-A e/ou La/SS-B. A biópsia labial é necessária quando o diagnóstico é incerto ou para descartar a possibilidade de outras condições passíveis de causar ressecamento da boca ou dos olhos ou aumento da glândula parótida. Ver o Quadro IX-36 para o diagnóstico diferencial da síndrome de Sjögren.

QUADRO IX-36 DIAGNÓSTICO DIFERENCIAL DA SÍNDROME DE SJÖGREN		
Infecção pelo HIV e síndrome sicca	Síndrome de Sjögren	Sarcoidose
Predominante em homens jovens	Predominante em mulheres de meia-idade	Sem preferência de idade ou sexo
Ausência de autoanticorpos contra Ro/SS-A e/ou La/SS-B	Presença de autoanticorpos	Ausência de autoanticorpos contra Ro/SS-A e/ou La/SS-B
Infiltrados linfoides de glândulas salivares por linfócitos T CD8+	Infiltrados linfoides de glândulas salivares por linfócitos T CD4+	Granulomas nas glândulas salivares
Associação com HLA-DR5	Associação com HLA-DR3 e DRw52	Desconhecido
Testes sorológicos para HIV positivos	Testes sorológicos para HIV negativos	Testes sorológicos para HIV negativos

IX-37. **A resposta é D.** *(Cap. 384)* A espondilite anquilosante está estreitamente correlacionada com a presença do antígeno de histocompatibilidade HLA-B27. Em brancos norte-americanos, a prevalência de B27 é de 7%, todavia, nos pacientes com espondilite anquilosante, alcança 90%. Nem todos os indivíduos com B27 desenvolvem espondilite anquilosante; a doença acomete apenas 1 a 6% dos indivíduos B27-positivos.

IX-38. **A resposta é A.** *(Cap. 384)* Embora a complicação mais grave da coluna vertebral na espondilite anquilosante seja a ocorrência de fratura, existem manifestações extra-articulares importantes. A uveíte anterior é a mais comum e ocorre em 40% dos pacientes com espondilite anquilosante. Foi relatada também a ocorrência frequente de doença inflamatória intestinal. As complicações menos comuns incluem insuficiência aórtica, bloqueio cardíaco de terceiro grau, nódulos pulmonares e fibrose dos lobos superiores pulmonares, disfunção cardíaca, fibrose retroperitoneal, prostatite e amiloidose.

IX-39. **A resposta é B.** *(Cap. 384)* Os AINEs constituem a terapia farmacológica de primeira linha para a espondilite anquilosante. Esse paciente tem uma apresentação clássica da doença. Foi constatado que os AINEs reduzem a dor e a hipersensibilidade e aumentam a mobilidade. Há algumas evidências de que eles retardam a progressão da doença. Tendo em vista sua eficácia, tolerabilidade e segurança comprovadas, continuam sendo tratamento de primeira linha. Foi relatado que os agentes anti-TNF-α exercem efeitos drásticos na espondilite anquilosante, e foram publicados relatos de sucesso com o uso do infliximabe, etanercepte, adalimumabe e golimumabe. Em virtude de seus efeitos colaterais potenciais, incluindo infecções graves, reações de hipersensibilidade e outros efeitos adversos, esses fármacos devem ser reservados para pacientes que não respondem ao tratamento com AINEs.

IX-40. **A resposta é E.** *(Caps. 384 e 191)* A artrite reativa refere-se a uma artrite não purulenta aguda, que ocorre após uma infecção em outra parte do corpo. A artrite reativa, que frequentemente se manifesta como artrite inflamatória das articulações dos membros inferiores que ocorre dentro de 1 a 4 semanas após um episódio diarreico, também pode incluir uveíte ou conjuntivite, dactilite, lesões urogenitais e lesões mucocutâneas características, como ceratodermia blenorrágica. Os microrganismos mais comuns associados à artrite reativa consistem em espécies de *Shigella*, embora se tenha descrito a ocorrência de *Yersinia, Chlamydia* e, em um grau muito menor, *Salmonella* e *Campylobacter*. Embora sejam mais comuns em crianças que residem em países em desenvolvimento, ocorrem mais de 400.000 casos de infecções por espécies de *Shigella* anualmente nos Estados Unidos. Essas infecções acometem principalmente crianças de 4 a 11 anos de idade. Nos Estados Unidos, a maioria dos casos deve-se a *Shigella sonnei*, enquanto *Shigella flexneri* constitui a segunda causa mais comum.

IX-41. **A resposta é E.** *(Cap. 384)* A doença de Whipple é uma rara infecção bacteriana crônica do trato gastrintestinal, que acomete mais comumente homens de meia-idade. A artrite constitui uma manifestação precoce comum da doença e precede em cinco anos ou mais os sintomas gastrintestinais. As grandes e pequenas articulações podem ser acometidas, e sacroileíte é comum. Com frequência, a artrite é migratória e dura vários dias, com recuperação espontânea. O líquido sinovial geralmente é inflamatório, incluindo células polimorfonucleares. As radiografias raramente revelam erosões articulares, embora possam mostrar a presença de sacroileíte. O diagnóstico é frequentemente estabelecido por amplificação com reação em cadeia da polimerase do material genético de *Tropheryma whipplei* em material de biópsia, mais comumente do intestino.

IX-42. **A resposta é C.** *(Cap. 384)* A *entesopatia* ou *entesite* é o termo empregado para descrever a inflamação que ocorre no local de inserção do tendão ou do ligamento no osso. Esse tipo de inflamação é observado com mais frequência em pacientes com espondiloartropatias soronegativas e várias infecções, particularmente infecções virais. As outras definições aplicam-se a outros termos empregados no exame ortopédico e reumático. A subluxação é a alteração do alinhamento articular, de modo que as superfícies articulares não se aproximam por completo uma da outra. A sinovite refere-se à inflamação da membrana periarticular que reveste a cápsula articular. A inflamação de uma cavidade saciforme próximo a uma articulação que diminui o atrito é a definição de bursite. Por fim, a crepitação é uma sensação vibratória ou crepitante palpável produzida com o movimento de uma articulação.

IX-43. **A resposta é D.** *(Cap. 384)* Ocorrem alterações nas unhas dos dedos das mãos e dos pés em até 90% dos pacientes com artrite psoriásica (APs), em comparação com 40% dos pacientes psoriásicos sem artrite; afirma-se que a psoríase pustulosa está associada à artrite mais grave. Várias manifestações articulares distinguem a APs de outros distúrbios articulares. Essas características incluem dactilite e entesite. Ocorre dactilite em mais de 30% dos casos; a entesite e a tenossinovite também são comuns e provavelmente estão presentes na maioria dos pacientes, embora com frequência não sejam identificadas ao exame físico. O encurtamento dos dedos, devido à osteólise subjacente, é particularmente característico da APs e observa-se uma tendência muito maior do que na AR para a anquilose tanto fibrosa quanto óssea das pequenas articulações. A anquilose rápida de uma ou mais articulações interfalangeanas proximais (IFP) não é incomum no início da evolução da doença. A dor e a rigidez nas costas e no pescoço também são comuns na APs. A diarreia não constitui uma característica da APs. Ver Figura IX-43.

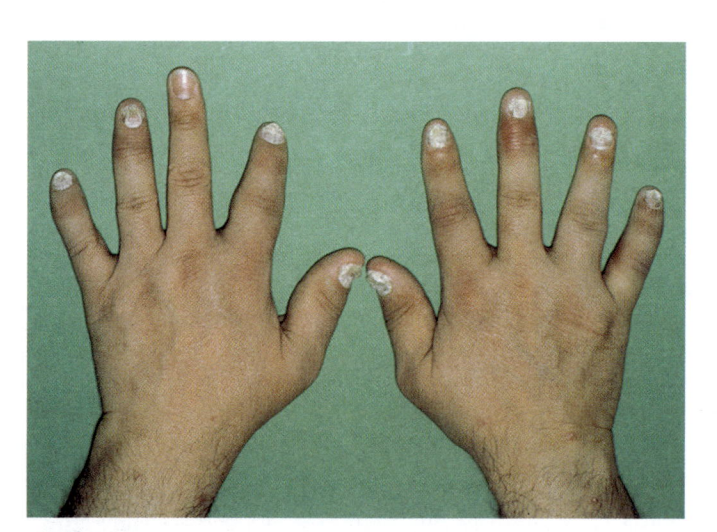

FIGURA IX-43

IX-44. **A resposta é A.** *(Cap. 384)* A insuficiência aórtica, que algumas vezes leva à insuficiência cardíaca congestiva, ocorre em uma pequena porcentagem de pacientes, em certas ocasiões de maneira precoce. O bloqueio cardíaco de terceiro grau pode ocorrer isoladamente ou em associação com a insuficiência aórtica. As lesões pulmonares subclínicas e a disfunção cardíaca podem ser relativamente comuns.

IX-45.   **A resposta é B.** *(Cap. 385)* Embora a patologia molecular da maioria das síndromes de vasculite não esteja bem elucidada, acredita-se comumente que o depósito de imunocomplexos desempenha um importante papel na vasculite associada à púrpura de Henoch-Schönlein, na vasculite crioglobulinêmica associada à hepatite C, na doença do soro e em síndromes de vasculite cutâneas e na vasculite semelhante à poliarterite nodosa associada à hepatite B. Acredita-se que a granulomatose com poliangeíte (anteriormente granulomatose de Wegener), a síndrome de Churg-Strauss e a poliangeíte microscópica sejam devido à produção de anticorpos anticitoplasma de neutrófilos. As respostas patogênicas dos linfócitos T também estão implicadas na granulomatose com poliangeíte (anteriormente Wegener), arterite de células gigantes, arterite de Takayasu e síndrome de Churg-Strauss.

IX-46.   **A resposta é D.** *(Cap. 385)* O paciente apresenta sintomas clássicos de granulomatose com poliangeíte. A idade média por ocasião do diagnóstico é de 40 anos, e observa-se um predomínio do sexo masculino. Os sintomas respiratórios superiores frequentemente precedem os achados pulmonares ou renais e podem até mesmo ocorrer com perfuração do septo. O diagnóstico é estabelecido pela demonstração de vasculite granulomatosa necrosante na biópsia. O tecido pulmonar oferece o maior rendimento. A biópsia das vias aéreas superiores habitualmente revela a presença de inflamação granulomatosa, porém raramente mostra a existência de vasculite. A biópsia renal pode revelar a presença de glomerulonefrite pauci-imune.

IX-47.   **A resposta é C.** *(Cap. 385)* A paciente tem uma apresentação clássica de arterite de células gigantes, com polimialgia reumática associada, incluindo cefaleia, claudicação da mandíbula e distúrbios visuais. Sua idade também torna esse diagnóstico altamente provável. O diagnóstico é confirmado pela biópsia da artéria temporal; entretanto, na presença de sintomas visuais, a instituição do tratamento não deve ser adiada enquanto se aguarda a realização da biópsia, visto que esta pode ser positiva até mesmo depois de cerca de 14 dias de tratamento com glicocorticoides. A demora na instituição da terapia está associada a um risco de perda visual irreversível. Além disso, uma acentuada resposta ao tratamento pode sustentar ainda mais o diagnóstico. O tratamento primário consiste em prednisona, 40 a 60 mg ao dia durante um mês, com redução gradual da dose. Embora a VHS esteja quase universalmente elevada, ela não é específica para o diagnóstico. A ultrassonografia da artéria temporal pode ser sugestiva, porém não é diagnóstica.

IX-48.   **A resposta é C.** *(Cap. 385)* As manifestações mais comuns da vasculite crioglobulinêmica consistem em vasculite cutânea, artrite, neuropatia periférica e glomerulonefrite. A demonstração de crioprecipitados circulantes é um componente fundamental do diagnóstico, e, com frequência, pode-se detectar também a presença do fator reumatoide. Devido à ocorrência de infecção pelo vírus da hepatite C na grande maioria dos pacientes com vasculite crioglobulinêmica, a infecção deve ser investigada em todos os pacientes com essa síndrome clínica.

IX-49.   **A resposta é C.** *(Cap. 385)* A causa mais provável da síndrome coronária aguda nesse paciente é a trombose de um aneurisma de artéria coronária em um indivíduo com história pregressa de doença de Kawasaki. A doença de Kawasaki é uma doença multissistêmica aguda, que se manifesta principalmente em crianças com menos de 5 anos de idade. As manifestações clínicas na infância consistem em linfadenite cervical não supurativa; descamação das pontas dos dedos das mãos; e eritema da cavidade oral, dos lábios e das palmas das mãos. Cerca de 25% dos casos estão associados a aneurismas das artérias coronárias, que ocorrem tardiamente na doença, no estágio de convalescença. O tratamento precoce (dentro de 7 a 10 dias após o início), com imunoglobulina IV e ácido acetilsalicílico em alta dose, diminui para cerca de 5% o risco de desenvolver aneurismas das artérias coronárias. Mesmo se houver desenvolvimento desses aneurismas, a maioria regride no decorrer do primeiro ano se o tamanho for < 6 mm. Entretanto, os aneurismas > 8 mm têm pouca tendência a regredir. As complicações dos aneurismas das artérias coronárias incluem ruptura, trombose e recanalização, bem como estenoses. A dissecção da raiz da aorta e dos óstios coronários constitui uma causa comum de morte na síndrome de Marfan e também pode ser observada na aortite devido à arterite de Takayasu. Nesse paciente, não há história de hipertensão, isquemia dos membros ou sintomas sistêmicos que possam sugerir uma vasculite ativa. Além disso, não há outros sintomas isquêmicos esperados na arterite de Takayasu. A ponte miocárdica sobre uma artéria coronária é frequentemente observada na necropsia, porém constitui uma causa incomum de isquemia. Deve-se considerar a possibilidade do uso de cocaína como causa de isquemia miocárdica em um indivíduo jovem; todavia, tendo em vista a história clínica, trata-se de uma causa menos provável de isquemia no caso desse paciente.

IX-50. **A resposta é E.** *(Cap. 385)* Antes de iniciar a administração da azatioprina, deve-se determinar a tiopurina metiltransferase (TPMP), uma enzima envolvida no metabolismo da azatioprina, visto que a presença de níveis inadequados pode resultar em citopenia grave. O título de anticorpo anticitoplasma de neutrófilo (ANCA) pode ser enganoso e não deve ser usado para avaliar a atividade da doença. Muitos pacientes que apresentam remissão continuam tendo títulos elevados por vários anos. Os resultados de um estudo prospectivo de grande porte mostraram que os aumentos do ANCA não estavam associados à ocorrência de recidiva, e que apenas 43% dos pacientes sofreram recidiva dentro de um ano após a elevação dos níveis de ANCA. Por conseguinte, a elevação do ANCA por si só não constitui um precursor de recidiva imediata da doença e não deve levar à reinstituição da terapia imunossupressora ou a um aumento de sua dose.

IX-51. **A resposta é C.** *(Cap. 385)* A poliarterite nodosa não acomete as artérias pulmonares, embora os vasos brônquicos possam ser afetados; não se observa a presença de granulomas, eosinofilia significativa e diátese alérgica. Os leitos vasculares tipicamente acometidos estão listados no Quadro IX-51.

QUADRO IX-51 MANIFESTAÇÕES CLÍNICAS RELACIONADAS COM O COMPROMETIMENTO DE SISTEMAS ORGÂNICOS NA POLIARTERITE NODOSA

Sistema orgânico	Percentual de incidência	Manifestações clínicas
Renal	60	Insuficiência renal, hipertensão
Musculoesquelético	64	Artrite, artralgia, mialgia
Sistema nervoso periférico	51	Neuropatia periférica, mononeurite múltipla
Trato gastrintestinal	44	Dor abdominal, náuseas e vômitos, sangramento, infarto e perfuração intestinais, colecistite, infarto hepático, infarto pancreático
Pele	43	Exantema, púrpura, nódulos, infartos cutâneos, livedo reticular, fenômeno de Raynaud
Cardíaco	36	Insuficiência cardíaca congestiva, infarto do miocárdio, pericardite
Geniturinário	25	Dor testicular, ovariana ou no epidídimo
Sistema nervoso central	23	Acidente vascular encefálico, alteração do estado mental, convulsão

Fonte: De TR Cupps, AS Fauci: *The Vasculitides*. Philadelphia, Saunders, 1981.

IX-52. **A resposta é C.** *(Cap. 386e)* A granulomatose com poliangeíte (de Wegener) é uma vasculite de vasos de pequeno calibre, que acomete o pulmão em mais de 80% dos casos. Um terço dos pacientes com anormalidades radiográficas pode ser assintomático. Tipicamente, acomete também as vias aéreas superiores e o rim. As biópsias cirúrgicas do parênquima pulmonar com anormalidades radiológicas têm positividade diagnóstica de cerca de 90% nos pacientes com granulomatose com poliangeíte (de Wegener). A biópsia também pode diferenciar a vasculite da infecção ou de neoplasia maligna. A positividade da biópsia transbrônquica é substancialmente menor que a biópsia cirúrgica. A vasculite crioglobulinêmica e a vasculite por IgA (de Henoch-Schönlein) são vasculites de vasos de pequeno calibre que caracteristicamente acometem a pele e o rim. A poliarterite nodosa é uma vasculite de vasos de calibre médio que tipicamente acomete os vasos mesentéricos. A vasculite cutânea representa a característica vasculítica mais comum e pode ser observada em um amplo espectro de condições, inclusive infecções, tratamento com determinados medicamentos, neoplasias malignas e doenças do tecido conectivo.

IX-53. **A resposta é A.** *(Cap. 386e)* Na granulomatose com poliangeíte (de Wegener), 80% dos pacientes podem apresentar comprometimento pulmonar durante a evolução da doença. As anormalidades típicas em radiografias de tórax consistem em infiltrados nodulares isolados ou múltiplos, que frequentemente sofrem cavitação (Figuras IX-53A e IX-53B).

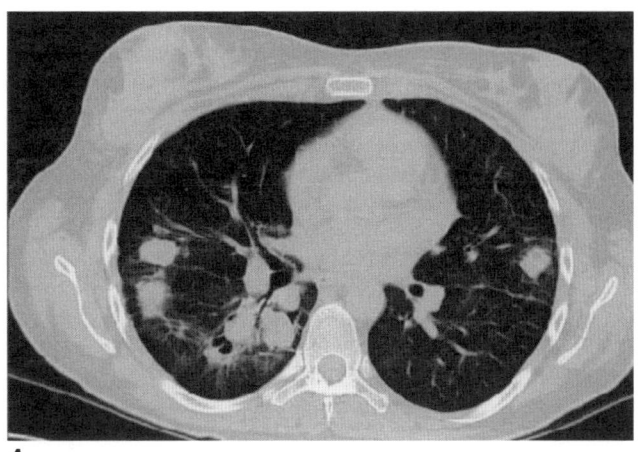

FIGURA IX-53A

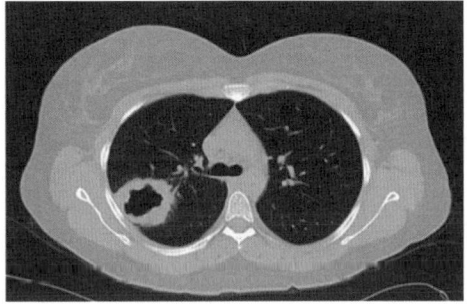

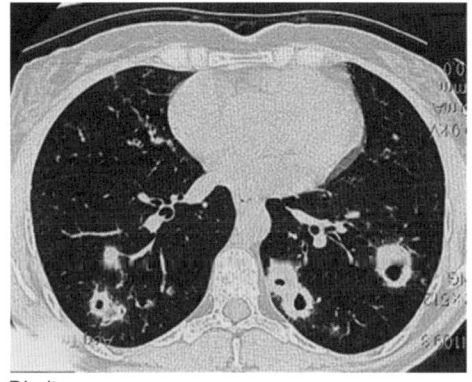

FIGURA IX-53B

Entretanto, devido ao frequente comprometimento das vias aéreas, pode ocorrer estenose traqueal ou brônquica. Pode-se observar a ocorrência de infiltrados em vidro fosco (Figura IX-53C) em consequência de capilarite e hemorragia pulmonar subsequente.

A poliangeíte microscópica e o LES também constituem causas de capilarite. Os pacientes com granulomatose com poliangeíte ou submetidos à terapia imunossupressora apresentam risco de infecções pulmonares oportunistas. Tipicamente, a granulomatose com poliangeíte não provoca bronquiectasia na ausência de história de múltiplas infecções respiratórias. A bronquiectasia é mais típica da fibrose cística, síndromes de disfunção ciliar, doença pulmonar obstrutiva ou imunodeficiência congênita.

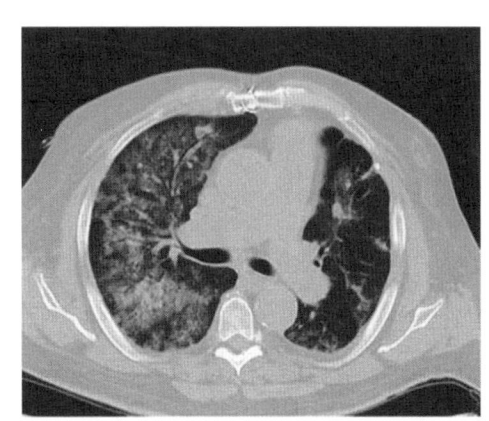

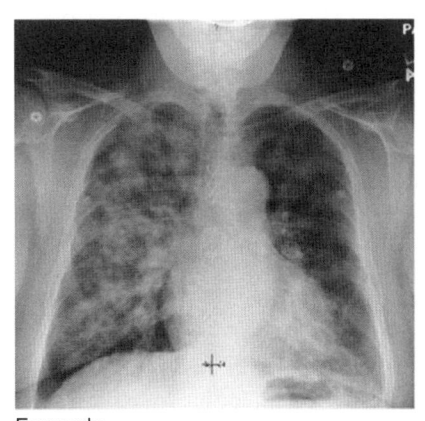

FIGURA IX-53C

IX-54.   **A resposta é C.** *(Cap. 387)* A presença de ulceração oral recorrente é necessária para o diagnóstico da doença de Behçet. As úlceras podem ser solitárias ou múltiplas; são superficiais com uma base necrótica amarelada e são dolorosas. Em geral, são pequenas, com menos de 10 mm de diâmetro. Além disso, o diagnóstico de doença de Behçet exige dois dos seguintes critérios: ulceração genital recorrente, lesões oculares, lesões cutâneas e teste de patergia. A reatividade inflamatória cutânea inespecífica a qualquer arranhadura ou à qualquer injeção intradérmica de solução salina (teste de patergia) é comum e específica.

IX-55.   **A resposta é A.** *(Cap. 387)* A síndrome de Behçet é um distúrbio multissistêmico de etiologia incerta, que se caracteriza por ulcerações orais e genitais e por comprometimento ocular. Esse distúrbio afeta ambos os sexos da mesma forma e é mais comum em indivíduos de ascendência do Mediterrâneo, Oriente Médio e Extremo Oriente. Cerca de 50% desses indivíduos apresentam autoanticorpos circulantes dirigidos contra a mucosa oral. As manifestações clínicas são muito variadas. A presença de ulcerações aftosas recorrentes é essencial para o diagnóstico. A maioria desses pacientes apresenta principalmente ulcerações orais, embora as ulcerações genitais sejam mais específicas para o diagnóstico. Em geral, as úlceras são dolorosas, podem ser superficiais ou profundas e persistem por uma ou duas semanas. Pode ocorrer outros comprometimentos da pele, incluindo foliculite, eritema nodoso e vasculite. O comprometimento ocular constitui a complicação mais temida, visto que pode progredir rapidamente para a cegueira. Com frequência, manifesta-se na forma de panuveíte, irite, oclusão dos vasos da retina ou neurite óptica. Essa paciente também apresenta trombose venosa superficial. Ocorre trombose venosa superficial e profunda em 25% desses pacientes. O comprometimento neurológico é observado em até 10% dos casos. Os achados laboratoriais são inespecíficos, com elevação da VHS e da contagem dos leucócitos. O penfigoide bolhoso é uma doença bolhosa subepidérmica autoimune e polimórfica, que habitualmente é observada em indivíduos idosos. As lesões iniciais podem consistir em placas urticariformes; por fim, a maioria dos pacientes apresenta bolhas tensas sobre uma pele de aspecto normal ou eritematosa. As lesões distribuem-se habitualmente na parte inferior do abdome, virilha e face flexora dos membros; observa-se a presença de lesões da mucosa oral em alguns pacientes. O lúpus eritematoso discoide é a forma cutânea do LES, que se caracteriza por placas despigmentadas e atróficas circundadas por hiperpigmentação e eritema em associação a cicatrizes e alopecia.

IX-56.   **A resposta é E.** *(Cap. 387)* Observa-se a ocorrência de trombose de veias periféricas superficiais ou profundas em 30% dos pacientes. A embolia pulmonar constitui uma complicação rara. A veia cava superior é obstruída em certas ocasiões, produzindo um quadro clínico dramático. O comprometimento arterial, que ocorre em menos de 5% dos pacientes, caracteriza-se por aortite ou aneurisma arterial periférico e trombose arterial. A vasculite da artéria pulmonar, que se apresenta com dispneia, tosse, dor torácica, hemoptise e infiltrados na radiografia de tórax, tem sido relatada em 5% dos pacientes e deve ser diferenciada da doença tromboembólica, visto que exige terapia anti-inflamatória e não trombolítica. O comprometimento neurológico (5 a 10%) aparece principalmente na forma parenquimatosa (80%); está associado ao comprometimento do tronco encefálico e apresenta um prognóstico sombrio (neuro-Behçet). A IL-6 está persistentemente elevada no líquido cerebrospinal desses pacientes. A trombose venosa cerebral é observada com mais frequência nos seios sagital superior e transverso e está associada à cefaleia e ao aumento da pressão intracraniana. A RM e/ou a espectroscopia de prótons por ressonância magnética são muito sensíveis e devem ser usadas se houver suspeita de neuro-Behçet. O comprometimento gastrintestinal é observado com mais frequência em pacientes do Japão e consiste em ulcerações mucosas do intestino, que se assemelham àquelas da doença de Crohn. A epididimite é observada em 5% dos pacientes, enquanto a amiloidose do tipo AA e a glomerulonefrite são incomuns.

IX-57.   **A resposta é B.** *(Cap. 388)* Quando os pacientes apresentam fraqueza muscular proximal e miosite, seja polimiosite, dermatomiosite ou miosite com corpúsculos de inclusão, o diagnóstico é confirmado pela análise das enzimas musculares séricas, achados na eletromiografia (EMG) e biópsia muscular. A enzima sérica mais sensível é a creatina-quinase (CK), que pode estar elevada até 50 vezes na doença ativa. Os níveis de CK habitualmente acompanham paralelamente a atividade da doença, porém podem estar normais em alguns pacientes com miosite com corpúsculos de inclusão ou dermatomiosite. A CK está sempre elevada na polimiosite ativa e, portanto, é considerada mais sensível. Outras enzimas também podem estar elevadas, incluindo transaminase glutâmico oxaloacética, transaminase glutâmico pirúvica, lactato desidrogenase e aldolase.

IX-58. **A resposta é C.** *(Cap. 388)* Diversos autoanticorpos contra antígenos nucleares (p. ex., FAN) e antígenos citoplasmáticos são encontrados em até 20% dos pacientes com miopatias inflamatórias. Os anticorpos contra antígenos citoplasmáticos são dirigidos contra ribonucleoproteínas envolvidas na síntese de proteínas (antissintetases) ou transporte translacional (antipartículas de reconhecimento de sinais). O anticorpo dirigido contra a histidil-RNA de transferência sintetase, denominado anti-Jo-1, responde por 75% de todos os anticorpos antissintetases e é clinicamente útil, visto que até 80% dos pacientes com esse anticorpo apresentarão doença pulmonar intersticial. Os pacientes com anticorpos anti-Jo-1 também podem apresentar o fenômeno de Raynaud, artrite não erosiva e as moléculas do MHC DR3 e DRw52. A doença intersticial pulmonar associada a anticorpos anti-Jo-1 é, com frequência, rapidamente progressiva e fatal, até mesmo quando tratada de modo agressivo com ciclofosfamida e outros agentes imunossupressores.

IX-59. **A resposta é A.** *(Cap. 388)* A dermatomiosite está associada à neoplasia maligna em até 15% dos casos; por conseguinte, indica-se um rastreamento para câncer apropriado para a idade quando se estabelece o diagnóstico de dermatomiosite. Entretanto, não se recomenda uma pesquisa exaustiva para câncer. Em certas ocasiões, a dermatomiosite pode estar associada à esclerodermia e à doença mista do tecido conectivo, porém menos frequentemente com LES, AR ou síndrome de Sjögren, que estão mais estreitamente associados à polimiosite ou miosite com corpúsculos de inclusão (MCI). Os vírus podem estar associados à MCI e polimiosite, porém não há nenhuma associação comprovada com a dermatomiosite. Parasitas e bactérias, como cestódeos e nematódeos, estão associados à polimiosite, mas não a outras formas de miopatia inflamatória. Por fim, não há nenhuma associação conhecida das imunoglobulinas estimulantes da tireoide com a dermatomiosite.

IX-60. **A resposta é A.** *(Cap. 388)* A miopatia leve induzida por estatinas é não inflamatória e regride habitualmente após a interrupção da terapia. Todavia, em raros casos, a fraqueza muscular continua progredindo, até mesmo após a suspensão da estatina; nesses pacientes, indica-se a realização de biópsia muscular diagnóstica, sugere-se uma pesquisa para anticorpos contra a 3-hidroxi-3-metilglutaril coenzima A redutase (HMGCR). Se houver evidências histológicas de polimiosite ou de miosite necrosante, deve-se iniciar a imunoterapia. O FAN pode estar presente, porém é inespecífico nesses casos. Os anticorpos anti-Jo-1 estão associados às síndromes de antissintetases, em que a miosite é habitualmente acompanhada de doença pulmonar intersticial e alterações cutâneas estereotípicas. Os anticorpos dirigidos contra partícula de reconhecimento de sinais (anti-SRP) não estão associados à miopatia induzida por estatinas.

IX-61. **A resposta é E.** *(Cap. 389)* A policondrite recidivante manifesta-se mais frequentemente com edema doloroso recorrente da orelha. Embora outros locais cartilaginosos possam ser acometidos, como o nariz e a árvore traqueobrônquica, esse acometimento é menos frequente. Os episódios de comprometimento auricular podem resultar em orelhas com consistência amolecida. Tipicamente, a pina é afetada, enquanto o lóbulo é poupado, visto que não existe cartilagem. A síndrome de Cogan é uma síndrome de vasculite rara, com perda auditiva, porém a inflamação da cartilagem não é uma característica. O traumatismo recorrente ou a irritação devem ser considerados, porém a história do paciente não é sugestiva, e haveria menos probabilidade de serem bilaterais e acompanhados de achados inflamatórios e preservação relativa dos lóbulos da orelha.

IX-62. **A resposta é E.** *(Cap. 390)* Apesar de inúmeras pesquisas, a causa da sarcoidose continua desconhecida. Atualmente, a etiologia mais provável consiste em um agente infeccioso ou ambiental não infeccioso, que desencadeia uma resposta inflamatória em um hospedeiro geneticamente suscetível. Entre os possíveis agentes infecciosos, estudos detalhados mostraram uma incidência muito mais alta de *Propionilbacterium acnes* nos linfonodos de pacientes com sarcoidose, em comparação com controles. Um modelo animal mostrou que o *P. acnes* pode induzir, em camundongos, uma resposta granulomatosa semelhante à da sarcoidose. Outros demonstraram a presença de uma proteína micobacteriana (catalase-peroxidase de *Mycobacterium tuberculosis* [mKatG]) nos granulomas de alguns pacientes com sarcoidose. Essa proteína é muito resistente à degradação e pode representar o antígeno persistente na sarcoidose. A resposta imune a esse antígeno e a outras proteínas micobacterianas foi documentada por outro laboratório. Esses estudos sugerem que um *Mycobacterium* semelhante ao *M. tuberculosis* pode ser responsável pela sarcoidose. O mecanismo de exposição/infecção por esses agentes tem sido o foco de outros estudos. As exposições ambientais a inseticidas e a fungos filamentosos estão associadas a um risco aumentado de desenvolver a doença. Além disso, os profissionais de saúde parecem correr risco aumentado. Ademais, ocorreu sarcoidose em um órgão de doador após transplante em paciente com sarcoidose. Alguns autores sugeriram que a sarcoidose não é decorrente de um único agente, mas representa uma determinada resposta do hospedeiro a múltiplos agentes. Alguns estudos conseguiram correlacionar as exposições ambientais com marcadores genéticos. Esses estudos sustentaram a hipótese de que um hospedeiro geneticamente suscetível constitui um fator essencial nessa doença. Embora as células T auxiliares possam estar aumentadas, particularmente nos pulmões de pacientes com sarcoidose, não é uma expansão monoclonal ou maligna de células.

IX-63. **A resposta é D.** *(Cap. 390)* O comprometimento pulmonar, que ocorre em mais de 90% dos pacientes com sarcoidose, constitui, sem dúvida alguma, a manifestação mais comum da sarcoidose. Os achados característicos na TC incluem espessamento peribrônquico e alterações nodulares reticulares, que são predominantemente subpleurais. O espessamento peribrônquico observado na TC parece explicar a alta positividade dos granulomas em biópsias brônquicas realizadas para estabelecer o diagnóstico. Em geral, os infiltrados na sarcoidose constituem predominantemente um processo nos lobos superiores. Cerca de 50% dos pacientes com sarcoidose apresentam doença obstrutiva, refletida por uma razão reduzida entre volume expiratório forçado em 1 segundo e capacidade vital forçada. A tosse é um sintoma comum. O comprometimento das vias aéreas que causa graus variáveis de obstrução é responsável pela tosse na maioria dos pacientes com sarcoidose. A hipertensão arterial pulmonar é relatada em pelo menos 5% dos pacientes com sarcoidose. Tanto o comprometimento vascular direto quanto as consequências das alterações fibróticas no pulmão podem resultar em hipertensão arterial pulmonar. Em pacientes com sarcoidose que apresentam fibrose terminal e que estão aguardando um transplante de pulmão, 70% apresentarão hipertensão arterial pulmonar. Essa incidência é muito mais alta do que aquela relatada para outras doenças pulmonares fibróticas. Nos pacientes com doença menos avançada, porém ainda sintomáticos, foi observada a ocorrência de hipertensão arterial pulmonar em até 50% dos casos. Como a hipertensão arterial pulmonar associada à sarcoidose pode responder à terapia, deve-se considerar uma avaliação para essa possibilidade em pacientes com dispneia persistente.

IX-64. **A resposta é D.** *(Cap. 390)* Ocorre hipercalcemia e/ou hipercalciúria em cerca de 10% dos pacientes com sarcoidose. Esse achado é mais comum em brancos do que em afro-americanos e em homens. O mecanismo do metabolismo anormal do cálcio consiste em aumento na produção de 1,25-di-hidroxivitamina D pelo próprio granuloma. A 1,25-di-hidroxivitamina D provoca aumento da absorção intestinal de cálcio, resultando em hipercalcemia com nível suprimido de paratormônio (PTH). A vitamina D exógena aumentada devido à dieta ou exposição à luz solar pode exacerbar esse problema. O cálcio sérico deve ser determinado como parte da avaliação inicial de todos os pacientes com sarcoidose, e a sua determinação repetida pode ser útil durante os meses de verão com maior exposição solar.

IX-65. **A resposta é C.** *(Cap. 390)* A presença de comprometimento cardíaco é influenciada pela raça. Embora mais de 25% dos pacientes japoneses com sarcoidose desenvolvam doença cardíaca, apenas 5% dos pacientes portadores de sarcoidose nos Estados Unidos e na Europa desenvolvem doença cardíaca sintomática. Entretanto, não existe nenhuma predileção racial aparente entre brancos e afro-americanos.

IX-66. **A resposta é E.** *(Cap. 390)* A sarcoidose cardíaca classicamente se manifesta como insuficiência cardíaca congestiva ou arritmias cardíacas e resulta da infiltração do músculo cardíaco por granulomas. Foi também descrito o comprometimento valvar, coronário ou pericárdico com doença granulomatosa. O comprometimento granulomatoso difuso do músculo cardíaco pode levar a uma disfunção profunda da fração de ejeção ventricular esquerda abaixo de 10%. Até mesmo nessa situação, pode ocorrer melhora da fração de ejeção com terapia sistêmica. As arritmias também podem ocorrer com infiltração cardíaca difusa ou infiltração irregular. Se o nódulo atrioventricular estiver infiltrado, pode ocorrer bloqueio cardíaco, que pode ser identificado por meio de eletrocardiografia de rotina. As arritmias ventriculares e a morte súbita provocada por taquicardia ventricular constituem causas comuns de morte. As arritmias são mais bem detectadas por meio de monitoramento ambulatorial de 24 horas, e os exames eletrofisiológicos podem ser negativos. Outros exames de rastreamento para doença cardíaca incluem eletrocardiografia de rotina e ecocardiografia. A confirmação da sarcoidose cardíaca é habitualmente obtida por meio de RM ou de tomografia por emissão de pósitrons (PET).

IX-67. **A resposta é D.** *(Cap. 391e)* Esse paciente apresenta doença relacionada à IgG4 (DR-IgG4). A DR-IgG4 é uma condição fibroinflamatória, caracterizada por uma tendência a formar lesões tumefativas. Entretanto, as manifestações clínicas dessa doença são multiformes e continuam a ser definidas. O comprometimento pancreático e retroperitoneal também é descrito e pode ocorrer como pancreatite autoimune do tipo 1, que se apresenta como dor abdominal leve, perda de peso e icterícia obstrutiva aguda, simulando o adenocarcinoma do pâncreas (incluindo massa pancreática). O exame de imagem revela aumento pancreático difuso (denominado *pâncreas em forma de salsicha*) ou segmentar, com perda da lobularidade normal; com frequência, a presença de uma massa levanta a suspeita de neoplasia maligna. As características histopatológicas essenciais da DR-IgG4 consistem em infiltrado linfoplasmocítico denso, que está organizado em um padrão em "roda de carroça" (lembrando uma rede de basquete), flebite obliterativa de infiltrado eosinofílico leve a moderado. O infiltrado inflamatório é composto de uma mistura de linfócitos B e T. Tipicamente, as células B estão organizadas em centros germinativos. Os plasmócitos corados para CD19, CD138 e IgG4 parecem irradiar-se a partir dos centros germinativos. Entretanto, o comprometimento dos órgãos vitais precisa ser tratado de modo agressivo, visto que a DR-IgG4 pode levar a uma grave disfunção e falência de órgãos. A doença agressiva pode levar rapidamente à doença hepática terminal, comprometimento permanente da função pancreática, atrofia renal, dissecção ou aneurismas da aorta e lesões destrutivas dos seios paranasais e da nasofaringe. Os glicocorticoides constituem a terapia de primeira linha. Os esquemas de tratamento, extrapolados da experiência com o manejo da pancreatite autoimune, em geral começam com 40 mg/dia de prednisona, com redução gradativa até interrupção ou doses de manutenção de 5 mg/dia dentro de 2 a 3 meses. A resposta clínica aos glicocorticoides é habitualmente rápida e notável; entretanto, dados longitudinais indicam que ocorrem exacerbações da doença em mais de 90% dos pacientes dentro de três anos. Os agentes convencionais poupadores de esteroides, como a azatioprina e o micofenolato de mofetila, têm sido usados em alguns pacientes; todavia, não há evidências de sua eficácia.

IX-68. **A resposta é A.** *(Cap. 392)* A febre familiar do Mediterrâneo (FFM) é o protótipo de um grupo de doenças hereditárias, que se caracterizam por episódios recorrentes de febre, com inflamação serosa, sinovial ou cutânea. O gene FFM codifica uma proteína de 781 aminoácidos e cerca de 95 kDa, denominada pirina (ou marenostrina), que é expressa em granulócitos, eosinófilos, monócitos, células dendríticas e fibroblastos sinoviais e peritoneais. Os episódios típicos de FFM em geral duram 24 a 72 horas; os ataques artríticos tendem a ter uma duração ligeiramente maior. Em alguns pacientes, os episódios ocorrem com grande regularidade; entretanto, muito mais comumente, a frequência dos ataques varia com o passar do tempo, oscilando desde uma vez a cada poucos dias até remissões de vários anos de duração. Com frequência, os ataques são imprevisíveis, porém alguns pacientes os relacionam com esforço físico, estresse emocional ou menstruação; a gravidez pode estar associada a uma remissão.

Se for medida, a febre quase sempre estará presente durante os ataques de FFM. Nos lactentes, pode-se observar a ocorrência de hiperpirexia grave e até mesmo convulsões febris; a febre constitui, algumas vezes, a única manifestação da FFM em crianças pequenas. Mais de 90% dos pacientes com FFM sofrem ataques abdominais em algum momento. Os episódios variam quanto à sua intensidade, desde dor vaga e imprecisa e distensão com hipersensibilidade leve à palpação direta, até dor generalizada intensa com ausência de ruídos intestinais, rigidez, dor a descompressão e níveis hidroaéreos nas radiografias ortostáticas. A TC pode demonstrar uma pequena quantidade de líquido na cavidade peritoneal. Quando esses pacientes são submetidos à laparotomia exploradora, verifica-se a presença de exsudato peritoneal estéril, rico em neutrófilos, algumas vezes com aderências devido a episódios anteriores. A ascite é rara. A mialgia induzida pelo exercício (afebril) é comum na FFM, e uma pequena porcentagem de pacientes desenvolve mialgia febril que pode durar várias semanas.

IX-69. **A resposta é A.** *(Cap. 392)* O tratamento de escolha para a FFM consiste em colchicina oral diária, que diminui a frequência e a intensidade dos ataques e evita o desenvolvimento de amiloidose nos pacientes que aderem ao tratamento. Doses intermitentes no início dos ataques não são tão efetivas quanto a profilaxia diária, e seu valor não foi comprovado na prevenção da amiloidose. A dose habitual de colchicina para adultos é de 1,2 a 1,8 mg/dia, que produz uma redução substancial dos sintomas em dois terços dos pacientes e alguma melhora em mais de 90%. As crianças podem necessitar de doses mais baixas, embora não sejam proporcionais ao peso corporal.

IX-70. **A resposta é E.** *(Cap. 394)* A osteoartrite (OA) afeta certas articulações, porém poupa outras. Em geral, as articulações afetadas são as da coluna cervical e lombossacral, o quadril, o joelho e a primeira articulação metatarsofalangeana (MTF). Nas mãos, as articulações interfalangeana distais e proximais, bem como a base do polegar, são afetadas com frequência. Em geral, são poupados o punho, o cotovelo e o tornozelo. As articulações humanas foram desenvolvidas, em um sentido evolutivo, para macacos braquiados, animais que ainda andavam em quatro patas. Assim, os humanos desenvolveram OA em articulações que não foram adequadamente projetadas para tarefas humanas, como preensão com a mão (OA na base do polegar) e caminhar em posição ereta (OA dos joelhos e quadris). Algumas articulações, como os tornozelos, podem ser poupadas, visto que a sua cartilagem articular pode ser extremamente resistente aos estresses de sobrecarga. Ver Figura IX-70.

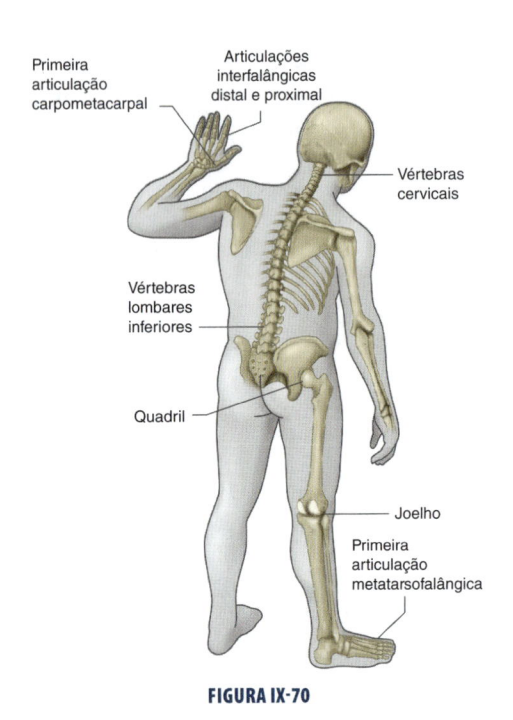

FIGURA IX-70

IX-71. **A resposta é D.** *(Cap. 394)* O exame do líquido sinovial é, com frequência, útil nos casos de suspeita de osteoartrite, particularmente se houver possibilidade de doença inflamatória. Se a contagem de leucócitos do líquido sinovial for > 1.000/μL, existe a probabilidade de artrite inflamatória, gota ou pseudogota, sendo as últimas duas também identificadas pela presença de cristais. Como a cartilagem é aneural, sua perda em uma articulação não é acompanhada de dor. Por conseguinte, a dor na OA origina-se provavelmente de estruturas fora da cartilagem. As estruturas inervadas na articulação incluem a sinóvia, os ligamentos, a cápsula articular, os músculos e o osso subcondral. A maioria dessas estruturas não é visualizada nas radiografias, e a gravidade das alterações radiográficas na OA correlaciona-se pouco com a intensidade da dor. A OA é o tipo mais comum de artrite. Sua alta prevalência, particularmente nos indivíduos idosos, e a elevada taxa de incapacitação relacionada com a doença fazem com que seja a principal causa de incapacitação em indivíduos idosos. Embora a RM possa revelar a extensão da patologia em uma articulação osteoartrítica, não está indicada como parte da investigação diagnóstica.

IX-72. **A resposta é C.** *(Cap. 394)* As diretrizes recentes não recomendam o uso de glicosamina ou condroitina para a OA. Ensaios clínicos de grande porte patrocinados por empresas públicas não conseguiram demonstrar que, em comparação com placebo, esses compostos aliviam a dor em indivíduos com a doença. As injeções de glicocorticoides mostram-se eficazes na OA, porém a resposta é variável, e alguns pacientes apresentam pouco alívio da dor, enquanto outros têm alívio da dor por vários meses. As injeções de glicocorticoides são úteis para que os pacientes possam se recuperar das exacerbações agudas da dor, podendo estar particularmente indicadas quando o paciente sofre de OA coexistente com doença por depósito de cristais, particularmente cristais de pirofosfato de cálcio di-hidratado. O paracetamol constitui o analgésico inicial de escolha para pacientes com OA no joelho, no quadril ou nas mãos. Para alguns pacientes, é adequado para controlar os sintomas, caso em que pode-se evitar o uso de fármacos mais tóxicos, como os AINEs. Podem-se administrar doses de até 1 g, três vezes ao dia. Os AINEs são os medicamentos mais populares para o tratamento da dor osteoartrítica. Podem ser administrados topicamente ou por via oral. Em ensaios clínicos, os AINEs orais produzem uma melhora aproximadamente 30% maior na dor do que o paracetamol em altas doses. Por fim, quando o paciente com OA do joelho ou do quadril não responde às modalidades de tratamento clínico, e a dor persiste, com limitações da função física que comprometem a qualidade de vida, ele deve ser encaminhado para artroplastia total do joelho ou do quadril. Trata-se de cirurgias altamente eficazes, que aliviam a dor e melhoram a função na grande maioria dos pacientes, embora as taxas de sucesso sejam mais altas para a substituição do quadril do que para a do joelho.

IX-73. **A resposta é E.** *(Cap. 395)* A Figura IX-73B ilustra cristais de urato monossódico extracelulares e intracelulares, conforme visualizados em um preparado fresco de líquido sinovial. Trata-se de gota. A maioria dos pacientes com gota produz quantidades excessivas de ácido úrico. A degeneração da cartilagem hialina é típica da osteoartrite, que habitualmente apresenta aspirado sinovial benigno. Os anticorpos FAN são típicos do lúpus, raros em um homem idoso e não estão associados a líquido sinovial com cristais. A infecção articular bacteriana apresentaria um líquido sinovial purulento. A produção aumentada de pirofosfato inorgânico constitui uma causa de doença por deposição de pirofosfato de cálcio (CPPD; pseudogota), outra artropatia associada a cristais. Os cristais na CPPD são mostrados na Figura IX-73B.

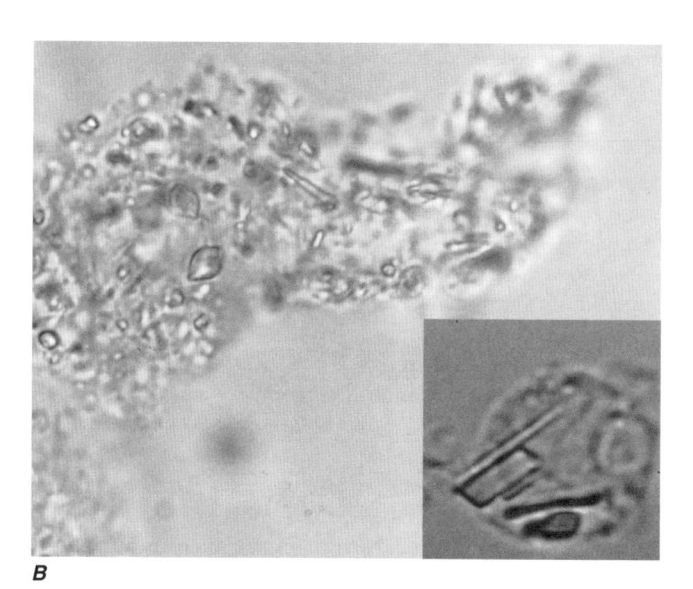

FIGURA IX-73B

IX-74. **A resposta é C.** *(Cap. 395)* O inibidor da xantina oxidase, o alopurinol, é, sem dúvida alguma, o agente hipouricemiante mais comumente utilizado, além de ser o melhor fármaco capaz de reduzir os níveis séricos de urato nos indivíduos com produção excessiva dessa substância, em formadores de cálculos de urato e em pacientes com doença renal. Pode ser administrado em uma dose única pela manhã, habitualmente 100 mg no início, com aumento da dose até 800 mg, se necessário. Nos pacientes com doença renal crônica, a dose inicial de alopurinol deve ser mais baixa e ajustada, dependendo da concentração sérica de creatinina; por exemplo, como uma depuração de creatinina de 10 mL/min, devem-se utilizar, em geral, 100 mg em dias alternados. As doses podem ser aumentadas gradualmente para alcançar o nível-alvo de urato de < 6 mg/dL. A toxicidade do alopurinol vem sendo cada vez mais reconhecida em pacientes que utilizam diuréticos tiazídicos, em pacientes alérgicos à penicilina e ampicilina e indivíduos asiáticos que expressam HLA-B*5801. A colchicina é comumente usada com alopurinol no tratamento da gota. O alopurinol e a azatioprina não devem ser prescritos concomitantemente, visto que a azatioprina pode aumentar acentuadamente os níveis sanguíneos de alopurinol, levando à toxicidade.

IX-75. A resposta é C. *(Cap. 396)* Essa paciente apresenta uma história característica de fibromialgia, uma síndrome de dor difusa associada a uma sensibilidade aumentada à dor evocada. Acredita-se que a fisiopatologia subjacente da dor na fibromialgia esteja relacionada com a alteração do processamento da dor no sistema nervoso central. Do ponto de vista epidemiológico, as mulheres são acometidas nove vezes mais frequentemente do que os homens. A prevalência mundial da fibromialgia é de 2 a 3%; todavia, nas clínicas de atendimento primário, pode alcançar 5 a 10%. O distúrbio é ainda mais comum em pacientes com distúrbios reumáticos degenerativos ou inflamatórios, com prevalência de 20% ou mais. A queixa inicial mais comum consiste em dor difusa de localização difícil. A dor é percebida acima e abaixo da cintura e acomete os membros, bem como o esqueleto axial. Todavia, não se localiza em uma articulação específica. A dor é descrita como intensa, difícil de ignorar e que interfere no desempenho das atividades diárias. Embora essa paciente demonstre a presença de dor em vários pontos hipersensíveis, o American College of Rheumatology deixou de incluir a avaliação dos pontos hipersensíveis nos critérios diagnósticos para a fibromialgia. Com efeito, os novos critérios focalizam os sintomas clínicos de dor disseminada e os sintomas neuropsicológicos presentes durante pelo menos três meses. Algumas das condições neuropsicológicas frequentemente observadas na fibromialgia incluem transtorno do sono, comprometimento do processamento cognitivo, fadiga, rigidez, ansiedade e depressão. A prevalência de transtornos do humor durante a vida de pacientes com fibromialgia é de 80%. Os transtornos do sono podem incluir dificuldade em adormecer, dificuldade em manter o sono ou sono não restaurador, entre outros.

IX-76. A resposta é D. *(Cap. 396)* A fibromialgia é um distúrbio comum, que acomete 2 a 5% da população. Manifesta-se como síndrome de dor difusa, com sintomas neuropsicológicos associados, incluindo depressão, ansiedade, fadiga, disfunção cognitiva e transtorno do sono. O tratamento para a fibromialgia deve incluir uma combinação de abordagens farmacológicas e não farmacológicas. A educação da paciente sobre a doença é importante para fornecer uma base para a compreensão dos sintomas. O tratamento não deve ser direcionado para a eliminação da dor, mas para uma melhora da função e da qualidade de vida. O condicionamento físico constitui uma importante parte da melhora da função e deve incluir um programa de vários exercícios físicos, com exercício aeróbico, treinamento de força e exercícios que incorporam técnicas de relaxamento, como ioga ou tai chi. A terapia cognitivo-comportamental pode ser útil para melhorar os transtornos do sono, bem como para diminuir os comportamentos da doença. O tratamento farmacológico na fibromialgia é direcionado para as vias de dor aferentes e eferentes. As duas categorias mais comuns de fármacos usados na fibromialgia são os antidepressivos e os anticonvulsivantes. A amitriptilina, a duloxetina e a milnaciprana foram todas usadas com alguma eficácia na fibromialgia. A duloxetina e a milnaciprana foram aprovadas pela U.S. Food and Drug Administration (FDA) para o tratamento da fibromialgia. Os anticonvulsivantes que são predominantemente usados na fibromialgia são os que se ligam à subunidade α-2-δ dos canais de cálcio regulados por voltagem. Esses fármacos incluem a gabapentina e a pregabalina, que também foram aprovadas pela FDA para o tratamento da fibromialgia. Os anti-inflamatórios e os glicocorticoides não são efetivos na fibromialgia. Entretanto, se houver uma condição comórbida desencadeante, como AR, o tratamento adequado direcionado para o distúrbio subjacente é de importância crítica para controlar também os sintomas da fibromialgia. Deve-se evitar o uso de analgésicos opioides, como a oxicodona. Esses fármacos não têm nenhuma eficácia no tratamento da fibromialgia e podem induzir hiperalgesia, que pode agravar tanto a dor quanto o funcionamento.

IX-77. A resposta é A. *(Cap. 396)* A fibromialgia caracteriza-se por dor musculoesquelética crônica disseminada, rigidez, parestesias, transtorno do sono e fatigabilidade fácil. Ocorre com uma razão de 9:1 entre mulheres e homens. Não se restringe a qualquer região particular, etnicidade ou clima. Embora a patogenia não esteja bem esclarecida, existem associações com transtorno do sono e percepção anormal da dor. A fibromialgia é diagnosticada pela presença de dor disseminada, história de dor musculoesquelética disseminada presente há mais de três meses e ocorrência de disfunção neuropsicológica (fadiga, sono não restaurador ou sintomas cognitivos). Nos critérios anteriores para diagnóstico, era necessário a demonstração de dor à palpação em 11 de 18 pontos hipersensíveis. Todavia, isso foi abandonado nos critérios atualizados, visto que foi considerado que a aplicação estrita de um limiar de dor poderia levar a um subdiagnóstico do distúrbio. Além da dor à palpação, o exame neurológico e o exame musculoesquelético são normais em pacientes com fibromialgia. As doenças psiquiátricas, particularmente a depressão e os transtornos de ansiedade, constituem comorbidades comuns nesses pacientes, porém não são úteis para preencher qualquer critério diagnóstico.

IX-78. **A resposta é A.** *(Cap. 397)* O achado apresentado na Figura IX-78 é característico de baqueteamento digital. O baqueteamento ocorre nas porções distais dos dedos das mãos e caracteriza-se por alargamento das pontas dos dedos, convexidade do contorno das unhas e perda do ângulo normal de 15 graus entre a parte proximal da unha e a cutícula. Clinicamente, pode ser algumas vezes difícil assegurar a presença de baqueteamento. Uma abordagem ao diagnóstico de baqueteamento consiste em medir o diâmetro do dedo na base da unha e na ponta em todos os 10 dedos. Para cada dedo, determina-se uma razão entre a base da unha e a ponta do dedo. Se a soma dos 10 dedos for superior a 1, considera-se então a presença de baqueteamento. Uma abordagem mais simples é solicitar ao indivíduo que coloque as superfícies dorsais das partes distais dos quatro dedos da mão juntas. No indivíduo normal, deve haver um espaço entre os dedos em forma de losango. Esse espaço está obliterado quando o indivíduo apresenta baqueteamento. O baqueteamento ocorre mais comumente na doença pulmonar avançada, particularmente na bronquiectasia, fibrose cística e doenças pulmonares intersticiais como a sarcoidose ou a fibrose pulmonar idiopática. O baqueteamento foi originalmente descrito em indivíduos com empiema e também pode ocorrer em infecções pulmonares crônicas, incluindo abscesso pulmonar, tuberculose ou infecções fúngicas. As lesões vasculares pulmonares e o câncer de pulmão também estão associados ao baqueteamento. Entretanto, a doença pulmonar obstrutiva crônica não causa baqueteamento. Todavia, as causas de baqueteamento não se limitam exclusivamente ao sistema pulmonar. O baqueteamento pode ser uma condição familiar benigna e também estar associado a uma variedade de outros distúrbios, incluindo cardiopatia congênita cianótica, endocardite bacteriana subaguda, doença de Crohn, retocolite ulcerativa, doença celíaca e câncer de esôfago, fígado, intestino delgado e intestino grosso. No hipertireoidismo não tratado, pode ocorrer baqueteamento em associação à periostite, em uma condição denominada acropatia tireóidea. Embora essas numerosas associações clínicas tenham sido descritas durante muitos séculos, a causa do baqueteamento permanece desconhecida.

IX-79. **A resposta é C.** *(Cap. 397)* Os sintomas de hemocromatose começam habitualmente entre 40 a 60 anos de idade, embora possam ocorrer mais cedo. A artropatia, que ocorre em 20 a 40% dos pacientes, começa habitualmente depois dos 50 anos de idade e pode constituir a primeira característica clínica da hemocromatose. A artropatia é um distúrbio semelhante à osteoartrite, que acomete as pequenas articulações das mãos e, posteriormente, as articulações maiores, como joelhos, tornozelos, ombros e quadris. A segunda e a terceira articulações metacarpofalangeanas de ambas as mãos frequentemente constituem as primeiras articulações mais proeminentes afetadas; esse quadro clínico pode fornecer um importante indício sobre a possibilidade de hemocromatose, visto que essas articulações não são predominantemente acometidas pela osteoartrite de "ocorrência rotineira". Os pacientes apresentam alguma rigidez matinal e dor com o uso das articulações acometidas. As articulações afetadas estão aumentadas e ligeiramente hipersensíveis. As radiografias revelam estreitamento do espaço articular, esclerose subcondral, cistos subcondrais e proliferação óssea justa-articular. São observados osteófitos semelhantes a ganchos em até 20% dos pacientes; embora sejam considerados como um aspecto característico da hemocromatose, também podem ocorrer na osteoartrite e não são específicos de doença. As erosões ósseas são típicas da artrite reumatoide, e não da hemocromatose. O líquido sinovial não é de natureza inflamatória. Em aproximadamente 50% dos pacientes, há evidências de doença por deposição de pirofosfato de cálcio, e alguns pacientes apresentam episódios de pseudogota aguda posteriormente no decorrer da doença (*Cap. 395*). O tratamento da hemocromatose consiste em flebotomia repetida. Lamentavelmente, esse tratamento exerce pouco efeito sobre a artrite estabelecida, que, junto com a condrocalcinose, pode evoluir. O tratamento sintomático da artrite consiste na administração de paracetamol e AINE, quando tolerados. Os ataques agudos de pseudogota são tratados com altas doses de um AINE ou um ciclo curto de glicocorticoides. A substituição total da articulação do quadril ou do joelho tem sido bem-sucedida na doença avançada.

IX-80. **A resposta é E.** *(Cap. 398)* A bursite trocantérica constitui uma causa comum de dor no quadril e resulta da inflamação da bolsa que circunda a inserção do músculo glúteo médio sobre o trocanter maior do fêmur. As bolsas distribuem-se por todo o corpo com o propósito de facilitar o movimento dos tendões e dos músculos sobre as proeminências ósseas. A bursite tem muitas causas, incluindo uso excessivo, traumatismo, doença sistêmica ou infecção. Normalmente, a bursite trocantérica manifesta-se com dor aguda ou subaguda do quadril, de qualidade variável. A dor localiza-se na face lateral do quadril e face superior da coxa. A palpação direta sobre a face posterior do trocanter maior reproduz a dor, e, com frequência, dormir sobre o lado acometido é doloroso.

A dor também é produzida com rotação lateral e abdução resistida do quadril. O tratamento da bursite trocantérica consiste em AINE e em evitar o uso excessivo. Caso a dor persista, a injeção de esteroide na bolsa acometida pode ser benéfica.

Outras causas de dor no quadril incluem osteoartrite, necrose avascular, meralgia parestésica, artrite séptica, fratura de quadril oculta e dor referida de doença da coluna lombar. Em pacientes com distúrbios verdadeiros da articulação do quadril, como osteoartrite, necrose avascular e fratura de quadril oculta, a dor localiza-se mais comumente na área da virilha. A meralgia parestésica (síndrome de encarceramento do nervo femoral lateral) provoca dor neuropática na face lateral superior da coxa, com sintomas que variam desde uma sensação de formigamento até dor em queimação. Quando a dor degenerativa da coluna constitui a causa da dor referida ao quadril, tipicamente existe dor lombar associada. Além disso, a palpação sobre a parte lateral da articulação não reproduz a dor. A síndrome da banda iliotibial provoca dor na face lateral do joelho, mas não no quadril.

IX-81. **A resposta é B.** *(Cap. 398)* A banda iliotibial é constituída de tecido conectivo espesso, que se estende ao longo da parte lateral da coxa, do ílio até a fíbula. Quando essa banda é esticada ou inflamada, a dor ocorre mais comumente no local onde a banda passa sobre o côndilo lateral do fêmur no joelho, resultando em dor indistinta ou em queimação nessa área, que pode se irradiar para a face lateral da coxa. Essa lesão por uso excessivo é mais frequentemente observada em corredores e pode ser causada por calçados inadequados, corrida em terreno acidentado ou corrida excessiva. É também mais comum em indivíduos com alinhamento do joelho em varo (pernas arqueadas). O tratamento da síndrome da banda iliotibial consiste em repouso, uso de AINE, fisioterapia e resolução dos fatores de risco, como calçados inadequados ou corrida em superfície acidentada. A injeção de glicocorticoides no côndilo lateral do fêmur pode proporcionar alívio da dor, porém a corrida deve ser estritamente evitada durante duas semanas após a injeção. Nos casos refratários, a liberação cirúrgica da banda iliotibial pode ser benéfica.

IX-82. **A resposta é A.** *(Cap. 398)* A capsulite adesiva caracteriza-se por dor e restrição do movimento do ombro. Em geral, ocorre na ausência de doença intrínseca do ombro, incluindo osteoartrite e necrose avascular. Entretanto, é mais comum em pacientes que previamente tiveram bursite ou tendinite, bem como naqueles com outras doenças sistêmicas, como doença pulmonar crônica, doença cardíaca isquêmica e diabetes melito. A etiologia não está bem esclarecida, porém a capsulite adesiva parece desenvolver-se no contexto de imobilidade prolongada. Pode ocorrer também distrofia simpática reflexa na presença de capsulite adesiva. Clinicamente, esse distúrbio é observado mais comumente em mulheres com mais de 50 anos de idade. A dor e a rigidez aparecem no decorrer de vários meses a anos. Ao exame físico, a articulação acometida é hipersensível à palpação, com restrição da amplitude de movimento. O padrão-ouro para o diagnóstico é a artrografia, com quantidade de contraste injetável limitada a menos de 15 mL. Na maioria dos pacientes, a capsulite adesiva regride de modo espontâneo dentro de 1 a 3 anos. Os tratamentos úteis consistem em AINEs, injeções de glicocorticoides, fisioterapia e mobilização precoce do braço.

IX-83. **A resposta é B.** *(Cap. 398)* A inflamação do músculo abdutor longo do polegar e do músculo extensor curto do polegar na bainha tendínea do processo estiloide do rádio é conhecida como tenossinovite de De Quervain. A torção repetitiva do punho pode levar a essa condição. A dor ocorre quando o indivíduo segura com o polegar e pode se estender radialmente ao longo do punho até o processo estiloide do rádio. As mães frequentemente desenvolvem essa tenossinovite ao segurar seus bebês com o polegar em hiperextensão. O sinal de Finkelstein é positivo na tenossinovite de De Quervain. É positivo se o paciente apresenta dor ao colocar o polegar na palma da mão, fechando os dedos sobre ele e desviando o punho na direção ulnar. O tratamento da tenossinovite de De Quervain consiste em AINE e imobilização. As injeções de glicocorticoides podem ser efetivas. Utiliza-se a manobra de Phalen para o diagnóstico da síndrome do túnel do carpo, porém sem produção de dor. Os punhos são flexionados durante 60 segundos para comprimir o nervo mediano, a fim de provocar dormência, sensação de queimação ou formigamento. A artrite gotosa ocorre na forma de inflamação articular aguda com líquido repleto de cristais. A artrite reumatoide é uma doença sistêmica, com sinovite articular e achados radiográficos característicos.

IX-84. **A resposta é C.** *(Cap. 398)* A Sra. Rumpulo possui fascite plantar, um diagnóstico que com frequência pode ser estabelecido clinicamente. Trata-se de uma causa comum de dor no pé em adultos, com pico de incidência em indivíduos entre 40 a 60 anos de idade. A dor origina-se no local ou próximo ao local de inserção da fáscia plantar no processo medial da tuberosidade do calcâneo.

Diversos fatores que aumentam o risco de desenvolver fascite plantar incluem obesidade, pé plano (pé chato ou ausência do arco do pé na posição ortostática), pé cavo (pé com arco exagerado), dorsiflexão limitada do tornozelo, posição ortostática prolongada, deambulação sobre superfícies duras e calçados inadequados. Nos corredores, a corrida excessiva ou uma mudança para uma superfície de corrida mais dura podem precipitar a fascite plantar. O tabagismo e os contraceptivos orais não constituem fatores de risco específicos. Os pacientes relatam dor intensa com os primeiros passos ao levantar pela manhã ou após atividade durante o dia. A dor diminui habitualmente com a atividade de sustentação do peso durante o dia, agravando-se apenas com atividade continuada. A dor é agravada ao caminhar descalço ou ao subir escadas. Ao exame, a hipersensibilidade máxima é produzida por meio de palpação sobre a parte inferior do calcanhar, que corresponde ao local de inserção da fáscia plantar. Exames de imagem podem estar indicados quando o diagnóstico não estiver bem definido. As radiografias simples podem revelar esporões do calcâneo, que têm pouco significado diagnóstico. A ultrassonografia na fascite plantar pode demonstrar um espessamento da fáscia e hipoecogenicidade difusa, indicando edema na inserção da fáscia plantar no calcâneo. A RM constitui um método sensível para identificação de fascite plantar, porém habitualmente não é necessária para o estabelecimento do diagnóstico. O diagnóstico diferencial de dor na parte inferior do calcanhar inclui fraturas de estresse do calcâneo, espondiloartrites, artrite reumatoide, gota, processos ósseos neoplásicos ou infiltrativos e síndromes de compressão/encarceramento de nervos.

Em mais de 80% dos pacientes com fascite plantar, ocorre resolução dos sintomas dentro de 12 meses. O tratamento inicial consiste em aplicação de gelo, calor, massagem e alongamento. Os dispositivos ortopédicos (palmilhas) que proporcionam sustentação da parte medial do arco do pé podem ser efetivos. Pode-se administrar um ciclo curto de AINE ao paciente quando os benefícios superam os riscos. Também demonstrou-se eficácia das injeções locais de glicocorticoides; entretanto, podem estar associadas a um risco aumentado de ruptura da fáscia plantar. A fasciotomia plantar é reservada para os pacientes que não melhoraram depois de pelo menos 6 a 12 meses de tratamento conservador.

PARTE X: Endocrinologia e metabolismo

QUESTÕES

INSTRUÇÕES: Escolha a resposta mais adequada para cada questão.

X-1. Todos os seguintes hormônios são produzidos pela adeno-hipófise, EXCETO:

A. Hormônio adrenocorticotrófico
B. Hormônio do crescimento
C. Ocitocina
D. Prolactina
E. Hormônio estimulante da tireoide

X-2. Para seu médico, um homem de 45 anos de idade relata que sua esposa percebeu que seus traços faciais estavam se tornando grosseiros no decorrer desses vários anos. Além disso, queixa-se de baixa libido e diminuição da energia. O exame físico revela a presença de bossa frontal e maior tamanho das mãos. A RM confirma a existência de uma massa hipofisária. Qual dos seguintes exames de rastreamento deve ser solicitado para diagnosticar a causa dessa massa?

A. Cortisol livre na urina de 24 horas
B. Ensaio para hormônio adrenocorticotrófico (ACTH)
C. Nível de hormônio do crescimento
D. Nível sérico do fator de crescimento semelhante à insulina 1 (IGF-1)
E. Nível sérico de prolactina

X-3. Qual das seguintes afirmativas é verdadeira com relação à anatomia da hipófise?

A. O hormônio do crescimento deriva do precursor pró-opiomelanocortina (POMC).
B. As células secretoras de prolactina constituem a maioria das células existentes na adeno-hipófise.
C. A adeno-hipófise secreta hormônios diretamente sintetizados nas células neuroendócrinas do hipotálamo.
D. A hipófise forma-se a partir da bolsa de Rathke embriologicamente.
E. A neuro-hipófise tem duplo suprimento sanguíneo arterial.

X-4. Um homem de 50 anos de idade sofre grave traumatismo cranioencefálico e desenvolve insuficiência hipofisária. Após sua recuperação, recebe tratamento com hormônio tireoidiano, testosterona, glicocorticoides e vasopressina. Em uma visita de rotina, ele pergunta ao médico sobre a possibilidade de deficiência do hormônio do crescimento. Todas as seguintes alternativas são sinais ou sintomas potenciais de deficiência de hormônio do crescimento, EXCETO:

A. Perfil anormal dos lipídeos
B. Aterosclerose
C. Aumento da densidade mineral óssea
D. Aumento da relação cintura-quadril
E. Disfunção ventricular esquerda

X-5. Um homem de 75 anos de idade procura assistência devido ao desenvolvimento de obesidade abdominal, miopatia proximal e hiperpigmentação cutânea. Os exames laboratoriais revelam alcalose metabólica hipopotassêmica. Suspeita-se da síndrome de Cushing. Qual das seguintes afirmativas é verdadeira com relação a essa síndrome?

A. Os níveis basais de ACTH provavelmente estão baixos.
B. O hormônio de liberação da corticotrofina circulante provavelmente está elevado.
C. A ressonância magnética (RM) da hipófise visualizará todos os tumores secretores de ACTH.
D. Indica-se o encaminhamento do paciente para a realização urgente de cateterismo do seio venoso petroso inferior.
E. O nível sérico de potássio < 3,3 mmol/L é sugestivo de produção ectópica de ACTH.

X-6. Qual das seguintes condições é comum em pacientes com síndrome de Kallmann?

A. Anosmia
B. Mecha branca de cabelos
C. Puberdade precoce em indivíduos do sexo feminino
D. Sindactilia em indivíduos do sexo masculino
E. Obesidade hiperfágica

X-7. Uma mulher de 22 anos de idade, saudável nos demais aspectos, dá à luz um lactente a termo por parto vaginal. No dia seguinte, queixa-se de alterações visuais e cefaleia intensa. Duas horas após se queixar, é encontrada não responsiva e com hipotensão profunda. É intubada e colocada sob ventilação mecânica. A pressão arterial é 68/28 mmHg, a frequência cardíaca regular é de 148 bpm e a saturação de oxigênio é de 95%, com fração de oxigênio inspirado (Fio_2) de 0,40. O exame físico é inespecífico. Os resultados dos exames laboratoriais são marcantes por um nível de glicose de 49 mg/dL, com hematócrito e contagem de leucócitos normais. Qual das seguintes alternativas tem mais probabilidade de reverter a hipotensão dessa paciente?

A. Alfadrotrecogina ativada
B. Hidrocortisona
C. Piperacilina/tazobactam
D. Tiroxina (T_4)
E. Transfusão de concentrados de hemácias

X-8. Você está tratando de Gelston, um rapaz de 19 anos de idade que teve um tumor cerebral quando jovem e foi submetido à irradiação craniana. Você observa que ele apresenta uma baixa estatura e ainda não passou pela puberdade. A suspeita é de insuficiência hipofisária em consequência da irradiação. Qual das seguintes afirmativas é verdadeira com relação ao hipopituitarismo adquirido devido à irradiação?

   A. Em uma dose de 50 Gy de radiação, apenas 5% dos pacientes manifestarão hipopituitarismo.
   B. A maioria dos pacientes que desenvolve hipopituitarismo após irradiação craniana apresenta esse distúrbio dentro de um ano após o tratamento.
   C. O hormônio do crescimento constitui a deficiência hormonal mais comum.
   D. Não existe nenhuma correlação entre a dose de irradiação e a probabilidade de desenvolvimento de hipopituitarismo.
   E. Os indivíduos idosos correm maior risco de hipopituitarismo induzido por irradiação.

X-9. Uma estudante universitária de 23 anos de idade recebe acompanhamento no centro de saúde estudantil para tratamento clínico de pan-hipopituitarismo após ressecção de craniofaringioma realizada quando criança. Relata uma adesão moderada aos medicamentos, porém sente-se geralmente bem. A determinação do hormônio estimulante da tireoide (TSH) revela um nível abaixo dos limites de detecção do ensaio. Qual das seguintes condutas é a mais apropriada?

   A. Diminuir a dose de levotiroxina para a metade da dose atual
   B. Não fazer nada
   C. Solicitar o nível de T_4 livre
   D. Efetuar uma RM do cérebro
   E. Solicitar uma cintilografia de captação da tireoide

X-10. Uma paciente foi atendida em um serviço de emergência local há uma semana com cefaleia. Foi realizada uma RM do crânio, que não revelou nenhuma causa para os sintomas, porém o relatório final declarava: "Observação de sela vazia. Recomenda-se uma correlação clínica". A paciente recebeu alta da emergência com instruções de acompanhamento pelo seu médico o mais rápido possível. A cefaleia desapareceu, e a paciente não tem nenhuma queixa. Entretanto, no dia seguinte, chega ao seu consultório muito preocupada com esse achado inesperado na RM. Qual deve ser o próximo passo no manejo dessa paciente?

   A. Estabelecer o diagnóstico de pan-hipopituitarismo subclínico e iniciar uma reposição hormonal com baixas doses.
   B. Tranquilizar a paciente e acompanhar rigorosamente os resultados dos exames laboratoriais.
   C. Tranquilizar a paciente e repetir a RM dentro de seis meses.
   D. Essa condição pode representar uma neoplasia endócrina inicial, de modo que indica-se uma tomografia por emissão de pósitrons corporal total (PET)/tomografia computadorizada (TC).
   E. Esse achado na RM provavelmente representa a presença de um adenoma benigno, de modo que essa paciente deve ser encaminhada ao neurocirurgião para ressecção.

X-11. Os adenomas hipofisários tipicamente se expandem em qual das seguintes direções?

   A. Anterior
   B. Inferior
   C. Lateral
   D. Posterior
   E. Superior

X-12. Na RM da hipófise, qual dos seguintes achados é anormal em um adulto?

   A. Face superior da hipófise ligeiramente côncava
   B. Maior intensidade em T1 da neuro-hipófise
   C. Tecido heterogêneo da adeno-hipófise
   D. Hipófise com altura de 8 a 12 mm
   E. Tecido com menor intensidade do que o tecido cerebral adjacente nas imagens ponderadas em T1 e com realce nas imagens ponderadas em T2.

X-13. Sr. Jones apresenta um adenoma hipofisário no exame de imagem que sofreu extensão superior e está comprimindo o quiasma óptico. Qual dos seguintes déficits de campo visual está mais provavelmente presente?

   A. Déficits dos campos visuais inferiores bilaterais
   B. Déficits dos campos visuais superiores bilaterais
   C. Hemianopsia bitemporal
   D. Escotomas centrais bilateralmente
   E. Hemianopsia homônima direita

X-14. Todas as seguintes características são encontradas na síndrome de Carney, EXCETO:

   A. Acromegalia
   B. Adenomas suprarrenais
   C. Mixomas atriais
   D. Miocardiopatia hipertrófica
   E. Pigmentação cutânea salpicada

X-15. Qual das seguintes condições é a causa mais comum de deficiência intelectual passível de prevenção no mundo?

A. Beribéri
B. Cretinismo
C. Deficiência de folato
D. Escorbuto
E. Deficiência de vitamina A

X-16. Todas as seguintes condições estão associadas a níveis plasmáticos elevados de T_4 total, com T_4 livre normal, EXCETO:

A. Cirrose
B. Gravidez
C. Síndrome do eutireoidiano doente
D. Hipertiroxinemia disalbuminêmica familiar
E. Excesso familiar de globulina de ligação dos hormônios tireoidianos

X-17. Qual das seguintes condições constitui a causa mais comum de hipotireoidismo no mundo?

A. Doença de Graves
B. Tireoidite de Hashimoto
C. Hipotireoidismo iatrogênico
D. Deficiência de iodo
E. Exposição à radiação

X-18. Uma mulher de 75 anos de idade é diagnosticada com hipotireoidismo. Apresenta doença arterial coronariana de longa duração e deseja saber sobre as potenciais consequências para o seu sistema cardiovascular. Qual das seguintes afirmativas é verdadeira com relação à interação do hipotireoidismo com o sistema cardiovascular?

A. Observa-se uma redução do volume sistólico no hipotireoidismo.
B. O fluxo sanguíneo é desviado para a pele no hipotireoidismo.
C. A contratilidade miocárdica está aumentada no hipotireoidismo.
D. O derrame pericárdico constitui uma manifestação rara do hipotireoidismo.
E. Ocorre redução da resistência periférica no hipotireoidismo, que pode ser acompanhada de hipotensão.

X-19. Uma mulher de 38 anos de idade e com três filhos procura seu médico com queixas de fadiga. Sente que o seu nível de energia tem sido baixo nos últimos três meses. Era anteriormente saudável e não toma nenhuma medicação. Ela também relata um aumento de peso de cerca de 4,5 kg e apresenta constipação intestinal grave, para a qual tem tomado vários laxativos. O nível de TSH está elevado, em 25 mU/L. A T_4 livre está baixa. A paciente quer saber por que ela está com hipotireoidismo. Qual dos seguintes testes tem mais probabilidade de diagnosticar a etiologia?

A. Anticorpo antiperoxidase tireoidiana
B. Anticorpo antitireoglobulina
C. Cintilografia de captação com iodo radioativo
D. Nível sérico de tireoglobulina
E. Ultrassonografia da tireoide

X-20. Uma mulher de 54 anos de idade com hipotireoidismo de longa duração é examinada no consultório de seu médico para avaliação de rotina. Queixa-se de fadiga e de ligeira constipação intestinal. Desde a última consulta, as outras condições clínicas, que incluem hipercolesterolemia e hipertensão sistêmica, permaneceram estáveis. Foi diagnosticada com fibroides uterinos e recentemente começou a tomar ferro. As outras medicações incluem levotiroxina, atorvastatina e hidroclorotiazida. O nível de TSH é determinado e apresenta-se elevado em 15 mU/L. Qual das seguintes alternativas representa o motivo mais provável para a elevação do TSH?

A. Doença celíaca
B. Câncer de cólon
C. Não adesão aos medicamentos
D. Absorção deficiente de levotiroxina, devido ao sulfato ferroso
E. Adenoma hipofisário secretor de TSH

X-21. Uma mulher de 87 anos de idade é internada na unidade de terapia intensiva, com nível deprimido de consciência, hipotermia, bradicardia sinusal, hipotensão e hipoglicemia. Estava anteriormente saudável, com exceção do hipotireoidismo e da hipertensão sistêmica. Recentemente, sua família foi verificar como ela estava e constatou que não estava tomando suas medicações, devido a dificuldades financeiras. Não há evidências de infecção no exame clínico, na microscopia de urina ou na radiografia de tórax. A bioquímica do soro é marcante pela hiponatremia leve e nível de glicose de 48 mg/dL. O nível de TSH é > 100 mU/L. Todas as seguintes afirmativas são verdadeiras com relação à condição dessa paciente, EXCETO:

A. O aquecimento externo é um aspecto crítico do tratamento de pacientes com temperatura < 34°C.
B. Deve-se evitar o uso de soluções intravenosas hipotônicas.
C. Deve-se administrar levotiroxina por via intravenosa (IV) com glicocorticoides IV.
D. Deve-se evitar a sedação, se possível.
E. Essa condição ocorre quase exclusivamente no indivíduo idoso e, com frequência, é precipitada por uma doença clínica não relacionada.

X-22. Uma mulher de 29 anos de idade é examinada devido à ocorrência de ansiedade, palpitações e diarreia, e constata-se que ela apresenta doença de Graves. Antes de iniciar o tratamento para essa doença da tireoide, ela tem um episódio de dor torácica aguda e procura o serviço de emergência. Embora seja solicitada uma angiotomografia, o radiologista entra em contato com o médico da paciente para notificar que esse exame é potencialmente perigoso. Qual das seguintes alternativas explica melhor a recomendação do radiologista?

A. A exposição ao meio de contraste iodado em pacientes com doença de Graves pode exacerbar o hipertireoidismo.
B. A embolia pulmonar é extremamente rara na doença de Graves.
C. A exposição à radiação em pacientes com hipertireoidismo está associada a um risco aumentado de neoplasia maligna subsequente.
D. A taquicardia com doença de Graves limita a qualidade da imagem da angiotomografia e não possibilita uma avaliação acurada da embolia pulmonar.
E. O radiologista estava equivocado: a angiotomografia é segura na doença de Graves.

X-23. Um paciente deve ser submetido à neurocirurgia para tumor hipofisário, que exige ressecção da glândula. Qual das seguintes funções das glândulas suprarrenais será preservada nesse paciente no pós-operatório imediato?

A. Pico matinal dos níveis plasmáticos de cortisol
B. Liberação de cortisol em resposta ao estresse
C. Retenção de sódio em resposta à hipovolemia
D. Nenhuma das alternativas anteriores

X-24. Qual das seguintes condições constitui a causa mais comum da síndrome de Cushing?

A. Adenoma hipofisário produtor de ACTH
B. Adenoma adrenocortical
C. Carcinoma adrenocortical
D. Secreção ectópica de ACTH
E. Síndrome de McCune-Albright

X-25. Todas as seguintes características são manifestações da síndrome Conn, EXCETO:

A. Alcalose
B. Hiperpotassemia
C. Cãibras musculares
D. Nível sérico normal de sódio
E. Hipertensão sistêmica grave

X-26. Todas as seguintes afirmativas são verdadeiras com relação a massas suprarrenais assintomáticas (incidentalomas), EXCETO:

A. Todos os pacientes com incidentalomas devem ser submetidos a rastreamento para feocromocitoma.
B. A aspiração com agulha fina pode diferenciar os tumores suprarrenais primários benignos dos malignos.
C. Em pacientes com história de neoplasia maligna, a probabilidade de que a massa suprarrenal seja uma metástase é de aproximadamente 50%.
D. Os incidentalomas suprarrenais são, em sua maioria, não secretores.
E. A grande maioria dos incidentalomas suprarrenais é de natureza benigna.

X-27. Você está planejando um experimento para determinar o efeito da exposição ao estresse psicossocial sobre o pico da secreção diária de cortisol. Quando é necessário medir o cortisol para assegurar que você está mais provavelmente determinando os níveis máximos do hormônio?

A. Meia-noite (24h)
B. 4h
C. 8h30
D. Meio-dia (12h)
E. 20h30

X-28. Sr. McTrap é internado após sofrer um acidente automobilístico. A história clínica não é conhecida, e, ao chegar, o paciente está obnubilado e incapaz de fornecer alguma história. A TC revela uma laceração esplênica, e ele é levado com urgência ao centro cirúrgico para esplenectomia, que é realizada sem qualquer complicação. No término da cirurgia, todo sangramento foi interrompido, e o paciente retorna à unidade de terapia intensiva. Entretanto, permanece com hipotensão profunda, com pressão arterial de 70/50 mmHg, que aumenta para apenas 82/52 mmHg após a administração de um *bolus* de 2 L de soro fisiológico IV. Não tem febre, e a contagem de leucócitos está normal. A TC repetida do tórax, abdome e pelve não revela nenhuma hemorragia. A pressão venosa jugular não é visível acima da clavícula. Tem uma face redonda e é obeso, e você constata os seguintes achados ao exame físico (ver Figura X-28).

Não tem hiperpigmentação nas mãos. Qual é o próximo passo mais adequado?

A. Retornar ao centro cirúrgico para laparotomia exploradora
B. Administrar hidrocortisona, 100 mg IV
C. Administrar vancomicina e piperacilina/tazobactam
D. Inserir um balão de contrapulsação intra-aórtico
E. Realizar uma RM da coluna

FIGURA X-28

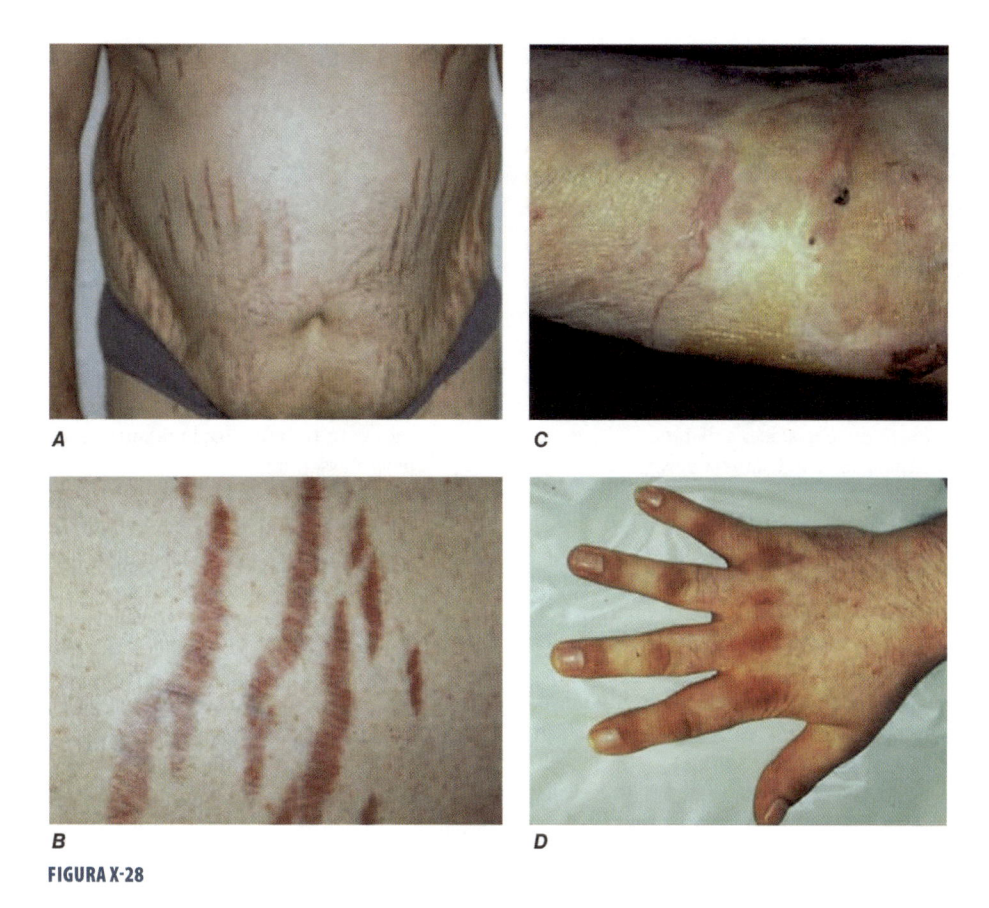

X-29. Um homem de 43 anos de idade com hipertensão episódica grave é encaminhado para avaliação de possíveis causas secundárias de hipertensão. Relata que geralmente sente-se bem, com exceção de episódios de ansiedade, palpitações e taquicardia, com elevação da pressão arterial durante esses episódios. Com frequência, o exercício físico desencadeia esses eventos. O paciente também tem depressão leve e, no momento, toma sertralina, labetalol, anlodipino e lisinopril para controlar a pressão arterial. As metanefrinas totais na urina de 24 horas são solicitadas e revelam uma elevação de 1,5 vez acima do limite superior de referência. Qual das seguintes alternativas é a conduta mais adequada?

A. Suspender o labetalol durante uma semana e repetir o teste
B. Suspender a sertralina durante uma semana e repetir o teste
C. Encaminhar imediatamente para avaliação cirúrgica
D. Medir o nível de ácido vanilmandélico na urina de 24 horas
E. Obter uma RM do abdome

X-30. Um homem de 45 anos de idade é diagnosticado com feocromocitoma após apresentar confusão, hipertensão acentuada de 250/140 mmHg, taquicardia, cefaleias e rubor. As metanefrinas fracionadas plasmáticas revelam um nível de normetanefrina de 560 pg/mL e um nível de metanefrina de 198 pg/mL (valores normais: normetanefrina, 18-111 pg/mL, metanefrina, 12-60 pg/mL). A TC do abdome com meio de contraste IV revela uma massa de 3 cm na glândula suprarrenal direita. A RM do cérebro com gadolínio mostra a presença de edema da substância branca próximo à junção parietoccipital, compatível com leucoencefalopatia posterior reversível. Você é consultado sobre o manejo desse paciente. Qual das seguintes afirmativas é verdadeira com relação ao manejo do feocromocitoma nesse indivíduo?

A. O β-bloqueio está absolutamente contraindicado para a taquicardia, mesmo após a obtenção de um α-bloqueio adequado.
B. A retirada cirúrgica imediata da massa está indicada, visto que o paciente apresentou crise hipertensiva com encefalopatia.
C. O aporte de sal e de líquidos deve ser restrito de modo a evitar uma exacerbação posterior da hipertensão do paciente.
D. O tratamento com fenoxibenzamina pode ser iniciado em alta dose (20 a 30 mg, três vezes ao dia), de modo a obter um rápido controle da pressão arterial, e deve-se efetuar a cirurgia dentro de 24 a 48 horas.
E. A administração de fentolamina IV está indicada para o tratamento da crise hipertensiva. A fenoxibenzamina deve ser iniciada em dose baixa e titulada para a dose máxima tolerada no decorrer de 2 a 3 semanas. A cirurgia não deve ser planejada até que a pressão arterial estiver consistentemente abaixo de 160/100 mmHg.

X-31. O Sr. Robinson retorna para um acompanhamento depois de uma longa internação para hipertensão, quando foi diagnosticado com feocromocitoma e, por fim, foi submetido à suprarrenalectomia esquerda. Relata se sentir bem desde então, e a hipertensão está bem controlada. Tem curiosidade em saber se o feocromocitoma foi considerado maligno. O que você deve explicar a esse paciente?

A. Cerca e 50% dos feocromocitomas são malignos.
B. A atipia celular e a invasão dos vasos sanguíneos no exame patológico definem a natureza maligna de um feocromocitoma.
C. A cintilografia com I^{23}-metaiodobenzilguanidina não é útil na localização de metástases a distância.
D. A ausência de metástases a distância descarta a possibilidade de doença maligna.

X-32. Uma jovem de 18 anos de idade está no consultório de seu médico para um exame físico de rotina. Atualmente está saudável. A história familiar é marcante pelo pai e por duas tias com neoplasia endócrina múltipla tipo 1 (NEM1), e a paciente realizou um teste genético, revelando a presença do gene *MEN1*. Qual das seguintes condições é a primeira manifestação mais comum em indivíduos com essa mutação genética?

A. Amenorreia
B. Hipercalcemia
C. Hipoglicemia
D. Doença ulcerosa péptica
E. Hipertensão sistêmica não controlada

X-33. Você está examinando o Sr. Avendaw hoje na clínica. É um homem de 35 anos de idade que, no ano passado, submeteu-se à tireoidectomia parcial para carcinoma medular da tireoide. Você observa que recentemente ele foi internado e diagnosticado com feocromocitoma; depois de duas semanas de tratamento clínico intensivo, foi submetido à suprarrenalectomia unilateral. Recupera-se bem. Enquanto examina a ficha dele antes da consulta, você verifica que, no exame patológico da cirurgia da tireoide realizada no ano passado, foi retirada uma única glândula paratireoide que revelou um tumor paratireóideo. Quando atender esse paciente, qual das seguintes explicações você fornecerá?

A. "O rastreamento familiar e genético para cânceres semelhantes não é útil, visto que as mutações responsáveis por esses tipos de câncer certamente não estão relacionadas e surgem de modo espontâneo".
B. "A suspeita é que você seja portador de uma síndrome denominada neoplasia endócrina múltipla tipo 1".
C. "A suspeita é que você tenha uma síndrome denominada neoplasia endócrina múltipla tipo 2".
D. "A tireoidectomia parcial foi um tratamento adequado para essa condição".
E. "Esses tumores foram provavelmente causados por uma mutação no gene *Menin*".

X-34. Johnny Stewart, um menino de 4 anos de idade, chega ao hospital com hipotensão, letargia e hiponatremia. Você também verifica uma elevação do potássio de 5,7 mEq/dL. O paciente não tem febre, e o hemograma completo é normal. Entretanto, você verifica a presença de candidíase oral extensa. Ao examinar o prontuário, você verifica que ele teve vários ciclos de tratamento para candidíase oral e infecções cutâneas por *Candida*. O teste para anticorpo antivírus da imunodeficiência humana (HIV) é negativo. Além disso, você verifica que, com um ano de idade, esse paciente teve um episódio de tetania, exigindo que fosse levado com urgência ao hospital, onde se constatou a presença de hipocalcemia. Por fim, foi diagnosticado com hipoparatireoidismo. Tendo em vista o quadro atual, qual dos seguintes esquemas constitui o tratamento mais adequado para esse paciente?

A. Cálcio IV
B. Hidrocortisona IV
C. Poliestireno sulfonato de sódio, insulina IV e salbutamol para tratamento da suposta paralisia periódica hiperpotassêmica.
D. Cetoconazol
E. Ecocardiografia de urgência para suspeita de tamponamento cardíaco

X-35. Sr. David chega ao serviço de emergência com dormência e fraqueza nas pernas e nos pés. Ao exame, você constata a presença de dormência até os joelhos e acentuada fraqueza na dorsiflexão do tornozelo e flexão plantar. Há dois anos, o paciente desenvolveu diabetes melito e, no ano passado, foi internado com hipotireoidismo profundo. Ao exame, o paciente apresenta hepatoesplenomegalia e parece ter um bronzeado escuro, apesar de não ter tido nenhuma exposição recente ao sol. Qual dos seguintes exames provavelmente ajudará a estabelecer o diagnóstico deste paciente?

A. Determinação do título de fatores antinucleares
B. Determinação do título de anticorpos antitimoglobulina
C. Hemoculturas
D. Eletroforese das proteínas séricas
E. Biópsia cutânea para pesquisa de células T clonais intravasculares

X-36. Um homem de 37 anos de idade é avaliado para infertilidade. Ele e sua esposa tentaram conceber uma criança nesses últimos dois anos, porém sem sucesso. Inicialmente, procurou um especialista em infertilidade e foi encaminhado a um endocrinologista, quando a análise do sêmen revelou a ausência de espermatozoides. É saudável nos demais aspectos e toma apenas um multivitamínico. Ao exame físico, os sinais vitais estão normais. É um homem alto, com testículos pequenos, ginecomastia e pelos faciais e axilares mínimos. A análise cromossômica confirma a síndrome de Klinefelter. Qual das seguintes afirmativas é verdadeira?

A. A suplementação androgênica tem pouca utilidade nessa condição.
B. O paciente não corre risco aumentado de tumor mamário.
C. As concentrações plasmáticas de estrogênio estão elevadas.
D. Os casos são diagnosticados, em sua maioria, antes da puberdade.
E. As concentrações plasmáticas de hormônio folículo-estimulante (FSH) e de hormônio luteinizante (LH) estão diminuídas nessa condição.

X-37. Uma adolescente de 17 anos de idade é avaliada em seu consultório, devido à amenorreia primária. Sente como se não tivesse entrado na puberdade, já que nunca teve um período menstrual e apresenta crescimento escasso dos pelos axilares e pubianos. Ao exame, tem 1,5 m de altura. Tem uma linha de implantação dos cabelos baixa e uma ligeira prega no pescoço. O nível de FSH é de 75 mUI/L, o nível de LH é de 20 mUI/L, e o de estradiol é de 2 pg/mL. Você suspeita de síndrome de Turner. Todos os seguintes exames estão indicados para essa paciente, EXCETO:

A. Esfregaço bucal para heterocromatina nuclear (corpúsculo de Barr)
B. Ecocardiograma
C. Análise do cariótipo
D. Ultrassonografia dos rins
E. TSH

X-38. Um lactente nasce com genitália ambígua. Embora a análise de amniocentese realizada durante a gestação tenha demonstrado um genótipo 46,XX, esse lactente apresenta uma genitália com aspecto fálico e fusão parcial dos lábios. Você não consegue palpar os testículos. Além de um exame de sangue padrão, qual o rastreamento bioquímico indicado?

A. Citometria de fluxo do sangue periférico
B. Níveis séricos de cortisol
C. Níveis séricos de 17-hidroxiprogesterona
D. Nível sérico de TSH
E. Níveis séricos de prolactina

X-39. Um homem de 58 anos de idade é examinado pelo seu médico para avaliação de aumento bilateral das mamas. Esse aumento de volume ocorreu há vários meses e é acompanhado de dor leve em ambas as mamas. O paciente não relata outros sintomas. As outras condições clínicas incluem doença arterial coronariana com história de insuficiência cardíaca congestiva, fibrilação atrial, obesidade e diabetes melito tipo 2. As medicações atuais incluem lisinopril, espironolactona, furosemida, insulina e digoxina. Nega o uso de substâncias ilícitas e é pai de três crianças. O exame confirma um aumento de volume bilateral das mamas, com tecido glandular palpável que mede 2 cm bilateralmente. Qual das seguintes afirmativas é verdadeira sobre a ginecomastia desse paciente?

A. O paciente deve ser encaminhado para mamografia, de modo a descartar a possibilidade de câncer de mama.
B. A ginecomastia desse paciente é mais provavelmente devido à obesidade, com presença de tecido adiposo na mama.
C. Os níveis séricos de testosterona, LH e FSH devem ser determinados para avaliar a existência de insensibilidade aos androgênios.
D. A espironolactona deve ser interrompida, e o paciente deve ser acompanhado para avaliar a regressão da ginecomastia.
E. Devem-se efetuar provas de função hepática para rastreamento da cirrose.

X-40. Todos os seguintes fármacos podem interferir na função testicular, EXCETO:

A. Ciclofosfamida
B. Cetoconazol
C. Metoprolol
D. Prednisona
E. Espironolactona

X-41. Os sinais clínicos e achados da presença de ovulação incluem todas as seguintes alternativas, EXCETO:

A. Detecção de pico de LH na urina
B. Pico de estrogênio durante a fase secretora do ciclo menstrual
C. Aumento da temperatura corporal basal em > 0,2°C na segunda metade do ciclo menstrual
D. Presença de *mittelschmerz* (ovulação dolorosa)
E. Nível de progesterona > 5 ng/mL sete dias antes da menstruação esperada

X-42. Na progressão do desenvolvimento da infância pela puberdade até a menopausa, todas as seguintes afirmativas são verdadeiras com relação aos níveis de FSH e de LH, EXCETO:

A. Os níveis de FSH estão suprimidos do nascimento até 20 meses de idade.
B. O LH está aumentado durante os anos neonatais (do nascimento aos 20 meses).
C. Os níveis de LH e de FSH estão reduzidos durante a infância, antes da puberdade.
D. Ao início da puberdade, a secreção pulsátil de hormônio de liberação das gonadotrofinas (GnRH) impulsiona os níveis de FSH e LH da hipófise.
E. Os níveis de LH e de FSH aumentam acentuadamente depois da menopausa.

X-43. Qual dos seguintes eventos ocorre em primeiro lugar na maioria das meninas com desenvolvimento puberal normal?

A. Atinge a maior velocidade de crescimento em estatura
B. Menarca
C. Desenvolvimento das mamas
D. Desenvolvimento dos pelos púbicos
E. Desenvolvimento dos pelos axilares

X-44. O estudo Women's Health Initiative investigou a terapia hormonal em pacientes na pós-menopausa. O estudo foi interrompido precocemente, devido ao risco aumentado de qual das seguintes doenças no braço apenas com estrogênio?

A. Trombose venosa profunda
B. Câncer endometrial
C. Infarto do miocárdio
D. Osteoporose
E. Acidente vascular encefálico

X-45. Todas as seguintes alternativas constituem contraindicações tradicionais para a terapia de reposição hormonal oral em mulheres na pós-menopausa, EXCETO:

A. Doença hepática ativa
B. Distúrbio da coagulação sanguínea
C. Câncer de mama
D. Risco de doença arterial coronariana nos 10 anos subsequentes em 5 a 10%
E. Sangramento vaginal inexplicável

X-46. Um casal junto há cinco anos tentou conceber um filho nos últimos 12 meses. Apesar de relações sexuais regulares, não houve gravidez. Ambos têm 32 anos de idade e nenhum problema clínico. Nenhum deles faz uso de qualquer medicamento. Qual das seguintes alternativas é a causa mais comum de infertilidade?

A. Endometriose
B. Causas masculinas
C. Disfunção ovulatória
D. Defeito tubário
E. Infertilidade inexplicável

X-47. Um casal procura aconselhamento devido à infertilidade. A mulher tem 35 anos de idade. Nunca engravidou e tomou contraceptivos orais dos 20 aos 34 anos. Interrompeu o uso de contraceptivos orais há 16 meses. Tem ciclos menstruais aproximadamente uma vez a cada 35 dias; todavia, em certas ocasiões, o ciclo estende-se por até 60 dias. Na maioria dos meses, apresenta hipersensibilidade das mamas cerca de 2 a 3 semanas após o início do ciclo menstrual. Quando estava na universidade, foi tratada para infecção por *Neisseria gonorrhoeae*, para a qual foi diagnosticada quando procurou o centro de saúde estudantil com febre e dor pélvica. Nos demais aspectos, não tem nenhuma história clínica. Trabalha cerca de 60 horas por semana como advogada empresarial e pratica exercícios diariamente. Bebe café todos os dias e consome álcool apenas em ocasiões sociais. Seu índice de massa corporal (IMC) é de 19,8 kg/m². O marido, de 39 anos de idade, veio acompanhá-la nessa avaliação. Ele também nunca teve filho. Teve um primeiro casamento dos 24 aos 28 anos. Sua ex-esposa tentou conceber durante cerca de 15 meses, porém não teve sucesso. Naquela época, fumava maconha todos os dias e atribuiu a falta de sucesso ao uso da droga. Agora está totalmente livre de drogas há nove anos. Tem hipertensão e é tratado com 10 mg de lisinopril ao dia. Não apresenta obesidade (IMC de 23,7 kg/m²). O casal solicita uma avaliação de sua infertilidade e ajuda para concepção. Qual das seguintes afirmativas é verdadeira com relação à infertilidade desse casal e a probabilidade de sucesso de concepção?

A. A determinação da ovulação não é necessária na mulher, visto que a maioria dos ciclos menstruais é regular, e ela apresenta hipersensibilidade das mamas na metade do ciclo, indicando ovulação.
B. O lisinopril deve ser interrompido imediatamente, devido ao risco de defeitos congênitos associado a seu uso.
C. A mulher deve ser avaliada para permeabilidade tubária com a realização de histerossalpingografia. Se for constatada a presença de cicatrizes significativas, a fertilização *in vitro* deve ser fortemente considerada para diminuir o risco de gravidez ectópica.
D. O uso prolongado de contraceptivos orais por mais de 10 anos aumentou o risco de anovulação e infertilidade.
E. O uso de maconha pelo parceiro é diretamente tóxico para a motilidade dos espermatozoides e provavelmente constitui a causa da infertilidade desse casal.

X-48. Qual das seguintes formas de contracepção tem uma eficácia teórica > 90%?

A. Preservativos
B. Dispositivos intrauterinos
C. Contraceptivos orais
D. Espermicidas
E. Todas as alternativas anteriores

X-49. Um homem de 30 anos de idade, pai de três filhos, teve um aumento progressivo das mamas nesses últimos seis meses. Ele não utiliza nenhum fármaco ou substância. A avaliação laboratorial revela baixos níveis de LH e de testosterona. Qual dos seguintes exames deve ser incluído na avaliação subsequente desse paciente?

A. Coleta de urina de 24 horas para determinação dos 17-cetosteroides.
B. Amostra de sangue para determinação dos níveis séricos de transaminase glutâmica oxaloacética (TGO), fosfatase alcalina e bilirrubina.
C. Biópsia de mama
D. Análise do cariótipo para excluir a possibilidade de síndrome de Klinefelter.
E. Determinação dos níveis de estradiol e de gonadotrofina coriônica humana (hCG).

X-50. Como médico da família, você está examinando uma mulher de 36 anos de idade. Em sua história, relata a ausência de doença e nega o uso de qualquer medicamento. Ela menciona que ela e o marido tentaram conceber um filho nesses últimos sete meses, porém sem sucesso. Qual das seguintes alternativas seria uma resposta adequada para essa paciente?

A. "Você provavelmente entrou na menopausa e não pode ter filhos".
B. "Não recomendamos uma avaliação por um especialista em fertilidade até que você e seu marido tenham tentado durante pelo menos 12 meses".
C. "Irei encaminhá-la a um especialista em fertilidade".
D. "As causas de infertilidade estão relacionadas, em sua maioria, com o homem. Sugiro que ele seja avaliado".
E. "O avanço da idade não reduz a probabilidade de uma mulher engravidar até alcançar a menopausa".

X-51. Qual das seguintes populações étnicas nos EUA correm maior risco de diabetes melito?

A. Judeus *ashkenazi*
B. Norte-americanos de origem asiática
C. Hispânicos
D. Negros não hispânicos
E. Brancos não hispânicos

X-52. Qual das seguintes alternativas define uma tolerância à glicose normal?

A. Glicose plasmática em jejum < 100 mg/dL
B. Glicose plasmática em jejum < 126 mg/dL após um teste oral com glicose
C. Glicose plasmática em jejum < 100 mg/dL, nível plasmático de glicose < 140 mg/dL após teste oral de tolerância à glicose e hemoglobina A1c < 5,6%
D. Hemoglobina A1c < 5,6% e glicose plasmática em jejum < 140 mg/dL
E. Hemoglobina A1c < 6,0%

X-53. Uma mulher de 37 anos de idade com obesidade chega à clínica para avaliação de rotina de sua saúde. Relata que, no último ano, teve duas infecções fúngicas tratadas com medicamentos de venda livre e que frequentemente sente sede. Ela também relata que acorda à noite para urinar. Qual dos seguintes exames é o primeiro teste mais adequado na avaliação dessa paciente para diabetes melito?

A. Hemoglobina A1c
B. Teste de tolerância à glicose oral
C. Nível plasmático de peptídeo C
D. Nível plasmático de insulina
E. Nível plasmático aleatório de glicose

X-54. Uma mulher de 27 anos de idade com obesidade leve é examinada pelo seu médico devido a um aumento da sede e ocorrência de poliúria. A suspeita é de diabetes melito, cujo diagnóstico é confirmado por um nível plasmático aleatório de glicose de 211 mg/dL. Qual dos seguintes testes indicará fortemente a presença de diabetes melito tipo 1 nessa paciente?

A. Anticorpo anti-GAD-65
B. Teste para polimorfismo do receptor ativado por proliferador peroxissômico γ-2
C. Nível plasmático de insulina
D. Teste para antígeno leucocitário humano (HLA) DR3
E. Não existe nenhum exame laboratorial para detectar o diabetes melito tipo 1

X-55. Você internou uma paciente de 18 anos de idade na unidade de terapia intensiva adulto por cetoacidose diabética (CAD). A paciente não sabia que tinha diabetes, porém a mãe observa que, recentemente, "ela estava indo muitas vezes ao banheiro" e que "estava realmente com sede". O IMC da paciente é de 44 kg/m². Não há história familiar de diabetes melito. Você trata com sucesso a CAD da paciente e verifica que os anticorpos anti-GAD e os anticorpos anticélulas das ilhotas (ICA) no soro solicitados por ocasião da internação da paciente não são detectados. A paciente e sua mãe desejam saber o "tipo" de diabetes melito. Qual das seguintes explicações você deve fornecer?

A. "Devido à idade jovem de início, você provavelmente tem diabetes melito tipo 1".
B. "Devido à apresentação com cetoacidose diabética, você provavelmente tem diabetes melito tipo 1".
C. "Suspeito que você tenha diabetes da maturidade de início na juventude".
D. "Você provavelmente tem diabetes melito tipo 2".
E. "Suspeito que seu diabetes tenha sido desencadeado por um vírus".

X-56. Um paciente é examinado no serviço de emergência devido a complicações do diabetes melito em consequência de um episódio estressor da vida. Todos os seguintes exames laboratoriais são compatíveis com o diagnóstico de CAD, EXCETO:

A. pH arterial de 7,1
B. Nível de glicose de 550 mg/dL
C. Cetonas plasmáticas acentuadamente positivas
D. Nível sérico normal de potássio
E. Osmolalidade plasmática de 380 mOsm/L

X-57. Escolha a combinação correta de início de ação e duração de ação das seguintes insulinas:

		Início	Duração
A.	Asparte	1 h	6 h
B.	Detemir	2 h	12 h
C.	Lispro	0,5 h	2 h
D.	NPH	2 h	14 h
E.	Regular	0,25 h	8 h

X-58. Uma mulher de 54 anos de idade é diagnosticada com diabetes melito tipo 2 após um acompanhamento de rotina devido a alteração da glicose em jejum, mostrando um nível de hemoglobina A1c de 7,6%. A paciente tentou perder peso e fazer exercício físico, sem nenhuma melhora da hemoglobina A1c, e, neste momento, recomenda-se a terapia farmacológica. A paciente apresenta hipertensão sistêmica leve, que é bem controlada, e não apresenta outras condições clínicas. Qual dos seguintes fármacos constitui o tratamento de primeira linha mais adequado?

A. Acarbose
B. Exenatida
C. Gliburida
D. Metformina
E. Sitagliptina

X-59. Uma mulher de 21 anos de idade com história de diabetes melito tipo 1 é levada ao serviço de emergência com náusea, vômitos, letargia e desidratação. A mãe declara que ela parou de tomar insulina um dia antes da apresentação. A paciente está letárgica, obnubilada e com mucosas secas. A pressão arterial é de 80/40 mmHg, e a frequência cardíaca de 112 bpm. As bulhas cardíacas estão normais. Os pulmões estão claros. O abdome é flácido, e não há organomegalia. A paciente responde a estímulos e está orientada, porém difusamente fraca. O nível sérico de sódio é de 126 mEq/L, o potássio de 4,3 mEq/L, o magnésio de 1,2 mEq/L, a ureia de 163 mg/dL, a creatinina de 2,2 mg/dL, o bicarbonato de 10 mEq/L, e o cloreto de 88 mEq/L. O nível sérico de glicose é de 720 mg/dL. Todas as seguintes alternativas constituem passos apropriados no manejo dessa paciente, EXCETO:

A. Solução de sódio a 3%
B. Gasometria arterial
C. Insulina IV
D. Potássio IV
E. Líquidos IV

X-60. Você está examinando uma mulher de 28 anos de idade com diabetes melito tipo 1 de longa duração tratada com insulina. Declara que ela e o marido decidiram tentar ter um filho. Qual das seguintes afirmativas é verdadeira com relação aos problemas reprodutivos e diabetes melito?

A. As mulheres com diabetes melito apresentam menor capacidade reprodutiva.
B. A insulina atravessa a placenta e pode afetar adversamente o feto.
C. A paciente deve esperar um aumento das necessidades de insulina durante a gravidez.
D. O nível sérico materno elevado de glicose aumenta o risco de anormalidades fetais.
E. O período mais crucial do controle glicêmico para evitar malformações fetais é o terceiro trimestre.

X-61. Qual das seguintes afirmativas é verdadeira sobre a assistência dos pacientes hospitalizados com diabetes?

A. A anestesia geral leva a uma sensibilização à insulina e a um maior risco de hipoglicemia.
B. Um maior grau de hiperglicemia durante a hospitalização não tem sido associado a resultados infecciosos mais graves.
C. Nos ensaios clínicos realizados, o controle glicêmico estrito (meta de 81 a 108 mg/dL) é superior a um controle glicêmico moderado (meta de 140 mg/dL).
D. A iniciação da nutrição parenteral total está associada a um aumento das necessidades de insulina.
E. Em pacientes em estado crítico, a insulina subcutânea é sempre preferida à insulina IV.

X-62. Na Figura X-62, qual é o principal achado observado no fundo do olho desse paciente?

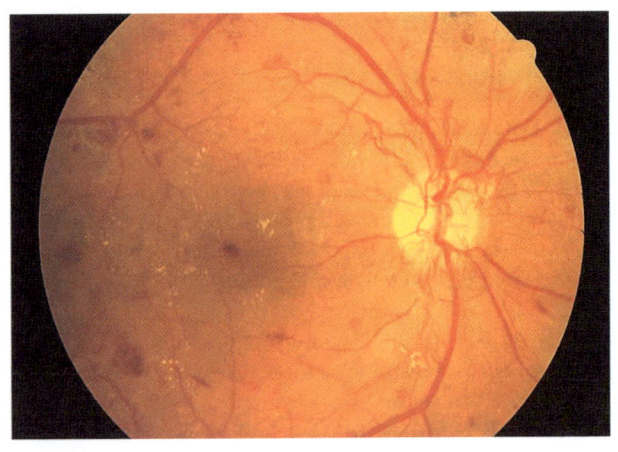

FIGURA X-62

A. Cruzamento arteriovenoso patológico
B. Microaneurismas
C. Neovascularização
D. Papiledema

X-63. Qual dos seguintes pacientes deve ser tratado com um inibidor da enzima conversora de angiotensina (ECA) ou um bloqueador dos receptores de angiotensina?

A. Mulher de 24 anos de idade com diabetes melito tipo 1 que apresenta dois resultados positivos de microalbuminúria em amostra de urina com intervalo de uma semana.
B. Mulher de 32 anos de idade com diabetes melito tipo 1 com nível de glicemia de 328 mg/dL e microalbuminúria positiva em amostra de urina.
C. Homem de 48 anos de idade com diabetes melito tipo 2 com microalbuminúria positiva em amostra de urina uma semana após iniciar um novo programa de exercícios físicos.
D. Homem de 56 anos de idade com diabetes melito tipo 2 com dois resultados positivos de microalbuminúria em amostra de urina com intervalo de três meses.
E. Homem de 62 anos de idade com diabetes melito tipo 2 e hipertensão com resultado positivo de microalbuminúria em amostra de urina e pressão arterial de 190/118 mmHg no dia do exame.

X-64. Uma mulher de 58 anos de idade com diabetes melito tipo 2 é examinada pelo seu médico para a avaliação de uma sensação de formigamento nas mãos e nos pés. A paciente está com diabetes melito tipo 2 há 15 anos, com controle intermitentemente precário. A determinação mais recente da hemoglobina A1c foi de 7,9%. Atualmente, é tratada com insulina detemir, 40 unidades ao dia, e metformina, 1.000 mg ao dia. Ao exame neurológico, observa-se a perda bilateral dos reflexos tendíneos profundos dos tornozelos. Os reflexos tendíneos profundos são de 2+ nos joelhos, no bíceps e tríceps. A sensação está diminuída à picada e toque leve bilateralmente nos tornozelos e punhos. Ela também tem dificuldade em dizer se o hálux está sendo mantido na posição para cima ou para baixo quando está com os olhos fechados. Algumas vezes, tem dificuldade em adormecer à noite, devido à dor nas pernas. O diagnóstico é de polineuropatia sensorial distal em consequência do diabetes melito. Qual dos seguintes medicamentos foi aprovado pela U.S. Food and Drug Administration para o tratamento da dor associada à neuropatia diabética?

A. Duloxetina
B. Gabapentina
C. Pregabalina
D. A e C
E. Todas as alternativas anteriores

X-65. Em condições normais, a glicose plasmática é rigorosamente regulada no corpo, com níveis em jejum situados entre 70 e 110 mg/dL. Quando o nível de glicemia cai abaixo de 80 a 85 mg/dL, qual das seguintes alterações fisiológicas ocorre inicialmente?

A. Diminuição do hormônio do crescimento
B. Diminuição da secreção de insulina
C. Aumento do cortisol
D. Aumento da epinefrina
E. Aumento do glucagon

X-66. Uma mulher de 25 anos de idade, profissional na área de saúde, é examinada devido à ocorrência de hipoglicemia recorrente. Teve vários episódios no trabalho no decorrer desse último ano; nesses episódios, sente-se trêmula e ansiosa e apresenta sudorese. Quando mede a glicose na ponta do dedo, o nível é de 40 a 55 mg/dL. Foi confirmado um nível plasmático de glicose de 50 mg/dL durante um episódio. Ela então bebe suco de laranja e sente-se melhor. Esses episódios não têm ocorrido fora do ambiente de trabalho. Além dos contraceptivos orais, ela não toma nenhuma medicação e está saudável nos demais aspectos. Qual dos seguintes exames tem mais probabilidade de demonstrar a causa subjacente da hipoglicemia?

A. Determinação do IGF-1
B. Medição dos níveis de insulina e de glicose em jejum
C. Determinação dos níveis de insulina, glicose e peptídeo C em jejum
D. Determinação dos níveis de insulina, glicose e peptídeo C durante um episódio sintomático
E. Medição do cortisol plasmático

X-67. Todas as seguintes afirmativas são verdadeiras com relação à hipoglicemia no diabetes melito, EXCETO:

A. Os indivíduos com diabetes melito tipo 2 apresentam menos hipoglicemia do que aqueles com diabetes melito tipo 1.
B. Das mortes no diabetes melito tipo 1, 2 a 4% são diretamente atribuídas à hipoglicemia.
C. Os episódios recorrentes de hipoglicemia predispõem ao desenvolvimento de falência autônoma, com contrarregulação da glicose defeituosa e perda da percepção da hipoglicemia.
D. Em média, os indivíduos com diabetes melito tipo 1 apresentam dois episódios semanais de hipoglicemia sintomática.
E. As tiazolidinedionas e a metformina causam hipoglicemia com mais frequência do que as sulfonilureias.

X-68. Um jovem de 18 anos de idade chega com queixa de dor intensa na parte média do abdome, que se irradia para as costas. O exame físico revela uma temperatura de 38°C, pressão arterial de 95/55 mmHg, frequência cardíaca de 110 bpm e frequência respiratória de 18 respirações/min com saturação de oxigênio de 96% no ar ambiente. O abdome apresenta hipersensibilidade difusa, com defesa voluntária sem dor a descompressão. Há aumento de tamanho do fígado e do baço. O paciente também apresenta xantomas eruptivos nas mãos, nos pés e nas pernas. O nível de lipase é de 2.300 U/L, e o nível de triglicerídeos em jejum é de 1.109 mg/dL. Após uma avaliação adequada, acredita-se que esse paciente tenha pancreatite e deficiência de lipoproteína lipase. Está estabilizado sem complicação e pronto para receber alta depois de quatro dias. Qual é o tratamento recomendado?

A. Restrição da gordura dietética para 15 g/dia
B. Suplementação de óleo de peixe
C. Genfibrosila, 600 mg duas vezes ao dia
D. Ácido nicotínico de liberação prolongada, 250 mg duas vezes ao dia
E. Sinvastatina, 20 mg ao dia

X-69. Um homem de 32 anos de idade é examinado em uma visita de rotina à clínica para avaliação de fatores de risco coronarianos. Nega o uso de tabaco. A pressão arterial sistêmica está normal, e ele não tem diabetes. Está saudável nos demais aspectos. A história familiar é marcante por níveis elevados de colesterol da mãe e dos avós maternos. O exame físico revela xantomas tendíneos. O nível de colesterol em jejum é marcante pelo colesterol de lipoproteína de baixa densidade (LDL) de 387 mg/dL. Qual das seguintes condições é mais provavelmente o distúrbio genético que afeta esse indivíduo?

A. Deficiência de apolipoproteína (apo) A-V
B. ApoB-100 defeituosa familiar
C. Deficiência familiar de lipase hepática
D. Hipercolesterolemia familiar
E. Deficiência de lipoproteína lipase

X-70. Todas as seguintes alternativas constituem causas potenciais de níveis elevados de LDL, EXCETO:

A. Anorexia nervosa
B. Cirrose
C. Hipotireoidismo
D. Síndrome nefrótica
E. Diuréticos tiazídicos

X-71. Seu paciente de 60 anos de idade com gamopatia monoclonal de significado indeterminado chega para uma visita de acompanhamento e análise dos dados laboratoriais recentes. Houve elevação recente da creatinina para 2,0 mg/dL, o nível de potássio é de 3,7 mg/dL, o cálcio é de 12,2 mg/dL, as LDL são de 202 mg/dL, e os triglicerídeos, de 209 mg/dL. Ao ser questionado, o paciente relata a ocorrência de edema ao redor dos olhos e urina "espumosa" de três meses de duração. Ao exame, o paciente apresenta anasarca. Preocupado com o mieloma múltiplo e a síndrome nefrótica, você solicita a razão proteína/creatinina da urina, cujo resultado é de 14:1. Qual é a opção de tratamento mais adequada para tratar as anormalidades lipídicas desse paciente?

A. Inibidor da proteína de transferência de ésteres de colesterol
B. Manejo dietético
C. Inibidores da 3-hidroxi-3-metilglutaril-coenzima A (HMG-CoA) redutase
D. Aférese dos lipídeos
E. Niacina e fibratos

X-72. A síndrome metabólica foi inicialmente definida como entidade clínica pela Organização Mundial da Saúde em 1998, como uma constelação de achados incluindo obesidade central, hipertrigliceridemia, baixo nível de lipoproteínas de alta densidade (HDL), hiperglicemia e hipertensão. Qual das seguintes afirmativas é verdadeira com relação à epidemiologia da síndrome metabólica?

A. Depois dos 60 anos de idade, os homens têm mais tendência a apresentar síndrome metabólica do que as mulheres.
B. Entre pacientes com diabetes melito, a presença de síndrome metabólica confere maior risco de doença cardiovascular.
C. O IMC constitui o preditor mais forte de resistência à insulina e risco de diabetes na síndrome metabólica.
D. A maior prevalência registrada de síndrome metabólica nos Estados Unidos é entre mulheres mexicano-americanas.
E. A população japonesa é a nacionalidade com menor risco de síndrome metabólica.

X-73. Um chinês de 47 anos de idade está realizando um exame anual. Em geral, não tem nenhuma queixa, porém tem um estilo de vida sedentário. Trabalha como contador e passa os dias de trabalho na frente do computador. Ele não mantém uma rotina de exercícios regulares. Admite também que a sua alimentação não é ideal. Divorciou-se e vive sozinho. Come fora ou pede comida da rua aproximadamente quatro noites por semana. Nos outros dias, prefere refeições rápidas que ele possa aquecer no micro-ondas. A história clínica pregressa é significativa pela presença de hipertensão e obesidade. Está sendo tratado com hidroclorotiazida, 25 mg ao dia. Não tem nenhuma alergia. Hoje, a pressão arterial é de 148/92 mmHg, a circunferência da cintura é de 93 cm. Tem 1,78 m de altura e pesa 105 kg. O IMC é de 32,3 kg/m². Nos exames de laboratório anuais em jejum, o colesterol total é de 220 mg/dL, a HDL é de 28 mg/dL, os triglicerídeos de 178 mg/dL e a LDL de 103 mg/dL. O nível de glicemia em jejum é de 98 mg/dL. Qual das seguintes afirmativas é verdadeira com relação ao diagnóstico de síndrome metabólica neste paciente?

A. Ele não pode ter síndrome metabólica, uma vez que o nível de glicemia em jejum está normal.
B. Esse paciente apresenta síndrome metabólica, pois preenche três dos cinco critérios diagnósticos: níveis elevados de triglicerídeos, baixo nível de HDL e hipertensão.
C. Esse paciente apresenta síndrome metabólica, pois preenche quatro dos cinco critérios diagnósticos: IMC alto, níveis elevados de triglicerídeos, baixo nível de HDL e hipertensão.
D. Esse paciente apresenta síndrome metabólica, pois preenche quatro dos cinco critérios diagnósticos: grande circunferência da cintura, níveis elevados de triglicerídeos, baixo nível de HDL e hipertensão.
E. A síndrome metabólica não pode ser diagnosticada com uma única avaliação. Indica-se repetir os testes em 3 a 6 meses.

X-74. Um homem de 55 anos de idade é internado na unidade de terapia intensiva com febre e tosse de uma semana de duração. Passava bem até uma semana antes da internação, quando percebeu uma falta de ar progressiva, tosse e escarro produtivo. No dia da internação, a esposa percebeu que estava letárgico. Os paramédicos constataram que o paciente não respondia a estímulos. Foi intubado no local e levado ao serviço de emergência. As únicas medicações consistem em insulina glargina, 20 unidades ao dia, e insulina asparte com as refeições. A história clínica pregressa é marcante pelo abuso de álcool e diabetes melito. O uso recente de álcool tem sido de pelo menos 12 cervejas por dia. Ao chegar no hospital, a temperatura é de 38,9°C, a pressão arterial é de 76/40 mmHg, e a saturação de oxigênio, de 86% sob ventilação mecânica no modo assistido-controlado, com volume corrente de 420 mL, frequência respiratória de 22 respirações/min, pressão expiratória final positiva de 5 e FiO_2 de 1,0. Ao exame, o paciente está intubado em ventilação mecânica. A pressão venosa jugular é normal. Os sons respiratórios estão diminuídos na base do pulmão direito, com egofonia. As bulhas cardíacas são normais. O abdome é flácido. Não há edema periférico. A radiografia de tórax revela um infiltrado no lobo inferior direito, com derrame pleural moderado. O eletrocardiograma é normal. A coloração do escarro pelo método de Gram revela diplococos Gram-positivos. A contagem de leucócitos é de $23 \times 10^3/\mu L$, com 70% de células polimorfonucleares e 6% de bastões. O nível de ureia é de 171 mg/dL, e a creatinina é de 3,1 mg/dL. O nível plasmático de glicose é de 425 mg/dL. São administrados antibióticos de amplo espectro, líquidos IV, omeprazol e insulina em bomba de infusão. Uma sonda nasogástrica é inserida, e inicia-se a alimentação por sonda. No segundo dia de internação, o nível de creatinina diminuiu para 1,6 mg/dL. Entretanto, o nível plasmático de fosfato é de 1,0 mg/dL (0,3 mmol/L), e o do cálcio, de 8,8 mg/dL. Todas as seguintes alternativas constituem causas de hipofosfatemia nesse paciente, EXCETO:

A. Lesão renal aguda
B. Alcoolismo
C. Insulina
D. Desnutrição
E. Sepse

X-75. No paciente descrito na Questão X-74, qual é a abordagem mais adequada para corrigir a hipofosfatemia?

A. Administrar gluconato de cálcio IV, 1 g, seguido de infusão de fosfato IV em uma velocidade de 8 mmol/h durante 6 horas.
B. Administrar fosfato IV isoladamente, em uma velocidade de 2 mmol/h durante 6 horas.
C. Administrar fosfato IV isoladamente, em uma velocidade de 8 mmol/h durante 6 horas.
D. Continuar a observação rigorosa, já que se espera que a redistribuição do fosfato normalize os níveis no decorrer das próximas 24 a 48 horas.
E. Iniciar a reposição de fosfato oral, em uma dose de 1.500 mg/dia.

X-76. Você está cuidando de um homem de 72 anos de idade que residiu em uma clínica geriátrica nos últimos três anos. O paciente apresenta doença pulmonar obstrutiva crônica grave e necessita de oxigênio contínuo, L/min. Além disso, sofreu anteriormente um acidente vascular encefálico, que o deixou com hemiparesia direita. As medicações atuais incluem ácido acetilsalicílico, losartana, hidroclorotiazida, fluticazona/salmeterol, tiotrópio e salbutamol. O IMC é de 18,5 kg/m². Você suspeita que ele possa ter deficiência de vitamina D. Qual dos seguintes exames é mais adequado para determinar a presença de deficiência de vitamina D?

A. 1,25-hidroxivitamina D
B. 25-hidroxivitamina D
C. Fosfatase alcalina
D. Paratormônio
E. Níveis séricos de cálcio total e ionizado

X-77. Uma mulher de 72 anos de idade foi internada com fratura do quadril direito. Após reparo cirúrgico inicial, a paciente é transferida para reabilitação para cuidados subsequentes. Nesse período, o nível de 25-hidroxivitamina D é verificado, e observa-se um resultado de 18,3 ng/L. O que você recomenda para o tratamento dessa paciente?

A. Vitamina D_3, 800 unidades ao dia
B. Vitamina D_3, 800 unidades ao dia, mais carbonato de cálcio, 1.500 mg ao dia
C. Vitamina D_3, 2.000 unidades ao dia
D. Vitamina D_3, 2.000 unidades ao dia, mais carbonato de cálcio, 1.500 mg ao dia
E. Vitamina D_3, 50.000 unidades por semana, durante quatro semanas; em seguida, 800 unidades por semana, mais cálcio, 1.500 mg ao dia

X-78. Uma mulher de 60 anos de idade é encaminhada a seu consultório para avaliação de hipercalcemia. Foi encontrado incidentalmente um nível sérico de cálcio de 12,9 mg/dL em um painel de bioquímica obtido durante a internação da paciente para colecistectomia. Apesar da administração de líquidos no hospital, o nível sérico de cálcio por ocasião da alta foi de 11,8 mg/dL. A paciente é assintomática, e o nível de paratormônio é de 95 ng/L (valor de referência: 10 a 65 ng/L). Está em boa saúde nos demais aspectos e realizou o rastreamento para câncer apropriado para sua idade, conforme recomendação. Nega a ocorrência de constipação intestinal ou dor óssea, e, até agora, passaram-se oito semanas desde a realização do procedimento cirúrgico. Neste momento, o nível sérico de cálcio é de 12,6 mg/dL, e o de fosfato, de 2,3 mg/dL. O hematócrito e todos os outros exames de bioquímica, incluindo creatinina, estão normais. Qual das seguintes alternativas seria uma indicação para cirurgia nesta paciente, de modo a tratar definitivamente o diagnóstico subjacente?

A. Idade > 50 anos
B. Cálcio elevado na urina de 24 horas
C. Nefrolitíase
D. Osteopenia na densitometria óssea
E. Cálcio sérico de > 1 mg/dL acima do normal

X-79. Um homem de 42 anos de idade chega ao serviço de emergência com dor no flanco do lado direito, de início agudo. Descreve a intensidade da dor como 10 em 10, que se irradia para a virilha. Teve um episódio de hematúria. Uma TC não contrastada confirma a presença de cálculo renal do lado direito, que está atualmente localizado na parte distal do ureter. O paciente tem uma história clínica pregressa de sarcoidose pulmonar, que atualmente não está sendo tratada. Foi diagnosticado por meio de biópsia broncoscópica, que revelou granulomas não caseosos. A radiografia de tórax revela adenopatia hilar bilateral. O nível sérico de cálcio é de 12,6 mg/dL. Qual é o mecanismo da hipercalcemia nesse paciente?

A. Aumento da ativação da 25-hidroxivitamina D em 1,25-hidroxivitamina D por macrófagos no interior dos granulomas.
B. Aumento da ativação da 25-hidroxivitamina D em 1,25-hidroxivitamina D pelos rins.
C. Aumento da ativação da vitamina D em 25-hidroxivitamina D por macrófagos dentro dos granulomas.
D. Diagnóstico oculto de linfoma, com invasão subsequente da medula óssea e reabsorção óssea por meio de destruição local.
E. Produção de peptídeo relacionado com o paratormônio por macrófagos dentro dos granulomas.

X-80. Um homem de 52 anos de idade apresenta doença renal em estágio terminal em consequência de hipertensão de longa duração e diabetes melito. Tem sido tratado com hemodiálise nesses últimos oito anos. Durante esse período, a adesão aos medicamentos e ao esquema de hemodiálise tem sido precária, com omissão frequente de uma sessão por semana. Neste momento, queixa-se de dor óssea e dispneia. A saturação de oxigênio é de 92% no ar ambiente, e uma radiografia de tórax revela infiltrados bilaterais pouco definidos. A TC do tórax revela infiltrados bilaterais em vidro fosco. Os dados laboratoriais incluem nível de cálcio de 12,3 mg/dL, fosfato de 8,1 mg/dL e paratormônio de 110 pg/mL. Qual das seguintes condutas seria a melhor abordagem ao tratamento da condição clínica atual desse paciente?

A. Calcitriol, 0,5 μg IV, com hemodiálise, com sevelâmer três vezes ao dia
B. Calcitriol, 0,5 μg por via oral ao dia, com sevelâmer, 1.600 mg três vezes ao dia
C. Hemodiálise mais agressiva para obter um equilíbrio hidreletrolítico ideal
D. Paratireoidectomia
E. Sevelâmer, 1.600 mg três vezes ao dia

X-81. Uma mulher de 54 anos de idade é submetida à tireoidectomia total para carcinoma folicular de tireoide. Cerca de 6 horas após a cirurgia, a paciente queixa-se de formigamento ao redor da boca. Subsequentemente, apresenta uma sensação de picadas nos dedos das mãos e dos pés. O enfermeiro chama o médico para avaliar a paciente, após ter tido cãibras intensas das mãos quando a pressão arterial é medida. Durante o exame, a paciente queixa-se ainda de cãibras intermitentes nas mãos. Desde a cirurgia, recebeu sulfato de morfina para alívio da dor e metoclopramida para as náuseas. Não teve nenhuma alteração dos sinais vitais, e não apresenta febre. A percussão sobre a porção inferior do arco zigomático, 2 cm anteriormente à orelha, produz contração do canto da boca. O eletrocardiograma revela intervalo QT de 575 ms. Qual é o próximo passo na avaliação e no tratamento dessa paciente?

A. Administração de benztropina
B. Administração de gluconato de cálcio
C. Administração de sulfato de magnésio
D. Determinação dos níveis de cálcio, magnésio, fosfato e potássio
E. Determinação da capacidade vital forçada

X-82. Uma mulher de 68 anos de idade com carcinoma de células escamosas de pulmão de estágio IIIB é internada, devido à ocorrência de alteração do estado mental e desidratação. Ao ser internada, verifica-se que o nível de cálcio é de 19,6 mg/dL, e o nível de fosfato, de 1,8 mg/dL. A determinação concomitante do paratormônio é de 0,1 pg/mL (faixa normal de 10 a 65 pg/mL), e o rastreamento para o peptídeo relacionado ao paratormônio é positivo. Nas primeiras 24 horas, a paciente recebe 4 L de soro fisiológico com furosemida para diurese. Na manhã seguinte, o nível de cálcio é de 17,6 mg/dL, e o de fosfato, de 2,2 mg/dL. A paciente continua apresentando delírio. Qual é a melhor abordagem para o tratamento continuado da hipercalcemia dessa paciente?

A. Continuar o tratamento com a administração de líquidos em grande volume e diurese forçada com furosemida.
B. Continuar o tratamento com a administração de líquidos em grande volume, porém com interrupção da furosemida e tratamento com hidroclorotiazida.
C. Iniciar o tratamento apenas com calcitonina.
D. Iniciar o tratamento apenas com pamidronato.
E. Iniciar o tratamento com calcitonina e pamidronato.

X-83. Qual das seguintes afirmativas é correta com relação à epidemiologia da osteoporose e das fraturas ósseas?

A. Para cada aumento de cinco anos de idade depois dos 70 anos, a incidência de fraturas de quadril aumenta em 25%.
B. As fraturas da parte distal do rádio aumentam em frequência antes dos 50 anos de idade e alcançam um platô por volta dos 60 anos, com apenas um aumento modesto relacionado com a idade.
C. A maioria das mulheres preenche os critérios diagnósticos para osteoporose entre 60 e 70 anos de idade.
D. O risco de fratura de quadril é o mesmo quando as mulheres brancas são comparadas com as mulheres negras.
E. As mulheres com osteoporose são mais numerosas do que os homens, em uma razão de cerca de 10 para 1.

X-84. Uma mulher de 50 anos de idade chega a seu consultório querendo saber sobre o risco de fratura relacionado com a osteoporose. Ela tem uma história familiar positiva de osteoporose na mãe, embora esta nunca tenha sofrido qualquer fratura de quadril ou vértebras. A própria paciente também nunca sofreu nenhuma fratura. É branca e tem uma história de tabagismo de 20 anos, tendo abandonado o fumo há 10 anos. Aos 37 anos, foi submetida à histerectomia total com salpingo-oforectomia bilateral para endometriose. Apresenta intolerância à lactose e não consome produtos derivados do leite. Atualmente, toma 500 mg de carbonato de cálcio por dia. Pesa 52 kg, e sua altura é de 1,68 m (IMC de 18,6 kg/m^2). Todas as seguintes alternativas constituem fatores de risco para fratura osteoporótica nesta mulher, EXCETO:

A. Menopausa precoce
B. Sexo feminino
C. História de tabagismo
D. Baixo peso corporal
E. Baixa ingestão de cálcio

X-85. Uma mulher de 54 anos de idade é encaminhada a uma clínica de endocrinologia para avaliação de osteoporose após um exame recente realizado para dor lombar ter revelado uma fratura por compressão do corpo vertebral T4. A paciente está na perimenopausa, com períodos menstruais irregulares e ondas de calor frequentes. Não fuma. Nos demais aspectos, a paciente está saudável. Pesa 70 kg e mede 1,68 m. Perdeu 5 cm de sua altura máxima. A densitometria óssea revela um escore T de –3,5 desvio-padrão (DP) e um escore Z de –2,5 DP. Todos os seguintes exames estão indicados para a avaliação da osteoporose nesta paciente, EXCETO:

A. Cálcio na urina de 24 horas
B. Níveis de FSH e de LH
C. Cálcio sérico
D. TSH
E. Níveis de vitamina D (25-hidroxivitamina D)

X-86. Uma mulher branca de 45 anos de idade procura aconselhamento de seu médico sobre o risco de osteoporose e a necessidade de realização de densitometria óssea. Ela nunca foi fumante e só consome álcool socialmente. Tem uma história de asma persistente e moderada desde a adolescência. No momento, faz uso de fluticasona, 44 mg/aplicação, duas vezes ao dia, com bom controle atual. Necessitou de tratamento com prednisona oral há cerca de seis meses, quando teve *influenza* complicada por uma crise de asma. Tomou prednisona por um total de 14 dias. Teve três gestações e dois nascimentos vivos aos 39 e 41 anos. Atualmente, tem menstruações irregulares, que ocorrem aproximadamente a cada 42 dias. O nível de FSH é de 25 mUI/L e o nível de 17β-estradiol é de 115 pg/mL no décimo segundo dia de seu ciclo menstrual. A mãe e a tia materna foram diagnosticadas com osteoporose. A mãe também apresenta artrite reumatoide e necessita de tratamento com prednisona, 5 mg ao dia. A mãe sofreu uma fratura da coluna lombar por compressão aos 68 anos. Ao exame físico, a paciente tem boa aparência e está saudável. A altura é de 1,68 m. O peso é de 66,4 kg. Os exames torácico, cardíaco, abdominal, muscular e neurológico são normais. O que você deve explicar a esta paciente sobre a necessidade de densitometria óssea?

A. Como atualmente ela está na perimenopausa, deve realizar uma densitometria óssea a cada dois anos até completar a menopausa e, em seguida, repetir a densitometria óssea anualmente.
B. Tendo em vista sua história familiar, ela deve começar a realizar a densitometria óssea anualmente.
C. A densitometria óssea não é recomendada até completar a menopausa.
D. A gestação tardia até a quarta e quinta décadas de vida diminui o risco de desenvolver osteoporose, de modo que a densitometria óssea não é recomendada.
E. O uso de glicocorticoides inalados em baixa dose aumenta em três vezes o risco de osteoporose, de modo que ela deve efetuar uma densitometria óssea anualmente.

X-87 a X-91. Associe os seguintes medicamentos usados no tratamento da osteoporose com o seu mecanismo de ação:

87. Calcitonina
88. Denosumabe
89. Raloxifeno
90. Teriparatida
91. Ácido zoledrônico

A. Paratormônio recombinante (1-34hPTH) com estimulação direta da atividade dos osteoblastos
B. Hormônio polipeptídico que suprime a atividade dos osteoclastos por meio de um receptor específico para o hormônio
C. Bisfosfonato administrado anualmente, que interfere na função dos osteoclastos e reduz o número de osteoclastos
D. Modulador seletivo do receptor de estrogênio
E. Anticorpo monoclonal humano dirigido contra RANKL, uma proteína necessária para a maturação dos osteoclastos

X-92. Uma mulher de 38 anos de idade com fibrose cística e deficiência de vitamina D apresenta um escore T de –2,8 na coluna lombar e no quadril. Ela começa um tratamento com alendronato, 70 mg por semana, colecalciferol, 5.000 unidades ao dia, e carbonato de cálcio, 1.500 mg diariamente. Quando a densitometria óssea dessa paciente deve ser repetida para avaliar a resposta ao tratamento?

A. 1 ano
B. 3 anos
C. 5 anos
D. 10 anos
E. Não precisa ser repetida. Em seu lugar, deve-se efetuar uma RM.

X-93. Uma jovem de 19 anos de idade é examinada pelo seu médico devido a fraturas recorrentes de ossos longos. Fraturou duas vezes o fêmur e três vezes o úmero. Não sofreu um número anormal de quedas e também relata que tem facilidade de desenvolver equimoses. Fora essas lesões ortopédicas repetidas, ela é saudável. O exame físico revela ossos levemente deformados, dentes pequenos e amarelados, de cor âmbar, e esclera de coloração azulada. Há suspeita de osteogênese imperfeita. Qual das seguintes afirmativas é verdadeira sobre essa condição?

A. Essa paciente provavelmente apresenta uma mutação no procolágeno tipo 1.
B. É necessária uma biópsia óssea para estabelecer o diagnóstico definitivo.
C. Os bisfosfonatos demonstraram ter sucesso em longo prazo na prevenção de fraturas de ossos longos nessa condição.
D. As fraturas em mulheres tendem a aumentar depois da puberdade.
E. Pode-se demonstrar um aumento da densidade mineral óssea na absortometria de raios X.

X-94. Um jovem de 20 anos de idade é submetido a exame físico de rotina antes de entrar em uma equipe universitária de basquetebol. Foi recrutado para jogar na equipe e ofereceram-lhe uma bolsa de estudos após reconhecer suas habilidades em uma equipe nacional juvenil no exterior. É originário da Nigéria e veio para os Estados Unidos apenas para estudar. A história clínica é significativa por um tratamento prévio de tuberculose aos 13 anos de idade. Não toma nenhuma medicação e não tem nenhuma alergia. O pai faleceu de morte súbita cardíaca aos 46 anos. Não foi realizada nenhuma necropsia. Outros membros da família paterna morreram jovens em consequência de problemas cardíacos. A mãe é saudável. Ele mede 2,06cm, pesa 89,8 kg. O IMC é de 22,3 kg/m². Você percebe que o tronco é curto em relação aos membros, e a envergadura dos braços mede 2,10 cm. Ele também apresenta *pectus excavatum* e aracnodactilia. Verifica-se a presença de palato alto e arqueado. Usa óculos devido a uma miopia grave e teve *ectopia lentis* do olho direito. Ao exame cardiovascular, um sopro diastólico 2+/4+ é audível no terceiro espaço intercostal esquerdo. Está ansioso para começar a jogar na equipe de basquetebol. O que você aconselha neste momento?

A. Não é seguro jogar basquetebol competitivo ou realizar outras atividades físicas vigorosas.
B. É seguro recomeçar uma atividade física sem uma avaliação adicional.
C. Ele pode continuar a jogar na equipe, enquanto se realiza uma avaliação adicional com ecocardiograma, exame com lâmpada de fenda e teste genético.
D. Deve tomar um β-bloqueador e, em seguida, pode retomar a atividade física.

X-95. Um homem de 40 anos de idade é avaliado como parte de um exame físico executivo. Leu sobre diferentes procedimentos de rastreamento na Internet e está interessado em efetuar um rastreamento para hemocromatose. É saudável nos demais aspectos e toma apenas um multivitamínico diariamente. O pai faleceu de cirrose aos 56 anos e tinha um consumo maciço de álcool. Não há nenhuma outra doença hepática na família. Qual dos seguintes exames é o primeiro passo mais adequado para o rastreamento desse distúrbio?

A. Teste genético para a mutação C282Y
B. Ensaio para a atividade de *HFE*
C. RM do fígado
D. O rastreamento para a hemocromatose não é custo-efetivo e não é recomendado
E. Saturação da transferrina e nível sérico de ferritina

X-96. Um homem branco de 55 anos de idade com história de diabetes melito chega a seu consultório com queixas de fraqueza generalizada, perda de peso, dor abdominal difusa inespecífica e disfunção erétil. O paciente tem uma história pregressa de hipercolesterolemia e toma atorvastatina. O exame é significativo pela presença de hepatomegalia sem hipersensibilidade, atrofia testicular e ginecomastia. O exame da pele revela uma tonalidade cinza-ardósia difusa, que é ligeiramente mais pronunciada na face e no pescoço. O exame das articulações revela edema discreto da segunda e da terceira articulações metacarpofalangeanas da mão direita. Qual dos seguintes exames tem mais probabilidade de levar ao diagnóstico correto?

A. Anticorpo antimúsculo liso
B. Ceruloplasmina
C. Ultrassonografia do fígado com Doppler
D. Anticorpo contra o antígeno de superfície da hepatite B
E. Rastreamento para mutação do gene *HFE*

X-97. Um homem de 28 anos de idade é internado na unidade de terapia intensiva com insuficiência hepática fulminante e hemólise. Ao ser questionada, a família relata que ele foi diagnosticado com depressão há cinco anos e sofreu um episódio de hepatite aguda há dois anos, que regrediu. Naquela época, o nível de aspartato aminotransferase alcançou 1.200 U/L, e o nível de aminotransferase alanina teve um pico de 1.900 U/L. Apresentou apenas icterícia leve, com nível de bilirrubina total de 7,2 g/dL. Não foi identificada nenhuma causa da hepatite, embora uma investigação tivesse incluído causas virais e autoimunes. A função hepática retornou ao normal. Está em uso de antidepressivo, e, em certas ocasiões, toma ibuprofeno, porém sem nenhuma outra medicação. O exame físico é marcante pela presença de ascite e alteração do estado mental, com distonia. A TC do abdome não revela nenhuma obstrução biliar, porém um fígado cirrótico. Qual dos seguintes achados tem mais probabilidade de confirmar o diagnóstico subjacente?

A. Nível de ferro na urina de 24 horas
B. RM do cérebro, mostrando lesão dos núcleos da base
C. Genótipo para mutação *HFE*
D. Presença de esquizócitos no esfregaço de sangue periférico
E. Exame com lâmpada de fenda, revelando a presença de anéis de Kayser-Fleischer

X-98. Qual das seguintes opções constitui o tratamento inicial mais adequado para o paciente da Questão X-97?

A. Colestiramina
B. D-Penicilamina
C. Transplante de fígado
D. Trientina
E. Zinco

X-99. Uma mulher de 22 anos de idade chega ao serviço de emergência devido à ocorrência de dor abdominal cuja intensidade ela classifica de 10 em uma escala de 0 a 10. O episódio atual começou há cerca de 5 horas. Descreve a dor como difusa e constante com discreta natureza em cólica. Apresenta náusea leve e teve um episódio de vômito. Sente o abdome distendido. Nos últimos seis anos, procurou o serviço de emergência cinco vezes com sintomas semelhantes e ficou frustrada porque nada foi encontrado. Relata que, em geral, foi tratada com líquidos IV, antieméticos e narcóticos IV. Declara que foi tratada como se fosse usuária de drogas, visto que os exames laboratoriais, o exame de urina e a TC do abdome com contraste IV e oral foram negativos. Os sintomas sempre desapareceram no decorrer de 24 a 48 horas sem intervenção ou internação. Teve episódios mais leves aproximadamente 4 a 5 vezes por ano e evitou procurar assistência médica, devido à sua experiência negativa anterior com profissionais de saúde. Quando sente dor, ela fica com muita ansiedade e insônia. Teve dois episódios de alucinações auditivas durante uma crise de dor aguda, que ela atribuiu à intensidade da dor. Atualmente, cursa o último ano de engenharia mecânica. É uma excelente aluna. Não tem nenhuma história clínica pregressa. Parou de tomar contraceptivos orais quando percebeu que eles pioravam os episódios de dor abdominal. A mãe teve alguns episódios leves de dor abdominal semelhante, que acredita tenha sido devido à endometriose. A mãe tampouco procurou assistência médica para uma avaliação específica. Ao exame, os sinais vitais são os seguintes: frequência cardíaca de 120 bpm, temperatura de 37,2°C, pressão arterial de 138/88 mmHg, frequência respiratória de 18 respirações/min e saturação de oxigênio arterial (Sao$_2$) de 99% no ar ambiente. A paciente parece estar em leve sofrimento devido à dor. O exame da cabeça e dos olhos e o exame dos olhos, nariz e orofaringe são inespecíficos. Os pulmões estão limpos. O exame cardiovascular revela apenas taquicardia vascular sem sopros. O exame abdominal revela sons intestinais hipoativos com leve distensão. Não há hipersensibilidade localizada. A radiografia de abdome revela íleo paralítico. O exame de urina e o rastreamento toxicológico são negativos. O hemograma completo e o painel metabólico são normais, com exceção da presença de hiponatremia leve (nível de sódio de 132 mmol/L). Qual das seguintes opções é o próximo passo mais adequado na avaliação dessa paciente?

A. Endoscopia e colonoscopia
B. Análise para mutação da HMB sintase plasmática
C. Determinação do porfobilinogênio e ácido 5-aminolevulínico urinários durante uma crise
D. Determinação das porfirinas urinárias
E. Prescrição de lubiprostona

X-100. Um homem de 39 anos de idade procura a clínica com queixa de lesões cutâneas bolhosas no dorso das mãos e nos braços, que são dolorosas. São frequentemente desencadeadas pela luz solar e cicatrizam, deixando marcas. Ele também percebe que essas lesões ocorrem com frequência após consumo pesado de álcool. As mãos e os antebraços apresentam numerosas cicatrizes hipopigmentadas, que ele descreve como sendo dos episódios anteriores. A pele sobre o dorso das mãos está espessa e grosseira. Nos demais aspectos, a revisão dos sistemas e o exame físico são normais. As lesões nas mãos são mostradas na Figura X-100. O exame confirma seu diagnóstico suspeito. Qual dos seguintes tratamentos terá mais probabilidade de produzir uma melhora em longo prazo nesse paciente?

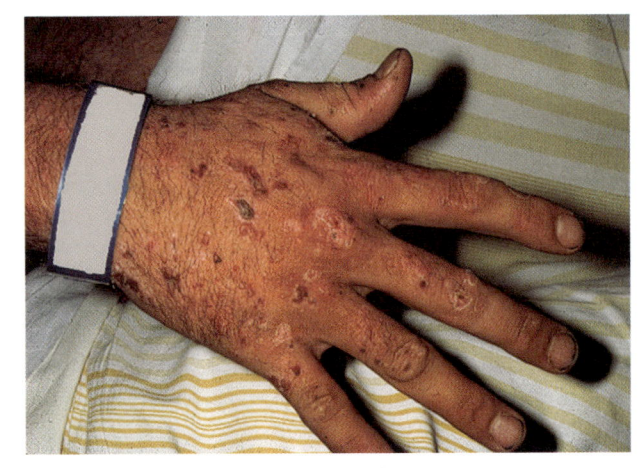

FIGURA X-100 Cortesia do Dr. Karl E. Anderson; com autorização.

A. Evitar a exposição ao sol e administrar hemina IV para o tratamento das lesões agudas
B. Hidroxicloroquina, 200 mg duas vezes ao dia
C. Flebotomia de 450 mL de sangue, a cada 1 a 2 semanas
D. Prednisona, 0,5 mg/kg ao dia por via oral
E. Triancinolona 0,5%, aplicação tópica duas vezes ao dia

RESPOSTAS

X-1. **A resposta é C.** *(Cap. 401e)* Os hormônios produzidos pela adeno-hipófise incluem o hormônio adrenocorticotrófico (ACTH), o hormônio estimulante da tireoide (TSH), o hormônio luteinizante (LH), o hormônio foliculoestimulante (FSH), a prolactina e o hormônio do crescimento. A neuro-hipófise produz vasopressina e ocitocina. A adeno-hipófise e a neuro-hipófise possuem um suprimento vascular separado, e a neuro-hipófise é diretamente inervada por neurônios hipotalâmicos por meio da haste hipofisária, tornando-a suscetível à disfunção associada ao estresse de cisalhamento. O controle hipotalâmico da função adeno-hipofisária é efetuado por meio dos hormônios secretados; por conseguinte, é menos suscetível à lesão traumática.

X-2. **A resposta é D.** *(Cap. 401e)* As apresentações do adenoma hipofisário funcional incluem acromegalia, como no caso desse paciente, prolactinomas e síndrome de Cushing. A síndrome deste paciente está associada à hipersecreção de hormônio do crescimento em pacientes com massas hipofisárias, embora se tenha relatado a produção ectópica de hormônio do crescimento, particularmente por tumores. Como o hormônio do crescimento é secretado de modo altamente pulsátil, a obtenção aleatória dos níveis séricos não é confiável. Por conseguinte, o mediador dos efeitos sistêmicos do hormônio do crescimento, o fator de crescimento semelhante à insulina-1 (IGF-1), é determinado para o rastreamento do excesso de hormônio do crescimento. O IGF-1 é produzido pelo fígado em resposta à estimulação do hormônio do crescimento. Um teste de tolerância à glicose oral, com determinação do nível de hormônio do crescimento aos 0, 30 e 60 minutos, também pode ser usado no rastreamento da acromegalia, visto que, nos indivíduos normais, ocorre supressão do hormônio do crescimento em resposta a esse estímulo. Os níveis séricos de prolactina são úteis para rastreamento de prolactinomas, e o cortisol livre na urina de 24 horas e o ensaio de ACTH mostram-se úteis para o rastreamento da doença de Cushing.

X-3. **A resposta é D.** *(Cap. 401e)* A hipófise se forma embriologicamente a partir da bolsa de Rathke. Como mostra a Figura X-3, o suprimento sanguíneo da hipófise provém das artérias hipofisárias superior e inferior. O plexo portal hipotalâmico-hipofisário proporciona o principal suprimento sanguíneo para a adeno-hipófise, possibilitando a transmissão fidedigna dos pulsos de peptídeos hipotalâmicos, sem diluição sistêmica significativa; em consequência, as células hipofisárias são expostas a fatores de liberação ou de inibição e, por sua vez, liberam seus hormônios na forma de pulsos discretos na circulação sistêmica. A neuro-hipófise é irrigada pelas artérias hipofisárias inferiores. Diferentemente da adeno-hipófise, o lobo posterior é inervado diretamente por neurônios hipotalâmicos (tratos neurais supraóptico hipofisários e túbero-hipofisários) por meio da haste hipofisária. Por conseguinte, a produção de vasopressina (hormônio antidiurético) e de ocitocina pela neuro-hipófise é particularmente sensível ao dano neuronal por lesões que afetam a haste hipofisária ou o hipotálamo. O ACTH é derivado da pró-opiomelanocortina, e a prolactina é secretada na adeno-hipófise.

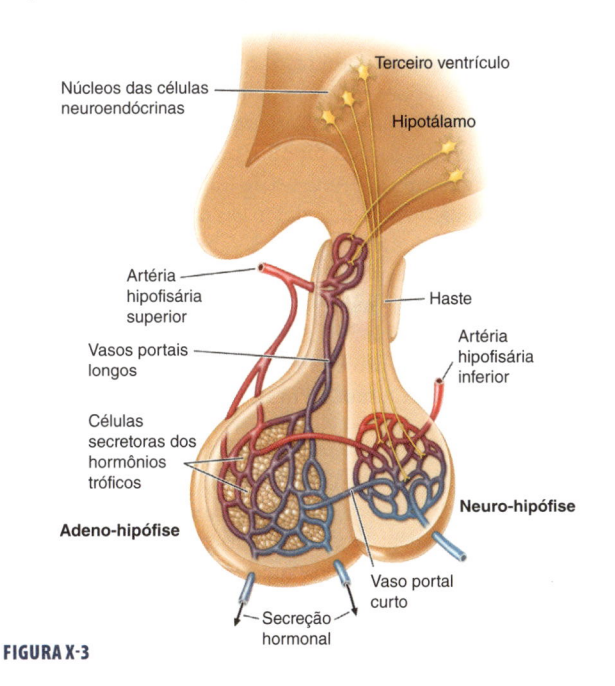

FIGURA X-3

X-4. **A resposta é C.** *(Cap. 401e)* A deficiência de hormônio do crescimento em adultos é habitualmente causada por lesão hipotalâmica ou hipofisária. Como o hormônio do crescimento não é mais importante para alcançar uma estatura, a apresentação difere daquela da deficiência de hormônio do crescimento na infância. Embora o hormônio do crescimento exerça efeitos teciduais diretos, ele atua principalmente ao aumentar a secreção de IGF-1, que, por sua vez, estimula a lipólise, aumenta os ácidos graxos circulantes, reduz a massa de gordura omental e aumenta a massa corporal magra. Por conseguinte, a deficiência de hormônio do crescimento provoca os efeitos opostos. Além disso, também podem ocorrer hipertensão, disfunção ventricular esquerda e aumento dos níveis plasmáticos de fibrinogênio na presença de deficiência de hormônio do crescimento. Pode-se observar também uma redução, e não um aumento, da densidade mineral óssea em adultos com deficiência de hormônio do crescimento.

X-5. **A resposta é E.** *(Cap. 401e)* O paciente tem uma apresentação clínica compatível com a síndrome de Cushing. Embora muitos casos de elevação inapropriada dos níveis de ACTH sejam devido a tumores hipofisários, uma proporção substancial é causada pela secreção ectópica de ACTH. Os indícios para esse diagnóstico incluem início rápido de manifestações de hipercortisolismo associadas à hiperpigmentação da pele e miopatia grave. Além disso, a hipertensão, a alcalose metabólica hipopotassêmica, a intolerância à glicose e o edema são mais proeminentes na secreção ectópica de ACTH do que nos tumores hipofisários. Verifica-se a presença de níveis séricos de potássio de < 3,3 mmol/L em 70% dos pacientes com secreção ectópica de ACTH, porém em < 10% dos pacientes com síndrome de Cushing dependente da hipófise. Os níveis de ACTH estarão elevados, visto que esta é a causa subjacente de ambos os tipos de síndrome de Cushing. O hormônio de liberação da coritcotrofina raramente constitui a causa da síndrome de Cushing. Infelizmente, a ressonância magnética (RM) da hipófise não visualiza lesões de < 2 mm; por esse motivo, em certas ocasiões, é necessário proceder ao cateterismo das veias petrosas inferiores, embora esse exame não esteja indicado para esse paciente na ocasião da avaliação.

X-6. **A resposta é A.** *(Cap. 402)* A síndrome de Kallmann resulta de um defeito na síntese do hormônio liberador das gonadotrofinas (GnRH) do hipotálamo e está associada à anosmia ou hiposmia devido à agenesia ou hipoplasia do bulbo olfatório. Classicamente, a síndrome também pode estar associada à cegueira para cores, atrofia óptica, surdez neurológica, fenda palatina, anormalidades renais, criptorquidismo e anormalidades neurológicas, como movimentos em espelho. Além da deficiência de GnRH, as manifestações clínicas associadas variam, dependendo da causa genética. A deficiência de GnRH limita a progressão para a puberdade. Os homens apresentam puberdade tardia e características hipogonádicas pronunciadas, como micropênis, que provavelmente resultam dos baixos níveis de testosterona na lactância. As mulheres apresentam amenorreia primária e falha no desenvolvimento sexual secundário. Uma mecha branca no cabelo é típica da síndrome de Waardenburg, enquanto a obesidade hiperfágica é comum na síndrome de Prader-Willi.

X-7. **A resposta é B.** *(Cap. 402)* Essa paciente apresenta evidências de síndrome de Sheehan após o parto. Nessa síndrome, a hipófise hiperplásica pós-parto corre risco aumentado de sofrer hemorragia e/ou infarto. Isso leva a alterações visuais bilaterais, cefaleia e sinais meníngeos. Pode ocorrer oftalmoplegia. Nos casos graves, podem-se observar colapso cardiovascular e níveis alterados de consciência. A avaliação laboratorial revela comumente hipoglicemia. A tomografia computadorizada (TC) ou a RM da hipófise podem revelar sinais de hemorragia selar, quando presente. Pode ocorrer comprometimento de todos os hormônios hipofisários, embora os achados mais agudos consistam frequentemente em hipoglicemia e hipotensão em consequência da falha do ACTH. A hipoglicemia e a hipotensão presentes nesses pacientes sugerem insuficiência do sistema glicocorticoide; por conseguinte, indica-se o tratamento com um corticosteroide. Não há evidências de sepse, de modo que os antibióticos e a alfadrotregogina não estão indicados. Com um hematócrito normal e ausência de evidências de hemorragia maciça, a transfusão de concentrados de hemácias provavelmente não tem nenhuma utilidade. Embora a produção de TSH esteja, sem dúvida alguma, baixa nessa paciente, a preocupação mais imediata consiste na reposição de glicocorticoides.

X-8. **A resposta é C.** *(Cap. 402)* A irradiação craniana pode resultar em disfunção hipotalâmica e hipofisária em longo prazo, particularmente em crianças e adolescentes, visto que são mais suscetíveis à lesão após irradiação terapêutica de todo o cérebro ou da cabeça e pescoço. O desenvolvimento de anormalidades hormonais correlaciona-se fortemente com a dose de irradiação e o intervalo de tempo após completar a radioterapia. Até dois terços dos pacientes acabam desenvolvendo insuficiência hormonal após uma dose mediana de 50 Gy (5.000 rad) dirigida na base do crânio. O desenvolvimento de hipopituitarismo ocorre ao longo de 5 a 15 anos e, em geral, reflete um dano hipotalâmico, mais do que a destruição primária das células hipofisárias. Embora o padrão de perda hormonal seja variável, a deficiência de hormônio do crescimento é mais comum, seguida da deficiência de gonadotrofinas e ACTH. Quando se documenta a deficiência de um ou mais hormônios, a possibilidade de redução da reserva de outros hormônios é bastante alta. Por conseguinte, a função da adeno-hipófise deve ser continuamente avaliada em longo prazo nos pacientes previamente irradiados, e deve-se instituir a terapia de reposição, quando apropriado.

X-9. **A resposta é C.** *(Cap. 402)* A paciente apresenta pan-hipopituitarismo e é incapaz de sintetizar TSH; por conseguinte, os níveis plasmáticos de THS estarão sempre baixos, independentemente da adequação da reposição de tiroxina (T_4). O nível de T_4 livre possibilita determinar se os níveis plasmáticos de hormônio tireoidiano estão dentro da faixa normal. Essa determinação, junto com os sintomas dessa paciente, ajudará a estabelecer a dose correta de levotiroxina. Não há nenhuma evidência clínica de doença recorrente, de modo que a RM não tem nenhuma utilidade. A paciente provavelmente não apresenta doença primária da tireoide, e o nível de T_4 atualmente não é conhecido, de modo que a cintilografia de captação da tireoide não está indicada nesse momento.

X-10. **A resposta é B.** *(Cap. 402)* A identificação de uma sela vazia frequentemente é um achado incidental na RM. Normalmente, esses pacientes apresentam função hipofisária normal e devem ser tranquilizados. É provável que a margem circundante de tecido hipofisário esteja funcionando normalmente. Uma sela vazia pode indicar o início insidioso de hipopituitarismo, e os resultados laboratoriais devem ser acompanhados rigorosamente. A não ser que haja mudanças na situação clínica dessa paciente, não há indicação para repetir a RM. Não existe probabilidade de neoplasia maligna endócrina, e a cirurgia não faz parte do tratamento de uma sela vazia.

X-11. **A resposta é E.** *(Cap. 403)* O diafragma selar dorsal apresenta a menor resistência à expansão de tecido mole da sela; consequentemente, os adenomas hipofisários estendem-se, com frequência, em uma direção suprasselar. Pode ocorrer também invasão óssea.

X-12. **A resposta é E.** *(Cap. 403)* A altura da hipófise varia de 6 mm em crianças a 8 mm em adultos; durante a gestação e a puberdade, a altura pode alcançar 10 a 12 mm. A face superior da hipófise do adulto é plana e ligeiramente côncava; todavia, nos adolescentes e nas gestantes, essa superfície pode ser convexa, refletindo o aumento fisiológico da hipófise. A haste deve ficar na linha média e na posição vertical. A consistência do tecido mole da adeno-hipófise é ligeiramente heterogênea na RM, e a intensidade dos sinais assemelha-se àquela do encéfalo na imagem ponderada em T1. A densidade dos adenomas é habitualmente mais baixa que a do tecido normal circundante nas imagens ponderadas em T1, e a intensidade do sinal aumenta nas imagens ponderadas em T2. O alto conteúdo de fosfolipídeos da neuro-hipófise resulta em um "ponto brilhante".

X-13. **A resposta é C.** *(Cap. 403)* Como os tratos ópticos podem ser contíguos com a massa hipofisária em expansão, a avaliação reprodutível do campo visual por meio de técnicas de perimetria deve ser realizada em todos os pacientes com lesões expansivas selares que comprimem o quiasma óptico. Observa-se classicamente a presença de hemianopsia bitemporal, que com frequência é mais pronunciada na parte superior. Ocorre em consequência do fato de que as fibras celulares dos gânglios nasais, que cruzam no quiasma óptico, são particularmente vulneráveis à compressão do quiasma óptico ventral. Em certas ocasiões, ocorre hemianopsia homônima em consequência de compressão pós-quiasmática, ou ocorre perda de campo visual temporal monocular em consequência de compressão pré-quiasmática.

X-14. **A resposta é D.** *(Cap. 403)* A síndrome de Carney caracteriza-se por pigmentação cutânea salpicada, mixomas e tumores endócrinos, que consistem em adenomas testiculares, suprarrenais e hipofisários. Ocorre acromegalia em cerca de 20% desses pacientes. Um subgrupo de pacientes apresenta mutações na subunidade reguladora R1α da proteína-quinase A (*PRKAR1A*).

X-15. **A resposta é B.** *(Cap. 405)* As deficiências de iodo nutricional e materna são comuns em muitos países em desenvolvimento e, quando graves, podem resultar em cretinismo. O cretinismo caracteriza-se por deficiência intelectual e retardo do crescimento, porém é passível de prevenção com a administração de iodo e/ou hormônio tireoidiano no início da vida. A deficiência concomitante de selênio pode contribuir para as manifestações neurológicas. A suplementação do pão, do sal e de outros alimentos com iodo diminuiu acentuadamente as taxas dessa doença. O beribéri é uma doença do sistema nervoso causada pela deficiência de tiamina na alimentação. O escorbuto é devido à deficiência de vitamina C. A deficiência de folato em mulheres grávidas está associada a um risco aumentado de trabalho de parto prematuro e de diversas malformações congênitas, que acometem mais notavelmente o tubo neural. A suplementação de folato pode reduzir o risco de espinha bífida, anencefalia, cardiopatia congênita, lábio leporino e deformidades dos membros. A deficiência de vitamina A constitui uma causa comum de cegueira nos países em desenvolvimento.

X-16. **A resposta é C.** *(Cap. 405)* Existem diversas condições associadas à hipertiroxinemia, com função normal da tireoide. Embora algumas dessas condições estejam associadas ao hipertireoidismo clínico, muitas apresentam simplesmente níveis elevados de T_4 total e conversão normal em tri-iodotironina (T_3), sendo, portanto, clinicamente normais. Qualquer fator capaz de aumentar a produção hepática da globulina de ligação dos hormônios tireoidianos produzirá níveis elevados de T_4 total e níveis normais de T_4 livre e T_3. Nessa categoria estão incluídos a gravidez, os contraceptivos orais contendo estrogênio, a cirrose e a produção familiar excessiva de globulina de ligação dos hormônios tireoidianos. A hipertiroxinemia disalbuminêmica familiar resulta de uma mutação da albumina e produz níveis aumentados de T_4, com níveis normais de T_4 livre e T_3. A síndrome do eutireoidiano doente ocorre durante uma enfermidade clínica aguda e transtorno psiquiátrico. Nessa síndrome, ocorrem elevação transitória da T_4 livre e níveis diminuídos de TSH. A T_4 total e a T_3 podem estar diminuídas, particularmente em um estágio mais avançado da evolução da doença.

X-17. **A resposta é D.** *(Cap. 405)* A deficiência de iodo continua sendo a causa mais comum de hipotireoidismo no mundo inteiro. Ocorre em uma taxa relativamente alta, mesmo nos países desenvolvidos, incluindo a Europa. Em áreas com suficiência de iodo, as causas mais comuns consistem em doença autoimune (tireoidite de Hashimoto) e hipotireoidismo iatrogênico (tratamento do hipertireoidismo).

X-18. **A resposta é C.** *(Cap. 405)* O hormônio tireoidiano (ou a sua ausência) exerce vários efeitos importantes sobre o sistema cardiovascular. Nesse aspecto importante, o hipotireoidismo está associado à ocorrência de bradicardia, redução da contratilidade miocárdica e, portanto, redução do volume sistólico. O aumento da resistência periférica pode ser acompanhado de hipertensão sistêmica, particularmente hipertensão diastólica no hipotireoidismo. Derrame pericárdico é observado em até 30% dos pacientes com hipotireoidismo, embora raramente provoquem diminuição da função cardíaca. Por fim, em pacientes com hipotireoidismo, o fluxo sanguíneo é afastado da pele, produzindo, assim, membros frios.

X-19. **A resposta é A.** *(Cap. 405)* A causa mais comum de hipotireoidismo nos Estados Unidos é a tireoidite autoimune, visto que o país é uma área que não apresenta deficiência de iodo. Embora a cintilografia com captação de iodo radioativo em um estágio mais inicial da doença possa demonstrar uma captação difusamente aumentada pela infiltração linfocítica, nesse estágio da doença da paciente, quando o infiltrado está "exaurido", haverá provavelmente poucos achados na cintilografia. De modo semelhante, a ultrassonografia da tireoide só seria útil para suspeita de bócio multinodular. Os anticorpos antiperoxidase tireoidiana são comumente encontrados em pacientes com tireoidite autoimune, enquanto os anticorpos antitireoglobulina estão presentes com menos frequência. Os anticorpos antitireoglobulina também são encontrados em outras doenças da tireoide (doença de Graves, tireotoxicose), bem como em doenças autoimunes sistêmicas (lúpus eritematoso sistêmico). Ocorre liberação de tireoglobulina da tireoide em todos os tipos de tireotoxicoses, com exceção da doença factícia. Todavia, essa paciente tinha hipotireoidismo, de modo que os níveis séricos de tireoglobulina provavelmente não seriam úteis.

X-20. **A resposta é D.** *(Cap. 405)* Uma elevação do TSH em um paciente com hipotireoidismo que previamente estava estável com medicação durante muitos anos sugere uma falta de adesão à medicação, dificuldade de absorção em consequência de doença intestinal ou interação medicamentosa que afeta a eliminação. Em pacientes com peso corporal normal em uso de mais de 200 μg de levotiroxina por dia, a ocorrência de níveis elevados de TSH sugere fortemente uma não adesão ao tratamento. Esses pacientes devem ser incentivados a tomar dois comprimidos de uma vez no dia em que lembrarem, de modo a tentar alcançar a dose-alvo semanal; essa prática é segura, tendo em vista a meia-vida longa do fármaco. Outras causas de aumento das necessidades de tiroxina incluem má absorção, conforme observado na doença celíaca ou na cirurgia de intestino delgado, terapia com estrogênio e fármacos que interferem na absorção de T_4 (p. ex., sulfato ferroso, colestiramina) ou na sua eliminação (p. ex., lovastatina, amiodarona, carbamazepina, fenitoína).

X-21. **A resposta é A.** *(Cap. 405)* A paciente apresenta coma mixedematoso. Essa condição de hipotireoidismo profundo ocorre mais comumente no indivíduo idoso, e, com frequência, pode-se identificar uma condição precipitante, como infarto do miocárdio ou infecção. As manifestações clínicas incluem nível alterado de consciência, bradicardia e hipotermia. O tratamento inclui a repleção de hormônio tireoidiano com levotiroxina IV, bem como suplementação de glicocorticoides, devido ao comprometimento da reserva suprarrenal no hipotireoidismo grave. É preciso ter cuidado com o reaquecimento, visto que pode precipitar colapso cardiovascular. Por conseguinte, o aquecimento externo está indicado apenas se a temperatura for < 30°C. A solução salina hipertônica e a glicose podem ser utilizadas se a hiponatremia ou a hipoglicemia forem graves; entretanto, deve-se evitar o uso de soluções hipotônicas, visto que elas podem agravar a retenção hídrica. Como o metabolismo de muitas substâncias está acentuadamente reduzido, a sedação deve ser evitada ou reduzida ao máximo. Do mesmo modo, os níveis sanguíneos dos fármacos devem ser monitorados, quando disponível.

X-22. **A resposta é A.** *(Cap. 405)* Os pacientes com doença de Graves produzem imunoglobulinas tireoestimulantes. Subsequentemente, produzem níveis mais elevados de T_4 em comparação com a população normal. Assim sendo, muitos pacientes com doença de Graves apresentam deficiência leve de iodo, e a produção de T_4 está um tanto limitada pela disponibilidade desse elemento. Por conseguinte, a exposição a meios de contraste iodados reverte a deficiência de iodo e pode resultar em agravamento do hipertireoidismo. Além disso, em virtude da reversão da deficiência leve de iodo, a terapia com iodo-125 para a doença de Graves pode ser menos bem-sucedida, visto que a sua captação pela tireoide é reduzida no estado de repleção de iodo.

X-23. **A resposta é C.** *(Cap. 406)* A glândula suprarrenal desempenha três funções importantes: síntese de glicocorticoides, síntese de aldosterona e síntese de precursores androgênicos. A síntese de glicocorticoides é controlada pela secreção hipofisária de ACTH. O principal estímulo para a síntese de aldosterona é o sistema renina-angiotensina-aldosterona, que é independente da hipófise. Por conseguinte, a secreção matinal de cortisol e a liberação do hormônio em resposta ao estresse são reguladas pela hipófise, enquanto a regulação da retenção de sódio e da excreção de potássio pela aldosterona é independente da hipófise e deve estar preservada nesse paciente.

X-24. **A resposta é A.** *(Cap. 406)* A síndrome de Cushing representa uma constelação de manifestações, que resultam da exposição crônica a níveis elevados de cortisol de qualquer etiologia. Embora a etiologia mais comum seja um adenoma hipofisário produtor de ACTH, que responde por 75% dos casos de síndrome de Cushing, 15% são devido a síndromes de ACTH ectópica, como tumores brônquicos ou pancreáticos, câncer de pulmão de pequenas células e outras causas. A síndrome de Cushing independente de ACTH é muito mais rara. O adenoma adrenocortical está envolvido em 5 a 10% dos casos, enquanto o carcinoma adrenocortical é encontrado em 1% dos casos de síndrome de Cushing. A síndrome de McCune-Albright é uma causa genética de anormalidades ósseas, lesões cutâneas (café com leite) e puberdade prematura, particularmente em meninas. É interessante assinalar que a síndrome é causada por uma mutação *in utero* esporádica e não representa um distúrbio hereditário, de modo que ela não é transmitida para a progênie.

X-25. **A resposta é B.** *(Cap. 406)* A síndrome de Conn refere-se a um adenoma suprarrenal produtor de aldosterona. Embora seja responsável por 40% dos estados de hiperaldosteronismo, a hiperplasia suprarrenal micronodular bilateral é mais comum. Outras causas de hiperaldosteronismo são significativamente mais raras, sendo responsáveis por menos de 1% da doença. A característica fundamental da síndrome de Conn é a hipertensão com hipopotassemia. Como a aldosterona estimula a retenção de sódio e a excreção de potássio, todos os pacientes devem apresentar hipopotassemia no início. O nível sérico de sódio está habitualmente normal, devido à retenção hídrica concomitante. A hipopotassemia pode estar associada à fraqueza muscular, miopatia proximal ou até mesmo paralisia. A hipopotassemia pode ser exacerbada por diuréticos tiazídicos. Outras manifestações incluem alcalose metabólica, que pode contribuir para as cãibras musculares e a tetania.

X-26. **A resposta é B.** *(Cap. 406)* As massas suprarrenais incidentais são frequentemente descobertas durante um exame radiográfico para outra condição e são encontradas em cerca de 6% dos adultos na necropsia. Dos pacientes com história de neoplasia maligna e massa suprarrenal recentemente descoberta, 50% apresentam, na realidade, uma metástase suprarrenal. A aspiração com agulha fina de uma neoplasia metastática suspeita é frequentemente diagnóstica. Na ausência de suspeita de neoplasia maligna não suprarrenal, os incidentalomas suprarrenais são, em sua maioria, benignos. As neoplasias malignas suprarrenais primárias são raras (< 0,01%), e a aspiração com agulha fina não é útil para distinguir entre tumores suprarrenais primários benignos e malignos. Embora 90% dessas massas não sejam secretoras, os pacientes com incidentalomas devem ser submetidos a rastreamento para feocromocitoma e hipercortisolismo, com determinação das metanefrinas livres plasmáticas e teste de supressão noturna com dexametasona, respectivamente. Quando os exames radiográficos sugerem uma neoplasia benigna (< 3 cm), deve-se repetir o exame dentro de 3 a 6 meses. Quando as massas são > 6 cm, prefere-se a retirada cirúrgica (se forem mais provavelmente uma neoplasia suprarrenal primária) ou aspiração com agulha fina (se forem mais provavelmente uma neoplasia maligna metastática).

X-27. **A resposta é C.** *(Cap. 406)* A liberação de hormônio de liberação da corticotrofina e, subsequentemente, de ACTH ocorre de modo pulsátil, seguindo um ritmo circadiano sob o controle do hipotálamo, especificamente de seu núcleo supraquiasmático (NSQ), com regulação adicional por uma complexa rede de genes-relógio específicos de células. Refletindo o padrão de secreção do ACTH, a secreção suprarrenal de cortisol exibe um ritmo circadiano distinto, começando a aumentar nas primeiras horas da manhã antes do despertar, com níveis máximos pela manhã e baixos níveis no final da tarde (Figura X-27).

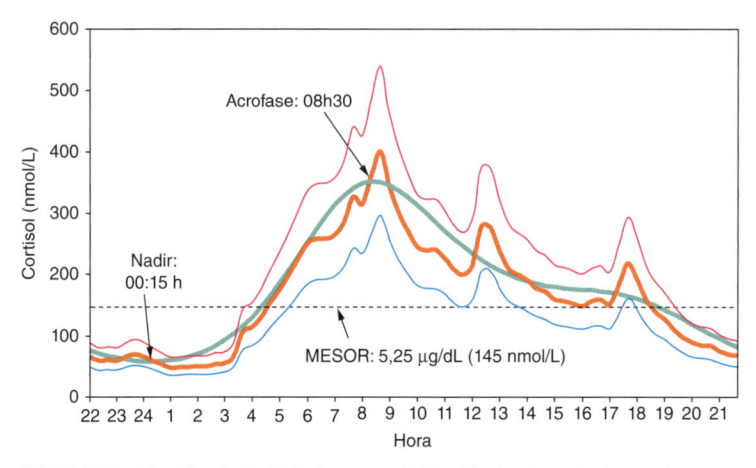

FIGURA X-27 Modificada de M Debono et al.: Modified-release hydrocortisone to provide circadian cortisol profiles. *J Clin Endocrinol Metab* 94:1548; 2009.

X-28. **A resposta é B.** *(Cap. 406)* Esse paciente é obeso e apresenta estrias abdominais e face redonda (ou de lua cheia), que constituem sinais de excesso de glicocorticoides. Com frequência, isso se deve à administração exógena (corticosteroides), embora também possa ser causado por produção endógena (síndrome de Cushing). Um estressor fisiológico, como traumatismo ou infecção, pode desencadear uma crise suprarrenal. É importante assinalar (embora não esteja presente no paciente deste caso) que o hipertireoidismo também pode desencadear uma crise suprarrenal por meio de maior inativação dos glicocorticoides. Por conseguinte, os glicocorticoides sempre precisam ser administrados inicialmente no contexto de insuficiência tireoidiana e insuficiência suprarrenal concomitantes. A insuficiência suprarrenal aguda exige uma reidratação imediata, habitualmente com infusão de soro fisiológico em uma velocidade inicial de 1 L/h, com monitoramento cardíaco contínuo. A reposição de glicocorticoides deve ser iniciada com injeção direta de 100 mg de hidrocortisona, seguida da administração de 100 a 200 mg de hidrocortisona durante 24 horas, na forma de infusão contínua ou por *bolus* intravenoso (IV) ou injeção intramuscular. A reposição de mineralocorticoides pode ser iniciada após a redução da dose diária de hidrocortisona para menos de 50 mg, visto que a hidrocortisona, em doses mais altas, fornece uma estimulação suficiente dos receptores de mineralocorticoides.

X-29. **A resposta A.** *(Cap. 407)* Quando se considera o diagnóstico de feocromocitoma, o primeiro passo consiste em determinar os níveis de catecolaminas e/ou metanefrinas. Isso pode ser obtido por meio de testes urinários para medição do ácido vanililmandélico, das catecolaminas, metanefrinas fracionadas ou metanefrinas totais. O teste de metanefrinas totais possui alta sensibilidade e, portanto, é utilizado com frequência. A obtenção de um valor três vezes acima do limite superior do normal é altamente sugestiva de feocromocitoma. As avaliações limítrofes, como no caso desse paciente, são provavelmente resultados falso-positivos. O próximo passo mais adequado consiste em remover, se possível, as exposições a alimentos ou fármacos passíveis de causar confusão e repetir o exame. Os prováveis fármacos envolvidos incluem levodopa, agentes simpaticomiméticos, diuréticos, antidepressivos tricíclicos, e α- e β-bloqueadores (neste caso, o labetalol). A sertralina é um antidepressivo da classe dos inibidores seletivos da recaptação de serotonina, e não um agente tricíclico. Como alternativa, pode-se realizar um teste de supressão com clonidina.

X-30. **A resposta é E.** *(Cap. 407)* A retirada completa do feocromocitoma constitui o único tratamento que leva a uma cura em longo prazo, embora 90% desses tumores sejam benignos. Entretanto, é necessário obter um controle pré-operatório da hipertensão para evitar complicações cirúrgicas e diminuir a mortalidade. Esse paciente apresenta encefalopatia com crise hipertensiva. A hipertensão deve ser inicialmente controlada com medicações IV, de modo a reduzir a pressão arterial média em aproximadamente 20% no período inicial de 24 horas. Os medicamentos que podem ser utilizados para crise hipertensiva no feocromocitoma incluem nitroprusseto, nicardipino e fentolamina. Após a resolução da crise hipertensiva aguda, indica-se uma transição para bloqueadores α-adrenérgicos orais. A fenoxibenzamina é o fármaco mais comumente utilizado; é iniciada em doses baixas (5 a 10 mg, três vezes ao dia) e titulada para a dose máxima tolerada (habitualmente 20 a 30 mg ao dia). Uma vez iniciados os α-bloqueadores, o bloqueio β pode ser utilizado com segurança e está particularmente indicado para a taquicardia contínua. O aporte liberal de sal e de líquidos ajuda a expandir o volume plasmático e a tratar a hipotensão ortostática. Uma vez mantida a pressão arterial abaixo de 160/100 mmHg com ortostase moderada, é seguro realizar a cirurgia. Se a pressão arterial permanecer elevada, a despeito do tratamento com bloqueio α, deve-se considerar a adição de bloqueadores dos canais de cálcio, bloqueadores do receptor de angiotensina ou inibidores da enzima conversora de angiotensina. Deve-se evitar o uso de diuréticos, visto que esses fármacos irão exacerbar a hipotensão ortostática.

X-31. **A resposta é D.** *(Cap. 407)* O diagnóstico de feocromocitoma maligno é problemático. Os critérios histológicos típicos de atipia celular, a presença de mitoses e a invasão de vasos ou dos tecidos adjacentes não são suficientes para o diagnóstico de neoplasia maligna no feocromocitoma. Por conseguinte, o termo feocromocitoma maligno é restrito a tumores com metástases a distância, que são encontrados com mais frequência por exames de imagem de medicina nuclear nos pulmões, nos ossos ou no fígado – locais que sugerem uma via vascular de disseminação.

X-32. **A resposta é B.** *(Cap. 408)* A síndrome de neoplasia endócrina múltipla (NEM) é definida como um distúrbio com neoplasias que acometem dois ou mais tecidos hormonais em vários membros de uma família. A mais comum dessas síndromes é a NEM tipo 1 (NEM1), que é causada pelo gene que codifica uma proteína nuclear denominada Menina. A NEM1 está associada a tumores ou hiperplasia das paratireoides, do pâncreas, da hipófise, do córtex da suprarrenal e do intestino proximal e/ou a lipomas subcutâneos ou viscerais. A manifestação mais comum e mais precoce é o hiperparatireoidismo com hipercalcemia sintomática. Esse quadro ocorre mais comumente no final da adolescência, e 93 a 100% dos portadores da mutação desenvolvem essa complicação. Os gastrinomas, os insulinomas e os prolactinomas são menos comuns e tendem a ocorrer em pacientes nas décadas de 20, 30 e 40 anos de idade. O feocromocitoma pode ocorrer na NEM1, porém é mais comumente encontrado na NEM tipo 2A (NEM2) ou síndrome de von Hippel-Lindau.

X-33. **A resposta é C.** *(Cap. 408)* A NEM tipo 2 (NEM2), também denominada síndrome de Sipple, caracteriza-se pela associação de carcinoma medular da tireoide (CMT), feocromocitomas e tumores das paratireoides. Na NEM2A (a variante mais comum), o CMT está associado a feocromocitomas em 50% dos pacientes (pode ser bilateral) e a tumores das paratireoides em 20% dos pacientes. A NEM1, que também é designada como síndrome de Wermer, caracteriza-se pela tríade de tumores que acometem as paratireoides, as ilhotas do pâncreas e a adeno-hipófise. A síndrome de NEM1 é causada por uma mutação no gene Menina (ou *MEN1*). A NEM2 é causada por uma mutação no gene *RET*. Tanto o rastreamento familiar quanto o rastreamento genético têm alto valor nessa síndrome (NEM2), uma vez que a tireoidectomia profilática, com reposição de tiroxina durante toda vida, melhorou acentuadamente os resultados em pacientes com NEM2 e NEM3, de modo que cerca de 90% dos pacientes jovens com mutações *RET* submetidos à tireoidectomia profilática não têm evidência de CMT persistente ou recorrente dentro de sete anos após a cirurgia. A tireoidectomia parcial é inapropriada para esse paciente; em pacientes com CMT clinicamente evidente, recomenda-se a tireoidectomia total com ressecção central bilateral.

X-34. **A resposta é B.** *(Cap. 409)* Esse paciente quase certamente apresenta hipotensão, hiponatremia e hiperpotassemia em decorrência da insuficiência suprarrenal primária. Tendo em vista a presença concomitante de hipoparatireoidismo e candidíase mucocutânea, ele provavelmente apresenta a síndrome poliendócrina autoimune (SPA) tipo 1. A candidíase mucocutânea, o hipoparatireoidismo e a doença de Addison formam os três principais componentes desse distúrbio. Trata-se de um distúrbio autossômico recessivo, causado por mutações no gene *AIRE* (gene regulador autoimune) encontrado no cromossomo 21. A SPA tipo 1 desenvolve-se muito cedo na vida, frequentemente na lactância. A candidíase mucocutânea crônica sem sinais de doença sistêmica constitui frequentemente a primeira manifestação. O hipoparatireoidismo habitualmente desenvolve-se a seguir, seguido de insuficiência suprarrenal. No que concerne ao tratamento da crise suprarrenal, vários aspectos merecem ênfase. A insuficiência suprarrenal pode ser mascarada pelo hipotireoidismo primário ao prolongar a meia-vida do cortisol. Por conseguinte, a advertência é a de que a terapia de reposição com hormônio tireoidiano pode precipitar uma crise suprarrenal em indivíduos não diagnosticados. Por conseguinte, todos os pacientes com hipotireoidismo e possibilidade de SPA devem ser submetidos a rastreamento para insuficiência suprarrenal, de modo a possibilitar o tratamento com glicocorticoides antes de iniciar a reposição de hormônio tireoidiano. O tratamento da candidíase mucocutânea com cetoconazol em um indivíduo com insuficiência suprarrenal subclínica também pode precipitar uma crise suprarrenal. Esse paciente pode apresentar hipocalcemia concomitante, que necessita de tratamento em associação com a insuficiência suprarrenal.

X-35. **A resposta é D.** *(Cap. 409)* Esse paciente provavelmente apresenta POEMS (polineuropatia, organomegalia, endocrinopatia, proteína M e alterações cutâneas). Em geral, os pacientes apresentam polineuropatia sensório-motora progressiva, diabetes melito (50%), insuficiência gonadal primária (70%) e discrasia de plasmócitos com lesões ósseas escleróticas. Os achados associados podem consistir em hepatoesplenomegalia, linfadenopatia e hiperpigmentação. Com frequência, os pacientes manifestam a doença na quinta e sexta décadas de vida e apresentam uma sobrevida mediana de menos de três anos após o estabelecimento do diagnóstico. A detecção de proteína M na eletroforese do soro tornaria o diagnóstico de POEMS mais provável.

X-36. **A resposta é C.** *(Cap. 410)* A síndrome de Klinefelter é um distúrbio cromossômico com 47,XXY. Como a principal característica desse distúrbio consiste em insuficiência gonadal, observa-se a presença de baixos níveis de testosterona, e, portanto, são produzidas quantidades aumentadas de LH e de FSH na tentativa de aumentar a produção de testosterona na alça de retroalimentação dos hormônios sexuais. Com frequência, a produção de estrogênio está aumentada, devido à estimulação crônica das células de Leydig pelo LH e devido à aromatização da androstenediona pelo tecido adiposo. A razão testosterona-estrogênio mais baixa resulta em leve feminização com ginecomastia. As características de pacientes com baixos níveis de testosterona consistem em testículos pequenos e proporções eunucoides, com pernas longas e virilização incompleta. A biópsia dos testículos, apesar de ser raramente realizada, revela hialinização dos túbulos seminíferos e azoospermia. Embora os casos graves sejam diagnosticados no período pré-puberal em consequência dos testículos pequenos e androgenização deficiente, cerca de 75% dos casos não são diagnosticados; a frequência na população geral é de 1 em 1.000. Os pacientes com síndrome de Klinefelter correm risco aumentado de tumores mamários, doença tromboembólica, dificuldades de aprendizagem, obesidade, diabetes melito e veias varicosas.

X-37. **A resposta é A.** *(Cap. 410)* A síndrome de Turner resulta mais frequentemente de um cariótipo 45,X, porém o mosaicismo (45,X/46,XX) também pode resultar nesse distúrbio. Clinicamente, a síndrome de Turner manifesta-se por baixa estatura e amenorreia primária quando se apresenta no início da vida adulta. Além disso, outras características comuns incluem linfedema crônico das mãos e dos pés, pregas nucais, linha de implantação dos cabelos baixa e palato arqueado alto. Para estabelecer o diagnóstico de síndrome de Turner, deve-se efetuar uma análise do cariótipo. O corpúsculo de Barr resulta da inativação de um dos cromossomos X em mulheres e não é observado nos homens. Na síndrome de Turner, o corpúsculo de Barr deve estar ausente, porém apenas 50% dos indivíduos com síndrome de Turner apresentam o cariótipo 45,X. Por conseguinte, o diagnóstico pode ser omitido em indivíduos com mosaicismo ou outras anormalidades estruturais do cromossomo X. São encontradas diversas condições comórbidas nos indivíduos com síndrome de Turner, e recomenda-se um rastreamento apropriado. Os defeitos cardíacos congênitos afetam 30% das mulheres com síndrome de Turner, incluindo valva aórtica bicúspide, coarctação da aorta e dilatação da raiz da aorta. Deve-se efetuar um ecocardiograma, e o indivíduo deve ser avaliado para pressão arterial nos braços e nas pernas. A hipertensão também pode estar associada a anormalidades estruturais dos rins e do trato urinário, mais comumente rim em ferradura. Recomenda-se também uma ultrassonografia dos rins. A doença da tireoide autoimune acomete 15 a 30% das mulheres com síndrome de Turner e deve ser pesquisada por meio de rastreamento do TSH. Outras comorbidades que podem ocorrer incluem perda da audição neurossensorial, elevação das enzimas nas provas de função hepática, osteoporose e doença celíaca.

X-38. **A resposta é C.** *(Cap. 410)* Esse lactente provavelmente apresenta hiperplasia suprarrenal congênita (HSRC). A forma clássica da deficiência de 21-hidroxilase (21-OHD) constitui a causa mais comum de HSRC. Apresenta uma incidência entre 1 em 10.000 e 1 em 15.000 e constitui a causa mais comum de androgenização em mulheres 46,XX cromossômicas. Os indivíduos afetados são homozigotos ou heterozigotos compostos para mutações graves na enzima 21-hidroxilase (*CYP21A2*). Essa mutação provoca bloqueio na síntese de glicocorticoides e mineralocorticoides suprarrenais, com elevação dos níveis de 17-hidroxiprogesterona e desvio dos precursores esteroides para a via de síntese dos androgênios. A insuficiência de glicocorticoides causa uma elevação compensatória do ACTH, resultando em hiperplasia suprarrenal e síntese adicional de precursores esteroides proximais ao bloqueio enzimático. A síntese aumentada de androgênios *in utero* provoca androgenização do feto 46,XX durante o primeiro trimestre. Observa-se uma genitália ambígua ao nascimento, com graus variáveis de hiperplasia do clitóris e fusão labial. A forma de 21-OHD perdedora de sal resulta da grave deficiência combinada de glicocorticoides e mineralocorticoides. Em geral, uma crise com perda de sal manifesta-se entre cinco e 21 dias de vida e constitui um evento potencialmente fatal que exige reanimação urgente com líquidos e tratamento com esteroides. Por conseguinte, deve-se considerar o diagnóstico de 21-OHD em todo lactente com genitália ambígua e gônadas não palpáveis bilaterais.

X-39. **A resposta é D.** *(Cap. 411)* A ginecomastia é uma queixa relativamente comum nos homens e pode ser causada por obesidade, com expansão do tecido adiposo na mama, ou por um aumento da razão estrogênio-androgênio, em que ocorre um verdadeiro aumento glandular, como no caso desse paciente. Se houver aumento unilateral da mama, ou se ela for de consistência dura ou fixa ao tecido subjacente, indica-se a realização de mamografia. Como alternativa, se houver cirrose ou algum fármaco como agente etiológico, essas explicações podem ser adequadas, particularmente quando a ginecomastia surge em uma fase avançada da vida em homens previamente férteis. Se o tecido mamário for > 4 cm, ou se houver evidências de testículos muito pequenos e nenhum fármaco ou doença hepática como agente etiológico, deve-se efetuar uma pesquisa à procura de alterações nos níveis séricos de testosterona, LH, FSH, estradiol e gonadotrofina coriônica humana (níveis de hCG). Pode-se verificar uma síndrome de resistência ou de deficiência de androgênio ou, ou pode-se detectar a existência de um tumor secretor de hCG. No caso deste paciente, a espironolactona provavelmente constitui o agente etiológico e pode ser interrompida ou substituída por eplerenona, com reavaliação da ginecomastia.

X-40. **A resposta é C.** *(Cap. 411)* Muitos fármacos podem interferir na função testicular por meio de uma variedade de mecanismos. A ciclofosfamida provoca lesão dos túbulos seminíferos de modo dependente da dose e do tempo e provoca azoospermia dentro de poucas semanas após o seu início. Esse efeito é reversível em aproximadamente metade dos pacientes. O cetoconazol inibe a síntese de testosterona. A espironolactona provoca bloqueio da ação androgênica, o que também pode causar ginecomastia. Os glicocorticoides levam ao hipogonadismo predominantemente por meio de inibição da função hipotalâmico-hipofisária. A disfunção sexual foi descrita como efeito colateral do tratamento com β-bloqueadores. Todavia, não há evidências de qualquer efeito sobre a função testicular. Os relatos de disfunção sexual têm sido, em sua maioria, de pacientes que receberam β-bloqueadores mais antigos, como propranolol e o timolol.

X-41. **A resposta é B.** *(Cap. 412)* As mulheres que apresentam ciclos menstruais mensalmente regulares, que não variam em mais de quatro dias, geralmente possuem ciclos ovulatórios; entretanto, vários outros indicadores sugerem a probabilidade de ovulação. Esses indicadores incluem a presença de *mittelschmerz,* que é descrita como desconforto pélvico na metade do ciclo, que se acredita ser causado pela rápida expansão do folículo dominante por ocasião da ovulação, ou sintomas pré-menstruais, como hipersensibilidade das mamas, distensão abdominal e desejo compulsivo por determinados alimentos. Outros parâmetros objetivos sugerem a presença de ovulação, incluindo nível de progesterona > 5 ng/mL sete dias antes da data esperada da menstruação, elevação da temperatura corporal basal superior a 0,2°C na segunda metade do ciclo menstrual e detecção de um pico de LH urinário. Os níveis de estrogênios estão elevados por ocasião da ovulação e durante a fase secretora do ciclo menstrual, porém não são úteis para detectar a ocorrência de ovulação.

X-42. **A resposta é A.** *(Cap. 412)* Após o nascimento e a perda dos esteroides derivados da placenta, ocorre elevação dos níveis de gonadotrofinas. Os níveis de FSH são muito mais altos nas meninas do que nos meninos. Essa elevação do FSH resulta em ativação ovariana (evidenciada na ultrassonografia) e aumento dos níveis de inibina B e estradiol. Os estudos que identificaram mutações em *TAC3*, que codifica a neurocinina B, e em seu receptor, *TAC3R*, em pacientes com deficiência de GnRH indicam que ambos estão envolvidos no controle da secreção de GnRH e podem ser particularmente importantes nesse estágio inicial de desenvolvimento. Com 12 a 20 meses de idade, o eixo reprodutor é novamente suprimido, e surge um período de quiescência relativa que persiste até a puberdade. No início da puberdade, a secreção pulsátil de GnRH induz a produção de gonadotrofinas pela hipófise. Nos estágios iniciais da puberdade, a secreção de LH e de FSH é aparente apenas durante o sono; entretanto, com o desenvolvimento da puberdade, ocorre secreção pulsátil de gonadotrofinas ao longo do dia e da noite. Os níveis de gonadotrofinas são cíclicos durante os anos reprodutivos e aumentam drasticamente com a perda da retroalimentação negativa que acompanha a menopausa (Figura X-42).

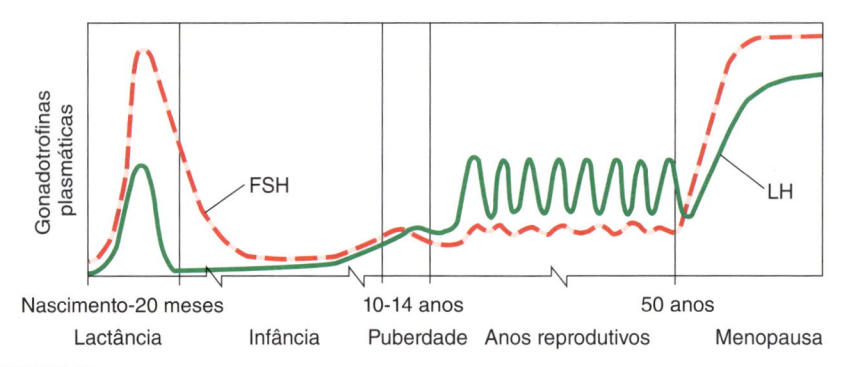

FIGURA X-42

X-43. **A resposta é C.** *(Cap. 412)* O primeiro período menstrual (menarca) ocorre relativamente tarde na série de marcos do desenvolvimento que caracteriza o desenvolvimento puberal normal. A menarca é precedida pelo aparecimento de pelos púbicos e, a seguir, axilares (adrenarca) como resultado da maturação da zona reticular da glândula suprarrenal e do aumento da secreção de androgênios suprarrenais, particularmente desidroepiandrosterona (DHEA). O gatilho para a menarca continua sendo desconhecido, mas pode envolver aumentos no índice de massa corporal, bem como fatores *in utero* e neonatais. A menarca também é precedida pelo desenvolvimento das mamas (telarca). A mama é extremamente sensível aos níveis muito baixos de estrogênio que resultam da conversão periférica dos androgênios suprarrenais, bem como aos baixos níveis de estrogênios secretados pelo ovário no início da maturação puberal. O desenvolvimento das mamas precede o aparecimento dos pelos púbicos e axilares em cerca de 60% das meninas. O intervalo entre o início do desenvolvimento das mamas e a menarca é de cerca de dois anos. Houve um declínio gradual na idade da menarca no transcorrer do último século, atribuído, em grande parte, a uma melhora da nutrição; observa-se uma relação entre a adiposidade e a maturação sexual mais precoce nas meninas.

X-44. **A resposta é E.** *(Cap. 413)* O Women's Health Initiative foi o maior estudo sobre terapia hormonal realizado até o momento, que examinou 27 mil mulheres na pós-menopausa com 50 a 79 anos de idade, por um período médio de 5 a 7 anos. A pressuposição foi a de que a reposição hormonal nesse grupo de mulheres diminuiria o risco cardiovascular. Entretanto, o estudo foi interrompido precocemente, devido a uma relação risco-benefício desfavorável no braço estrogênio-progestágenos e risco aumentado de acidente vascular encefálico, que não foi contrabalançado por um risco menor de doença arterial coronariana no braço com estrogênio apenas. O risco de câncer endometrial foi maior em pacientes com útero intacto que tomavam apenas estrogênio. O uso de progesterona eliminou esse risco. O estrogênio sem oposição foi associado a um risco aumentado de acidente vascular encefálico, que ultrapassou de longe o risco diminuído de doença arterial coronariana. A combinação de estrogênio-progestágenos foi associada a um risco aumentado de doença arterial coronariana. O risco de osteoporose diminuiu em ambos os grupos com estrogênio e com estrogênio-progestágenos. O risco de tromboembolismo venoso também foi maior em ambos os grupos de tratamento. Esses tratamentos reduzem os importantes sintomas da menopausa, como as ondas de calor e o ressecamento da vagina. Esse estudo seminal levou a uma drástica reavaliação do uso de estrogênio e de progesterona em mulheres na pós-menopausa para reduzir o risco cardiovascular. Além disso, reiterou a importância de estudos clínicos bem planejados para testar dogmas aceitos.

X-45. **A resposta é D.** *(Cap. 413)* As contraindicações tradicionais para a terapia de reposição hormonal oral consistem em sangramento vaginal inexplicável; doença hepática ativa; história de tromboembolismo venoso devido à gravidez, ao uso de contraceptivos orais ou a uma etiologia desconhecida; distúrbio da coagulação sanguínea; história de câncer de mama ou endometrial; e diabetes melito. O risco de 10 anos de doença arterial coronariana, com base no Framingham Coronary Heart Disease Risk Score, indicando um risco de 5 a 10%, não constitui uma contraindicação tradicional para a terapia de reposição hormonal oral.

X-46. **A resposta é C.** *(Cap. 414)* A infertilidade, definida como a incapacidade de conceber depois de 12 meses de relações sexuais sem proteção, representa um problema comum nos EUA, com uma taxa estimada de 15% de casais afetados. A avaliação inicial deve incluir a obtenção de uma história menstrual atual, aconselhamento sobre o momento apropriado da relação sexual e orientação sobre os fatores de risco modificáveis, como uso de substâncias, consumo de álcool, tabagismo, cafeína e obesidade. Os fatores masculinos constituem a causa em aproximadamente 25% dos casos de infertilidade, a infertilidade inexplicável é observada em 17% dos casos e as causas femininas respondem por 58% dos casos de infertilidade. Entre as causas femininas, a mais comum é a amenorreia/disfunção ovulatória, observada em 46% dos casos. É mais frequentemente devido a causas hipotalâmicas ou hipofisárias ou à síndrome do ovário policístico. Os defeitos tubários e a endometriose são menos comuns.

X-47. **A resposta é C.** *(Cap. 414)* A avaliação da infertilidade deve incluir uma análise dos fatores masculinos e femininos comuns passíveis de contribuir para o problema. As anormalidades da função menstrual constituem a causa mais comum de infertilidade feminina, e a avaliação inicial da infertilidade deve incluir uma avaliação da ovulação e da permeabilidade tubária e uterina. A mulher relata um episódio de infecção gonocócica com sintomas de doença inflamatória pélvica, o que pode aumentar o risco de infertilidade, devido à cicatriz e oclusão tubárias. Indica-se a histerossalpingografia. Se houver evidências de anormalidades tubárias, muitos especialistas recomendam a fertilização *in vitro* para concepção, visto que essas mulheres correm risco aumentado de gravidez ectópica em caso de concepção. Neste caso, a mulher relata a ocorrência de alguma irregularidade nas suas menstruações, sugerindo ciclos anovulatórios; por conseguinte, devem-se obter evidências de ovulação pela determinação dos níveis hormonais. Não há evidências de que o uso prolongado de contraceptivos orais possa afetar adversamente a fertilidade (Farrow A, et al.: *Hum Reprod* 17:2754, 2002). Os inibidores da enzima conversora de angiotensina, incluindo o lisinopril, são teratógenos conhecidos quando tomados por mulheres, porém não exercem nenhum efeito sobre as anormalidades cromossômicas em homens. O uso recente da maconha pode estar associado a um risco aumentado de infertilidade, e estudos *in vitro* de espermatozoides humanos expostos a um derivado canabinoide mostraram uma redução da motilidade (Whan LB, et al.: *Fertil Steril* 85:653, 2006). Entretanto, nenhum estudo demonstrou uma diminuição da fertilidade em longo prazo em homens que usaram maconha previamente.

X-48. **A resposta é E.** *(Cap. 414)* Todas as alternativas apresentam uma eficácia teórica > 90% na prevenção da gravidez. Entretanto, a eficiência real pode variar amplamente. Os espermicidas são os que apresentam a maior taxa de falha (21%). Os métodos de barreira (p. ex., preservativos, capuz cervical, diafragma) têm uma eficácia real entre 82 e 88%. Os contraceptivos orais e os dispositivos intrauterinos apresentam uma eficácia semelhante, que alcança 97% na prevenção da gravidez na prática clínica.

X-49. **A resposta é E.** *(Cap. 414)* Ocorre ginecomastia patológica quando a razão efetiva entre testosterona e estrogênio apresenta-se diminuída em consequência da produção diminuída de testosterona (como na insuficiência testicular primária) ou à produção aumentada de estrogênio. Esta última pode resultar da secreção direta de estradiol por um testículo estimulado pelo LH ou pela hCG, ou devido a um aumento na aromatização periférica dos esteroides precursores, mais notavelmente a androstenediona. Os níveis elevados de androstenediona podem resultar de secreção aumentada por um tumor suprarrenal (levando a níveis elevados de 17-cetosteroides na urina) ou diminuição do *clearance* hepático em pacientes com doença hepática crônica. Diversas substâncias e fármacos, incluindo dietilestilbestrol, heroína, digitálicos, espironolactona, cimetidina, isoniazida e antidepressivos tricíclicos, também podem causar ginecomastia. Nesse paciente, a história de paternidade e o exame físico normal sob os demais aspectos indicam que não há necessidade de análise do cariótipo, e o aumento bilateral das mamas descarta essencialmente a possível presença de carcinoma e, portanto, a necessidade de biópsia. A presença de níveis baixos de LH e de testosterona sugere a produção de estrogênio ou de hCG. Devido ao exame normal dos testículos, não há suspeita de tumor testicular primário. O carcinoma de pulmão e os tumores de células germinativas podem produzir hCG, causando ginecomastia.

X-50. **A resposta é C.** *(Cap. 414)* O espectro da infertilidade varia desde taxas reduzidas de concepção ou necessidade de intervenção médica até causas irreversíveis de infertilidade. A infertilidade pode ser atribuída principalmente a fatores masculinos em 25% dos casais, a fatores femininos em 58% e é inexplicável em cerca de 17%. Não raramente, tanto fatores masculinos quanto femininos contribuem para a infertilidade. A diminuição na capacidade de conceber como função da idade nas mulheres levou a recomendações de que as mulheres com mais de 34 anos de idade que não correm risco aumentado de infertilidade procurem assistência médica depois de seis meses, e não depois de 12 meses, conforme sugerido para mulheres mais jovens, e sejam submetidas a uma rápida investigação e abordagem ao tratamento.

X-51. **A resposta é D.** *(Cap. 417)* O risco de diabetes melito tanto do tipo 1 quanto do tipo 2 está aumentando em todas as populações, porém o risco de diabetes tipo 2 está aumentando em uma taxa substancialmente mais rápida. Nos EUA, a prevalência do diabetes melito ajustada para a idade é de 7,1% em brancos não hispânicos, de 7,5% em norte-americanos de origem asiática, de 11,8% em hispânicos e de 12,6% em negros não hispânicos. Não se dispõe de dados comparáveis para indivíduos que pertencem a populações de índios norte-americanos, nativos do Alasca ou das Ilhas do Pacífico, porém acredita-se que a prevalência seja ainda mais alta do que na população negra não hispânica.

X-52. **A resposta é C.** *(Cap. 417)* A tolerância à glicose é classificada em três categorias: tolerância normal à glicose, comprometimento da homeostase da glicose e diabetes melito. A tolerância normal à glicose é definida pelas seguintes características: nível de glicose plasmática em jejum < 100 mg/dL, glicose plasmática < 140 mg/dL após estímulo com glicose oral e hemoglobina A1c < 5,6%. A homeostase anormal da glicose é definida por uma glicose plasmática em jejum de 100 a 125 mmol/dL ou por uma glicose plasmática de 140 a 199 após um teste oral de tolerância à glicose ou hemoglobina A1c de 5,7 a 6,4%. O diabetes melito é definido por uma glicose plasmática em jejum > 126 mg/dL, nível de glicose de > 200 mg/dL após um teste de tolerância à glicose oral ou hemoglobina A1c ≥ 6,5%.

X-53. **A resposta é E.** *(Cap. 417)* Como essa paciente apresenta sintomas, ela não está sendo submetida a rastreamento para diabetes melito. Para rastreamento, recomenda-se a determinação da glicose plasmática em jejum ou da hemoglobina A1c. Como essa paciente apresenta sintomas, uma glicose plasmática aleatória > 200 mg é adequada para estabelecer o diagnóstico de diabetes melito. Outros critérios incluem nível de glicose plasmática em jejum > 126 mg/dL, hemoglobina A1c > 6,4% ou glicose plasmática de 2 horas > 200 mg/dL durante um teste de tolerância à glicose oral. O peptídeo C constitui um instrumento útil para determinar se está ocorrendo clivagem normal da insulina a partir de seu precursor. Um nível normal de peptídeo C com hipoglicemia sugere o uso sub-reptício de insulina, enquanto um baixo nível de peptídeo C com hiperglicemia indica insuficiência pancreática.

X-54. **A resposta é A.** *(Cap. 417)* Com frequência, o diabetes melito tipo 1 tem uma apresentação mais grave com cetoacidose diabética e frequentemente ocorre em indivíduos mais jovens, em comparação com o diabetes tipo 2; entretanto, existem alguns casos em que a distinção entre tipo 1 e tipo 2 não é direta. Existem preferências de localização do antígeno leucocitário humano (HLA) DR3 para o diabetes tipo 1; verifica-se a presença de vários haplótipos em 40% das crianças com diabetes melito tipo 1, porém isso ainda representa a minoria. A destruição imunológica das células β constitui a principal causa da doença no diabetes tipo 1, e é comum a presença de anticorpos dirigidos contra células das ilhotas. A GAD, a insulina, IA/ICA-512 e o ZnT-8 constituem os alvos mais comuns. Dispõe-se amplamente no comércio de ensaios para autoanticorpos anti-GAD-65, que podem demonstrar a presença de anticorpos em mais de 85% dos indivíduos com diabetes tipo 1 de início recente. Esses autoanticorpos não estão frequentemente presentes no diabetes melito tipo 2 (5 a 10%). Pode-se observar alguma insulina residual no plasma de pacientes com diabetes melito tipo 1 no estágio inicial; por conseguinte, isso não distinguirá as duas condições de modo confiável. Foram descritos polimorfismos do receptor ativado por proliferador peroxissômico γ-2 no diabetes melito tipo 2; entretanto, eles não podem distinguir as duas condições.

X-55.   **A resposta é D.** *(Cap. 417)* Os indivíduos com diabetes melito tipo 2 (DMT2) frequentemente exibem as seguintes características: (1) desenvolvem diabetes depois dos 30 anos de idade; (2) em geral, são obesos (80% são obesos; entretanto, os indivíduos idosos podem ser magros); (3) inicialmente, podem não necessitar de terapia com insulina; e (4) podem apresentar condições associadas, como resistência à insulina, hipertensão, doença cardiovascular, dislipidemia ou síndrome do ovário policístico. No DMT2, a resistência à insulina frequentemente está associada à obesidade abdominal (em oposição à obesidade no quadril e nas coxas) e à hipertrigliceridemia. A maioria dos indivíduos com diagnóstico de DMT2 é constituída por indivíduos mais velhos, porém a idade de estabelecimento do diagnóstico está declinando e observa-se um acentuado aumento entre crianças e adolescentes com sobrepeso. A idade do paciente não deve constituir a única base para determinar o tipo de diabetes presente. Alguns indivíduos com DMT2 fenotípico apresentam cetoacidose diabética, porém carecem de marcadores autoimunes e, posteriormente, podem ser tratados com agentes hipoglicemiantes orais, em lugar de insulina (esse quadro clínico é algumas vezes designado como DMT2 com propensão à cetose). As formas monogênicas de diabetes (diabetes da maturidade de início na juventude) devem ser consideradas em pacientes com início do diabetes com menos de 30 anos de idade, padrão de herança autossômica do diabetes (ausente nessa paciente) e ausência de deficiência quase completa de insulina.

X-56.   **A resposta é E.** *(Cap. 418)* A cetoacidose diabética e o estado hiperosmolar hiperglicêmico existem em um espectro, sendo a cetoacidose diabética mais comum em pacientes com diabetes melito tipo 1, embora ocorra com certa frequência em pacientes com DMT2. Ambas as condições se caracterizam por hiperglicemia, desidratação, deficiência absoluta ou relativa de insulina e anormalidades acidobásicas. A cetose é mais comum na cetoacidose diabética. Na cetoacidose diabética, a glicose normalmente varia de 250 a 600 mg/dL, enquanto os níveis frequentemente alcançam 600 a 1.200 mg/dL no estado hiperosmolar hiperglicêmico. Com frequência, o nível de sódio está ligeiramente diminuído na cetoacidose, enquanto é preservado no estado hiperosmolar. O nível de potássio está normal a elevado na cetoacidose diabética, porém normal em pacientes com estado hiperosmolar hiperglicêmico. Os níveis de magnésio, cloreto e fosfato estão normais em ambas as condições. A creatinina pode estar discretamente elevada na cetoacidose diabética; todavia, com frequência, exibe uma elevação moderada no estado hiperosmolar hiperglicêmico. As cetonas plasmáticas podem ser ligeiramente positivas em pacientes com estado hiperosmolar, porém estão sempre fortemente positivas na cetoacidose diabética. Como a hiperosmolaridade constitui a característica essencial dos pacientes com estado hiperosmolar hiperglicêmico, eles apresentam uma osmolaridade de 330 a 380 mOsm/mL, enquanto os pacientes com cetoacidose diabética tipicamente exibem uma osmolaridade plasmática ligeiramente elevada, que varia de 300 a 320 mOsm/mL. O nível sérico de bicarbonato está acentuadamente deprimido na cetoacidose diabética, enquanto está normal ou levemente diminuído no estado hiperosmolar. O pH arterial encontra-se diminuído para abaixo de 7,3 na cetoacidose, enquanto é > 7,3 no estado hiperosmolar. Por fim, o *anion gap* mostra-se aumentado na cetoacidose diabética, porém normal a ligeiramente elevado no estado hiperosmolar hiperglicêmico.

X-57.   **A resposta é D.** *(Cap. 418).* As preparações de insulina podem ser classificas em insulinas de ação curta e de ação longa. As insulinas de ação curta incluem a insulina regular e novas preparações, como asparte, glulisina e lispro. A insulina regular tem um início de ação de 0,5 a 1 hora e mostra-se efetiva durante 4 a 6 horas. As outras três insulinas de ação curta possuem início de ação < 0,25 hora e são efetivas por 3 a 4 horas. As insulinas de ação longa incluem as insulinas detemir, glargina e NPH. A detemir e a glargina apresentam início de ação de 1 a 4 horas e têm uma duração de até 24 horas, enquanto a NPH tem início de ação de 1 a 4 horas e permanece efetiva por 10 a 16 horas. Essas insulinas estão disponíveis em várias preparações de combinação, que aproveitam as diferentes durações de início e ação para proporcionar uma eficácia ótima e a adesão do paciente ao tratamento.

X-58.   **A resposta é D.** *(Cap. 418)* O tratamento oral de primeira linha para pacientes com DMT2 é a metformina. Esse fármaco está contraindicado para pacientes com taxa de filtração glomerular < 60 mL/min, qualquer forma de acidose, insuficiência cardíaca congestiva, doença hepática ou hipoxemia grave, porém é bem tolerado na maioria dos indivíduos. Os secretagogos da insulina, as biguanidas, os inibidores da α-glicosidase, as tiazolidinedionas, os agonistas do GLP-1, os inibidores da dipeptidil peptidase-4 (DPP-IV) e a insulina foram todos aprovados como monoterapia para o DMT2. Tendo em vista sua extensa experiência clínica, seu perfil de efeitos colaterais favorável e custo relativamente baixo, a metformina é o agente de primeira linha recomendado. A metformina tem benefícios adicionais, como promover uma ligeira perda de peso, reduzir os níveis de insulina e produzir uma discreta melhora no perfil lipídico. As sulfonilureias, como a gliburida, os agonistas do GLP-1, como a exenatida, e os inibidores da DPP-IV, como a sitagliptina, podem ser apropriados como terapia de combinação, porém não são considerados como tratamento de primeira linha para a maioria dos pacientes.

X-59. **A resposta é A.** *(Cap. 418)* A cetoacidose diabética é uma complicação aguda do diabetes melito. Resulta de uma deficiência relativa ou absoluta de insulina combinada a um excesso dos hormônios contrarreguladores. Em particular, uma diminuição da razão entre insulina e glucagon promove a gliconeogênese, a glicogenólise e a formação de corpos cetônicos no fígado. A cetose resulta de um aumento na liberação de ácidos graxos livres pelos adipócitos, com consequente desvio na direção da síntese de corpos cetônicos no fígado. Esse processo é mediado pela relação entre a insulina e a enzima carnitina palmitoiltransferase 1. Em pH fisiológico, os corpos cetônicos existem na forma de cetoácidos, que são neutralizados pelo bicarbonato. À medida que ocorre depleção das reservas de bicarbonato, observa-se o desenvolvimento de acidose. Clinicamente, esses pacientes apresentam náusea, vômitos e dor abdominal. Estão desidratados e podem apresentar hipotensão. Podem ocorrer letargia e grave depressão do sistema nervoso central. O tratamento tem como meta a reposição da insulina corporal, o que resultará na interrupção da formação de cetoácidos e em melhora do estado acidótico. A avaliação do nível de acidose pode ser efetuada com gasometria arterial. Esses pacientes apresentam acidose com *anion gap* e, com frequência, alcalose metabólica concomitante em decorrência da depleção de volume. A reposição de volume com líquidos intravenosos é de importância crítica. Podem ocorrer muitas anormalidades eletrolíticas. Esses pacientes apresentam depleção corporal total de sódio, potássio e magnésio. Em consequência da acidose, o potássio intracelular pode sair das células, resultando em nível normal ou até mesmo elevado de potássio. Todavia, com a melhora da acidose, observa-se uma rápida queda do nível sérico de potássio. Por conseguinte, a reposição de potássio é de suma importância, apesar da presença de um nível "normal". Devido aos efeitos osmolares da glicose, o líquido é deslocado para o espaço intravascular. Isso resulta em queda do nível sérico de sódio. Observa-se uma queda de 1,6 mEq/L do sódio sérico para cada elevação de 100 mg/dL da glicose sérica. No caso dessa paciente, o nível sérico de sódio melhorará com hidratação apenas. O uso de solução salina a 3% não está indicado, já que a paciente não apresenta nenhum déficit neurológico, e a expectativa é de rápida resolução apenas com líquidos IV.

X-60. **A resposta é D.** *(Cap. 418)* A capacidade reprodutiva tanto dos homens quanto das mulheres com diabetes melito parece ser normal. Os ciclos menstruais podem estar associados a alterações no controle glicêmico em mulheres com diabetes. A gravidez está associada a uma acentuada resistência à insulina; com frequência, as necessidades aumentadas de insulina desencadeiam diabetes e levam ao diagnóstico de diabetes melito gestacional. A glicose, que em altos níveis é um teratógeno para o feto em desenvolvimento, atravessa facilmente a placenta, porém a insulina não consegue fazê-lo. Por conseguinte, a hiperglicemia da circulação materna pode estimular a secreção de insulina no feto. Os efeitos anabólicos e de crescimento da insulina podem resultar em macrossomia. A gravidez em mulheres com diabetes melito conhecido exige um planejamento meticuloso e uma adesão aos esquemas terapêuticos rígidos. O controle intensivo do diabetes e a normalização da hemoglobina A1c são essenciais para mulheres com diabetes que planejam uma gravidez. O período mais crucial de controle glicêmico é logo após a fertilização. O risco de malformações fetais aumenta em 4 a 10 vezes nos indivíduos com diabetes melito não controlado por ocasião da concepção, e a presença de nível plasmático normal de glicose durante o período pré-concepção e ao longo dos períodos de desenvolvimento dos órgãos do feto deve constituir a meta.

X-61. **A resposta é D.** *(Cap. 418)* Praticamente todas as especialidades médicas e cirúrgicas estão envolvidas na assistência de pacientes hospitalizados com diabetes melito. A hiperglicemia, tanto no paciente com diabetes conhecido quanto em alguém sem diabetes conhecido, parece ser um preditor de mau prognóstico em pacientes hospitalizados. A anestesia geral, a cirurgia, a infecção ou uma doença concomitante elevam os níveis dos hormônios contrarreguladores (cortisol, hormônio do crescimento, catecolaminas e glucagon) e das citocinas que podem levar a uma resistência transitória à insulina e ao desenvolvimento de hiperglicemia. Em vários estudos de corte transversal de pacientes com diabetes, um maior grau de hiperglicemia foi associado a resultados cardíacos, neurológicos e infecciosos mais graves. Em alguns estudos, os pacientes que não apresentam diabetes preexistente, mas que desenvolvem elevações modestas do nível de glicemia durante a hospitalização, parecem ser beneficiados quando conseguem alcançar uma quase normoglicemia com o tratamento insulínico. Entretanto, um ensaio clínico randomizado de grande porte (Normoglycemia in Intensive Care Evaluation Survival Using Glucose Algorithm Regulation [NICESUGAR]) de pacientes na unidade de terapia intensiva (UTI; cuja maioria estava sob ventilação mecânica) constatou uma taxa de mortalidade aumentada e um maior número de episódios de hipoglicemia grave com controle glicêmico muito estrito (nível de glicemia-alvo de 4,5 a 6 mmol/L ou 81 a 108 mg/dL), em comparação com indivíduos com meta glicêmica mais moderada (nível médio de glicemia de 8 mmol/L ou 144 mg/dL). A nutrição parenteral total (NPT) aumenta acentuadamente as necessidades de insulina. Além disso, os indivíduos cujo diabetes não era conhecido previamente podem tornar-se hiperglicêmicos durante a NPT e necessitar de tratamento com insulina. As infusões de insulina são preferidas na UTI ou em ambiente de manejo de paciente clinicamente instável. A absorção da insulina subcutânea pode ser variável nessas situações. As infusões de insulina também podem controlar efetivamente a glicose plasmática no período perioperatório e quando o paciente é incapaz de qualquer ingestão oral.

X-62. **A resposta é C.** *(Cap. 419)* A retinopatia diabética constitui a principal causa de cegueira em indivíduos entre 20 e 74 anos de idade nos EUA. Os indivíduos com diabetes melito têm uma probabilidade 25 vezes maior de se tornarem cegos do que indivíduos sem diabetes. A retinopatia diabética é classificada em dois estágios: não proliferativa e proliferativa. A retinopatia não proliferativa geralmente aparece no final da primeira década ou no início da segunda década da doença. Os achados característicos consistem em manchas algodonosas, hemorragias dispersas e microaneurismas vasculares retinianos. A retinopatia proliferativa leve pode progredir para uma doença mais extensa, caracterizada por alterações no calibre dos vasos venosos, anormalidades microvasculares intrarretinianas e maior número de microaneurismas e hemorragias. No exame patológico, há perda dos pericitos retinianos, aumento da permeabilidade vascular retiniana, alterações no fluxo sanguíneo retiniano e microvasculatura retiniana anormal. A retinopatia diabética não proliferativa grave resulta em hipoxemia retiniana e estabelece o ambiente para o desenvolvimento da retinopatia proliferativa. A neovascularização, como aparece nesse paciente, constitui o elemento característico da retinopatia diabética proliferativa. Os vasos recém-formados aparecem no disco óptico. O tratamento mais efetivo para a retinopatia diabética é a prevenção, com controle intensivo da glicemia e da pressão arterial. Entretanto, na retinopatia diabética estabelecida, o melhor controle glicêmico leva a um agravamento transitório da doença. A fotocoagulação a *laser* da retina é necessária na presença de retinopatia proliferativa e neovascularização.

X-63. **A resposta é D.** *(Cap. 419)* O diabetes melito constitui a principal causa de doença renal crônica, doença renal de estágio terminal e doença renal crônica exigindo terapia substitutiva renal. Durante os primeiros cinco anos após o início do diabetes, ocorrem hiperfiltração glomerular e aumento da taxa de filtração glomerular. Subsequentemente, observa-se um espessamento da membrana basal glomerular, com expansão concomitante do volume mesangial e hipertrofia glomerular. Normalmente, dentro de 5 a 10 anos, muitos indivíduos começam a excretar pequenas quantidades de albumina na urina. Recomenda-se o rastreamento anual da excreção de albumina com uma coleta de 24 horas ou uma razão albumina-creatinina em amostra de urina. A microalbuminúria é definida como a presença de > 30 a 299 g/dia em uma coleta de 24 horas ou 30 a 299 g/mg de creatinina em uma amostra de urina. Entretanto, a interpretação pode ser dificultada por condições que aumentam transitoriamente a excreção de albumina, incluindo infecção do trato urinário, hematúria, insuficiência cardíaca, doença febril, hiperglicemia grave (alternativa B), hipertensão grave (alternativa E), gravidez e exercício físico vigoroso (alternativa C). Se o exame for positivo, deve ser repetido dentro de 3 a 6 meses, e o tratamento deve ser iniciado nessa ocasião. O intervalo na alternativa A é muito pequeno para a repetição do exame, e a alternativa D constitui a resposta mais adequada à questão. Embora não tenham sido realizadas comparações diretas, os especialistas acreditam que os inibidores da enzima conversora de angiotensina (ECA) e os bloqueadores dos receptores de angiotensina sejam equivalentes no tratamento da albuminúria e nefropatia diabética.

X-64. **A resposta é D.** *(Cap. 419)* A neuropatia diabética ocorre em até 50% dos indivíduos com diabetes melito tipo 1 e tipo 2 de longa duração e pode se manifestar na forma de polineuropatia, mononeuropatia e/ou neuropatia autônoma. À semelhança de outras complicações do diabetes, a probabilidade de ocorrência de neuropatia depende da duração da doença e do grau de controle glicêmico. A forma mais comum de neuropatia diabética é a polineuropatia simétrica distal, que normalmente se manifesta como perda sensorial distal e dor. Entretanto, até 50% dos indivíduos não apresentam nenhum sintoma. Por outro lado, podem ocorrer também hiperestesia, parestesia e disestesia. Clinicamente, os pacientes queixam-se, com frequência, de uma sensação de picadas na parte distal dos membros. Outros sintomas incluem sensação de queimação, dormência ou dor aguda. Ambas as mãos e os pés podem ser acometidos; todavia, em geral, a neuropatia começa nos membros inferiores. A dor é mais intensa em repouso e à noite. Uma forma aguda de neuropatia diabética pode agravar-se com a melhora do controle glicêmico. À medida que a neuropatia diabética progride, a dor pode desaparecer, com agravamento da dormência e do déficit sensorial. O exame físico revela perda sensorial ao toque leve e à picada, com perda dos reflexos tendíneos profundos do tornozelo e sentido de posição anormal. O tratamento da neuropatia diabética é difícil. A melhora do controle glicêmico pode melhorar a velocidade de condução nervosa, mas pode não haver melhora dos sintomas da neuropatia. Devem-se evitar outras neurotoxinas, como álcool e tabagismo, bem como deficiências de vitaminas. Numerosos agentes já foram usados na tentativa de tratar a neuropatia dolorosa, porém os resultados do tratamento estão aquém do ideal. Apenas dois fármacos – a duloxetina e a pregabalina – foram aprovados pela U.S. Food and Drug Administration para o tratamento da neuropatia diabética. Outros agentes que algumas vezes são utilizados sem indicação na bula incluem a amitriptilina, a gabapentina, o valproato e opioides.

X-65. **A resposta é B.** *(Cap. 420)* A manutenção da euglicemia envolve diversos sistemas para baixar os níveis elevados de glicemia, mas também para restaurar os níveis normais em caso de hipoglicemia presente ou iminente. Isso é particularmente importante para o funcionamento neurológico, visto que o cérebro é incapaz de sintetizar glicose e dispõe de um suprimento de apenas alguns minutos na forma de glicogênio. No indivíduo não diabético, o nível plasmático normal de glicose em jejum é normalmente controlado de forma rigorosa entre 70 e 110 mg/dL. Quando a glicose plasmática começa a declinar abaixo de cerca de 80 a 85 mg/dL, a primeira linha de defesa para proteger o organismo contra o desenvolvimento de hipoglicemia é diminuir a secreção de insulina. Quando isso ocorre, há aumento da glicogenólise e da gliconeogênese hepáticas. Além disso, os níveis diminuídos de insulina levam a uma redução na utilização da glicose periférica. Se a glicose continuar caindo para cerca de 65 a 70 mg/dL, outros mecanismos protetores passam a atuar. A segunda linha de defesa contra hipoglicemia é a secreção de glucagon, que estimula ainda mais a gliconeogênese hepática. A epinefrina também pode ser secretada, embora normalmente não seja de importância crítica, a não ser que haja deficiência de glucagon. O cortisol e o hormônio do crescimento são secretados posteriormente quando a hipoglicemia se prolonga por mais de 4 horas. Esses hormônios não desempenham nenhum papel na hipoglicemia aguda.

X-66. **A resposta é D.** *(Cap. 420)* A paciente apresenta episódios recorrentes de hipoglicemia, que preenchem a tríade de sintomas de Whipple: (1) sintomas de hipoglicemia; (2) baixa concentração plasmática de glicose determinada por um método preciso (não por um monitor de glicose); e (3) alívio dos sintomas com o aumento do nível plasmático de glicose. O diagnóstico diferencial começa com a determinação dos níveis de insulina durante a hipoglicemia. Os níveis precisam ser obtidos durante um episódio para sua interpretação. Os níveis elevados de insulina sugerem uma hiperprodução endógena por tumor secretor de insulina ou administração exógena, causando hipoglicemia factícia. Como o peptídeo C é clivado da pró-insulina nativa para formar o produto secretado, seu nível estará elevado em caso de hiperinsulinemia endógena e baixo durante um episódio de hipoglicemia factícia. A ingestão sub-reptícia de sulfonilureias pode causar hipoglicemia, junto com níveis elevados de insulina e de peptídeo C, visto que esses fármacos estimulam a secreção pancreática de insulina. No caso dessa paciente, seria indicado um rastreamento para sulfonilureias. Os indícios neste caso que apontam para o uso sub-reptício de insulina incluem o trabalho da paciente como profissional de saúde e a presença de sintomas apenas no local de trabalho. Outros grupos em que essa situação é comum são constituídos por parentes de pacientes com diabetes melito e pacientes com história de outros distúrbios factícios. É possível que essa paciente tenha um tumor de células β secretor de insulina, porém isso é muito menos provável, e haveria sintomas durante as horas fora do trabalho. A avaliação deve ter por objetivo demonstrar a supressão da secreção pancreática de insulina durante o episódio de hipoglicemia. Embora uma falha dos hormônios contrarreguladores possa produzir hipoglicemia, trata-se de uma causa rara de hipoglicemia, e a avaliação só deve considerar essa possibilidade após excluir o uso sub-reptício.

X-67. **A resposta é E.** *(Cap. 420)* A causa mais comum de hipoglicemia está relacionada com o tratamento do diabetes melito. Os indivíduos com diabetes melito tipo 1 (DMT1) apresentam hipoglicemia mais sintomática do que os pacientes com DMT2. Em média, os pacientes com DMT1 apresentam dois episódios de hipoglicemia sintomática por semana, e, pelo menos uma vez por ano, os pacientes com DMT1 apresentarão um episódio grave de hipoglicemia que é pelo menos temporariamente incapacitante. Estima-se que 6 a 10% dos indivíduos com DMT1 morrem em consequência de hipoglicemia. Além disso, os episódios recorrentes de hipoglicemia no DMT1 contribuem para o desenvolvimento de falência autônoma associada à hipoglicemia. Clinicamente, manifesta-se na forma de perda da percepção da hipoglicemia e contrarregulação da glicose defeituosa, com ausência de secreção de glucagon e de epinefrina à medida que os níveis de glicose caem. Os indivíduos com DMT2 têm menos tendência a desenvolvem hipoglicemia. Entretanto, quando um indivíduo com DMT2 necessita de insulina, a probabilidade de hipoglicemia sintomática aumenta, e, embora a incidência global de hipoglicemia seja menor no DMT2, o número absoluto de indivíduos com DMT2 que sofrem episódios de hipoglicemia é muito maior que o dos pacientes com DMT1, em virtude da maior prevalência do DMT2. Os medicamentos que estão associados ao desenvolvimento de hipoglicemia no DMT2 incluem a insulina e os secretagogos da insulina, como as sulfonilureias. A metformina, as tiazolidinedionas, os inibidores da α-glicosidase, os agonistas do receptor de peptídeo semelhante ao glucagon-1 e os inibidores da DPP-IV não causam hipoglicemia. Entretanto, quando esses medicamentos estão associados a outra classe de fármacos que provocam hipoglicemia, eles aumentam o risco de episódios hipoglicêmicos.

X-68. **A resposta é A.** *(Cap. 421)* A deficiência de lipoproteína lipase (LPL) é um distúrbio autossômico recessivo muito raro, que resulta em níveis elevados de triglicerídeos em jejum, visto que a ausência de LPL resulta na incapacidade de hidrólise dos triglicerídeos dos quilomícrons. Por conseguinte, os níveis circulantes de quilomícrons, das lipoproteínas de densidade muito baixa (VLDL) e dos triglicerídeos estão elevados. Tipicamente, os níveis de triglicerídeos em jejum alcançam mais de 1.000 mg/dL. A deficiência de LPL tem uma incidência de cerca de 1 em 1.000.000 na população. Normalmente, a doença manifesta-se na infância ou no adulto jovem, com episódios recorrentes de pancreatite. O exame oftalmológico pode revelar lipemia retiniana, com aspecto opalescente dos vasos sanguíneos da retina. Os xantomas eruptivos consistem em pequenas pápulas branco-amareladas, que podem aparecer nas costas, nas nádegas e nas faces extensoras dos braços e das pernas. Ocorre hepatoesplenomegalia devido à captação dos quilomícrons circulantes pelo sistema reticuloendotelial. O tratamento primário do distúrbio consiste em restrição da gordura dietética para 15 g/dia ou menos. Se a restrição nutricional de gordura como única medida não for suficiente para controlar o nível de triglicerídeos, o óleo de peixe tem sido útil em alguns casos.

X-69. **A resposta é D.** *(Cap. 421)* A hipercolesterolemia familiar (HF) constitui a causa hereditária mais comum da hipercolesterolemia e pode ser um dos distúrbios monogênicos mais comuns nos seres humanos. A incidência da mutação responsável pela HF é comum e estimada em 1 em 250 a 1 em 500 indivíduos na população. A HF também é conhecida como hipercolesterolemia autossômica dominante tipo 1 e é causada por mutações com perda de função no gene que codifica o receptor das lipoproteínas de baixa densidade (LDL). Foram relatadas mais de 1.600 mutações no gene. Na presença de uma única mutação (HF heterozigota), observa-se uma diminuição dos receptores de LDL no fígado, com consequente redução da depuração das LDL da circulação; os níveis plasmáticos de LDL colesterol tipicamente variam de 200 a 400 mg/dL. Na presença de duas mutações (HF homozigota), os receptores de LDL estão acentuadamente reduzidos ou ausentes. Nesses pacientes, os níveis de LDL colesterol estão acentuadamente elevados para 400 até > 1.000 mg/dL. Muitos indivíduos com HF homozigota apresentam xantomas cutâneos na infância e doença cardiovascular precoce no final da infância ou início da vida adulta. Embora os pacientes heterozigotos tenham hipercolesterolemia desde o nascimento, o diagnóstico da doença habitualmente só é estabelecido na idade adulta, quando os pacientes apresentam xantomas tendíneos ou doença arterial coronariana. Em pacientes com doença heterozigota, geralmente se obtém uma história familiar de pelo menos um lado da família. A apolipoproteína (apo) B-100 defeituosa familiar tem uma apresentação clínica semelhante, porém é menos comum (1/1.000). A deficiência de apoA-V manifesta-se com xantomas, mas também com pancreatite e hepatoesplenomegalia com níveis elevados de quilomícrons e VLDL. A deficiência familiar de lipase hepática e a deficiência de lipoproteína lipase estão associadas a um aumento dos quilomícrons, e não de LDL colesterol, e manifestam-se com xantomas eruptivos, hepatoesplenomegalia e pancreatite. Essas condições ocorrem raramente (< 1/1.000.000).

X-70. **A resposta é B.** *(Cap. 421)* Existem muitas formas secundárias de elevação das LDL que exigem consideração em um paciente com níveis anormais de LDL. Incluem hipotireoidismo, síndrome nefrótica, colestase, porfiria intermitente aguda, anorexia nervosa, hepatoma e fármacos, como tiazídicos, ciclosporina e carbamazepina. A cirrose está associada a níveis reduzidos de LDL, devido à sua produção inadequada. A má absorção, a desnutrição, a doença de Gaucher, a doença infecciosa crônica, o hipertireoidismo e a toxicidade da niacina também estão todos associados a níveis reduzidos de LDL.

X-71. **A resposta é C.** *(Cap. 421)* Esse paciente apresenta síndrome nefrótica, provavelmente em consequência de mieloma múltiplo. A hiperlipidemia da síndrome nefrótica parece resultar de uma combinação de aumento da produção hepática e redução do *clearance* das VLDL, com produção aumentada de LDL. É habitualmente mista, mas pode se manifestar na forma de hipercolesterolemia ou hipertrigliceridemia. O tratamento efetivo da doença renal subjacente normaliza o perfil dos lipídeos. Entre as alternativas apresentadas, os inibidores da 3-hidroxi-3-metilglutaril-coenzima A (HMG-CoA) redutase seriam os mais efetivos para reduzir as LDL desse paciente. O manejo dietético constitui um importante componente da modificação do estilo de vida, porém raramente resulta em uma queda > 10% nas LDL. A niacina e os fibratos estariam indicados se os triglicerídeos estivessem mais elevados, porém as LDL constituem a anormalidade mais importante dos lipídeos a ser considerada no paciente deste caso. A aférese dos lipídeos é reservada para pacientes que não conseguem tolerar os fármacos hipolipêmicos ou que apresentam um distúrbio genético dos lipídeos refratário aos fármacos. Foi constatado que os inibidores da proteína de transferência de ésteres de colesterol aumentam os níveis de lipoproteína de alta densidade (HDL), e seu papel no tratamento das lipoproteinemias ainda está sendo investigado.

X-72. **A resposta é B.** *(Cap. 422)* A síndrome metabólica é um distúrbio comum, que se caracteriza por obesidade central, hipertrigliceridemia, baixos níveis de colesterol HDL, hiperglicemia e hipertensão. A prevalência da doença varia em todo o mundo, refletindo a idade, a etnicidade e os vários critérios diagnósticos aplicados. A maior prevalência da síndrome metabólica em todo o mundo é observada nas populações nativas norte-americanas, com quase 60% das mulheres de 45 a 49 anos de idade e 45% dos homens de 45 a 49 anos acometidos. Nos Estados Unidos, os homens afro-americanos são menos comumente acometidos, enquanto a síndrome é mais comum em mulheres mexicano-americanas. Na França, a prevalência da doença é, em geral, a menor do mundo, com menos de 10% dos indivíduos entre 30 e 60 anos de idade acometidos, embora, depois dos 60 anos, haja uma elevação da prevalência para 17,5%. Os fatores de risco que conferem uma maior probabilidade de desenvolvimento da síndrome metabólica incluem sobrepeso/obesidade, envelhecimento, estilo de vida sedentário, diabetes melito, doença cardiovascular e lipodistrofia. A obesidade central é tanto um fator de risco quanto uma característica central que define a presença da doença. A obesidade central, medida pela circunferência da cintura, e não pelo índice de massa corporal, está mais fortemente associada a uma resistência à insulina e ao risco de diabetes melito e doença cardiovascular. A circunferência da cintura exata em que o risco aumenta pode variar entre homens e mulheres, bem como entre diferentes etnicidades. Por exemplo, em mulheres japonesas, a circunferência da cintura usada para o diagnóstico de síndrome metabólica é de 90 cm, em comparação com 85 cm para os homens. Entretanto, nos indivíduos de ascendência europeia, as mulheres são diagnosticadas com síndrome metabólica quando a circunferência da cintura é ≥ 80 cm, enquanto se estabelece o diagnóstico em homens com circunferência da cintura ≥ 94 cm. O envelhecimento também está associado a um risco aumentado de síndrome metabólica. A síndrome metabólica acomete aproximadamente metade da população com mais de 50 anos de idade, e, depois dos 60, as mulheres são mais acometidas do que os homens. O sedentarismo constitui um preditor de eventos cardiovasculares e morte em indivíduos com síndrome metabólica. Passar mais de 4 horas por dia assistindo televisão ou vídeos ou usando computador confere um risco duas vezes maior de síndrome metabólica. A resistência à insulina é considerada como a característica fisiopatológica da síndrome metabólica, e cerca de 75% dos indivíduos com DMT2 ou diminuição da tolerância à glicose apresentam síndrome metabólica. Quando essas doenças coexistem em um indivíduo, a prevalência de doença cardiovascular é maior do que em pacientes com DMT2 ou comprometimento da tolerância à glicose isoladamente.

X-73. **A resposta é D.** *(Cap. 422)* Os critérios mais recentes para o diagnóstico da síndrome metabólica são denominados critérios de Definição de Harmonização e foram publicados em 2009. Essa definição reuniu várias organizações médicas internacionais para criar uma definição unificadora, incluindo a International Diabetes Federation, o National Heart, Lung, and Blood Institute, a

American Heart Association, a World Heart Federation, a International Atherosclerosis Society e a International Association for the Study of Obesity. Quando esses critérios são comparados com diretrizes anteriores, a mudança mais importante foi reconhecer que a circunferência da cintura que confere risco de síndrome metabólica difere entre grupos étnicos distintos. A definição de harmonização estabelece três grupos diversos de circunferência da cintura, de acordo com o sexo e o grupo étnico (Quadro X-73).

QUADRO X-73 NCEP:ATPIII[a] 2001 E CRITÉRIOS DE DEFINIÇÃO DE HARMONIZAÇÃO PARA SÍNDROME METABÓLICA

NCEP:ATPIII 2001
Três ou mais dos seguintes:

- Obesidade central: circunferência abdominal > 102 cm (H), > 88 cm (M)
- Hipertrigliceridemia: nível de triglicerídeos ≥ 150 mg/dL ou medicação específica
- HDL[c]-colesterol baixo: < 40 mg/dL e < 50 mg/dL para os homens e as mulheres, respectivamente, ou medicação específica
- Hipertensão: pressão arterial ≥ 130 mmHg sistólica ou ≥ 85 mmHg diastólica ou medicação específica
- Glicemia de jejum ≥ 100 mg/dL ou medicação específica ou diabetes tipo 2 previamente diagnosticado

Definição de harmonização[b]
Três dos seguintes:

- Circunferência abdominal (cm)

Homens	Mulheres	Etnicidade
≥ 94	≥ 80	Povos da Europa, da África Subsaariana, do Oriente e do Oriente Médio
≥ 90	≥ 80	Sul da Ásia, chineses e povos das Américas do Sul e Central
≥ 85	≥ 90	Japonês

- Triglicerídeos em jejum > 150 mg/dL ou medicação específica
- HDL-colesterol < 40 mg/dL e < 50 mg/dL para os homens e as mulheres, respectivamente, ou medicação específica
- Pressão arterial > 130 mm sistólica ou > 85 mm diastólica, ou diagnóstico anterior ou medicação específica
- Glicemia plasmática em jejum ≥ 100 mg/dL (indicação alternativa: tratamento medicamentoso de glicemia elevada)

[a]Painel III do National Cholesterol Education Program and Adult Treatment. [b]Nesta análise, foram usados os seguintes limites para a circunferência abdominal: homens brancos, ≥ 94 cm; homens afro-americanos, ≥ 94 cm; homens mexicano-americanos, ≥ 90 cm; mulheres brancas, ≥ 80 cm; mulheres afro-americanas, ≥ 80 cm; mulheres mexicano-americanas, ≥ 80 cm. Para os participantes cuja designação foi "outra raça – incluindo multirracial", foram usados os limites anteriormente baseados em pontos de corte europeus (≥ 94 cm para os homens e ≥ 80 cm para as mulheres) e em pontos de corte sul-asiáticos (≥ 90 cm para os homens e ≥ 80 cm para as mulheres). Para os participantes considerados "outros hispânicos", foram usados os limiares da International Diabetes Federation para povos das Américas do Sul e Central. [c]Lipoproteína de alta densidade.

Além disso, quando comparada com a classificação do National Cholesterol Education Program and Adult Treatment Panel III 2001, a circunferência da cintura considerada anormal tem pelo menos 8 cm a menos tanto para homens quanto para mulheres. Os demais critérios diagnósticos para a síndrome metabólica permanecem iguais quando comparados com diretrizes anteriores:

- Triglicerídeos em jejum > 150 mg/dL ou medicação específica;
- HDL colesterol < 40 mg/dL nos homens ou < 50 mg/dL nas mulheres, ou medicação específica;
- Pressão arterial > 130 mmHg ou > 85 mmHg diastólica, ou medicação específica ou diagnóstico anterior;
- Glicemia de jejum > 100 mg/dL ou tratamento farmacológico dos níveis elevados de glicose;

O paciente deste caso preenche os critérios diagnósticos com aumento da circunferência da cintura (> 90 cm em homens chineses), níveis elevados de triglicerídeos, baixo nível de HDL e hipertensão.

X-74 e X-75. As respostas são A e C, respectivamente. *(Cap. 423)* A hipofosfatemia resulta de um dos três seguintes mecanismos: absorção intestinal inadequada de fosfato, excreção renal excessiva de fosfato e rápida redistribuição do fosfato do espaço extracelular para o osso ou os tecidos moles. A absorção intestinal inadequada é rara, visto que os antiácidos contendo hidróxido de alumínio não são mais comumente prescritos. A desnutrição em consequência de jejum ou inanição pode resultar em depleção do fosfato. Essa situação também é comumente observada no alcoolismo. Nos pacientes hospitalizados, a redistribuição constitui a principal causa. A insulina promove a entrada de fosfato para dentro das células, junto com a glicose. Quando se inicia a nutrição, a realimentação aumenta ainda mais a redistribuição do fosfato para dentro das células e é mais pronunciada quando se administra glicose IV isoladamente. A sepse pode causar destruição das células e acidose metabólica, resultando em desvio efetivo do fosfato do espaço extracelular para o interior das células. A insuficiência renal está associada à hiperfosfatemia e não à hipofosfatemia;

e a azotemia pré-renal inicial, conforme observado no caso desse paciente, pode obscurecer a depleção subjacente de fosfato. A abordagem ao tratamento da hipofosfatemia deve considerar diversos fatores, incluindo a probabilidade (e a magnitude) da depleção subjacente de fosfato, a função renal, os níveis séricos de cálcio e a administração parenteral concomitante de glicose. Além disso, o médico deve avaliar o paciente quanto à ocorrência de complicações da hipofosfatemia, que podem incluir fraqueza neuromuscular, disfunção cardíaca, hemólise e disfunção plaquetária. Em geral, ocorre hipofosfatemia grave quando a concentração sérica cai abaixo de 2 mg/dL (< 0,75 mmol/L). Essa concentração torna-se particularmente perigosa quando há depleção crônica subjacente de fosfato. Entretanto, não existe nenhuma fórmula simples para determinar as necessidades corporais de fosfato a partir da medição dos níveis séricos de fosfato, visto que sua maior parte é intracelular. Em geral, recomenda-se a reposição com fosfato oral quando seus níveis séricos são superiores a 1,5 a 2,5 mg/dL (0,5 a 0,8 mmol/L). A dose de fosfato oral é de 750 a 2.000 mg ao dia de fosfato elementar administrado em doses fracionadas. A hipofosfatemia mais grave, como aquela descrita neste paciente, exige uma reposição IV. A reposição de fosfato IV é efetuada com misturas neutras de sais de fosfato de sódio e potássio, em doses de 0,2 a 0,8 mmol/kg, administradas durante 6 horas. O Quadro X-75 fornece a dose total e as velocidades recomendadas de infusão para os diferentes níveis de fosfato. Neste paciente com um nível de 1,0 mg/dL, a velocidade de infusão recomendada é de 8 mmol/h durante 6 horas, para uma dose total de 48 mmol. Até que a hipofosfatemia subjacente seja corrigida, os níveis séricos de fosfato e de cálcio devem ser determinados a cada 6 horas. A infusão deve ser interrompida se o produto cálcio-fosfato aumentar para mais de 50, de modo a reduzir o risco de calcificação heterotópica. Como alternativa, se for constatada a presença concomitante de hipocalcemia com hipofosfatemia, é importante corrigir do cálcio antes da administração do fosfato.

QUADRO X-75 TERAPIA INTRAVENOSA DA HIPOFOSFATEMIA

Considerar

Provável gravidade da depleção subjacente de fosfato
Administração concomitante de glicose parenteral
Presença de complicações neuromusculares, cardiopulmonares ou hematológicas da hipofosfatemia
Função renal (reduzir a dose em 50% se a creatinina sérica for > 220 μmol/L [> 2,5 mg/dL])
Nível sérico de cálcio (corrigir em primeiro lugar a hipocalcemia; reduzir a dose em 50% na hipercalcemia)

Diretrizes

Fósforo sérico, mmol/L (mg/dL)	Velocidade de infusão, mmol/h	Duração, h	Total administrado, mmol
< 0,8 (< 2,5)	2	6	12
< 0,5 (< 1,5)	4	6	24
< 0,3 (< 1)	8	6	48

Nota: As velocidades de infusão mostradas são calculadas para um indivíduo de 70 kg; os níveis séricos de cálcio e de fósforo devem ser dosados a cada 6 a 12 horas durante a terapia; as infusões podem ser repetidas para obter níveis séricos estáveis de fósforo > 0,8 mmol/L (> 2,5 mg/dL); a maioria das formulações disponíveis nos EUA fornece 3 mmol/mL de fosfato de sódio ou potássio.

X-76. **A resposta é B.** *(Cap. 423)* A deficiência de vitamina D é altamente prevalente nos Estados Unidos e é mais comum em indivíduos idosos internados ou em clínicas geriátricas. A deficiência de vitamina D pode ocorrer em consequência de um aporte dietético inadequado, produção diminuída na pele, diminuição da absorção intestinal, perda acelerada ou comprometimento da ativação da vitamina D no fígado ou no rim. Clinicamente, a deficiência de vitamina D em indivíduos idosos é, com mais frequência, silenciosa. Os médicos muitas vezes deixam de considerar a possibilidade de deficiência de vitamina D até que um paciente seja diagnosticado com osteoporose ou sofra uma fratura. Entretanto, alguns indivíduos podem apresentar dor muscular e óssea difusa. Para a avaliação dos níveis de vitamina D, o exame apropriado consiste nos níveis de 25-hidroxivitamina D [25(OH)D]. O Institute of Medicine definiu a suficiência de vitamina D como um nível de 25(OH)D > 50 nmol/L (> 20 ng/L). Entretanto, nos indivíduos idosos e em pacientes com alguns estados patológicos, podem ser necessários níveis mais altos para otimizar a absorção intestinal do cálcio. Níveis abaixo de 37 nmol/L (15 ng/mL) estão associados a uma elevação dos níveis de paratormônio e a uma redução da densidade óssea. A deficiência de vitamina D também pode levar a uma diminuição da absorção intestinal de cálcio, com consequente hipocalcemia e hiperparatireoidismo secundário. Em consequência, ocorre maior renovação óssea, que pode estar associada a um aumento dos níveis de fosfatase alcalina. Além disso, os níveis elevados de paratormônio (PTH) estimulam a conversão renal da 25(OH)D em 1,25-hidroxivitamina D [1,25(OH)D], a forma ativada da vitamina D. Por conseguinte, mesmo na presença de deficiência grave de vitamina D, os níveis de 1,25(OH)D ativada podem ser normais e podem não refletir acuradamente as reservas da vitamina. Por conseguinte, o nível de 1,25(OH)D não deve ser usado para estabelecer um diagnóstico de deficiência de vitamina D. Embora a deficiência de vitamina D possa estar associada a anormalidades nos níveis de PTH, fosfatase alcalina e cálcio, essas anormalidades bioquímicas são observadas em muitas outras doenças, e nenhuma dessas determinações é sensível ou específica para o diagnóstico de deficiência de vitamina D.

X-77. **A resposta é D.** *(Cap. 423)* A deficiência de vitamina D é comum em todo o território dos Estados Unidos, resultante de uma exposição solar diminuída com produção deficiente de vitamina D na pele, da falta de ingestão dietética, de perdas aceleradas de vitamina D, do comprometimento da ativação da vitamina D ou de resistência aos efeitos biológicos da 1,25(OH)$_2$D, a forma ativada da vitamina D. As reservas de vitamina D são mais bem avaliadas pela determinação da 25(OH)D. Deve-se proceder a uma reposição na presença de níveis inferiores a 20 ng/L (< 50 nmol/L). A ingestão diária recomendada na ausência de deficiência de vitamina D é de 800 UI de vitamina D, normalmente administrada na forma de vitamina D$_3$ ou colecalciferol, diariamente. Entretanto, são necessárias doses mais altas na presença de deficiência de vitamina D para normalizar os níveis da vitamina. Na maioria dos indivíduos, deve-se recomendar uma suplementação com 2.000 UI de vitamina D$_3$ ao dia, junto com suplementação de cálcio. Nos casos graves de deficiência de vitamina D, pode haver necessidade de reposição com doses altas. Essa reposição é fornecida na forma de ergocalciferol (vitamina D) 50.000 UI por semana, durante 3 a 12 semanas, antes de diminuir para a dose diária de manutenção de colecalciferol, 800 UI ao dia.

X-78. **A resposta é E.** *(Cap. 424)* O hiperparatireoidismo primário constitui a causa mais comum de hipercalcemia e é a causa mais provável em um adulto assintomático. O hiperparatireoidismo primário resulta da secreção autônoma de PTH, que não é mais regulada pelos níveis séricos de cálcio, habitualmente provocada pelo desenvolvimento de adenomas das paratireoides. Os pacientes são, em sua maioria, assintomáticos ou apresentam sintomas mínimos por ocasião do diagnóstico. Quando presentes, os sintomas consistem em nefrolitíase recorrente, úlceras pépticas, desidratação, constipação intestinal e alteração do estado mental. As manifestações ósseas distintas incluem a osteíte fibrosa cística, que resulta histologicamente de um aumento no número de osteoclastos multinucleados gigantes em áreas recortadas sobre a superfície do osso, bem como da substituição dos elementos celulares e medulares normais por tecido fibroso. Na radiografia, essas alterações aparecem como reabsorção dos tufos das falanges e substituição do contorno cortical geralmente nítido do osso nos dedos por um contorno irregular. Historicamente, esse achado era identificado na apresentação de 10 a 25% dos casos, porém é atualmente raro, em virtude do diagnóstico mais precoce da doença. Os exames laboratoriais revelam níveis séricos elevados de cálcio com diminuição do nível sérico de fosfato. O diagnóstico pode ser confirmado pela determinação dos níveis de PTH. O tratamento ideal do hiperparatireoidismo primário assintomático tem sido debatido, visto que a excisão cirúrgica dos adenomas autônomos é geralmente curativa. Entretanto, não se sabe ao certo se todos os pacientes necessitam de tratamento cirúrgico. As recomendações mais recentes sugerem que a abordagem cirúrgica mais agressiva seja considerada na maioria dos pacientes, devido a problemas de sintomas neuropsiquiátricos sutis, efeitos ósseos em longo prazo e potencial deterioração cardiovascular. As diretrizes atuais recomendam a cirurgia para indivíduos com menos de 50 anos de idade ou com depuração da creatinina < 60 mL/min, osteoporose na densitometria óssea ou nível sérico de cálcio mais de 1 mg/mL acima do normal. Não existe nenhuma indicação para a cirurgia com base nos níveis de cálcio na urina de 24 horas ou na presença de nefrolitíase. Semelhantemente, a presença de doença cardiovascular não está incluída nas diretrizes para recomendação de intervenção cirúrgica.

X-79. **A resposta é A.** *(Cap. 424)* Os distúrbios granulomatosos, incluindo a sarcoidose, a tuberculose e as infecções fúngicas, podem estar associados ao desenvolvimento de hipercalcemia em consequência da conversão aumentada da 25(OH)D em 1,25(OH)D por macrófagos dentro dos granulomas. Esse processo escapa dos mecanismos normais de retroalimentação, e podem ser observados níveis elevados de 25(OH)D e de 1,25(OH)D. Isso não ocorre normalmente, visto que os níveis de 1,25(OH)D são, em condições normais, rigorosamente controlados por meio de mecanismos de retroalimentação da 1-α-hidroxilase renal, a enzima responsável principalmente pela produção de vitamina D ativada em circunstâncias normais. Além disso, o mecanismo normal de retroalimentação proporcionado pela concentração de PTH também é evitado, e o nível de PTH deve estar baixo.

X-80. **A resposta é D.** *(Cap. 424)* Esse paciente apresenta evidência de hiperparatireoidismo terciário, com elevações inapropriadas de PTH, apesar dos aumentos nos níveis de cálcio e de fosfato. Além disso, o paciente demonstra evidências clínicas de doença, incluindo dor óssea e calcificação ectópica. O hiperparatireoidismo terciário desenvolve-se mais comumente em indivíduos com insuficiência renal de longa duração, que não aderiram ao tratamento. No caso deste paciente, a hipoxemia e os infiltrados em vidro fosco na TC do tórax representam uma calcificação ectópica dos pulmões. Isso pode ser difícil de identificar com imagens típicas, e uma cintilografia óssea com tecnécio-99 demonstrará uma captação aumentada nos pulmões. O tratamento do hiperparatireoidismo terciário com manifestações clínicas graves exige paratireoidectomia. Quanto à patologia, esses indivíduos apresentam emergência de crescimento monoclonal em uma ou mais das glândulas paratireoides anteriormente hiperplásicas, com função autônoma subsequente das paratireoides.

X-81. **A resposta é B.** *(Cap. 424)* A hipocalcemia pode ser uma consequência potencialmente fatal da tireoidectomia, quando as glândulas paratireoides são retiradas de modo inadvertido durante a cirurgia, visto que as quatro glândulas paratireoides têm uma localização imediatamente posterior à glândula tireoide. Na atualidade, trata-se de um evento infrequente, visto que as glândulas paratireoides podem ser mais bem identificadas tanto antes quanto no decorrer da cirurgia. Entretanto, pode ocorrer hipoparatireoidismo, mesmo se as glândulas paratireoides não forem retiradas na tireoidectomia, devido à desvascularização ou ao traumatismo das glândulas. A hipocalcemia que se desenvolve após a retirada das glândulas paratireoides pode surgir a qualquer momento durante as primeiras 24 a 72 horas, e recomenda-se o monitoramento dos níveis seriados de cálcio nas primeiras 72 horas. Os primeiros sintomas de hipocalcemia normalmente consistem em parestesias periorais e parestesias com sensação de "picadas" nos dedos das mãos e dos pés. O desenvolvimento de espasmos carpais com a insuflação do manguito de pressão arterial constitui um sinal clássico de hipocalcemia e é conhecido como sinal de Trousseau. O sinal de Chvostek é outro sinal clássico de hipocalcemia, que é produzido pela percussão do nervo facial na área pré-auricular, causando espasmo dos músculos faciais. O prolongamento do intervalo QT no eletrocardiograma sugere hipocalcemia potencialmente fatal, que pode progredir para arritmia fatal, de modo que o tratamento não deve ser adiado enquanto se aguardam os exames séricos em um paciente com causa conhecida de hipocalcemia. Deve-se iniciar o tratamento imediato com cálcio IV. A terapia de manutenção com calcitriol e vitamina D é necessária para o tratamento continuado do hipoparatireoidismo adquirido. Como alternativa, o cirurgião pode implantar tecido paratireóideo nos tecidos moles do antebraço, se for considerada a possibilidade de retirada das glândulas paratireoides. A hipomagnesemia pode causar hipocalcemia ao suprimir a liberação de PTH, apesar da presença de hipocalcemia. Entretanto, nesta paciente, não há suspeita de hipomagnesemia após a tireoidectomia, e a administração de magnésio não está indicada. A benztropina é um agente anticolinérgico de ação central, que é utilizada no tratamento de reações distônicas que podem ocorrer após o uso de medicações antieméticas de ação central com atividade dopaminérgica, como a metoclopramida ou a Compazine. As reações distônicas envolvem espasmos focais da face, do pescoço e dos membros. Embora essa paciente tenha tomado medicações passíveis de provocar uma reação distônica, os espasmos que ela está apresentando são mais compatíveis com contrações tetânicas da hipocalcemia do que com uma reação distônica. Por fim, a determinação da capacidade vital forçada é mais comumente realizada como medida da gravidade da doença na *miastenia gravis* ou na síndrome de Guillain-Barré. A fraqueza muscular é uma característica típica de apresentação, mas não as parestesias.

X-82. **A resposta é E.** *(Cap. 424)* A neoplasia maligna pode causar hipercalcemia por vários mecanismos diferentes, incluindo metástase para o osso, estimulação da renovação óssea por citocinas e produção de uma proteína estruturalmente semelhante ao PTH pelo tumor. Essa proteína é denominada peptídeo relacionado com o PTH (PTHrP) e atua nos mesmos receptores do PTH. O carcinoma de células escamosas do pulmão constitui o tumor mais comum associado à produção de PTHrP.

Os níveis séricos de cálcio podem tornar-se muito elevados na neoplasia maligna, em consequência da produção desregulada de PTHrp, que está fora do controle da retroalimentação negativa que normalmente resulta no contexto da hipercalcemia. Os níveis de PTH devem estar muito baixos ou indetectáveis nessa situação. Quando a hipercalcemia é grave (> 15 mg/dL), os sintomas frequentemente consistem em desidratação e alteração do estado mental. O eletrocardiograma pode revelar encurtamento do intervalo QTc. O tratamento inicial consiste na administração de líquidos em grande volume para reverter a desidratação que resulta da hipercalciúria. Além disso, acrescenta-se também furosemida para promover uma maior calciúria. Se o nível de cálcio permanecer elevado, como no caso dessa paciente, outras medidas devem ser implementadas para diminuir o cálcio sérico. A calcitonina possui rápido início de ação, com diminuição dos níveis séricos de cálcio dentro de poucas horas. Todavia, observa-se o desenvolvimento de taquifilaxia, e a duração do benefício é limitada. O pamidronato é um bisfosfonato útil para hipercalcemia da neoplasia maligna. Esse fármaco diminui o nível sérico de cálcio ao impedir a reabsorção óssea e a liberação de cálcio do osso. Após administração IV, o início de ação do pamidronato é observado dentro de 1 a 2 dias, com uma duração de ação de várias semanas. Por conseguinte, nessa paciente com hipercalcemia sintomática grave continuada, o melhor tratamento consiste na adição de calcitonina e de pamidronato. A paciente deve continuar recebendo líquidos IV e furosemida. A adição de um diurético tiazídico está contraindicada, visto que esses fármacos provocam aumento da reabsorção de cálcio no rim, o que agravaria a hipercalcemia.

X-83. **A resposta é B.** *(Cap. 425)* A osteoporose refere-se a uma condição crônica caracterizada por diminuição da resistência do osso e, com frequência, manifesta-se na forma de fraturas vertebrais e de quadril. Nos Estados Unidos, cerca de 8 milhões de mulheres sofrem de osteoporose, em comparação com cerca de 2 milhões de homens, com uma razão entre mulheres e homens de quatro para um. Estima-se que outros 48 milhões de indivíduos apresentam osteopenia. O risco de osteoporose aumenta com a idade e agrava-se rapidamente depois da menopausa nas mulheres. A maioria das mulheres preenche os critérios diagnósticos para osteoporose entre 70 e 80 anos de idade. As mulheres brancas correm risco aumentado de osteoporose em comparação com as mulheres afro-americanas. A epidemiologia das fraturas ósseas acompanha a da osteoporose. As fraturas da parte distal do rádio (fratura de Colles) aumentam até os 50 anos de idade e alcançam um platô por volta dos 60 anos, com aumento do risco apenas moderado daí em diante. Isso contrasta com o risco de fraturas de quadril. As taxas de incidência para fraturas de quadril duplicam a cada cinco anos depois dos 70 anos de idade. Essa alteração no padrão de fraturas não se deve inteiramente à osteoporose, mas também está relacionada com o fato de que menos quedas no idoso ocorre sobre o braço hiperestendido e tem mais probabilidade de ocorrer diretamente sobre o quadril. As mulheres negras sofrem fraturas de quadril em uma taxa de aproximadamente metade daquela das mulheres brancas. A taxa de mortalidade no ano subsequente a uma fratura de quadril é de 5 a 20%. As fraturas vertebrais também constituem manifestações comuns da osteoporose. Embora a maioria seja encontrada de modo incidental em uma radiografia de tórax, os casos graves podem levar a uma perda da altura, restrição pulmonar e morbidade respiratória.

X-84. **A resposta é C.** *(Cap. 425)* Existem múltiplos riscos para as fraturas de osso osteoporótico, que podem ser modificáveis ou não modificáveis. Esses fatores de risco estão relacionados no Quadro X-84. Os fatores de risco não modificáveis incluem história pregressa de fratura quando adulto, sexo feminino, raça branca, demência, idade avançada e história de fratura (mas não de osteoporose) em parente de primeiro grau. Os fatores de risco que são potencialmente modificáveis incluem baixa ingestão de cálcio, alcoolismo, comprometimento da visão, quedas recorrentes, atividade física inadequada, saúde precária e deficiência de estrogênio, incluindo menopausa antes dos 45 anos ou amenorreia pré-menstrual prolongada. A magreza excessiva e o baixo peso corporal também constituem fatores de risco para a osteoporose, embora as diretrizes para osteoporose não especifiquem claramente o que é considerado magreza excessiva. O tabagismo atual constitui um fator de risco para fratura relacionada com osteoporose, mas uma historia prévia de tabagismo não é considerada fator de risco.

QUADRO X-84 CONDIÇÕES, DOENÇAS E MEDICAMENTOS QUE CONTRIBUEM PARA A OSTEOPOROSE E PARA FRATURAS

Fatores relacionados com o estilo de vida

Abuso de álcool	Alta ingestão de sal	Tabagismo (ativo ou passivo)
Baixa ingestão de cálcio	Atividade física inadequada	Quedas
Deficiência de vitamina D	Imobilização	Magreza excessiva
Excesso de vitamina A		Fraturas prévias

Fatores genéticos

Fibrose cística Síndrome de Ehlers-Danlos	Homocistinúria	Osteogênese imperfeita
Doença de Gaucher	Hipofosfatasia	História parental de fratura de quadril
Doenças do depósito do glicogênio	Hipercalciúria idiopática	Porfiria
	Síndrome de Marfan	Síndrome de Riley-Day
	Síndrome do cabelo enroscado de Menkes	Hemocromatose

Estados hipogonádicos

Insensibilidade aos androgênios	Hiperprolactinemia	Amenorreia atlética
Anorexia nervosa e bulimia	Menopausa prematura	Pan-hipopituitarismo
	Insuficiência ovariana prematura	Síndromes de Turner e Klinefelter

Distúrbios endócrinos

Insuficiência da suprarrenal	Síndrome de Cushing	Adiposidade central
Diabetes melito (tipos 1 e 2)	Hiperparatireoidismo	Tireotoxicose

Distúrbios gastrintestinais

Doença celíaca	Doença inflamatória intestinal	Cirrose biliar primária
Bypass gástrico	Má absorção	Doença pancreática
Cirurgia gastrintestinal		

Distúrbios hematológicos

Mieloma múltiplo	Gamopatia monoclonal	Doença falciforme
Hemofilia	Leucemia e linfomas	Mastocitose sistêmica
Talassemia		

Doenças reumatológicas e autoimunes

Espondilite anquilosante	Outras doenças reumáticas e autoimunes	Artrite reumatoide
		Lúpus

Distúrbios do sistema nervoso central

Epilepsia	Doença de Parkinson	AVE
Esclerose múltipla	Lesão medular	

Condições e doenças diversas

Aids/HIV	ICC	Doença óssea pós-transplante
Alcoolismo	Depressão	Sarcoidose
Amiloidose	DRET	Perda de peso
Acidose metabólica crônica	Hipercalciúria	
DPOC	Escoliose idiopática	
	Distrofia muscular	

Fármacos

Alumínio (em antiácidos)	Glicocorticoides (≥ 5 mg/dia de prednisona ou equivalente por ≥ 3 meses)	Tamoxifeno (uso na pré-menopausa)
Anticoagulantes (heparina)		Tiazolidinedionas (como pioglitazona e rosiglitazona)
Anticonvulsivantes		Hormônios tireoidianos (em excesso)
Inibidores da aromatase	Antagonistas e agonistas do hormônio de liberação das gonadotrofinas	Nutrição parenteral
Barbitúricos		Medroxiprogesterona de depósito (contracepção pré-menopausa)
Agentes quimioterápicos para câncer	Lítio	
Ciclosporina A e tacrolimo	Metotrexato	
	IBP	
	ISRS	

Abreviações: AVE, acidente vascular encefálico; ICC, insuficiência cardíaca congestiva; DPOC, doença pulmonar obstrutiva crônica; DRET, doença renal em estágio terminal; IBP, inibidores da bomba de prótons; ISRS, inibidores seletivos da recaptação de serotonina.
Fonte: De 2014 National Osteoporosis Foundation Clinician's Guide to the Prevention and Treatment of Osteoporosis. © National Osteoporosis Foundation.

X-85. **A resposta é B.** *(Cap. 425)* A osteoporose é uma doença comum que acomete 8 milhões de mulheres e 2 milhões de homens nos Estados Unidos. É mais comum em mulheres na pós-menopausa, porém a incidência também está aumentando nos homens. A perda de estrogênio provavelmente causa perda óssea por meio da ativação dos locais de remodelagem óssea e do desequilíbrio entre a formação e a reabsorção ósseas. A osteoporose é diagnosticada pela medida da densidade mineral óssea. A absortometria de raios X de dupla energia (DEXA) é o exame mais acurado para medir a densidade mineral óssea. As determinações clínicas da densidade óssea são mais comumente realizadas na coluna lombar e no quadril. Na técnica de DEXA, são usadas duas energias de raios X para medir a área dos tecidos mineralizados, e os resultados são comparados com valores normativos para sexo e raça. O escore T compara os resultados do indivíduo com os de uma população jovem, enquanto o escore Z compara os resultados do indivíduo com uma população de idade equivalente. A osteoporose é diagnosticada quando o escore T é de –2,5 desvios-padrão (DP) na coluna lombar, no colo do fêmur e no quadril. Deve-se considerar uma avaliação para causas secundárias de osteoporose em indivíduos que sofrem fraturas osteoporóticas em uma idade jovem e naqueles que apresentam escores Z muito baixos. A avaliação inicial deve incluir níveis de cálcio sérico e de cálcio na urina de 24 horas, provas de função renal, provas de função hepática, nível sérico de fósforo e níveis de vitamina D. Outras anormalidades endócrinas, incluindo hipertireoidismo e hiperparatireoidismo, devem ser avaliadas, e os níveis urinários de cortisol devem ser verificados se houver suspeita clínica de síndrome de Cushing. Os níveis de FSH e de LH devem estar elevados, porém não são úteis nesta paciente, visto que ela se encontra em um estado perimenopáusico.

X-86. **A resposta é C.** *(Cap. 425)* A determinação do momento em que se deve iniciar o rastreamento para a osteoporose com densitometria óssea pode ser complicada por múltiplos fatores. Em geral, as mulheres não necessitam, em sua maioria, de rastreamento para a osteoporose até completar a menopausa, a não ser que tenham sofrido fraturas inexplicadas ou que outros fatores de risco estejam sugerindo a presença de osteoporose. Não existe nenhum benefício em iniciar o rastreamento para a osteoporose no período perimenopausa. Com efeito, a maioria das recomendações dos especialistas não indica o rastreamento de rotina para a osteoporose até os 65 anos de idade ou mais, a não ser que existam fatores de risco. Os fatores de risco para osteoporose incluem idade avançada, tabagismo atual, baixo peso corporal (< 57,7 kg), história familiar de fratura de quadril e uso prolongado de glicocorticoides. Os glicocorticoides inalados podem causar perda aumentada da densidade óssea. Todavia, como esta paciente faz uso de fluticasona inalada em baixas doses e não apresenta deficiência de estrogênio, não se pode recomendar a densitometria óssea neste momento. O risco de osteoporose relacionada com glicocorticoides inalados não está bem definido, porém a maioria dos estudos sugere que o risco é relativamente baixo. Uma gestação na quarta e quinta décadas de vida aumenta o risco de osteoporose, mas não provoca início precoce de osteoporose antes de completar a menopausa. A história familiar de osteoporose dessa paciente tampouco é uma indicação para rastreamento precoce de osteoporose.

X-87, X-88, X-89, X-90 e X-91. **As respostas são B, E, D, A e C, respectivamente.** *(Cap. 425)* Nos últimos 20 anos, numerosas opções farmacológicas tornaram-se disponíveis para o tratamento da osteoporose. Antes da década de 1990, o estrogênio, tanto isoladamente quanto em associação com um progestágeno, era o principal tratamento da osteoporose. Desde então, foram introduzidos muitos fármacos novos, embora o estrogênio seja efetivo na prevenção da perda óssea e redução da renovação óssea e produza pequenos aumentos na massa óssea da coluna vertebral, do quadril e do corpo como um todo. O raloxifeno, um modulador seletivo do receptor de estrogênio (SERM), liga-se ao receptor de estrogênio e foi aprovado para a prevenção e o tratamento da osteoporose, bem como para a prevenção do câncer de mama. O tamoxifeno é outro SERM bem conhecido, porém está apenas aprovado para o tratamento e a prevenção do câncer de mama. Ambos os fármacos exercem um efeito favorável sobre a renovação óssea e a massa óssea. Nos ensaios clínicos realizados, foi demonstrado que o raloxifeno diminui a ocorrência de fratura vertebral em 30 a 50%, embora o efeito sobre fraturas não vertebrais não seja conhecido. Os bisfosfonatos constituem a categoria de fármacos mais amplamente usados para a prevenção e o tratamento da osteoporose. O alendronato, o risedronato, o ibandronato e o ácido zoledrônico constituem medicamentos aprovados dessa classe. Os bisfosfonatos atuam ao interferir a função dos osteoclastos e ao reduzir o número de osteoclastos, induzindo sua apoptose. O ácido zoledrônico é retido no osso por um período de tempo muito longo e é administrado por via intravenosa apenas uma vez por ano. A administração exógena de calcitonina, um hormônio polipeptídico produzido pela glândula tireoide, é algumas vezes administrada como *spray* nasal no tratamento da osteoporose. Atua ao suprimir a atividade dos osteoclastos por uma ação direta sobre o receptor de calcitonina dos osteoclastos. Nos estudos clínicos realizados, o efeito sobre a massa óssea e o risco de fraturas vertebrais foi pequeno, e não foi observado nenhum efeito sobre fraturas não vertebrais. O denosumabe é um anticorpo monoclonal inteiramente humano dirigido contra o RANKL, o efetor comum final da formação, da atividade e da sobrevida dos osteoclastos. Quando o denosumabe liga-se ao RANKL, ocorre comprometimento significativo da maturação dos osteoclastos. É administrado por injeção subcutânea, duas vezes por ano, e foi demonstrado que diminui o risco de fraturas da coluna vertebral, do quadril e do antebraço em 20 a 70% durante um período de três anos. A teriparatida é um PTH recombinante (1-34hPTH) que foi aprovada para o tratamento da osteoporose. É administrada por injeção subcutânea diária, e foi demonstrado que ela diminui o risco de fraturas tanto vertebrais quanto não vertebrais. Como a teriparatida é um análogo do PTH, o fármaco atua como o PTH, com ações diretas sobre os osteoblastos, estimulando a formação de osso novo, o que é singular entre os tratamentos para a osteoporose.

X-92. **A resposta é B.** *(Cap. 425)* Essa mulher com fibrose cística apresenta má absorção de vitamina D e inflamação crônica, levando a um risco aumentado de osteoporose. Uma vez estabelecido o diagnóstico de osteoporose com escore T inferior a –2,5, a paciente iniciou um tratamento adequado com bisfosfonato, vitamina D_3 e cálcio. O intervalo apropriado para acompanhamento da osteoporose com densitometria óssea após iniciar o tratamento não está claramente estabelecido, uma vez que a maioria dos tratamentos só produz incrementos pequenos ou moderados da massa óssea. Por conseguinte, as alterações precisam ser maiores do que aproximadamente 4% na coluna e aproximadamente 6% no quadril para serem consideradas significativas em qualquer indivíduo. Os medicamentos levam vários anos para produzir mudanças significativas na densidade mineral óssea (DMO); por conseguinte, a densitometria óssea deve ser repetida a intervalos > 2 anos. Apenas declínios adicionais na DMO exigem uma mudança desse esquema.

X-93. **A resposta é A.** *(Cap. 427)* A osteogênese imperfeita (OI) é um distúrbio hereditário do tecido conectivo, em que ocorre uma acentuada diminuição da massa óssea que torna os ossos frágeis, com propensão a fraturas, devido a uma deficiência ou anormalidade do procolágeno tipo 1. A doença é frequentemente herdada como caráter autossômico dominante. Existem vários subtipos de OI, atualmente baseados no fenótipo clínico da doença. Há polêmica sobre a reclassificação da doença com base em anormalidades genéticas; todavia, atualmente, a classificação baseada na apresentação clínica continua sendo o padrão. A OI tipo 1 tem uma apresentação clínica variada; todavia, em geral, apresenta doença óssea mais leve, com deformidades esqueléticas mínimas ou não aparentes. A doença pode só se manifestar na vida adulta nos indivíduos com OI tipo 1. Por outro lado, a OI tipo 2 produz ossos muito frágeis e tipicamente é letal *in utero* ou pouco depois do nascimento. Outros tipos de OI apresentam doença óssea variável, que pode resultar em deformidade óssea com fraturas frequentes ou cifoescoliose ou resultar apenas em doença leve. Outra característica clínica comum da OI tipo 1 consiste em escleras azuis, que se acredita sejam causadas pelo adelgaçamento das fibras de colágeno das escleras, permitindo a observação das camadas coroides. Além disso, os dentes podem apresentar uma coloração âmbar ou castanho-amarelada, devido a uma deficiência da dentina que é rica em colágeno tipo 1. Com frequência, os dentes decíduos são menores do que o normal, enquanto os dentes permanentes podem exibir o formato de um sino e são restritos na base. A perda auditiva é comum no início da segunda década de vida e acomete mais de 50% dos indivíduos com mais de 30 anos de idade. As fraturas tendem a diminuir após a puberdade em ambos os sexos, mas podem aumentar em mulheres durante a gravidez e após a menopausa. Em geral, o diagnóstico de OI baseia-se em critérios clínicos em um indivíduo que apresenta fraturas e outras características clínicas típicas. Tendo em vista a natureza autossômica dominante da herança, pode-se obter uma história familiar da doença. A diminuição da densidade mineral óssea é demonstrada em uma variedade de técnicas de imagem, incluindo absortometria de raios X e radiografias simples. A biópsia óssea não é necessária para o diagnóstico e pode causar morbidade. O tratamento da doença tem por objetivo principal tratar as complicações. Normalmente, as fraturas são apenas levemente deslocadas e apresentam pouco edema dos tecidos moles.

Há necessidade apenas de suporte e tração mínimos. Embora os bisfosfonatos sejam bem tolerados e frequentemente utilizados para a doença moderada a grave, na qual podem diminuir a dor óssea e o risco de fratura, seus efeitos em longo prazo e sua segurança na osteogênese imperfeita não são conhecidos.

X-94. **A resposta é A.** *(Cap. 427, http://www.marfan.org/dx/home)* Este paciente apresenta evidências de síndrome de Marfan (SMF), um distúrbio autossômico mais comumente associado a mutações no gene da fibrilina-1. A SMF é um dos distúrbios hereditários mais comuns do tecido conectivo, com incidência de 1 em 3.000 a 5.000, e é encontrada na maioria dos grupos raciais e étnicos. O diagnóstico de SMF baseia-se nos critérios de Ghent revisados, que incluem critérios maiores e menores para avaliação. Na revisão mais recente, houve uma ênfase mais acentuada nas manifestações cardiovasculares e oculares da SMF. Na ausência de história familiar, a presença de aneurisma da raiz da aorta e *ectopia lentis* é suficiente para estabelecer o diagnóstico. O diagnóstico também pode ser estabelecido com uma associação de manifestações sistêmicas e presença de dilatação da raiz da aorta ou *ectopia lentis*. Algumas das manifestações sistêmicas apresentadas por este paciente incluem a presença de membros longos e estatura alta. A razão entre o segmento superior e o segmento inferior do corpo é habitualmente dois desvios-padrão abaixo da média para a idade, a raça e o sexo, enquanto a envergadura dos braços é habitualmente > 1,05 vez a altura. Verifica-se a presença de aracnodactilia com mãos e dedos longos e finos. Outras deformidades esqueléticas incluem *pectus excavatum*, *pectus carinatum*, escoliose, cifose, pé plano e palato alto e arqueado. Dispõe-se de uma calculadora em http://www.marfan.org/dx/score para possibilitar o cálculo fácil do número de sintomas sistêmicos apresentados por um indivíduo. Nos indivíduos com história familiar de SMF, a presença de *ectopia lentis*, dilatação da raiz da aorta ou um escore sistêmico positivo devem ser adequados para o diagnóstico. Nesse cenário clínico, o paciente tem forte probabilidade de apresentar SMF e deve ser aconselhado imediatamente a evitar atividades físicas vigorosas ou esportes de contato, embora seja necessária uma investigação adicional com ecocardiograma e exame com lâmpada de fenda. Embora não haja nenhum diagnóstico familiar definitivo, a morte súbita do pai desse paciente provavelmente foi causada por ruptura de aneurisma aórtico. Nos critérios diagnósticos mais recentes, seria necessário um ecocardiograma para estabelecer o diagnóstico definitivo, avaliando a presença de dilatação da raiz da aorta. Entretanto, como esse paciente apresenta várias manifestações clínicas e sopro relacionado com insuficiência aórtica, não haveria necessidade de um ecocardiograma antes de atuar no melhor interesse da saúde desse paciente e afastá-lo de qualquer atividade física. As anormalidades cardiovasculares podem incluir prolapso da valva mitral, com ou sem insuficiência da valva mitral e dilatação da raiz da aorta. A dilatação da raiz da aorta e os seios de Valsalva constituem manifestações características da SMF e representam um sinal sombrio da doença. A dilatação pode ocorrer em qualquer idade e faz com que o paciente corra risco de insuficiência aórtica, dissecção da aorta e ruptura de aneurisma. A dilatação pode ser acelerada por estresse físico e emocional e pela gravidez. Os indivíduos podem necessitar de reparo cirúrgico da raiz da aorta dilatada, e há necessidade de ecocardiografia de acompanhamento de rotina para assegurar que não ocorrerá nenhuma dilatação subsequente. Foi demonstrado que o uso de β-bloqueadores e, mais recentemente, de bloqueadores dos receptores de angiotensina II reduz a velocidade de dilatação da aorta ou retarda seu início. Foram publicadas diretrizes sobre atividade física, sugerindo que todos os pacientes com SMF evitem atividades físicas vigorosas e esportes de contato. Entretanto, deve-se estimular o exercício regular de baixo impacto e de baixa intensidade.

X-95. **A resposta é E.** *(Cap. 428)* A hemocromatose hereditária é um distúrbio genético comum. Um em cada 10 indivíduos originários da Europa setentrional é portador heterozigoto para a mutação mais comum, *HFE*, enquanto 0,3 a 0,5% da população é homozigoto para essa mutação. Entretanto, a expressão da doença nos indivíduos homozigotos para o gene *HFE* varia amplamente e é modificada por uma variedade de fatores ambientais e clínicos, incluindo consumo de álcool, ingestão dietética de ferro, perda de sangue da gravidez e menstruação e doação de sangue. Estima-se que cerca de 30% dos homens que são homozigotos para o gene *HFE* desenvolverão sobrecarga de ferro sintomática, enquanto cerca de 6% evoluirão para a cirrose hepática. Nas mulheres, a doença clínica é menos prevalente, com evolução para a cirrose em apenas 1% dos casos. As manifestações clínicas consistem, inicialmente, em sobrecarga de ferro (medida bioquimicamente) sem sintomas; em seguida, ocorre sobrecarga de ferro com sintomas.

Os sintomas iniciais incluem, com frequência, letargia, artralgia, alterações na cor da pele, perda da libido e diabetes melito. As manifestações mais tardias consistem em cirrose, arritmias cardíacas e miocardiopatia infiltrativa. Como as manifestações clínicas da doença podem ser evitadas mediante quelação do ferro, e a mutação é tão comum, algumas autoridades têm defendido o rastreamento da população para evidências de sobrecarga de ferro. Embora o rastreamento de rotina permaneça controverso, estudos recentes indicam que, para os médicos de atenção primária, é extremamente efetivo realizar um rastreamento dos indivíduos mediante determinação da saturação de transferrina e níveis séricos de ferritina. Esse rastreamento também irá detectar a presença de anemia e deficiência de ferro. A biópsia ou a RM do fígado podem demonstrar achados mais tardios de aumento dos depósitos de ferro e/ou cirrose; todavia, esses exames são mais dispendiosos, possivelmente invasivos ou perigosos e não são recomendados para rastreamento. O teste genético também não é recomendado como primeiro passo, embora esteja indicado se houver evidências de sobrecarga de ferro no perfil de ferro sérico. Na atualidade, não se dispõe de nenhum ensaio para a atividade de *HFE*.

X-96   **A resposta é E.** *(Cap. 428)* Esse paciente apresenta o achado clássico de infiltração orgânica difusa de ferro, devido à hemocromatose. O acúmulo de ferro no pâncreas, nos testículos, no fígado, nas articulações e na pele explica esses achados. A hemocromatose é um distúrbio comum do armazenamento do ferro, em que o aumento inapropriado da absorção intestinal de ferro resulta em depósito de quantidades excessivas em múltiplos órgãos, porém predominantemente no fígado. Existem duas formas de hemocromatose: a hemocromatose hereditária, em que a maioria dos casos está associada a mutações do gene *HFE*, e a sobrecarga de ferro secundária, que habitualmente está associada a anemias com sobrecarga de ferro, como a talassemia e a anemia sideroblástica. No caso deste paciente, sem história pregressa de doença hematológica, o diagnóstico mais provável é o de hemocromatose hereditária. O nível sérico de ferritina e os níveis plasmáticos de ferro são muito sugestivos para o diagnóstico, com ferritina frequentemente > 500 µg/L e saturação de transferrina de 50 a 100%. Entretanto, esses exames não são conclusivos, e ainda são necessários outros testes para estabelecer o diagnóstico. Embora a biópsia hepática e a avaliação do depósito de ferro ou um índice de ferro hepático ([µg/g de peso seco]/56 × idade > 2) estabeleçam o diagnóstico definitivo, hoje dispõe-se amplamente de teste genético, que é recomendado para avaliação diagnóstica, devido à alta prevalência das mutações do gene *HFE* associadas à hemocromatose hereditária. Se o teste genético não for conclusivo, pode-se indicar uma avaliação com biópsia hepática invasiva. A pesquisa de anticorpo antimúsculo liso mostra-se útil para a avaliação da hepatite autoimune e está indicada em qualquer caso de cirrose criptogênica. O nível plasmático de ceruloplasmina constitui o exame inicial na avaliação da doença de Wilson, que também constitui uma causa de doença hepática oculta. Entretanto, a doença de Wilson provavelmente não estaria associada a achados pancreáticos, articulares e cutâneos. Se houver suspeita de hepatite B crônica, indicam-se a determinação da carga viral ou o teste para antígeno de superfície. O anticorpo contra o antígeno de superfície da hepatite B é útil para demonstrar a resolução da hepatite B ou vacinação prévia. A ultrassonografia do fígado mostra-se útil na avaliação da doença hepática aguda e crônica, visto que demonstra a presença de oclusão vascular ou do fluxo portal; pode ser útil na avaliação fisiológica desse paciente, porém tem pouco valor diagnóstico.

X-97 e X-98.   **As respostas são E e D, respectivamente.** *(Cap. 429)* Esse paciente apresenta doença hepática, hemólise e transtorno psiquiátrico, sugerindo a presença de doença de Wilson. A doença de Wilson é um distúrbio autossômico recessivo causado por mutações no gene *ATP7B*, uma ATPase transportadora de cobre. Em consequência dessa mutação, os pacientes armazenam níveis anormalmente altos de cobre no fígado inicialmente; entretanto, mais tarde, o cobre também é armazenado em outros órgãos, como o cérebro. Embora a disfunção hepática seja uma característica essencial da doença, esta pode ter várias apresentações, como hepatite aguda, cirrose ou descompensação hepática, como no paciente deste caso. A hemólise pode ser uma complicação da descompensação aguda, pois a liberação maciça de cobre do fígado no sangue resulta em hemólise. O acúmulo de cobre nos núcleos da base leva ao desenvolvimento de síndromes semelhantes à doença de Parkinson. Até 50% dos pacientes com doença de Wilson apresentarão anéis de Kayser-Fleischer no exame com lâmpada de fenda. Esses anéis acastanhados que circundam a córnea são produzidos pela deposição de cobre dentro da córnea e são diagnósticos quando detectados.

Os níveis de cobre na urina de 24 horas estão universalmente elevados nessa doença e constituem a principal modalidade diagnóstica na ausência de anéis de Kayser-Fleischer. A biópsia hepática também pode ser usada para confirmar o conteúdo aumentado de cobre. Embora a RM demonstre a lesão dos núcleos da base, ela não é específica para a doença de Wilson. A mutação de *HFE* é encontrada na hemocromatose, porém este não é o caso desse paciente. Os níveis urinários de ferro não estão indicados.

O tratamento para a doença de Wilson depende do grau da doença por ocasião da apresentação. Os pacientes com hepatite leve podem ser tratados com zinco, visto que ele bloqueia a absorção intestinal de cobre, resulta em balanço negativo do cobre e induz a síntese hepática de metalotioneína, que sequestra o cobre tóxico adicional. A trientina atua como agente quelante do cobre e é utilizada para a disfunção hepática mais grave ou para a doença neurológica ou psiquiátrica. Na insuficiência hepática agudamente descompensada, não se deve administrar zinco durante pelo menos 1 hora após a trientina, visto que o zinco pode ser quelado em lugar do cobre se for administrado simultaneamente. O transplante de fígado é apropriado para pacientes que não respondem ao tratamento inicial.

X-99. **A resposta é C.** *(Cap. 430)* Essa paciente tem uma apresentação clássica de porfiria aguda intermitente (PAI), um distúrbio hereditário da biossíntese do heme. Existem muitos tipos diferentes de porfirias, que são classificadas em hepáticas ou eritropoéticas, dependendo do local principal de produção excessiva e acúmulo de seus respectivos precursores porfirínicos ou porfirinas. A PAI é classificada como porfiria hepática e é tipicamente herdada como distúrbio autossômico dominante, embora a expressão clínica da doença seja variável. É mais comum na Escandinávia e na Grã-Bretanha, com uma frequência estimada de aproximadamente 1 em 20.000. O defeito genético na PAI ocorre na enzima hidroximetilbilano (HMB) sintase, e foram descritas mais de 300 mutações dessa enzima. Tipicamente, a doença manifesta-se com ataques de dor abdominal aguda e sintomas neurológicos que ocorrem depois da puberdade. Com frequência, é possível identificar uma causa precipitante para os episódios sintomáticos, como uso de hormônios esteroides, contraceptivos orais, doença sistêmica, redução da ingestão calórica ou uso de muitos outros medicamentos (Quadro X-99A). Esse diagnóstico deve ser considerado em qualquer indivíduo com dor abdominal recorrente, particularmente quando acompanhado de queixas neuropsiquiátricas. Com frequência, os sintomas abdominais são mais proeminentes e inespecíficos. Incluem dor abdominal intensa não localizada, distensão abdominal, constipação intestinal ou diarreia e vômitos. Entretanto, o exame físico não revela nenhum achado localizado, e a investigação tampouco demonstra qualquer anormalidade, com exceção de íleo paralítico leve. Outros achados comuns ao exame incluem taquicardia e hipertensão, devido à ativação simpática aumentada. A febre e a leucocitose são raras. Os achados neuropsiquiátricos são considerados como parte das características diagnósticas e podem ser muito variáveis. Pode ocorrer neuropatia motora periférica, que está associada à fraqueza motora e ausência de reflexos. As alterações sensoriais são menos proeminentes. As manifestações psiquiátricas podem incluir depressão, ansiedade, insônia e alucinações. O exame inicial de escolha para o diagnóstico de porfiria aguda consiste em uma amostra de urina para a presença de precursores das porfirinas urinários (porfobilinogênio e ácido 5-aminolevulínico urinários) durante uma crise. O porfobilinogênio urinário (PBG) quase sempre está elevado durante uma crise de PAI ou uma das outras porfirias agudas, mas não em qualquer outra condição médica, tornando-o sensível e específico para o diagnóstico de porfiria aguda (Quadro X-99B). Não há necessidade de uma coleta de urina de 24 horas, que pode apenas retardar o diagnóstico. Se o PBG urinário estiver elevado, um exame de segunda linha consiste na medição dos níveis eritrocitários de HMB sintase e porfirinas urinárias, plasmáticas e fecais. Entretanto, os níveis urinários de porfirinas não são recomendados para rastreamento, visto que não são marcadores sensíveis. Outras condições, incluindo doença hepática crônica, podem produzir elevações das porfirinas urinárias. Se for estabelecido o diagnóstico de PAI, deve-se efetuar uma análise genética para mutações no gene da HMB sintase, porém isso não constitui o exame de escolha para rastreamento inicial e diagnóstico. O nível de porfobilinogênio cairá na fase de recuperação e pode tornar-se normal entre as crises. O tratamento para a crise aguda consiste em uma carga de carboidratos, controle da dor com narcóticos, ansiolíticos e hemina IV para reposição do produto final na síntese do heme.

QUADRO X-99A SUBSTÂNCIAS E FÁRMACOS NÃO SEGUROS NA PORFIRIA

Porfirinogênicos documentados	Provavelmente porfirinogênicos	
Ácido nicotínico/meclozina/ hidroxizina	Altretamina	Levonorgestrel
Ácido valproico	Aminofilina	Lidocaína
Carbamazepina	Amiodarona	Limeciclina
Carisoprodol	Amitriptilina	Lopinavir
Cetoconazol	Amprenavir	Lutropina α
Clindamicina	Anlodipino	Meclozina
Cloranfenicol	Aprepitanto	Medroxiprogesterona + estrogênio
Dextropropoxifeno	Atorvastatina	Mesilato de ergoloide
Di-hidralazina	Azatioprina	Metirapona
Di-hidroergotamina	Bosentana	Metoclopramida
Di-hidrogesterona	Bromocriptina	Metronidazol
Drospirenona + estrogênio	Buspirona	Moxonidina
Espironolactona	Bussulfano	Nandrolona
Etonogestrel	Butilescopolamina	Nefazodona
Fenitoína	Cabergolina	Nelfinavir
Fenobarbital	Ceftriaxona + lidocaína	Nevirapina
Fosfenitoína sódica	Cerivastatina	Nifedipino
Hidralazina	Cetirizina	Nimodipino
Hidroxizina	Ciclizina	Nitrazepam
Indinavir	Ciproterona	Noretisterona
Lidocaína	Claritromicina	Nortriptilina
Linestrenol	Clemastina	Oxcarbazepina
Linestrenol + estrogênio	Clonidina	Oxitetraciclina
Mecilinam	Colineteofilinato	Paclitaxel
Medroxiprogesterona	Danazol	Paroxetina
Megestrol	Delavirdina	Pioglitazona
Metildopa	Desogestrel + estrogênio	Probenecida
Metilergometrina	Di-hidrogesterona	Progesterona, gel vaginal
Mifepristona	Diazepam	Quinidina
Nitrofurantoína	Diclofenaco	Rabeprazol
Noretisterona	Dienogeste + estrogênio	Raloxifeno
Norgestimato + estrogênio	Difenidramina	Rifabutina
Orfenadrina	Diltiazem	Riluzol
Pivampicilina	Disopiramida	Risperidona
Pivmecilinam	Dissulfiram	Rosiglitazona
Primidona	Drospirenona + estrogênio	Saquinavir
Quetamina	Eritromicina	Selegilina
Rifampicina	Estramustina	Sinvastatina
Ritonavir	Etoposídeo	Sulfassalazina
Sulfadiazina + trimetoprima	Etossuximida	Telitromicina
Tamoxifeno	Exemestano	Teofilina
Testosterona, injeção	Felbamato	Terbinafina
Tiopental	Felodipino	Terfenadina
Trimetoprima	Fenazona + cafeína	Testosterona, adesivo transdérmico
Venlafaxina	Fluconazol	Tetraciclina
Vimblastina	Flunitrazepam	Tiamazol
Vincristina	Fluvastatina	Tibolona
Vindesina	Glibenclamida	Ticlopidina
Vinorelbina	Halotano	Tinidazol
Xilometazolina	Hiosciamina	Tiotepa
Zaleplona	Ifosfamida	Topiramato
Ziprasidona	Imipramina	Topotecana
Zolmitriptana	Irinotecano	Toremifeno
Zolpidem	Isoniazida	Tramadol
Zuclopentixol	Isradipino	Trimegestona + estrogênio
	Itraconazol	Verapamil
	Lamivudina + zidovudina	Voriconazol
	Lansoprazol	Zidovudina/AZT
	Lercanidipino	

continua

| QUADRO X-99A | SUBSTÂNCIAS E FÁRMACOS NÃO SEGUROS NA PORFIRIA (CONTINUAÇÃO) |

Possivelmente porfirinogênicos

Aceclofenaco	Flucloxacilina	Nateglinida	Zolpidem
Ácido tolfenâmico	Fluoxetina	Nilutamida	Zuclopentixol
Acitretina	Flupentixol	Noscapina	
Acrivastina	Flutamida	Oleato de sódio + clorocimol	
Álcool diclorobenzílico	Fluvoxamina	Omeprazol	
Alfuzosina	Folitropina α e β	Oxibutinina	
Anastrozol	Fosfato	Oxicodona	
Auranofina	Galantamina	Pantoprazol	
Aurotiomalato de sódio	Glimepirida	Papaverina	
Azelastina	Glipizida	Parecoxibe	
Benzatropina	Gonadorrelina	Pentifilina	
Benzidamina	Gonadotrofina coriônica	Pentoxiverina	
Betaxolol	Gramicidina	Pizotifeno	
Bicalutamida	Guaifenesina	Polidocanol	
Biperideno	Hidrocortisona	Poliestradiol	
Bupropiona	Hidroxicarbamida	Pravastatina	
Canrenoato de potássio	Hidroxicloroquina	Prednisolona	
Carvedilol	Ibutilida	Prilocaína	
Cetobemidona + DDBA	Imatinibe	Proguanil	
Cetoconazol	Indometacina	Propafenona	
Cetorolaco	Lamotrigina	Pseudoefedrina + dexbronfeniramina	
Ciclandelato	Letrozol	Quinagolida	
Ciclofosfamida	Levodopa + benserazida	Quinina	
Ciclosporina	Levonorgestrel intrauterino	Quinupristina + dalfopristina	
Cipro-heptadina	Levosimendana	Reboxetina	
Cisaprida	Lidocaína	Repaglinida	
Citalopram	Linezolida	Rizatriptana	
Clometiazol	Lofepramina	Rofecoxibe	
Clomifeno	Lomustina	Ropinirol	
Clomipramina	Malation	Ropivacaína	
Clopidogrel	Maprotilina	Roxitromicina	
Clorambucila	Mebendazol	Sertralina	
Clorciclizina + guaifenesina	Mefloquina	Sevoflurano	
Cloroquina	Melfalano	Sibutramina	
Clorprotixeno	Melperona	Sildenafila	
Clorzoxazona	Mepenzolato	Sirolimo	
Clotrimazol	Mepivacaína	Sulindaco	
Cortisona	Mercaptopurina	Sumatriptana	
Dacarbazina	Metadona	Tacrolimo	
Daunorrubicina	Metilprednisolona	Tadalafila	
Desogestrel	Metixeno	Tegafur + uracila	
Ditranol	Metolazona	Telmisartana	
Docetaxel	Metronidazol	Tioguanina	
Donepezila	Mexiletina	Tioridazina	
Doxiciclina	Mianserina	Tolterodina	
Ebastina	Midazolam	Torsemida	
Econazol	Minoxidil	Triancinolona	
Efavirenz	Minoxidil	Triexifenidil	
Escitalopram	Mirtazapina	Trimipramina	
Esomeprazol	Mitomicina	Valeriana	
Estavudina	Mitoxantrona	Venlafaxina	
Estradiol/comprimidos	Moclobemida	Vimblastina	
Estrio/creme vaginal, comprimido	Montelucaste	Vincristina	
Estriol/comprimidos	Morfina + escopolamina	Vindesina	
Estrogênio, conjugado	Multivitaminas	Vinorelbina	
Extrato de quilaia	Mupirocina	Xilometazolina	
Fenilpropanolamina + cinarizina	Nabumetona	Zaleplona	
Finasterida	Nafarrelina	Ziprasidona	
Flecainida	Naltrexona	Zolmitriptana	

Nota: Com base na lista de "Patient's and Doctor's Guide to Medication in Acute Porphyria", Swedish Porphyria Association and Porphyria Centre, Suécia. Ver também o *website* Drug Data-base for Acute Porphyrias (*www.drugs-porphyria.com*) para uma lista de busca de substâncias e fármacos seguros e não seguros.

QUADRO X-99B DIAGNÓSTICO DAS PORFIRIAS AGUDAS E CUTÂNEAS

Sintomas	Exame de primeira linha: normalidade	Porfiria possível	Exame de segunda linha se o de primeira linha for positivo – incluir: porfirinas urinárias (U), plasmáticas (P) e fecais (F); para as porfirias agudas, acrescentar a HMB-sintase eritrocitária; para as lesões cutâneas bolhosas, acrescentar as porfirinas P e eritrocitárias	Exame confirmatório: ensaio enzimático e/ou análise da mutação
Neurovicerais	Amostra U: ↑↑ ALA e PBG normal	PAD	**Porfirinas U:** ↑↑, principalmente COPRO III **Porfirinas P e F:** normais ou ligeiramente ↑ **HMB-sintase eritrocitária:** normal	Excluir as outras causas da elevação do ALA; ↓↓ atividade da ALA-desidratase eritrocitária (< 10%); análise da mutação de ALA-desidratase
	Amostra U: ↑↑ PBG	PAI	**Porfirinas U:** ↑↑, principalmente URO e COPRO **Porfirinas P e F:** normais ou ligeiramente ↑ **HMB-sintase eritrocitária:** geralmente ↓	Análise da mutação de HMB-sintase
	"	CPH	**Porfirinas U:** ↑↑, principalmente COPRO III **Porfirinas P:** normais ou ligeiramente ↑ (↑ na presença de lesões cutâneas) **Porfirinas F:** ↑↑, principalmente COPRO III	Determinação da HMB-sintase eritrocitária: atividade normal Análise da mutação de COPRO-oxidase
	"	PV	**Porfirinas U:** ↑↑, principalmente COPRO III **Porfirinas P:** ↑↑ (pico de fluorescência característico em pH neutro) **Porfirinas F:** ↑↑, principalmente COPRO e PROTO	Determinação da HMB-sintase eritrocitária: atividade normal Análise da mutação de PROTO-oxidase
Lesões cutâneas bolhosas	P: ↑ porfirinas	PCT e PHE	**Porfirinas U:** ↑↑, principalmente URO e heptacarboxilato porfirina **Porfirinas P:** ↑↑ **Porfirinas F:** ↑↑, incluindo o aumento da ISOCOPRO **Porfirinas eritrocitárias:** ↑↑ PROTO zinco na PHE[a]	Atividade da URO-descarboxilase eritrocitária: 50% do normal na PCT familiar (cerca de 20% de todos os casos de PCT); substancialmente deficiente na PHE Análise da mutação de URO-descarboxilase: presença de mutação(ões) na PCT familiar (heterozigota) e na PHE (homozigota)
	"	CPH e PV	Ver CPH e PV anteriormente; além disso, ALA e PBG U: podem estar ↑	
	"	PEC	**Porfirinas eritrocitárias e U:** ↑↑, principalmente URO I e COPRO I **Porfirinas F:** ↑↑, principalmente COPRO I	↓↓ da URO-sintase eritrocitária (< 15%) Análise da mutação de URO-sintase
Fotossensibilidade não bolhosa	P: porfirinas geralmente ↑	PPE	**Porfirinas eritrocitárias:** ↓↓, principalmente PROTO livre **Porfirinas U:** normais **Porfirinas F:** normais ou ↓, principalmente PROTO	Análise da mutação de *FECH*
	P: porfirinas geralmente ↑	PLX	**Porfirinas eritrocitárias:** ↑↑, PROTO livre e zinco aproximadamente iguais **Porfirinas U:** normais **Porfirinas F:** normais ou ↑, principalmente PROTO	Análise da mutação de *ALAS2*

[a] Aumentos inespecíficos nas protoporfirinas ligadas ao zinco são comuns em outras porfirias.

Abreviações: PAD, porfiria por deficiência de 5-ALA-desidratase; PAI, porfiria aguda intermitente; ALA, ácido 5-aminolevulínico; PEC, porfiria eritropoiética congênita; COPRO, coproporfirina; PPE, protoporfiria eritropoiética; F, fecal; CPH, coproporfiria hereditária; PHE, porfiria hepatoeritropoiética; ISOCOPRO, isocoproporfirina; P, plasmática; PBG, porfobilinogênio; PCT, porfiria cutânea tardia; PROTO, protoporfirina IX; U, urina; URO, uroporfirina; PV, porfiria variegada; PLX, protoporfiria ligada ao X; HMB, hidroximetilbilano.
Fonte: Com base em KE Anderson et al.: Ann Intern Med 142:439, 2005.

X-100. **A resposta é C.** *(Cap. 430)* Esse paciente apresenta porfiria cutânea tardia (PCT), a mais comum das porfirias. Embora a PCT possa ser herdada, ela ocorre mais frequentemente de modo esporádico e está associada a um defeito da uroporfirinogênio (URO) descarboxilase hepática. Para que os sintomas clínicos estejam presentes, o paciente precisa ter menos de 20% da atividade enzimática normal, e ocorre PCT quando um indivíduo desenvolve um inibidor da URO descarboxilase no fígado. Os pacientes com PCT não apresentam, em sua maioria, mutações da URO descarboxilase. A principal manifestação clínica consiste em lesões cutâneas bolhosas que acometem predominantemente o dorso das mãos, mas que também podem acometer os antebraços, a face, as pernas e os pés. As lesões começam como vesículas que sofrem ruptura e formam crostas, deixando cicatrizes. Cronicamente, as áreas mais acometidas podem sofrer espessamento, lembrando a esclerose sistêmica. Os fatores precipitantes para o desenvolvimento de lesões incluem hepatite C, vírus da imunodeficiência humana, excesso de álcool, níveis elevados de ferro e estrogênios. O diagnóstico de PCT é estabelecido pela medição dos níveis de porfirinas, que devem revelar níveis elevados no plasma, na urina e nas fezes. Os níveis hepáticos de porfirinas também estão elevados. O nível urinário de ácido 5-aminolevulínico pode estar ligeiramente elevado, porém o nível de porfobilinogênio urinário está normal. Além de evitar os fatores precipitantes, o tratamento da PCT consiste principalmente em flebotomias a cada 1 a 2 semanas para obter um nível de ferritina normal baixo. Com essa abordagem, pode-se obter quase sempre uma remissão completa, normalmente depois de apenas 5 a 6 flebotomias. Após a remissão, pode não haver necessidade de continuar a flebotomia, porém os níveis plasmáticos de porfirina devem ser acompanhados a intervalos de 6 a 12 meses para a detecção de recorrência. Um tratamento alternativo efetivo consiste no uso dos fármacos antimaláricos, a cloroquina ou hidroxicloroquina. Esses fármacos formam complexos com as porfirinas em excesso, promovendo a sua excreção. Normalmente, as doses são menores para a PCT, visto que as doses-padrão podem, na realidade, agravar transitoriamente os sintomas. Estudos recentes indicaram que a hidroxicloroquina pode ser tão segura e efetiva quanto a flebotomia, embora atualmente esta continue sendo o padrão de tratamento. Nenhum dos outros tratamentos, incluindo hemina, é usado no tratamento da PCT.

PARTE XI: Distúrbios neurológicos

QUESTÕES

INSTRUÇÕES: Escolha a resposta mais adequada para cada questão.

XI-1. Um homem de 78 anos de idade com história de câncer de próstata procura o serviço de emergência queixando-se de fraqueza que acomete o braço e a perna do lado direito e o lado esquerdo da face. A fraqueza começou repentinamente durante o dia e está associada à dormência e a parestesias. Ao exame físico, a força é de 4+/5 na perna e no braço do lado direito. Os músculos faciais superiores e inferiores não se movem do lado esquerdo. O sinal de Babinski é positivo. A sensibilidade está diminuída nos membros do lado direito e no lado esquerdo da face. Com base nessas informações, qual é o local mais provável da lesão responsável pelos sintomas desse paciente?

A. Tronco encefálico
B. Cérebro
C. Medula espinal cervical
D. Vários níveis da medula espinal
E. Junção neuromuscular

XI-2. Durante um exame neurológico, você solicita ao paciente que mantenha os braços em extensão total e paralelos ao solo, mantendo os olhos fechados durante 10 segundos. Qual é o nome desse teste?

A. Sinal de Babinski
B. Disdiadococinesia
C. Sintoma de Lhermitte
D. Desvio pronador
E. Sinal de Romberg

XI-3. O teste descrito na Questão XI-2 é considerado positivo se houver flexão dos cotovelos ou antebraços, ou se houver pronação dos antebraços. Um teste positivo é um sinal de:

A. Sensibilidade anormal
B. Demência precoce
C. Doença localizada do tronco encefálico
D. Fraqueza potencial
E. Disfunção cerebelar subjacente

XI-4 a XI-8. Para cada um dos seguintes achados clínicos no exame neurológico, identifique a localização anatômica mais provável:

4. Disfunção do esfíncter anal

5. Ptose e diplopia bilaterais

6. Diminuição bilateral da sensibilidade nos tornozelos e pés em um paciente com diabetes

7. Hemianopsia homônima esquerda

8. Paresia lateral direita dos músculos extraoculares

A. Tronco encefálico
B. Cérebro
C. Junção neuromuscular
D. Nervo periférico
E. Medula espinal

XI-9. Uma mulher de 54 anos de idade procura o serviço de emergência com queixa de início súbito daquilo que ela descreve como a pior cefaleia de sua vida. Você suspeita da possibilidade de hemorragia subaracnóidea. Qual é o exame inicial mais adequado para esse diagnóstico?

A. Angiografia cerebral
B. Tomografia computadorizada (TC) do crânio com contraste intravenoso
C. TC do crânio sem contraste intravenoso
D. Punção lombar
E. Ultrassonografia com Doppler transcraniana

XI-10. Uma mulher de 74 anos de idade tem um diagnóstico recente de câncer de pulmão de pequenas células. Neste momento, queixa-se de cefaleia; a família também percebeu a ocorrência de confusão. Suspeita-se de doença metastática para o cérebro. A ressonância magnética (RM) demonstra uma lesão expansiva no lobo parietal direito. Qual a técnica de RM que melhor identificará a extensão do edema que circunda a lesão?

A. Angiorressonância magnética
B. Recuperação de inversão do líquido atenuado (FLAIR)
C. Ponderada em T1
D. Ponderada em T2
E. Alternativas B e D

XI-11. Qual das seguintes condições é uma possível complicação da administração de gadolínio a um paciente com doença renal crônica?

A. Insuficiência renal aguda
B. Hipertireoidismo
C. Hipocalcemia
D. Acidose láctica
E. Fibrose sistêmica nefrogênica

XI-12. Uma mulher de 45 anos de idade é internada no serviço de emergência depois de um primeiro episódio de convulsão tônico-clônica generalizada testemunhada. A paciente recebe 2 mg de lorazepam, com cessação da atividade convulsiva. Todas as alternativas seguintes constituem causas possíveis da crise epiléptica dessa paciente, EXCETO:

A. Abstinência de álcool
B. Autoanticorpos
C. Tumor cerebral
D. Distúrbio genético
E. Hiperglicemia

XI-13. Uma mulher de 48 anos de idade é examinada devido a episódios semelhantes a crises epilépticas. A paciente tem uma história de depressão maior e transtorno de personalidade *borderline*. Atualmente, toma escitalopram, 10 mg ao dia. Fuma um maço de cigarros por dia e bebe 1 a 2 taças de vinho por dia. Você é chamado durante um episódio. Você observa que ela vira a cabeça vigorosamente de um lado para outro, com movimentos de grande amplitude dos membros e projeção da pelve para cima. Você suspeita de crises psicogênicas. Qual dos achados pode ajudá-lo nesse diagnóstico?

A. Nível normal de creatina-quinase dentro de 30 minutos após o episódio
B. Nível normal de prolactina dentro de 30 minutos após o episódio
C. Nível elevado de creatina-quinase dentro de 30 minutos após o episódio
D. Nível elevado de prolactina dentro de 30 minutos após o episódio
E. Despertabilidade diminuída no período imediato após o episódio

XI-14. Um homem de 56 anos de idade com glioblastoma multiforme no lobo parietal direito sofre a primeira crise tônico-clônica generalizada. Qual é a melhor conduta para este paciente?

A. Iniciar o tratamento com etossuximida
B. Iniciar o tratamento com lamotrigina
C. Iniciar o tratamento com fenitoína
D. Observar a ocorrência subsequente de convulsões e iniciar o tratamento apenas se ocorrerem convulsões adicionais
E. Encaminhar para a realização de eletrencefalograma (EEG) e tratar o paciente apenas se for identificado um foco epileptogênico

XI-15. Um homem de 24 anos de idade chega a seu consultório solicitando a suspensão de sua medicação antiepiléptica. Sofreu acidente automobilístico aos 12 anos, com consequente traumatismo cranioencefálico significativo. Teve coma induzido durante seis semanas e apresentou edema intracraniano e convulsões tônico-clônicas generalizadas naquela época. Essas convulsões persistiram por vários anos. A última crise da qual tem lembrança ocorreu aos 18 anos e foi generalizada. Continua tomando ácido valproico, 1.000 mg duas vezes ao dia. Ao exame físico, demonstra cognição e afeto normais. Apresenta fraqueza focal envolvendo o membro inferior esquerdo com espasticidade. Você o encaminha para um EEG com privação de sono, que não revela nenhuma evidência de anormalidades focais. Qual dos seguintes fatores é mais problemático com relação ao risco de crises recorrentes?

A. Déficit focal no exame neurológico
B. Convulsão generalizada
C. Traumatismo cranioencefálico
D. Convulsões nos últimos sete anos

XI-16. Um homem de 38 anos de idade com história de distúrbio convulsivo procura assistência com estado de mal epiléptico convulsivo generalizado. Teve uma atividade epiléptica persistente durante 20 minutos, quando o serviço de emergência foi ativado. O paciente recebeu agentes paralíticos no campo para possibilitar a intubação, bem como 8 mg de lorazepam por via intravenosa (IV). Ao chegar no serviço de emergência 20 minutos depois, o bloqueio neuromuscular reverteu, e a atividade convulsiva generalizada voltou a ser evidente. A temperatura inicial é de 39,2°C, com pressão arterial de 182/92 mmHg, frequência cardíaca de 158 bpm, frequência respiratória de 38 respirações/min e SaO_2 de 95% em ventilação mecânica no modo assistido-controlado com frequência ajustada em 15, volume corrente de 420 mL, pressão expiratória final positiva de 5 cmH_2O e FiO_2 de 0,6. Qual é o próximo passo no tratamento desse paciente?

A. Dose adicional de bloqueadores neuromusculares
B. Anestesia com isoflurano
C. Fosfenitoína, 20 mg/kg IV
D. Pentobarbital, *bolus* de 5 mg/kg, seguido de infusão de 1 mg/kg/h
E. Propofol, *bolus* de 2 mg/kg, seguido de infusão de 2 mg/kg/h

XI-17. Um homem de 68 anos de idade chega ao serviço de emergência com fraqueza da face, do braço e da perna do lado direito, que começou repentinamente 1 hora antes de sua chegada. O paciente é acompanhado da esposa. Apresenta afasia de Broca e disartria. O exame físico confirma importante hemiparesia da face, do braço e da perna do lado direito, com diminuição da sensibilidade. Além disso, observa-se um olhar preferencial para a esquerda. A pressão arterial inicial por ocasião da chegada do paciente no serviço de emergência é de 195/115 mmHg. Múltiplas aferições subsequentes da pressão arterial mantêm-se entre 160-170/100-110 mmHg sem tratamento. Uma TC de crânio não contrastada de emergência não revela nenhuma evidência de hemorragia intracraniana ou edema, com apenas uma perda discreta da diferenciação entre substância branca e cinzenta. Na análise subsequente da história clínica pregressa do paciente, verifica-se a ocorrência de acidente vascular encefálico embólico há 12 meses, acometendo a circulação posterior. O paciente também tem uma história de câncer de cólon que foi diagnosticado há três meses, quando apresentou sangramento gastrintestinal (GI) inferior, exigindo transfusão de quatro unidades de concentrado de hemácias. Foi submetido à hemicolectomia esquerda para adenocarcinoma de estágio I com sucesso. No período pós-operatório, sofreu trombose venosa profunda da veia femoral superficial direita. Atualmente, está sendo tratado com 5 mg de varfarina ao dia. A última determinação da razão normalizada internacional (INR) foi terapêutica, de 2,2. O INR foi verificado há quatro dias. Qual dos seguintes fatores é uma contraindicação para o uso do ativador de plasminogênio tecidual recombinante IV neste paciente?

A. Ocorrência de sangramento GI nos últimos três meses
B. Elevação da pressão arterial inicial > 180/100 mmHg
C. Cirurgia de grande porte realizada nos últimos três meses
D. Acidente vascular encefálico embólico prévio
E. Uso de varfarina com valor elevado da INR

XI-18. Uma mulher de 54 anos de idade é examinada em seu consultório em uma primeira consulta. Está muito preocupada com o seu risco de acidente vascular encefálico e quer saber o que pode fazer para preveni-lo. Sua mãe morreu após um acidente vascular encefálico relacionado com hipertensão não tratada aos 62 anos de idade. A paciente apresenta hipertensão e diabetes melito. Atualmente, toma hidroclorotiazida, 25 mg ao dia, e metformina, 500 mg duas vezes ao dia. Fuma um maço de cigarros por dia. Hoje, a pressão arterial é de 158/92 mmHg. Os lipídeos em jejum revelam colesterol total de 232 mg/dL, nível de triglicerídeos de 168 mg/dL, lipoproteína de alta densidade de 32 mg/dL e lipoproteína de baixa densidade de 166 mg/dL. A hemoglobina A1c é de 7,5%. Qual das seguintes recomendações é MENOS útil na prevenção primária de acidente vascular encefálico nesta paciente?

A. Adicionar ácido acetilsalicílico, 81 mg ao dia, como agente antiplaquetário.
B. Adicionar atorvastatina, 10 mg ao dia, para reduzir o colesterol.
C. Adicionar lisinopril, 20 mg ao dia, para reduzir a pressão arterial até um alvo de 130/80 mmHg.
D. Aumentar a dose de metformina para 1.000 mg, duas vezes ao dia, e modificar a dieta, de modo a obter um nível-alvo de hemoglobina A1c inferior a 7%.
E. Recomendar o abandono do tabagismo e oferecer aconselhamento e reposição de nicotina.

XI-19. Um homem de 76 anos de idade é examinado no serviço de emergência devido à ocorrência de fraqueza do braço esquerdo, que rapidamente melhorou no decorrer de 4 horas. O paciente tem história clínica pregressa de hipertensão, dislipidemia e doença arterial coronariana. Foi previamente submetido à angioplastia coronária, com colocação de *stent* nas coronárias descendente anterior e direita em duas ocasiões. Atualmente, está sendo tratado com ácido acetilsalicílico 81 mg ao dia, metoprolol 100 mg ao dia, benazepril 20 mg ao dia, rosuvastatina 10 mg ao dia, e clopidogrel 75 mg ao dia. O exame revela uma oclusão de 75% da artéria carótida interna direita. O paciente está considerando se ele aceitaria se submeter a uma endarterectomia carotídea. Qual a informação necessária para que ele possa tomar uma decisão informada sobre os riscos e benefícios da cirurgia para o seu caso?

A. A taxa de mortalidade perioperatória do cirurgião que realizará o procedimento.
B. Taxa de acidente vascular encefálico perioperatório do cirurgião que realizará o procedimento.
C. Risco de acidente vascular encefálico nos próximos 90 dias.
D. Risco de acidente vascular encefálico no ano seguinte.
E. O cirurgião não pode planejar a cirurgia do paciente dentro de seis semanas.

XI-20. Um homem de 48 anos de idade chega ao serviço de emergência com estupor. Sentia-se bem até 30 minutos atrás, quando se queixou cefaleia e fraqueza do lado direito. O paciente tem uma história de hipertensão e uso de cocaína. Ele recebeu prescrição de hidroclorotiazida 25 mg ao dia, porém não se sabe se faz uso da medicação. Na chegada, está sonolento e responde minimamente a questionamentos. A pressão arterial é de 242/148 mmHg, frequência cardíaca de 124 bpm, frequência respiratória de 24 respirações/min, SaO_2 de 98% no ar ambiente e temperatura 37°C. O paciente não está movendo o braço e a perna do lado direito. Ele retira à dor. A TC sem contraste do crânio é mostrada na Figura XI-20. Qual é o diagnóstico?

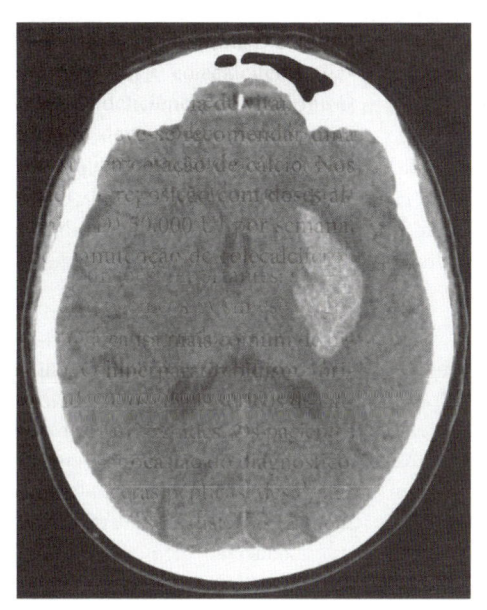

FIGURA XI-20

A. Massa cerebral
B. Hematoma epidural
C. Hemorragia intracraniana
D. Acidente vascular isquêmico no território na artéria cerebral média esquerda
E. Hematoma subdural

XI-21. Uma mulher de 26 anos de idade apresenta cefaleias latejantes do lado direito, que se concentram em torno do olho direito. A cefaleia agrava-se com o movimento e com ruídos altos. Não há sinais de alerta premonitórios. Os gatilhos das cefaleias incluem falta de sono, estresse e vinho tinto. Uma crise leve pode ser tratada com ibuprofeno, porém os anti-inflamatórios não esteroides não têm nenhum efeito sobre a dor mais intensa. Qual das seguintes afirmativas caracteriza melhor o que atualmente se entende sobre a patogenia da síndrome de cefaleia dessa paciente?

A. Contração muscular difusa do pescoço e do couro cabeludo.
B. Desinibição dos neurônios marca-passo centrais na região hipotalâmica posterior.
C. Disfunção dos sistemas de controle sensitivos monoaminérgicos no tronco encefálico e no hipotálamo.
D. Vasodilatação cerebral focal na região do cérebro que é o foco da dor.
E. Compressão vascular do nervo trigêmeo quando entra na ponte.

XI-22. Uma mulher de 34 anos de idade é examinada devido à ocorrência de enxaqueca. Tem enxaqueca desde o início dos seus 20 anos, e as crises pioram com a perda de sono, os ciclos menstruais, o estresse e determinados alimentos que ela procura evitar. A dor é de descrita como de origem na occipital esquerda, de caráter latejante e intensa. A paciente tem fotofobia nas crises e, em certas ocasiões, vômitos. Quando tem uma crise aguda, ela toma rizatriptana 10 mg. O medicamento tem ação dentro de 1 a 2 horas em cerca de 75% das crises. Entretanto, recentemente, a paciente tem sofrido cerca de seis episódios por mês. Necessitou faltar alguns dias de trabalho devido às crises. Gostaria de aumentar a medicação e pede seu conselho. O que você deve recomendar sobre os medicamentos para prevenção da enxaqueca?

A. A metisergida e a fenelzina constituem fármacos de primeira linha para essa indicação.
B. Não existe nenhum fármaco aprovado pela Food and Drug Administration para prevenção da enxaqueca.
C. O tratamento preventivo não seria recomendado, a não ser que a paciente tivesse mais de sete crises por mês.
D. A probabilidade de sucesso com o uso de medicação preventiva é de 90%.
E. Existe um intervalo de 2 a 12 semanas após iniciar um novo medicamento para que se possa observar um efeito.

XI-23. Um homem de 42 anos de idade é examinado devido à ocorrência de cefaleia intensa várias vezes nos últimos 5 a 7 anos. As cefaleias são descritas como retro-orbitárias e de início súbito. As cefaleias são do tipo em facada e estão associadas a lacrimejamento e congestão nasal. O paciente refere que a dor alcança "12" em uma escala de 0 a 10 e que ele não consegue sequer sentar em silêncio devido à dor. As cefaleias têm uma duração de cerca de 20 minutos e, em seguida, remitem. Segundo o paciente, as cefaleias parecem ocorrer na mesma hora do dia, em torno de 5 horas da manhã, porém ele pode passar meses sem ter qualquer crise. Tem dificuldade em identificar algum gatilho para a ocorrência dessas cefaleias. Qual é a causa mais provável das cefaleias deste paciente?

A. Cefaleia em salvas
B. Enxaqueca
C. Hemicrania paroxística
D. Crises de cefaleia neuralgiforme unilateral de curta duração com hiperemia conjuntival e lacrimejamento (SUNCT)
E. Cefaleia tensional

XI-24. Uma mulher de 72 anos de idade é examinada devido a problemas de memória. Ela e o marido começaram a perceber alguns problemas discretos há cerca de dois ou três anos, porém atribuíram esses sintomas à "velhice". Decidiram procurar assistência médica quando ela perdeu-se ao retornar para casa do armazém na semana anterior. Ela frequenta esta mesma loja semanalmente há 20 anos e esse incidente os assustou. Não sabe o que aconteceu e ela teve que chamar o marido para ajudá-la. Não tem apresentado nenhuma alteração da personalidade. A história clínica apresenta hipertensão e câncer de mama em estágio II tratado há 10 anos. Toma ramipril, 5 mg, duas vezes ao dia. Fumou um maço de cigarros diariamente dos 20 aos 64 anos. Toma um copo de vinho por noite. Era contadora e aposentou-se aos 60 anos. Ao exame, tem aparência bem cuidada e é simpática. A pressão arterial é de 158/90 mmHg e a frequência cardíaca, de 82 bpm. O exame neurológico é normal, sem déficits focais. A marcha é normal. Não há rigidez. O exame neuropsicológico revela comprometimento com 1,5 desvio-padrão abaixo da média. Qual deve ser o achado patológico mais provável no cérebro dessa paciente?

A. Depósito de amiloide nos vasos sanguíneos cerebrais.
B. Perda da inervação serotoninérgica cortical, com atrofia do córtex frontal, insular e/ou temporal.
C. Placas neuríticas e emaranhados neurofibrilares nos lobos temporais mediais.
D. Presença de inclusões citoplasmáticas intraneurais, que se coram pelo ácido periódico Schiff e ubiquitina na substância negra, amígdala, giro do cíngulo e neocórtex.

XI-25. Um homem de 78 anos de idade foi diagnosticado com comprometimento cognitivo leve após queixar-se de diminuição da memória. Ele pede para que você prescreva algo que diminua a probabilidade de evoluir para a doença de Alzheimer. Que tratamento você recomenda a esse paciente?

A. Exercícios de treinamento cerebral
B. Donepezila
C. *Gingko biloba*
D. Memantina
E. Até o momento, nenhum tratamento demonstrou retardar a progressão do comprometimento cognitivo leve para a doença de Alzheimer.

XI-26. Um homem de 62 anos de idade procura assistência médica devido a problemas de memória e comportamento. Há um ano, trabalhava como gerente de conta sênior em um banco local, porém foi obrigado a se aposentar após ter tido uma explosão de raiva com um cliente e ter tido um comportamento inapropriado com uma colega em uma reunião de departamento. Sua família relata que esse comportamento está em total contradição com o seu caráter, e, desde então, é cada vez mais ríspido e facilmente irritado. Além disso, tem sido excessivamente sexual e chegou a dizer muitas coisas inapropriadas perto de seus netos adolescentes. Ao mesmo tempo, foi constatado que sua memória estava piorando. Possui um MBA, porém sua mulher recentemente começou a administrar as finanças, visto que não se podia mais confiar nele para essa tarefa. Os registros financeiros estavam extremamente desorganizados quando começou a examiná-los. Recentemente, o paciente também sofreu quase um acidente quando dirigiu na contramão em uma rua de mão única. Ao exame, é ríspido e declara que ele não quer fazer "essa maldita coisa". Ele precisa "cair fora daqui". É bastante grosseiro e insulta sua mulher várias vezes. Apresenta um reflexo glabelar positivo. A pontuação do miniexame do estado mental é de 20/30. Não há rigidez. A marcha é normal. Os reflexos tendinosos profundos são 3+ e simétricos. A força é de 5+/5, e não são observados déficits sensoriais. A função cerebelar está normal. Qual é o diagnóstico mais provável?

A. Doença de Alzheimer
B. Demência de corpos de Lewy
C. Demência frontotemporal
D. Paralisia supranuclear progressiva
E. Demência vascular

XI-27. Qual das seguintes afirmativas é verdadeira com relação à doença de Parkinson?

A. O tabagismo reduz o risco de desenvolvimento da doença.
B. A idade avançada na apresentação está mais provavelmente associada a uma predisposição genética.
C. A doença de Parkinson foi identificada como distúrbio monogenético relacionado com mutações na proteína α-sinucleína.
D. A idade típica de início dos sintomas é em torno de 70 anos.
E. A característica patológica essencial da doença de Parkinson consiste na presença de emaranhado neurofibrilar e proteína tau na parte compacta da substância negra.

XI-28. Um homem de 64 anos de idade procura assistência médica devido a sintomas de tremor e sensação generalizada de lentidão dos movimentos. O tremor o incomoda principalmente do lado esquerdo. A história clínica pregressa é significativa pela ocorrência de depressão, hipertensão e hiperlipidemia. Toma fluoxetina, 40 mg ao dia, lisinopril, 40 mg ao dia, e atorvastatina, 20 mg ao dia. Ao exame físico, o paciente apresenta tremor de repouso, com presença de rigidez em "roda dentada". Ao observar a marcha, você percebe que os passos são lentos e arrastados, com dificuldade para virar. As características faciais revelam uma diminuição na expressão das emoções e aparência de desinteresse. Os movimentos oculares são normais. O exame do estado mental revela um intelecto normal. Você suspeita de doença de Parkinson. Qual é o tratamento de primeira escolha?

A. Adiar o tratamento até a realização de outros exames complementares
B. Levodopa-carbidopa
C. Rotigotina
D. Selegilina
E. B ou C podem ser usados
F. Qualquer uma das alternativas anteriores

XI-29. Qual dos seguintes pacientes com doença de Parkinson é o melhor candidato à estimulação cerebral profunda?

A. Mulher de 64 anos de idade tratada com levodopa-carbidopa, que continua apresentando episódios de congelamento da marcha
B. Homem de 68 anos de idade com quedas recorrentes, devido à hipotensão ortostática
C. Mulher de 70 anos de idade com tremor intenso e ausência de resposta ao tratamento dopaminérgico
D. Homem de 71 anos de idade com agravamento dos sintomas de demência
E. Todos os pacientes anteriores responderão à estimulação cerebral profunda

XI-30. Um homem de 54 anos de idade procura assistência com queixa de fraqueza. Ele tem dificuldade em definir o momento em que ela começou. Acredita que ele tenha percebido pela primeira vez a ocorrência de fraqueza no pé e na perna do lado direito há cerca de seis meses. Relata que ele frequentemente tropeça nos dedos dos pés e arrasta o pé. Além disso, sofre frequentemente de cãibras quando se espreguiça na cama pela manhã. A fraqueza está agora acometendo progressivamente ambas as pernas. Ao exame, você verifica a ocorrência de fasciculações da língua. Os reflexos tendíneos profundos são de 3+ nos joelhos e tornozelos. A força é de 4- nos extensores e flexores do pé direito e de 4+ no pé esquerdo. A força de preensão da mão também é de 4+. Qual das seguintes alternativas é a causa patológica suspeita dos sintomas desse paciente?

A. Degeneração dos tratos corticospinais
B. Placas desmielinizantes
C. Perda das células do corno anterior na medula espinal
D. Perda das grandes células piramidais no giro pré-central
E. Infiltrado linfocítico de raízes e nervos espinais
F. A e C

XI-31. Uma mulher de 62 anos de idade é examinada devido a sintomas de "lentidão". Costumava ser muito ativa e corria 3 a 6 quilômetros pelo menos três vezes por semana. Nos últimos seis meses, não conseguiu completar até mesmo 1,5 km, e o marido percebeu que ela estava caminhando mais lentamente e com marcha arrastada. Não apresenta tremor. Com frequência, sente vertigem ao ficar de pé e foi examinada no serviço de emergência duas vezes devido a quedas que ocorreram logo após ficar de pé. Depois de uma queda, houve necessidade de suturas para laceração do couro cabeludo. Ela também apresenta constipação intestinal significativa, exigindo tratamento diário com supositório de polietilenoglicol e bisacodil. Ao exame físico, a pressão arterial é de 122/78 mmHg e a frequência cardíaca de 72 bpm na posição sentada. Na posição ortostática, a pressão arterial cai para 92/60 mmHg, com frequência cardíaca de 102 bpm. Relata a ocorrência de tontura com a manobra. Apresenta bradicinesia e caminha com passos arrastados. Os nervos cranianos estão normais, com movimentos oculares completos. Os reflexos tendíneos profundos são de 2+ e simétricos. Há rigidez com o movimento passivo dos antebraços. A paciente não tem tremor. O exame do estado mental é normal. Qual é o diagnóstico mais provável?

A. Doença difusa dos corpos de Lewy
B. Atrofia de múltiplos sistemas
C. Doença de Parkinson
D. Síndrome de taquicardia ortostática postural
E. Paralisia supranuclear progressiva

XI-32. Uma mulher de 58 anos de idade é examinada devido a queixas de dor muito aguda, de cerca de 1 minuto de duração, na bochecha e lábios do lado direito. Esses episódios de dor ocorrem em salvas, com dor intensa durante o episódio. Quando ocorre, o episódio é observado tanto de dia quanto à noite e pode sofrer recidiva dentro de um período de cerca de uma semana. Os paroxismos de dor podem ser desencadeados ao lavar a face. Ao exame físico, não há perda sensitiva nem motora do lado direito da face. Não há massas. O toque do lado direito da face não provoca nenhum episódio de dor. Qual é o próximo passo mais adequado no manejo dessa paciente?

A. Iniciar o tratamento com carbamazepina, 100 mg, com uma meta de dose de 200 mg, quatro vezes ao dia
B. Realizar uma RM/angiorressonância magnética (ARM) do cérebro
C. Encaminhar a paciente para biópsia de artéria temporal
D. Encaminhar a paciente para eletromiografia e estudo de condução nervosa
E. Encaminhar a paciente para cirurgia de descompressão microvascular

XI-33. Uma mulher de 65 anos de idade com história pregressa de carcinoma da mama direita em estágio IIB procura assistência com história de dor aguda nas costas de uma semana de duração. Relata que a dor piora com o movimento e a tosse. Não está dormindo bem, pois é acordada pela dor. No dia em que a dor começou, a paciente sentiu fraqueza nos membros inferiores, de tal modo que não foi capaz de sustentar o próprio peso. Teve incontinência vesical. Ao exame, a paciente apresenta hipersensibilidade à palpação da parte inferior da coluna torácica. A força nos membros inferiores é de 3 em 5, com diminuição dos reflexos tendinosos profundos. O tônus do esfincter anal está diminuído. A sensibilidade ao toque leve e a sensibilidade punctória também demonstram uma diminuição da percepção em nível de T8. A RM ponderada em T1 revela a presença de doença metastática da coluna localizada em múltiplos corpos vertebrais torácicos e lombares, com compressão em T8. Qual é o próximo passo mais adequado para o tratamento dessa paciente?

A. Administrar dexametasona, 10 mg IV, a cada 6 horas
B. Consultar um neurocirurgião para descompressão cirúrgica
C. Consultar um oncologista para quimioterapia adicional
D. Consultar um radio-oncologista para radioterapia urgente
E. A e D
F. A, C e D
G. A, B, C e D

XI-34. Um homem afro-americano de 32 anos de idade procura o serviço de emergência com fraqueza progressiva dos membros inferiores surgida há um mês. A fraqueza progrediu a ponto de ele ser incapaz de sustentar peso. Ele também apresenta perda da sensibilidade, dor constante nas costas e sensação de micção incompleta, com incontinência urinária discreta. Hoje também teve incontinência fecal. A história clínica pregressa revela um ferimento por arma branca sofrido no lado esquerdo do tórax, há nove meses. Houve necessidade de reparo cirúrgico. Uma TC realizada naquela época foi negativa para qualquer alteração linfonodal. Não toma nenhuma medicação, não fuma e não consome bebidas alcoólicas. O exame físico confirma paresia dos membros inferiores, com força de apenas 3+/5 e diminuição dos reflexos tendíneos profundos. A sensibilidade ao toque leve e punctória está ausente nos membros inferiores. O nível de percepção sensorial é localizado no umbigo. A RM revela realce da medula espinal em múltiplos níveis, compatível com edema. Apresenta uma predominância na medula espinal torácica média. A administração de gadolíneo revela realce de padrão nodular na superfície da medula espinal. Obtém-se uma punção lombar, que revela 32 leucócitos/µL no primeiro tubo e 24 leucócitos/µL no quarto tubo. Há 90% de linfócitos. O nível de proteína do líquido cerebrospinal é de 75 mg/dL. O nível de glicose é normal. A radiografia de tórax demonstra aumento dos linfonodos hilares, sem infiltrado pulmonar. Na TC de tórax, observa-se a presença de linfadenopatia hilar, subcarinal e pré-carinal bilateral, com o maior linfonodo medindo 2 × 1,8 cm. O nível sérico de cálcio é de 12,5 mg/dL. Planeja-se uma biópsia dos linfonodos hílares. Qual é o achado mais provável na biópsia?

A. Linfócitos atípicos abundantes que demonstram clonalidade na citometria de fluxo
B. Inflamação granulomatosa caseosa
C. Inflamação granulomatosa não caseosa
D. Alterações inflamatórias crônicas inespecíficas
E. Camadas de pequenas células redondas com núcleos escuros, citoplasma escasso e cromatina em sal e pimenta com nucléolos indistintos; além disso, são observadas figuras mitóticas frequentes.

XI-35. Uma mulher de 32 anos de idade procura assistência para avaliação neurológica depois de sofrer uma grave queimadura na palma da mão direita. Ela colocou a mão sobre a superfície quente de um fogão elétrico. Não sentiu a queimadura quando ocorreu, percebendo-a somente quando ergueu a mão. Depois desse acidente, foi percebido que a paciente apresentava perda bilateral da sensibilidade álgica e térmica em ambas as mãos. Entretanto, manteve a sensibilidade tátil e vibratória. O mapeamento da perda da sensibilidade revela uma diminuição da sensibilidade álgica na nuca, nos ombros e nos braços, com uma distribuição semelhante a uma capa. Os reflexos tendíneos profundos estão ausentes no bíceps e no tríceps, e há uma visível sarcopenia no bíceps direito e na musculatura do ombro. Qual é o diagnóstico mais provável?

A. Malformação arteriovenosa da medula espinal
B. Compressão da medula espinal por neoplasia
C. Degeneração combinada subaguda
D. Siringomielia
E. Mielite transversa

XI-36. Uma mulher branca de 31 anos de idade é examinada devido a sintomas de visão embaçada e fraqueza. Não tem certeza absoluta do momento em que os sintomas iniciaram. Teve borramento intermitente da visão nos últimos dois meses, embora fossem mais persistentes nas últimas duas semanas. Ela também declara que as cores parecem menos vívidas e que os sintomas são piores no olho direito. Há três meses, sentiu uma dor aguda no olho direito, que piorava ao movimentá-lo. Esses sintomas remitiram depois de aproximadamente uma semana, e, desde então, houve agravamento da visão. Ao mesmo tempo, sente uma rigidez nas pernas e também sente que a perna esquerda está fraca. Algumas vezes, sente como se a perna esquerda fosse ceder quando permanece de pé por um período prolongado. A história clínica pregressa revela o diagnóstico de diabetes melito tipo 1 para o qual utiliza bomba de insulina. Fuma um maço de cigarros por dia desde os 18 anos. Ao exame físico, observa-se a presença de espasticidade em ambos os membros inferiores com movimento passivo. Os reflexos tendíneos profundos são de 3+ bilateralmente, com força no músculo quadríceps do lado direito de 4+/5. A força nos demais grupos musculares dos membros inferiores são de 5+/5 bilateralmente. A sensibilidade ao toque delicado e a sensibilidade punctória estão diminuídas nos membros inferiores. A fundoscopia com dilatação da pupila revela edema do disco do nervo óptico. Qual dos seguintes achados tem mais probabilidade de ser demonstrado?

A. Níveis elevados de proteína no líquido cerebrospinal para mais de 100 mg/dL.
B. Hiperintensidade nas imagens ponderadas em T1, compatível com uma lesão expansiva no lobo occipital, com hidrocefalia.
C. Hiperintensidade nas imagens de RM ponderadas em T2 em múltiplas áreas do cérebro, tronco encefálico e medula espinal.
D. Acentuado aumento na transmissão dos potenciais evocados somatossensoriais dos membros inferiores.
E. Presença de 15 células polimorfonucleares/μL no líquido cerebrospinal.

XI-37. Na paciente da Questão XI-36, o achado esperado é demonstrado pelo exame correto. Em uma revisão posterior da anamnese, a paciente relata que teve um episódio de borramento visual que se resolveu espontaneamente há cerca de oito meses. Nunca procurou tratamento, embora o episódio tenha durado cerca de duas semanas. Você estabelece o diagnóstico correto. Todas as seguintes alternativas constituem fatores de risco epidemiológicos para a doença dessa paciente, EXCETO:

A. Idade entre 20 e 40 anos
B. Tabagismo
C. Sexo feminino
D. História de distúrbio autoimune (diabetes melito tipo 1)
E. Raça branca

XI-38. Uma mulher de 38 anos de idade apresenta esclerose múltipla remitente/recorrente. Sofreu anteriormente duas crises, que resultaram em fraqueza residual dos membros inferiores. Foi inicialmente tratada com glicocorticoides, com alguma melhora dos sintomas. Entretanto, atualmente só consegue andar por cerca de 100 m com auxílio de um andador com rodas. O teste para anticorpos anteriormente realizado revela que a paciente é positiva para anticorpos antivírus JC. Você planeja iniciar uma terapia com agentes modificadores da doença. Qual dos seguintes fármacos é o MENOS apropriado para essa paciente?

A. Fumarato de dimetila
B. Interferon β-1a
C. Fingolimode
D. Natalizumabe
E. Teriflunomida

XI-39. Você está avaliando uma mulher de 42 anos de idade devido a queixas de fraqueza muscular e formigamento nos membros inferiores. Você suspeita de neuropatia periférica. Todas as seguintes questões são importantes para a história e o exame físico, EXCETO:

A. Há qualquer comorbidade relevante?
B. Há evidência de acometimento do neurônio motor superior?
C. O que demonstram a eletromiografia e os estudos de condução nervosa?
D. Qual é a distribuição da fraqueza?
E. Quais são os sistemas afetados – motor, sensorial, autonômico ou misto?

XI-40. Um homem de 24 anos de idade procura assistência para avaliação de pé caído. Nos últimos meses, percebeu uma dificuldade em elevar os pés para subir escadas e patamares. A perna direita é mais afetada do que a esquerda. Não observou nenhuma outra alteração sensorial. O pai e a tia paterna já tiveram alguma fraqueza nos membros inferiores. Entretanto, o pai está atualmente com 50 anos de idade e só começou a apresentar uma certa fraqueza há dois anos. A tia paterna sempre mancou até onde consegue se recordar. Ele não lembra que seus avós tenham tido qualquer sintoma, embora o avô paterno tenha morrido em um acidente de automóvel aos 46 anos antes do seu nascimento. O exame do paciente chama a atenção pela presença de fraqueza distal das pernas, com sensibilidade reduzida ao toque leve em ambos os membros inferiores. Os reflexos patelar e aquileu são abolidos. As panturrilhas estão de tamanho reduzido bilateralmente. O exame dos membros superiores é normal. Qual é o diagnóstico mais provável?

A. Síndrome de Charcot-Marie-Tooth
B. Doença de Fabry
C. Síndrome de Guillain-Barré
D. Amiotrofia neurálgica hereditária
E. Neuropatia sensorial e autonômica hereditária

XI-41. Um imigrante de 57 anos de idade, do Vietnã, é examinado pelo seu médico da atenção primária devido à presença de disestesias nas mãos e nos pés iniciadas nas últimas semanas. Ele também relata alguma dificuldade na marcha. A história clínica revela a ocorrência de hipertrigliceridemia, tabagismo e descoberta recente de um derivado proteico purificado (PPD) positivo, com escarro negativo para *Mycobacterium tuberculosis*. As suas medicações são niacina, ácido acetilsalicílico e isoniazida. Qual das seguintes substâncias tem probabilidade de reverter os sintomas desse paciente?

A. Cobalamina
B. Levotiroxina
C. Neurontin
D. Pregabalina
E. Piridoxina

XI-42. Uma mulher de 52 anos de idade com diabetes melito tipo 2 de longa duração e inadequadamente controlado é examinada, devido a uma sensação de dormência nos dedos das mãos e dos pés, como se estivesse usando luvas e meias o tempo todo. Ela também relata a ocorrência de formigamento e sensação de queimação da mesma localização, porém sem fraqueza. Os sintomas têm ocorrido de modo intermitente nos últimos meses. Depois de um exame minucioso, obtém-se uma biópsia de nervo, que demonstra degeneração axonal, hiperplasia endotelial e inflamação perivascular. Qual das seguintes afirmativas é verdadeira com relação a esse distúrbio?

A. A neuropatia autonômica é raramente observada em associação com neuropatia sensorial.
B. A presença de retinopatia ou de nefropatia não está associada a um risco aumentado de neuropatia diabética.
C. Trata-se da causa mais comum de neuropatia periférica nos países desenvolvidos.
D. O controle rigoroso da glicose irá reverter a neuropatia dessa paciente.
E. Nenhuma das alternativas é verdadeira.

XI-43. Um homem de 52 anos de idade chega ao serviço de emergência com queixa de fraqueza que surgiu no decorrer dos últimos dois dias. Inicialmente, percebeu uma fadiga generalizada e sentiu dificuldade em mover os pés. Nessas últimas 24 horas, a fraqueza progrediu a ponto de ele mal conseguir permanecer de pé com ajuda. Foi levado ao serviço de emergência em uma cadeira de rodas. Está começando a sentir dificuldade em elevar os braços. Queixa-se também de uma dor aguda nos ombros e ao longo da coluna vertebral. Ambas as mãos e os pés apresentam formigamento. Ao exame físico, a pressão arterial inicial é de 138/82 mmHg. Quando repetida dentro de 1 hora, é de 92/50 mmHg. A frequência cardíaca é de 108 bpm, a frequência respiratória é de 24 respirações/min, a temperatura é de 37°C e a SaO_2 é de 96% em ar ambiente. O paciente está ansioso e enfraquecido. Os reflexos tendíneos profundos estão ausentes nos joelhos, tornozelos e punhos. O reflexo braquiorradial é 1+. A força nos membros inferiores está diminuída, visto que o paciente é incapaz de elevar ambas as pernas contra a gravidade. Nos braços, a força é de 4+/5 nos músculos deltoide, bíceps e tríceps. Entretanto, é incapaz de manter uma preensão, e a flexão e extensão do punho são de 3+5. Qual das seguintes características deve mais comumente acompanhar a história desse paciente?

A. Diagnóstico de caso leve de pneumonia (*walking pneumonia*) que foi tratado com azitromicina duas semanas antes da apresentação
B. Doença diarreica aguda duas semanas antes da apresentação
C. Presença de linfadenopatia mediastinal maciça na radiografia de tórax
D. Presença de gamopatia monoclonal de significado indeterminado nos exames laboratoriais
E. Imunização recente com vacina H1N1

XI-44. Você estabelece o diagnóstico correto no paciente da Questão XI-43 e o transfere para a unidade de terapia intensiva para monitoração rigorosa. A capacidade vital forçada na internação é de 1,5 L (20 mL/kg), e a força inspiratória negativa máxima é de 30 cmH_2O. Você está muito preocupado com a possibilidade de insuficiência respiratória iminente. A análise do líquido cerebrospinal revela um nível de proteína de 100 mg/dL. Há um leucócito no primeiro tubo e nenhum no quarto tubo. Qual é o próximo passo no tratamento desse paciente?

A. Azitromicina
B. Imunoglobulina IV
C. Oseltamivir
D. Prednisona
E. Piridostigmina

XI-45. Uma mulher de 34 anos de idade é examinada devido a queixas de fraqueza de início há um mês. Ela percebe que a fraqueza piora principalmente no final do dia e ao anoitecer. A princípio, atribuiu a fraqueza ao estresse causado pelo emprego, porém percebe que a fraqueza está piorando, apesar de ter recebido uma licença de vários dias. Além disso, está percebendo agora a ocorrência ocasional de visão dupla, e o marido constatou que a voz dela estava fraca. A paciente nega dor. Ao exame físico, você verifica a presença de ptose leve e uma voz com tom nasal e suspirado. Qual dos seguintes exames seria mais sensível e específico para estabelecer um diagnóstico nessa paciente?

A. Anticorpos dirigidos contra o receptor de acetilcolina (AChR)
B. Teste do edrofônio
C. Anticorpos dirigidos contra a quinase músculo-específica (MuSK)
D. Teste de estimulação nervosa repetitiva
E. Anticorpos contra os canais de cálcio regulados por voltagem

XI-46. Uma mulher de 26 anos de idade é diagnosticada com *miastenia gravis* em um contexto de queixas de diplopia, disfagia e fraqueza com fatigabilidade. Os anticorpos dirigidos contra o receptor de acetilcolina são positivos. A paciente é inicialmente tratada com piridostigmina, 60 mg, três vezes ao dia, resultando em melhora. Posteriormente, é examinada para avaliação de condições concomitantes. Uma TC do pescoço revela uma "sombra tímica", porém sem evidências de timoma. A paciente não apresenta hipertireoidismo nem qualquer outro distúrbio autoimune. A capacidade vital forçada após tratamento com piridostigmina é de 2,9 L (73% do previsto). Qual é o próximo passo mais adequado na abordagem ao tratamento dessa paciente?

A. Continuar somente a piridostigmina na dose atual.
B. Continuar a piridostigmina na dose atual e acrescentar micofenolato de mofetila, 1 g, duas vezes ao dia.
C. Continuar a piridostigmina na dose atual e acrescentar prednisona, 20 mg ao dia.
D. Encaminhar para tratamento com plasmaférese.
E. Encaminhar para timectomia.

XI-47. Um homem de 56 anos de idade com fraqueza facial e ocular acabou de ser diagnosticado com *miastenia gravis*. Todos os seguintes testes são necessários antes de instituir o tratamento, EXCETO:

A. TC do mediastino
B. Punção lombar
C. Provas de função pulmonar
D. Teste cutâneo com derivado proteico purificado
E. Hormônio estimulante da tireoide

XI-48. Todos os seguintes agentes hipolipêmicos estão associados à toxicidade muscular, EXCETO:

A. Atorvastatina
B. Ezetimibe
C. Genfibrozila
D. Niacina
E. Todos os agentes anteriores estão associados à toxicidade muscular.

XI-49. Todos os seguintes distúrbios endócrinos estão associados à miopatia, EXCETO:

A. Hipotireoidismo
B. Hiperparatireoidismo
C. Hipertireoidismo
D. Acromegalia
E. Todos os distúrbios anteriores estão associados à miopatia.

XI-50. Uma mulher de 34 anos de idade procura assistência médica devido à ocorrência de fraqueza. Percebeu que tropeça quando anda, particularmente com o pé esquerdo, durante os últimos dois anos. Recentemente, começou a deixar cair coisas, e, uma vez, derramou uma xícara cheia de café nas pernas. A paciente também sente que houve uma mudança na aparência da face com o passar dos anos e declara que seu rosto está ficando mais cavado e alongado, embora não tenha perdido peso recentemente. Não procurou assistência médica durante muitos anos e não tem nenhuma história patológica pregressa. As únicas medicações que toma consistem em um polivitamínico e cálcio com vitamina D. A história familiar é significativa por sintomas semelhantes de fraqueza no irmão que é dois anos mais velho. A sua mãe, que está com 58 anos, foi diagnosticada com fraqueza leve após seu irmão ter sido avaliado, porém é assintomática. Ao exame físico, o rosto da paciente é longo e estreito, com sarcopenia dos músculos temporais e masseteres. A fala é levemente disártrica, e o palato é alto e arqueado. A força é de 4+/5 nos músculos intrínsecos das mãos, extensores dos punhos e dorsiflexores do tornozelo. Após o teste da força de preensão com a mão, você constata que há relaxamento tardio dos músculos da mão. Qual é o diagnóstico mais provável?

A. Deficiência de maltase ácida (doença de Pompe)
B. Distrofia muscular de Becker
C. Distrofia muscular de Duchenne
D. Distrofia miotônica
E. Miopatia nemalínica

XI-51. Uma mulher de 33 anos de idade procura outra opinião médica após ter visto vários médicos nos últimos três anos. Ela descreve a ocorrência de fadiga inexorável há aproximadamente dois anos a ponto de não praticar mais exercícios e estar ameaçada de perder o emprego como revisora. O sono normalmente não é restaurador, e não importa quantas horas durma, nunca se sente revigorada. Segundo a paciente, a fadiga começou depois de um episódio de mononucleose confirmada sorologicamente há três anos. O marido concorda, declarando que "ela nunca se recuperou desse episódio". Tentou vários antidepressivos e suplementos, sem nenhum benefício. A história clínica pregressa não é notável, a não ser pela ocorrência de anorexia e depressão na adolescência. Ela afirma que está totalmente recuperada desses dois transtornos desde a faculdade. O exame físico não chama atenção, a não ser por uma frequência cardíaca em repouso de 95 bpm. O índice de massa corporal (IMC) está normal. Qual das seguintes alternativas constitui uma exclusão para o diagnóstico de síndrome de fadiga crônica?

A. História de anorexia e depressão
B. História de mononucleose
C. IMC normal
D. Frequência cardíaca em repouso > 90 bpm
E. Nenhuma das alternativas anteriores

XI-52. Na paciente descrita na Questão XI-51, qual das seguintes opções demonstrou melhorar os sintomas?

A. Aciclovir
B. Terapia cognitivo-comportamental
C. Gabapentina
D. Psicoanálise
E. Venlafaxina

XI-53. Uma mulher de 34 anos de idade procura assistência médica com queixa de insônia. Relata ter dificuldade tanto para adormecer quanto para manter o sono, pois não consegue se acalmar. Quando indagada, ela declara que sempre foi uma pessoa preocupada. Você está considerando o diagnóstico de transtorno de ansiedade generalizada. Todas as seguintes características são comuns nesse transtorno, EXCETO:

A. A paciente apresenta palpitações episódicas e dispneia de 10 a 30 minutos de duração, associadas a uma sensação de morte iminente.
B. A paciente preocupa-se particularmente com seu emprego como analista de dados em uma grande empresa de telecomunicação e frequentemente evita encontros sociais, uma vez que "paralisa" em situações sociais.
C. Ela relata um sentimento concomitante de desamparo e tristeza e preocupa-se com a morte.
D. Relata que bebe quatro taças de vinho ou mais por noite para se acalmar antes de dormir.
E. Os sintomas começaram na adolescência.

XI-54. Você é chamado pela equipe clínica do laboratório do sono. Um homem de 24 anos de idade entrou no laboratório perguntando se uma polissonografia iria ajudá-lo a descobrir de onde vêm as vozes em sua cabeça. A equipe relata que ele tem uma aparência um pouco agitada e está falando consigo mesmo. Você chega ao laboratório do sono e encontra um homem jovem de aparência desalinhada andando de um lado para outro no saguão. Quando você tenta falar com ele, ele responde que ouviu uma voz furiosa dizendo-lhe que ele é um porco inútil. Essa voz fica mais alta sempre que ele deita na cama. Algumas vezes, a voz diz que ele é um demônio e que deve se automutilar. Ele declara que essas vozes estão sendo enviadas e introduzidas em seu cérebro por um satélite alienígena e acredita que uma polissonografia ajudará a mostrar as ondas cerebrais anormais que não são suas, uma vez que as vozes pioram à noite. Sua fala é tensa e rápida, e ele anda de um lado para outro o tempo todo. Recusa-se a ir ao serviço de emergência para ser ajudado. Você chama o 192, pois é evidente que o paciente está apresentando alucinações ativas. O homem demonstra não colaborar em fornecer qualquer história clínica ou até mesmo seu nome. Está internado contra a sua vontade em uma instituição psiquiátrica e diagnosticado com psicose aguda e, provavelmente, esquizofrenia, visto que este foi seu primeiro episódio de psicose. Está sendo tratado adequadamente com antipsicóticos. Qual das seguintes afirmativas é verdadeira com relação ao prognóstico desse paciente?

A. Os antipsicóticos mostram-se efetivos no tratamento de 95% dos pacientes com um primeiro episódio de psicose.
B. Tipicamente, a remissão completa de um episódio de psicose leva 3 a 6 meses.
C. Se os medicamentos forem interrompidos, a taxa de recidiva é de 60% em seis meses.
D. Mais de 25% dos pacientes com esquizofrenia cometem suicídio.
E. O prognóstico depende da gravidade dos sintomas na apresentação inicial.

XI-55. Uma mulher de 26 anos de idade chega ao serviço de emergência com queixa de dispneia e dor torácica. Esses sintomas apareceram subitamente enquanto estava em um *shopping* e tornaram-se progressivamente mais intensos no decorrer de 10 minutos, levando-a a chamar o 192. Durante esse mesmo período, a paciente descreve palpitações e declara que a sensação foi de que estava morrendo. Sente tontura e vertigem. Passaram cerca de 20 minutos desde o início dos sintomas, e a intensidade diminuiu, embora ainda não tenha retornado a seu estado normal. Nega qualquer causa precipitante imediata, embora tenha sofrido um grande estresse com a hospitalização recente da mãe com câncer de mama avançado. Nunca teve anteriormente qualquer episódio desse tipo. Não toma nenhuma medicação e não tem nenhuma história clínica. Nega o uso de cigarro, álcool ou substâncias. Ao exame inicial, a paciente parece um tanto ansiosa e diaforética. Os sinais vitais iniciais revelam uma frequência cardíaca de 108 bpm, pressão arterial de 122/68 mmHg, frequência respiratória de 20 respirações/min e está afebril. O exame é normal. A gasometria arterial revela um pH de 7,52, $PaCO_2$ de 28 mmHg e PaO_2 de 116 mmHg. O eletrocardiograma (ECG) revela taquicardia sinusal. Os dímeros-D estão normais. Qual é o próximo passo mais adequado no manejo dessa paciente?

A. Iniciar o tratamento com alprazolam, 0,5 mg, quando necessário.
B. Iniciar o tratamento com fluoxetina, 20 mg ao dia.
C. Realizar uma angiografia por TC pulmonar.
D. Tranquilizar a paciente e sugerir um tratamento clínico e/ou psicoterapia se houver recorrência frequente dos sintomas.
E. Encaminhar para terapia cognitivo-comportamental

XI-56. Todos os seguintes antidepressivos estão corretamente associados à sua classe, EXCETO:

A. Duloxetina – inibidor seletivo da recaptação de serotonina
B. Fluoxetina – inibidor seletivo da recaptação de serotonina
C. Nortriptilina – antidepressivo tricíclico
D. Fenelzina – inibidor da monoaminoxidase
E. Venlafaxina – inibidor misto da recaptação de norepinefrina/serotonina e bloqueador dos receptores

XI-57. Uma mulher de 42 anos de idade procura sua orientação sobre sintomas relacionados com transtorno de estresse pós-traumático. Foi vítima de um assalto em sua casa há seis meses, quando foi roubada e espancada por um homem sob a mira de uma arma. Pensou que ia morrer e foi internada com múltiplas lesões contusas, incluindo fratura do nariz e do arco zigomático. Agora, ela relata ser incapaz de permanecer sozinha em casa e acorda frequentemente à noite, com sonhos sobre o evento. Mostra-se irritada com o marido e com os filhos e chora com frequência. A insônia está piorando, e frequentemente permanece acordada a maior parte da noite, vigiando a janela, devido ao medo de que o assaltante retorne. Começou a beber uma garrafa de vinho todas as noites para ajudar a dormir, embora observe que isso agravou os pesadelos nas primeiras horas da manhã. Você concorda sobre a possibilidade de transtorno de estresse pós-traumático. Que tipo de tratamento você recomenda para essa paciente?

A. Evitar o consumo de álcool
B. Terapia cognitivo-comportamental
C. Paroxetina, 20 mg ao dia
D. Trazodona, 50 mg à noite
E. Todas as alternativas anteriores

XI-58. Um homem de 36 anos de idade está sendo tratado com venlafaxina, 150 mg duas vezes ao dia, para depressão maior. Toma a medicação há quatro meses. Depois de dois meses, os sintomas não estavam adequadamente controlados, exigindo o aumento de 75 mg na dose de venlafaxina, duas vezes ao dia. Teve um episódio anterior de depressão maior quando tinha 25 anos. Naquela época, foi tratado com fluoxetina, 80 mg ao dia, durante 12 meses, porém teve intolerância devido aos efeitos colaterais sexuais. Ele quer saber quando poderá interromper com segurança a medicação. O que você aconselha a esse paciente?

A. Deve continuar tomando a medicação indefinidamente visto que sua depressão tende a recidivar.
B. A medicação atual deve ser mantida por um período mínimo de 6 a 9 meses após o controle dos sintomas.
C. A medicação pode ser interrompida com segurança se ele estabelecer uma relação com um psicoterapeuta que irá monitorar o seu progresso e os sintomas.
D. A medicação pode ser interrompida agora com segurança, visto que os sintomas estão bem controlados.
E. A medicação deve ser substituída por fluoxetina para completar 12 meses de tratamento, visto que esse fármaco foi anteriormente efetivo.

XI-59. Você está avaliando um homem de 28 anos de idade em sua clínica de atenção primária. Ele relata o consumo de álcool na maioria dos dias. Normalmente, bebe 3 a 4 cervejas por dia; entretanto, nos finais de semana, ele chega a beber 8 a 12 cervejas por noite. Não falta ao trabalho devido à bebida, embora ele declare já ter tido ressaca no trabalho pelo menos duas vezes no último mês. Ele também teve amnésia alcoólica após episódios de libação pelo menos uma vez nos últimos seis meses. Entretanto, não acredita que tenha qualquer problema com o álcool. Declara nunca beber ao dirigir e nunca se sentiu culpado com relação à bebida. Você suspeita que ele possa estar minimizando o seu nível de consumo de álcool. Qual dos seguintes exames laboratoriais tem maior sensibilidade e especificidade na identificação de consumo copioso de álcool?

A. Aspartato aminotransferase (AST) elevada > 2× alanina aminotransferase (ALT)
B. Transferrina deficiente em carboidrato (CDT) > 20 U/L ou > 2,6%
C. γ-glutamil transferase > 35 U/L
D. Volume corpuscular médio (VCM) > 91 μm^3
E. A e D
F. B e C

XI-60. Qual das seguintes situações leva a uma taxa mais rápida de absorção de álcool do intestino para o sangue?

A. Coadministração com bebida gaseificada.
B. Concentração de álcool de mais de 20% por volume.
C. Ingestão concomitante de uma refeição rica em carboidratos
D. Ingestão concomitante de uma refeição rica em gorduras
E. Ingestão concomitante de uma refeição rica em proteínas

XI-61. Qual das seguintes afirmativas reflete melhor o efeito do álcool sobre os neurotransmissores no cérebro?

A. Diminui a atividade da dopamina
B. Diminui a atividade da serotonina
C. Aumenta a atividade do ácido γ-aminobutírico
D. Estimula os receptores muscarínicos de acetilcolina
E. Estimula os receptores de glutamato excitatórios de N-metil-D-aspartato

XI-62. Em um indivíduo sem história pregressa de consumo de álcool, qual a concentração sérica de etanol (em g/dL) que provavelmente deve levar à morte?

A. 0,02
B. 0,08
C. 0,28
D. 0,40
E. 0,60

XI-63. Todas as seguintes afirmativas são verdadeiras com relação à epidemiologia e genética do alcoolismo, EXCETO:

A. Cerca de 60% do risco de transtornos por abuso de álcool são atribuídos à genética.
B. Pelo menos 20% de todos os pacientes examinados em consultórios de atenção primária apresentam um transtorno por uso de álcool.
C. Os filhos de alcoolistas apresentam um risco 10 vezes maior de abuso e dependência de álcool, mesmo quando adotados no início da vida e criados por não alcoolistas.
D. A presença de uma mutação da aldeído desidrogenase, que resulta em intenso rubor com o consumo de álcool, confere uma diminuição do risco de dependência de álcool.
E. O risco de dependência de álcool ao longo da vida na maioria dos países ocidentais é de cerca de 10 a 15% para os homens e 5 a 8% para as mulheres.

XI-64. Um homem de 42 anos de idade com dependência de álcool é internado devido à pancreatite aguda. Na internação, uma TC do abdome é realizada e revela edema pancreático sem necrose ou hemorragia. O paciente é tratado com solução glicosada IV, polivitamínicos, tiamina na dose de 50 mg ao dia, controle da dor e repouso intestinal. Tipicamente, bebe 24 cervejas de 360 mL por dia. Após 48 horas de sua internação, você é chamado, visto que o paciente está febril e agressivo com a equipe de enfermagem. Os sinais vitais revelam uma frequência cardíaca de 132 bpm, pressão arterial de 184/96 mmHg, frequência respiratória de 32 respirações/min, temperatura de 38,7°C e saturação de oxigênio de 94% no ar ambiente. O paciente está agitado, diaforético e andando de um lado para outro pelo quarto. Está, apenas, com orientação pessoal. O exame neurológico parece não focal, embora ele não coopere. Apresenta tremores. Qual é o próximo passo no tratamento desse paciente?

A. Administração de um *bolus* de 1 L de soro fisiológico e tiamina, 100 mg IV.
B. Administração de diazepam, 10 a 20 mg IV, seguido de doses em *bolus* de 5 a 10 mg, quando necessário, até que o paciente esteja calmo mas responsivo.
C. Realizar uma TC de crânio de emergência.
D. Obter duas culturas de sangue periférico e iniciar o tratamento com imipenem, 1 g IV, a cada 8 horas.
E. Colocar o paciente com contenção de quatro pontos e tratar com haloperidol, 5 mg IV.

XI-65. Uma mulher de 48 anos de idade em recuperação da dependência de álcool solicita uma medicação para ajudar a evitar a recaída. Apresenta uma história clínica de acidente vascular encefálico, que ocorreu durante uma crise hipertensiva. Qual das seguintes medicações pode ser considerada?

A. Acamprosato
B. Dissulfiram
C. Naltrexona
D. Alternativas A e C
E. Alternativas A, B ou C

XI-66. Qual das seguintes afirmativas é verdadeira com relação ao tabagismo?

A. Aproximadamente 75% dos fumantes morrerão prematuramente em consequência do tabagismo, a não ser que sejam capazes de abandoná-lo.
B. Aproximadamente 90% dos casos de doença vascular periférica em indivíduos não diabéticos são atribuíveis ao tabagismo.
C. O tabagismo provoca inflamação das pequenas vias aéreas e destruição alveolar suficiente para causar sintomas clínicos em cerca de 40% dos fumantes.
D. Mais da metade dos fumantes tentou abandonar o hábito no último ano e, destes, 25% continuaram sem fumar por seis meses ou mais.
E. Nos EUA, duas em cada cinco mortes podem ser atribuídas ao fumo de cigarro.

XI-67. Uma mulher de 42 anos de idade chega para uma consulta anual. Está com boa saúde em geral e não toma nenhuma medicação. O IMC é de 32 kg/m^2. Foi anteriormente tratada para depressão com sertralina, 100 mg ao dia, durante 12 meses. Tomou a última dose do medicamento há seis meses. Neste momento, sente-se com boa saúde mental. Fuma desde os 21 anos cerca de um maço de cigarros por dia. Você a aconselha a abandonar o tabagismo. Ela responde que pensou muitas vezes em tomar essa decisão desde que o pai, que era fumante, faleceu aos 74 anos em consequência de complicações do câncer de pulmão. Este mês, faz dois anos que ele morreu. Ela já tentou abandonar o hábito por conta própria, parando de fumar subitamente ou utilizando adesivos de nicotina. Ela não conseguiu manter a abstinência por mais de um mês. A única vez que ela manteve a abstinência foi quando engravidou há 18 anos, porém ela rapidamente voltou a fumar depois do parto. O que você recomenda a essa paciente?

A. Acompanhamento rigoroso com aconselhamento contínuo
B. Terapia de reposição de nicotina com adesivos ou inalador nasal
C. Vareniclina por via oral
D. Alternativas A e B
E. A alternativa A combinada com B ou C constitui uma opção aceitável

XI-68. Um homem de 32 anos de idade o procura em seu consultório para discutir o abandono do tabagismo. Fuma desde os 16 anos. Normalmente fuma 1,5 a 2 maços de cigarros por dia. Aos 21 anos, foi internado em uma clínica psiquiátrica devido a depressão grave com sintomas psicóticos. Inicialmente, foi tratado com venlafaxina e quetiapina. Depois de seis meses, a quetiapina foi interrompida sem recidiva da psicose. O paciente tem apresentado exacerbações e remissões da depressão com o passar do tempo, embora geralmente tenha sido bem controlada. Não cometeu nenhuma tentativa de suicídio e nega qualquer ideação suicida. Em outros momentos, tentou várias vezes abandonar o fumo com terapia de reposição de nicotina, porém fracassou em todas elas. Gostaria de tentar a vareniclina e quer saber a sua opinião sobre a segurança desse medicamento, tendo em vista sua história psiquiátrica. O que você aconselha a esse paciente?

A. A U.S. Food and Drug Administration recomendou que a vareniclina fosse submetida a maior monitoração e supervisão, visto que não se sabe ao certo a frequência de ocorrência de respostas psiquiátricas graves.
B. Uma publicação recente não demonstrou um aumento no risco de suicídio ou psicose com o uso da vareniclina, mesmo o fármaco tendo sido usado com mais frequência em indivíduos com diagnóstico psiquiátrico prévio.
C. Deve-se considerar o uso de terapias alternativas, como bupropiona e/ou terapia de reposição de nicotina.
D. Todas as alternativas anteriores.

XI-69. Você está orientando a sua paciente sobre a necessidade de abandonar o cigarro. Ela fuma há mais de duas décadas e deseja abandonar o tabagismo para evitar seus efeitos físicos prejudiciais. Querendo usar a estratégia de "pequenos passos", ela passou a fumar cigarros com baixo teor de alcatrão e nicotina. Qual das seguintes afirmativas é verdadeira com relação ao benefício potencial de passar a fumar esses cigarros de teor reduzido?

A. São encontradas menos interações entre cigarro e fármacos entre fumantes de cigarros com teor reduzido.
B. A maioria dos fumantes inala a mesma quantidade de nicotina e alcatrão, mesmo quando passam a fumar cigarros com teor reduzido.
C. Os fumantes de cigarros com teor reduzido tendem a inalar menos profundamente e a fumar menos cigarros por dia.
D. O uso de cigarros com teor reduzido diminui os efeitos cardiovasculares prejudiciais dos cigarros.
E. O uso de cigarros com teor reduzido constitui uma alternativa razoável para o abandono completo do tabagismo nos fumantes crônicos.

RESPOSTAS

XI-1. **A resposta é A.** (*Cap. 437*) Este paciente apresenta sintomas de doença neurológica metastática, e um cuidadoso exame neurológico pode localizar a doença na maioria dos pacientes. Esse paciente apresenta fraqueza e anormalidades sensoriais, o que localiza a lesão no tronco encefálico. Nesse contexto, os membros apresentam fraqueza e sintomas sensoriais opostos aos sintomas faciais. Além disso, a fraqueza facial localiza o neurônio motor inferior, visto que acomete os músculos faciais dos andares faciais superiores e inferiores. Se os músculos faciais do andar superior tivessem o seu movimento preservado, isso poderia sugerir múltiplas áreas de doença metastática tanto no cérebro quanto na medula espinal.

XI-2 e XI-3. **Ambas as respostas são D.** (*Cap. 437*) A realização de um exame neurológico completo é uma importante habilidade que todo internista precisa dominar. Um exame neurológico cuidadoso possibilita a localização da lesão e é importante para orientar a investigação subsequente. Os componentes do exame neurológico incluem avaliação do estado mental, nervos cranianos, função motora, função sensorial, marcha e coordenação. O exame motor é ainda caracterizado pelo aspecto, tônus, força e reflexos. O teste de desvio pronador é uma ferramenta útil para determinar a presença de fraqueza nos membros superiores. Nesse teste, solicita-se ao indivíduo que mantenha ambos os braços em extensão total e paralelos ao solo enquanto fecha os olhos. Se houver flexão dos braços nos cotovelos ou dedos, ou pronação do antebraço, o teste é considerado positivo. Outros testes para avaliação da força motora incluem testes de esforço máximo em um músculo específico ou grupo de músculos. Mais comumente, esse tipo de teste de força é graduado de 0 (ausência de movimento) a 5 (força plena), com graus variáveis de fraqueza contra resistência. Entretanto, muitos indivíduos consideram mais prático usar uma graduação qualitativa da força, como paralisia, fraqueza intensa, fraqueza moderada, fraqueza leve ou força plena. O sinal de Babinski é um sinal de doença do neurônio motor superior acima do nível da vértebra S1 e caracteriza-se pela extensão paradoxal do hálux, com abertura em leque e extensão dos outros dedos do pé. A disdiadococinesia refere-se à incapacidade de executar movimentos alternados rápidos e constitui um sinal de doença cerebelar. O sintoma de Lhermitte provoca sensações semelhantes a um choque elétrico nos membros associadas à flexão do pescoço. Esse sintoma tem muitas causas, incluindo espondilose cervical e esclerose múltipla. O sinal de Romberg é realizado com o indivíduo em posição ortostática, com os pés aproximados e os braços do lado do corpo. Em seguida, o indivíduo é solicitado a fechar os olhos. Se o indivíduo começar a balançar ou se cair, o teste é considerado é positivo e constitui um sinal de propriocepção anormal.

XI-4 a XI-8. **As respostas são E, C, D, B e A, respectivamente.** (*Cap. 437*) Os dados clínicos obtidos na anamnese e no exame físico são interpretados para encontrar uma localização anatômica possível que melhor explica os achados clínicos, ajuda a reduzir a lista de possibilidades diagnósticas e também ajuda a selecionar os exames laboratoriais que mais provavelmente fornecerão informações (Quadro XI-8).

QUADRO XI-8 ANOS DE VIDA GLOBAIS AJUSTADOS POR INCAPACIDADE (AVAIs) E NÚMERO DE MORTES ANUAIS PARA NEUROLÓGICOS SELECIONADOS EM 2010

Distúrbio	AVAIs	Mortes
Dor lombar e no pescoço	116.704.000	–
Doenças cerebrovasculares	102.232.000	5.874.000
Meningite e encefalite	26.540.000	541.000
Enxaqueca	22.362.000	–
Epilepsia	17.429.000	177.000
Demência	11.349.000	485.000
Doença de Parkinson	1.918.000	111.000
% do total de AVAIs ou mortes por todas as causas que são neurológicas	12,0%	13,6%
% mudança de AVAIs para distúrbios neurológicos entre 2000 e 2010	51,6%	114,3%

Fonte: R Lozano et al.: *Lancet* 380: 2095, 2012.

XI-9. **A resposta é C.** (*Cap. 440e*) É necessária uma avaliação apropriada e com brevidade para determinar a presença de hemorragia subaracnóidea, visto que pode ser rapidamente fatal se não for detectada. O procedimento de escolha para o diagnóstico inicial é uma tomografia computadorizada (TC) de crânio sem contraste intravenoso (IV). Na TC, o sangue no espaço subaracnóideo aparece mais branco em comparação com o tecido cerebral circundante. A TC de crânio é mais sensível quando realizada logo após o início dos sintomas, porém sua sensibilidade declina no decorrer de várias horas. Além disso, pode demonstrar a presença de efeito expansivo significativo e desvio da linha média, fatores que aumentam a gravidade da hemorragia subjacente. Na situação em que a TC de crânio seja negativa, porém exista uma alta suspeita clínica, pode-se efetuar uma punção lombar. Ela pode demonstrar um número aumentado de eritrócitos, que não desaparecem com amostras subsequentes da mesma punção de líquido cerebrospinal (LCS). Se a punção lombar for realizada dentro de mais de 12 horas após uma hemorragia subaracnóidea pequena, os eritrócitos podem começar a sofrer decomposição, resultando em xantocromia – pigmentação amarela a rosada do LCS que pode ser medida espectrograficamente. Uma TC e de crânio com contraste IV raramente tem utilidade na hemorragia subaracnóidea, visto que o brilho do material de contraste pode dificultar a identificação de sangue no espaço subaracnóideo. Entretanto, uma angiografia por TC realizada com contraste IV pode ser útil na identificação do vaso aneurismático responsável pelo sangramento. A angiografia clássica é um método mais direto para visualizar a anatomia da vasculatura craniana e, hoje, é frequentemente combinada com procedimentos intervencionistas para a colocação de *coils* (molas) para um vaso sangrante. A ultrassonografia com Doppler transcraniana é um exame que mede a velocidade do fluxo sanguíneo através da vasculatura craniana. Ele é realizado em alguns centros após a ocorrência de hemorragia subaracnóidea para avaliar o desenvolvimento de vasospasmo, que pode agravar a isquemia, resultando em maior lesão do tecido cerebral após hemorragia subaracnóidea.

XI-10. **A resposta é E.** (*Cap. 440e*) A imagem de ressonância magnética (RM) é gerada pela interação entre os prótons de hidrogênio nos tecidos biológicos, o campo magnético e a radiofrequência (Rf) de ondas geradas pela bobina colocada próximo à parte do corpo em estudo. Os pulsos de Rf excitam transitoriamente os prótons do corpo, com retorno subsequente ao estado de energia em equilíbrio, um processo conhecido como relaxamento. Durante o relaxamento, os prótons liberam energia de Rf, criando um eco que, em seguida, é transformado por meio de análise de Fourier para gerar a imagem da RM. As duas taxas de relaxamento que influenciam a intensidade do sinal da imagem são T1 e T2. T1 refere-se ao tempo, em milissegundos, necessário para que 63% dos prótons retornem a seu estado basal. O relaxamento T2 é o tempo necessário para que 63% dos prótons se tornem defasados, devido a interações entre prótons adjacentes. A intensidade do sinal também é influenciada pelo intervalo entre os pulsos de Rf (TR) e o tempo entre o pulso de Rf e a recepção do sinal (TE). As imagens ponderadas em T1 são produzidas mantendo tanto o TR quanto o TE relativamente curtos, enquanto as imagens ponderadas em T2 necessitam de tempos longos de TR e de TE. A gordura e a hemorragia subaguda apresentam tempos de TR e de TE relativamente curtos e, portanto, aparecem mais brilhantes nas imagens ponderadas em T1. Em contrapartida, as estruturas que contêm mais água, como o LCS ou o edema, apresentam tempos de relaxamento T1 e T2 longos, resultando em maior intensidade do sinal nas imagens ponderadas em T2. As imagens T2 também são mais sensíveis para a detecção de desmielinização, infarto ou hemorragia crônica.

A recuperação de inversão com atenuação líquida (FLAIR) é um tipo de imagem ponderada em T2, que suprime o sinal de alta intensidade do LCS. Em consequência, as imagens criadas pela técnica FLAIR são mais sensíveis para a detecção de lesões que contêm água ou edema do que as imagens *spin* convencionais.

A angiorressonância magnética refere-se a várias técnicas diferentes que são úteis para a avaliação de estruturas vasculares, mas que não fornecem detalhes do parênquima cerebral subjacente.

XI-11. **A resposta é E.** (*Cap. 440e*) Durante muitos anos, a RM foi considerada a modalidade de escolha para pacientes com insuficiência renal, visto que não resulta em insuficiência renal aguda. Entretanto, o gadolínio foi recentemente associado a um distúrbio raro, denominado fibrose sistêmica nefrogênica. Esse distúrbio recentemente descrito leva ao desenvolvimento de fibrose disseminada na pele, nos músculos esqueléticos, no osso, nos pulmões, na pleura, no pericárdio, no miocárdio e em muitos outros tecidos. No exame histológico, são observados feixes de colágeno espessos na derme profunda da pele, com aumento no número de fibrócitos e fibras elásticas. Não existe nenhum tratamento clínico conhecido para a fibrose sistêmica nefrogênica, embora se possa observar alguma melhora após transplante renal. Só recentemente é que a fibrose sistêmica nefrogênica foi associada à administração de agentes de contraste contendo gadolínio, com início típico entre cinco e 75 dias após a administração do contraste. A incidência de fibrose sistêmica nefrogênica após a administração de gadolínio a indivíduos com taxa de filtração glomerular < 30 mL/min pode ser tão alta quanto 4%, de modo que o uso de gadolínio está absolutamente contraindicado para pacientes com insuficiência renal grave.

Pode ocorrer pseudo-hipocalcemia após a administração de gadolínio a indivíduos com disfunção renal, porém não há hipocalcemia verdadeira. Isso ocorre devido a uma interação do meio de contraste com ensaios colorimétricos padrão para o cálcio sérico que são comumente usados. Se o cálcio ionizado for determinado, ele deverá ser normal, frequentemente na presença de níveis séricos muito baixos de cálcio.

As outras complicações relatadas podem ser observadas após a administração de contraste iodado, que é utilizado na TC. A complicação mais comum da TC, à exceção das reações alérgicas, consiste em piora da função renal ou desenvolvimento de insuficiência renal aguda. Esse risco pode ser minimizado se o paciente for adequadamente hidratado. A acidose láctica constitui um efeito colateral raro, porém temido, do meio de contraste iodado, que tem sido associada à coadministração de metformina em pacientes diabéticos. Normalmente, o paciente é solicitado a interromper a metformina 48 horas antes e depois de uma TC. O motivo do desenvolvimento de acidose láctica está relacionada, na verdade, com o desenvolvimento de insuficiência renal e o acúmulo subsequente de ácido láctico. Em casos muito raros, a administração de contraste iodado pode revelar a presença de hipertireoidismo.

XI-12. **A resposta é D.** (*Cap. 445*) A idade de apresentação constitui um importante fator quando um indivíduo sofre uma convulsão de início recente, visto que certas causas das convulsões têm maior prevalência em determinados grupos etários (Quadro XI-12), variando desde o período neonatal até adultos mais velhos (idade > 35 anos). Nos indivíduos com mais de 35 anos de idade, as causas mais prováveis de convulsões de início recente incluem abstinência de álcool, doença vascular cerebral, tumor cerebral, autoanticorpos, doença de Alzheimer ou outras doenças neurodegenerativas e uma variedade de distúrbios metabólicos. Esses distúrbios podem incluir hiperglicemia ou hipoglicemia, uremia, insuficiência hepática e diversos distúrbios eletrolíticos ou do equilíbrio acidobásico. Os distúrbios hereditários dos canais iônicos foram implicados em uma variedade de síndromes epilépticas raras. Normalmente, esses distúrbios genéticos manifestam-se na infância e raramente depois dos 18 anos.

QUADRO XI-12 CAUSAS DE CRISES EPILÉPTICAS

Recém-nascidos (menos de 1 mês)	Hipoxia e isquemia perinatais
	Hemorragia e traumatismo intracranianos
	Infecção do SNC
	Distúrbios metabólicos (hipoglicemia, hipocalcemia, hipomagnesemia, deficiência de piridoxina)
	Abstinência de drogas
	Distúrbios do desenvolvimento
	Distúrbios genéticos
Lactentes e crianças (mais de 1 mês e menos de 12 anos)	Crises febris
	Distúrbios genéticos (síndromes metabólicas, degenerativas, de epilepsia primária)
	Infecção do SNC
	Distúrbios do desenvolvimento
	Traumatismos
Adolescentes (12 a 18 anos)	Traumatismos
	Distúrbios genéticos
	Infecção
	Uso de drogas ilícitas
	Tumor cerebral
Adultos jovens (18 a 35 anos)	Traumatismos
	Abstinência de álcool
	Uso de drogas ilícitas
	Tumor cerebral
	Autoanticorpos
Adultos mais velhos (mais de 35 anos)	Doença vascular cerebral
	Tumor cerebral
	Abstinência de álcool
	Distúrbios metabólicos (uremia, insuficiência hepática, anormalidades eletrolíticas, hipoglicemia, hiperglicemia)
	Doença de Alzheimer e outras doenças degenerativas do SNC
	Autoanticorpos

XI-13. A resposta é B. (*Cap. 445*) As convulsões psicogênicas são comportamentos não epilépticos, que se assemelham a crises epilépticas. Podem constituir reações de conversão que ocorrem por sofrimento psicológico. As convulsões psicogênicas podem ocorrer em indivíduos com epilepsia subjacente, podendo ser difícil distingui-las. As manifestações clínicas proeminentes nas convulsões psicogênicas consistem em virar a cabeça de um lado para o outro, movimentos assimétricos e de grande amplitude dos membros, abalos dos quatro membros sem perda da consciência e impulsos pélvicos. Com frequência, as convulsões psicogênicas também são de maior duração do que as convulsões epilépticas e podem ir e vir durante minutos a horas. A monitoração por videoeletrencefalograma (EEG) pode ser muito útil nessa situação, visto que o EEG durante o episódio se mostra normal. Além disso, não há período pós-ictal. A medição dos níveis séricos de prolactina também pode ajudar a diferenciar as generalizadas e algumas crises focais das crises psicogênicas, uma vez que os níveis de prolactina aumentam nesses distúrbios, porém permanecem normais nas crises psicogênicas. Pode ocorrer elevação dos níveis séricos de creatina-quinase após uma crise, porém esse teste não é sensível para a detecção de distúrbio convulsivo.

XI-14. A resposta é B. (*Cap. 445*) A determinação do momento em que se deve iniciar a farmacoterapia antiepiléptica pode ser difícil na prática clínica tendo em vista a variabilidade de apresentação das crises epilépticas e o grande número de fármacos antiepilépticos disponíveis. Em geral, os fármacos antiepilépticos devem ser iniciados em todo paciente com crises recorrentes de etiologia desconhecida ou com uma causa conhecida que não seja reversível. O tratamento deve ser instituído nos indivíduos com uma crise única e na presença de uma causa bem definida, como tumor cerebral, infecção ou traumatismo. Atualmente, a lamotrigina e o ácido valproico são considerados os melhores fármacos para o tratamento inicial de indivíduos com crises generalizadas. Embora tenha sido usada com boa eficácia durante muitos anos, a fenitoína não constitui mais o tratamento de primeira linha para as crises generalizadas, em virtude de seu perfil de efeitos colaterais em longo prazo, incluindo hiperplasia gengival. A etossuximida geralmente é apenas utilizada para as crises de ausência.

XI-15. A resposta é A. (*Cap. 445*) De modo geral, 70% das crianças e 60% dos adultos poderão suspender o uso de antiepilépticos sem recidiva das convulsões. Entretanto, dados sobre o período de tempo para tentar a suspensão dos antiepilépticos são escassos. Uma vez tomada a decisão de interromper os antiepilépticos, a dose do medicamento é normalmente diminuída ao longo de um período de 2 a 3 meses, com redução gradual até a sua suspensão. Se houver recidiva da convulsão, é mais provável que ela ocorra nos primeiros três meses após a suspensão da terapia. Quatro fatores indicam a maior probabilidade de permanecer sem convulsões após a suspensão do antiepilético: (1) controle clínico completo das convulsões por 1 a 5 anos; (2) um único tipo de convulsão – focal ou generalizado; (3) EEG normal; e (4) exame neurológico normal, incluindo inteligência. Como esse paciente continua apresentando um exame neurológico anormal após traumatismo cranioencefálico fechado, ele tem maior probabilidade de apresentar um resultado desfavorável após a suspensão do fármaco.

XI-16. A resposta é C. (*Cap. 445*) O estado de mal epiléptico é uma emergência médica que pode resultar em distúrbios metabólicos graves, hipertermia, colapso cardiorrespiratório e lesão neuronal irreversível. O reconhecimento imediato e o tratamento adequado são necessários para evitar as sequelas em longo prazo desse acometimento neurológico. O estado de mal epiléptico refere-se a crises epilépticas contínuas ou crises distintas repetitivas, com comprometimento da consciência no período interictal. O estado de mal epiléptico tem numerosos subtipos, dos quais o estado de mal epiléptico convulsivo generalizado (EMECG) leva à apresentação e internação do indivíduo na unidade de terapia intensiva. A duração da atividade epiléptica que leva a um diagnóstico de EMECG é normalmente definida como 15 a 30 minutos; todavia, na prática, se houver necessidade de intervenção com terapia anticonvulsivante para interromper a atividade epiléptica, é preciso considerar o EMECG. De modo semelhante, se uma crise epiléptica for de duração suficiente para causar consequências metabólicas ou cardiorrespiratórias significativas, é preciso considerar o EMECG. Uma vez diagnosticado o EMECG, o tratamento inicial deve incluir suporte cardiopulmonar básico, com manutenção de uma via aérea adequada, estabelecimento de acesso venoso e obtenção de amostras para análise laboratorial, de modo a identificar anormalidades laboratoriais que possam estar contribuindo para o distúrbio. É importante compreender que a supressão da atividade convulsiva por meio de agentes paralíticos não suprime a atividade epiléptica no sistema nervoso central e não impede a lesão e a morte neuronal. Por conseguinte, quando esses agentes são administrados para a sequência de rápida de intubação, a equipe em atendimento deve também continuar o tratamento para o EMECG com uso apropriado de benzodiazepínicos IV inicialmente, seguidos de doses de ataque de fenitoína ou fosfenitoína IV, ácido valproico ou levetiracetam. Em muitos casos, pode haver necessidade de monitoração contínua com EEG para determinar quando cessa a atividade epiléptica. Se a atividade epiléptica não cessar com esses agentes, pode haver necessidade de terapia adicional com propofol ou pentobarbital. Nos casos mais graves, pode ser necessário o uso de anestésicos inalatórios. Além disso, é importante tratar qualquer infecção ou distúrbios metabólicos subjacentes.

XI-17. **A resposta é E.** (*Cap. 446*) Esse paciente apresenta sintomas de acidente vascular encefálico isquêmico agudo acometendo o território da artéria cerebral média. Todos os pacientes com mais de 18 anos de idade devem ser avaliados imediatamente no momento de sua chegada para determinar se são candidatos à administração de ativador do plasminogênio tecidual recombinante (rtPA). Um ensaio clínico de grande porte mostrou uma melhora significativa em pacientes com apenas uma incapacidade mínima (32% para placebo vs. 44% para rtPA) e redução não significativa da mortalidade (21% para placebo vs. 17% para rtPA) quando o rtPA IV foi administrado nas primeiras 3 horas após o início dos sintomas. Entretanto, o rtPA foi associado a um aumento significativo no risco de hemorragia intracraniana sintomática (6,4% no grupo rtPA vs. 0,6% no grupo placebo). Um ensaio clínico mais recente confirmou esse benefício e mostrou que o rtPA poupa recursos e é custo-efetivo. A escolha cuidadosa dos pacientes corretos para a administração de rtPA é fundamental para obter os melhores benefícios e reduzir ao máximo o risco de eventos adversos. Deve-se considerar a administração de trombolíticos em todos os pacientes com mais de 18 anos de idade e diagnóstico clínico de acidente vascular encefálico que procuram assistência com início dos sintomas com menos de 4,5 horas. Deve-se realizar imediatamente uma TC de crânio não contrastada para assegurar a ausência de hemorragia intracraniana ou edema de mais de um terço do território da artéria cerebral média. Quando um paciente preenche esses critérios, deve-se proceder a uma cuidadosa avaliação para possíveis contraindicações. A hipertensão é comum no acidente vascular encefálico agudo. Uma pressão arterial sustentada > 185/110 mmHg apesar do tratamento constitui uma contraindicação para a administração de rtPA. Entretanto, uma única leitura de pressão arterial acima desse valor não deve impedir o tratamento com trombolíticos. Os indivíduos com rápida melhora de sintomas mais sugestivos de ataque isquêmico transitório ou acidente vascular encefálico leve não devem ser tratados com rtPA, visto que o risco supera os benefícios potenciais. No extremo oposto, os indivíduos que se apresentam com estupor ou coma não devem ser tratados com trombolíticos. Os achados na história clínica pregressa que representariam contraindicações para o uso de rtPA incluem acidente vascular encefálico prévio ou traumatismo cranioencefálico nos últimos três meses, qualquer história pregressa de hemorragia intracraniana, cirurgia de grande porte nos 14 dias precedentes, sangramento gastrintestinal (GI) ocorrido nos 21 dias precedentes e infarto do miocárdio recente. Os indivíduos com contagens de plaquetas < 100.000, hematócrito < 25%, uso de heparina dentro de 48 horas, prolongamento do tempo de tromboplastina parcial ativada ou razão normalizada internacional elevada não devem receber rtPA.

XI-18. **A resposta é D.** (*Cap. 446*) Diversos fatores de risco da aterosclerose contribuem para o risco de acidente vascular encefálico. Entre esses fatores destacam-se a hipertensão, o diabetes melito, a dislipidemia, o tabagismo e a fibrilação atrial. A prevenção primária do acidente vascular encefálico concentra-se, em grande parte, nesses fatores de risco modificáveis. A hipertensão não tratada ou inadequadamente tratada constitui o fator de risco mais significativo para acidente vascular encefálico. Toda hipertensão deve ser tratada com um alvo < 140-150/90 mmHg. Os dados disponíveis são mais fortes para o uso de diuréticos tiazídicos e inibidores da enzima conversora de angiotensina na prevenção secundária do acidente vascular encefálico. Essa paciente também apresenta níveis elevados de colesterol total e triglicerídeos, baixos níveis de lipoproteína de alta densidade (HDL) e níveis elevados de lipoproteína de baixa densidade (LDL). Por conseguinte, ela deve ser tratada com uma estatina para prevenção primária de acidente vascular encefálico. Entretanto, mesmo na ausência de níveis elevados de LDL ou baixos níveis de HDL, há evidências de que as estatinas podem ser úteis na prevenção do acidente vascular encefálico, diminuindo a sua incidência em 51%. O tabagismo deve ser desestimulado em todos os pacientes, e essa paciente deve receber assistência para abandono do tabagismo. O uso de agentes antiplaquetários para prevenção primária de acidente vascular encefálico é um tanto controverso. As diretrizes mais recentes para a prevenção primária de acidente vascular encefálico recomendam o uso de ácido acetilsalicílico para indivíduos com alto risco de acidente vascular encefálico. Nos pacientes com diabetes, outros fatores de risco para acidente vascular encefálico devem estar também presentes. Essa paciente também apresenta os fatores de risco de hipertensão, tabagismo e dislipidemia. Embora o diabetes melito seja um fator de risco para acidente vascular encefálico, nenhum ensaio clínico demonstrou que a melhora do controle glicêmico diminui o risco de acidente vascular encefálico.

XI-19. A resposta é B. (*Cap. 446*) A escolha de realizar uma endarterectomia carotídea para tratamento de estenose carotídea depende de muitos fatores, incluindo o grau de estenose e a presença ou não de sintomas. Em geral, a endarterectomia carotídea demonstrou ter maior benefício em pacientes sintomáticos e que apresentam estenose ≥ 70%. Nos indivíduos com estenose assintomática da artéria carótida, o risco de acidente vascular encefálico é de cerca de 2% por ano, e os benefícios potenciais do procedimento podem ser superados pelos riscos. Uma abordagem mais ponderada com modificação dos fatores de risco pode ser mais prudente. Nos indivíduos sintomáticos, como no caso desse paciente, vários ensaios clínicos procuraram analisar o valor da endarterectomia carotídea. Existe uma redução absoluta significativa de risco de 17% a favor cirurgia. No paciente sintomático, o risco anual de acidente vascular encefálico é de cerca de 13%. Uma metanálise recente mostrou que a endarterectomia carotídea é mais benéfica quando realizada dentro de duas semanas após o início dos sintomas e apresenta maiores benefícios em homens e em pacientes com ≥ 75 anos de idade. Todavia, o procedimento somente deve ser realizado em instituições especializadas nesse tipo de cirurgia. O benefício do procedimento é questionável para qualquer cirurgião quando a taxa de acidente vascular encefálico perioperatório é ≥ 6%.

XI-20. A resposta é C. (*Cap. 446*) A TC sem contraste do crânio revela a presença de sangue no putâmen esquerdo desse paciente que apresenta hipertensão pronunciada e início abrupto de hemiparesia direita. Esse quadro é compatível com hemorragia intracraniana. Na TC sem contraste do crânio, a presença de sangue é demonstrada como uma área branca hiperdensa, que constitui um achado emergencial. Na maioria dos pacientes, os sintomas começam de maneira abrupta e progridem agudamente no decorrer dos primeiros 30 a 90 minutos. É comum haver uma diminuição do nível de consciência, e podem ocorrer sinais de pressão intracraniana elevada. A hemorragia intracraniana está associada a uma taxa de mortalidade de 40%. O paciente deve ser internado em uma unidade de terapia intensiva neurológica, quando disponível, e monitorizado. Qualquer coagulopatia deve ser corrigida. A meta no controle da pressão arterial nesse nível de pressão arterial não está bem definida. Um ensaio clínico recente recrutou pacientes com pressão arterial entre 150 e 220 mmHg e demonstrou uma melhora dos desfechos com uma redução da pressão arterial para 140 mmHg no decorrer de 6 horas. Entretanto, não se sabe como pacientes com pressão arterial mais elevada responderão. Esse paciente deve ser cuidadosamente monitorado quanto ao desenvolvimento de hipertensão intracraniana e tratado adequadamente. Algumas vezes, é necessário o monitoramento da pressão intracraniana para uma meta de pressão de perfusão cerebral > 60 mmHg.

XI-21. A resposta é C. (*Cap. 447*) Essa paciente descreve uma história típica de enxaqueca, a segunda causa mais comum de cefaleia e a causa mais comum de incapacidade relacionada com cefaleia no mundo inteiro. A enxaqueca afeta cerca de 15% das mulheres e 6% dos homens ao longo de um período de um ano. Recentemente, os critérios diagnósticos para a enxaqueca foram simplificados. Para estabelecer o diagnóstico de enxaqueca, o indivíduo deve se queixar de crises repetidas de cefaleia que duram 4 a 72 horas, com exame físico normal e nenhuma outra causa bem definida. A cefaleia deve estar associada a duas das seguintes quatro manifestações: dor unilateral, dor latejante, agravamento pelo movimento e intensidade moderada a grave. Além disso, o indivíduo deveria se queixar de náuseas/vômitos ou fonofobia e fotofobia. A maioria dos indivíduos com enxaqueca pode identificar gatilhos associados a uma crise. Os gatilhos comuns incluem falta ou excesso de sono, estresse, flutuações hormonais, consumo de álcool e alterações da pressão barométrica. A fisiopatologia subjacente à enxaqueca está sendo cada vez mais explicada como uma disfunção dos sistemas de controle sensitivos monoaminérgicos localizados no tronco encefálico e no hipotálamo. A ativação de células no núcleo trigeminal resulta na liberação de neuropeptídeos vasoativos nas terminações vasculares do nervo trigêmeo e dentro do núcleo trigeminal. Esses neurônios também se projetam centralmente, cruzando a linha média, para se projetar nos núcleos ventrobasal e posterior do tálamo posterior. O principal peptídeo vasoativo que foi implicado é o peptídeo relacionado ao gene da calcitonina (CGRP). Uma nova classe de medicamentos, denominados gepantos, está sendo desenvolvida para atuar como agonistas do receptor de CGRP; esses fármacos demonstraram ser efetivos contra a enxaqueca em ensaios clínicos iniciais. Os fármacos mais comuns utilizados para alívio agudo da dor intensa da enxaqueca são as triptanas, agonistas potentes do receptor de 5-hidroxitriptamina (serotonina), implicando também a serotonina na patogenia da enxaqueca. Acredita-se que a serotonina seja necessária para a sinalização nociceptiva no sistema trigeminovascular, e que as triptanas têm a capacidade de interromper essa via. Por fim, a dopamina também pode desempenhar um papel na patogenia da enxaqueca, pois os sintomas da enxaqueca podem ser induzidos por estimulação com dopamina; os indivíduos com enxaqueca demonstraram ter uma hipersensibilidade a agonistas da dopamina, em doses que não afetam os indivíduos que não apresentam enxaqueca. No passado, a "teoria vascular" da enxaqueca era frequentemente defendida, e acreditava-se que a causa da enxaqueca estivesse relacionada com uma vasodilatação cerebral anormal. Essa teoria foi abandonada à medida que a patogenia foi se tornando mais compreendida.

XI-22. **A resposta é E.** (*Cap. 447*) Os pacientes que apresentam crises de enxaqueca com frequência crescente ou crises que respondem precariamente a tratamentos abortivos devem ser considerados para tratamento preventivo. O paciente típico considerado para medicação preventiva tem quatro ou mais crises por mês. Os medicamentos aprovados pela U.S. Food and Drug Administration (FDA) para o tratamento profilático da enxaqueca incluem propranolol, timolol, valproato de sódio, topiramato e metilsergida (atualmente não disponível). Além disso, muitos medicamentos são comumente usados sem indicação na bula para prevenção da enxaqueca, incluindo amitriptilina, nortriptilina, flunarizina, fenelzina, gabapentina e cipro-heptadina. Ao escolher a medicação adequada para determinado paciente, é preciso considerar com muito cuidado os efeitos colaterais potenciais que podem limitar seu uso. A dose adequada para a prevenção da enxaqueca também pode não ser bem definida, uma vez que as doses recomendadas desses fármacos foram determinadas para outras indicações que não para a enxaqueca. Os pacientes devem começar com uma dose baixa, que é gradualmente aumentada para limitar os efeitos colaterais. A eficácia na redução das crises de enxaqueca é de 50 a 75%. Entretanto, existe um intervalo de 2 a 12 semanas para que se observe o efeito do tratamento. Uma vez obtida a eficácia, o fármaco é continuado por seis meses e, em seguida, gradualmente reduzido. Muitos pacientes apresentam crises menos frequentes e mais leves após a interrupção dos medicamentos, indicando que esses fármacos podem alterar potencialmente a história natural da enxaqueca.

XI-23. **A resposta é A.** (*Cap. 447*) A cefaleia em salvas é um distúrbio raro que acomete apenas cerca de 0,1% da população. Essa cefaleia episódica caracteriza-se por cefaleia unilateral intensa de duração relativamente curta, que ocorre durante 8 a 10 semanas por ano, seguida de um intervalo prolongado sem dor que dura, em média, pouco menos de um ano. Diferentemente da enxaqueca, os homens têm mais tendência a apresentar cefaleia em salvas, porém esta compartilha algumas características com a enxaqueca, incluindo a natureza unilateral da dor ou sua natureza em facadas ou latejante. Além disso, o paciente com cefaleia em salvas também pode se queixar de náusea, fotofobia ou fonofobia durante a crise. Entretanto, os pacientes com cefaleia em salvas tendem a se mover durante uma crise. A cefaleia em salvas é acompanhada de sintomas ipsilaterais de ativação parassimpática craniana, incluindo lacrimejamento, rinorreia ou congestão nasal e ptose. A cefaleia é de início explosivo e está associada a dor intensa. Durante uma crise, as cefaleias podem ocorrer de modo infrequente, como em dias alternados, até várias vezes por dia. A duração da dor é variável, entre 15 e 180 minutos. A cefaleia em salvas está classificada dentro da categoria de cefaleias trigêmeo-autonômicas, junto com a hemicrania paroxística, as cefaleias neuralgiformes unilaterais de curta duração com hiperemia conjuntival e lacrimejamento (SUNCT) e cefaleias neuralgiformes unilaterais de curta duração com sintomas autônomos cranianos (SUNA). A cefaleia em salvas pode ser diferenciada dessas outras cefaleias com base em fatores da anamnese. Na hemicrania paroxística, as crises são mais frequentes, ocorrem 1 a 20 vezes por dia e têm duração de 2 a 30 minutos. Homens e mulheres são igualmente acometidos. Diferentemente da cefaleia em salvas, a indometacina constitui um tratamento profilático muito efetivo. A SUNCT e a SUNA constituem distúrbios raros que são facilmente diferenciadas da cefaleia em salvas. Um paciente com um desses distúrbios apresentará 3 a 200 episódios de dor unilateral por dia, porém com duração de menos de 5 minutos. A cefaleia na enxaqueca é uma cefaleia latejante unilateral, associada à fonofobia, fotofobia, náuseas e vômitos. É mais comum nas mulheres do que nos homens e não está associada a sintomas de lacrimejamento ou congestão nasal. A cefaleia tensional constitui a causa mais comum de cefaleia e normalmente não provoca dor debilitante. A dor da cefaleia tensional é descrita como uma faixa apertada.

XI-24. **A resposta é C.** (*Cap. 448*) Cerca de 10% de todos os indivíduos com mais de 70 anos de idade apresentam uma perda significativa de memória, e, em mais da metade, a causa é a doença de Alzheimer (DA). A DA constitui a principal causa de demência e normalmente manifesta-se na forma de perda de memória lentamente progressiva que se desenvolve ao longo de muitos anos. Nos estágios iniciais da doença, a perda de memória frequentemente não é reconhecida ou é atribuída aos efeitos do envelhecimento. Normalmente, os déficits de memória não são percebidos pelo paciente ou cônjuge até que o déficit tenha uma queda para 1,5 desvio-padrão abaixo do normal nos testes de memória padronizado. Quando isso ocorre, emprega-se o termo comprometimento cognitivo leve (CCL). Entre os pacientes diagnosticados com CCL, cerca de 50% evoluem para a DA no decorrer de quatro anos. Muitos neurologistas começaram a substituir o termo CCL pela expressão "DA sintomática precoce". À medida que a doença cognitiva progride, os pacientes perdem a sua capacidade de manter as atividades diárias de maior importância, como dirigir, fazer compras, cuidar da casa e manter as finanças. A maioria dos pacientes tem consciência da perda dessas habilidades nos estágios iniciais da doença. Nos estágios intermediários da DA, o paciente perde a capacidade de trabalhar, além de se perder e se confundir com facilidade. A linguagem torna-se cada vez mais comprometida tanto na compreensão quanto na fluência. A apraxia motora também se torna evidente. Nos estágios avançados da doença, os pacientes podem permanecer com a capacidade de deambular, porém frequentemente vagam sem rumo. Há perda do discernimento e do raciocínio. O paciente pode apresentar delírios e pode não reconhecer os cuidadores. A característica patológica da DA consiste na presença de placas neuríticas contendo beta-amiloide e emaranhados neurofibrilares (alternativa C) contendo filamento tau hiperfosforilado. A degeneração mais precoce e grave é observada no lobo temporal medial, no córtex temporal lateral e no núcleo basal de Meynert. Pode-se observar a presença de depósito amiloide nos vasos sanguíneos cerebrais (alternativa A) na DA, porém isso não constitui a característica patológica da DA. Sua ocorrência também foi observada em uma condição denominada angiopatia amiloide cerebral, que predispõe os indivíduos à hemorragia cerebral. Os distúrbios do espectro da degeneração lobar frontotemporal formam um grupo heterogêneo de distúrbios que incluem a doença de Pick, a paralisia supranuclear progressiva e a síndrome corticobasal, que compartilham uma característica patológica macroscópica de atrofia focal do córtex frontal, insular e/ou temporal (alternativa B), com perda concomitante da inervação serotoninérgica em muitos pacientes. Os corpos de Lewy são inclusões intracitoplasmáticas de coloração positiva com ácido periódico Schiff (PAS) e ubiquitina (alternativa D), que são encontrados em núcleos específicos do tronco encefálico, na substância negra, amígdala, giro do cíngulo e neocórtex. Os corpos de Lewy são observados em síndromes de demência com características parkinsonianas.

XI-25. **A resposta é E.** (*Cap. 448*) O CCL refere-se a uma condição de diminuição da memória de 1,5 desvio-padrão abaixo do padrão normal nos testes de memória padronizados. Cerca de 50% dos indivíduos com CCL evoluem para a DA no decorrer de quatro anos. Entretanto, nenhum tratamento atual demonstrou diminuir o declínio da memória ou retardar a progressão para a DA. A donepezila, a rivastigmina e a galantamina são inibidores da anticolinesterase aprovadas pela FDA para uso em pacientes com diagnóstico de DA. A memantina também foi aprovada para uso na DA moderada a grave e bloqueia os receptores de N-metil-D-aspartato (NMDA) glutamato. Esses medicamentos apresentam efeitos modestos sobre os escores, por parte dos cuidadores, de funcionamento dos pacientes e uma ligeira diminuição da taxa de declínio nos escores de testes cognitivos durante períodos de até três anos. Entretanto, esses fármacos apresentam efeitos colaterais significativos, incluindo náusea, diarreia, alteração do sono com sonhos vívidos e cãibras musculares. As intervenções que foram tentadas, mas que não demonstraram qualquer benefício, incluem terapia de reposição hormonal em mulheres na pós-menopausa e *gingko biloba*. Muitas terapias potenciais estão sendo investigadas para verificar o seu benefício, incluindo vacinação contra o beta-amiloide e uso de estatina na DA em sua fase inicial. Apesar de sua popularidade na mídia, o "treinamento cerebral" não demonstrou diminuir o declínio da função cognitiva.

XI-26. **A resposta é C.** (*Cap. 448*) A demência frontotemporal (DFT) refere-se a um grupo de síndromes clínicas que demonstram uma degeneração lobar frontotemporal (DLFT) ao exame patológico. Normalmente, a DFT surge na 5ª a 7ª décadas de vida e é quase tão prevalente quanto a doença de Alzheimer nessa faixa etária. Foram descritas três síndromes clínicas distintas: a DFT variante comportamental, a afasia progressiva primária semântica e a afasia progressiva primária não fluente/agramática. Essas síndromes apresentam características clínicas e achados na RM que estabelecem o diagnóstico primário, embora os pacientes possam evoluir, apresentando manifestações proeminentes de outra síndrome. Esse paciente apresenta DFT variante comportamental, a mais comum das síndromes de DFT. Os indivíduos com a variante comportamental demonstram disfunção social e emocional, com uma variedade de sintomas, incluindo apatia, desinibição, compulsão, perda de empatia e consumo excessivo de alimentos. Além disso, ocorrem normalmente déficits no controle executivo. Com frequência, observa-se também a presença de doença do neurônio motor superior. A RM demonstra atrofia do giro do cíngulo anterior e área insular anterior. Na variante de afasia progressiva primária semântica da DFT, os pacientes perdem lentamente a capacidade de nomear palavras, objetos, pessoas e emoções, e a RM revela atrofia proeminente na área temporopolar, que é maior à esquerda. A variante de afasia progressiva primária não fluente/agramática da DFT apresenta uma profunda incapacidade de produzir palavras e comprometimento motor da fala. A RM revela degeneração dominante opercular frontal e insular dorsal.

XI-27. **A resposta é A.** (*Cap. 449*) A doença de Parkinson (DP) é a segunda doença neurodegenerativa mais comum depois da doença de Alzheimer, afetando aproximadamente 1 milhão de pessoas nos EUA. A DP acomete igualmente homens e mulheres de forma igual, com uma idade típica de início dos sintomas em torno dos 60 anos. A frequência da DP aumenta com o envelhecimento, porém já pode se manifestar na terceira década de vida. A maioria dos casos de DP ocorre de modo esporádico, embora fatores genéticos possam ter influência em alguns indivíduos. Esses pacientes têm tendência de se apresentar em uma idade mais jovem. Não foi encontrado nenhum gene isolado associado à DP. Os genes mais provavelmente alterados em pacientes com DP incluem os genes de *α-sinucleína, PINK1/Parkin* e *LRRK2*, porém muitos outros foram identificados. Outros fatores de risco epidemiológicos para a DP incluem exposição a pesticidas, residência em área rural e ingestão de água de poço. O tabagismo e a cafeína estão associados a um risco reduzido de DP. Do ponto de vista patológico, o achado característico na DP consiste em degeneração dos neurônios dopaminérgicos na parte compacta da substância negra. Os corpos de Lewy, que consistem em inclusões intracitoplasmáticas contendo principalmente α-sinucleína, também podem ser observados.

XI-28. **A resposta é E.** (*Cap. 449*) Esse paciente apresenta as características clássicas da DP, um diagnóstico estabelecido com base na apresentação clínica. Historicamente, a DP era diagnosticada quando o paciente apresentava duas de três características: bradicinesia, tremor e rigidez. Entretanto, tendo em vista a sobreposição significativa desses sintomas com a síndrome de Parkinson atípica ou secundária, o diagnóstico de DP era incorreto em cerca de 24% dos casos. Mais recentemente, foi determinado uma tríade mais preditiva de características, que consistem em tremor de repouso, assimetria e resposta positiva à levodopa. O exame de imagem do cérebro pode revelar uma redução da captação de marcadores dopaminérgicos estriatais na porção posterior do putâmen, com preservação do núcleo caudado na tomografia por emissão de pósitrons (PET) ou na tomografia computadorizada por emissão de fótons únicos (SPECT). Todavia, o exame de imagem não é necessário para um diagnóstico de DP e normalmente só é realizado em pesquisas ou se houver manifestações que podem levar à suspeita de uma síndrome de Parkinson atípica. Esse paciente não apresenta características que levariam à suspeita de parkinsonismo atípico (Quadro XI-28). Ele também não toma medicamentos nem apresenta outras condições clínicas passíveis de resultar em parkinsonismo secundário. As causas mais comuns de parkinsonismo secundário incluem acidente vascular encefálico, tumor, infecção, exposição a toxinas, como monóxido de carbono, e, particularmente, fármacos. Os medicamentos que têm mais tendência a causar parkinsonismo secundário são os agentes neurolépticos, incluindo metoclopramida e clorpromazina. O tratamento da DP consiste tipicamente em levodopa-carbidopa ou agonista da dopamina. A levodopa tem uma longa história de uso na DP que data da década de 1960. A levodopa é administrada em associação com carbidopa para impedir a sua conversão periférica em dopamina e, portanto, evitar a ocorrência de efeitos colaterais, particularmente náuseas e vômitos. Na Europa, a levodopa é combinada com benserazida para impedir essa conversão. A levodopa constitui o tratamento sintomático mais efetivo para a DP. Ela melhora o quadro motor, a qualidade de vida e o tempo de sobrevida, bem como os anos produtivos de vida, com prolongamento da independência e capacidade de trabalho. Entretanto, a maioria dos pacientes tratados com levodopa apresenta complicações motoras, com períodos de *"on/off"*, que se referem a flutuações na resposta motora ao fármaco. Além disso, os pacientes também podem desenvolver movimentos involuntários. A duração do benefício da levodopa diminui com o passar do tempo até se aproximar da curta meia-vida do fármaco. As características não dopaminérgicas, incluindo quedas, congelamento da marcha (*freezing*) e disfunção autonômica, não são tratadas com levodopa. Atualmente, muitos médicos assistentes preferem os agonistas da dopamina como tratamento de primeira linha. Esses fármacos incluem o pramipexol, o ropinirol e a rotigotina como não derivados do esporão do centeio. Embora esses agentes não demonstrem uma eficácia comparável quando comparados com a levodopa, eles estão associados a menos complicações motoras. Convém ressaltar que, até mesmo com o uso dos agonistas dopaminérgicos, o tratamento posterior com levodopa torna-se necessário na maioria dos pacientes. A selegilina é um inibidor da monoaminoxidase (IMAO). Embora os IMAO possam ser usados como monoterapia no estágio inicial da doença, existe um risco de síndrome serotoninérgica quando esses fármacos são utilizados com inibidores seletivos da recaptação de serotonina (ISRS), como a fluoxetina. O risco em geral é baixo; entretanto, como esse paciente não está sendo tratado, existem outras opções melhores para o seu cuidado.

QUADRO XI-28	CARACTERÍSTICAS QUE SUGEREM UMA CAUSA ATÍPICA OU SECUNDÁRIA PARA O PARKINSONISMO
Sinais/sintomas	Diagnóstico alternativo a considerar
Anamnese	
Comprometimento precoce da fala e da marcha (ausência de tremor, ausência de assimetria motora)	Parkinsonismo atípico
Exposição a neurolépticos	Parkinsonismo induzido por fármacos
Início antes dos 40 anos	Forma genética de DP
Doença hepática	Doença de Wilson, degeneração hepatolenticular não Wilson
Alucinações precoces e demência com desenvolvimento tardio de características da DP	Demência de corpos de Lewy
Diplopia, comprometimento do olhar para baixo	PSP
Resposta deficiente ou ausente a uma tentativa adequada de levodopa	Parkinsonismo atípico ou secundário
Exame físico	
Demência como característica inicial ou precoce	Demência de corpos de Lewy
Hipotensão ortostática proeminente	AMS-p
Sinais cerebelares proeminentes	AMS-c
Movimentos sacádicos lentos com comprometimento do olhar para baixo	PSP
Tremor postural simétrico de alta frequência (6 a 10 Hz), com componente cinético proeminente	Tremor essencial

Abreviações: AMS-c, atrofia de múltiplos sistemas tipo cerebelar; AMS-p, atrofia de múltiplos sistemas tipo Parkinson; DP, doença de Parkinson; PSP, paralisia supranuclear progressiva.

XI-29. **A resposta é C.** (*Cap. 449*) A estimulação cerebral profunda (ECP) é o tratamento cirúrgico mais comum realizado para a DP. Nesta cirurgia, um eletrodo é implantado em uma área-alvo, normalmente no núcleo subtalâmico ou na parte interna do globo pálido. O eletrodo é conectado a um estimulador habitualmente inserido na parede torácica. O mecanismo preciso pelo qual a ECP funciona não é conhecido, porém acredita-se que ela atue rompendo a sinalização anormal associada à DP e aos sintomas motores. Uma vez em posição, a ECP pode ter muitas variáveis ajustadas, incluindo voltagem, frequência e duração dos pulsos. A ECP está principalmente indicada para o tremor intenso ou para complicações motoras induzidas pela levodopa, que não podem ser controlados com medicamentos. Ela não melhora as manifestações que não respondem à levodopa, incluindo quedas, congelamento da marcha (*freezing*) e demência.

XI-30. **A resposta é F.** (*Cap. 452*) A esclerose lateral amiotrófica (ELA) é uma doença comum do neurônio motor, com uma incidência de 1 a 3 por 100.000 e prevalência de 3 a 5 por 100.000 indivíduos. A ELA é responsável por cerca de uma em 1.000 mortes na América do Norte e na Europa Ocidental. Essa doença progressiva não tem nenhum tratamento e leva à incapacidade e morte por insuficiência respiratória dentro de 3 a 5 anos após o diagnóstico. A característica patológica da ELA consiste na perda ou morte dos neurônios motores superiores e inferiores. A perda dos neurônios motores superiores pode ser demonstrada pela degeneração dos tratos corticospinais que normalmente se originam na quinta camada do córtex motor e descem pelo trato piramidal para fazer sinapse com os neurônios motores inferiores, direta ou indiretamente por meio de interneurônios. A doença dos neurônios motores inferiores manifesta-se por morte das células do corno anterior da medula espinal e tronco encefálico, podendo levar a sintomas bulbares. Clinicamente, isso leva aos achados clássicos de doença dos neurônios motores tanto superiores quanto inferiores na ELA. O sintoma de apresentação mais comum na ELA consiste em fraqueza assimétrica de início insidioso, que é mais proeminente nos membros inferiores. O consumo e a atrofia muscular podem ser proeminentes. Uma anamnese detalhada pode revelar cãibras com os movimentos voluntários, como se espreguiçar, que são mais comuns nas primeiras horas da manhã. Podem-se identificar fasciculações. Quando os músculos das mãos são acometidos, a fraqueza extensora é mais comum do que a flexora. Os sintomas bulbares incluem dificuldade na mastigação, deglutição e movimentos da face e da língua. Os sintomas dos neurônios motores superiores podem levar à espasticidade, com aumento dos reflexos tendíneos profundos. Entretanto, até mesmo nos estágios tardios da doença, as funções sensoriais e cognitivas são preservadas. Atualmente, o tratamento para a ELA é, em grande parte, de suporte. O riluzol foi aprovado para o tratamento da ELA, visto que pode proporcionar um aumento modesto no tempo de sobrevida, embora seus verdadeiros benefícios não estejam claramente definidos. O mecanismo de ação desse fármaco pode consistir na redução da excitotoxicidade ao diminuir a liberação de glutamato. O tratamento de suporte pode incluir o uso de dispositivos de auxílio da tosse, suporte ventilatório invasivo ou não invasivo e nutrição por gastrostomia, além de uma variedade de dispositivos de auxílio ortopédicos.

XI-31. **A resposta é B.** (*Cap. 454*) Essa paciente apresenta parkinsonismo com sintomas de hipotensão ortostática e constipação intestinal, indicando uma disfunção autonômica concomitante. Como essa paciente não tem demência nem tremor, o diagnóstico mais provável é de atrofia de múltiplos sistemas (AMS). Esse raro distúrbio apresenta uma prevalência de cerca de 2 a 5 por 100.000 indivíduos e é comumente classificado dentro de uma categoria de distúrbios de parkinsonismo atípico, que inclui paralisia supranuclear progressiva, degeneração ganglionar corticobasal e demência frontotemporal. Tipicamente, a AMS é diagnosticada na sexta década de vida e é ligeiramente mais comum nos homens. A AMS caracteriza-se por degeneração da parte compacta da substância negra, estriado, cerebelo e núcleos olivares inferiores. Inclusões citoplasmáticas gliais de coloração positiva para α-sinucleína também constituem uma característica que define a AMS. Deve-se suspeitar do diagnóstico de AMS em indivíduos que apresentam sintomas parkinsonianos em associação com queixas cerebelares e/ou autonômicas proeminentes. Na maioria dos pacientes, predominam ou sintomas cerebelares ou parkinsonianos, levando a uma subclassificação em AMS-c ou AMS-p, respectivamente. Ocorrem sintomas autonômicos em todos os pacientes. Os sintomas autonômicos mais frequentes consistem em hipotensão ortostática proeminente, constipação intestinal grave, bexiga neurogênica, impotência nos homens, transtorno de comportamento com movimentos oculares rápidos (REM) e estridor laríngeo. O diagnóstico é estabelecido através das características clínicas. O tratamento com agentes dopaminérgicos habitualmente não é efetivo. O tratamento é principalmente sintomático e a ênfase é no controle das manifestações autonômicas concomitantes. A hipotensão ortostática frequentemente exige o uso de fludrocortisona. Se essa abordagem não tiver sucesso, podem ser utilizados outros agentes, incluindo midodrina, efedrina, pseudoefedrina ou fenilefrina. O tratamento conservador dos sintomas gastrintestinais e urinários inclui refeições pequenas e frequentes, emolientes fecais, laxativos formadores de volume e cateterismo vesical intermitente. O tempo mediano para a morte após o estabelecimento do diagnóstico é de 10 anos. Os fatores de risco para uma redução da sobrevida incluem sexo feminino, disfunção vesical, idade avançada no início da doença e variante parkinsoniana da doença.

XI-32. **A resposta é A.** (*Cap. 455*) A neuralgia do trigêmeo é um distúrbio relativamente comum, com incidência anual de 4 a 8 casos por 100.000 indivíduos. É mais comum em mulheres e tipicamente ocorre em indivíduos de meia-idade ou idosos. Caracteriza-se por paroxismos de dor aguda e, algumas vezes, excruciante nos lábios, nas gengivas, nas bochechas ou no queixo. A dor tipicamente dura apenas alguns segundos e não mais do que alguns minutos. As sensações dolorosas frequentemente recorrem em salvas e podem ocorrer de dia ou à noite. Os episódios de dor podem durar por várias semanas de uma vez. A dor pode ocorrer de modo espontâneo, porém é frequentemente desencadeada por toque leve ou movimentos das áreas acometidas, incluindo os atos de mastigar, falar ou sorrir. Ao exame físico, não há sinais objetivos de perda sensitiva ou motora. A neuralgia do trigêmeo é causada pela geração ectópica de potenciais de ação em fibras aferentes sensíveis à dor no quinto nervo craniano. Acredita-se que a compressão da raiz do nervo trigêmeo por um vaso sanguíneo seja a causa mais comum de neuralgia do trigêmeo. A desmielinização próximo à entrada da raiz do nervo trigêmeo também é implicada. O diagnóstico de neuralgia do trigêmeo é estabelecido com base nas manifestações clínicas, e não há necessidade de exames laboratoriais ou radiológicos. A eletromiografia (EMG) ou estudos de condução nervosa são dispensáveis na avaliação da doença. Tipicamente, o tratamento inicial consiste em carbamazepina, que demonstrou ser efetiva em 50 a 75% dos casos. A dose inicial é de 100 mg em 2 a 3 doses fracionadas ao dia. A medicação é aumentada gradualmente até obter alívio da dor. A maioria dos pacientes necessita de uma dose de 200 mg quatro vezes ao dia ou mais, embora doses > 1.200 mg ao dia não ofereçam nenhum benefício adicional. Para pacientes que não toleram a carbamazepina, outros antiepilépticos têm sido usados para controlar os sintomas, incluindo oxcarbazepina, lamotrigina e fenitoína. Nos casos que são refratários ao tratamento clínico, pode-se considerar a descompressão cirúrgica microvascular, cuja taxa de sucesso no alívio da dor é de 70%. A radiocirurgia com *gamma knife* também pode ser utilizada. A rizotomia térmica com radiofrequência é usada com menos frequência. Apesar de uma taxa de sucesso inicial > 95%, até um terço dos indivíduos sofre recidiva dos sintomas e o procedimento está associado a um risco aumentado de complicações, incluindo dormência da face e fraqueza da mandíbula. O diagnóstico diferencial da neuralgia do trigêmeo inclui arterite temporal, enxaqueca ou cefaleia em salvas e esclerose múltipla. A arterite temporal pode manifestar-se com dor facial superficial. Tipicamente, também ocorrem sintomas como claudicação da mandíbula, mialgias difusas e sintomas visuais potenciais. A velocidade de hemossedimentação e a realização de biópsia de artéria temporal são apropriadas se houver suspeita do diagnóstico. A enxaqueca e a cefaleia em salvas apresentam uma sensação de dor mais profunda. Embora a dor seja frequentemente de natureza latejante, ela carece da qualidade em facada da neuralgia do trigêmeo. A esclerose múltipla pode se manifestar como neuralgia do trigêmeo; entretanto, a maioria dos pacientes também apresenta outros sintomas da doença, como fraqueza ou sintomas visuais. A esclerose múltipla pode ser um diagnóstico mais provável se o paciente apresentar neuralgia do trigêmeo bilateral ou se tiver uma idade jovem; nesse caso, a realização de RM pode ser apropriada.

XI-33. **A resposta é F.** (*Cap. 456*) Essa paciente apresenta compressão da medula espinal, o que determina uma necessidade urgente de tratamento. A compressão medular pode ocorrer por qualquer tumor, mas é mais comum em tumores de mama, pulmão, próstata e rim, além de linfoma e mieloma. A coluna torácica é a região mais afetada na maioria dos tumores. Entretanto, as metástases de câncer de próstata e ovário invadem localmente a coluna vertebral. Por conseguinte, essas metástases acometem mais comumente as vértebras lombares e sacrais. A dor costuma ser o sintoma inicial de metástase vertebral. A dor pode ser surda e constante ou aguda e irradiante. A dor agrava-se habitualmente com o movimento, a tosse e os espirros, bem como à noite. Quando ocorre compressão da medula espinal, o paciente desenvolve fraqueza, anormalidades sensoriais e disfunção intestinal ou vesical. Quando houver suspeita de compressão da medula espinal, deve-se obter imediatamente um exame de imagem. Normalmente, o diagnóstico é estabelecido pela RM, que também permite distinguir entre metástases, abscesso extradural, hemorragia extradural ou outras lesões. Na RM ponderada em T1, as metástases vertebrais aparecerão hipodensas em relação à medula óssea normal. Após a administração de gadolíneo, a RM pode exibir uma pseudonormalização, visto que a captação do contraste faz com que as lesões apareçam na mesma densidade da medula óssea. As radiografias simples da coluna vertebral e as cintilografias ósseas com radionuclídeos não identificarão 10 a 20% das lesões metastáticas. O tratamento da compressão medular deve incluir glicocorticoides, radioterapia local e tratamento para a neoplasia maligna subjacente. Os glicocorticoides diminuem o edema da medula; a dexametasona constitui o medicamento mais comumente usado. Com frequência, utiliza-se uma dose de até 40 mg de dexametasona ao dia. O tratamento imediato com radioterapia na área da compressão medular é fundamental para diminuir a morbidade associada a esse achado. Pode-se esperar uma boa resposta à radioterapia nos indivíduos que estejam deambulando por ocasião da apresentação. Entretanto, quando os déficits motores persistem por mais de 12 horas, eles não irão melhorar. Deve-se esperar que o tratamento possa impedir o aparecimento de fraqueza adicional. Por fim, o tratamento específico do tumor subjacente é importante. Em geral, a descompressão cirúrgica da compressão da medula espinal não constitui um tratamento preferido. Se houver uma única metástase para a coluna, a cirurgia algumas vezes pode ser considerada como tratamento. Nas demais situações, o tratamento cirúrgico limita-se tipicamente aos indivíduos que não conseguem responder à dose máxima tolerada de radioterapia.

XI-34. **A resposta é C.** (*Cap. 456*) A sarcoidose constitui uma importante causa de mielopatia aguda ou subaguda. Com mais frequência, manifesta-se com fraqueza lentamente progressiva ou evolução com recidivas e remissões. O paciente acometido com mielopatia da sarcoidose normalmente apresenta perda sensitiva concomitante com fraqueza. Pode-se demonstrar um nível medular distinto. Com frequência, a RM revela edema difuso da medula espinal com realce pelo gadolíneo nas lesões ativas. Com frequência, observa-se um realce nodular da superfície adjacente da medula espinal, e a doença pode acometer muitos níveis da medula espinal. A punção lombar revela uma contagem celular com predomínio de linfócitos, com discreta elevação da proteína do LCS. Como a sarcoidose é frequentemente uma doença multissistêmica, deve-se efetuar uma procura de doença fora da medula espinal, incluindo radiografia de tórax, exame ocular com lâmpada de fenda, determinação dos níveis séricos de cálcio e eletrocardiograma. Se houver qualquer evidência de anormalidades em outros sistemas orgânicos, pode-se estabelecer um diagnóstico definitivo com biópsia demonstrando granulomas não caseosos ao exame patológico. Os pacientes são inicialmente tratados com glicocorticoides em altas doses para diminuir o edema e estimular a regressão das lesões granulomatosas. Muitos pacientes também necessitarão de imunossupressão alternativa, incluindo azatioprina, micofenolato de mofetila ou infliximabe. A presença de granulomas caseosos normalmente significa um processo infeccioso, mais comumente tuberculose ou infecção fúngica. Em vários tipos de linfoma, são encontrados linfócitos atípicos com clonalidade na citometria de fluxo. Uma biópsia que revela a presença de pequenas células redondas, que frequentemente se assemelham a linfócitos e que exibem citoplasma escasso, nucléolos indistintos e figuras mitóticas, é típica de carcinoma de pulmão de pequenas células. A inflamação crônica inespecífica não estabelece o diagnóstico, sendo necessária uma investigação adicional.

XI-35. **A resposta é D.** (*Cap. 456*) A siringomielia é um distúrbio do desenvolvimento da medula espinal, que resulta em aumento da cavidade central da medula espinal. Mais de 50% de todos os casos estão associados a uma malformação de Chiari tipo I do tronco encefálico concomitante, com protrusão das tonsilares do cerebelo através do forame magno e para dentro do canal vertebral cervical. Apesar de ser controversa, uma teoria da patogenia da siringomielia consiste em comprometimento do fluxo normal do LCS, com aumento secundário da medula espinal central; a coexistência comum com malformações de Chiari corrobora essa teoria. Os sintomas de siringomielia desenvolvem-se de modo gradual, começando frequentemente no final da adolescência ou no início da vida adulta. Os sintomas evoluem irregularmente e podem até mesmo estabilizar por um período de tempo prolongado. A apresentação da siringomielia inclui perda sensitiva e consumo muscular associado a fraqueza. A perda sensitiva é dissociada, com perda da sensibilidade álgica e térmica, porém com preservação tátil e vibratória. Os pacientes podem procurar assistência com lesões ou queimaduras que ocorrem quando o indivíduo não percebe uma sensação dolorosa no membro acometido. A distribuição da perda sensitiva é classicamente descrita como tendo uma distribuição em capa, acometendo a nuca, os ombros, os braços e as mãos. Os pacientes apresentam arreflexia nos membros superiores. Os sintomas podem ser assimétricos. À medida que a cavidade aumenta, pode levar também à espasticidade e perda de força nos membros inferiores. Não existem opções de tratamento definitivo para a doença. Se for também constatada a presença de malformação de Chiari, pode ser necessária uma descompressão cirúrgica. Os cirurgiões já tentaram uma descompressão direta do canal vertebral, com desfechos variáveis.

XI-36 e XI-37 **As respostas são C e D.** (*Cap. 458*) Essa paciente apresenta distúrbio visual e fraqueza que acomete os membros inferiores, com história pregressa de distúrbio visual. Esse quadro sugere um diagnóstico de esclerose múltipla (EM), uma doença autoimune desmielinizante do sistema nervoso central. Essa doença acomete cerca de 350 mil indivíduos nos EUA e apresenta uma evolução variável, com alguns indivíduos apresentando sintomas limitados enquanto outros se tornam muito incapacitados pela doença. A EM é três vezes mais comum em mulheres, com a idade típica de início entre 20 e 40 anos. A EM é mais comum em indivíduos brancos do que em indivíduos de ascendência africana ou asiática. Além disso, também foram demonstradas variações geográficas na prevalência da doença, com maior prevalência nas áreas de zona temperada do norte da América do Norte, norte da Europa e sul da Austrália e Nova Zelândia. Por outro lado, nos trópicos, a prevalência é 10 a 20 vezes menor. Outros fatores de risco bem estabelecidos para a EM incluem deficiência de vitamina D, exposição ao vírus Epstein-Barr após o início da infância e tabagismo. Apesar de ser um distúrbio autoimune, não foi constatada nenhuma associação entre a EM e outras doenças autoimunes. As manifestações clínicas da EM são variadas. A doença pode ter início abrupto dos sintomas ou pode desenvolver-se de modo gradual. Os sintomas de apresentação iniciais mais comuns consistem em perda sensitiva, neurite óptica, fraqueza, parestesias e diplopia. A fraqueza dos membros pode ser assimétrica e pode manifestar-se como perda da força, velocidade, destreza ou resistência. Os sintomas originam-se do neurônio motor superior, e são mais comumente acompanhados de espasticidade, hiper-reflexia e sinal de Babinski. Entretanto, se houver lesão da medula espinal, pode-se observar também a presença de sinais do neurônio motor inferior, bem como perda dos reflexos. A espasticidade pode levar a espasmos musculares espontâneos ou induzidos por movimento e acomete até 30% dos pacientes com EM. A neurite óptica apresenta-se na forma de visão embaçada, perda de clareza ou da percepção das cores no campo central da visão. Normalmente, os sintomas visuais são monoculares. A dor periorbital frequentemente precede ou acompanha a perda visual. A fundoscopia pode ser normal ou pode revelar edema do disco do nervo óptico. Outros sintomas comuns que ocorrem na EM incluem disfunção vesical, ataxia, constipação intestinal, dor crônica, fadiga e depressão. Em alguns indivíduos, pode ser difícil confirmar o diagnóstico de EM. Não existe nenhum teste definitivo para a EM. Os critérios diagnósticos exigem dois ou mais episódios de sintomas e dois ou mais sinais de disfunção em tratos da substância branca não contíguos. A RM revela lesões hiperintensas características nas imagens ponderadas em T2, que podem ser observadas no cérebro, tronco encefálico e medula espinal. Entretanto, mais de 90% das lesões observadas na RM são assintomáticas. Aproximadamente um terço das lesões que aparecem hiperintensas nas imagens ponderadas em T2 serão hipointensas nas imagens ponderadas em T1. Esses "buracos negros" podem constituir um marcador de desmielinização irreversível e perda axonal. Os potenciais evocados não são mais utilizados com frequência na EM e são mais úteis para estudar vias que não exibem sintomas clínicos. Os potenciais evocados não são específicos da EM, porém um retardo acentuado na latência de transmissão sugere a ocorrência de desmielinização. O LCS pode revelar uma contagem elevada de células mononucleares, embora o nível de proteína normalmente esteja normal. As bandas oligoclonais ajudam a avaliar a produção intratecal de imunoglobulina (Ig) G. A presença de duas ou mais bandas oligoclonais distintas no LCS, não presentes em uma amostra de soro, é observada em mais de 75% dos pacientes com EM. Se um paciente tiver uma pleocitose de > 75 celulas/μL, presença de células polimorfonucleares ou concentração de proteína de > 100 mg/dL, deve-se investigar um diagnóstico alternativo.

XI-38. **A resposta é D.** (*Cap. 458*) Nessas últimas duas décadas, foram aprovados 10 agentes modificadores da doença para o tratamento da EM. Em virtude dessas múltiplas opções, é preferível que um paciente com EM seja encaminhado a um centro de tratamento com experiência nessa doença. Os agentes modificadores da doença aprovados para a EM incluem interferon β-1a, interferon β-1b, acetato de glatirâmer, natalizumabe, fingolimode, fumarato de dimetila, teriflunomida, mitoxantrona e alentuzumabe. Tendo em vista a baixa capacidade funcional dessa paciente, a doença deve ser tratada como doença moderada. Em geral, para os casos de doença moderada, os fármacos preferidos consistem em fumarato de dimetila, fingulimode, teriflunomida e natalizumabe, enquanto o tratamento com interferon β-1a e 1b é reservado para indivíduos com doença mais leve. Entretanto, o natalizumabe não é recomendado nessa paciente, em virtude da presença de anticorpos contra o vírus JC. Cerca da metade da população apresenta anticorpos contra o vírus JC, indicando uma exposição prévia, normalmente com infecção assintomática. O vírus JC está implicado no desenvolvimento da leucoencefalopatia multifocal progressiva. Essa afecção potencialmente fatal tem ocorrido em 0,3% de todos os pacientes tratados com natalizumabe e em cerca de 0,6% dos pacientes positivos para anticorpo antivírus JC. O risco é mais baixo no primeiro ano de tratamento e aumenta subsequentemente. Por conseguinte, o natalizumabe não deve ser administrado a essa paciente, a não ser que não tenha respondido a terapias alternativas, ou caso a evolução da doença tenha sido particularmente agressiva. Se o natalizumabe for por fim escolhido para um paciente com anticorpos antivírus JC positivos, ele não deve ser administrado por mais de um ano. Nos pacientes negativos para anticorpo antivírus JC, recomenda-se o acompanhamento do paciente para verificar o desenvolvimento de anticorpos aproximadamente a cada seis meses.

XI-39. **A resposta é C.** (*Cap. 459*) Ao avaliar um paciente com neuropatia periférica, o médico deve considerar cuidadosamente a história e o exame físico para determinar a localização da lesão, o que, em seguida, identificará a causa e definirá o tratamento apropriado. Entretanto, em até 50% dos pacientes que apresentam neuropatia periférica, não é possível encontrar uma etiologia; esses pacientes geralmente têm polineuropatia predominantemente sensorial. Sete questões principais na história e no exame físico podem ajudar a identificar o local da lesão e definir a causa (Quadro XI-39). A primeira questão a ser formulada pelo médico é determinar quais os sistemas acometidos – sensorial, motor, autonômico ou uma combinação desses três. Uma neuropatia motora isolada sem comprometimento sensorial deve levantar diversas possibilidades diagnósticas, incluindo miopatia, neuropatia motora ou distúrbio da junção neuromuscular. Sintomas autonômicos podem acompanhar a neuropatia diabética e também podem ser observados na polineuropatia amiloide. Outro dado relevante é a distribuição da fraqueza (proximal vs. distal, simétrica vs. assimétrica). Uma terceira determinação é a natureza do comprometimento sensorial. A neuropatia de fibras finas frequentemente apresenta dor em ardência ou em facada, junto com perda da sensibilidade e da sensação térmica, enquanto a neuropatia sensorial de fibras grossas exibe perda da sensibilidade vibratória ou proprioceptiva. Deve-se considerar também se há sintomas do neurônio motor superior, que ocorrem mais comumente na presença de deficiência de vitamina B_{12}, mas que também são observados com outras causas de degeneração sistêmica combinada, como vírus da imunodeficiência humana (HIV) e deficiência de cobre. A evolução temporal dos sintomas fornece ao médico indícios sobre a causa da doença. A maioria das neuropatias tem início insidioso, ao longo de várias semanas a meses. O desenvolvimento agudo de sintomas indica causas como síndrome de Guillain-Barré, vasculite ou doença de Lyme. Questionar sobre sintomas em outros membros familiares ajuda a estabelecer se existe uma neuropatia hereditária. Por fim, é importante obter uma história clínica completa para verificar se alguma comorbidade associada pode estar contribuindo para a neuropatia. Uma vez obtida uma história completa e realizado o exame físico, o médico frequentemente solicitará uma EMG e estudos de condução nervosa para completar a investigação. Os testes da função autonômica também podem ser úteis em pacientes selecionados.

QUADRO XI-39	ABORDAGEM ÀS DOENÇAS NEUROPÁTICAS: SETE QUESTÕES PRINCIPAIS

1. Quais são os sistemas afetados?
   - Motor, sensorial, autonômico ou misto
2. Qual é a distribuição da fraqueza?
   - Apenas distal *versus* proximal e distal
   - Focal/assimétrico *versus* simétrico
3. Qual é a natureza do déficit sensorial?
   - Perda da sensibilidade à temperatura ou dor em ardência ou pontadas (p. ex., fibras finas)
   - Perda da sensibilidade vibratória ou proprioceptiva (p. ex., fibras calibrosas)
4. Há evidência de acometimento do neurônio motor superior?
   - Sem déficit sensorial
   - Com déficit sensorial
5. Como foi a evolução temporal?
   - Aguda (dias até 4 semanas)
   - Subaguda (4 a 8 semanas)
   - Crônica (> 8 semanas)
   - Monofásica, progressiva ou recorrente-remitente
6. Há evidência de uma neuropatia hereditária?
   - História familiar de neuropatia
   - Inexistência de sintomas sensoriais, apesar dos sinais sensoriais
7. Há outros distúrbios clínicos associados?
   - Câncer, diabetes, doenças do tecido conectivo ou outros distúrbios autoimunes, infecção (p. ex., HIV, doença de Lyme, hanseníase)
   - Fármacos, inclusive preparações vendidas sem prescrição que podem causar neuropatia tóxica
   - Eventos, fármacos ou toxinas no passado

XI-40. **A resposta é A.** (*Cap. 459*) A síndrome de Charcot-Marie-Tooth (CMT) é o tipo mais comum de neuropatia hereditária. A síndrome de CMT é constituída por vários distúrbios semelhantes, porém geneticamente distintos, com diferentes mutações associadas. A CMT1 é a síndrome mais comum e consiste em uma neuropatia sensitivo-motora desmielinizante hereditária. Com mais frequência, a CMT1 acomete indivíduos entre a primeira e a terceira décadas de vida com fraqueza distal das pernas (i.e., queda do pé). Existem vários subtipos de CMT1, a maioria dos quais é herdada como caráter autossômico dominante. Entretanto, a penetrância é variável e alguns membros acometidos da família podem permanecer assintomáticos até uma fase mais tardia da vida. O defeito genético mais comum na CMT1 (*CMT1A*) é uma duplicação de 1,5 megabase no gene para a produção de mielina periférica (*PMP-22*) no cromossomo 17. Em consequência, o indivíduo apresenta três cópias do gene em vez de duas. Embora os pacientes geralmente não se queixem de sintomas sensitivos, eles podem ser frequentemente identificados ao exame físico. Os reflexos de estiramento muscular não são obtidos ou estão reduzidos e os músculos abaixo do joelho frequentemente estão atrofiados, de modo que as pernas assumem a aparência de garrafa de champanhe invertida. Não existe nenhum tratamento clínico para a síndrome de CMT, porém os pacientes geralmente são encaminhados para fisioterapia e terapia ocupacional. Órteses e outros dispositivos são frequentemente utilizados. A amiotrofia neurálgica hereditária é um distúrbio autossômico dominante, caracterizado por episódios recorrentes de dor, fraqueza e perda sensorial na distribuição do plexo braquial, que frequentemente começa na infância. A neuropatia sensorial e autonômica hereditária é um grupo raro de neuropatias hereditárias nas quais a disfunção sensorial e autonômica predomina sobre a fraqueza muscular. Esse quadro não corresponde ao padrão clínico descrito no paciente deste caso. Em geral, a síndrome de Guillain-Barré manifesta-se de modo agudo, com rápido desenvolvimento de paralisia ascendente. O período sintomático prolongado e a distribuição descrita nesse paciente não são típicos da síndrome de Guillain-Barré. A doença de Fabry é um distúrbio ligado ao X em que os homens são mais comumente acometidos do que as mulheres. Os pacientes apresentam angioceratomas, que consistem em lesões purpúricas avermelhadas, habitualmente localizadas ao redor do umbigo, escroto e região inguinal. Dor em queimação nas mãos e nos pés frequentemente é observada no final da infância ou no início da vida adulta. Os pacientes também apresentam aterosclerose prematura, devido à mutação subjacente no gene da α-galactosidase, com acúmulo de ceramida nos nervos e nos vasos sanguíneos.

XI-41.   **A resposta é E.** (*Cap. 459*) Um dos efeitos colaterais mais comuns do tratamento com isoniazida consiste em neuropatia periférica. Os pacientes idosos e desnutridos e os "acetiladores lentos" correm risco aumentado de desenvolver neuropatia. A isoniazida inibe a piridoxal fosfoquinase, resultando em deficiência de piridoxina (vitamina B_6) e neuropatia. A administração profilática de piridoxina pode evitar o desenvolvimento da neuropatia. Em geral, os sintomas consistem em disestesias e ataxia sensorial. Ao exame, são identificados déficits sensoriais das fibras grossas. A cobalamina (vitamina B_{12}) não está reduzida nesse distúrbio e não é afetada pela isoniazida. A gabapentina e a pregabalina podem aliviar os sintomas, porém não reverterão a neuropatia. Não existe nenhuma evidência de hipotireoidismo nesse paciente.

XI-42.   **A resposta é C.** (*Cap. 459*) O diabetes melito é a causa mais comum de neuropatia periférica nos países desenvolvidos e está associado a vários tipos diferentes de polineuropatia, incluindo polineuropatia sensorial ou sensitivo-motora simétrica distal, neuropatia autonômica, caquexia neuropática diabética, polirradiculoneuropatias, neuropatias cranianas e outras mononeuropatias. Os fatores de risco para o desenvolvimento de neuropatia incluem diabetes melito de longa duração, inadequadamente controlada e presença de retinopatia ou nefropatia. A paciente deste caso parece apresentar polineuropatia diabética sensorial e sensitivo-motora simétrica distal (PNDS), que constitui a forma mais comum de neuropatia diabética. A PNDS manifesta-se com perda sensorial que começa nos dedos dos pés e progride gradualmente, com o passar do tempo, para as pernas e os dedos das mãos e braços. Os sintomas também podem incluir dor em formigamento, em ardência ou profunda. A biópsia de nervos, embora raramente esteja indicada, revela, com frequência, degeneração axonal, hiperplasia endotelial e, em certas ocasiões, inflamação perivascular. O controle rigoroso da glicose impede o desenvolvimento da doença, porém não reverte a doença estabelecida. A neuropatia autonômica diabética é frequentemente observada em associação com PNDS e manifesta-se por sudorese anormal, termorregulação disfuncional, xerostomia e xeroftalmia, hipotensão postural, anormalidades gastrintestinais, incluindo gastroparesia, e disfunção geniturinária.

XI-43 e XI-44.   **Ambas as respostas são B.** (*Cap. 460*) A síndrome Guillain-Barré (SGB) é uma polineuropatia desmielinizante aguda, que pode ser grave e potencialmente fatal se não for reconhecida e tratada imediatamente. Nos EUA, ocorrem cerca de 5.000 a 6.000 casos por ano, com uma incidência anual de cerca de 1 a 4 casos por 100.000 habitantes. Os homens são ligeiramente mais acometidos do que as mulheres, e a SGB é mais comumente diagnosticada na vida adulta. A apresentação típica consiste em paralisia ascendente rápida, que pode ser percebida inicialmente como sensação de fraqueza ou flacidez "em borracha" das pernas. A fraqueza pode surgir dentro de poucas horas a alguns dias, e as pernas são mais afetadas do que os braços. Com frequência, verifica-se também a presença de disestesias em formigamento, embora sempre ocorra neuropatia sensorial. Ocorre paresia facial em cerca de 50% dos pacientes, e outros nervos cranianos inferiores também podem ser acometidos. A dor é uma queixa frequente, com dor no pescoço, nos ombros, no dorso e difusamente na coluna vertebral. Além disso, pode haver uma vaga sensação de dor profunda e incômoda nos músculos enfraquecidos. Até 30% dos pacientes necessitarão de ventilação mecânica, devido à fraqueza dos músculos respiratórios. Além disso, o comprometimento bulbar aumenta o risco de aspiração e pneumonia subsequente. Os reflexos tendíneos profundos estão reduzidos ou abolidos dentro dos primeiros dias de instalação da doença. Os déficits sensoriais cutâneos são habitualmente leves, quando presentes. A disfunção vesical ocorre apenas raramente e é transitória. A disfunção vesical persistente ou grave deve indicar a investigação de outras causas. Os sintomas autonômicos são comuns. A pressão arterial pode ser bastante lábil, com alterações posturais acentuadas. Além disso, podem ocorrer arritmias cardíacas, exigindo monitoração cardíaca contínua. Normalmente, quatro semanas ou menos após o início, os sintomas alcançam o seu platô não ocorrendo mais progressão. O diagnóstico de SGB depende de um alto grau de suspeita clínica, visto que não existe nenhum teste diagnóstico para esse distúrbio. Os achados típicos no LCS incluem nível elevado de proteína, sem pleocitose. A presença de uma alta contagem de leucócitos no LCS deve indicar a investigação de diagnósticos alternativos. No início da progressão da doença, o teste eletrodiagnóstico pode estar normal, ou pode mostrar apenas sinais leves de desmielinização. Cerca de 70% dos casos de SGB ocorrem 1 a 3 semanas após uma doença infecciosa. Com mais frequência, a doença é de natureza respiratória ou gastrintestinal. Cerca de 20 a 30% de todos os casos que ocorrem na América do Norte, na Europa e na Austrália são precedidos por infecção ou reinfecção por *Campylobacter jejuni*. A proporção semelhante de indivíduos apresenta infecção por herpes-vírus humano, mais frequentemente citomegalovírus ou vírus Epstein-Barr. Com menos frequência, o HIV, o vírus da hepatite E ou *Mycoplasma pneumoniae* podem ser implicados. As imunizações recentes constituem uma causa rara de SGB, com risco de menos de um por milhão de pessoas. Quando há suspeita de SGB, há necessidade de vigilância clínica e instituição imediata do tratamento. Com frequência, é necessária internação do paciente na unidade de terapia intensiva para monitorar o desenvolvimento de insuficiência respiratória ou arritmias cardíacas. Se houver um atraso de mais de duas semanas no tratamento após o aparecimento dos sintomas iniciais ou durante o estágio de platô, ele provavelmente não será efetivo. A imunoglobulina IV (IgIV) em altas doses ou a plasmaférese devem ser iniciadas o mais cedo possível. A IgIV é administrada na forma de infusão diária, durante cinco dias. A plasmaférese deve ser realizada 4 a 5 vezes durante a primeira semana. Uma melhora funcional significativa pode ficar evidente no final da primeira semana de tratamento, mas pode levar várias semanas. A ausência de melhora perceptível após a administração de IgIV ou a plasmaférese não constitui uma indicação de troca para o tratamento alternativo, visto que ambas são igualmente efetivas no tratamento. Os glicocorticoides não se mostraram efetivos na SGB e não devem ser usados. Cerca de 85% dos pacientes com SGB obtêm uma recuperação funcional completa depois de vários meses a um ano. Entretanto, alguns achados do exame físico, como arreflexia, podem persistir. A taxa de mortalidade é < 5% e a morte resulta mais frequentemente de complicações respiratórias. Embora os macrolídeos tenham atividade contra espécies de *Campylobacter,* a maioria dos casos de diarreia apresenta resolução espontânea, e o tratamento não tem nenhum efeito sobre a evolução da SGB. A piridostigmina pode aumentar a força em pacientes com *miastenia gravis,* porém não terá nenhum efeito sobre a força em pacientes com SGB.

XI-45.   **A resposta é A.** (*Cap. 461*) A *miastenia gravis* (MG) é um distúrbio neuromuscular relativamente comum, causado pela destruição autoimune mediada por anticorpos dos receptores de acetilcolina na junção neuromuscular. A MG tem uma prevalência de cerca de 2 a 7 em cada 10.000 indivíduos e acomete as mulheres mais comumente do que os homens, em uma proporção de 3:2. A idade de apresentação nas mulheres é, em geral, entre a terceira e quarta décadas de vida, enquanto a apresentação nos homens é observada mais comumente entre a sexta e sétima décadas de vida. As principais manifestações da MG consistem em fraqueza e fatigabilidade dos músculos. A fraqueza aumenta com o uso repetitivo e normalmente é mais proeminente no final do dia. A distribuição da fraqueza muscular frequentemente segue um padrão típico, em que os músculos cranianos são acometidos no início da evolução da doença. As manifestações clínicas comuns consistem em diplopia, ptose, incapacidade de sorrir totalmente, fraqueza na mastigação, disartria e disfagia. Além disso, pode ocorrer aspiração de líquido. Na maioria dos pacientes, a fraqueza torna-se generalizada, afetando mais os músculos proximais do que os distais. Os reflexos tendíneos profundos são preservados, e a doença pode ser assimétrica. O diagnóstico deve ser suspeitado de acordo com o aparecimento dos sinais e sintomas característicos. O diagnóstico deve ser confirmado por meio de exames adicionais, visto que o tratamento pode envolver cirurgia e uso prolongado de agentes imunossupressores. O teste mais sensível para o diagnóstico de MG consiste na presença de anticorpos dirigidos contra o receptor de acetilcolina (AChR). Esses anticorpos são detectados em cerca de 85% dos pacientes com MG. A presença de anticorpos anti-AChR em um paciente com sinais e sintomas típicos estabelece o diagnóstico. Se os anticorpos anti-AChR forem negativos, testes adicionais para anticorpos contra a quinase músculo-específica (MuSK) serão positivos em 40% dos indivíduos. Entretanto, se a doença for limitada aos músculos oculares, ambos os testes provavelmente serão negativos. A estimulação nervosa repetitiva revela caracteristicamente decrementos de mais de 10 a 15% na amplitude dos potenciais de ação com choques elétricos sucessivos fornecidos na frequência de 2 a 3 por segundo. Os pacientes devem ser testados com estimulação repetitiva em um grupo muscular proximal ou em músculos que demonstraram estarem fracos na doença. O edrofônio é um inibidor da acetilcolinesterase que possibilita a interação repetida da acetilcolina com o número limitado de AChR, produzindo uma melhora na força dos músculos miastênicos. É preciso escolher um desfecho objetivo quando se realiza o teste com edrofônio para determinar se ocorreu melhora da força muscular após a sua administração. Atualmente, o edrofônio só é utilizado em indivíduos com suspeita de MG, com resultados negativos nos anticorpos e nos testes eletrodiagnósticos. Podem ser obtidos testes falso-positivos em pacientes com outras doenças neurológicas, como esclerose lateral amiotrófica. São encontrados anticorpos dirigidos contra os canais de cálcio regulados por voltagem em pacientes com síndrome de Lambert-Eaton, outro distúrbio neuromuscular associado a queixas de fraqueza. Entretanto, nesse distúrbio, os indivíduos apresentam uma melhora da resposta com estimulação nervosa repetitiva. Clinicamente, a síndrome de Lambert-Eaton também pode ser diferenciada da MG, visto que normalmente a síndrome de Lambert-Eaton exibe alterações autonômicas proeminentes e depressão dos reflexos tendíneos profundos.

XI-46.   **A resposta é E.** (*Cap. 461*) O tratamento da MG pode incluir uma variedade de modalidades, como medicamentos anticolinesterásicos, imunossupressão, IgIV ou plasmaférese ou intervenção cirúrgica. O tratamento inicial dos sintomas com medicamentos anticolinesterásicos, como a piridostigmina, produz uma melhora parcial na maioria dos pacientes. Entretanto, poucos pacientes obtêm um alívio completo apenas com essa classe de fármacos. Além disso, os efeitos colaterais que limitam a dose, como diarreia, cólica abdominal e salivação excessiva, são frequentes. A timectomia deve ser considerada em todos os pacientes com MG. Quando se considera a timectomia, devem-se analisar separadamente duas questões. Se o paciente tiver evidências de timoma, a timectomia é necessária, visto que pode ocorrer disseminação local. Entretanto, a presença de sombra tímica na TC não constitui uma indicação de timoma e é comum em adultos jovens. Nos indivíduos sem evidências de timoma, a timectomia ainda deve ser considerada como uma importante opção terapêutica. Mesmo na ausência de tumor, até 85% dos pacientes apresentarão uma melhora da doença após a timectomia, com cerca de 35% obtendo uma remissão sem necessidade de uso de medicações. A literatura atual sugere que os indivíduos submetidos à timectomia têm uma probabilidade 1,7 vez maior de melhora e duas vezes maior de obter uma remissão do que aqueles que não são submetidos à timectomia. Atualmente, existe um consenso de que os indivíduos entre a idade da puberdade e 55 anos com MG generalizada devem ser encaminhados para timectomia se forem candidatos apropriados à cirurgia. Na ausência de timectomia, a adição de imunossupressores na forma de glicocorticoides ou outros agentes poupadores de esteroides proporcionará benefícios adicionais e, com frequência, controlará a doença. A prednisona, em uma dose de 15 a 25 mg ao dia, constitui a escolha inicial na maioria dos pacientes, devendo a dose ser aumentada para controle de sintomas residuais. Outros agentes imunomoduladores com efetividade comprovada na MG incluem o micofenolato de mofetila, a azatioprina, a ciclosporina e o tacrolimo. Além disso, pode-se considerar o rituximabe nos casos refratários. Nas apresentações agudas com crise miastênica, a IgIV ou a plasmaférese são usadas concomitantemente com fármacos imunossupressores. Os medicamentos anticolinesterásicos são tipicamente suspensos durante uma crise miastênica, visto que a superdosagem desses fármacos pode agravar a fraqueza.

XI-47. **A resposta é B.** (*Cap. 461*) Com exceção da punção lombar, todas as opções listadas estão indicadas para esse paciente. Ocorrem anormalidades do timo em 75% dos pacientes com MG. A TC ou a RM do mediastino podem revelar aumento ou alterações neoplásicas do timo, e sua realização é recomendada para o diagnóstico. O hipertireoidismo ocorre em 3 a 8% dos pacientes com MG e pode agravar a fraqueza. Deve-se realizar também uma pesquisa para fator reumatoide e fatores antinucleares devido à associação da MG com outras doenças autoimunes. Em virtude dos efeitos colaterais da terapia imunossupressora, deve-se efetuar uma avaliação minuciosa para descartar a possibilidade de infecções latentes ou crônicas, como tuberculose. As medidas da função ventilatória têm valor para obter medidas basais tendo em vista a frequência e a gravidade do comprometimento respiratório nos pacientes com MG. Os resultados podem ser utilizados como medidas objetivas da resposta ao tratamento.

XI-48. **A resposta é E.** (*Cap. 462e*) Todas as classes de agentes hipolipêmicos foram implicadas na toxicidade muscular, incluindo os fibratos, os inibidores da HMG-CoA redutase, a niacina e o ezetimibe. As manifestações mais comuns consistem em mialgia, mal-estar e hipersensibilidade muscular, e a dor muscular pode ser exacerbada pelo exercício. Pode-se verificar a presença de fraqueza proximal ao exame. Nos casos graves, podem ocorrer rabdomiólise e mioglobinúria, embora a maioria dos casos seja leve. O uso concomitante de estatinas com fibratos e ciclosporina tem mais tendência a causar reações musculares adversas. Com frequência, são encontrados níveis séricos elevados de creatina-quinase (CK), e a fraqueza muscular é evidenciada por EMG miopática e por mionecrose na biópsia muscular. As mialgias intensas, a fraqueza muscular, as elevações significativas da CK (> 3× o limite superior da normalidade) e a mioglobinúria constituem indicações para interromper o fármaco. Após a suspensão, observa-se geralmente uma melhora depois de várias semanas.

XI-49. **A resposta é E.** (*Cap. 462e*) Diversos distúrbios endocrinológicos estão associados à miopatia. Tanto o hipotireoidismo quanto o hipertireoidismo estão associados à fraqueza muscular proximal. O hipotireoidismo está frequentemente associado a níveis elevados de CK, mesmo com evidência clínica mínima de doença muscular. Os pacientes com tireotoxicose podem apresentar fasciculações, além da miopatia proximal; todavia, diferentemente dos pacientes com hipotireoidismo, o nível de CK em geral não está elevado. O hiperparatireoidismo está associado à fraqueza muscular, que geralmente é proximal. Além disso, tipicamente observa-se a presença de emaciação muscular e aumento dos reflexos. Os níveis séricos de CK podem estar normais ou ligeiramente elevados. Os níveis séricos de cálcio e de fosfato não exibem nenhuma correlação com a fraqueza clínica. Os pacientes com hipoparatireoidismo também apresentam, com frequência, miopatia em consequência da hipocalcemia. Em geral, os pacientes com acromegalia apresentam fraqueza proximal leve, sem atrofia. A duração da acromegalia, e não os níveis séricos de hormônio do crescimento, correlaciona-se com o grau de miopatia. O diabetes melito constitui uma causa rara de miopatia, geralmente devido ao infarto isquêmico do músculo, e não a uma miopatia primária. Por fim, a deficiência de vitamina D está associada a fraqueza muscular, bem como os estados de excesso de glicocorticoides (p. ex., doença de Cushing).

XI-50. **A resposta é D.** (*Cap. 462e*) Existem duas formas clínicas reconhecidas de distrofia miotônica, ambas as quais se caracterizam por uma herança autossômica dominante. A distrofia miotônica tipo 1 (DM1) constitui a forma mais comum e o distúrbio mais provável apresentado por essa paciente. As manifestações clínicas características desse distúrbio incluem aparência de "face em machadinha" devido à emaciação ao consumo dos músculos faciais e à fraqueza dos músculos do pescoço. Diferentemente das distrofias musculares (de Becker e de Duchenne), a fraqueza dos músculos distais dos membros é mais comum na DM1. O comprometimento do palato, da faringe e da língua também é comum e produz uma voz disártrica que é frequentemente ouvida. A incapacidade de relaxamento após aperto de mão forçado constitui uma característica da miotonia. A percussão da eminência tênar também pode produzir miotonia. Na maioria dos indivíduos, a miotonia aparece aos 5 anos de idade, porém os sintomas clínicos de fraqueza que levam ao diagnóstico podem não estar presentes até a idade adulta. As anormalidades de condução cardíaca e a insuficiência cardíaca também são comuns na distrofia miotônica. Com frequência, o diagnóstico pode ser estabelecido baseando-se exclusivamente nas manifestações clínicas em um indivíduo com sintomas clássicos e história familiar positiva. O EMG deverá confirmar a miotonia. O teste genético para DM1 deve revelar uma repetição característica de trinucleotídeo no cromossomo 19. Ocorrem antecipação genética com um número crescente de repetições e agravamento da doença clínica com gerações sucessivas. A distrofia miotônica tipo 2 (DM2) provoca, principalmente, fraqueza muscular proximal e é também conhecida como miopatia miotônica proximal. Outras manifestações da doença superpõem-se à DM1. A deficiência de maltase ácida (deficiência de glicosidase ou doença de Pompe) apresenta três formas reconhecidas, das quais apenas uma tem início na idade adulta. Na forma de início no adulto, a fraqueza dos músculos respiratórios é proeminente e, com frequência, constitui o sintoma de apresentação. Conforme assinalado anteriormente, as distrofias musculares de Becker e Duchenne manifestam-se com fraqueza muscular proximal e são distúrbios recessivos ligados ao cromossomo X. A distrofia muscular de Becker ocorre em uma idade mais avançada do que a distrofia muscular de Duchenne e apresenta um curso mais prolongado. Nos demais aspectos, as manifestações de ambas são semelhantes. A miopatia nemalínica é um distúrbio heterogêneo, que se caracteriza pelo aspecto filiforme das fibras musculares na biópsia. Em geral, a miopatia nemalínica manifesta-se na infância e caracteriza-se por uma aparência facial notável, semelhante àquela da distrofia miotônica, com face estreita e longa. A doença é herdada de modo autossômico dominante.

XI-51. **A resposta é E.** (*Cap. 464e*) A síndrome de fadiga crônica (SFC) é um distúrbio caracterizado por fadiga persistente e inexplicável, resultando em grave comprometimento das atividades diárias. Além da fadiga intensa, a maioria dos pacientes com SFC queixa-se de sintomas concomitantes, como dor, disfunção cognitiva e sono não restaurador. Outros sintomas podem incluir cefaleia, dor de garganta, linfonodos hipersensíveis, mialgias, dores articulares, estado febril, dificuldades no sono, problemas psiquiátricos, alergias e cólicas abdominais. Foram desenvolvidos critérios para o diagnóstico da SFC pelos U.S. Centers for Disease Control and Prevention (Quadro XI-51). A SFC é encontrada no mundo inteiro, com taxas de prevalência no adulto que variam entre 0,2 e 0,4%. Nos EUA, a prevalência é maior nas mulheres (cerca de 75% dos casos), em membros de grupos minoritários (afro-americanos e nativos norte-americanos) e indivíduos com piores níveis de educação e condições laborais. A idade média para o início fica entre 29 e 35 anos. É provável que muitos pacientes não sejam diagnosticados e/ou não procurem assistência médica. Existem numerosas hipóteses acerca da etiologia da SFC; não há nenhuma causa definitivamente identificada. A falta de atividade física e a ocorrência de traumatismo na infância tendem a aumentar o risco de SFC no adulto. A disfunção neuroendócrina pode estar associada a traumatismo na infância, refletindo uma correlação biológica de vulnerabilidade. A ocorrência de doença psiquiátrica e a hiperatividade física na idade adulta aumentam o risco de SFC posteriormente na vida. Estudos realizados com gêmeos sugerem uma predisposição familiar à SFC, porém não foi identificado nenhum gene causal. O estresse físico ou psicológico pode desencadear o início da SFC. A maioria dos pacientes relata a ocorrência de infecção (habitualmente uma doença de tipo gripal ou mononucleose infecciosa) como o gatilho da fadiga. Raramente, observa-se uma porcentagem relativamente alta de casos de SFC após a febre Q e a doença de Lyme.

QUADRO XI-51	CRITÉRIOS DIAGNÓSTICOS PARA A SÍNDROME DE FADIGA CRÔNICA
Caracterizada por fadiga crônica inexplicada persistente ou recorrente	
A fadiga tem pelo menos 6 meses de duração	
A fadiga tem início recente ou definido	
A fadiga não decorre de doença orgânica ou de esforço contínuo	
A fadiga não é aliviada por descanso	
A fadiga resulta em redução substancial das atividades ocupacional, educacional, social e pessoal prévias	
Quatro ou mais dos seguintes sintomas estão concomitantemente presentes por 6 meses: comprometimento da memória ou da concentração, faringite, linfonodos cervicais ou axilares dolorosos à palpação, mialgia, dor em várias articulações, cefaleias recentes, sono não reparador ou mal-estar após esforço	
Critérios de exclusão	
Condição clínica capaz de explicar a fadiga	
Transtorno depressivo maior (manifestações psicóticas) ou transtorno bipolar	
Esquizofrenia, demência ou transtorno delirante	
Anorexia nervosa, bulimia nervosa	
Uso abusivo de álcool ou de substância	
Obesidade severa (índice de massa corporal > 40)	

XI-52. **A resposta é B.** (*Cap. 464e*) Constatou-se que a terapia cognitivo-comportamental (TCC) e a terapia com exercícios graduados (TEG) constituem as únicas intervenções benéficas na SFC. Alguns grupos de pacientes fornecem argumentos contra essas abordagens, devido à implicação de que a SFC é um transtorno puramente mental. A TCC é uma abordagem psicoterapêutica direcionada para a mudança de padrões de pensamentos e comportamentos não saudáveis que perpetuam a doença. Inclui a educação do paciente acerca do modelo etiológico, o estabelecimento de metas, a restauração de horários fixos para dormir e acordar, o desafio e a mudança das preocupações relacionadas com a fadiga e as atividades, a redução do foco nos sintomas, a distribuição de atividades ao longo do dia, o aumento gradual da atividade física, o planejamento do retorno ao trabalho e a retomada de outras atividades. A intervenção, que tipicamente consiste em 12 a 14 sessões ao longo de seis meses, ajuda os pacientes com SFC a adquirir controle sobre seus sintomas. A TEG tem como alvo o o descondicionamento e a intolerância ao exercício e habitualmente envolve um programa domiciliar de exercícios, com 3 a 5 meses de duração. A caminhada ou andar de bicicleta são sistematicamente crescentes, com limite estabelecido para a frequência cardíaca máxima. A TCC e a TEG parecem melhorar a fadiga primariamente ao modificar a percepção da fadiga por parte dos pacientes e também pelo fato de reduzir o foco nos sintomas. Em geral, os estudos de TCC tendem a fornecer taxas mais altas de melhora do que os ensaios clínicos com TEG. Nem todos os pacientes beneficiam-se da TCC ou da TEG. Os preditores de desfechos insatisfatórios consistem em comorbidades clínicas (incluindo psiquiátricas), queixas de incapacitação atual e dor intensa. A TCC, quando oferecida no estágio inicial da doença, reduz a intensidade da SFC para o paciente e para a sociedade em termos de redução dos custos médicos e custos relacionados à incapacidade. A recuperação completa da SFC não tratada é rara: a taxa de recuperação anual mediana é de 5% (faixa de 0 a 31%), e a taxa mediana de melhora é de 39% (faixa de 8 a 63%). Os pacientes com transtorno psiquiátrico subjacente e aqueles que continuam atribuindo os sintomas a uma condição clínica não diagnosticada apresentam desfechos mais desfavoráveis. As outras terapias listadas foram tentadas em pacientes com SFC, porém sem benefício duradouro comprovado.

XI-53. **A resposta é A.** (*Cap. 466*) O transtorno de ansiedade generalizado (TAG) tem uma prevalência ao longo da vida de 5 a 6% e manifesta-se por uma preocupação persistente, excessiva e/ou irreal, que ocorre na maioria dos dias e que persiste durante pelo menos seis meses. A preocupação normalmente atinge a maior parte dos aspectos da vida e alcança um grau incontrolável, causando prejuízo no funcionamento social, profissional ou interpessoal. Os sintomas físicos associados incluem tensão, inquietação, dificuldade de concentração, insônia, despertar autonômico e sensação de estar "no limite". O início típico dos sintomas é observado antes dos 20 anos de idade, embora os pacientes possam não procurar tratamento durante muitos anos. Uma história de medos na infância pode estar presente. Mais de 80% dos pacientes com TAG apresentam um transtorno de humor concomitante como depressão maior, distimia ou fobia social, porém geralmente não ocorrem ataques de pânico (p. ex., episódios de 10 a 30 minutos de duração caracterizados por palpitações, dispneia e sensação de morte iminente). É também comum o uso comórbido de substâncias, mais frequentemente álcool ou sedativos/hipnóticos, talvez na tentativa de autotratar a ansiedade. O tratamento do TAG é mais efetivo quando a psicoterapia é combinada com medicamentos, embora seja raro obter um alívio completo dos sintomas. Com frequência, é necessária uma intervenção inicial com benzodiazepínicos por um período de 4 a 6 semanas. Outros fármacos aprovados pela FDA para o tratamento do TAG incluem escitalopram, paroxetina e venlafaxina, embora outros ISRS também tenham demonstrado sua eficácia em ensaios clínicos, habitualmente em doses comparáveis à dose efetiva utilizada para a depressão maior. A buspirona é outro agente ansiolítico que não tem efeito sedativo, não produz tolerância nem dependência e tampouco apresenta potencial de abuso. Todavia, ela geralmente apresenta efeitos leves e requer várias semanas para produzir resultados. Demonstrou produzir melhores resultados em indivíduos com demência ou com traumatismo cranioencefálico que desenvolvem agitação e/ou ansiedade. Os anticonvulsivantes com propriedades GABAérgicas como gabapentina, oxcarbazepina, tiagabina, prebagalina e divalproex também podem ter eficácia contra a ansiedade.

XI-54. **A resposta é C.** (*Cap. 466*) Nos EUA, estima-se que ocorram 300 mil episódios de esquizofrenia aguda por ano. Esse transtorno tem um alto grau de morbidade, e muitos indivíduos não conseguem recuperar seu nível funcional pré-mórbido após um episódio de esquizofrenia aguda. Os sintomas da esquizofrenia são heterogêneos, com perturbações da linguagem, pensamento, percepção, atividade social, afeto e volição. A idade mais típica de início é no final da adolescência e idade adulta jovem. A instalação é insidiosa, visto que os indivíduos apresentam progressivamente retraimento social e distorção perceptiva, evoluindo, com frequência, para delírios francos e alucinações. Com o avanço da idade, os sintomas positivos de delírios e alucinações tendem a retroceder, enquanto os sintomas negativos de anedonia, expressão emocional diminuída e perda do funcionamento tornam-se mais predominantes. No primeiro episódio, os agentes antipsicóticos mostram-se efetivos em cerca de 70% dos casos. Os sintomas podem melhorar dentro de várias horas ou dias, porém a remissão completa frequentemente leva de 6 a 8 semanas. Se os medicamentos forem interrompidos, ocorrerá recidiva em 60% dos pacientes dentro de seis meses. O prognóstico em longo prazo da maioria dos indivíduos com esquizofrenia é um tanto sombrio. O prognóstico da esquizofrenia não depende da gravidade dos sintomas por ocasião do diagnóstico inicial, mas da resposta aos medicamentos antipsicóticos. Raramente ocorre remissão permanente. Cerca de 10% dos pacientes esquizofrênicos cometem suicídio.

XI-55. **A resposta é D.** (*Cap. 466*) Essa paciente está tendo o seu primeiro episódio de ataque de pânico e não preenche os critérios de transtorno de pânico. Nessa situação, não há necessidade de tratamento específico. A paciente deve ser tranquilizada com empatia e apoio, informando que ela não tem nenhuma evidência de distúrbio clínico grave. O transtorno de pânico é um transtorno mental de ocorrência frequente, com prevalência de cerca de 2 a 3% ao longo da vida. Os ataques de pânico começam de maneira súbita, mais comumente sem causa precipitante imediata e alcançam uma intensidade máxima em 10 minutos. O primeiro episódio de ataque de pânico ocorre mais frequentemente fora de casa. Em geral, os sintomas desaparecem de modo espontâneo no decorrer de 1 hora. Os ataques de pânico são frequentemente acompanhados de medo intenso e de uma variedade de sintomas físicos, incluindo palpitações, tontura, sudorese, dispneia, dor torácica e sensação de morte iminente. Pode ocorrer desconforto gastrintestinal, parestesias e síncope. O transtorno de pânico pode ser diagnosticado quando o paciente sofre ataques de pânico recorrentes de pelo menos um mês de duração ou demonstra uma preocupação excessiva ou mudança de comportamento em consequência dos ataques. Se o paciente desenvolver subsequentemente o transtorno de pânico, pode-se lançar mão de uma variedade de opções terapêuticas. Os objetivos do tratamento para os ataques de pânico consistem em reduzir a frequência dos ataques e diminuir a intensidade dos sintomas durante o ataque. Os antidepressivos constituem a base do tratamento, e os ISRS constituem a classe de fármacos mais frequentemente utilizada. A dose utilizada para o transtorno de pânico é tipicamente mais baixa do que a dose antidepressiva. No caso da fluoxetina, a dose é de 5 a 10 mg ao dia. Como esses fármacos levam 2 a 6 semanas para se tornarem efetivos, eles são frequentemente associados a benzodiazepínicos no início do tratamento, de modo a reduzir a ansiedade antecipatória e proporcionar alívio imediato dos sintomas de pânico. O alprazolam e o clonazepam são agentes comuns usados para o transtorno de pânico, embora o alprazolam possa ter mais dependência associada, com necessidade de aumento das doses. Associado à terapia farmacológica, a psicoterapia e a educação também são úteis no tratamento do transtorno de pânico. Com frequência, a terapia inclui técnicas de respiração, terapia cognitivo-comportamental e até mesmo tarefas a serem realizadas em casa.

XI-56. **A resposta é A.** (*Cap. 466*) Dispõe-se de um número crescente de antidepressivos pertencentes a uma variedade de classes. Os ISRS constituem os antidepressivos mais comumente usados. Essa classe de medicamentos incluem a fluoxetina, sertralina, paroxetina, fluvoxamina, citalopram e escitalopram. Essas medicações são tomadas uma vez ao dia e apresentam efeitos colaterais, como disfunção sexual, cefaleia e insônia. Os antidepressivos tricíclicos eram comumente usados nas décadas passadas para o tratamento da depressão. Entretanto, as superdosagens podem ser letais, e os efeitos colaterais anticolinérgicos, como boca seca, constipação intestinal e retenção urinária, podem limitar a dose. Os medicamentos pertencentes à classe dos antidepressivos tricíclicos incluem amitriptilina, nortriptilina, imipramina, desipramina, doxepina e clomipramina. Os inibidores mistos da recaptação de norepinefrina/serotonina e os bloqueadores dos receptores constituem uma classe mais recente de medicamentos. O uso desses fármacos está aumentando, visto que eles são muito efetivos e não apresentam a mesma frequência de disfunção sexual. Os medicamentos que pertencem a essa classe incluem venlafaxina, desvenlafaxina, duloxetina e mirtazapina. Os inibidores da monoaminoxidase, que eram uma classe comum de antidepressivos, são hoje apenas raramente utilizados, devido a uma ampla gama de interações medicamentosas e alimentares, que podem resultar em crises hipertensivas. Exemplos de medicamentos pertencentes a essa classe incluem fenelzina, tranilcipromina e isocarboxazida. Uma última classe de antidepressivos, denominada simplesmente fármacos de ação mista, inclui trazodona, bupropiona e nefazodona.

XI-57. **A resposta é E.** (*Cap. 466*) O transtorno por estresse pós-traumático (TEPT) só foi incluído como transtorno distinto em 1980. Os critérios diagnósticos para o TEPT são longos e exigem a experiência social de um evento em que houve ameaça real ou percebida de morte ou de lesão grave, em que a reação do indivíduo tenha incluído intenso medo ou desamparo. Após o evento, o indivíduo continua revivendo a situação e evita estímulos associados ao trauma. Em associação a isso, há também com frequência uma esquiva generalizada e diminuição da responsividade. Ao mesmo tempo, o paciente exibe aumento da prontidão, que frequentemente se manifesta por insônia, irritabilidade, hipervigilância e dificuldade de concentração. O tratamento do TEPT é quase sempre multifatorial, incluindo tanto a farmacoterapia quanto a psicoterapia. Não é raro que o indivíduo com TEPT desenvolva dependência de drogas ou de álcool na tentativa de controlar os sintomas; e qualquer problema de abuso de substância também precisa ser tratado simultaneamente. O tratamento dessa paciente deve incluir evitar o consumo de álcool e tratar consistentemente o abuso de substâncias, se necessário. O tratamento com antidepressivos pode diminuir a ansiedade e os comportamentos de evitação. Com frequência, a trazodona é administrada à noite em virtude de suas propriedades sedativas. As estratégias psicoterápicas incluem a terapia cognitivo-comportamental para superar os comportamentos de evitação.

XI-58. **A resposta é B.** (*Cap. 466*) Cerca de 15% da população apresentará pelo menos um episódio de depressão maior em algum momento da vida, e os episódios de depressão maior são tratados, em sua maioria, por médicos de atenção primária. O tratamento pode ser realizado com qualquer um dos vários medicamentos pertencentes a uma variedade de classes. Apesar da popularidade dos antidepressivos mais recentes, não há evidências de que esses fármacos sejam mais eficazes do que os medicamentos mais antigos, como os antidepressivos tricíclicos. Com efeito, 60 a 70% dos pacientes responderão a qualquer fármaco escolhido, quando administrado em uma dose suficiente por 6 a 8 semanas. Todavia, até 40% dos pacientes tratados em clínicas de atenção primária abandonam o tratamento caso não seja observada uma resposta no prazo de um mês. Uma vez que o paciente tenha sido tratado durante cerca de dois meses, a resposta deve ser avaliada, e, se constatada uma resposta insuficiente, deve-se considerar um aumento da dose. Nesse paciente, o aumento da dose conseguiu controlar os sintomas depressivos durante quatro meses. Uma vez obtido o controle dos sintomas, o fármaco deve ser mantido durante um período adicional de 6 a 9 meses para prevenir a ocorrência de recidiva. Se um paciente tiver um novo episódio de depressão maior, ele provavelmente necessitará de tratamento de manutenção por tempo indefinido, visto que a recomendação é a de que qualquer indivíduo com mais de dois episódios de depressão maior continue indefinidamente o tratamento.

XI-59. **A resposta é F.** (*Cap. 467*) Mesmo em locais com altas condições econômicas, cerca de 20% de todos os pacientes apresentam um transtorno por uso de álcool. Pacientes devem ser rastreados para transtorno por uso de álcool formulando perguntas específicas sobre o seu consumo de álcool, embora muitos possam minimizar seu consumo. O paciente deste caso forneceu relatos de consumo diário de álcool e alguns sintomas de transtorno por uso de álcool, incluindo blecautes em consequência do consumo e frequentes ressacas durante o trabalho. Os exames laboratoriais podem ser úteis nessa situação, visto que podem fornecer resultados elevados em indivíduos que consomem regularmente seis ou mais drinques por dia. Os dois exames de maior sensibilidade e especificidade (≥ 60%) são γ-glutamil transferase (GGT) > 35 U/L e a transferrina deficiente em carboidrato (CDT). O uso de ambos os exames combinados tem mais probabilidade de ser acurado do que a realização de um deles isoladamente. Outros exames de sangue que podem ser úteis consistem em VCM normal alto > 91 μm^3 e nível sérico de ácido úrico > 7 mg/dL. As elevações da AST ou da ALT não são sensíveis nem específicas.

XI-60. **A resposta é A.** (*Cap. 467*) O álcool é principalmente absorvido pela parte proximal do intestino delgado, porém pequenas quantidades também podem ser absorvidas na boca, no esôfago, no estômago e no intestino grosso. Vários fatores podem aumentar a taxa de absorção. Um fator que aumenta a absorção é o rápido esvaziamento gástrico, que pode ser induzido pelo consumo concomitante de bebidas gaseificadas. Outro fator que aumenta a absorção do intestino para o sangue consiste na ingestão de álcool na ausência de outras fontes de calorias, como proteínas, gordura ou carboidratos. Um fator final que pode aumentar a absorção consiste em consumir álcool diluído a uma concentração modesta (cerca de 20% ou menos). Em altas concentrações de álcool, a absorção é diminuída, embora possam ser alcançados níveis sanguíneos elevados, devido à grande quantidade de álcool ingerido.

XI-61. **A resposta é C.** (*Cap. 467*) O álcool exerce efeitos sobre muitos neurotransmissores no cérebro. O efeito predominante do álcool reside na sua capacidade de causar a liberação de ácido γ-aminobutírico (GABA) e atuar principalmente nos receptores de GABA$_A$. O GABA é o principal neurotransmissor inibitório no cérebro, que está associado aos efeitos sedativos do álcool. Muitas outras substâncias afetam o sistema GABA, incluindo os benzodiazepínicos, os soníferos não benzodiazepínicos, como zolpidem, os anticonvulsivantes e os relaxantes musculares. Os efeitos euforizantes do consumo de álcool são relacionados ao aumento da dopamina, que é comum a todas as atividades prazerosas. Acredita-se que os efeitos sobre a dopamina sejam importantes na fissura pelo álcool e recaída. Além disso, o álcool altera os receptores de opioides e pode resultar em liberação de β-endorfinas durante a ingestão aguda. Além desses efeitos, o álcool também inibe os receptores de glutamato excitatórios de NMDA pós-sinápticos. O glutamato é o principal neurotransmissor excitatório do cérebro, e a sua inibição também contribui para os efeitos sedativos do álcool. Outros efeitos importantes sobre os neurotransmissores incluem aumento da atividade da serotonina e diminuição dos receptores nicotínicos de acetilcolina.

XI-62. **A resposta é D.** (*Cap. 467*) Os efeitos agudos de qualquer substância dependem de muitos fatores, incluindo a quantidade consumida e absorvida, a presença de outras substâncias e a experiência anterior com a substância. Em um indivíduo que nunca consumiu álcool, níveis tão baixos quanto 0,02 g/dL podem levar a uma diminuição da inibição e leve sensação de intoxicação. Nos EUA, a intoxicação "legal" ocorre com uma concentração sanguínea de álcool de 0,08 g/dL na maioria dos estados. Nesse nível, observa-se uma redução das capacidades cognitivas e motoras. Quando a concentração de álcool alcança 0,20 g/dL, o indivíduo está obviamente debilitado, com fala arrastada, prejuízo do discernimento e comprometimento da coordenação. Ocorrem coma leve e diminuição da frequência respiratória, da pressão arterial e do pulso com níveis em torno de 0,30 g/dL, e pode ocorrer morte com concentrações de 0,40 g/dL. Todavia, nos indivíduos com alta ingesta observa-se o desenvolvimento de tolerância ao álcool. Depois de um período de 1 a 2 semanas de consumo diário de álcool, o metabolismo hepático do álcool aumenta em até 30%, porém desaparece rapidamente com a abstinência. A tolerância celular ou farmacodinâmica também ocorre e refere-se às alterações neuroquímicas que permitem ao indivíduo manter um funcionamento fisiológico mais normal, apesar da presença de álcool.

XI-63. **A resposta é C.** (*Cap. 467*) Na mais recente quinta edição do *Manual diagnóstico e estatístico de transtornos mentais,* o termo *transtorno por uso de álcool* substituiu os dois termos empregados para descrever áreas problemáticas com o uso de álcool: abuso de álcool e dependência de álcool. Com a nova terminologia, o transtorno por uso de álcool é definido como dificuldades repetidas relacionadas ao álcool em pelo menos duas de 11 áreas da vida que se agrupam no mesmo período de 12 meses, e esse transtorno combina muitos dos critérios de dependência e abuso em um único diagnóstico. O diagnóstico de transtorno por uso de álcool é ainda caracterizado em leve, moderado ou grave, dependendo do número de critérios que o indivíduo preenche. Exemplos desses critérios incluem falha em cumprir obrigações, ingestão de bebida em situações perigosas, tolerância, abstinência, fissura e incapacidade de controlar o comportamento de bebida. O risco de transtorno por uso de álcool ao longo da vida na maioria dos países ocidentais é de cerca de 10 a 15% para os homens e de 5 a 8% para as mulheres. Entretanto, podem-se observar taxas mais altas na

Irlanda, na França e na Escandinávia. Além disso, as culturas nativas parecem ser particularmente suscetíveis a problemas com o uso de álcool. Isso tem sido observado em norte-americanos nativos, grupos Maori e tribos aborígenes da Austrália. Cerca de 60% do risco de transtornos por uso de álcool são atribuídos a influências genéticas. Os filhos de alcoolistas apresentam maior risco de transtorno por uso de álcool; entretanto, esse risco é quatro vezes maior, e não 10 vezes maior. Esse risco é observado até mesmo quando as crianças são adotadas no início da vida e criadas por não alcoolistas. Gêmeos idênticos também exibem maior risco de alcoolismo concomitante em comparação com gêmeos fraternos. Os fatores genéticos que parecem estar mais fortemente ligados a transtornos por uso de álcool incluem genes ligados à impulsividade, esquizofrenia e transtorno bipolar. Além disso, os genes que afetam o metabolismo do álcool ou a sensibilidade ao álcool também contribuem para a genética do alcoolismo. Uma mutação na aldeído desidrogenase, que é mais comum em indivíduos de ascendência asiática, resulta em intenso rubor quando o indivíduo consome álcool, conferindo uma diminuição no risco de dependência de álcool. Por outro lado, variantes genéticas que levam a uma baixa sensibilidade álcool aumentam o risco de transtorno por uso de álcool subsequente, visto que são necessárias doses maiores de álcool para obter os mesmos efeitos. Estima-se que 20% de todos os pacientes tenham pelo menos um transtorno leve por uso de álcool. A idade do primeiro drinque é semelhante entre alcoolistas e não alcoolistas. Entretanto, os alcoolistas relatam um início ligeiramente mais precoce de consumo regular e episódios de embriaguez. Na maioria dos indivíduos com alcoolismo, a evolução da doença é de remissões e recaída, porém a maioria dos indivíduos necessita de tratamento para conseguir manter a abstinência. A probabilidade de remissão espontânea é de aproximadamente 20%. Se o consumo de álcool continuar sem remissão, o tempo de sobrevida diminuirá em cerca de 10 anos, sendo a morte principalmente causada por doença cardíaca, câncer, suicídio e acidentes.

XI-64. **A resposta é B.** (*Cap. 467*) Os indivíduos com dependência de álcool são suscetíveis à abstinência do álcool quando o consumo é interrompido subitamente. O indivíduo desse caso é provavelmente dependente de álcool, tendo em vista a grande quantidade diária de consumo de álcool. Os sintomas de abstinência de álcool podem incluir desde tremor leve até alucinações, convulsões ou desenvolvimento de *delirium tremens*. Outras manifestações clínicas da abstinência do álcool incluem a ansiedade, insônia e hiperatividade do sistema nervoso autônomo, que se manifesta na forma de taquicardia, taquipneia, elevação da pressão arterial e febre. Esse paciente apresenta sintomas de *delirium tremens* mais grave, com confusão mental, agitação e níveis flutuantes de consciência. Embora os sintomas menores de abstinência de álcool possam aparecer dentro de apenas 5 a 10 horas após a interrupção do consumo de álcool, os sintomas não alcançam um pico até 48 a 72 horas, de modo que esse paciente se encontra no período de tempo apropriado para abstinência de álcool. A melhor abordagem ao paciente com dependência de álcool que interrompe subitamente toda a ingestão de álcool consiste em uma abordagem profilática e o paciente deve ser triado precocemente para sintomas de abstinência de álcool. Ferramentas como o Revised Clinical Institute for Withdrawal Assessment for Alcohol (CIWA-Ar) podem ajudar médicos e enfermeiros a realizar uma triagem para o desenvolvimento precoce dos sintomas e possibilitar uma intervenção antes da intensificação desses sintomas. Nesse contexto, a maioria dos especialistas recomenda o uso de benzodiazepínicos de ação longa por via oral, como clordiazepóxido ou diazepam, iniciando no primeiro dia. Todavia, nesse caso, o paciente não recebeu esse tipo de tratamento, e, agora, apresenta grave abstinência de álcool e *delirium tremens*. Nessa situação, são frequentemente usados medicamentos IV que apresentam rápido início de ação e que podem ser titulados para controle mais agressivo dos sintomas. Por conseguinte, prefere-se o uso de lorazepam ou diazepam IV nesse paciente. Após a administração de um *bolus* inicial, podem-se utilizar doses repetidas a intervalos curtos, até que o paciente seja calmo, porém responsivo. Em alguns casos, pode ser necessária uma infusão contínua, embora seja preferida a administração em *bolus*. Nos casos mais graves, pode ser necessário administrar propofol ou barbitúricos, embora o paciente provavelmente necessitaria de intubação para proteção das vias aéreas com o uso dessas medicações. As outras opções listadas não são apropriadas para o tratamento inicial desse paciente. Foram administrados líquidos IV e tiamina desde a sua internação. A administração de soluções glicosadas sem tiamina a um paciente com dependência de álcool pode precipitar encefalopatia de Wernicke, que pode se manifestar com oftalmoparesia, ataxia e encefalopatia. Tendo em vista a febre do paciente, pode-se considerar uma etiologia infecciosa, e seria apropriado obter hemoculturas nesse paciente. Entretanto, tendo em vista os sintomas definidos de abstinência de álcool e a ausência de pancreatite necrosante na TC do abdome, não há necessidade de antibioticoterapia empírica. De modo semelhante, na ausência de achados neurológicos focais, uma TC de crânio seria um exame complementar que forneceria poucos dados e cuja realização seria difícil na atual condição de agitação do paciente, podendo retardar a instituição do tratamento adequado. Por fim, é melhor evitar o uso de contenções físicas se for possível garantir a segurança do paciente por meio do uso apropriado de benzodiazepínicos, visto que as contenções só tendem a agravar a agitação do paciente, podendo resultar em lesão iatrogênica. O haloperidol pode ter algum efeito sedativo sobre esse paciente, mas pode levar a arritmias com *torsades de pointes*, visto que o paciente corre risco de deficiências eletrolíticas, devido ao alcoolismo e à pancreatite.

XI-65. **A resposta é D.** (*Cap. 467*) Nos indivíduos em recuperação do alcoolismo, vários medicamentos podem apresentar um benefício modesto no aumento das taxas de abstinência. Os dois medicamentos com melhor relação risco-benefício são o acamprosato e a naltrexona. O acamprosato inibe os receptores de NMDA, diminuindo os sintomas de abstinência prolongada do álcool. A naltrexona é um antagonista opioide, que pode ser administrada por via oral ou na forma de injeção mensal. Acredita-se que ela atue diminuindo a atividade na área tegmentar ventral rica em dopamina do tronco encefálico e, subsequentemente, reduzindo a sensação de prazer associada ao consumo de álcool. Existem algumas pesquisas sugerindo que o uso desses fármacos em associação pode ser mais efetivo do que cada um deles isoladamente. O dissulfiram é um inibidor da aldeído desidrogenase, que foi usado durante muitos anos para o tratamento do alcoolismo. Todavia, esse fármaco não é mais comumente utilizado devido a seus numerosos efeitos colaterais e riscos associados ao tratamento. O principal mecanismo de sua ação consiste em produzir efeitos negativos de vômitos e hiperatividade do sistema nervoso autônomo quando o álcool é consumido concomitantemente com a medicação. Como o dissulfiram inibe uma enzima que faz parte do metabolismo normal do álcool, ele possibilita o acúmulo de acetaldeído, que é responsável por esses sintomas desagradáveis. Em virtude dos efeitos colaterais autonômicos, o dissulfiram está contraindicado para indivíduos com hipertensão aterial, história de acidente vascular encefálico, doença cardíaca ou diabetes melito.

XI-66. **A resposta é B.** (*Cap. 470*) Apesar de um declínio na sua prevalência, o tabagismo e o uso de outros produtos contendo nicotina continuam sendo um elemento contribuinte significativo para a morte prematura nos EUA, respondendo por cerca de uma a cada cinco mortes nos EUA, com um total de 400 mil mortes por ano. Cerca de 40% dos fumantes de cigarro morrerão prematuramente devido ao hábito, a não ser que sejam capazes de abandoná-lo. As principais causas de morte prematura relacionada ao tabagismo consistem em doenças cardiovasculares, incluindo infarto agudo do miocárdio e acidente vascular encefálico; doença pulmonar obstrutiva crônica (DPOC) e diversos tipos de câncer, incluindo câncer de pulmão, da cavidade oral, de esôfago, urogenital e pancreático. O tabagismo promove o desenvolvimento de doença vascular de vasos de grande e de pequeno calibre. Cerca de 90% das doenças vasculares periféricas na população não diabética podem ser atribuída ao tabagismo. Além disso, 50% dos aneurismas de aorta, 20 a 30% das doenças arteriais coronarianas e 10% dos casos de acidente vascular encefálico isquêmico e hemorrágico são causados pelo tabagismo. Na presença de fatores de risco cardíacos adicionais, o aumento do risco produzido pelo consumo de cigarros é multiplicativo. Conforme assinalado anteriormente, o tabagismo aumenta o risco de muitos tipos diferentes de câncer, e não apenas os do trato respiratório. O sistema digestório parece ser particularmente suscetível aos efeitos do tabagismo, uma vez que o consumo de cigarros tem sido associado a câncer de esôfago, estômago, pâncreas, fígado, cólon e reto. Os cânceres urogenitais também estão aumentados nos fumantes, com aumentos tanto no câncer de rim quanto no câncer de bexiga. Nas mulheres, o câncer cervical também está aumentando entre as fumantes. Entretanto, é interessante assinalar que o câncer uterino pode estar diminuído entre mulheres na pós-menopausa que fumam. O tabagismo é responsável por 90% dos casos de DPOC. O consumo de cigarros induz inflamação crônica das vias aéreas de pequeno calibre, embora a maioria dos fumantes não desenvolva doença respiratória sintomática. A inflamação crônica, o estreitamento das pequenas vias aéreas e a destruição dos alvéolos levam a sintomas de DPOC e enfisema em 15 a 25% dos fumantes. Em qualquer momento determinado, mais da metade dos fumantes gostaria de cessar o tabagismo. Entretanto, apenas 6% abandonam o tabagismo por seis meses e menos de 3% continuam abstinentes por três anos. A maioria dos indivíduos faz várias tentativas de abandono do tabagismo antes de obter sucesso, e esses indivíduos têm maior tendência a ter sucesso quando aconselhados a abandonar o tabagismo por um médico. Outros estímulos para o abandono do tabagismo incluem doença aguda, o custo dos cigarros, as campanhas na mídia e as restrições do fumo no local de trabalho.

XI-67. **A resposta é E.** (*Cap. 470*) O abandono do tabagismo tem mais probabilidade de ser bem-sucedido quando o indivíduo é aconselhado por um médico a abandonar o fumo e segue um plano supervisionado de cessação do hábito. Em cada visita médica, todos os pacientes devem ser questionados se fumam, quantos cigarros fumam e se eles têm interesse em parar de fumar. Mesmo aqueles que não estão interessados devem receber uma mensagem clara de seu médico de que o fumo representa um perigo importante para a saúde e receber uma oferta de ajuda se decidirem abandonar o hábito no futuro. Para aqueles que demonstram interesse em deixar de fumar, a negociação de uma data para a cessação constitui um importante passo no processo; o acompanhamento rigoroso com contatos do consultório perto da data da cessação constitui uma importante parte do processo. Além disso, pode ser necessária algumas vezes uma abordagem de aconselhamento mais intensiva. As recomendações atuais consistem em oferecer tratamento farmacológico com terapia de reposição de nicotina (TRN) ou vareniclina. Dispõe-se de uma variedade de TRN, incluindo adesivos transdérmicos, inalador nasal, chiclete, inalador oral ou pastilha, com taxas de sucesso 1,5 a 2,7 vezes maiores do que na ausência de intervenção. A vareniclina é um agonista parcial oral do receptor nicotínico de acetilcolina, cuja taxa de sucesso publicada é 2,7 vezes maior do que a ausência de intervenção. Houve certa preocupação com o uso de vareniclina em indivíduos com doença psiquiátrica grave, incluindo ideação suicida, porém essa paciente não apresenta esse nível de preocupação. Com um rigoroso acompanhamento planejado, a vareniclina deve ser considerada uma opção disponível para essa paciente.

XI-68. **A resposta é D.** (*Cap. 470*) A vareniclina é um agonista parcial do receptor nicotínico de acetilcolina que demonstrou ser mais efetiva do que o placebo na promoção do abandono do tabagismo. Sintomas psiquiátricos graves, como ideação suicida, foram relatados, resultando em uma advertência da FDA. Além disso, recomendou-se uma supervisão terapêutica mais rigorosa; todavia, nesse momento, a verdadeira frequência dessas respostas permanece incerta. Uma publicação recente fez uma revisão retrospectiva do uso da vareniclina em mais de 69.000 indivíduos na Suécia. Em comparação com a população geral, não houve nenhum risco aumentado de suicídio ou psicose nos indivíduos aos quais foi prescrito a vareniclina, embora esses indivíduos tivessem duas vezes mais probabilidade de ter tido um diagnóstico psiquiátrico prévio (Thomas KH et al. *BMJ* 347:f5704, 2013). Entretanto, a FDA atualmente mantém a vigilância sobre o fármaco até que sejam obtidos mais dados. Deve-se considerar o uso de agentes alternativos, como a bupropiona, em associação com a terapia de reposição da nicotina.

XI-69. **A resposta é B.** (*Cap. 470*) Os fumantes regulam seus níveis sanguíneos de nicotina ao ajustar a frequência e a intensidade do uso de cigarros. Os fumantes podem compensar os níveis mais baixos de nicotina nos cigarros de teor reduzido através do aumento no número de cigarros fumados ou do ajuste da técnica de fumo realizando inalações mais profundas e segurando por mais tempo a fumaça inalada. Por esse motivo, o uso de cigarros com teor reduzido de nicotina não constitui uma alternativa razoável para o abandono do tabagismo. Além disso, não existe nenhuma diferença nos efeitos físicos prejudiciais do fumo nem no potencial de interações medicamentosas. Por fim, embora ainda não tenha sido definitivamente comprovado, acredita-se que o aumento na incidência de adenocarcinoma de pulmão nos últimos 50 anos esteja associado à introdução dos cigarros com baixo teor de alcatrão e à consequente mudança de comportamento de fumo associado a essa introdução.